Pediatric Orthopedic Deformities
Volume 2

小儿骨科肢体畸形

第2卷

原　著　[美]弗雷德里克·夏皮罗

主　审　杨建平

主　译　刘秋亮　孙　军　程富礼　李　旭

陕西新华出版
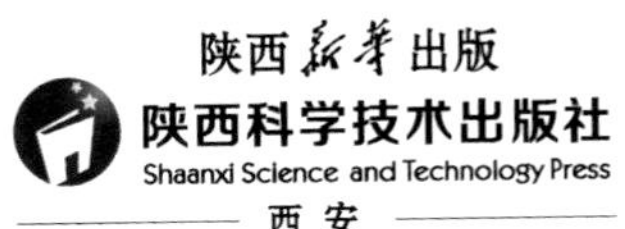
陕西科学技术出版社
Shaanxi Science and Technology Press
西　安

图书在版编目（CIP）数据

小儿骨科肢体畸形 . 第 2 卷 / (美) 弗雷德里克·夏皮罗著 ; 刘秋亮等主译 . —西安 : 陕西科学技术出版社 , 2023.6

书名原文 : Pediatric Orthopedic Deformities, Volume 2

ISBN 978–7–5369–8663–3

Ⅰ . ①小… Ⅱ . ①弗… ②刘… Ⅲ . ①小儿疾病—骨畸形 Ⅳ . ① R726.2

中国国家版本馆 CIP 数据核字 (2023) 第 039975 号

著作权合同登记号：25-2023-233

XIAOER GUKE ZHITI JIXING (DI 2 JUAN)

小儿骨科肢体畸形（第 2 卷）

刘秋亮　孙　军　程富礼　李　旭　**主译**

策　　划　曹高腾
责任编辑　高　曼
封面设计　段成凤

出 版 者　陕西科学技术出版社
西安市曲江新区登高路 1388 号陕西新华出版传媒产业大厦 B 座
电话（029）81205187　传真（029）81205155　邮编 710061
http://www.snstp.com

发 行 者　陕西科学技术出版社
电话（029）81205180 81206809

印　　刷　运河（唐山）印务有限公司
规　　格　889 mm × 1194 mm　16 开本
印　　张　49.25
字　　数　1160 千字
版　　次　2023 年 6 月第 1 版
2023 年 6 月第 1 次印刷
书　　号　ISBN 978–7–5369–8663–3
定　　价　350.00 元

译者名单

主　审： 杨建平　天津市天津医院

主　译：
刘秋亮　郑州大学第一附属医院
孙　军　安徽省儿童医院
程富礼　郑州市骨科医院
李　旭　广州华新骨科医院

副主译：
张中礼　天津市天津医院
景小博　郑州市骨科医院
张　蛟　郑州大学第一附属医院
李连永　中国医科大学附属盛京医院
韦宜山　内蒙古医科大学第二附属医院
丁晓飞　广西医科大学第一附属医院
孙保胜　北京儿童医院

译　者：（按照姓氏拼音首字母顺序排列）
陈文建　安徽省儿童医院
丁幸坡　河南省骨科医院
豆秀娟　郑州大学第一附属医院
冯　林　厦门长庚医院
韩二芳　郑州大学第一附属医院
何金鹏　华中科技大学同济医学院附属同济医院
贺喜顺　漯河市骨科医院
金亚丽　郑州大学第一附属医院
李炳钻　泉州市正骨医院
刘　琦　厦门大学附属第一医院
刘　涛　周口协和骨科医院
夏　冰　郑州大学第三附属医院
骈　凯　郑州大学第一附属医院
史龙彦　郑州大学第一附属医院
宋东建　郑州大学第一附属医院
孙克明　郑州市儿童医院
田　震　郑州大学第一附属医院
王建嗣　泉州市正骨医院
王斯晟　厦门大学附属第一医院
汪　奇　郑州大学第一附属医院
徐　丰　开封市儿童医院
杨晨辉　郑州市骨科医院
杨　戈　湖南省儿童医院
姚满叶　郑州市儿童医院
张　辉　郑州大学第一附属医院
朱光辉　湖南省儿童医院

主审简介

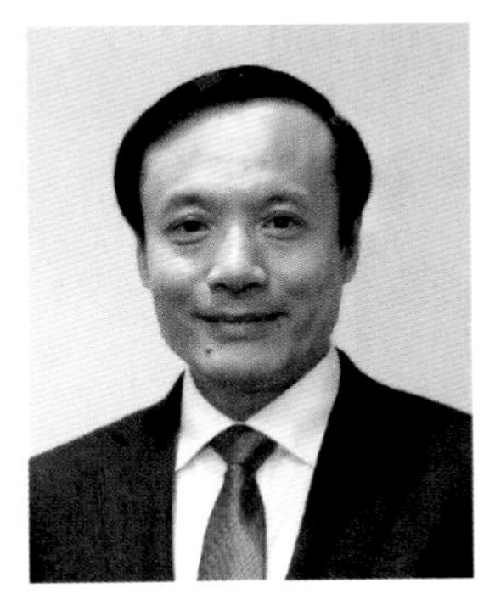

杨建平，天津医院小儿骨科主任医师。现任国际矫形与创伤外科学会（SICOT）中国部小儿骨科专业委员会主任委员，中国中西医结合学会骨伤科分会小儿骨科专家委员会主任委员，中华医学会骨科学分会小儿创伤与矫形学组副组长，天津市医学会骨科学分会常委兼小儿骨科学组组长。

1983 年毕业于天津医学院（现天津医科大学）医疗系，1989 年通过卫生部公派留学考试，获得 WHO Fellowship，1991~1996 年在加拿大多伦多儿童医院、渥太华儿童医院骨科学习，2007~2013 年担任中华医学会小儿外科学分会常委兼小儿骨科学组组长，2013~2021 年任中国医师协会骨科学分会委员兼小儿骨科委员会主任委员。曾入选天津市“131 工程”人才培养第一层次人选（2001 年），分别荣获天津市十大杰出留学回国青年创业者（2003 年）、天津市优秀归国留学人员（2004 年）、天津市五一劳动奖章（2015 年）、天津市有突出贡献专家（2018 年）、首届天津名医（2020 年）等荣誉称号。

主译简介

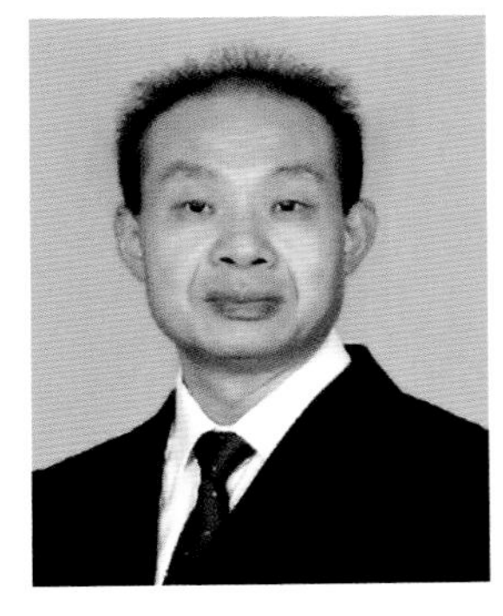

刘秋亮，教授，主任医师，医学博士，硕士研究生导师。郑州大学第一附属医院小儿骨科专业学术技术带头人，河南省残疾人康复协会肢体康复委员会小儿骨科工作委员会主任委员，河南省脊柱脊髓损伤学会小儿脊柱骨科分会主任委员，国际矫形与创伤外科学会（SICOT）中国部儿童骨科学会委员会委员，中国医师协会骨科医师分会小儿骨科工作委员会委员，中华医学会河南省骨科分会小儿骨科学组副组长，河南省卫生厅第一届中青年创新性人才，河南省脊柱脊髓损伤学会副会长，河南省医学会小儿外科学分会常务委员，河南省省直医疗保险医学专家。

擅长儿童重症创伤（车祸伤、高空坠落伤）、儿童发育性髋关节脱位、脊柱侧弯的诊疗。长期从事儿童先天性及后天性脊柱及四肢畸形、儿童运动系统创伤、儿童良性及恶性骨肿瘤、儿童骨病的诊疗工作。10 余年来积极倡导、实施所在地区的儿童发育性髋关节脱位的早期筛查与治疗。2010 年至 2011 年先后在北京积水潭医院小儿骨科、北京儿童医院小儿骨科高级进修班连续研修，对小儿骨科常见病症进行了系统学习。多次主持 / 参加国内小儿骨科、小儿外科学术会议并大会发言。以第一作者发表论文 60 余篇，其中 SCI 收录 20 余篇。获河南省科技进步奖二等奖 2 项，省卫生厅、教育厅科技进步奖各 1 项，省卫生厅新技术引进奖 2 项，出版论著 3 部（第一主编）。主持省部级科研课题 12 项，其中省科技厅重点科技攻关项目 2 项，省卫计委省部共建项目 2 项。

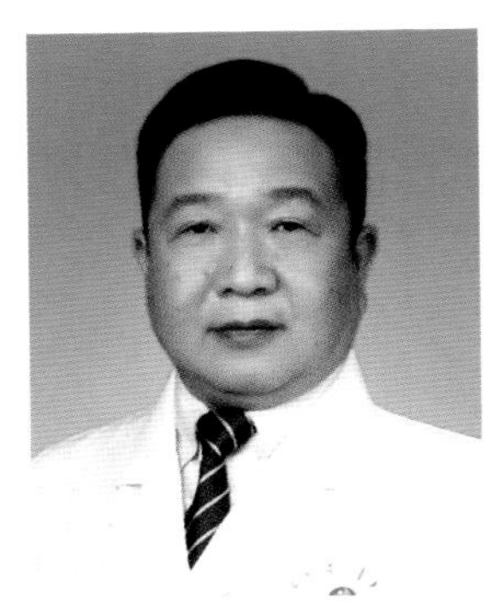

孙军，主任医师，教授，博士生导师，江淮名医，安徽省儿童医院副院长，安徽省医师协会副会长。中国医师协会小儿外科医师分会常委，中国医师协会小儿骨科专业委员会副主任委员，国际矫形与创伤外科学会（SICOT）中国部儿童骨科专业委员会副主任委员，中国研究型医院学会骨科创新与转化分会常委兼小儿骨科学组副组长，中华医学会骨科学分会小儿创伤与矫形学组委员，安徽省医学会小儿外科学分会主任委员，安徽省医学会骨科分会常委兼小儿骨科学组组长。《临床小儿外科杂志》常务编委，《中华小儿外科杂志》编委。

擅长各类小儿骨关节疾病的诊治，尤其对发育性髋关节脱位的手术治疗和早期筛查有较高造诣，达到了国内外先进水平。

主持国家自然科学基金 2 项、省级课题 4 项，发表学术论文 100 余篇，获得省部级科技进步奖 3 项。培养小儿骨科专业硕士、博士研究生 40 余人。

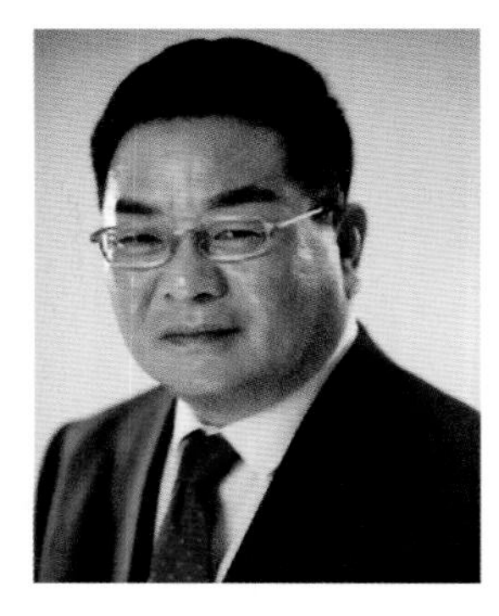

程富礼，主任医师，二级教授，现任郑州市骨科医院小儿骨科主任。中华医学会骨科学分会小儿创伤与矫形学组委员，中华医学会小儿外科学分会小儿骨科学组委员，中国医师协会骨科医师分会小儿骨科专业委员会副主任委员，国际矫形与创伤外科学会（SICOT）中国部小儿骨科专业委员会副主任委员，中国中西医结合学会骨伤科分会小儿骨科专业委员会副主任委员，河南省中西医结合学会小儿骨科专业委员会主任委员等。曾荣获郑州市专业技术拔尖人才、郑州市学科技术带头人、河南省“文明医生”、郑州市首届“百名名医”、郑州市“医德标兵”、郑州市“医德楷模”“郑州好医生”等荣誉称号。

1995—1996年作为国内访问学者师从我国著名小儿骨科专家、北京儿童医院潘少川教授，专门学习儿童骨科疾病的临床治疗研究。目前主要从事小儿骨科疾病的诊治，尤其在脊柱侧凸、先天性（或称发育性）髋关节脱位、马蹄内翻足、儿童骨与关节损伤及肢体延长等疾病的诊治方面具有较丰富的临床诊治经验。发表学术论文30余篇，出版专著2部，获科技成果奖7项，申请专利2项。

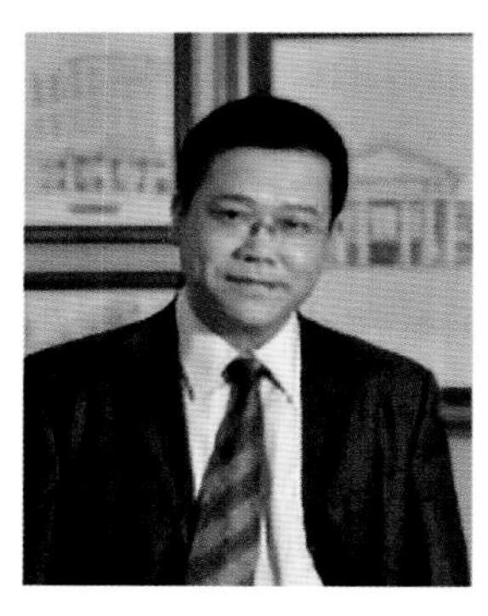

李旭，医学博士后，副主任医师，硕士研究生导师。现任广州华新骨科医院儿童骨科主任、副院长，Depuy-Synthes南方小儿骨科培训中心主任，南方儿童脑瘫暨发育性肢体畸形治疗中心（SCCCD）主任，AO中国小儿骨科讲师。

国际矫形与创伤外科学会（SICOT）中国部儿童骨科专委会副主任委员，中国医师协会骨科分会第一、第二届小儿骨科工作委员会副主任委员，中华医学会骨科分学会小儿创伤与矫形学组委员，中国医疗保健国际交流促进会骨科分会小儿骨科学组副主任委员，中国研究型医院学会骨科创新与转化委员会小儿骨科专委会副主任委员，中国中西医结合学会骨伤科分会肢体矫形功能重建与康复专家委员会副主任委员，中国康复医学会修复重建外科专业委员会四肢先天畸形学组副组长，广东省医师协会骨科分会常务委员暨小儿骨科学组主任委员，中国康复医学会修复重建外科专业委员会保髋学组委员。

2005日本脊柱外科学会“日中颈椎外科访问学者奖学金（Japan-China Cervical Spine Fellowship award）”获得者；2007日本骨代谢学会“亚洲访问学者奖学金（Asia Travel Grant）”获得者；2010亚洲创伤骨科学会（AADO）访问学者奖学金（2010 AADO Scholarship）获得者；2013中华医学会第十五届骨科学术会议暨第八届COA国际学术大会，COA2013中青年优秀论文一等奖；2014中国第一位“APPOS-POSNA（亚太小儿骨科学会——北美小儿骨科学会）”访问学者奖学金获得者；2016中国医师协会骨科分会年度“唯医骨科风云人物”获得者，被评为“2016中国最具影响力的20位骨科医师”之一；2017中国医师协会唯医骨科“中国骨科医生影响力百强榜”医师；2017中国骨科最佳讲师（儿童骨科学组）获得者；2018中国医师协会唯医骨科“中国骨科医师最具影响力风云榜百强医师”；2018广东省医师协会骨科分会杰出贡献奖；2019中国研究型医院学会第一届青年骨科医师创新大赛最佳手术设计奖；2019中国医师协会唯医骨科“中国骨科医师影响力风云奖”百强榜医师。

前 言

欣悉美国斯坦福大学医学院医学 / 内分泌学和骨生物学博士、哈佛医学院骨外科教授、波士顿儿童医院终身教授 Frederic Shapiro 博士的巨著 *Pediatric Orthopedic Deformities* 2019 年面世，喜不自胜，遂得即刻拜读巨著，学习之际，总有醍醐灌顶、脑洞大开之感觉，该书下卷共分七章（下肢发育畸形，从髋到膝再到踝和足），内容全面翔实、观点客观公正，既倾心追溯疾病病理、自然演变和基础研究，又旁征博引，深入浅出地阐述儿童下肢畸形矫正的手术细节、并发症防治和前沿进展，适合小儿骨科各级各类医师、研究生、规培生潜心研读，并从中大受裨益。立有将本著译为中文之愿望，与 Frederic Shapiro 教授沟通并迅速愉快达成一致意见，同意将其翻译为中文，以飨国内同道，达到共同提高的目的。

郑州大学第一附属医院是集医疗、教学、科研、预防、保健、康复为一体，具有较强救治能力、较高科研水平和国际交流能力的三级甲等医院，医院近十几年来发展迅速，医疗、教学、科研成绩斐然，居于国内前列。在一代代老师的带领下，我院小儿外科在国内名列前茅、人才辈出。其中小儿骨科专业更是发展迅速，日臻成熟，尤其近年来以刘秋亮教授为首的小儿骨科团队勤勤恳恳，砥砺耕耘，对小儿骨科的常见病、多发病、部分疑难病诊治效果良好，得到了国内广大同行的认可和家长的广泛赞誉，尤其在儿童肢体畸形矫正方面更是做了大量的临床和基础研究工作，成绩斐然。刘秋亮教授团队一直以来重视本专业的国际交流与学术合作研讨，成果丰硕，此次更组建了国内小儿骨科界全博士精英团队与 Frederic Shapiro 教授通力合作，并邀请天津医院杨建平主任挂帅审校，将《小儿骨科肢体畸形》（第 2 卷）翻译为中文版，方便国内小儿骨科医师阅读，以获其精髓，为我所用。此书必将成为小儿骨科医师成长进步的阶梯。

刘秋亮

2022 年 11 月

原著前言

《小儿骨科肢体畸形》第 2 卷由前言和七个章节组成。本书各章节以髋关节为重点，主要介绍了髋关节发育不良（DDH）、Legg-Calvé-Perthes 病（LCP）、髋内翻包括股骨头骨骺滑脱（SCFE）和股骨髋臼撞击（FAI），以及受患膝关节的疾病、下肢旋转和成角畸形（包括集中在骨干 - 干骺端区病变）及足和踝关节疾病（包括畸形足和先天性垂直距骨）。《小儿骨科肢体畸形》第 1 卷涵盖了多个主题，包括下肢长度差异、骨骼系统发育生物学的详细概述、生物学改变引起畸形的概述，以及如何利用生物力学原理矫正这些畸形。有必要认识骺生长的生物学，因为它有助于正常的生长发育，以及病理畸形随着生长进行畸形矫正。第 3 卷将讨论小儿神经肌肉疾病以及神经肌肉、先天性和脊柱侧凸综合征的治疗。

第 2 卷引言中，我们已给出了畸形的定义，列出了关于小儿骨科肢体畸形的 20 条一般原理（包括细分在内的 40 条），以及畸形原理的治疗含义。

在这 7 个章节中，我们针对每种畸形给出定义（术语），并详细回顾病理解剖学、生物实验调查（可适用）、自然史、回顾诊断和治疗技术的发展，以及多种入路取得的效果、当前入路治疗（文本和表格形式）包括手术技术的详细描述。这本书详尽地说明了各种疾病的畸形范围，包括人体病例（和可用的实验模型）的基本组织病理学、影像表现和治疗入路。书中大量的入路技术给出了关于不同诊断方法的丰富知识库，对疾病的潜在病理解剖学、发展阶段、治疗范围及其有效性进行了详细的综述。每种疾病的综合信息提高了在恰当的时间选择特定手术或治疗方法的可能性。

本卷的两个基本前言仍与第 1 卷所述相同：①基于对基本病理生物学的认识与联系，当前对正在发育的肌肉骨骼系统畸形的骨科治疗是最有效的；②通过直接解决主要病理生物学，使以后的治疗水平更加成熟。

这些出处并非原创，早在 1843 年，英国伦敦的医学博士 William Little 在他的《人体畸形课程讲座》中反复强调："……你不能为了患者的利益或让自己满意来治疗残疾……除非你完全了解这个病例的病理学"（《柳叶刀》1843;41: 382-386）。1843—1844 年，他在《柳叶刀》（Lancet）上发表了关于畸形的 18 个课程讲座，并于 1853 年将其收编成册（《人体结构畸形讲座》，London, Longman, Brown, Green and Longmans）。在我们的书中讨论的每一个实体，均详细描述其基本病理学。

然而，在当前的环境中，虽然通常口头上支持前言中这些观点，但它们却面临着被大量信息淹没的风险，因为这些信息在越来越多的期刊上被发表，在无数课程上被讨论。当前集中在"最佳实践""专家意见""基于证据的建议""委员会建议""共识报告""同行评审委员会"等，这些都为从业者提供了有意义的指导，但也存在分散对更多主要研究关注的风险。要鼓励"最佳实践"的讨论和规划、"基于证据的”入路等，它们实际上来源于本书各章节中大多数相同文献，并在本书的信息库中。考虑到这些因素，《小儿骨科肢体畸形》第 2 卷的设计（如第 1 卷）旨在为小儿骨科医生以及那些治疗小儿骨畸形的医生，提供所需的详细知识库，按照相同描述治疗患者。它还详细说明了所需的病理生物学背景，以便引导进化的分子、细胞和生物物理入路治疗小儿骨科肢体畸形。

本书生物学和生物物理学的焦点在于清楚认识临床畸形主要部位的调查。在过去的 20 年中，在认识股骨头缺血性坏死的发病机制和影响方面取得了重大进展，研究主要是使用实验性小猪模型，在股骨颈底部采用囊内环扎法使其缺血。该模型的后续研究改进了诊断方法，帮助了解股骨头和髋臼继发性畸形，并有助于评估分子治疗。对于引发股骨髋臼撞击（FAI）的股骨头 / 髋臼交界处畸形的认识，对一些疾病，特别是股骨骨骺滑脱有重要的治疗意义。几十年来，人们逐渐认识到，髋关节骨关节炎很少是特发性的，而是继发于儿童髋关节畸形，即使是轻度的髋关节畸形，但改变的股骨 - 髋臼关系结构阐明了其原因并引导矫正干预的发展。现在主要通过关节镜检查治疗膝关节和距骨剥脱性软骨炎。早期干预限制造成的损伤，在许多情况下用于初级修复；现在可以通过生物细胞和组织入路，尝试进行关节软骨修复来解决严重受累。

这本书包括基础病理解剖学的知识库、各种疾病的自然史和对过去治疗有效性的认识以及当前治疗方案的详细介绍。虽然使用专家或多中心委员会推荐的治疗方法可能会稳妥一些，可以改善效果的一致性，但对治疗趋势的认识表明，仅使用这种入路治疗较为狭隘。治疗时，结合疾病的基本病理应用知识，适当运用生物力学和生物学原理，效果将得到改善。

在相对较短的时间内，所有小儿骨科疾病治疗情况的不断变化，不能仅归结为积极的单向改善。在这本书中，回顾了几十年来的治疗过程，已付出了巨大的努力。这不是一个简单的历史实践，而是表明了治疗的进化发展，指出了以往的不足之处。

在较新的入路技术仍未矫正畸形的情况下，也可以完全或部分地使用该技术及认识其价值。虽然已经放弃了某些陈旧的手术方法，但其他的手术技术仍具有存在价值，具有了解的必要性。通过表明许多治疗之路的循环本质,因不足而被放弃的治疗方法在几十年后重新出现,这使历史性回顾显得更加有意义。

首先用经皮跟腱切开术治疗马蹄内翻足畸形，接着首次重复性操作矫正内翻 / 内收畸形，然后用夹板长时间固定以及日常温和手法来维持矫正，德国的 Stromeyer 在 1830 年代初期开始使用这种入路，不久后英国的 Little、法国的 Guérin 等人也使用了该入路。此种入路在过去几十年里取得了巨大的成功，包括有效开启了小儿骨科的手术过程。该治疗计划是对马蹄内翻足畸形进行有力的操作及一系列生理性开放手术，虽然矫直足明显，但造成了相当大的僵硬和畸形，因此需要重复手术，这一治疗计划随后被忽视了几十年。即使当 Ponseti 恢复了最初的操作 / 石膏入路，同样使用经皮跟腱切开术矫正马蹄内翻足，随后进行了 2~3 年的夜间夹板治疗，又花了二三十年时间才获得当前的广泛认可。

生长过程中对保守治疗无效的 Osgood-Schlatter 症状性膝关节疾病，Makins 在 1905 年描述了一种简单的手术，取得了良好的效果，该手术通过在骨骼成熟时去除胫骨结节松散的“骨软骨结节”和重新并置软组织并缝合到胫骨上（Lancet 1905;166: 213-216）。在接下来的几十年里，一直到现在，除了Makins 描述的简单的小骨清除术外，还使用了无数的手术入路，包括骨钻孔或自体骨移植使小骨愈合，在胫骨结节处插入象牙钉增强融合，胫骨结节切除术，髌腱纵向切口以缓解静脉高压，关节镜下对结节组织减压，（再次）在切口处简单切除小骨。目前，大多数人基本采用 Makins 描述的手术（小骨清除术），从而快速修复。这种治疗入路的持续循环是本书讨论的几种病症的特点。

1867 年，法国的 Ollier 开始进行大量的临床和实验研究，20 世纪 30 年代到 60 年代的研究较为显著，通过以下几种方法刺激长骨生长以解决肢体长度差异：通过骨膜下剥离刺激较短一侧骨膜，用异物抬高它，或沿圆周将其切开（见第 1 卷，第 6 章，第 6.9.3 节），血供增加，刺激手术骨过度生长，从而使畸形得到修复，效果有时是有效的（过度生长 0.5~2cm），但良好的反应是不规则且不可预测的，因此放弃了这种手术技术。目前，新的实验是用非手术方式沿圆周切开骨膜，使单侧肢体差异过度生长。

根据这些病例提出的问题有：相关原因，在偶然情况时获得可能不错效果的时间或至少在很多方面都起了一定作用，同行为继续改进、完善这些入路而基本选择放弃的原因。有基本病理解剖学知识并具备使用生物和生物力学（生物物理）解决问题的能力，迟早会使用正确入路。

本书详细描述了各种畸形的自然史。它不是以常规形式成文，而是结合基础病理解剖学，给出了采取具体干预措施时机的主要信号，也指出了仅凭观察发现自发修复。针对特定疾病的手术可能是“正确的”（基于当前认识），因为它们适用于特定的疾病，但可能是在错误时机进行的，有充分证据表明，太晚或太早无法产生有意义的长期效果。生物和生物力学治疗原理的应用可以实现最佳治疗，这尤其适用于了解每个区域的生长机制，它在引起和矫正小儿肌肉骨骼畸形方面起着重要作用。

致　谢

由衷感谢以下几位为协助本书出版付出的努力：Thy Thy Le、Phison Le 和 Theresa Bui 准备手稿；Michael Griffin 作为施普林格发展编辑，进行了大量的细致工作；Kristopher Spring、Springer Nature 高级编辑，负责编辑管理并在出版过程的每个阶段中给予指导；施普林格的艺术家们对插图给予了极大的帮助；施普林格出版团队，共同完成这本书的最终出版。

感谢内科 / 内分泌科医学博士 Joy Wu，她在美国加利福尼亚州帕洛阿尔托市斯坦福大学医学院骨骼生物学实验室担任访问学者。作者本人是一名小儿骨科外科医生，曾在美国马萨诸塞州波士顿市波士顿儿童医院工作，临床上在骨科部工作（骨科主治医生），并正在骨科研究实验室（骨骼疾病研究实验室）进行基础科学研究。他在美国马萨诸塞州波士顿的哈佛医学院经历了从研究员到讲师，然后是骨科助理教授，最后是骨科副教授。

引言（第 2 卷）

畸形是在结构和 / 或位置上偏离正常

一、关于小儿骨科畸形的一般原则

小儿年龄组肌肉骨骼畸形的发展和治疗以几项总则为基础。认识列出的 20 条基本原则（包括细分在内的 40 条原则），为畸形的诊断、患者随访、定时治疗，并持续评估直至骨骼成熟，给予了指导。

单个骨骼的形状以及相邻骨骼和区域之间的排列常随生长而正常变化，尤其是在出生后前几年。认识到发育模式是正常的生理变异，而非病理畸形，这一点是很重要的。①出生时股骨头、颈前倾 40° 很常见，在青少年后期会随正常发育下降到 12°~15°，如果青少年时期前倾 40°，不管原因如何，都不会自行好转，并且将来可能会有临床问题；②弓形腿（膝内翻） 30°，在 14 个月大的婴儿中，通常是一个正常的、自我矫正的生理位置，但在青少年中很可能是病理性的；③驼背是新生儿脊柱颈、胸、腰骶区正常矢状位。颈椎区域在 3~6 个月时开始出现正常前凸（婴儿抬头爬行）， 1 岁后腰椎前凸形成（站立行走）。青少年时期的颈椎和腰椎后凸畸形都是真正的畸形，会产生负面影响。

在单个骨骼内以及相邻骨骼和区域之间存在正常夹角和旋转的范围，在这些正常范围内的变异可能相对宽泛，不应将其理解为畸形。

仅通过临床观察（如中度到重度脊柱侧凸或马蹄内翻足畸形），通过 X 线平片（如髋内翻或股骨远端内翻和胫骨近端外翻引起膝关节倾斜），或通过更加敏锐的成像技术如超声、MR 成像，或计算机断层（CT）扫描技术，即可发现可能的明显畸形。

基因突变引起分子内和分子间错乱（分子变形），使组织模式和发育异常，最终引起肌肉骨骼变形。虽然通常不认为这些异常是畸形，但这些畸形确实与分子有关，并逐渐认为是细胞内和细胞外的变形力；骨骼系统受患的例子是 Notch 组的信号分子（早期模式受患）和结构分子，如胶原蛋白。基因突变导致显著的肌肉骨骼临床畸形的常见病例包括骨骼发育不良、成骨不全、周围神经病变（Charcot-Marie-Tooth 症）、先天性脊柱侧凸和肌肉障碍（杜氏肌营养不良症）。对于畸形儿童，现在有必要考虑染色体异常，如唐氏综合征，其中多余的 21 号染色体（21 三体性）或基因点突变、缺失或特定分子的插入，为畸形的主要成因。例如，导致成骨不全的胶原蛋白异常，导致杜氏和贝克尔肌营养不良的肌萎缩蛋白异常，导致 Charcot-Marie-Tooth 周围神经病变的外周髓磷脂蛋白 22（PMP22）异常，以及 Notch 家族的 δ 样 3（Dll3）突变引起先天性脊柱侧凸伴肋骨畸形。

生长过程中的病理性畸形可能出现以下三种途径中的某一种情况：可能随生长自行矫正，可能随生长保持不变，或可能随生长恶化。

发育中儿童骨骺畸形自行矫正的每个主要机制，在骨骺、干骺端或骨干骺端骨折后重塑中可看到，这些骨折愈合后成角或旋转不良，但生长功能完好。修复机制包括：差异性骨骺生长倾斜和旋转骺板至正常平面、畸形凹处骨膜新骨形成和凹处骨吸收。剩余生长年限越长，这些机制就越有效，成角畸形与骺板越接近，骺板对骨骼生长帮助就越大，就会在相邻关节活动面内出现畸形。

如果畸形随着生长持续存在或恶化，必须在短期、中期和长期（成人）的时间范围内将该畸形评估为有、无问题。引起畸形的问题包括部分或全部疼痛、功能异常如步态障碍、相关器官撞击（心脏、肺部）或外观。针对畸形，也要考虑到畸形程度与其临床问题数量。

在成长过程中，软组织（肌肉、肌腱、韧带、椎间盘）和正在发育的骨骼（由软骨和骨组织组成）之间存在连续不断的相互作用力。由于结构或功能不完善，软组织或正在发育的骨骼中的异常可引发畸形：①有必要确定畸形是灵活还是硬化。如果是灵活的，需要知道是否能通过改变位置或被动操作完全矫直，或在关节处完全复位，或只是部分矫正。相反，如果是硬化的，则需要确定是否完全硬化，或如果进行操作是否可部分矫直或畸形复位。就脊柱而言，畸形越硬化，就越需要进行大量的手术，对于脊柱来说，矫正效果就越差。②原发性软组织畸形，包括神经肌障碍，最初与正常软骨模型 / 骨模型发育相关。畸形持续时间越长，就越严重，相关骨骼元素的不对称压力和正常功能应力的缺乏，使软骨和骨骼（以及脊柱椎间关节）结构畸形的可能性就越大。肌肉过度拉伸可能是因为局部肌无力（邻近正常肌肉继续活动）或因痉挛引起局部肌肉过度反应（压迫邻近正常肌肉）。任意一种情况会引发关节和远端结构的错位或正常脊柱不齐。可通过松解肌肉或肌腱转移平衡力量（如通过关节），矫正错位或对齐异常，但会随着持续不对称活动复发，最终使软骨和骨骼随生长出现畸形。使关节错位韧带松弛，最初仅在直立位或负重时出现，但在卧位或不负重的情况下可矫正至正常解剖位置。如果在继续生长期间不进行矫正，错位会逐渐变得硬化，无法主动或被动矫正，甚至伴有骨畸形。不对称的软组织紧致会引起关节僵化（挛缩）和远端结构变形，持续错位最终随生长发展成骨骼畸形。③骨 / 软骨畸形与相邻软骨表面的方向有不同的关系。成角骨畸形集中在干骺端或骨干区域，它使单个骨的一端或两端的不对称关节对齐（倾斜），易患关节内应力异常和关节软骨性关节炎。局灶性骨骺异常引起的生长板功能不对称，使骨骼成角生长，受累骺板关节远端倾斜，有时还有近端，诱发关节内应力异常。极少出现因干骺端 - 骨干区域弯曲，骨内存在双向成角畸形（或弯曲）。这可能发生在成骨不全或佝偻病的患者中。例如，在干骺端近端中心的胫骨外翻成角可以通过骨干中间反向弯曲，使内翻成角位于干骺端远端中心。在某些情况下，正常的关节面在两端保持对齐，而在其他情况下，成角畸形也使骨干、骨骺和关节面倾斜，形成斜平面。④软组织异常的畸形矫正，通常是轻度至中度软骨模型 / 骨畸形随生长自行矫正。⑤软组织和软骨模型 / 骨畸形的神经肌肉畸形，通常需要矫正软组织（平衡肌肉群），可能需要通过截骨术或不对称骨骺吻合术进行骨矫正。⑥通过非手术或手术复位脱位或部分脱位（半脱位）的关节，使轻度到中度的软骨模型 / 骨畸形通常随着生长矫正。患者越年轻，骨骼成熟的时间越长，复位后随着生长矫正

软骨 / 骨的可能性就越大。⑦治疗后功能正常或改善功能正常，使未成熟组织应力正常，通过差异生长促使矫正残余畸形向正常位置生长。⑧不管是先天性畸形或后天的关节内软组织结构畸形，如膝关节半月板、交叉韧带和髋关节唇，如果持续存在，可损伤关节软骨。异常接触可直接造成损伤，或因关节不稳间接造成。这些疑似畸形可通过临床病史和检查获得，但明确诊断需通过直接关节镜观察或 MR 成像。

正在发育的骨骼受到外伤后会以多种方式导致畸形。①急性骨干或干骺端骨折的成角、旋转不良、平移或长度差异畸形，愈合时，随着生长可能部分或完全矫正，如果保持不变，或（极少）恶化，需要手术干预进行矫正；②急性骨骺（生长板）骨折（或骨折分离）愈合时，无后续生长后遗症，或生长板部分或完全融合，随生长易诱发成角和 / 或缩短；③生长板的长期重复性应力可使生长损伤和生长板过早融合。在生长中的骨骼中插入肌腱的长期重复性应力可导致肌腱 - 软骨 - 骨接触面撕脱不移位，伴有疼痛的肌腱炎和插入部位肿胀；④骨软骨骨折移位或线性关节内斜骨折的关节软骨损伤，表面不平整或有缝隙，易诱发关节炎发生改变。

骨畸形不能被动矫正，但是它们可能会随着生长自行重塑，连续使用石膏或支具随生长矫正，或最终需要通过干骺端 / 骨干截骨术、不对称骨干吻合术或椎体束缚术进行手术干预矫正。

一旦确定为畸形，就必须考虑是否存在特定疾病或潜在病因。同种畸形，治疗方法可能会大大不同：患者在其他方面正常而其他患者有潜在疾病，以及患者间患有不同的特定疾病。

区分原发性畸形和继发性畸形或代偿性畸形很重要。原发性（或最初）畸形位于病理异常部位，且至少部分固定或硬化。继发性（或代偿性）畸形往往在最初和较长时间内都是完全灵活的，因为它表现出一种在正常相邻区域内保持稳定、平衡和对齐的过程。长期的继发性畸形可能随时间变得硬化。脊柱中，如果次曲线上方和主曲线下方保持灵活，就会发生中继平衡代偿（反向弯曲），头上方和骨盆下方保持水平；如果主曲线上方累及整个颈椎，则代偿不会发生且头倾斜；如果主曲线下方累及整个腰椎，则代偿不会发生且骨盆倾斜（骨盆偏斜）。

静态关节畸形因为与其相关的骨骼或软组织硬化，在任何时候和任何位置（如仰卧、站立）一直存在。动态关节畸形只有在肌肉活动时出现，因为它是因肌肉不平衡引起的。动态畸形通常在步态或上肢试图活动时发生，并伴有不对称肌肉活动不足或过度的现象。

因为一些轻度畸形当前未引发问题，所以它们不需要治疗，而且也没有确切的证据表明它们将来会引起问题。

即使考虑到原发性基础病理过程的严重程度和进行性，确定一些小儿畸形为中度到重度，治疗可能没有必要，如神经退行性疾病，纵然治疗相同的畸形，患儿在其他情况下正常或仅轻度时，也需要治疗。

即使是明显的畸形，可能是维持功能的继发性代偿畸形，将其矫正到正常解剖位置可明显降低其功能。患有臀大肌无力的神经肌肉疾病患者有明显的腰椎前凸可以继续行走，而脊柱支具或脊柱融合矫直可使其解剖学上正常，但不能行走。代偿性畸形常见于原发性脊柱侧凸或后凸的脊柱上方和下方区域。

如果小儿畸形已有症状，引起不适或功能改变，或者如果它们没有症状，但有科学证据表明，它们会随着时间出现症状，即使在成年时出现，那么这些无法自行矫正的小儿畸形也需要治疗。

一旦畸形可以治疗，接下来可以采用两种普通方法。第一种方法是通过医疗手段治疗现有的原发性基础疾病，例如，用抗生素治疗感染，用因子替代治疗血友病性关节炎，使用维生素 D 治疗佝偻病，使用肌肉松解疗法治疗痉挛性脑瘫。在未来，这一原理也将用于直接治疗基因和分子变形。第二种方法是通过骨科手段治疗畸形。

非手术或手术的骨科治疗。非手术治疗的种类很多，包括休息、活动范围和伸展运动、缓解疼痛和松解肌肉的药物，以及使用石膏或支具拉伸绷紧的软组织，将变形部位拉直定位，使正常的软骨和骨骼生长。手术治疗的范围也很广。一些手术只需一次干预就能永久治愈畸形。其他手术先矫正畸形的一个方面，然后依赖自行生长或完全矫正邻近结构的复位。有些畸形需要在生长期间一段较短或更长的时间内进行一系列手术，因为潜在病因可能持续存在，对正在发育的结构已造成的损伤可能复发，或可能需要软组织和骨骼手术进行矫正，但最好在生长期的不同时间进行。

一旦小儿畸形得到矫正，在剩下的生长期里，它可能会遵循以下三种途径之一：①受累区域可能在解剖学上保持正常，不再需要进一步的治疗；②因为畸形未完全矫正或有使其持续存在的潜在疾病，可能使畸形复发；③由于肌肉失衡的新形式、生长板功能不对称或持续性生长矫正导致过度生长等因素，畸形可能矫枉过正，导致向相反方向的变形。这种差异性需要对小儿骨科畸形患者进行随访直到骨骼发育成熟。

二、畸形一般原理的含义

骨骼生长和小儿骨科畸形之间的密切关系可能有益，也可能有害。一些畸形位置实际上是生理性的，并会随生长自行矫正；病理性畸形可以随着生长矫正、保持不变或恶化；明显矫正过的畸形可以保持伸直，随复发而恶化（因未识别的矫正不足或潜在疾病持续存在），甚至随生长过度矫正（由于肌肉或骨骼形成平衡的改变）。

当治疗小儿骨科畸形时，必须评估几个概念。包括单骨内生物变异和相邻骨骼之间的成角关系，原发性与继发性 / 代偿性畸形，硬化与灵活畸形，静态畸形（不论位置）与动态畸形（表现为肌肉功能），软组织（肌肉、肌腱、韧带、椎间盘）与生长骨 / 软骨模型之间的相互作用，原发性疾病与继发性骨科畸形的关系（如佝偻病和股弯曲 / 胫骨弯曲），血友病及膝、肘、踝关节滑膜炎，以及引发股骨头缺血性坏死的髋关节败血性关节炎。

可以通过不同的入路治疗畸形。根据自然史研究，随着时间不断恶化的畸形，即使是最小的畸形，也可能需要进行手术干预；不同患者中患有相同的畸形可能采用不同的治疗入路：在其他方面正常的患者进行手术矫正；而进行性神经退行性疾病的患者不进行手术；可能不适合使用手术矫正的，尤其是继发性代偿畸形（如神经肌肉的患者），需进行腰椎前凸脊柱融合术，以防解剖矫直时使该功能恶化。

Contents

目 录

补充说明

本书所有的参考文献条目已上传至网络，有需要的读者可自行扫码查阅。

1

第一章　发育性髋关节发育不良

第一节　发育性髋关节发育不良概述

一、定义

发育性髋关节发育不良为股骨近端与髋臼间结构关系间歇性或持续性异常，是一系列髋关节畸形的总称，通常在新生儿期被诊断。其概念包括：①可半脱位或全脱位的髋关节，在伸髋－内收位时股骨头可部分或全部脱出髋臼，在屈髋－外展位时股骨头复入髋臼内，与关节囊松弛有关；②髋关节半脱位，股骨头与髋臼部分但持续失去正常对位关系。髋臼较浅，其外侧顶部向外上倾斜，伸髋时股骨头位置偏外；③髋关节脱位：股骨头与髋臼完全、持续的对位关系异常，与髋关节体位无关。目前定义的发育性髋关节发育不良（DDH），与临床诊断明确的结缔组织、神经肌肉或其他疾病无关。其最重要的初始病理解剖改变似乎是关节囊松弛，松弛导致髋关节在出生时不稳定，随着生长发育，髋关节结构关系发生进行性改变，造成持续性的畸形。过去，用于描述该疾病的名称往往不断变化且不够精确，主要是因为人们对其病理解剖和最初发病时间的认识不足。

人们曾用先天性髋关节脱位（CDH），或先天性髋关节发育不良的名称来命名这类疾病。Dunn 将先天性髋关节脱位定义为“出生时即存在的髋关节异常，股骨头部分或完全脱出于髋臼外”[1]。这种情况现被称为发育性髋关节发育不良（DDH）。“发育性”取代“先天性”是基于：①更强调畸形是“发展变化”的过程，哪些情况会发展为此畸形，哪些情况会随着生长发育使畸形加重；②不是所有发育不良的髋关节都存在结构异常，也不都是一出生就可通过检查发现。发育不良是一个模糊的术语，描述了不确切的疾病过程。髋臼和股骨近端发育延迟或不完美均可被称为发育不良。髋臼及股骨近端发育不良可为原发异常，抑或继发于未被检出或未经治疗的发育性髋关节疾病。

因此，发育性髋关节发育不良包括一系列髋关节异常：①初始可半脱位或可全脱位的髋关节，在某特定体位时（通常是屈曲外展位）股骨头与髋臼结构关系正常，但在其他体位时对位关系部分或完全丢失；这种情况可在出生后数日内自行纠正，如未经治疗，可发展为持续性畸形；②髋关节半脱位：股骨头和髋臼的对位关系持续性部分丢失，在任何体位，头臼对位均异常；③髋关节全脱位：股骨头和髋臼的对位关系持续性完全丢失，与髋关节体位无关。有人将新生儿期初筛时临床检测到的髋关节不稳定称为“新生儿髋关节不稳”（NHI）。定义的不同不仅仅是语义方面的问题；运用不精确的定义意味着对疾病根本的病理改变认识不足，而这可能导致检查和治疗不当。

二、定义的变化

Klisic 在 1989 年写了一篇短篇报告，强烈支持使用 DDH（他定义为髋关节发育性移位）来指代髋关节发育不良、半脱位和全脱位[2]。他认为广泛使用的术语 CDH（先天性髋关节脱位）是不准确的，因为这一术语暗示了严重的产前畸形，需要矫形治疗。实际中，DDH 这个定义更受欢迎，因为这个词反映了疾病的动态改变，随着孩子的发育，髋关节的结构关系可以变好或更糟。Klisic 认同 Michele 的观点，后者在其 1962 年的著作《髂腰肌：人类畸形的发展》（*Iliopsoas: Development of Man*）中使用术语“发育性髋关节脱位”作为其髋关节发育不良章节的标题。Michele 认识到少数脱位（约 2%）是先天性的，起源于种质中的胚胎缺陷，但绝大多数脱位（约 98%）发生在子宫寿命 6~9 个月的正常胎儿，所受正常生长发育的刺激失败，导致了“发育性脱位”。他认为“先天性”应仅指非典型畸形病例，而典型的由环境人类学因素导致的病例应称为“发育性”脱位。

目前 DDH 一词已被广泛接受，但 CDH 或 CDH/DDH 仍会用于含 CDH 这一概念的讨论性文章中。

第二节　髋关节发育——胚胎期和胎儿期

一、最早的髋关节发育生物学——鸡胚研究

早在 1883 年，Johnson 就描绘了鸡胚骨盆带、髋部区域和后肢的最早发育过程[4]。“未来的软骨只能从周围无差别的（未分化的）中胚层细胞区分辨出来”。“我们可以清楚地分辨出交汇在宽大的髋臼区的骨盆带中的三种成分，这些成分无中断地延续至股骨……股骨的软骨和骨盆带的软骨是连续的，骨盆带的三种成分彼此相连（髂骨，坐骨，耻骨）”。“只有在股骨 – 髋臼的结构发育相对完善之后，股骨才开始被一条中间的组织束从骨盆带上分离出来”（细胞间带通过关节空化过程去除）。

Chevallier 使用鸡胚和鹌鹑胚胎移植实验证实，骨盆带的骨骼起源于中胚层，早在胚胎期第 2 天就分化出来了，甚至早于躯干的分化[5]。最终形成髋臼的软骨骨化中心最早在第 2 天时可被辨别，第 5 天时形成均一的间质细胞结构，第 8 天时形成髂骨、坐骨和耻骨的独立骨化中心。

Malashichev 等人对骨盆区域早期胚胎发生及其遗传组分进行了两项研究[6,7]。一项研究表明，外胚层信号在骨盆形成的前芽阶段发生，髂骨发育的调节不同于耻骨和坐骨的发育[6]。研究人员证明 Emx2 是髂骨形成所必需的，但另外两个成分不需要。切除体肌层外胚层后，骨盆骨骼有严重的缺陷，但缺陷的程度随干预时机的不同而不同。各种各样的骨盆遗传组分出现在髂骨、耻骨和坐骨的发生时序中。如 Emx2 在耻骨区发生髂骨和 Pax1 的表达，但这些表达仅限于软骨发生之前。第二项研究[7]发现，整个骨盆带起源于胚体壁，但体细胞对骨盆骨骼的发生没有任何贡献。外胚层信号控制骨盆的发育，尤其是

耻骨和坐骨。Pax1 和 Alx4 调节正常坐骨和耻骨发育。显然，虽然 Emx2 的表达直接触发髂骨的形成，但仍需要外胚层和体细胞发出的调控信号来完成髂骨的发育。因此，鸡骨盆起源于侧板中胚层，但其发育需要外胚层和轴旁中胚层 / 体细胞（对于髂骨）发出的调控信号。

Nowlan 和 Sharpe 不仅通过组织学来评估鸡胚髋关节的形态，还使用更加敏感的基于光学投影层析（optical projection tomography，OPT）的直接 3D 捕捉技术寻找鸡胚髋关节的组织特异性标记物，评估早期结构的演变[8]。这使他们确认发育中的髋关节的主要解剖特征在关节空化前一天就已经出现了。这也证实了骨盆在髋关节空化之前就相对于股骨发生了旋转（考虑到运动的影响）。

二、类髋关节的发育

人类胚胎期是指发育的前 8 周，在此期间，包括长骨和椎骨的软骨模型在内的每个器官都已形成。胚胎期结束时，平均顶臀长（crown-rump，CR）为 3 cm。从 8 周后到出生时的胎儿期，各器官进行分化和生长。

Watanabe 描述了 144 名胎儿的 288 个髋关节的发育情况，这些胎儿在妊娠 24 周时的 CR 从 14 到 300 mm 不等[9]。11 周左右时股骨头直径约为 2 mm，此时关节间隙形成，通过切开关节囊可使股骨头脱位。24 周时股骨头直径约为 8 mm。股骨头的直径呈线性增长，与整个身体的生长平行。股骨头在发育之初及整个生长过程中始终是球形的。在胎儿发育期，颈干角为 130°。股骨前倾角在 10~15 周时平均为 −4°，15~20 周时平均为 5°，20~24 周时平均为 11°，但是在这期间，角度的正负值都有很大的变化。出生时，股骨前倾角增加到 35°。Watanabe 的研究病例中没有发现完全脱位的，但 26 例髋关节发育不良，其特征是“整个髋关节发育不全，髋臼较浅”。股骨头在屈曲时始终稳定，在伸展时趋于半脱位。股骨头和髋臼在关节间隙形成之前已达到婴儿时的形态，因此在胚胎期不会发生脱位。

Strayer 研究了人类胚胎的髋关节发育，其顶臀长为 6.5~237 mm[10]。他得出的结论与其他观察者一致，髋关节的所有元素都是在大量的胚芽中原位分化的。股骨头在发育过程中始终呈球状（球形），其胚芽和髋臼发育时早期髋臼软骨的发育段的相对比例，胚胎早期与胎儿期、产后相同。圆韧带在关节内原位发育。先天性髋关节脱位不会在关节腔开放前发生。滑膜内层不是由细胞内生，而是由原始胚芽的原位细胞发育而来。滑膜沿着中间层组织液化时细胞间出现的裂线形成。髋臼是由髂骨、坐骨和耻骨软骨生长和融合形成的。每一部分都围绕股骨头发育，它们融合时首先产生一个浅的髋臼。每个盆骨软骨参与髋臼组成的比例与随后对应的骨盆骨所占髋臼比例大致相同，即 2/5 坐骨、2/5 髂骨和 1/5 耻骨。每个骨盆软骨在胚芽内都有一个离心生长模式。在胚胎的长度从 20 mm 增长到 30 mm 的过程中，形成髋关节的区域最初由致密的胚芽组织组成，称为中间层组织。髋臼软骨和股骨头软骨之间关节腔的形成始于该组织。除圆韧带外的其他中间层组织随着时间的推移质地变松，最终被吸收。

此外，还有其他研究。大转子在胚胎长度约 30 mm 时出现，股骨颈和小转子在 34 mm 时出现[10]。根据 Moser 的研究结果，在胚胎长度 34 mm 时，关节腔开始形成于髋关节外侧部[11]；Haines 也描述了在胚胎长度 34 mm 时关节腔首次出现 [12]。Moser 和 Strayer 分别在胚胎长度约 20 mm、23 mm 时观察到圆韧带的原位发育。髋关节盂唇在胚胎长度约 30 mm 时显示为髋臼软骨外侧的移行区。

Dimelio 等人回顾了产前髋关节的发育，强调骨盆、股骨和相关肌肉在正常结构上独特的相互关系 [13]。他们特别强调三个方面的发育：①髋臼的增大和充分发育；②股骨头及其次级骨化中心的圆球形增大；③出生后股骨颈的长度增加。

Gardner 和 Gray[14] 在一项基于 52 个顶臀长度从 12 mm（6 周）到 370 mm（足月）的人类胚胎的研究，以及 Andersen[15] 在对 30 个 20 mm（7~12 周）到 121 mm（16 周）的人类胚胎的研究中提供了关于人类髋关节产前发育的详细观察。他们的意见很一致，合并如下。

1. 肢芽起源

下肢芽在胚胎中可见，长度为 3~4 mm，为腰段和第一骶骨段水平的体壁前部和侧面的一个小突起。每一块骨的特定组织分化过程是从胚芽组织或未分化的间充质细胞，到软骨前体、软骨，再到骨。未来分化为髋关节的区域呈现为一组致密的未分化细胞，呈圆锥状，侧面有一个倾斜的基底。髋臼出现在 14~15 mm 的胚胎中，为靠近股骨头的区域的一排密度降低的细胞。该区域最初呈现为一个 65°~70° 的弓形区，随后随着关节腔的形成，逐渐加深，形成了一个 180° 的半圆形。中间带的细胞密度增加了 15~22 mm。圆韧带和关节周围囊性结构的早期分化出现在 23 mm 左右的胚胎中。当胚胎发育和生长从 23 mm 到 45 mm 左右时，髂骨软骨在股骨头上方生长，盂唇与其外缘连续。髋臼成分的增加是导致盂唇相对侧移的原因。髋臼从来不是平的；在最早的阶段，它就和盂唇一起延伸到股骨头的中间点以外，并且总是呈凹形。在胚胎 15 mm 长时，无名区的胚芽分化始于髋臼上方的髂骨，稍早于髋臼。这个最外侧的区域在分化的各个阶段都落后于股骨干和股骨头。三个软骨中心分别血管化，呈现为放射状（或 Y 形）软骨。软骨化从髂骨、坐骨和耻骨这三个区域的中心向边缘辐射。软骨内骨化随后发生在这些软骨的中心区域：髂骨骨化开始于 9 周，坐骨大约在妊娠第 4 个月，耻骨在几周后（第 5 个月）开始骨化 [16]。软骨内生长的放射状软骨位于髋臼骨性中心区域。

2. 髋臼唇和髋臼横韧带

髋臼唇（以往文献中常被称为髋关节盂唇）最早形成于髋臼形成的早期阶段，胚胎长度约 19 mm 时，在组织学上表现为髋臼软骨边缘胚芽的缩合 [10,14,17]。它在胚胎约 25 mm 时明显分化，约 61 mm 时血管化。髋臼横韧带也在这一时期形成；Strayer 认为髋关节横韧带的位置是髋臼结构最薄弱的点。在胚胎约 28 mm 时，横韧带出现缩合，30~33 mm 时韧带清晰可见。上唇覆盖了股骨头最宽的直径。髋臼的前下方即髋臼切迹被髋臼横韧带所覆盖 [17]。此韧带是髋臼唇穿过切迹的支撑。

3. 关节囊和滑膜

在 12~15 mm 胚胎中，形成关节区的无血管胚芽组织比相邻的间叶原基更致密。这种致密组织在 17 mm 时更为明显，并存在一定的间带。胚胎约 20 mm 时，间带更加明确，可能形成三层中间带，中间层直接与除囊膜缩合区外的关节周围的间叶组织连续。间带的外层与股骨和髋臼间叶原基的软骨膜直接相连。关节周围的关节囊形成。包含在它里面的是一部分围绕着关节的间质，是间带结构的一部分。关节内间质是滑膜间质形成的最早迹象。间带中间层与胚芽的滑膜间质连续，两者都有血管化。间带的三层结构在胚胎 22~25 mm 时更为明显。早期关节间隙形成于中间层。胚胎 30~33 mm 时，关节边缘出现一个清晰的空腔。即使在关节间隙打开时，也不可能从形态学上区分最终形成滑膜的关节囊内缘细胞和囊膜本身。纤维性关节囊最早显示于胚胎约 20 mm 时，出现缩合，表现为股骨和骨盆软骨膜直接连接。

4. 关节腔

关节腔的形成是一个程序性的退变和机械性的过程，而非组织从外部生长来为关节腔形成提供衬壁。早期退变的迹象出现在胚胎 23 mm 时，股骨头、圆韧带和髋臼之间的间带细胞间隙增大。在胚胎 36~42 mm 时形成充满液体的空间。Andersen 测定了胚胎自 34 mm 发育至 42 mm 时关节腔的形成时间 [15]。关节间带的血管化是关节空腔化的一个组成部分。然后关节的中心区域开始空腔化 [12]。髋关节腔的形成始于圆环状形态，内侧受股骨头的限制，侧面受髋臼盂唇的限制。圆韧带位于发育中的关节腔的中间。在空腔化的后期，关节间隙以圆韧带为中心向周围扩大，越过盂唇外缘，环绕整个头部，在颈部向远端至关节囊附着处。

5. Weitbrecht 支持带

关节间隙沿股骨颈向下延伸时，形成囊内结构：软骨膜、Weitbrecht 支持带和颈升血管。Weitbrecht 支持带是髋关节囊内扁平的带状结构，位于关节囊的内部，并向股骨头边缘延伸。该支持带是关节囊内覆盖的滑膜的反应或延伸 [18]。供应股骨近端的血管经小孔穿过股骨颈基底的关节囊附着处，沿颈部表面进入干骺端和股骨头骨骺。Walmsley 认为：“自穿关节囊处，这些血管携带不确定的囊壁纤维向内延伸，这些纤维被滑膜反应覆盖或完全包绕。这些元素构成了 Weitbrecht 支持带。”纤维延伸止于不同距离，而覆盖血管的滑膜反应延续至股骨头软骨边缘。支持带是滑膜的反应或延续，与关节囊壁的纤维鞘相结合，携带股骨头颈部的血管。

6. 圆韧带

在胚胎 22 mm 时，第一次出现圆韧带的迹象。在 22~25 mm 的胚胎标本中，圆韧带是一个细胞密度较大的区域，与相邻的中间带无明显的界限。此时没有任何证据表明股骨头上有用于接受圆韧带附着的凹陷。圆韧带在关节内分离成为独立的组织，与关节腔剩余部分的开放是同时发生，其特征是周围血管化、退化和细胞沿边缘分裂。圆韧带在 30~33 mm 的胚胎中清晰可见。胚胎 60 mm 时圆韧带内的血管首次出现。圆韧带广泛起源于髋臼切迹两侧和髋臼横韧带，附着于股骨头中心下后方的凹陷处 [11,17]。

7. 关节外韧带

髋关节从关节外韧带得到额外的稳定。前、上方支持来源于髂股韧带，称为 Bigelow Y 形韧带或 Bertrand 韧带（图 1.1a）。后方支持来自坐骨韧带，其下方部分在股骨颈后部分离增厚，称为轮匝韧带或带（图 1.1b）。

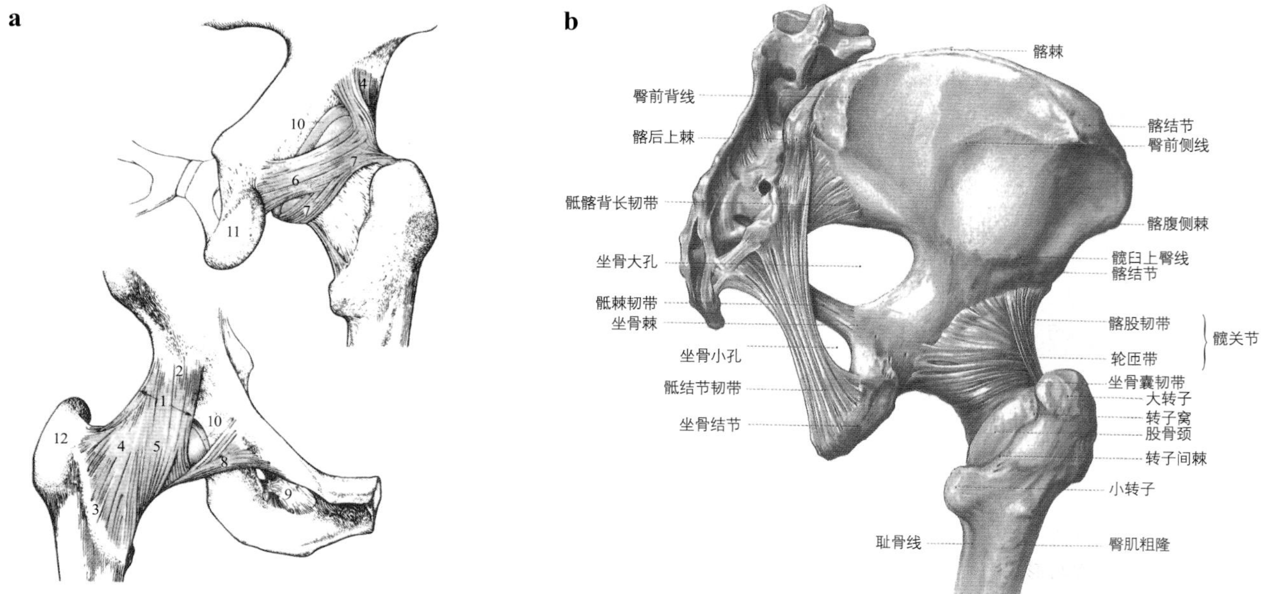

图 1.1 （a，b）生长期儿童正常髋关节的基本结构 [a 图示髋关节前面观（底部）显示了髂股韧带（Bigelow 倒“Y”字韧带），韧带从髋臼边缘上方延伸到股骨转子间线，髂股韧带远端分出内侧和外侧带（倒“Y”字），内侧的耻骨关节囊带现在被称为耻股韧带，髋关节后面观（顶部）显示坐股骨韧带。近端外侧纤维束是前方髂股韧带的延续，后方的关节囊和韧带部分嵌入颈部，使远端部分裸露，坐骨股韧带下部增厚，常被称为轮匝带、带或韧带；b 图示髋关节后面观（上图）也显示髂股韧带的上、后部以及坐骨韧带。坐骨韧带的下缘几乎是一个离散的结构，称为轮匝区或韧带。其在正常的髋关节造影片上可清楚显示，轮匝韧带下方突出的滑膜（另一关节造影）亦可显示，髋关节的前方关节囊和韧带相较于后方嵌入股骨粗隆间线部位置更远，使股骨颈后方远端位于关节囊外]

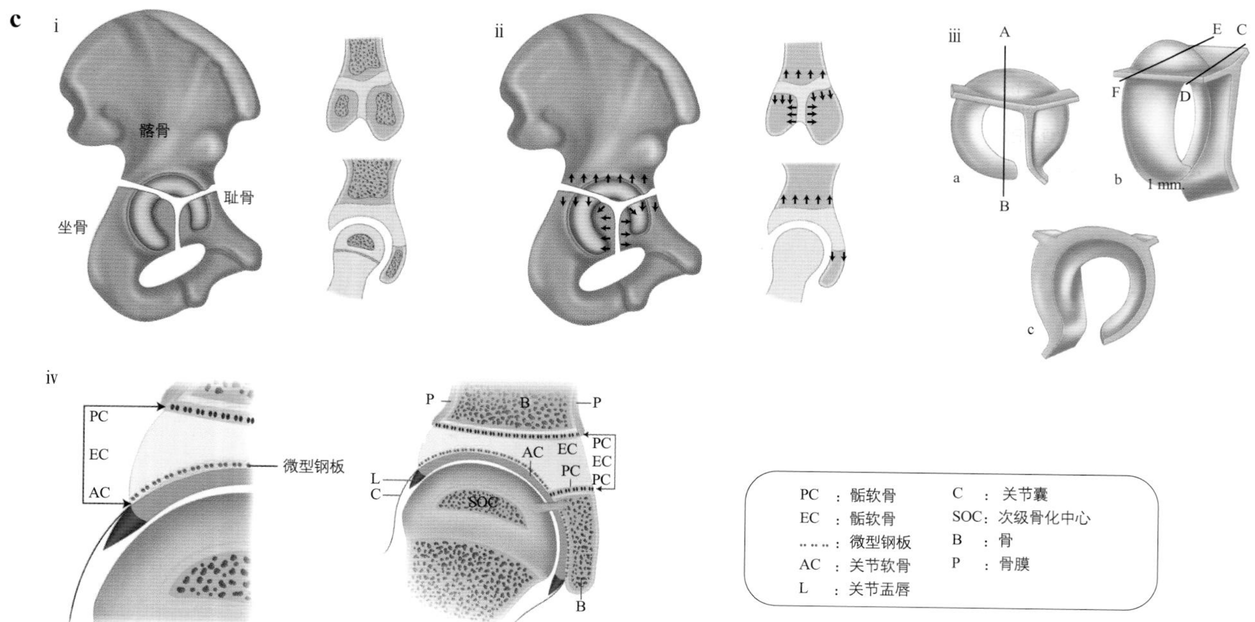

图 1.1 （c）生长期儿童正常髋关节的基本结构 [ⅰ图示左侧的部分骨盆插图，从外侧显示髋臼的三个组成部分，分别从髂骨、坐骨和耻骨的骨化中心生长，Y 形软骨在生长期连接着三者，右上插图为三块骨头和 Y 形软骨的内侧矢状切面，右下插图为冠状切面；ⅱ图示 Y 形软骨各组分的生长由与上述ⅰ图示相同的图示上的方向箭头所示；Y 形软骨随着生长而延长、加宽和加深髋臼；ⅲ图示髋臼软骨复合体骨盆内面观（a）和后外面观（b）以及外面观（c），Y 形软骨与半球关节软骨之间存在组织连接；ⅳ图示发育中的髋臼和骨盆软骨成分的功能特异性，所有这些软骨成分在 X 线片上均不显影。连接两个骨区的 Y 形软骨分为生长软骨、骺软骨、生长软骨。在骨区靠近关节的地方，骨与关节之间的软骨为生长软骨、骺软骨、微板和关节软骨。图中列出了完整代码。AC 表示关节软骨，EC 表示骺软骨，PC 表示骺软骨]

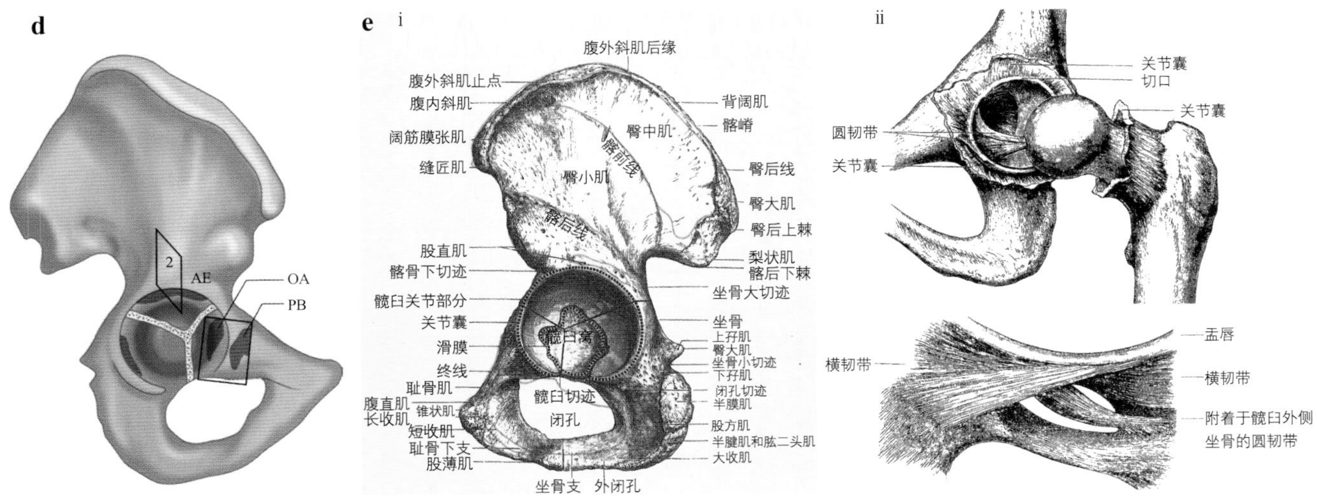

图 1.1　（d，e）**生长期儿童正常髋关节的基本结构** [d 图示青春期时，髋臼的深度由髋臼软骨周围的三个次级骨化中心增加，OA 是髋臼耻骨侧的骨骺，参与形成髋臼的前壁。AE 是髋臼髂骨侧的骨骺，是髋臼上壁的主要组成部分，而坐骨中也形成了第三小的骨骺；e 图示股骨近端移除后，骨盆和髋臼的三个前外侧视图显示髋臼呈球形，由髋臼盂唇加深（旧称关节盂），并通过连接髋臼切迹的横韧带进一步提供下、前支撑。关节软骨并未覆盖整个髋臼内壁，而是呈新月形，主要覆盖上、后和外侧。在中间部位相对缺乏，由滑膜、纤维脂肪组织和圆韧带的起始部所取代或覆盖]

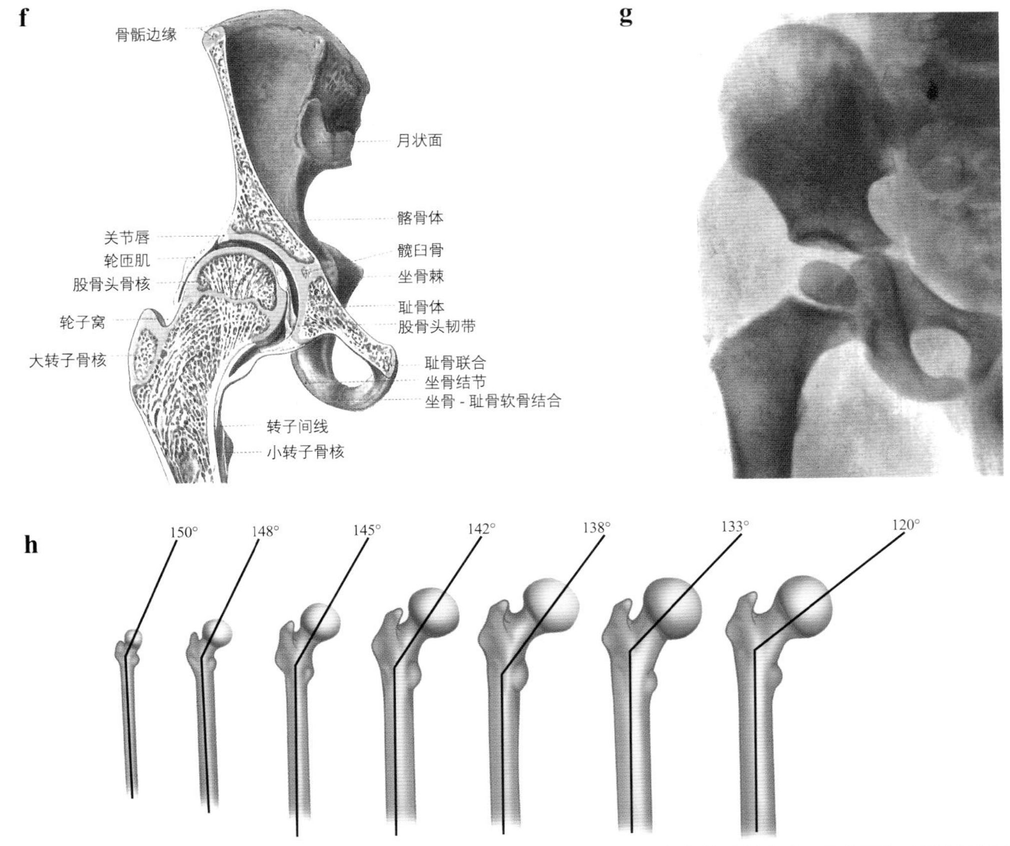

图 1.1　（f，g，h）**生长期儿童正常髋关节的基本结构** [f 图示冠状剖面图显示了发育中的髋关节的主要特征，髋臼外侧由盂唇软骨复合体延伸，关节囊越过髋臼盂唇和软骨的外上方附着于髂骨上，由此形成的凹陷是一个正常的解剖结构，可显示于正常的髋关节造影中，类似的关节囊附着亦见于下方髋臼盂唇，位于中央的髋臼底覆盖着纤维脂肪组织、滑膜衬垫和圆韧带的起始部，使得关节软骨位于其上、后和外方，骨小梁勾勒出为应对增高的压应力，骨质沉积的方向；g 图示与 f 图相对应的同龄儿童的骨盆（髋部）正位 X 线片；h 图示正常发育的股骨近端的平均颈干角从 3 周龄（150°）到 15 岁然后到成年期（120°）逐渐减小（从左至右）]

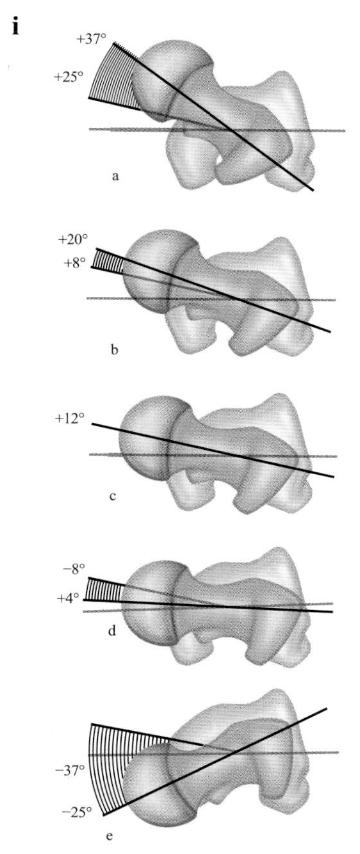

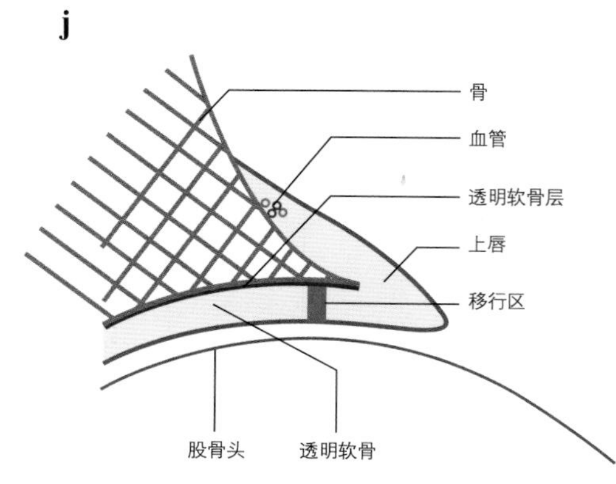

图 1.1 （i，j）生长期儿童正常髋关节的基本结构 [i 图显示股骨近端发育时正常的前倾角范围。股骨近端头颈部为深色，股骨远端髁部（膝关节）为轮廓清晰的浅色，图示为于同一平面自近端向远端观察，近端部分与远端重叠。头 – 颈轴线最暗，内外髁的轴线最亮。两线之间的角度表示头 – 颈部相对于远端髁突的前倾或后倾程度，i 图中 c 图表示正常的平均前倾角为 12°；b 图和 d 图分别显示前倾角逐渐增大和减小，b 图为前倾角增加到 20°，d 图为前倾角减小到 4°；a 图显示前倾角增大到 37°；e 图显示 −25° 后倾；j 图显示髋臼外侧缘的髋臼关节软骨和髋臼盂唇，关节软骨和盂唇纤维软骨之间存在的移行区]（经 Field 和 Rajakulendran 许可转自 JBJS Am）

8. 骨骼

髋关节发育中骨骼的轮廓主要由 12 mm 胚胎中浓缩的胚芽组织构成。髋臼在胚胎 12 mm 时几乎看不见，在 14 mm 和 15 mm 时稍明显。软骨深度的增加在 30~33 mm 阶段尤其明显，因为耻骨、髂骨和坐骨软骨开始参与髋臼的形成。大、小转子轮廓清晰，但股骨颈十分短小。到胚胎 49~50 mm 时，髋臼附近的髂骨出现骨化中心，血管开始穿透髋臼盂唇和邻近软骨。股骨头开始被来自颈部软骨膜的血管血管化。胚胎 85 mm 和 95 mm 时，股骨头和股骨颈的血管化更为广泛。软骨膜是一个明显的浓缩细胞层，它封闭软骨的囊外和囊内部分，与胚芽软骨形成层相连。中间带本质上是软骨间的胚芽盘，而后其周围与滑膜间质连续。后来，中间带和滑膜间质组织形成各种关节内结构和关节腔。与纤维盂唇相关的软骨组织边缘常见于 140 mm 及以上的胚胎，与软骨性盂唇相连续。

9. 总结

胚胎发育 8~9 周后，髋关节的一般形态与成人相似。早在 1878 年，Bernays 就得出结论，到此时为止，膝关节和髋关节的发育是由基因决定的，而不是由机械特征决定的 [19]。大多数观察者认为，发育中的髋关节囊切断的组织仍然是形成关节内结构的滑膜间质，这个组织与中间带是连续的，关节内结构在原位发育形成。大多数研究也支持这样一个事实，即髋关节的一般形态和主要成分在关节腔形成之前就已经存在。在胚胎 8~9 周时，较小的不规则间隙出现在关节周围，这些间隙迅速合并形成一个单一的关节腔。关节腔的出现标志着 Bernays 所说的形成阶段的开始。而后，滑膜组织迅速形成。髋臼的凹陷在胎儿从 8 周到出生都很明显。髋臼最早出现在胚胎 13~15 mm 时，髋臼窝最早出现在胚胎 22~25 mm 时。股骨头和股骨颈出现在 22~25 mm 的胚胎标本中，大、小转子的轮廓在胚胎 28 mm 时可见。中间带见于股骨和髋臼的间叶原基之间。到胚胎 20 mm 时，中间部分变薄，细胞密度变低，三层结构明显。外层是连续的，作为邻近软骨的软骨形成层。中间层与相邻的滑膜间质连续，在关节内形成囊膜，其裂隙出现在胚胎 22~25 mm 时。此时，滑膜间质首先出现空腔。早在胚胎 20 mm 时，形成关节囊的细胞凝聚就在关节的某些区域出现。在胚胎 22~25 mm 时细胞凝聚，出现圆韧带和髋臼盂唇，28 mm 时出现髋臼横韧带。所有这三层结构均在原位发育形成。骺软骨的血管化始于胚胎 50 mm 时。

三、股骨的胚胎、胎儿和产后发育

股骨近端正常形态的发育在临床上非常重要。对多个发育维度的评估表明，生长的动态过程不仅包括长度和宽度的增加，还包括形状和角度的变化，尤其是在近端。Felts 研究了胚胎顶臀长（CR）31~485 mm 的 53 条股骨（胚胎第 9 周到足月，及 1 名出生 3 周的新生儿）（74）。CR 约 30 mm 时，髋关节腔形成；CR33~37 mm 时，膝关节腔形成。他评估了 15 项不同的生长指标，其中以下几项对理解髋关节发育不良尤为重要：股骨头直径、颈干角（股骨颈轴线与股骨干轴线的夹角）及前倾角（股骨颈轴线与远端股骨髁冠状面的夹角）。

Felts 测量了包括前倾角、颈干角在内的大量股骨的角度大小[20]。关于成人股骨的前倾角，即头颈部向前（前倾）或向后（后倾）相对于远端股骨髁的冠状面所成角度，已经有大量的研究报告。从胚胎到胎儿再到产后的发育过程中前倾角的变化同等重要。通常在胚胎期和胎儿早期通常没有股骨前倾；头颈部的前倾在出生前几个月增大，然后在生后第 1 年显著减小，然后持续减小至骨发育成熟。胎儿出生后前倾角有明显减小的趋势。股骨前倾角的变化在产前和产后早期要比成人大得多。从一些数据来看，围产期股骨前倾角的范围为 30°~40°，成年后前倾角降低至 12°。

一些研究表明，在胚胎期和胎儿早期，股骨头颈的扭转实际上是向后的（后倾）。在有关 CR 小于 29 mm 的胚胎的股骨扭转的研究中，测量值分别为 −10°、−9°、−6°、−4°、−9°、−10°、−4°、−22° 和 −15°。Le Damany 在胎儿早期没有观察到扭转（0°），随后逐渐增大至出生[21,22]。Von Lanz 发现 4 个月大胎儿的平均前倾角为 10°，出生时增加到 34°，然后在整个儿童期和青少年期逐渐减小到平均 11°[23]。在任何特定的胎儿时期，前倾角在个体之间具有明显的差异性，产前的增大甚至大于产后的减小。在所有研究中，前倾增大是胎儿晚期的特征。Felts 指出早在 1879 年就有一些成人数据的研究，前倾角平均值分别为 11.67°、11.33°（右）和 14.07°（左）、11.63°（右）和 14.71°（左）、11.76°（右）和 9.73°（左），双侧平均 11.23° 和 8.02°[20]。但事实上，所有研究中测量值的标准差是相当大的，虽然左右侧之间的差异很小。

在使用标准方法的一项大规模系列研究中，Fabry 等人记录了 432 名 1~16 岁正常儿童 864 髋的放射学上的前倾角[24]。平均测量值 1 岁时为 31.13°，16 岁时逐渐减小至 15.35°。Harris 定义了一个正常的前倾角范围，从出生时的35°下降到成年后的11°[25]。Hoaglund和Low研究了294具白种人和中国人成年尸体的股骨近端前倾角[26]。112例男性白种人股骨前倾角平均值为7°（2°~35°），31例女性白种人为10°（−2°~25°），116名中国男性为14°（−4°~36°），35名中国女性为16°（7°~28°）。其他更早的文献报道的成人股骨前倾角的平均值有15.3°、14.3°、11.6°和11.9°。

前倾角测量的改进仍与准确性和观察者之间的差异有关。普通放射照相技术、计算机轴位断层扫描和髋关节内、外旋转的临床检查都能够检测前倾程度，但从精确的放射学资料看，临床上儿童期的前倾角研究收获甚微[27]。

一个主要的问题是：股骨近端和远端骨骺区之间的扭转发生在哪里？Pitzen认为扭转并不局限于胎儿股骨的近端区域，而是贯穿整个股骨[28]。Felts亦认为，扭转并不局限于局部区域，且存在于骨干的大部分区域[20]。这不同于肱骨近端骨骺和和干骺端交界处发生的扭转。

学者也对前后位上测量的股骨颈干角进行了广泛的研究。正常的颈干角也随着年龄的增长而减小，但变化范围相当大。Harris测量的颈干角平均值出生时为137°，1~2岁时为145°，2~4岁时为143°，4~6岁时为135°，6~8岁时为134°，8~12岁时为133°，成年时为120°~125°[25]。Von Lanz也发现了类似的变化趋势，1~3岁时平均颈干角最大，为145°，随后在骨骼成熟时减小至平均126°[23]。颈干角在胎儿4个月大时为135°，8个月时降至122°。成人的颈干角测量值与19世纪末至20世纪中叶研究结果显示的124°、126°、129.6°和126.4°相似。Humphrey在1888年发表的文章是最早的详细研究之一[29]。30名成人股骨颈干角的平均值为124°（113°~135°），另外15名年龄大于70岁的平均值为123.7°，30名德国成人的平均值为128°。他还记录了在负重能力下降或缺失的患者和胎儿中，颈干角更高、股骨近端更外翻。Hoaglund和Low发现白种人和中国人的颈干角平均值均为135°，无性别差异[26]。在胎儿中测量颈干角非常困难，因为股骨抗扭转的变化范围较大，这往往会增加前后位上的角度，胎儿的颈部与产后相比相对较短，而且由于股骨头未骨化而不能进行放射线照相检查。

出生后股骨生长所占比例为近端30%，远端70%。胚胎期和胎儿期的研究较少，但似乎远、近端对生长的贡献相同。

四、髋臼的胚胎、胎儿和产后发育

髋臼最初是由间充质干细胞分化而成的软骨组织。Laurenson利用关节造影、平片、大体观察和组织学研究了14例从14周到足月胎儿的髋臼发育[30]。14周时，髋臼顶完全软骨化并形成盂唇，Laurenson称之为结构异化的边缘，通过外侧的隐窝与关节囊分离，形成一个典型的边缘结构。轮匝带与股骨颈紧密相连，圆韧带与髋臼窝和横韧带出现。髋臼的骨顶开始形成，但比新生儿要小得多。髋臼骨性成分随着时间的推移变得更加突出，但基本结构关系保持不变。Lee等人研究了孕6周到20周的髋臼发育情况。髋臼前倾角在胎儿早期变化不大[31]。

胎儿软骨性的股骨头几乎是球形的，与髋臼的深度吻合。在胎儿发育早期，髋臼和股骨头的相对大小没有明显变化。然而，随着发育的进行，Laurenson 在 2 个最早的胚胎标本中发现，一个 CR 为 300 mm，另一个为足月，股骨头的大小相对于髋臼明显增大。胚胎从 CR 约 90 mm 时开始测量的髋臼和股骨头的深度基本相同，但在后两个时间段，股骨头在 CR 约 8.5~11.0 mm 和 8.5~10.0 mm 时相对大于髋臼。Le Damany 认为这些差异可能是新生儿髋关节半脱位和脱位的先决条件 [21,22,32–34]。Ralis 和 McKibbin 也注意到，在产前晚期和产后早期，髋臼窝相对较浅，这也是新生儿髋关节不稳定的可能诱因之一 [35]。

髋臼的外侧部分通过软骨内扩张和骨化生长，在髂骨内外皮质通过骨膜内成骨生长，与长骨相似，总是早于软骨内骨化。出生时，髋臼顶的骨化尚未从坐骨大切迹的主要骨化中心完成。从这个中心开始，骨化由 Y 形软骨扩散，向前扩散到髂骨前下棘，随后向外侧扩散到结构异化的外缘（盂唇）。在骨盆的软骨内骨化过程中，骨化推进的边缘分别出现在髂骨的内外侧面。髋关节发育不良时，髋臼外上缘的骨化不如内侧显著，且臼顶外侧软骨内成骨滞后于内侧。股骨头向外侧和近端半脱位的异常压力为直接作用在盂唇以及间接作用在软骨膜内骨和邻近的髋臼软骨的外侧缘，这两种情况都会阻碍外侧软骨发育，其次会阻碍臼顶外侧软骨内成骨和外侧髂骨的膜内成骨。股骨头完全脱位导致髋臼软骨压力的降低也会干扰正常的发育顺序，尤其是在外侧。

随着人类（及其他脊椎动物）髋关节在子宫内的早期发育，Y 形软骨形成，髋臼发育受髂骨、坐骨和耻骨的影响。虽然在单个二维组织学切片或 X 线片上未见，但髋臼关节软骨和邻近的骨盆软骨（半球状髋臼软骨）和 Y 形软骨相邻。中间的骨盆软骨（在 Y 形软骨和髋臼软骨之间）本质上是与长骨末端的骺软骨同源的骺软骨（在髂骨、坐骨和耻骨中心出现）。Bucholz 等人将髋臼关节软骨和邻近的骨盆软骨称为髋臼半球 [36]。Ponsetti 将髋臼软骨的外围区域称为环状突起，与髂骨、坐骨和耻骨的生长板以及 Y 形软骨的三个翼缘相连 [37]。Fabricant 等人指出髋臼后壁边缘的正常骨化中心在 8 岁左右出现，在 Y 形软骨闭合前融合 [38]。Harrison 和其他人认为这个区域是更多内部组织的自然延续，称之为“髋臼缘的关节软骨”，而不是某种特定结构 [39,40]。一些研究已经证明了这些软骨的连续性。Portinaro 等对一名 3 个月大的婴儿的双侧髋臼进行了详细的组织学研究，基于相关生长板的组织形态计量学测量，量化了它们对髋臼生长发育的相对贡献 [41]。

如上关于髋臼盂唇的阐述，其的内部纤维软骨部分与髋臼的关节软骨完全连续，为股骨头提供重要的支撑。Graf 指出臼顶软骨由两种不同组织成分构成：“髋臼盂唇”和“臼顶透明软骨” [42,43]。

Ponseti 通过影像学技术研究了 10 名正常足月婴儿以及 7 岁、9 岁和 14 岁 3 名儿童的出生后髋臼发育情况 [37]。在婴儿期，髋臼窝软骨与 Y 形软骨在内侧连续。髋臼软骨形成髋臼腔的外 2/3，Y 形软骨水平分支上方的髂骨，下方的坐骨，部分 Y 形软骨形成髋臼内侧壁。耻骨通过中间软骨与髋臼腔分离。纤维脂肪组织（垫），填充于股骨头和髋臼窝非关节面之间。纤维软骨的盂唇位于髋臼软骨的外缘，髋关节囊实际上附着于盂唇最外缘上方数毫米处，进入覆盖髋臼软骨外表面的纤维组织中。在髂骨的内外缘，当膜内骨稍微超出并覆盖髋臼软骨时，形成一个典型的郎飞结软骨膜沟。在出生后，骨形成逐渐增加，髋臼软骨减少。

骨性髋臼发育之前的髋臼软骨最初包含来自髂骨、坐骨和耻骨的成分。在髋臼的内侧深部，这三块软骨生长板相交形成由三个线性成分组成的Y形软骨：一个向前倾斜，一个向后水平，一个垂直（见图1.1c）。Y形软骨内的间质生长允许髋臼扩张。在青春期，髋臼的深度在软骨周围的三个次级骨化中心进一步增加（见图1.1d）。髋臼部耻骨的骨骺形成髋臼前壁；髋臼部髂骨的骨骺形成髋臼上壁的主要部分；坐骨的第三个小骨骺也发生骨化。

髋臼的凹面随着球形股骨头的出现而进一步发育。髋臼相应的发育异常在髋脱位的病例中很明显。Harrison还发现，在一个更为可控的环境中，将大鼠股骨头切除后，髋臼窝在深度和面积方面无法发育[40]。髋臼的生长包括髋臼软骨间质的生长，软骨内骨化，以及最终在髋臼边缘的膜内骨化，如长骨皮质的发育一样[13]。

Walker研究了从12周到42周74对正常人类胎儿髋臼的组织学发育[43]。在大体形态学水平上，关节盂唇至少占髋臼窝深度的1/5，甚至更多。组织学切片显示，与纤维软骨不同，随着胎儿越接近足月，盂唇越来越纤维化。髋臼软骨与盂唇连接部，主要为软骨细胞与成纤维细胞的混合。发育中的髋臼上1/4的组织学切片显示，骨发育始于坐骨内侧和坐骨切迹附近的后方区域。臼顶上方的骨首先发育，接着是髋臼窝。髋臼窝的后、内侧骨发育先于前、外侧。

Severin指出正常髋关节的关节造影标准:①盂唇尖应位于Y形软骨水平的H线或其上方1~2 mm处;②软骨性髋臼至少应覆盖一半股骨头；③底部不应有大量造影剂；④股骨头的形状应为球形[44]。髋臼盂唇位于股骨头外侧，略高于股骨头。与新生儿一样，14周的胎儿的正常髋关节造影可见所有的关节结构，包括盂唇和关节囊。

五、髋臼盂唇（髋关节盂）的胚胎、胎儿和产后发育

髋臼盂唇是髋臼的一个整体结构，用于增加髋臼窝的深度和稳定性。在胎儿早期，盂唇由成纤维细胞和松散排列的胶原纤维束组成，有血管贯穿。在胎儿晚期和产后早期，盂唇显微结构转化为结构良好的形态。盂唇由三层组织构成，从一层逐渐过渡到另一层：①关节内部与髋臼关节软骨连续，由纤维软骨组成。软骨细胞嵌入胶原纤维之间，胶原纤维大部分与关节面平行，当个体发育成熟时，该层约厚200~300 μm。②朝向髋关节囊的外部由致密的结缔组织构成，胶原束之间有扁平的纵向成纤维细胞。③内部和外部区域之间有一个过渡组织区，从关节面逐渐变为纤维化组织[45]。髋臼唇在垂直部分呈三角形，离髋臼附着处越远越窄。

在胎儿早期，盂唇内血管数量最多，后期逐渐减少，但在成人中仍然存在。Maslon等研究了21例胎儿（孕5~10个月）盂唇的局部血管[46]。采用显微镜下四分象限的方法进行血管计数。朝向关节囊的外侧部血管多于朝向关节的内侧部，比例约为3∶2，但象限内血管分布均匀。随着年龄的增长，盂唇的血管数量似乎逐渐减少。Turker等在18例11~24周龄的胎儿中也发现了类似的结果[47]。

盂唇的血供来源于髋臼周围血管环的放射状分支，该血管环穿盂唇关节囊侧与髂骨的交界区，并继续向盂唇的游离缘延伸[48]。Putz和Schrank注意到血管环来自臀上血管、闭孔动脉和旋股内侧动脉的升支[49]。血管只从盂唇关节囊侧进入，然后通向关节面侧。血管不能从髋臼软骨或骨进入盂唇。

Kelly 等很好地概述了成人的盂唇血管分布 [50]。他们强调，虽然在视觉上盂唇内有血供，但其供应仍然相对不足。外侧的血供较关节面侧好，髋臼前、上、后、下方盂唇的血管分布相似。

盂唇的胶原纤维的方向并不一致，但在分布上非常一致，包括通过盂唇软骨交界区的纤维附着 [51,52]。后下方盂唇有非常致密的胶原纤维，垂直于交界处，而在前上象限，纤维平行排列。纤维在后方广泛交叉分布（从盂唇到髋臼软骨），而在前方，由于上（前）方的胶原纤维平行于盂唇软骨交界处排列，所以过渡突然，纤维交叉最少。这可以用来解释盂唇后方锚定坚强，较少发生撕裂，而大多数盂唇撕裂位于前上方。

据估计，盂唇增加了 22% 的关节表面积和 33% 的髋臼体积 [52]。在机械意义上，盂唇为股骨头 – 髋臼“间室”创造了一个密封，使滑液局限在此区域 [53]。密封还可以抵抗股骨头的移位（吸盘效应），提高关节稳定性。通过保持关节液在这个区域，关节的营养和润滑得到加强。Ferguson 和他的同事专门研究了盂唇密封的生物力学功能。在理论研究和实验研究中，他们指出，盂唇可以在股骨和髋臼之间密封一层加压液体，从而防止关节面接触。在这种密封效应下，载荷主要通过软骨层之间的流体均匀释放在关节上传递，从而保护软骨层的固体基质内的应力增加。

盂唇增加了关节软骨间液体流动的阻力。去除盂唇后，股骨头和髋臼软骨层之间的固 – 固接触应力大大增加（高达 92%），增加了关节面之间的摩擦力 [54]。

他们认为盂唇封闭了髋关节，在关节内形成静水压力，限制关节软骨面的固体接触 [55]。固体接触是指当间质液体从富含胶原 / 蛋白多糖的固体基质中释放出来，软骨层逐渐压缩。完整的盂唇在关节内维持一个加压的流体层。损伤或切除盂唇减少了其对软骨表面的保护作用，容易导致软骨表面的摩擦磨损，最终导致纤维样变性。

支配盂唇的神经来源于部分支配股四头肌的神经束和闭孔神经。盂唇内存在许多类型的机械性感受器。

盂唇前部较宽较薄，后部较厚。盂唇的前后缘由位于髋臼切迹的横韧带相连。盂唇的前部最宽，上部（外侧）最厚。

髋臼的全貌见图 1.1e 所示。发育中的髋关节骨和软组织成分见冠状面图 1.1f 所示。髋关节形成的相关因素总结在表 1.1a 和表 1.1b 中。

表 1.1a　胚胎、胎儿和产后髋关节发育

部位	表现	
股骨近端	前倾	①胎儿早期：0°（中立位），许多研究显示后倾；②胎儿中晚期：出生时前倾角增大到 30°~35°；③出生后：从出生到 3 岁，迅速减小，骨骼成熟后逐渐减小到 10°~12°
	颈干角	①胎儿期最大值为 150°；②出生时约 140°~145°；③生后逐渐缩小，至骨骼成熟时约 120°~125°
髋臼	许多研究（并非全部）显示，胎儿晚期股骨头的生长相对快于髋臼，导致出生时髋臼轻微变浅	
	髋臼由髂骨、坐骨和耻骨软骨形成，髋臼窝深处有 Y 形软骨	
	最初的髋臼顶由软骨内骨化的方式形成于邻近坐骨切迹的髂骨后内侧区域，随后前、下和外方逐渐形成	
	覆盖股骨头上方放射线可透过的顶部区域由内向外由髋臼软骨、纤维软骨盂唇和关节囊组成	
	髋臼倾斜角（前倾角）在发育过程中保持不变，范围为 15°~30°，平均 20°	

注：髋关节的结构由一堆未分化的间质细胞原位分化而来。股骨头和髋臼在关节腔空化之前达到婴儿时的形态，这样在胚胎期就不会发生脱位。

表 1.1b　髋臼的形成

步骤	过程
三块骨结合形成髋臼	髂骨、坐骨和耻骨。各软骨模型在胚胎期形成，软骨髋臼结构形成需 8 周左右，胚胎期结束时框架建成
在软骨模型中，骨化开始于软骨内骨化	骨化首先发生在 8~10 周胎儿髂骨中央，大约位于发育中的髋关节和髂嵴之间。然后，骨化逐渐向外移向下方的 Y 形软骨水平分支和上方的髂嵴隆起，并与内外侧皮质膜内成骨汇合，在两个方向上伴随中央的软骨内骨化。其他中心也由软骨内成骨序贯形成；在胎儿 4~6 个月时，坐骨骨化中心形成，稍早于耻骨。Y 形软骨连续分隔每个骨段，是髋臼生长的一个特征。三个骨化中心和 Y 形软骨在 7~9 岁左右完全形成，然后在整个生长期的剩余时间内按比例生长。髂–坐生长板在水平面上定向生长，是三个生长板中最大的，对生长的贡献最大
形成三个额外的骨化中心	在第一个十年结束时，在髋臼周围形成三个额外的骨化中心，每块骨一个。这些类似于长骨骨骺的次级骨化中心。髋臼耻骨侧的骨骺在 8 岁时形成，作为耻骨的骨骺，有助于髋臼前壁的发育；髋臼骨骺也在 8 岁时在髂骨内形成，有助于髋臼顶的发育；青少年时期在髋臼后壁形成一个小的无名的坐骨骨骺
骨化中心和软骨的融合	所有髋臼骨化中心和软骨的融合在 20~25 岁之间完成
髋臼最终形成	髂骨和坐骨形成约 2/5 的髋臼，耻骨形成约 1/5 的髋臼

第三节　髋关节发育不良的主要病因

髋关节可能在孕晚期、产后、婴儿期或儿童期发生半脱位或脱位。移位的后续影响取决于主要原因，移位时的发育阶段、脱位时的年龄和治疗效果。在新生儿时期，目前认为髋关节异常的区别在于特发性髋关节发育不良和由出生前影响髋关节发育的相关疾病引起的畸形性髋关节发育不良。特发性髋关节发育不良是指一个正常儿童围产期髋关节发生移位，表现为髋关节半脱位或全脱位，原因是髋关节囊松弛，股骨近端和髋臼发生继发性改变。畸形性髋关节发育不良是指除关节囊松弛外的发育异常，起源于胚胎期或胎儿早期，通常比特发性疾病更严重，导致出生前髋关节半脱位或脱位，并与神经系统、肌肉或结缔组织疾病相关。可确认的导致新生儿髋关节发育不良的畸形包括脊髓脊膜膨出、严重肌肉病、骨骼发育不良、关节松弛综合征（Ehlers-Danlos）和一系列畸形综合征，其中大多数源于染色体或基因异常。

从与髋关节脱位明显相关的全身大体结构异常，到外观正常儿童的胚胎或胎儿早期的局部髋关节异常，似乎有一系列的致畸性疾病与髋关节发育有关。新生儿髋关节脱位的一小部分与未被认识到的神经肌肉疾病有关，笼统地称为肌肉疾病，在出生后的几个月甚至几年内，这些疾病可能没有临床表现或被诊断出来。轻度的和目前未发现的畸形可能存在重叠，定位于股骨近端和髋臼，可发生于胚胎期和胎儿早期，易导致围产期髋关节半脱位和脱位。在病理解剖评估中，这表现为关节囊松弛，而不是原发性骨或软骨异常。相关软组织畸形可能在整个胎儿期都存在，使髋关节对早期的治疗没有反应。特发性和致畸性的定义是不精确的，但目前能给我们对髋关节发育不良的病因及预期疗效一个合理的提示。

许多神经肌肉异常导致髋关节肌肉无力和失衡，并在出生后数月至数年内继发股骨髋臼结构异常。

脑瘫、脊髓肌肉萎缩和肌肉疾病常表现为出生时髋关节位置正常，由于肌力不平衡和迟缓或异常的步态而发展为半脱位和脱位。近端肌肉无力，由于神经或神经肌肉疾病而长时间不能行走，甚至行走受限，所有这些都有助于保留新生儿股骨近端特征，即前倾角、颈干角增加和髋外翻。这些股骨的表现尤其伴不对称的肌无力和外展肌紧绷易导致髋关节半脱位和脱位。股骨近端的结构发育，特别是前倾角和颈干角的正常减小，高度依赖于正常的步态模式。

第四节　发育性髋关节发育不良的病因与病理解剖

本节将详细介绍髋关节病理学的描述，只简要介绍发病机理的理论，其中大多数理论都是在很少或没有实验验证的情况下提出的。我们将尽可能阐明所观察到的是髋关节是特发性发育不良（没有任何其他明显畸形的髋关节紊乱）还是畸形性发育不良（存在其他方面的畸形）。这样往往不是由原作者观察到的差别是很重要的。许多病理解剖貌似描述了特发性发育不良的髋关节的潜在病理解剖结构，但这些解剖都是针对死胎、新生儿期死亡或仅存活数月的婴儿进行的，因此这些描述似乎代表的是畸形髋关节，而不是孤立的特发性发育不良的髋关节。我们对髋关节发育不良的病因的认识还不完全，这种区别可能不是客观的，但它已经持续了一段时间。

一、早期临床病理解剖描述

1. Palleta，1788 年

关于先天性髋关节脱位最早的详细临床和病理解剖学描述是由意大利米兰的 Palleta 于 1788 年[56]和 1820 年[57]撰写的。Palleta 描述了 5 例病例，其中 2 例为临床病例，3 例为尸检，包括 1 例 14 d 时死亡的儿童双侧髋关节脱位。两个保持球形的股骨头位于髋臼上方，但尚未被任何新的窝包围。它们出现在髂前棘区。髋臼完全被一种脂肪物质填充，关节窝的前部被已经打开的髋臼韧带封闭，关节囊比正常关节更宽更松，非常厚。关节内韧带较正常长。对增大的囊膜和延长的韧带的检查使人能够了解股骨头在几个方向上的运动增加。Palleta 的研究证实了一个只有 14 d 大的儿童存在髋关节脱位，根据病理解剖，这是先天性的，而不是外伤性的。他把这种疾病归因于细菌的原始缺陷，即遗传性疾病。Delpech 在 1828 年出版的《正形》一书中大量引用了 Palleta 的作品[58]。

2. Dupuytren，1826 年

先天性髋关节脱位的早期临床描述之一是由 Dupuytren 提出的[59]。他用今天可辨认的术语清楚地定义了这个实体，讨论了可能的潜在原因，将其与其他髋关节异常区分开来，并对治疗进行了评论。在此之前，它还没有被广泛承认为一个具体的实体。这种疾病包括从髋臼到髂骨外翼的股骨头移位，这种移位从出生时就可以观察到，它似乎是由于髋臼的缺陷造成的，而这种缺陷并不像正常人那样深或完整，而不是由于创伤或疾病。这种疾病属于股骨脱位向上向外的一类。一些从业者之前已经意识到有两种类型的脱位被定义为创伤性或病理性。Dupuytren 开始描述第三种类型，他称之为原始性或先天性脱位，以区别于其他类型。他意识到股骨头向上向外移位，受累肢体缩短，股骨头升到髂骨外翼，大转子突出，大腿上部几乎所有的肌肉向髂嵴的方向缩短，在髂嵴周围形成股骨头周围，由于肌肉错位、肢体内部旋转、大腿上下和向内和向外的移位或伸缩，使坐骨结节暴露股骨倾斜度越大，患者年龄越大，大腿与骨盆呈锐角，整个肢体尤其是其上部变薄。他注意到髋关节活动受限，尤其是外展和旋转，所有这些都导致站立、行走和下肢运动困难。受累的下肢相对于对侧、躯干和上肢萎缩。骨盆大而突出，由于移位和腰椎前凸，骨盆在股骨上呈水平位置。他描述了后来被特伦德伯格称为摇摇晃晃的步态。他将先天性脱位与外伤性脱位或由于缺乏肿胀、脓肿形成、瘘管或疤痕迹象而导致的脱位区分开来。那些患有先天性关节脱位的患者在儿童时期没有髋关节或膝关节的不适，但是他们会注意到行走时的疲劳和麻木。他注意到经常出现双边关系。

临床表现为股骨头向髂窝抬高，肌肉向髂嵴方向缩短和突出。如果在出生的早期就注意到这种紊乱，那么已经出现了几个临床症状：臀部变宽，大转子突出，股骨倾斜。然而，这种趋势是，当患者发现步态笨拙时，他们只在开始行走后才进行评估。许多人直到三四岁才就诊。

对这种疾病的基本认识是有限的，因为几乎没有机会进行病理学研究，因为患者在其他方面都很好。然而，在他研究的少数病例中，肌肉总是向上拉向髂嵴；有些肌肉非常发达，但另一些肌肉又薄又萎缩。肥大的肌肉是那些继续活动的肌肉；其他的肌肉由于位置的改变而活动受限，并且常常是如此的纤维化和黄色，以至于人们几乎无法注意到任何肌肉组织的持续存在。股骨的上部大部分保持了它的形状，尽管有时股骨头的内部和前部失去了圆度，这主要是由于定位在不适合容纳它的部位。髂骨髋臼要么完全缺失，要么仅提供一个不规则的小骨质，没有关节软骨或滑膜囊的痕迹。髋臼充满纤维抵抗组织，由插入小转子的肌肉覆盖。由于股骨头的压迫和摩擦，圆韧带明显延长，上部变平，部分区域磨损。头部被卡入一个类似于外伤后股骨头脱位的空腔；新的空腔是浅表的，没有边缘，位于髋臼上方和后方的髂外窝，这个位置与四肢的缩短成比例。总之，这些受试者的发现与病理性或外伤性脱位相似，不同的是，他所检查的那些发现似乎是从更遥远的时间开始发现的，而且是从生命的最早时期就被定位的。

Dupuytren 列出了股骨头脱位的可能原因：①在胎儿期因母亲疾病影响髋关节区域而感染；②外伤导致股骨头从髋臼移位，之后髋关节在没有正常功能的情况下发育异常；③髋臼窝发育不良是一个进化问题，尤其是因为髋臼是三块骨头的复杂结合。他不相信产前疾病的第一个理论。第二种可能的力导致股骨头从腔中移位，这是可信的。他认为这是可能的，因为胎儿在子宫内的位置是一种明显的下肢屈曲，迫使股骨头不断地抵着关节的后囊和下囊，造成了一种对健康人没有影响的劳损，但可能对其他不太好的人造成了问题，其组织抵抗力较低。因此，这个相对薄弱的区域很容易被股骨头从窝中穿出，从而发生脱位。髋臼发育不良的最终可能性也是可行的；这种可能性与胚胎 – 胎儿发育的胚胎学和解剖学研究有关，这些研究表明髋关节发育的最终区域是关节腔，尤其是那些需要骨的几个区域联合的部位比如髋臼。众所周知，髋臼由三个独立的节段组成，这个空腔的形成似乎是髋关节发育的最后一个方面。如果髋臼的发育与股骨无关，股骨头就会移位到髂骨的外部。Dupuytren 指出：“在前面的三个假设中，股骨头的移位不仅是先天性的；在我们验证的每一个假设中，股骨头的移位都是原发性的，并且是从各部分的第一个组织开始的。”他提出了几个多代家族参与的例子，表明股骨头的移位存在遗传倾向，他还指出几乎所有受影响的个体都是女性。

3. Sedillot，1835 年

Sedillot 认识到股骨脱位及其在髂外窝的存在 [60]。他定义了脱位髋关节中新关节囊的形成，他将其描述为与旧关节连续，因此髂窝侧壁上的新关节与先前的髋臼连续。他评论了假性髋臼的产生，并指出先天性脱位是由于髋臼缺失造成的观点是不正确的。他认为他的研究已经证实了“股骨先天性移位最常见的原因是韧带的松弛和放松，韧带保持完整，并允许大腿有很大的活动性”。他描述了两个髋关节脱位的晚期病理解剖，详细描述了一个年轻女性双侧髋关节的尸体研究年龄在 20~25 岁之间的脱位患者和一名 35 岁的单侧脱位妇女。在第一个患者中，他注意到囊膜韧带保持完整，原来不再包含股骨头的髋臼腔呈三角形，充满了滑膜组织。圆韧带薄而扁平。股骨头较正常股骨头小且扁平，与髂骨的关系一致。它完全失去了原来的球形。股骨颈很短。这一现象被认为是一个完全放松的韧带装置，因此发挥了极端重要的因果作用。这种脱位或至少是先天性的，在出生时就已经存在了，因此许多后来的异常都是继发于股骨移位的。原来的髋臼比正常的要小和浅，这很容易解释为脱位持续时间长，任何骨腔都会在不容纳它本来注定要容纳的身体时被抹去。在他的第二次解剖中也有类似的发现。原来的髋臼比正常髋臼更小、更浅。圆韧带完整。股骨头萎缩，尤其是其上部呈锥形，紧贴髂骨区变平。股骨颈短。髂外窝形成了一个相当深的腔，可以作为股骨头的假关节。他总结了 12 个观察结果：①脱位是长期存在的；②解剖显示有复位的可能性；③股骨头和髋臼部分萎缩；④头部伴有一个新的囊膜韧带的形成，这个韧带是连续的，并且与旧的囊膜结合在一起产生了一个大的关节囊，包含了旧关节和新关节，并在它们之间留下了自由的联系；⑤圆韧带的持续存在；⑥髂骨外部分新纤维软骨的发育，形成了新的股骨头假关节腔的深度；⑦股骨头周围髂骨外翼上的骨沉积，以代表一个新的髋臼；⑧在小转子和坐骨前表面之间形成一个新的关节；⑨形状上的改变，但是，相对于骨盆而言，其深度比原来的要小；⑩股骨萎缩主要表现为骨骼变薄，远侧比近端不明显；⑪描述最佳位置，以使脱位的骨重新定位到其自然腔中；⑫关节复位后立即重建活动。Sedillot 的工作，尽管它是基于对年轻人的研究，指出了囊膜松弛和继发性畸形改变在先天性髋关节脱位中所起的关键作用。

4. Pravaz，1847 年

法国里昂的 Pravaz 写了一篇关于先天性髋关节脱位（股骨）的详细论文，涵盖了这一疾病的整个谱系 [61]。他回顾了一些病理解剖学的描述，详细引用了 Palleta 和法国医生的作品。

总结概括为：①先天性髋关节脱位被认为是外伤性脱位的一种疾病，可以是双侧的，也可以是单侧的；②脱臼的股骨头游离于髂骨外表面，运动受限于周围的包膜软组织和附着的肌肉，或者，在某些情况下，股骨头由于形成的反应性假关节而部分稳定；③髋关节囊拉长但完整，其厚度在上、后均增大；

④在生命的早期，关节囊呈锥形，在原始髋臼和扩张的囊膜部分移位的股骨头之间有一条狭窄的通道，但随着年龄的增长，这种联系逐渐消失；⑤关节间韧带（圆韧带）被拉伸和压平，穿过关节囊中的狭窄通道，同时仍然附着在股骨头上，被挤压在股骨颈和髋臼之间，最终磨损并被破坏；⑥在正常窝上方形成的假关节，在新坐位处轮状韧带受到侵蚀；新腔将股骨头封闭在一个部分由骨和膜组织构成的容器内，新腔和原腔之间的输卵管膜连接最终中断；⑦原髋臼在股骨头移位后，并没有完全消失，只是变形成椭圆形或三角形，尺寸缩小，但仍有足够的能力接受股骨头，而保留能力很小；⑧脱臼的股骨头失去球形，变成椭圆形，变平，颈部变短水平，整个股骨变短变薄；⑨髋部（骨盆－股骨）的肌肉被拉伸，方向发生改变，并且大部分倾向于纤维状或脂肪状外观；⑩在出生后的最初几年，头部并不总是完全移位；有时头部会被保留在臼窝的边缘上，将其压下，并在原始臼窝附近挖出一个假臼窝，其间保持一定的连续性；⑪随着时间的推移，持续的重力作用和步行的冲击增加了最初的位移，头部越来越高到骨盆上，留下了它所造成的可变深度的痕迹。

5. Cruveilhier，1849 年

Cruveilhier 是巴黎著名的病理解剖学教授，他写了关于先天性髋关节脱位的文章，总结了 Palleta 和 Dupuytren 的发现，并讨论了他观察到的 7 个病例[62]。他的大多数病例都是双侧的，这就排除了外伤的可能。囊始终增大而没有再次破裂，这是非创伤性病因；它在先天性脱位形式下仍然增大和增厚。髋臼的发育总是异常的，尽管最初的窝总是可以辨认出来的。髋臼变化多样。在某些情况下，它保持了相当好的大小和形状，因此，如果能够进行复位，它就能够接受股骨头。在其他情况下，邻近的韧带阻塞了髋臼的入口，通常髋臼充满了纤维脂肪组织。股骨头一般比正常股骨头小，股骨头表面的一部分常被压扁。圆韧带总是比正常长一些。Cruveilhier 认识到，在胎儿期，随后出生的先天性髋关节脱位患者，其受累关节的形态与髋臼和股骨头的关系非常密切。某些原因导致股骨头从髋臼中脱离，由于骨发育的规律，空的髋臼窝变窄、变形，并充满脂肪，而股骨头也因其在新位置所承受的不正常和不相等的压力而变形。主要的问题是要确定髋关节脱位的原因，这种脱位以前似乎发育正常。经过大量的讨论，主要集中在囊膜和圆韧带增大的事实上，他认为外力通过子宫压迫作用在胎儿身上，与子宫内某些位置的髋关节和有限的羊水共同导致脱位。外界压力不被认为是一种暴力的一次性现象，而是与其他发现相关的持续了相当长一段时间的东西。

6. Carnochan，1850 年

Carnochan（1817—1887）是一位美国矫形外科医师，他在职业生涯开始时曾在纽约、伦敦和巴黎学习和工作过几年，在那里他专注于定义先天性髋关节脱位[63]。然后他回到了纽约市的一次漫长的训练。他把这种疾病定义为："……在宫内存在期间，股骨头从锁骨腔（髋臼）移到无名髂骨外窝。"他的第一次描述发表在《柳叶刀》（1844;43#1099:781–785），题为"关于髂背上股骨头的先天性脱位"的文章中，他描述了一名 19 岁男性双侧先天性髋关节脱位其他方面健康，在儿童时期没有感染或严重创伤的迹象。他对这种紊乱的描述，是美国和英国文学中第一次明确地认识到这一实体。他指出："这种先天的感受……

比英国或我自己的国家（美国）的作者对它的轻微注意，或者更确切地说是完全保持沉默要普遍得多。”在他描述这个实体时，英语国家还没有意识到这一点，Carnochan 明确地将其定义为相当普遍，他还指出，在法国，有 25 例由 Dupuytren 描述，30 多例由 Guérin 描述。Carnochan 指出，到 1850 年他的书出版时，仅他一人就在纽约、巴黎和伦敦见过 24 例病例。

他于 1850 年出版的一本关于先天性股骨头脱位的病因、病理学和治疗的专著，是第一本完全致力于讨论这种病症的著作。它显示了对该疾病的清楚了解和讨论：正常和异常的胎儿发育解剖髋臼、股骨近端、髋关节囊（“沙漏畸形”）、韧带和控制肌肉组织；病因；症状学和诊断，有详细的成人髋臼畸形的临床描述，伴有详细的双侧髋臼畸形的病理学描述，并伴有详细的双侧髋臼畸形的病理学描述，髂骨背侧有假性髋臼；开始治疗的时间接近了。他认为这种疾病是由“肌肉组织的病理性痉挛性回缩引起的，这是由脊髓髓质的激励器扭曲或扭曲引起的”，而这种机制不再被认为是先天性（发育性）脱位的原因关于髋关节，他对机制的整体描述仍然清晰可辨。他认为这种疾病是先天性的，“这表明当孩子出生时这种疾病就已经存在了”，他认为这种疾病是在怀孕 3~4 个月时在子宫内开始的；当髋关节处于屈曲位时，过度的肌肉活动“将导致股骨头从腔中滑过髋臼边缘的后部……”一旦通过了 cotyloid 腔（髋臼）的边界，“出生后四肢的伸展将使股骨头更加突出髂骨和收缩的肌肉，在其他原因的作用下继续起作用……诱导股骨头进一步滑动（从窝到髂骨背表面）……”他认识到，出生时病理解剖变化很小，只有几年后，随着生长发育的严重畸形，畸形基本上无法矫正。“如果在胎儿期或宫外生命短暂时对这种移位进行检查，则可以发现，在正常形状和尺寸上，cotyloid 腔几乎没有改变，并保持了接收股骨头的能力。在所有情况下，冠状腔开始发生形状和尺寸变化的生命周期并不相同（但肯定是在 12 岁或 14 岁时）……在受孕过程中，cotyloid 腔趋向于收缩并呈椭圆形甚至三角形……（并变得）……几乎填满。”他认识到畸形在出生后持续时间越长，就越恶化。Carnochan 还认识到并描述了“先天性半脱位”，即“骨头的头部位于髋臼边缘”。他对异常步态的描述，除了超长之外，还认识到了 Trendelenburg 后来更精确地定义的异常。“行走时，由于股骨头缺乏固定性，他们必须根据身体的重量，交替地进行俯仰运动，这也是由于腰大肌和一侧髂内肌受到的劳损而造成的。当躯干的重量被扔在那里的时候，会产生一种双跛的感觉，有点像鸭子蹒跚的动作。”在书中，Carnochan 描述了其他人在治疗早期所做的努力，但他似乎没有参与任何创新性的治疗。然而，他清楚地定义了实体，并指出如果有机会恢复正常或接近正常功能，就需要早期诊断和治疗。“考虑到这种移位的持续将对患者造成的严重危害，……外科医生应该准备好做出正确的诊断……关于这种情感……以便适当的治疗方法，目前尚不清楚，……可能……在成年之前治愈畸形，这将阻碍这种方法的效用。”

7. Roser，1864 年和 1879 年

Roser 早在 1864 年就指出先天性髋关节脱位是由于胎儿期双腿内收位置异常所致[64]。在 1879 年的第二篇文章中，他再次提出了这些观点，并恳求产科同事在新生儿身上进行这种测试[65]。他指出：“在诊断出髋关节脱位之前，再也不允许儿童达到 2 岁。”Roser 认为，大多数先天性髋关节脱位的病例都可以通过新生儿检查来诊断。他还推荐了一种几十年来没有被广泛采用的治疗方法，这种疗法可以减少和治愈这种疾病。他表示："我相信，如果在新生儿身上发现这种疾病，如果立即使用必要的外展器械，这些病例中的许多，甚至大多数仍然是可以治愈的。我相信用一个横杆或横板把石膏靴分开，这东西是最容易得到的。"

8. Verneuil，1866 年

在漫长的外科生涯中，Verneuil 一直在研究和写作儿童髋关节脱位。

他最初于 1866 年提出的髋关节脱位的主要理论是，在临床实践中被称为先天性髋关节脱位的绝大多数实际上代表了某种形式的婴儿麻痹所致的出生后脱位。他把先天性髋关节脱位归因于臀肌麻痹。虽然他认识到关节内病变继发于髋关节脱位，但他认为这是罕见的。在对新生儿进行病理解剖的过程中，他和他的同事们在几十年的时间里一直在寻找孤立的先天性脱位，但后来从未见过这种病变。因此，Verneuil 得出的结论是"确实不存在脱位"，因此"先天性"一词是不准确的，因为脱位基本上在出生时从未出现过，而是在出生后产生的。他不接受这样的观点：在大多数情况下，先天性脱位是由于髋关节发育缺陷导致的，以至于在出生时就存在脱位，但没有迹象表明可以发现。根据这一观点，头部或髋臼畸形，但仍有适当的关联，直到开始行走时才移位。Verneuil 认为，如果有延迟脱位的倾向性特征，那么在病理解剖评估中，它们应该可以在骨骼、韧带或肌肉中得到证实。在出生时直接观察到的真正的先天性或宫内脱位极为罕见，而绝大多数脱位在出生后第二年左右变得明显，然后在第一个十年中逐渐增加。在他的临床实践中，他见过 300 多例其他人认为是先天性脱位。他不接受先天性髋关节脱位的延迟出现，但有轻微异常。如果解剖学家在解剖时没有发现胎儿髋关节脱位的话，也许他没有得出任何不合理的结论。如果脱位在出生时没有被观察到，只是后来才被诊断出来的话，它就不是真正意义上的先天性。尽管当时 Verneuil 还在逆水行舟，但他的论点并非毫无道理。他在疾病诊断时间方面解决了几个医学和法律方面的问题，并在某种意义上被纳入了目前髋关节发育不良的术语中，该术语至少在部分科学基础上认识到，移位可能既不存在，也不可能被诊断出——出生时可以，但只有在压力增加后才会出现。Verneuil 指出，许多人在他们的著作中采用先天性的术语是在不断地引用文献中罕见的孤立病例，而不是自己进行新的研究。Verneuil 总结了他的观点，指出一定数量的股骨移位是由于髋关节周围的肌肉群或多或少完全瘫痪所致，换言之，骨盆臀肌，尤其是臀肌的衰弱。

他指出有必要改变这种疾病的名称："先天性"一词是不可接受的，因为移位通常发生在出生后很长一段时间，而其他的则发生在宫内，"原始"太含糊，意义不大，"自发性"可以指其他机制，如外部暴力或病理紊乱。他指出，由于移位是由先前的疾病状态引起的，是一种病理性脱位，所以应该称之为麻痹性股骨脱位（"脱位 – 麻痹"）。然而，他清楚地认识到严重的畸形性脱位发生了，包括那些股骨近端局灶性缺陷和死胎的多个先天性异常。他通过评论麻痹性脱位病因的准确性来结束他的工作[68]。

9. Reclus，1878 年

Reclus 接受并澄清了 Verneuil 关于先天性髋关节脱位的原因的观点[69]。由于这种疾病在出生时没有被识别出来，而且脱位也没有发生，或者至少在行走年龄之前才变得明显，他们不愿意把它称为“先天性的”。他们认为这是髋关节区域肌肉（表现为臀部和骨盆粗隆肌的肌肉）的局部或区域性瘫痪再加上行走时臀部的压力导致了脱位。他们清楚地表明，这是臀肌萎缩 / 麻痹和邻近的转子周围肌肉萎缩 / 瘫痪以及大腿内收肌持续功能和完整性的综合结果，导致了常见的移位。因此，这种疾病最常见的是后天性麻痹性脱位，而不是先天性畸形。正是未被认识到的婴儿麻痹是导致实际上是“脱位性麻痹症”的致病因素。

Reclus 描述了几个病例，他的文章确实是我们今天所说的神经肌肉脱位最早和最清晰的描述之一。从他的例子来看，脱位的方向取决于哪些肌肉群瘫痪，哪些拮抗肌保持功能。他指出，即使他们的观察并不能解释所有被认为是“先天性”的病例，但他们的解释确实比那些持怀疑态度的整形外科界所接受的还要多。在那个时代，有广泛的临床和神经生理学定义的实体，和 Reclus 提到 Duchenne 和 Charcot 的工作，以加强他的论点。他指出，6 个月到 3 岁之间，对这些麻痹性脱位的意识最为普遍。

Reclus 从他们对被广泛称为先天性髋关节脱位（股骨）的观察中得出了一些结论：①从被称为先天性脱位的组中，有必要将瘫痪性脱位分开。②这些脱臼伴随着肌肉麻痹（“肌萎缩症”），在任何年龄都可能发生，即使在婴儿期几乎没有注意到或被忽视。③要发生脱位，有两个条件是必要的：一个肌肉群萎缩（瘫痪）和其拮抗肌的持续功能。如果所有的区域肌肉瘫痪，则关节有松弛和过度活动，但没有脱位。④在髋关节，股骨头髂骨脱位最常见的原因是功能性股内收肌（拮抗肌）的肌肉拉伤，臀部肌肉（臀肌）和其他骨盆臀肌萎缩（麻痹），这些肌肉没有起到平衡作用。⑤步态和不平衡肌肉功能的影响可能需要数月至数年的时间才能产生移位，包括克服关节囊和 Bertin（Y）韧带的阻力。

10. Brodhurst，1876 年

Brodhurst 指出，绝大多数先天性髋关节脱位是向上和向外移位的，头部位于髂骨背上[70,71]。女性与男性的比例明显为 3：1。他否定了 Guérin 和 Carnochan 在不同的著作中提出的痉挛性肌肉收缩理论。他认为“先天性髋关节脱位的原因，通常表现为纯粹的机械原因”。脱位发生在非常规或困难的分娩，尤其是臀位。在这个位置，股骨头必须压在关节囊的后部和内部，这样在这个位置上的牵引（与出生有关）将很容易导致头骨从浅髋臼中逸出。这种脱位是“在出生时产生的”，是通过“在臀位上努力加速出生”的过程中向大腿施加的向下的力。一些非常罕见的先天性脱位发生在股骨头畸形，髋臼腔发育不全的地方，其他缺陷和异常也存在，这种情况是指我们现在所说的畸形性脱位。他指出后者是罕见的，与他正在讨论的先天性髋关节脱位类型是完全不同的。在他讨论的特发性疾病中，孩子们健康、发育良好、营养良好。

原发性先天性髋关节脱位的病理解剖，出生时髋臼的形状和大小没有改变，股骨头仍保持正常外观。然而，第二次的改变是髋臼和股骨头的脱位持续存在，因为软骨萎缩，髋臼充满了纤维素疏松的物质，而骨头的形状变得有些不规则，软骨变薄。囊膜韧带保持其完整性，但变长，圆韧带被拉伸，最终变得纤细，最后让位。骨头的头部直接与髂骨接触。假性关节形成，最终形成了一个新的囊膜，而“一个空腔是通过骨性物质沉积在髂骨上而形成的”，Brodhurst 强调“当脱位发生时没有其他异常，髋臼和股骨头在出生时通常都是完美的”。指出出生时的治疗应相对简单，但由于当时未做诊断，故很少发生。在数月或数年后做出诊断时，已经发生了二次变化，这些变化往往阻碍了复位。

在他的著作《先天性髋关节脱位的观察》第三版中，Brodhurst（1896）定义了 4 种类型的先天性脱位，其中 I 型是我们今天所说的特发性或发育性髋关节发育不良[71]。他再次评论了臀位高发生率和分娩相关的创伤导致股骨头移位的机械原因。这种脱位通常在出生时被忽视，只有在孩子开始站立和行走时才有临床证据。在骨盆倾斜和腰椎前凸相关的摇动。他认识到“如果早期发现脱位，股骨头可能会立即恢复并保留在髋臼中”。当移位保持数年以后，会发生变化，如肌肉收缩、髋臼充盈，以及股骨头中骨变得扁平。”他还表示，“在子宫内这些替代性变化还没发生……这些部位都已经完全成形，股骨头既没有那么扁平，也没有肌肉收缩过大；髋臼也发育完全。”第二种类型的髋关节脱位是“子宫内产生的”，我们称之为畸胎。他觉得与当时普遍的观点一致，这种错位是意外、休克和痉挛性行为的结果。其他人认为这种类型的发育在髋臼和股骨头中都有发生，但他认为：“这是由于子宫内的部分在发育完成前移位所致。”在第三种类型中，他将关节炎症和破坏导致的脱位确认为脓毒性脱位。第四类是畸形，如脊柱裂或马蹄内翻，我们认为是畸形脱位。

他指出，脱位有多种原因，病理解剖必然因不同类型而异。在几年的混乱之后，“髋臼或多或少充满脂肪或脂肪和纤维物质，同时转子肌收缩，因此即使股骨头可能会减少，但仍难以将其保持在原位。”他再次对比了出生时产生的新生儿脱位，其中股骨和股骨髋臼部件正常，脱位发生在子宫内，髋臼和股骨未完全发育。在发育不完全的子宫脱位中，是否有恢复正常的希望，取决于脱位发生时各部分已经到达的发育阶段。

11. 19 世纪因果关系理论概述（Reeves，1885）

Reeves 很好地总结了几十年来发展起来的先天性髋关节脱位或错位的病因理论[72]。在回顾这些理论并将其与他广泛的临床实践联系起来时，他得出了“不同的病例有不同的病因”的结论。Reeves 指出，许多被认为是疾病主要原因的畸形描述实际上是继发性变形。今天我们观察到的原发性关节囊也有很大的位移。Sedillot 还认为髋关节韧带的松动是主要的致病因素[60]。胎儿在子宫内的异常位置也被许多人感觉到导致发育异常，这本身就导致了髋关节脱位畸形。其中包括 Dupuytren、Cruveilhier 和 Roser。尽管臀位仍与少数病例相关，但时至今日，臀位尤其是髋关节发育不良的发生率相对较高。直接的机械力被许多人认为是因果关系，例如 Brodhurst 的观点认为分娩创伤导致髋关节的物理位移[28]。Reeves 和其他人认为没有足够的证据证明这一点。神经肌肉异常在许多情况下被认为是病因。Guérin、Carnochan[63]和其他人认为这种疾病与神经系统病理状态相关的肌肉收缩有关。虽然许多人认识到与神经肌肉疾病有关，但人们普遍认为肌肉紧绷是继发性的，这是当今人们普遍认为的。包括 Verneuil[66–68] 和 Reclus[69] 在内的许多人都暗示了肌肉麻痹和髋部肌肉萎缩引起的大多数病例。当时许多医生认为婴儿麻痹与髋关节发育不良有关，这种发育不良在出生后几年内逐渐发生，因此很少见到先天性瘫痪移位。另一组医生将这种畸形归因于髋关节的原发性发育异常，有些位于髋臼，有些位于股骨近端，有些位于包膜，还有一些位于整个髋关节复合体。Reeves 还认为这是发育不良的一个相当常见的来源。当然，这些描述可以被认为是我们今天所说的致畸性髋关节发育不良的本质描述。女性髋关节发育不良发病率的增加很早就被认识到，并且从那以后一直是一个一致的观察结果。

12. Sainton，1893 年

Sainton 写了一篇关于儿童髋关节解剖和先天性股骨脱位发病机制的两部分研究[73,74]。

（1）儿童臀部解剖

对 30 多个产前和产后髋关节进行了解剖学研究，其中出生至 1 岁的儿童数量最多[73]。这项研究包括评估髋关节的外部形态，测量股骨头和髋臼的相对尺寸，以及在脱钙切片上检查骨内部，以评估骨化的发展。2.5 个月时，胚胎股骨头已形成规则形状，并被髂软骨内的板状凹陷所包绕，但至今尚无显示股骨颈或区分头与轴的迹象。3.5 个月时关节面形态与产后相似，但颈部仍较短。大约 3.5 个月大转子开始形成。在髋关节发育的早期和初始阶段，将原始头部与髋臼分开的假定关节区域被组织填充，而不是一个空的空间。中间区的细胞物质后来经历了一个从关节中心向周围传递的吸收过程。在宫内发育期间，髋关节腔足够深，足以容纳凸形的股骨头。髋臼周围纤维软骨唇缘也在发育。对于随后的髋关节疾病，重要的观察结果是在出生前髋臼足够深，颈部几乎完全消失，直到胚胎期，髋关节有利于保持解剖位置。然而，在出生时和之后的几年里，发生了重大变化。正常髋臼的构造足以将股骨固定。新生儿股骨近端与成人股骨近端有三个不同之处：婴儿的头部比成人大得多；成人的颈部比儿童长；成人的大转子比儿童更突出。

（2）股骨髋臼关节

对婴儿的研究表明，在婴儿出生的第一年，股骨头相对较大，而髋臼则相对较浅。股骨上部有三个骨骺区，分别是股骨头、大粗隆和小粗隆的次生骨化中心。我们已经知道，在发育中的髋关节，股骨头骨骺完全是滑膜内的。在生命的第一年，在头颈部和大转子下方有一个统一的生长板。然而，到 1 岁时，大转子下的生长板和头颈部的生长板之间形成一个角度。3 岁时，颈部几乎完全骨化，头部相当大。大转子的第二中枢出现在 3 岁左右。

（3）髋臼

婴儿髋臼的相对振幅没有成人大，因此在结构上维持头部的能力稍差。三放射状软骨发育良好。髋臼头部的深度由髋臼头的切割深度确定。这样就可以测量髋臼内头部部分的直径和软骨环所增加的部分的直径。由此建立了头部与髋臼之间的关系。在年龄在 4~6 周的非常年轻的受试者中，髋臼还不是很深。在 36 d 时，类似的关系在出生后不久持续存在，髋臼不能接受头部的主要部分。出生时股骨头与髋臼的关系呈现出一个易于引起不稳定的空洞。对三放射状软骨的发育作了评述。三个软骨分支将形成髂骨、坐骨和耻骨的骨化点分开。软骨区几乎和它们的长度一样宽。关节囊本身从出生时就形成了良好的形状，并提供了相当大的稳定性。

综上可总结如下：①婴儿股骨的解剖颈很短；②与成人相比，颈部的直径相对较大；③婴儿的头部直径相对较大；④婴儿的髋臼深度小于成人；⑤头部的直径尤其大包含在腔的后部。解剖上，股骨头脱位在成人是困难的，但由于关节的结构，在婴儿时期相对容易发生。

（4）先天性股骨脱位的发病机制

Sainton 总结了过去几十年的研究，并对 3 例脱位病例进行了病理解剖学评估，其中 2 例发生在髋关节畸形的新生儿中，1 例发生在 12 岁的长期脱位的女孩身上[74]。

先天性髋关节脱位的创伤理论认为，造成髋关节半脱位的创伤有 2 种，即宫内创伤和分娩创伤。到 19 世纪末，很少有人认为宫内创伤是髋关节脱位的原因，尽管直到几十年前，这一观点才被广泛接受。Sainton 本人并不相信这个理论，因为它不符合已知的事实。然而，产科创伤的概念更普遍地被认为与分娩时下肢牵引有关的脱位的发生，尤其是臀位。然而，髋关节脱位的发生率比臀位或过度创伤性分娩的发生率要大得多。即使在这个时候，对许多人来说，创伤性分娩通常与骨骺分离或实际肢体骨折有关，而不是真正的关节脱位。

炎症 / 病理学理论两种常见的病因理论涉及关节积水和败血症。脱位被认为是继发于宫内或产后髋关节炎症。这个理论的发展是因为毫无疑问有许多髋关节感染性关节炎脱臼。Malgaigne 认为，大多数脱位，他觉得相当罕见，是继发于关节积液或关节感染。这些争论，无论如何，很快就与临床情况有关。Sainton 反对关节内积液导致脱位的观点，因为在病理解剖标本中从未见过这种液体。此外，已知发生的宫内脓毒症病例与先天性脱位无关。

肌源性和神经源性脱位早在 19 世纪上半叶，神经系统的异常就被认为与先天性髋关节脱位有关。蒙彼利埃的 Delpech 特别强调了肌肉发育与骨骼形成的关系，并提出了骨骼、韧带和肌肉畸形是病理解剖的指示，因此也是胚胎发育不良的迹象的理论。一个特殊的异常理论是由 guerin（1841）提出的肌肉挛缩理论，他认为几乎所有的矫形畸形都是由挛缩引起的。他将脊柱侧凸、臀粗隆、斜颈和髋关节脱位等异常纳入骨科畸形的一般病因规律，对他来说几乎是普遍的。他是早期肌腱切开术矫正这种畸形的医生之一。他还注意到病理解剖学的发现，这使得人们能够在中枢神经系统的某些畸形和那些特别突出的先天性髋关节脱位之间建立一种频繁的关系。Sainton 认为这个理论过于依赖于对畸形患者的评估，因为大多数先天性髋关节紊乱的患者在其他方面都是正常的。Sainton 认为，在大多数情况下，任何肌肉紧绷都是次要的，而不是混乱的主要原因。另一种神经肌肉理论是 1866 年 Verneuil 提出的肌肉麻痹[66-68]。肌肉麻痹或婴儿麻痹是新生儿髋关节脱位的原因，这一理论当时引起了激烈的争论。Verneuil 认为，以前的医生只研究过陈旧的脱位病例，但事实上，脱位是在宫内发生的，是由转子周围肌肉部分瘫痪引起的。这个论点没有得到很好的支持。Bilhaut 在 1896 年发表评论，他认为研究没有发现臀肌麻痹[75]。虽然它比正常的要薄，但这是由于“缺少一些筋膜”，这些筋膜通过显微镜检查和“正常挛缩性”的电生理学显示“发育完全正常”，没有发现退化反应。股骨头移位后，臀肌的某些组成部分被拉伸或延长，但其他部分正常，在成功复位后功能良好。Sainton 指出，婴儿麻痹导致髋关节脱位的例子很多，但这些都发生在出生后，并不代表大多数早期髋关节脱位，这一观点至今仍然正确。

根据他自己的病理解剖学研究和其他人特别是 Grawitz 的研究，Sainton 支持这一理论作为先天性髋关节脱位的主要原因[76]。他觉得如果在手术过程中发现髋关节脱位的其他原因是不必要的，那么在手术过程中发现髋关节脱位是不必要的。然而，他说，在这种疾病中，“关节异常恰恰相反，非常明显，本身就能够导致股骨移位到髂骨上。”病理解剖异常已经被讨论和回顾。形状的变化随年龄而变化。髋臼比正常髋臼狭窄，深度较低；股骨头较大；在其他情况下，髋臼较小，几乎呈圆锥形。圆韧带存在时延长，但常缺失；囊被拉长，变形，相当大，能够接受移位的头部；颈部通常比正常短；其方向改变为前倾角增加。总之，髋关节的每个区域都在一定程度上发生了改变，由于这些改变是原发性的，所以似乎没有必要寻找其他移位的原因；只需指出这些不同畸形的胚胎学原因就可以了。然而，人们仍可能对这一理论提出反对意见，人们普遍提出的问题仍然是这些变化是主要的还是次要的，以及它们是在错位之前还是之后。如果它们只是一种偶发现象，它们将失去很大一部分的兴趣，人们真的不能把主要致病作用归因于它们。如果它们确实是主要的，那么接下来要问的问题就是它们的原因，以及它们是否能够单独产生位错，或者至少使它们迫在眉睫。存在的一个问题是，大多数病理解剖学研究都是在几岁的受试者身上进行的，很少对新生儿进行。包括 Sedillot 在内的许多作者都清楚地指出，病理解剖是由两种类型的发现组成的，一种是原发性的，真正的先天性的，另一种是继发性的，发生时间较晚。有人认为，在那些早期评估的病例中，发现的原发性病变在髋臼或股骨头中并没有出现特别广泛的病变，因此所描述的大多数变化确实是继发性的。甚至在当时也有资料显示，在有脱位的新生儿髋关节中，髋臼腔本身看起来很好，而 fem 口腔头部没有任何改变。圆韧带几乎总是完整无缺的。

（5）病理解剖学

本文对 2 例新生儿髋关节脱位的解剖进行了详细分析。第一个病例是一个胎儿出生时有许多先天畸形，并在出生后 1 h 内死亡。有一个髋关节屈曲和内收畸形，双侧臀足，囊性肾，外观与羊水减少一致，胎儿在宫内受到压迫。一个髋关节正常，另一个髋关节异常。两侧的圆韧带完整，但离断侧较长。脱位侧髋臼较浅。髋臼缘不存在，尤其是受累侧的上缘，比正常侧小得多的股骨头不再呈半球形。单侧扁平，畸形扁平的节段位于髋臼腔上缘。半脱位侧大腿近端全部萎缩。受累侧的髋臼测量值比正常侧小。Y（三放射状）软骨的正常形状和大小没有任何改变。

第二个观察是在一个明显正常怀孕后自然出生的女性胎儿，她在出生数小时后死亡。一条下肢比另一条短，并保持外展和外旋。还有一个双侧马蹄内翻畸形。对侧髋部正常。髋臼少见，股骨头明显萎缩。圆韧带相当长，在髂窝外翼形成一个假性的囊膜，囊膜和滑膜附着于其中。受累侧的颈部明显较短，头部与骨干的关系基本上呈直角（前倾），这也表明颈部较短。Sainton 觉得髋臼腔在受累侧甚至不存在，尽管头部靠在窝上，形成了一个新的小空腔，关节囊也在其中形成。髋臼底部 Y 形软骨正常。这些研究证明，在出生时，股骨近端和髋臼都有非常明显的骨质变形。很明显，当个体开始行走时，这些畸形会增加，但这只会夸大出生时已经存在的形态变化。

最后对一名12岁的女孩进行解剖，她有双侧先天性髋关节脱位的症状，并在治疗性复位过程中死亡。股骨头移位到髂骨外窝。囊被相关纤维显著增厚，除了靠在股骨头的上方。插入物存在且正常。头部的位置保持在相对于骨盆的屈曲和内收状态。在这个特殊的病例中，圆韧带完全缺失，正常插入的股骨头区域与圆形凹陷有关。头部本身有点不规则，呈卵圆形，顶部扁平。关节腔被分成三个部分，其中包括股骨头的上方的新关节，第二部分已经发展成一个被称为假性髋臼的扁平区域，第三部分与原髋臼相对应，呈三角形，是三个区域中最小的一个。Y 软骨正常情况下是保守的，Sainton 认为将先天性脱位归因于 Y 软骨过早融合的理论是错误的。

13. Kirmisson，1894 年

Kirmisson 在先天性髋关节脱位的病因和病因方面发表了大量的文章[77]。他认为绝大多数疾病发生在女性身上，单侧移位比双侧移位更为频繁。他支持先天性髋关节脱位在出生时就很明显。报告了 2 次解剖。在一个畸形病例中，圆韧带存在，但它比另一侧长得多，而且 ace 板腔比正常情况下浅得多。髋臼边缘无突出物，尤其在后部不存在。股骨头比另一侧小，一侧没有正常的半球形扁平。股骨头不在髋臼内，因为髋臼太小而无法接受它，而是将变形的一侧放在窝的上部。在第二个病例中，圆韧带也存在，但比正常情况下长。帽状突被插入窝底，在那里既没有边界也没有突出的髋臼。Kirmisson 评论说，他对这 2 个标本的研究毫无疑问地证明了位移的存在。然而，在绝大多数情况下，无论是在出生时还是出生后的最初几周，医生或家属都不承认髋关节移位。这种脱臼现象很快就会出现，但实际上还不存在。Kirmisson 回顾了他所护理的 8 个病例，指出只有 2 个是出生时注意到的畸形；在大多数情况下，诊断是在孩子开始走路的时候做出的。可见，与病理解剖异常有关的畸形从出生时就存在于关节，但在步行的影响下已完成并愈合。肌肉麻痹或挛缩是先天性脱位病因的一般理论，而挛缩则是继发现象。

挛缩导致髋关节屈曲内收畸形和阔筋膜紧绷。在髋关节脱位的婴儿中，髋关节非常灵活，可以将其放在任何位置。他否定了肌肉麻痹的假设，尽管他基于手术干预进行了髋关节切开复位术，其中发现肌肉在临床上是正常的。这种紊乱表现为关节的原始畸形。

Kirmisson 报告说，Lorenz 在 57 例切开复位手术中发现 40 例缺乏圆韧带，5 岁以上的患者很少见到这种情况[77]。在某些情况下，它是存在的，而在另一些情况下，它是不存在的，以至于人们不能单独提出髋关节脱位的理论，它的变化也被认为是次要的。Kirmisson 讨论了其他人提出的可能是由于髋臼腔发育停滞造成的。2 个病例的检查显示不仅髋臼异常，而且股骨近端也有异常；“构成髋关节的每一个元素都参与了畸形”。主要问题是畸形的起源，但他很客观地得出结论：“我们完全不知道这种畸形产生的原因。”

14. 发展对畸胎性先天性髋关节脱位的认识：在胎儿和新生儿中评估的例子

（1）LePage 和 Grosse

LePage 和 Grosse 描述了一个 14 d 死亡的儿童的先天性髋关节脱位[78]。婴儿出生于足月，有一条下肢缩短和多处先天性异常，包括腭裂、面部不对称、睾丸异位和巨大疝。两条大腿过度弯曲，紧紧地靠在腹壁上，双腿弯曲在大腿上。右侧股骨头明显脱位，一侧肢体短于对侧。尸检时，骨盆不对称，右侧比左侧小，发育不良。受累侧坐骨和骶骨也不太突出。移位的右髋关节周围没有异常或不规则的肌肉组织。正常侧关节囊围绕髋臼腔周向插入。在受累侧，髋臼腔和股骨头相对的两头大而中部狭窄。关节囊的下部伸展到空的髋臼腔上方。上半部分很厚，几乎包住了周围的脱臼股骨头，就在髂前上棘下方。另一侧正常的 ace 板状腔深，形态规则，软骨边缘形态良好。它完全包含股骨头，前后径 11 mm，垂直径 13 mm。圆韧带长 6 mm，不允许头部从髋臼腔移位。右侧髋臼腔萎缩，不太深，没有骨性边缘，也没有软骨边缘。前后径 6 mm，垂直径 8 mm。在其后上部分，正常情况下形成支撑股骨头的骨边缘被脱位的头部压平。髋臼腔外侧 10 mm 处也可测量到髋臼腔的异常长度。三放射状软骨无早期骨化。

正常股骨头呈半球形，直径13 mm。股骨颈成形良好。大转子底部与头顶的距离为17 mm。在受累的右侧，整个股骨近端萎缩，累及头部、颈部和大转子。股骨头变形，呈圆锥形，较小，直径仅为 9 mm。股骨颈几乎不存在，从大转子底部到头顶的距离只有 11 mm。右侧的整个股骨比左侧的要薄，尽管它的长度相同，而且在侧面也呈现出弯曲凸形。一张近端股骨和骨盆的图片显示，脱臼的一侧股骨头萎缩，受累侧的空髋臼腔被伸展的关节囊所覆盖，其最上部被移位的股骨头撑开并膨胀对着髂骨。圆韧带薄而伸展，髋臼上方有一个凹陷，股骨头就在那里生长。

LePage 和 Grosse 认为髋关节脱位是由于胎儿期发育停滞所致。这个诊断是在新生儿身上做出的，与大多数先天性髋关节脱位的病例明显不同，后者往往是在婴儿开始行走时才做出的，而且被发现有异常的步态。他们认为，在出生时，他们所描述的病例（我们现在称之为畸胎性脱位）和更常见的移位有很大的区别，因为后者在新生儿期很少被诊断出来。他们觉得常见的先天性髋关节脱位在出生时并不是真正的脱位。出生时没有股骨头移位，而是关节异常，这是由于股骨头没有深入腔中，而是放在一个不成熟的腔模型的对面。只有在行走的影响下，头部的位置才发生变化，并上升到靠近髂窝的位置。这种移位是基于早期关节畸形，但实际上只是随着步态的变化而发生和扩大的。他们指出，当出生时发现移位时，几乎总是由于两条下肢的位置、长度或大小的不同而做出诊断。在他们描述的病例中，移位的髋关节是根据受累侧的缩短和存在的多个畸形进行诊断的，这需要仔细的检查。由于先天性移位在出生时很少被诊断出来，所以检查有这种畸形的新生儿的骨骼就更为罕见了。Barr 和 Lamotte 的病例中，类似的先天性脱位与髋臼腔、髂骨、股骨头和整个股骨上部发育停滞有关。

脱位不一定需要停止发育；如果构成髋关节的各部分之间的尺寸不均衡就足够了。如果髋臼腔稍有萎缩或尺寸比预期的要小，则可能无法接受和维持股骨头的正常发育。许多观察者认为髋臼腔的小是由于三放射状软骨过早融合所致，但对 LePage 和 Gross、Grawitz、Kirmisson、Broca 和 Lorenz 的研究并没有显示这一点。此外，Sainton 和 Delanglade 总是发现三放射状软骨的保存，因此没有证据表明其异常。他们认为，在有开放性三放射状软骨的情况下，髋臼严重萎缩，与邻近的股骨头配合不当，这是非常罕见的。提交人认为，发展停滞是造成混乱的原因。创伤之前曾被列为髋关节移位的原因，但根据这样一个细节：曾四次怀孕的母亲在 10 分钟内娩出一名非常小的婴儿，这样的病例中并没有创伤。尸检时关节囊完好无损，没有撕裂或出血的迹象。他们还提到了多个实验，在这些实验中，个体试图通过操纵在尸检标本中产生髋关节脱位，但却只能造成股骨近端骨折或股骨近端生长板骨折分离。

（2）Cautru

Cautru 描述了 1 例先天性髋关节脱位的病例，患者患有多发性先天性畸形，在出生后数小时死亡[79]。左下肢短缩，髋关节外展外旋。肘关节两侧有一个完整的桡骨前脱位。右侧髋部正常，但左侧明显半脱位，股骨头萎缩或发育不全，髋臼发育不良。

（3）Kirmisso

nKirmisson 报告了一个死胎的髋关节脱位[80]。包括骶骨和髂骨在内的骨盆区域不对称，患侧严重萎缩。股骨头后半脱位，患侧髋臼腔几乎完全向前，且明显萎缩。股骨头跨在髋臼的后脊上，而不是完全固定在髋臼内。股骨头有一个垂直的后部凹陷，它靠在髋臼脊上。在那个部位髋臼边缘变平了。髋臼腔前部和中部为空，与股骨头无关。囊壁附着物使股骨头留在囊内，但囊明显延长。受累的股骨头在其各个尺寸上都较小。垂直方向，正常对侧 1.3 cm，对侧 1.6 cm；横径 1.4 cm，正常 1.7 cm；前后径 1.3 cm，正常 1.6 cm。圆韧带稍长，周围肌肉组织正常。髋关节区域的每一个元素都受到影响；病变不仅仅涉及股骨头，而是包括构成关节的所有结构。

（4）Potocki

Potocki 报告了 1905 年一个 7.5 个月死产的婴儿髋关节的一个共生殖器脱位的详细分析。患侧大腿缩短，并伴有马蹄内翻足。头部比正常人大。左髋关节屈曲内收挛缩，伸直和外展活动受限。累及大腿内侧弯曲旋转。根据肢体的外观，诊断为髋关节内生殖器脱位，并经影像学证实。受累侧的臀部、大腿和腿部的肌肉组织比正常的要小。然而，除了附着在髋关节囊上侧面的锥体肌外，肌肉植入正常。坐骨神经结构异常。受累侧骨盆发育停滞。患侧髂外窝大部分被髋关节囊填充。其前部和上部的囊膜很薄，但坐骨韧带和耻骨韧带很厚。一旦切开关节囊，股骨头就有一个宽敞的关节腔。腔被髋臼边缘分成两部分。上半部分的边缘为关节囊，与髂骨外表面相对，髋臼缘以下。然而，在这个水平，髂骨软骨没有被关节软骨覆盖。真正的髋臼腔是空的，发育不良。髋臼边缘不见了，除了最下面的部分。髋臼的深度几乎完全被圆韧带所占据。三放射状软骨持续存在，大小正常。空的髋臼腔沿纵径延长，横径为 8 mm，垂直径仅为 4 mm。正常侧关节腔横径 11 mm，高度 13 mm。股骨头不是半球形的，而是扁平的，尤其是与髂骨有关的部分。头部的高度和直径都比正常人小。圆韧带比正常人长而薄。在正常侧，圆韧带厚而短，不允许股骨头从髋臼腔移位。患侧股骨颈缩短。

综上所述，进入髋关节的骨元素明显变小和变形，关节囊和圆韧带明显延长，髋臼边缘几乎不突出（即明显扁平）。作者否认创伤是导致怀孕或分娩过程中没有困难的原因，这是自然的顶点。既没有挛缩也没有肌肉麻痹。最常见的原因是髋关节各部分发育受阻。发育从最初阶段就没有受到影响，而是由于怀孕中期的一种疾病。

15. Clarke，1896 年

Clarke 从一个足月时死胎的双侧先天性髋关节脱位的病例中提出了一系列的插图，其中双侧髋关节解剖已经完成[82]。两个臀部完全弯曲，膝盖处于伸展位置。显示血管紧张素转换酶表的发育异常，并与正常人相比较。股骨位置与髋臼和囊膜收紧有关。关节囊打开后，由于股骨向下加压和内旋转，关节畸形得以减轻。畸形的股骨近端和骨盆也显示了出来。

16. Bilhaut，1896 年

Bilhaut 描述了对先天性髋关节脱位的病理解剖的普遍观察，其中许多是在手术切开复位时进行的。这些描述来自几岁患者的完全脱位。脱臼的主要病理成分——髂腰肌 / 肌腱紧紧地绑在关节囊上，从下面穿过。因此，囊变为壶腹状，上部大，头部呈闪光状或囊状扩张。髂腰肌上方和下方以及内部“股骨外展时大的纤维蛋白小圆束伸展的地方”增厚，髂腰肌与关节囊“紧密结合”；描述了在脱臼的股骨头周围形成一种二次囊膜的纤维蛋白增厚。股骨头通过“在头部上升过程中位于髂骨和股骨之间的包膜上部”与纤维蛋白增厚相联系，但是没有形成真正的新关节。圆韧带在正常插入时存在，但变长且变薄，被膜变大了。股骨头不圆，前后变平。通过紧绷的髂腰肌和收肌，尤其是大收肌上增厚的筋膜，以及囊膜下半部分的张力，预防了复位[75]。

17. Keetley，1900 年

Keetley 还评论了关于这种疾病是否真的是先天性的争议，并承认尽管先决条件可能在出生时就存在，但实际的脱位似乎是在出生后发生的[83]。他的文章有一个关于先天性髋关节脱位病因的详细章节。Grawitz 研究了 7 例畸形性髋脱位患者，其中 5 例为双侧脱位，2 例为单侧脱位。所有患者都有多个先天性异常，包括脊柱裂、臀足、屈曲和脊柱侧凸。髋关节脱位的发展也与婴儿麻痹有关。这些被描述的个体不属于特发性发育不良。Y 形软骨相对不发达，髋臼相对于股骨头的比例过小。在没有实验或病理解剖学证据的假设性髋关节脱位的报告原因中，有子宫位置（Dupuytren）、羊水不足（Roser）、继发于母亲腹部创伤的宫内损伤和胎儿肌肉痉挛性动作。“在子宫中的位置”的论点并不令人信服，因为几乎每个胎儿都是大腿过度弯曲的。另一种假说认为胎儿在出生时会受到创伤，尤其是臀位。Keetley 认为，尽管臀位表现有较高的髋关节脱位发生率，但其绝对数字与髋关节脱位的病例数相比仍然很小。其他假说认为脱位与先天性髋臼边缘缺失（Lockwood[84] 和 Grawitz 的观察）、关节韧带松弛（Sedillot）和胎儿髋关节疾病有关。

Keetley 的假设与 Sedillot 一致，即“所谓的先天性髋关节脱位有时甚至常常是由于关节韧带结构异常松弛，出生后很长时间内必然发生的脱位”。为了支持后一种理论，他评论说圆韧带通常是完整的但同时观察到关节囊和外韧带松弛。他强烈支持在出生后很长一段时间内发现脱位，且没有任何症状，没有婴儿麻痹或损伤史，也没有其他相关先天畸形的儿童的病因。即使在这个相对较早的时期，所有的数据都表明女性占了很大的优势，几乎十分之九的患者是女性。单侧脱位仅略多于双侧脱位，比例小于 3：2。Keetley 很好地总结了当时的信息，得出了一个令人遗憾的结论，即“对于大多数外科医生以先天性髋关节脱位为名分类的病例，很容易提出许多关于其起源的理论，如果不是不可能的话，目前也很难证明一个”。发现的病理变化取决于患者的年龄和畸形的各种原因。

（1）新生儿

股骨头和股骨颈比正常人小，形状也改变，有时短或圆，有时长而圆锥形。髋臼“总是很小”，即使与减小的股骨头大小成比例。它又窄又圆。脂肪占据空腔，缺损的凹陷后缘被新髋臼的软骨表面侵犯。韧带和关节囊被拉伸但没有撕裂；圆韧带异常长、薄、平。关节囊包围了新旧髋臼。骨盆也有点畸形。在所描述的畸形病例中，软骨完整，关节囊和圆韧带延长，脱位可以减少，尽管它很快重新移位。髋臼Y 形软骨发育不良。

（2）较大的儿童

一旦孩子开始走路，臀部区域的变化就变得更加明显。髋臼越来越窄，越来越小，越来越浅，它开始呈现出一个三角形的形状，充满了脂肪，即使进行了复位，也不能再接受股骨头。包膜和圆韧带较长。髂骨背部形成规则的假关节。在许多患者手术数年后，原来的髋臼几乎看不到。Keetley 指出，出于“实际目的，髋臼逐渐消失”。

一个足月死胎的病理解剖研究显示了下肢过度弯曲的位置。整个无名骨畸形，髋臼呈椭圆形，比正常标本小得多。关节移位是在打开关节囊之前表现出来的；一旦关节囊被释放，股骨向下拉并向内旋转，关节就可以复位。股骨头向髋臼上后移位，股骨近端前倾，圆韧带拉长变平。

18. Le Damany，1904 年

Le Damany 写了一系列关于先天性髋关节脱位的发病机制的文章，这些文章至今仍然很有价值，尤其是他对髋关节正常发育的讨论，以及阐明股骨近端和髋臼细微异常与疾病之间可能关系的图表[21,22,32–34,85,86]。他回顾了人类和其他物种髋关节的进化发展。人类出生后髋关节位置由子宫内屈曲变为伸展；这一事实如果结合髋臼和股骨近端发育的特殊变化，可能容易导致髋关节脱位。在宫内发育的最后阶段，胎儿的相对较大的尺寸，特别是相对于其他物种的股骨，导致髋关节呈过度弯曲的位置，子宫对膝关节的压力也相对增加。与胚胎期和胎儿早期相比，这两种变化导致股骨近端和髋臼的关系发生改变。Le Damany 指出，人类胎儿的髋臼在胎儿生命的前 2/3 是半球形的，但在妊娠的最后 3 个月，髋臼的深度与宽度的关系逐渐减小。他觉得早期的深度只有直径的一半，但出生时只有直径的 2/5。在成年后，这一比例进一步增加到 3/5。因此，在出生前后髋臼的深度相对不足，这对髋关节稳定性有负面影响。在宫内发育的后期，股骨近端也逐渐发生旋转变化。4 个月时从中性前倾（0°）到出生时前倾角高达 35°~40°，然后在骨骼成熟时减小到大约 10°（图 1.2a）。对 Le Damany 来说，这些变化是外在压力影响相对柔韧的骨骼软骨模型生长的例子。当髋臼和股骨近端的变化稍大时，脱位的可能性大大增加。因此，股骨近端和髋臼异常或更准确地说是角旋转过度在足月时最大。他还指出，除了人类以外，其他任何物种的髋臼都没有向前倾斜或倾斜。正常髋臼前倾角在 15°~30° 范围内变化较大，但与发育年龄无关。然后，他建立了一个定量指标，当应用于可获得的 CDH 标本的尸体研究时，可以得出股骨近端髋臼畸形导致脱位的指标。他只是简单地将股骨前倾角与髋臼前倾角相加。正常人股骨前倾角为30°~50°，髋臼倾角为15°~30°。因此，最极端的角度为50°（股骨）加30°（髋臼），导致指数为80°，有利于脱位，而最安全的角度为30°（股骨）加15°（髋臼），导致指数45°。成人正常指数在32°范围内，包括股骨近端前倾角12°和髋臼前倾角20°。指数大于60°的婴儿发生脱位（图1.2b）。如果髋关节的所有组成元素都在正常范围内，那么微小的畸形是可以矫正的，通常是自发的，但是如果附加的特征导致足够程度的畸形，那么就会导致脱位。这些相对细微的发育变化是股骨前倾角增加，髋臼前开口倾角增加。这些都是相互发生的，因此每一个发现都可能在正常范围内，但当它们都更明显时，情况就有可能发生错位。他进一步强调，明确的脱位本身不会发生，直到出生后几个月，此时髋关节功能在伸展和直立姿势开始有其最消极的影响。在出生后的早期和几周内，髋关节的定位进一步恶化了稳定性。他对其他物种的髋关节进行了一系列的比较研究，指出脱位在其他物种中几乎是闻所未闻的，其原因主要是除了人类以外，所有物种都保持了髋关节的弯曲位置。

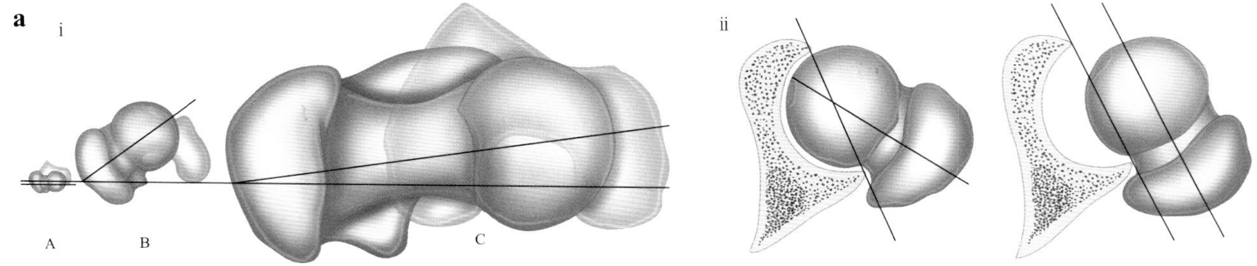

图1.2　a，Le Damany展示了髋关节发育解剖学的正常特征，以及他的理论，即当儿童呈直立姿势并伸展髋关节时，股骨和髋臼发育的细微异常是如何导致脱位的（i图显示了发育过程中股骨近端前倾角的变化，左边的“A”表示胎儿早期的中性版本，在“A”“B”和“C”中，股骨头位于图像的中间部分，转子位于左侧，股骨远端位于右侧。股骨近端和中颈的轴线由粗隆经中颈和头的线表示，“A”中没有“前倾角”，“B”中的前倾角在胎儿期大达40°，“C”中在骨骼成熟时前倾角减小到大约10°[32,34]。ii图显示Le Damany提出的易导致髋关节半脱位和脱位的变化组合。左侧，髋臼前开口和股骨近端前倾角正常，可使头部坐在髋臼内。髋臼前倾角增大。这两个特征会导致相对不稳定，特别是当孩子采取直立姿势时[33]）

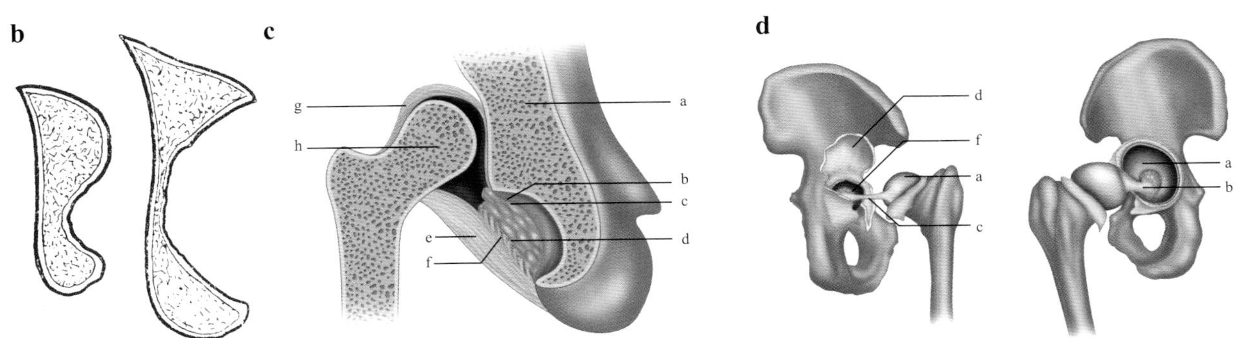

图1.2　b图示髋关节脱位时髋臼的发育变化在早期CDH的病理解剖学研究中得到了重视，右侧为正常儿童髋关节的髋臼横截面图，左侧为脱位髋关节的髋臼横截面图，髋臼较短，较浅，受累侧边缘呈圆形；c图示清楚地描绘了髋关节脱位的病理解剖，图中囊（g）扩大、拉长，移位到髋臼上方的髂骨侧壁上，尽管它为移位的股骨头提供了良好的支撑，髋臼浅而倾斜，充满纤维脂肪物质，关节囊和髋臼横韧带（e）通过移位穿过髋臼开口；d图示右侧髋部正常，左侧髋部异常。右边的股骨头被放在了正常的髋臼（a）和圆韧带（b），左侧髋臼发育不良，髋臼小畸形（f）、假性髋臼高于原始髋臼并凹入髂骨外侧壁（d）、延长的圆韧带（c）和畸形的头颈部（a）[78]

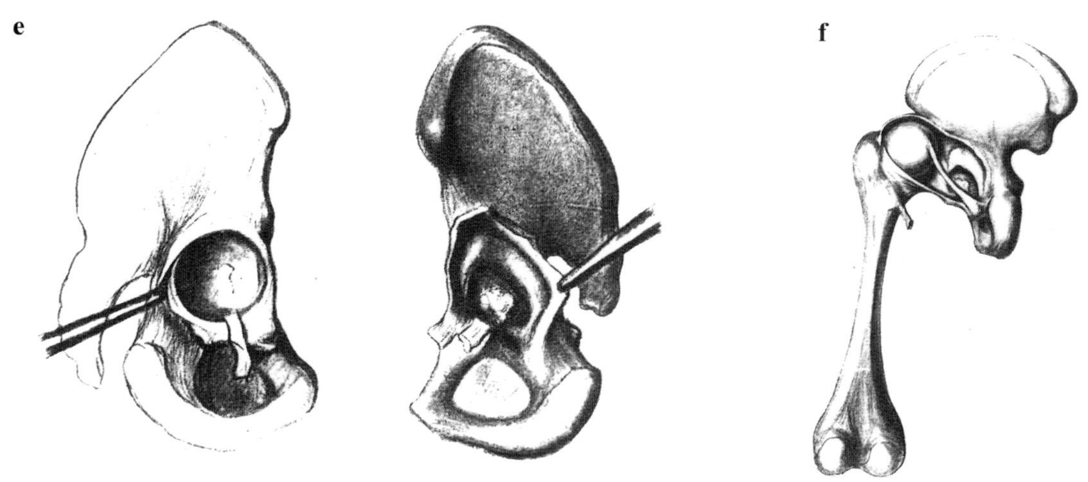

图 1.2　e 图示左侧为正常侧髋臼，右侧为脱位髋臼异常，异常侧的髋臼比正常侧小，呈“三角形”，呈增大的关节囊（指针），髋臼边缘变平，关节更宽敞；f 图示髋关节脱位可见延长的圆韧带，伸展的包膜，小而浅的原髋臼，上方和侧面的假性髋臼更为宽敞[89]

在他的正常髋关节发育大纲中，评估了胚胎、新生儿和成人股骨标本。近端 fem- 口腔前倾角仅在妊娠后半期开始。在胚胎期，股骨近端基本上没有前倾，在 0° 时测量。出生时它的平均度数增加到 40°（从 30° 到 50°），而到成年时，它的平均值下降到 12°。与此相关的事实是，相对于新生儿期的股骨头位置和大小而言，髋臼相对较浅，这也容易导致半脱位和脱臼。髋臼不仅向侧面开放，而且在前方也有轻微的前倾角，这使稳定性恶化。髋关节脱位的继发性变化已经在前面描述过了，但是他觉得最初微妙的病理解剖原因还没有被理解。

Le Damany 将先天性髋关节脱位的原因分为两大类，即畸胎学和人类学，后者指的是我们现在所说的特发性髋关节脱位。他将先天性髋关节脱位分为 A 组（相对罕见，包括致畸性、创伤性和病理性）和 B 组（B 组），后者相对频繁地被称为人类脱位。外伤性脱位不是由直接的外部损伤引起的，而是偶尔由出生困难引起的，尽管出生时大部分髋关节移位都被认为是骨折分离。病理性疾病包括髋关节神经肌肉或感染性疾病，致畸性异常指与脊柱裂或发育异常有关的疾病，许多系统畸形。“人类学脱位”一词指的是他自己描述的各种异常情况的组合，由于患者在其他方面是正常的，因此表现为先天性或发育性髋关节脱位。他把这些描述为先天性的，因为尽管实际的脱位发生在出生后，但在宫内生命的后期发生了易感变异。这些异常包括股骨近端广泛前倾和髋臼前倾角增加，超过了出生后髋关节伸展的姿势。这两种情况都是由于人类胎儿体积较大，股骨长度较长，子宫外压力作用于相对柔软的发育中的骨骼，从而使髋关节受力增加的机制相同。出生后，人类髋关节的位置与股骨和 ace 板的变化相关，导致脱位。在其他类型的患者中，他强调其他类型的子宫异常。人类学类型是由于夸大了人类髋关节的正常变化或缺陷而产生的，而且非常频繁。然而治愈的可能性是相当高的，因为股骨和血管紧张素转换酶表的趋势都是纠正到一个正常的范围内发展。因此，这种移位并非真正的先天性，而是由于晚期宫内事件而导致出生后不久发生移位的倾向。

Le Damany 非常清楚出生时髋关节脱臼的存在，他认为这种脱臼非常频繁，而且通常在几天到几个月的时间内无须治疗就可以自然恢复。他甚至描述了可以使髋关节半脱位或脱臼的临床操作，以及可以使髋关节重新复位的反向操作。当髋关节处于屈曲和内收的位置时，膝盖受到轻微的力，同时大腿内侧向外施力，头部会从髋臼的后边缘移位。髋臼置换术可采用反屈外展手法。这种描述早于Ortonlani和Barlau[87]。Le Damany还率先对大组新生婴儿（1722）进行了髋关节不稳的系统性临床检查，来自法国雷恩和巴黎的报告研究也包括观察到出生时几个不稳定的髋部在接下来的几天或几周内会自然稳定下来[85–87]。

Le Damany还指出，治疗原则相当简单，因为人类学类型的错位仅仅是由于轻微偏离规范。他提到，建议的治疗方法几乎完全是几何和机械的，3岁以下的儿童应该很容易治愈。第一个原则是简单地将关节面精确地接合在一起，这样新的髋臼将在现有的但稍浅的位置形成。头部压力会导致空洞加深。“如果我们想改造一个关节，我们应该依靠的不是固定，而是运动。”他接着指出：“功能决定器官。”Le Damany指出，在出生时，引起先天性半脱位、股骨扭转和髋臼前倾角的变形尚未发生造成头部或髋臼变形。只有随着时间的推移，髋关节仍然半脱位或脱位时才会发生继发性变化。这些变化是公认的，包括空髋臼萎缩，股骨头和颈部进一步变形，股骨近端前倾角不能从新生儿水平纠正，囊变大，有或没有小玻璃窗变窄，圆韧带（韧带）延长和增厚（teres），随后变薄并最终破裂，某些肌细胞延长，某些其他肌缩短，受累肢体缩短和萎缩。因此，他所评论的解剖异常是脱位发生的必要条件，但不是脱位的唯一原因。新生儿的体位异常最多。人们对此类的人类学变异知之甚少，因为新生儿的病理解剖评估极为罕见，没有发现任何异常，因为头部形状正常，髋臼形状正常，脱位尚未发生。只有进行了他所描述的详细研究，人们才会注意到脱位的易感特征是存在的。这种脱位在出生时很少出现，但由于髋关节位置延长和负重开始，只在出生后发生。

虽然他的工作主要是理论上的一篇文章，他确实提出了4个髋关节的病理解剖描述，年龄从3个月到18个月不等，其中他所描述的异常被定义。他觉得其中3个会自动矫正，1个已经半脱位。

19. Bennett，1908年

Bennett讨论了先天性髋关节脱位，这表明出生损伤不是一个促成因素，而是关节韧带结构异常松弛所致[88]。Bennett综合了以前的理论，认为在其他方面正常的孩子身上，脱位是一个“纯粹的意外，取决于子宫内的位置，以及关节周围组织的松弛使其成为可能。为了完成畸形，它只需要在所需的方向上稍微移动一下……”他同意Dupuytren的假设，即组织疏松的儿童子宫极度弯曲的位置使头部滑落到髋臼后缘，由于施加的压力，髋臼后缘的生长速度与子宫周围其他部分的增长速度不同，因此在出生时头躺在萎缩的后缘上，这只是一个机会，看看早期的产后活动是把它放进还是从窝里出来。

病理组织学认为，囊膜必须伸展，头部从髋臼移位。随着步行，伸展性变差，关节囊变厚。当它穿过髋臼时，关节囊在边缘处黏附，这样髋臼看起来被从边缘到边缘的厚纤维组织覆盖。内收肌和髂腰肌一样也会二次缩短。臀肌最初并没有缩短，从骨盆到大转子（闭孔肌头、上下孖肌等）的肌肉被拉长。髋关节韧带随着内收肌和腘绳肌的变形而变短，从而成为阻碍复位的因素。那些附属于小转子的人尤其受到影响。骨性改变包括逐渐失去股骨头的半球形特征，趋于扁平，髋臼的形状和深度发生变化，髋臼的形状和深度趋于不圆形，而底部的组织填充了髋臼。股骨头前倾，颈干角增大。股骨头移位的位置通常是向上和向后。

20. 其他病理解剖学研究

20 世纪初，由于该病在这些国家的高发病率和医学调查的高水平，大量的病理解剖学研究起源于中欧。开放复位术的应用增加了对病理解剖的认识。

（1）Ludloff

Ludloff 对先天性髋关节脱位的髋臼异常进行了早期研究[89]。他对 4 个人进行了出生前、出生后不久、青春期和成年期髋关节异常的评估。增加了来自文献的额外详细报告。他总结说，从胚胎期开始，所有病例的髋臼窝深度都明显减小。髋臼上半部分的宽度总是比导致髋臼呈三角形的下半部分受到更严重的影响（缩小）。随着髋臼周边变平和角膜缘内翻，在畸形的发展过程中，深度减小的程度增加。边缘内翻是髋臼边缘变平的主要原因。当角膜缘倒置时，它是导致头部从髋臼窝突出的主要原因。从他自己的工作和其他工作的一些插图显示，与正常人相比，发育不良髋关节的髋臼明显发育不良。髋臼变浅变平，包膜变宽变大，股骨近端前倾，圆韧带延长。困难髋臼呈三角形，基部朝向闭孔，顶端在上。髋臼横截面图显示髋臼的宽度和深度减小，并且随着底板趋于平坦而失去球形。

（2）Deutschlander 和 Loeffler

Deutschlander 在描述闭合复位的局限性的过程中清楚地列出了完全脱位的病理解剖[90]。从他的工作插图显示，复位的主要困难是由于髋臼浅而发育不良，其中存在纤维脂肪组织，以及覆盖着下半部入孔的肥大的包膜。他还清楚地证明了囊膜介入与闭合复位的危险性。Loeffler[91] 也展示了限制闭合复位有效性的各种组织间位的类似图示。

（3）Werndorf

Werndorf 描述了一个死于对侧髋关节手术的儿童的病理解剖[92]。特征性的发现包括一个凹陷变平，髋臼呈三角形，上髋臼顶完全消失，窝底增厚，几乎不能插入指尖。圆韧带明显延长和扩大，完全充满了窝。股骨近端生长迟缓，头部扁平，股骨颈明显前倾。扁平化累及头部的内侧和后部。头部仍被包裹在囊内，囊被加长，呈管状，上部加宽，峡部中央变窄，明显增厚。从骨盆到股骨的大部分肌肉缩短，尤其是内收肌群。然而，从骨盆到大转子的肌肉倾向于延长。

（4）Lance

Lance 还评估了未经治疗的 CDH 患者髋关节结构的继发性变化[93]。股骨头小而圆锥形，一侧扁平。第二骨化中心出现晚，沿颈部长轴不集中。颈部倾向于短，加厚，并旋转增加前倾角。这通常在 40°~60° 的范围内，而此时它应该减小到 15°~20° 的范围。小转子倾向于显著肥大，因为重量的变化，相对于其附着的肌肉。髋臼的变化与 Ludloff 描述的相似。头部总是停留在被放大的关节囊内，从而发生移位。在某些情况下，关节囊仍然相当宽敞，而在另一些情况下，它呈沙漏状，在头部以下但在原来的髋臼上方有一个狭窄的中央峡部。有时，囊被夹在头部和髂骨侧壁之间，而有时它始终高于头部。也有关节囊附着在髂骨外壁的例子，在许多情况下是附着在股骨头颈部。

二、后期临床病理解剖描述

1. Fairbank，1930 年

Fairbank 在其报告的基础上详细讨论了先天性髋关节脱位的病理解剖，其报告包括 50 个 CDH 开放手术，46 个髋关节脱位，以及广泛的文献回顾[94]。他对成年后晚期病理解剖变化的研究尤为突出。先天性髋关节脱位未经治疗或晚期诊断的最终结构改变已得到很好的描述。Fairbank 认为，即使在受影响的胎儿中，费尔班克也将主要病理归因于“髋臼上缘发育不良”。

（1）髋臼发现

髋臼发育明显异常时不伴有股骨头在其正常位置。完全脱位时，髋臼呈三角形，其底部朝向闭孔，顶点向上和向后。这种三角测量被认为是由于股骨头的压力不受控制，关节窝的前、上、后边界继续增长的结果。髋臼的边缘通常是直的和锐利的，腔保留了一定的深度，即使底部或多或少是平坦的。腔由软骨和纤维脂肪组织填充。邻近骨盆骨也异常，闭孔较正常三角形多，耻骨角增大，髂骨短而宽，前缘垂直延长。髂骨前外侧扭转以符合这个轮廓。

假性髋臼形成于髂骨的外缘。一般来说，它比靠在它上面或靠着它的股骨头大，而且不均衡表明股骨在前后和垂直方向上都有相当大的活动性。在某些情况下，边缘发育很好，偶尔会看到一个深半球形的臼杯，上面附有光洁的软骨“地板”。假性髋臼形态变化较大。在 38 个髋关节中，Fairbank 指出，近一半（17）髋关节是浅凹陷，只有很少或没有边缘，9 个髋关节没有假关节的迹象，而 9 个髋关节有明显的凹陷，边缘有唇形边缘，软骨破坏。

（2）股骨改变

头部较小，即使是幼童脱位，继发骨化中心出现较晚。头部由于内部和后部的髂骨受压而变平。在成人，经常有侵蚀和凹坑的软骨表面实际完全消失。头部的形状在一些标本中也是可变的，但几乎总是小而不完整。前倾角在先天性髋关节脱位患者中很常见。Whitman 注意到出生时正常的前倾角为 35°，逐渐减小到 10°~15°，而如果髋关节脱位，则不会发生这种下降[95]。在 Farrell 等人的研究中，根据 336 例病例的射线照片，近一半的病例的角度超过 20°，而在这些病例中，约一半的角度为 20°~50°，而在其余病例中，角度超过 50°[96]。

（3）关节囊

当头部向上移动到脱臼的位置时，它的前面有一个圆顶的关节囊，与髋臼上下的骨膜融合。当这种融合发生在假性髋臼底部时，两者转化为纤维软骨。这种关节囊，虽然最初松软而薄，但随着时间的推移变得越来越厚，特别是在那些具有负重功能的区域；对于一个 13 岁的孩子来说，它的厚度可能高达 1/3 英寸（8.47 mm）。在完全脱位的情况下，增厚的包膜向上移动并变得更紧，从而成为防止容易复位

的屏障。关节腔呈沙漏状。真假关节之间的峡部因腰肌肌腱位置改变和包膜增厚而加重。这个发育良好的地峡随着时间的推移而发生，一般只在 3 岁以后才出现。

（4）肌肉

内收肌总是比正常人短。髂腰肌肌腱在移位中起主要作用。当股骨向后向上移位，骨盆倾斜，前凸明显时，这根肌腱在离开骨盆时几乎是水平的。这是相当大的压力，通常会造成一个深槽在成人标本下方的前脊柱。大多数人认为肌腱必须分开作为任何开放性复位的一部分。臀肌的长度往往是不变的，因为转子是向外和向上移位。水平肌、闭孔肌、上下孖肌和方肌被延长，其纤维的方向也改变了。它们不再水平运动，而是上下移动，到达大转子。脱位髋关节的支撑几乎完全是由于软组织和假髋臼的支持作用相对较小。关节囊和肌肉分担支撑的工作。从骨盆到股骨前部和下方的加厚带以及颈部上方的囊袋吊索共同承受囊膜张力。这有助于臀前肌群和臀后肌群进一步伸展。髋关节脱位处的外展肌在决定的机械缺陷下起作用。

Fairbank 的结论是，患者在复位时年龄越大，解剖结果不完美的可能性越大。手法复位在当时（1930 年）定义为 3 岁之前的“早期”最好，2 岁之前更好。他确信闭合复位在年轻患者中是合适的，因为早期开放复位支持者注意到的许多包膜变化都是相对较晚的继发性变化。Burghard 明确了切开复位的细节；他分割了腰大肌并扩大了峡部。然而，Fairbank 认为，在 4 岁之前很少有必要这样做。前扭转常通过截骨术矫正，即使在那时也是如此，但 Fairbank 认为，如果在第四年之前，髋部早期减少，随着时间的推移，前扭转会随着步态的恢复而纠正。

2. Leveuf，1947 年

Leveuf 根据多个关节造影研究以及手术干预的结果，明确区分了原发性先天性髋关节半脱位和原发性先天性髋关节脱位[97]。原发性半脱位表现出一些明显不同于脱位的解剖特征，他认为这两种疾病是不同的，而不是代表半脱位髋关节恶化成为脱位髋关节的谱系。在半脱位时，边缘被强迫向上和向外，而在脱位中，边缘向下和向内移向髋臼。这一点在一幅紊乱的图画中得到了很好的说明。在每种疾病中，髋臼、股骨头、关节囊和股骨颈的结构都有特殊的差异。半脱位时，由股骨头压迫髂外壁的软骨顶和角膜缘，以及髂腰肌经常出现萎缩，而在真正的脱位中，在闭合复位过程中，软骨顶和边缘向髋臼方向移动，导致边缘肥大并介于头部和髋臼之间。脱位的髋臼“大体上保留了一个与发育良好的组相符合的深度”，在半脱位中，股骨头很早就变形了，并在其上内侧极处横向变宽变平。在脱位的情况下，头部保持了很长一段时间的正常转动。半脱位时关节囊增大，但从未插入股骨头和髋臼之间，圆韧带“几乎总是不存在”。另一方面，脱位时，关节囊通常位于头和髋臼之间，而圆韧带仅占 1/3 所有的案子。在脱位中，有一个明显的“软组织间置”（角膜缘、圆韧带和囊膜下褶），它们构成复位障碍，而这种软组织的插入在半脱位中从未存在。股骨颈半脱位常伴有外翻位，高达 150°~155°（正常 130°）。前倾角在半脱位中也很常见。脱位时无颈外翻，前倾少见。Leveuf 强化了他的观点，即这两种疾病是不同的实体，这表明：“在我们看来，没有一个确凿的事实可以证明半脱位，显示了所描述的特征，可以成为脱位。”

这种根本的区别并没有被骨科界广泛接受，但他的描述大部分变异的病理解剖发现似乎是准确的。

3. Badgley，1949 年 2 月 4 日

Badgley 回顾了多年来盛行的两种主要病因学说，一种表明病变是原发性生发缺陷的结果，另一种是由环境起源的发育缺陷造成的[98]。他清楚地感觉到原发性髋臼脱位不是先天性髋关节脱位的问题。

一些先天性髋关节脱位的病例中，机械因素是很明显的。他提到了图比教科书中关于 Tridon 报告的讨论，121 例先天性膝关节脱位（膝关节过度伸展）与 20 例先天性髋关节脱位有关[99]。虽然这是一个机械病因的提示，但它并没有证实髋关节脱位的力学理论，除非在这种不寻常的情况下。膝关节过度伸展似乎类似于臀位不正时 CDH 的高发生率。他还认为，Le Damany 的机械概念似乎合理，但并不能充分说明所有特征。在臀位出现者中，CDH 的高发病率也被认为是机械作用对发育的一个例子。Badgley 回顾了胚胎发育的原理，着重于“完美时机”对组成部分发育的重要性。早期胚胎发育是特定部位固有的，但最终，当总骨骼模型得到完善和完善时，外在因素的重要性增加了。肢芽的旋转是胚胎发育的一个重要特征。肢芽和四肢在发育过程中发生旋转变化，最终绕其纵轴旋转，旋转角度约为 90°。肢芽位置的改变是在髋关节各部分分离之前开始的，“在髋关节运动之前，肢芽的这种姿势变化可能是导致股骨颈倾斜的一个确定因素。”大多数姿势变化，无论怎样，在胎儿发育 30 mm 后关节空化开始后发生。作为正常发育序列的一部分，股骨区必须在髋关节内旋转约 90°。髋臼和股骨上端的适应性变化是由于旋转现象以及髋臼倾斜位置的发展所必需的。髋臼的倾斜度很重要，前倾 30°~40°，下倾 60°。

Dega 在对 100 个胎儿骨骼的回顾中显示，髋臼向前倾斜的角度为 29.5°，相对于横切面的向下倾斜角度为 62.8°[100]。Le Damany 也指出了髋臼发育的这些变化，他评论了人类骶骨髂骨的倾斜、髋臼的倾斜以及与股骨扭转相关的股骨头和股骨颈的前倾；如果髋臼倾角与股骨颈前倾角之和大于 60°，则发生脱位[21,22,32–34]。股骨头与髋臼发育密切相关，但在子宫内屈曲位，各组成部分完全适应。Badgley 认为，这种错误并不在于某一部位的遗传性失败，而是在胚胎期和胎儿早期，关节腔形成后，互惠部位的有序时间发育可能受到干扰。在髋臼结构和股骨中，外来因素比遗传因素更有可能参与，这些变化是由于正常发育时间的改变引起的继发性适应性断层。然后，Badgley 把注意力集中在股骨上端的变化上，这涉及头部和颈部前倾的增加。当股骨和髋臼是畸形的重要部分时，忽视股骨的变化或称之为继发性变化是不恰当的。他认为髋臼和股骨近端的变化都是继发于发育错误的相互错误。前倾主要发生在骨干，头部和颈部与粗隆关系正常，尽管与骨干相关前倾。明显髋外翻的影像学证据至少部分是由于股骨前倾角增加所致，这可以通过在股骨内旋转时拍一张放射学照片来显示，此时倾斜角度将大部分接近正常值。他对先天性髋关节发育不良的看法是，由于发育缺陷，髋臼未能加深，股骨头颈部前倾。前倾倾向于使软骨头向前和侧向旋转，这样关节盂唇和髋臼覆盖的头部比平时少。头部和髋臼的适应需要生长变化来改变固有模式，表现为半脱位或髋臼发育不良。肢芽的旋转可能是早期发育异常的重要因素。干扰有序旋转时间可能会导致固有设计失败。改变的环境将导致髋关节所有结构的适应性特征，而不仅仅是髋臼的主要变化。在肢芽旋转调整阶段，髋关节各组成部分失去正常的动态互惠关系，可能产生继发性适应性改变，导致髋臼发育不良或生殖器脱位，婴儿出生后髋关节的延长位置会进一步抑制应力，这取决于股骨近端髋臼角的相互关系。Dega 根据对胎儿的研究，指出股骨头和髋臼只有在子宫屈曲的位置才能完全适应。因此，已知的髋关节胚胎发育与单纯髋臼部分发育的原发性遗传性失败的理论相反。

4. Howorth 和合伙人

Howorth 注意到移位最初是侧向的，如果在子宫内，移位是后移。出生后髋关节伸直，尤其是负重时，移位倾向于向上。所有病例中唯一的病理学表现为包膜拉长松弛。所有的骨质变化都是继发性的，累及髋臼和股骨近端。他没有发现“沙漏”收缩的例子，即使关节囊被拉长。关节囊从下方穿过髋臼的开口处被拉出，但实际上是髋臼横韧带造成了沙漏状的外观。伸长量取决于位移的程度。Howorth 评论了唇向髋臼内翻，股骨头完全移位。他对半脱位增加并最终脱位的渐进性变化的描述与之前的描述完全一致。尽管 Howorth 和 Massie 自己很少进行病理解剖学研究，但他们丰富的临床经验和著作都是基于与潜在病理解剖学相关的努力[101–107]。他们提出了一个突出的观点，即先天性髋关节脱位是由于“关节囊的病理性松弛”和“所有其他的病理变化都是由于简单的机械应力引起的”。这种观点在 20 世纪中叶被广泛采用，并且一直是大多数先天性或发育性髋关节脱位管理理念的基石。包括髋臼发育不良、股骨近端前倾角增加、近端股骨头继发骨化中心延迟出现的骨和软骨改变都被认为是股骨头未能在髋臼中正确定位的继发性机械后遗症。事实上，这些结构的发展是正常的，一旦头部被明确地重新定位，支持了这样的印象，即它们是次要的，而不是主要的现象。

Howorth 一直坚持认为，胎儿或婴儿髋关节移位的主要病理解剖特征和主要解剖原因是包膜的延长。半脱位和脱位是同一种疾病，脱位只是一种更严重的变体。这种疾病本质上不是胚胎，而是发生在胎儿晚期或产后。当髋关节完全复位时，任何畸形都会开始退化，如果婴儿保持完全复位，就会发生完全矫正。髋臼和股骨头的骨质变化是继发于移位，而不是其主要原因。Howorth 和 Smith 描述了 72 例先天性髋关节脱位，3 岁以下 16 例，3~5 岁 39 例，6~9 岁 14 例，10 岁及以上 3 例[108]。完全脱位占 93%。本组无后脱位，均为前上脱位。常见的发现包括股骨近端前倾角大于 60° 的有 20%，大于 45° 的有 58%，尽管有 15 个髋关节的前倾角小于 30°。圆韧带缺如 5 例，破裂 2 例，变薄 7 例，其余均拉长并常增厚。在 56 个髋关节中，发现随着头部移位，关节囊被向下拉，横韧带穿过髋臼下部。1935 年，又有 39 名患者使用法雷尔治疗，涉及 49 个髋关节[109]。手术中，9 髋关节高位后上脱位，40 髋关节前上脱位。空的髋臼倾向于向下填充肥大的组织和圆韧带。圆韧带缺失 16 例，断裂 3 例，分离 2 例。囊被拉长并向下拉长，但上部没有收缩。病理表现与原发性髋关节囊的伸长或伸展一致，而不是髋臼发育不良或股骨前倾。

三、后续临床病理解剖描述，重点是早期囊膜松弛

1. Scaglietti 和 Calandrillo，1962 年

Scaglietti 和 Calandrillo 在他们关于切开复位矫正术的描述中对先天性髋关节脱位的病理解剖进行了详细的描述[110]。他们的材料是基于 162 名患者的 182 个手术程序，其中 48% 的患者以开放手术作为主

要的初始治疗。他们将复位障碍分为两大类，即关节外和关节内。

（1）关节外障碍

两个主要的关节外障碍是相对缩短的臀中肌群和髂腰肌群。在长期脱位的病例中，尤其是当患者可以活动时，臀中肌缩短，必须从髂嵴起始处释放并矫正。髂腰肌产生了很大的问题，因为它通常通过髋关节囊的前部插入小转子。当股骨头不在髋臼内时，髂腰肌肌腱绷紧，向前将囊膜压向髋臼腔口。随着股骨头进一步移位，髂腰肌肌腱对被膜的压力增加，有助于造成中央囊膜狭窄，即峡部，导致沙漏变形。有时在囊膜和腰大肌肌腱之间形成粘连。

（2）关节内障碍

关节内障碍可分为 5 种情况：①关节囊。由于髋关节移位，关节囊变厚并大大增大。尤其是囊的上部向上向外凸出，作为移位头部的主要支撑结构，许多患者的包膜附着在髂骨外侧壁上。在某些情况下，囊膜通常到达颈部底部，但它通过纤维粘连附着在头部周围和邻近颈部。这一发现被称为“头周插入”，增大的囊膜不是不成形的，但通常有一个中央沙漏状的收缩，这阻止了脱位的头部通过闭合复位动作进入真正的髋臼。②边缘。股骨头和髋臼软骨之间的唇内翻可以发生，尽管插入的结构不仅仅是唇，而是一个增厚的囊膜和封闭的唇（我们称之为边缘），因此插入式结构比单纯的唇部更厚更大，在任何髋关节移位的半脱位阶段，囊膜常常附着在唇部的外表面，这样当全头脱位发生时，倒置的结构使囊膜和唇形的结合在一起（形成倒置的边缘）。③圆韧带。圆韧带在某些情况下可见，但在其他情况下不可见，当它出现时，它在一些地方变厚和拉长，而在另一些地方它被拉长、变薄和萎缩。有时它是缺席的。④股骨的头部和颈部。通常所描述的股骨颈前倾在大多数情况下都是可见的，尽管仅此并不足以防止头部缩入髋臼。⑤髋臼。髋臼的 2 个病理解剖方面包括有纤维脂肪组织的圆韧带扩大和软骨顶缺损。

2. Stanisavljevic，1964 年

Stanisavljevic 写了一本关于新生儿先天性髋关节病理学的专著，比较了正常髋关节和发育异常髋关节[111]。解剖 300 例新生儿髋部（150 例），12 例（均为女性）先天性病变。4 个婴儿有双侧和 4 个单侧的生殖器病变，包括 5 个完全脱位、4 个半脱位和 3 个髋关节发育不良。

（1）髋部结构正常

对正常髋关节的研究表明，在移除周围所有肌肉后，关节囊和圆韧带完整，股骨头不可能从髋臼脱位或半脱位。“咔嗒声”在正常髋关节检查中常被注意到，不是由股骨头半脱位或脱位引起的，而是由一个异常大的圆韧带插入或髂腰肌肌腱滑过扩大的髂胫囊引起的。股骨头 / 颈前倾 25°~35°，平均颈干角 140°~145°。不对称的大腿皱褶常见于臀部正常的儿童。

（2）先天性髋关节半脱位

4 个髋关节半脱位被诊断为髋关节半脱位。3 个病例如下：①案例 1。足月儿童于 6 h 死亡，发现双侧髋关节异常，未发现其他先天性畸形，这些发现提示胎儿先天性上后半脱位，髂腰肌肌腱肥大。关节囊松了，髋臼形态异常，充盈丰富的枕叶。在髋臼的后上方没有一个正常的边缘，在这个位置有一个发育良好的沟，股骨头可以通过这个沟脱位。角膜缘几乎是完全环状畸形的，外缘与内囊融合在一起，与正常髋关节一样，囊和角膜缘之间没有间隙。圆韧带肥大。股骨头畸形。股骨颈比正常人短。颈干角 145°，前倾角 65°。②案例 2。女性死胎，无其他先天性异常，髂腰肌肌腱肥大，包膜疏松，股骨头后上方半脱位，畸形浅的髋臼充满丰富的枕叶，上后部髋臼未见正常。韧带较正常人长而厚，在髋臼的上后部有一个发育良好的沟，通过该沟可以使头部半脱位。股骨头畸形，比正常股骨头小。③案例 3。足月死胎女性，髂腰肌肌腱肥大，包膜疏松。髋臼形态异常，充盈丰富的枕叶，上后侧面的边缘不正常，显示有一个可以使股骨头脱位的沟。边缘呈环状畸形，与包膜内侧融合，边缘与包膜之间无间隙，圆韧带肥大，股骨头畸形，股骨颈短于正常值，颈干角 140°，前倾角 48°。这项发现表明胎儿先天性后半脱位。

在半脱位的例子中，最常见的先天性髋关节病变是髋臼上后部的一个缺陷，它允许股骨头半脱位。髋臼骨在这个区域也不发达，因此发育不良。运动范围的研究表明，当髋关节弯曲 90° 或以上，外展 70°~75° 时，股骨头在髋臼中位置良好，上后部的缺损不会受到股骨头的任何压力。

（3）先天性髋关节脱位

在研究的 300 个髋关节中，4 个婴儿中有 5 个髋关节出现先天性髋关节脱位。这些似乎都属于致畸范畴。①案例 1。胎儿出生 8 个月时为死胎，未发现其他先天性异常，髂腰肌肌腱异常粗大，髋臼很小，很浅，变形，充满了丰富的枕叶，这解释了临床检查中发现的股骨头容易“伸缩”的原因，圆韧带较正常人长而厚。髋臼边缘平坦，未发现完整的髋臼边缘，包膜比正常大，上后部较厚，髋臼前部和下部有一部分闭塞。在髋臼边缘的后上方，发现一个与引起压力的圆韧带大小相对应的沟，股骨头呈球形，但比另一侧小，股骨颈很短，头部后倾 10°。结果显示左髋关节的上后脱位。②案例 2。5~6 个月的女性死胎，右侧髂腰肌肌腱较左侧粗。临床操作无法使股骨头移位，髋臼入口很小，因为周围有一个折叠的髋臼边缘。包膜高度附着于髂骨上后区，与髂骨外表面无粘连。关节囊比正常的大而厚，股骨头较小，但呈球形，股骨颈短。没有前倾或后倾，这一发现代表了产前先天性脱位。③案例 3。4~5 个月女性死胎，未发现其他先天性异常，髂腰肌肌腱大小正常，在关节囊完好无损的情况下，不可能缩小髋部。髋臼的入口几乎完全被边缘所限制，只留下一个小圆韧带开口，上囊附着于髂骨外表面，形成一个新的髋臼，股骨头畸形扁平。股骨颈缺失，对侧髋部也有同样的发现。④案例 4。女婴产后 12h 死亡，腓肠肌肥大，前囊厚而紧，股骨头正好在前囊下，前脱位，边缘的前外侧部分被压缩并折叠成髋臼，其余的边缘倒置。枕叶组织丰富，股骨头颈部形态正常，颈干角 145°，前倾角 55°。

髋关节发育不良。髋关节发育不良 2 例，无半脱位或脱位。在一个病例中，移除肌肉和肌腱后，股骨头在髋臼中的运动增加，但不可能造成脱位或脱臼。另一例髋臼形态异常，但股骨头与髋臼接触良好，大腿弯曲至 80° 以上。在髋臼的上后部，边缘向上压缩和折叠，在髋臼前部和前部边缘压缩和折叠。股骨头呈正常球形。

3. Salter，1968 年

Salter 回顾了先天性髋关节脱位的发病机制，强调了囊膜松弛在移位中的重要性，髋臼骨质改变和股骨近端发育不良是继发性的，因此随着关节的早期移位可逆转[112]。他对髋关节共生殖器脱位病因和发病机制的事件顺序的假设至今仍然有效，并构成了表 1.2 所示的基础。

表 1.2　发育性髋关节发育不良的发病机制

影响因素	发病机制
产前 / 宫内因素	①流行病学。女性 / 男性发病率比为（4~8）：1、臀位（尤其是在 30~34 周后）膝反屈 / 膝伸直、（羊水过少、头胎、双生胎）将最大限度地减少自发脱位的机会、家族史（遗传成分）为 1%~5%。②结构。唇囊松弛（激素，遗传）不规则、髋臼前倾角增加、股骨近端前倾角增加等，通常有 2 个或更多功能，个别处于正常值的上限，并有不稳定的倾向
后天因素	①出生时臀部突然被动伸展。②出生后易发生半脱位和脱位。臀部在子宫内以屈曲姿势发育，在屈曲时最稳定。出生后臀部伸展和内收的婴儿最容易不稳定
时间因素	①产前发病。如果在妊娠晚期髋关节位置不全，出生时的结构变化就比较明显，错位发生得越早，子宫内异常位置发生的生长后继发变化就越严重。②围产期发病。如果髋关节在整个妊娠晚期都处于良好的位置，出生时髋关节结构是正常的，或者说是极微小的异常，除了使髋关节脱臼的包膜松弛外，是无法检测到的。③致畸髋关节。更严重的 DDH 变体通常被称为畸形，这一术语使用不精确，但包括 2 种情况，第一种情况是髋关节异常伴有其他结构变化，主要意味着间充质细胞缺陷（间质畸形性髋关节发育不良）；第二种情况是髋关节发育正常，直到产前出现错位，妊娠晚期子宫内发生继发性改变 / 产前畸形性髋关节发育不良（后者可能更常见）
髋关节不稳的产后反应	①自发稳定。大约 50% 的病例发生在正常位置的脱臼髋关节的自发稳定（未经治疗）；②髋关节脱臼并延迟诊断
对结果的一般期望	早期治疗通常能取得良好的疗效；可观察到以下进展：诊断时间越晚，继发性改变越大，治疗越复杂、时间越长，结果往往越差

4. Trevor，1968 年

Trevor 报告了 61 个髋关节合并生殖器脱位的病理解剖，这些儿童年龄在 3 岁到 11 岁之间，由于未被发现或持续的完全脱位或严重半脱位，髋臼发育不良，正在接受关节囊置换术（Hey Groves Colonna 手术）[113]。股骨头，包含在关节囊内，从发育不良的髋臼上移位，有时也在前后位置。由于负重压力，被膜通常增厚（通常为 1 cm 或更多）。然而，关节囊的其他部分被拉伸得很薄。在大多数情况下，在移位的 fem 头上方和髋臼附近的下半部分之间有一个狭窄的关节囊收缩（称为沙漏状狭窄）。髂腰肌被紧紧地拉过关节囊，朝着它的下部。一旦进行关节切开术，股骨头通常会增大，尤其是与发育不良的髋臼有关，并且会变形，通常与髋臼边缘或（如果完全脱臼）髂骨相对的地方变平。关节软骨常有局灶性侵蚀。股骨头和股骨颈前倾超过正常值。内收肌紧绷，进一步限制外展。髋臼总是比正常人小、浅，呈三角形，充满纤维脂肪软组织和细长而增厚的圆韧带。

5. Dunn，1969 年

Dunn 报告了一个里程碑式的系列研究，在尸检中评估了正常和先天性髋关节脱位[114]。对 22 例胎龄在 13~40 周的正常髋关节进行了解剖，他报告说髋臼的相对深度和关节的一般形态几乎没有变化。在剥离前或暴露关节囊后，均不可能引起半脱位。即使在分离关节囊后，fem- 口腔头部仍然紧贴在髋臼边缘，除非在股骨完全内收和外旋的情况下对腿部施加相当大的力。

第二组，解剖 23 个关节，临床检查显示髋关节不稳[1]。患儿 15 例，双侧 8 例，单侧 7 例，左右关节儿乎相同。所有婴儿在分娩期间或分娩后不久死亡，胎龄为 27~44 周。8 例出现臀位。可变病理改变分为Ⅰ、Ⅱ和Ⅲ级三个亚组。Ogden 也采用了这种分类方法 [115]。

（1）CDH Ⅰ级有 7 例

这种畸形称为髋关节脱位。股骨头通常位于髋臼内，但髋臼后缘或后上唇部脱位是可能的，股骨头受到相对温和的后压力，大腿弯曲内收。Dunn 认为，关键的病理学“似乎就在边缘本身”，这是不稳定的拉伸和轻微外翻在后上侧面给予髋臼一个椭圆形的轮廓，而不是正常的圆形轮廓。脱位仅局限于部分脱位，进一步移位受包膜和圆韧带限制。

（2）CDH Ⅱ级有 4 例

角膜缘外翻，尤其是后上缘，包膜更伸展，圆韧带进一步延长。不稳定性明显，静止时常出现部分或完全脱位。髋臼通常比正常人浅，股骨头经常失去一些球形，尺寸缩小。

（3）CDH Ⅲ级有 12 髋

在每一个病例中，股骨头向上和向后移位，边缘，特别是其后上侧面被压缩并倒置到关节中，从而形成假髋臼的部分底板。圆韧带通过一个新月形间隙显露出来，这个间隙以其游离缘为界。髋臼总是浅而部分发育，股骨头比正常股骨头小，不太呈球形。一些婴儿在其他方面是正常的，尽管许多婴儿伴有神经肌肉系统或尿道畸形。Dunn 认为，整个光谱的异常是一个单一的病理实体。他将先天性髋关节脱位定义为“出生时存在的髋关节异常，其中股骨头部分或完全脱离髋臼”。

Dunn 后来报告了额外的观察结果，他的系列增加到 48 髋，这些髋关节在出生时脱臼或脱臼，随后进行了解剖 [116]。研究对象为 31 例出生后几天内死亡的婴儿，其中 16 例为双侧，15 例为单侧。胎龄为 27~44 周，16 例为臀位。出生时的临床检查均显示髋关节不稳，暴露关节囊后在直视下证实。

Dunn 指出，英国至少有 1% 的新生儿有先天性髋关节脱位，这是通过仔细的新生儿检查确定的。其中，85% 存在于其他正常婴儿中，15% 存在于其他许多畸形的婴儿中。在那些正常发育的婴儿中，90% 的婴儿的 CDH 为Ⅰ级，只有 10% 为Ⅱ级和Ⅲ级；围产期总死亡率为 5%。在 15% 的畸形儿中，只有 50% 有Ⅰ级 CDH，50% 为Ⅱ级和Ⅲ级，围产儿死亡率高达 70%[1]。Dunn 用“畸形”一词来指胚胎期形成的畸形（因此是畸形的），而变形一词是指胚胎期后正常形成的部分出现的畸形，被认为是继发于外源性宫内压。因此，绝大多数 CDH 病例表现为在宫内体位晚期施加在正常髋关节上的姿势畸形。先天性髋关节脱位常伴有其他姿势性畸形，包括斜颈、颅骨、面部和下颌骨畸形以及马蹄内翻足畸形。与臀位、首次怀孕和羊水过少有高度关联。在一项历时数年的大型前瞻性研究中，Dunn 指出 56% 的先天性髋关节炎婴儿是第一胎，而 50% 的婴儿是臀位 [114]。仅在 CDH 患者中，女性与男性的比例为 4∶1。

6. McKibbin，1970 年；Ralis 和 McKibbin，1973 年

McKibbin 描述了一个出生后不久死亡的双侧 CDH 患儿的发现 [117]。研究与 15 个完整骨盆的髋部解剖相比较，这些足月婴儿在出生前 2 周死于与肌肉骨骼系统无关的原因。患有先天性心脏病的孩子是从臀位足月出生的。婴儿处于伸腿姿势，臀部完全弯曲，膝盖完全伸展。患儿死于脑出血，未见其他先天

性畸形。唯一重要的病理解剖发现是髋关节囊过度松弛。事实上，在肌肉完整的情况下，通过外展和屈曲或外展、伸展和内侧旋转等操作，可以减少脱位。当髋关节弯曲时，它实际上是相对松散和脱臼。一旦关节囊被移除，我们发现圆韧带的长度增加，髋臼基底部（pulvinar）的纤维脂肪组织也增加。然而，髋臼唇和髋臼以及股骨近端的大体检查和角度测量均正常，使其处于正常范围。McKibbin 因此认为，这种情况下的脱位显然是在子宫内开始的，这一系列的事件是由原发性关节囊松弛引起的，允许弯曲的髋关节脱臼，而与骨形态无关，髋臼和股骨近端的变化是次要的。他将髋臼发育不良的概念解释为完全继发于与本病例相关的头部异常位置以及其他文献的阅读和解释。

Ralis 和 McKibbin 试图评估从胚胎到儿童中期股骨头到髋臼的大小和形状关系的可能变化[35]。他们定量研究了 44 个髋关节，从 11.5 周的胚胎年龄到 11 岁。每个年龄段髋臼的测量包括最大直径和最大深度，最大直径和高度，以及股骨头覆盖率的百分比。他们证实了 Sainton[73,74] 和 Le Damany[21,22,32–34,86] 经常有争议的观点，即与胎儿和产后的发现相比，人类在出生时的髋臼最浅。因此，围产期是脱位风险最大、对软组织支持依赖性最高的时期。在 3 个胚胎中，髋臼非常深，几乎完全包围了 fem-口腔头部。随着生长的继续，髋臼的形状开始改变，随着胎龄的增加，髋臼变得越来越浅，直到出生时才占到整个球体的 1/3。出生后，随着生长，空洞又逐渐加深。股骨头形状也发生了变化，在新生儿期观察到的稳定性最低。在胚胎时期，股骨头的形状是球状的，比其他任何时候都更接近于代表一个完整的球体（大约是一个完整球体的 80%）。随着出生的临近，它的形状更接近半球，而在出生后，一部分又恢复为球状。在出生前后，随着胎儿生长达到最小值，髋臼内的头部比例逐渐减小，但在出生后再次增加。这些发现在围产期易发生脱位，因为超过一半球体的关节本身是稳定的，而较浅的只有半球形（或更少）关系的髋关节更依赖于软组织的支持。

7. Milgram 和 Tachdjian，1976 年

Milgram 和 Tachdjian 报道了一名 10 个月大的多发性先天性畸形患者死亡[118]。右髋关节脱臼，未经治疗。髋关节紊乱被认为是致畸性的。10 个月大时的严重变化，尤其是髋臼，提示早期宫内脱位并伴有髋关节发育畸形。研究显示松垮的多余包膜，细长的大圆韧带，髋关节前上脱位，充满脂肪和纤维组织的真正髋臼发育不全，以及不正常的边缘。纤维状边缘似乎不代表内翻的唇，有附着的包膜；相反，没有明显的组织平面存在，纤维状边缘似乎从假性髋臼的底部出现并突出到真实髋臼的边缘。它“似乎是由于股骨头脱臼引起的”。

1976 年， Milgram 报道了一例 74 岁男性双侧髋部脱臼的病例，该病例是一名保安，他没有治疗过这种疾病，而且“从未有过与臀部和大腿有关的疼痛”[119]。尸检时左髋关节离断。股骨头呈椭圆形，内侧扁平，但关节面有一层薄薄的纤维软骨。暴露软骨下骨及骨赘未见退行性改变。股骨头周围有一层厚厚的纤维囊，将其与骨盆分开。无假性髋臼，圆韧带缺失。萎缩的髋臼窝充满纤维组织。右髋关节在纵切面后评估。在这一侧，股骨头和髂骨之间也没有骨性接触。细长的厚囊为股骨头提供支撑。另一侧无圆韧带，髋臼内充满纤维组织，非常浅，股骨头内侧稍扁平，体积稍小，未见退行性关节炎。

8. Walker，1980~1983 年；Walker 和 Goldsmith，1981 年

Walker 和 Goldsmith 对 12~42 周大的胎儿进行了一系列研究，以记录股骨近端和髋臼的发育结构 [120]。选择流产（62.2%）、死产（23.7%）和围产期死亡（14.1%）对 140 例（280 个）胎儿的髋关节进行了评估。为了集中精力于正常发育和细微的变异性，髋关节必须按照经典标准显示正常的髋关节形态，股骨头与髋臼之间没有移位。解剖关节，检查形态，测量髋臼深度和直径、股骨头直径、圆韧带长度和宽度、颈干角和股骨近端前倾角。女性和男性之间的多变量分析显示左侧和右侧之间没有显著差异。髋臼深度是增长最慢的髋臼变量，髋臼指数小于 50% 表明足月时窝浅。股骨头的大小与髋臼直径有密切关系，但在许多关节中，股骨头直径超过髋臼直径。研究结果表明，必要关节周围的软组织结构在新生儿关节稳定性中起重要作用。除颈 – 轴角外，所有研究变量的平均值均随时间稳定增长，在 12~20 周龄期间增长最快。髋臼深度在研究期间增长最慢，只有髋臼和股骨头直径呈线性增长趋势。股骨近端前扭转的最大值不是在足月时观察到的，而是在 32 周时观察到的。在许多髋关节中，股骨头直径超过了髋臼直径，因此头部不可能在关节窝内深坐。年轻的胎儿在切开关节囊后，需要一定的力将头部从窝中移开，但在年长的胎儿中，关节囊的分裂会导致头部立即半脱位或脱位。在子宫弯曲的位置，股骨头的窝部覆盖率增加，任何股骨离开这个位置的运动都会降低头部的窝部覆盖率。有一个观察结果以前没有被许多人所认识到，在 56% 的股骨中，小转子比大转子更突出。

然后将数据解释为与先天性髋关节疾病有关。尽管有明显的女性髋臼发育不良在临床上占优势，但研究表明，无论是男性还是女性，或者右侧和左侧，髋臼或股骨的胎儿发育没有差异。这一信息被认为间接地支持了这样一个假设，即女性中 DDH 的优势是由于母体性激素对女性胎儿的影响更大，从而导致了包膜松弛和髋关节移位。

早在 1905 年，Le Damany 就认为足月时髋臼窝比其他任何胎儿时期都浅 [33,86]。这在目前的研究中也是如此，因为在研究期间，股骨头和髋臼直径增加了 4 倍多，而髋臼的深度增加了不到 4 倍。由于髋臼相对较浅，软组织结构对老年胎儿和新生儿髋关节的稳定性起着重要作用。许多关节显示出一个最大的适合或一致的位置，在这个位置上，股骨头被窝最大地覆盖；这与子宫内的正常位置相对应。这种观察最常见于妊娠晚期的胎儿。颈干角测量值略低于先前根据射线照片公布的值，而且随着年龄的增长，角度也没有明显的变化。射线照相测量的问题是随着旋转的变化，内旋转增加角度，外部旋转减小角度。因此，这一角度的最大增加发生在胎儿早期，125° 的值与成人的情况相似。

股骨扭转改变，出生时股骨扭转平均值在 35° 左右。许多人注意到 24 周的发育是中性的，Le Damany[33,86] 和 Watanabe[9] 特别认为前扭转几乎只发生在怀孕的后半期。随着正向扭转量的增加，股骨近端的结构发生了变化，导致小粗隆肌指向更中间。有人认为扭转似乎发生在股骨干，而不是头颈部。在这项研究中，足月扭转值明显低于使用射线照相测量的研究报告，并且在 12~18 周期间观察到增加。在研究中，只有相对较小的 62% 的股骨超过了成人平均值 11.2°。由于髋臼深度与 ace 板和股骨头直径高度相关，这些数据可用于临床。如果是这样的话，目前最可接受的获取数据的方法将是超声波。

Walker 在他对 280 个髋关节和 140 个正常胎儿的研究中记录了人类胎儿髋关节的相当程度的形态学变化 [121]。在 12 周龄至足月的 46 个胎儿中，92 个髋关节中有 65 个显示出结构变异，尽管髋关节既没有半脱位也没有脱位，而且与正常关节没有其他统计上的显著差异。观察到的变异包括唇缘扁平化（14）或圆整、唇部局部凹陷（20）、唇部折叠（6）、囊膜皱褶（4）、关节面之间的枕垫延长（6）和圆韧带扭结（7）。大多数有变异的胎儿表现出不止一种变异。绝大多数局限于前上象限，随胎龄增加而增加。28 周以上的胎儿有 55% 的髋关节变异，而小于 28 周的胎儿则仅有 23%。这些发现支持了这些变异可能与先天性髋关节疾病相关的观点。因此，髋关节的结构变化将遵循从正常髋关节到发育异常半脱位髋关节变异的连续过程。

唇缘呈圆整，圆整变量范围从整个周长到一个象限。边缘也变平了。整平后的唇可以向内折叠并在关节面上过度下垂。这导致了一个轻微的凸台，而不是正常的平滑过渡之间的唇内缘和关节表面的关节软骨。在 4 髋中突出到髋臼中的被膜折叠。皱襞常位于髋臼前上象限，与唇扁平或圆整有关。在 6 个髋关节中，有一层薄而无血管的纤维组织，与位于髋臼窝中央的枕叶相连，延伸到关节软骨上，周围有一个游离的头部。因此，该组织被夹在窝和股骨头之间，而不与滑膜相连。有时圆韧带可见扭结，有时在髋臼起点，有时在股骨插入处。

在许多情况下，一些先前列出的轻微变异出现在一个髋关节。目前还无法确定这些是否会导致出生时臀部脱臼。然而，对完整标本的临床检查显示其稳定性，但临床预处理仍存在明显问题。在一个大的系列研究中，有几个变体被很好地记录下来，其中一些可能最终与髋关节发育不良有关。

Walker 还对 12 个异常胎儿髋关节进行了研究，这些关节没有被描述为变异髋关节，因为它们有更频繁或更复杂的异常特征，大体上发育不良的印象，或者解剖时股骨头和髋臼之间的实际排列不齐 [122]。Walker 发现，12 个异常髋关节中有 10 个的几个维度比他们的正常年龄组的范围小 2 个标准差或更大。研究结果有 2 个特点。一是颈干角很少在异常范围内，这表明在胎儿和新生儿中，股骨角的异常是髋关节发育不良的一个不良指标。几乎所有病例的主要不规则发现都与髋臼缘的软组织成分有关，尤其是前缘和上缘的扁平化，以及唇的异常，其描述为模糊不清、扁平、向内折叠、圆形或与下倾有关而不是球形。髋臼深处也可见纤维脂肪组织增多。

9. Ponseti，1978 年；Ippolito 等人，1980 年

Ponseti 研究了 6 名出生后不久死亡且患有单侧髋关节发育不良的婴儿的髋臼 [123]。加厚关节囊的发现与之前的描述相似。多数髋臼内有软骨嵴，将髋臼分为 2 部分。由于研究结果的严重性和新生儿的死亡，他们正在处理一些可能被称为畸形髋关节的疾病。在 3 个髋关节中，髋臼软骨形成了一个嵴（如组织学定义）。阴唇没有插入，而是外翻并贴在关节囊上。髋臼软骨表面覆盖着一层薄薄的纤维组织。在另外 3 个髋关节中，更常见的描述是在髋臼软骨的突起处有一个内翻的唇。然而，在每一个病例中，人们注意到髋臼复合体的更内侧部分在解剖学和组织学上都是正常的；这包括三放射状软骨和邻近的髋臼软骨和骨。因此，从多个评估中可以明显看出，与 CDH/DDH 相关的大部分髋臼发育不良是由于来自半脱位头部的异常压力或完全脱位的头部完全没有压力而发生的。

Ippolito 等人对 9 名 2 个月至 4 岁 2 个月大的 CDH 患者（12 髋）的髋关节囊和韧带进行了组织学、组织化学和超微结构研究 [124]。他们的结论是，轻微的变化是继发于机械应力对组织造成的脱位，而不是代表原始的病理异常。胶原纤维束较正常包膜厚，但超微结构呈正常形态。在圆韧带，髋关节脱位处弹性纤维较粗，数量较多。

10. Somerville，1982 年

Somerville 将婴儿期髋关节脱位的原因列为肌肉不平衡的影响、先天性挛缩、宫内压迫、真正的畸形、怀疑但尚未证实的因素 [125]。只有在最后一组患者集中的人群中，脱位才是真正意义上的"先天性髋关节脱位"。Somerville 从 20 世纪 50 年代早期就开始研究和治疗先天性髋关节脱位，并根据他最初的（和不变的）观察："对 23 个髋关节典型脱位的探索得出结论，如果存在梗阻，总是有相同的原因——即边缘内翻。在 23 个髋关节手术中，每个人都发现了这种情况，切除髋关节后立即、无张力、完全复位 [126]。"然后，他很好地阐述了这种边缘倒置是如何与疾病的整个谱系相关的，包括髋臼发育不良、股骨前倾角和 Fairbanks[127] 概述的末期。Somerville 认为原发性髋臼发育不良是 CDH 的一个常见原因，这是因为 60%~70% 的病例在出生后的第 1 周内自发稳定下来，而其他大多数病例在数周内接受了简单的夹板固定。包膜松弛被认为是导致这种紊乱的主要原因。包膜松弛可概括为结缔组织疾病，如埃勒斯－丹洛斯综合征。松弛可能只发生在一个关节囊的一部分，而其余部分保持正常甚至收缩。这是 CDH 常见的类型。一种激素与包膜松弛的关系已经被提出，理论上是有吸引力的，它符合这种紊乱的许多事实，尽管还没有明确的证据证明这种关系。

Somerville 的主要论点是移位是由于先前被削弱的关节囊拉伸的结果，并且它是被拉伸的关节囊的一部分，而不是整个关节囊。在大多数情况下，"唯一的异常是包膜松弛"，所有其他变化都是继发性的。所有的半脱位最初都是前上方的，根据定义，脱位是半脱位的一种更严重的变体，最初也是前脱位。半脱位和脱位是同一条件的一部分，而不是两种不同的情况。当新生儿髋关节突然伸直时会发生移位，尤其是与股骨近端前倾角或髋关节侧向旋转有关时。新生儿臀部的任何伸展，无论用力与否，都有潜在的危险。因此，出生后第一次臀部伸展时，会发生移位。在未经治疗的情况下，随着时间的推移，晶状体囊增大，儿童开始行走，但在 4 岁以下很少见到。

Somerville 清楚地表明了当角膜缘倒置进入关节时出现的困难。他用边缘这个词来定义髋臼的正常纤维软骨外缘。角膜缘外翻和半脱位发生缓慢，而角膜缘内翻发生迅速，可在几个月内建立。内翻的边缘阻止头部完全进入髋臼。Somerville 还指出，出生时股骨近端的颈干角是正常的，只有轻微的改变。主要的股骨畸形是前倾角，一般增大到 45° 或 50°，也可能增加到 90°。股骨前倾角较大的髋部更容易发生发育不良和脱位。他记录下出生时通常的前倾角为 25°~35°。因此，该病的发病机制是一种机械性的，其特征是包膜松弛和股骨前倾。如果在生命的最初几周内囊膜松弛不能自发地自行纠正，或者屈曲夹板没有完成，这种紊乱会导致髋关节半脱位，然后再向前脱位，最终在几年后转变为后脱位。

Somerville 不断强调边缘位置的重要性，半脱位时不会倒置，不会阻碍复位，但在脱位时，会倒置，从而阻碍同心复位。关节造影对评估角膜缘的位置很重要。完全脱位时，角膜缘转为关节；角膜缘后部总是倒置的。染料在关节中的聚集表明股骨头不在那个特定区域，并且阻塞必须在髋臼周围，在那里染料不会出现。Severin 曾提出，如果头部与髋臼保持一定的关系，即使有一个内翻的边缘，头部也会磨损边缘或迫使其进入适当的位置 [44,128]。Somerville 不同意错误的复位会导致相关组织损伤，几乎肯定会导致软骨过早退化。Renshaw 还指出，闭合复位后接受的股骨头和髋臼之间的软组织插入表示复位不充分，可能导致不良结果 [129]。因此，必须拆下一个倒直线，以使母线复位。Somerville 倾向于边缘切除术；在髋关节切开术中，“通常可以很容易地看到内翻的角膜缘，看起来更像内侧半月板”。然后切除内翻的角膜缘，然后在腿部内旋转时，髋关节不均匀地减少。这样就缩小了囊腔的间隙，甚至不需要缝合。患者被放置在髋关节人字形绷带内旋转位 1 个月。在许多情况下，股骨近端截骨术是为了纠正前倾角，同时在矫正中也有一定程度的内翻。

11. 最近的病理解剖发现

尽管 DDH 的病理解剖已经很明确，但观察结果的大小和可变性仍在继续。在对同一患者群体的 2 项研究中，Sankar 等人记录了在 37 个连续接受 DDH 手术的髋关节中的发现。他们评估了平均 33.5 个月（6 个月至 6 岁 7 个月）的患者股骨前倾角 [130] 和股骨头球形度 [131]。

股骨平均前倾角为 50.3° ± 17.9°，但范围较宽，为 0~95.7°。他们还建立了一个股骨头球度指数，使用多平面髋部射电图平均球度评分 85.2（范围 72.2~97.3）。

Gross 等人研究功能性吊带法治疗 DDH 患者的股骨前倾角（前扭转）[132]。他们证明了较高或持续的前倾角与较大的髋臼发育不良相关，即髋臼前缘较平坦、髋臼顶较陡或 CE 角较小。他们认为前扭转是继发于髋关节发育不良。

图 1.3a~d 显示了许多作者的作品中先天性 / 发育性髋关节发育不良的病理解剖。

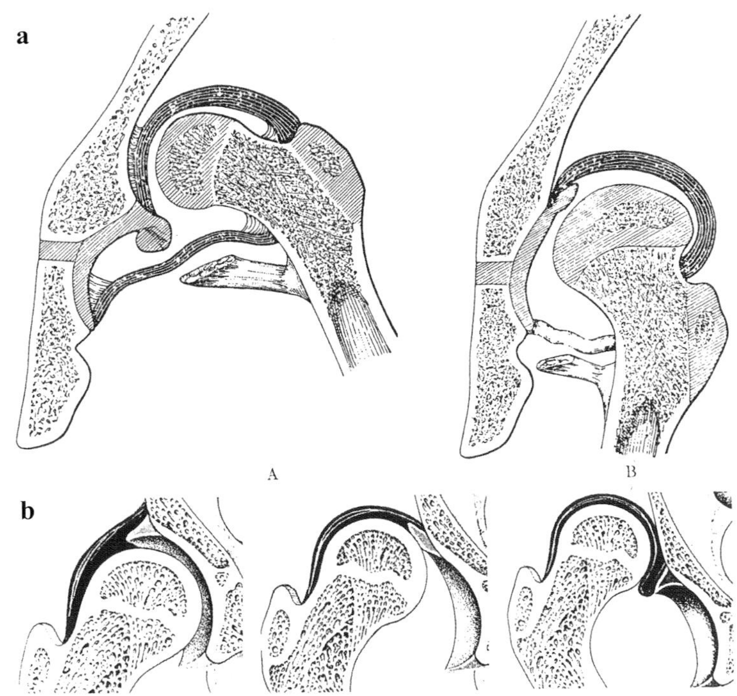

图 1.3　a 图显示了髋关节半脱位（右）和脱位（左）之间的结构差异 [Leveuf 认为每个实体都是独立的，半脱位的髋关节不会变成脱位的髋关节，尽管之前和以后大多数人认为半脱位恶化会导致脱位。半脱位髋关节（右）髋臼浅而斜，但唇仍在向上移位的股骨头上方，贴在关节囊上，脱位状态下（左），唇部及邻近囊膜内翻进入关节，股骨头进一步移位，仅由囊支撑最好]；b 图显示、更为普遍接受的观点是，随着移位，髋关节从正常的解剖结构（左）到半脱位（中）再到完全脱位（右）（髋臼的透光顶在正常状态下是由髋臼软骨加上三角纤维软骨唇和邻近的囊膜组成的，髋臼顶在正常情况下是由髋臼软骨加上三角纤维软骨唇和附着在髋臼骨侧壁上的相邻囊膜组成的。半脱位时，头部向侧面和向上移动，但唇部保持在头部顶部，尽管它趋于扁平。在完全脱臼状态下，头部移位到髂骨侧壁上，唇和部分囊膜倒置，位于髋臼软骨和股骨头软骨之间。内翻的盂唇和囊膜一起被称为膜缘）

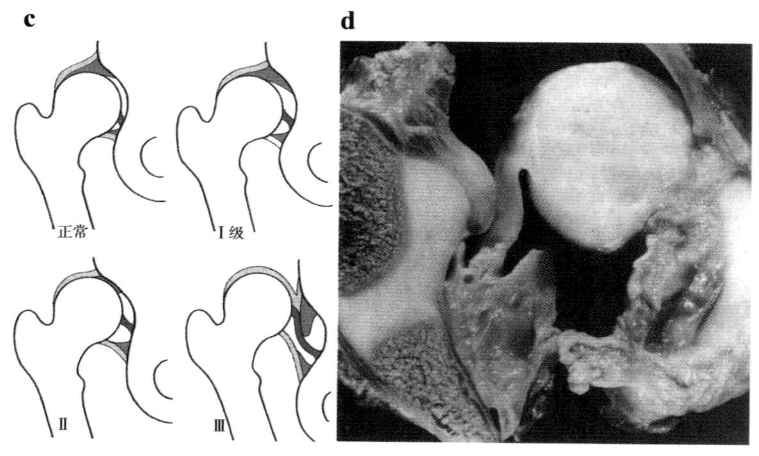

图 1.3 c 图示 Dunn 的髋关节移位分类被广泛引用［左上角可见髋关节的正常位置，其上覆有唇和包膜；在Ⅰ级，囊和唇轻微伸展和移位，但仍处于正常位置，以支持头部在窝中而不插入；Ⅱ级时，下唇和髋臼边缘变形，下唇、横韧带和下囊随着头部进一步移位而伸长和错位；Ⅲ级时，头部与髋臼完全脱位，髋臼进一步畸形（发育不良），唇瓣和囊膜在头与髋臼之间倒转（＝边缘），圆韧带被拉伸，下囊和横韧带进一步阻止了头部进入髋臼］；d 图示新生儿髋关节畸形（右侧为移位的细长股骨头，左侧为发育不良的髋臼。圆韧带、髋臼深处纤维脂肪组织增多、扁平错位的包膜和唇部位于髋臼软骨和股骨头软骨之间）

四、DDH 的发生多因素

1. 概述

原因涉及髋关节的晚期结构改变、间充质组织异常和由于定位引起的宫内机械应力。越来越多的人认为 DDH 的发生与一些相关因素有关，因为多个病理解剖以及临床、放射学、关节造影和超声检查几乎总是不能揭示围产期明显的结构异常。人们普遍接受的事实是，在晚期宫内和围产期髋关节移位的机制中有 2 个主要因素，即髋关节囊松弛和胎儿髋关节受到的机械应力。一些观察者仍然认为细微的原发性髋关节异常，通常被描述为正常发育的变异，结合起来容易导致髋关节发育不良。这些包括髋臼唇异常，髋臼较浅且前倾，股骨近端前倾角增加。Wilkinson[133–136]、Dunn[1,114,116,137,138] 和 Seringe 等人[139–141] 已经研究并总结了多因素的考虑因素。两人都认为机械因素是最重要的，DDH 与子宫内的一个特征性位置有关，包括髋关节过度屈曲、内收和外旋，导致大转子异常压力，导致头向上和向后排出。威尔金森进一步证明，事实上，正是膝盖过度伸展的位置，进一步增加了胎儿髋关节的应力。Seringe 等人试图解释，无论胎儿相对于母体骨盆的位置如何，髋关节上的机械宫内力是如何解释囊膜拉伸和随后不稳定的原因的。

他们认为 Wilkinson 等人的膝关节过度伸展理论只与臀位有关。他们的理论被认为是同样有效的全臀位，无论膝关节是弯曲的还是伸展的，以及头位的膝关节几乎总是弯曲的。他们确定了 3 种不同的姿势，每一种姿势都以 Wilkinson 指出的下肢侧向旋转的破坏性作用为特征。第一种姿势膝盖伸直，下肢侧向旋转；第二种姿势膝盖半屈，但也有侧向旋转；第三种姿势，膝盖完全屈曲，在中性旋转时彼此接触，但股骨前倾角过大，相当于侧向旋转股骨近端对髋臼和关节囊的影响。侧向旋转的位置在某种程度上是由母胎机械压迫引起的。在这些情况下，这是最常见的臀部介绍，有失败的腿折叠机制。在头位或顶点的表现中，只有 1% 的婴儿膝盖伸直。许多关于 CDH/DDH 的多因素影响的信息来自对大量患者的流行病学研究。这些发现及其与疾病病理生理学的关系在后面有更详细的介绍。下文中 Seringe 等人回顾了内在原因和外在原因。

2. 内在原因

这些原因包括原发性髋臼发育不良，唇部解剖结构的细微缺陷，股骨头和颈部前倾增加，以及囊膜松弛。原发性髋臼发育不良目前很少被认为是主要的病因，因为几乎所有出生的髋关节发育不良患者的髋臼都是正常的或几乎是正常的，更重要的是，在生命的第一年，股骨头同心和持续的复位导致髋臼发育迅速正常化。原发性髋臼发育不良可被认为是存在异常发展，即使有明确的同心复位。

股骨近端前倾角和关节囊松弛被认为是 DDH 的易感因素。Seringe 等人认为包膜松弛是股骨头移位的次要原因，而不是脱位的主要原因，因为他们的研究最初定义的不是弥漫性松弛，而是“囊膜后上部分的延长[139,140]”。囊膜松弛可能是由于遗传结缔组织异常或围产期激素失衡造成的，在这种情况下，来自母亲的循环“松弛激素”被过度添加到孩子的激素中，导致后者有囊膜松弛的趋势。这一学说在理论上很有吸引力，并且与女性 DDH 的发病率（1/8~1/4）高度相关。几十年前就提出了这一理论，但尚未做出真正明确的证明。它是几十年前提出的，但还没有真正确定的证明。

3. 外在原因

DDH 的外在或机械原因是指胎儿髋关节受到的宫内力，有助于解释 DDH 与许多流行病学特征的关联。导致这种疾病的姿势 – 机械原因是 DDH 和臀位的高发病率；膝关节反屈、斜颈和足部畸形的高发病率；它与头胎相关（子宫和腹部肌肉相对紧绷），与宫内液体自发性减少的羊水过少也有关。机械性倾向也可以定义为由于宫内因素，出生时髋关节相对用力过度伸展的因素，而在出生后即刻的因素中，那些让婴儿臀部弯曲和外展的群体，其长期问题的发生率往往比那些将孩子放在伸展和内收的婴儿组低得多。后两个因素并不认为会导致髋关节不稳或脱位，而是会降低自发稳定的可能性。Seringe 等人为 CDH/DDH 的发病机制定义了一个统一的理论[139–141]。

髋关节脱位是两个因素共同作用的结果。第一个是股骨近端的位置，头部不是朝向髋臼的深度，而是朝向腔的边缘和囊膜；这就是脱臼的姿势。第二个特征需要一个力推动股骨近端，导致其移位；这些力包括对大转子的压力以及某些肌肉群的相对过度活动，这种姿势主要涉及腰大肌、内收肌和腘绳肌。脱臼姿势包括过度屈曲并伴有一定程度的侧向旋转或股骨近端前倾角过大和内收。综上所述，正是由于侧向旋转或过度前倾时股骨大转子受到的压力推动股骨头在髋臼上下移动。在臀位的情况下，大转子的压力来自与母体骨盆上部狭窄的接触，而在头位的情况下，由于胎儿脊柱更多地位于左侧，因此母亲腰椎的接触有助于解释左侧单侧移位的更高频率。在机械因素的主要影响下，脱位在胎儿生命末期甚至分娩期间发生。出生时，脱位的髋关节不受宫内限制，可能发生两种发育途径。如果不稳定持续存在，脱位将持续存在，并逐渐变得越来越不可减少，从而导致先天性髋关节脱位。另一个途径是自发的改善，如果完全可以导致髋关节正常，如果不完全可以导致半脱位或残留髋臼发育不良。大多数被标记为畸胎的病例实际上只是简单的先天性脱位，其结构更差，因为它们发生在宫内早期，所以在出生时继发性变化更明显。

第五节　髋关节脱位的实验复制

一些实验研究有效地再现了髋臼错位时脱位的机制，通过伸直膝盖，再现了早期发育期间股骨头不在髋臼中的情况下髋臼的二次适应性变化。由 Sedillot[60] 首先定义的包膜松弛的概念也被 Langenskiold 和 Laurent[142] 以及 Langenskiold 等人接受 [143]。实验动物实验性的正常髋关节脱位后不久就会出现与人类相似的发育异常变化。兔子 [143] 和小狗 [144] 的研究支持了这样一种观点，即关节软组织的拉伸是导致 DDH 的主要原因。

膝关节伸直位维持对幼年兔髋关节半脱位和脱位的影响实验中，Michelsson 和 Langenskiold 能够在不到 3 周大的兔子中产生髋关节半脱位和脱位，方法是将膝关节伸入塑料管中，并保持这种姿势数周 [145]。臀部处于正常位置，动物可以自由活动。在另一组动物中，膝关节伸直，但腿筋肌肉通过手术从近端或远端释放。在膝关节伸直固定组，87 髋中有 83 髋出现髋关节发育不良、半脱位或完全脱位。在另一组 7 只兔子中，切断了腿筋，没有发现髋部的变化。8 只兔子的两条后肢以同样的方式固定。一侧大腿腘绳肌被切断导致髋关节无变化，另一侧则完整无缺，导致 4 例脱位，4 例半脱位。研究清楚地表明，在几乎所有 3 周龄以下的幼兔中，只要将膝关节伸直固定 3~4 周，就可能导致髋关节半脱位或脱位，并伴有人类 CDH 的大多数继发性变化。在这些实验中，允许髋关节自由活动，并注意到动物保持髋关节处于正常的屈曲位置。尽管髋关节在正常位置可以自由活动，但还是发生了脱位。他们的结论是：“在髋关节区域，唯一明显的病理因素是膝关节伸直时肌肉的张力增加。”这一结论进一步得到了以下观察结果的支持：当切断腘绳肌时，在伸直的膝关节上固定不动后，不会出现任何位置变化。他们的结论是，这很好地再现了人类臀位脱位的机制，髋关节发育不良远比出生于屈膝的顶点位儿童更为常见。

幼鼠髋关节移位的产生。Canillas 等人通过用克氏针固定胫骨和股骨的相同机制，在年轻大鼠中产生髋关节发育不良和进行性半脱位 [146]。在第 4 d、1 周和 2 周评估髋关节的放射学、宏观和微观变化，6 周时仅进行肉眼观察。与兔实验一样，进行性髋关节发育不良和半脱位伴随着股骨头移位的骨盆和髋臼改变。

一、早期生长期间实验性股骨头移位后髋臼的发育变化

目前尚不清楚 CDH/DDH 中髋臼和股骨近端的发育变化是否是导致移位的主要异常，还是由于异常关系的生长而继发于移位。实验研究通过在早期从髋臼手术切除股骨头，并随时间推移骨段的发育来解决这个问题。Smith 等人对 22 只麻醉下的幼犬进行了髋关节移位的实验，在麻醉下对侧髋关节保持原位的同时，每只动物的右髋关节都发生了移位 [144]。然后在脱位后 4~8 周进行研究。作为 3~5 周龄幼犬实验性髋关节脱位的结果，观察到以下变化：①髋臼发育不良早在脱位后 4 周；②进行性发育不良到成年时无法辨认的髋臼；③实验性脱位立即复位后髋臼发育正常；④脱位状态下股骨头颈部的明显变化；⑤股骨移位的髋关节头颈部未见异常。他们认为是正常股骨相对于髋臼的移位导致了继发性发育变化。

Langenskiold 等人在兔子身上也有类似的发现 [143]。1~5 日龄家兔右髋关节在麻醉下经手法复位脱臼。对 101 只动物进行了不同间隔的射线照相，同时进行组织学切片。在这项研究中，101 个髋部中有 29 个会自然减退，随后以正常方式发育。在那些仍然脱臼的动物身上，可以看到人类 CDH 的许多特征。包括髋臼发育不良、股骨头发育不良、股骨颈前倾、囊膜变形伴峡部和边缘形成、髋臼发育不全不脱位。23 只动物的组织学分析显示髋臼顶、边缘和股骨头的变化与人类 CDH 相似。他们的解释与 Smith 等人的解释相似，即股骨和髋臼的变化是继发于移位的，移位本身可能是由于软组织的一些异常。移位的股骨和髋臼的组织学切片清楚地表明，髋臼发育不良几乎完全是由于股骨头压迫外侧髋臼软骨或头部完全移位离开软骨生长而引起的生长异常所致没有任何相反的机械刺激。

Harrison 进行了一项经典研究，证明了股骨头对大鼠骨盆和髋臼生长和形状的影响 [40]。他做了几次手术，导致了股骨头的单侧和双侧切除，髋关节脱位，整个下肢截肢，股骨完全离开髋臼，在没有机械压力的情况下发育。在这些组中，髋臼发育严重异常（图 1.4a,b）。手术侧髋臼窄、浅、小。髋臼边缘逐渐失去锐利边缘，呈钝卵圆形，长轴背行。组织学检查显示关节囊沿关节软骨边缘内翻。髋臼充满了脂肪，随后用一层纤维组织封闭。组织学切片显示髋臼外侧软骨发育不良，三放射状软骨相对不受影响。甚至在组织学上，髋臼内侧壁三放射状软骨内的髂骨、坐骨和耻骨生长软骨板的厚度和组织结构都没有受到影响。在每种不同的方法中都可以看到细微的变化。此外，虽然髋臼受影响最严重，但也有一般的骨盆生长异常。髋臼发育的主要障碍包括窝的面积和深度发育不全，髋臼边缘的不规则性变钝，关节软骨萎缩和退变。外侧区的髋臼软骨受到三放射状生长软骨的影响，软骨在组织学上保持正常，大部分支持无名骨的全长生长。他还得出结论：“先天性髋关节脱位中发现的发育不良更可能是脱位的结果，而不是脱位的原因。”这项实验还显示了另一个由于股骨头压力缺失而导致生长异常的机械应力模式改变的例子在髋臼软骨上。股骨头脱离关节窝导致明显的髋臼发育不良和骨盆不对称。

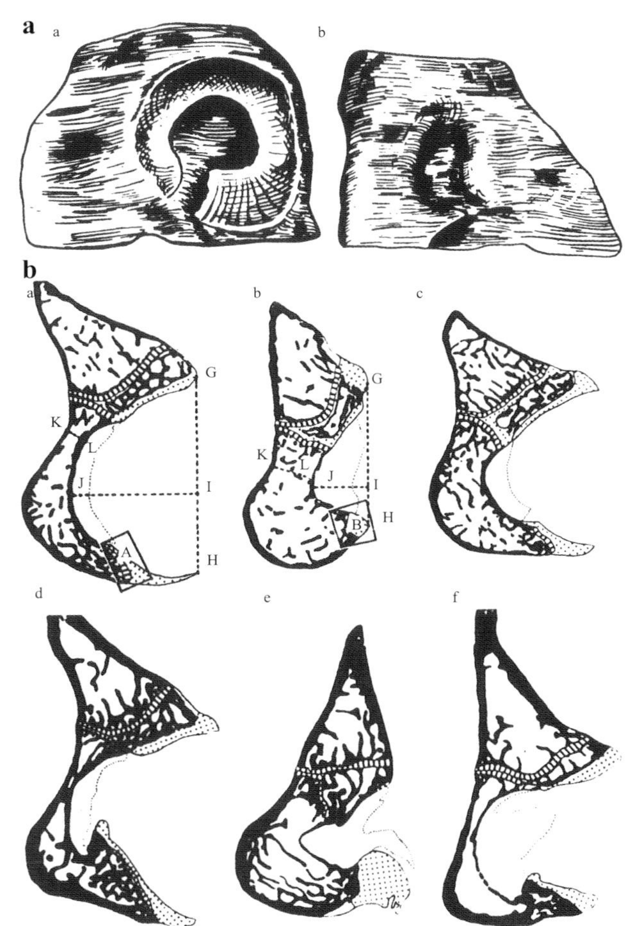

图 1.4　（a，b）图示为 Harrison 在幼年大鼠中诱发股骨头脱位并研究髋臼继发发育变化的工作 [a 图中左侧（a）显示正常髋臼的形状，右侧（b）显示无股骨头时形成的髋臼形状，异常髋臼比正常髋臼小得多，浅得多，与正常圆形相比，呈椭圆形畸形；b 图显示两个实验组的髋臼横截面，这些变化与人类发育不良相似（见图 1.2b），b 图中上图（a）和下图（d）显示正常髋臼，每个实例（b、c、e 和 f）右侧的数字都不正常，髋臼的宽度减小，深度减小，并且外观普遍畸形]

二、幼兔髋关节脱位和激素松弛导致髋关节脱位

Wilkinson 复制了 6~8 周大兔子髋关节发育不良的特征，方法是将一只后肢用夹板完全伸展，以再现臀部姿势，并通过给动物雌酮和孕酮以激素诱导关节松弛 [133]。在 6 周的夹板固定和激素治疗后进行评估。雄性和雌性兔子都被使用。激素联合膝关节夹板固定的雌性更易发生脱位。脱位也更常见于股骨外侧旋转臀位错位，并伴有激素性关节松弛。随后的解剖学研究显示，脱位区的软组织和骨畸形与人类疾病中所见相当一致。股骨外侧旋转时，髋关节后囊内翻，伴有肿胀和纤维化。他觉得这类似于人类的角膜缘（发明的唇瓣加关节囊）的发育。圆韧带常增厚，但从未破裂。当膝关节伸展和激素性关节松弛单独进行时，没有发生脱位。所有的位移都发生在两者都起作用的时候，这表明两者对位错机制都是必不可少的。髋关节的内外旋转由膝关节过度伸展夹板的应用方式决定。

激素引起的关节松弛。在所有先天性髋关节疾病的研究中，主要的流行病学发现之一是女性占优势。这通常被认为与女性胎儿体内循环中女性荷尔蒙的增加有关，这些激素既来自母亲，也存在于孩子体内。在怀孕期间，母亲体内的激素水平会上升，从而使母体骨盆韧带逐渐变软和延长，并使产道更加柔软，从而使分娩更容易。在怀孕中期进入胎盘循环。这些激素通过直接作用于发育中的韧带而产生轻微的胎儿松弛。在女性胎儿中，它们刺激未成熟的子宫产生松弛素。Andren 和 Borglin 指出先天性髋关节脱位儿童的肝功能下降使得循环水平更高，从而增加了激素的松弛 [147]。

Delgado Baeza 等人在 2 周大的大鼠中也产生了骨盆畸形，这些实验方法包括膝关节伸直时的固定、激素的改变、囊膜松解术和圆韧带切断术以及股骨头切除术 [148]。

三、体外机械诱导髋关节变形和脱位

Hjelmstedt 和 Asplund 通过机械方法研究了人类髋关节的稳定性，在婴儿尸检标本中诱导了体外位移 [149]。髋关节 45° 屈曲负荷引起的变形和脱位与临床上看到的囊膜拉伸相似，没有明显的结构损伤。此外，短至 3 h 的时间足以导致位移。他们的结论是，髋关节置换术可以在短时间内通过适度的机械力进行体外诱导。

第六节　流行病学及其与病理生理学的关系

某些流行病学因素对于了解先天性 / 发育性髋关节异常的基础非常重要。

一、突发事件

与男性相比，女性患者的发病率明显高于男性。在过去几十年报道的主要系列中，女性约占 80% 的病例，比例为 4：1。在纽约市的一项大型研究中，女性 / 男性髋部不稳定的发生率为 4.15：1[150]。许多

系列显示出更高的女性优势：2636 例髋关节发育不良患者中女性比男性更多，Putti，5.7∶1（1879 例）[151]；Farrell 等人，5.7∶1（310 例）[96]；Lempicki 等人，6.6∶1（1010 例）[152]；Grill 等人，8∶1 [153]；Somerville 描述典型的先天性髋关节脱位在女孩中的发生率是男孩的 8 倍 [125]。

二、发病率和髋关节侧不稳

髋关节不稳的发生率相当高，通常在所有新生儿中的 1% 到 3% 之间变化，这取决于进行评估的地区和采用的纳入标准。从 1966 年到 1972 年，纽约市的一项研究显示有 150.33% 的髋关节脱位。这项研究将 82% 分类为可脱位的，18% 分类为脱位的。

根据大规模的新生儿筛查研究，不稳定的发生率是众所周知的。Howorth 总结了 1950 年至 1975 年报告的 11 项研究，检查了 200000 名新生儿，不稳定率为 0.9%[102]。在对新生儿髋关节发育不良诊断感兴趣的研究人员所做的 5 项主要研究中，发病率为 1.4%（105375 名婴儿）。在未接受髋关节置换治疗的新生儿中，约有 100% 的新生儿在未接受髋关节治疗的情况下，有 100% 的新生儿会在 1 周内稳定下来。某些欧洲国家的 DDH 发病率高于英国和北美。Tönnis 回顾了 20 世纪后半叶的文献，广泛显示德国、奥地利、波兰和前捷克斯洛伐克的发病率较高 [154]。而在非洲人后裔中，黑人的发病率很低。不同作者使用的标准，尤其是几十年来与大型筛选项目相关的标准可能会使比较研究变得困难，但这些数字显示的趋势似乎是准确的。在大多数序列中，左侧髋部比右侧更常见，双侧受累居中。Putti[151] 显示 39% 为双侧，Farrell 等人为 27%[96]，Coleman 为 38%[155]。DDH 的发病率在几个世纪内似乎是稳定的。Mitchell 和 Redfern 的一项研究发现，从英国出土的一批大型中世纪骨骼标本中，DDH 的患病率为 2.7/1000，这一数字与目前的数字相似 [156]。

三、宫内环境的影响

宫内环境的一些机械特征与先天性髋关节问题有关。许多人认为这些机械效应是导致 DDH 的主要原因。其中最常见的影响是臀位，羊水过少，由于子宫和腹部肌肉相对紧绷，头胎发病率增加，以及双胎妊娠。第一胎的臀位表现最受髋关节不稳的影响（10%）。

1. 臀位

先天性 / 发育性髋关节脱位自 19 世纪末以来就被认为在臀位出现率增加 [70,71]。对 CDH/DDH 的研究表明 15%~25% 发生在臀位。据报道，臀位产不稳定的发生率是头位产不稳定的 6.35 倍 [150]。这项大型研究指出，在所有妊娠中，臀位出现率为 4%（顶点位姿为 96%），而 Vartan[157] 记录的臀位发生率为 2.2%，Barlow[158] 为 4.4%，Wilkinson 为 2.6%[135]。

Suzuki 和 Yamamuro 研究了 6559 名新生儿的髋部，以评估与先天性髋关节畸形相关的机械表现因素 [159]。CDH 的发生率为 1.1%，头位为 0.7%，足位为 2%，单臀位为 20%。先天性膝外翻（膝关节过度伸直）的患者中，有 6 例出现 CDH。这些观察结果与以下事实相一致，即胎儿髋关节弯曲和膝关节伸直易发生 CDH/DDH。Suzuki 和 Yamamuro 后来通过超声显示 5 名 3~4 个月大的髋关节脱位患者的股骨头运动来阐明这种机制；髋关节弯曲时，脱臼的头部位于髋臼后方，当膝关节伸展时，甚至会进一步向后移位 [160]。火腿管的作用有助于这种定位的位移。

Wilkinson 研究了臀位错位及其与 CDH 的关系 [133,134,136,161]。臀位一词简单地指胎儿在子宫中的位置，而髋关节发育不良的病因与臀位不正有关，而臀位不全则涉及髋关节屈曲和膝关节伸展。最常见的宫内姿势是在怀孕 30~34 周时建立的顶点或头位。在顶点姿势中，双腿折叠，臀部和膝盖都弯曲。如果从来没有发生腿部折叠，则通常采用臀式的初级姿势。臀位膝盖过度伸展在妊娠中期很常见，但一旦胎儿脊柱、臀部和膝盖弯曲，自发的体位通常会将臀转换为头位。这种转换是由于多胎子宫肌张力低，同时增加宫内液。Vartan 在一项经典的子宫定位研究中发现，在怀孕 30~34 周之前，臀位是常见的，25% 的妊娠中存在这种情况 [157]。其中 60% 的患者发生自发的屈膝。在自然矫正中添加治疗版本时，1000 名婴儿中只有 8.5% 曾处于臀位，是正式的臀位分娩。在 3875 例患者中，臀位分娩的最终发生率为 2.2%。Vartan 还指出，保持臀位与膝盖伸展和羊水减少有关，这 2 种情况都限制了头位的自发甚至治疗性版本。在原始沟肌张力较高，液体相对较少。在弗兰克・布里奇出生时，Wilkinson 注意到臀位错位，膝盖伸直，腿内部旋转，膝盖半弯曲，腿向外旋转。这些姿势在妊娠 28 周之后持续存在，构成臀位失调，第 32 周之后，通常在出生前保持不变。Vartan 指出，在第 30 周之前，臀位出现在四个中的一个，但自发的版本发生在膝关节屈曲。大多数头位或顶点显示髋和膝盖完全弯曲，大腿内收和内旋，只有 1% 的膝关节伸展。初生臀分娩通常臀部弯曲，膝盖相对伸展，下肢外部旋转。在臀位错位后期，下肢仍有锁定的外旋，但膝盖有部分屈曲。臀位和 DDH 患者膝关节伸展姿势的高比例，支持了腿折叠机构失效是臀位产生的主要机械原因之一的理论。80% 的新生儿髋关节置换存在一定程度的延迟性腿部折叠。

Wilkinson 指出，在 174 例 CDH 患者中，至少有 25%[135] 有臀位错位的临床证据，60% 的 CDH 患者是长子。在连续 20 例新生儿 CDH 中，所有新生儿均出现臀位闭锁。Barlow 指出臀位与 CDH/DDH 高度相关。在 8814 名正常婴儿的检查中，只有 4.4% 是臀位。然而，在 139 例髋关节异常患者中，17.3% 有臀位表现 [158]。根据他的数据计算，大约 6% 的臀位婴儿有髋关节发育不良，而 Artz 等人的数据 [150] 有 7% 的臀位不稳。

Fox 和 Paton 研究了 571 个连续臀位展示中分娩方式和 DD 之间的关系 [162]。当包括所有级别的髋关节发育不良（Graf Ⅱ、Ⅲ和Ⅳ），三个组的发育不良发生率相同，包括选择性剖宫产（262 例，8.4%DDH）、急诊剖宫产（223 例，8.1%）和阴道分娩（86 例，7.0%）。然而，与 DDH:1 相比，临床上更多的是 DDH:4 的阴道产程。

Sarkissian 等人通过回归分析证明臀位婴儿超声不稳定的自发稳定（在动态超声检查中）是非臀位婴儿的 3.72 倍。122 个髋部自发稳定的总发生率为平均年龄 9 周（4~18 周）的 74%，臀位 80%，非臀位 66%。

综上所述，人类臀位分娩的总发生率为 2%~4%，而 15%~25% 的先天性髋关节炎儿童是从臀位出生的。56%~75% 的臀位儿童的膝关节在子宫内伸展，而只有 3% 的头 / 顶位儿童的腿在子宫内伸展。在臀位出生的新生儿中，髋关节反生殖器移位的频率在 4%~7% 之间。

2. 出生顺序

大多数系列的髋关节发育不良的发生率在头胎婴儿中更高。在 Artz 等人的研究中。在臀部不稳定的婴儿中，63% 的婴儿是第一胎，21% 是第二胎，8% 是第三胎，4% 是第四胎，4% 是第五胎 [150]。出生顺序影响宫内环境，因为第一次怀孕时胎儿的肌肉力量最大，因为子宫和腹部肌肉组织都比较紧。Dunn 指出 58% 的 CDH 患者是头胎 [116]。

3. 完整性

早产似乎不是 DDH 的危险因素。在一项均衡的身体检查和超声波研究中，221 名平均年龄 31 周的婴儿与 246 名平均年龄为 40 周的婴儿（没有 DDH 的危险因素）进行了比较，结果发现早产不是 DDH 的易患因素。早产儿（定义为 α 角小于 60°）存在显著的不成熟髋关节，但病理性发育不良（α 角小于 50°）无显著差异 [164]。

4. DDH 与斜颈的关系

先天性肌性斜颈（CMT）与 DDH 有明确的共存关系。Joirer 等人发现，在 97 例 CMT 患者（12/97）中，DDH 的发生率为 12%[165]。他们建议将髋部的超声或放射照片作为评估 CMT 患者的一部分。几十年来，人们已经认识到这种联系，并且似乎臀位高发生率也与 CMT 有关 [166]。Tien 等人在 47 例病例中发现 8 例 DDH（17%），其中 4 例为先天性肌性斜颈，4 例（8.5%）需要积极治疗 [167]。

四、宫外产后环境

婴儿出生后不久的姿势可能因社会而异，在那些婴儿倾向于以下肢和臀部被捆绑为主要姿势的群体中，随后的髋部问题的发生率很低，而在下肢相对较长时间保持内收和伸展姿势的患者中，髋关节问题的发生率增加 [112]。

五、遗传因素

髋关节发育不良不是一种典型的遗传性疾病，因为没有明确的隐性或显性遗传模式。然而，在那些有明确的 DDH 家族史的人中，出现这种疾病的可能性似乎略有增加。因此，这种疾病与环境调节剂具有遗传异质性。在这方面所做的研究相对较少，而且术语和诊断标准的使用不精确，因此很难解释已发表的研究，但有轻微的家族性倾向似乎是真实的。Stalder 和 Jani 计算出患有 CDH 的男孩下一个孩子的遗传风险约为 10%，而患有 CDH 的女孩的遗传风险为 3%，当父母中的一个患有 CDH 时，第一个孩子的风险为 5%[168]。家族发病率进一步假设是由于关节松弛综合征，其本身容易导致髋关节囊松弛，从而导致移位。Dunn 报告了 3% 的家族史 [116]。最近一项来自犹他州（美国）的研究进一步强化了 DDH 家族倾向的概念。在一项对 1649 名 DDH 不同个体的研究中，一级亲属（RR = 12.1）、兄弟姐妹（RR = 11.9）和表亲（RR = 1.7）的相对风险（RR）显著增加[169]。

六、民族因素

先天性髋关节问题在整个欧洲社会中极为普遍，在北美和南美洲，原本是欧洲人后裔的群体中也是如此。再次，我们必须注意到在各种研究中使用的定义，以考虑到 CDH 的诊断和严格的检查标准。甚至在欧洲共同体内部也存在分歧。在中欧，先天性或发育性髋关节疾病的发病率特别高。Tönnis 等人[170]报告新生儿超声筛查发现髋关节病理占 2.7%。据报道，来自拉普兰、斯堪的纳维亚北部和北美印第安人的发病率也相当高，尽管放置孩子的子宫外环境可能在这方面起主要作用。几十年前的几项研究也表明，中国和黑人儿童的发病率明显下降。

七、未经治疗的髋部自发稳定

Barlow 进行了详细的研究，记录了新生儿髋关节临床检查中的不稳定性，随后在短时间内无治疗的情况下，在正常姿势下自发稳定的趋势高达 60%[171]。仅使用临床评估，他报告了 19625 名儿童的检查，发现 357 个异常松弛的髋关节，其中 168 个明显脱臼，189 个脱臼。然而，在出生当天接受检查的 931 名婴儿和 1 周龄的 1197 名婴儿中，前一组的髋部不稳定程度远高于后者，这一事实决定了这一点。第一组髋关节异常率为 2.3%，第二组仅为 1%。将这些数据外推到更大的群体中，他预测，如果一个人在出生当天发现 100 个髋关节异常，1 周后只有 40 个髋关节异常，而原来 100 个髋关节中的 60 个会自然恢复。在 6 周左右的年龄内，自然恢复可以发生，但大多数稳定发生在相当早的时候。

自发稳定的发生导致了不同中心的不同实践方法。在一些中心，所有出生时髋部不稳定的患者在 1 周后进行临床评估。如果患者已经通过临床评估稳定下来，则不需要进一步治疗。如果脱臼状态持续存在，那么就开始治疗。Pavlik 套具的使用使治疗更加容易，越来越多的医疗法律问题也导致许多人治疗所有髋关节脱位，即使是在出生时。超声的广泛应用进一步完善了新生儿评估，许多超声指标也指导了新生儿评估。Pavlik 吊带和其他形式的外展夹板存在明显的并发症，因此在 1 周大的时候重新检查不稳定的髋关节在医学上仍然是可以接受的，此时也可以进行超声检查。治疗将以临床检查和 1 周时的超声检查为指导，而不是在出生当天发现脱臼。

Le Damany 在 1914 年对许多不稳定髋部自发稳定的趋势进行了详细的评论[33]。他所说的“新生儿髋关节半脱位”在法国很常见。他清楚地描述了脱位和重新定位的动作，在这个动作中，人们可以检测到头部从窝里出来，然后再次将头部重新定位到髋臼腔内。他指出，“这种困难在几天到几个月的时间内几乎可以自发地得到纠正”；这种情况在女孩中更为常见，这是由于髋臼的相对缩小。如果股骨扭转不太大，可以恢复，但如果股骨前倾角过大，则半脱位是先天性脱位的第一阶段。Le Damany 还描述了临床操作，被广泛称为巴洛动作。当髋关节处于屈曲内收位时发生脱位，随后膝关节受到轻微的力，再加上大腿内侧向外的力，导致头部半露于髋臼后缘以上。大腿向屈曲外展姿势的位移允许头部重新进入空腔。Lance 评论了许多不稳定的新生儿髋关节在正常姿势下未经治疗自然愈合的趋势[93]，Putti 认识到“先天性脱位可以自发复位”[172]。这种自发的稳定是许多超声筛查项目直到 1~2 周大才进行初步研究的原因。最近对这一现象的评估更好的量化了这一发现。Molto 等人在西班牙进行了一项为期 3 年的前瞻性研究，研究对象为 103 名出生时临床诊断为 DDH 且奥尔托拉尼或巴洛征阳性的患者（137 髋）[173]。未进行任何特殊治疗，并在 2 周时对患者进行重新评估。当重复的临床试验显示髋关节稳定时，进行超声检查以确保同心复位。他们注意到 73.8% 的髋部在 2 周龄时自发稳定下来，大多数在第 2 周稳定下来。挪威的 Holen 等人也做了类似的观察；99 个新生儿中有 68 个在临床和超声评估下自发稳定了 8~15 d（68.7%）[174]。Mackenzie[175] 和 McKibbin 等人[176] 指出，在 3 周内，临床不稳定性的自发稳定率分别为 65% 和 79%。

八、DDH 无圆韧带

Li 等人对 DDH 中需要切开复位的圆韧带缺失程度进行了评估[177]。他们研究了 123 名患者的 150 髋；28 髋（18.67%）显示圆韧带缺失，122 髋（81.33%）仍保持圆韧带完整。圆韧带缺失与严重变形相关，有 22/28（78.57%）分级为 Tönnis Ⅳ。对髋关节中没有圆韧带的股骨头进行检查，发现其非常小，软骨表面显示腐蚀样改变。

第七节　DDH 内在和外在环境和病理解剖结果总结：致病序列的讨论

一、概述

正常、实际畸形和易感流行病学特征的结构变化导致股骨头 – 髋臼错位及其发病时间在确定出生时髋关节畸形的程度方面起着至关重要的作用。特发性髋关节发育不良与某些易感的流行病学特征以及各种细微的结构异常有关，其中一些可以容忍而不会导致不稳定，而另一些则会导致关节不稳定；这种疾病的最终严重程度取决于移位的时间，与分娩期间或产后髋关节延长相比，子宫内发生的更易发生继发性变化。子宫内不完美关系建立得越早，二次变化越严重，产后这种关系持续的时间越长，这些变化就越恶化。病因和流行病学特征的外在力学理论似乎在 CDH/DDH 的易患性中起主要作用，但可能不是唯一的作用。其中主要有女婴、臀位、屈膝、四肢侧翻、股骨前倾、膝关节后仰、羊水过少、初产（初产）、婴儿体重过大、孪生、遗传因素和种族等。随后的陈述遵循了 Salter 对 CDH（DDH）畸形发病机制的概述[112]。

二、关节囊松弛

髋关节发育不良的主要病理解剖缺陷被广泛认为是关节囊松弛。这降低了对股骨头 – 髋臼关系的约束，允许股骨头从侧面、后方、再到髋臼上方发生半脱位或脱臼。在一些描述中，髋关节囊的松弛表现为整个髋关节囊，但也有人将其最初局限于后上区域。随着脱臼位置的持续，囊膜普遍增大，肥大，可能在原髋臼边缘上方发生峡部狭窄。这种变窄的部分原因是髂腰肌肌腱的囊外压力，当其插入物被侧向牵拉，然后被移位的股骨近端及其小转子止点向上牵引时，必须改变其正常关系。许多新生儿髋关节解剖显示髋臼和股骨近端结构正常。然而，在更高分辨率下的评估将细微的变化归因于潜在的位移趋势。其中两个或三个可能会导致关节稍不稳定，进而导致髋关节（股骨－髋臼）活动性受压并拉伸关节囊。其中包括 Le Damany[21,22,32–34,85,86] 等人关于股骨近端轻微前倾并髋臼前外侧倾角增加，新生儿髋臼相对较浅，以及 Walker[121] 对唇部形态变化的观察。然而，一般来说，髋臼的形状和位置正常，唇部的形状和位置正常，股骨近端的大小和形状正常，特别是相对于对侧正常侧而言，前倾角没有增加。出生后髋臼和股骨近端的大部分变化似乎是继发于它们在不稳定的机械环境中的生长，在这种环境中，由于囊膜松弛，股骨头不能持续地固定在髋臼内。

三、髋臼发育不良

股骨头与髋臼的关系不完善，两个骨头的骨和软骨发育迟缓，组织沉积异常。髋臼发育不良表现为外侧髋臼向上倾斜持续甚至恶化，而在正常髋臼中，髋臼指数减小，髋臼加深。重要的是要从三维的角度来考虑发育中的髋关节，尤其是因为各种描述性术语和放射学指标几乎都是指二维表达。髋臼发育不良是在平片上测量的髋臼指数，它定义了骨质髋臼的一个向上的斜坡，但主要的问题是软骨的骨板窝变浅和前外侧倾斜。如 Le Damany 最初指出的髋臼窝轻微前倾也可能使稳定性降低。随着股骨近端对侧髋臼施加的压力改变，软骨发育减慢，骨沉积也随之减慢。髋臼软骨放射状生长开始减慢。

四、股骨近端发育异常

在股骨近端也很明显，继发骨化中心延迟出现，出生后股骨近端前倾角减小失败，这通常在出生前的第 3 个月晚期最为广泛。如果囊膜异常导致半脱位位置髋关节稳定性改变，则异常发育相对轻微，受累侧存在继发骨化中心，但比正常侧稍小。在完全脱位的髋关节中，第二骨化中心的出现往往比正常侧延迟几个月。股骨近端半脱位或脱位的发育不规则的第二个方面与持续的股骨前倾角有关。新生儿股骨近端前倾角可高达 30°~35°，青春期早期以恒定速率下降至 10°~15°。子宫内的下肢定位迫使股骨侧向（或外部）旋转，也有效地将股骨头定位在前方，远离完全复位入窝。如果髋关节在脱臼的位置发展，股骨前倾角持续存在，甚至可能增加。因此，在 18 个月大的单侧髋关节脱位患儿中发现 30° 或 40° 的前倾角并不罕见。这种病理解剖学发展的临床相关性是增加了内旋转，需要通过复位操作将股骨头固定在髋臼中。股骨近端发育不良的第三个方面是日益增加的股骨头球形（畸形头）丢失，尤其是脱位。

五、内收肌紧绷

当髋关节脱位持续存在时，头部保持外侧、后部，并在一定程度上靠近髋臼。软组织以一种特有的方式反应。内收肌早在 2 个月大时就开始收紧，这种情况往往会使髋关节处于半脱位或脱位的位置。随着更大的位移和后期，髂腰肌和臀肌也相对缩短。

六、软组织变形

内侧囊伸展和拉长以适应移位的股骨头。当头部向两侧和上方移动时，关节囊被拉过髋臼的下段。圆韧带仍附着在股骨头上，但在长度和宽度上都肥大。在长期的完全脱位中，它是不存在的，要么破裂，要么在某些人看来先天就不存在。这个结构通常出现在中央凹，现在必须穿过一个更大的距离，来填补大部分发育不良的髋臼。显著的变化发生在被称为髋关节透光的顶部。这个术语是指髋臼软骨、唇部和囊膜的外侧区域。唇的位置对于了解发育性髋关节发育不良的病理解剖结构至关重要，在考虑非手术复位与手术复位治疗的合理性时，唇位置的评估是重要的决定因素。

当股骨头逐渐远离髋臼中的正常位置时，它会向外和向上推动唇。在半脱位阶段，头部向上推压至唇部，但唇部仍在上方，因此支撑头部。随着更进一步的位移，唇被股骨头推向关节囊，但仍与头部保持联系。当头部完全脱离髋臼时，唇部不再位于头部顶部，而是在软骨头部和髋臼软骨之间滑动，并携带附着在外表面的关节囊部分。内翻的唇加上相关的扁平囊被称为角膜缘。因此，角膜缘不是一个正常的解剖结构，而是一个由两个正常的解剖结构组成的病理结构，两个正常的解剖结构之间有着不正常的关系，彼此紧密地连接在一起，位置也不一样。在这一阶段，股骨头只由囊支持，而关节囊对增大其大小（增大）和厚度（变得明显肥大）。当股骨头靠在髋臼外的关节囊上时，当头靠在髂骨的外翼上形成所谓的假性髋臼时，最终会提供一些稳定性。根据病理解剖图的发展阶段，不可能通过闭合复位操作将股骨头重新定位到髋臼中。内收肌的紧绷限制了外展的范围，髋臼已经充满了软组织结构，不能再被推开来容纳股骨头。这些包括下内侧囊，当它附着在小转子上时，它已经伸展穿过髋臼的下缘，圆韧带在它仍然附着在移位的股骨头上时被拉长和肥大，髋臼深处的纤维脂肪组织（pulvinar）增加股骨头本应位于的空间，以及内翻的唇囊或边缘进一步阻碍股骨头的正常定位。假复位可以通过闭合的方法实现，在生命最初几个月后，任何复位的充分性都应该通过影像学检查，而不是普通的射线照片。在轻度到中度完全脱臼进行闭合复位时，头部通常会将下囊扫离关节表面，尽管倒置的角膜缘阻止了解剖复位。在行走开始后治疗的严重脱臼，就像几十年前的情况一样，下囊也可以通过闭合复位手法进行翻转。

七、特发性和致畸性发育不良

髋关节发育不良中的特发性和致畸性术语意味着明确区分 2 种类型的髋关节发育不良，但实际上，虽然这些术语具有一定的有效性，但它们还远未确定。在任何一种类型的清晰示例中，我们都可以放心地留下准确的印象。在直截了当的特发性髋关节发育不良中，似乎有足够的证据可以得出这样的结论：囊膜松弛是一个令人不快的现象（撇开导致松弛的原因），股骨近端和髋臼最初结构正常，如果在出生后不久做出诊断并将孩子放在 Pavlik 中髋部弯曲超过 100° 并轻微外展的安全带或类似装置，一旦囊膜收紧，正常的髋关节发育就会下降。事实上，50% 的新生儿脱臼髋关节会在 1 周内自然稳定在正常的位置。另一个极端的婴儿是未出生或出生时有广泛的结缔组织异常，涉及骨骼系统，髋关节移位，即使在出生时也不能通过封闭的方法进行稳定的复位，而且无论是尸检还是手术时的直接检查都显示出明显的结构发育股骨近端和髋臼异常。然而，有许多患者处于这 2 个极端之间，因此髋关节发育不良的发病机制尚不清楚。例如，除脱臼髋关节外，还有一些外观正常的患者，他们进行了看似平安无事的闭合复位，但在数周至数月后仍发现髋关节是可脱位的或脱位的，随后只能通过手术进行修复。另一方面，也有一些结缔组织或神经肌肉异常的患者，如埃勒斯 - 丹洛斯病、骨骼发育不良、肌病，甚至关节病，他们接受了平安无事的髋关节闭合复位和 Pavlik 吊带或髋关节人字形绷带治疗，并很快发展成一个稳定的髋关节，其 X 线表现正常，因此致畸病因学并不排除通过直接方法获得的良好结果。

因此，发育性髋关节发育不良的潜在发病机制有 2 种可能。最简单的概念表明，在几个患者身上看到的差异，特别是那些看起来正常的患者，与移位发生的时间有关。如果在子宫内生命的最后 2 个月，由于囊膜松弛而出现错位，则继发性改变将更广泛，导致单纯闭合复位和屈曲外展夹板治疗失败。因此，其中一个问题不是与致畸性髋关节有关，而是与出生前几周发生的、不适于早期诊断和治疗的相对直接的 DDH 有关。第二种情况是单纯的囊膜松弛不能作为所有病例的唯一病因，而影响髋臼、股骨近端和相关软组织结构的其他发育异常可能会导致需要更复杂的治疗方案。为了评估那些介于特发性和致畸性 2 个主要极端之间的个体，影像学技术的使用起着重要作用。这些检查在出生后越来越频繁，主要是超声检查，也包括核磁共振和 CT 扫描。

八、随着时间的推移，继发性改变恶化

继发性改变发生在出生后，随着髋关节半脱位或脱位的时间延长，继发性改变越来越明显。髋关节脱位显示外展减弱，外展时有明显的内收肌肌腱带。这种适应性变化在 6~8 周大的时候就可以看到，逐渐变紧，并可能最终通过简单的临床操作来阻止移位。影像学上越来越多地显示髋臼发育不良伴有髋臼指数增加，这是髋臼骨部分发育减弱、外观延迟和股骨头继发骨化中心变小的迹象，而且髋臼指数比正常侧更偏侧。第二骨化中心的位置接近或位于 Perkin 线的另一侧，Perkin 线是从髋臼外侧骨缘垂下的一条垂直线。Shenton 线有一个中断，这是一个连续的曲线关系，涉及股骨下颈和闭孔处耻骨上支的下表面。股骨头在髋臼外停留的时间越长，其形状就越不规则，最终达到复位时两者之间的配合就越不均匀。表 1.2 总结了髋关节发育不良的发病机制。

九、晚期发育性髋关节脱位

早期正常检查后的晚期发育性髋关节脱位偶有但似乎有充分记录的病例报道，在出生前 3 个月，临床和影像学评估均正常后，出现晚期髋关节半脱位或脱位。Raimann 等人报告了 5 例其他正常儿童的这一发现，其中 4 例需要切开复位，他们称之为“晚期髋关节脱位”[178]。此类案例应记录在文献中。排除结缔组织疾病和早期亚临床神经肌肉疾病（如相对轻微的肌病）仍然很重要。还怀疑是原发性髋臼发育不良。虽然髋部保持稳定和位置，髋臼指数无法达到正常配置，即使延长外展夹板。支持这一事实的另一个证据是在年轻人中发现的髋关节过早疼痛，未被认为患有 DDH，但在青少年时期表现为 Wiberg 的 CE 角＜ 20° 和＜ 25°，股骨头挤压指数＞ 75%，夏普角＞ 45°[179]。

第八节　髋关节脱位、半脱位和发育不良的自然病程

一、完全脱位的自然病程

在过去的几十年里，对单侧或双侧髋关节脱位未经治疗的患者进行了有限数量的研究。在完全脱位的情况下，以下观点似乎有充分的根据，即疼痛是相对罕见的，尤其是在生命的前 30 年。髋关节完全脱位的患者有时被描述为在未经治疗的情况下表现良好，尽管存在极小的不适，但患者能够独立行走，适应社会生活。不稳定和摇摆的步态限制了快速奔跑和竞技运动。这些长期研究明确了髋脱位患者的某些情况。不适可出现在伴有腰椎前凸的下背部和脱位侧的髋部。然而，一般来说，不适症状的出现始于在 35~45 岁之间。Wedge 和 Wasylenkoya 研究了 32 例 16~86 岁的完全脱位患者 [180]。采用改良 Harris 髋关节评分对他们进行评估，结果显示 41% 良好，14% 可接受，45% 较差。假性髋臼的存在与否是影响临床结果的主要因素。Wedge 和 Wasylenko 的研究显示假臼完全形成的患者中临床结果的良好概率只有 24%，而在假臼部分形成或无假臼形成的患者中，临床结果良好的占 52%。假性髋臼即股骨头相对于髋臼的位置不完美，导致软骨磨损和撕裂，引起随后的不适。临床意义上看，无假臼形成的结局较好，不会发生软骨退变和骨硬化，正是这 2 种情况导致不适。一些人认为，双侧脱位患者中，由于骨盆代偿性过度前倾，腰痛更明显；而在单侧脱位的患者中，不适与肢体长度不等有关，伴有同侧膝关节畸形和疼痛、脊柱侧凸和更明显的步态障碍。患侧髋关节屈曲内收畸形由膝外翻代偿，导致膝关节应力增加和不适。

二、发育不良和半脱位的自然病程

症状不适最严重的是半脱位，因为患者在生命早期可以活动，导致股骨头软骨和髋臼外侧磨损严重。在畸形程度相对较轻的髋臼发育不良患者中，可出现退行性关节疾病的症状，但通常发生在成年中晚

期（图 1.5）。Wedge 和 Wasylenko 也强调髋关节半脱位是导致退行性关节疾病和临床症状的主要情况，他们指出 38 个半脱位或脱位的髋关节中仅 42% 临床评分良好 [181]。半脱位的程度似乎也与症状相关。最严重的半脱位在生命的第二个十年出现症状，中度半脱位的患者在第三和第四个十年出现，而那些轻度半脱位的患者甚至更晚。

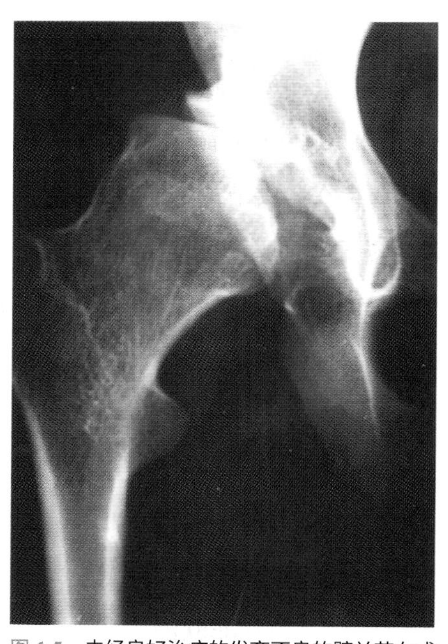

图 1.5　未经良好治疗的发育不良的髋关节在成年时发生骨性关节炎。髋臼持续性发育不良，外侧软骨下骨硬化，髋臼窝浅宽，股骨头骑跨于外上方，关节间隙变窄，骨赘形成

三、儿童期 CDH/DDH 致成年期骨性关节炎

现在人们广泛认识到，在那些患有 CDH/DDH 的患者中，任何未达到髋关节解剖复位的都容易导致中晚期的骨性关节炎。然而，这一结论花了一些时间才变成临床共识。在过去的几十年里，基于对成人更仔细的影像学评估，原发性骨性关节炎的诊断越来越少，越来越多的人认为这是未被认识的儿童期髋关节疾病的后遗症。在 1933 年的一份报告中，Putti 总结了他对成功治疗先天性髋关节脱位的观察 [172]。“未完全复位的髋关节可获得永久满意的功能，这是一个完全的错觉。这样的髋关节若一开始就未获得或维持股骨头骨骺和髋臼之间的正常解剖对位，它就不可避免地发生早期退变，这种早期退变通常被诊断为骨性关节炎。没有完美的解剖复位，就不可能完全和永久地恢复功能。”

Morville（1936）对成人髋关节骨性关节炎几乎总是伴随儿童期髋关节结构紊乱 [182] 这一事实有很好的认识。他分析了 100 例成人髋关节骨性关节炎（变形性关节炎），只有 16 人的关节炎发生在解剖学正常的髋关节，而其中 12 人有儿童关节炎、外伤或感染史。其余 84 例髋关节解剖异常。他将其分为 2 种类型，38% 为先天性髋关节半脱位，46% 为后天性髋关节疾病引起的半脱位，其中最常见的 2 种是 Legg-Perthes 病和股骨头骨骺滑脱。先天性髋关节发育不良所继发的关节炎，髋臼陡峭，股骨头向上向外半脱位，X 线示 Shenton 线中断。尽管直到 30~50 岁，关节炎的改变才开始发生，但畸形是在先天性髋臼扁平的基础上发展起来的。在另一组易感髋关节紊乱患者中，髋臼比正常人宽，但并不陡峭，主要导致股骨头向外半脱位。他指出：“畸形（半脱位）是原发性的，但多年来没有任何症状，直到关节炎发生继发性改变。”成人髋关节的许多关节炎是在儿童期髋关节紊乱的基础上发展起来的，因此改善后者的治疗十分重要。对于先天性髋关节发育不良，他认为对解剖正常的髋关节的治疗应得到加强。

Wiberg（1939）也是早期的研究者之一，他明确地记录了儿童期持续存在的半脱位在成年中期通常会导致髋关节骨性关节炎 [183]。他通过 X 线片展示了 18 例儿童期半脱位的髋关节经治疗后发生股骨头及髋臼侧典型的骨性关节炎改变的病例。Murray（1965）评估了 200 张骨性关节炎的 X 线片，确定只有 35% 是真正的特发性的，65% 存在儿童髋关节疾病，其中 25% 为持续性髋臼发育不良，40% 为倾斜畸形，股骨头骨骺轻度滑脱[184]。挪威的 Gade（1974）对 123 例髋关节骨性关节炎手术病例的研究表明，成人骨性关节炎中髋臼发育不良的发生率几乎为 50%，而原发性的仅为 24%。

波士顿的成人髋关节外科医生 Harris（1986）估计，90% 以上的“原发性或特发性”骨性关节炎患者都存在髋关节的明显异常，这些异常在生长停止时就已经存在（有 X 线片供评估）[180]。这些疾病包括髋臼发育不良，以及他所定义的“手枪把畸形”（股骨头颈结构畸形）与轻度股骨头骨骺滑脱、Legg-Perthes 病、多发性骨骺发育不良、脊椎骨骺发育不良或髋臼内盂唇错位（许多疾病在发病时无法被认识到）。当这些异常与其他已知的髋部骨性关节炎前驱疾病一起考虑时，例如代谢性（例如血色素沉着症）或炎症性（例如类风湿性关节炎）疾病，很明显髋关节骨性关节炎作为一种原发性疾病要么不存在，要么很少见。简单地说，大部分以前不认为与先天性髋关节疾病相关的骨性关节炎实际上是由儿童髋关节发育异常引起的。

原发性髋关节骨性关节炎仍然是公认的疾病，但是，被认为是遗传性的，在欧洲人群中发生率为 3%~6%[186]。但在非欧洲人群中几乎不存在主要变异，在整个亚洲和非洲非常罕见。原发性骨性关节炎是指 55 岁以后发生的疾病，不包括潜在的儿童髋关节疾病、股骨髋臼撞击、骨坏死、创伤、败血症、类风湿性关节炎和其他确定的原因。

第九节　发育性髋关节发育不良的治疗方法简史

治疗发育性 / 先天性髋关节发育不良的 4 个主要目的是明确的。包括：①从解剖上复位髋关节，使股骨头正常地置于髋臼中，而无软组织间隔，如内翻的盂唇或关节囊；这可以通过闭合或开放的方法来实现。②将复位维持足够的时间，以便组织重建以稳定髋关节，这样当髋关节不再固定时不会出现复位丢失。③使股骨近端、髋臼、关节囊结构发育正常。如果这些结构在复位后未随着生长正常发育，可能需要采用股骨近端去旋转和内翻截骨、改变髋臼容积或方向、关节囊缝合等手术方法。④避免股骨头缺血性坏死。关于合理有效的闭合开放治疗的逐步发展，简述如下。

一、19 世纪和 20 世纪初治疗方法的演变

Palleta[56,57] 1788 年、1820 年和 Dupuytren[59]1826 年的文章将先天性髋关节脱位的治疗系统化。在接下来的 50 年里，在髋关节脱位的成功复位和维持复位方面的研究进展甚微。由于诊断时年龄较晚，几乎都是在开始行走后，以及复位和固定方法不完善，很难获得良好的治疗效果。据报道，19 世纪 20 年代和 30 年代，法国曾有几次尝试通过牵引进行闭合复位，但一旦移除牵引并恢复行走，早期的努力就都失败了。法国里昂的 Charles Gabriel Pravaz 于 1835 年首次成功地通过闭合的方法复位并维持脱位的髋关节，他使用了一个强有力的卧位牵引装置，牵引髋关节和整个下肢。患者是由 Pravaz 治疗的一名 7 岁男性，1838 年由法国几位著名医生组成的委员会对该病例进行了回顾，认为其在 2 年后获得治愈。然而，

在对患者的步态和身体进行检查后，他们讨论认为，治疗并未使髋关节完全恢复正常。而且治疗极其复杂和漫长，一般持续 1 年以上。Pravaz[61] 和 Carnva[63] 都详细说明了治疗方法，包括：①把患儿放在一个机械装置中，使用滑轮、砝码和绳子施加持续的双向牵引，使髋关节伸展，将移位的股骨头向下拉至髋臼水平，患者身体逐渐倾斜，这一阶段的治疗时间为 8~10 个月；②在外展牵引状态下，对髋关节进行手法复位，装置和大腿间放置衬垫，在大转子处做对抗，稳定髋关节；③使用衬垫、铰链式金属板维持大腿部斜倚的姿势几个月，使身体“通过生物塑形”建立稳定的关节；④然后使用滑轮继续进行非负重运动，允许一定的活动范围；⑤使用轮式支撑助行器使患者直立并接受步态训练，逐渐负重（使用拐杖）至全面活动。在这个年代，对结果的评估都是通过临床检查来完成的，合理的评估标准可以根据诸如髋关节活动范围、肢体长度、骨性标志和步态评估等来制定。Pravaz 的贡献在于证明了这种被认为是不可治愈的畸形是可治愈的。该治疗方式所遵循的原则至今仍被认为是至关重要的，即将股骨头牵引至髋臼的水平，通过外展将股骨头复位至髋臼，并维持复位的姿势，直到骨骼和软组织在正确的位置上进行生物重塑，以便在停止治疗时保持稳定，在长时间固定后以保护性非负重方式进行功能锻炼，逐渐恢复负重和行走。Pravaz 指出：“通过持续和渐进的机械作用，有时可以将股骨头归位到退化的臼状腔隙（髋臼）中，并维持在这个位置，通过生物塑形，辅助以适当的类似行走的动作锻炼，它（股骨头）最终会形成一种人工关节。”[61]

1. Guérin：肌肉挛缩皮下松解

在牵引下闭合复位的治疗方法得到越来越多地采用的同时，巴黎著名的外科医生 Jules Guérin 发展了他的肌肉骨骼变形理论，认为神经系统的原发紊乱引起痉挛性肌肉活动，导致骨骼肌肉变形[187]。下脊髓的病变被认为与下肢挛缩和脱位有关，上脊髓的病变与上肢畸形有关，而大脑一半的病变导致身体半侧畸形。他认为神经病变的位置和程度与肌肉骨骼畸形和脱位的位置、范围和方向有很大的关系。先天性髋关节脱位是由髋关节肌肉痉挛性活动引起的。Guérin 根据他的理论，进行皮下手术以松解和矫正挛缩的肌肉。他指出，受影响的肌肉在病理上比正常肌肉短，并转化为由纤维组织而不是肌肉组织组成的僵硬结构。他认为他的理论是普遍适用于全身的畸形，包括马蹄内翻足，脊柱侧凸，斜颈，上肢畸形，以及先天性髋关节脱位。他采用髋关节周围多处皮下肌腱切断和肌切开术及在关节腔附近进行瘢痕化治疗，诱导髂骨骨膜产生“可塑性骨化物质”，加深支撑股骨头的组织结构的方法来治疗 CDH。据他报道，治疗 CDH 需松解以下紧绷的肌肉：长收肌、缝匠肌、股直肌、腰大肌、髂肌、臀肌以及髋股韧带。他还应用牵引和其他一些当时的方法，但手术松解被认为是主要的治疗措施。他还报道用皮下肌腱切断术 / 肌切开松解术治疗马蹄内翻足和脊柱侧凸的病例。Guérin 是当时法国医学界十分有影响力的人物，他担任过外科医生、教授、作家、医学杂志编辑，但也有许多批评者认为他的许多理论都未经科学证实，他的方法并不足以矫正所有身体的畸形。他的方法能有效地治疗许多马蹄内翻足病例，亦是治疗髋关节肌腱挛缩的最早方法，这种挛缩使得髋关节的复位变得非常困难。

在 19 世纪末到 20 世纪初，先天性髋关节脱位（当时的常用名）被积极地通过手术切开复位来治疗，而在那个年代，这种方法所带来的问题使人们开始重新考虑闭合的治疗方式。下面将介绍 Poggi（1888）[188]，Hoffa（1890；1892）[189,190]，Lorenz（1892；1895）[191,192]，Burghard（1903）[193]，Bradford（1894；1904）[194,195] 和 Ludloff（1913）[196] 的文章以展示这些方法的演变。然而，闭合复位治疗髋关节脱位的方法也被其他人采用，这 2 种方法均被广泛应用，直到达成共识。

意大利的 Paci（1887）[197] 和奥地利的 Lorenz（1895）[198] 将闭合复位发展成有效的治疗方法。Paci 使用更温和的牵引，似乎改善了位置，但没有成功地实现真正的复位和稳定。他并未外展肢体去维持复位。Lorenz 想要完全复位髋关节，但由于需要拉伸紧绷的肌肉和韧带以消除复位阻力，所以需要大量的体力。使用强力是治疗的一个被广泛接受的部分，因此通常被称为“强力复位”。关于这种方法的描述性术语，我们现在所说的“闭合复位”在 19 世纪末至 20 世纪初被称为“不流血的方法”，“强力复位”，或“手法整复”。而后，Lorenz 通过髋关节人字形绷带固定术和外展夹板使复位后的髋关节屈曲 90°，外展 90° 以维持稳定，外展夹板固定在当时彻底改变了 CDH 的治疗方法。Lorenz 的方法包括麻醉下使用相当大的力量一期复位，充分外展，髋人字形石膏夹板固定。患者一般为 3~10 岁，在复位前，每块屈肌、内收、外展和伸肌群都被它们在骨骼上的止点强力牵拉，肢体如同被猛击一样。虽然在 Lorenz 体位进行髋人字固定，髋关节屈曲 90°、外展 90° 的情况下，被证实会导致较高的股骨头缺血性坏死的发生率（并且不再使用），但他的方法被认为是治疗 CDH 的重要方法，因为该方法能够将股骨头复位至髋臼窝并维持足够长的时间，最终获得稳定 [199]。Lorenz 在 1895 年发表了他的文章，并在接下来的 1/4 个世纪继续实践、写作和演讲，并于 1920 年发表了一篇关于 CDH 的长篇论文。他不仅强调了髋关节的复位，而且强调了保持复位直到稳定。事实上，他根据开放复位的丰富经验发展了闭合复位的方法，在几次术后出现死亡和感染以及大量僵硬和挛缩的病例后，转而采用闭合复位作为主要的复位方法。Tubby 在他的第二版教科书 [200] 中详细地概述了手法治疗的方法。关于先天性髋关节脱位的两章在现在看来仍具有价值，尤其是病理解剖和临床发现方面。

2. Bradford 和 Lovett，1915 年

当时 Bradford 和 Lovett 所描述的治疗进展为“在大多数情况下，麻醉下的手法复位是要采用的方法”[201]。手法复位的描述和说明是非常详细的，提醒一个世纪后的我们，这在当时是多么强大的体力活。这项治疗是“基于伸展收缩的软组织、肌肉、关节囊和韧带的计划，这样股骨头就可以成功地通过扭曲的关节囊进入髋臼窝中”。几张照片显示，医生和助手都双手放在骨盆和下肢上施加牵引力及对抗牵引。我们通过描述就可体会到复位的困难程度：“内收肌群应过度拉伸”“四肢应向外侧和内侧用力旋转，然后以膝关节屈曲和伸直时强力外展”和“在小腿接近于与大腿成直角后，伸直膝关节，（髋关节进一步屈曲），直到胸部几乎与大腿前部接触，从而拉伸腘绳肌”。然后尝试复位，下肢（膝盖弯曲）强力屈曲和外展，并在髂骨顶部对抗牵引有助于转子的复位。因此，“在所有收缩的组织因过度拉伸而松弛后”，通过手法将股骨头压入髋臼窝。早期人们就认识到，复位时可能将关节囊折叠到股骨头与髋臼窝之间的关节中。一个关键动作是“用力外展拉伸内收肌，牵拉内收肌抵止点”。对于体形较大的儿童来说，在机械力的帮助下，使用特制的器械进行牵引和对抗牵引时，复位更有效。据信，如果完全复位，骨（股骨）的形状会随着生长而改变。使用填充良好的髋关节人字形石膏绷带来维持复位于Lorenz标准下的体位，髋关节屈曲至直角和充分外展。疗程2~6个月不等。作者报告该治疗方法在2~10岁患儿具有80%~90%的治愈率。再脱位后偶尔需要二次复位。有时会有严重的并发症：股骨头骨折、股动脉破裂、暂时性和永久性局部麻痹、偶发休克死亡。

Bennett（1908）写到，在680个髋关节的随访中，Lorenz报告了大约50%的“良好解剖结果”。其他人使用后来被称为Lange体位的石膏固定闭合复位后的髋关节。用力纵向牵引复位，然后用石膏固定髋关节，使髋关节伸展，因此屈曲远小于90°，但仍保持充分外展和最大内旋，以抵消股骨近端的前倾，并将股骨头完全定位到髋臼深处（Lange体位）[202]。在过去的几十年里，人字形石膏绷带中髋关节固定的位置（分别）被Salter[203]和Fettweis[204]定义为“人类位”，髋关节屈曲略超过100°，外展45°~50°，以保护股骨头血供。

在19世纪80年代，无论是否进行皮下肌腱切开术/肌切开术，牵引的方法在治疗完全脱位的髋关节方面几乎总是无效的。在接下来的二三十年里，尽管手术方法在早期占优势，但切开和闭合复位的方法均得到发展。有几个中心曾尝试过切开复位，但由于手术并发症高，包括死亡，以及手术效果不佳，这种手术被弃用了。改进的闭合复位后外固定维持复位的方法也在发展中，并得到了广泛的应用。1888年，Poggi成功地复位了一名12岁女性先天性脱位的股骨头，方法是切开复位，然后伸展牵引50 d，拐杖支撑下逐渐恢复行走[188]。该髋关节的病理解剖结构被很好地描述，包括增大增厚的关节囊，圆韧带缺失，狭窄的关节囊峡部覆盖在小髋臼上，以及一个小的畸形的非球形股骨头。Poggi切除了许多肌肉以克服复位障碍。经纵形切口扩大关节囊，真髋臼内充满纤维组织和残留的圆韧带。“我加深了髋臼，重新塑造了畸形的股骨头，使其具有适当的轮廓，并且通过牵引和在关节囊韧带切开，我能够很容易地将股骨头复位到新加深的髋臼中。”关闭伤口的同时修复并切除多余的关节囊。Poggi在后来的手术中并没有做他最初计划之外的步骤。德国的Hoffa[189,190]和奥地利的Lorenz[191,192]在发展CDH切开复位技术方面发挥了重要作用。Hoffa的方法包括刮除以加深髋臼，同时广泛松解周围软组织，包括多个肌腱切开术（切开和闭合），以及附着于大、小转子的肌肉骨膜下松解和关节囊的开放。他把手术限定在年龄较小的儿童，不包括青少年和老年人。他指出，正是髂腰肌肌腱穿过关节囊，限制了股骨头向髋臼的复位。Lorenz的手术相对简单，因为除内收肌外，他保留了完整的肌肉，专注于“T”形切口打开关节囊，并将头部缩入髋臼窝内。Lorenz认识到髋臼窝的存在，并且通常足以容纳股骨头。

到1896年，治疗先天性髋关节脱位的方法大纲在如今已经被认可。Bilhaut提出了一个七步走的方法，其基础是认识到关节囊太窄，无法将股骨头缩进髋臼，这主要是由于髂腰肌的外部压迫和与Bertin韧带（髂股韧带或Bigelow Y形韧带）平行的关节囊下部的纤维增厚造成的[75]。治疗步骤包括：①一旦确诊，应尽早进行手法复位，然后用石膏固定4个月；②如果复位不成功，则应进行负重（牵引）伸展，平卧位时下肢外展数周以拉长肌肉，然后在麻醉（氯仿）下进行手法复位；③如果已实现复位，但不能保持在良好的位置，则采用切开复位来增加关节囊内的空间；④考虑缩小关节囊的大小（可能是通过关节囊缝合术来维持复位）；⑤如果仍然难以维持复位，则采用转子下截骨术；⑥有些病例畸形过于严重，禁止进一步手术。

Burghard 是英国切开复位的支持者之一，他描述了类似于现在使用的方法[193]。美国波士顿的 Bradford 也采用切开复位，倾向于有限的肌肉切断，打开关节囊，扩大狭窄部分，将股骨头复位到关节内，然后修复关节囊（关节囊缝合术）[194,195]。他认为复位的主要障碍是关节囊韧带（Bigelow Y 形韧带）的髂股带，其分离明显有助于闭合复位。通过尝试缝合股骨头周围的关节囊，形成一个人工的髋臼韧带来进行修复。髋臼很少需要用刮匙加深，但常行内收肌松解和筋膜松解（髂胫束）。如果前倾角大于 60°，则进行股骨旋转截骨术（转子下）。Ludloff 采用髋关节内侧入路进行切开复位[196]，但术后在 Lorenz 位使用石膏固定。然而，那个年代包括败血症在内的手术并发症的发生率极高，闭合复位再次被越来越多地采用。

二、髋关节闭合和切开复位的方法概述

到 1900 年，在闭合和切开复位治疗 CDH 方面积累了足够多的经验，于是各种各样的治疗方法被提出。3 种被公认的治疗方法为：①在特殊构造的牵引 / 对抗牵引架上进行持续牵引（或卧位牵引），最初由 Pravaz、Guérin（联合肌腱切断术）实践，随后亦有许多其他方法，但不被认为有效；②遵从 Hoffa 技术或 Lorenz 技术的开放复位（通常称为“切开复位”），许多外科医生进行过改良（Tubby、Bradford）；③闭合复位（手法整复），采用 Lorenz 方法，经改良后被广泛应用。即使在手术病例中，亦建议术前延长牵引治疗时间，将股骨头降低至髋臼水平，复位后需要卧床牵引或髋人字形石膏绷带固定数月，以允许髋关节重塑。同样，需要大量的时间使儿童恢复完全负重状态，以尽量减少再脱位的机会。1895 年放射照相技术的发明和临床应用为治疗的有效性提供了明确的证据。然而，许多人（Bradford 和 Lovett）仍然建议，“不建议在 2 岁以下进行复位，因为软组织的发育不足以防止复发”[201]。在 2~5 岁的早期病例中，人们认为复位“通过强力整复是很容易完成的”。在僵硬的或大龄病例，存在紧而窄的沙漏样关节囊结构和 / 或股骨头 / 髋臼形态的改变，建议在机械装置辅助下手法复位。若失败则行切开复位。术前逐渐牵引股骨头至髋臼水平。这种可控的方法可能会吸引一些外科医生。对股骨头的切开手术应“尽可能减少对肌肉的损伤”，切开关节囊，分离紧缩部，切除韧带和纤维组织，复位股骨头，修整多余的关节囊，然后应用髋人字形石膏绷带维持复位。

三、治疗结果的早期回顾

在每隔 20~25 年收集的文献报道中，治疗结果逐渐改善。在 20 世纪初，尽管评估结果的标准不尽相同，但详细的报告开始发表。正是在这些报告之后，人们开始进行更仔细的评估，因为人们普遍认识到，使儿童期髋关节获得好的功能，将髋关节解剖重建到完全正常状态是非必要的。Stern（1906）的一份详

细报告检索了全世界范围内关于 CDH 无血（闭合）复位结果的文献[205]。作者承认这项研究的局限性，但仍然获得了有趣的信息。他评估了 39 份外科医生的报告。可用于后续评估的髋数为 2593 个。有 7 位医生有 100 例或更多病例（1835 例），占所有研究的 71%，包括 Lorenz（680 例）和 Hoffa（380 例）。治疗结果被归类为“理想”，即可以是完美的解剖恢复（四肢等长，骨盆前倾和摇摆步态消失，关节活动范围良好，X 线显示股骨头位于髋臼内）和 / 或功能良好（即使有一些临床 /X 线片上的异常）；“好或非常好”，指股骨头在解剖上部分对位，于髋臼上缘前方或后方的髋臼周围区域牢固地嵌入骨盆内，但髋关节功能得到改善（稳定、长距离行走能力和 Trendelenburg 跛行明显改善）；或“差”，指再脱位、复发、无任何改善，或发生瘫痪、骨折或更糟的并发症，或所有导致未能获得良好功能的情况。可以理解的是，正如 Stern 所说，他需要将许多论文中的数据放入某种可分类的格式中，这样数据中就会出现一些的不准确（约 1%）。然而，他指出，这些发现的总结与 Lorenz 的研究中报告的结果大致相同。在评估的 2593 个髋关节中，49% 的髋关节获得了“理想”的结果（解剖复位 1084 例，42% 加上功能良好的 187 例，7%）；结果“好或非常好”1036 例，40%；结果“差”314 例，占 12%。根据我们目前的理解水平，这些结果中的大多数会恶化，因为患者只被随访了 1~3 年，但鉴于几十年前髋关节脱位被认为是一种无法治愈的疾病，总体结果的改善是可期的。当仅以功能的好坏来划分时，2593 例髋中 89% 为好，结果“理想”的髋占 49%，其中 42% 获得解剖重建。

结果报告 Kirmisson of Paris 报道解剖复位结果良好的有 11/28，39%；单侧病例只有 2/18，11%；双侧病例结果良好[200]（见 Tubby）。Lorenz 在 1905 年报告了 572 例病例中 63% 的治愈率（见 Tubby）。在上述 Stern 的回顾中，他列出了 680 例 Lorenz 病例：401 例（59%）解剖恢复（良好，理想），251 例（37%）功能良好（位置改善但未完全复位），28 例（4%）结果差（再脱位，功能差）[205]。Hoffa 回顾了 1905 年的 315 例闭合复位病例，其中 250 例为单侧，65 例为双侧[206]。在单侧病例中，75 例完全解剖复位（30%），160 例前移（位置改善但未完全复位，64%），15 例再脱位（6%）。在功能上，100/160 例患者得到改善；结合完美的解剖复位，因此，185/250，75% 的患者功能恢复良好，25% 的患者治疗失败。双侧病例结果明显较差，只有 5/675，7.7% 完全 / 理想复位；32（49%）移位（部分复位）；10（15.4%）一侧良好，另一侧较差；18（27.7%）再次脱位。Bradford 在 1909 年更新了他的研究结果[207]。评估 1896 年至 1908 年的病例，共治疗 210 个髋关节。结果：闭合复位 79/154 例（51%），切开复位 27/56（48%）。因此，总治愈率为 106/210（50%）。当从 1896 年开始按年份对结果进行评估时，结果有了稳步的改善。Bradford 等的独立报告，在他治疗的病例中，2 种主要的治疗方法包括切开复位和闭合复位[195,207]。最早的开放手术，利用 Hoffa 技术，用刮匙加深髋臼，是无效的。他的小组注意到，当切开复位时，始终存在足以容纳股骨头的髋臼。随后使用 Lorenz 技术得到了很大的改进。保留髋关节区域的肌肉，松解关节囊，分离任何挛缩组织，然后在股骨头复位后修复关节囊。随着技术的发展，通过在髋关节周围松解特定的挛缩结构，如内收肌，修复扩大的关节囊，为复位的股骨头提供支撑，从而改善了复位，在某些情况下，需行股骨近端去旋截骨术来纠正股骨前倾角，尤其是当股骨前倾角大于等于 60° 时。许多病例采用 Paci-Lorenz 方法进行手法复位。人们认识到，在闭合复位的过程中，扭曲的关节囊会在复位的股骨头前方进入髋臼，这导致许多人进行了开放手术。不满意的病例的原因有由于前方的关节囊折叠股骨头复位不完全，持续的股骨前倾未得到纠正，以及髋臼缺损。他们认识到“为了成功治疗先天性髋关节脱位，复位后关节囊必须紧密贴合，而不是松散地环绕股骨头”。

Lorenz 随后指出，在 2~3 岁之间进行复位时，取得了最佳结果，他强调没有治疗那些 2 岁以下的儿童。他报告了 1057 个髋关节的治疗结果，其中 57% 的单侧病例和 53% 的双侧病例取得了良好的疗效 [208]。判断标准包括：合适形态的髋臼顶防止股骨头向上滑脱，关节活动自如，以及良好的肌肉功能。Lange 报道了 1904 年至 1925 年间的一系列研究，包括 2200 个复位的髋关节 [209]。结果显示：1904~1914 年间 22% 结果良好，1915~1925 年间 63.7% 结果良好。按照现在的标准，解剖愈合的定义有些模糊，但包括良好的功能，良好的关节活动性，X 线片显示无脱位、半脱位或股骨头颈部严重畸形。

Putti 发表了一篇 1899 年至 1927 年通过闭合复位治疗 523 例髋关节的报告 [210]。他将解剖和功能结果从 0 到 10 分进行细分。34% 的患者显示良好的解剖结果（Ⅸ或Ⅹ级），40% 的患者表现出良好的功能。后期结果也有改善，在后一组中，从 1921 年到 1927 年，37% 的双侧病例和 59% 的单侧病例获得良好的解剖结果（9 分和 10 分），而最高等级的功能结果见于 40% 的双侧病例和 68% 的单侧病例。Deutschlander 指出，当闭合复位不成功时，尤其是当复位有障碍时，如长的圆韧带或关节囊阻挡，切开复位的适应证变得更加清晰 [90]。当闭合复位失败时，许多外科医生继续采用切开复位。Galloway[211] 是北美最早赞成这种方法的人之一，而 Farrell 和 Howorth[109] 在 1935 年描述了他们科的 122 例病例。

强力复位加上石膏固定髋关节于极端体位可导致严重的缺血性坏死后遗症。易发生于 2 种固定体位：Lorenz 位（最大 90° 外展和 90° 屈曲）和 Lange 位，其特征是髋关节极度外展内旋。一旦通过闭合或切开的方法获得股骨头复位后，则应注意（ⅰ）实现结构和功能正常的髋关节需要股骨头的解剖复位，无关节囊或软组织嵌入，两块骨的结构形态正常以及（ⅱ）预防作为治疗并发症的股骨头缺血性坏死。

四、20 世纪中期结果概述

1. Leveuf

Leveuf 总结了闭合和开放复位先天性髋关节脱位的长期结果 [212,213]。他不断强调理解和证明潜在的病理解剖特征的重要性。

首先，闭合复位。Leveuf 对闭合复位后的结果进行了大量的回顾，分析了来自法国各大诊所的 602 例病例，并进行了 10~40 年的随访 [212]。他还广泛查阅了其他国家关于闭合复位的文献。他强调除评估功能结果外，评估解剖结果的重要性，并明确指出长期结果实际上取决于髋关节的解剖重建，因为儿童和青少年时期的功能结果几乎总是好的。他证实，随着时间的推移，许多原本被评为优良的结果随着关节炎的逐渐发展而变得较差。他的分析并没有将近期病例具有更好结果归因于技术的改进，而是指出早期不完美的解剖重建必然导致随后几十年的恶化。这一发现得到了几家诊所的结果的证实，在这些诊所里，同样的技术被同一个人使用了几十年。在一家诊所里，他指出，58% 的患者在 10 岁至 14 岁期间取得了良好的效果；从 15 岁到 20 岁，这一比例下降到 30%；从 21 岁到 32 岁，这一比例进一步下降到 22%。其他具有可比性的统计数据显示，良好结果从 10~27 岁的 48% 下降到 15~30 岁的 31%，到 15~40 岁的 25%。长期预后不取决于短期临床表现，而取决于影像学显示的解剖结构。只有在解剖学上取得好的和优秀的结果，才能产生良好的长期效果。在决定结果好坏方面起主要作用的不是复位技术，而是是否实现了解剖对位。在最年轻的年龄组中，长期良好结果的比例最高，单侧脱位的疗效优于双侧脱位。在评估一般和较差的结果时，他发现了 2 类情况。一组患者髋关节半脱位，股骨 – 髋臼对位不太理想；另一组，由于治疗，股骨头和髋臼的形状和结构发生了重大改变，这些发现被解释为继发于股骨头缺血性坏死。半脱位通过股骨颈 – 闭孔线（英国文献中的 Shenton 线）中断、颈干角增大、持续的股骨前倾和髋臼外侧缘的倾斜来记录。

其次，切开复位。切开复位治疗先天性髋关节脱位的结果比闭合复位约有 25% 的改善，但分析表明只有 40% 具有良好的长期效果 [213]。长期疗效不佳的原因是未能纠正外翻畸形和头颈部前倾。与闭合复位的结果相比，稍有改善的原因是切除了内翻的盂唇和关节囊组织。在某些情况下，这些嵌入组织的处理不完善仍然是一个问题。Leveuf 指出，从理论上讲，捷克斯洛伐克的 Zahradnicek 所采用的方法显著改善了结果，不仅切开复位并切除嵌入的软组织（盂唇和关节囊），还通过截骨术同时矫正外翻和股骨近端前倾畸形，于颈部基底切除一个梯形骨块，在后方去楔形截骨以矫正前倾，在内侧去楔形截骨以矫正外翻 [213,214]。这些步骤也导致了一定程度的缩短，从而易于复位。虽然这种方法的原理在现实中是很好的，但由于技术原因，在那个年代有一些死亡，所以存在许多问题。

最后，治疗方法总结。Leveuf 和 Bertrand 总结了治疗的方法，概括了许多至今仍有用的原则 [97,215]。治疗不应该像许多诊所那样严格划分为闭合或切开；最适合个体患者的治疗方法才是理想的。在确定闭合复位或手术干预是最理想的治疗方法之前，必须对髋关节发育不良的具体情况进行精确的解剖诊断。需考虑患者的年龄对预后起主要作用，因为畸形随着时间的推移而恶化，尤其是开始负重时，因为许多变化是继发性的，而不是原发性异常。由于许多患者是在开始行走后，即 18 个月到 2 岁之间发现的，因此确定脱位是否可复，创伤性复位后是否诱发一些改变，治疗后是否仍存在某些影响最终稳定性的畸形，如髋臼顶发育异常、外翻和股骨近端前倾，这一点很重要。对于小婴儿，往往能进行成功的闭合复位。然而，假性复位可能存在，并随着患者年龄的增长而增加，原因是盂唇或关节囊或两者都位嵌于股骨头和髋臼软骨之间。由于关节造影技术的发展，他们认为假复位应该被认识到，而不是被接受。第二种情况中，即使股骨头完全复位，复位后的循环系统问题会导致 AVN 和随后的生长异常。他们认识到，这些生长问题是继发于各种复位操作，因为这些改变并不存在于从未接受过任何治疗的成人髋脱位患者。然而，他们不接受这一点，因为发生 AVN 的病例很少见于非切开复位。第三种情况见于髋臼发育不良或股骨近端旋转畸形未得到纠正的病例中。

人们认识到早期治疗的价值。通过临床评估和放射学进行早期诊断是可能的，Hilgenreiner 髋臼指数是髋臼发育不良的一个特别敏感的早期指标[216,217]。关节造影的价值在于可显示阻挡复位的嵌入组织，影响治疗结果。他们指出，Putti 在外展和轻微屈曲时用夹板固定髋关节，治疗了 777 例早期发育不良患儿，对其中 478 例进行了回顾性分析，结果显示 92% 的患者取得了良好的效果。然而，即使在那个时候（1941 年），他们也认识到，这些髋关节中的许多会自发地矫正到正常范围。只有那些真正表现出脱位的髋关节才有需要接受治疗。

2. Gill

Farrell 和 Howorth Gill 在 1948 年发表了一篇关于 105 例先天性髋关节脱位的详细综述，这些脱位需要闭合或切开复位来治疗[218]。在接受闭合复位的 105 髋中，52 髋随后需切开复位以获得良好的复位。结果分为完美、优良、满意和失败。只有 25% 的脱位髋关节在闭合复位后能达到完美或优良，在出生后 3 年内，复位成功率可提高到 35%。另外 15% 的患者在若干年后变得满意，在第 3 年结束前接受治疗的增加到 20%。然而 60% 的首次复位是失败的，这其中有 45% 的复位是生后 3 年内进行的。随后的切开复位和股骨及髋臼手术是有价值的，但仅限于闭合复位失败的病例。Gill 还指出，治疗开始得越早效果越好。在 2 岁以下接受治疗的患者中，成功率和优良率为 36%，在第 3 年接受治疗的患者下降到 34%，在第 4 年接受治疗的患者下降到 21%，在 4 岁以上接受治疗的患者下降到 15%。Farrell 和 Howorth 回顾了 20 世纪前叶的 600 多个病例，报告了 42% 的“成功”闭合复位和 77% 的“成功”切开复位[109]。Howorth 描述了切开复位技术[101]。1950 年，据 Steindler 报告，他所在机构的“解剖学上完美的髋关节”率仅为 11%。他还记录了由于最初的治疗未能实现关节结构的解剖修复，治疗结果随着时间的推移逐渐恶化。114 髋复位后 1~5 年优良率 70.6%，一般 14.3%，差 15%；10~20 年，相应百分比分别为 52.6%、17.4% 和 30%。

3. 关节囊关节成形术

关节囊关节成形术是 20 世纪早期发展起来的一种手术方法，当简单的闭合或切开复位注定无效时，用于治疗年龄大于 3 岁的行走期患者的髋关节脱位。这项手术通过将股骨头置入一个重新制作的窝中，来恢复股骨长度并建立某种形式的头 – 髋关系。手术由 Colonna 经常实施和描述。他报告了从 1932 年（最初描述了 66 例手术）到 1965 年[221,222]手术的演变和结果。该手术最早由 Codivilla 于 1901 年[223]和 Hey Groves 于 1926 年[224]提出，最近由 Ganz 等人重新提出，应用于 10~30 岁需要进行髋关节重塑但又太年轻而无法进行全关节置换的患者[225]。Colonna 定义了包含 2 个阶段的治疗方法，用于那些由于年龄而导致广泛畸形需要切开复位的患者。只要股骨头形状接近正常，他将该方法应用于 3~8 岁年龄段的先天性髋关节脱位患儿。该方法亦适用于其他正常儿童。Trevor 也曾使用该方法治疗髋关节半脱位和严重髋臼发育不良。第一阶段是皮下内收肌肌腱切断术，然后进行皮肤或骨骼牵引，将股骨头拉至髋臼水平。第二阶段是关节囊成形术，包括：①清理髋臼内软组织，露出 Y 形软骨；②使用儿童髋关节扩孔钻制造一个深而光滑的髋臼窝；③缝合股骨头上方的关节囊；④打薄关节囊，直到关节囊覆盖的股骨头能够轻松地进入新的髋臼窝。如果股骨近端前倾角超过 60°，则进行第三阶段股骨去旋截骨术，通常在远端。髋人字形石膏绷带固定髋关节约 4 周，之后肢体保持平衡悬吊 4~6 周。如果可能的话，可以在游泳池或水浴中进行关节活动范围练习，以逐渐恢复运动，但要到关节成形术后 6 个月才能步行。滑膜位于关节囊内滋养股骨头软骨，而关节囊的外表面则通过与经软组织清理和打磨后出血的臼窝愈合而获得稳定。一些 Colonna 重建术后的髋关节 X 线片表现良好，但仍存在僵硬、股骨头缺血性坏死等问题。术后长期住院治疗、严密的监护和物理治疗通常产生了良好的生物学和临床效果，但是，除了 Ganz 等人极少的改良和应用外，当前并无人采用。虽然有许多好的结果被报道，其并发症包括关节僵硬、缺血性坏死（旧文献中的骨骺炎）、再脱位和需要翻修。在适当注意细节的情况下，该方法提供了 15~20 年的功能显著的髋关节。在 20 世纪上半叶，甚至到 20 世纪 60 年代，基础手术及改良手术被广泛应用。Codivilla 最初的描述该方法是在 1901 年 [222]，后由英国的 Hey Groves（1926 年）和美国的 Colonna（1932 年）进行改良 [220]。Bertrand 于 1955 年报告了 70 例病例 [226]，Laurent 报告了 102 例（1964）[227]，Trevor 报告了 61 例（1968）[113]，以及 Dega 等报告了 172 例 [228]。股骨缩短和去旋截骨术被越来越多地应用，以减少术前牵引的需要，使股骨头达到髋臼水平，并纠正股骨近端前倾。在 4 个独立的研究中，70% 的结果良好 [226,228]，70% 满意 [113]，56% 良好 [227]。随后的更长随访的论文报道了相似的结果分布：Chung 等共随访了 63 髋，结果显示优秀（8 髋）、良好（23 髋）、优良共 31 髋；尚可（19 髋）、差（6 髋）、较差共 25 髋，术后 20~25 年出现退行性改变和疼痛 [229]；Pozo 等，50 髋，70% 在平均 20 年随访中表现良好 [230]；Stans 和 Coleman，22 髋，Harris 髋关节评分平均为 82（52~98），平均随访 16 年 [231]。这种手术的持续使用表明了骨科界在治疗 3~12 岁年龄段髋关节脱位方面所面临的问题的严重性。但取得了许多良好的影像结果和功能结果。

甚至在 13~25 岁年龄段的人群中，为了推迟全关节置换术，经过一些改良后偶尔得以应用。Ganz 等详细介绍了关节囊关节成形术的技术，包括通过远端大转子转位，股骨颈部分或全部延长、股骨短缩 / 去旋截骨术、臼顶扩大术、股骨头缩小术和髋关节脱位血管保护术式的使用 [225]。平均随访 7.5 年，Harris 髋关节评分平均为 84（78~94）。

第十节　先天性髋关节脱位的早期诊断和治疗

Roser[65] 早在 1879 年就强调了早期诊断和早期治疗的价值，但几十年来，骨科和外科界对他的观点几乎没有什么有意义的回应。

一、Hilgenreiner

Hilgenreiner 在 1925 年回顾了先天性髋关节脱位的治疗方法，主要集中在治疗时机上，大多数患者在开始治疗时只有几岁 [216]。由于新生儿期便可确诊，他认为对小婴儿进行治疗虽然困难，但是可取的。他指出："随着早期诊断方法的发展，一方面可以很早地认识髋关节疾病，另一方面随着固定夹板的发展，先天性髋关节脱位的早期治疗已经没有什么能阻止的了。”他总结到，先天性髋关节脱位一经发现就可以得到治疗，而且复位越早，复位方法越简单，婴儿不需要麻醉就可以完成。良好的疗效主要取决于髋臼和股骨头的发育，早期治疗可避免远期并发症。外展夹板最适合于复位后的婴儿，即使需要早期手术，与髋关节长期脱位所带来的并发症相比也是可取的。

在治疗结束时疗效似乎很好，但往往在生长后期发生退变。他对缺血性坏死的认识日益加强，尤其是2~3岁以上的患者进行强力复位是导致AVN的原因。他指出："解除对治疗的年龄限制应十分重要。"许多人甚至一直等到三四岁才确诊，Hilgenreiner指出："这种态度很难理解，因为从一开始这个病变就很明显，类似于外伤性脱位。病变不能通过等待而改善，延迟也不是无害的。髋臼和股骨头失去接触会对关节囊、圆韧带和关节周围肌肉及骨的形态造成影响，使复位困难，影响髋关节功能。"Hilgenreiner回顾了几位作者的文章，他们试图推崇尽可能早的治疗时机。Hilgenreiner在1908年引用了Bade的话："如果每个医生都仔细检查新生儿的髋关节，如果他有一点疑问，请咨询骨科医生或进行X线片检查以明确问题，那么许多先天性跛行的病例很可能不会发展，甚至在婴儿期前就能避免其进展。" Walther、Joachinsthal和Loeffler还得出结论，那些早期接受治疗的人，尤其是在开始走路之前，效果最好[216]。Vulpius和Engelmann也建议治疗应该在确诊时开始，最好在开始行走之前进行[216]。

Hilgenreiner指出，即使在没有麻醉的情况下，在生命的最初几个月，复位相对容易。他对典型复位时的"弹响"作了描述。腹股沟、内收肌和臀纹不对称提示脱位，但他也强调婴儿臀纹"即使在髋关节正常的情况下"也可能有很大差异。他还描述了在髋关节脱位的早期几个月，甚至在股骨头次级骨化中心形成之前，髋关节X线片的细微变化。尤其是臼顶倾斜程度的变化，由髋臼的角度决定（图1.6）。他定义了髋臼角，并认为正常婴儿的髋臼角通常小于20°。他描述了"Y"线，后来被称为hilgenereiner的线：画一条水平线连接两个Y形软骨。确定髋臼角，即骨性髋臼与上述水平线形成的夹角。出生1年后，股骨头的二次骨化中心位于水平线下方，骨性髋臼外缘至水平线的垂线的内侧，由Perkins和Ombredanne描述。他发明了一种夹板，可以在外展位固定髋部，比石膏绷带要简单得多。

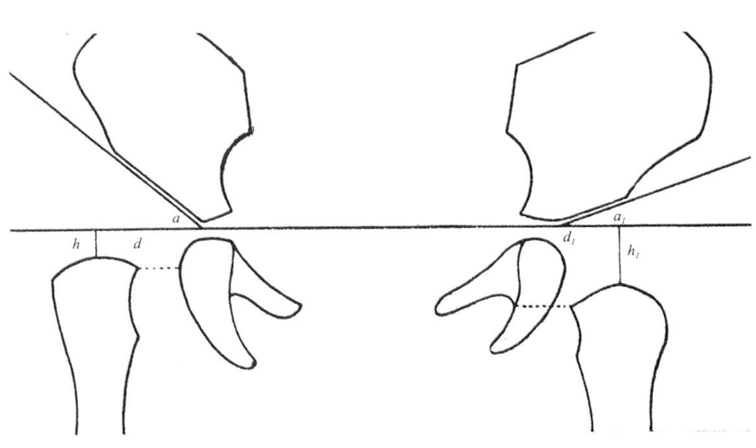

图1.6 Hilgenreiner经典著作中描绘发育异常髋关节的影像学变化［在发育不良侧（左侧）髋臼指数（a）增加，H（h）距离减小。Hilgenreiner描述的连接Y形软骨的横线现在由他的名字命名[216]］

二、Putti

有文献报道早在4个月大时就开始治疗[172,210,232]。尽管19世纪末以来，外科医生们偶尔会建议对先天性髋关节脱位进行早期治疗，即生后的第 1 年，意大利外科医生 Putti（及 Hilgenreiner）的经验和影响为这一理念奠定了坚实的基础。大龄患者的闭合复位效果虽有一定改善，但仍有许多不良的结果。他建议，要遵循的方法是“降低年龄限制”。当时，治疗的最早年龄被认为是 2 岁，尽管 Putti 认为没有理论或实际理由禁止在这个年龄之前开始治疗。在生命的最初几个月开始治疗时，他能够在没有麻醉的情况下轻柔地外展髋关节，这样股骨头就可以复位到髋臼中。治疗需要保持这个姿势几个月，以确保永久性复位。他为此设计了一个外展缓冲垫。平均治疗时间为 8~12 个月。在没有麻醉和手法整复的情况下无骨软骨炎（缺血性坏死）发生，在这个意义上，该治疗方法被认为是理想的。由于避免了髋关节石膏固定，肌肉萎缩和关节僵硬也明显减少。他总结说，提高治疗效果的最好方法是降低开始治疗的年龄限制。长期研究表明，如果髋关节不完全复位，结果总是不理想，“除了完美的解剖复位外，不会出现完全或永久性的功能恢复”。患者年龄越小，复位越容易，软组织嵌入的可能性越小。他清楚地阐明了一个原则，即必须“废除”年龄限制，并在观察到畸形的那一刻开始治疗，即使是在出生当天。他甚至发表了一个激进的声明，让每一个新生儿接受例行的臀部 X 线片检查。在生命的第 1 年，他能够有效地治疗大量的患者；在一个系列随访研究中，患儿平均年龄为 4 个月。采用外展方法治疗 34~16 个月（平均 4 个月）患儿 119 例，113 例完全治愈。

三、Ortolani

意大利的 Ortolani 进一步强调了先天性髋关节发育不良的早期诊断和早期治疗的意义。他强调新生儿髋关节查体的价值，因为他认为先天性发育不良是在子宫内发生的，并且在出生时就存在。临床上可通过“咔嗒”征诊断髋关节不稳定，股骨头内收脱位，外展手法复位。这一征象后来被广泛地称为 Ortolani 征，并被 Ortolani 和其他人认为是 2 个月内的患儿所能检查到的最典型的征象。在轻度至中度髋关节发育不良的病例中，该征最为明显。那些严重的髋关节发育不良的患者通常不能复位，不能检测到咔嗒声。然而，Ortolani 认为绝大多数先天性髋关节发育不良的病例都是轻到中度的，因此在生命的早期就可以发现。

四、Von Rosen 和 Barlow

1962 年 Von Rosen[234] 和 Barlow[158] 分别发表的报告强调了包括所有新生儿在内的常规新生儿髋关节查体在检测髋关节不稳方面的价值，并允许对不稳定的患者进行密切观察和适当的早期治疗。很快人们就接受了髋关节查体作为新生儿评估的一个常规部分是有价值的，这种方法可以最大限度地减少髋关节发育不良的远期发现。Barlow 强调，最重要的是根据临床操作确定可移位 / 可复位的髋关节。外展受限对新生儿来说没有价值，因为其代表远期的继发改变。大腿褶皱不对称也没有特别的价值，因为只有不到一半的脱位髋关节有不对称的褶皱，而且绝大多数有不对称褶皱的儿童的髋部是正常的。

五、新生儿髋关节检查的广泛应用

许多外科医生已经认识到，在新生儿时期可以发现先天性髋关节不稳，早期检查和治疗髋关节脱位几乎肯定会改善结果，并能减少髋关节继发的适应性变化。然而，直到 20 世纪 50 年代，广泛的新生儿检查才被研究和采用为普遍做法。瑞典和英国的大型医疗中心在这方面做得很突出。对于早期诊断的患儿行简单的髋关节外展夹板固定治疗数周后，大多数病例获得治愈。Howorth 在 1977 年的一份报告中总结了 1950 年至 1975 年的几项研究，显示 155255 例髋关节中有 2010 例不稳定 [102]。目前，髋关节检查被广泛接受，特别是检查稳定性，应作为新生儿科常规检查的一部分。流程性问题包括临床检查是否应由骨科医生进行，是否应定期对所有儿童进行超声检查，或仅在临床检查有问题的情况下进行超声检查。平片没有足够的分辨率来有效诊断婴儿期的髋关节发育不良。因为该时期股骨近端二次骨化中心尚未形成，髋臼指数变化较大，该方法不能动态观察。偶尔也会出现即使经过仔细的临床检查，髋关节脱位仍被漏诊的情况 [235]。Mitchell 报告了 4 例行走后才被诊断的髋关节脱位，在 1962 年至 1968 年间，共有 31961 例新生儿接受常规检查，这 4 例要么没有被检查，要么没有被检查出来。早期髋关节不稳定或脱位的筛出率为 100/260 或 0.7%。

第十一节　DDH 闭合复位疗效的评估

一、影像学分类（Severin）

Severin 开发了一种临床影像学分类方法，大大增强了对长期结果的评估 [44]。在不能实现完美的解剖复位时，他将儿童时期的治疗效果与成人中晚期骨关节炎的易感因素联系起来。他是最早对 CDH 闭合复位治疗的结果进行详细研究的学者之一，并开发了一个基于 X 线表现的分类系统，该系统在很大程度上依赖于 Wiberg 的 CE（中心–边缘）角的测定（图 1.7）。他最终回顾了先天性髋关节脱位患者 330 例，448 髋。大多数患者都是在 20 世纪 20 年代和 30 年代接受治疗的，当时的最佳治疗时间被认为是 2~3.5 岁之间，即使在更早时已被诊断。作为研究的前期准备，他对 Wiberg 的 CE 角度进行了研究，特别强调 6~13 岁之间的测量值，与 Wiberg 评估的 20~35 岁男性和女性的研究进行比较。

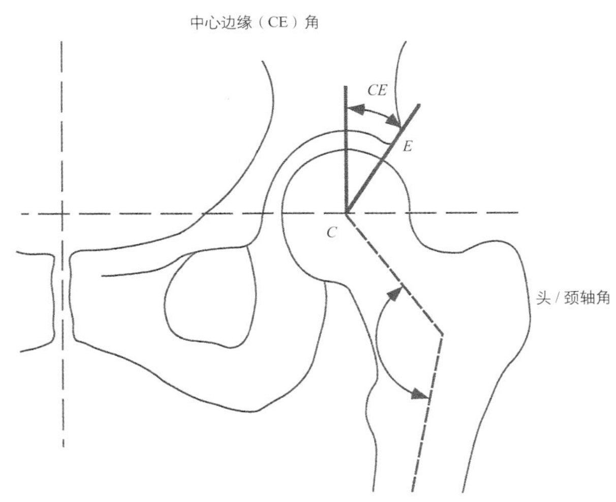

图 1.7　Wiberg 的中心–边缘（CE）角的测量在评估 CDH-DDH 的治疗结果时具有重要作用（它对青少年和成年人的评估最有价值，但亦可用于年龄 6 岁时）

二、CE 角的测量

Severin 对 CE 角的测量定义如下：“画一条线连接股骨头中心和髋臼外侧边缘，另一条线穿过股骨头中心与身体纵轴平行（与 Hilgenreiner 的‘Y’线垂直），则这两条线会形成一个夹角，称为 CE 角。”在正常髋关节，CE 角是正的，但随着髋臼顶发育不良，股骨头向上和向外移位，或其他一些畸形，头部的中心会向髋臼顶的外侧边缘移动，甚至可能超出髋臼顶的外侧边缘，CE 角减小；当股骨头中心外移超出臼顶骨性边缘时，CE 角变为负值。Wiberg 的研究综合了来自男性和女性的数据，并评估了年龄在 20~35 岁之间的值。他将该年龄组小于 20° 的角度定义为异常，20°~25° 为不确定，大于 25° 为正常。Severin 在 6 岁至 17 岁之间对 100 名受试者进行了 200 个正常髋部的研究，其中女性 52 名，男性 48 名。14~17 岁儿童的数值与 20~35 岁成人的 Wiberg 值相似，因此 Wiberg 的 CE 角标准适用于 14 岁（包括 14 岁）。发育中髋关节的正常值由 6~13 岁的人（136）表示；小于 15° 的 CE 角是异常的，15°~19° 为不确定，大于 20° 为正常。

总之，CE 值大于 20° 对于 6~13 岁的人是正常的，大于 25° 的值对于 14 岁及以上的人是正常的。13 岁及以下的异常值为小于 15°，14 岁及以上的异常值为小于 20°。其他人群的 CE 值也进行了评估。Skirving 比较了白种人和非洲人的 X 线片，两组的数值分布相似 [236]。这有点出乎意料，因为骨性关节炎在非洲人口中很少见。中国人群的数据也有记录 [237]。

三、长期结果影像学评估的 Severin 分类

Severin 对 330 名患者进行了一项长期研究，包括 448 个髋关节，这些患者接受了闭合复位治疗，治疗结束时被治疗医生认为是“初步成功的结果” [44]。他的系列随访包括 306 名患者，417 髋。其中女性 266 人，男性 40 人，女性与男性的比例为 6.7：1。他把最终结果分为 6 组。由于关节的继发性改变，随着年龄的增长，功能结果趋于恶化。他指出：“只有解剖治愈的病例才能免于将来的麻烦。”第一组的患者被认为是正常的，但即使在这里他也指出，“总有一些表现可以区分患有 CDH 的髋关节和正常的髋关节，尽管有些表现十分轻微，患者仍然被认为是正常的。”

① Ⅰ 组。解剖上髋关节发育良好，股骨头球形，CE 角正常，Ⅰ 组分为 Ⅰa 组和 Ⅰb 组：Ⅰa 组，6~13 岁 CE 角大于 19°，14 岁及以上 CE 角大于 25°；Ⅰb 组 6~13 岁 CE 角 15°~19°，14 岁及以上 CE 角 20°~25°。② Ⅱ 组。髋关节异常，股骨头、颈或髋臼中度畸形，但关节结构正常，该组分为 Ⅱa，CE 值正常和 Ⅱb，CE 值为不确定。③ Ⅲ 组。髋关节发育不良，髋臼顶发育不良，但无半脱位，6~13 岁儿童的 CE 角小于 15°，14 岁及以上儿童的 CE 角小于 20°。④ Ⅳ 组。半脱位，股骨头相对于髋臼向外上方移位，Shenton 线不连续，髋关节半脱位。髋臼或多或少发育不良，股骨头常变形，Ⅳ 组可再细分为 Ⅳa（即 CE 角仍为正或等于 0° 的轻度半脱位）和 Ⅳb（即 CE 角为负值的重度半脱位，要被认定为半脱位，髋臼必须是原髋臼的直接延续）。⑤ Ⅴ 组。股骨头与原髋臼顶边缘继发的假臼形成关节。假臼与原始关节

腔分离，并不是原髋臼延续，而是一种重塑现象。⑥Ⅵ组。股骨头完全再脱位。

除Ⅰ组外，其余各组均有股骨头颈畸形，Ⅱ、Ⅲ组畸形程度较轻，Ⅳ～Ⅵ组畸形程度较重，一般伴有颈部缩短和增宽。

在417个髋关节的长期研究中，将它们分为Ⅰ～Ⅵ组，评估的结果如下：Ⅰ组（发育良好的髋关节），4.6%；Ⅱ组（虽然关节发育良好，但股骨头、颈或髋臼中度畸形），7.7%；Ⅲ组（发育不良，无半脱位），8.6%；Ⅳ组（半脱位），47%（其中Ⅳa组轻度半脱位占17.7%，Ⅳb组严重半脱位占29.3%）；Ⅴ组（股骨头与继发假臼形成关节），13.9%；Ⅵ组（再脱位），18.2%。单侧患者预后好于双侧，髋关节复位越晚，股骨头、颈畸形越多。如果早期复位，在当时指的是1岁之前，整体的远期结果最好。股骨头和股骨颈畸形始终是同时出现的。

第十二节　CDH和DDH现代治疗方法的发展

一、早期髋关节复位和稳定："功能性"方法

1. Pavlik吊带

在过去的几十年中，新生儿期的早期诊断和闭合复位治疗已成为首选的治疗方法。应用Pavlik吊带作为最初的治疗，现已被广泛接受，可以在出生后最初几周至几个月内实现髋关节复位和稳定[238]。这种方法被称为"功能性的方法"，这个概念的英文翻译起源于欧洲的文献。指在屈曲大于90°和外展约45°~60°的位置，允许髋关节主动活动。在这一限制范围（由吊带控制）内，这容易导致髋关节无须外力复位以及仅基于定位和维持复位的位置，允许髋关节区域的软组织和骨骼生长或发育成熟至正常稳定的形态。因此，它对髋关节发育不良的治疗更符合生理规律。且与髋人字形石膏固定相比，允许髋关节在小范围内活动比对髋关节刚性固定更符合生理学，对患儿的管理也更容易。20世纪40年代初，捷克斯洛伐克的Arnold Pavlik开始使用吊带治疗髋关节脱位，据报道复位成功率达85%。他报道了1912个髋关节，包括640个发育不良，640个半脱位，632个全脱位。他认为早期治疗最好不迟于8~9周开始。在几个系列研究中，成功率报道从80%到97%不等。一般来说，结合更大范围的一系列研究，报告的总成功率约为95%，对发育不良（新生儿不稳定）的有效率为99%，Barlow征阳性髋的有效率为98%，Ortolani征阳性髋的有效率为83%，在固定脱位的髋关节，有效率降至约60%。在对2636例年龄小于11个月患儿的3611例脱位/发育不良的髋关节进行回顾性研究时发现，愈合率取决于治疗起始年龄以及基于X线Tönnis分型和Graf超声分型的移位程度。初始治疗年龄平均为4.1个月（2天至11个月）[153]。以Tönnis标准定义Ⅰ～Ⅳ级，分级越低结果越好。平均随访4.5年（1~9年）的治愈率分别为Tönnis Ⅰ级（髋关节发育不良）95.4%，Ⅱ级92.3%，Ⅲ级52%。80%脱位的髋关节能恢复正常（很少有Ⅳ级髋关节使用该吊带进行治疗）。作者得出结论，从新生儿期到6~7个月龄，Pavlik吊带可推荐作

为首选的治疗方法。AVN 发生率为 2.4%（Tönnis Ⅱ ~ Ⅳ的患者发生率较高）。

在许多国家仍有类似结论的报告。虽然DDH广泛的纳入并未统一，但是其结果取决于诊断时的年龄，治疗开始时髋关节发育不良的严重程度影响治疗的效果。股骨头位于轻度发育不良的髋臼内的髋关节结果最好，在初始完全脱位不能复位的髋关节结果最差。并不是所有的报告都能完整描述每个接受治疗的髋关节的初始状态。最近对 218 项研究（其中 62 项符合更严格的标准）进行了系统回顾发现，“在长期随访中使用（Pavlik）吊带可获得满意的临床和放射学结果”，尽管有一些复位治疗失败和股骨头缺血性坏死的报道[239]。作者强烈建议将超声与该方法结合使用。Lerman 等评估了对 137 髋使用 Pavlik 吊带治疗 DDH 的结果，其中 19%（26/137）治疗失败，81% 治疗有效。6 名最初无法复位且超声覆盖率＜ 20% 的患者经吊带治疗均失败[240]。Kitoh 等人评估了对 221 髋使用 Pavlik 吊带治疗 DDH 的结果，复位率为 82%（181/221）[241]。双侧病例的结果较差，这些病例的“*a*”值小（定义为骨盆正位片上从干骺端中点到 Hilgenreiner 线的距离，单位为 mm），伴有内收挛缩即屈髋 90° 时外展小于 60°。White 等人研究了 115 个可复性的 Ortolani 征阳性的脱位髋关节，初始治疗年龄小于 6 个月，其中 63%（72/115）成功复位[242]。股骨头的位置位于盂唇以下与治疗成功的结果密切相关，而股骨头位于唇上方和外侧时治疗的效果较差。Novais 等人研究了 215 个髋关节，平均治疗年龄为 30 d（4~155 d）[243]。77 髋发育不良但稳定，60 髋 Barlow 征阳性，78 髋 Ortolani 征阳性。经 Pavlik 吊带治疗，发育不良的髋成功率和失败率分别为 92% 和 8%，Barlow 征阳性的髋为 95% 和 5%，Ortolani 征阳性的髋为 73% 和 27%。髋关节外展活动小的 Graf Ⅳ型的男婴治疗效果最差。Omeroglu 等研究了经 Pavlik 吊带治疗的 181 髋，年龄从出生到 6 月龄[244]。Graf Ⅱ a 型及更严重的髋关节治疗成功率为 72%（130/181）。起始治疗年龄越小的患者比大的患者效果更好。治疗成功组的平均年龄为 97 d（± 38），治疗失败组的平均年龄为 135 d（± 37）。小于 3 个月龄组的成功率最高（93%，37/40），大于 5 个月龄组的成功率最低（37%，9/24）。Graf Ⅱ a 型髋关节的成功率最高（93%，27/29），而 Graf Ⅲ / Ⅳ型髋关节的成功率最低（分别为 26%，5/19 和 50%，2/4）。同样，初始 α 角较高组（53° ± 6°）比 α 角较低组（47° ± 7°）治疗效果更好。4 个月龄前治疗为佳。Vadillo 等观察了一组平均年龄 16.7 d 的 Ortolani 征阳性的 DDH 患者，对其经 Pavlik 吊带治疗的效果进行了评估[245]。其计数为患者，而不是髋关节数。吊带治疗的成功率为 31/39（79.5%），失败率为 8/39（20.5%）[246]。吊带治疗后 18 髋未复位：占全脱位数的 15.2%，占整个系列的 3.3%。经治髋关节中，AVN 出现率为 1%。Wada 等在 1994 年和 2008 年对两组日本患者的大型队列进行了总结[247]。两个时期的结果相似。在所有机构的多数中心的患者中，初始治疗年龄从 3.5 个月到 4.8 个月不等，均大于 3 个月且年龄偏小，仅包括完全脱位的患者（相当于 Tönnis Ⅲ级和Ⅳ级）。第一组（1994 年）中，80.2%（1990/2481）脱位的髋关节经 Pavlik 吊带治疗后复位，第二组（2008 年）复位率是 81.9%（1248/1523）。AVN 发生率分别为 14.3%（119/835，1994 年）和 11.5%（76/663，2008 年）。在 2008 年的研究中，AVN 分级（Kalamchi 和 MacEwen 分级）的比例分别为Ⅰ34.8%、Ⅱ 29%、Ⅲ 15.9% 和Ⅳ 20.3%。骨骼成熟时，总的 Severin Ⅰ级和Ⅱ级的比例分别为 72%（604/835，1994 年）和 77.7%（488/628, 2008 年）。

在另一项日本研究中，Nakamura 等评估了 130 例经 Pavlik 吊带治疗的完全脱位的髋关节，平均年龄 4.8 个月（范围 1~12 个月），随访至少 14 年[248]。83.1% 的患者仅需进行吊带治疗，16.9% 的患者需要手术治疗。130 例中 AVN 发生率为 12.3%。平均 16 年后，Severin Ⅰ / Ⅱ级的比例是 91.5%。在荷兰的一项针对更多患者的研究中，对平均年龄为 4 个月（1~6.9）患者进行 Pavlik 吊带治疗，Graf Ⅲ型的疗效尚可，但 Graf Ⅳ型的疗效较差[249]。经吊带治疗的 62 个髋关节中，Ⅲ型成功率为 73.8%（31/42），Ⅳ型为 30%（6/20）。10 例出现 AVN。而 Peled 等报道了 Pavlik 方法在治疗 Graf Ⅱ型和Ⅳ型髋关节获得的结果更好[250]。他们报道了 78 例患者，包括 65 例Ⅲ型和 13 例Ⅳ型。Ⅲ型患者复位率 88.5%（46/65），Ⅳ型患者复位率 61.5%（8/13），均未出现 AVN。治疗起始年龄较前述研究的组要年幼，为 4~6 周龄，吊带治疗平均 14 周。

2. 使用 Pavlik 吊带导致不良结果的因素

上述部分中提及的研究结果有很大的相似性。起初治疗时的 DDH 仅为髋关节发育不良或 Barlow 试验阳性（易手法复位），经 Pavlik 吊带治疗后几乎获得正常的髋关节（95% 以上）。而 Ortolani 阳性、完全脱臼的髋，治疗成功率降低到 80%（达 75%~85% 良或优）。随着进一步分类发现以下情况治疗效果更差：患者为男性，双侧发病且 Graf Ⅳ型或 Tönnis Ⅳ分级，4 个月或更大月龄时开始治疗（开始治疗的年龄越大，单独使用 Pavlik 吊带治愈髋关节的可能性越小），髋臼指数大于或等于 36°，超声提示股骨头的覆盖较差，"a" 值（Yamamura）小于 7 mm[251]。这些趋势也在一组 31 髋的患者中得到证实，这些 DDH 为 Graf Ⅱ c 及以上，起始治疗年龄为 4~20 周[252]。Graf Ⅱ c 型、Ⅱ d 型或Ⅲ型患儿的疗效优于Ⅳ型，起始治疗 7 周龄以内的患儿结果优于 7 周龄以上的，双侧受累的成功率低于单侧的。

3. Tübingen 屈髋支具

自 20 世纪 80 年代末开始，Tübingen 屈髋支具主要在德国、奥地利和瑞士使用。它是由 Bernau 设计的，通过功能生理性的方法治疗出生后早期几周的 DDH 患儿[253,254]。支具使髋关节屈曲略大于 90°，外展保持在 40°~50° 范围内，限制髋关节内收，并允许膝关节和踝关节正常活动。得到的治疗效果与 Pavlik 吊带几乎一致。该支具能把髋关节有效地固定在所谓的"人类位"（Salter）或"蹲位"（Fettweis），使股骨头维持在髋臼内的同时还能在安全范围内进行一些主动活动。通过限制髋关节外展，AVN 的风险进一步降低。一项对 1987 年至 2000 年患者的研究发现，使用 Tübingen 支具治疗后没有出现 AVN[254]。近期的研究证实其治疗效果仍保持良好。1997 年至 2012 年在意大利，在经 Tübingen 支具治疗的 544 个发育不良的髋关节中，发育不良的、不稳定的或脱位的共计 482 个（90.44%）髋关节治愈为 Graf Ⅰ型髋关节且 α 角＞ 64°，仅有 3 髋出现并发症（0.55%）[255]。治疗起始时间平均为 39 d，全天支具治疗平均 3.8 个月。一些小样本的报告显示：在 Graf Ⅱ b 型及以上的 60 髋中，治愈 56 髋（93.3%）[256]，50 例发育不良且不稳定的和全脱位髋关节治愈达（即 α 角＞ 64°）49 髋（98%）[257]。上述报道的平均起始时间和治疗时间分别为 18 周（14~25）/17 周（14~20）和 3.5 d（1~8）/52 d（21~87）。

4. 6~24 月龄的 Pavlik 吊带治疗

Pollet 等人研究了在 6~24 个月晚期诊断的 DDH 患者经 Pavlik 吊带治疗的效果[258]。26 髋在平均 9

月龄（6~23）时用 Pavlik 吊带治疗。成功率为 46%（12/26）。成功病例均为 Graf Ⅲ型患者；Graf Ⅳ型髋关节无一例成功复位。另一项研究报道了一组平均 6 月龄（5~12）经 Pavlik 吊带治疗的效果[259]。Pavlik 吊带成功复位 67%（20/31）。年龄越小、Tönnis 分级越低越容易取得更好的效果。17 个（81%）Tönnis Ⅱ级的髋关节复位成功，仅 2 个 Tönnis Ⅲ级和Ⅳ级的髋关节用此方法复位成功。

5. 6~18 月龄及以上使用 Hoffmann-Daimler“功能性方法”复位髋关节

尤其是在北美骨科界，对大年龄组的 DDH 努力推广使用闭合性功能性的治疗方法这一观点尚未得到广泛认可，但欧洲的一些中心已经对其进行了发展和改进。德国海德堡的 Hoffmann Daimler 开发了这种方法，并沿着生物力学和组织病理学的思路解释了原理[260–262]。该治疗主要用于 6 月龄至 4.5 岁的年龄段。一个主要的问题是发现 AVN 的概率相对较高。Papadimitriou 等近期改良了该技术并报道了良好的结果[263]。他们报道了 65 名患者的 95 髋，平均年龄 16 个月（6 个月至 3 岁 10 个月）。这些患者仅患 DDH，没有其他全身性疾病（如神经肌肉发育不良、骨骼发育不良），也没有前期手术治疗。H-D 法包括两个阶段。在第一阶段或复位阶段（A 阶段），先用一个吊带维持髋关节完全屈曲，直到在 X 线片上出现同心圆复位的证据。后侧牵引带曾经使髋关节充分外展。为了最大限度地减少 AVN，近期改良为髋关节仅屈曲至 120°，且不再用后侧牵引带强行外展髋关节。平均复位时间为 47 d（15~150）。在髋关节迅速复位的情况下（例如，15 d），患儿再固定 6 周人字石膏以促进周围松弛的软组织收紧，然后进入第二阶段。肩和胸部的吊带组件类似于 Pavlik 吊带，宽的大腿吊带保持髋关节屈曲，膝关节和足可自由活动。

第二阶段或髋臼重塑阶段（B 阶段）旨在维持复位，此阶段髋臼重塑至正常深度和角度的程度与已正常复位的股骨头有关。在原先的方法中，通过使用外展支具，维持髋关节屈曲、外展均 90° 达 1 个月的时间。在目前的改良方案中，仅维持外展在舒适的位置，但仍要维持到在 X 线片上看到髋臼完全重塑为止。之后在孩子戴支具继续行走的过程中，髋关节外展逐渐减小到 45°。B 阶段平均 13 个月（3~30）。

Papadimitriou 等注意到有 6.3% 的 AVN 发生率（6/95），无再脱位。随访平均 11.5 年（6~29 年）。髋臼指数由治疗前的平均 40° ± 7.4° 下降到治疗结束时的 24° ± 5.7°。结果满意率为 93%（Severin Ⅰ 67，Severin Ⅱ 21），不满意占 7%（Severin Ⅲ 6，Severin Ⅳ 1），无Ⅴ或Ⅵ级。治疗前有 45 髋（47%）Tönnis Ⅱ级，23 髋（24%）Tönnis Ⅲ级，27 髋（28%）Tönnis Ⅳ级。未出现股神经麻痹。这些发现对于那些仍然特别关注是选择闭合还是切开复位问题的人来说是很有意义的。

6. DDH“功能性”治疗的作用机制

Mubarak 和 Bialik [264] 以及 Bialik[265,266] 已经很好地概述了 Pavlik 吊带的作用机制以及它逐渐被广泛接受的历史。Pavlik 认为活动是治疗先天性髋关节发育不良的主要必要条件。这与他称之为“被动机械性”治疗方式的刚性固定技术形成了鲜明对比。Pavlik 写道：“这种方法的原理是用马镫使孩子的下肢维持屈髋屈膝。众所周知，儿童和成人都不能保持下肢屈曲内收。这是非生理性的；肌肉很快就会疲劳，四肢会外展。这正是髋关节治疗发育不良、半脱位和脱位所需要的。”而且“屈曲、外展和内收动作必须是自由的！因为髋关节是运动的器官，发育不良的髋关节需要通过运动来恢复”。

7. 功能性吊带治疗的治疗时间和随访持续时间

Bin 等提出了一个重要的问题，即在新生儿中使用吊带治疗的持续时间[267]。他们质疑是否仅需要矫正不稳定就足够了，因为残余的髋臼发育不良会在几个月内自行纠正；还是需要在达到稳定后继续治疗，以保护和巩固髋臼的正常生长。在 42 个异常髋关节中，他们采用了前一种方法，从出生后第 5 d 起针对髋关节不稳定平均只治疗 34 d。随后平均随访 6.7 年（5~14），髋臼角平均为 20°（12°~30°），CE 角平均为 30°（22°~35°），所有髋 Severin 评级均为 1a。而 Gans 等人认为外展支具有助于处理参与髋臼发育不良[268]。他们评估了经早期治疗后在 6 月龄时仍有残余髋臼发育不良的患者；针对 70 个髋臼指数＞ 30° 的髋，39 个髋没有佩戴支具，31 个髋在夜间使用外展支具治疗 6 个月。支具组的髋臼指数平均提高了 5.3°，而观察组（无支具组）的髋臼指数仅提高了 1.1°。建议间断佩戴外展支具以促进髋臼重建。Sarkissian 等做了一项研究并认为需要进一步评估[269]。他们继续对 115 例 DDH 患儿进行连续随访，这些患儿在接受早期 Pavlik 吊带治疗平均（3.1 ± 1.1）个月后髋关节恢复正常，经彩超评估无髋臼发育不良、无髋关节不稳的表现。在 6 月龄和 12 月龄时分别都进行正位片拍摄；在 6 个月时，17% 的婴儿有髋臼发育不良的影像学表现，在没有再治疗的婴儿中（n = 106）发现 33% 的婴儿在 12.5 个月时有发育不良。他们建议在看似经过完全矫正后，在 3~4 月龄时根据临床和超声标准继续进行放射影像学检查。

8. 功能性吊带治疗中肌肉的作用

对于 Pavlik 吊带和 Hoffmann-Daimler 的“功能性”方法而言，一旦给髋关节提供并保持合适的屈曲和外展，肌肉的收缩有助于将股骨头重新牵向髋臼。Ardila 等对 Pavlik 吊带[270] 以及 Papadimitriou 等对 Hoffmann-Daimler 方法[263] 中肌肉对复位的作用进行了讨论。肌肉的过度反应被认为不是导致半脱位或脱位的髋发育不良的原因，但这会影响复位和治疗。Ardila 等最近做了一个详细的三维计算机模型研究，模拟髋关节复位的动力学特点 。他们确定五块内收髋关节的肌肉作为 DDH 预后的关键肌肉，这些肌肉在朝着实现同心复位所需的方向上收缩。这项研究是针对髋关节在以屈曲外展位置作为必要位置时做起效的处理。内收肌群在复位中起关键作用，即耻骨肌、短收肌、长收肌、股薄肌和大收肌[最小段（近段）、中间段、后段（远段）]。髂腰肌在髋关节屈曲 / 外展位时是放松的，不限制复位（尽管它通过对前髋关节囊的牵拉而阻挡复位）。耻骨肌在复位方向上向髋臼中心提供最大的拉力有助于复位和维持复位。在 Graf Ⅲ型半脱位中，以耻骨肌、短收肌、长收肌和大收肌近段起主要作用，因此内收肌群的整体受力是有利的。在全脱位髋关节（Graf Ⅳ）中，所有的肌肉对最初位置下的复位都是不利的，这说明需要一些“牵引”来改善股骨头的初始位置。根据起点和止点位置，各肌肉实际的长度在完全脱位时比正常的髋或获得复位的髋要短，这就要求先牵引来克服肌肉张力，将股骨头牵过唇后部再复位。作者定义了通过肌肉通道来改善位置这一系列事件的两个阶段：①释放期，即股骨头从髋臼后部带到盂唇周围，然后；②复位期，即股骨头从唇周拉入髋臼。

即使在较大龄患者中，也强调肌肉参与的概念。髋部的位置可以放松某些肌肉，并将其他肌肉置于最佳位置，以使它们能够发挥作用，从而允许 / 或导致减少，然后保持姿势髋关节在合适体位下可以放松某些肌肉，并使其他肌肉处于最合适的位置以使这些肌肉允许或促成髋关节复位，并保持这个位置。Hoffman Daimler 举例说明了内收肌对半脱位的影响。Papadimitriou 等具体说明髋关节内收伴膝关节完全伸展时是如何使髋关节周围的肌肉（内收肌、髂腰肌和腘绳肌）发挥作用，使股骨头越过髋臼后上缘导致髋关节脱位。将髋关节置于屈曲和内收位，通过平衡（放松）腘绳肌和屈肌的力量，使内收肌群的合力重新改变方向，能够将股骨头拉向髋臼中。

9. Pavlik 吊带治疗导致的股神经麻痹

几十年来，人们已经认识到 Pavlik 吊带治疗 DDH 导致股神经麻痹的并发症（Ramsey 等）[271]，但通常是个案病例。Murnaghan 等对单个中心的 1218 名连续使用 Pavlik 吊带治疗的 DDH 患者进行回顾性分析，发现 30 例股神经麻痹，发生率为 2.5%[272]。股神经麻痹定义为无论是自主的还是对足进行温和刺激的反应下，婴儿均不能主动伸展膝关节。大多数麻痹（26/30，87%）发生在治疗的第 1 周内，均累及患髋但均完全恢复功能，且无永久性股神经麻痹。在体重较重、体形较大、年龄较大的婴儿中有明显的发生倾向。双侧发病、出生体重与此无相关性。根据患儿股神经麻痹的表现不同，处理方式包括从松开吊带减少屈髋的程度到中断使用数天，再到完全弃用吊带。在发现并处理后的 1~28 d，病情得到缓解。但那些在平均 5 d 内就恢复反应的患儿与那些平均 15 d 恢复功能的患儿相比，髋关节发育的最终结果明显更好。神经麻痹是（DDH）长期治疗成功结果的一个指标；DDH/Pavlik 吊带组的成功率为 94%，而在神经麻痹组中，成功率降至 47%。股神经麻痹组的成功率从发育不良髋关节类型到 Barlow 阳性类型再到 Ortolani 阳性类型再到固定脱位类型逐渐降低。

二、闭合复位治疗

1. 全麻下闭合复位，轻柔手法操作，髋关节人字石膏固定

髋关节脱位通过功能性吊带或外展支具治疗一段时间后仍不能复位时，可以采用这种方法（取决于所在治疗中心制定的治疗方案）。部分中心停止无效的 Pavlik 吊带治疗的时间最早为 2~3 周，而其他中心则持续 4~6 周或偶尔更久。因为如果髋关节不能顺利地复位，髋关节在生长过程中处于不正常的位置，吊带或外展支具会导致结果逐渐变得糟糕。在 4 月龄到 12 月龄范围内，如果没达到理想的复位，各中心和各国家之间的后续处理方面的差异很大且没有确切的文献记录。1 岁以后，大多数中心常采用切开复位。在过渡期（4~12 个月）内，大多数患者将继续闭合复位 / 轻柔手法操作 / 髋关节人字石膏固定，如果闭合复位无效，可在该时间段内的任何时间点采用切开复位。闭合复位操作虽然似乎重复了 1890 年代至 1930 年代的方法，但实际差别很大，这主要是因为已经认识到早期在暴力复位和极端体位固定下造成 AVN 的高发生率。

近期和当前的方法。在复位髋关节的同时尽量减少股骨近端血管的损伤，方法有复位前的皮肤牵引（屈髋过头牵引，Bryant 式牵引，伸髋纵向牵引）以及经皮内收肌肌腱松解术。然后在全身麻醉下以轻柔的方式进行复位，这与早期报道的极度外展和旋转的暴力复位方式不同。然后将髋关节固定在 Salter

所谓的“人类位”（屈髋接近 100°~110° 且超过 90°；外展在 45°~60° 的“安全区”之内），以进一步减少缺血性坏死的发生。如果固定于 Lorenz 体位（双髋最大外展至 90° 且屈髋 90°）或 Lange 体位（伸髋且最大限度外展内旋，以克服股骨前倾）且不再调整时，会导致高水平的缺血性坏死（AVN）发生率。此法已不再使用。股骨头与髋臼的关系需要用平片来评估；但由于包被了一层厚实的石膏以及股骨头骨化中心很小或尚未出现，常常导致难以根据平片来解读。关节造影（在手术室复位时）经常被用来评估股骨头和盂唇的位置。通过 CT 扫描，进行三维成像，可以在合适的层面上更好的评估股骨颈相对于髋臼的位置。最近，MRI 已被用于“即刻”（通常在复位和固定石膏同一次的麻醉下）确认股骨头 – 颈相对髋臼的位置关系，另在少数中心通过钆增强 MRI 评估石膏固定下的股骨头血运情况。之后髋关节的发育情况由平片检查来评估（无论麻醉与否，通常在髋关节更换石膏时拆除石膏后检查），良好的表现如下：股骨头在髋臼内保持良好的位置，股骨近端骨化中心增大，骨性髋臼加深（髋臼指数应减小到 30° 以下）。通常需要数月的固定来获得解剖上股骨 – 髋臼关系重塑至正常的稳定髋关节。一旦停用全天候的髋部石膏，许多人改为在夜间使用双夹板式固定，或日常改用髋外展支具一段时间，以确保髋关节正常。

2. 闭合复位治疗的有效性及其与复位前牵引的关系

自 19 世纪中期以来，牵引一直是髋关节脱位治疗的一个步骤。在当时，早期对髋关节复位的研究认为纵向牵引是将股骨头复位至髋臼的一种手段；通过牵拉下肢来对抗肌肉以放松并延长紧张的肌肉、肌腱和筋膜，将股骨头置于髋臼水平，再通过外展牵引实现复位。即使在 1900 年左右，手法闭合复位和髋关节人字石膏固定成为首选方法后，将股骨头牵引置于髋臼水平仍然是治疗方法的步骤之一。在 20 世纪中期（1940~1960 年），随着对闭合复位后股骨头缺血性坏死高发病率的进一步认识，复位前使用牵引被进一步推崇，目的是逐渐拉长包括血管在内的软组织，并逐渐拉伸紧张的内收肌群。之后越来越多的人开始质疑复位前牵引是否必要。随着经皮内收肌肌腱切断术作为复位 / 石膏固定治疗方案的一部分，以及限制过度外展的“人类位”石膏固定这些治疗方式的广泛使用，许多人在 80~90 年代开始停止使用牵引治疗。Weinstein（1997）认为“牵引治疗无法证明能够改变发育性髋关节脱位的治疗效果”[273]。自 20 世纪 80 年代以来，有部分研究提倡使用牵引治疗，而其他人则认为牵引治疗毫无价值。在北美，最常见的方法是在闭合复位前牵引 2~4 周，逐渐拉伸软组织，使股骨头更靠近髋臼水平，从而更容易闭合复位，并减少股骨头 AVN 的发生。皮肤牵引一般采用双侧屈髋 90°（过头牵引），负重量应使得骨盆可以离床。在这种牵引方式下，髋关节可逐渐改为外展位。在一些欧洲和亚洲的治疗中心，在做外展支具或髋关节人字石膏固定之前，牵引治疗的时间更长，并且把牵引治疗作为复位髋关节的一种主要治疗方法。在这种情况下，牵引方式主要是纵向牵引，髋关节伸直并逐渐增加外展，以引导复位。

研究发现复位前牵引没有意义。Sucato 等研究了在 1980 年到 2009 年治疗的 342 个髋关节，其中 269 髋为固定脱位，73 髋可通过 Ortolani 手法复位。发现在闭合复位或 AVN 发生率方面没有差异[274]。把 276 例使用了 Bryant 过头牵引的患者与未经复位前牵引治疗的病例进行比较发现，上述 2 个参数没有差异。Kutlu 等注意到，把前期牵引作为独立决定因素进行分析，对比初期牵引的 52 髋和未牵引的 40 髋，复位后 AVN 的发生率没有差别[275]。Quinn 等发现，把平均牵引 3 周的 90 髋与当代文献中未做牵引的资料相比较，复位率和 AVN 的发生率并无改善[276]。Kahle 等治疗了 47 个闭合复位或切开复位的髋均没有牵引治疗，发现 AVN 的发生率非常低（2，4%）。并且认为对于 2 岁以内非髋关节畸形脱位的患者，闭合或切开复位前不需要进行牵引治疗[277]。Brougham 等评估了 210 个髋关节 CDH 闭合复位后的结果[278]。一定程度的 AVN 发生率为 99/210，47%，但其发生率不受以下影响：牵引的使用、牵引持续的时间、内收肌肌腱切断。经过闭合复位而未经牵引治疗的患者 AVN 的发生率不高。

研究发现复位前牵引有积极价值。许多报告仍肯定复位前牵引对 DDH 的价值。Langenskiold 和 Paavilainen 发现，复位前牵引降低了 6~36 个月儿童的 AVN 发生率[279]。这项研究比较了 1957 年以前在没有初步牵引的情况下进行闭合复位的 86 个髋关节，和 1957 年之后接受复位前牵引的 176 个髋关节。以牵引为单变量因素分析时发现，闭合复位治疗 6~36 个月儿童髋关节脱位时，复位前牵引可降低股骨头 AVN 的发生率。

Daoud 和 Saighi-Bououina 发现，对 50 髋进行平均 23 d（18~72）的过头牵引有助于未经治疗 CDH/DDH 的闭合复位[280]。其初始治疗时间平均 33 个月。

许多支持继续使用牵引治疗的报道认为并不仅是为了拉伸和延长软组织，而是为了实际复位髋关节（或模拟复位髋关节），因此牵引时间更长，定位要求更精确。Kamer 等报道了一个 1178 髋的大型系列。第一阶段使用皮肤牵引纵向牵引下肢 2~4 周，然后外展 2 周[281]。然后将孩子固定于外展支具上，并允许做一些髋关节活动。据报道，AVN 仅为 3.4%，此方法被推荐用于 6 周龄到 2.5 岁的 CDH 患儿。

Tavares 等在经 Pavlik 吊带治疗失败的 1~28 月龄的儿童中，使用过头牵引逐步外展的方式进行治疗[282]。有效闭合复位 20/27，74%，复位后采用外展支具 / 石膏固定。AVN 仅 2/27，但这种治疗仅对 24 月龄的婴儿有效。作者认为牵引治疗减少了切开复位的次数。

Danielsson 报道了平均年龄为 10 个月（2~64）75 髋的治疗效果[283]。采用纵向牵引肌腱切断后闭合复位失败的仅 7 例。随着牵引重量逐渐增加并逐渐调整为外展方向，股骨头逐渐进入髋臼。3~4 周后，进行闭合复位和髋关节人字石膏固定。4 髋（5%）发生 AVN。尽管后期需要做髋骨截骨和股骨去旋截骨术，但牵引 / 肌腱切断 / 闭合复位的治疗能够避免切开复位的必要。

Yamada 等治疗 62 个脱位的髋关节，初始治疗平均年龄为 11.5 个月（6~23）[284]。初期平均约 8 周的牵引治疗是关键，同时根据 X 线片和超声确定牵引至合适的位置。此方法使用如下：双侧纵向皮肤牵引 1.5 kg，持续 3 周或者当股骨头牵至 Hilgenreiner 线时；然后牵引重量增加到 2kg，屈髋 90°，髋关节轻微外展膝关节伸直（过头牵引）牵引 1 周；屈髋和外展分别增加到 120° 和 60°，再持续牵引 1 周，在此期间，经常可以观察到自发复位而无须手法复位；最后 3 周，牵引维持在 0.5kg，髋关节屈曲 100° 外展 50° 伴屈膝。在麻醉下，做关节造影确定复位，再行髋关节人字石膏固定（人类位）。92% 的髋关节复位（57/62），AVN 仅 1 例（1.6%）。虽然有些患者需要髋臼 / 股骨截骨术，但髋关节闭合复位的治疗大大减少了切开复位、AVN 以及二次截骨术的必要。

Sibinski 等对 107 个复位前牵引的髋关节和 48 个未牵引的髋关节进行了评估[285]。过头牵引平均 17 d，逐渐外展至 50°（每侧），然后在全麻闭合复位石膏固定。他们的研究表明，1 岁以上复位前牵引的患者股骨近端生长紊乱明显减少；经牵引治疗的髋出现Ⅲ型 AVN（Bucholz-Ogden）为 2/31（6.5%），而没有牵引的髋出现Ⅲ型 AVN 为 7/20（35%）。他们强烈建议对 1 岁以上的患者和 / 或髋部高度脱位的这些最需要牵引的患者采用复位前牵引。

闭合复位过程中减少 AVN 发生的方法——石膏体位和内收肌松解——将在下面关于 AVN 的章节中进一步讨论。

三、切开复位治疗

到了 20 世纪 2/3 中期，对 1 岁以上患者采用切开复位的治疗逐渐增多。关节造影的使用使切开复位的指征更加明确。多数学者开始认识到，由于股骨头进入髋臼的深度尚未达到同心圆复位，通常意味着外缘结构（盂唇和关节囊）在闭合复位后内翻嵌入，因此需要切开处理。也有学者认为（如 Severin）即使在外缘结构内翻嵌入的情况下，仍然可以继续进行髋关节人字石膏固定，预期随着时间的推移股骨头对髋臼的压力会磨去内翻嵌入的组织[128]。然而，大多数人认为无论这种情况是否真的出现，即使成功复位，仍然会对关节软骨表面造成损伤，从长远看来并不理想。

Scaglietti 和 Calandriello 认为，在 3 种情况下可以采用切开复位：①在畸胎型脱位中，源于胚胎期或胎儿早期的异常，髋臼发育不良和脱位都非常明显，这种不能接受闭合复位；②髋关节发育不良患者中，随年龄增长，结合临床表现和放射影像学检查认为闭合复位成功的可能性很小或没有；③所有 3 岁以上的儿童[110]。切开复位解决了前述章节所述的每一个关节外和关节内的障碍。他们回顾了 1 岁以下至 4~5 岁患儿的手术过程，总结了以下各种发现。162 例手术患儿中，1 岁以下的仅占 11%，1~2 岁占 32%，2~3 岁占 29%，3~4 岁占 15%，4~5 岁占 13%。仅在 3.2% 的患儿中发现臀中肌挛缩是阻碍复位的原因之一，而实际概率可能更高，因为臀中肌附着来自髂嵴，用于切开复位手术入路。髂腰肌的挛缩是影响复位真正的障碍，这种情况超过 50%，术中在腱性部分几乎都做了 Z 形延长。这帮助了股骨头复位，且部分缓解了关节囊峡部的压迫。在 1/3 的患者中可以看到关节囊的外缘有组织内翻嵌入，这通常是前期闭合复位加髋关节人字石膏固定的尝试后带来的结果。但偶尔也会在首次复位的案例中观察到此情况。常常能感到经过闭合复位尝试后，关节囊内或外出现粘连。35% 的患者出现外缘部分的内翻（关节囊和盂唇）。这种现象在不到 2 岁的儿童中很少见到，因为股骨头很容易滑过盂唇，而不需要手术治疗。在那些 2 岁以上已行走的患儿中，内翻的边缘部分通常是肥大的。20% 的髋关节圆韧带先天性缺失。31% 的髋臼中残留有圆韧带，通常是髋臼底部有萎缩的碎片，为纤维脂肪组织成分。49.2% 的患者韧带完整，有一些细而长，而另一些则长而扁平。通常需切除圆韧带，以避免其阻挡髋关节充分复位。21% 的股骨头呈梨状变形，且紧贴髂骨。股骨颈几乎都是明显前倾的，这是因为股骨头完全进入髋臼需要内旋。前倾过大的情况（如果影响头臼同心复位）很少，初次复位时仅 1.6% 需要去旋转截骨（3 髋）。髋臼浅的主要原因是存在不同程度的髋臼顶倾斜。仅 11 髋（6%）在复位的同时进行了髋臼重建。髋臼的底部被纤维脂肪组织填充，通常需要切除内含的圆韧带组织。只有 9 髋（5%）因头股骨头太大或畸形而无法与髋臼匹配。

他们总结认为只有 12% 的髋是由单一因素导致复位障碍。多种结构性异常常组合出现，包括腰大肌紧张、圆韧带肥大、髋臼底部纤维脂肪组织填塞、关节囊嵌入以及外缘结构的内翻。初次治疗中很少把处理骨性结构的手术作为主要手术。当存在持续的发育问题时，包括股骨近端内翻 – 去旋转截骨术或髋臼顶重建术在内的手术才会作为进一步的处理方式来实施。他们的髋臼成形术包括在髋臼上缘上方约 1 cm 处的髂骨翼上做一个弧形截骨，将骨块向下倾斜以覆盖股骨头的前外侧部分，截骨处通过植骨来保持位置。

在 1947~1959 年间，162 名患者的 187 髋接受了手术治疗，72% 的患者是在 3 岁之前接受手术的。他们认定早期手术小于 3 岁时治疗效果最好。大于此年龄时，结果良好的比例降低。他们对 171 例切开复位的髋关节进行了系统的评估，观察发现 68.3% 的结果为良好。

随着越来越多的外科医生采用切开复位术，开始主要考虑如何处理内翻嵌入的外缘结构（内卷的盂唇和关节囊）这一问题。少数人如 Somerville[125–127] 建议切除外缘结构，但包括 Salter[286] 和 Hall[287] 在内的大多数人都强烈建议保留该组织，它实际上是髋关节正常结构的一部分，通过将这些结构恢复至正常位置，可以作为髋臼外缘软骨的延续部分来覆盖股骨头。切开复位同时切除圆韧带和髋臼底部的纤维脂肪组织，以及将内翻的外缘结构打开并外翻至正常位置，从而使头部的关节软骨与髋臼的关节软骨直接接触，且重新复位的盂唇进一步地覆盖股骨头。松解髋臼横韧带也是必要的，因为髋臼横韧带总是被拉紧并影响股骨头复位。缝合关节囊（关节囊缝合术）也是切开复位术中不可或缺的一部分。Renshaw 还强调了同心圆复位的必要性，如有必要，可以切开复位来切除股骨头和髋臼软骨之间任何阻挡的组织。

1. 内侧入路切开复位

Mau 等人在 1971 年报道了经 Ludloff 前内侧入路手术获得良和优的结果 [288]，Ferguson 报道了 30 例 2 周到 2 岁的患儿采用内收肌内侧入路一期切开复位髋关节并获得良好的效果 [289]。由于考虑到对髋关节上方和外侧畸形的软组织结构的可视程度及矫正有限，许多中心对这种手术方法的认可很缓慢。在接下来的几十年里，内侧入路开始在许多医疗中心和国家广泛使用，尽管不是全部。Akilapa[290] 最近对 Koizumi 等 [291]、Matsushita 等 [292]、Ucar 等 [293]、Okano 等 [294]、 Holman 等 [295] 的关于内侧入路切开复位的文献进行了系统的回顾，这些从 1996 年到 2012 年的文献最符合循证论证的标准。这些文献有足够的标准来论证中间入路的有效性。Akilapa 等在讨论中，也提到了 3 个更早期的研究。这些研究是回顾性的，评估标准范围广且多变。手术年龄组的平均年龄为 10~17 个月，平均随访 16~25 年。结果评估包括使用有效结果量表评估髋关节功能、AVN、股骨头 / 髋臼发育程度、Severin 分级和是否再次手术。在大多数研究中，大量患者失随访。手术年龄大于 17 个月，早期再脱位和 AVN 均为不良预后指标。在一项研究中，评估了 2 个相对较大的对照组（Ludlof 内侧入路 32 髋，另一组广泛暴露组做 360° 的关节囊切开），内侧入路组的满意结果（Severin Ⅰ / Ⅱ）为 56%，而广泛暴露组为 84%（11/32）。内侧入路组中 34.4%

需要额外的手术，而广泛暴露组均不需要。AVN 发生率从低（5.5%）到高（43%）变化很大。预后为 Severin Ⅰ / Ⅱ级百分比从 40% 到 60% 不等，而内侧入路组的为 80%。然而，当大量需要额外手术的患者被归类为“不可接受”（基本上意味着分级低于 Severin Ⅰ / Ⅱ级）时，研究中的成功率降到 23%、34.3%、40% 和 59% 时，这些结果就更不乐观了。在文献回顾中，二次手术的发生率从 11% 到 50% 不等，在 3 项早期的研究中则是 25%~65%。Akilapa 正确地提出，需要额外的手术（股骨或髋臼截骨术）则表明内侧入路切开复位后髋关节未发育至正常。Koizumi 等 [291] 和 Matsushita 等 [292] “质疑内侧入路方式技术上的恰当性”，因为它极大地限制了对关节外结构的处理，如紧绷的拉长的后上方关节囊和缩短的紧绷的外旋肌群，这导致非同心圆复位以及头臼匹配差。虽然操作技术方面的文献资料不太一致，一部分患者进行了部分盂唇切除（而代替了应采用前方入路来处理的盂唇复位）和只进行前下关节囊切开（因为后上关节囊无法通过内侧入路解决）。Akilapa 根据这一系统的文献回顾得出结论，“内侧入路作为一个单独的手术方式”来治疗髋关节发育成熟有很大的局限性 [290]。他还强调了腰大肌肌腱切断术在内侧入路中对头臼复位的重要性。

回顾过去 25 年的研究显示了内侧入路的实用性，但也同时指出切开复位（无论何种入路）后存在相当大的问题和困难。如：AVN 的发生率，需要额外手术来处理再脱位，需要截骨术处理头臼的畸形，以及在中期随访中（10~15 年）Severin 评分为良好到一般。一些研究结果如下：

Mergen 等在 1991 年报道了用 Ferguson 手术切开复位治疗的 31 例髋关节脱位 [296]。手术的平均年龄为 12 个月（3~33 个月），平均随访年龄为 7.9 岁。9.7% 的患者出现了 AVN，25% 的髋关节由于放射影像结果不理想已经（或计划）进行了额外的矫形手术。

Mankey 等在 1993 年报道了进行了 Ludloff 手术的 66 髋，平均年龄为 12 个月（2~63 个月）[297]。导致 AVN 有 7 髋（11%），24 个月之后再接受手术的患者逐渐递增。其他问题还包括手术后 4 周内至少有一次再脱位和两次半脱位。33% 的髋关节未能解决髋臼发育不良的问题，随后进行骨盆截骨术。然而，作者认为这种入路可以直接显露髂腰肌及其肌腱、髋臼横韧带（阻碍复位的结构之一）和紧缩的关节囊。

Morcuende 等在 1997 年报道了通过前内侧入路手术切开复位的 93 个先天性脱位的髋关节 [298]。手术时的平均年龄为 14 个月（2~50 个月），评估时间为术后 11 年（4~23 岁）。使用 Severin 分级系统，66 个髋关节（71%）良好或优秀，24 个（26%）一般，3 个（3%）差。手术中发现外缘结构嵌入会导致手术效果不佳（尽管几乎所有完全脱位的病例都会有盂唇内翻）。AVN 极为常见，为 43%（Bucholz-Ogden Ⅱ型 22 髋，24%；Ⅲ型 13 髋，14%；Ⅳ型 3 髋，3%；未分类 2 髋，2%）。24 月龄后手术与股骨头生长障碍发生率较高有关。尽管有这些发现，作者认为前内侧入路在 24 个月及以下是有效的。

Tumer 等在 1997 年报道了 56 个髋关节脱位在内侧切开复位后获得了更有利的结果 [299]。手术年龄平均为 11.2 个月（2~25 个月），随访 8.1 年（3~17 年）。优良或良好（Severin Ⅰ / Ⅱ）占 98%，11 髋（19%）需要二次接受骨性手术，5 髋（8.9%）出现 AVN。

Altay 等对 67 名平均年龄为 14 个月（7~23 个月）的患者采用内侧入路进行切开复位，并将患者分为两组进行评估；29 名患者在手术时仍不能行走，38 名患者可以行走[300]。优和良 44 髋（65.6%），发生 AVN 20 髋（24.1%）。然而，当比较两组髋臼的矫正情况、手术年龄、手术侧、是否出现骨化核这些因素时，结果无显著差异。作者认为他们的结果优于传统的前 / 前外侧入路方法，且手术时间更短。

Konigsberg 等在 2003 年报道了接受内侧切开复位术的 40 个髋关节中，75% 的髋获得满意结果[301]。8 髋（20%）行骨盆截骨；11 髋（27.5%）发生 AVN。30 髋（75%）为 Severin Ⅰ / Ⅱ级，6 髋（15%）为Ⅲ级，3 髋（7.5%）为Ⅳ级，1 髋未分类（2.5%）。

Citlak 等在 2013 年回顾了 110 个内侧切开复位的髋关节，平均手术年龄为 17.7 个月（6~48 个月），随访 14 年（5~24 岁）[302]。影像学结果优或良（Severin Ⅰ / Ⅱ）占 86.4%，可（Ⅲ）占 10%，差（Ⅳ）占 3.6%。18 月龄前治疗的髋臼发育结果较好。32 髋（29%）需要做额外的手术；12 月龄前手术治疗的患儿不需要做额外的手术，但是 48% 的晚期手术的患儿（19~24 个月）需要再做。AVN 发生率为 17.3%。

Gardner 等在 2014 年对 14 篇报道内侧切开复位手术的文章进行了广泛的系统回顾[303]。平均随访时间为 10.9 年（2~28 年）。有临床意义的 AVN（Ⅱ ~ Ⅳ型）为 20%（149/734），AVN 的发生导致在骨骼成熟期不满意的结果发生率（55%）更高，而没有 AVN 的髋不满意的结果为 20%。当髋关节固定与外展大于 60°，年龄小于 12 月龄时进行手术治疗后，发生有临床意义的 AVN 的风险显著增加。

Hoellwarth 等比较了年龄匹配的接受内侧入路和前侧入路切开复位治疗 DDH 的 2 组队列[304]。每组 19 髋（共 38 髋），平均手术年龄 6 个月（1.4~14.9 个月）。基于 AVN 的发生率和是否需要进一步手术来评估结果。该手术者是前入路手术的支持者，所以采用内侧入路比其他手术者要晚得多。随访平均 6.2 年（1.8~11.7 年）。两组 AVN 发生率相同：内侧入路 4/18（22%），外侧入路 5/18（28%）。接受这两种手术方式后也都需要做额外的手术。然而值得注意的是：在切开复位之前如果接受过闭合复位且未成功，将导致需要额外矫形手术的概率明显增加，闭合复位失败的为 7/12（54%），而闭合复位没有失败的仅 4/26（16%）。

2. 切开复位后治疗失败的危险因素

前几节描述了这些危险因素，一些研究已经直接解决了这些问题。

Gholve 等人评估了晚期可行走患儿接受髋关节切开复位治疗的结果，平均手术年龄为 31.3 个月[305]。切开复位共 49 例，单纯切开复位 12 例（24%），同期骨盆截骨 15 例（31%），股骨截骨 4 例（8%），股骨加骨盆截骨 18 例（37%）。在平均 5 个月的时间之后，4 例（8%）需要再次切开复位。24 例（49%）需要二次手术，其中 8 例需要 2~3 次额外手术。27 例在初次手术时未同时行股骨截骨术的患者中有 19 例（73%）需要二次手术，而进行股骨截骨的患者中只有 5/22（23%）需要二次手术。他们的结论是，在这个年龄组做切开复位应同时做股骨截骨术。

Holman 等评估了经内侧和外侧入路切开复位的 66 髋，结果显示有 22 髋（33%）Severin Ⅳ级或更糟。3 岁后手术的结果明显比 3 岁前的差[295]。所有伴有 AVN 的髋关节都进展至 Severin Ⅳ级，大部分再脱位的髋关节也是如此。

Sankar 等比较了切开复位治疗成功的 22 髋和需要再切开复位翻修的 22 髋[306]。在 421 例接受切开复位术的患者中，25/421（5.9%）在术后平均 4 个月发生再脱位。右侧或双侧 DDH、术后髋关节人字石膏固定时外展角度偏小（平均 39° 对 51°）、股骨头畸形、股骨近端前倾角增加的患者失败风险增加。

对于年龄超过 18 月龄的患者，应认识到股骨近端的前倾角异常和髋臼发育不良是持续存在的问题。人们对此所采取的办法又出现了不同意见。一些人认为，一旦股骨头被重新复位至髋臼中，位置适当且稳定时，这两个区域的骨 / 软骨变形都将得到纠正。其他人认为更安全的方法是手术矫正骨畸形。Salter[286] 强烈推荐髋骨截骨术，而 Pemberton[307,308] 对大于 18 个月患儿采取了关节囊周围髂骨截骨术。一些人倾向于用内翻 – 去旋转截骨术矫正股骨，一旦功能改善后髋臼矫正能自发进行。下文将更详细地讨论这些手术方式。

四、髋臼矫形手术治疗髋关节发育不良

1. 髋臼矫形手术发展概况：3 种基本术式

Salter 阐明了改善髋臼发育不良的 3 种手术入路的不同原理[309]：①髋臼成形术是指对骨盆进行不完全截骨，通过植骨维持臼顶处于向下压的位置，这种手术最常用的变式有 Pemberton 髋臼周围截骨术、Mittelmeier 型截骨术和 Dega 截骨术；②关节囊外加盖手术是指现有髋臼顶延伸到纤维关节囊外，从而更有效地覆盖股骨头的手术方式；③最后一个术式是完全的骨盆截骨术，截骨延伸到坐骨切迹，允许重新调整整个髋臼方向。这项技术广泛应用的变式有 Salter 的骨盆截骨术[286]，Chiari 的内移截骨术[310,311]，以及 Steel 最初描述的三联骨盆截骨术[312]。Tönnis 对各种髋臼手术的效果进行了回顾[154,313–316]。

髋臼外缘的缺损长期以来被认为是 CDH/DDH 的相关特征之一，尤其是数月以上未复位的髋关节。髋臼畸形的评估和治疗一直是人们广泛关注的焦点。早在 1892 年，Koenig 就进行了髋臼加盖手术，以增加髋臼的深度及其侧方的覆盖[317]。在接下来的几十年里，人们提出了许多基于此种方法的变式。加盖手术不改变髋臼的方向，而是通过在上方和侧方植骨块的支撑来扩大髋臼的覆盖。直到 20 世纪 60 年代早期，以改善效果而出现的技术变革主要是为了利用手术造盖来提供支撑以有效地增加髋臼的外侧范围，从而增加对股骨头的覆盖，减小 CE 角。Salter 在 1961 年的一个主要创新是提出了骨盆截骨术，该术式将整个髋臼向前和外侧倾斜，以改善股骨头覆盖[286]。他对最早 18 月龄患者使用了这种术式。大约在同一时期，德国的 Mittelmeier[318,319] 和美国的 Pemberton[307] 对髋臼手术进行了其他改进，包括在关节囊上方进行横向截骨术，将髋臼向下向前倾斜，然后插入骨块以保持位置和稳定性。

2. 髋臼矫形手术

（1）骨盆截骨术（Salter）

Salter 骨盆截骨术可以为 18 月龄到 6 或 7 岁患者提供良好的股骨头覆盖[286,320,321]。这种骨盆截骨术，可以改变整个髋臼的方向，以改善外侧和前侧的覆盖（图 1.8a）。该术式的旋转是以耻骨软骨联合为中心，只需要在盆骨上做一个横向切口。取下髂前上棘区的三角形楔状骨块，插入截骨间隙内，用克氏针固定

骨盆以维持位置。Salter 强调："导致先天性脱位复位不稳定的根本问题是整个髋臼方向的异常。"髋臼方向朝前朝外而非朝下，这导致伸髋时股骨头前方覆盖不足，内收髋关节时则股骨头侧方覆盖不足。骨盆截骨术的原理是重新调整整个髋臼的方向，以提高髋关节直立功能姿势下的稳定性。这种方法在 1961 年被首次描述后虽然没有被普遍使用，但作为 CDH 治疗的一大进步被广泛接受。根据 Salter 和 Dubos 的定义，调整髋臼方向的先决条件包括：必须使股骨头达到髋臼水平；解除内收肌和髂腰肌的挛缩；无论是闭合复位还是切开复位，股骨头在真髋臼内完全同心复位；髋关节匹配；术前关节活动范围良好；干预年龄首选 18 月龄至 6 岁之间[320]。在 18 月龄以下实施髋臼手术是没有必要的，因为通过闭合或切开的方式将股骨头复位到髋臼内之后，髋臼通常可以自然矫正至正常。包括 Schwartz 在内的一些人认为，18 月龄后即使髋关节长时间保持在复位位置，也不能保证髋臼和股骨头的正常发育。Hall 还强调，与骨盆截骨术的首要也是最基本的先决条件是在真正髋臼中将股骨头完全同心复位[287]。骨盆截骨术不会改变髋臼的形状或容量，但会改变髋臼的方向，使股骨头在站立姿势时被充分覆盖。Salter 和他的同事们再次展示了此项技术[321]。

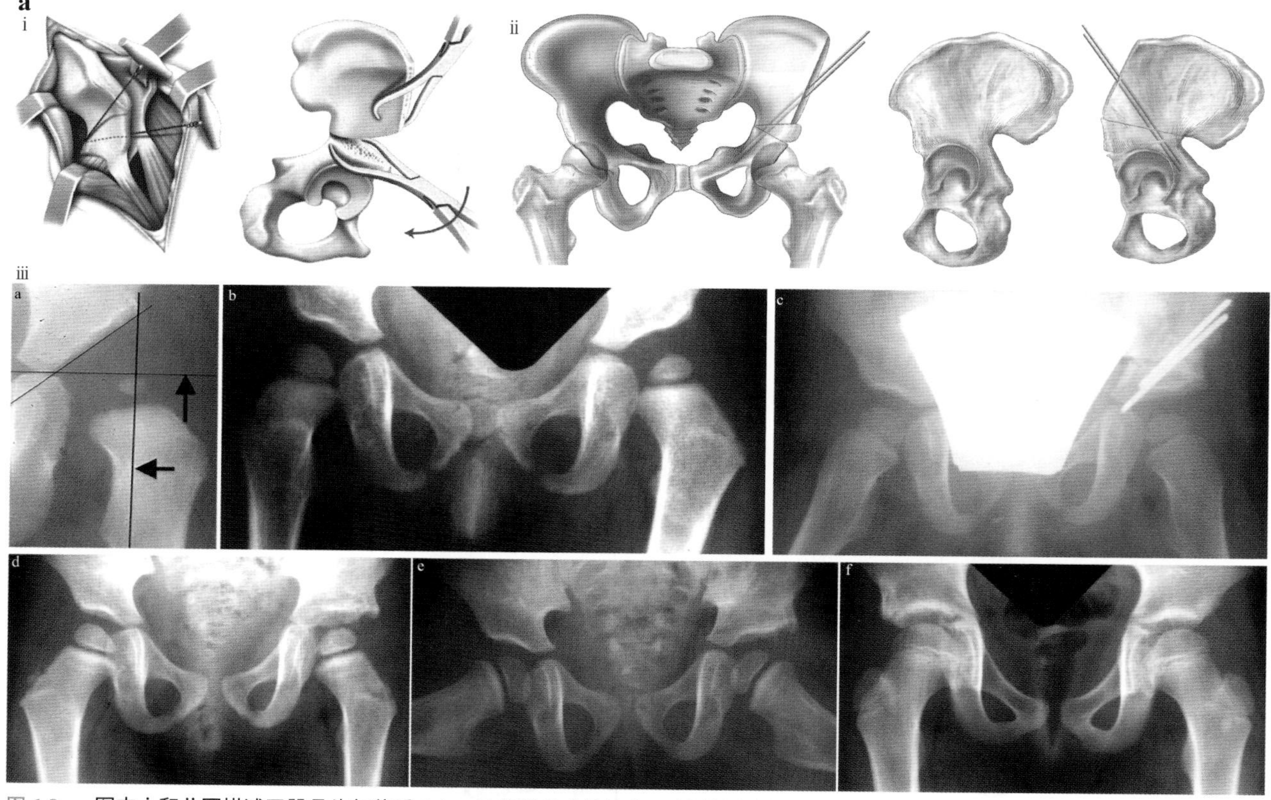

图 1.8　a 图中ⅰ和ⅱ图描述了股骨头复位后 Salter 骨盆截骨术的技术（ⅰ图的左侧图中，线锯置于坐骨大切迹内，并勾勒出截骨线，ⅰ图的右侧图中，截骨术已完成，调整位置，截骨线位于关节上方；ⅱ图显示截骨术后，打开截骨部位使髋臼向前和向外移位，以改善对股骨头的覆盖，用 2 枚克氏针固定嵌入髂骨的骨块，截骨术完成后的正位和侧位如图所示）；a 图中ⅲ图显示骨盆截骨术有效治疗髋臼发育不良 1 例（ⅲ图中 a 图显示骨盆正位 X 线片，显示 6 月龄时髋臼发育不良，左侧股骨近端向外半脱位，二次骨化中心位于外下象限。左侧髋臼指数 36°；b 图显示 2 岁时的正位片，显示左侧持续性半脱位伴髋臼发育不良，二次骨化中心左侧明显较右侧小；c 图显示进行骨盆截骨术，并用 2 枚克氏针固定，截骨远端骨块略微侧向移位，并向前倾斜；d 图显示 3 岁时的正位 X 线片，显示左侧股骨头包容良好，二次骨化中心增大，髋臼发育不良得到纠正；e 图显示 8 岁时股骨侧位片，显示左髋正常，髋臼发育良好；f 图显示 8 岁时髋关节正位片，显示左髋正常）

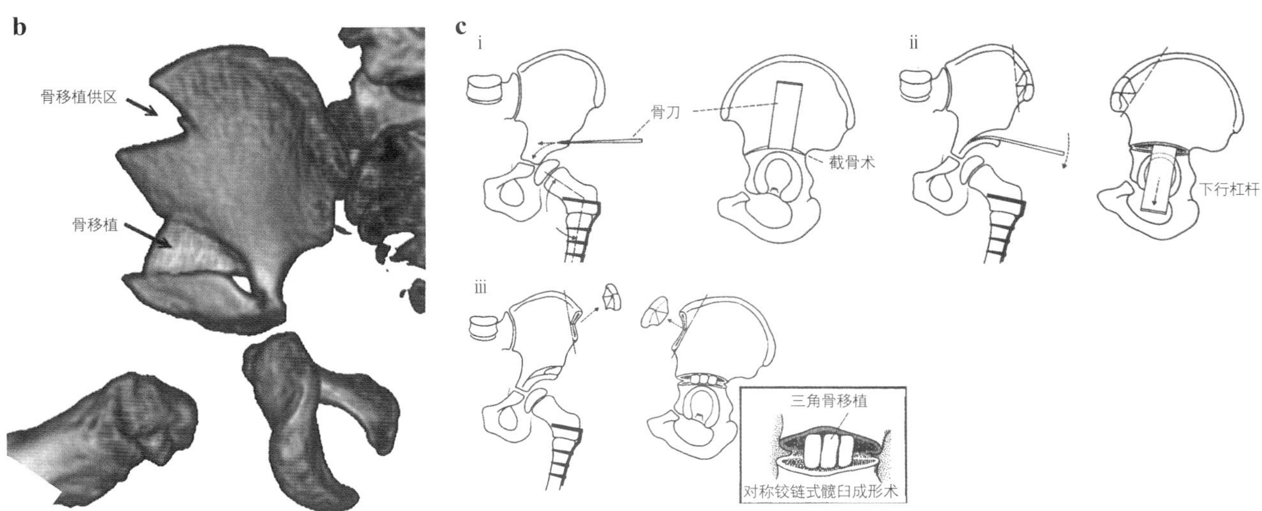

图 1.8　b 图示为 Pemberton 骨盆截骨术的截骨面和自体髂骨块。髂骨外侧截骨点高于目前较常用的髋臼周围截骨术；c 图示为 Dega/San Diego 髋臼周围截骨术的截骨面（图ⅰ、ⅱ和ⅲ所示为手术操作的各个阶段，弧形截骨线始终保持在“Y”形软骨上方，它开始于关节囊外髂骨外侧骨皮质的上方。弧形的截骨线接近髋臼表面但不穿透髋臼表面。矫正髋臼方向后将髂骨的植骨块植入以维持固定髋臼的位置。在坐骨切迹处前后两侧进行全厚的内 / 外侧骨皮质截骨形成开口，中间的内侧骨皮质保持完整，以形成铰链和维持截骨后的稳定性。3 块取自髂骨皮质的松质骨嵌入截骨部位使其保持开放，骨块大小决定了前后位置的方向）

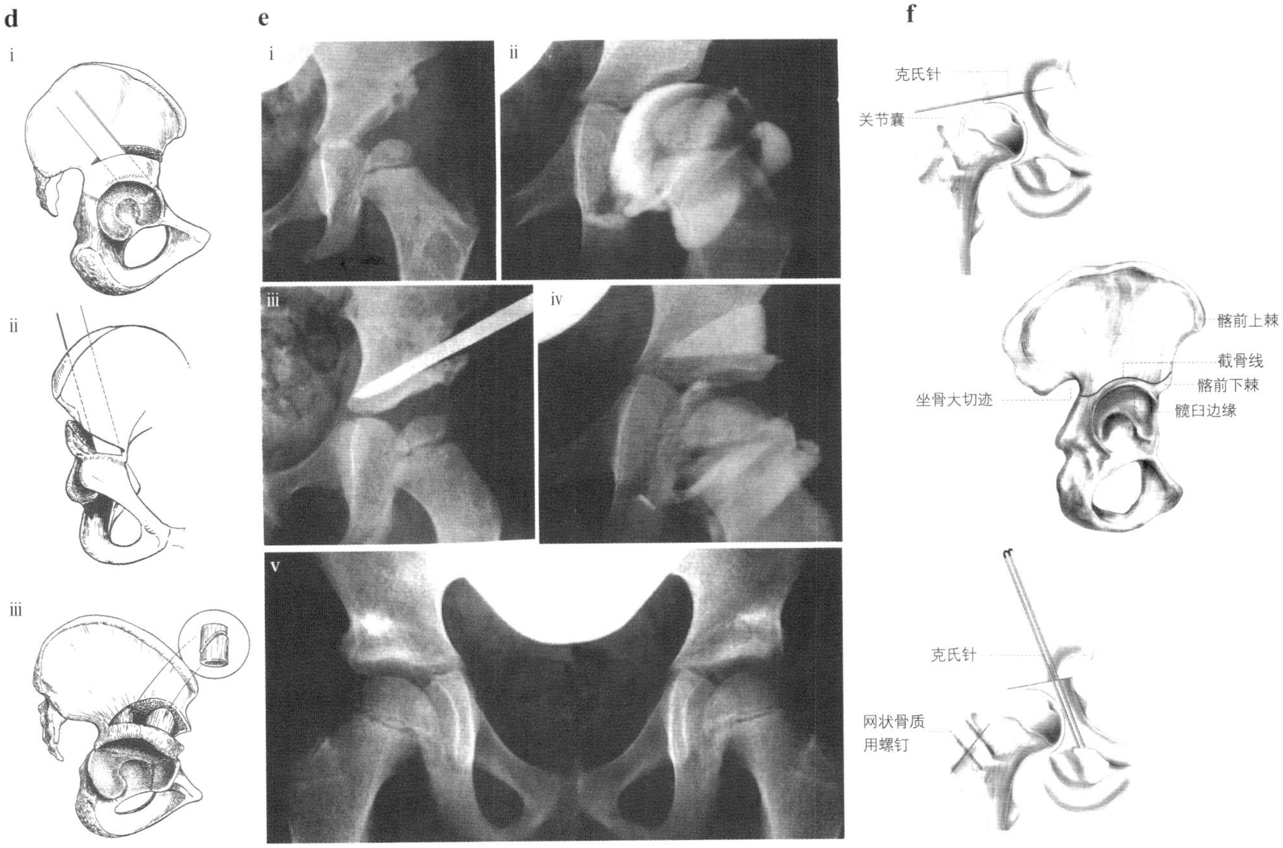

图 1.8　d 图中ⅰ、ⅱ和ⅲ显示了 Dega/Pittsburg 髋臼周围截骨术的截骨平面以及植骨后维持的位置，该操作中邻近坐骨切迹的后侧髂骨的内皮质保持完整；e 图示 Tönnis 髋臼周围截骨术（ⅰ图中 X 线片可见髋臼发育不良；ⅱ图中关节造影可见髋关节半脱位伴髋臼发育不良；ⅲ图中可见骨凿相对于髋臼的位置；ⅳ图中截骨和去蛋白楔形骨块植入后股骨头包容明显改善；ⅴ图可见术后 4.5 年已恢复 X 线正常的髋关节）；f，Chiari 截骨术的操作步骤

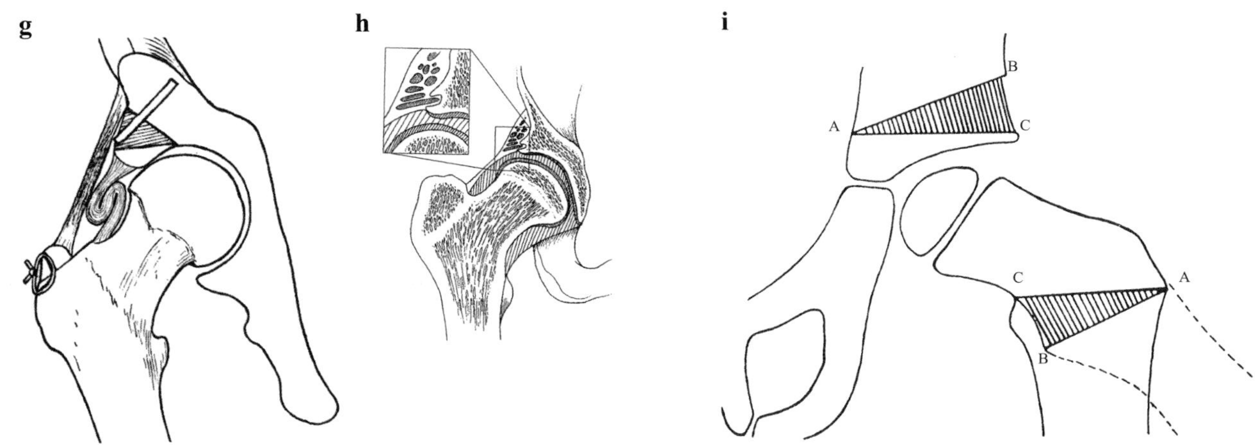

图 1.8　g 图示髋臼周围截骨术治疗髋关节发育不良（注意截骨术开口的最小深度，髋臼外缘向下倾斜以增加覆盖，并用植骨块保持截骨处开放并维持稳定，大转子已通过手术恢复到正常位置以收紧其附着的肌肉，矫形后紧缩关节囊）；h 图示造盖手术；i 图示针对 2 岁以上持续髋臼发育不良最直接的手术方法包括髋臼截骨术和股骨截骨术，在联合手术中，髋臼通过植骨将髋臼向下倾斜从而达到矫正（髋臼成形术），并通过去旋转和内翻截骨术将股骨近端重新定位至髋臼深处

由于 6 岁或 7 岁以后柔韧性降低，髋臼在耻骨联合处的旋转更加困难。因此出现了更多的手术来克服这一问题。Steel 截骨术则是设计为截开髂骨和耻骨上、下支，从而允许骨盆段自由活动以倾斜到合适的位置 [312]。Sutherland 和 Greenfield 则是在耻骨联合偏外侧进行了截骨并移除了一小块骨块，使髋臼更容易旋转和少量内移 [322]。另一个创新则是髋臼“Dial 手术”，当骨骼发育成熟时，靠近髋臼周围关节软骨进行截骨，截开整个髋臼，在将骨性髋臼旋转到一个合适的位置，同时保持骨盆内缘的连续性。当骨骼发育成熟时，髋臼发育不良最常用的治疗方法是 Ganz 等 [323] 所述的髋臼周围截骨术。

（2）关节外髂骨截骨术（Pemberton）

Pemberton 截骨术改变髋臼顶的倾斜方向，同时也减少了髋臼的容积 [307,308]。这实际上是一个铰链式的手术操作。Pemberton 在 1965 年描述了一种关节外髂骨截骨术用来矫正髋臼发育不良和 CDH。他的手术原理是，通过在股骨头上方移动更多的髋臼后侧和内侧部分，使髋臼向前向外旋转，以提供一个良好的承重面，以覆盖前侧的缺损。这个手术的目的是使髋臼稍变小，而避免过度扭曲同时稳定髋臼。髋臼顶围绕股骨头旋转，该手术的原理之一是，在 CDH/DDH 中，股骨头相对于髋臼较小，髋臼顶绕股骨头旋转。手术是通过改变“Y”形软骨的后翼来完成的。“Y”形软骨具有充分的可塑性，允许髋臼顶向下、向前和向侧方移位，且避免髋臼关节面骨折或过度变形。截骨术是分别对髂骨的内板和外板截骨完成的。Pemberton 和其他人都强调截骨不可到达坐骨切迹，因为这样会严重破坏髋臼段的稳定性。建议的最早干预的年龄为 18 个月，上限为 8~10 岁，这取决于“Y”形软骨的存在和可塑性。“最优”结果发生在 4 岁以下组，因为此时手术更易操作，髋臼塑形的程度比大龄的更好。4~7 岁组的“可接受”结果比例较高，而 8~12 岁组则是“一般”结果比例较高。Pemberton 与 Salter 等一致认为，髋臼矫正是以股骨头复位为前提，这种矫正趋势在 18 月龄后开始越来越受限。基于此原理，该手术可早在 18 月龄时实施。最好是在 18 个月至 4 岁之前进行手术，髋臼的恢复效果好。他认为“造成股骨头能从髋臼脱出的髋臼原因并不是因为髋臼相对较浅，是因为髋臼朝前朝外的方向不正常，而显得较浅”。手术的原则是由于“Y”形软骨是唯一可以改变髋臼大小和形状的柔性结构，因此决定将其作为铰链。如果部分断开臼顶的髂骨，则可以将“Y”形软骨的髂耻翼和耻坐翼作为一个可活动的铰链，将髂骨部分覆盖在股骨头的前方、侧面或侧前方，然后在髂骨嵴植骨固定。

Coleman[324] 和 McKay[325] 认为 Pemberton 手术的早期评价是良好的。他们强调了关节周围髂骨截骨术的先决条件：①切开复位时髋关节必须是可以同心复位或可复位的；②髋关节必须有良好的活动范围；股骨头和髋臼必须匹配。不全性关节周围截骨术利用“Y”形软骨作为支点，向前、向外和向下旋转髋臼的前部和上部。这与完全性的骨盆截骨术不同，后者通过旋转耻骨联合来旋转整个髋臼。Salter 和其他人担心，Pemberton 不完全性髋臼周围骨盆截骨术的铰链在“Y”形软骨的内侧，必然会导致髋臼关节面成角，进一步改变其内在的匹配度。Erturk 等最近比较了采用 Salter 骨盆截骨术治疗的 47 髋和 Pemberton 手术治疗的 50 髋，手术后 5 年的结果 [326]。最终随访时，两组髋臼指数、CE 角（Wiberg）和股骨头外移指数（Reimer 指数）无差异，但 Pemberton 组髋臼深度比（ADR）稍大。Wade 等认为，Pemberton 截骨术中髂嵴处使用同种异体骨植骨比自体骨植骨稳定性更好 [327]。

（3）Dega，Chiari 及其他髋臼成形术

其他一些髋臼截骨术在欧洲也有发展，包括 Dega[328–330]、Lance[331]、Mittelmeier 等术式 [318,319] 和 Chiari[332]。Schulze 等对 Dega 手术评价良好，但倾向于改良 Pemberton 手术 [333]。Mittelmeier 手术是一种髋臼成形术，结合内翻去旋截骨术，一旦股骨畸形得到矫正，则股骨头完全复位到髋臼中（见《先天性髋关节脱位》施普林格出版社，柏林，1987 年，Tönnis 著）。Tönnis 进行的改良包括：在透视下将截骨刀指向“Y”形软骨的最后方并从髋臼顶部“5 mm”处对髋臼进行截骨术。在“Y”形软骨的上方后壁的最内侧，保留一个小的完整的骨性连接。把髋臼顶向下撬压后，再用楔形骨块植骨固定。

所有这些髋臼手术，常结合股骨近端内翻去旋截骨术同时进行，在 6 岁前实施最为有效。在过去的 15 年里，Dega 手术在欧洲和北美的治疗中心作为初次髋臼成形手术被广泛应用。这种从骨盆截骨术而来的转变，一部分原因是最近认识到骨盆截骨会将髋臼向前倾斜太远，从而导致青春期时出现撞击综合征。Dega 截骨术起源于波兰，在被北美地区接受之前，已在欧洲使用了多年。造成这种情况的部分原因是对手术技术方面的翻译不清，甚至是不同，或至少是理解不足。Mubarak 等在 1992 年描述了他们对该手术的使用，并取得了令人满意的结果，自那以后，这一术式得到了越来越广泛的应用 [329]。2001 年，Grudziak 和 Ward 详细描述了 Dega 手术的操作技术 [330]。这是一种类似于 Pemberton 的髋臼转位手术。在一些描述中，截骨线位置在“Y”形软骨内缘停止并形成铰链（实际上是 Pemberton 术），但大多数情况下是在髋臼上方的一段弧形截骨线，在“Y”形软骨的上方穿过两层骨皮质，终止于坐骨切迹前 1~1.5 cm 处，保持邻近内侧骨皮层完整。然后以截骨处作为铰链打开，根据需求改善前外侧的覆盖。如果同时进行了内翻去旋转截骨术，则需要插入楔形骨块，以维持髂骨前嵴或股骨的位置。

Chiari 截骨术从髋臼外缘斜向上截开髂骨内壁，其目的是使股骨头和骨盆内移，以髂骨上段覆盖关节囊完整的股骨头[311,332]。此术式目前在北美中心很少使用，但在许多欧洲中心仍有报道。它主要适用于10~12岁以上的存在较大的髋臼畸形的大年龄患者和骨骼发育成熟的年轻成人。Ito等报道了173例Chiari手术，平均年龄为20岁（9~54岁），结果满意率为72%。30年髋关节生存率（全髋关节置换前）为85.9%，与晚期骨关节炎相比，在早期骨关节炎时进行手术的结果要好得多[334]。Karami等人报道了20例Chiari截骨术，平均手术年龄为12.6岁，短期随访54个月[335]。结果为优11髋，良8髋，可1髋，但移植骨块吸收率为25%。作者提醒道，该术式适应证很窄，而且在这个年龄段Chiari截骨术应该是最后的治疗决策。联合使用骨盆截骨术。对于平均4岁的严重髋臼发育不良的儿童，Rejholec描述了一种包括Salter或Pemberton手术在内的二联或联合骨盆截骨术，并加做了Lance髋臼成形术[336]。

Teot等发明了一种实验性的生物性的髋臼成形术，该术式取带血管蒂的髂嵴骨块，以利用髂嵴的生长软骨和邻近髂骨[337]。另一种实验性的髋臼矫正术是在2.5~4月龄幼犬的“Y”形软骨上用外固定架进行骨骺牵引。该手术旨在扩大髋臼深度和宽度[338]。

（4）髋臼手术的效果

Pemberton截骨术：独立团体的评论肯定了Pemberton手术的价值。Eyre-Brook等报道了37种术式，当需要手术入路进入髋臼时，最推荐这种类型的髋臼术式[339]。他们大部分的手术，或是单一手术或与切开复位联合实施，都是在1岁到3.5岁之间进行的。此术式的顾虑之一是，通过对“Y”形软骨进行矫正，可能导致早期闭合和髋臼不规则生长的并发症，导致髋臼形状不匹配及无法塑形。Eyre-Brook等专门通过后期的影像学检查研究了“Y”形软骨的改变，发现并没有出现早期闭合或其他异常。铰链效应是由“Y”形软骨的骨折分离产生的，在骨折分离处向髋臼外侧移动或向骨盆内侧移动。CT或MR影像可清楚地显示分离面。Facszewski等回顾了52例Pemberton手术，平均随访10年[340]。患者平均手术年龄为4岁（3~10岁）。年龄上限为10岁，因为此年龄后“Y”形软骨相对较薄。他们没有发现“Y”形软骨过早停止生长或髋臼内软骨溶解的影像学证据，并认为关节周围截骨术是治疗残余髋臼发育不良的安全有效的方法。

Plaster等报道了14月龄患儿接受Gill髋臼成形术后“Y”形软骨过早发育停止的案例，但他们将其归咎于在骨骺上做了植骨处理[341]。髋臼发育不良的情况随着时间逐渐加重。

骨盆截骨术（Salter）：短期和中期结果。来自多伦多的Salter及其同事的结果显示，从最初1961年的报告开始，骨盆截骨术的结果都非常好[112,203,286,320]。许多其他中心也通过这种方法取得了良好的结果，尽管在有些中心遇到些困难。Salter及其同事强调，需要严格遵守该手术的先决条件和适应证，并密切关注技术细节。Salter和Dubos采用切开复位和骨盆截骨术治疗完全性髋关节脱位，在1.5~4岁的患者中观察到94%的优或良的结果，在4~10岁时下降到57%的优或良[320]。单用骨盆截骨术治疗半脱位，1.5~4岁的16髋中有94%取得了优的结果，4~16岁的12髋中有58%的患者取得了优的结果，33%的患者取得了良好的结果。Roth等对65个1.5~4岁脱位髋关节儿童进行一期切开复位/骨盆截骨术治疗，优率为85%，对12个1.5~4岁半脱位儿童仅进行骨盆截骨术治疗，优率为92%[342]。Salter在1961年的初次报告中描述了18个月到6岁之间的25髋的结果[286]。根据Severin分类，92%的患者有优（80%）

或良（12%）的结果。

Heine 和 Felske-Adler 研究了 4 岁以下接受了骨盆截骨术和切开复位治疗的 43 髋，发现其髋臼指数正常或稍有异常。尽管根据 CE 角和其他髋关节参数进行评估时，结果有些令人失望，只有 34% 的髋被认为是良或一般 [343]。一些不太理想的结果是由于术前 AVN 的发生率相对较高，且许多患者都做过其他的手术。

Blamoutier 和 Carlioz 研究了他们的 43 髋经 Salter 手术的治疗结果，平均随访 10 年 [344]。60% 的患者总体结果满意，5 岁以下手术患者的结果更好。许多失败都与技术上的困难有关，尽管在一些没有发现术中技术问题的病例中，结果也似乎并不完美。他们剔除了因先前早期治疗而出现 AVN 的患者。平均手术年龄为 3 岁 10 个月（18 个月至 10 岁）。并发症并不常见，且无因手术导致 AVN 的病例。按 Severin 分级，83.3% 的髋关节为优组（Ⅰ级）。但以严格的影像学指标作为基础，正常髋关节减少到 60.4%。存在的问题包括：运动范围减小、髋臼持续发育不良、髋关节过度覆盖。Bramutier 和 Carlioz 的结论是，Salter 截骨术对于残余髋臼发育不良的长期矫正是有益的，尤其是手术年龄小于 5 岁时。但该手术的技术要求很高，如果操作不当，则不太可能取得良好的效果。即使做了手术，仍有相当多的患者会在数年后表现出髋关节发育不良。

当对患者进行 10 年或更长时间的随访时发现，许多报告的结果都不太理想。Mader 等评估了 20 个病例，没有观察到任何一例获得完全正常的球形度和同心度 [345]。Morel 随访了 23 个病例，发现 60.8% 的病例结果为良 [346]。Fournet Fayard 等随访得到 76.7% 的结果为良和优 [347]。在 Hall 及其同事的回顾中，评估了年龄在 18 个月到 5 岁之间的 29 髋 CDH[348]。使用 Severin 分级所有放射影像学结果都是良或优。3 例患者因初次手术失败需要再次手术。平均随访时间 9 年 3 个月。术后即刻髋臼指数平均为 12°，远期结果与此相同。术后 CE 角即刻增加到平均 36°，远期结果平均 39°。在 Severin 影像学分类中，29 髋中 25 髋Ⅰ级，3 髋Ⅱ级，只有髋Ⅳ级。

McKay 报道了 26 名 18 个月至 6 岁的患者的结果，其中 73% 的患者在接受骨盆截骨术后为 Severin Ⅰ或Ⅱ级 [325]。Crellin 回顾 21 例患者的 25 髋，在 14 月龄至 5 岁 3 个月之间接受骨盆截骨术，72% 的患者为 Severin Ⅰ级，24% 为Ⅱ级 [349]。Gallian 等评估了在 14 个月至 4 岁之间治疗的 43 髋，68% 的髋获得良或优的结果 [350]。他们报道 AVN 发病率为 5%。Barrett 等评估了 18 月龄至 4 岁 2 个月之间仅接受骨盆截骨术或同时联合切开复位术的 42 髋，88% 的患者为 Severin Ⅰ级（62%）或Ⅱ级（26%）[351]。Hansson 等人报道了 83 例该手术，影像学结果良或优仅占 41%，一般或差占 59%[352]。该研究回顾了瑞典前 15 年的手术经验，26 名外科医生参与其中。他们的最佳结果集中在既往未接受治疗或仅接受闭合复位治疗的半脱位髋关节。最糟糕的结果则集中在前期手术后仍有参与半脱位或脱位的髋关节。然而，在瑞典的队列中，在 5 岁之前进行手术的治疗效果最好。

Windhaer 等回顾了接受骨盆截骨术的 63 髋，平均手术年龄 4.1 岁（18 个月至 18 岁），平均随访 15.7 年 [353]。失败率是 29%：4 岁前手术失败率 25%，4 岁后是 41%。随时间推移，年轻组的部分患者得到改善，而年长组则没有。术前为轻度或中度者表现优于重度或病理性髋关节发育不良者。

长期结果。Salter 及其同事们做了一个非常长期的研究，对象为 40 年前在同一阶段接受切开复位骨盆截骨术的 80 位患者[321,354]。他们一直使用相同的手术方式。手术时的平均年龄为 2.8 岁（1.5~5 岁）。平均随访时间为 43.3 年（40~48 年），平均随访年龄为 45.8 岁（42~51 岁）。使用临床和影像学评分系统，但不良结果的决定性指标是接受全髋关节置换术。77 例患者中有 24 例接受全髋关节置换术（3 例与此病无关），即 31% 髋存活超过 40 年。首个髋关节置换发生在术后 30 年，术后 40~45 年间越来越多；术后 30 年、40 年和 45 年髋关节存活率分别为 99%、86% 和 54%。髋关节置换术的风险中原双侧发病患者是单侧的 2.9 倍。术后发生并发症导致需要髋关节置换的发生率为 46%，髋关节存活率仅为 15%。并发症包括再脱位需要重新切开复位，残余半脱位需要外展石膏固定或骨盆截骨术翻修，股骨髁上骨折，以及 AVN。综上所述，良好的结果维持了 30 年，之后骨关节炎进展迅速，导致 31% 的髋关节置换率。体重与手术结果无关，也与手术年龄无关，但双侧受累和术后并发症的出现容易导致较差的结果。

德国的 Bohm 和 Brzuske 对骨盆截骨术的结果进行了长期研究[355]。在 1963 年至 1972 年间，74 例 DDH 采用 Salter 骨盆截骨术治疗，其中长期随访 73 例。手术的平均年龄为 4.1 岁（1.3~8.8 岁），平均随访时间为 30.9 岁（26.2~35.4 岁）。48 例仅接受骨盆截骨术，其他患者联合进行了切开复位术（12 例）和股骨转子间截骨术。共有 7 例接受了真正意义上的翻修手术（再次手术），1 例在 5.4 岁时进行了髋臼成形手术，1 例在 25.9 岁时进行了三联骨盆截骨术，5 例分别在 18 岁、23 岁、24 岁、28 岁和 28 岁时进行了全髋关节置换术。这 7 例翻修加上 8 个髋关节 Harris 评分＜ 70 岁，Merle d'Aubigné/Postel 评分＜ 13 分被认为治疗失败，共 15/73 髋（31%）。以真实翻修为终点，35.3 年髋关节功能的累积生存率为 90%。作者们得出了 5 个主要结论：①如需要切开复位时，他们的长期结果支持在骨盆截骨术前进行切开复位。②首诊时的脱位程度和骨盆截骨术前时的脱位程度对远期结果有显著影响（强调截骨前处理的价值，复位前越接近正常，结果越好）。③发育不良的结构越接近正常，越有可能获得良好的长期结果。④与 DDH 治疗相关的 AVN 与骨关节炎的高风险相关。⑤若髋臼能够正常恢复且无 AVN 发生时，长期结果预期可获得持续 30 年的髋关节生存。

Morin 等评估了进行性闭合复位同时行骨盆截骨术的 43 髋，30 年及更久的随访结果[356]。这些患者之前未经治疗，Tönnis 分级为Ⅲ或Ⅳ级，手术时间 1.5 岁到 5 岁。80% 的病例远期疗效优或良。股骨头形态正常（“完美”）7 例，规则 18 例，不规则 6 例。Severin-Seringe 分级为Ⅰ组 25 例（14 例为Ⅰ A，11 例为Ⅰ B），Ⅱ组 3 例，Ⅲ组 3 例。

Dega 截骨术：Dega 截骨术最初广泛用于神经肌肉型髋关节发育不良，但已经越来越多地用于 DDH 治疗中。Salter 和 Pemberton 手术的适应年龄范围相同，为 18 个月至 5 岁，从手术起至 8 岁可获得良好的效果。它常与髋关节切开复位和股骨短缩截骨联合使用。波兰的 Dega 描述了 2 种不同类型的经髂骨截骨术，首次报道于 1964 年[328]，用波兰语撰写了详细的描述，并于 1969 年和 1974 年发表在一份波兰的骨科杂志上。Lopez-Carreno 等人指出了 Pemberton、Dega 和 Tönnis 手术之间的区别，这些差异在生物学和机械学上都很关键[357]。Dega 是一种不完全的经髂骨截骨术，截断髂骨外侧皮质，然后继续进行髋臼上半圆形截骨术，切开髂骨外侧皮质，向内侧进行髋臼上半圆形截骨，穿过髂骨内侧骨皮质的前部和中部，以未闭合的“Y”形软骨作为铰链，同时保留完整的髂骨后内侧骨皮质和坐骨切迹。Pemberton 截骨从髂前下棘上方 10~15 mm 处开始，向后弯曲，分别截开髂骨的内外板，并在坐骨切迹和髋臼后缘之间的髂骨 – 坐骨支“Y”形软骨水平处结束，以“Y”形软骨作为铰链。Tönnis 进行了改良：将骨刀从髋臼上缘指向“Y”形软骨远端的后缘，在坐骨切迹前的内侧骨皮质留下一段狭窄的骨性连接，以此作为铰链（从而完整保留了“Y”形软骨）。

短期随访结果良好，未发现具体的问题。Lopez Carreno 等人于 2000~2004 年在墨西哥完成了 40 例 Dega 截骨术和 56 例 Salter 截骨术，结论认为 Dega 截骨术在关节活动性、步态、髋臼指数下降、Wiberg’s CE 角和同心复位方面更优[357]。他们特别提到截骨至髂骨内侧的同时要保证髂骨内板骨皮质的完整，并“在不损伤‘Y’形软骨的情况下完成截骨术”。上述报道中的平均年龄为 3.7 岁（范围为 13 个月至 13 岁，但 13 岁时实施 Dega 手术并没有得到改善）。在 4 项仅有 DDH 或 DDH 和神经肌肉性髋关节疾病的报道中，已获得良好的结果。其中包括 26 髋平均 3.1 岁，髋臼指数术前为 37°，末次随访时降至 13°[358]；21 髋平均 55.6 个月（4.5 岁），髋臼指数从 37° 降至 19°[359]，35 名患者平均 35 个月（3 岁），髋臼指数从 35° 降至末次随访时的 13°[360]，26 髋平均 38 个月（3.2 岁），髋臼指数从 39° 降至近期随访时的 15°。

El-Sayed 等报道了 Dega 手术后最长时间的随访结果，为“令人满意”和“达到需求”[362]。他们特别注意到髋臼的持续生长导致髋臼指数的校正。他们随访 58 髋，平均手术年龄为 48.8 个月（4 岁）（25~90 个月），平均随访 199 个月（16.5 年）。手术偶尔是单一进行，但通常伴联合有切开复位、关节囊紧缩和股骨短缩截骨。效果满意的髋关节为 44/58（76%）（优 19 例，良 25 例），不满意的 14/58（24%）（可 4 例，差 10 例）。缺血性坏死的发生率与其他研究相似，这导致了结果变差，但由于存在多种相关治疗，很难将其归因于 Dega 术式本身。

Rampal 等报道了 Dega 截骨术的良好效果，并强调了另一项好处，即不会导致髋臼后倾的高发生率，这种情况在 Salter 骨盆截骨术的某些病例中有所报道[363]。他们报道了平均年龄为 3 岁（1.1~12.2 岁）的 16 例手术。唯一的差的结果是来自 1 例 12 岁的孩子，他们现在认为年龄太大而不适合接受此种术式。平均随访 10 年（6.4~17.8），11 例（68.5%）为 Severin Ⅰ级，4 例（25%）为Ⅱ级，1 例（6.5%）为Ⅳ级。髋臼指数从术前的平均 31°（25°~45°）下降到术后的 20°（5°~30°），最近一次随访时降至 13°（3°~24°）。2/10 髋在骨骼发育成熟时出现髋臼后倾。

五、股骨近端截骨

随着患者年龄增长，髋关节结构并不完善，经常需要进行髋臼或股骨截骨术，或有时两者同时进行。当股骨头没有稳定在髋臼中时，股骨近端往往持续存在外翻和前倾。股骨近端截骨可改善股骨头深在的位置；单用去旋转截骨术也可以明显改善股骨头的位置，而股骨内翻截骨和 / 或短缩截骨可能有一定必要。即使只有部分骨性畸形得到纠正：如髋臼发育不良或股骨近端前倾角 / 外翻等，随后经常会发现髋关节的整体结构也得到改善。在 2~4 岁的儿童中，矫正髋臼发育不良手术通常采用切开复位和关节囊紧缩，无须截骨也可以改善股骨结构。其他手术组则注意到此年龄段进行股骨近端去旋转 – 内翻截骨后，髋臼深度得到改善。

股骨短缩术在完全性髋关节脱位的外科治疗中也有重要作用，尤其是在 3 岁（36 个月）或更大年龄、脱位程度更高（Tönnis Ⅲ或Ⅳ）的患者中，常与切开复位和髋臼 / 股骨截骨术相联合使用，也可以用于 3 岁以下的患者。这个术式是在手术中根据复位的容易程度来决策的。当股骨短缩合后复位时，大年龄组的缺血性坏死的发生率明显较低。该手术旨在降低髋关节周围结构的张力，从而防止相关血管过度拉伸和收缩。针对高脱位的 DDH（Tönnis Ⅲ或Ⅳ）在切开复位时使用股骨短缩术已在很大程度上取代了术前牵引。Sankar 等在对切开复位的 72 髋回顾中发现，35%（25/72）的髋进行了股骨短缩，其年龄均大于 36 个月，且伴发更广泛的畸形是股骨短缩的风险因素 [364]。

Karadimas 等人研究了内翻去旋截骨术治疗 CDH 后股骨近端的生长情况 [365]。颈干角逐渐从内翻改善到正常范围。这些患者复位和截骨的平均年龄是 2.3 岁。患者分为颈干角小于 100°、100°~110° 和大于 110° 三组，评估内翻截骨术后的生长反应。最佳的内翻矫正角度是在 100°~110° 之间，术后保留该角度范围的患者塑形的比例最高。如果内翻更大，在纠正到小于 100° 时，只有少数髋能恢复到正常颈干角。患者按截骨术分为三组：单一截骨术组、盂唇软骨复合体切除加截骨术组和切开复位加截骨术组。三组在平均 2 岁时，初始内翻角在 100°~110° 之间，并且每组的内翻角度都随着时间的推移递增。在单一截骨术组中，颈干角在 8 岁时逐渐增至髋臼矫正约 122°，之后在 16 岁和 17 岁骨骼成熟时，颈干角一直保持稳定到该研究结束。在其他组的年龄为 8~10 岁时也发现了类似的模式，这说明了塑形发生的时间点，之后角度没有变化或轻微减小。Chuinard 和 Logan[366] 的结论是，内翻截骨术后理想的颈骨干成角为 90°~100°，而 Karadimas 等认为在 100°~110° 之间略小一些的内翻角度更好。Mau 还注意到内翻截骨术治疗 CDH 后，股骨颈的自发变直 [367]。

对股骨干预的适应证正在逐渐变窄。基于对 1976 年至 1990 年间患者的评估，Bialik 和 Benyamini 表达了一个相对常见的观点 [368]。当进行股骨截骨术时，他们通常选择去旋转和内翻截骨。接受这种手术患者的平均年龄为 46 个月（18~120 个月）。

六、切开复位联合骨盆截骨或股骨内翻去旋转截骨术后髋臼发育的比较

在切开复位截骨术后，加拿大（骨盆截骨术）和英国（股骨内翻 – 去旋转截骨术）的小组进行了一项系列配对评估，评估哪种截骨术对髋臼发育的效果更好 [369]。患者手术年龄均在 15 个月至 4 岁之间。每组由一名外科医生完成所有手术。股骨截骨术 47 例，骨盆截骨术 37 例，平均年龄相差在 3.5 个月以内，每组 Tönnis Ⅱ级、Ⅲ级和Ⅳ级例数相似。作者的结论是，切开复位术加骨盆截骨术比切开复位术

加股骨截骨术能更有效地使髋臼塑形，从而纠正髋臼发育不良和维持髋关节的稳定。术前内翻去旋转截骨组的平均髋臼指数为 40.1° 对比骨盆截骨组 37.7°。骨盆截骨组在术后 6 个月时可矫正至 19.1°，而股骨截骨组为 33.3°。髋臼指数在整个研究过程中持续改善，但股骨组的改善更为显著。大于 8 岁后因预期其变化不大，故随访持续到 8 岁为止。骨盆截骨组的髋臼指数进一步下降至 11.6°，股骨截骨组下降至 18.4°。接受股骨内翻截骨术的儿童的髋臼指数从未达到与骨盆截骨组髋臼指数一样低。髋臼塑形在股骨内翻截骨后 4 年内最大，而在骨盆截骨术后 2 年髋臼塑形基本保持稳定。在大多数情况下，塑形后再评估的结果中骨盆截骨组略好。作者认为，股骨截骨手术对髋臼指数的纠正在正常范围（＜ 20°）之外，而骨盆截骨手术将该值纠正至正常范围内。

七、髋臼截骨联合股骨近端截骨术

Fritsch 等分析了联合截骨治疗 CDH 后股骨和髋臼重塑的结果，采用了股骨近端股骨转子间内翻去旋转截骨术联合髋臼成形术 [370]。在早期的研究中，Mittelmeier 认为，在儿童早期单一股骨截骨术后，155 髋中残余 40 例髋臼发育不良，髋臼角低于 20°。建议在 2~5 岁之间使用联合手术。他们进行了股骨转子间内翻截骨术，并将切除的楔形骨块嵌入髋臼截骨处，以维持臼顶的倾斜。他们的目标是将颈干角轻微过度矫正至 110°，同时将股骨颈前倾角矫正至 +10°。用一小块加压接骨板固定维持。他们报道评估了 101 名患者。术前颈干角平均 143°（104°~168°），其中 69 髋大于 140° 严重外翻。术后颈干角平均 112°（94°~130°），在最近一次评估时增大到 129°（90°~158°）。平均内翻矫正为 32°。术后颈干角进行性增大 17.9°，平均增大 61%。髋臼的矫正在平均 9 年后仍保持稳定。101 髋中术前平均髋臼角 33.8°，术后矫正至 19.2°，随访时为 17.9°。CE 角长期保持不变：术前 8.9°，矫正至 24.8°，9 年后维持在 24.8°。

Bernbeck 最早报道了对股骨近端截骨对髋臼发育有积极影响 [371]。Blockey[372] 和 MacEwen 及其同事 [373] 发现，对于 2~3 岁的残存髋臼发育不良，甚至年龄较大但只有轻微发育不良的儿童，仅转子间截骨术就足以治疗。但包括 Mittelmeier[318] 在内的许多人则认为，股骨近端截骨术本身并不能充分改善髋臼顶。Fritsch 等认为股骨内翻去旋转截骨术的一个主要优点是改善髋关节中心的位置，因此内翻可以显著提高生物力学稳定性 [370]。他们认为髋臼侧继发出现一些相应的改善，但这些继发改善不足证实仅需要进行单一的内翻截骨手术。内翻手术降低了由于髋臼复位而导致的关节内压力增高。他们提出了一些证据表明，尽管许多股骨头 AVN 的病例与切开复位直接相关，但当实施各种类型的髋臼截骨术且同时不实施股骨内翻或缩短截骨手术时，术后因压力增高而导致残余畸形的发生率更高。股骨近端内翻截骨术也尽可能减少前倾角，因为这是整个髋关节矫正的步骤之一。虽然术后颈干角有进行性增大，但术后在骨骼成熟时该值可为正常范围。他们注意到很少出现病理性髋外翻复发。在他们的观点中，“股骨内翻去旋转截骨术联合髋臼截骨术对髋臼形态和股骨头颈的发育有利无害”。Reichelt 和 Hansen 认为颈干角为 115°（110°~125°）时效果最好 [374]。Arslan 等治疗一组年龄稍大的患者（24 髋，平均手术年龄 4 岁 2 个月，范围 2 岁 10 个月到 8 岁），实施一期手术包括骨盆截骨术加股骨去旋转缩短截骨术。结论认为：股骨近端内翻截骨术“并非必要”[375]。El-Tayeby 对一组年龄更大、平均年龄为 10.6 岁（范围为 8~18 岁）的 19 髋进行了初次手术。分别行切开复位、骨盆截骨术、股骨近端去旋转截骨和缩短截骨术（在股骨截骨后没有做内翻矫正或只进行少量的内翻矫正）。临床结果为优 / 良 15 髋（79%），可 / 差 4 髋（21%）[376]。

八、与闭合或切开复位相关的，实施截骨术的时机

1. 小于 12 个月的婴儿与 12~18 个月的婴儿

一般来说，在 12 个月以下进行闭合或切开复位后，许多骨科医生都愿意推迟髋臼和 / 或股骨截骨手术，期望通过生长和塑形来矫正畸形。许多人也会对 18 月龄后的患儿进行切开复位和截骨术。然而，在 12~18 个月这一时间范围内如何处理持续存在的骨性畸形，仍存争议。Isiklar 等在一项研究中对此进行了评估，21 髋在 12 月龄以下进行切开复位，23 髋在 12~18 月龄时行切开复位[377]。平均随访 19.6 年，两组的影像学结果为 Severin Ⅲ / Ⅳ或 AVN 方面没有显著差异。较大年龄组的二次骨性手术率较高，但最终结果相同。他们解释此结果意味着在 12~18 月龄内切开复位同时进行骨性手术是有争议的。

2. 手术年龄在 2~8 岁与在 8~18 岁的比较

Lalonde 等评估了两组儿童（年龄在 2~8 岁和 8~18 岁）接受截骨手术矫正残余髋关节发育不良的结果，术后数年进行影像学评估[378]。各组患者分别接受了单一骨盆截骨术，单一股骨截骨术，骨盆 – 股骨联合截骨术。手术适应证包括髋臼指数＞ 20°，Sharp 角＞ 42°，CE 角＜ 20°，股骨颈干角＜ 117° 或＞ 132°，股骨前倾角＞ 60°。他们的结论是，在年龄较小的组疗效较好，其术式范围更小，耐受性更好。

第十三节　评估髋关节的影像学表现

平片在评估整个儿童髋关节发育方面必不可少。然而在诊断和治疗的特定阶段，其他影像学检查在评估 DDH 时具有优势。超声检查已成为 6 月龄以内新生儿的主要评估方法，治疗效果与影像评估密切相关。当患儿固定于髋人字形石膏中时，评估闭合或切开复位的效果则用 CT 扫描，因为在前后位投射的平片中图像可能会产生误差。在 CT 横切面图像上可以明确股骨头相对于髋臼的位置以及髋臼的深度。CT 三维重建有助于指导髋臼截骨术的制定。磁共振成像可以即刻评估闭合或切开复位后股骨头血供情况。

一、X 线平片的射线学参数

许多研究已经发表了儿童时期由平片确定的各种指标的正常值。最有价值的是 Hilgenreiner 的髋臼指数[216]，Wiberg 的中心 – 边缘角[183]，以及股骨头骨化中心出现的时间[379,380]。平片的各种附加测量均有描述。骨盆的“假侧位片”能更好的评估髋臼前上缘区域，患髋的该区域是发育较差的。Lequesne 和 deSèze 在 1961 年对此描述，它是一个倾斜的骨盆视图，与“真正的”或前后位的正位相呈 25° 夹角[381]。

在出生数月的髋关节发育不良中，平片评估很少使用，因为超声检查的价值巨大[382–384]。在超声检查之前，新生儿期的平片检查常常对髋关节的位置和稳定性产生误导。出生时由于骨化中心未显现，髋关节多倾向于保持在外展的体位上，这通常会导致不存在异常的判断，故常导致相当长时间的误诊。虽然髋臼指数在 DDH 时常增大，但正常值与异常值的范围经常重叠，以致不能做出明确的诊断。图 1.9a 标示了正位 X 线片上使用的一些参考点。图 1.9b 指出了髋臼发育不良的基本解剖结构及其与发病机制的关系。除 X 线平片外，还可以通过其他影像学方法观察透 X 线组织。

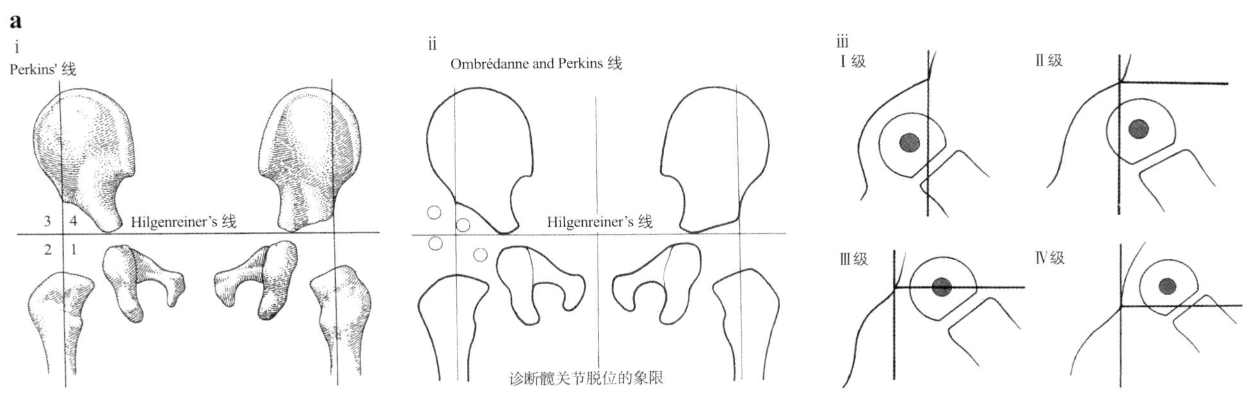

图 1.9　a 评估髋关节位置和发育情况的 X 线平片指标及表现 [a 图中ⅰ和ⅱ显示骨盆正位片对评估髋关节发育十分重要，尤其是在 3~4 月龄时股骨近端二次骨化中心出现之后，Hilgenereiner 线和 Perkins 线及其与股骨头二次骨化中心的关系是判断髋关节位置的重要因素。ⅰ图中显示，正常情况下 4 岁之前，二次骨化中心几乎完全位于下内象限之内（1），出现任何的外移（2）或上移（3）表面存在半脱位或脱位，髋臼指数是评估髋臼发育程度的另一个主要指标（见图 1.6），外侧半脱位时，股骨头部分或全部出现在象限 2 中，随着半脱位加重和上移增加，股骨头出现在象限 3 中，完全脱位多数为前脱位或后脱位，股骨头出现在第 4 象限与髋臼重叠；ⅲ图为 Tönnis 髋关节发育不良Ⅰ～Ⅳ级分级说明]

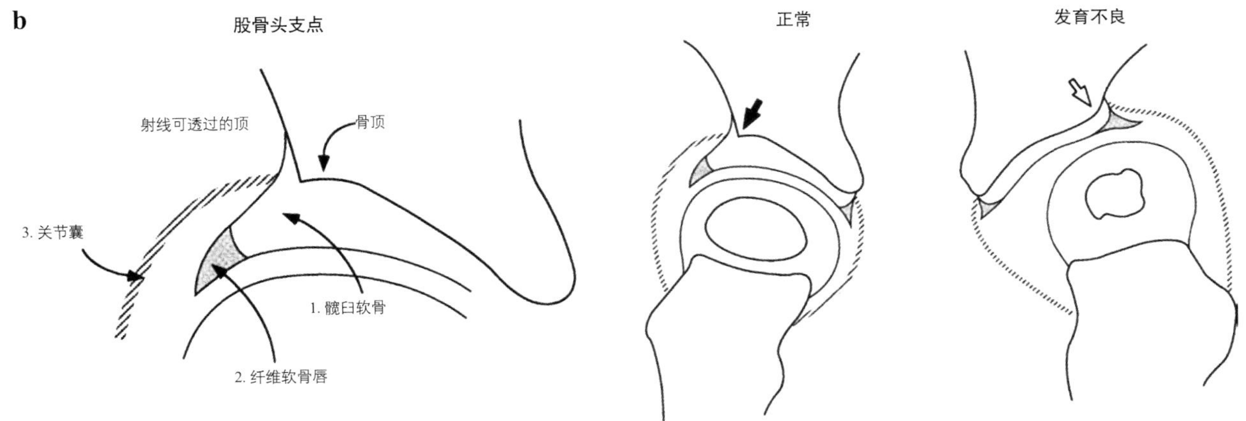

图 1.9　b 评估髋关节位置和发育情况的 X 线平片指标及表现 [b 图示当阅读髋关节平片时，必须认识发育中的髋关节的髋臼软骨、纤维软骨盂唇和关节囊是透 X 线看不见的。透 X 线的顶部区域在关节造影或超声检查时可见由 3 个结构组成（盂唇、髋臼软骨、关节囊）。髋臼发育不良的发病机制如下所示。虽然髋臼指数可以测量髋臼的骨性结构，但髋臼发育不全是髋臼软骨的发育不良和盂唇结构异常导致的继发性间接改变。在半脱位和脱位的发育不良髋关节中，二次骨化中心偏小，位置偏外，形状和密度不规则。骨性髋臼向斜上方倾斜的角度更大，外缘（空心箭头）与正常的锐角形态（实心箭头）相比更为圆钝]

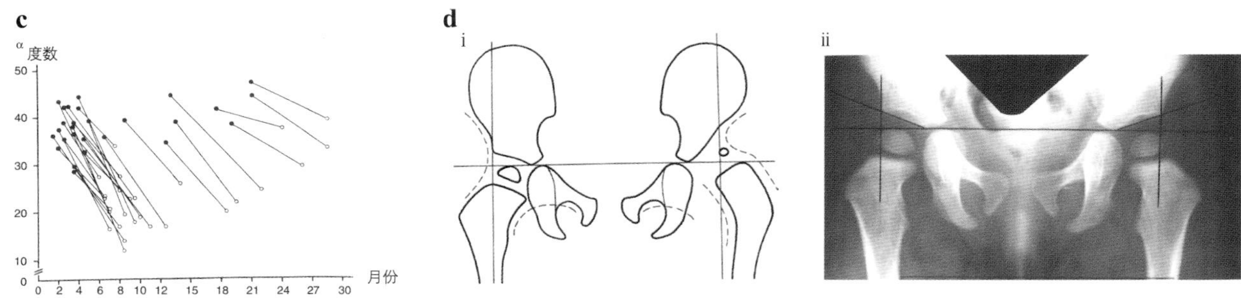

图 1.9　c 图显示出生后 18 个月内，一旦股骨头部能复位且始终保持髋臼中，则髋臼指数往正常值的方向逐渐减小，所有 6 月龄后髋臼指数大于 30° 的髋均视为异常（图表显示了出生后前 8 个月的髋关节，一旦开始接受治疗，髋臼指数可以相对迅速地下降到正常范围，在这个年龄后开始的单纯闭合或切开复位治疗也能获得髋臼指数的改善，但速度慢得多，18 月龄后单纯复位的治疗方式可能不会导致髋臼完全塑形至正常，每个患者的髋臼指数的变化和治疗时间的长短由斜线表示）。d 图中 i 图为骨盆正位片显示正常髋关节（右）和脱位髋关节（左）的 X 线片特征 [右侧髋臼指数正常，内下方或第 1 象限内有较大的二次骨化中心，Shenton 线（箭头）连续，髂骨外侧和股骨颈外侧骨质弧线（Ménard 线）连续，作为脱位侧，二次骨化中心变小，向外向上移位，位于上外侧或第 3 象限内，由于髋臼发育不良，髋臼指数明显增加，而且 Shenton 线和 Ménard 线都不连续]，ii 图显示双侧髋臼指数正常，双侧二次骨化中心均位于第 1 象限内并发育大小相同，Shenton 线和 Ménard 线均连续

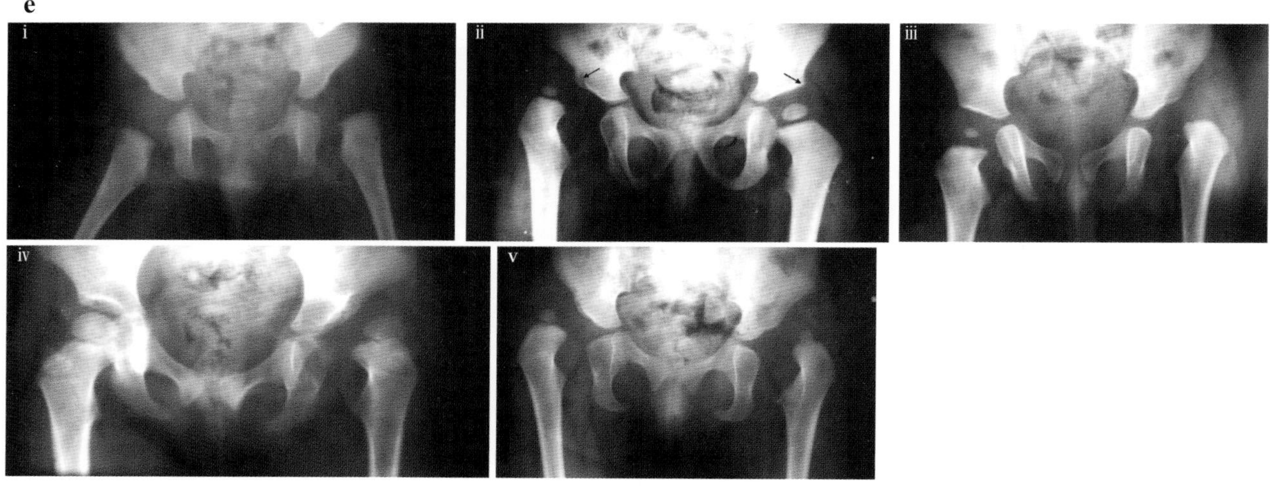

图 1.9　e 在平片上可以看到几个髋关节发育不良的案例 [这些异常包括：i 图示髋臼指数（增加）、患侧二次骨化中心缺失或偏小、相对正常股骨头位置外移和上移、并导致 Shenton 线和 Ménard 线都不连续。i 图可见新生儿左髋脱位，骨性髋臼顶发育不良（倾角较大，软骨下骨量减少）；ii 图可见右髋脱位 – 二次骨化中心小于左侧正常侧，股骨近端向外和向上移位，髋臼发育不良：右侧发育不良的骨性髋臼外缘的“角”呈圆形（箭头所示），正常左侧呈方形 / 尖角（箭头）；iii 图可见左髋脱位，股骨近端二次骨化中心缺失（出现明显延迟），并髋臼发育不良；iv 图可见左髋关节脱位伴二次骨化中心可见，但脱位侧较小，并严重髋臼发育不良；v 图可见双侧髋脱位伴双侧髋臼发育不良]

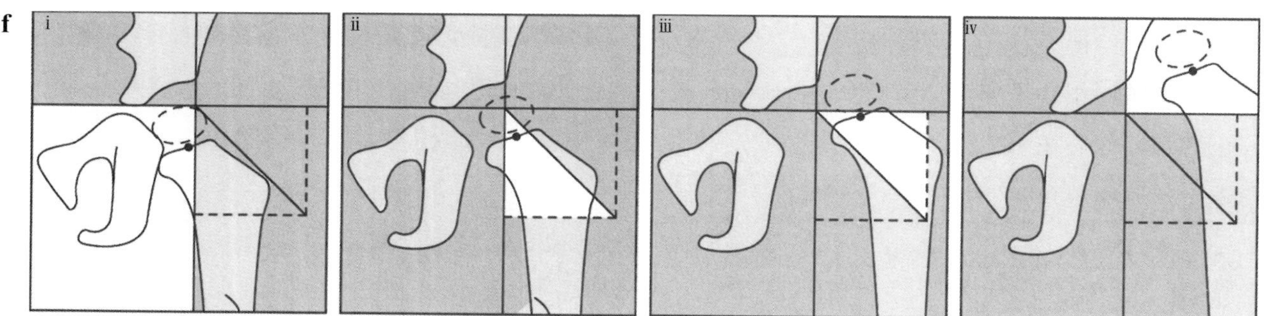

图 1.9　f 出生后早期股骨近端骨化中心出现之前，利用平片对 DDH 进行分类 [国际髋关节发育不良研究组（IHDI）已经提出了一种分类方法，它使用股骨近端干骺端的中点（黑点，骨颈上缘）作为参考点来确定股骨头相对于髋臼的位置]

1. 髋臼指数

数项研究记录了髋臼指数（AI）随生长变化的正常范围[385,386]。在从出生到7岁的2000多张X线片中，女孩的平均AI在出生到1月龄时为30°，在5~6个月时下降到23°，在2~3岁时下降到20°，在5~7岁时下降到15°[380]。人们普遍认为，如果定位和摄像技术发生微小变动，指数也会发生变化[387]。然而早在20世纪20年代和30年代的研究中，已将髋臼指数（AI）作为第一个敏感的影像学指标来诊断早期髋关节发育不良，因为它从出生时就可以观察到，且在股骨头骨化中心正常出现（和异常延迟出现）之前的几个月就可以观察到[172,216,217,232]。AI异常是由于骨性髋臼坡度增大，反映了髋臼外缘骨发育延迟（髋臼加深，坡度减小），反映了髋臼外缘软骨的发育情况。股骨头的半脱位导致髋臼外缘软骨压力增加并生长减缓，以致髋臼发育不良，股骨头的完全脱位则导致髋臼所需的生长刺激完全消失（图1.9b）。Hilgenreiner早在1925年就开始使用X线片来评估发育不良的髋臼和股骨近端发育迟缓的情况，并清楚地描述了髋臼角度或髋臼指数[216]。Putti肯定了早期髋关节X线片的价值，它是诊断髋关节发育异常疾病的一种重要手段[172,232]。Kleinberg和Lieberman进一步强调了髋臼角在评估髋关节发育中的价值[217]。“髋臼指数”（acetabular index）一词由他们提出，定义为“髋臼顶或髋臼髂骨缘与穿过‘Y’形软骨的水平线之间的夹角”[217,387]。他们最早明确肯定了髋臼角在鉴别正常和早期发育不良髋臼差异中的价值。他们研究了23名1~7 d大的正常婴儿，X线片显示平均髋臼角为27.5°（25°~32°）。第二组为20名年龄在11~24个月之间的正常儿童，40例髋臼指数为20°（范围18°~25°）。接下来，他们研究了35例12~36月龄先天性髋关节脱位的儿童，其中部分患儿已经接受了治疗。髋臼指数高达37.5°（范围28°~49°）。他们的结论是，如果婴儿的髋臼指数高于30°，则可能发生髋关节脱位。他们还肯定了早期治疗的价值，任何髋臼指数高的婴儿都应该放置在一个能使下肢明显外展的装置中，以保持股骨头–髋臼生长的一致性和临床稳定性。大多数观察者认为髋臼角超过30°是病理性的，甚至在新生儿时期也被认为是髋臼发育不良、半脱位或全脱位[387]。然而，几乎所有的研究都提示，一些新生儿到1月龄婴儿的髋臼指数大于30°。Coleman在1956年对从出生至3月龄大的临床正常和异常的纳瓦霍（Navajo）儿童进行了详细研究，记载了AI大于30°的临床正常儿童的数量[155]。如果3月龄后AI仍持续30°以上则令人担忧。

Almby和Lonnerholm在对正常和异常髋关节的髋臼指数进行详细研究后得出结论，“出生后6个月后，髋臼角度超过30°必然是病理性的[385]”（图1.9e）。由于髋臼角在出生前几个月的变化范围很大，因此髋臼角在早期并不是确定的。髋臼角在不稳定侧始终大于稳定侧。22例中有8例患儿在7个月前确诊，他们在治疗前不稳定髋关节的髋臼角均大于稳定侧，差值≥10°；7个月后确诊的6例患儿患侧与健侧髋臼角差值均＞10°。髋臼指数在未经治疗的不稳定髋关节中变化不大，1~2月龄平均值为38.2°，18月龄及以上时平均值为43.2°。1~18月龄，平均值在36.8°~41.6°之间。髋臼指数在评估治疗效果方面也被证实相当有价值。治疗后髋臼角均减小。在保守治疗的病例中，除了16月龄以上年龄组外，治疗前不稳定的髋关节的髋臼角均减小甚至达到正常值。这项研究由不同的观察者测量同一张X线片，髋臼指数的测量误差平均不超过 2°（见图 1.9c）。在一份独立的报告中，新生儿 AI 的正常范围上限为 30°[387]。Laurenson 对髋臼指数的描述和使用进行了详细的综述，其中包括许多学者对髋臼 X 线片作为新生儿筛查工具的可取性的争论，以及其他学者基于以上结论而导致过度治疗的争论 [387]。

Hilgenreiner 认为“h”距离是评估髋关节异常的更可靠参数，因为它不太受位置变化的影响。Dyson 等对 160 名 1 岁以下先天性髋关节脱位或轻度髋臼发育不良的婴儿进行评估，报道显示了髋臼指数对区分正常和发育异常髋关节的敏感性 [388]。正常 68 髋为 27°，髋臼发育不良 41 髋为 32.3°，需复位的 47 髋为 37.3°。Scoles 等在一项系列 X 线片的研究中记录了 3、6、9、12、18 和 24 月龄的正常儿童的髋臼指数 [386]。研究对象是 100 名儿童，男性 50 名，女性 50 名。3 月龄女孩的平均髋臼指数为 25°，24 月龄时逐渐下降至 18°。男性 3 月龄平均值为 22°，24 月龄时降至 19°。Harris 将正常髋臼指数定义为出生时为 30°，1~3 岁为 25°，8 岁至成年为 10°[25]。髋臼角（髋臼指数）几乎总是女性比男性略大。在 1 月龄大时，女孩平均为 26.6°（范围为 20°~35°），男孩平均为 24.6°（18°~33°）。平均值随年龄增长缓慢下降。女性 12 月龄时平均为 23.1°，5 岁时为 20.9°。男性 12 月龄时平均为 24.3°，5 岁时为 17.8°。由 Almby 等报道的 Tönnis 和 Brunken 的研究显示，2 月龄时髋臼角平均为 30.3°、4 月龄时为 27.1°、6 月龄时为 23.7°、8 月龄时为 22.1°、1 岁时为 21.8°、2 岁时为 18.8°、3 岁时为 15.6°、5 岁时为 15.5°[313,389]。Coleman 还证实了 AI 随着生长而正常减小，甚至在出生后数月也是如此，并且发现女性平均比男性大 2°~3°[155]。

2. 髋臼角（Sharp 角）

“Y”形软骨在骨骼成熟时相互融合并被骨组织替代，因此限制了将其用于测量髋臼斜度的年龄。在成年人中，髋臼的倾角概念仍然很重要，在 1961 年 Sharp 描述了髋臼角的概念并被广泛使用 [390]。他指出：“在正常髋臼的 X 线片上，只有两个点易于测量，即髋臼顶的外侧缘和 U 形形态 或‘骨盆泪滴’的下缘。利用这两个点和 U 形拐点的水平线，可以得到髋臼的倾斜角 - 髋臼角。”Sharp 测量了 50 名正常成年男性和女性的双侧髋关节，发现没有性别差异，记录正常范围为 33°~38°。所拍摄 X 线片均为仰卧位以髋关节为中心的骨盆标准正位片。

3. 髋关节（股骨和髋臼）的其他参数

Birkenmaier 等以标准化的方式通过 X 线平片研究髋关节的发育，并建立了男孩和女孩的 9 个测量参数的图表 [391]。研究分别在 9 月龄、12 月龄、18 月龄和 24 月龄进行，然后每年进行一次，直到 16 岁。各时间段内包括 50 名男童至 7 岁，50 名女童至 9 岁，之后人数逐渐减少，直至 16 岁。没有对同例受试者进行纵向随访；正常的 X 线片排除了外伤后骨折、髋关节疾病以及其他异常情况。测量的参数包括髋臼指数（Hilgenreiner）、CE 角、股骨颈干角和股骨头干角，以及不太常见的负荷力臂、投射肌力臂、骨骺角（the load lever arm，projected muscle lever arm，apophyseal angle，）、Hilgenreiner- 骨骺角和转子 – 股骨角的测量。普遍的观察发现，股骨测量参数的变化一直到 10 岁，而髋臼指数的变化直至骨骼发育成熟。

4. 二次骨化中心出现的时间

一般来说，股骨头二次骨化中心在 3 月龄出现占所有 20% 的儿童，6 个月时 80% 出现，9 个月时 96% 出现，24 个月时 100% 出现。人们做了大量的研究。Mackenzie 发现，33% 的正常儿童在 3 月龄时出现二次骨化中心，而在 6 月龄时 89% 出现二次骨化中心 [175]。在出生后 200 d（6 个月零 3 周）孩子的 X 线片中可见，90% 的股骨近端骨骺可以显影。1 岁的孩子通常双侧的骨化中心应出现。在正常情况下，骨化中心出现的时间变化很大，有时同一个孩子的双侧髋关节出现骨化中心的时间可能不同。Pettersson 和 Theander 在 172 个 1~5 月龄正常婴儿中发现只有 7 个（4%）的股骨头出现了骨化中心 [392]。骨化中心的出现通常女孩比男孩早几个星期。Pettersson 和 Theander[392] 对 455 名正常婴儿进行了一项研究，发现女孩开始骨化的平均年龄为 4.0 个月，男孩为 4.6 个月。骨化在 1 月龄前均未发生。所有女孩 7 月龄时和所有男孩 9 月龄时都出现骨化中心。Yamamuro 和 Chene 对 3 d 至 60 月龄婴儿的 2208 髋关节进行了一项大型放射影像学研究，其中大约 1/2 的婴儿年龄小于 8 个月 [380]。到 1 月龄时，只有 0.2% 出现骨化中心，2 月龄时占 2%，3 月龄时占 20%，5 月龄时占 50%，6 月龄时占 75%，10 月龄时占 100%。女孩的骨化早于男孩；50% 的女孩在 4 月龄时看到骨化核，50% 的男孩在 6 月龄时看到骨化核。图中显示了来自不同研究中对骨化核高度和宽度的测量值。

二次骨化中心一般表现为单一的逐渐增大的团块状。最初为点状，依次形成圆形、椭圆形和半球形，其宽度大于高度。正常儿童的二次骨化中心在两侧几乎总是同时出现。在 Yamamuro 和 Chene 的研究中，发现 2208 张 X 线照片中，只有 7 张在初始早期出现单侧骨化核 [380]。在脱位的、明显半脱位的或在接受治疗的 AVN 的股骨头骨化核出现都会延迟。在许多骨骼发育不良的患者中二次骨化中心也经常延迟出现。Pettersson 和 Theander 研究认为，脱位髋关节的二次骨化中心明显比正常对侧出现晚且较对侧小，治疗后形态更不规则 [393]。脱位本身会影响二次骨化中心的发育，治疗也会使局部发育稍微延迟。在许多治疗后 DDH 的病例中，二次骨化中心成为偏心状。Rungee 和 Reinker 研究了 17 例 DDH 患者的关节造影，以评估骨化核偏心的临床意义 [394]。17 例中有 11 例出现偏心，但与股骨头软骨的球形度无关。在对照组中有 20% 也可以看到此现象。虽然对此现象的观察是有必要的，但它本身并不能说明问题；这种现象可以在正常对照中观察到，但也可能预示着血管化的问题。Bertol 等人注意到，单侧 CDH 患儿正常侧二次骨化中心出现的平均年龄为 4 个月，而脱位侧为 5 个月 [395]。

5. 关节内侧及关节上间隙测量

Bertol 等利用正位 X 线片来评估明显指向髋关节异常的指标 [395]。没有拍摄下肢外展位 X 线片。正位片上，测量髋脱位患者股骨近端和髋臼内壁之间的距离，发现内侧间隙显著增宽。内侧间隙大于 5.0 mm 表明股骨头外移。上间隙表示股骨近端最上部与穿“Y”形软骨的 Hilgenereiner 水平线之间的距离。正常上间隙为 9 mm，内侧间隙为 4.5 mm。股骨头外移时内侧间隙增宽，上移位时上间隙变窄。正常人内侧间隙为（4.1 ± 1.1）mm，上间隙为（9.5 ± 0.8）mm。单侧 CDH 的内侧间隙异常值分别为 5.9 mm、5.5 mm 和 4.8 mm，而双侧 CDH 的平均值为 6.2 mm。单侧病例的上间隙减小到 7.9 mm

到 8.6 mm 之间，在更严重的双侧病例中进一步缩窄至 7.0~7.2 mm。图 1.3 显示了 X 线片上的各种参数。

6. Tönnis 平片分级

Tönnis 定义了一种用于评估髋关节发育不良程度或阶段的平片分级 [315]，并被广泛应用于 DDH 的评估。这种分级取决于二次骨化中心的存在。0 度为正常髋；Ⅰ度指股骨近端骨化中心在 Perkins 线内侧；Ⅱ度指骨化中心在 Perkins 线外侧，但位于髋臼的最外侧骨缘以下；Ⅲ度指骨化中心位于髋臼外上缘水平；Ⅳ度指骨化中心在髋臼外上缘上方。Perkins 最早在平片上指出了股骨头骨化中心的正常位置 [396]。Perkins 描述如下：4 岁之前，骨化的股骨头部分应始终位于“Y”形软骨上方髂骨的最内侧连线以下，骨性髋臼外缘（即髂前下棘）的垂直线以内。这两条线能够帮助测量髋关节是否完全复位或持续半脱位或脱位。该垂直线被称为“Perkins”线。

7. 髋关节发育不良的 IHDI 影像学分类

Narayanan 等提出了一种新的 DDH 分类，该分类与 Tönnis 分类相似，但可用于股骨头二次骨化中心出现之前 [397]。IHDI（国际髋关节发育不良组织）采用 Yamamura-Chene 的概念，比较股骨近端干骺端上缘中点的位置与 Hilgenreiner 线和 Perkins 线（P 线）的位置相关。绘制 Y 线和 Perkins 线并标记股骨近端干骺端中点（H 点）后，从 Y 线和 P 线的焦点在外下象限内绘制 45° 对角线（D 线）。H 点与 D 线的位置决定了股骨近端是否有位移。在Ⅰ级髋关节（正常）中，H 点位于 P 线或 P 线以内；Ⅱ级，H 点在 P 线外侧，在 D 线上或 D 线以内；Ⅲ级 H 点位于 D 线外侧，在 H 线上或 H 线以下；Ⅳ级 H 点在 H 线上方。8 位骨科医生将本分类方法应用于 DDH 平片的评估。更多的研究工作正在进行中。

8. 定位 X 线片中儿童股骨头位置的 Yamamuro 测量

Yamamuro 和 Chene 研究了婴儿髋关节的发育，并建立了 2 种测量方法，这 2 种测量方法在评估股骨近端相对于髋臼向上和向外的移位程度上很有价值的 [398]。该测量在骨盆正位片上完成。股骨向上位移（Yamamuro-A 距离）是指从股骨近端干骺端中心或中点到 Hilgenreiner Y 线的垂直距离，股骨向外位移是指股骨近端干骺端中心和坐骨边缘垂直线（垂直于 Y 线）的水平距离，单位均为 mm。

Boniforti 等对骨盆 X 线片测量的数个参数进行了一项观察者间研究 [398]。值得注意的是，髋臼外缘切迹的存在会影响髋臼指数的读数，Yamamuro 测量股骨外侧位移比 Hilgenerener 距离更可靠。图 1.9（d,e）显示了 CDH/DDH 病例的 X 线平片表现。

二、关节造影评估髋关节位置及其解剖

关节造影在评估髋关节疾病方面仍然是一项有价值的技术，因为它可以勾勒出软骨性股骨头的形状和位置，特别是显示与其邻近软组织（如髋臼软骨、盂唇和关节囊）的关系。此外，还可以进行动态评估股骨头在不同体位时相对于髋臼的稳定性。虽然该操作是有创的，且几乎都需要全身麻醉，但在许多情况下，它和髋关节复位是同时进行的，并提供了闭合复位是否充分和是否需要切开复位的有用信息。

Leveuf[97]、Severin[44,399] 和 Wiberg[400] 的工作使得关节造影术描述成为 CDH/DDH 临床评估体系中

十分有意义的一部分。Severin 在 1908 年首次通过向尸体标本中注入空气来进行关节造影术，描述了所谓的空气关节图 [44]。Broach 和 Goldhamer 在髋关节注射碘化钾溶液，以此来识别髋臼外缘和轮匝带结构。Sievers[401] 和 Bronner[402] 于 1927 年首次将该技术应用于临床，分别使用碘化钾注射液和空气进行注射。然而由于造影剂不完善，这项技术并没有立即发展成为一项有用的临床工具。1940 年年底之前，Severin 收集了 100 名 3 月龄至 8 岁患者的约 250 髋的关节造影评估结果（大多数患者都在 4 岁以下）。他的工作尤其有助于证实髋关节造影对儿童髋部疾病的价值。Crawford 和 Carothers 描述他们在对未成熟髋关节造影时使用的技术，建议造影剂注射前后拍摄 8 张系列 X 线片，包括：髋关节中立位、Lauenstein 位、外展内旋位、中立牵拉位、中立推挤位、中立负重位的 X 线片 [403]。他们在每张 X 线片中都评估股骨头的球形度，通过在内侧关节间隙中找到均匀薄层的造影剂位置，来评估股骨头相对于“Y”形软骨的位置。他们研究在正常情况下是否至少一半的股骨头球形部分能被软骨性的髋臼盖住，并在照片中寻找棘状的盂唇软骨复合结构（盂唇）和圆韧带，以上这些在非造影正常髋关节 X 线片中是无法显示的。他们倾向于采用内侧入路注射，因为主要的病理过程发生在关节的外上部分。假如注射时造影剂外渗，外上部分重要的结构不会被遮挡。Severin 采用前外侧入路注射时，定位在股动脉外侧，腹股沟韧带（Poupart 韧带）下方约 2 cm 处。

通过髋关节造影可以显示正常的或异常的髋关节在发育中的具体解剖结构（图 1.10a~d）。股骨头的软骨表面轮廓清晰，髋臼不仅包括平片上所见的骨性髋臼顶，还包括髋臼软骨和纤维软骨环的投影，即盂唇。唇状结构的外边缘逐渐变细，逐渐离开股骨头表面，允许造影剂可以进入盂唇的外侧和关节囊之间的区域，以及盂唇的内面和股骨头关节软骨之间的区域。盂唇的边缘是游离的，盂唇向下内侧延伸到髋臼横韧带。关节囊附着在股骨颈下方的周围。髋臼边缘稍外侧，是一圈增厚的韧带环（即轮匝带），在关节囊外跨过髋臼。通过关节造影可以间接地看到关节囊局部变窄，在此区域造影剂显示相对较少，在髋臼下内侧边界下方有一个清晰的切口，关节囊的上方和下方均向外突出。圆韧带一端附着于髋臼窝底部，另一端附着于股骨头前内侧中央区域（称为股骨头凹）。Severin 描述了发育中儿童髋关节造影的正常图像（图 1.10b）和脱位的图像的特征（图 1.10c）。评估正常髋关节最主要的特征包括：软骨性股骨头的球形度及其与髋臼的关系；髋臼软骨及其末端的纤维软骨和周围边缘组织（即盂唇）的合适位置和形态；造影池分布于盂唇两侧，可以清楚地显示盂唇位于股骨头关节软骨的上外侧。在注射量适当且内侧没有被造影剂遮挡的标本中，我们还可以看到，横韧带在髋臼内侧下缘和轮匝韧带下方的一个凹陷处，位于关节囊颈部反折部位的上方。髋关节脱位的特点是髋臼软骨复合体结构向上翘起或夹在股骨头和髋臼软骨之间：股骨头相对于髋臼的轻微或明显的向外移位；移位较大时可以看到圆韧带从髋臼的最深部进入股骨头的显影。正常情况下，股骨头的关节面应呈球形，一半以上股骨头应位于髋臼软骨内。

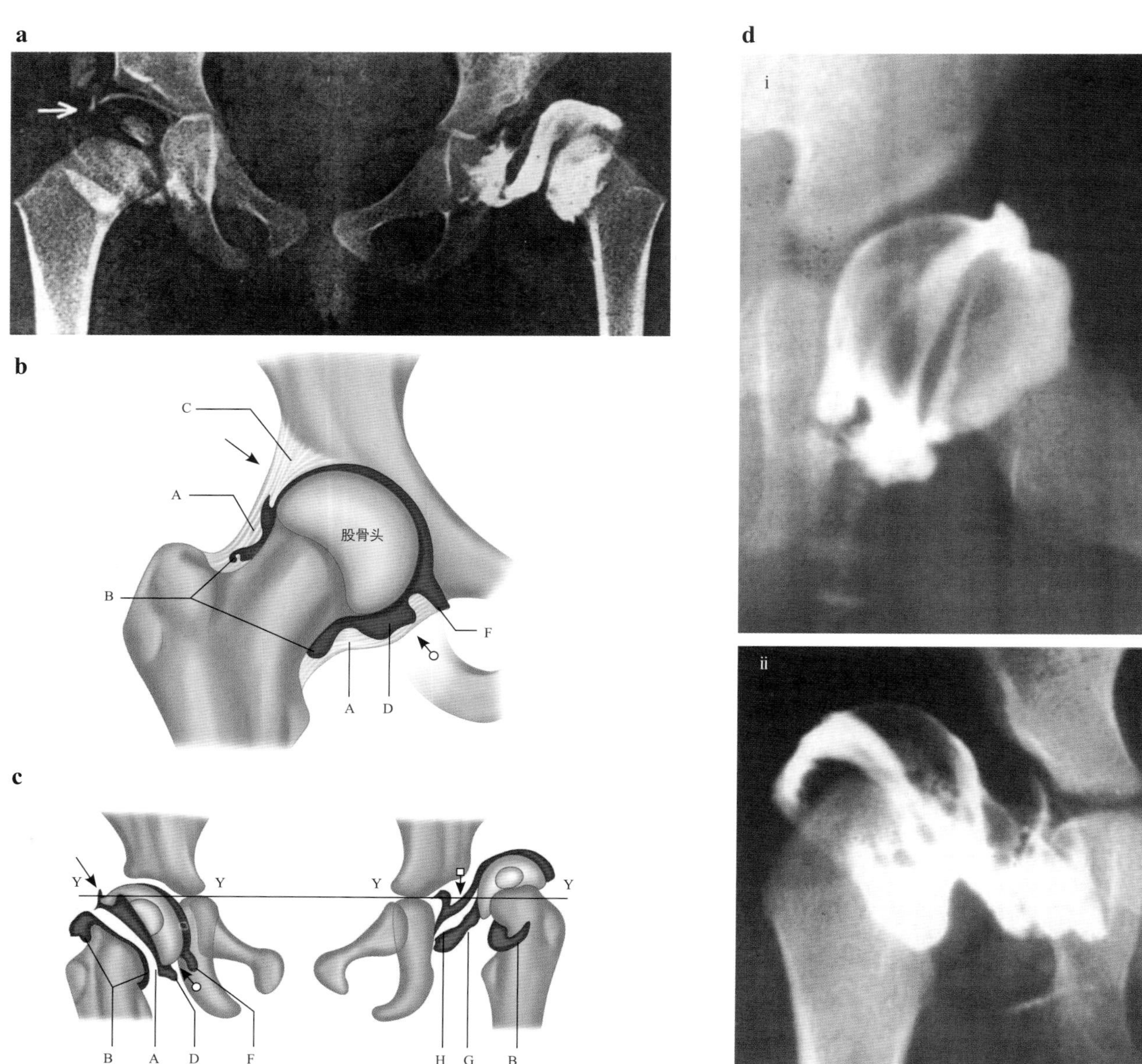

图 1.10 髋关节造影为 CDH/DDH 治疗前后的非骨性组织的评估提供了许多有用的信息 [a 图示双侧髋关节造影显示右髋的股骨头位置正常，左髋的股骨头完全脱位，右侧髋臼指数正常，侧方箭头所指为纤维软骨盂唇的正常外观，少量造影剂形成的线性轮廓勾勒出其三角形结构，造影剂渗入盂唇外侧和关节囊之间的隐窝结构中，该隐窝位于盂唇上方的髋臼外侧壁的一侧，这是髋关节造影图像的一个重要特征，表明盂唇不仅位于头部上方，而且与关节囊的关系也正常，另一侧股骨头明显脱位，移位的股骨头、松弛的关节囊内与发育不良的髋臼之间有明显的造影剂（白色）填充。b 图示为正常髋关节造影，与图 1.1（f、g 和 j）对比查看有助认识，在股骨头周围堆积的深蓝色表示造影剂，图中“C”表示软骨性髋臼及其周围的纤维软骨盂唇，“A”指的是后方最紧张的轮匝韧带形成的凹痕，也是坐股韧带的下缘，“B”表示位于轮匝韧带下方滑膜突出的边缘，在图中髋关节大体解剖图中也可以看到滑膜突出，底部带圆圈的箭头表示髋臼横韧带。韧带内侧和下外侧也有滑膜突出，在关节的外上侧可以观察到造影剂在盂唇末端的外缘和邻近的关节囊之间聚集。这常被称为“蓟征”。c 图示右侧正常髋关节的造影和左侧脱位髋关节的造影，注意右侧股骨头上外侧缘纤维软骨盂唇处在正常位置而左侧的位置呈内翻状态，右侧（箭头）可见典型的蓟征，左侧可见无蓟征的内翻盂唇，“H”表示细长圆的韧带。d 图中（ⅰ图为正常髋关节造影，盂唇完整，蓟征可见于纤维软骨性盂唇外侧上方有造影剂痕迹，对应造影剂浸润不足的部位，轮匝韧带的位置清晰可见，滑膜在其上下方的轮廓清晰可见，髋臼横韧带的压迹是正常的，其上方和下方的滑膜囊显影也是正常的，股骨头位于髋臼内；ⅱ图为股骨头完全脱出髋臼，造影剂在扩大的关节囊内从峡部进入小的髋臼内。股骨头和髋臼关节面之间没有造影剂说明盂唇是内翻的）]

Mitchell是CDH关节造影技术的早期实践者之一，对200例病例进行了该操作[404]。从1954年到1961年，在他所在的治疗机构对所有接受治疗的髋关节都做了关节造影。他倾向于由前上入路进行注射。他非常重视盂唇组织的评估，盂唇是位于股骨头上方还是内翻，以及是否位于股骨头部外缘，是否存在股骨头半脱位（见图1.10a）。他将髋关节分为原发性不稳定（股骨头位于髋臼内），部分脱位（盂唇通常在正常位置，但向上翘起）和完全脱位（分为紧张型或松弛型）。在松弛型脱位中，股骨头明显移位，诊断脱位合并软组织嵌入是毫无疑问的。在原发性不稳定髋关节中髋关节外旋放松时，由于股骨头趋于向上推挤盂唇，使得造影剂难以进入盂唇和关节囊之间，因此盂唇轮廓显示不清。当髋关节外展时，股骨头更深入髋臼内，盂唇轮廓则清晰可见。在部分脱位时上述情况类似，股骨头向上和向外移位的程度更大，从而推挤盂唇，此时盂唇本身并没有内翻。当股骨被外展时，股骨头部会滑入髋臼窝和盂唇内，盂唇"玫瑰刺"的形态就显露出来了。当完全脱位时，盂唇卡在股骨头部和髋臼软骨之间，在任何位置都无法看到"玫瑰刺"形态。在过去30年里，许多中心对大量的病例采用关节造影技术，因此许多报道随之出现。Somerville和Scott在1957年提出的观点至今仍有价值："由于在造影图像中可以看到许多的阴影，常易发生过度解读。有2个基本特征需要注意：髋臼软骨复合体的轮廓和位置以及髋臼底部内侧造影池的轮廓和位置。"[405]

Liu等在回顾102例关节造影图像，对35例进行了详细评估并得出结论，内侧造影池和髋臼盂唇软骨复合体的形态是最有价值的诊断标准[406]。Forlin等定义了从正常到脱位的8种髋关节形态[407]。大多数重要结构在中立位上观察是最清晰的，蛙式位和外展内旋位图像对确认复位的深度及覆盖的程度上最有帮助。Quinn等对复位初期进行了牵引治疗的患者进行了关节造影[276]。他们使用Tönnis提出的分度系统，该系统由Hilgenreiner和Perkins线确定的4个象限，在中立位造影片上对股骨头所在髋关节的位置来进行脱位的分度。这种分类方式与比较少用的Mitchel分类系统比较相似，Ⅰ级表示股骨头相对于髋臼上缘横向移位不超过其宽度的2/3，盂唇外翻，可覆盖股骨头，且能维持股骨头所在位置；进展至Ⅳb级则表示股骨头完全向外向上脱位且盂唇内翻到髋臼中，因此阻碍闭合复位。

Ishii等对42例CDH患者进行了研究，关节造影的提示与手术中的发现呈良好的相关性：肥大的圆韧带、漏斗状狭窄的关节囊以及突出的髋臼横韧带[408]。然而，手术中发现的髋关节盂唇内翻的数量比关节造影预测的要少。

Tanaka等对228髋进行了关节造影，以评估复位的同心度和软组织填塞的情况[409]。其结果分为Ⅰ型、Ⅱ型、Ⅲ型、Ⅳa和Ⅳb型，是否进行手术干预的决定取决于造影图像中的发现——通常只有Ⅳb型需要手术。

三、新生儿髋关节发育不良的超声诊断

超声检查是一项非常有用的技术，用于评估新生儿期和出生早期的髋关节发育不良。它已经取代了传统的X线平片来评估5~6月龄内的DDH[154,410]。随着二次骨化中心的出现，超声检查评估髋关节

DDH 的意义逐渐变小，并被平片替代。超声检查最有价值之处在于对正在发育的髋关节进行评估，早期确诊有利于获得良好的长期治疗效果。因为直到 3~4 月龄时股骨头的二次骨化中心才开始显影，骨性髋臼部分比软骨和纤维软骨部分相对较小，所以此时平片的作用有限。奥地利的 Graf 做出了重要的贡献，他认识到超声在评估新生儿髋关节方面的价值并将该技术发展成一项非常实用的临床检查手段[154,382–384]。他认为诊断和治疗的最佳时间从 6 周龄开始[411]。超声检查允许以无创的方式对婴儿髋关节进行详细检查，且无放射性。它提供软骨结构的成像，并能将其与骨、纤维软骨（盂唇的主要组成部分）、关节囊组织和脂肪组织区分开来。为了做出准确的诊断，Graf 认为必须在超声检查中清楚地辨认出以下解剖结构：软骨 – 骨边界、股骨头、滑膜皱襞、关节囊和盂唇 – 透明软骨顶 – 骨性髋臼顶。此项技术价值极高，因为在出生后的 3~4 个月这些透 X 线的软组织结构是决定髋关节发育的关键因素。Nichols 等通过对 2 具新生儿尸体髋关节进行超声检查和尸体解剖发现，两者之间有很好的一致性[412]。此外，由于超声检查的同时还可以进行髋关节临床体检，因此可以对髋关节的稳定性进行动态评估。

1. 超声与解剖相关性

图 1.11 所示为超声与正常平片、关节造影片和发育中髋关节的组织学切片的对比结果。股骨头透明软骨结构均匀，低回声或无回声。超声显像可以很好地显示覆盖股骨头的透 X 线软组织顶部，即指

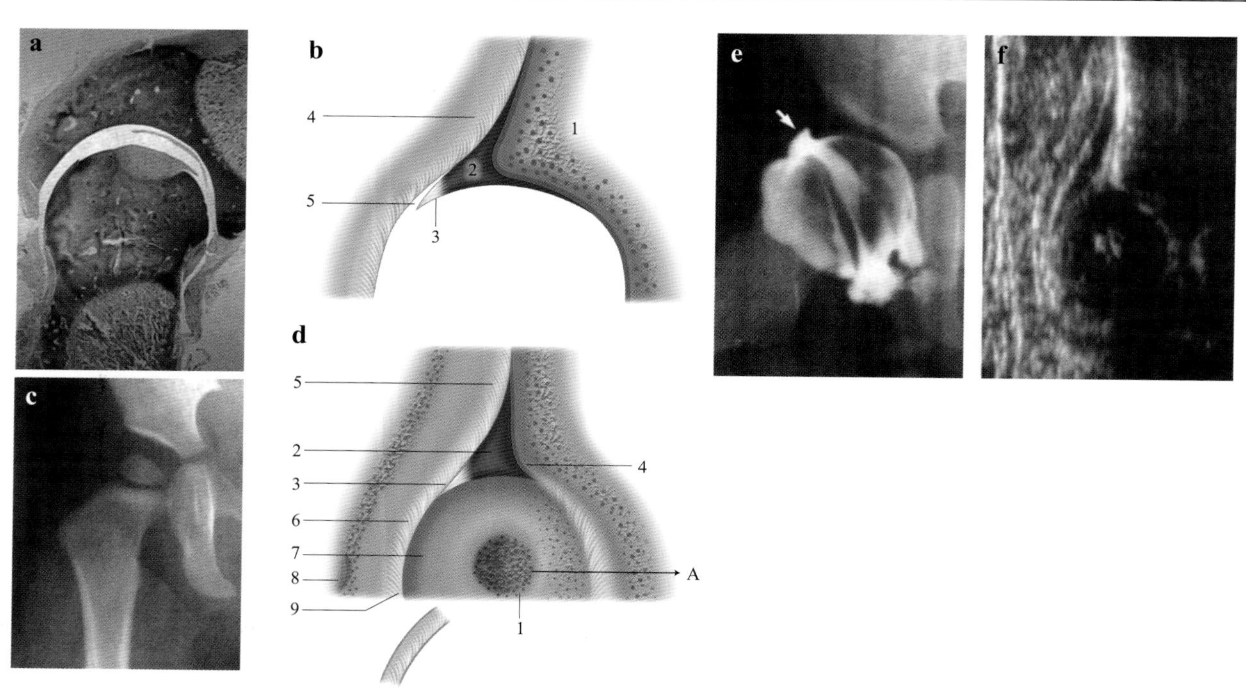

图 1.11　**正常发育髋关节的组织学切片、平片、超声和关节造影图像** [a 图示新生儿髋关节的组织切片显示髋臼的骨和软骨、纤维软骨盂唇、关节囊、股骨头软骨和股骨近端干骺端骨；b 图示髋关节结构，1 为髋臼骨、2 为髋臼关节软骨、3 为纤维软骨盂唇、4 为关节囊、5 为髋臼软骨与盂唇之间的外侧隐窝及关节囊附着的所在，组成髋臼顶的 2、3 和 4 部分（髋臼软骨、纤维软骨盂唇和关节囊）是透 X 线的；c 图可见正常髋关节平片骨性骨盆和髋臼边缘均匀，软骨下骨致密硬化，“Y”形软骨不显影，股骨近端有二次骨化中心；d 图示超声可识别发育中髋关节的如下结构：1 为股骨头二次骨化中心、2 为髋臼外缘软骨、3 为纤维软骨盂唇、4 为骨性髋臼、5 为髋关节囊与髂骨外缘交界处、6 为髋关节囊、7 为软骨性的股骨头、8 为髋外展肌群、9 为股骨头软骨外侧的区域；e 图为髋关节造影可见股骨头位于正常髋臼内，以及正常的蓟征；f 图为正常髋关节的超声图像，二次骨化中心可见]

髋臼透明软骨、纤维软骨盂唇和关节囊，每一个都覆盖股骨头。这些结构也可以通过关节造影来确定，但需要有创操作，且对婴儿和儿童操作时需要麻醉。髋臼软骨结构也是均匀的，因此在超声上是无回声的。髋关节超声检查可以确定软骨性股骨头相对于髋臼的位置、髋臼底的发育情况、二次骨化中心的早期发育，以及动态评估髋关节在不同位置活动时的稳定性。超声波不能穿透或者轻微穿透骨质，而对肌肉、结缔组织、透明软骨和纤维软骨的穿透性极好。

在具有适当分辨率的超声研究中，Graf报道了大量符合解剖学特征的证据[154]。容易辨识的结构包括：软骨性的股骨头、软骨性的大转子、骨性的股骨颈、股骨近端骨骺下方的骨 – 软骨交界处、早期形成的股骨头二次骨化中心。在髋臼中可识别的结构包括：髋臼外缘的骨性突起、软骨性的髋臼、纤维软骨唇、髋臼横韧带、“Y”形软骨、关节囊、被覆的肌层和髂腰肌。特别是髋臼和股骨头的透明软骨，由于其独特而均匀的结构，包括均匀的基质（含水量高、相对含细胞较少），所以在超声下是无回声的。事实上，软骨形态只能通过周围组织的高回声结构间接地勾勒出来。由于软骨股骨头与髋臼软骨的两个软骨组织都是无回声信号，所以在髋臼深处，它们之间没有明确的界限。然而，在髋臼内侧髋臼窝区域，可以很好地区分股骨头与髋臼窝深处的脂肪和纤维组织。在髋臼外缘可以区分透明软骨末端和纤维软骨唇开始的区域。

2. 髋关节超声方法

（1）Graf *方法*

Graf 在 1984 年报道了他所在的单位已经对 3500 名婴儿进行了髋关节超声检查[384]。骨性髋臼的发育与邻近髋臼软骨和股骨头位置相关，是一个特别敏感的指标。数十年来人们用髋臼发育不良的程度（在平片上表现为逐渐递增的髋臼指数）来评估股骨头脱位状态和发育不良髋关节的发育程度。当超声图像等同于 X 线正位片时，Graf 定义了 2 条参考线和 2 个特定的角度。测量这 2 个角度所需的基线为沿着髂骨外板的延长线。第二条线被称为倾斜线（软骨顶线），从髋臼最突出的凸点（或骨性髋臼最外侧缘）沿着关节软骨最外侧部分的内侧，向下穿过盂唇尖部。两线夹角称为 β 角或倾斜角，它指示了延续于骨性髋臼顶最外侧的软骨部分的范围。第三条线被称为髋臼顶线（骨顶线），从髂骨内侧下缘向骨性髋臼最外侧缘延伸。因此，这条线本质上再现了 X 线平片中测量髋臼指数的参考线。α 角代表了髋臼倾斜的程度，或者从某种意义上在 Graf 术语中指代骨性突起的程度。角度越大，骨性髋臼越深，发育越正常；反之，角度越小，髋臼发育不良的程度越大。根据 Graf 的大量研究，定义 α 角为 60° 或以上为完全正常，小于 43° 都表明高度的发育不良（表 1.3a,b 和 c）。他根据超声分类定义了 4 种类型的髋关节（图 1.12a~e）。Ⅰ型为正常。Ⅱ型为髋臼发育不良。这其中许多髋关节只是未发育成熟，并将继续逐渐发育正常。在早期对 3 月龄以内婴儿的研究发现，90% 的Ⅱ型髋关节被证实后期没有发育异常。Graf 认为髋臼在其顶部深度的发育方面是提前的，并指出它类似于股骨二次骨化中心在 3 个月或 4 个月时延迟出现。因此他将Ⅱ型进一步分为Ⅱ a 型，即 3 月龄前的Ⅱ型表现，Ⅱ b 型是指 3 月龄后持续的Ⅱ型表现。在Ⅱ b 型病例中，存在延迟骨化，出现发育不良的可能性更高。在Ⅲ型髋关节中，股骨头向外半脱位，部分位于髋臼内。髋臼顶的非骨性结构受压越来越大，即使盂唇处于正常位置，但它被向上和向外推挤，髋臼的骨性结构发育延迟，以致外侧骨性突起不那么尖，而是显得更圆，轮廓不那么清晰。在这种情况下，β 角将增大，α 角将减小。在Ⅲ a 亚型中，髂骨外侧的髋臼软骨被向上推，尽管它在结构上仍然保持完整，呈低回声信号。在Ⅲ b 型中，外侧半脱位更为明显，髋臼软骨受压增大，并发生组织学改变。超声下低回声的结构消失，软骨呈现为纤维软骨表现，软骨突起处出现致密回声。Ⅳ型中，股骨头完全脱位，髋臼是空虚的，仅见软组织（表 1.4）。

表 1.3a　治疗髋臼发育不良的骨盆手术

类别	操作技巧
调整方向	把髋臼的方向调整为正常 / 正确的方向
增加深度	髋臼的深度随着上外侧顶部的增宽而增加
平移位置	髋臼向内侧滑移，使上方的骨盆作为髋臼顶的外侧部分，扩大头部的覆盖范围
调整方向的截骨术	此类有 2 种：①骨盆截骨术（Salter）：这是一种“纯粹的”调整方向的截骨术，骨盆截骨部位完全位于髋臼上方，从坐骨切迹到髋臼外侧缘以上区域，因此不改变髋臼的形状或大小，而只会改变髋臼的方向。②髋臼周围截骨术（Albee、Lance、Clarke；Mittemeier/Witt；Pemberton；Dega/Pittsburg 和 San Diego 描述的 Dega；Tönnis）：这些截骨术的截骨位置更靠近髋臼，有可能改变髋臼的体积 / 大小和髋臼关节面的曲度以及髋臼方向
髋臼加深手术	这个术语指“加盖手术”，指在关节囊外的位置通过植入骨移植物与外侧髂骨相连，从而增加髋臼的大小和深度（扩大髋臼），进一步来增加股骨头覆盖，但保持 / 延长髋臼软骨表面的球形曲面。这些手术并不是真正的截骨术，因为它们只是在髂骨下外侧缘切开骨盆，形成一个弧形的隧道，再植骨形成新顶盖，并维持其稳定
移位截骨术	这个术语是指 Chiari 截骨术，它通过从外侧关节囊上方的髂骨壁到骨盆内壁，做经髂骨的斜向近端的截骨来扩大股骨头的外侧覆盖；使髋臼向内侧移位，外侧骨盆骨块和髋关节上关节囊一起成为外侧的髋臼顶。外侧截骨起点必须起始于关节囊附着处的正上方，呈弧形（穹顶形，前后方向），以便在髋臼向内侧移位后，上截骨面与髋臼上关节面尽可能形成连续

表 1.3b　调整方向的骨盆截骨术

类别	概述	内容
骨盆截骨术	Salter 骨盆截骨术适合于 6 岁及以下儿童，骨盆以耻骨联合为中心进行旋转	对于 6~8 岁的患者由于随着年龄增长，耻骨联合变得比较僵硬，因此需要联合其他的改变髋臼方向的截骨手术，以确保骨盆可以充分地旋转。其中包括二联骨盆截骨术（Sutherland）：在闭孔内侧耻骨联合和耻骨结节之间进行截骨；三联截骨术（Steel）：在坐骨支和耻骨支进行截骨，由外向内在坐骨结节上方对坐骨支截骨，靠近髋关节截断耻骨。一般对 10~15 岁患者进行二联截骨术和三联截骨术
髋臼周围截骨手术	Tönnis 对该术式的历史进行了概述。按髋臼周围从髂骨外侧骨皮质到内侧骨皮质的截骨深度分为最浅深度、中等深度和最深深度的 3 类	① Albee（1955）和 Lance（1925）描述截骨最浅的截骨术：向下撬动髋臼顶并植入骨块以支撑开口至截骨愈合。Scaglietti 和 Calandrillo 在他们对脱位髋关节切开复位的手术中也使用了此种方法，Clarke 及其同事也使用了这种方法，他们认为这样做的目的不仅是产生一种机械效应，也是通过对髋臼外缘软骨产生生长刺激 / 重塑效应，从而增加覆盖。② Mittemeier 和 Witt 描述的中等深度的截骨术：最深深度的截骨术式对髋臼表面损伤和“Y”形软骨损伤最小。Pemberton 截骨术（1965）具有髋臼周围截骨术的优点，一些中心仍在使用该术式。目前，在幼年儿童中广泛使用的 Dega-Pittsburg、San Diego 和 Tönnis 术式，大多数髋关节周围截骨手术是 Dega 截骨术的变式

表 1.3c　髋臼周围截骨术（最深）

术式	内容
Pemberton 术式，Dega 术式及其变式，Tönnis 术式	①以下各种术式都是通过从髂骨外侧皮质到内侧皮质进行截骨来改变髋臼的方向，都保留“Y”形软骨上方部分结构的完整性，向下和向外倾斜髋臼，以改善髋臼的深度和位置，用植骨块稳定截骨部位直到愈合；②这些变式的区别在于：内侧骨皮质是直视的判断还是通过 X 线显示，内侧骨皮质的截开程度，是否显露坐骨切迹并截骨，多平面截骨术的形状，截骨线接近“Y”形软骨的方式，以及用来固定截骨部位直到愈合的方式；③这些变式在有关髋臼周围手术的文章中描述得并不总是十分明确，在 X 线和图示上也可能显示得不明确
现根据原始资料和相关后续的报道对各术式具体描述如下	
Pemberton 截骨术	截骨线延伸到“Y”形软骨的后翼，在那里形成铰链并旋转。它最初被描述为“髋臼周围骨盆截骨术”。术者团队认为，要点是勿切开“Y”形软骨；截骨线延伸到“Y”形软骨，但不穿过“Y”形软骨。在切开“Y”形骨上方的骨性结构后，以软骨作为铰链（即“Y”形软骨的后臂 / 髂骨 – 坐骨臂）来矫正。在骨膜下暴露髂骨内板和外板直至坐骨切迹。显露坐骨切迹，并用牵开器保护。髂骨内外侧骨皮质均从前向后切开，但骨凿没有到达坐骨切迹（因此保持完整），而是到达切迹和髋臼后半部之间的“Y”形软骨的髂骨 – 坐骨臂上。到达“Y”形软骨的后翼时使用弧形骨刀截骨。术者强调描述强调无须到达坐骨切迹。“Y”形软骨的后臂成为旋转的铰链。术中通过直视下控制截骨块方向来调整前侧和外侧的矫正。然后将髋臼向下倾斜，以改善股骨头前侧和外侧的覆盖，再植入取自髂骨的骨块以维持矫正
Dega-Pittsburg 术式	Dega 在 20 世纪 50~60 年代描述了髋臼周围截骨术，并在波兰广泛使用。然而由于对手术的描述各不一致，且由波兰语撰写，因此早期在其他地方没有开始使用或理解不清。2001 年，Grudziak（曾与 Dega 同事数年）和 Pittsburg 的 Ward 回顾了 Dega 术式，并描述了他和他们的髋臼周围矫正技术。为了便于介绍，我们将这种手术称为 Dega-Pittsburg 术式。截骨术切开髂骨内侧皮质的前部和中部，保留后内侧髂骨皮质完整，以坐骨切迹作为铰链。各截骨线均未到达“Y”形软骨。张开截骨部位并向下 / 向外倾斜髋后，用取自髂骨的骨块固定
Dega-San Diego 术式	1992 年 Mubarak、Valencia 和 Wenger 施行了 Dega 手术，做了微小但显著的改变。他们也在 2000 年的报道中指出他们的改良，称之为 San Diego 术式，不同于 Dega 和 Pembeton 术式。坐骨切迹内侧和外侧皮质均向前向后切开，中部内侧的皮质保持完整。截骨铰链对称地位于“Y”形软骨水平或略高于“Y”形软骨，用 3 个梯形骨块来稳定截骨的位置，并改善前后的覆盖情况。用 Kerrison 咬骨钳小心地咬开坐骨切迹处的骨皮质。骨膜下间隙由髂前棘（AIIS）到坐骨切迹。截骨起点始于髋臼外缘上方约 1 cm 处。在 AIIS 的前方和坐骨切迹的后方做双层骨皮质的截骨；由外向内做单层骨皮质的截骨术，向内推进到“Y”形软骨的“内面”。截骨线应该停止在离“Y”形软骨几毫米的地方，截骨刀不穿过“Y”形软骨。旋转铰链位于“Y”形软骨处。前、上、后 3 个区域的覆盖都得以改善
Tönnis 截骨术	Tönnis 手术与上述手术类似。在此髋臼成形术中，后侧截骨终点位于坐骨切迹附近，几乎平行于“Y”形软骨的后臂，保留皮质骨作为旋转的铰链。如果股骨近端内翻 – 去旋转截骨术完成后，Tönnis 插入脱蛋白的三角形骨块或股骨骨块撑开截骨部位。用直形骨刀截骨，从髋臼外缘上方约 6~8 mm 处截入，以符合髋臼 / 股骨头的轮廓（侧位片所示）做弧形截骨，且注意避免进入关节

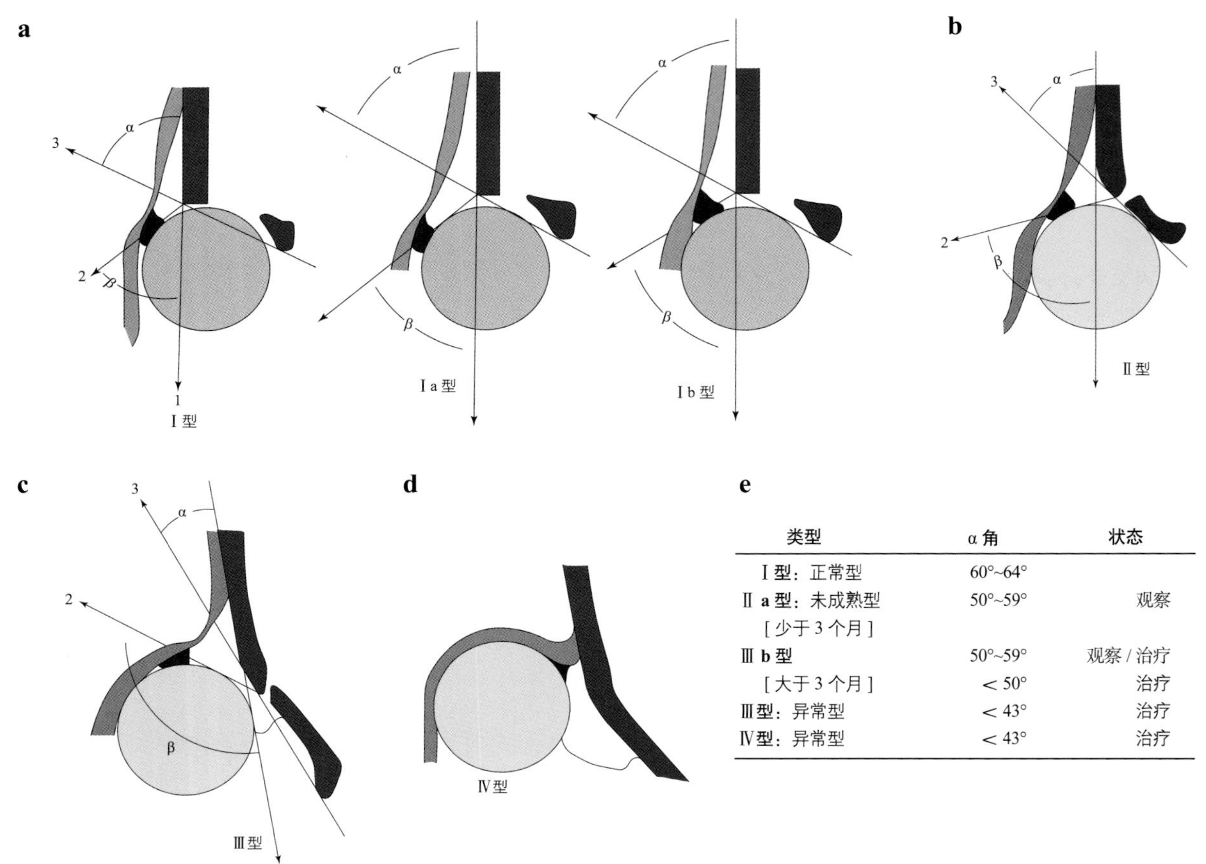

图 1.12 **髋关节发育不良的Graf超声分型**（a图为Ⅰ型、Ⅰa型和Ⅰb型；b图为Ⅱ型；c图示为Ⅲ型；d图为Ⅳ型。随着髋关节畸形程度加重，α角逐渐减小）

表 1.4 髋关节发育的超声分型

分型	内容
Ⅰa 型	髋关节具有正常成熟度是指，在12周或以内时超声结果为Ⅰa型，骨顶角 α ≥ 60°，软骨顶角 β ≤为 55°。这些特征表明髋关节发育完全成熟
Ⅰb 型	在同一年龄范围内且具有相同测量值Ⅰb型被称为生理性变异，完全可以通过自身发育成为完全成熟的正常形态
Ⅱa^{+} 型	Ⅱa^{+} 型属于生理性不成熟，出生时 α 角为 50°，4周时增加到 53°，8周时增加到 57°，但 β 角 ≥ 55°。只要这些指标在定期（4周）评估时有所改善，仍认为这些髋关节是生理性的现象
Ⅱa 分型	股骨头延迟骨化不超过3个月是一个早期危险信号，会导致进展成为Ⅱa分型，其指标落后正常成熟髋关节1~12周。α 角保持在 50°~59° 范围内，β 角 ≥ 55°，髋关节表现为成熟度不足
Ⅱb 型	延迟骨化超过3个月时，即使 α 角保持在 50°~59° 范围内，β 角 ≥ 55°，仍属于Ⅱb型。此阶段可诊断为髋关节发育不良，需要进一步积极治疗
Ⅱc 型	严重的髋关节发育不良，指髋关节处于完全移位的临界范围，即Ⅱc型髋关节，在出生后的任何年龄段，骨顶 α 角仅在 43°~49° 范围内，软骨顶 β 角高达 70°~77°。诊断为严重髋关节发育不良伴超声不稳定状态。此时强烈建议治疗

（续表）

分型	内容
Ⅱ d 型	未达到完全正常头臼关系的偏心性髋关节属于Ⅱ d 型，α 角为 43°~49° 和 β 角≥ 77°，任何年龄都可确诊。表明髋关节处于半脱位状态
Ⅲ a、Ⅲ b 和Ⅳ型脱位	出生后任何年龄段 α 角＜ 43°，β 角＞ 77° 也可诊断为Ⅲ a、Ⅲ b 和Ⅳ型脱位。表明髋关节处于脱位状态

注：表中内容有助于解释儿童髋关节不稳定的超声检查结果。此参考范围及其解释是在 20 世纪 80 年代后期超声波广泛使用的头几年之后建立的，仍然是一套有价值的指南。不同的诊所使用的参考范围稍有不同，但对超声检查结果的总体解释仍然是可信的。经许可修改自参考 Tönnis[170] 等。

Graf 将超声图像的适用范围定为出生至 10 月龄之内。10 月龄后骨组织过于突出，超声波的穿透区域很小，以致无法确认相关的结构和定位。超声图像在评价复位和病理解剖学方面有明确的意义。Ⅰ型是正常髋关节。3 月龄以内的Ⅱa 型髋关节仍是生理性，而大于 3 月龄的Ⅱb 型髋关节存在发育不良。需要重复评估髋臼软骨的突出部位是否出现形变，这些形变可进一步导致半脱位或即将脱位。当发生外侧半脱位时，髋臼软骨顶受压增大，发育减缓，同时也表现为骨性髋臼外缘的发育不足。软骨顶的回声性质将决定变化是刚刚开始，例如Ⅱa 型，还是已经导致Ⅲb 型的纤维软骨组织改变（表 1.5）。图 1.13 显示了一些与治疗相关的临床案例的超声图像。

表 1.5　随年龄增长而变化的病理解剖表现 / 治疗方案

确诊年龄	病理解剖表现	治疗概况
出生至 6 周龄	关节囊松弛	出生至 12 周龄使用的 Pavlik 吊带治疗有效
6 周龄以上	髋部肌群紧张 / 内收肌群	可能需要预复位牵引，经皮内收肌松解
12 周龄以上	更多髋部肌群紧张：髂骨肌、臀小肌和臀中肌，圆韧带拉长肥大、纤维脂肪组织填充于髋臼底	闭合复位或合并复位前牵引，经皮内收肌松解；髋关节人字石膏固定
出生后	髋臼发育不良	0~12 周，使用佩戴 Pavlik 吊带自行矫正，12 周以上闭合复位后髋关节人字石膏固定
6~8 个月以上	①半脱位：髋臼发育不良伴髋臼变浅；②脱位：髋臼发育不良伴髋臼较小、较浅、变形	①针对同心圆复位：髋关节人字石膏（使用数月）；②髋臼手术：18 个月以上（最早）；③ 18 个月至 4 年（需要更多干预）；④ 4.5 岁以上都需要髋臼手术
出生后	股骨近端发育不良，股骨近端前倾	① 0~9 个月：闭合复位后自然矫正；② 10~18 个月：切开复位；③ 2 岁以上：股骨近端内翻去旋转截骨
4 个月以上	股骨头变形、变小，股骨头二次骨化中心延迟出现	髋关节复位后自然纠正并维持正常
6~8 个月以上	盂唇内翻：通常不做盂唇的复位处理，除非是畸胎形	切开复位，如果髋关节复位，后盂唇内翻则处理（任何年龄）
8~10 个月以上	髋关节囊峡部狭窄，髋臼下段被髋臼横韧带、关节囊阻挡，髋臼内填充增厚的圆韧带和多余的纤维脂肪组织	如果不能闭合复位则切开缝合关节囊，切开复位
2~4.5 年	形成假性髋臼	切开复位，髋臼成形术，股骨近端截骨（内翻，去旋转，缩短）

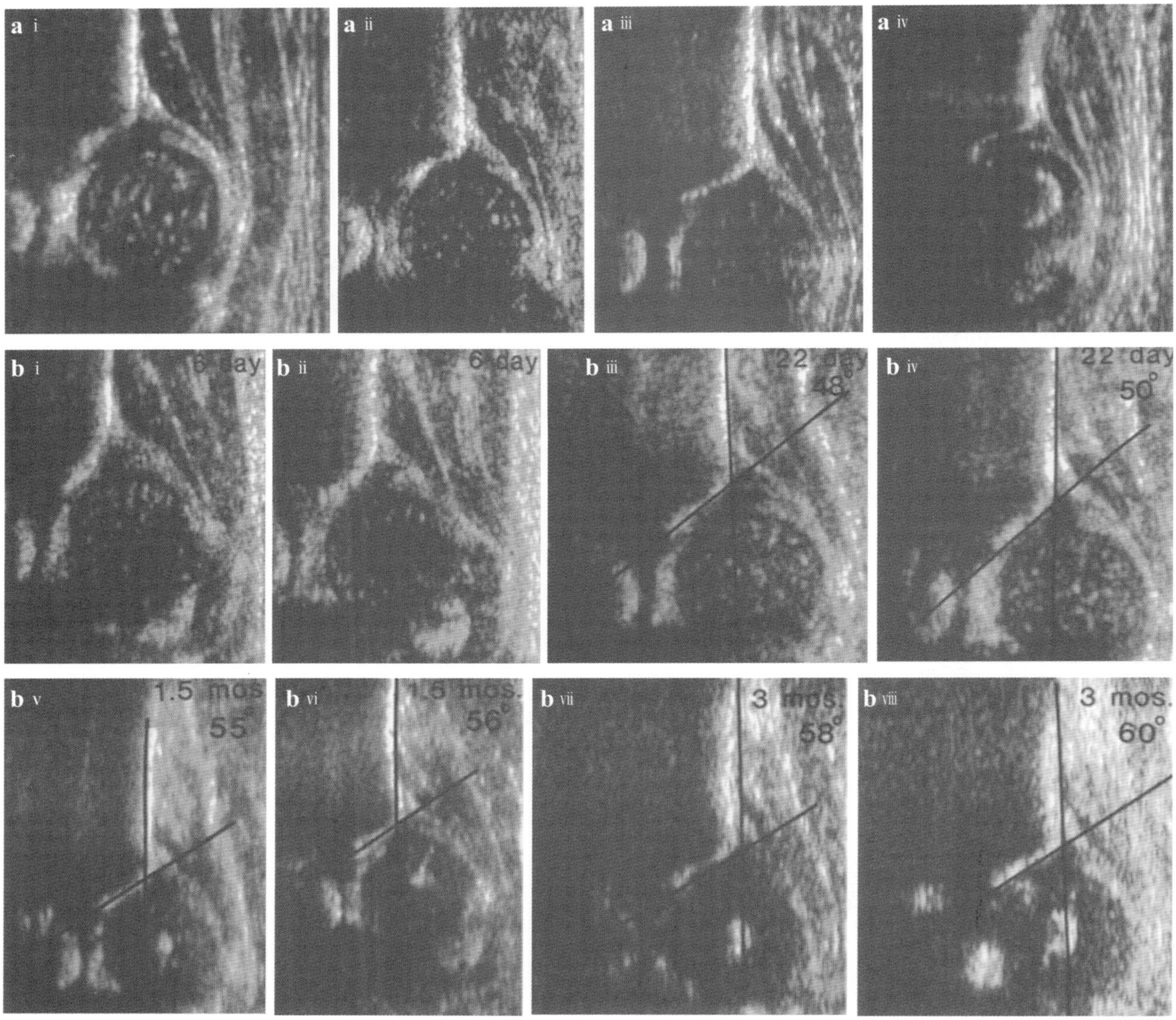

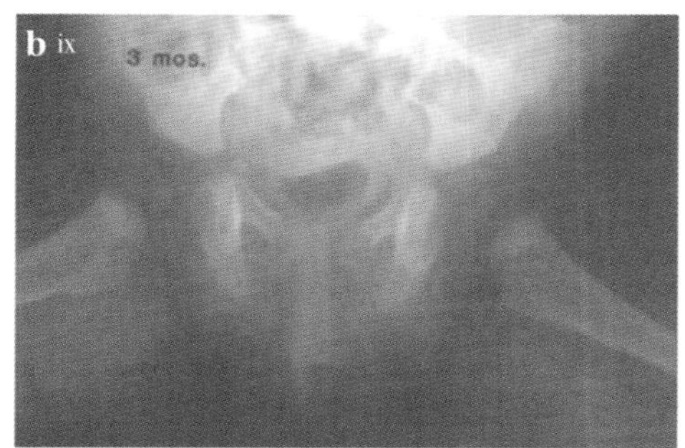

图 1.13　a 图回顾了临床病例中的几个超声检查结果 [图示来自不同患者的正常髋关节超声图像，ⅰ为新生儿，ⅱ为 2 周龄时，ⅲ为 2 月龄时，ⅳ为 4 月龄时。4 月龄时，二次骨化中心清晰可见。各图中的 α 角分别为（ⅰ）50°，（ⅱ）52°，（ⅲ）50°，（ⅳ）62°]；b 图为系列超声，图像显示，一名其他均发育正常的儿童出生时诊断为双侧髋关节脱位后直至治疗正常。连续使用 Pavlik 吊带治疗开始于出生后 6 d，此时进行第一次超声检查 [在对双侧病例进行检查时，所有超声图像的方向都是同向的，左上图显示的是右髋关节，双髋关节同时检查，b ⅰ图中可见髋关节在位，但髋臼较浅，仅覆盖不足股骨头的 1/3，α 角为 35°；b ⅱ图为左侧髋臼也较浅，仅覆盖不足股骨头的 1/3，α 角为 38°；b ⅲ图为第 22 d 的图像，显示右髋关节股骨头的覆盖范围有所改善，α 角增加到 48°，b ⅳ为左髋关节 α 角增大至 50°；b ⅴ图为 1.5 个月时右髋关节超声显示的发育改善，α 角现在为 55°，二次骨化中心出现相对较早，股骨头仍然只有大约 40% 的覆盖率；b ⅵ图为 1.5 月龄时左髋关节覆盖率提高，α 角为 56°，二次骨化中心早期出现；b ⅶ图为 3 个月时右髋关节发育良好，α 角为 58°，二次骨化中心增大，股骨头覆盖率略大于 50%；b ⅷ图为 3 个月时左髋 α 角为 60°，二次骨化中心增大，股骨头覆盖率略大于 50%；b ⅸ图为 3 月龄的正位片显示，在蛙式位片中双侧股骨头均位于髋臼内，二次骨化中心存在且大小相等，髋臼发育良好，在这一阶段，开始停止使用 Pavlik 吊带。髋臼指数右侧 30°，左侧 26°]

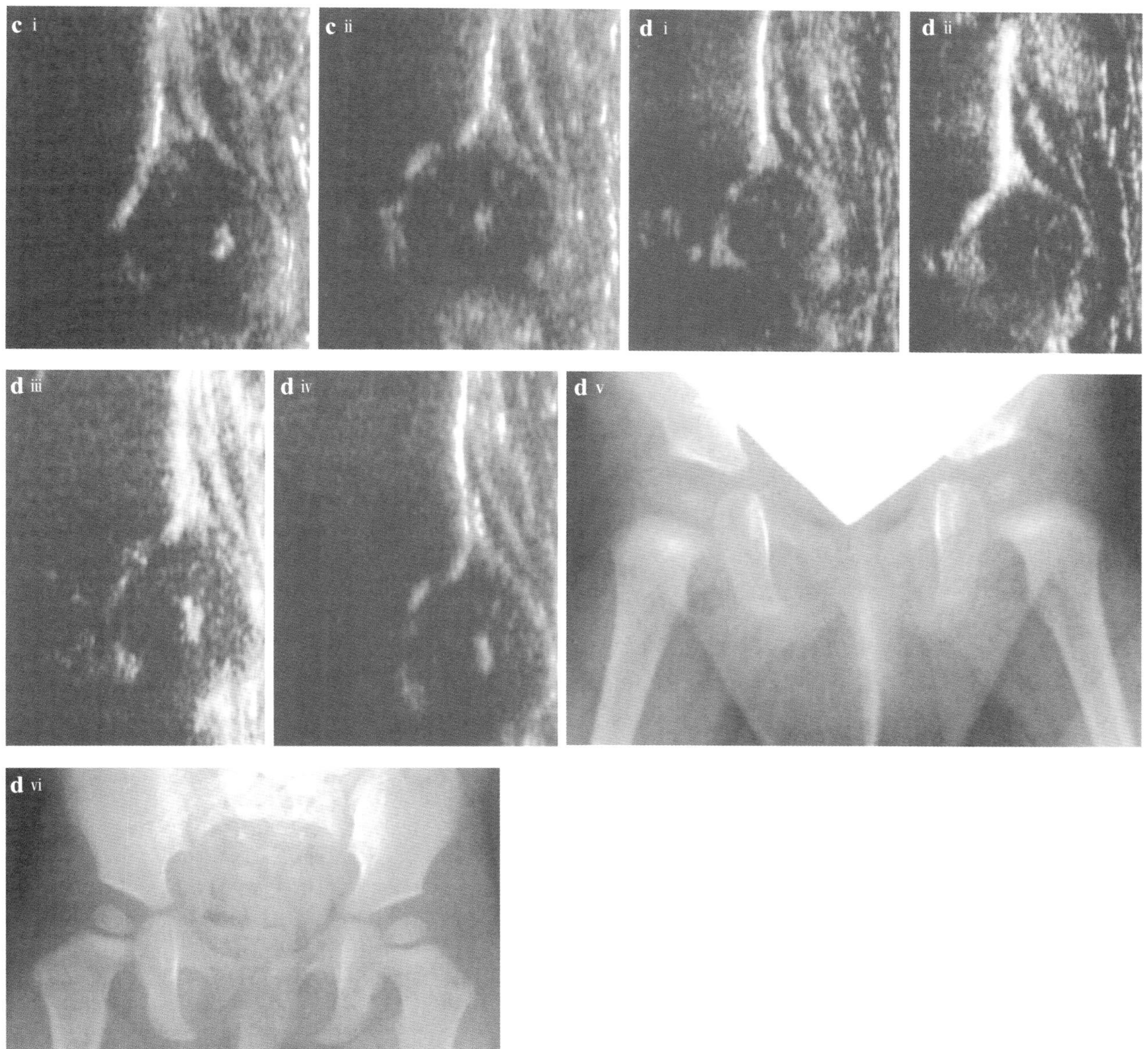

图 1.13　（c，d）3 月龄时诊断为右髋脱位，右侧超声显示髋臼极浅，α 角仅为 30°，髋臼未覆盖股骨头，二次骨化中心明显移位。c ii 图为左侧正常髋关节 α 角为 52°，根据二次骨化中心的形态和位置，可见股骨头的覆盖率略大于 50%；d 图为对一名出生时双侧髋关节脱位的男孩进行检查（10 d 后双侧髋关节超声检查显示两个股骨头在位，检查 α 角可见髋臼较浅，即进行 Pavlik 吊带治疗，d i 图为右髋超声显示股骨头位于非常浅的髋臼内，股骨头覆盖率为 1/3，α 角为 40°；d ii 图为 10 d 时左髋显示极浅的髋臼，α 角为 38°，股骨头覆盖仅为其全部宽度的 1/4；d iii图为 2 月龄右髋超声显示覆盖率提高到 50%，二次骨化中心 kaishi 发育，α 角增加到 48°；d iv图为 2 月龄时的声像图显示股骨头覆盖率接近 50%，二次骨化中心早期发育，髋臼加深，α 角增大至 54°，Pavlik 吊带治疗持续到 3 月龄时结束；d v 图为 4 月龄时正位 X 线显示两个二次骨化中心的早期发育且位置正常，双侧髋臼发育良好；d vi图为 16 月龄时正位片显示髋关节发育正常，两个二次骨化中心发育良好，位置正常，双侧髋臼指数为 28°）

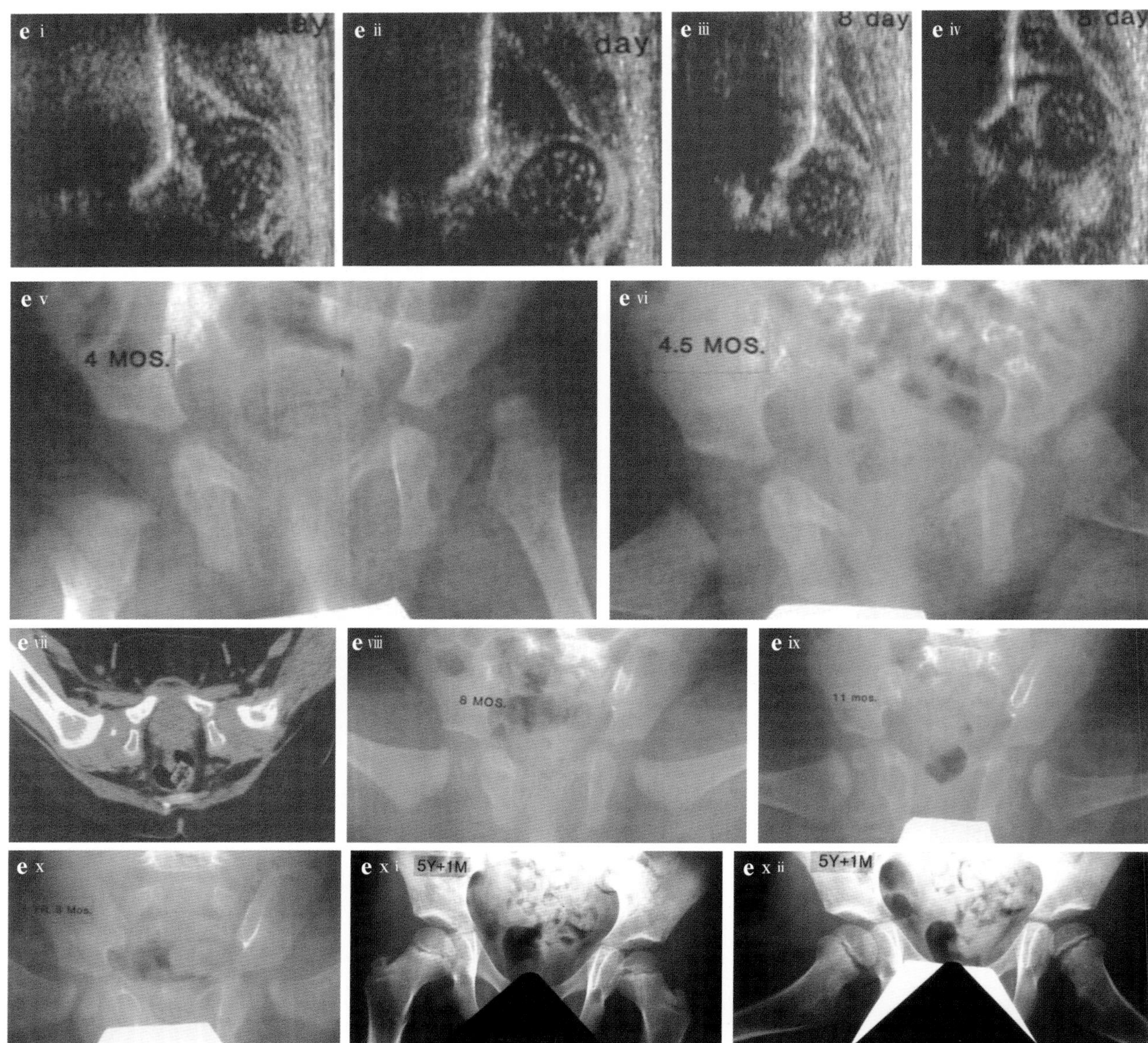

图 1.13　e，男性，双侧 DDH，出生时双侧髋关节脱位，3 d 时超声检查提示脱位（e ⅰ图为声像图显示右髋关节明显脱位，但 α 角相对较好，为 50°；e ⅱ图为左髋声像图也显示股骨头完全外侧脱位，α 角为 44°，患者进行 Pavlik 吊带治疗，8 d 大时的重复超声检查显示右侧股骨头复位，左侧仍持续脱位；e ⅲ图为右股骨头在位，α 角为 40°；e ⅳ图为左股骨头在 Pavlik 吊带治疗过程中仍然脱臼状态，左侧 α 角为 40°，右髋关节在 Pavlik 吊带下完全稳定；e ⅴ图为 4 月龄时的髋关节正位片显示，右侧股骨头在位，髋臼发育良好，左髋仍然脱位，髋臼发育极其倾斜且浅；e ⅵ图为 4.5 月龄在蛙式位正位片显示右髋关节位置良好，左髋脱位，在 4.5 月龄时，患者接受了经皮内收肌切开术和左髋关节闭合复位术，固定于双髋人字形石膏，6 个月时在石膏固定下行 CT 扫描显示复位良好。先前已复位的右髋关节上二次骨化中心显示很清晰，但左侧未出现；e ⅶ图为全天髋关节人字石膏固定持续到 11 月龄，改为只在夜间继续石膏固定 2 个月，对比 8 月龄与 11 月龄时的 X 线正位片可见左髋改善，注意到 11 月龄影像中的二次骨化中心开始出现；e ⅷ图为 8 月龄时图像；e ⅸ图为 11 月龄时图像，13 月龄时解除固定后，髋关节仍保持稳定，1 岁零 3 个月时的 X 线片显示左髋的发育情况改善；e ⅹ图为在 5 岁时图像；exi 和 exii 分别为正位片和蛙式侧位 X 线片上可见持续正常发育的髋关节）

（2）Terjesen 方法

Terjesen 等在髋关节超声的研究中还评估了骨性髋臼顶对整个软骨性股骨头的覆盖百分比[413]。这种测量方法已越来越多地用于评估髋臼相对于股骨头的深度。测量值被称为骨缘百分比（BRP）或股骨头覆盖率（FHC），早期研究表明，156 例 2 月龄至 2 岁髋关节的正常下限约为 50%。BRP 按 $a/b \times 100$ 计算。4 月龄时平均 BRP 为 64，8 月龄时为 62。参考范围的解读为：测量值低于 50 提示异常，表明覆盖范围不足。之后由于骨骼密度相对增加，这种测量方法可以进行到约 8~10 月龄时为止。

（3）Harcke 方法

该方法由 Harcke 及其同事提出[414,415]。获取不同平面图像如下：中立位冠状面图像，即中立位髋关节冠状切面；屈髋冠状面图像，即 90° 屈髋冠状切面；中立位横切面图像，即中立位髋关节横切面；屈髋横切面图像，即 90° 屈髋横切面。通常在对髋关节加压和不加压情况下，通过评估中立位冠状面图像和屈髋横切面图像两个相互垂直平面的图像来进行诊断。Morin、Harcke 和 MacEwen 还从超声图像中定义了骨缘百分比（BRP）参数，以描述屈髋冠状面图像中骨性髋臼对整个软骨性股骨头的覆盖情况[416]。这种方法与 Terjesen 方法相似，但图像中使用的标识点略有不同。

（4）Suzuki 方法

Suzuki 等描述了一种诊断 DDH 的超声方法，它可以从前方对两个髋关节同时采集图像[417]。

在近期的一篇综述中，Omeroglu 对各种方法进行了总结[418]。静态 Graf 方法在目前应用最广，因为它的分型具有较好的可重复性和准确性。其他的方法中，检查操作者和观察者可以获得动态的评估，但无法进行定量的记录。

Falliner 等比较了用 Graf 法和 Terjesen 法检查 232 名 4 d 以下新生儿髋关节的结果[419]。两种方法观察者间评价为“公平性一致”和“重复性相同”。Graf 方法得到的结果更符合公认的髋关节发育不良的发生率，Graf 检查出髋关节发病率是 1.3%（预期为 1%~2%），而 Terjese 方法结果为 4.1%。Falliner 认为对 Graf 方法的角度测量（α 和 β）略优于 Terjesen 方法的骨性髋臼覆盖的覆盖率的测量。平均 α 角（几乎所有正常患者）为 62.4°，平均股骨头覆盖率为 55.4%。

Exner 对 615 名新生儿进行了超声检查，并以此确定标准[420]。正常或成熟的 Ⅰ 型髋关节定义为 α 角等于或大于 60°。90% 男婴和 80% 女婴的髋关节都是 Ⅰ 型。Ⅱa 型（生理上不成熟的髋关节）定义为 α 角等于或小于 59°（髋关节发育稍差），9% 男婴和 17% 女婴如此。Ⅱb 型临界性髋关节定义为 α 角等于或小于 49°，1% 男婴和 2% 女婴如此。Ⅲ型为严重髋关节发育不良，α 角等于或小于 43°，男婴和女婴各 1 例。而未查出Ⅳ型髋脱位伴盂唇内侧移位病例。他总结认为，在 3 月龄以后，所有没有发育成 Ⅰ 型的髋关节都可以被认为存在某种形式的发育不良，需要进一步的干预和治疗。3 个月以下的儿童通常髋臼发育稍差，α 角较小，但可以逐渐发育为 Ⅰ 型髋关节，这是因为在髋关节生理发育上尚未成熟。Exner 还认为，3 月龄后 α 角小于 50° 的髋关节需要治疗，而 50° 至 55° 之间的髋关节则需要随访，直至成为 Ⅰ 型的成熟髋关节。

Szoke 等的研究肯定了 Graf 方法，并肯定了该分型对预后的价值[421]。新生儿髋关节以 Graf Ⅱa 型为主，属生理性发育不成熟。Ⅱb 型、Ⅲ型和Ⅳ型髋关节都需要治疗。Falliner 和 Hassenpflug 的研究认为，常规超声检查并没有增加临床上需要治疗的发育不良髋关节的数量，且确实有助于早期诊断和减少不必要的手术复位[422]。Hangen 等通过对佩戴 Pavlik 吊带时的髋关节进行超声检查，肯定了超声评估治疗效果的价值[423]。该技术极大地减少了 X 线片的拍摄，可以反映出治疗失败或成功的早期迹象。

Terjesen 等强烈推崇股骨头覆盖率的概念，即骨缘比（BRP），定义为骨性髋臼对股骨头的覆盖[413]。放射学结果和超声检查结果之间有很好的相关性，因此对出生后头几个月的婴儿使用超声检查逐渐频繁。虽然多数人可以接受 Graf 方法中 α 角的使用，但一些学者发现所需的参考点并不总是十分清晰，测量有一定的困难或难以实现。而 β 角则没有成为一种临床上被广泛应用的工具。

Terjesen 等还回顾了他们对 2 岁以上先天性髋关节发育不良儿童治疗的超声经验[424]。在这个年龄阶段，相对较大的股骨头二次骨化中心影响了超声成像结果，但也可以获得有用的数据。2 岁以上做平片检查是最有效的。

Melzer 和 Wulker 指出髋关节超声检查中存在一些潜在误差[425]。这些问题包括：成像质量不理想，检查平面没有标准化，对骨性髋臼形态变化考虑不足，测量线位置错误，α 角范围不明确，初次检查后未随访，以及仅关注单个平面图像等。尤其重要的是 α 角和 β 角测定的可重复性。而有些学者认为，超声的重要价值在于可以评价髋臼和邻近软组织结构相对于股骨头的形态学表现，而不在于具体角度参考值。另一个重要价值是可以实时地评估髋关节在体检时的稳定性。

并非所有的观察者都主张对所有新生儿进行常规超声检查。Castelein 等对出生后 48 h 内的 614 个新生儿髋关节进行了临床检查和超声评估[426]。认为超声下 α 角大于或等于 60° 是正常的，且在冠状面或横切面没有发生不稳定。在 614 髋中，82 髋（13.4%）临床检查正常，但超声结果异常。在之后 12 周内，79 髋在未经治疗的情况下自行好转，达到临床正常 / 超声检查范围正常。仅 3 髋（0.5%）出现髋关节发育不良，占整个组的 0.5%，占超声异常组的 3.7%。来自同一中心的另一项长期研究显示，对 100 髋进行超声检查后发现 4 髋发育不良，其比例恰与前述结果相似[427]。

Clarke 认为 Barlow 征阳性或 Ortolani 征阳性与超声结果异常的相关性为 100%[428]。有时候当临床上只发现单髋异常时，超声检查提示双侧髋关节异常。

3. 超声用于评估 DDH 复位情况："坐骨肢体征"

Woodacre 等人指出，由于儿童处于外展姿势，Graf 法的超声扫描无法验证儿童在 Pavlik 吊带中的髋关节位置。为了解决这个问题，他们在超声前位扫描中发现了一个超声征象，即"坐骨肢"[429]。该研究是在小猪和人的髋关节进行的。"坐骨肢"代表坐骨对三放射状髋臼软骨的骨化区，接近髋臼中心。股骨头与它的关系阐明了发育不良髋关节的复位程度，并评估了 Pavlik 吊带治疗期间髋关节的复位情况。这项技术在 50 名患者中被使用，并且总是有效地描绘出立即同心复位（11 个）、更缓慢的复位（37 个）和复位失败（2 个）。

4. 筛查方法的长期影响：普遍以及选择性超声筛查

自 1980 年超声技术应用于髋关节以来，对生后不久的儿童进行大规模 DDH 筛查方面已积累了丰富的经验。有 3 种基本的 DDH 筛查方法，分别为临床筛查、选择性超声筛查和普遍超声筛查。由于 DDH 的发病率相对较高，因此计划筛查 DDH 原则得到广泛接受。早期治疗改善了预后，且降低了中年髋关节骨关节炎的发病率。

（1）临床筛查

临床筛查指的是一系列的临床髋关节查体，包括检查脱位髋关节的 Barlow 试验、引起脱位髋关节复位感觉的 Ortolani 手法和显示患侧屈膝高度低于正常膝关节的 Galeazzi 试验，数月后患侧髋关节外展受限。不同的评估时间被阶段性地确定为地区或国家指南，例如，出生 24 h 内、1 周内、6~8 周龄和开始走路时。许多儿科医生在每次健康儿童就诊时都会例行检查髋关节，但这并没有被确立或评估为国家指南。然而，单纯的临床筛查无法检测到较轻微水平的髋臼发育不良甚至更敏感序列中的半脱位，通常需要超声检查来辅助筛查某些程度的病变。

（2）选择性超声筛查

许多国家使用选择性超声筛查对高危人群或临床检查髋关节发育异常人群使用超声辅助临床筛查。超声检查被称为静态的形态评估和量化（Graf 方法）或动态的稳定性评估（Harcke 方法）。这种方法在英国和美国很常见，事实上在世界各地都很常见，只有少数几个国家实行普遍超声筛查。Sewell 和 Eastwood 估计，在这类项目中，有 1.5%~15% 的婴儿最终接受了超声检查 [430]。普遍公认的危险因素是臀位、羊水过少和 DDH 家族史。有些人认为双胞胎或多胞胎是危险因素，但一项对 990 例多胞胎的研究发现，与同一地区和同一时间段的 25246 例单胞胎相比，双胞胎或三胞胎本身并不是 DDH 的危险因素。Barr 和 Rehm 指出，与单胎相比，多胞胎的 DDH 发病率没有明显升高（0.0030 比 0.0023），因此不推荐对这类人群进行选择性超声扫描 [431]。Uludag 等人发现，在孕 37 周、38 周、39 周、40 周和 41 周时，通过测量超声 α 角确定的髋臼顶胎儿发育情况与没有 DDH 危险因素的组相同 [432]。他们测量了 996 名足月新生儿（1992 个髋部），发现各年龄段的 α 角无显著差异，出生周数与 α 角以及出生体重与 α 角之间无相关性。胎儿髋臼顶发育在 37 周时出现平台期，孕 37~41 周不是风险因素。

（3）普遍超声筛查

在中欧国家，DDH 的发病率明显高于其他国家，他们部分国家普遍采用髋关节超声对所有婴儿进行筛查。奥地利和德国分别在 1992 年、1996 年开展了类似项目，捷克共和国也有类似的项目。这些筛查项目的中期和长期研究有助于更好的了解这种疾病，直接管理患者并总体上改善结果。

（4）全国普及超声筛查对 DDH 治疗的积极作用

奥地利和德国这两个国家在 20 世纪 90 年代启动了婴儿超声筛查计划，他们的研究支持了这种方法的价值。Tschauner 等人研究了 3 个相似的群体：超声筛查前（1978~1982 年）；全国超声筛查（1994~1996 年）；全国超声筛查包括未筛查的转诊病例（2003~2005 年）[433]。组间在 7 个参数方面进行比较。在这 7 组中，有 6 组在超声髋关节筛查组中有统计学意义上的改善。治疗年龄从Ⅰ组的平均 5.5 个月降低到Ⅱ组和Ⅲ组的 2 个月。闭合复位治疗成功率从 88.7%（Ⅰ组）提高到第Ⅱ组和第Ⅲ组的 98.9% 和 95.6%。软组织挛缩引起的头牵引需求从 75%（Ⅰ组）下降到＜ 10% 和＜ 5.5%（Ⅱ、Ⅲ组）。需要行内收肌肌腱鞘切开术的内收挛缩症从 66.25%（Ⅰ组）降至无（Ⅱ、Ⅲ组）。切开复位从 11.25%（Ⅰ组）下降到 1.1%（Ⅱ组）和 4.4%（Ⅲ组，未经筛查）。更显著的Ⅱ级以上 AVN 从 9.2%（Ⅰ组）下降到无（Ⅱ、Ⅲ组）。值得注意的是，唯一不变的参数是髋臼成形术的需要，Ⅰ、Ⅱ、Ⅲ组相似，分别为 7.5%、7.7% 和 3.3%。这是一个基于国家项目的单中心研究。不变的髋臼干预导致了少数患者的原发性髋臼紊乱的概念。研究结果被解释为筛查导致更安全（无 AVN）、更短和更简单（更少的大手术）。

Thaler 等人的一项研究发现，从超声前（1978~1982 年）到超声检查（1993~1997 年）期间，涉及 DDH 的手术操作减少了 75.9%[434]。Thallinger 等人回顾了 1992 年至 2008 年奥地利全国范围内的普查结果[435]。经过多年的研究，骨盆手术（髋臼后发育）减少了 46%，欧洲研究显示开放复位的数量很低（每 1000 名活产婴中有 0.16 例，在奥地利出生的只有 0.12 例），住院治疗 DDH 的人数从 9.5/1000 下降到 3.6/1000。

评估早期诊断（超声）和保守治疗价值的另一个良好指标是治疗 DDH 所需的切开复位次数。Tschauner 等人对此进行了很好的总结[433]。在没有超声检查的临床筛查项目（国家）中，切开复位率为 0.78~1.30/1000 活产婴，选择性超声筛查为 0.57~0.70/1000 活产婴；而有普遍髋关节超声筛查的国家中，这一数字降至 0.07~0.26/1000 活产婴。

德国的 Wirth 等人指出，经过 14 年的新生儿超声筛查后，大的外科手术量显著下降[436]。他们的研究评估了从 1985 年（当时他们所在地区采用了通用超声筛查）到 1998 年在大范围转诊地区的患者。共有 12331 名患者；在筛查的髋部中，2.4% 患有 DDH。与一小部分未筛查的患者相比，筛查组的切开复位和股骨及骨盆截骨术明显减少。

（5）DDH 各种筛查形式的不确定效应

其他大量的研究认为，筛查新生儿 DDH 的最佳形式尚未确定。Sewell 和 Eastwood 在 2011 年得出的结论是，“选择的筛选方法及其在 DDH 中的有效性仍有待确立”[430]。虽然反复的临床评估仍然是必要的，但人们普遍认识到，单是临床筛查就会漏掉大量病例。这些疾病主要属于症状较轻的一类，但如果不加以识别和治疗，有些疾病可能会恶化。一些关于选择性和普遍性（所有新生儿）筛查的研究并没有明确支持普遍筛查方法。挪威的大规模研究对这些方法进行了调查。1994 年的一项研究对 11925 名新生儿的 DDH 进行了评估，这些新生儿随机分为普遍、选择性或无超声筛查组[437]。常规超声筛查组的晚期半脱位或脱位发生率低于选择性或非超声筛查组的受试者，但差异无统计学意义（分别为 0.3/1000、0.7/1000、1.3/1000，$P = 0.11$）。在 2013 年对 11925 名年龄在 18~20 岁之间的婴儿进行的一项后续研究中，2038 名婴儿使用负重前后髋部 X 线片进行了评估[438]。评估了髋臼发育不良、早期退行性骨关节炎改变和新生儿治疗后继发性缺血性坏死（AVN）的影像学标志物。评估内容包括 CE 角、股骨头挤压指数、

ace 表格深宽比、夏普角退行性关节间隙变窄、AVN。两组间无统计学意义的差异。没有 AVN。作者的结论是，尽管选择性和通用超声筛查与专家临床计划相比，晚期病例的发生率没有显著降低，“我们无法证明与成熟期髋臼发育不良或退行性改变相关的影像学发现率有任何额外的降低”。

另一项来自挪威的研究也得出了类似的结论。Holen 等人在 1988 年至 1992 年间对其医院的 15529 名婴儿进行了评估，随机对所有髋部进行了临床 + 超声评估，而对那些“有风险”的髋部进行了临床 + 超声评估 [439]。随访 6~11 年，评估 DDH 的晚发现率。普适组仅检测到 1 例晚期发育不良，而选择性“高危”组则有 5 例（分别为 0.13/1000 和 0.65/1000），但两组之间的晚发现差异无统计学意义（$P = 0.22$）。他们的结论是：“我们认为没有必要进行全面的超声检查，但建议对临床表现异常或可疑的新生儿以及有髋关节发育不良危险因素的新生儿进行选择性超声筛查。”

Engesaeter 等人报告说，早期国家筛查项目中的儿童现在已经进入成年期，而且在这些人群中进行全髋关节置换术（THA）的报告也越来越多。自 1967 年以来，挪威就有了新生儿髋关节不稳（NHI）的国家筛查计划。所有儿童从出生时就被跟踪，接受过新生儿临床髋关节检查，并有国家化的全民健康服务机构提供的记录。1943 年，2218596 名新生儿有 NHI（0.88%）[440]。在这段时间内出生的人中，442 人患有 THA，95 人被明确诊断为继发于发育不良的骨关节炎。然而，95 人中只有 8 人在出生时有髋关节不稳。尽管超声波技术在 20 世纪 90 年代才被引入，但研究者们仍然对其数量之少感到惊讶，因为作为国家筛查项目的一部分，临床检测不稳定性的概率很高。尽管超声时代的研究仍在进行中，作者们认识到“一个更可能的解释是出生后可能会发生严重的髋关节发育不良”。当接受 NHI 筛查的患者年龄增大时，THA 的发病率也会上升。在一项对 19 岁挪威人的相关研究中，2081 人进行了髋关节 X 线检查，根据 CE 角＜ 20°，有 3.3% 的患病率显示髋关节发育不良（女性 4.3%，男性 2.4%）[179]。

四、正常和异常髋关节发育超声指标的长期研究

随着与髋关节发育超声研究相关的经验和数据的增加，正常发育值和与发育异常相关的值也越来越被认可。Tschauner 等人开发了一个评估 α 角在生命第一年内成熟曲线的表格 [441]。这些值更好的定义了生理上不成熟髋关节的自发成熟，指的是那些小于 3 个月大的人的Ⅱ a 分类。α 角的平均值在 2 个月大时超过 60°，在大约 4 个月时达到 64°（成熟水平），64° 左右保持不变，直到第一年年底生活。

Wagner 等人利用超声波评估胎儿髋关节发育 [442]。他们的研究从怀孕 14 周到 40 周进行。从妊娠第 20 周开始，他们能够注意到骨结构并开始评估髋臼形态。从第 21 周开始，髋臼软组织和软骨成分可辨认。Talbot 和 Patton 进行了一项详细的前瞻性研究，以确定超声研究选择性筛选的危险因素的价值 [443]。在 64670 例活产中，2984 例（4.6%）有臀位危险因素，且仅有 DDH 家族史。其中 1360 人是男性，1624 人是女性。对于那些临床上稳定的患者，通过这两种危险因素进行筛查，只有 4 人（全部女性，0.06/1000）被诊断为不可减少性髋关节脱位。作者质疑是否需要重新评估男性髋部临床稳定性指南（未发现 DDH）。

这些论文显示了目前婴儿髋关节评估方法的不确定性，即使在医疗系统发达的国家，基本上覆盖了整个人口。这一范围非常广；一些国家选择用超声波检查所有新生儿，而其他国家只研究有 DDH 危险因素的婴儿。即使选定的评估只有 5%~15%，有些人仍然评估是否可以安全地建议进一步限制强制性测试。这在一定程度上反映了这种疾病在不同国家的发病率。可以理解的是，发病率较高的患者受早期意识的影响更大，漏诊病例也更少。每一次讨论还对需要受过高等训练的人员进行超声检查、临床评估和风险因素的决策提出了意见。

Harcke 和他的同事在超声技术治疗髋关节发育不良方面积累了丰富的经验[415,416]。许多人和 Harcke 都支持在临床检查中使用的 Barlow 和 Ortolani 动作模拟多个位置的髋关节动态评估。动态方法可以说明髋关节的不稳定性。Graf 开发的技术被一些人称为形态学或静态方法，因为它在很大程度上依赖于静态测量，并根据记录的髋臼角度变化程度将婴儿的髋关节分为 4 种类型，包括正常关节和严重脱位。Tönnis 等人回顾了在超声检查的第一个十年中根据 Graf 系统得出的许多数值[170]。随着文档资料的不断微调，Tönnis 描述了 Graf Ⅰa 和Ⅰb，Ⅱa、Ⅱb、Ⅱc、Ⅱd，Ⅲa 和Ⅲb 以及Ⅳ等分类，复制了一张源自 Graf 并利用 Tönnis 等人工作的详细分类图。在他们对几项研究的回顾中，介绍了 1985 年至 1987 年新生儿筛查的结果。这篇综述包括 5174 个髋部：Ⅰa，髋部出现率为 1.2%；Ⅰb，66.1%；Ⅱa，30%；Ⅱb，0；Ⅱc，1.2%；Ⅱd，0.9%；Ⅲa，0.5%；Ⅳ，0.04%。

五、CT 扫描评估髋部结构和位置

计算机断层摄影术（CT）是一种非常有价值的，可用于评估发展性髋关节发育不良的诊断技术，几乎立即在临床上得以应用。每个冠状位、横轴位和矢状位在评估髋部结构方面有重要作用。不同平面上的单个图像非常有指导意义，三维重建在评估整个髋部结构方面非常宝贵[444–447]。CT 扫描主要用于 2 种与髋关节发育不良有关的方法。第一个是髋关节人字形绷带模型的复位后评估，以证明股骨头相对于髋臼的位置[448–450]。横轴面显示了髋关节人字形绷带患者头部与髋臼的关系（图 1.14）。如果存在二次骨化中心，分析很简单，甚至在它出现之前，颈部与三放射状软骨的关系也很容易确定。通过髋关节人字形绷带的前后投影平片有很高的不准确度，尤其是当髋关节后脱位时，这是通常的移位位置。复位后的 CT 扫描现在常用于评估股骨头的位置。Smith 等人展示了通过 CT 扫描评估 fem-口腔头部复位后位置的价值[449]。他们还显示了 CT 研究量化人字形绷带铸型外展量的能力，发现外展大于 55° 的股骨头 AVN 发生率更高。Cooper

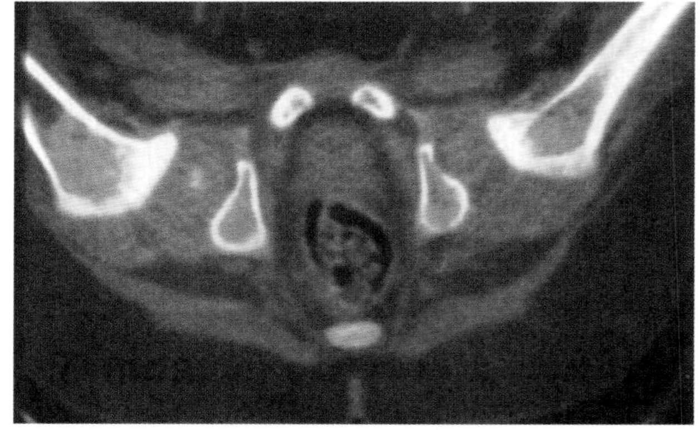

图 1.14 CT 扫描清楚地显示了闭合复位和髋关节人字形绷带固定后股骨近端相对于髋臼的位置（这项研究明显优于普通的放射自显影，并且准确地确定了股骨近端相对于髋臼的位置。当两个次级骨化中心都存在时，CT 扫描尤其准确，但即使没有，仍有很大的价值。仔细选择成像平面就足以确定位置并大大减少辐射照射）

等人最近通过 CT 评估了发育不良髋部的形态，并定义了一种新的方法，利用轴向 CT 图像上的“后颈部”评估术后髋关节复位情况 [451]。髋臼形态为“C”形，表示非发育异常髋臼的正常内腔，或“S”形，表示异常发育髋臼从髋臼凹陷向后壁凸出过渡。“后颈线”是股骨颈后部沿大转子骺端边缘的一条线的延续。这条线穿过髋臼，位于髋臼凹面向凸后壁过渡的前方或点处，但在脱位的髋臼则位于该过渡点之后。CT 技术的第二次应用是在截骨术前评估髋臼或股骨畸形以及股骨头与髋臼的关系。术前计划采用三维重建。它在确定头部前后覆盖范围方面特别有用。发育性发育不良髋关节 CT 评估的例子如下。

在 6 个月至 17 岁的儿童中，轴位平面的正常髋臼角由多个 CT 扫描确定 [452]。2 个最有价值的指标是髋臼轴向指数和髋臼前倾角。对 170 例正常髋部进行了 CT 扫描。髋臼轴向发育逐渐减弱。6 个月和 12 个月时的指数为 131.4°，4 年时为 119°，9 年时为 119°，骨骼成熟时为 93°。另一方面，髋臼前倾角相对线性，6 个月时发育为 12.4°，成熟时为 13.5°。髋臼骨性发育较前髋臼突出，且在髋臼后部发生较早。在任何时候都没有超过 50% 的股骨头在前方被覆盖，而大约 50% 的股骨头在 11~12 年后被覆盖在后方。三放射状软骨融合时间为 11~13 岁，女孩稍早，此时髋臼已达到球形结构。

Jacquemier 等人注意到儿童髋臼前倾角的类似发现 [453]。他们对 1~15 岁的儿童进行了 143 次 CT 检查，没有 1 例出现髋关节病变。前倾角平均值为 12.78°，在 1~15 岁的生长过程中保持不变。新生儿只做了 4 次测量，结果显示平均髋臼前倾角为 10.5°。从出生起，髋臼前倾角略有增加，在 1 岁时趋于稳定，并在 15 岁之前保持不变。根据 Reikerals 等人的研究，成人的 CT 值平均为 17° ± 6° [454]。15 岁以后，角度的轻微增加不是一种生长现象，而是由于周围髋臼软骨完全骨化所致。Visser 等人 [455] 和 Terver 等人 [456] 所得出的其他成人值分别为 16.5° 和 15.5°。

Murphy 等人利用 CT 扫描来确定正常和发育异常情况下髋关节的三维几何结构 [457]。他们分析了 49 个正常髋关节和 20 个发育异常的髋关节。在正常髋臼，结构几乎是一个完整的半球，前倾 20°，外展 53°。髋臼发育异常不是前外侧畸形，而是整体发育不良。然而，在髋臼矫正手术前 CT 重建的优势在患者之间有很大的差异。在一项同伴研究中，Millis 和 Murphy 展示了利用三维髋关节重建来更好的规划髋臼和股骨重定向的潜在价值 [458]。

六、MR 成像评估股骨头复位后的位置和血管

磁共振成像在评估髋关节发育不良方面也有很大的优势。它的主要价值，区别于 CT 扫描，是它能够评估软组织结构，包括血管，同时仍然界定骨轮廓。在大多数中心，CT 扫描用于评估人字形绷带术后的复位情况，并在截骨术矫正骨质之前对股骨和髋臼进行三维重建。然而，在生命的第一年和更复杂的病例中，磁共振成像尤其有用，因为这些病例对开放或闭合复位引起的软组织位置和血管供应有疑问 [459]。磁共振成像在评估髋臼闭合或切开复位前后的透光区域特别有价值。它可以评估骨性髋臼和软骨边缘、纤维软骨唇和包膜。Greenhill 等人记录了髋臼球形度的丧失与髋关节发育不良有关 [460]。铃木利用磁共振图像的三维重建来确定髋臼的方向 [461]。Kashiwagi 等人还使用磁共振成像技术评估 8 d 至 6 个月大

DDH 患者的髋臼边缘[462]。他们的评估集中在髋臼软骨，尤其是纤维软骨唇。他们根据髋臼边缘的形状将患者分为 3 组。股骨头相对于髋臼的位置也很容易解释。Ⅰ组髋臼缘锐利，Ⅱ组髋臼缘圆整，Ⅲ组髋臼缘倒置。股骨头的位置根据其移位类型进一步分类，A 型显示股骨头位于后方，但与髋臼内壁接触；B 型，股骨头只与窝后缘接触，其中心位于髋臼边缘前方；C 型，股骨头移位于窝外，中心位于髋臼边缘后方。Gould 等人概述了他们的髋关节人字形绷带核磁共振成像方案[463]。这是为了评估髋关节复位后的位置而设计的，使用轴位和冠状位的 T2 快速自旋回波 MRI 序列，提供了良好的解剖学定义，每个序列需要 3 min 或更少的时间。

MRI 数据正在积累婴儿髋关节的正常骨软骨和唇覆盖[464]以及正常和发育不良髋关节的骨和软骨髋臼指数（AI）[465]。儿童期骨 AI 降低，但 AI 软骨和 AI 唇相对稳定。在一项研究中[464]测得的 AI 软骨角约为 5°（50%）和 10°（90%），AI 唇 −5°（50%）和 0°（90%），而在另一项研究中，AI 软骨在生命的前 2 年从平均值 10.17° 至 8.25° 下降，然后一直保持在 8.04° 直到青春期[465]。有人认为，人工智能软骨高于 10° 或人工智能唇高于 0° 可推断发育不良[464]。研究已经清楚地证明了在正常状态下评估股骨头血管的能力，以及在特别极端的复位和固定位置治疗过程中股骨头的减少[466,467]。在仔猪以及接受复位和髋关节人字形绷带铸造治疗的 DDH 患者中的评估都显示了这种技术在立即确定血管供应方面的价值。AVN 以下为 1.16。

第十四节　封闭和开放治疗后髋关节生长发育的评估

一、婴儿早期闭合复位后髋关节的生长发育

Wientroub 等人研究了 164 名 3 个月至 5 岁的正常儿童[468]和 43 名正常青少年和成人的髋关节发育指数，并将这些数据与接受 CDH 闭合复位术并随访 3 个月至 60 个月及更长时间的儿童的髋关节发育进行了比较[469]。对于 3~6 个月的 CDH 患者开始治疗。没有髋部手术治疗。研究了 44 个受影响的髋部。研究比较了髋臼角、Wiberg CE 角、Heyman、Herndon 和 Shenton 线定义的综合商数。3~6 个月龄的正常髋臼角为 20.9°。到 48 个月，这一数值持续下降至约 12°。在正常青少年和成人组，10~26 岁之间，平均值约为 13°。中心边缘角随着时间的推移从 3~6 个月组的 20.87° 增加到 60 个月时的 30° 和成年组的几乎 36°。闭合复位石膏固定治疗异常髋关节有很好的矫正价值。3~6 个月组的平均髋臼角最初在几乎 38° 时显著增加。随着时间的推移，这种变化逐渐减弱，在 60 个月时平均为 18°。这仍然略大于正常组 30° 的平均值。3~6 个月时的平均中心 – 边缘角仅为 9°，但在 60 个月时增加到 25°，尽管这也略低于该年龄几乎为 30° 的正常值。5 岁（60 个月）后继续改善，大于 61 个月的髋臼角减小到 15°，CE 角略微增加到 26°。CE 角成为 5 岁以上儿童的可靠测量方法。在量化 CDH 治疗的反应时，Shenton 的方法并不特别有价值。髋臼角是评估 CDH 治疗后生长反应最有价值的测量方法。他们的结论是，对于 CDH

的闭合复位和石膏固定有良好的反应，甚至在 5 岁以后，髋臼加深和髋关节一致性的过程仍在继续。

Chen 等人将单侧 DDH 患者的髋部定义为中心－头部距离偏差值相对增加 [470]。骨盆正位片上的这个指数测量股骨头中心到身体中心的距离，作为从骶骨中点穿过耻骨联合的一条线来记录股骨头的外侧半脱位。Albinana 等人评估了 4 个月大后诊断的 DDH 的相关骨盆变化，注意到整个半骨盆如何显示股骨头错位的继发性变化 [471]。另一系列骨盆生长对股骨头－髋臼关系的反映可以在髋臼泪滴形态中找到 [472]。

二、闭合、开放或内翻截骨术后髋部发育

Harris 等人已经证明，如果在 4 岁之前获得髋关节一致性，髋臼有能力重塑到正常范围（髋臼指数）[473]。本文报道了一项治疗时年龄超过 1 岁的 85 髋关节完全脱位的研究。正常髋臼（良好结果）的髋臼角度为 21° 或以下，良好 22°~24°，一般 25°~27°，较差大于 27°。髋臼正常和良好为满意，髋臼一般和较差为不满意。在整个系列中，80% 满意，20% 不满意。在 2 岁及 2 岁以上开始治疗时和 3 岁及以上开始治疗时的百分比保持不变。如果在股骨头没有变形的情况下获得并保持一致性，如果患者在 4 岁以下开始治疗，或者如果在 4.5 岁时在功能位置获得一致性，则不需要髋臼干预。其他注意到髋臼矫正与生长的还有 Ralis 和 McKibbin[35] 以及 Brougham 等人 [474]，他们认为在 4~5 岁的闭合或切开复位后，可以看到正常范围的矫正。后者证明，未能获得同心复位或股骨头的侧向移位导致持续性髋臼发育不良。髋臼停止发育改善的平均年龄为 5 岁（但范围为 17 个月至 8 岁）。当髋臼倾角没有因髋臼指数的年变化 5° 而改善时，良好的反应被认为是在减少。在这个年龄以后，髋臼发育不良即使同心复位也会继续存在。Harris 和 Brougham 等人认为，正常人 8 岁后髋臼角参数无明显变化，8~22 岁之间髋臼发育不良的自发矫正量很小。Lempicki 等人也赞成在同心复位后允许重建以纠正残余髋臼发育不良 [152]。在 3 岁以前，不需要进行骨手术，3~5 岁之间有自发的骨重建，只有 7 岁以后几乎没有重塑。

Massie 和 Howorth 对 1 岁后接受切开复位治疗的 58 个髋部进行了评估，结果表明，获得和保持适当的复位可以在 8 岁之前产生正常的髋臼反应，但 3 岁以下的结果非常好 [105]。3 岁以上，尤其需要髋臼增大术。在那些没有发生缺血性坏死的病例中，在 5 岁或 6 岁以下适当复位后，出现了类似的轻微股骨头不对称的良好反应。正如 Massie 在 1956 年所表达的那样，这种感觉很普遍："现在有足够的证据明确地表明，如果诊断是在生命的第一年内做出的，并且及时进行治疗，那么几乎正常的髋关节应该是始终如一的结果。" [104]MacEwen 和他的同事们支持髋臼在 8 岁以下对股骨头位置的变化做出反应的能力的观点 [373]。他们进行股骨近端内翻和旋转截骨术治疗先天性髋关节发育不良的持续性髋臼发育不良。手术 44 髋，按年龄分为 3 组。通过重建快速恢复外翻股骨颈轴角并不是任何患者失败的原因。手术时年龄小于 4 岁的患者，其髋臼指数校正良好。髋臼矫正在大多数 4~8 岁的患者中也可以看到，尽管 13 名患者中有 4 名表现为持续性发育不良。当患者接近 8 岁时，髋臼完全矫正功能减弱。手术时年龄大于 8 岁的 11 个髋关节中，有 10 个髋关节单独截骨术没有任何益处。股骨头闭合或切开复位后髋臼重建能力的问题仍在继续研究。Rejholec 和 Stryhal 的结论是，从 2 岁开始单独内翻截骨术几乎总是不能导致

髋臼发育不良的自发完全矫正，而且通常会出现股骨近端复发性外翻 [475]。他们将这一发现解释为原发性髋臼生长缺陷。Salter 和 Pemberton 都认为，18 个月大后，仅用 fem（口腔内头部复位）进行矫正的效果甚微 [286,307]。Schwartz 在 50 个先天性髋关节脱位的闭合 / 切开复位后，用放射学方法跟踪髋臼发育，平均 12 年 [476]。在 90% 的髋臼中，髋臼（髋臼角）的最大发育发生在复位后 2 年内。他总结说，闭合复位后，髋臼有发展的潜力，但仅在一定时期内。髋臼发育在 20 个月前和 20 个月后的髋臼发育有明显差异；这代表了界定髋臼重建的临界年龄，小于 20 个月的髋臼发育始终显示出良好的重塑潜力。

Almby 等人在对 27 个不稳定髋关节进行闭合复位治疗后髋臼生长潜力的研究中得出了类似的结论。成功闭合复位后髋臼角显著减小 [389]（见图 1.9c）。一般来说，年龄越小，髋臼重建越快。即使在正常的髋部，角度的下降在出生的第一年也是最大的。复位后，髋臼角以每月 3.2°（范围 2.2°~5.7°）的速度下降，14 个月前开始治疗的髋臼角仅以 1.1°（范围 0.6°~1.5°）的速度下降。他们显示，14~16 个月后开始的治疗会导致缓慢、不完全的反应，而且，与 Schwartz 和 Salter 一致，髋臼组件明确成功反应的上限在 16~20 个月范围内。

Li 等人在闭合复位后评估了 74 个髋关节，以评估髋臼指数在复位时的年龄改善情况。在被评估的 3 个年龄组（0~12 个月、13~18 个月和＞ 18 个月）中，最年轻组的改善率显著较高。所有患者的髋臼指数在复位后均下降，但在复位后 3 年稳定下来 [477]。

Cherney 和 Westin 研究了平均 8 年复位后 105 髋关节 CDH 减少后的髋臼反应 [478]。他们注意到髋臼对复位的早期反应主要发生在 3 岁以下的儿童的第一年。复位前髋臼指数比复位年龄更能预测将来是否需要髋臼成形术。当髋臼指数为 29° 或更小时，17% 最终需要髋臼手术；30°~37° 的手术率为 29%，大于 37° 的手术率为 60%。根据临床经验，在 18 个月至 4 年的时间内，发育不良的髋臼仅通过自发生长对正常解剖状态做出反应的能力已经缩小。

Omeroglu 等人还发现髋臼指数在解剖复位后的第一年内迅速早期改善，随后在 7~8 岁时矫正速度逐渐减慢 [479]。他们研究了平均 12 个月大（6~18 个月）的 19 个单侧 DDH 髋部，解剖复位，无缺血性坏死。复位是伴随着肌腱松解手术（内收肌和髂腰肌），但不是髋关节切开或关节囊修复。在髋臼术后改善中，50% 发生在第一年，这一发现与其他研究相似。

三、髋臼发育不良及其对早期退行性关节病的影响

Albinana 等人对未经治疗的髋臼发育不良进行了一项长期研究，后来对其进行单独闭合或开放复位治疗 DDH 。他们显示持续的发育不良会导致早期退行性关节疾病。在骨骼发育成熟时，根据 Severin 分类确定残余发育不良。平均年龄为 16 个月（1~46 个月），共 72 髋。在最后的 X 线片上，47 个髋关节（65%）为 Severin Ⅰ / Ⅱ，25 个（35%）为Ⅲ / Ⅳ。Severin 分级可预测全髋关节置换术；40 年后，5/43 个髋关节（21%）进行了髋关节置换术。早期测量髋臼指数（AI）可预测 Severin 分级；复位后 2 年 AI ≥ 35° 者达骨骼成熟时达到Ⅲ / Ⅳ级的概率为 80%。残留不典型增生（Severin Ⅲ / Ⅳ）患者在复位时年龄明显

偏大，分别为 21 个月和 13 个月。人工智能越大，失败的可能性就越大。Malvitz 和 Weinstein 先前发现 Severin 分级和退行性关节疾病之间有很强的关联性：46% 的Ⅲ / Ⅳ严重变化，而Ⅰ / Ⅱ髋部只有 3% 的严重变化 [481]。成熟时的 Severin 分级可作为长期影像学结果的替代物。这些观察结果提出了同心复位后预期的自发性髋臼重建的问题。尽管 Albinana 等人提出髋臼缩小术后 4~5 年，人工髋关节置换术最终被归类为 Severin Ⅲ / Ⅳ这个定义时间范围，在此范围内应做髋臼成形术，以帮助确保一个良好的长期效果。

四、婴儿移除角膜缘后的髋臼发育

Somerville 是切除角膜缘的最初支持者，他认为髋臼不会有长期的异常发育，但 O'Hara 的研究显示了发育问题。O'Hara 研究了 61 名在儿童早期接受过 CDH 治疗的患者，其中 31 名患者接受了角膜缘切除术 [482]。在随访中，切除了角膜缘的青少年和年轻人与保留了角膜缘的其他人相比，有明显的不良影响。在正常髋臼中，髋臼外侧骨骺对中心边缘角的贡献在 7° 到 12° 之间，平均约为 10°。所有 31 例接受边缘切除术的患者在 13 岁时对侧正常侧髋臼骨骺发育不全。因此，有一个有意义的前外侧髋臼缺损与删除的边缘。保留角膜缘组 30 例患者均可见髋臼外侧骨骺。O'Hara 总结说："边缘的保留是唯一能预测其外观的因素。"虽然有必要移除中间的角膜缘以实现同心复位，但实际上是紧密的内侧囊峡部阻碍了复位。虽然角膜缘常被插入，但在手术时应将其外翻，因为保留这一解剖结构不仅有助于髋关节移位后的稳定性，而且对髋臼随时间的正常发育至关重要。他总结说："因此，切除角膜缘是可以避免的，不受欢迎的，也是不必要的。"

20 世纪 50 年代和 60 年代，在英国一个繁忙的中心实施的 Somerville-Scott 方法有 2 个明确定义的治疗概况 [126,127,405]。9 个月至 3.5 年的髋关节脱位或半脱位，均在 3~6 周后，通过纵向牵引和外展，然后在麻醉下进行关节造影，逐渐复位。如果髋关节缩小，则应用髋关节人字形绷带（闭合复位），髋关节伸直，外展，并完全向内旋转，使股骨头深深地固定在髋臼中。几周后进行转子下旋转截骨术，偶尔增加内翻。如果关节造影显示染色剂集中在角膜缘内翻，则手术切开复位，切除角膜缘（但没有腰大肌或内收肌松解或囊膜修复），然后以铸造和股骨截骨术相同的方式进行。Somerville 在 1978 年对他的病例进行了长期随访，回顾了 144 例，其中"绝大多数"在术后 10~25 年表现良好 [483]。但也有一些患者病情恶化，他表示，早期的二期手术（股骨或骨盆截骨术，甚至是单纯的前囊折叠术）会更好。1982 年 [484]、1985 年 [485] 和 2005 年 [486] 的一系列长期研究表明，随着时间的推移，情况逐渐恶化。回顾性研究能够观察到角膜缘切除术与保留角膜缘的病例的负面影响。早发的退行性关节炎，甚至在髋关节，似乎已经令人满意地减少。晚期半脱位是问题之一 [484]。即使有牵引，也只有 1/3 的病例能够复位，2/3 的病例接受了角膜缘切除术。Sherlock 等人 [485] 以及 Gibson 和 Benson[484] 指出，"似乎那些接受过角膜缘切除术的患者发生退行性改变的时间更早，而且更严重"。关节炎的变化发生在接受角膜缘切除术的患者中（44%）是单独接受旋转截骨术的患者（14%）的 3 倍（$P < 0.01$），非常显著，这导致了"切除

角膜缘有助于过早的骨关节炎”[485]。在 2005 年 Angliss 等人对平均 33 岁的患者进行的评估中[486]，手术时的中位年龄为 2 岁，13% 的患者出现 AVN。36% 的患者出现颈外翻，40% 的髋部出现中度至重度骨关节炎。在那些切开复位、角膜缘切除和去旋截骨术的患者中，49% 的人发展成中度或重度关节炎。行角膜缘切除术（预后差）与不切除组比较，差异有显著性（$P < 0.001$）。与边缘切除相关的较差结果被认为可能是由于髋臼缘透明软骨的损伤以及纤维软骨边缘的移除。结论：早期开始治疗，需要保持边缘（通过桡侧唇侧切口和外翻），以及一期髋臼截骨术使髋臼指数进入正常范围[486]。

五、髋臼手术后髋臼的生长和定位

髋臼手术后的髋臼生长大部分都保持良好。

对髋臼成形术的研究表明术后几年内可以保持矫正。在大多数研究中，随着髋臼外侧隆起中心的骨化，髋臼角在生长末期进一步减小。Salter 无名截骨术后的 3 项长期研究显示术前 / 术后 / 长期值分别为 34.2°/19.7°、30.5°/20.9°/20.2° 和 37°/25°/16°。其他髋臼成形术的 6 项长期研究证实了相同的发现：Dega 手术 34.3°/22.2°/17.9°、Mittemeier 手术 33.8°/19.2°/17.9° 和 4 项 Pemberton 手术研究[370]。Salter 无名截骨术后髋臼指数改善的报告也在其他研究中显示：2 年后 35°/23°/ 正常范围[487]，7.5 年后 35°/24°/ 正常范围[488]。然而，偶尔也有报道说，在 Pemberton 手术后，三放射状软骨的生长发生了变化，但考虑到所做的数字，这些变化是最小的[307,341]。Lance 髋臼成形术后发生了更明确的生长损伤。这种手术在一些欧洲中心普遍使用了一段时间，通常作为髋臼成形术，从外侧皮质向髋臼周围区域截骨约 3 cm，然后向下撬起并植入移植物。切口的位置似乎更靠近臼底软骨，可能是为了增加重新定位的灵活性。Lance 还描述了一种基本上是搁置的操作，如果将其应用在儿童身上，可能会损害侧缘的生长[331]。Weber 等人在术后 16 年评估了 71 个髋部，平均年龄为 2.8 岁[489]。最初的结果是有利的，但后来他们观察到髋臼外侧生长的变化。测量 CE 角，术后 3 年 65% 正常，但最终随访时只有 33% 正常。髋臼顶明显延迟者占 51%。作者认为该手术损伤了髋臼的骨质，而髋臼的后期生长主要发生在这个部位。

截骨术后髋臼容积更大的问题是，在截骨术后即刻改善前外侧覆盖的过程中，通过铰链 / 向下杠杆作用，可能形成正常半球形髋臼的畸形。这可能发生在机械弯曲到关节表面，以及三放射状生长软骨异常在生长后期发生。然而，到目前为止，还没有对这些可能的后遗症进行三维研究。然而，有研究报告在 Pemberton 和 Dega 型手术后髋臼容积的增加和减少。这与 Salter 无名截骨术无关，它可以倾斜或改变整个髋臼的位置。

Ozgur 等人[490]和 Slomczykowski 等人[491]的研究报告，分别使用 MR 成像（Ozgur）和 CT 扫描（Slomczykowski）方法，在 Dega 截骨术和 Pemberton 截骨术后立即增加了髋臼容积。以前的意见认为数量会减少。由于不考虑生长，而是根据复位截骨术和铰链本身带来的变化来确定体积，因此，如果髋臼关节面形状保持不变，则体积不应发生变化。任何体积的变化都意味着表面的物理屈曲或弯曲，这对股骨头－髋臼关节面关系有着令人担忧的影响。后一种担忧被认为是与 Pemberton 手术有关的无害截骨术的倡导者。

无名截骨术后的髋臼后倾，Dora 等人确定了 Salter Innominate 和 Le Coeur 截骨术后的髋臼后倾，并质疑这些患者的晚期疼痛是否是由于髋臼重新定位引起的[492]。髋臼后倾角现在被认为是经常与髋关节骨关节炎相关。他们回顾了 97 例儿童骨盆截骨术，主要集中在髋臼穹顶前过度或后倾。86 例 Salter 和 11 例 lecoeur 手术，平均年龄 4.8 岁，最后一次 X 线检查平均年龄 16.5 岁。髋臼穹窿后倾占 27%，平均 −15°，但在 Le Coeur 手术中更差。髋臼指数校正良好。他们认为髋臼在生长过程中的重塑不足以矫正错位。当侧位覆盖不足时，髋臼前部过度覆盖也会出现。Le Coeur 是一种三重截骨术，具有相当大的重新定向可能性。这项关于前路过度矫形的发现指出，在这些截骨术中，对于前路和侧方的定位需要非常谨慎。然而，Barnes 等人测量了 26 个在 40 年前接受过切开复位的无名截骨术的长期髋部，并认为该手术“并不总是导致髋臼后倾”[493]。

六、股骨近端生长障碍线：O’Brien

奥布莱恩在 CDH 手术后的股骨近端平片上识别出生长障碍线（Harris 线）[494]。在 6 个月至 4 岁的儿童中，它们经常出现，通常形成一条 L 形线，较短的线位于颈部内侧，较长的线位于大转子处。靠近中线的身体生长通常是侧面的 2 倍大。表现为较短线位置或线性变化的内侧（头颈）物理生长损伤。O’Brien 等人观察到在接受 CDH 治疗的 68 名患者中有 33 名出现了生长障碍，部分或完全停止生长[495]。他们观察到 2 种模式：一种位于身体内侧和外侧的交界处，另一种仅在内侧区。这些平片征象是生长问题的相对早期征象。

七、股骨截骨后股骨近端生长

内翻去旋截骨术后股骨近端生长倾向于增加外翻，但几乎总是保持在正常范围内。5 项研究记录了这种模式。Fritsch 等人报道了股骨转子间内翻旋转截骨 143°/111.5°/129.4°[370] 后的术前 / 术后 / 随访值。其他研究相似：134°/112.3°/133.9°，152°/117°/131°，150°/112°/125.7°，134°/111.5°/131.1°（Fritsch，1996 年）。

第十五节 基于潜在病理解剖的当前治疗，包括继发性变化

一、概述

发育性髋关节发育不良很好地显示了该病的主要病理解剖特征、对生长的负面影响以及由于未能识别或充分治疗原发性疾病而发生的继发性畸形之间的相互作用。股骨近端与髋臼不完全相关的时间越长，矫正主要和次要缺陷所需的干预措施就越广泛，最终结果就越不理想（见表 1.2）。

一般来说，髋关节发育不良的治疗越早开始，就越简单、迅速、有效。臀部检查现在是新生儿体检

的统一部分。双侧髋关节超声检查是在某些地区对所有婴儿进行常规新生儿评估的一部分，在进行体检时应考虑是否存在异常。DDH 的易感因素有臀位、羊水过少、初生、双胞胎和积极的家族史。对于明显脱臼的髋部，一些中心在生命的最初几天就开始治疗。然而，由于认识到许多髋部会在不接受治疗的第 1 周内自然稳定下来，其他中心将治疗推迟到 1~2 周大时。有许多治疗方案可供选择，但对于发展性髋关节发育不良的治疗方案有一个普遍的共识。根据患者年龄和畸形程度，广泛使用 Pavlik 吊带或其变体、髋关节人字形绷带铸造术、髋内收肌肌腱切断术和包括切开复位、骨盆截骨术和股骨近端截骨术在内的手术。在诊断时评估髋关节病理解剖的方法以及所使用的特定治疗的时间和类型有很大的差异。在下面的章节中，我们概述了管理的方法，集中考虑潜在的病理解剖作为指导。

二、新生儿期诊断

诊断应在新生儿或产后早期进行。在 90° 屈曲时，臀部进行的 Barlow 动作表明臀部是否稳定或脱位。如果髋关节脱位，加内收与轻微的外侧和后压对抗小转子将使股骨头从髋臼边缘的插座中移动；外展动作，其特征是对大转子在前、内侧方向上的压力，将重新定位髋关节。单侧脱位的另一个阳性临床表现为 Galazzi 征，患者仰卧，髋和膝盖弯曲，双脚平放在坚固的检查台上，膝关节位于脱位侧低于正常侧。即使在新生儿期髋部脱位，外展大多也是完全的。不对称的大腿褶皱在诊断上没有帮助；它们存在于许多正常臀部，有些臀部异常时则无。绝大多数可脱位髋部可以临床评估，但有一部分婴儿的脱臼能力没有临床证明或可证明。在这种情况下超声的价值是巨大的。正常髋关节超声检查，股骨头在髋臼内通过各种运动范围稳定，头部覆盖髋臼 50% 或以上，α 角 60° 或以上。后 2 个指标在位置良好但不成熟的髋关节可能需要几个星期才能正常。在新生儿期，即使技术标准化和可考虑的解释经验，前、蛙侧位的平片也有一定的价值。如果在出生后的头 4~6 周内诊断，应用 PAVLICK 线束，然后在选定的间隔通过超声检查髋关节位置，在大多数病例中都能取得良好的结果。髋关节脱位随着屈伸和适度外展而减少，而下唇下的头部滑脱。操作和操纵应用无须镇静或麻醉，无须内收肌释放。大多数中心将使用 PAVLICK 线束，最初开始治疗，直到 3 个月的年龄；有些将延长这个时间框架，甚至 6 个月，尽管预期它可能无效。不是特定年龄才是治疗的指南，而是安全地达到完全减少的位置。3 个月以上的年龄，患者的大小和力量逐渐降低了使用效果。PAVLICK 线束治疗通常被称为“功能性”治疗，因为虽然髋关节运动保持了相当大的活动，但范围很窄，允许肌肉功能、关节内运动以及滑液营养和润滑。

需要明确的治疗理念。有证据表明，50% 的出生时脱臼的髋部在出生后的第 1 周内会自然稳定在正常的位置，而无须特殊干预。许多人认为，在这段时间内不治疗而只观察患者是允许的。另一些人担心这些髋关节中的一些可能会稳定在半脱位而不是完全复位的位置，他们认为治疗所有脱臼的髋关节是合理的，这样可以获得更好的长期效果。即使使用 Pavlik 吊带也可能发生缺血性坏死。如果选择单独观察，则必须在 1 周时评估患儿的临床稳定性，并通过超声确定其位置和发育情况。最初的治疗原则是将髋关节保持在降低的位置足够长的时间，以使关节囊紧固到正常水平，从而在停止固定时稳定股骨头与髋臼的适当关系。在直接脱臼髋关节，一般没有髋内收肌紧绷。根据经验，在大多数情况下，2~3 个月的治疗可以使关节囊充分收紧，从而使髋关节发育正常。有些只治疗 6 周。发育性髋关节发育不良的治疗方案几乎完全是经验性的。临床评估和病理解剖相关的影像学应该指导治疗的各个阶段。一般来说，在发育性髋关节发育不良中，早期诊断可获得更好的长期效果，且不需要太多的广泛干预。在新生儿阶段，保守的方法是使用 Pavlik 吊带将髋关节保持在弯曲和适度外展的位置。这些允许孩子做一些髋关节运动，但只能在有限的范围内。髋关节屈曲超过 100° 是减少脱位最有效的方法。外展，尤其是极端的外展，在实现复位方面效果较差，并且具有导致缺血性坏死的高风险。Pavlik 吊带应使髋部保持 100°~110° 的弯曲度，同时还应保持在不完全外展的情况下。在带有后外展带的吊带中，最好不要使用背带，或者如果使用的话，应松松地应用，使其只能外展到 45° 的范围内。

在 70°~90°“完整”外展范围内，不应收紧臀部。吊带不允许臀部伸展超过 110° 的弯曲，但它确实允许膝关节和踝关节主动屈曲和伸展。髋关节也在其有限的活动范围内活动，这些关节活动范围是生理性的，与刚性髋关节人字形绷带相比有显著改善。对于脱臼和脱臼的髋关节，必须每天 24 h 进行 Pavlik 吊带治疗。如果它被拆下，位置可能会丢失，并且在重新应用线束时不一定会恢复。在大多数情况下，股骨近端的屈曲和轻微外展会使头部减退，而不会造成角膜缘的插入。在治疗期间进行超声检查必须确认髋关节复位良好。治疗 2~3 个月后的检查评估 2 个关键因素：①临床评估显示髋关节稳定性和脱位不再可能；②超声检查正常。平片也有助于确认移位和骨发育，尤其是与髋臼指数和 3~4 个月大后股骨头继发骨化中心的存在、位置和大小有关。然而，即使对于髋关节正常化的 DDH 患者，保留 6 个月和 12 个月大时的 X 线片也很重要。在一项研究中，婴儿的髋关节在平均 3 个月大时恢复正常，临床检查髋关节稳定，髋关节超声检查正常（采用 Pavlik 吊带治疗或自发稳定），6 个月时的放射学检查显示有 1/5 的髋臼轻度发育不良。

在过去的几年中，Pavlik 套法通常在应用后 3 周内有效地完全降低髋部。这可以通过超声检查来证实。一些将允许作为一个完整的程序使用长达 6 周。如果髋关节在 3~6 周后没有减少，则需要不同的治疗方法。在 Pavlik 吊带管理失败的情况下，AVN 的发生率增加（基本上超过零）。这意味着一种更严重的 DDH 正在被处理。尤其是 Tönnis Ⅳ和 Graf Ⅳ髋部似乎不能安全有效地使用 Pavlik 吊带进行治疗。换言之，在超过 3~6 周的时间内，如果没有达到完全的减量，使用该装置不仅可能无效，而且可能会增加 AVN 的可能性。

三、在 3 个月大时进行诊断

如果髋关节脱位在 3 个月大或更大时被诊断出来，髋关节人字形绷带治疗往往被使用，因为 Pavlik 吊带在这个年龄组不太可靠。孩子们年纪大了，踢得更猛，另外在 3 个月大的时候，会出现一些早期的继发性变化，因此需要采取更加谨慎的方法。这就是说，治疗必须是个性化的，有些人使用 Pavlik 套具作为 6 个月大的初始治疗，这是 Pavlik 自己实际提到的年龄限制。通常不清楚脱位发生在什么阶段，因为有些似乎是在妊娠晚期的宫内。对于髋关节脱位的临床评估，最早明确的次要变化是患侧髋内收肌的紧绷。在未经治疗的 DDH 中，外展紧绷感通常在 2~3 个月大时明显。关于这个年龄内收肌紧绷是否需要特殊干预的意见存在分歧。有很好的证据表明，1~2 周的预复位或夹板前牵引，髋关节屈曲，外展逐渐增加，但从未完全，有助于减少缺血性坏死。经皮内收肌松解术通常在内收肌紧绷的情况下进行，在 Pavlik 吊带治疗或铸造之前，有或没有牵引。几项研究表明，股骨头缺血性坏死的发生率与预牵引、经皮内收肌松解有关，采用髋关节人字形绷带铸型体位，其有利于屈曲超过 90°，但外展仅在稳定范围内，而不是几十年前采用的经常使髋关节屈曲或伸展但完全外展的治疗方案。在旨在最小化股骨头 AVN 的 3 个参数中——预复位牵引、经皮内收肌松解和髋关节在生理位置的固定——人们普遍认为，髋关节石膏内的位置对防止 AVN 最为关键；强迫外展或外展接近 90° 是主要原因。如果发现完全外展紧绷，则在闭合复位和固定前扩大治疗方案，以使紧绷的内收肌松解，以减少缺血性坏死的风险。患者可以接受倒置体位的 Bryant 式牵引 1~2 周，然后接受髋关节石膏或（在某些中心）Pavlik 背带的闭合复位和固定。最近的研究表明牵引并不是减少缺血性坏死发生率的唯一方法，但没有研究表明牵引是有害的。闭合复位一般在全身麻醉下进行。复位时应通过超声或髋关节造影检查髋关节位置，以排除角膜缘倒置。CT 用于评估髋关节人字形绷带石膏复位后的位置。根据对仔猪和人类的研究，使用磁共振成像可以评估股骨头髋臼的位置，并在复位和铸造后立即增强股骨头血管。

四、在 6 个月大时做出的诊断

如果诊断是在 6 个月或 6 个月以上做出的，则需要更长时间的髋关节人字形绷带固定，前提是闭合复位而不插入下唇。不同中心之间，甚至同一中心的骨科医生在 6 个月大或更大时诊断出的髋关节脱位的处理方案存在很大的差异。治疗应以髋关节状态的病理解剖显示（复位前和复位后）为指导，而不是简单地按程序指导。如果直到 6~12 个月大的年龄段才发现髋关节脱位，则必须提出是否可以进行闭合复位的问题。一般来说，在这个阶段内收肌肌腱明显收紧，复位前牵引和 / 或经皮内收肌松解是必要的。当孩子被麻醉后，通过弯曲、外展和内旋转动作，可以很好地感觉到髋关节的位置。平片并不能确定这个年龄段闭合复位的有效性，需要额外的影像学检查来确认复位的完整性。一般来说，在大多数 3 个月以下的患者中，可以合理地保证闭合复位会使头部与髋臼保持适当的关系，而不是将唇部倒置。超声检查确定了复位的质量，并且显示出下唇复位后的位置是明智的。随着继发骨化中心的出现和增大，超声的作用逐渐减弱。在透视控制下将 1~2 mL Renografin 染料注入髋关节的关节造影术会有所帮助。如果盂唇处于正常位置，关节造影可在股骨头上外侧部上方看到三角形蓟状外观，因为关节囊不与盂唇尖端相连，而是在其上侧髋臼缘的纤维软骨交界处与盂唇基部相连。如果唇部已经随着被膜的一部分（被称为边缘）变为内翻，这种特征关系在关节造影上是看不到的，这就提出了一个问题，即是否有必要通过手术将其放回头部顶部的正常位置来消除复位障碍。以前有人认为髋关节可以通过髋关节人字形绷带石膏固定，同时保持边缘倒置，股骨头对边缘的压力会使其萎缩，从而最终建立正常的头 – 髋臼 – 软骨关系。目前广泛接受的观点是，插入式角膜缘会在股骨头中留下一个嵴，易患中年骨关节炎，这是一种病理解剖学的概念，导致手术干预被称为切开复位，以重新定位倒置的边缘。以前对于手术中如何处理角膜缘内翻有不同的意见：有些人，如 Somerville 认为应该手术切除，而另一些人则认为它代表一个正常的解剖结构，即，阴唇——它应该重新定位在股骨头的顶部，而不是被切除。后一种观点现在几乎被普遍接受。如果选择 6~12 个月的手术治疗，不仅要注意角膜缘，而且要注意胶囊。干预的一个重要原因，除了降低髋关节的同心度和重新定位唇外，是进行一个胶囊缝合术，以收紧胶囊，并在结构上稳定股骨头 – 髋臼关系，而不是等待它发生在髋关节人字形绷带石膏固定数月的基础上。Salter 的 “人的位置” 对于最小化 AVN 的机会至关重要。

五、12 个月大时诊断

如果 12 个月大时才确诊，一般需要切开复位内翻的角膜缘并进行囊膜修补术。髋关节人字形绷带固定在人体位置。如果在这个年龄进行闭合复位，必须通过关节造影来评估角膜缘内翻。CT 扫描或磁共振成像采用闭合或开放治疗，以评估复位的完整性。切开复位常用 2 种手术方法。Ludloff 的内侧切口 / 入路，最初在 20 世纪的前 10 年被描述为不受欢迎，到了 20 世纪中期，前路或前外侧入路更常用于切开复位。赞成这种方法的人指出，需要矫正的病理解剖在前外侧和外侧更为突出，并且可以从该手术入路中发现（可视化）和更好的修复。他们认为内翻的角膜缘主要累及上侧，扩张的囊膜需要通过囊膜切开术进行修复 / 收紧，通过观察扩张的部位（再次是在其上外侧）也可以得到最好的修复。Ferguson 和 Mau 等人在 20 世纪 70 年代推广了回归医学的方法，其他人很快也采用了这种方法。在过去的几十年里，钟摆沉重地转向了使用内侧入路。随后的研究显示，2 种方法的分级结果相同，AVN 的发生率也大致相同。然而，尽管预防髋关节炎的发生率相对较低，但仍有 20% 的预防措施。

六、在 18 个月大时做出的诊断

如果脱位在 18 个月大时仍未被发现，则继发性骨和软骨的变化将广泛，包括髋臼发育不良和股骨前倾，软组织的变化也将以内收肌紧绷为标志，髋臼横韧带和下囊增厚并移行穿过髋臼入口，髂腰肌肌腱使前囊收缩成沙漏状结构并进一步阻止闭合复位，髋臼内纤维脂肪组织、圆韧带营养过度，边缘内翻，还有一个变大变厚的关节囊。因此，在这个年龄组，虽然可以尝试闭合复位，但必须通过关节造影或其他影像学评估，以确定头部完全坐在髋臼中（同心复位），而不插入边缘。有一个很长的固定时间，必须继续，以允许髋臼和股骨近端发展，使它们有一个正常的形态时，停止固定。这组患者需要详细的影像学评估，以确定固定期间复位前后的软组织和骨畸形的存在、缺失和程度。

采用了不同的一般方法。根据 Schwartz、Salter、Pemberton 等人的观点，骨畸形的外科治疗从 18 个月开始，他们认为在这个年龄段单纯闭合或开放性髋臼（股骨头）复位是不可能实现完全髋臼重塑的，并且髋臼手术矫正发育不良应在髋臼复位的同时进行。在过去的 15 年中，对于那些使用 Salter 无名截骨术或 Pemberton 手术几十年的人来说，最常用的方法是 Dega 髋臼成形术。骨畸形最不积极的外科治疗方法依赖于4~4.5岁以下的自发性髋臼重建，包括闭合或切开复位。在这些年龄段之间，患者年龄越大，越有可能需要进行髋臼手术。一些外科医生通过髋臼复位技术直接纠正了髋臼发育不良的部分，而另一些医生选择了骨手术，但使用了股骨近端内翻 / 去旋截骨术，使股骨头更深入地进入髋臼。这种方法依靠髋臼的正常生长和重建来矫正因股骨头深入髋臼而引起的发育不良。

因此，一旦复位，下一个决定是髋臼还是股骨近端截骨，还是两者都需要。如果一个髋关节在这个年龄半脱位，需要做出骨外科手术的决定。有很好的证据表明，如果髋关节的一个骨部件随同心复位进行手术矫正，另一个部分将随生长和重塑而二次纠正至正常或接近正常范围。最近的研究有助于根据手术年龄和畸形的广泛性来确定相互矫正的数量。股骨近端截骨术在髋臼发育不良中的疗效略低于直接髋臼手术。有些人遵循一种程序化的方法来执行一个或另一个过程。对于许多人来说，最理想的方法是对最需要纠正的特定部件进行手术矫正，必要时进行校正。Tönnis 和 Mittermeier 等人建议髋臼和股骨近端的矫正，同时在 2 年内进行切开复位。

在总结：随着闭合或开放性复位后的固定时间延长，髋臼和股骨近端的重建潜力在以下方面足够大。有人认为随着股骨髋臼的生长和维持，股骨髋臼关系将正常建立。有些人认为，18 个月后，这种重建不会纠正所有的臀部，可能会留下许多只有部分矫正半脱位的髋关节。骨手术被越来越多地使用在年龄较大的患者身上，几乎没有人建议在 4~4.5 岁后单独减少使用。截骨矫正结构异常，可大大缩短铸造固定时间。切开复位后，骨盆截骨，使髋臼关系在手术时达到正常位置。无名截骨术（Salter）使髋臼侧向向前倾斜，一旦愈合，就建立了一种几乎正常的关系。但是，必须小心，不要将髋臼向前倾斜太远，因为这可能会加速股骨髋臼撞击状态。包膜周围截骨术（Pemberton）或髋臼成形术可将髋臼顶撬起，并用骨移植（Dega）稳定，也可直接纠正髋臼发育不良。髋臼截骨的倡导者认为，随着切开复位与囊溢的发生，股骨加速了其自然发育，因此股骨内翻去旋截骨术是很少必要的。切开复位后的另一种方法是对股骨近端进行内翻去旋转截骨术（或仅偶尔行内翻截骨术）以使股骨头深深固定在髋臼中。大多数人认为，纠正持续性严重的前倾角（通过旋转）和缩短股骨约 1.5 cm，以尽量减少股骨颈 / 头血管的伸展，并根据需要纠正外翻至内翻。一旦头部深深地位于髋臼内，矫正前倾角，髋臼发育加快，并建立正常或接近正常的关系，以使髋臼截骨不需要做。有些人主张在 2~4.5 岁之间行单独或骨盆手术的股骨近端内翻缩短截骨术。

七、诊断年龄在 18 个月至 2 岁到 4.5 岁之间

一旦患者年龄在 18 个月至 2 岁到 4.5 岁之间，几乎所有人都同意进行某种手术干预的必要性。手术方法包括切开复位和根据畸形程度注意骨畸形。有些人选择在切开复位后增加相对较长时间的髋关节人字形绷带铸造术，然后进行夜间夹板固定，而其他人则采用切开复位和骨盆截骨术来加速正常髋臼的发育，或者使用股骨近端截骨来纠正前倾角和髋外翻，或者通过截骨术矫正髋臼和股骨。髋关节未经治疗或治疗不全的年龄越大，必须考虑的外科手术范围越广。随着股骨近端髋臼关系未被发现或未完全纠

正，异常位置的增长导致所需干预的范围不断扩大。

八、5 岁后髋部结构不完善

5 岁后髋关节结构不全的治疗仍然是众说纷纭的领域。5 岁后持续存在的髋关节结构不完善，可能是由于先前未被诊断的髋关节发育不良，或是由于 DDH 治疗导致髋关节未经完全解剖矫正而导致的持续脱位 / 半脱位。有很好的证据表明，这些髋部在青春期、成年早期或成年中期会出现症状，不适的时间与异常程度有合理的相关性，那些异常程度最轻的人在后期会出现症状。然而，在这个时间段内，治疗方法变化最大。

Dimelio 和 Pous 概述了 5~10 岁先天性髋关节脱位的外科治疗 [496]。他们的入路包括髂腰肌和内收肌肌腱鞘切开术、切开复位、囊膜切开术、股骨短缩术（根据需要进行内翻和去旋术），以及无名截骨术。Heinrich 等人提供了一个类似的大纲，列出了从行走年龄到骨骼成熟期发育不良、半脱位和脱位的非手术和手术程序 [497]。

Catterall 根据在麻醉下用关节造影术检查时发现的一系列异常情况，概述了对这一组进行治疗的几个原则 [498]。髋关节运动定义为稳定同心、稳定偏心、可复位半脱位、不可复位半脱位、不稳定侧节和铰链外展不稳定运动。不稳定侧节是指髋臼下唇的撕裂，通过关节镜和透视可以动态显示，现在可以通过关节镜或磁共振成像来评估。CT 扫描可以辅助检查髋臼和股骨近端的三维结构，包括股骨头形状、股骨颈长度、头颈轴倾斜程度和股骨近端前倾角。在 8 岁以后，所有人都认为髋臼重建的潜力实际上是不存在的，结构缺陷的存在意味着需要通过外科手术将其矫正到解剖上尽可能正常的范围。髋臼深度必须重建，因为向上倾斜的髋臼总是会导致长期的退行性改变。骨骼成熟后，需要进行髋臼周围手术。Chiari 和 shelf 手术已经完成，但对于其他正常的非卧床患者来说并不符合生理学。可能需要股骨近端内翻去旋缩短截骨术。一些关于特定年龄段的管理 / 治疗的综述是有帮助的 [499–504]。

第十六节　缺血性坏死作为髋关节发育不良治疗的并发症

先天性 / 发育性髋关节发育不良的治疗可能出现两大问题。一个是未能获得完整的解剖股骨髋臼修复，这容易导致最终的骨关节炎。另一种是缺血性坏死，导致不同程度的股骨近端紊乱和继发性髋臼生长。在这一节中，我们详细介绍了股骨近端血供的知识，治疗过程中可能受损的方式，这种损伤的后遗症，以及快速诊断股骨头缺血的新方法，以便及时反应，减少或消除并发症。

一、股骨近端的血液供应

股骨近端的血液供应已经得到了很好的定义，并且在所有年龄段都扮演着与髋关节疾病相关的极其重要的角色 [505–514]。近端股骨头骨骺完全囊内，血液供应有点稀薄。

1. 血液供应的一般模式

股骨近端的血供来源于股动脉或股深动脉。最终供应股骨头和股骨颈的两条血管从上述绕股骨的动脉经过，在那里它们被称为旋股内侧动脉和旋股外侧动脉。旋股内动脉较粗、较长，在颈底水平穿过股骨后方。旋前外侧血管较前，趋向于变细，内侧不完整。有时，这两个血管系统形成一个完整的圆弧。一系列称为颈升动脉的血管从旋后血管和旋前血管向近端方向通过。这些血管最初位于颈部包膜外，但很快就会穿过包膜，沿着股骨颈骨表面流动，在那里，它们被包含在一种称为魏特布雷希特氏支持带的松散结缔组织基质中。然后血管穿过身体，进入发育中的股骨头软骨，形成一个薄的边缘，位于关节软骨和骺软骨之间。进入股骨头的血管最多集中在头颈交界处的外侧。然后在股骨头内从外侧到内侧分支；这些血管被称为外侧骨骺血管。它们集中在头颈交界处的后外侧区。外侧骨骺血管支持股骨头 4/5 的骨和软骨。一些内侧骨骺血管穿过关节软骨和物理组织之间的间隙。然而，大多数内侧血管，也来自颈动脉上行，进入干骺端供应股骨颈骨。股骨头的少量血液供应来自圆韧带，但这最多可供应邻近韧带的股骨头的 1/5，如果其他主要血管系统发生损伤，则不能依赖此。当在髋关节脱位切开复位过程中切开圆韧带时，要么没有出血，要么只有少量出血。在儿童时期和生长板融合后，血液供应模式保持不变。虽然生长板消失后，骨骺和干骺端的血管系统合并，但整个成年期的总体模式保持不变。

2. 血液供应的附加细节

对股骨头颈部的血液供应进行了许多研究。上面所描述的基本轮廓是大家公认的事实，即许多人都有细微的差异。研究继续确定各种血管的作用，以及从胎儿晚期到骨骼成熟的微妙但可能有意义的变化。

（1）*股深动脉和旋股动脉的起源*

供应股骨近端的血管最初来自股动脉，尽管大部分旋股血管来自股深部动脉。Williams 等人对这部分血管系统进行了广泛的研究，回顾了 1576 次解剖和先前的研究[513]（图 1.15a）。他们确定了 7 种血管起源模式，但 91% 的患者只有三组有模式。当所有患者合并时，1576 例中有 898 例出现Ⅳ型，占 57%；1576 例中有 309 例为Ⅱ型，占 20%；1576 例中有 224 例为Ⅲ型，占 14%。在Ⅱ型中，旋股内侧动脉直接起源于股动脉，旋股外侧动脉起源于股深部；Ⅲ型则相反，旋股外侧动脉直接起源于股动脉，内侧支起源于股动脉来自股深动脉。Ⅰ型 61 例，占 3.9%，Ⅴ型 50 例，占 3%。

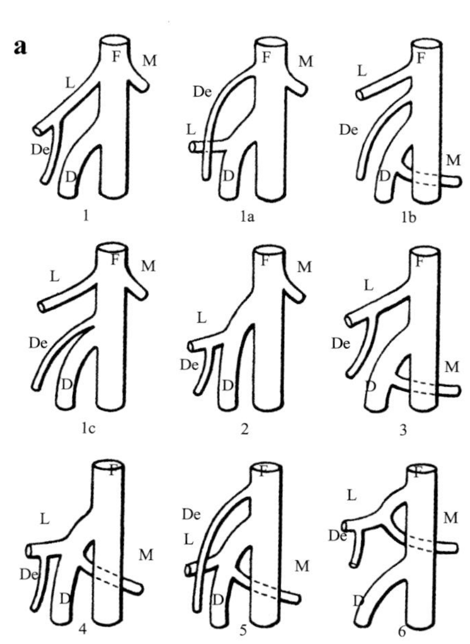

图 1.15 a，股骨头的血供大部分来自旋股内侧动脉，很少来自旋股外侧动脉 [这些血管来自股动脉和股深动脉的起源是可变的（Williams 等人）。动脉标识如下：D 为股骨深部（股骨深部）；De 为旋股下降段；F 为股骨；M 为旋股内侧；L 为旋股外侧]

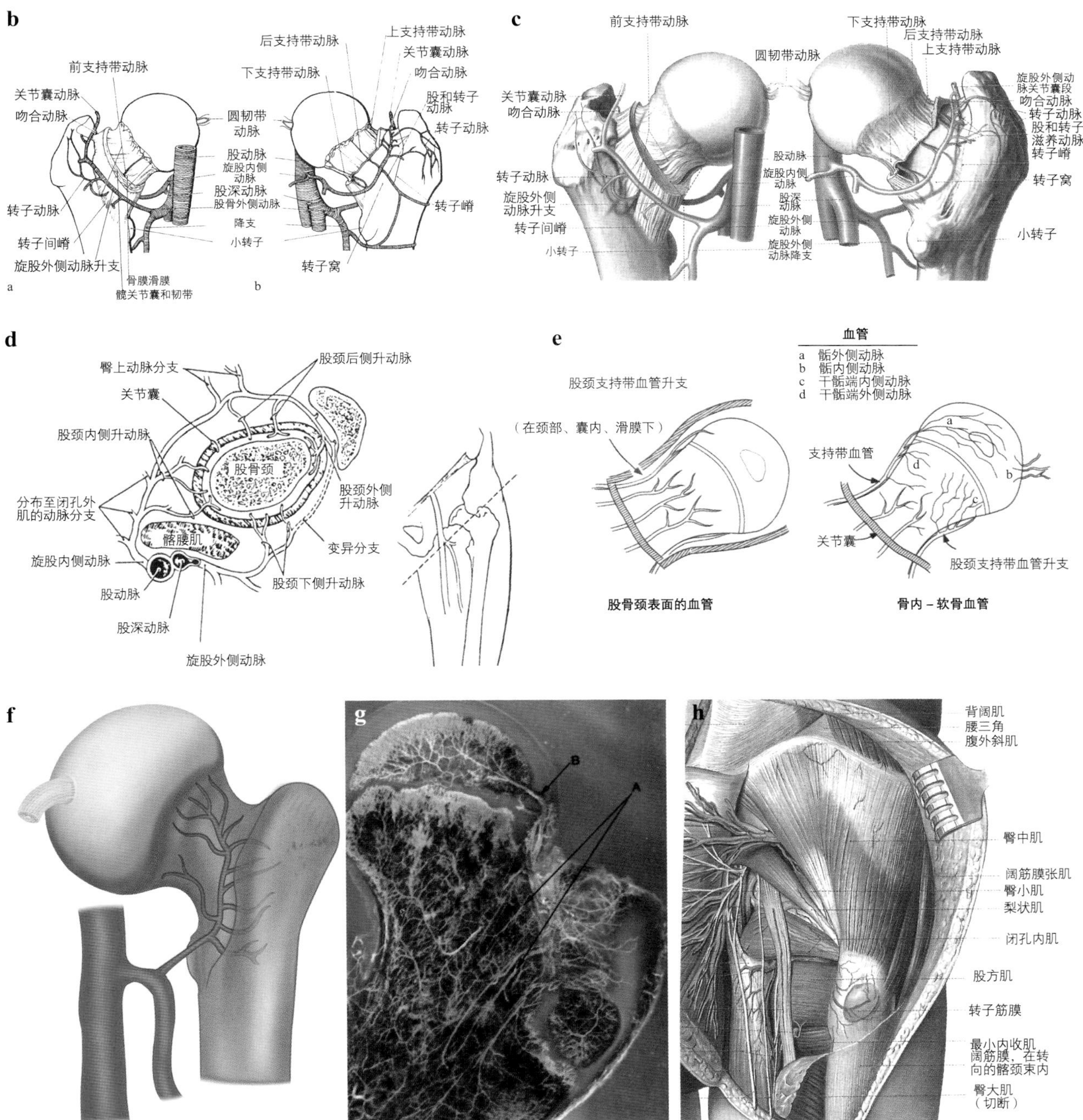

图 1.15　b 图示股骨头和股骨颈的局部血供得到证实（前视图在左，后视图在右，目前的术语是指旋股内侧和外侧血管）；c 图示 b 中的插图完全再现了 c 中解剖图中的血管通路 [（使用的术语略有不同），股内侧环 - 股动脉被旧术语标记为“A.circ（umfl）”，有限元法，（胫骨）和外旋肌被标记为“A circ（umfl）fem fib”（腓骨），股骨头的主要血供来自后血管、旋股内侧动脉及其分支；股骨头的血供很少来自前血管，即旋股外侧动脉，其长度往往有限]；d 图示股骨近端血供的横切面图（显示旋股外侧动脉和内侧动脉，颈前、外侧、后、内侧升支动脉；它们穿过髋关节囊的情况，以及它们作为股骨颈支持带血管的最终位置）；e 图显示了位于股骨颈表面的支持带血管（然后是进入颈部和头部的骨内和骨内通路，颈部表面的血管用双线表示，骨 / 软骨内的血管用单线表示）；f 图示来自旋股内侧动脉并到达颈部表面的后血管是高光的（左边的大动脉是股动脉。股深动脉在旋股内侧动脉分支于股深部）；g 图示微血管造影显示外侧骨骺血管（旋股内侧动脉的分支）在进入股骨头之前沿着颈部表面向上穿过身体的外表面，并在内部从外侧向内侧分支时突出显示；h 图示当接近股骨头和颈部进行开放性前脱位的外科修复时，了解覆盖脆弱的髋关节后血管的髋关节后肌群是很重要的，注意上面的梨状肌和下面的股方肌，在梨状肌下方，联合肌腱（从上到下）连接上、闭孔内和下颏肌。在联合肌腱下方，股方肌上表面稍前方的是闭孔外肌，在进行开放性脱位手术时，闭孔外肌必须保持完整，以保护旋股内侧动脉

（2）圆韧带对血管的贡献

几乎所有的作者现在都同意，来自圆韧带内的血管对股骨头软骨或骨的生存能力没有任何有意义的贡献。然而，它的贡献模式在不同的年龄有变化，而且在不同的个体中也显示出相当大的差异性。Moser 在 1893 年提供了圆韧带的详细描述 [11]。他认为它没有功能，是一种萎缩的结构，除了在生命早期很短的时期，它为股骨头提供了最小的血管供应。在成人身上，他觉得只有 50% 的人在头部有血管孔。Brockway 还研究了多个物种圆韧带的演化，但记录了 900 个成人股骨头中 84% 有邻近的血管孔。然而，他指出，人不能承担生命早期以后的血管功能 [515]。Wolcott 无法通过不透明材料注射技术或组织学连续切片显示 10 岁以下婴儿和儿童标本中的血管进入股骨头 [514]。Walmsley 指出，在两个 2 岁和 6 岁的儿童中，韧带的血管不供应第二骨化中心 [512]。他还提到了其他几位作者的工作，指出在成人圆韧带内的血管只向股骨头提供少量的血液。Tucker 指出韧带的动脉，他称之为小凹动脉，来自闭孔动脉或旋股内侧动脉 [511]。在 13 岁以下的儿童中，对头部血管的影响最小。在 24 个标本中，有 8 个动脉穿过中央凹，向头部软骨提供偶尔对骨中心的贡献。然而，这些穿支非常小。在其他 16 个标本中，血液供应似乎只涉及韧带的纤维组织，而只涉及头部的附着物。然而，在成人中，血管的大小和穿透深度不断增加，在 20 个标本中有 14 个支持骨头的直接区域。这些血管对儿童影响最小，对成人影响轻微。Lauritzen 还发现圆韧带的动脉对儿童的骨骺血液供应几乎没有什么重要意义 [516]。Trueta 在胎儿晚期和出生时发现了圆韧带的血管，但这些血管不是恒定的，只在最小程度上进入软骨 [510]。即使是这种微小的贡献也很快减少，以至于从出生后不久到 4 岁，圆韧带的血管对头部的营养没有贡献，直到 8 岁或 9 岁，这些血管才对头部的血液供应有所贡献。

关于人类股骨头动脉供应的最详细的研究集中在圆韧带的贡献上，是 Wertheimer 和 Lopes 的血管造影 / 组织学研究 [517]。他们评估了从 13 岁到成年晚期死亡后 24 h 内 81 个股骨头。附着在股骨头上的圆韧带的组织学研究显示每个标本都有动脉，但其中 2/3 的标本中动脉直径在 200 μm 或以下非常狭窄，而 1/3 的动脉直径在 201~511 μm 之间。在血管造影研究中，28/81 例标本可见韧带动脉，35% 为大直径血管，12 例与骨骺骨内血管吻合，14 例与骨骺和颈部血管吻合。他们得出的结论是，较大的血管（约占评估值的 1/3）在股骨头的血液供应中起到了一定的作用。然而，根据血管造影显示，头部邻近区域的供应是最小的。本文对以往的研究提供了一个很好的综述，关于圆韧带对股骨头血管形成的贡献从没有贡献到可以忽略不计，在某些情况下，仅在儿童时期重要，仅在儿童之后重要，以及在少数研究中具有重要意义。目前，很少有人支持圆韧带血管在临床上对任何年龄段的缺血性坏死具有保护作用。如果它的大小似乎限制了股骨髋臼的配合，它很容易在切开复位时被切除。

（3）旋前外侧动脉和内侧动脉

颈动脉（支持带）上行动脉。股骨头的主要和绝大多数唯一的血液供应来自旋股外侧动脉和内侧动脉，这些动脉从下方通过包膜，然后在支持带中流经股骨颈表面。各种报道称之为颈升动脉或囊膜或支持带血管。Walmsley 认为，供应股骨头及其骨中心的血管来自股底前动脉的旋内支，然后从头部关节边缘进入股骨颈的血管[512]。Wolcott 的实验研究还表明，仅切断圆韧带的动物没有发生明显变化[514]。Wolcott 认为，囊膜动脉是股骨头骨化中心供血的唯一基本来源。他还指出，尤其是旋中动脉的血管为头颈部提供了主要的血液供应。Wolcott 和 Tucker 都观察到圆韧带的血管在生命的第二个十年开始随着年龄的增长而增大。

Tucker 研究了 44 条从出生到 77 岁的股骨[511]。他利用硫酸钡进行血管注射研究，然后在脱钙后进行造影。他还注意到供应股骨上端的三组血管：骨干营养动脉、支持带或囊膜动脉和圆韧带动脉。他还注意到，这些血管不是在胶囊内流动，而是在颈部底部穿过胶囊，位于颈部表面的支持带内。营养动脉将其终末血管送入颈部供应干骺端骨。支持带动脉的颈升支进入骨后，营养血管与颈动脉升支吻合。支持带血管起源于旋股内侧动脉和外侧动脉，但在大转子窝区域也有明显的囊外吻合，臀下动脉、股深动脉、闭孔动脉和旋股动脉参与。他强调旋股动脉在纤维囊的远端是浅表的，它们并不是在其内部流动，而是在其底部通过。支持带动脉主要有三组：后上动脉、后下动脉和前动脉。前两组为旋股内侧动脉分支，沿股骨颈上下缘走行。前动脉最小，最不恒定，血管为旋股外侧动脉的分支。在颈椎过程中，滑膜下松弛的支持带血管提供了许多股骨颈的分支，这些分支在内部与股骨干的营养动脉吻合。Tucker 指出，后上方的支持带血管群沿着颈部表面运行，并在其周围表面穿过物理层，然后进入股骨头软骨，向中心部分延伸。

然而，后下和前血管通常通过生长板的外周角。这种模式在成人身上保持了。随着物理闭塞，三个血管系统中的每一个都可以自由地相互吻合，这些血管是来自颈部的营养血管，头部的骨骺血管，甚至是圆韧带的血管。Chung 研究了 150 个从胎儿第 6 个月到 15 岁的样本[505]。他注意到由旋股内侧动脉和外侧动脉形成的吻合囊外环，并观察到与 Tucker 和 Hunter 观察到的相似的输卵管下关节内环。环向囊外动脉环的主要分布来自旋股内侧动脉，该动脉倾向于供应内侧、后部和外侧部分。旋股外侧动脉损害了环的前部。动脉通过包膜后形成颈动脉升支。Chung 将这些颈动脉按位置分为颈前动脉、颈外动脉、颈后动脉和颈动脉内侧升支动脉。只有前支来自外侧环。颈动脉上行穿过股骨颈底部的包膜。颈外侧升动脉的骨骺和干骺支是股骨头和颈动脉供血量最大的动脉。然而，这些血管往往来自转子后窝的一个动脉干。其他人把颈动脉升支称为支持带血管。一旦通过了囊膜，血管就会穿过滑膜下方，并位于颈部表面的支持带组织内。颈动脉前、中、后、外侧四组上行动脉在颈表面关节软骨边缘形成一个舌下腺下吻合环，Hunter 将其定义为关节血管环。通常前部是不完整的。Chung 记录了 26 个完整的环，25 个不完整的前环，13 个不完整的后环，以及 49 个不完整的联合环。

O’Hara 和 Do mmisse 也支持出生时旋股外侧动脉和内侧动脉对股骨头的相当大的分布[508]。然而，他们的注射是近端的，并且他们能够确定 18 个标本中 17 个的臀下动脉的分支通过与旋前动脉和旋后动脉横向吻合来为股骨头供血。Zlotorowicz 等人研究了 16 个解剖标本，再次证实了旋股内侧动脉及其后上支和后下支所起的主要作用[518]。他们还注意到一个突出的吻合与臀下动脉通过梨状肌支。在另一项对 55 个髋关节 CT 血管造影图像的研究中，他们进一步显示了旋股内侧动脉的深支，臀下动脉的后下（营养）动脉和梨状肌支[519]。

（4）骨内 / 骨内血管

Trueta 和 Harrison 利用硫酸钡注射技术研究成人头颈部的血管供应[510]。在生长阶段建立的血管模式在成熟时没有被替换，一旦骨骺消失，唯一的变化是骨骺和干骺端循环吻合。他们根据骨内血管的进入部位和干骺上下动脉的位置，发展了一个术语，将骨内血管称为外侧和内侧骺血管。骨骺外侧动脉和两组干骺动脉起源于旋股内侧动脉，而成人骺内侧动脉是圆韧带动脉的延续，而圆韧带动脉本身来自闭孔动脉的髋臼支。评估了每条血管的比例贡献。干骺以骺外侧动脉为主，干骺下动脉以干骺下动脉为主。大部分骺外侧动脉供应至少 4/5 的骨骺，而股骨头附近的干骺下血管供应约 2/3 的干骺组织。外侧骨骺血管主要通过 2~6 个入路点进入头部，主要在上、后上区。颈升支经过颈部时，发出 2~4 支干骺上动脉支。干骺下动脉趋向于进入靠近关节软骨下缘的骨。干骺血管在起源点的定义不如骨骺血管好，它们在进入骨骼之前往往在颈部表面分叉。干骺动脉在输卵管下组织中频繁地相互连接，符合 Hunter 所描述的模式，并将其命名为关节血管环，因此在股骨颈上，尽管它在前面有一些缺陷，但它仍然很突出。Lauritzen 还证实，旋前内侧动脉的深支在儿童时期终止于通向骨骺的外侧动脉[516]。

Trueta 研究了 46 个从胎儿晚期到 17 岁的正常头颈部血管解剖结构在生长过程中的细微变化[509]。他将血管研究分为几个时间段，包括出生、婴儿期（4 个月至 4 岁）、中间期（4 至 7 岁）、青春期前（9 岁和 10 岁左右）和青春期。他注意到干骺端内侧的血管穿过骺板的骺端进入股骨头软骨。股骨头的大部分血供来自外侧骨骺血管。它们从转子切迹区域进入，水平地向头部中心移动。骨骺内血管的一个特征是，每一条接近其末端的动脉都会分裂成许多前毛细血管和毛细血管，然后再与一条大静脉相连，这条大静脉又与动脉紧密接触。在胎儿晚期，来自圆韧带的血管确实进入股骨头软骨，分布在与晚年相似的区域。然而，在胎儿晚期和出生时，股骨头的三个血管系统没有相互联系。

4 个月大时，血管形态发生了变化。圆韧带的穿透血管完全消失。第二骨化中心出现在 4 个月左右，完全由外侧骨骺血管供应。侧骨骺循环的血管几乎只供应次生骨化中心和邻近软骨。它们起源于股骨颈后上侧面，代表来自旋股内侧动脉的血管末端。中间血管模式的特点是只有一个来源，即外侧骨骺血管向骨骺供血。在 7 岁以后的青春期前，圆韧带的血管供应开始恢复到邻近的次级骨化中心周围。生长板本身仍然是股骨骺骨和颈部骨骺之间的隔离屏障。骨骺二次骨化中心和干骺颈的血管与骨愈合，到青春期才有真正的变化。青少年时期圆韧带血管在局部区域的重要性日益明显。甚至从 4 个月到 4 岁，Trueta 显示了来自内侧干骺血管的血流穿过生长板所占据的区域并进入头部。大约 8~9 岁以后，圆韧带的血管在某种意义上重新活跃起来，向股骨头供应一些血液。

Lagrange 和 Dunoyer 还用高质量的动脉造影显示了发育中的股骨头的血管供应，清楚地显示了颈上外侧升动脉和外侧骨骺血管[520]。

（5）早期血管形态的改变

Ogden 在生命早期专注于血管供应，研究了 36 个年龄从胎儿 7 个月到 3 岁的髋关节[508]。虽然他注意到与其他人相同的模式，但他认为最初包括生长板在内的股骨近端骨骺由旋股外侧动脉和旋股内侧动脉分支大致相等。随后的血管发育以旋前外侧系统退行和内、后旋系统相对发育增加为特征。在生命的第一年，他注意到弥漫性小管血管网，主要是软骨及其骨骺内的动脉末梢，还记录了从干骺端到骨骺的几条动脉血管穿过生长板。旋前外侧动脉供应股骨头前外侧生长板、大转子的大部分和股骨头的前内侧部分。旋前内侧动脉主要供血于头部后内侧部、后生长板和大转子后部。圆韧带的动脉只供应股骨头内侧的一小部分。3 岁时，股骨头骨骺和生长板完全由旋内动脉通过后上、后下两大支持带系统供应。旋股外侧血管主要供应大转子和前内侧干骺端的一小部分，但基本股骨骺的一部分几乎没有。Ogden 指出，一旦骨骺血管与次生骨化中心的发育相关，骨骺血管之间就会建立吻合。第二中枢因此结束了软骨血管的独立性。在 15~18 个月大时，没有观察到血管穿过生长板。Ogden 指出，与 Tucker 的观点一致，股骨头的主要血液供应最终来自两个血管系统，它们沿着发育中的股骨颈的后上下两个方面流动，这两个系统都是旋股内侧动脉的延续。只有在出生时多个、小血管供应的情况下，这两个后部系统经过大约 18~24 个月的进化，每个系统进入头部的特定区域。出生时，血管沿股骨粗隆间切迹每隔几毫米就穿透软骨骺，但随着时间的推移，会发现更多的焦点进入点。旋股外侧动脉的骨骺前动脉和骺端的初始贡献大部分消退，旋内侧动脉沿股骨颈后支的伸长和厚度有相对和绝对的增加。Ogden 指出，后上下血管似乎都有重要的血管作用。骨化中心的发育也很重要。股骨近端的血液供应在逐渐增加的细节水平如图 1.15b~g 所示。

二、骨骺血供：软骨管

胎儿和出生后的骺软骨在软骨管内有血液供应。这些最初在人类 3 个月时在发育中的胎儿股骨远端骨骺中可见，它们从后表面到达。到 7 个月时，人类胎儿所有较大的软骨骨骺都有血管。软骨管随后将穿过骺软骨，尽管它们从未出现在关节软骨中，并且在骺软骨中几乎没有。每根管包含一个小动脉、一个小静脉和一个毛细血管或窦丛，位于结缔组织基质中（图 1.16）。这些管在软骨中显示出明显的分支模式，但它们彼此独立，不与邻近血管正式吻合。骨骺血管具有双重功能：一则为发育中的骺软骨提供营养；二则为次生骨化中心的发育提供前成骨细胞和成骨细胞来源。软骨的营养功能是由前几个月骨化的重要表现之一。

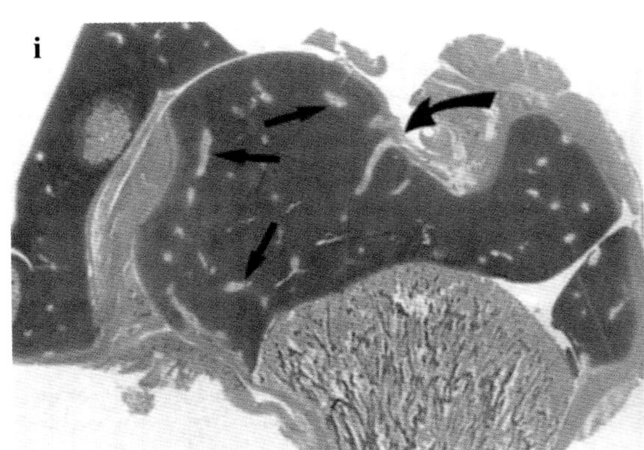

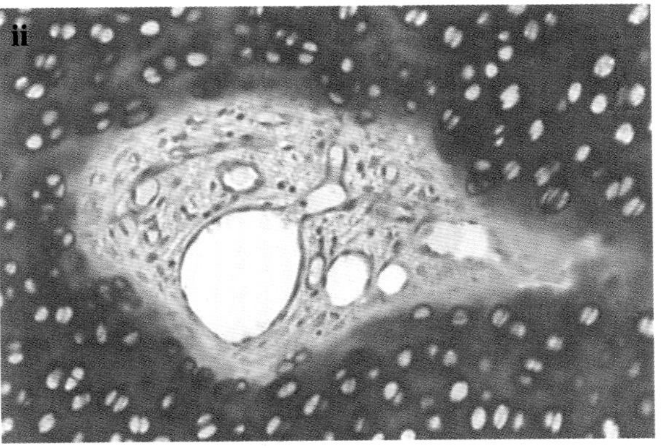

图 1.16　i 图示一名出生几周后死于非骨科疾病的儿童正常股骨头中可见软骨管（箭头）。注意大的干骺端外侧血管从股骨颈的上外侧区域进入股骨头（弯曲箭头）；ii 图示高倍视野下小猪股骨头中的软骨管。小动脉、小静脉和窦道均根植于纤维结缔组织基质中

软骨管内的血管来源于最初与软骨膜相关的血管[521]。随着软骨体积的增大，软骨膜血管继续存在并嵌入骨骺的软骨基质中。血管也通过一个与软骨溶解相关的活跃过程在软骨内定位。虽然股骨近端的骨外和软骨外血供是众所周知的，并且在患者之间趋于相对标准，但根据连续切片研究，骺软骨内的软骨管在外观上是随机的，没有根据患者的具体情况确定具体的模式。软骨管的大部分也相互独立，没有形成吻合的倾向。Haines 在连续切片重建的基础上描述了人类胎儿软骨管的 6 种特殊模式[522]。形态为单纯无支管、单支管、双根管和多根管、隧道管（从边缘到边缘穿过软骨的一个外周段）、分开和重新连接的管和经皮交通管。他注意到在不同的根管之间没有发生吻合。因此，由于无法获得额外的供血血管来建立新的流动和营养通路，因此，可以将这些通道视为与可能的缺血性坏死相关的末端血管，因为末端血管及其供应的组织区域更容易受到损伤。Hintsche[523]、Haines[522,524] 和 Hurrell[525] 注意到了单个软骨管的独立性。

软骨管从未穿过骨骺的关节软骨区。然而，有相当多的经骺血管通道，干骺端骨髓血管穿过骺端软骨，进入靠近生长板上部的骺端软骨[507,521]。大多数作者认为这是基于骨骺区的生长和软骨血管的发育，然后通过骺端区，但根据氚化胸腺嘧啶核苷放射自显影，有证据表明软骨管发生了活跃的增殖。它们往往是相对短暂的，在人类中很少在出生后被描述。然而，股骨颈的近端区域倾向于持续存在。在某些动物中，即羔羊，即使在出生几个月后，经皮血管也是所有骨骺的共同特征。在组织学切片上，许多都含有血细胞。

次级骨化中心在每个骨骺软骨的中心区域内始终形成。这种定位的原因被认为是由于集中营养减少或机械原因。Haines 指出，第二骨化中心出现在软骨管缺乏或缺失的地方（无血管板），这是根据他在出生时对猫股骨和肱骨的近端和出生时股骨远端的观察。此时，中央软骨基质发生矿化，随后血管从邻近软骨管侵入，未分化的间充质细胞早期分化为前成骨细胞和成骨细胞祖细胞，然后在钙化的软骨核心上合成骨。

股骨近端血液供应的细节，包括软骨管内的血液供应，对于了解缺血性坏死（DDH 治疗的主要并发症之一）至关重要。Morgan 和 Somerville[526]、Taussig 等人[527]、Siffert[528] 和 Tönnis[529] 很好地说明了生长板（通常是颈部）的一部分在股骨近端发生的生长异常模式。

三、缺血性坏死作为髋关节发育不良治疗的并发症认识

在 19 世纪末和 20 世纪早期，髋关节脱位的治疗主要集中在如何将股骨头重新定位在髋臼中，并将其保持在髋臼中，直到获得足够的稳定性，以便在固定后保留。方法采用闭合复位和手术切开复位后髋关节人字形绷带铸造术。虽然髋关节移位的发生率有缓慢但稳定的改善，但切开复位和闭合复位后逐渐明显地出现许多负增长后遗症。随着 X 线片的广泛应用和临床病理学对 Legg-Perthes 病的认识，越来越明显的阴性后遗症是继发于治疗的股骨头缺血性坏死（AVN）。AVN 也被认为是医源性的，因为在没有治疗的情况下，这些髋部甚至完全脱臼，没有发现其特征。

20 世纪 30 年代和 40 年代的报道说，先天性髋关节脱位治疗后，缺血性改变在放射学上与 Legg-Perthes 相似。Salter 等人明确总结了与髋关节发育不良相关的 AVN 的 5 个突出的影像学表现 [203]，包括：①复位后 1 年股骨头骨化核消失；②复位后 1 年内股骨头骨化核大小没有增加；③复位后 1 年内股骨颈增厚；④股骨头放射性密度增高，股骨头碎裂；⑤股骨头再骨化后股骨头、股骨大、髋平、髋内翻、股骨颈短而粗后畸形。在临床报告中，缺血性坏死的发生率非常高；一个系列估计它高达 73%（363）的所有髋关节，许多报告在 25%~50% 的范围内。在某些情况下，还注意到非脱位的对侧髋关节也需要通过髋关节人字形绷带治疗固定。

1951 年，Massie 在他自己的研究所记录到 AVN 的高发病率，在 89 个髋关节中，AVN 的发病率为 35%，而切开复位的 AVN 发病率为 30%。在病因方面，Massie 评论了 1 岁后髋关节脱位复位和石膏固定时不同程度的创伤。长期随访研究记录了患者进入成年期后的情况，显示由此导致的畸形是如何使髋部容易发展为退行性关节炎的。随后的一项研究继续显示 AVN 的发病率高达 42%。他对先天性髋关节脱位治疗并发缺血性坏死的长期研究表明，35% 接受 CDH 治疗的患者出现了明确的血管变化，另外 20% 的患者部分受累，72% 的髋关节受到这种变化的影响，成人的结果并不令人满意。

Judet 报告说，使用 Lorenz 技术闭合复位的 AVN 发生率为 51%（79 例中的 41 例），切开复位和术后使用较少外展的固定术后发生率为 22%（50 例中的 11 例）[530]。Buchanan 等人回顾了从 1945 年到 1976 年，在一个机构里通过各种方法治疗的 125 名儿童，AVN 的发病率为 36%[531]。Ponseti 回顾了 1944 年的研究结果，指出 173 个髋关节中有 80 个出现了影像学和临床变化，缺血性坏死的发生率为 46.2%[532]。损伤程度和长期结果的可变性是值得注意的，尽管影像学证据出现得越早，预后就越差。在超过一半的病例中，最终的股骨头形态损伤和相应的髋臼异常是严重的。在一项由 Esteve 对先天性髋关节脱位患者进行的研究中，在 1920 年到 1950 年间，这些患者的缺血性坏死发生率为 52%[533]。最初操作后的股骨头缺血性坏死率非常高，64 髋中有 69%，而后来采用了一种更温和的方法，即在一个特制的框架上逐渐复位，使 77 个髋关节的坏死率降至 38%。来自同一机构的患者，包括主要由 Esteve 审查的组，但增加了一些额外的病例，由 Lima 等人进行了审查；在对 184 个髋关节的深入审查中，90% 或 48.9% 的患者显示股骨头有某种程度的病理发展，与 AVN 一致 [534]。在最初采用手法治疗的病例中，动静脉畸形的发生率为 68.4%，而在较长的时间内，前者比后者轻得多（37.5%）。与大多数文献一样，在复位不全或有缺陷的较严重组中，AVN 的发生率要高得多。外展架上缓慢但进行性复位后，AVN（称为骨软骨炎）的发病率显著降低。极端旋转时固定髋关节也有负面影响，这意味着在强迫内旋转和外展时囊膜的伸展会阻碍外侧骨骺血管。Leveuf 和 Bertrand 23%[97]，Gage 和 Winter 33%[535]，Westin 等人 24%[536]，Mardam Bey 和 MacEwen 29%[537]，Powell 等人 32%[538]，Gregosiewicz 和 Wosko 21%[539]，Lempicki 等人 19%[152]，Bost 等人 52%[540]，Wilkinson 和 Carter 22%[541]，Mckenzie 等人 25%[175]，Hilgenreiner 33%[216]。Pous 等人回顾了引起 AVN 的机制和用于最小化 AVN 的方法 [542]。

四、了解和治疗缺血性坏死的原因

1. 减少 AVN 的治疗原则

认识到这个问题后，人们努力查明原因，减少其发生。在尽量减少对股骨近端血管的损伤方面，有 3 个突出的处理特点：①预减速牵引，持续数周的牵引，慢慢拉伸收紧的臀部肌肉并改善，股骨头与髋臼的关系在轻度闭合复位之前；②复位的同时还需经皮内收肌肌腱鞘切开术，特别是在牵引不能完全释放收紧的内侧结构的情况下；③消除髋关节复位后固定的极端位置，因为髋关节人字形绷带或其他装置中的这些位置本身对血管不利。

这两个最常用的位置，从 21 世纪初的几十年，都牵连到造成大坝老化效应的血管。一种是 Lange 体位，复位后髋关节完全伸展，明显外展，明显内旋；另一种是 Lorenz 体位，复位后髋关节保持 90° 屈曲和 90° 外展。

2. AVN 的临床和研究

Crego 和 Schwartzmann 的研究是最早的报告之一，认为有必要对 CDH 进行更温和的治疗，以减少并发症，他们拒绝使用强有力的手法和复位以及在 Lorenz“青蛙”位置长时间固定石膏 [543]。他们随后对 7 岁以前接受治疗的患者进行的治疗显示，一般情况下疗效良好，无缺血性坏死迹象（称为“Perthes 样发现”）。4 名患者最初接受治疗的年龄在 1~2 岁之间，70 名患者在 2~6 岁之间，4 名患者在 6~7 岁之间。最初的治疗包括一个温和的闭合复位，在这个过程中，操作“以不超过演示伸缩所需的力，股骨头被带进髋臼窝”。如果这个简单的操作无效，然后用皮肤或骨骼牵引 2~4 周，准备复位。从未使用麻醉下的强力操作。一旦复位，股骨头由髋关节人字形绷带铸型固定在髋臼中，股骨内旋，大腿外展，但不采用蛙式极端姿势。当这种方法不能导致正常或接近正常的结果时，随后的治疗包括股骨去旋截骨术和髋臼成形术。

Salter 等人 [203] 以及 Gage 和 Winter[535] 的研究表明闭合复位管理的改变具有临床益处，这两个结论都是：复位前牵引、经皮松解收紧的内收肌、温和复位，避免在髋部人字形绷带复位后使用极端的 Lorenz 或 Lange 姿势可以降低缺血性坏死的发生率。Salter 研究表明，采用“人类位”石膏固定后，AVN 在连续三个 5 年内从 66 髋的 30% 下降到 97 髋的 15%，再下降到 5%。Gage 和 Winter 记录到 AVN 从他们研究的前 5 年的 34.8% 下降到了最后 5 年的 4.5%。

Salter 在临床和实验研究的基础上倾向于将固定的位置称为“人体姿势”，即髋部弯曲超过 100°，但外展远小于 90°，并且限制在安全区域 [112,203,309]。Fettweis（1968）也描述了髋关节人字形绷带固定的这种姿势，称之为坐蹲式 [204,544]。外展位置的安全区域是在完全外展（头部位于髋臼内）和内收（头部向后脱位）之间。适当的复位和制动的位置在这两点之间的中间。这个姿势允许 fem- 口腔头部坐在髋臼中，而不会接近外展的极限，从而压缩血液供应。复位的稳定性更依赖于髋关节屈曲大于 100°，而非外展极限。

Salter 和他的同事们还对新生猪髋关节进行了一系列的研究，在结构和血液供应方面，这是最接近人类的[203]。他们对 3 周龄的小猪进行了评估，研究对象包括 5 类 20 头猪。Ⅰ组用弹力带将幼猪髋关节置于盘腿位 3 周后发生内收挛缩。在动物被处死后进行血管造影，在 20 个股骨头中没有任何一个的血管模式受到干扰的迹象，表明仅内收挛缩对血管供应没有问题。Ⅱ组在全身麻醉下对仔猪应用髋关节人字形绷带模型，将髋关节置于外展 80° 的位置（相当于人类使用的蛙式姿势），并维持 2 周。随后的微不透明血管造影显示，40 个股骨头中有 30 个股骨头出现了一定程度的血管形态障碍，尽管这种干扰被认为是轻微的。Ⅲ组：内收挛缩，髋关节人字形绷带固定，髋关节屈曲 90°，外展 70°。这导致血管造影上所有 40 个股骨头的血管形态严重紊乱。Salter 等人认为血管阻塞在股骨头软骨内的血管中。Ⅳ组在外展时髋关节人字形绷带固定前，内收肌切开术产生并缓解内收挛缩，未影响股骨头的血管形态。Ⅴ组是一项长期研究，在最大外展位铸造后产生内收挛缩，但在固定 2 周后，允许动物存活 3~10 周。仅在后一组中进行了放射学研究，发现“头中有头”，这一发现被解释为外展铸造术时发生了骨坏死。这项研究导致临床实践建议在闭合复位前持续牵引，复位时皮下内收肌肌腱切断术，并将复位的髋关节固定在不使股骨头僵硬地压迫髋臼的位置。采用“人”位固定，髋关节屈曲超过 100°，外展不完全。Fettweis[204] 也描述了这种位置。在一项相关的临床研究中，他们认为使用这些原则可以将缺血性坏死的发生率从 30% 降低到 5%。

实验还证实了最大外展和最大内旋时髋关节定位对股骨头循环的负面影响。Law 等人使用放射性微球来评估幼犬股骨头的血管性[545]。最大外展至 90° 时，股骨头骨骺的血流量明显减少。次最大外展和 120° 屈曲 /40° 外展姿势不会减少血流量。Schoenecker 等人利用氢冲洗技术对幼犬进行的实验也表明，强迫髋关节外展和最大内旋可显著降低股骨头循环，而屈曲固定可导致股骨头血流量最高[546,547]。

Gage 和 Winter 进行了一项里程碑式的研究，批判性地回顾了他们医院 20 年的经验[535]。他们认为缺血性坏死是 1948 年至 1967 年间先天性髋关节脱位闭合复位的并发症。仅评估完全脱臼的髋部。AVN 的发生率随着治疗开始时儿童年龄的增加而增加。在生命第一年内，总发病率为 25%，第二年为 29.6%，第三年为 34.5%，第三年以上为 52.6%。牵引前复位是有帮助的。在那些没有牵引的人中，AVN 的发生率是 66.6%，但是当牵引从 0 d 到 10 d 时，AVN 的发生率急剧下降到 28.6%。牵引时间从 10 d 延长到 20 d 或超过 20 d，AVN 的发生率没有变化。固定的位置也会影响 AVN 的发生率。Lorenz 和 Lange 的位置在很多情况下都是有害的。在连续四个五年的研究期间，研究结果在增加预复位牵引力、柔和闭合复位和不太极端的制动位置的基础上有所改善。从 1948 年到 1952 年的前 5 年，部分或全部 AVN 的发生率为 47.8%，随后下降到 35.6%、22.5% 和 17.4%。如果考虑全脑缺血坏死，发病率从前 5 年的 34.8% 下降到最后 5 年的 4.5%。四个时期的部分坏死发生率基本相同。

Allen 还说明了 90° 髋关节屈曲和 90° 髋外展时固定的 Lorenz 位置的主要有害影响，并对髋关节进行了回顾，因为根据早期评估的髋关节 X 线片，诊断为髋关节发育不良而无实际脱位仅髋臼指数增加[548]。一旦早期诊断的重要性被接受，一些中心对新生儿的大量髋关节进行了放射学检查，所有髋臼角大于

30° 的儿童都被诊断为发育不良。Allen 研究了 150 例诊断为髋关节发育不良的病例。采用外展 Frejka 枕治疗 77 例，无缺血性坏死表现；50 例未经治疗，随后也无缺血性坏死迹象；20 例采用石膏治疗，14 例显示缺血性坏死，只有 6 例正常。3 名患者接受外展器治疗，其中 1 名患者出现缺血性坏死。在某些情况下，相反的正常髋关节发生了 AVN，因为它也被固定在髋关节人字形绷带铸型中。这项研究不仅强调了完全屈曲 / 完全外展姿势的负面影响，还表明了不需要用僵硬的方法过度治疗那些基本上稳定、只是轻微发育不良的髋部。

确定准确的外展程度是安全的，但足以治疗髋关节发育不良是困难的，事实上并不是所有病例都能做到的。Ramsey 等人定义了婴儿髋关节外展的 3 个区域 [271]。轻度外展，在“再脱位区”，可能导致治疗失败。过度外展，在“缺血区”，干扰股骨头的血管灌注。在这两个区域之间是“安全区”，在那里治疗是成功的，不会因为缺血而变得复杂。“安全区”的范围因婴儿而异。

Tönnis 报道了另一个通过仔细注意问题和使用不同方法而降低 AVN 发生率的例子。他报告说，从 1945 年到 1959 年，使用闭合手法复位和髋关节人字形绷带治疗 Lorenz 时，AVN 的发生率为 92%（即使是最温和的形式也包括在内）[313]。在随后的牵引复位术中，他们的头牵引力没有发生变化。在 1956 年至 1966 年完全脱位期间，坏死率仍然很高，但已经下降到 66%。从 1970 年到 1973 年，人工复位不再使用，复位方法包括过头牵引、内收肌肌腱鞘切开术和使用 Pavlik 吊带，进一步将坏死率降低到 32%。

3. 血管坏死与闭合复位年龄：股骨头次级骨化中心减少缺血性坏死的可能保护作用

Weiner 等人的一个有趣的观察结果是，即使使用牵引，伴有闭合复位的 AVN 在出生前 3 个月的发病率相对较高，在 4~12 个月大时发病率相对较低，12 个月后发病率相应较高 [549]。他们注意到 AVN 的发病率在 0~3 个月为 14%，3~6 个月为 8%，6~12 个月为 6%，12~18 个月为 22%，18~24 个月为 44%，24~36 个月为 53%。为解释这一现象做出了相当大的努力。由于第二骨化中心在 4 个月大时形成，人们认为骨中心可能有保护作用，通过改变血液供应模式来降低发生 AVN 的可能性。其基本原理是，在二次骨化中心形成之前，为股骨头骨骺软骨提供血管供应的软骨管在非吻合血管系统中被隔离，而随着继发骨化的形成，骨中心内的中心吻合发生。这种吻合可以限制血管对周围组织的损伤。也有人认为，骨质中心本身为头部提供了更多的稳定性，而且压缩性更小，尽管这似乎不太可能。有人解释这一发现，说明闭合复位不应在生命的前 3 个月进行，而应在第二骨化中心出现时进行。这似乎是一个过于激进的建议，因为非常清楚的是，最好的结果仍然是在进行早期的还原。Suzuki 和 Yamamuro 观察到在接受 Pavlik 吊带治疗的患者开始治疗时，与年龄相关的 AVN 发生率相对均匀 [550]。事实上，18 名患者在出生后的第 1 个月没有发生 AVN，但之后的结果相似：第 2 个月 15%，第 3 个月 17%，第 4 个月 21%，第 5 个月 13%，第 6 个月 20%，第 7 个月 18%。

随后的几篇论文没有发现闭合或切开复位时存在股骨头近端继发骨化（对 AVN）的保护作用。Luhmann 等人进行了 2 项广泛的研究，以评估骨化核是否对 AVN 有保护作用 [551]，以及等待 DDH 开放或闭合复位直到骨化中心出现的影响是什么 [552]。第一项研究评估了 153 个髋关节闭合或切开复位，其中 90 个髋关节存在骨化核，63 个髋关节没有骨化核。AVN 组仅 5 髋（3%），4/63 髋（6%）无骨化核，1 髋（1%）伴骨化核，但两组间无统计学差异，数据也不支持这样的假设，即髋关节脱位复位时骨化核的存在与 AVN 的低患病率相关[551]。第二项研究在几年后对这些患者进行了随访，以确定在没有骨化核或有骨化核的情况下对髋部进行手术治疗。在没有骨化核的髋关节中，14/63（22%）需要后续重建手术，而在骨化核复位的髋部，40/90（44%）需要重建手术。此外，他们还注意到，10/59（17%）的患者小于 6 个月的复位过程，而 33/94（35%）至少 6 个月大有二次手术[552]。他们的结论是，延迟髋关节脱位的复位，直到骨化核出现，使髋关节在解剖学上尽可能正常，这将使将来的手术需求增加 1 倍以上。

随后的研究继续表明，髋关节复位时骨化核的缺失与 AVN 的更大可能性无关：Konigsberg 等人[301]、Hoellwarth 等人[304] 和 Roposch 等人[553]。Roposch 等人的研究专门讨论了 Matter。在闭合或切开复位时，37/105 髋（35%）发生 AVN，无骨化核时发生率为 40%，有骨化核时发生率为 32%（无统计学意义）。他们的结论是，骨化核对 AVN（骨坏死）没有保护作用。在一项单独的研究中，Roposch 等人进行了广泛的荟萃分析，试图解决这个问题，评估了 6 项研究中的 358 名患者，这些患者符合他们的标准[554]。然而，即使在这里，尽管所有的研究都存在方法论上的缺陷，他们的结论是，在 DDH 患儿髋关节复位后，骨化核的存在并没有对任何程度的骨坏死的发展产生显著影响。

Sllamniku 等人研究了 234 个髋关节脱位，采用牵引、闭合复位和人字形绷带石膏，然后用 Tübingen 髋关节屈曲夹板[555]。治疗开始于平均 5 个月大时，84 髋（35.9%）有骨化中心。在 10 个月或更小的年龄，有或没有骨化中心的髋部 AVN 患病率没有显著差异。当所有年龄组一起评估时，有骨化中心的股骨头 AVN 显著增加。他们得出的结论是，不考虑是否存在，早期减少是更好的或者没有骨化中心。从最近的文献来看，AVN 的发生与骨骺的存在与否无关，应尽快复位。

4. Pavlik：功能性治疗方法

Pavlik 在他的报告中对 AVN 的起源有许多有趣的观察，其中报道了使用带马镫的马具（现在称为 Pavlik 吊带）的“功能性”治疗方法[238]。Pavlik 在前捷克斯洛伐克工作，从 1951 年开始为所有关节发育不良和脱位的患者开发了功能性套扎疗法。该装置使髋关节和膝关节以大约直角弯曲，当它阻止婴儿伸展髋关节时，髋关节的所有其他运动都是可能的，包括外展、内收、完全屈曲和内外旋转。该治疗被称为“功能性”，因为与之前使用的受影响髋关节重新复位后的“被动机械固定”相比，主动运动是最重要的治疗因素。被动机械法的例子包括 Lorenz 强制闭合复位髋关节人字形绷带和 Hanausek 方法，其中借助一种特殊构造的装置，利用身体的重量缓慢地进行减重。他报道了在被动机械治疗中股骨头坏死的高发生率，其发生率为髋关节发育不良的 2.94%，半脱位的 8.71%，脱位的 30%。在用 Lorenz 方法处理的位错中，发生率高达 60%。Pavlik 报道了 1424 例患者 1912 个髋关节的功能性治疗，包括发育不全 640 个，半脱位 640 个，脱位 632 个。他觉得 Frejka 外展夹板提供的支持不足，缺乏功能性活动能力。他认为，与大多数人一致，由于持续僵硬的外展和内收肌张力增高，被动机械方法导致的坏死发生。他还指出，“我从未见过任何未经治疗的高位脱位的股骨头无菌性坏死”，这表明这种疾病是医源性的。AVN 的共同点是“当髋关节没有活动的可能性时，减少的股骨头对髋臼底部的固定压力。内收肌张力的增加有一个重要的影响，最终影响到髋臼”。他的方法从一开始就促进了主动运动，不仅导致了复位，而且促进了解剖学的发展。他没有特别提到内收肌紧绷的感觉，内收肌的紧绷松弛是通过吊带中的主动运动发生的，这是自然减退的最初迹象之一。当内收肌放松时，髋关节主动外展运动时发生自发复位。人们认为，这种减少几乎总是维持自己的状态，很少再有再起错位的情况发生。当髋臼已经被插入组织填充时，自然复位是无法预期的，Pavlik 主张对 8~9 周或更小的儿童使用功能性治疗。即使在 6 个月大的时候也可以使用，但必须密切关注孩子的结果。他总结说，他倾向于开始功能性治疗，直到 1 岁，尽管许多在随后的几个月将需要开放性复位。632 例髋脱位中，531 例（84.1%）经外展闭合治疗后复位，无 1 例股骨头坏死。101 髋（15.98%）未发生复位。采用麻醉下手法固定的被动机械方法治疗髋关节，坏死率显著上升，18 髋出现坏死率几乎为 18%。因此，在大量的患者中，仅在被动机械复位和髋关节固定术治疗的病例中发现 AVN。

5. 应用 CDH/DDH 治疗 AVN 的其他研究：复位前牵引和内收肌肌腱切断术的价值

（1）预减速牵引

Gregosiewicz 和 Wosko 在波兰的 5 个骨科对 254 个保守治疗的髋关节的股骨头 AVN 进行了一项大型研究[539]。髋关节受累 1211 个，其中 254 个髋关节有某种形式的 AVN（21%）。根据 Kalamchi 和 MacEwen 分类法，进一步细分为 Ⅰ 级，28%；Ⅱ 级，6%；Ⅲ 级，41%；Ⅳ 级，5%[556]。发生 AVN 的最高风险发现包括 6 个月以下的患者、严重的 ace-tabula 发育不良的患者，以及在适当的头部复位前应用 Frejka 外展枕的患者、在没有准备牵引的情况下立即复位和广泛外展青蛙腿的姿势。相反，在 6~18 个月大的年龄组中，有轻微的肌张力异常，复位前牵引，内收肌肌腱切断术后复位，固定在一个更为生理的位置，AVN 的风险在统计学上降低了。

Weiner 等人[549] 报道了另一项主要研究，显示了手法前牵引与降低 CDH 股骨头 AVN 呈正相关。他们评估了 319 个先天性髋关节脱位，其中髋关节轻微弯曲和外展不超过 45°。牵引力根据患者的大小而变化，但很少超过 1 kg。所有的髋部都进行了术前牵引。牵引时间 0~6d，缺血性坏死发生率为 43%。牵引力从 7 d 到 13 d 下降到 20%，牵引力到 14 d 下降到 20%，牵引力从 21 d 到 27 d，下降到 6%。时间越长，比率越高。在整个系列中，缺血性坏死的发生率为 18%（59/319）。每一组都有大量的髋部评估，从 0~6 d 组的 54 到 21~27 d 组的 93。作者总结说，牵引前牵引的持续时间非常重要，牵引 3~4 周的患者发病率最低。他们还评估了缺血性坏死的发生率与治疗开始时的年龄的关系。在这方面，他们的发现也与其他人的一致。在没有继发骨化中心的 0~3 月龄的患者中，14% 的 AVN 发生率相对较高。术后 3~6 个月和 6~12 个月，AVN 的发生率分别下降到 8% 和 6%。1 岁以后，发病率再次增加与更困难的病例广泛髋关节移位。治疗 12~18 个月者，发病率为 22%；18~24 个月者，发病率为 44%；24~36 个月者，发病率为 53%。1 岁以上儿童在开始治疗时预后较差，且随着时间的推移而不断恶化。第 3 个月的特殊血供与第 1 个月的 AVN 发生率稍高有关。在股骨骨化中心出现之前的时间范围内，即使是严重的股骨头缺血性病变也不能被识别出来。

Quinn 等人专门研究了初步牵引治疗发育性髋关节脱位 [276]。他们回顾性分析了 72 例 90 个髋关节脱位的牵引治疗效果。牵引持续 3 周后进行闭合复位。在闭合复位成功率或缺血性坏死发生率方面，与最近发表的未使用初步牵引的系列相比，无显著差异。他们无法确定明显受益于牵引治疗 DDH 的亚组。Kahle 等人报道了与初步牵引值相关的类似结果 [277]。Thomas 等人注意到术前牵引与未牵引的 AVN 发生率无差异 [557]。同一机构后来的一项评估闭合复位的研究发现，复位前牵引或内收肌肌腱切断术没有任何有益的效果 [278]。Roose 等人回顾了他们 26 个髋关节开放性复位的经验，结果显示在接受初步牵引的一半或没有初步牵引的另一半中没有 AVN[558]。Weinstein[559] 以及 Weinstein 和 Ponseti[560] 指出，在有或没有初步牵引的情况下，接受开放或闭合复位的患者的 AVN 没有差异。

Thomas 等人研究了 CDH 切开复位后的缺血性坏死，并将其与同一机构闭合复位后的结果进行了比较 [557]。切开复位 87 髋脱位后发生 AVN 者占 37%。切开复位本身并不被认为是主要的病因，因为闭合复位后发生 AVN 的患者比例相似。Powell 等人研究了 49 个髋关节 CDH 在牵引后进行前路切开复位，其中一些人进行了股骨截骨术，有些人没有 [538]。单纯切开复位术后 AVN 的发生率为 25%（4/16），切开复位、内翻糜烂截骨术后 AVN 发生率为 28%（5/18），切开复位无名截骨术后 AVN 发生率为 46.7%（7/15）。

（2）复位前内收肌肌腱切断术

Tönnis 实际上已经得出结论，术前或复位前内收肌肌腱鞘切开术对 AVN 发生率的增加有不利影响。未行肌腱切开术的仅为 2.7%，而有肌腱切开术的为 19.4%。根据该子集研究，不再进行闭合复位 [314]。

6. 动静脉畸形的 milder 后遗症：髋大肌畸形、骺过早闭合、大转子过度生长

无血管事件的一个表现是在手术治疗 CDH 后发现髋大肌畸形，尽管许多大髋关节的病例仅仅是由于血管过多而出现的，没有既往 AVN 的证据。Gamble 等人指出，在长期随访中，64 个髋关节脱位中 33% 的髋关节发生了较大的髋关节肥大，即直径大于对侧 15% 的股骨头 [561]。与髋关节肥大相关的因素有股骨截骨术（100%）、切开复位（75%）和较年轻的手术（15.6 个月 *vs.* 35.8 个月）。Imatani 等人发现，在 35% 的切开复位手术中，股骨头大小大于对侧正常侧 20% 以上。切除角膜缘扩大了巨大髋关节的程度和频率 [562]。

AVN 的另一个结构后遗症是过早关闭导致股骨颈短。在更严重的表现中，这将与大转子相对过度生长和 Trendelenburg 步态有关。Stevens 和 Coleman 评估了这种特殊并发症的治疗方法 [563]。他们的大多数患者（30 人）在接受 CDH 治疗后出现疾病，尽管 11 人是 Legg-Perthes 病的后遗症，3 人有其他原因。对于 8 岁或 8 岁以下的患者，大粗隆的骨骺阻滞是有效的，而那些表现为 Trendelenburg 跛行和 9 岁或以上的患者最好通过大转子远端和外侧转移来治疗。

Iwersen 等人 [564] 也研究了 CDH 治疗后缺血性坏死患者的相对转子过度生长。他们通过测量关节粗隆距离（ATD）来记录短颈或相对粗隆过度生长的程度。同时对 29 例 Trendelenburg 步态患者的 ATD 进行了测量。该组仅限于39名在治疗CDH时出现股骨头缺血性坏死但未进行任何股骨手术的患者。他们还确定了29名Trendelenburg试验阳性的患者。ATD等于或小于0 mm的儿童最有可能出现Trendelenburg步态。在他们的研究中，患髋关节的平均ATD为−0.8 mm，正常髋关节为21.7。缺血性坏死越严重，Kalamchi法分类的ATD越低。许多研究也表明Trendelenburg测试与ATD有很好的相关性。Edgren报道了25例Trendelenburg试验阳性的Perthes患者，其中15例患者的ATD为0至−9 mm，8例患者的ATD为+1至+5 mm，仅2例患者的ATD大于8 mm[见Iwersen，1989#396]。Langenskiold和Salinius注意到，在ATD降低到−5 mm或更少的情况下，Trendelenburg试验的阳性率超过一半[见Iwersen，1989#396]。Langenskiod报道了5~13岁女性的正常平均ATD为16 ± 3.6 mm，男性为23 ± 4 mm。作者推荐了许多外科手术方法。

五、治疗后缺血性坏死模式的分类

1. Massie

Massie提出了AVN后遗症最早的分类之一，将影像学发现分为3组[103]：①Ⅰ级。这是组中最温和的，骨骺的一部分（第二骨化中心）出现短暂的碎裂，随后出现碎裂，快速修复（一般在1年内），愈合后恢复正常发育的骨骺，骨骼成熟时，头部的形状和大小基本正常。②Ⅱ级。其中80%参与了AVN改变，在Legg-Perthes病中，第二骨化中心有最初的碎裂，但密度没有增加，偶有骨骺线不规则，尤其是中心骨和次级骨化中心变平，常伴有第二中心骨的外侧延伸，虽然在Legg-Perthes病中很少见到干骺端骨质疏松和囊肿形成等特征，但干骺端变宽，颈部变短。也有偶尔的过早海豹融合。③Ⅲ级。该变体发育迅速，与Legg-Perthes病的发育结果非常相似。

所观察到的变化包括干骺端早期严重凸出、骨化中心迅速溶解、继发骨化中心骨再生缓慢、干骺端逐渐扁平、股骨近端半脱位、股骨颈明显缩短和髋大畸形。并非每个患者都有变化。部分骨骺异常改变者继发骨化中心缺乏碎裂。有2种变体。Ⅰ型包括髋部第二中心无碎裂，干骺端突起，颈部缩短。在Ⅱ型中，变化与Ⅰ型相似，但X线片显示由于股骨头紧贴倾斜的髋臼顶形成畸形，同时伴有中度到重度半脱位。

从长期研究髋关节脱位合并缺血性坏死的研究中，有5种主要的分类方法。

2. Kalamchi 和 MacEwen

Kalamchi和MacEwen回顾了119例缺血性坏死患者，并将其分为4组[556]：①第一组。影响骨化核的变化，改变的特点是要么骨化核出现延迟，要么第二中枢碎裂，然而，总体的长期发展是合理的。②第二组。外侧海豹损伤。既有继发骨化中心受累，也有物理侧面的损伤，股骨颈外侧段生长迟缓，外侧骨骺过早闭合，头部向外翻侧倾斜，这使与髋臼相关的股骨头暴露恶化。③第三组。中央骺端损伤导致骨化核早期改变，但生长板损伤更严重，位于中央，导致整个股骨颈对称性生长迟缓或停止生长，导致髋内翻畸形。④第四组。头部和身体的全部损伤。这是最严重的变体，其中不仅存在延迟和第二中心骨化不规则，但也有明显的髋内翻和早期股骨头不规则，扁平化，最终髋大关节。股骨颈短而宽。年龄与缺血性坏死的严重程度有关。在出生至 6 月龄之间治疗的组中，缺血性坏死最严重，6 个月后出现的问题越来越少。

3. Bucholz 和 Ogden

Bucholz 和 Ogden 评估了缺血性坏死的后遗症并定义了 4 种类型[565]。Ⅰ型缺血性坏死是由于颈底环周围血管闭塞引起的，发生在内侧和外侧，导致骨化核碎裂和髋内翻。Ⅱ型缺血性坏死主要是从侧面引起的损伤，导致继发骨化中心的侧向不规则，并导致髋内翻，但头部侧倾。Ⅲ型损伤最为严重，表现为外侧后、外侧前、内侧血管的改变。髋内翻明显，继发骨化中心和水平生长板明显延迟。Ⅳ型缺血性坏死主要发生在内侧，导致股骨颈内侧肌浆停止并向头颈部内翻倾斜，但相对较小的缩短。

4. Robert 和 Seringe

Robert 和 Seringe 回顾了先天性髋关节脱位治疗后股骨近端的生长问题，在大约 2500 个治疗病例中选择了 100 个髋关节，这些髋关节显示了由 AVN 引起的生长异常[566]。他们的分类是基于 50 个记录良好的髋部（图 1.17）。Ⅰ组仅继发骨化中心不规则形成，进展良好，后遗症少。Ⅱ组异常主要集中在第二骨化中心、外侧骨骺和骺软骨、外侧和近端干骺端。这导致横向生长减少，水平生长板，股骨头侧向半脱位的倾向，以及相对最小的缩短。Ⅲ组异常包括全骺或全骺和近端干骺发育的变化，反映在明显的髋内翻和几乎垂直的生长板上。Ⅳ组累及继发骨化中心、内侧骨骺和生长板软骨及近侧内侧干骺端的缺血性坏死。这也导致严重畸形，髋内翻明显，垂直生长板甚至比第三组更广泛，严重缩短。最后一个Ⅴ组病变很少见，但累及孤立的干骺端和邻近的骺端病变，导致轻度髋内翻。

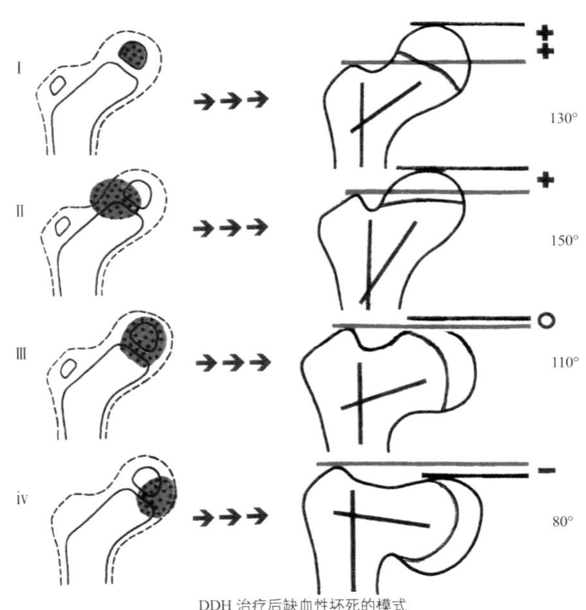

图 1.17　髋关节 AVN 阴性后遗症的分类 [这些包括（从顶部）孤立的次级骨化中心（骺）受累、外侧骺干骺受累、全骺干骺受累和内侧骺 – 干骺受累。箭头所示为相应的骨性畸形。颈部缩短表现为头粗隆距离减少（++，+，0，−），股骨干头颈角的变化也在不同类别中进行了概述。这种分类部分是基于 Robert 和 Seringe 描述的[556,566]]

5. Tönnis 和 Kuhlmann

Tönnis 和 Kuhlmann[154,567] 报道了 4 个等级的变化，如下所示：① Ⅰ级。可见最轻微的病理等级。股骨头骨化核结构略呈颗粒状，稍不规则，边缘不明显。一般来说，这种变异是自限性的，没有后遗症。② Ⅱ级。骨化核边缘较不规则，其结构较Ⅰ级病例更具斑点和粒度，骨化核内可能有囊变，头部表面可能有穿孔缺陷，表现为一个小的侧面缺口，这些变化往往会随着时间的推移而退化，有时会导致头部轻微扁平。③ Ⅲ级。骨化核整体破碎或呈扁平条状，很小的骨化核可能完全解体，这种分级甚至在骨化核出现之前就可以发展，在这种情况下，坏死在几个月内不会变得明显，股骨头和股骨颈的畸形最初是很明显的，但是如果身体没有损伤的话，可以解决。④Ⅳ级。存在导致严重生长障碍的物理因素，尽管在某些情况下，干骺端受累直到外翻或内翻型生长障碍和 fem- 口腔颈部缩短才明显。

6. Hirohashi 等人

Hirohashi 等人的分类见表 1.6[568]。图 1.18a,b 显示了 Siffert 在正常髋部的生长轮廓（图 1.18a）和 AVN 变化的具体定位（图 1.18b）。图 1.18c 显示了儿童 AVN 后的髋关节出现情况。

表 1.6　髋关节发育不良治疗后股骨近端缺血性坏死的分类（Hirohashi 等人）

坏死程度	坏死分级	存在骨化核或骨化核尚不可见	存在骨化核
部分损坏	Ⅰ级（轻度）	①按时或延迟，但不迟于 18 个月大；②分为两个或多个部分	①边界暂时不规则或支离破碎；②生长停滞
	Ⅱ a 级（前外侧或外侧）	①后内侧区准时或早于 18 个月大；②干骺端生长障碍	部分吸收，其余细胞核显示再生能力
	Ⅱ b 级（后内侧或后部）	①前内侧区准时或延迟出现，但在 18 个月之前；②干骺端生长障碍后内侧或仅后内侧	后内侧或后部吸收
全部损坏	Ⅲ级（严重）	24 个月后才出现	现有核的完全吸收

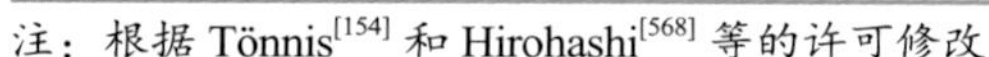
注：根据 Tönnis[154] 和 Hirohashi[568] 等的许可修改

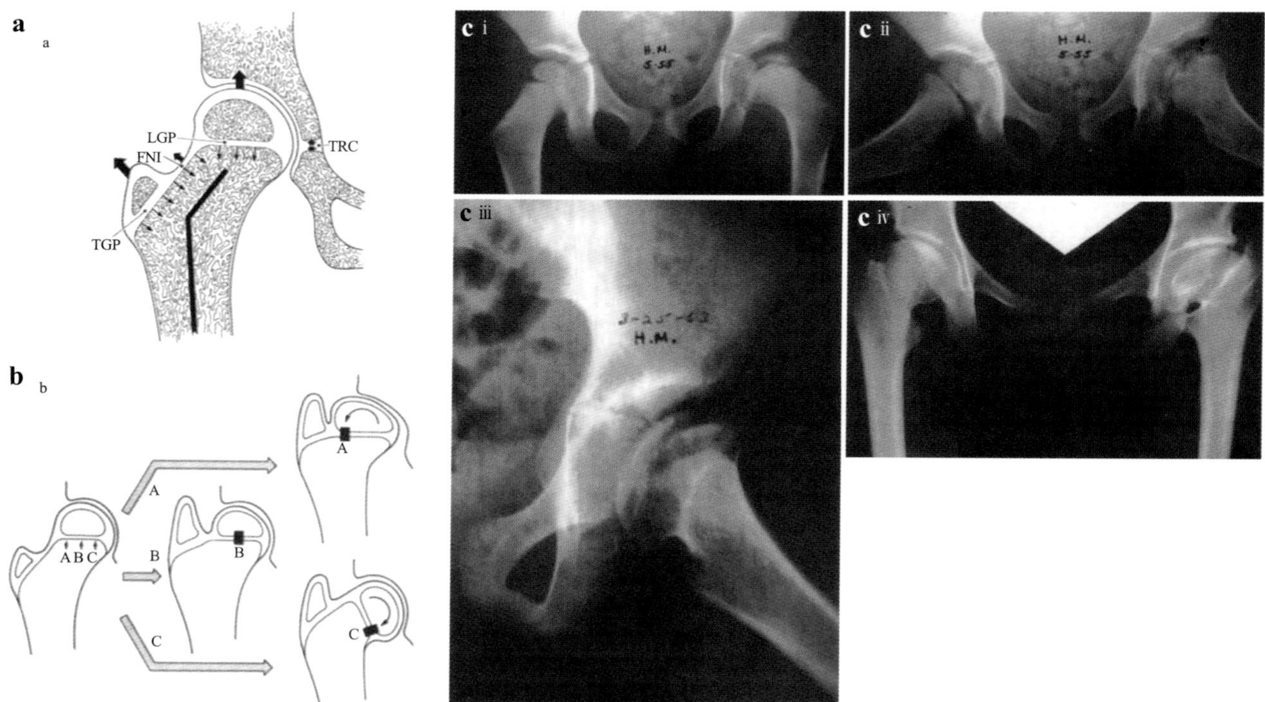

图 1.18　a 图箭头表示人类髋部正常生长方向（TRC：三放射状软骨，LGP：纵向生长板，TGP：粗隆生长板，FNI：股骨颈峡部）；b 图示股骨头缺血性坏死后股骨头颈区的生长变化（股骨头颈交界处有明显的生长迟缓，但没有内翻或外翻倾斜，当侧方生长停止时，头颈复合体的高度会降低，但相对于髋臼，头部的外翻相对倾斜，当定位在 C 点时，头颈部的生长长度减小，头部有倾斜，在这些例子中，大转子继续增长）；c 图示为报道的 CDH/DDH 治疗后缺血性坏死的临床实例

六、与固定装置（髋关节人字形绷带除外）相关的血管坏死

由于使用髋关节置换术和早期诊断先天性髋关节脱位相关的缺血性坏死发生率很高，因此使用较不坚固的装置将髋部固定在降低的位置。Frejka 外展枕头 [152,569–571]，Pavlik 吊带 [153,154,238,314,550,569,572–574] 和 Denis Browne 外展夹板 [575,576] 被引入欧洲，随后被广泛使用。然而，这些设备并不能完全保护 AVN。外展肌的强直程度等因素与患者使用外展肌张力无关。

1. Frejka 外展枕

长期研究显示使用 Frejka 外展枕的患者中缺血性坏死的发生率相当高。在一个用 Frejka 外展枕治疗先天性髋关节脱位的大系列研究中，830 个髋关节中有 113 个髋关节发生了 14% 的 AVN[152]。本研究中 AVN 的轻、中、重度分布为 49%—14%—37%。在 84 个髋关节脱位的较小序列中，7% 发生了 AVN[569]。Ilfeld 和 Makin 报道了 7 例使用 Frejka 枕头夹板的 AVN 病例，并建议将其改为允许 90° 髋关节屈曲，但仅允许外展 60°[570]。然而，最近，Tegnander 等人报告说，在使用 Frejka 枕头治疗的具有临床不稳定髋部的新生儿中，AVN 的发生率仅为 0.9%（1/108）[571]。

2. Pavlik 吊带

关于 Pavlik 吊带的报告显示了广泛的问题，一些研究报告 AVN 的发病率为 0%，而另一些研究报告的 AVN 发病率较低，但仍然显著，数值分别为 2.4%、6%、9% 和 11.2%[154,314]。Grill 等人 [153] 在一系列 3611 个发育性髋关节发育不良中发现，采用 Pavlik 吊带治疗的 AVN 发生率为 2.4%，在一篇包含 3505 个髋关节的文献综述中，发生率为 2.5%。Touzet 等人报道了 300 例中 5% 的发病率 [573]。Suzuki 和 Yamamuro 回顾了 Pavlik 吊带的研究结果，Pavlik 吊带用于治疗从出生到 7 个月大的 220 个髋部缩小 [550]。缺血性坏死的总发生率为 16%。他们的结论是，脱位越严重，复位失败和缺血性坏死的发生率越高。岩崎报告说，在门诊治疗的儿童中，动静脉畸形的发生率为 7%，但在住院治疗的较困难脱位的子集中，AVN 的发生率为 28%[574]。

3. Denis Browne 外展夹板

Pool 等人记录到，在 238 个髋关节半脱位或脱位中，仅用 Denis Browne 夹板治疗的髋关节 AVN 发生率为 2.5%，而 33 个不稳定髋关节的 AVN 发生率为 60.6%

内收肌切断术后夹板治疗髋关节和髋关节人字形绷带治疗最初使用 [576]。Elsworth 和 Walker 指出，在使用 Denis Browne 外展吊带治疗 127 个异常髋部时，AVN 的发生率为 3.1%。

七、髋关节发育不良中 AVN 发生率的最新报告

尽管采用了复位前牵引、内收肌肌腱切断术、轻度闭合复位和固定位置较以前不那么极端，但缺血性坏死的发生仍有令人不安的持续。这些病例中绝大多数是在 1975 年至 1990 年之间治疗的，这代表了之前关于 AVN 病因的临床和实验观察结果发表的时间范围。尽管如此，许多研究报道了闭合或切开复位

治疗髋关节脱位时 AVN 的发生率在 210 髋[278]、72 髋[407]、104 髋[577]和 20.6%[449]中分别降低了 47%。越来越明显的是，在最初的 6~8 周内未被诊断出或在生命的前 8~12 周对 Pavlik 治疗没有良好效果的患者，随后更为剧烈的治疗继续显示出较高的 AVN 水平。这似乎代表了一种更温和的对关节囊松弛的 DDH 的分离，松弛的关节囊对相对简单的 Pavlik 挽具治疗有反应，而那些具有结构更大异常的 DDH 对简单治疗的抵抗力更强，并发症的发生率也高。AVN 最常见于较难发现的病例，例如，3 个月大后，二级适应改变开始发生，必须接受治疗，或对 Pavlik 或 Frejka 简单外展夹板法不易反应的病例。正是那些需要复位前牵引、内收肌松解、全麻下闭合复位、髋关节人字形绷带内固定以及任何一种切开复位术的髋部 AVN 发生率更高。在围产期诊断的相对简单的 DDH 病例中，髋关节脱位，屈曲和外展平缓，复位良好，AVN 的发生率较低。

在广泛的研究报告的基础上，可以认识到一些与先天性或发育性髋关节发育不良合并 AVN 治疗有关的特征。正如 5 个分类中的每一个都指出的，有一个可考虑的范围，真正导致临床问题的只有那些更严重或更高级的类别。此外，由于主要病例发生在生命的最初几年，剩余的生长潜能是广泛的，许多异常都会随着生长得到纠正，比如 3~4 岁的非常年轻的患者出现 Legg-Perthes 紊乱的情况。另一方面，在严重的病例中，还有这么多年的生长期这一事实可能会使一些问题变得更重要。影像学改变与 Legg-Perthes 病的影像学改变相当一致。重要的是在每一份报告中评估缺血性坏死的性质，而不是仅仅依赖受影响的数量或百分比。例如，在 Pool 等人的报告中，33 名患者中有 20 名接受了肌腱切开术和石膏外展夹板治疗，其中 20 名患者发生了 60.6% 的缺血性坏死[576]。然而，对分析的密切评估表明，使用 Kalamchi 和 MacEwen 分类法，20 例患者中有 17 例有非常轻微的 Ⅰ 级 AVN。另一方面，轻度 AVN 和较严重 AVN 之间的分界线是不确定的，因此任何 AVN 都有可能在稍大的压力下，其负面后果会更严重。各种文件还强调了另外两点。大多数病例和更严重的病例发生在相对较晚的诊断之后，通常意味着 3 个月或更大的年龄，因为继发后遗症更大，治疗方式也相应地更多。然而，当对整个频谱进行评估时，在生命的前 6 个月内进行治疗时，AVN 的发生率会增加。这几乎肯定与在形成次级骨化中心之前，股骨头近端骨骺的独特供血模式有关，软骨管是末端血管，提供营养。因此，如果在整个骨骺或某些节段有 AVN，那么软骨管中邻近的血管系统几乎没有参与营养过程的有效性。

Kalamchi 和 MacEwen 对 AVN 后遗症的早期治疗进行了一些有价值的临床观察[556]。他们把患者分为Ⅳ组，详细情况如上所述。在他们对血管损伤继发的肢体长度差异的评估中，有相当大的差异。Ⅰ组的四肢长度相等，而Ⅱ组的平均差异为 2.5 cm，Ⅲ组为 5.0 cm，Ⅳ组大于 7 cm。他们回顾了骨骼成熟时 68 个髋关节的临床和影像学特征。在 AVN 之后，他们注意到只有 30 个臀部评分良好，20 个被评为一般，18 个被评为差。一些长期的问题是由于复位不完全而继发于发育不良，但是缺血性坏死与最终结果有意义的降级趋势的关联是明确的。然而，他们的分类仅仅基于血管损伤的变化及其对股骨头和身体的影响，而与残余髋臼发育不良引起的继发性机械问题无关。他们的研究指出，损伤可以保持休眠多年，因此必须对患者进行跟踪，直到骨骼生长结束。他们记录了 35% 的患者因外翻成角导致股骨颈外翻。

最严重的缺血性坏死发生在从出生到 6 个月大接受治疗的组。对已建立的 AVN 畸形的手术治疗坚持髋关节病理异常的一般治疗。内翻畸形采用外翻截骨术治疗，大转子相对过度生长的治疗方法为：如果仍有足够的生长，则采用植皮封闭治疗，或在骨骼成熟时大转子远端移位。

Burgos-Flores 研究了 1977 年至 1988 年间治疗的 104 例单侧先天性髋关节脱位，平均年龄为 12 个月（范围 4~24）[577]。缺血性坏死的发生率为 37%。在开放式髋关节复位术中，平均有 5 个星期的髋关节复位术，而且在髋关节复位术后，平均有 5 周的复位率截骨术。评估了与 AVN 相关的几个变量。在最初接受治疗的 7 个月以下的患者中，AVN 的发病率为 52%，而在最初接受治疗的 7 个月大的患者中，发病率下降了 30%。AVN 的 Tönnis 度为Ⅳ，占 64%，Ⅱ和Ⅲ为 29%。当没有内收肌肌腱切断术时，AVN 的发生率为 48%，而在肌腱切断术后，AVN 的发生率急剧下降至 16%。切开复位时 AVN 的发生率为 61%，闭合复位时为 33%。较年轻的腱鞘切开术和较年轻的肌腱数目表示这些年龄的重要性。随着治疗复杂程度的增加，次要问题也随之增加。

Smith 等人指出，1984 年至 1990 年间，通过闭合复位和髋关节人字形绷带铸造治疗的 AVN 发生率为 20.6%（68 个髋关节中有 14 个髋关节受累）[449]。

Race 和 Herring 对 59 个髋关节脱位患者进行了有无 AVN 的治疗比较 [578]。20 例 AVN 患者在 9.3 个月时开始治疗的年龄比 39 例没有 AVN 的患者的平均治疗开始时间为 11.2 个月要年轻。40% 的 AVN 患者使用了预复位牵引，而有 72% 的患者没有发生 AVN。同样，内收肌肌腱切断术仅在 30% 的发生 AVN 的患者中使用，而在没有 AVN 的患者中，有 54% 的患者进行了手术。95% 的 AVN 患者使用了外展固定的极端位置，但在未发生 AVN 的患者中，只有 25% 使用了外展固定的极端位置。减量的质量也起到了主要作用。无 AVN 组复位效果好 / 可接受 / 差为 18/11/5 髋，而有 AVN 组复位效果好 / 可接受 / 差分布为 6/1/11。内收肌肌腱切开复位术后石膏固定的推荐位置是髋关节屈曲大于 90°，外展 30°~40°，旋转中立。Gruel 等人注意到，畸形性髋关节脱位的 AVN 发生率高达 48%（27 髋）。

Fogarty 和 Accardo 表明外展施法位置增加与 AVN 有明显关系 [580]。他们评估了 222 个先天性髋关节脱位，这些髋关节是在全麻下闭合复位前，用 2 种方法之一外展的。两个治疗组在牵引过程中髋关节均呈 90° 屈曲。患者被放置在牵引架上方牵引，双腿在 10 d 内缓慢分开，直到每个髋关节外展到大约 90°。自 1975 年以来，采用了类似的牵引方法，但髋关节的外展角度不超过 60°。Ⅰ组（外展至 90°）总 AVN 发生率为 17%，Ⅱ组（外展不超过 60°）总 AVN 发生率仅为 9%。Westin 等人报道了 24%（209 例患者中 48 例）的总 AVN 发生率 [536]。他们认为，复位前牵引和内收肌肌腱切断术并不能预防缺血性坏死，其主要病因是髋关节外展呈“蛙式”或明显外展。

Tönnis 回顾了来自多家医院的 2 项关于 CDH 的集体研究 [154,529]。一项研究收集了 730 个髋关节脱位的切开复位治疗数据，第二项研究收集了奥地利、瑞士和德国 4357 个髋关节接受股骨和髋臼截骨治疗的数据。在集体研究中，初步牵引并没有显著影响缺血性坏死的发生率，但是切开复位的股骨短缩截骨术确实将 AVN 的发生率降低到 5.5%。髂腰肌和股直肌肌腱的松解也能减轻股骨头血管的压力。在第一次手术中，采用ludf法治疗的腹股沟缺血坏死率为7.6%。同时行Salter截骨术或髋臼成形术的切开复位术使AVN的发生率提高到10.3%，相关的内翻截骨术提高到22.2%。单纯切开复位的AVN发生率为8.4%。在一份来自20家医院研究组的3316个髋关节的附加报告中，所有使用Lorenz位置的髋关节人字形绷带固定方法的坏死发生率最高，平均为27%[314]。Lange体位有17%的AVN，而Fettweis（“人类”Salter体位）则下降到2%~5.5%。Tönnis以非常明确的方式记录了导致AVN的唯一最重要因素是髋关节外展的程度：外展30°~45°，AVN 2.5%；46°~50°，4.9%；51°~60°，8.7%；60°+，16.7%。

回顾了58髋关节脱位合并髋关节脱位的治疗过程[581]。发生AVN的患者的共同特点是复位前牵引力不足，没有内收肌肌腱切断术，闭合复位，髋关节在外展或外展和内旋时固定不动。没有股骨近端骨化中心的非常年幼的儿童似乎特别危险。

Brougham等人评估了210个髋关节闭合复位后AVN的发生率[278]。其中99例（47%）有部分缺血性坏死，其中81例为全部坏死，18例为部分坏死。与以前的报道相反，他们认为复位年龄、牵引持续时间或内收肌肌腱切断术的使用不影响发病率。他们观察到，从0 Crego和Schwartzmann[543]到67%Esteve[533]报告的AVN的极端范围，与疾病的发生一样，都是评估细节的象征。没有特别的原因来解释为什么内收肌肌腱鞘切开术和复位前牵引在大系列手术中效果甚微。Bensahel等人报道了1500例髋关节脱位中的35例股骨近端血管疾病，其发病率仅为3%，尽管他们从研究中排除了表现出骨骺成熟轻微延迟的髋关节，以及X线片显示基本骨骺离散不规则的病例，但这些病例的辨识度是很高的[582]。

Sylkin[583]以及Weber和Morgenthaler[584]已经预测了AVN的程度与特定治疗的关系（主要来自欧洲中心）。Sylkin在19篇回顾Lorenz技术的论文中显示了AVN的高发病率；许多研究的发病率在20%~70%之间[583]。分组提供了有趣的信息。Hohmann对2358例患者进行的研究表明，出生后第一年的AVN为30%，第二年和第三年为24%，3岁后为10%。Krotschek（522例）显示，半脱位的发生率略低于脱位（尽管都很高），半脱位/脱位的发生率为56.7%（第二、第三年为67.7%，3年后为47.3%/61.5%）。在704例患者中，Kaiser的总发病率为46.7%，其中67.5%在出生前5个月接受治疗，57.3%在6~10个月，32.4%在11~18个月，19~24个月49.3%。Hermann总有效率为76.9%（458例），其中髋关节发育不良27.2%，半脱位31.1%，全脱位92.4%。其他大型系列包括Huber，1073例中22.5%；Becker，2200例中68%；Lange，20%~40%。在17篇论文中，功能性线束治疗（包括Pavlik、von Rosen和其他夹板）再次显示可以将AVN的发生率从1%降低到22%。Fujioka等人对Pavlik吊带使用的长期研究表明，即使持续性的畸形复位，AVN的发生率为22%，尽管随后的收紧力度有所降低。

DDH治疗后AVN的一种变体是选择性损伤股骨近端骨骺外侧部分的血管。这导致侧向生长停止，而骨骺在内侧和中央继续生长，导致头部和颈部逐渐变形为髋外翻构造。这种畸形，正式描述为外翻，导致股骨头进行性外侧半脱位。如果严重的畸形得到治疗，入路通常包括股骨近端内翻截骨术。Glorion等人报道了17个髋关节，在需要手术治疗时，他们求助于骨盆截骨术[585]。他们报道了三重骨盆截骨术（4例）、Chiari截骨术（3例）或支架截骨术（2例）的良好效果。Torode和Young报道了一种不太广泛的手术入路，用单个 7.3 mm 或 8 mm 空心螺钉固定内侧经骺螺钉[586]。手术年龄平均 9 岁 3 个月（5 岁 8 个月至 14 岁 3 个月），股骨和髋臼指数矫正良好。

八、2000 年后 AVN 报告

本节前几部分关于“缺血性坏死作为髋关节发育不良治疗的并发症”的部分已经记录了它的识别、分类和发病率。这些措施包括：①对 20 世纪上半叶发生率极高的早期认识；②在 20 世纪中叶努力查明原因并加以应对；③在 20 世纪最后 1/4 扩大了对这一问题的努力和更详细的评估。早期对 DDH 的认识（在生命的最初几周）和“功能性治疗”似乎已经将很大比例的病例转移到有效的结果类别中，包括在这个过程中尽量减少 AVN。然而，广泛认为是医源性的 AVN 的问题在 4~6 个月大后开始治疗的更严重的病例中仍然相当高，并且包括超出简单治疗应用范围的方法。在这一节中，我们回顾了从 2000 年到现在的更多最新研究报告。

AVN 的文献资料仍然存在问题；大多数报道的系列报道包含相对较少的患者和外科手术（少于 100 例，甚至少于 50 例），通过比较 2 种治疗方案（例如闭合复位与切开复位，以及切开复位的内侧或前外侧手术入路），或包括多种治疗方法，如切开复位和股骨截骨术，通常是在先前的治疗之后进行，不清楚是哪种手术导致了 AVN。元分析和系统的文献综述有助于解决这个问题[290,554]。

一般来说，缺血性坏死的发生率越高，越是复杂的病例就越难获得理想的结果，即在新生儿期进行诊断，并在出生后的最初几周到几个月内采用功能性（Pavlik）疗法进行治疗。骨坏死的危险因素是诊断和治疗年龄越大、Tönnis 分级越高、股骨头高度移位以及更复杂的治疗方案（从闭合复位到切开复位，同时释放多个软组织，再到髋臼或股骨或两个层面的截骨）。

1. 治疗管理

（1）功能（Pavlik 吊带）管理

早期诊断和功能性（Pavlik）治疗可获得最小或无 AVN 报告的最佳结果。平均年龄为 123 周，平均年龄为 123 周，平均年龄为 583 周。Ⅰ级 AVN 无临床意义。一旦年龄增加，并且对容易减少的阻力，特别是如果继续进行 Pavlik 治疗，AVN 的发生率就会上升。

Kitoh 等人观察到在稍年长的人群中，AVN 的发生率为 8.8%（使用 Pavlik 吊带疗法减少了 16/181 个髋部）[241]。当 Pavlik 吊带不能迅速（2~3 周）降低和稳定时，AVN 的风险急剧增加。Tiruveedhula 等人有 10/37，27% 的髋部有 AVN，但 Pavlik 吊带治疗失败[588]（只有更严重的Ⅱ ~ Ⅳ级 AVN）。在接受 Pavlik 治疗的老年患者中，减少和 AVN 的失败率增加。Pollet 等人在 6~24 个月大之间（诊断时的平均年龄为 9 个月）用 Pavlik 线束治疗了 20 个髋关节[258]。成功复位的 12 个髋部没有 AVN。在 14 个没有减少的髋关节中，3 个最终发展成 AVN（21%），尽管在其他形式的减少之后。

（2）闭合复位 / 髋关节人字形绷带固定

闭合复位通常是在 Pavlik 吊带或其他夹板治疗失败后采用的。然后需要髋部人字形绷带稳定，并可

能在牵引 +/– 内收肌释放之前。本文报道了闭合复位和髋关节人字形绷带固定，并用改良的“人体体位”进行铸造，取得了一些低 AVN 发生率的良好结果。Luhmann 等人发现只有 3.3% 的 AVN 发生率（5/153，闭合式和开放式复位）[551]，而 Sllamniku 等人的 AVN 发生率为 6.8%（16/234），在平均 5 个月大时开始使用复位前牵引、髋关节造影、髋关节人字形绷带（4 周）和 Tübingen 髋关节屈曲夹板。然而，一般而言，闭合复位和髋关节人字形绷带固定术仍然与较高的 AVN 发生率相关。其中包括 12%（4/33 臀围）[589]、21%（6/28 臀围）[590]、15%（19/124 臀围）[591]、15%（30/200 臀围）[592]、16%（55/342 臀围）[274] 和 35%（29/82 臀围）[593]。一项平均 6 个月闭合复位后人字形绷带髋关节外展位置的对照研究评估了 42 名屈曲 90°、外展 65°、内旋 0°~10° 的儿童（Ⅰ组），并与 44 名 45° 髋外展固定的儿童（Ⅱ组）进行了比较（第二组），根据随后的 AVN 情况 [594]。两组的 AVN 相似：19% 为Ⅰ组，16% 为Ⅱ组，无明显再脱位风险。解释这一结果的困难来自这样一个事实，即外展角度为 65° 的髋部也被大多数人认为在安全范围内。另一方面，研究表明，即使采用“安全”的定位方式，AVN 仍然可以被看到。

（3）切开复位 / 髋关节人字形绷带固定术

切开复位，也需要术后髋关节人字形绷带固定，进一步增加了 AVN 的发生率。Tarassoli 等人报道了 14.6%（7/48 髋）[595]。Gardner 等人对 DDH 中位切开复位的系统文献回顾报道了 20%（149/734）的发生率，而仅包括具有临床意义的 AVN Ⅱ ~ Ⅳ级 [303]。另一些报告说，20%（9/44）的内侧入路 [293]；24%（20/67）的内侧切开复位 [300]；25%（9/36）的内侧和前部入路 [304]；29%（13/45）[294]；27.5%（11/40）[301]。

一些论文同时评估了闭合和开放性复位，也提出了 AVN 的高百分比：Segal 等人 [596]，32%（42/133），仅包括 Firth 等人 [597] 的临床上更重要的类型，根据 Bucholz 和 Ogden 的标准 [598]，18 个月或以下的患者中有 35%（37/105）接受了减量治疗 [553]，高达 73%（86/118）。

（4）双侧 DDH 的 AVN 发生率较高

在双侧 DDH 的 72 个髋关节中，AVN 的发生率为 33%。在 Morbi 等人的研究中，这一比率高于同一机构接受相同方案治疗的单侧病例的比率 [599]。

（5）切开复位、髋臼截骨术和 / 或股骨截骨术

在最受影响的患者中，年龄较大、Tönnis 评分较高、以前接受过治疗的患者其 AVN 的发生率继续攀升。Domzalski 和 Snyder 报道了切开复位、Salter 或 Dega 截骨术和股骨截骨术后 AVN 的发生率为 36%（52/144）；Wu 等人报道了在切开复位和 Pemberton 髋臼成形术后有 51% 的发生率（25/49 的患者），平均手术年龄为 20.8 个月（尽管最初 167 个手术组中仅有不到一半的患者可用于长期评估）[601]；Wang 等人发现单侧受累的患者 AVN 的发生率为 38%（60/156 例患者）（平均手术年龄 25 个月）和 55%（31/56 例患者）双侧受累（手术平均年龄 34 个月），其中手术涉及切开复位、Pemberton 髋臼成形术 + 股骨截骨术 [602]。Pospischill 等人报道了 78 个髋关节在 1 岁后接受治疗，当时他们已经行走，切开复位，骨盆和股骨截骨术，并注意到 40% 的 AVN（骨坏死）[603]。

2. 治疗相关

（1）缩短股骨头缺血性坏死与开放性复位相关

股骨短缩联合切开复位对减少 AVN 非常有效，尤其是在 3 岁或以上的患者。它最初被用作一种实用 / 技术方法，而不是理论方法，因为在较大的儿童中，以及与内翻和旋转截骨术相关的情况下，通常发现在物理上有必要缩短股骨，以便在不过度用力的情况下重新定位股骨头，并保持头部一次定位。Klisic 和 Jankovic 在 1976 年提到了 5 岁或 5 岁以上儿童股骨短缩的联合一期手术，包括切开复位、髋臼截骨术和股内翻旋转缩短截骨术 [604]。股骨缩短入路见上文（股骨近端截骨术），但 Schoenecker 和 Strecker 的一项研究特别评估了股骨缩短在大幅度降低切开复位 AVN 发生率方面的作用 [605]。单纯切开复位前有骨骼牵引的 26 髋，AVN 的发生率为 54%，股骨干缩短不牵引时，13 例无 AVN 发生。他们将切开复位（术前无牵引）的推荐年龄降低到 3 岁或以上。Galpin 等人报道了在 2 岁或 2 岁以上接受治疗的 33 个髋关节的股骨缩短，没有牵引、切开复位、股骨缩短和骨盆截骨 [606]。AVN 仅 3 例（9%）。随后，Sankar 等人建议在高位脱位患者和所有 3 岁或以上的患者中使用无术前牵引的股骨缩短术 [364]。后来，Wenger 等报道了一系列 20 髋关节，其中大多数因相关的畸形或综合征而变得更难治疗，在 5~23 个月大时，采用切开复位、股骨缩短和骨盆截骨术治疗，仅有 2 例最小的 AVN 病例 [607]。他们建议在缩短 2 岁以下的年龄时要格外小心，但也指出了如果技术上做得好的话会有好处。目前已被广泛接受的是，在 2 岁或 2 岁以上，接受一期矫正的 DDH 病例最好不用术前牵引。这是指切开复位，骨盆截骨术，股骨近端内翻缩短术。

（2）儿童先天性髋关节置换术后 AVN 的长期结果

几乎所有的长期研究都记录了在成人生活中存在相当多的髋关节问题，尤其是在治疗髋关节发育不良的儿童中重度 AVN 之后。Cooperman 等人对 30 例先天性髋关节脱位进行了长期研究，这些髋关节在闭合复位后发生了 AVN[608]。在研究中，当患者年龄达到或超过 25 岁时，关节炎患者的平均年龄为 24 岁或 42 岁时，关节炎患者的关节功能均明显减轻。AVN 引起的畸形导致了随后的骨关节炎，包括股骨头失去球形，头部外侧和近端半脱位，股骨头内侧不规则，髋臼发育不良。所有患者均行闭合复位，髋关节人字形绷带石膏固定术。在最初研究的 109 例患者中，54 例（50%）出现 AVN。这些研究随后只包括那些在过渡期间没有做过大的髋关节手术并且可以定位的人。在最后的随访中，30 个患 AVN 的髋关节中有 29 个有骨关节炎的影像学证据。许多 AVN 患者在儿童时期伴有髋关节半脱位，导致髋臼发育不良和骨关节炎。

C.L. Thomas 等人研究了 53 个先天性髋关节脱位，这些髋关节发生了 AVN[609]。他们使用了 Bucholz-Ogden 分类法来定义 4 种类型的紊乱。在最温和的Ⅰ型中，没有观察到需要手术治疗的各种显著的生长障碍。然而，在Ⅱ型、Ⅲ型和Ⅳ型疾病中，逐渐恶化的累及导致更大的外科干预需求。临床关注的是肢体长度不一致，大转子相对于股骨头和股骨颈的高度增加，头部外侧半脱位和髋臼发育不良。根据临床表现进行适当的手术治疗，包括下肢等长、粗隆骺生长、股骨或 ace 板截骨。I.H.Thomas 等人对 87 个髋关节脱位行切开复位治疗的研究表明，32 个髋关节发生了 AVN（37%），其中只有 45% 的晚期疗效良好[557]。Robinson 和 Shannon 研究了 51 名在治疗 CDH 期间出现 AVN 的患者[610]。对 39 例患者进行了平均 23.5 年的随访。AVN 介入的范围越大，最终结果就越糟糕。尤其是髋部残留半脱位。所有类型的干预措施都取得了有限的成功，而获得更好的长期效果的关键是最初预防 AVN。所有患者均在平均年龄 18 个月时接受了闭合复位和弯曲外展位铸造。由于 AVN 引起的生长畸形和大多数髋关节没有完全复位，因此需要同时解决股骨外侧半脱位和髋臼发育不良，因此后续的治疗非常复杂。

Roposch 等人回顾了 118 个髋关节的治疗方法，其中有大量病例（高达 73%）伴有某种形式的 AVN[598]。然后，他们评估了伴有和不伴有 AVN 的患者的髋臼重塑。髋臼指数随时间的推移而改善，但无 AVN 的髋臼指数改善幅度较大。当只考虑Ⅱ级或更高级别的 AVN 病例时，14 岁时平均髋臼指数为 17.7°（15.6°~19.7°），无 AVN 的髋臼指数为 12.4°（10.3°~14.4°）。股骨头坏死明显抑制髋臼重塑。

Keret 和 MacEwen 注意到一些畸形随着生长而恶化的趋势，并警告需要跟踪患者直到骨骼成熟[611]。阴性后遗症包括新月形骨骺、股骨颈内侧弯曲（内侧骺生长减少）、股骨头骺侧倾（外侧骺生长减少）伴髋外翻位和髋臼覆盖减少、骺端过早闭合、转子相对过度生长和股骨缩短。

（3）应用 DDH 治疗 AVN 的现状总结

应用 DDH 治疗 AVN 的现状总结如下：①股骨头 AVN 仍然是治疗的重要组成部分，除了出生后不久检测到的 DDH，并在出生后的最初几周和几个月内采用功能性（Pavlik 吊带）方法进行治疗，导致成功复位，而 AVN 实际上从未发生过。②如果 Pavlik 吊带技术不能成功地完全降低 DDH，则应在 2~4 周后停止使用，而不是延长其使用时间，这是因为 AVN 发生率在 Pavlik 治疗失败后变得越来越普遍。Graf Ⅳ髋部对任何年龄段的 Pavlik 吊带治疗反应不佳。③近端股骨头骨化中心（骨化核）的存在对闭合或切开复位的 AVN 没有更好的效果（即没有保护作用），对于 DDH，无论是否存在骨化中心，早期治疗都更好。④内侧入路和前外侧入路均可导致 AVN，两种手术入路的发生率似乎相同。⑤与切开复位相比，闭合复位的 AVN 病例往往稍少。⑥过度复位（过度复位）到比正常情况更差的位置，与 AVN 相关的可能性甚至更高。⑦ AVN 作为 DDH 治疗的一个并发症，随着髋关节复位和稳定所需的治疗范围的扩大，AVN 的进展可能性更大，虽然不是一个绝对的规则，AVN 倾向于逐渐更常见：在双侧病例中，患者在开始治疗时年龄越大，Tönnis 畸形等级越高，脱位程度越高，所需治疗的范围越大——闭合复位→切开复位→髋臼或股骨截骨术切开复位→股骨和髋臼截骨术切开复位。⑧ AVN 是 Kalamchi Ⅱ至Ⅳ级 DDH 治疗的效果，在成人早期至中期，不可避免地会导致相当多的髋关节问题。

九、磁共振成像用于检测由于极度固定定位导致的髋关节缺血

目前，与 DDH 治疗相关的 AVN 诊断较晚，根据 X 线平片标准，在发病数月甚至数年后，当第二骨化中心和生长后遗症的改变不仅变得明显而且不可逆转时。在髋关节复位时检测缺血，如果可以纠正，

有助于防止股骨近端软骨和骨坏死。钆增强磁共振（MR）成像可以显示血管灌注到身体、骺软骨和骨化中心。在使用过度髋外展的临床相关模型中对仔猪进行的实验研究表明，钆增强磁共振成像可以在诱导后立即检测股骨近端的骺板和骺缺血，因此在早期仍然可逆[467]。一系列在开放手术中使用外科模型诱发 AVN 的研究（通过在股骨颈底部用环向丝线结扎血管并切断圆韧带，完全限制股骨头的血管系统）也使用磁共振成像来显示股骨头的完全缺血手术后[612,613]。虽然在接下来的几周内发生了自发的血管重建，但股骨头[614]和髋臼[615]的 AVN 和延迟修复改变在这两个部位都表现出特征性的生长畸形变化。然后将磁共振成像技术应用于儿童正在进行的闭合复位和髋关节人字形绷带固定术以治疗 DDH，早期发现对该技术在确定复位和铸造后不久出现的股骨头缺血性病变的价值是肯定的[466,590]。除了预先安排作为一个时间依赖性研究，使用的技术是相同的其他标准髋关节评估。然而，对于转移以实验室为基础的明确的研究结果来帮助解决一个长期存在的非常严重的临床问题，抵抗力仍然很高。

1. 实验研究

本研究旨在确定钆增强磁共振成像是否能检测到因髋关节过度外展而引起的仔猪股骨头骺和体格的早期可逆性缺血。13 只 1~3 周龄的小猪被放置在双侧最大髋外展，1~6 h 后用动态钆增强磁共振成像研究 26 个股骨头的缺血。然后，外展被释放，让小猪自由行走 1~7 d，当它们被重新成像时，臀部处于中立位置，以评估再灌注。增强情况在磁共振图像上进行评估，并与组织学结果进行比较。

所有 26 个软骨骨骺和 85% 的股骨头骺出现了过度外展后的缺血。仔猪出生时存在股骨头的次生骨化中心。最常见的异常是股骨头前部边缘锐利的非强化区。股骨头后部与髋臼边缘相邻，出现较小面积的缺血。外展 1h 后 56% 的髋部继发骨化中心缺血，4 h 或 6 h 后所有髋部均缺血（$P = 0.02$）。随着外展时间的延长（$P < 0.01$）和外展程度的增加（$P < 0.01$），缺血的整体严重程度越严重。运动 1d 后 83% 的髋关节部分再灌注，1 周后全部 26 髋完全再灌注（100%）。增强磁共振成像显示早期缺血的骨骺软骨和骺骨髓。在仔猪中，由于过度外展引起的缺血如果在 6 h 内纠正是可逆的。用这个模型进行的长期研究还没有进行。

在 6 头正常仔猪中正常的骨骺和骺端增强（12 髋），钆给药导致骺端、干骺端海绵状血管和骺端血管快速而强烈地增强。骨骺软骨逐渐增强，程度较轻。10min 时，骨骺软骨的信号强度与血管管的信号强度相似。在早期和延迟图像中，物理组织的信号强度均高于骺软骨。在未增强的 T1 加权图像上，骨骺和干骺端的骨髓信号强度较低，表明骨髓主要是造血细胞。在骨骺骨化中心和干骺端，其强化程度远小于邻近软骨。

在 13 头猪的所有髋关节中，过度外展导致骨骺软骨的增强减弱（图 1.19）。典型的异常主要累及前骨骺，与正常软骨界限清晰。这些异常仅在钆后图像上显示，在 T2 加权图像或任何其他增强前序列上没有异常迹象。在股骨头后外侧有第二个不太清晰的增强区。这个区域很小，在邻近的后唇部有类似的增强减弱区域。外展 1h 的仔猪股骨头前段软骨缺血程度大于后段（$P < 0.01$），外展 1h 以上的仔猪股骨头软骨缺血程度不明显，缺血主要累及股骨头。随着外展时间的延长（$P < 0.001$）和外展程度的

增加（$P < 0.01$），缺血的整体严重程度越严重。缺血与仔猪年龄无关。85% 的股骨有骺板异常，69% 的股骨干骺可见骨髓异常。在后者中，56% 的股骨外展 1h 后第二骨化中心受累，但外展 4~6 h 后所有股骨均受累（$P = 0.02$）。图 1.19 总结了外展后缺血的典型模式。

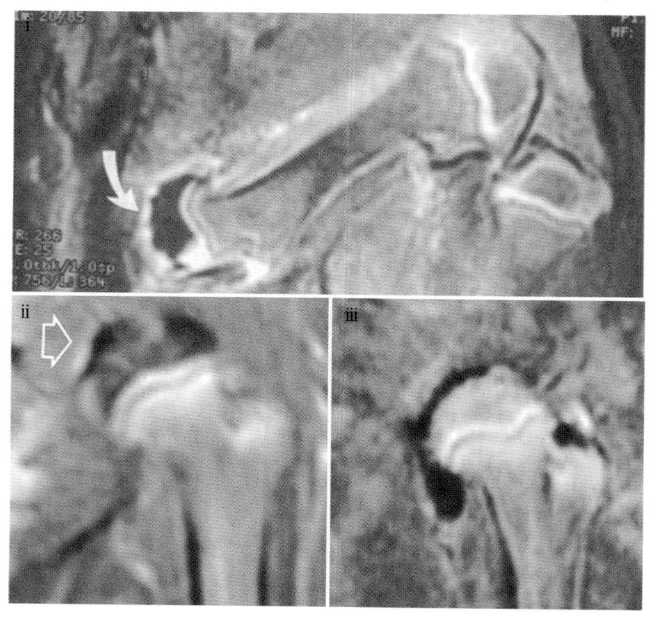

图 1.19　i 图示未成年猪髋关节完全外展时的磁共振成像显示灌注明显改变，提示股骨头血管缺乏 [钆增强研究显示股骨广泛外展，股骨头呈黑色（箭头所示），而右侧股骨远端和胫骨近端骨骺血管正常]；ii 图示无血管灌注的广泛外展股骨头的前后视图（箭头）；iii 图示在外展解除 6 h 后，灌注恢复正常，1 周后进行成像（外展解除后，6 h 内完全血管化恢复）

骺软骨灌注和未灌注部分的增强曲线及灌注与未灌注的骺软骨增强曲线有显著差异。在不同的时间点，骨骺软骨和物理组织的灌注和非灌注增强率的差异在有无灌注（$P < 0.001$）和时间（$P < 0.0001$）方面具有统计学意义。左、右髋部的增强率没有差异。

行走后影像学（22 髋）11 头仔猪全部髋关节在外展解除后缺血程度减轻，恢复正常行走。运动 1d 后，83% 的骺部分再灌注，17% 完全再灌注。行走 1 周后，所有髋部均完成再灌注。延长步行时间后缺血程度的降低有统计学意义（$P < 0.001$）。然而，T2 加权图像与外展期间获得的图像没有区别。

发育性髋关节发育不良的近端股骨头缺血发生在未骨化或新近形成第二骨化中心的骨骺。因此，这些婴儿的缺血主要是软骨成分。虽然成熟、骨化的股骨头骨骺缺血性坏死可以通过磁共振成像和闪烁扫描检测到，但早期诊断未成熟发育异常骨骺缺血需要一种能够检测软骨灌注的技术。动态钆增强磁共振成像显示仔猪股骨近端缺血有 5 点：①短期过度外展持续造成股骨头骨骺缺血；②缺血更严重，持续时间更长，外展程度更大；③即使在没有骨缺血的情况下，增强磁共振成像也可以检测到软骨骨骺和物理的早期缺血；④其他 MR 序列无法检测到软骨缺血；⑤这种缺血是可逆的，因为外展 6 h 或更短时间不会导致磁共振图像的永久性异常。

在仔猪和婴儿中，旋股血管的分支进入股骨干骺软骨，并在血管管内穿过软骨。软骨管遍布骨骺软骨，偶尔穿过骺软骨，但从未出现在关节软骨内。根管是随机分布的，完全没有吻合。营养物质（和钆）可能从血管腔扩散到管内血管周围组织，最后进入软骨。股骨近端融合后的增强曲线支持这一序列。钆在注射到血管通道和身体后不久即被输送，这些结构迅速增强。骨骺软骨的增强速度较慢且不明显，这表明它是通过扩散发生的。在软骨骨骺、物理组织和血管管中，注射后增强持续数分钟。

2. 仔猪研究对可能存在缺血的儿童的影响

外展时间与缺血严重程度之间的关系支持早期诊断骨骺缺血的必要性，即在其发生后数小时内。股骨头缺血的严重程度与外展程度有关。研究发现仔猪股骨头骨骺早期缺血有 2 种模式：①前部缺血似乎与较大血管阻塞有关，因为它有非常明确的边界；②后外侧缺血，这更可能是由于股骨头软骨直接压迫髋臼造成的，因为它发生在关节两侧。前壁缺血最初是软骨性的，但随着外展时间的延长，股骨头的骨成分被累及。骺端缺血多发，常伴有邻近骨骺异常。然而，在一些髋部，尽管有严重的骨骺缺血，物理层还是幸免于难。骨骺缺血和骨骺受累之间的差异令人费解，因为骨骺血液供应来自骨骺血管。

停止外展似乎导致股骨头骨骺完全再灌注。虽然磁共振成像或组织学检查均未发现阴性后遗症，但尚不清楚这些技术无法检测到的轻度损伤是否会在缺血后发生并导致永久性生长障碍。这项研究没有包括对缺血仔猪的任何长期随访。软骨对缺氧相对不敏感，动物的放射自显影研究显示，动物死亡后的数小时内，软骨仍具有代谢活性。可能有一段时间可以纠正骺软骨和物理组织的缺氧，而不会对这些结构造成严重损害。

新生儿股骨干骺和股骨头的前部由旋股外侧动脉灌注，后部由旋股内侧动脉灌注。在生命的第一年，随着旋股外侧动脉的供血减少，股骨头的前部和外侧部分更容易受到血管损害。骨骺血管受压是缺血性坏死的主要原因。压迫可能是骨骺外，在腰大肌和髋臼之间，或由髋臼唇压入头颈交界处。另外，股骨头直接压迫髋臼，可能会压迫骨骺内的软骨管，阻塞骨骺内的血管，造成缺血。在儿童中，有各种各样的缺血模式，这表明不止一种血管，而且可能不止一种机制，是造成这些异常的原因。

发育性髋关节发育不良患者股骨头缺血性坏死在未接受治疗的患者中尚无文献记载。缺血似乎主要是由于固定在诸如过度外展或极度内旋的位置，类似于小猪研究中的位置。股骨头的强力复位或长期脱位的减少也会导致血管损伤，在开放或闭合复位时，股骨头不容易重新定位，但只有在过度拉伸、旋转或对股骨进行纵向牵引后才可能发生血管损伤。早期发现局部缺血可以迅速改变铸型的位置，并有望预防缺血性坏死。钆增强磁共振成像可以检测缺血，并可能成为一个有用的临床工具，以确定患者放置在髋关节人字形绷带石膏或其他固定装置中是否出现缺血。它还提供了关节关系和软组织结构，如角膜缘和圆韧带的良好指示。在一些中心，MRI 越来越取代 CT 来评估髋关节人字形绷带患者复位后早期股骨头位置。除了提供复位质量和股骨头血管的信息外，MRI 不涉及 CT 研究中相对较高的辐射。

3. 临床应用磁共振成像检测 DDH 闭合复位和髋关节人字形绷带固定术后股骨头的血管性，并评估复位质量

上述研究结果适用于正在接受 DDH 治疗的儿童[466]。本文对髋关节脱位复位患儿股骨头位置和血管增强的钆增强磁共振成像进行了评估。在髋关节复位和人字形绷带铸造术后 24 h 内，对 18 名婴幼儿（15 名女孩，3 名男孩）进行了 25 次钆增强磁共振研究，其中 23 例髋关节发育不良。除 2 名患者外，其余均行闭合复位术。MR 图像显示所有股骨头都在髋臼内，但有几个结构干扰了同心复位。复位障碍包括：枕叶（$n = 16$）、包膜内陷（$n = 9$）、唇间位（$n = 21$）、肥大的圆韧带和横韧带（$n = 21$）。所有婴儿均可见骨骺血管和骺端增强。在研究的 50 个髋关节中，35 个股骨头显示正常钆增强，对比材料显示软骨骨骺内有许多平行的血管和明显的骺增强。10 个股骨头的强化程度低于对侧头，无局灶性异常，5 个 fem 口腔头显示局部强化减弱区域。没有研究显示局部或整体缺乏血管通道。增强减弱的髋部外展程度更大（$r = 38$，$P < 0.01$）。钆增强磁共振成像可以显示髋关节位置的异常，以及髋关节复位后可能出现的股骨近端骨骺和骺血管的异常（图 1.20）。骨骺血管增强减弱的效果尚不确定。在未来的证据，一定程度的血管闭塞将保证立即改变髋关节人字形绷带，以改善血管灌注。外展力增大与强化异常越严重有显著相关性（$R = 38$，$P < 0.01$）（见图 1.8）。外展小于 55° 的 14 个股骨头中只有 2 个显示异常强化。外展 50° 以下髋关节未见强化缺损。由于成像时间短（< 2 min）、成像可以重复到满意的事实以及人字形绷带铸型提供的大量固定，在没有镇静的情况下对婴儿进行了 25 项研究。MR 研究比 CT 检查耗时更长，但患者在不到 15 min 的时间内就完成了成像。注射后大约 10 min 可在血管通道中检测到钆。钆增强磁共振成像显示早期发现异常血流，为及时纠正外展角和预防缺血性坏死及其近端股骨和髋臼异常提供了可能性。

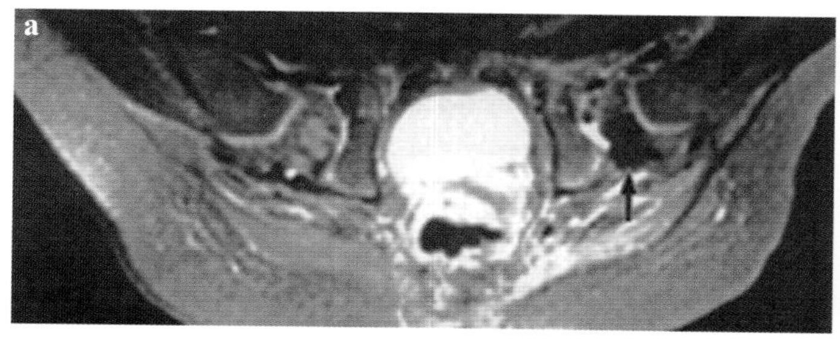

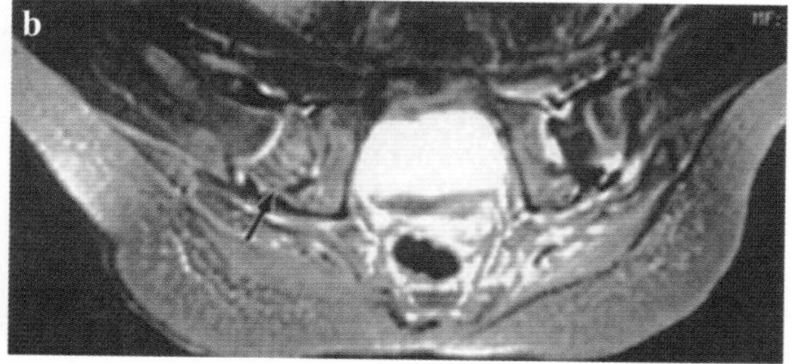

图 1.20 在关闭式 DDH 复位后，人字形绷带铸型的人髋关节的钆增强磁共振成像显示左股骨头的灌注明显减少，a 图和 b 图来自同一个臀部，研究水平不同 [a 图示右髋关节的第二中心在顶部；b 图示骨骺血管（线性条纹）在底部]

Tiderius 等人的一项后续研究评估了年龄为 1~11 个月的 28 个髋关节的闭合复位后对比增强磁共振成像 [590]。治疗包括闭合复位，内收肌肌腱切断术，髋关节人字形绷带固定治疗 DDH。复位后立即做核磁共振检查。在小猪研究中，MRI 是通过静脉注射钆来评估骨骺血管的灌注。28 个髋关节中有 6 个（21%）在随访的 X 线片上出现了具有临床意义的 AVN。50% 的 AVN 髋关节显示 MRI 增强减弱，而 22 个无明显 AVN 的髋关节中只有 2 个有相同的发现。多变量 logistic 回归的统计分析表明，整体增强减弱与 AVN 发生的风险显著增加（$P < 0.01$），与复位或外展角的年龄无关。然而，MRI 检查结果反映出没有进行铸造改变。Gornitsky 等人在 DDH 闭合复位 / 髋关节人字形绷带铸造术后进行了类似的 MTI 研究，但所有在复位后 MRIs 上股骨头灌注总体降低的髋关节，都是通过立即取出石膏，然后再进行闭合复位来处理的。没有一个患者在复位后 MRI 上灌注正常而出现 AVN[616]。研究中的事件数量不足以提供明确的建议。

MRI用于评估复位质量。Bachy等人使用MRI复位后评估复位的充分性[617]。他们报道了36个髋关节，其中30/36被确认为同心缩小。在三个病例中，磁共振成像证实了在平片上发现的持续性脱位，但是在另外三个病例中，磁共振成像检测到在平片上没有发现的脱位。MRI研究不需要麻醉，因为髋关节人字形绷带铸型的稳定性允许清晰的图像。所有患儿在复位后1周内均行MRI检查。未评估血管性。作者认为，复位后MRI是评估复位后髋关节位置的"金标准"，因为它还可以评估软组织，包括软骨股骨头，而且没有辐射照射。

现在对大多数人来说，复位后核磁共振成像（如果可用）是评估髋关节人字形绷带中儿童股骨头位置的最佳技术，因为它可以成像软骨性股骨头和髋臼三放射状软骨以及任何插入的唇组织。CT成像的使用正在减少，因为它可以评估骨骼，并且需要接近介入组织，而不是直接可视化。许多研究评论了磁共振成像在评估复位质量方面的价值。在磁共振技术中加入钆增强可以评估血管。Gornitsky等人[616]和Desai等人[618]的研究已经指出了对比成像对发展中的AVN的价值。人们仍然担心钆增强剂的毒性，并且它的使用通常被推迟用于那些有肾脏问题的患者[619]。最近，人们注意到，在无肾脏问题的患者中，它可以在脑组织中多次使用，这可能是它没有被更广泛地用于减少后缺血评估的原因之一。

2

第二章　儿童股骨头缺血性坏死

第一节　定　义

Legg-Calvé-Perthes disease（LCPD）是见于发育不成熟的髋关节的一种疾病，股骨头骨骺骨化中心的骨和骨髓发生坏死和随后的修复，同时伴有骨骺和骺软骨的不同程度的损伤，以及关节软骨、股骨头骨骺形状、股骨头的骨质、骺软骨和髋臼等的形状和大小的一系列继发性改变。到骨骼发育成熟时，LCPD 的股骨头和髋臼的结构性改变可见于从接近正常到高度的不规则形，其中严重的情况会使得髋关节在以后的岁月中易发退行性关节炎。

第二节　对疾病早期的认识

一、一般性综述

这种疾病是在 X 线摄影术发明后不久被认识的，当时发现有孩子的股骨近端结构异常，表现为相对轻微的跛行、不适和髋关节活动范围减小。临床和影像学的相关性使得这种新的疾病被与先前已知的儿童髋关节病理学病因（如骨折、佝偻病、化脓性关节炎和结核性关节炎）区分开来。在 1909 年至 1910 年间很短的时间内，瑞典斯德哥尔摩的 Henning Waldenström [1]、法国 Berck 的 Jacques Calvé[2]、德国莱比锡的 Georg Perthes[3]，和美国波士顿的 Arthur Legg [4] 等人，相继提出并发表了描述这一疾病的临床和影像学发现，以及对可能的病因进行阐述的论文。Paul Sourdat 与 Calvé 在同一家医院工作，他在他的论文（巴黎）和 1910 年发表的另一篇文章中，描述并说明了这一髋关节疾病的影像学变化，表明了这是一种之前未被分类过的儿童疾病 [5]。

在接下来的 25 年里，关于上述学者谁应被认为是最早发现这一疾病并给予命名者，引起了相当大的争议。Sundt 则列出了时间表，对上述工作在科学会议上最早发表的日期及在学术刊物上的出版日期进行了详尽的记录 [6]。Waldenström 于 1909 年 3 月在斯德哥尔摩的一次外科会议上首次介绍了他的研究成果。他准确地描述了影像学和临床图像，但由于他把这种疾病归因于一种轻微的肺结核，导致他的识别优先权略为降低。1909 年 6 月，Legg 在康涅狄格州 Hartford 的一次会议上介绍了他的工作；1909 年 7 月，Sourdat 在他的论文中报告了 8 例儿童髋关节疾病的异常病例，这是一项关于儿童髋关节疾病的更大研究的一部分，其中一些病例在 1910 年发表的“*Archives Provinciales de chirurgie*”[5] 中的一篇文章“*La coxalgie en radiographie*”中有说明。Sourdat 的病例的临床和放射学表现被描述为髋内翻，但后来被认为是扁平髋或 Legg-Perthes。Waldenström 在 1909 年的“*Zeitschrift fur Orthopadische Chirurgie*”上发表了他的文章“*Der Obere Tuberkulose Collumherd*”；Legg 在 1910 年 2 月 17 日的“*Boston Medical and Surgical Journal*”上发表了他的文章“*An obscure affection of the hip joint*”[4]；Calvé 的文章“*Sur une form particuliere pseudo-coxalgie. Greffee sur des deformations characteristiques de l'extremite superieure du Fermur*”发表于 1910 年 7 月的“*Revue Chirurgie*”[2]；而 Perthes 的文章“*Uber arthritis deformans juvenilis*”则发表于 1910 年 10 月的“*Deutsche Zeitschrift fur Chirurgie*”[3]。这种疾病随后很快在大多数国家被称为 Legg-Calvé-Perthes 病，但 Legg-Perthes 病、Calvé 病，或更简单的 Perthes 病等名称也被广泛使用。Waldenström 则基于股骨近端二次骨化中心在病变早期的某一特征性影像学表现，使用扁平髋（coxa plana）这个术语来描述这一疾病[7]。1921 年，Calvé 则声称他更喜欢用“coxa plana”这个词，并建议将这种疾病称为“扁平髋”[8]。Legg 也曾评论说，“扁平髋（coxa plana）”是一个理想的术语[9]，他还曾创造了“osteochondral trophopathy”这个术语，但幸运的是，后者从未流行起来[10]。

二、Legg

Legg 在他的简短文章中附上了 4 张显示畸形不同阶段的 X 线照片[4]。他提出了 5 例病例，其特征是发病年龄 5~8 岁，有外伤史、跛行、股骨颈的影像学增厚，没有疼痛和全身症状，很少或没有痉挛，肢体没有短缩。他讨论了这种疾病的可能原因，排除了先天性髋关节脱位、佝偻病和梅毒，但考虑到间接原因可能是“骨骺线受伤或移位，从而影响了股骨头的营养”，而这种营养主要来自股骨颈部。营养不良的股骨头骨骺在长期与髋臼的相互应力作用下，逐渐会变得扁平。他把颈部充血的状态定性为“血液循环紊乱”的结果，并简要讨论了潜在的感染可能是其根本原因。然而他又总结说，“在我看来，这个病例中股骨头的变化似乎不可能是继发于颈部的感染；因为我们看到过许多颈部感染的病例，但在这些病例中，我没有看到一例头部出现所描述的这种情况”。在他文章的最后一段中，他表示他不能对病因做出“任何明确的结论”，并希望“通过进一步的研究，可以确定其真正的病因”。在随后的几年里，他更加坚定地支持了创伤性的病因概念，由于隐匿或亚临床的物理运动和血管刺激，骨骺供血受损，血供从颈部表面向上走行，越过生长板，进入头部。

在一篇回顾 75 例病例的研究中 Legg 又谈到了病因问题[11]。其中有 25 例发病隐匿，26 例跛行前有明显外伤史，24 例在先天性髋关节脱位进行复位后出现。Legg 令人信服地排除了先天性或感染性或继发于佝偻病等原因。他注意到，Allison 和 Moody 也发现，这种疾病是“骨骺生长板的生长障碍，它的典型发展取决于循环的变化，这种变化破坏了生长中的骨骼中干骺端和骨骺之间的良好平衡”[12]。

Legg 继续坚持他在最初的研究中所提出的理论，即“髋部的创伤可能会导致骨骺线的损伤，从而导致骨骺的营养血管阻塞，随后萎缩和扁平化”。因此，这个印象，从最早的描述来看，这种疾病是“由于循环障碍”而出现的，尽管尚不清楚这是由于创伤还是其他一些原因。

Legg 后来在“扁平髋的最终结果”中描述了 40 例他一直跟踪到骨骼成熟的病例 [13]。他认识到“有不同类型的最终结果”，并告诫说，通常直到骨骼发育成熟，结构的最终变化才能最终确定。最终形状为“蘑菇状”的股骨头，头通常为球形或卵圆形并增大，其临床结果优于“帽”状的股骨头；后者的二次骨化中心最初是扁平的，头比相邻的颈部还要窄，而 X 线片常显示“骨骺骨化中心的碎裂”。

Legg 对治疗的看法直到今天仍然非常中肯。他表示，“根据我的经验，避免负重并不会影响最终结果。原因在于，那些我不允许负重的病例，与整个病程中患肢始终在负重的病例相比，其最终结果没有任何差异”。他在 1916 年曾指出，“这种疾病从来没有进行手术治疗的必要” [10]。

三、Calvé

从一组共566个病变的髋关节中，根据临床和影像学的差异，Calvé找出并展示了其中的10个病例 [2]。关节软骨对于病变的反应为慢性或亚急性，但持续时间短，且可随着活动度的降低而改善。影像学上的畸形特征性表现包括：髋内翻、股骨头增大、股骨头二次骨化中心的萎缩和变形，以及完全没有骨质破坏。患儿发病年龄通常在 3.5~10 岁，总体健康状况良好。许多患儿最初的临床表现是佝偻病，但是未发现一个患者有遗传性梅毒的迹象。所有患者均表现为早期的髋关节活动轻微受限、自发性疼痛和肌肉萎缩。两个常有的影像学征象是有一定程度的髋内翻和股骨头骨性肥大。髋内翻的角度可在 90°~120° 之间，而股骨近端的骨性肥大可同时见于头和颈部。股骨颈会较正常变短、变宽，股骨头会变大；二次骨化中心会出现萎缩和变形。这种变形非常常见，按照 Calvé 的观点，其可成为这类疾病最重要的特征性表现。对每个病例而言，股骨头骨骺的正常外观都有很大的改变。二次骨化中心会变得扁平、分层状，较正常略小，且没有覆盖整个股骨上端。骺生长板线蜿蜒、不规则、内凸。某些情况下，次级骨化中心几乎无法看到且呈线形。它不像正常人那样是一个均匀的骨块，但在中央软骨块内被分成两个或两个以上的部分（这种现象被称为碎裂）。渐渐地，这个小的骨岛变得越来越大，并最终形成单一的一块。这里的骨或软骨完全没有磨损，特别是关节间隙得到了维持。儿童在诊断出该疾病后往往恢复很快，尽管髋外展仍有受限、特别是严重髋内翻的患者会表现明显受限，但仍可在短期内恢复日常活动；而自发性疼痛通常也会在短期内消失。在本文以及随后的一篇文章中，Calvé 提到了他的同事 Sourdat 的工作，后者在 1909 年 7 月的巴黎论文和另一篇相关文章中，发表了他在髋关节放射学中的发现 [5]。

Calvé 指出，在任何情况下该病都没有发现过脓肿的痕迹。他认为这种病症完全是一种病程短暂的一过性关节炎，发生于股骨头的顶部，随之而来的是髋内翻、股骨头增大、股骨近端继发骨化中心萎缩，但关节面对应关系始终保持正常。骨的变形实际上先于症状出现之前而发生。在最初考虑诊断为髋关节结核时，其实只是初始的临床诊断，之后才开始对每个病例进行放射学检查。Calvé 非常详细地阐述了这种疾病与结核的主要区别，他认为结核的诊断是错误的，作为病因而言须予以完全否决。结核的相关表现如溃疡、营养不良性改变、软组织受累、脓肿和关节强直也从未在这一疾病中出现过，且其病程相比较结核要短得多。甚至否认了这种疾病是一种异常表现的结核的可能性；他还驳斥了遗传性梅毒、婴儿关节炎和其他畸形如内生软骨瘤、外生骨疣或原发性髋内翻作为病因的可能性。佝偻病作为病因的可能性相对而言增加了，佝偻病的股骨颈通常存在弯曲，但骨骺本身是正常的，股骨头可保持其正常形状和大小。单纯的力学因素似乎无法解释整个临床现象，Calvé 认为，这种特殊异象的发生可能是缘于成骨的异常和延迟所致，而这大概也是他所能得到的最为接近的解释。他在总结了自己关于病因学的所有论述之后认为，关于病因他始终无法得出一个最终的结论，但这确实是一种与之前描述皆不符合的不同类型的髋关节炎。随后，Calvé 提交了 10 个病例报告，其中一些是放射线照片，但每一个病例都是由一位艺术家绘制的骨盆和股骨近端的影像学特征图来说明的。每一幅插图都很容易辨认出是儿童股骨头骨骺缺血性坏死；病例年龄介于 3.5~10 岁，平均 7 岁。

Calvé 在 1921 年总结了 2 个病例 [8,14,15]，这 2 例都有连续数年的影像学随访研究。其中一个病例在症状出现前 1 年拍过一张正常的 X 线片；而另一个病例在最初 X 线片中，股骨近端骨骺完全没有显影，在数年之后显示出获得了骨的重建。Calvé 指出，这一疾病的临床发展是缓慢和隐匿的，其前驱症状可能先于影像学表现之前而出现并持续一段时间。骨化中心可能完全被破坏，但无论如何，最终会再生出一个大的骨骺核。虽然股骨头骨骺可能部分或全部被破坏，但并不会损害邻近的关节。他总结了 5 个至今仍然准确的明确结论：①骨软骨炎不是先天性疾病；②从临床角度看，骨骺核侵犯的阶段是潜在的；③临床起始阶段与孩子第一次开始抱怨疼痛的时间相对应，但疾病真正开始的时间要早得多；④在临床起始阶段，相应的放射学图像可以显示一个明确的特征性病变——骨骺分层碎裂；⑤骨骺核的再生随着碎裂骨化核体积的逐渐增大、彼此接近并依次连在一起，并最终形成一个整体。这种再生会持续几年，并使得股骨头骨骺最终回归到正常的形态 [8,14]。Calvé 强调，“coxa plana（扁平髋）”这一术语仅是描述性的，其病因仍存争议，且发病机制不明；但这一疾病明确是后天获得性的。Calvé 从来不赞成对之给予某些特殊的治疗手段，他认为只需要简单的治疗即可。即在孩子显著不适时给予早期休息数周；如果症状反复，则再休息一次。

Calvé 在一份详细报告中总结了前 12 年对这种疾病的研究 [15]。发病年龄介于 5~10 岁之间，表现为一些不适和髋关节活动范围的轻度受累，尤以髋关节外展受限为甚。影像学检查可协助确诊。该病的特征性表现，常见为明显异常的影像学表现与患儿的相对良性的临床表现相分离。由于软骨相对较多而骨相对较少，关节间隙在 X 线片上有增大的趋势。Calvé 强调，尽管股骨头骨骺在发病早期较健侧会变小，但股骨头的总体积相对保持不变；而股骨颈在 X 线片上则几乎总是较正常会变宽。随着疾病的进展，影像学上的二次骨化中心会变扁平和碎裂，此时，骨再生将发挥重要作用。多数情况下，虽然修复机制在发挥作用，但股骨头并不能完全重建恢复到正常形态。通常，股骨头会自行修复并变大变平，因而对邻近髋臼的适应能力也变差。正是由于这种大的股骨头和相对较小的髋臼的不匹配程度，导致了随之而来的不适等症状。Calvé 明确指出，扁平髋的主要原因在于修复的不完善所致，或者说，实际上根本就没有完成任何修复。

四、Perthes

Perthes 最初报告了他自己的 6 个病例，其中一个是双侧[3,16]。他的第一个病例是 1909 年发现的一名 11 岁的男孩，在随后的 1 年之内，他共发现了 6 例类似的病例。他报告说，人们越来越意识到，这是一种新发现的疾病，具有典型的临床和影像学表现。许多以前被诊断为髋内翻或结核的儿童髋关节疾病，现在看来应被归为这一种新的疾病。第一个也是最重要的变化最初见于股骨头，在 7 个早期受累的髋关节中，有 5 个显示股骨近端骨骺畸形；而在另 2 个髋关节中，骺（他指二次骨化中心）消失了，只剩了一小部分残留。Perthes 注意到第一个变化是股骨头的上部变平，以及骨骺的高度下降。骨骺线的上、内侧部分形成一个明显的角，接近直角。他同时注意到，髋关节屈曲几乎并不受影响，而外展、内收和旋转则受限最为显著。圆的股骨头可逐渐变成截头锥状。在病程早期，唯一的变化见于股骨近端骨骺，而股骨颈在 X 线片上则显示正常。随着时间的推移，股骨近端的骨骺几乎完全消失；到病程后期，股骨头则表现成为蘑菇状。而最终股骨颈也会受累，表现为变短、变厚；而股骨头也会失去其正常形状，股骨近端形成髋内翻[3,16–18]。Perthes 同时还注意到，在大多数严重病例中髋臼受累后会变大。股骨头会有点向外侧移位，而大转子则相对表现为过度生长。

他把这些症状与常见的结核区别开来。关键的鉴别特征包括：病程早期的髋关节运动并非在所有方向而通常仅在一个方向上受限；疼痛并不是早期的突出症状；肢体因畸形而缩短，以及 Trendelenburg 步态阳性。这种疾病的发生频率和重要性比之前提到的要大得多，而创伤并没有在病因中起任何作用。最初的病理改变包括：随着时间推移，股骨近端骨骺高度逐渐降低，并变得扁平。鉴于这一疾病刚刚被认识和描述，其治疗指南很少。Perthes 强调，应尽量避免对髋关节进行制动，而建议给予被动的关节活动。在 1913 年的第二篇更详细的论文中，Perthes 进一步阐述了包含 15 个新病例的临床和放射学标准[17]。他强调了软骨下骨的病变起始位置的重要性，其可资鉴别主要影响关节软骨的骨性关节炎。在第二项研究中，他将这一疾病命名为幼年变形性骨软骨炎（osteochondritis deformans juvenilis），取代了他早期研究中所使用的术语幼年变形性关节炎（arthritis deformans juvenilis）[17]。

五、Waldenström

Waldenström 在 1909 年提出了他的初步工作[1]。尽管他将这种病定性为结核性疾病，但从每个病例的附图很容易看出是 Legg-Calvé-Perthes 病，或者他后来所说的“扁平髋”。他展示了 10 个病例，形变的股骨头始终有关节软骨的覆盖，而髋臼通常会发生继发性的形变，以适应形变后椭圆形状的头。Waldenström 提到了 Sourdat 的髋关节放射学研究，其展示了这种儿童髋疾病的影像表现。Sourdat 虽没能给出病因，但却从未将结核病列为病因。Waldenström 连续数年继续发表他观察这种疾病的最新进展[7,19–22]。他后来将“扁平髋”的进展分为 4 个阶段[20]。第一阶段，他称为演变期，可能长达 3~4 年，又将之再分为 2 个期。（a）初始期，持续 6 个月至 1 年。（骨骺，也就是次级骨化中心，变得致密、扁平，边缘不平整。颈部也经常有脱钙的区域，特别是紧邻骨骺生长板的区域。关节软骨的高度被认为是正常的。）（b）碎裂期，又会再持续 2~3 年。（在这一阶段，次级骨化中心变得极其扁平和碎裂成多块，经常表现为三个或更多的独立碎块。它通常比对侧小。）第二阶段是愈合期，持续 1~2 年，次级骨化中心的骨质逐渐重建，外观和密度变得均匀。第三阶段，即生长期，到正常生长的结束，是扁平髋达到最终形态的时期。第四阶段，即终末期，是指在骨骼成熟时臼和头的外观代表最终结果的时期。

Waldenström 指出了疾病的最终结局的极大可变性。最终，所有的头和臼都发生了一定程度的扁平化。主要改变为头的前部和上部经常膨大，以至于突出到了关节的边界之外。根据最终畸形的程度，他将扁平髋分为 3 组。在第一组中，头部保留了圆的形态，头、颈和大转子的结构分界清晰可见。在第二组中，膨大的头的上部和前部接近大转子，在侧位片中可以看到膨大异常，并突到关节外。在第三组中，头的关节面是不平整的，而且经常有空凹。头的上端经常呈三角形，并且经常低于大转子的顶端。

Waldenström 认为次级骨化中心的扁平化是病理过程的主要标志，并且从最早的阶段就已经存在。他在参与治疗这种疾病 30 年后回顾了他的疾病演变概念 [21,22]。在某些情况下，当孩子才出现几周的跛行就来看诊时，最初的 X 线片是正常的，至少在前后位片上是如此。但他强调，在疾病的最早期阶段，侧位片才是最重要的。在一张侧位片上，他很好地展示了新月征，在外侧和关节面的形态延续，并有一小段软骨下骨的边沿。他清楚地评论了软骨下骨的窄条，其正常位置与关节软骨相邻。在这条软骨下面，他注意到由 “软骨下坏死骨的吸收 ” 形成的放射透亮区。在研究最终双侧受累的病例时，Waldenström 注意到以前正常的髋关节后来出现了病变，从而得出结论，在起病之前髋是正常的关节。他再次强调他认为患者应该接受保守治疗，保守的意思是卧床休息 1~2 个月，然后间断使用拐杖。

Waldenström 在 1922 年 [19] 和 1923 年 [20] 提出了他最详细的长期思考结论。在临床和影像学进展方面，“关于扁平髋” [20] 特别有价值。Waldenström 评论说，“骨骺线变得更加弯曲”，“髋臼也经常发生类似的变化”。关于治疗，他的早期印象是：“不应进行干预。不能指望它会有任何改善。”该病预后非常好，而 “对关节进行手术可能会造成很大的伤害” 。他提出如果卧床休息或使用移动支架，有造成不可逆的伸髋挛缩的可能。这些治疗是有缺陷的，因为整个疾病的发展演变需要 5 年或 6 年的时间，就会带来一个问题，是否整个病情演变阶段都必须持续治疗，如果不是的话，在哪个时间段做治疗是最重要的。他基本认为减少活动就足够了，这可避免对髋造成进一步的压力。他评论说。“治疗和不治疗的病例的发展没有给我们提供任何线索”。除了在急性期的几周内卧床休息外，他建议主要的治疗是观察。

六、Sourdat

Sourdat 在文章中详细阐述了应用 X 线片来定义尤其是儿童期的髋关节疾病 [5]。他指出：“也存在股骨头骨化的障碍，导致骨骺萎缩、颈部增厚、继发髋内翻和关节间隙变宽，这些都类似于髋关节结核的表现。”他觉得这些病例可能并不罕见，并展示了 2 个单独的病例。在一个病例中，他指出了股骨头骨骺（宽而扁平的骨头）的形状异常，二次骨化中心与内侧的髋臼眉弓（sourcil）之间的间隙过大，颈部变厚和髋内翻。另一个病例则显示碎裂的股骨头和增厚的颈。

许多早期的文章都是用原始射线照片的线条图来说明的；其中一些来自 Sourdat[5]、Perthes[3] 和 Waldenström[1] 的工作，如图 2.1a~m 所示。

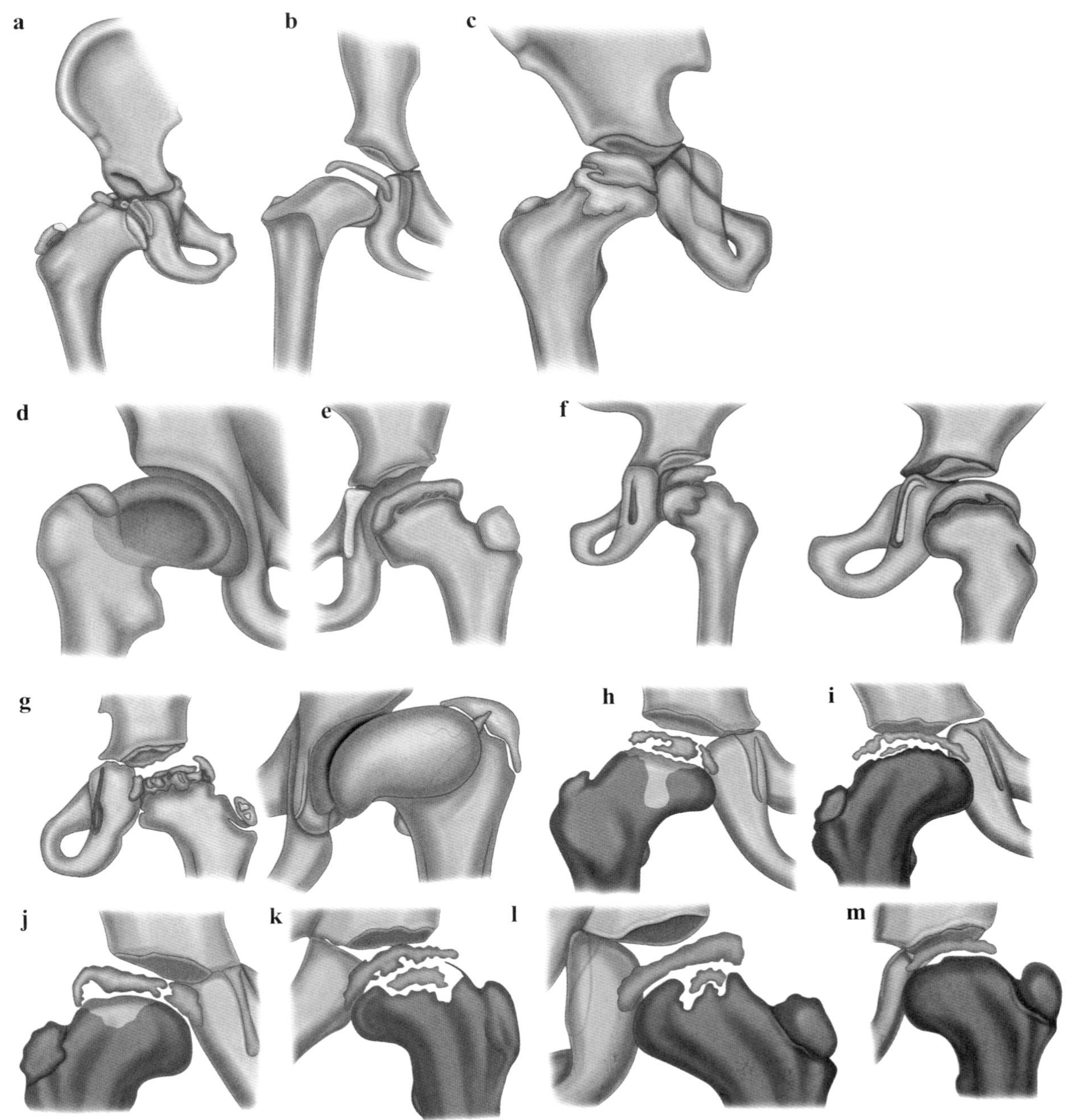

图 2.1　早期文章中使用了原始射线照片的线条图，以勾勒出正在发展中的髋关节畸形。线条图已着色以突出显示相关区域。Sourdat（a，b）、Perthes（c~g）和 Waldenström（h~m）的作品中所展示的图像细节表明，对早期到晚期的射线照相变化范围有着清晰的认识。图（a，b）显示 2 个单独的单侧病例，可明确诊断为 Legg-Calvé-Perthes 病（重绘自 Sourdat[5]）；c 图示股骨头继发骨化中心的不规则形状，股骨头和股骨颈的侧向移位，继发骨化中心早期外侧溶解，以及干骺端囊肿；d 图示一个增大的卵圆形头部和一个与畸形头部相关的已恢复一致位置的面部凹陷；e 图示扁平、形状不规则、增大且侧面半脱位的头部；f 图示左侧为 6 岁儿童，右侧为 9 岁时的外观；g 图示左边是 8 岁的孩子，右边是 8 年后（16 岁）（重绘自 Perthes，c，d，f[17]，e[3] 和 g[18]）；（h~m）图示在不同患者的插图中显示出不同阶段的特征性症状（重绘自 Waldenström[1,7,19,20]）

第三节　临床概况

一、一般特征

主要病因尚不清楚，但临床和影像学改变是继发于导致股骨近端二次骨化中心和邻近的骺和生长板软骨坏死的缺血性事件或某些系列的事件，以及在长期修复阶段中生物力学和生物学的反应。报告的发病率在每 10 万人中有 5~17 人不等。性别偏好是男、女比为 4：1，双侧发病占 10%~18%[23]。

一项来自瑞典的研究，对 1982~2005 年间的 852 名患者进行了回顾，结果再次确认了 4：1 的男女比例[24]。美国的一家大型城市儿童医院分析了 1990~2014 年间的共 451 个病例，其中女性 82 例（18.2%）[25]。另外 7 项病例研究，时间涵盖自 1949~1978 年，其中双侧发病占到了 9%~17% 不等[26]。这一疾病在 2.5 岁到 13 岁之间均可能发生，但大多数患者的发病年龄都位于 5~10 岁之间。如果最初的 X 线片显示双侧受累，且两侧股骨头的受累程度相同，临床症状轻微或没有症状，则还应高度怀疑孩子有骨发育不良的可能，且通常是多发性骨骺发育不良，也可能是假性软骨发育不良或脊椎骨骺发育不良。Legg-Perthes 病的双侧髋关节受累多数情况下不是同时发生的，而往往发生在不同的时间；后发病的关节，与对侧的发病间隔时间可以在数月至数年不等。孩子通常会出现数周到数月的跛行病史，只有轻微到中度的不适，可能是在髋部或腹股沟区域，有时是在靠近膝盖的大腿内侧远端，髋关节区域则没有不适。明确的外伤史很少与本病的表现相联系。在极少数患者中，早期会表现为中毒性滑膜炎的症状，至几周或几个月后 Legg-Perthes 病的表现才会显露出来。骨头总是会进行自我修复，但到骨骼成熟时，股骨头的形状会从正常的球形变为明显的不规则形。疾病的自然周期从最初发病到完全重建是非常缓慢的。Edgren 评估了 276 名患者的 326 个受累髋关节，记录了疾病周期的平均持续时间为 4 年 4 个月[23]。初期平均约 5.6 个月，碎裂期约 10.8 个月，修复期需 32 个月。

二、Legg-Calvé-Perthes 病的流行病学

Goff 对发表于 1883 年至 1960 年间、有关 Legg-Perthes 病的尤其是与致病理论相关的文献进行了详细回顾[27]。在 1909 年至 1910 年间对该病做出明确定义之前的几十年里，有一些论文指出，观察者开始意识到一些看似严重的儿童期髋关节疾病会自发恢复，从而将其与当时所认识的感染性和脱位一类的疾病相区分开来。Goff 认为这一疾病病因复杂，可能有多种因素作用于一个有遗传条件的个体。他注意到在疾病发生之前患儿会出现生长减慢。其他人会将 Legg-Perthes 病与以前被称为“osteochondroses（骨软骨症）”的发育性骨疾病谱联系在一起（这一术语目前已不受欢迎），并试图描述每一疾病所潜在的系统性疾病[28,29]。在经历了数十年的研究之后，人们已经认识到了 Legg-Perthes 病的一些重要特征。

1. 身材降低和骨成熟延迟的作用

回顾性研究证实了临床上的印象，即许多患有这种疾病的患者身材矮小。波士顿儿童医院的一项研究表明，所有患者的身高都在正常范围内，但 53% 的儿童在患病时的身高低于平均值 [30]。如果把平均值及以下的人都考虑在内，有 68% 在这个范围内，只有 32% 高于平均值。骨骼成熟时站立高度的评估表明，与初始评估中相同的相对分布仍然存在。尽管绝大多数患者的身高仍保持在正常范围内，但 59% 的患者最终站立高度低于平均值。虽然骨骼发育较晚，但在总身高方面没有出现代偿性的“追赶”现象。

在疾病出现后不久进行初步评估时，绝大多数患者的骨龄与年龄相关明显延迟，83% 的患者显示骨龄小于或大于 3 个月，11% 的患者显示骨龄在 3 个月以内，只有 6% 的人的骨龄比实际年龄大。68% 的骨龄迟缓患者在出现时或之后不久被延迟了 1~3 年或更长时间 [30]。由此推测，Legg-Calvé-Perthes 病是由髋关节的局部现象叠加在全身骨骼状况上引起的，除了身高在正常范围内的趋势外，它本身似乎没有任何临床意义。

来自多个国家的大量研究证实了 Legg-Perthes disease 病患者的骨骼成熟延迟。腕骨的成熟通常明显延迟，进行得非常缓慢，并在临床和影像学上先于疾病的发生。早在 1940 年，Gill 就在 Perthes 发现了许多骨成熟迟缓的病例 [31]。随着观察精度的提高，骨发育迟滞患者的比例增加。Bloch-Michel 等人在一系列 54 例病例中发现了 75% 的骨龄成熟延迟，Fisher[33]、Reichelt 等 [34]、Lauritzen[35]、Harrison 等 [36]、Burwell 等 [37] 以及上述研究系列 [30] 的研究结果相似。DeGuembecker 和 Duriez 研究了 321 例通过 Greulich 和 Pyle 腕关节发育图谱评估成熟度的病例 [38]。他们注意到 78% 的骨龄小于年岁，19% 的骨龄小于或等于年岁，只有 3% 的骨龄大于年岁。波尔对 223 名患有这种疾病的儿童进行了长期的骨龄延迟流行病学评估 [39]。在来自丹麦的 154 名患者的研究中，男孩的骨龄平均延迟 19.5 个月，女孩平均延迟 15.7 个月。丹麦患者的骨龄总平均延迟（男性和女性）为 18.8 个月，法罗群岛的 25 名患者为 16.2 个月，格陵兰岛的 44 名患者为 12.6 个月。Katz 和 Siffert 指出，在 116 名儿童中，近 30% 的儿童骨骼发育明显延迟，超过 2 个标准差 [40]。Girdany 和 Osman 发现 184 例 Perthes 病患者中有 119 例（65%）骨骼发育明显迟缓（比平均值低 2 个标准差以上），42 个（23%）比平均值低 1~2 个标准差，23 个（12%）略低于平均值，没有一个患者的成熟度大于平均值 [41]。虽然大多数儿童在早期阶段骨骼发育迟缓，但这似乎并不影响疾病的持续时间或最终结果。Kristmundsdottir 等人通过连续 X 线片仔细研究了 27 名患有 Perthes 病的女孩的腕骨发育，并注意到骨骼发育延迟在最初发生时非常频繁且相当严重 [42]。研究结果随后扩展到 125 名 Perthes 病儿童（98 名男孩，27 名女孩）腕骨发育的纵向研究。5 岁时骨龄严重延迟。34 名男孩骨骼静止不动时的平均诊断年龄为（4.49 ± 1.07）岁，而 51 名没有骨骼静止的男孩的平均诊断年龄为（7.28 ± 2.40）岁 [43]。该领域的每一位研究者得出的结论是，Legg-Perthes 病患者表现为全身性软骨内紊乱，表现为软骨骨骺向骨性骨骺转化的延迟，Legg-Perthes 病本身是轻度全身性髋关节炎的局部并发症软骨营养不良。

Burwell 等对 232 名 Perthes 病的儿童进行了人体测量学研究，发现该病患者的生长发育受到轻微但有统计学意义的损害和不相称 [37]。尽管前臂、手和脚比近端节段受损更严重，但骨骼生长不均衡。儿童的生长模式明显改变。虽然注意到身高和体重远低于发病时的平均值，但随后的测量显示，从那一点开始，生长速度在整个发育过程中继续显著高于对照组。在童年的大部分时间里，他们的成长速度比平均人口要快。他们推测，这种生长速度与骨骺骨形成或骨骼成熟的延迟有关，很可能会导致骨骺区域对创伤和轻微缺血的易感性。最令人信服的是 Eckerwall 等人的一项研究，该研究基于这样一个事实，即对同一儿童在整个成长期进行的纵向研究[45]。对 110 例儿童从出生到成熟的骨骼疾病进行评估。引用的大多数其他研究都是横截面的，因此没有从头到尾跟踪同一个人，而是将 Legg-Perthes 病儿童的可用数据与其他标准进行比较，这些标准分别来自正常儿童。他们得出的结论是，这些孩子出生时略矮，在整个成长期到成熟期，他们都保持着矮小的体型。在骨骼成熟时，男孩比平均值低 4.4 cm，女孩比平均值低 2.5 cm。然而，他们的生长速度在诊断时、青春期前和青春期都是正常的[45]。他们的结论是，从症状出现到诊断时间，没有异常的生长模式。他们注意到在诊断时生长和生长速度正常，并且在儿童成熟时身高略有下降。

2. 遗传性疾病

遗传原因与 Perthes 病无关。Wynne-Davies 和 Gormley 研究了 217 名患者，以及他们的父母和未受影响的兄弟姐妹，发现在没有明显遗传模式的亲属中，Perthes 病的发生率极低[46]。Harper 等人也显示出这种疾病的遗传倾向的可能性相对较小[47]。

3. 对侧髋关节细微异常

Harrison 和 Blakemore 研究了 153 例单侧 Perthes 病患儿对侧明显正常髋关节的 X 线片[48]。在 48.4% 的患者中，他们认为股骨头骨骺的表面轮廓有一些不规则，其中绝大多数是在最初的放射学检查时出现的。在 153 名对照组中，只有 10.4% 的儿童出现了这些变化。Katz[49] 在 190 例单侧 Perthes 病患儿中有 33 例（17%）报告了对侧髋关节细微异常的类似发现，Chivabongs[50] 指出，单侧 Perthes 病患儿的“正常”髋关节在许多情况下都有变化。其他正常骨骺的变化与以下理论相一致：幼儿股骨头骨骺易受应力，一侧是轮廓不规则，另一侧是典型的 Perthes 病。

4. 溶栓异常

股骨头血流减少可能是继发于静脉侧的问题。与动脉血流量减少和缺氧相关的静脉血栓形成序列可能在缺血性骨坏死的发展中发挥着重要作用[51–53]。Legg-Perthes 病的“血栓性诱发”假说是基于这样一种观点，即静脉血栓选择性地阻断股骨头的流出，导致骨内压力增加，随后出现骨坏死。血栓性疾病（形成血栓的倾向增加）和纤溶功能低下（溶解血栓的能力降低）似乎都在骨坏死的发病机制中起作用。Glueck 等发现，44 例 Legg-Perthes 病患儿中有 33 例（75%）存在凝血异常[51]。23 例有血栓形成倾向（抗血栓形成因子 C 或 S 缺乏，血栓形成倾向增加），其中 19 例蛋白 C 缺乏，4 例蛋白 S 缺乏。7 名儿童的脂蛋白 a 水平较高，这是一种与成人骨坏死相关的致血栓的动脉粥样硬化性脂蛋白，3 名儿童的纤溶功能低下（溶解血栓的能力降低）。蛋白 C 或 S 缺乏、纤溶功能低下或脂蛋白 a 水平高可能导致股骨静脉血栓闭塞，导致静脉高压和股骨头坏死。作者的结论是，早期诊断这些凝血异常可能有助于药物预防性治疗，并有可能使儿童股骨头骨骺缺血性坏死过程最小化。与血栓形成倾向增加相关的情况被认为是血栓形成或高凝状态，而血栓血管内溶解的损害称为纤溶功能低下。通常血栓形成和纤溶之间有平衡。血液学检查包括纤溶活性、蛋白 C、蛋白 S、C4b 结合蛋白、抗凝血酶Ⅲ、lip-ID 和脂蛋白 a 的水平，以及凝血酶原时间。在一项单独的研究中，Glueck 等人还证明了遗传性、高纤溶酶原激活物抑制剂活性以及随后的纤维蛋白溶解功能低下与特发性骨坏死相关。他们推测高纤溶可导致股骨头静脉血栓溶解不充分，骨静脉引流受阻，骨静脉高压导致骨坏死。并不是所有的调查人员都发现了这种联系。Hresko 等人研究了 50 例 Legg-Perthes 病患者，并与年龄匹配的人群进行了比较 [54]。他们评估了与血栓形成相关的因素：因子 -V Leiden 突变、蛋白 C、蛋白 S、抗凝血酶Ⅲ和脂蛋白（a）。蛋白 C、蛋白 S、抗凝血酶Ⅲ或因子 -V Leiden 突变是 Legg-Perthes 病的主要病因。轻微升高的脂蛋白（a）水平也不表明有致病作用。他们认为发现的任何异常水平与估计的人群患病率（经常）没有区别。

Balasa 等人随后研究了 72 名患有 Legg-Perthes 病的儿童，并将其与 197 名健康对照组进行了比较 [53]。他们评估了多个因素，发现了因子 -V Leiden 突变和抗心磷脂抗体与 Legg-Perthes 病有显著关联。他们发现其他基因突变（与血栓形成相关）或蛋白 C、蛋白 S、抗凝血酶Ⅲ、高同型半胱氨酸血症或升高的纤溶酶原激活物抑制剂 -1 活性没有差异。在因子 -V Leiden 突变的儿童中 Legg-Perthes 病的发生率为 1/2777（0.028%）。除了解释可能的病因机制外，这些发现还可用于筛查更有可能发生 Legg-Perthes 病的儿童，然后用于可能的因素异常治疗。这些发现与疾病相关的批评者指出，大多数人群对因子 -V Leiden 突变的估计值在 5% 左右，而在 Legg-Perthes 病发现的人群估计值仅在 9%~13% 的范围内。

5. Legg-Perthes 病的吸烟暴露

研究发现，患有 Legg-Perthes 病的儿童在怀孕期间接触母亲吸烟 [24] 与儿童早期与吸烟者生活在一起 [55] 之间存在关系。在瑞典的研究中，母亲在怀孕期间吸烟会增加 67% 的儿童患 Legg-Perthes 病的风险，而大量吸烟的风险几乎增加了 100%[24]。Gordon 等人发现，与吸烟者一起生活（二手烟暴露）和 Legg-Perthes 病之间存在显著联系，吸烟暴露增加风险增加 [55]。他们注意到，60 名 Legg-Perthes 病患者中有 38 人（63%）家中至少有 1 名吸烟者。

6. Legg-Perthes 病的短暂性滑膜炎

这种感觉一直存在，偶尔发作的髋关节滑膜炎会在几个月后发生 Legg-Perthes 病。在 1934 年 Ferguson 和 Howorth 首次提到这种可能的相关性之后，已有许多报道 [56]。Perthes 病的病因被认为是滑膜积液和关节内压力升高对供应股骨头的血管的影响，这些血管是关节内的，因此容易受到填塞物的压迫。流行病学研究在这方面尚未确定。正如 Kallio 等人指出的那样，大多数 Perthes 病的患者以前从未发生过可归因于暂时性滑膜炎的髋关节疼痛，而且大多数短暂性滑膜炎的病例即使没有任何特定的治疗也能永久性恢复 [57]。此外，Legg-Perthes 病在其他引起关节内关节滑膜炎的疾病如感染性或幼年类风湿性疾病后尚未发现。在一份涉及 17 项研究的文献的详细回顾中，他们注意到 6 份报告未能记录短暂性滑膜炎后 Legg-Perthes 病的发病率，1 份报告的发病率为 1%（101 例患者中只有 1 例），其他报告显示了 2.8%（1/32）、4.8%（1/21）、5.1%（6/117）、5.9%（6/102），7.7%（1/13）、8.6%（9/105）、8.7%（2/23），甚至高达 13.2%（5/38）和 17.7%（11/62）。为了解决这个问题，Kallio 等人对 119 名患有暂时性滑膜炎或其他原因导致滑膜积液和关节内压升高的儿童进行了前瞻性研究。在 1 年的随访中，没有诊断出 Legg-Perthes 病的病例，他们的结论是，Legg-Perthes 病可以发展为短暂性滑膜炎关节内压力升高的结果，这一观点没有得到证实。在他们的研究中，滑膜炎的诊断是通过临床病史和检查、超声检查、前后和青蛙侧位投影的平片以及在许多情况下，关节内压力的测定。患者被送进医院卧床休息。皮肤牵引髋关节伸直不使用，因为他们早期的表现是关节内压极高。他们认为在以前的研究中，一些 Perthes 病例可能是由髋关节伸展牵引治疗暂时性滑膜炎引起的。先前的研究表明，关节内压力在该位置最高，平均值为 130 mmHg（1 mmHg ≈ 0.133 kPa，下同），而髋关节屈曲时的关节内压力在短暂性滑膜炎中的平均值仅为 17 mmHg，几乎从未超过估计的动脉压 [58]。因为没有滑膜抽吸的患者也没有发展成 Perthes 病，所以抽吸不影响结果。在他们之前的研究中，当积液被抽吸后，在 1 d 内恢复到呼吸前的水平，然后在 5~10 d 内消退，就像没有抽吸一样。

7. 静脉高压在 Legg-Perthes 病发病机制中的作用

与 Legg-Perthes 病病因学相关的一个有趣的现象是，动脉缺血并不完全与病因有关，而是可能与静脉起源有关。这一概念也被认为是导致疾病的血栓性疾病。这一概念在将血栓性与疾病病因联系起来的研究中也是假设的 [53]。Suramo 等人观察到，动脉阻塞作为主要事件并不是所有人都接受的儿童股骨头骨骺缺血性坏死的原因，静脉淤血可能是导致动脉闭塞的初始特征 [59]。这种血管血流动力学与成人骨关节炎有关。他们对 28 个有儿童股骨头骨骺缺血性坏死的髋关节和 20 个正常的髋关节进行了骨内静脉造影，结果显示在正常髋关节，造影剂迅速流入局部静脉，没有进入骨干，而在儿童股骨头骨骺缺血性坏死髋关节修复初期和早期，部分造影剂常流入骨干，局部静脉血流量明显减少。当静脉压和骨内压升高时，股骨头的毛细血管营养减少。

Green 和 Griffin 评估了 23 个 Legg-Perthes 病和 23 个正常股骨颈的骨内压 [60]。当骨内注射生理盐水时，患病髋部的压力显著升高。对照组髋部骨内静脉造影均正常，但大腿骨小关节轻度至重度异常。股骨近端静脉异常的观察得到证实。Liu 和 Ho 研究了 32 例儿童股骨头骨骺缺血性坏死病患者，这些患者使用静脉造影、骨内和关节内压力测量、关节造影和二磷酸氢钠骨扫描 [61]。到受累头部的动脉血流量只有最低限度的减少，但病变髋关节的静脉引流明显障碍，受累股骨颈骨内压升高，受累侧关节内压较正常侧升高。然后建立一个动物模型，静脉引流受阻，股骨头和颈部的骨内压力升高，随后 20 只狗中有 11 只发生了缺血性坏死。Arnoldi、Linderholm 和 Mussichler 已经证明，髋关节骨性关节炎中存在静脉充血和骨内高血压，Arnoldi 和 Linderholm 指出，静脉引流受阻可导致骨内压力增加，并导致骨坏死 [62]。Kemp 已经证明暂时性静脉阻塞会导致髋关节扁平 [63]。在多个实验中，他将液体注入幼犬的髋关节，产生足以阻碍静脉回流的关节内填塞物，随后放射自显影显示头部血管灌注减少 [63,64]。这种现象似乎得到了很好的解释，但静脉引流年龄与骨内压之间的因果关系尚不清楚。

8. 多发梗死

在 Legg-Perthes 病的病因中，尽管对股骨头的血液供应进行了很好的研究[65,66]，但尚未发现儿童股骨头骨骺缺血性坏死下的特殊解剖血管异常。Sanchis 等人观察到，幼犬股骨头近端骨骺的 Perthes 样病变不是在单次断流后发生的，而是在 2 只幼犬中复制的，其股骨头断流 2 次，间隔数周[67]。最初的断流过程是通过使股骨头脱臼和烧灼动脉供应，导致骨头和软骨部分坏死，但随后总是会有修复。一旦发生第二次断流，就会产生与人类 Perthes 相似的变化，并伴有头部溶解性病变。软骨深处的软骨细胞死亡，曾经是透明关节软骨下的区域在组织学上显示血管化不良的结缔组织，偶尔含有坏死的骨小梁。组织学切片显示第一次断流后的原始坏死，接着是修复，接着是第二次断流后的损伤。当 2 次或 2 次以上梗死引起的儿童股骨头骨骺缺血性坏死的概念被用于检查组织学标本时，一些观察者注意到与理论一致的发现。他们的发现并不是特别在狗身上报告的，而是在股骨头次级骨化中心发现坏死编织骨，这导致至少 2 次断流的解释。由于编织骨是一种修复状态，它只会在现有的板层骨和骨髓受损后发生 Perthes 年龄的儿童中可见。如果编织的骨头出现坏死，如空的骨细胞陷窝所证明的那样，我们就不得不提出第二次明显独立的无血管性发作。

第四节 Legg-Calvé-Perthes 病细胞和组织改变的早期病理报告

Perthes 在 1913 年对一个 9 岁男孩进行外科手术时取出的一小块股骨头进行了组织病理学的初步描述[16]。关节软骨正常。骨骺内的软骨结构不规则。骨内的软骨岛非常突出，这使他把这种疾病称为骨软骨炎。这块骨头只被描述为坚硬。

病理组织学研究很快表明，这种疾病的特点是股骨头的次级骨化中心受损，导致大量软骨下骨和骨髓坏死，最初使关节软骨保持完整。认为正常关节软骨和软骨下骨髓坏死是儿童股骨头骨骺缺血性坏死的 2 个病理学特征。这些标准使儿童股骨头骨骺缺血性坏死和儿童时期发生的原发性关节炎畸形之间的组织学鉴别成为可能。根据早期对原发性病理学部位的认识，Perthes 将其最初的疾病术语“青少年变形性关节炎”改为“青少年变形性骨软骨炎”。

一、Zemansky，1928 年

Zemansky 回顾了大量文献，其中大部分是在 1928 年以德语出版的，并详细研究了一个案例[68]。他回顾了 Phemister[69]、Axhausen[70–72]、Heitzmann[73]、Riedel[74]、Walter[75]、Konjetzny[76] 和 Rockemer[77] 描述的组织病理学。他所描述的病例是一位 16 岁的迟发性 Perthes。最初的 X 线片显示股骨头变平，股骨头骨骺向后和侧向延伸到颈部。头部中部没有受累。颈部比正常人宽，有点短。治疗包括在麻醉下操作髋关节，然后使用巴黎髋关节石膏，但症状仍然存在。骨科医生 Royal Whitman 博士是他那个时代的主要

髋关节外科医生之一，他描述了治疗的主要目的如下：“这个病例的初衷是，当股骨头在压力下变平，将其置于一个极端的外展状态，压力点可能会移到头部的外部。”相当大的畸形持续存在，最终股骨的头颈部被手术切除。

所描述的变化代表了一个相当高级的阶段。肉眼观察显示，股骨头“明显变平，被抛成3个主要的褶皱，中间有深的隐窝。表面软骨清晰、白色、闪闪发光，遵循着不规则的轮廓，没有明显的物质损失……仅在一个很小的区域内，标本的边缘观察到完全规则的球形轮廓。在头部的最外层，软骨有点从下伏的骨头上抬起来，挂在几块碎片上，并附着有囊膜韧带。关节软骨厚度从 0.5 mm 到 5 mm 不等。在紧邻的软骨下区域有变化。在整个标本表面的范围内，软骨与表面上正常的骨头被油灰状的红色组织分离。这条带的深度不同，最深的部分离软骨表面不超过 1 cm。在一个区域，它在骨和软骨之间形成一个 5 mm 深、2 mm 长的裂缝，并通过软骨的裂口与表面连通。几个白色的岛状组织，具有软骨组织的一致性，嵌在红色的材料中。这些都是不规则的分布；没有明显的骨骺线。然而，在横向追踪表面软骨时发现它与刚才提到的一个岛是连续的，这表明岛代表了骨骺线的残余。进一步向下的骨组织显示大体正常，其小梁明显厚度正常。”这一描述清楚地显示了珀斯软骨下透光的组织学表现。显微镜下，关节软骨在各个区域外观正常，但厚度不同。软骨厚度的变化是由于从下面的过程侵犯。骨实质内可见软骨岛。即使在这个晚期阶段，“所有区域的过程也不一样”。覆盖在正常软骨上的“完全坏死的海绵状血管”，这被描述为一个惊人的变化。“在更深层次，你会遇到坏死和破碎的骨片层，它们位于退化的骨髓和血液的基质中。更深层会看到坏死的骨头碎片被松散的肉芽组织包围，肉芽组织含有许多血管和多核巨细胞（破骨细胞）。……肉芽组织在坏死区域周围形成一个或多或少明确的壁，并在其与下方正常骨片交界处与骨髓致密纤维化区相连。这种纤维状骨髓逐渐转变成细胞贫乏的脂肪骨髓。”这个过程并不一致，邻近区域显示出由一个密度或多或少的富含毛细血管但细胞成分贫乏的纤维组织所替代。“除了直接由结缔组织形成的软骨外，还有大量的骨样组织建立在原有骨片的基础上。”这种类骨组织在坏死最明显的地方不存在，只在坏死组织被纤维组织吸收和替代的地方出现。到目前为止，最大数量的新形成的骨头是这种“同位”的变化。在整个受累区域，经常可见空骨陷窝和骨吸收的图像，并且在骨板一侧可见破骨细胞对骨的吸收，而在另一侧可见成骨细胞的活动。未见血管闭塞性增厚。

总结了6个主要的病理学发现：①广泛的软骨下骨和骨髓坏死；②骺线完全破坏；③死骨碎片，周围有丰富的血管肉芽组织，含有许多多核巨细胞；④坏死区域的纤维组织替代；⑤由纤维组织和已有的骨板层形成的类骨组织；⑥软骨下表面血管扩张。

二、Schwarz，1914 年

Schwarz 对来自 Perthes 外科诊所的 22 例儿童股骨头骨骺缺血性坏死患者进行了早期详细回顾[78]。每个案例描述都附有一个 lucida 摄像，来为射线照片绘图。在这些病例中，我们可以识别从早期变化到晚期长期畸形的整个疾病谱。许多病例展示了 2~3 张不同时期的放射照片，显示了这种疾病的演变。股骨外侧半脱位、二次骨化中心变平、二次骨化中心增宽、二次骨化中心碎裂、整个股骨头长期扁平的外观清晰可见。

一个组织学标本被提出，考虑到与放射学发现的相关性。X 线片上的稀疏区域对应于软骨组织，软骨组织在次级中心骨小梁之间相互扩散。有一些板层死亡，特别是缺乏正常细胞红骨髓，由脂肪骨髓替代。“骨骺”是由于营养受损，随着时间的推移，局部死亡的程度越来越大。被破坏的骨头会被软骨组织所取代，而软骨组织对营养失调的敏感性要低得多。随着时间的推移，软骨再次转化为骨骼，最终整个骨骺都由健康的骨骼组成。头部扁平被认为是机械原因的次要原因，“由体重的压力引起；一种边缘隆起的形成是由伸展的骨骺的侧面部分突出引起的。”营养失调被认为是正常血液供应紊乱的次要原因。这种疾病的最终基础是创伤，即骨骺“松脱”，没有移位，随后血管不规则。对一名 7 岁男孩的髋关节进行了手术检查，结果显示股骨头表面扁平、凹陷，并广泛延伸至颈部。组织学检查关节软骨正常。在软骨下区，有骨和软骨岛，周围有纤维组织和脂肪骨髓。

三、Phemister，1920 年

一名 10 岁男孩手术时的大体检查显示，股骨头表面明显扭曲和扁平，但关节软骨未受损[69]。软骨下区域被刮除，发现有坏死碎片和一些死骨。在富含细胞的肉芽组织中有软骨下坏死，坏死的骨碎片周围有巨大的细胞（破骨细胞）。Phemister 被广泛认为是第一个明确将骨坏死定义为主要组织病理学发现的观察者。所有随后的研究都注意到显著的骨髓坏死。

四、Axhausen，1923 年

对一名 9 岁儿童股骨头部的尸检研究表明，头部的球形形状得以保留，唯一可见的表面不规则是最高点处的一个小凹陷[70-72]。关节软骨完整。骨干和骨骺线正常。软骨下骨和骨髓坏死，周围生长着年轻的结缔组织，连接在软骨表面和骺软骨之间。早期新骨形成与旧板层合成。Axhausen 是第一个从结构上详细阐明无菌性骨坏死的概念的人，现在称之为缺血性坏死或不明原因的骨坏死。在具有里程碑意义的研究中，他用电烙造成坏死，并跟踪随后的修复现象。他早期作品中的彩色显微照片清晰地显示了软骨下区域的坏死骨区域和覆盖的正常软骨。死节段骨陷窝内无细胞，坏死核心上合成的新修复骨明显与新生骨陷窝中的骨细胞和骨表面的骨细胞共存。他的许多临床研究涉及继发于软骨下骨坏死的关节炎，类似于膝关节和其他部位的剥脱性骨软骨炎和儿童股骨头骨骺缺血性坏死。1924 年，他清楚地展示了一个 Perthes 患者的组织病理切片，显示了关节软骨和下面坏死的骨头。软骨表面皱褶但完整。在下面，可以看到坏死的软骨下骨，包括死骨小梁和骨髓碎片。软骨下骨折。二级中心较深的骨是可行的（图 2.2a）。他指出无菌性骨坏死在许多类型的骨疾病中经常出现，因此对组织病理学的理解至关重要。即使在骨折处，碎片的末端也会坏死。他认为坏死的骨头是骨痂形成的重要原因。

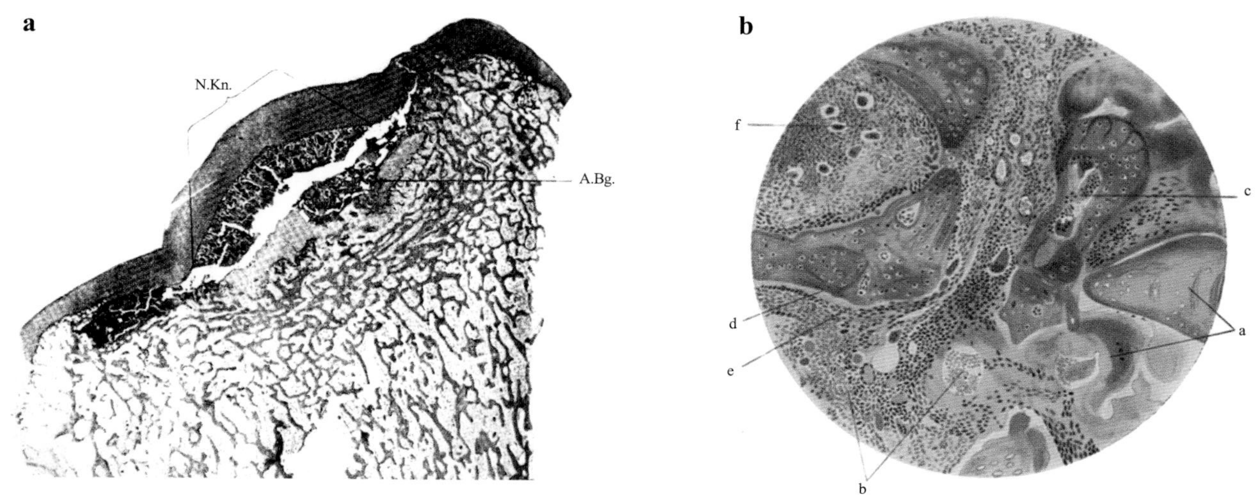

图 2.2 图所示为该疾病组织病理学的早期描述 [a 图示从 Axhausen[71] 的工作中复制的显微照片，一个 Legg-Calvé-Perthes 病儿童的股骨头标本显示关节软骨完整，尽管皱褶，坏死的软骨下骨染色较深，软骨下骨折伴有邻近小梁塌陷留下的空间，而正常骨组织位于更深的位置；b 图示 Riedel 在 1923 年提出了一个详细的组织病理学研究与放射学相关性（VirchowsArch Path Anat, 1923,244:335–423），这张受影响的股骨头的显微切片图说明了所谓的“碎裂区”，b 图中，a 代表坏死组织，b 代表出血区域（凝固），c 代表破骨细胞的腔隙吸收，d 代表类骨接缝（表示骨修复），e 代表成骨细胞增加（骨）并置，f 代表纤维化骨髓中游离的巨细胞]

五、Heitzmann，1923 年

一名 9 岁男孩做了股骨头切除术。头部表面实际上是平坦的，只有外部有轻微的突起 [73]。骨骺生长板软骨离表面只有 6 mm。在两个软骨表面之间有一大片坏死的骨髓，包裹在肉芽组织中。可见许多破骨细胞吸收坏死的骨。其中一个部分被肉芽组织打断，肉芽组织进入相邻的干骺骨。一名 13 岁女孩也接受了切除手术。头部明显变平，原本正常的软骨表面出现皱纹和沟裂。骨骺线几乎完全消失了。关节软骨保存良好，但在软骨下的裂隙中，有坏死的骨髓。纤维组织穿过软骨下方的这个区域，包含一个新合成的精细骨网。

六、Riedel，1923 年

一名 10 岁男孩的股骨头被切除 [74]。头部表面被压平，并有强烈的凹痕。圆韧带附着区有凹陷。在组织学切片上，在凹陷下有一小块游离的骨碎片，它本身被大量坏死的骨和骨髓包围。骨骺线几乎完全破坏。成骨细胞活动和腔隙性吸收同时发生，通常发生在同一骨片上。坏死骨碎片周围是一个高细胞肉芽组织，有许多巨细胞。远处骨髓纤维化，在某些区域可见细胞样骨质。在一个 9 岁的男孩中，股骨头的表面软骨显示出一个新月形的凹陷，下面的骨头感觉非常柔软。软骨下区变软。Riedel 详细介绍了组织病理学，其中一幅图像如图 2.2b 所示。

七、Konjetzny，1926/1934 年

一名 17 岁男孩的股骨头被切除 [76]。表面仍呈球形，软骨完整。有一个 1.5 cm 深的广泛的软骨下坏

死梗死。镜下可见完全性骨髓坏死，边缘有大量破骨细胞的肉芽组织。第二例是在发病 8 年后对一名儿童进行尸检。股骨头明显变形，与颈部和大转子形成一个巨大的圆柱形肿块。表面软骨大部分正常。第二中心明显缩小，骨骺线几乎完全破坏。邻近圆韧带的关节软骨是正常厚度的 2~4 倍。软骨下骨小梁明显增厚，含有坏死骨碎片，但周围骨和骨髓正常。髋臼直径比正常大 1/3。

八、Delchef，1926 年

Delchef 报告了一项对一名 9 岁女孩髋部的尸检研究，该女孩有儿童股骨头骨骺缺血性坏死，1 年前发现 [79]。二次骨化中心扁平不规则，但其上覆软骨模型虽随扁平骨中心起伏而完整。在某一点上，软骨在骨骺的下面的空腔上仍然伸展。头部横切面显示关节软骨和头骨之间可见一个小的线状囊腔。生长板是水平的。髋臼保持正常形状。

九、Rockemer，1927 年

在一名 13 岁男孩的股骨头切除术中，头部呈正常球形，软骨完整 [77]。软骨厚度均匀，但与下伏骨分离约 2/3。在软骨下区，有软的浅红色组织，其中一个区域有小的骨死骨。骨骺线完整。表面软骨组织学正常，但软骨下骨完全坏死，针状物被血和肉芽组织包围。血管化良好的肉芽组织有许多巨细胞。骨板层正在吸收，可见一些成骨细胞活性。

十、Lippmann，1929 年

Lippmann 研究了一个 12 岁女孩的股骨头，该股骨头是为了手术矫正而切除的。手术时头部扁平，关节软骨向外延伸至转子附近。髋臼正常。表面软骨在宏观上被描述为透明和白色，但表面有凹痕，“好像是为了适应底层物质的收缩”。在半断面上，表面软骨有轻微的变化，厚度均匀，外观正常，除一个小区域外，骺线正常，无断裂。镜下关节软骨和骺软骨结构正常。第二骨化中心骨大部分为坏死性肿块。骨陷窝是空的，骨髓本质上是同质的，所有细胞都被破坏。在生长板上方的次级骨化中心区域，一些小面积的正常骨和骨髓持续存在。肉眼观察到的骺软骨小区域中断，组织学检查显示间充质组织间质。从不同部位切取 4 个组织切片。其中 1 例骨和软骨均正常，但在另外 3 例中，上述发现均被记录在案。其中一幅线状插图显示一处骨折穿过坏死的软骨下骨区，正好位于关节软骨表面下方，符合关节软骨表面的形状（图 2.3）。巨大的软骨下骨和骨髓坏死累及股骨头的一半。周围可见无血管和间质组织反应。Lippmann 明确指出：“股骨头粗大畸形是继发于坏死骨的塌陷。”他还得出结论，与 Zemansky 相似，血管阻塞是导致这种疾病的最可能的原因。病变的病理特征是软骨下骨和骨髓坏死，肉芽组织和最初完整的关节软骨。有些人的骺软骨是完整的，但有些人是中断的。

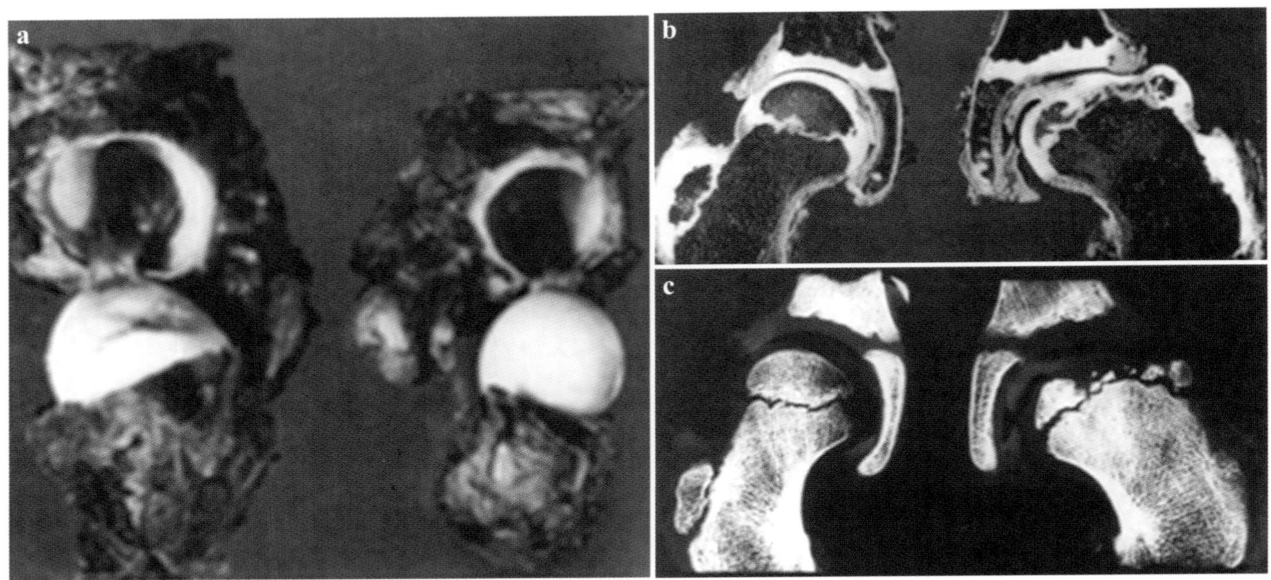

图 2.3 Catterall 在他的 *Legg-Calvé-Perthes disease* 一书（1982，Churchill Livingstone, London, UK）中展示了一个与对侧的正常股骨头和髋臼相比较的头臼变形的病例 [a 图示体标本显示股骨头（左）上关节面中央凹陷，多为 Perthes 病的变形特征，头部也比正常对侧（右）大，受累侧（左）的髋臼也有轻微畸形；b 图示髋部半断面以下的受影响（右）和正常（左）髋部的标本照片，股骨头软骨模型明显扁平，髋臼形态改变，继发骨化中心小而不规则，骺软骨线不规则。照片还显示了铰链外展的临床现象；c 图示受累髋关节（右）和正常侧（左）的 X 线片显示病变的继发骨化中心坏死和修复骨碎裂，骺线呈波浪状，邻近髋臼形态早期改变，头颈部外侧半脱位，颈部增宽]

十一、Nagassaka，1930 年

Nagassaka 报告了 8 例儿童股骨头骨骺缺血性坏死的组织学研究 [81,82]。他证实了股骨头继发骨化中心的骨小梁和骨髓广泛坏死，并确认血管肉芽组织生长。他把这种“混杂状态”解释为既有坏死又有修复的迹象。他觉得在某些情况下关节软骨不正常，有时似乎退化和坏死。关于坏死的软骨下骨和骨髓，他觉得这个区域总是被新形成的年轻结缔组织包围、吸收，甚至被取代。死骨的小梁经常被压碎，他认为这是压力造成的。新形成的类骨质被认为是修复反应的一部分，有时是新的软骨。骨骺线基本正常，但有时也被破坏。软骨岛在第二骨化中心的区域内是典型的，这主要是由于新组织的内生骨痂造成的。将影像学上的特征性变化解释为疾病的进展是不正确的，但组织学的相关性显示出“坏死股骨头的稳定恢复过程”的证据。他是第一个认识到即使在疾病早期，当骨广泛坏死和骨髓存在，恢复过程也开始了 [82]。尽管经过治疗，影像学改变似乎仍在继续，但它们本身“并不一定意味着疾病的进展，但我们必须认识到它是坏死区域中稳定恢复的病变”。

十二、20 年研究后的组织病理学变化总结（Zemansky）

对研究的回顾开始显示组织病理学中可识别的变化谱 [68]。所有病例均有股骨头表面轮廓的畸形，从轻微的中央凹陷到明显的扁平和皱纹。然而，在所有病例中，表面关节软骨是完整的。骨骺线的状况有很大的不同，从持续时间相对较短的病例保存良好，到持续时间较长的病例中断，再到在其他一些病例中几乎完全破坏。然而，事实上，它最初与关节软骨是完整的，这表明这种疾病不是原发于关节或骨骺软骨。Zemansky 清楚地观察到“所有病例中最突出的发现是广泛的软骨下骨和骨髓坏死以及丰富的血管肉芽组织存在。肉芽组织在绝大多数情况下含有许多多核巨细胞，这一点不足为奇，因为在死骨出现的地方，它们是可以预料到的”。他总结说，炎症细胞并不代表这种疾病的病理特征，因为这些细胞中的许多细胞通常存在于骨髓中对它们的鉴定不一定表明有病理反应。骨髓纤维化和腔隙性吸收通常存在，但在任何有广泛骨质破坏的过程中也可能出现。在中度持续的病例中，观察到骨样组织相对于肉芽组织生长，并且在 8 年的紊乱之后观察到坚实的新骨。这些发现代表了自然愈合。然而，愈合是缓慢的，总的感觉表明：“这种愈合方法是多么的渺茫。”这一说法可能反映了这样一个事实，即可供评估的标本是在最严重的组中，并且通常出现在相对较晚的年龄段，其中塌陷最严重，修复最少。

Zemansky 回顾了可能的病因，包括结核病、梅毒、佝偻病、体质因素、关节炎变形、感染、创伤和血管闭塞。考虑到可能的创伤病因，碎骨确实不能被认为是粉碎性损伤的直接后遗症，因为碎裂实际上在几个月内发展缓慢。在评估栓塞性血管阻塞时，Zemansky 指出早期的印象是血管改变是问题的原因。他指出：“所有人都同意儿童股骨头骨骺缺血性坏死的整个病理图像与梗死非常相似。……关于该区域的血液供应是如何被切断的问题上出现了不同意见。”尽管他不能将这种疾病归咎于单纯切除股骨头的小血管的栓塞，但他仍然坚信“通过某种形式的血管供应阻塞而造成的营养紊乱股骨近端血管供应损伤是最早详细的病因理论之一，由在 Perthes 诊所工作的 Schwarz 提出”。Zemansky 观察到：“似乎没有人对 Schwarz 的说法给予太多关注，可能是因为 Perthes 本人并不相信这些话。”Zemansky 总结道：“创伤导致的股骨骺血管紊乱的理论被认为是最有可能解释这种疾病发病机制的理论。”

Zemansky 总结了他在发病机制上的发现，他指出：“在儿童时期，股骨头骨骺通过骨膜和圆韧带供应的血液刚好足以维持其营养，在某些儿童中，其解剖结构可能有所不同。创伤后，即使不注意到，这些血管中的一个或全部可能会受到足够的损伤，从而干扰骨骺的营养，软骨下骨和骨髓发生坏死。”Zemansky 接着清楚地表达了这样的印象：“坏死的骨头很容易因负重而断裂，从而导致表面轮廓的变形。修复是缓慢的，通过纤维组织取代骨碎片。少量的类骨组织是由纤维组织和周围的活骨板层形成的，但该区域的血液供应不足，无法进行坚固的骨替代。最终达到一个平衡，骨干的血液供应能够照顾到骨骺的任何部分。同样地，跛足的存在也适应了股骨头的运动。在这一点上，继发性关节炎变形可能变得明显。机械因素当然有利于它的发展。”

第五节　临床和影像学相关性更好的后续病理报告

一、Ferguson 和 Howorth，1934 年

Ferguson 和 Howorth 在治疗 83 个儿童股骨头骨骺缺血性坏死疾病的过程中，对 21 个患有儿童股骨

头骨骺缺血性坏死的髋部进行了手术研究[56]。许多人被认为有亚急性关节炎的早期阶段。在疾病更晚期的患者中，一些人为了加速修复而对股骨头进行了钻孔。

6个髋关节在疾病活动期早期进行了关节切开术，此时“滑膜总是增厚、柔软、脆弱，血管非常丰富，且常伴有绒毛形成。骨膜通常增厚水肿。关节囊通常增厚，轻微水肿，血管比正常多。股骨头软骨可见部分的外观及外观均正常。滑液未见异常。镜下检查，滑膜通常水肿，含有淋巴细胞簇，常具绒毛；关节囊和骨膜多数为慢性炎症”。滑膜炎是在股骨头大体检查没有任何畸形的情况下出现的，这使他们认为滑膜炎是一个主要的或至少早期发现的紊乱，而不是完全继发于股骨头畸形。

早期探查修复髋关节13例，后期修复2例。在后期修复阶段暴露的髋关节显示滑膜不再发炎，而是光滑、无弹性、坚韧、薄且无血管。骨膜和包膜也有疤痕和缺乏弹性。在某些情况下，股骨头的软骨是扁平的，在某些情况下，软骨在边缘增生，并伴有血管紧张。所有髋部软骨外观正常。镜下观察，关节周围软组织广泛瘢痕化，并含有小管腔的厚壁血管。当钻取股骨头的二次骨化中心时，作者报告说，在相对先进的修复中，“有几例出现非常致密的骨，而在另一些情况下某些部分是软的”，股骨颈的骨通常是正常的。在影像学上表现为帽状或蘑菇状畸形的病例，在手术中检查股骨头时，这种区别是不可能的。这将支持软骨表面的形状相对正常的概念，即使第二中枢的骨骼形状异常。

Ferguson和Howorth随后将影像学特征与手术关节切开术中的一些观察结果相关联。他们注意到：“在出现任何其他的X线改变之前，髋关节囊的扩张可以被证明。”在紊乱的活跃期，他们评论了头部不同的密度区域，他们认为这是疾病活动（坏死）与修复同时进行的。他们还指出，“新的致密区可能会在骨骺完全进入修复阶段后出现”，这被他们解释为复发。这一发现也与随后的多发性脑梗死的证据相一致，而不是单一的病因。他们注意到血管重建的修复阶段是在出现透光区域时进行的。他们注意到“不规则骨化，看起来更令人担忧，标志着修复的存在；同时，由于2个或更多致密区域可能不会同时失去密度，同一股骨头的不同部位可同时出现活动（即坏死的发生）和修复”。通常情况下，头部软骨没有扁平化，与X线照片上显示的扁平骨化部分相对应。“在手术中，经常发现运动受限是由于滑膜和囊膜缺乏弹性，而不是由于骨或软骨阻塞”。在残留期，头部明显扁平和加宽，外展和旋转受到机械限制。即使是在股骨头成形良好的患者中，有时由于软组织疤痕而出现明显的运动受限。他们认为功能的损害“通常和主要是由于软组织炎症的影响”。在疾病的早期通过休息治疗滑膜炎对维持长期功能非常重要。

二、Gall和Bennett，1942年

Gall和Bennett研究了一名Perthes病的患者，他在13岁时死于严重的肾病（肾性纤维骨炎）导致的严重的慢性肾功能不全[83]。由于后者与甲状旁腺功能亢进和明显的骨质疏松症有关，这个病例并不代表Perthes的单独的研究。事实上，它是双侧的，或多或少有相同程度的累及也提出了关于诊断的问题。长骨的透光性也增加了，桡骨和尺骨下端的骺发育也延迟了。这些发现与先前对Perthes的描述相似，但由于其他系统性特征，骨修复不是一个突出的特征。肉眼检查显示股骨头沿其上表面明显变平，但被

光滑、正常的关节软骨覆盖。髋臼正常。颈部明显变短变宽。骨骺生长板软骨狭窄、不规则，局部破坏。第二骨化中心最显著的变化是外侧 2/3。股骨头关节软骨结构正常。在关节软骨的下表面，偶尔有坏死的软骨下骨碎片，而在其他区域，软骨组织紧邻下伏肉芽组织。大量血管化的结缔组织通过骺软骨的破裂部分深入至坏死的骨质。软骨下骨下方的骨髓坏死，含有扁平的囊肿状裂隙，与软骨下骨折一致。

三、Haythorn，1949 年

Haythorn 报告了他独特的经验，他评估了 33 例临床、病理和放射学上均被认为是 Legg-Perthes 病患者的近端股骨头骨骺标本 [84]。该组织是作为匹兹堡的 P.B.Steele 最初提出的治疗方法的一部分，该方法将股骨头骨骺的坏死骨和骨髓组织切除，并用股骨颈的骨移植替代，希望修复反应能带来更好的长期效果。Haythorn 表明，切除的碎片足够大，可以确定病变的性质和相对变化的程度，但不能确定组织的方向。这项研究考虑了股骨头的放射学、大体宏观和组织学表现的相关性。头颅软骨模型较第二骨化中心骨的影像学表现更为规则和完整，后者常呈碎裂、扁平和压碎。报告指出："头部并没有像 X 线片上显示的那样变平，而是保持了球状；软骨除了增厚外，看起来正常。髋臼的大体外观是正常的。"当关节被打开时，软骨的变形和扁平化比平片上预期的要小得多。在这种情况下，大多数头部被描述为球状，光滑，闪闪发光，尽管一些报告表明软骨是薄的。有些表现为轻微扁平，软骨厚度不均匀，有时还出现软骨局灶性变性。刮除法获得的骨组织被描述为"软的、坏死的、含有骨刺和软骨碎片的骨组织"。组织是在疾病演变的早期获得的，而不是大多数研究报告的那个时期。

刮除后的组织病理学改变遵循相似的模式：①退行性改变。每例均有变性或坏死改变。在最温和的阶段，骨髓坏死，骨髓细胞正常，脂肪间质缺失，有时也有骨髓纤维组织修复的证据。在更严重的病变中，坏死完全累及骨髓、软骨和小梁断裂的骨针。②坏死区压碎。有时退变元件内部有挤压或挤在一起，但整个股骨头似乎没有被压碎。股骨头的表面和周围比预期的更有弹性，允许压力传递到其内容物，软骨、骨和肉芽组织的碎片被压缩在一起，椎间隙被均匀的碎片填充。③修复过程。愈合是常见的，从简单的骨髓置换到更精细的修复，在退化区域附近发现有愈合的胰岛，成骨区可见由表面成骨细胞包围的细胞编织骨。④巨细胞反应和囊性反应，多核异物巨细胞是典型的破骨细胞。⑤软骨改变。软骨细胞失去极性，许多软骨被动脉和纤维肉芽组织穿透。⑥血管变化。通常在退化的区域没有血管，与新合成的纤维组织相关的骨髓中有毛细血管和动脉。⑦类似坏血病和佝偻病。此切片不精确，但表明在骨化区可见成骨细胞和破骨细胞，作者的结论是这些变化在相当窄的范围内是恒定的，包括骨髓、软骨和骨的无菌性（无血管）坏死，小梁碎片粉碎，同时变性和修复，移位的软骨组织和囊性变性区域的部分骨化。人们认为去除头部坏死的内容物是有益的，但这些干预措施的长期结果尚未发表。

四、Jonsater，1953 年

Jonsater 对 Legg-Perthes 病进行了一项主要的研究，以评估受累股骨头的核心活检，以及与骨的平

片和髋关节造影的相关性，髋关节造影描绘了股骨头软骨模型的形状 [85]。这项研究对 34 名患者（26 名男孩和 8 名女孩）进行了 44 次活检。检查时年龄为 3 岁 2 个月至 11 岁 3 个月。27 例为单侧改变，7 例为双侧改变。其他类型的髋关节紊乱被排除在外。采用 Waldenström 分期系统进行相关分析。

初始阶段，骨性改变，组织学表现为明显的骨坏死。在某些情况下，小梁结构保持良好，但在其他情况下，小梁破裂并分裂成小碎片。骨髓腔保存后，充满了大量坏死组织。骨小梁经常表现为在负载的影响下彼此挤压成更小的碎片。在这个阶段没有骨再生的迹象。没有看到巨细胞，也没有炎症的迹象。软骨改变。活检标本中通常包括来自第二骨化中心周围的软骨。通常情况下，骨坏死不会超过骨化区的内边缘，但在某些情况下，软骨内形成的骨也会坏死。Jonsater 对此的解释表明，分泌开始于次级中心的内部，并逐渐累及外围。在一些病例中，一些软骨层出现了失活的变化。这些软骨的改变直接与骨坏死的区域相邻，这些区域还包括最新形成的软骨内骨。他得出的结论是，骨坏死和软骨改变有着相同的原因。Jonsater 总结道：“骨坏死是最初阶段主要的组织病理学变化。”虽然他没有明确的病因，但他认为骨坏死是缺血性的。早期骨密度增加是由于骨小梁被压缩到一个较小的空间。Waldenström 早在 1934 年就注意到软骨下变薄。它位于骺的前部和上部，被描述为一个较薄的条纹状形态，仅由一层薄薄的骨头与关节软骨分离。他觉得分离的空间是由吸收引起的。Jonsater 的研究表明，在这个阶段没有吸收的迹象。他觉得骨坏死使二次骨化中心长时间保持完好，而软骨下表面出现新的软骨内骨形成。当承受“负荷”时，坏死的骨头与软骨结合在一起，软骨在这个年龄是厚而有弹性的。“当压力被移除时，附着的骨化区会弹回原位，由此产生的缝隙很可能被组织液填满。”这代表了对目前所称的软骨下骨折的早期描述，该骨折由平片上的新月形标志表示。

破碎阶段，骨性阶段，骨坏死仍明显，但骨小梁不像早期那样表现出均匀的坏死。正常骨髓重建更为突出。“碎裂阶段的显微图像特征是大量出现的形态元素，表明分解骨再生。人们可以看到……一种细胞中大量存在的组织，类似于结缔组织，大体上形成了坏死的骨骼。在大多数情况下，这种大量血管化的组织可能不是真正意义上的结缔组织，而是一种组织，细胞……决定变成骨……。骨样形成的早期区域可见”。巨细胞也存在，通常像破骨细胞一样排列在坏死小梁的凹陷处。新骨形成通常进展到成骨细胞在骨表面排列的阶段。

关节软骨下表面的软骨改变局限于基底部，仅在骨坏死到达软骨内骨化区时发生。破碎阶段是修复性的，富含新血管、巨细胞和破骨细胞。因此，碎裂阶段代表先前坏死骨的主动修复正在发生。Jonsater 在早期报告中发现了相对较少的软骨岛。他认为，股骨头粉碎阶段的透光区域代表结缔组织突出的区域，而分化仅在类骨形成的早期阶段。

修复阶段，骨性改变，骨坏死仍可见，但较前一阶段明显减少，而正常细胞骨较破碎期增加。骨髓也有很大程度的重建，新骨大部分为板层骨。

软骨改变，这里看到的变化也仅限于关节软骨的基底层。经常有证据表明软骨的活力降低，在某些区域，退化的变化导致胚胎软骨的出现。修复期比碎裂期有更大的修复倾向。

在 Jonsater 的研究中，从最终或最终修复阶段没有组织可用，但所有证据表明松质骨完全重建，主要问题与股骨头形状有关，尤其是其关节面。

结论如下：Jonsater 能够得出一系列相对的相关性。Waldenström 的早期影像学表现为骨和骨髓的次生骨化中心高度坏死。软骨下变薄，Jonsater 似乎指的是新月征，这是因为坏死的骨受到负荷的压缩，之后弹性关节软骨和一层薄薄的软骨内骨重新弹回，在软骨下区域留下一个间隙。这为新月征和继发骨化中心密度增加提供了部分解释。第二骨化中心的所有骨是由软骨内机制形成的，而不仅仅是关节软骨表面的骨。退行性关节区发生软骨改变，但局限于关节软骨的基底层，仅在骨坏死至软骨 – 骨界面处出现，说明骨坏死的原因与软骨改变相同。继发骨化中心和周围的骺软骨都有坏死，包括关节软骨的基底层，通常被称为微型板，以及部分骺生长板。碎裂期是一个修复期，组织学研究显示坏死的持续性骨和新合成的修复骨。

五、Ponseti，1956 年

Ponseti 从 2 名儿童身上获得活检标本，临床和影像学表现为儿童股骨头骨骺缺血性坏死早期的典型表现[86]。穿刺活检直径为 1 cm，穿过颈部和头部的中心部分。病例 1（7 岁女孩）骨髓坏死。股骨头与骺板的分界线不均匀。股骨头骨小梁间可见软骨细胞。关节软骨除软骨下骨较深层外，其余均正常。骨骺生长板本身结构异常，观察到“软骨内骨化没有发生；这在干骺端留下了软骨舌”。干骺端或股骨颈中没有坏死的骨头。

病例 2（11 岁男童），除生长板附近有小面积坏死外，继发骨化中心的骨髓和骨髓坏死。局部可见骨修复。股骨头继发骨化中心与骺板的分界线很不均匀。关节软骨正常。骨骺生长板显示软骨细胞团簇，软骨基质染色不均匀，纤维化，并有大量充满血液的裂隙交叉，导致软骨内骨化紊乱。

Ponseti 专注于股骨头坏死和与之相关的骺板破裂。然而，他指出，有缺陷的骺板软骨是原发性病变。大多数人现在认为二次骨化中心和骨骺生长板的血液供应来自同一个来源，因此可能会影响到儿童股骨头骨骺缺血性坏死。然而，二次骨化中心的骨改变更容易在放射学上看到，而且大多数关于这种疾病的描述都集中在它们身上。Haythorn、Perthes、Riedel 和 Zemansky 等都描述了股骨近端骺板的不规则性。

六、Mizuno、Hirayama、Kotani 和 Simazu，1966 年

这些作者报告了通过针活检或薄节段切除获得的 Legg-Perthes 病例的组织学研究[87]。年龄分布在 3~12 岁，平均 6 岁。他们指出，Waldenström 的碎裂阶段术语是基于一种放射学表现，在组织学上与坏死的持续性骨区域相关，这些区域穿插着坏死骨被新合成的类骨吸收和替代的区域。他们用初期、中期和后期的术语来描述随时间的变化。

初始阶段。被检查的组织是用活检针获得的。结果与 Jonsater 相似，其特征是骨小梁和骨髓广泛的缺血性坏死。在这个阶段没有组织反应的痕迹。关节表面的球形和大体外观保持不变。关节软骨中有一

些广泛的退变区域。软骨细胞、基质中有纤维形成和整体机械变化，包括关节面弯曲和折叠，偶尔出现横向裂缝或裂缝。

中间阶段。在许多情况下，关节面会失去光泽的白色外观。据报道，在大多数情况下，球状体消失了，偶尔会看到像陨石坑一样的凹陷，甚至在极少数情况下，溃疡会使下面的骨头变得可见。坏死的骨和软骨被新形成的组织替代，血管化的纤维组织生长，不典型的软骨内骨化，并且认为这种变化是由于反复的微创伤而变得复杂。组织学切片显示新骨形成的混合模式。这包括在坏死小梁骨的原有核心上沉积新骨；软骨内机制形成的骨，有时伴随修复软骨骨痂的转化，有时是正常软骨内骨形成的延续；以及纤维骨或纤维软骨病灶的骨形成。修复组织的来源有 4 个方面：圆韧带、颈部支持带组织、经皮血管穿孔，还有一些来自未受影响的骨髓的修复。干骺端囊肿是由于生长中的骺板软骨形成的舌状突起，在 X 线片上看起来像一个囊性结构。真正的囊肿很少见到。

后期阶段。骨修复继续在第二骨化中心，直到它成为一个均匀的放射性致密肿块。整个软骨模型可能已经变得足够变形，以至于球体永远无法完全恢复。

有关头部畸形发生机制的几张图显示了股骨头畸形的可能模式。与以往研究的一个不同之处在于，对从关节面到第二骨化中心的垂直裂缝的描述，被描述为“并不罕见”。其他报告并未证实这一点，但 Mizuno 等人的许多观察似乎是在相对早期的开放性关节切开术中进行的，紊乱的活跃期。这些作者主要提出，一旦由于压缩或切向剪切应力发生坏死，头部软骨模型将发生机械变形。压缩效应可能会机械地将关节表面的正常球形变成卵圆形；它可能导致关节面塌陷到软化的坏死软骨下骨中，并导致卵形；它可能导致软骨更局部地塌陷到坏死的骨头中，形成中央凹陷；或它可能使关节面裂开进入软化的软骨下区域，导致头部模型变平和侧向挤压。附加的切向应力或剪切应力会导致头部的侧向移动，最终导致关节面开裂或软骨下死角，这是由于坏死骨的压缩导致的形状变化，如纯粹的压缩模式所示。

七、Dolman 和 Bell，1973 年

这些作者报告了一名 6 岁时死于单侧 Legg-Perthes 病并伴有严重肾小球肾炎的患者 [88]。宏观上，股骨头变平，但关节软骨光滑，尽管圆韧带插入处凹陷。二次骨化中心的中心区由死骨、空陷窝和骨髓间隙无定形碎片组成。骨骺外侧缘及圆韧带止点内侧骨小梁和骨髓正常。坏死中心周围是纤维组织区，纤维组织具有高细胞密度区，细胞可清楚识别为成骨细胞和破骨细胞。成骨细胞在死骨小梁上合成新骨。关节软骨存活，表面光滑，但表面下未见软骨内骨化。骺板软骨细胞排列正常，但可见不规则区域，软骨碎片投射到次级骨化中心和干骺端。作者认为，从放射学上看，骨密度的增加是由于单位面积内的小梁比正常骨小梁增多，以及骨髓腔中存在称为骨灰的无定形放射性致密物质的结果。“头内有头”的透光区是由于中央坏死骨周围肉芽组织和无骨纤维组织聚集所致。他们还指出，骨修复主要是通过膜内骨化。骨骺板也受到局部开裂和屈曲的影响。软骨细胞在关节软骨和骺板的下表面都不能排列和钙化。

八、Larsen 和 Reimann，1973 年

对 13 例 Legg-Perthes 病行股骨粗隆间截骨的患者进行了组织学研究 [89]。手术时打开关节，从股骨头前表面取出一个薄楔形组织，由关节软骨和骨化中心的一小部分组成。他们根据术前 X 线片确定了Ⅰ期、Ⅱ期和Ⅲ期，即初期、中期和延迟期。在早期，股骨头的软骨要么形状正常，要么偶尔略微扁平。这项研究具有特殊的价值，因为软骨表面是从关节面到整个关节面，一直到骨骺软骨，仅仅是进入第二骨化中心的骨头。在 5 个Ⅰ期标本中，软骨基底部均有轻微到明显的增生。在第二阶段和第三阶段，也有证据表明软骨岛存在于第二骨化中心。这表明软骨继续生长和增殖，但由于次级骨化中心内缺乏适当的血管供应而不能有效地进行骨化。关节造影显示股骨头软骨轮廓基本正常，尽管骨化中心明显变平，髋臼始终正常。一个有趣的观察结果是“在打开髋关节时，没有观察到滑液的增加”。“在 4 个病例中，关节囊有一些增厚，但滑膜一直被认为是正常的”。滑膜活检在一些病例中只显示轻微充血，但总体上没有异常。作者的印象是软骨厚度大于正常值。有新形成的成骨细胞并置骨。关节软骨增厚时浅层基本正常。“基底部有轻微不规则增生的迹象”。在中间阶段，关节软骨也很厚，有“明显的基底增生”。目前尚不清楚软骨岛的描述是否真的是病理性的，因为它可能代表软骨下表面的正常软骨内骨形成关节软骨，其下缘总是更活跃。

九、McKibbin 和 Ralis，1974 年；McKibbin，1975 年

这些作者根据先前的实验工作指出了 Legg-Perthes 病涉及不只一次的股骨头梗死的可能性 [90,91]。他们评估了一名 9 岁男孩的股骨头，这个男孩在意外死亡前接受了 2 年的治疗。与其他关节面相比，半关节面软骨的厚度是正常软骨的 2 倍。骨化中心扁平不规则，基底部与生长板相邻，含血管，较浅部分无血管。颈部粗隆骨骺和干骺端正常。生长板呈不规则形，中央有穿通血管。次级骨化中心在生长板附近的下部显示正常骨。骨小梁增厚，成骨细胞新生骨同位形成。在浅表区，完全无血管和骨死亡。骨小梁有空的陷窝，本身就破碎无序。在某些情况下，“骨小梁靠得很近，说明它们受到了机械压缩的影响”。其他小梁比正常骨厚，仔细研究，似乎代表了旧骨上合成的新骨，但两层的骨陷窝都是空的。他们解释了在保留的原始骨上发现的坏死修复骨，以表明有不只一次的坏死。修复只能在血运重建的基础上发生，因此修复骨的坏死必然意味着另一个严重梗死的发作。周围有一个纤维肉芽组织区，有一个向前推进的前锋接近死亡的骨头。在浸润区附近有大量破骨细胞。关节软骨的不规则厚度被证实，尽管大部分情况下这是健康的。有些部位软骨内骨化没有发生。生长板的厚度也不规则，在其中心有一个连接骨骺和干骺端的肉芽组织缺损。作者注意到，覆盖在死骨上的软骨不仅增厚，而且显示基底软骨细胞坏死，而且没有软骨内序列。这表明即使滑膜扩散持续，内部血管也受到影响。他们的结论是，头部曾是先前的梗死部位，随后几乎完全血管化，随后又发生了另一次无血管事件。

McKibbin 回顾了人类标本的大体和组织学检查的评估。覆盖在二次骨化中心的软骨由表面关节软

骨和骨骺软骨构成，骨骺软骨是第二种有效的组织类型，它负责股骨头的间质生长，同时也是软骨内生长板区，用于扩张股骨头次级骨化中心的外围。关节软骨通过扩散从滑膜液中获得营养后，继续存活。次级骨化中心周围的软骨主要从滋养骨髓的血管供应中获得营养。由于后者在Perthes病程中明显受到梗死的影响，因此软骨内序列的邻近软骨有时也指关节软骨下表面的软骨，在许多情况下也发生坏死，这并不奇怪。组织学上可见软骨细胞缺失和邻近次级中心的空软骨细胞陷窝。然后他回顾了与坏死相关的继发骨化中心的组织学变化。与最终结果相关的病理解剖的主要鉴别特征之一是梗死区域是否累及整个头部，或是否更局限于次中心软骨下区域的上、前外侧。骨区内的发现是可变的，但在特定范围内。在那些发生骨修复的病例中，第二中枢的稳定性得以维持，塌陷程度最小。最成问题的区域是破骨细胞吸收占主导地位的骨修复，留下结构完整性下降的区域。这些通常是最初填充纤维或纤维软骨材料，在放射学上显示出不透光的外观。这些区域向骨骼转化的长时间延迟似乎增加了骨质塌陷的可能性。McKibbin还指出，生长板与许多儿童股骨头骨骺缺血性坏死有关。一旦我们了解了营养模式，这就不足为奇了，因为骨骺的血液供应不仅负责次级骨化中心，而且通过软骨管为身体本身提供营养。他指出，以前的研究表明，在一些长期存在的病例中，生长板是完全不存在的，而在另一些疾病的活跃期，它的中心是由连接次级骨化中心和干骺端骨的一个组织塞来支撑的。板内较小的不规则，其特征是浆膜组织的游走或不规则路径。

关于头部畸形的机制，McKibbin回顾了头部变形的力学理论，指出虽然有些变形是继发于骨骼的机械性弱点，但并非所有的变形都可以归因于此。小梁碎裂和随后的破骨细胞吸收明显削弱了内部结构，并允许一定程度的塌陷。然而，他表示，并没有明确的机械应力–坍塌关系。在讨论儿童股骨头骨骺缺血性坏死相对早期阶段的头部中央凹陷时，他指出，在正常负重姿势下，整个畸形区域“完全在髋臼范围内”。因此，他觉得，Perthes经常描述的中央凹陷“表明这是生长衰竭和从内部吸收的结果，而不是来自外部的压力”。因此，他强烈支持头部变形的一个更为生物学的原因，机械因素起着相对次要的作用。畸形特征的一个方面是关节软骨和邻近的骺软骨以不对称的方式生长，而这些区域的侧向生长更为有利，一方面是因为压力较小，另一方面营养更好。他还指出，血运重建过程经常被中断，以致病理过程间歇性地运作。多发性梗死的概念似乎是有效的，一系列的重复性大梗死使人们更容易理解在相对较小的异常区域的慢性、缓慢和停止的修复。

十、Jensen和Lauritzen，1976年

在尸检时对2例进行了形态学研究[92]。病例1。一名4岁10个月大的男孩因阑尾炎治疗1.5年而死亡。受累侧髋关节液未见增加。左股骨头变平，颈部因髋内翻而变宽。表面软骨完整。股骨头显示软骨和结缔组织从表面延伸到骺板。骨骺生长板不规则。次级骨化中心骨小梁排列杂乱。骨骺区被纤维束和透明软骨分成几个部分，纤维结缔组织取代了骨髓。骨小梁粗大不规则。新骨形成。表面软骨深层的狭窄区域坏死，被肉芽组织替代。生长板功能表现正常。少数小梁含有板层骨核，表面覆盖一层未成熟编织骨。“在

这些小梁中，中央板层骨和周围编织骨都坏死了”。编织骨坏死的事实也支持了不同时间段梗死的发生。

第二个病例是一个 6 岁的男孩，他接受了 Legg-Perthes 病治疗 1.5 年，死于脑瘤。髋关节的囊膜和液体量正常。股骨头扁平不规则，关节软骨光滑完整。股骨上端骨骺内可见纤维组织隔和软骨岛。股骨颈稍增宽，有中度髋内翻。骨骺的骨结构不规则，骨和骨髓在很大程度上被软骨、纤维组织和肉芽组织替代。表层软骨深层细胞坏死。骨小梁由板层骨和编织骨组成，未见坏死骨残留。作者强调了表面软骨基底区细胞的退行性改变。他们解释说，在第一个病例中，骨头的变化至少代表了 2 次缺血。他们认为 Legg-Perthes 病的血管断层在支持带血管内。

十一、Inoue、Freeman、Vernon Roberts 和 Mizuno，1976 年

对 57 例 Perthes 病股骨头活检标本的组织学表现进行了研究 [93]。研究是在打开关节囊后，用特殊的针从股骨头上取活检标本。取出的骨柱宽 0.4 cm，最大可达 1.5 cm 长。每个髋关节至少有一处梗死。任何编织骨，通常在出生后的股骨骨骺中看不到，被认为是在 Perthes 损伤后的修复过程中形成的。51% 的髋部可见不止一处梗死的明确病理证据。能够做出诊断的特征性组织学改变是存在坏死的修复组织。由于该组织只能通过小的核心活检获得，人们认为单凭这项技术很可能低估双发梗死的真实发病率。双梗死的发现支持了这样一个概念：股骨头的变形和 Perthes 的慢性性至少与单纯的机械因素一样，是由于反复发作的梗死。这些观察是在狗的实验研究之后进行的，在实验研究中产生了重复的梗死发作并进行了组织学评估。重复梗死概念的病理组织学特征是成熟板层骨发生坏死，随后在其表面合成编织骨，并证明编织骨本身因陷窝变空而发生缺血。梗死原因尚不清楚。作者认为这种疾病的慢性是由于反复发作的梗死。这些事件还导致生长异常，被认为是造成头部形状不规则的原因，而不是先前认为的仅次于负重的机械变形理论。

十二、Inoue、Ono、Takaoka、Yoshioka 和 Hosoya，1980 年

日本的一项研究评估了 57 个来自 Perthes 病的股骨头骨化核的活检标本 [94]。作者还得出结论，坏死是由于反复发作的梗死。Perthes 分为初期、中期和晚期。早期的 Perthes 活检显示一次梗死后完全坏死。一些修复组织已经延伸到骨骺。在中期，大多数标本显示出一个成熟的肉芽组织区，最初没有骨形成，作为修复的前沿正式推进。

十三、Catterall 等人，1982 年

1. Catterall 和他的同事研究了 2 个因无关原因死亡的 Perthes 病儿童的髋关节

一个 12 岁的男孩，患 Perthes 病 2 年，死于慢性肾炎。放射学检查显示为 Catterall 分型Ⅲ型 Perthes 病。死亡时，疾病进程已进入愈合阶段，但头部无严重畸形。肉眼检查显示股骨头的上缘和侧缘稍扁平，软骨有点纤维化，但整体球形良好。骨骺的内侧、后部和外侧段由正常的小梁骨和骨髓组成。这些区域的

关节软骨正常，深层软骨内骨化正常。病理特征主要集中在中段和前段。关节软骨较厚，但某些部位的厚度与其他部位不同。软骨下裂仍可见。在第二次骨化中心的前一区域，软骨与纤维软骨连续，血管组织侵犯了该组织，形成了一些编织骨。随着骨小梁的重塑和不规则增厚，发生了同向骨形成。骨坏死仅见于少数病例。骺板形状不规则，不是曲线状。

另一病例如下：一名 8 岁男孩患 Perthes 病，但不久后死于淋巴细胞淋巴瘤。Perthes 病正处于愈合阶段。提供了大体和样品射线照片插图，显示了极好的细节。受累的股骨头在其上表面被扩大并变平。股骨头对髋臼来说太大了，它的外侧缘有铰链，导致头部表面凹陷。髋臼顶也变平了。髋臼有适应性的继发性改变。宏观上看，头部宽而平，外缘有髋臼凹陷。某些小梁显示重塑。股骨头中央区可见大片坏死骨，上方为关节软骨，下方为骺软骨，两侧为纤维软骨和纤维软骨反应性组织。周围关节软骨在其内层继续生长和骨化。生长板各部位异常，软骨柱扭曲。干骺端常有软骨。

这些病例说明了受累程度的变化，梗死导致骨坏死，小梁骨折，以及无组织的修复过程。受损股骨头中的骨形成有 2 种机制：①通过在小梁上形成的新骨的膜内机制替换坏死的小梁；②更多不规则的机制涉及软骨内骨形成和纤维软骨组织的经常明显化生。在股骨头极度扭曲的病例中，软骨下骨折和骨骺塌陷使骨坏死和修复更加复杂。当骨髓活力恢复时，同位骨占优势，这是一种以肉芽组织侵袭为特征的修复。骨痂反应可能与骨折和易形成纤维软骨有关。作者认为纤维软骨被观察到位于“以前骨小梁被压碎并移除的区域”。

作者对干骺端的病变也作了评论。在这些病例中，发现干骺端有大量软骨组织，尤其是在前部和外侧。这些区域的生长板已经失去了正常的结构。第二个更为畸形的病例说明了，当股骨头增大和变形时，软骨内明显的骨化程度使问题进一步复杂化，因为股骨头的外侧面具有刚性。

Catterall 等 [95]、Dolman 和 Bell[88]、Riedel[74] 和 Heitzmann[73] 的插图在多个层面上显示了病理学；图 2.3a~c 中显示了其中一些。

2. Catterall 和几位同事回顾了另外 5 个病例中的 6 个完整的股骨头和核心活检，按照 Catterall 分型第Ⅰ～Ⅳ型进行分类 [96]

关于次生骨化中心如下：①第Ⅰ组。仅 1 例保持股骨头整体形态，软骨下区为骨吸收中心区，组织学上未见坏死，前上缘的影像学缺损包括纤维软骨与上覆关节软骨连续，组织是细胞性的，其深部的骨有持续的软骨核心，没有活跃的骨化，血管肉芽组织从下面侵入。②第Ⅱ、Ⅲ组。在二次骨化中心上部，骨小梁坏死，多呈碎裂状，软骨下区骨小梁增厚，可见多条水泥线，骨髓坏死，在生长板上方，骨小梁增厚，中央坏死，表面有活的同期新生骨形成，骨髓被肉芽组织替代，在这和坏死区域之间是无血管组织，内外段骨小梁形态正常。有 2 种类型的骨修复，与坏死小梁相关，血管结缔组织侵入坏死小梁，并在坏死小梁上合成新骨，破骨细胞的主动吸收也被观察到，小梁碎裂处，骨髓坏死，残余小梁增厚坏死，在这些区域，只有纤维组织和纤维软骨存在，所有的骨已经被吸收，由纤维组织形成的软骨样组织，类似于未成熟的骨折骨痂。③第Ⅳ组。原第二中枢有纤维软骨材料，坏死的骨小梁显示缺血和重塑的连续发作。周围可见骨小梁仅显示一次梗死。

关于关节软骨，关节软骨较正常对照组厚。覆盖坏死骨的地方，其深部有坏死区域，正常软骨内骨化消失。在某些部位，软骨的深表面正在被纤维软骨吸收和替代。

关于骨骺生长板，在任何情况下都是不正常的。对骨化的干扰比正常情况下更大，因为软骨聚集未分化到干骺端。

关于干骺端改变有 4 种类型的变化：①脂肪组织有时出现在增加的局灶性集合中；② X 线片有时显示溶骨性病变，其边界清晰，组织学上由纤维软骨构成，常紧挨生长板；③生长板随头颈部增宽，常有不规则的软骨柱向下流入干骺端，但未见坏死；④股骨头畸形时，生长板向股骨颈侧延伸。

与正常对照组相比，对侧未受影响的侧关节软骨和生长板显示出异常，提示存在先天性疾病。对第Ⅳ组股骨头的评估表明整个骺参与了缺血过程，并且可能有反复的梗死发作。通过重塑增厚的小梁和增厚的纤维软骨的骨化，有广泛的修复尝试。这项研究被认为证实了任何梗死的程度是可变的，并且与放射性损伤的程度相一致。这在第Ⅰ组中不存在，局限于第Ⅱ组和第Ⅲ组，在第Ⅳ组中广泛存在。任何一例儿童股骨头骨骺缺血性坏死的预后都被认为是“与骨骺内的梗死程度成正比”，干骺端病变大部分是生长板中未分化软骨的堆积。

十四、Ponseti 等人，1983 年

对 5 名 8~12 岁男孩（年龄 8~12 岁，髋关节外展严重受限，以及与 Perthes 障碍相关的不适）进行了组织学研究。作者立即感觉到软骨下有明显的软骨纤维增生，但软骨血管异常。侧生骺缘也不规则。超微结构检查显示许多排列不规则的大胶原纤维和数量不等的蛋白多糖颗粒。无法确定骺软骨异常是原发性还是继发性，但他们假设骺软骨基质的异常可能导致股骨头塌陷坏死，随后出现异常骨化[97]。已经提出了股骨头和髋臼畸形发病机制的不同机制[87,91,98–102]。

第六节　复制股骨头缺血性坏死的实验仔猪模型

一、概述

小猪股骨头缺血性坏死可通过手术诱导[103,104]（图 2.4a~k）。我们用这个模型评估股骨头的变形和修复，以及通过序列磁共振成像（MRI）和相关的终末期发现与组织学发现在体内的髋臼变形。在 3 周龄时进行了诱导缺血的手术。小猪髋关节在出生时有股骨头近端继发骨化中心。术后 48 h 核磁共振检查显示所有手术股骨均出现股骨头缺血。血管重建术最早在 1 周开始于股骨头周围，并在 2 周内全部开始。术后 8 周 MRI 和组织学检查显示股骨头变形和可变组织沉积。组织反应包括：①血管化成纤维细胞生长，组织吸收和软骨、膜内骨和中间组织合成；②软骨内骨生长恢复，磁共振成像允许在连续的时

间段内评估单个髋部的变形和修复情况。有一个可变的组织反应，牺牲组织学评估显示与演变和变化的MRI信号强度相关。结扎侧股骨头高度从1周开始始终小于初始控制值，并随着时间的推移不断降低，表明股骨头塌陷和生长减慢。股骨头宽度增加发生得相对较晚（4~8周），表明软骨模型过度生长集中在周围。在体磁共振成像可用于评估股骨头变形和内部组织沉积模式。该模型的组织病理学结果与儿童期Leggé儿童股骨头骨骺缺血性坏死非常相似，因此它是研究人类疾病的一个很好的方法。

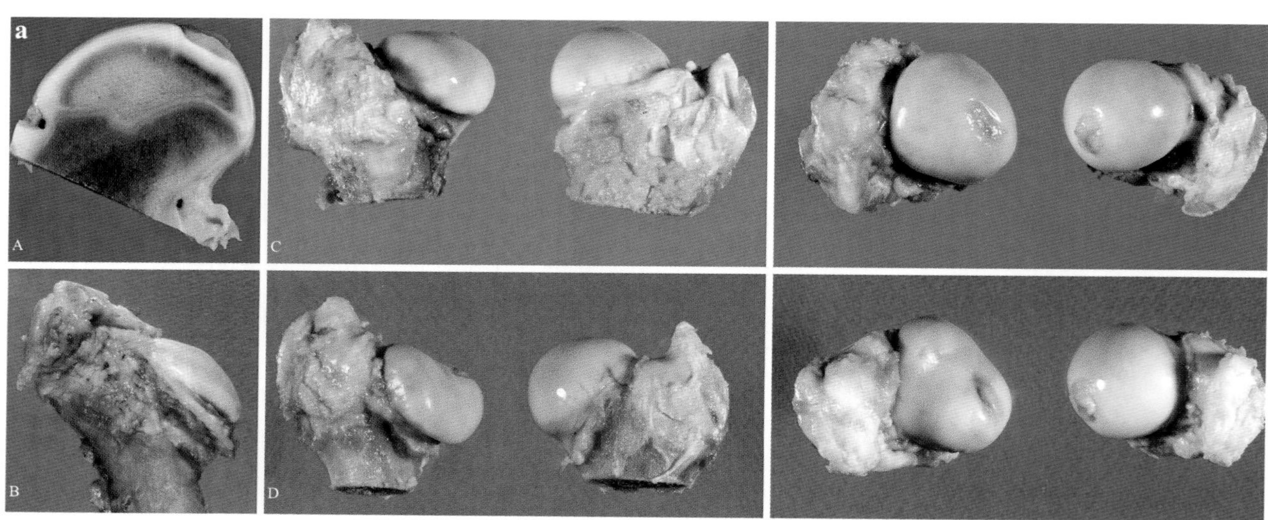

图2.4 a图（a~k图片）中结果来自小猪模型实验，其中在3周大的动物中，股骨头的缺血和坏死是通过开放手术在股骨头底部周围放置丝带而引起的（Shapiro等人[102,104]）。牺牲发生在术后8周。由此引起的股骨头和髋臼的变化与人类儿童期股骨头–卡尔弗儿童股骨头骨骺缺血性坏死的变化完全一致。所有组织切片。脱钙后分别取2.4和2.5，包埋于JB4塑料中，5 μm厚切片，1%甲苯胺蓝染色[A图示冠状面照片脱钙的3周龄小猪股骨头和颈部，显示囊内环缝的位置。术后48 h，磁共振成像显示股骨头完全缺血，处死仔猪。囊内缝线是位于颈部内侧和外侧的黑点，位于颈部下部邻近包膜附着处。a图中B图显示术后8周股骨近端大体外观的照片，颈部缩短，头部变形；C图和D图显示手术和非手术的两个小猪在术后8周的股骨近端。从左到右在C和D，我们看到一个手术股骨（AP视图），非手术股骨（AP视图），手术股骨从上方，非手术股骨从上方。术后股骨（左）C区畸形较轻，D区畸形较重，累及股骨颈较短，髋内翻，头非球形，上表面平坦倾斜。股骨头内侧1/3的变形最小，最能保持其球形。比较正常股骨头。从上方观察到的股骨头显示，与正常的球形非手术头相比，手术侧畸形的头部在中外侧和前后平面上是不对称的]

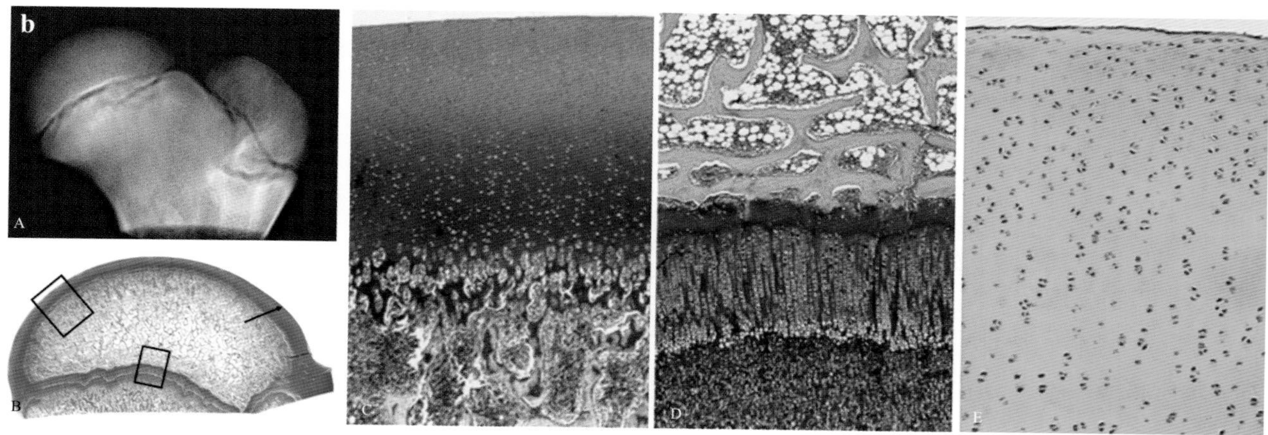

图2.4 b，小猪股骨头的二次显微切片显示，在邻近的股骨头上有一个高倍的组织学切片骨（1%甲苯胺蓝染色）[b图中D图显示股骨头颈部二级中心以上骨板，下干骺端颈骨（1%甲苯胺蓝染色）；E图显示关节软骨表面和下骺骨高倍视野（苏木精和伊红染色）]

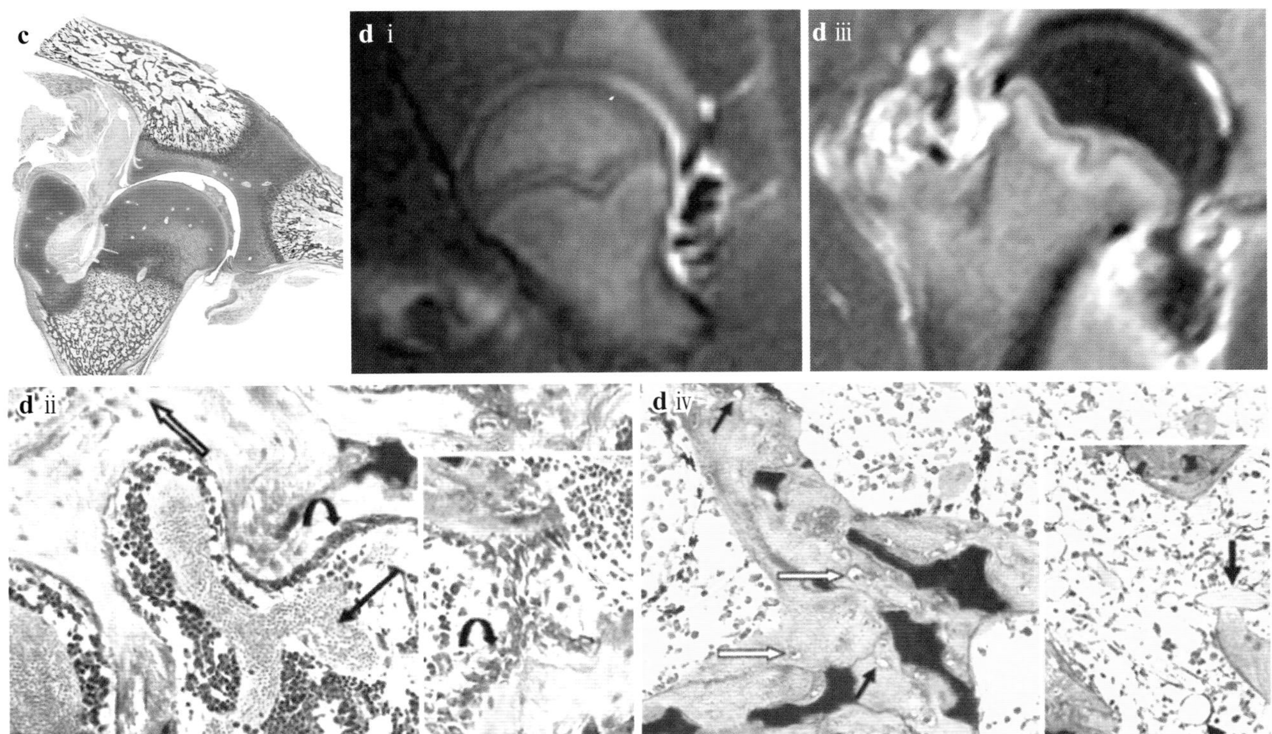

图 2.4　c 图示冠状面组织切片显示仔猪胚胎晚期股骨近端和髋臼，在股骨头次级中心骨化之前；d ⅰ图示正常非手术股骨头的磁共振成像显示钆增强后 T1 加权序列上的信号强度正常；d ⅱ图示正常非手术股骨头部分次生骨化中心的病理学检查显示，正常骨小梁含有骨细胞、表面成骨细胞，骨髓血管化良好，有造血细胞和间充质细胞，开放箭头指向骨陷窝中有活力的骨细胞，黑色直箭头指向血管中的红血球，弯曲的黑色箭头指向骨表面有活力的成骨细胞，包括放大镜下的嵌入物；d ⅲ图示术后 48 h 的磁共振图像显示手术股骨头和黑头完全缺血，骨骺钆强化完全缺乏（T1 加权序列，钆增强）；d ⅳ图示缺血手术侧继发骨化中心的组织学准备，空骨细胞陷窝（黑色箭头）或骨细胞收缩的陷窝（白色箭头）表示死骨。骨表面没有成骨细胞。骨髓是去细胞的，血管是空的，没有红细胞（黑色箭头，插图），深紫色区域是软骨内骨形成的软骨核心。血管重建尚未发生，因此骨小梁保持完整

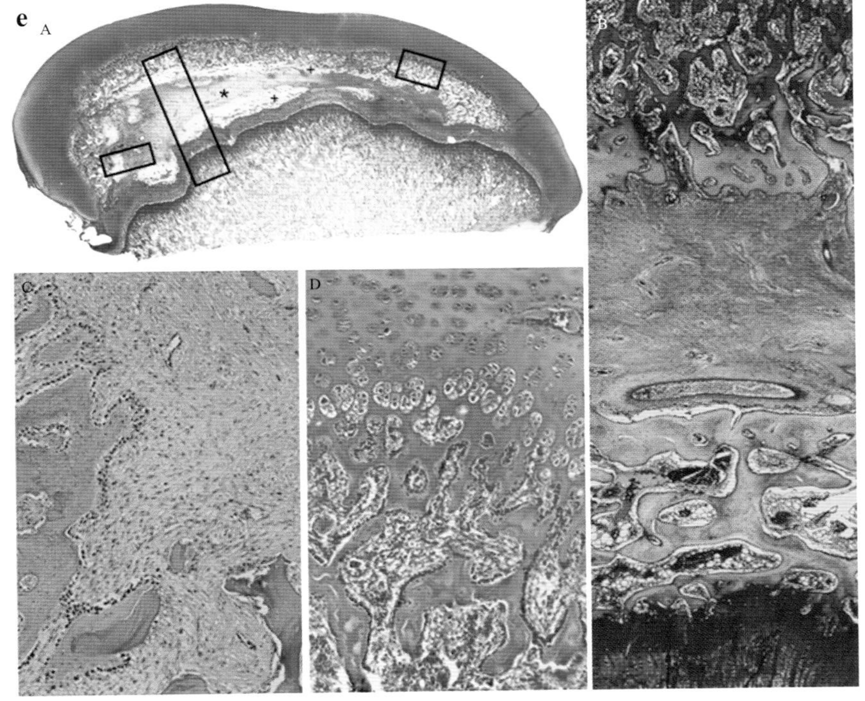

图 2.4　e 图示累及股骨头的复合视图（A 图示右上方的组织切片显示畸形头部和邻近颈部的整个宽度，放大倍数更高，中央最大的纵向矩形突出显示在图 B 中，矩形位于 C 的左侧，右侧的矩形显示在 D 中；B 图示组织学切片范围从上方的软骨下骨到下方的实体，中央可见一条巨大的横行血管，上方为纤维母细胞血管化组织侵犯，下方为正常骨板；C 图示成纤维细胞组织内可见膜内编织骨形成，表面成骨细胞发育，左下角新骨沉积在坏死的骨核上；D 图示持续的软骨内骨序列可见于股骨头的大部分周边区域）

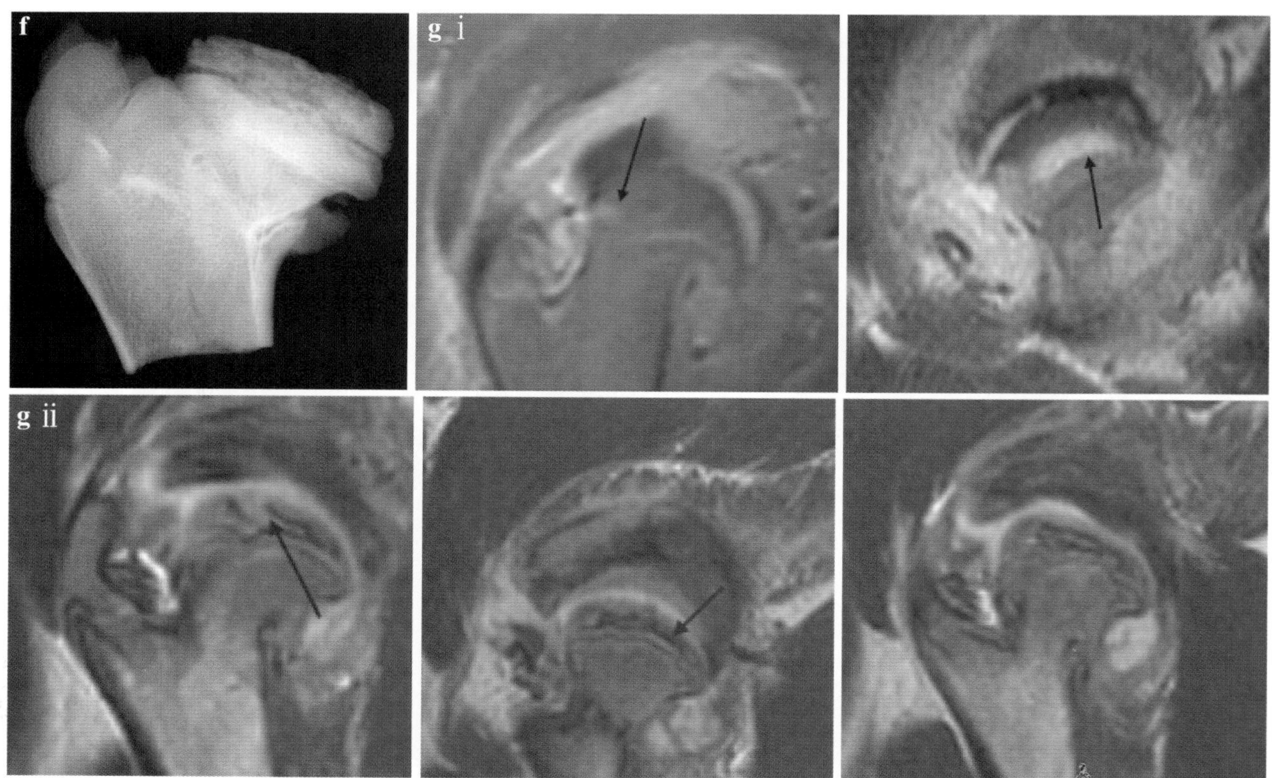

图 2.4　f 图示术后 8 周的小猪股骨头和股骨颈的 X 线片显示髋平畸形（平头）和继发骨化中心断裂，碎裂（继发骨化中心放射性骨密度和透光性骨的交替区域）表明修复性血管重建正在进行中；g 图示磁共振图像，在仔猪存活和麻醉的情况下，显示了对股骨头坏死和随后的血运重建的不同反应 [上面的图 d iii显示了在颈部底部系上韧带并导致股骨头缺血的即时效果在这张图中；g i 显示了最早的血运重建阶段，开始于左侧的 physis（光区表示高信号强度），而在右侧则是整个头部的进一步血运重建；g ii 图中，股骨头已经畸形，但显示区域高强度信号区，提示血运重建，中心示股骨头保持球形，但第二中心显示血运重建和碎裂交替区，右侧股骨头不规则变平，二级中心断裂，血运重建]

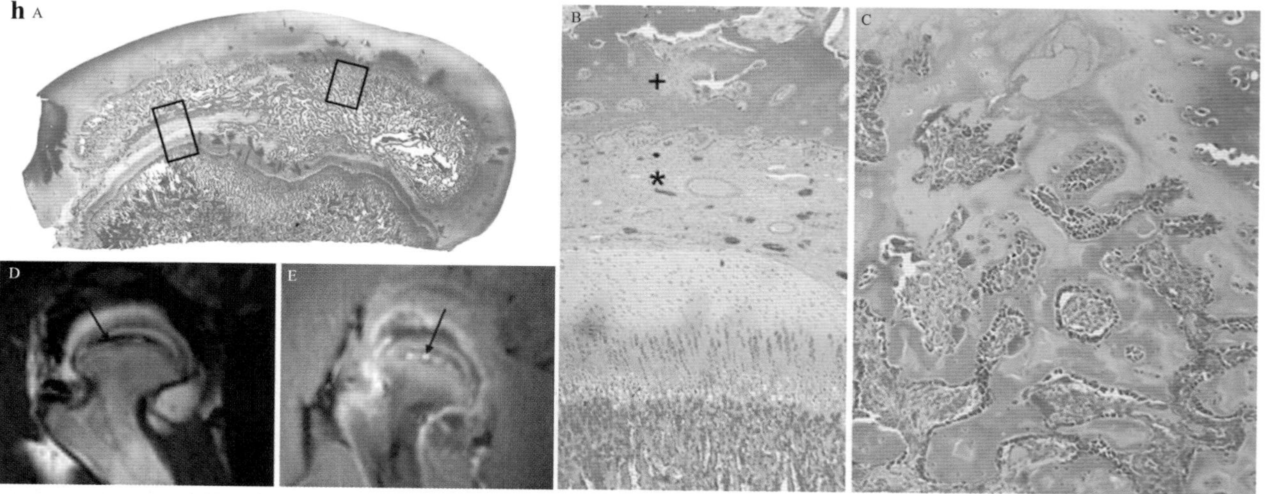

图 2.4　h 图中，A 图示股骨头和股骨颈宽度的组织切片显示股骨头变形和次级中心的可变组织堆积；B 图示高倍镜下的组织学切片显示，从上到下，修复骨、纤维血管组织生长、生长板和干骺端骨，符号（*）位于纤维血管组织侵犯内，从侧面进入，以弧形方式穿过股骨头，（+）符号覆盖在纤维血管组织上下边缘的致密膜内骨形成上；C 图示第二中心右上角的组织切片显示软骨内序列在区域愈合过程中的进展，并恢复了该机制，成骨细胞形成骨和破骨细胞吸收骨；D 图示 MRI 显示头部轻度畸形，在骨密织区和层状膜内骨区呈线状暗信号，下方较浅区域纤维血管堆积高信号；E 图示另一个 MRI 是从一个较深的水平切取的，具有代表纤维血管组织聚集的高信号强度积聚

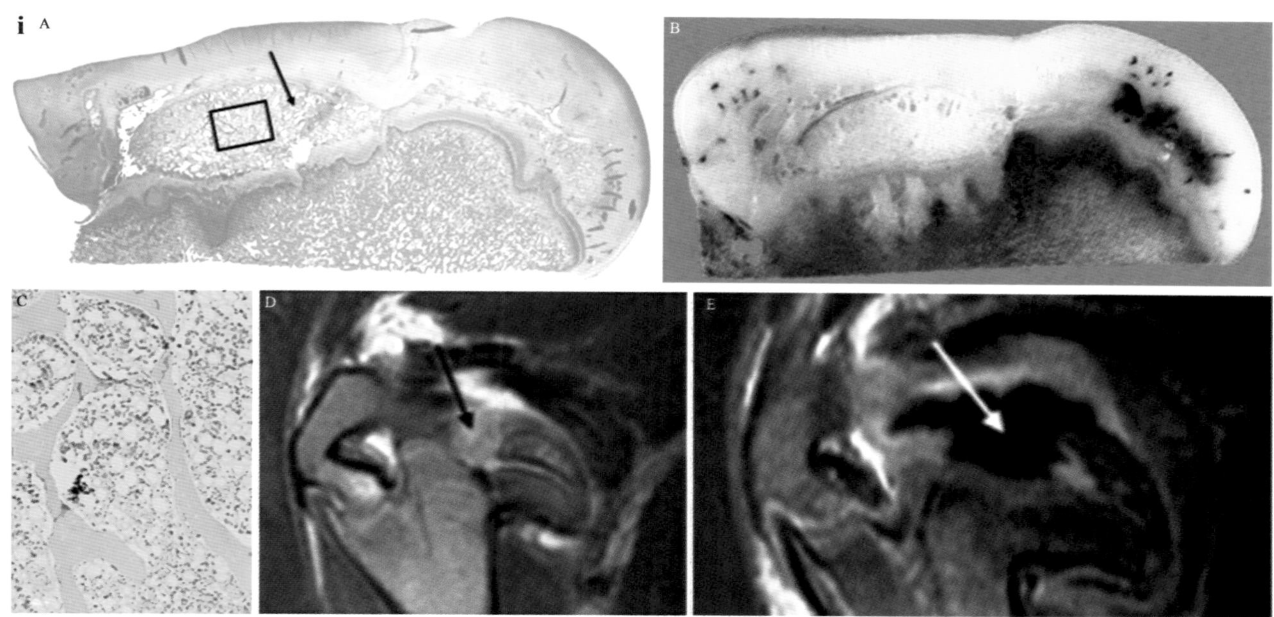

图 2.4 i 图为左侧脱钙冠状面组织切片显示股骨头 [A 图示有明显的髋平（变平）和一个巨大的完全坏死的侧卵形骨集合，右侧头部的中部仍然是球形的，里面的骨头很稀少，但现在可以存活；B 图示脱钙的头部和颈部的外观，从轮廓框区域，在冠状面切割，并在进行组织学准备前拍照，磁共振图像显示持续的大面积椭圆形坏死区；E 图示无信号、黑色以及中间有血管化的活段]

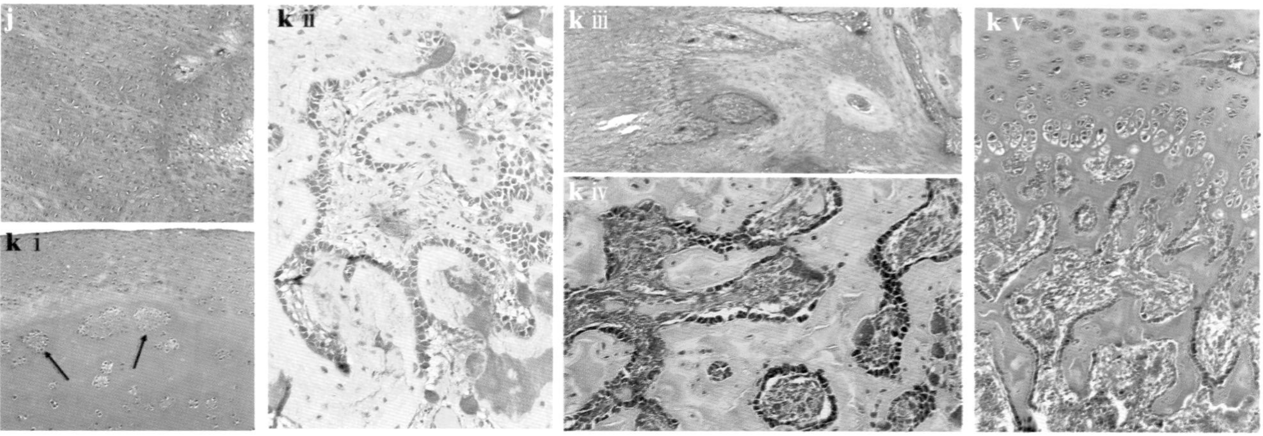

图 2.4 j 图示侧修复区的显微照片显示高细胞软骨修复重建软骨基质，但尚未形成骨；k 图示研究的股骨头不同修复区域的组织学切片显示，同一时间同一股骨头内的许多变体都可能发生变化 [k i 图示用许多软骨克隆重建组织；k ii 图示表面有成骨细胞和破骨细胞同时引起吸收的新骨；k iii 图示从纤维血管到编织骨再到板层骨的组织顺序（从左到右）中的新骨；k iv 图示软骨组织的软骨内骨形成也显示出广泛的成骨细胞和破骨细胞；k v 图示重建正常软骨内成骨序列]

为了研究畸形的发病机制和可能的治疗方法，人们在动物实验中进行了大量的实验研究。Salter 和同事从 1966 年开始 [105,106] 描述了小猪模型，通过在股骨颈基底部进行环行丝线结扎，从而结扎掉股骨头的动脉血液供应。这导致股骨头骨骺的缺血性坏死，并在股骨头内产生类似于 Legg-Perthes 病的改变，尽管研究结果只是在会议上以总结性发言的形式简要介绍。Kenzora 等 [107] 使用经股骨颈截骨术造成了成年兔股骨头的实验性骨坏死，Sanchis 及同事 [67] 通过破坏股骨颈血管系统，在幼犬（狗）中造成股骨头的无血供，尽管并没有出现类似于 Perthes 病的变化。在小猪模型中，切除圆韧带后又使用丝线环形结扎了股骨颈，然而，当在 3 周龄左右的动物中进行上述操作时，所诱导的变化与儿童期的 Perthes 病相类似，并且在相对快速的 8~12 周时间内发生变化。小猪新生髋关节的血管供应和解剖组织结构与人类极为相似，只是在出生时次级骨化中心（股骨头骨骺）发育良好。Rowe 等也利用小猪模型诱导股骨头出现 Perthes 病样的变化 [108]。

该模型已用于研究治疗方法。使用双膦酸盐 – 伊班膦酸盐（Kim 等 [109]）和唑来膦酸（Little 等使用大鼠模型 [110]）以及 RANKL 抑制（Kim 等为了最小化快速破骨细胞再吸收的破坏性影响 [111]）等方法，可使得畸形最为轻微。

二、小猪模型：结构改变、组织学改变和磁共振成像评估

股骨颈基底部进行囊内手术结扎和切除圆韧带是诱导未成年小猪股骨头缺血坏死的良好模型 [103,104,112–114]。虽然股骨头畸形的发展是公认的坏死现象，但塌陷、生长迟缓和不对称生长对变形的影响仍不确定。在用这个小猪模型诱导缺血性坏死后，坏死组织的破骨细胞吸收被认为是股骨头变形的原因 [103,104,109]。钆增强磁共振成像（MRI）显示了正常仔猪股骨发育中的骨骺和干骺端的年龄相关血管变化 [115]。MR 成像还能够显示在广泛外展位置固定髋关节后和在股骨颈底部进行手术结扎后的活体小猪股骨头缺血 [112]。我们采用 3 周龄小猪股骨颈“结扎 – 切除圆韧带”的模型，对每头小猪进行定性和定量序列磁共振成像和终末期组织学评估，以显示股骨头对血管损伤的变形和修复反应随时间的变化以及继发性变化诱导髋臼的形状和发育（图 2.5a~f）。仔猪股骨头的研究不同于以往的研究，通过以下方式提供了有意义的观察：①使用 MRI 跟踪体内畸形的发展，评估同一髋关节在不同的时间阶段；②通过 MRI 量化畸形的变化参数，以帮助阐明变形的机制；③使用钆增强 MRI 评估坏死和修复中的血管状态；④通过组织学显示组织反应的可变性；⑤将 MRI 和组织学组织分化模式相关联。

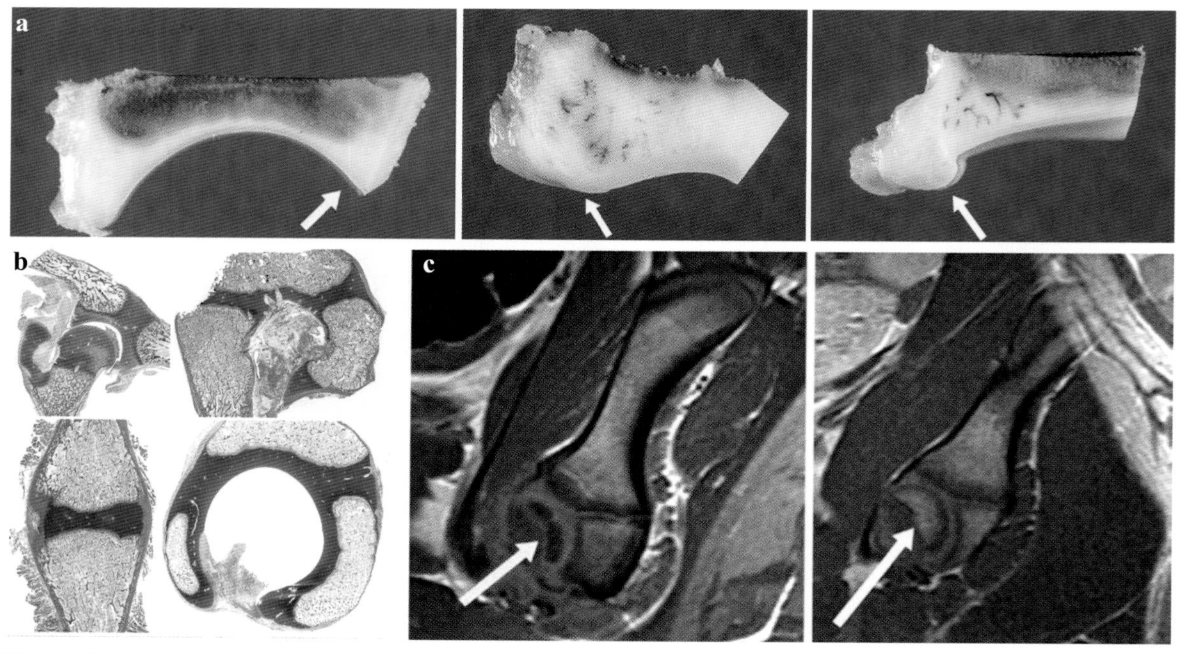

图 2.5 （a~c）

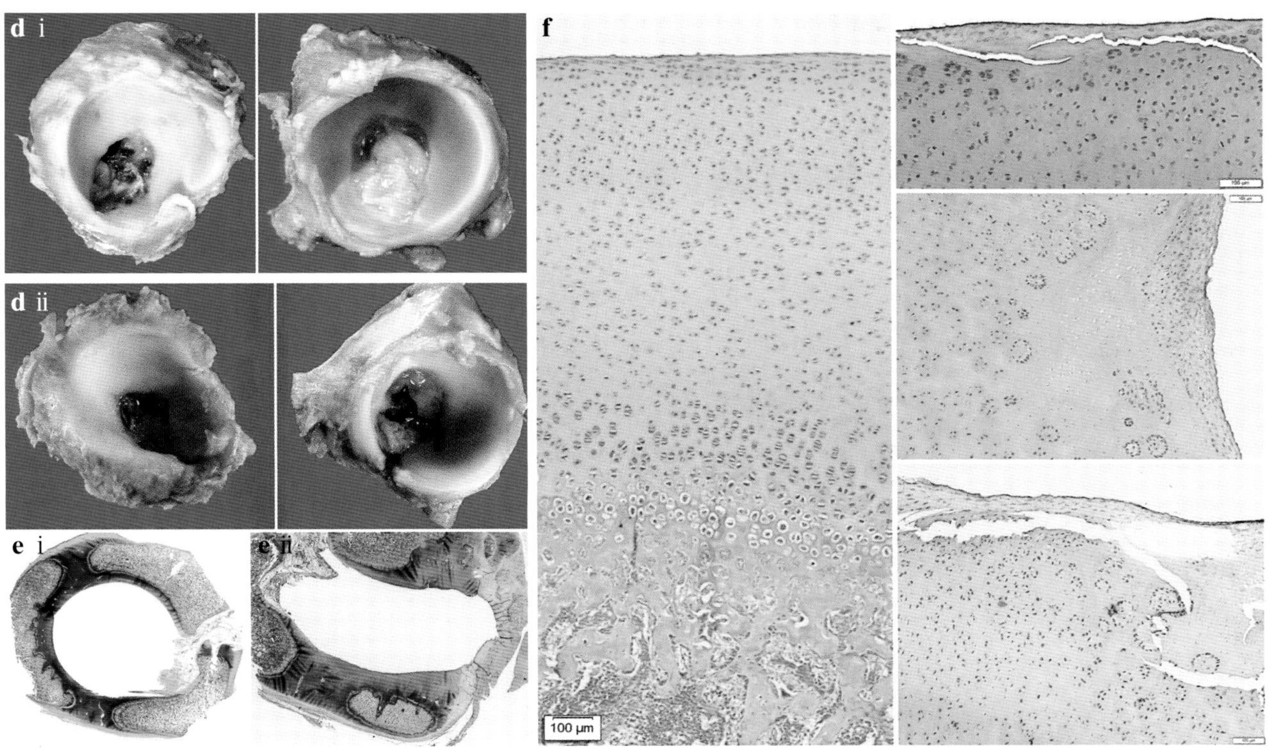

图 2.5　图片 a~f 显示了与股骨头形状异常相关的仔猪模型中的髋臼变化，类似于临床的 Legg-Calvé-Perthes 病 [a 图示髋臼的照片显示的是牺牲时在冠状面中脱钙后的切片，箭头指向髋臼的侧面。正常非手术髋臼在顶部。侧缘到一个尖点，曲线形状和深度正常，猪没有明确的纤维软骨唇。股骨头缺血性坏死 2 例，侧缘区域要么是软骨过度生长，形成部分阻碍股骨 – 髋臼运动的区域，要么是边缘变平和外翻，下面的骨骼形态在上下两个受影响的部位是正常的，发育不全，受累髋臼内血管过多（关节面上方软骨内棕黑色点状斑点）；b 图示组织切片的四个视图发展的髋臼从一个晚期胚胎猪 – 小猪，这在结构上与人类臀部相似，组织脱钙，包埋在 JB4 塑料中，切片厚度 5 μm，用 1% 甲苯胺蓝染色，股骨近端（左上）尚未形成第二骨化中心，该中心将在出生前形成，但存在其他股骨头 – 髋臼组织成分，在左上角的图像中，标本的方向是这样的：髂骨在股骨头上方，倾斜向上，坐骨在 Y 形软骨下方，向下向右倾斜，在右上角的图像中，髋臼深部的横截面显示了三放射状软骨的一部分，以及髋臼、坐骨和耻骨三种骨成分的每一部分，在右下角图像中，髋臼的横切面靠近外缘，显示圆形内关节面、部分三叉软骨和三块骨头中的每一块，耻骨在左下，坐骨在右下，髂骨在上，左下角的图像显示了上方的髂骨，中间是 Y 形软骨（深紫色），下方是坐骨，Y 形软骨的生长板结构的双向定位在这里得到了很好的说明；c 图示在同一平面上，磁共振成像显示股骨头髋臼在底部，髂骨和髂骨嵴在上面，左侧为正常髋关节，右侧为缺血性坏死髋关节。注意右侧髋臼形态异常及股骨头碎裂]；d（ i ，ii）在处死和解剖时，以相同方向拍摄照片以显示两只小猪的正常髋臼（右）和受影响的术后髋臼（左）。发生缺血性坏死的股骨头的髋臼较宽，较浅（较浅），周围边缘呈圆形；e i 图为正常侧和手术侧的横向组织学切片显示正常规则的圆形，三块骨盆骨（髂骨、坐骨和耻骨）的骨段发育良好；e ii 图示异常手术侧，构成髋臼的三块骨骼的形状不规则，骨形成不发达和不规则；f 组织学切片显示不规则髋臼关节软骨的发育，基于其与股骨头畸形的关系：左边是从关节软骨（上）到骨（下）的正常进展，右边 3 张图像显示关节软骨损伤，包括撕裂、软骨细胞丢失、软骨细胞克隆。这些是最终导致骨关节炎软骨退变的异常类型]

1. 操作技术

对 10 头 3 周龄小猪进行了手术。肌肉注射盐酸咪唑安定（Baxter，Deerfield，IL）40 mg/kg 和盐酸氯胺酮（Ketalar；Parke Davis，Morris Plains，NJ）20 mg/kg 诱导麻醉。30 min 后给药第二剂麻醉剂氯胺酮 20 mg/kg 和甲苯噻嗪 5 mg/kg（Rompun；Mobay，Shawnee，KS）。以 0.002 mg/（kg·min）的剂量连续静脉（静脉）输注 1% 的得普利麻（利福平；阿斯利康）稀释于 5% 的葡萄糖水中进行维持。放置经口气道，以 4 L/min 的速度给予吹气氧气，采用无菌技术。

小猪左侧卧位，对其右侧髋部采用外侧切口。线性切口长约 6 cm，以股骨大粗隆尖部为中心，平行于股骨切开。从前方切开关节囊，下肢纵向牵引允许使得股骨头从髋臼内半脱位。长的弯剪切断圆韧带，在关节囊内用双股 #2 丝线绕股骨颈基底部环扎系紧。用可吸收缝线逐层缝合关节囊、肌腱结构、皮下组织和皮肤。未使用皮肤敷料和术后夹板。右侧髋关节均为手术侧，左侧作为对照。

2. 磁共振成像

MR 成像是在 1.5T（GE Medical Systems, Milwaukee, WI）系统使用一对 3 英寸（76.2 mm）的单纯接收表面线圈进行。每项研究均在全麻下进行，使用单次静脉注射盐酸氯胺酮 20 mg/kg 和甲苯噻嗪 5 mg/kg，然后以 0.002 mg/（kg·min）的剂量连续静脉滴注溶于 5% 葡萄糖内的 1% 的异丙酚（AstraZeneca）。检查时小猪均侧卧位，非手术侧髋位于下方。在所有动物中，常规的 MR 图像包括 T1、T2 和扰相梯度回波（spoiled gradient-recalled echo）图像均为 2.5 mm 断面厚度，0.625 mm 面内分辨率，20 cm 视场。采用重复时间 msec/ 回波时间 msec 为 500/9 的 T1 加权图像，采集 1 个信号。用 2000/60 采集 T2 加权图像，采集 2 个信号。根据仔猪的年龄和大小，冠状面上每个股骨头通常有 6~9 张图像。钆喷酸二聚葡萄糖胺（Magnevist；Berlex，Wayne，NJ）在开始动态钆增强磁共振成像 10 s 后，以 0.2 mmol/kg 的速度手动注入耳静脉。使用损坏的梯度回波序列（200/2；翻转角，60°；截面厚度，3 mm；平面内分辨率，0.625 mm；视野，20 cm）评估增强效果。每节采集 5 幅图像。对比后自旋回波 T1 加权像（500/9）也每隔 2 min 获得评价股骨头融合。比较每只动物的两个股骨头的 T1 和 T2 加权图像上的信号强度变化，从对照侧记录为增加、减少或不变。

10 头小猪接受了这项研究。术后 48 h、1 周、2 周、4 周、8 周行 MRI 检查。所有仔猪手术后恢复正常，48 h 后全部显示股骨头完全缺血，位置正常。其中一个在 MRI 后 48 h 处死，以记录颈部底部环缝的位置。对 10 只仔猪进行了连续的定量研究，其中一个丢失了 9 个数据。其中一个在 2 周时被处死以记录早期变化。其中 1 例在手术侧出现跛行、不适和延迟感染，4 周时处死，分析时间仅为 48 h、1 周和 2 周，临床和磁共振表现不明显。其余 7 头仔猪在术后 8 周进行评估。量化。在 48 h、1 周、2 周、4 周和 8 周时，对非手术对照侧和结扎侧股骨近端进行 MR 图像测量。这些指标包括股骨头高度、股骨头直径、关节和骨骺软骨的厚度、头颈 / 股骨干角（作为股骨近端内翻的测量）。由 2 名观察者对每个股骨头的每个参数进行 3 次测量，并使用平均值。使用位于威斯康星州密尔沃基市 GE 医疗系统的 Advantage Workstation 4.2 进行测量。股骨头高度在冠状面中以 mm 为单位测量，从有限元口腔头部的上关节面中点到中点以下的身体顶部。沿中冠状面测量股骨头直径，以 mm 为单位，以确定从内侧头关节面到侧面的头关节接合处的最宽直径。软骨厚度包括关节软骨和邻近的骨骺软骨，在冠状面中部测量，从关节软骨上表面中点到第二骨化中心的下伏骨或纤维血管修复组织的最外围。测量头颈中纵轴与轴纵轴的夹角作为股骨近端内翻的指标。

3. 统计分析

对 MRI 测量结果进行统计分析。采用双向混合模型重复测量方差分析（ANOVA）比较结扎髋关节和对侧对照髋关节在5个时间点（48 h和1周、2周、4周和8周）的高度、直径、角度和软骨生长测量值。与配对 t 检验或传统的重复测量方差分析模型不同，这种统计方法有效地解释了每只动物在一段时间内的两个髋部（即相关数据），并处理了缺失数据问题。选择一个复合对称相关结构来拟合该模型，以说明同一5头仔猪的结扎和对侧髋关节的测量结果，并根据Akaike信息准则进行了良好的拟合。时间、组（结扎组与对照组）和时间–组间相互作用被视为固定的重复测量因素，动物作为随机效应。在每个时间点，用 F 检验来确定各组之间的身高、直径、角度和软骨的差异。组间自由度为84.3的统计显著性标准。基于两两比较，在每个时间点为结扎和对照髋部构建95%的置信区间。统计分析使用SPSS（version 15.0, SPSS Inc., Chicago, IL）进行，所有报告的 P 值都是双尾的。

4. 结构研究

在最后的磁共振成像之后，小猪仍然处于麻醉状态，并通过心脏内注射致命的戊巴比妥钠（Vortech Pharmaceuticals, Dearborn, MI）实施安乐死。2个股骨近端在股骨粗隆下水平取出，检查并拍照。从4只小猪的两侧取下完整的ace板，切片耻骨、髂骨和坐骨，包括完整的三放射状软骨。在组织学上，股骨近端固定在10%中性福尔马林中2~4周，然后在25%甲酸中脱钙直到变软。转子被切除。头颈部首先在冠状面中部进行切割，然后再进行额外的冠状面切割，以便从头部前部到后部进行检查和拍照。处理以2种方式继续进行：其一为石蜡包埋，即将组织置于浓度增加的乙醇中，浸润并包埋在石蜡中，切取厚度为5~7 μm，并用1%甲苯胺蓝或苏木精和伊红染色；其二为塑料包埋，即将组织在JB4培养基（Polysciences, Warrington, Pennsylvania）中浸润2周，包埋于JB4塑料中，切取1 μm厚，用1%甲苯胺蓝染色。

5. 结果：股骨头变形及冠状面半横断

在48 h处死1头小猪，在冠状面半断面上显示正常股骨近端解剖结构和颈动脉环向结扎的位置。在8周时处死的小猪，大体检查显示所有手术股骨的股骨头和股骨颈都有变形，但与正常的非手术侧相比，其外观有些变化。头颈部缩短，转子生长正常，导致髋内翻。畸形头部呈椭圆形至部分扁平，较正常头部宽。关节面始终完整，但不均匀，局部扁平和凹陷在中央区域最为突出。股骨头内侧部的形状总是比中央和外侧部保存得好。在冠状面（内外侧）和矢状面（前后侧）都可以看到变形（图2.4a）。对脱钙后冠状面半断面的宏观检查显示关节和骨骺软骨的厚度增加，骨骺软骨血管增多，骨骺中的各种组织堆积，通常包括纤维软骨组织、骨髓和骨。有时可见坏死的骨段和相对较大的修复软骨堆积。同一股骨头从前到后的多个冠状面切片检查，各断面的外观有明显差异。

从对侧正常股骨近端的放射和组织学表现来看，3周龄的小猪手术时股骨近端的次级骨化中心发育良好（图2.4b）。显示了手术后8周（11周龄）处死时正常非手术股骨头的放射照相和组织学图像。

在二次骨化中心出现之前，胚胎晚期小猪髋关节（股骨近端和髋臼）的组织学如图2.4c所示。

6. 磁共振成像和手术股骨头的组织学评估

同一股骨头的MR图像和组织学切片一起呈现，以对比这2种评估方法。非手术股骨头MRI显示血管信号正常，组织学检查显示骨髓和骨小梁正常，有骨细胞和表面成骨细胞。所有 10 头仔猪在 48 h 时，由于缺乏骨骺钆增强，手术股骨头出现完全缺血。组织学显示骨髓无血管和纤维状，骨小梁上没有表面成骨细胞（图 2.4d）。

对一头小猪在 48 h、1 周、4 周和 8 周的 MR 和组织学图像的评估显示了修复反应的特征。48 h 时，手术股骨头显示钆缺乏信号，而非手术股骨头显示正常血管信号。1 周时，周围血管从内侧和外侧重新进入骺软骨和次级骨化中心骨，早期血管重建。在 4 周时，第二中枢的血管重建被高信号所突出。到 8 周时，头部信号强度响应发生变化，可见变形。两个不同的冠状切面显示同一股骨头内不同的组织反应。纤维血管侵犯信号高，致密修复骨信号低，纤维软骨和软骨内骨信号中等。组织学和放射学发现与 8 周时的 MR 图像相关，如图 2.4e~k 所示。

显影修复血管重建变异性的影像序列显示，增强后 T1 加权像上的信号强度增加，在某些情况下在股骨头周围出现，在 2 周内全部出现。在 8 周时具有典型修复和变形模式的股骨头，磁共振成像序列显示不同的强度。T2 加权序列的纤维血管侵犯部位信号中等，编织骨和板层骨致密骨修复部位信号强度较低。局部血管化软骨内修复区和纤维软骨修复区具有高信号强度。相应的组织学变异性被说明。

2 个股骨头对缺血的反应与普通股骨头有很大不同。其中 1 例，头部中央和外侧有一大块坏死的骨段，8 周时没有血管侵犯。组织学检查显示坏死的次级中心骨中央外侧区域较大，没有血管化或细胞修复的迹象，由纤维组织边缘与骺软骨次级中心骨的其余部分分离。这在脱钙 fem– 口腔头部的冠状面半断面上是明显的，随后从中进行了组织学切片。MRI 显示 2 周时股骨头中央和上部血管重建延迟，8 周时钆增强 T1 图像显示持续存在的正常内侧骨和低信号强度的邻近大坏死碎片有明显对比。在其他股骨头，软骨修复组织主要集中在中央和外侧。高倍镜下组织为血管化纤维软骨。MRI 上有广泛的高信号区（钆增强）和中间信号强度，代表软骨修复，与组织学关系良好。

在头部外侧，表面软骨的组织学切片常显示血管化的纤维组织过度生长（pannus）和软骨细胞克隆区，从少数聚集的细胞到高度结构化的环状堆积物，这些细胞位于周围。这些组织学发现没有被磁共振成像检测到。外侧骨骺软骨内血管增多是常见的，许多血管最终与软骨内骨化异位病灶有关。这些发现被钆增强 MRI 所强调。骨突厚度不一，径路起伏，但经皮骨桥少见。当它们出现时，它们通常局限于小范围。MRI 显示骨髓干骺和骨骺间的骨小梁连续性和骨骺间的信号。

在 8 周的时间过程中，对 8 头仔猪进行了定量的 MRI 评估：结扎侧和对照侧股骨近端 MRI 测量了股骨头高度、软骨高度、股骨头直径和股骨头颈轴角。

对股骨头高度重复分析的方差 < 0.0001。手术股骨头的高度逐渐小于非手术对照侧，结扎组与对照组在 1 周、2 周时的身高差异显著（$F = 16.4$，$P < 0.0001$）（$F = 46.1$，$P < 0.0001$），4 周（$F = 59.4$，$P < 0.0001$），以及 8 周（$F = 158.4$，$P < 0.0001$）。在 48 h 没有发现组间差异（$P = 0.36$）。从基线检查到 8 周的变化率，结扎组和对照组之间存在极显著差异（$F = 23.7$，$P < 0.0001$）。重复测量方差分析显示结扎对股骨头软骨高度的总体影响非常显著（$F = 80.8$，$P < 0.0001$）。在 2 周（$F = 9.6$，$P = 0.003$）、

4 周（$F = 33.4$，$P < 0.0001$）和 8 周（$F = 55.7$，$P < 0.0001$），结扎组的软骨高度高于对侧对照股骨头。结扎组在 8 周时间内的变化速度明显快于结扎组与对照组相比（$F = 9.5$，$P < 0.001$）。

方差分析显示，与对照组相比，结扎对股骨头直径测量值有显著影响（$F = 18.1$，$P < 0.0001$）。术后股骨头比对照组宽。在第 4 周（$F = 4.2$，$P = 0.045$）和第 8 周（$F = 49.1$，$P < 0.0001$）发现了显著的组间差异。在 48 h（$P = 0.91$）、1 周（$P = 0.51$）或 2 周（$P = 0.66$）没有发现组间差异。两组从基线检查到 8 周的变化率有显著性差异（$F = 10.4$，$P < 0.001$）。

重复测量方差分析显示结扎对股骨近端头颈轴角测量有非常显著的影响（$F = 74.2$，$P < 0.0001$）。在 2 周时（$F = 17.5$，$P < 0.001$），4 周时（$F = 25.4$，$P < 0.0001$），结扎股骨近端的角度明显小于对照侧（表明髋内翻畸形），8 周（$F = 44.0$，$P < 0.0001$）。虽然在 48 h 内没有观察到差异（$P = 0.48$），但在 1 周时发现了轻微的显著差异（$F = 4.0$，$P = 0.05$）。斜率试验显示结扎侧和对照侧在 8 周内的变化率有显著差异（$F = 7.2$，$P < 0.001$）。

7. 研究的意义

（1）模型

在以前的一项研究中，在幼年仔猪股骨颈底部周围放置囊内环向丝状韧带可导致整个股骨头缺血，其定义为 6 h 和 96 h 钆增强 [112]。一项长期研究增加了圆韧带的切片以诱导股骨头缺血和坏死，这项技术在其他研究中被成功使用 [103,113]。仔猪股骨近端的血液供给似乎与人类相同 [117]。在仔猪模型中，修复的特点是纤维血管侵犯 [104]，坏死组织的吸收和可变的组织合成，而成人股骨头坏死的特点是持续坏死的小梁上形成新的骨 [118]。其他动物模型 [67,107] 不会产生仔猪所见的广泛股骨头畸形。

（2）定量 MRI 的贡献

对股骨头变形的认识

当股骨头缺血时，没有畸形，因为结构是由完整的软骨和骨小梁维持的。畸形的发生与对缺血和坏死的修复反应有关，缺血和坏死是由骺软骨和次级中心骨的血运重建引起的，使纤维血管组织提供未分化的间充质细胞进行修复，破骨细胞重新吸收坏死组织和早期修复组织。

定量磁共振研究有助于确定仔猪缺血性坏死股骨头变形的机制，通过测量在相对较长时间内同一髋部的形态变化。研究表明，正常对照股骨头的高度在术后 48 h 从最初评估时的平均 7.2 mm 增长到 8 周时的 10.4 mm，而结扎侧不仅没有增长，而且实际上从 1 周起每个时间段的高度都在下降，从平均 6.9 mm 到 8 周的 4.8 mm。在实验开始时，平均最终高度远小于控制高度，这表明头部在中冠状面上的实际塌陷不仅仅是没有生长或以缓慢的速度继续生长。生长不全或生长减慢不能解释超过起始水平的高度下降，因为这些情况单独发生会使高度与血管损伤时的值相同或仅略微增加。

对照组股骨头直径随时间延长而增大，但结扎侧的直径以更大的速度增加，在 8 周时比正常侧更宽。这一发现与早期和显著的股骨头周围血管重建的 MR 和组织学发现一致。在术后 2 周内，两侧的直径无明显变化，结扎侧的直径在 2 周后开始增加，而在术后 4~8 周，宽度变化较大且具有统计学意义。由于股骨高度早在1周和2周时就低于正常值，实际上低于缺血诱导时的高度，而1周和2周时的宽度与非手术侧的宽度相同，很明显，头部不存在相互挤压或气球效应的形状变化，即在一个部位塌陷会立即引起另一个部位的宽度变化。我们对手术侧4周开始出现的宽度显著增加进行了解释，表明宽度变化在很大程度上是由于不对称生长，而不是由于塌陷引起的形状变化。如果股骨头塌陷导致股骨头在一个方向上变宽而在另一个方向上变短，则这两个事件将同时发生。

其他参数的测量也提供了有关股骨头变形的信息。在对照侧，上表面软骨厚度在整个研究期间几乎保持不变，仅在8周时从平均1.3 mm缓慢下降到1.1 mm。关节软骨的向外生长与第二骨化中心半球外缘软骨到骨的转化相平衡[119]。关节面骨骺软骨厚度在结扎侧显著增加，从1.4 mm增加到8周时的2.2 mm，随时间逐渐增大其大小差。在术后2周，与对照侧相比，它缓慢增加，但在术后4~8周，它以更高的速度增加。从关节扩散的滑液介导软骨的持续生长[119,120]，而骨缺血在内部阻止了骺软骨向次级中心骨的转化。

对照侧股骨头颈干角随时间从平均151°~155°略有下降，而股骨头塌陷加上结扎侧生长减少，8周时从平均136°~154°减少到更多内翻。由于大转子的血液供应保持完整，所以双侧转子的生长正常。

（3）磁共振成像和组织学的贡献对缺血后修复和变形的认识

在这项研究中，缺血、坏死、修复和股骨头畸形在所有病例中都得到了有效的诱导，但有相当大范围的组织学反应。这种变异性在不同的动物之间以及同一股骨头的不同部位都有。在以前的研究中，核磁共振成像和相关组织学已经证明了骨发育末端不同区域的信号特征[115,121,122]。对于所有成像序列，低信号强度（黑色图像）类似于致密皮质骨，中等信号强度类似于肌肉图像（非脂肪抑制），高信号强度（光图像）类似于液体（在液体敏感序列上，如T2）。T1成像的钆增强在显示正常血管（高信号强度）[115]和股骨近端骨骺缺血（低信号）方面特别有价值[112,113,116]。通过应用不同的序列，可以突出显示特定的组织，尽管不是所有的组织在每个序列上都能很好地显示出来。组织学特异性与MRI的绝对相关性并不总是可能的。MR图像厚度在2.5 mm范围内，而组织学切片厚度通常为7 μm，因此MR组织切片明显增厚。狭窄范围内的组织变异性会导致MR图像分辨率降低。尽管有这些考虑因素，使用特定序列的不同信号强度可以与组织学证实的实际组织相关联，通常具有较高的准确性。

最常见的修复模式，由关节表面的纤维血管生长和滑液扩散引起，是头部外侧和中央部分的高于身体的膜内骨合成，靠近关节面中央和内侧的骺软骨中软骨内骨形成的恢复，以及表面软骨厚度增加。在某些情况下，大的坏死骨段持续存在，与周围的次级中心被厚纤维组织隔开，而在其他情况下，反应主要是软骨或纤维软骨，骨形成延迟。磁共振成像记录了体内的初始缺血，血运重建的模式，股骨头畸形的发生和发展，以及对修复的可变组织反应。

在缺血48 h的股骨头中，整个头部无血管，缺乏钆增强T1加权序列的信号。在1周时，从周围的内侧和侧面观察到血运重建（高信号强度），2周时，头部明显再血管化，中央和上部区域血管重建最慢。大面积坏死节段持续低信号，直到血管重建发生。纤维血管反应可在高信号强度的钆增强T1加权图像上显示。在 gad-olinium 增强的 T1 图像和 T2 图像上，低信号强度的骺内区域显示了编织骨和板层骨的合成。软骨内组织一般为中等强度。由于流体血管的存在，纤维血管组织和血管化良好的纤维软骨组织都具有高信号强度，因此不可能将两者区分开来。Babyn 等人在猪头缺血的仔猪中使用 MR 成像来评估牺牲后切除的股骨头，并在窄芯活检上进行了一些高分辨率成像 [123]。我们的研究记录了体内对缺血损伤的反应。在未来，高场强 3tesla 磁体成像能够在不牺牲信噪比（SNR）的情况下产生更高空间分辨率和更薄截面的图像。表 2.1 总结了仔猪模型缺血后股骨头的修复。

表 2.1　基于磁共振成像和组织学研究的仔猪缺血后股骨头修复总结

总结	具体内容
修复是由血管组织的生长开始的	血管化进入股骨头集中在外侧和后部，关节软骨与骺软骨相遇，然后在内侧和上方以弧形方式在下方和上方的关节骺软骨下表面之间传递。未分化的间充质细胞伴随血管。干骺端的血管不能通过干骺端来补充次级骨化中心
血管 / 间充质生长提供未分化的间充质细胞用于组织修复和破骨细胞吸收坏死的骨和软骨	新组织合成和坏死组织吸收的过程同时发生在二次骨化中心的同一有限空间内；这就造成了合成修复和构建结构的问题，而吸收移除的组织进一步削弱了骨框架和易于关节面塌陷
修复反应因仔猪而异，且在同一股骨头的不同区域	在整个股骨头中，没有一个统一的组织反应以有序的方式合成修复骨。从头部内侧到外侧的软骨下区域，从头部到软骨下区域的宽度是从头部到外侧的。整个过程中的组织切片反映了 MRI 摄取模式的改变和平片所见的碎片
股骨头修复组织可沿成骨细胞、成软骨细胞或成纤维细胞线分化。股骨头血管侵犯伴未分化间充质细胞常被称为纤维血管侵犯，局部组织修复变化	膜内骨形成：编织骨最初是在纤维血管侵入骨骺软骨和坏死的次级骨化中心骨后形成的板层骨沉积。该骨优先沉积在坏死骨上作为支架，但最终在坏死组织吸收后在无骨区域合成
	软骨内骨形成：组织侵犯可沿软骨线分化，软骨内骨形成发生在这些集合血管化后
	纤维组织形成：仅可合成过度运动和血管性差的纤维组织
	混合组织合成：在组织学上表现为纤维软骨、纤维骨和软骨 – 骨堆积等组织混合物的生长区域

注：愈合结束时，股骨头板层骨小梁完全重建，但修复的整体质量取决于关节软骨表面的形状。

8. 仔猪模型与儿童股骨头骨骺缺血性坏死的相似性

仔猪模型导致股骨头畸形，类似儿童股骨头骨骺缺血性坏死 [103,104,114]，其组织学改变具有人类病例的特征 [88,90,95,96]。人类病例的研究已经认识到这些变化是坏死和修复的混合 [68,81]，膜内骨化形成新骨 [88]，表面软骨厚度增加 [90]，头部最内侧部分的形状和内部结构保持不变，以及（在头部中央和外侧）骨痂样纤维软骨、血管肉芽组织、坏死小梁上新骨形成和软骨样组织 [95,96]。MRI 已经被用来评估儿童股骨头骨骺缺血性坏死，但研究缺乏组织学相关性 [124,125]。人体标本和该模型中的组织反应类似于血管变化和微运动环境中骨折诱导的骨修复 [126]。该模型与儿童股骨头骨骺缺血性坏死有两个显著的不同。①它通过一种与人类不同的机制迅速诱导完全缺血，而人类没有骨周血管收缩。②它涉及一个诱发缺血的单一事件，同时有证据表明，根据修复组织坏死的组织学发现，至少一些人类病例遭受 2 次或 2 次以上的缺血 [93,94]。该模型有助于证明，通过系统地使用双膦酸盐 [109] 或骨内注射 [127] 或通过其他方法诱导破骨细胞抑制，可以将股骨头变形最小化 [111]。

第七节　病理解剖改变及其与临床、放射学和其他影像学检查结果的关系

框注 2.1 详细总结了 Legg-Calvé 儿童股骨头骨骺缺血性坏死股骨头 – 髋臼变形的发病机制。

框注 2.1　股骨头骨骺缺血性坏死股骨头 – 髋臼变形的发病机制

生物和机械生物物理现象的混合体

Legg-Calvé-Perthes 病（LCP）的始发事件是股骨头近端次级骨化中心（SOC）的缺血。缺血的原因尚不清楚。这会导致 SOC 骨和骨髓部分或完全坏死。坏死区域通常是邻近关节和骺软骨的 SOC 软骨下骨。随着 SOC 的广泛浸润，坏死逐渐向覆盖在骺软骨上的骺软骨发展。大转子的骨和软骨在整个 LCP 过程中始终保持正常。此时的平片是正常的，由于骨基质的结构持久性，其矿化度保持正常。无论骨细胞和骨髓是活的还是坏死的，放射密度都是相同的。随着时间的推移（几周），头部的软骨模型继续增大，并保持球形，因为软骨生长不受髋关节滑液扩散营养的影响。然而，骨扫描和磁共振成像都会显示异常，因为它们反映了组织的血管化。SOC 的骨扫描是“冷”的，由于无血管状态阻止了软骨内骨转换机制，因此 SOC 与未受影响侧相比不会增大。在这种疾病的发病机制中，这一阶段的事件在性质上完全是生物学的。

随着孩子继续行走，坏死的 SOC 外部有软骨下骨折的倾向。即使软骨下骨折，关节软骨仍能存活，最初仍保持正常形状。关节软骨表面包括一个坏死软骨下骨的底层支撑物弹回以维持正常的表面曲率。放射学检查显示软骨下骨的新月形透光性，尤其是在侧突上。由于骨折处骨小梁缺失，纤维组织早期生长，坏死骨开始吸收，导致透光间隙。由于骨折处软骨下骨小梁塌陷，SOC 骨在其上方的影像学投影上通常显得平坦。由于坏死的小梁被压碎并移位到 SOC 的更中央部分，并且彼此以更接近的方式相互交错，所以在放射学上，骨骼也显得更加致密。坏死的交叉指状骨小梁和新骨形成与早期修复相结合导致骨密度增加。随着髋关节的持续运动和负重，部分关节软骨可能会凹陷，导致关节软骨表面中央和外侧凹陷，甚至在更严重的情况下甚至会出现表面皱纹和偶尔的斜向断裂。压缩应力和相关剪切应力的结合，显然是机械性质的，导致关节面塌陷。

关于 SOC 骨的影像学和磁共振成像表现，必须牢记以下几点。在可见碎裂，放射性密度和透光性交替的区域，放射性密度是由于坏死小梁压缩和旧坏死小梁上新骨形成（单位面积骨更多）。由于破骨细胞对骨的吸收导致单位面积的骨较少，并且存在纤维组织、血管化的纤维组织、不完整矿化的早期类骨组织，以及来自骨骺区的软骨组织的岛状软骨组织未适当地并入骨中，所以会出现透光区域。正是机械生物物理事件叠加在股骨头生物学改变上，导致了 LCP 的发病机制。

髋平髋

髋平髋可涉及两种现象，必须仔细区分。在平片上看到的是由于坏死、物理性骨折和软骨下骨塌陷导致的 SOC 上表面畸形。它需要关节造影或磁共振成像的关节软骨表面，以确定它是否也扁平。如果关节软骨表面发生塌陷，那么在完全愈合时，髋关节平面可以代表 SOC 骨和关节软骨表面的扁平化。如果关节面保持球形，则可完全修复至正常状态。巨大髋关节是指头部增大，这是该疾病的常见后遗症之一。一些头部的加宽可能是由于软骨下骨的物理性塌陷以及邻近关节和骺软骨的扩散。然而，大部分的髋关节肥大是由于软骨模型在周围生长增加，并伴有与 LCP 相关的滑膜炎。事实上，LCP 中的头部最终会比非侵犯侧的头部大，这意味着生长增加，而不是简单的机械错位。由于生长是由软骨模型的扩张所介导的，并且由于软骨从紊乱中增加的滑膜液中获得营养，所以发生了真正的生物学尺寸增长。股骨颈通常较宽，反

映出修复过度。当头部软骨模型变宽时，颈部本身也会变宽，因为它的大部分结构来自软骨内骺板序列，但是颈部的扩大也是由于骨膜新生骨的并置。这种修复现象涉及股骨的头颈部，与骨膜的血液供应增加有关，从周围血管环向上延伸。颈部通常比正常情况下短，称为髋短，因为 LCP 通常包括整个头部受累的骺生长减少（身体通过 SOC 血管获得营养）。Cova 内翻是由于头颈复合体的生长减弱，同时伴有未受影响的大转子的持续生长。

髋臼轮廓通常依附于股骨头形状，尤其是在 9 岁以下发生 LCP 的患者。髋臼是通过关节软骨、骺软骨和三放射软骨的模型来生长的，这些软骨对周围的压力非常敏感。在那些 10 岁后患有 LCP 的患者中，畸形的股骨头往往与形状更正常的髋臼有关，这进一步容易导致骨关节炎。

一、儿童股骨头骨骺缺血性坏死平片影像学改变概述

方框 2.1 总结了许多已被认可的早期和中期平面射线照相术变化。使用闪烁扫描术、关节造影术、计算机断层摄影术和磁共振成像的其他成像技术提供了越来越有价值的信息。

在 Legg-Calvé 儿童股骨头骨骺缺血性坏死中，第二骨化中心的坏死骨最终总是与正常骨完全修复。长期的问题发生在这样的情况下，即股骨头的关节软骨表面与髋臼的关系不完全，因为它的大小和形状在长期的疾病过程中发生变化。伴随 Legg-Calvé 儿童股骨头骨骺缺血性坏死的广泛的影像学和解剖学改变与修复过程以及最初的坏死性损伤有关。这种情况下的影像学改变的大部分融合是由于缺乏组织学标本进行相关研究，因此我们对疾病的认识几乎完全来自三维股骨头、股骨颈和髋臼的二维影像学投影。射线照片没有显示软骨结构，而骨骼的细节代表了整个头部、颈部和髋臼的细胞和组织过程的总和。在人体组织和动物模型中的组织学研究表明，坏死和随后的修复是可考虑的不均匀性。射线照片给出的附加图像可能相当混乱；头部的某些部位可能未受损伤，某些部位可能坏死，但尚未开始修复，其他部位可能已经坏死，修复过程正在进行中，某些修复骨区可能会出现额外的坏死。研究人员的早期报告使用了射线照片的图纸来总结病理结果。这些都清楚地表明了对更为渐进和微妙变化的高度认识（图 2.1a~m）。以下的影像学研究对这种疾病提出了主要的早期解释。

1. Freund

Freund 提出了儿童股骨头骨骺缺血性坏死发展变化最早和最详细的研究之一[128]。骨骺下裂口早期修复也表现为软骨下裂口的早期反应。他的线条画揭示了整个混乱的光谱。

2. Ferguson 和 Howorth

Ferguson 和 Howorth 在 1934 年详细描述了 Legg-Perthes 病（扁平髋）的放射图像特征[56]。今天，对他们的研究结果的简要总结仍然具有丰富的信息。

（1）早期

蒴果膨大，软骨间隙增宽（尤其是下部），头部嵴轻度扁平，骺板轻度加宽。

（2）活动期早期

头颅顶部或底部有较密集的影像学线（即第二骨化中心），第二中心较正常侧浅而宽。

（3）活动期晚期

颈部影像学表现为不规则（即缺乏均匀的放射密度）；头部内有密集的影像学区域，关节间隙较宽，头部较浅，头颈部均增宽。偶有无名骨和股骨上半部分脱钙（这可能是由于负重减轻，可能是由于全身血管增多）和头部外侧突出，超出髂骨，因为头部变宽，软骨关节间隙变宽。

（4）从活动期向修复期的过渡

股骨头中心以前致密区的密度降低，随着密度的降低出现不规则骨化。新的密度区可能已经出现（在第二骨化中心），而第一个区域正变得不规则骨化。骨骺线边缘的软骨区偶尔有不规则的骨化区。髋臼顶倾斜，髋臼延长。偶尔在头部表面有一块骨头碎片分离的现象，这是由于在形成不规则骨化过程中广泛丧失质地而造成的，他们将其定义为“剥脱性髋关节软骨炎”。

（5）修复期

次级骨化中心的骨致密区几乎完全被不规则骨化所取代，而不规则骨化本身的密度越来越均匀。股骨颈骨小梁结构粗糙。偶尔在头部或邻近头部的颈部出现空洞，这是由于与不规则骨化相关的广泛纹理丧失所致。

（6）修复期晚期

受影响区域的纹理（在放射学上是指骨密度）趋于正常。头部的次级骨化中心变得不那么平坦，圆形轮廓来自头部的最高残留点。加宽或加宽的头部可能在头部边缘不规则骨化的区域向下扩展到颈部。髋臼倾向于符合头部轮廓。由于长度增长不足，颈部缩短，关节间隙变小（次级骨化中心新骨形成增加）。

（7）残留期

头部的侧缘在颈部长出一条密集的线，通常在粗隆附近穿过颈部。当出现这种骨质密度时，整个紊乱的过程可能被视为已完成，尽管偶尔会有一些进一步的修复需要完成。除非髋臼上唇对半脱位或较宽的股骨的压力干扰了这种成圆，否则头部已经变圆。

这个详细的列表提到了莱格－珀斯症的一些后遗症，这些后遗症在随后的几十年里才被量化和更好的理解。在所描述的概念中，现在被越来越多地认识到的是软骨关节间隙的扩大，这是软骨在没有相邻的次级骨化中心骨形成的情况下持续生长的一个特征，以及由于二次骨化的扩大，头部从侧面突出到髂骨之外头部的中心和软骨组织的扩大继续生长。碎裂阶段很好地描述了骨密度和透光率的交替区域，表明骨修复发生的不均匀率。髋臼对这种紊乱的反应在描述髋臼顶部的倾斜、髋臼的延长以及最终试图使髋臼与畸形股骨头的轮廓相吻合的描述中是显而易见的。有时，头部表面的中央骨碎片会延迟修复，即所谓的剥脱性骨软骨炎病变。在修复后期，骨密度变得均匀。在某些情况下，头部的圆形轮廓会重新形成，但在其他情况下，由于髋臼外缘对半脱位或加宽的头部施加压力，头部形状不完美。

3. Brailsford

Brailsford 定义了儿童股骨头骨骺缺血性坏死从疾病开始到完全愈合的 12 个阶段 [129]。他指出，从疾病被确认后4年或更长的时间内经常发生变化，在此期间，他将骨骼称为处于“可塑状态”。他还指出，与股骨头相关的继发性变化“开始在受累髋关节的髋臼顶部发展”变化。他定义术语“可塑性”是指不能承受正常压力而不变形的骨头或骨骺。他认为这种塑性状态会一直持续到骨骺完全重组，骨骺骨结构的正常密度已经恢复。因此，在这个词的早期使用中，并没有暗示可塑性是生物学的还是机械。布雷斯福德儿童股骨头骨骺缺血性坏死的12个影像学表现阶段如下：①股骨头骨骺密度增加；②关节间隙相对增大；③邻近骨干末端骨质疏松，骨质疏松症有3种类型（沿着主骨小梁的线，从骨骺线斜向下和向外延伸的线性半透明区；穿过近端骨干或颈部的几乎均匀深度的半透明区；一个或多个半透明的边界区域，靠近或接近骺生长板，具有囊肿的外观）；④致密的骨骺开始显示压迫和印痕骨折的迹象；⑤骨骺碎裂的出现，骨骺似乎断裂成许多致密的碎片，但外观不均匀；⑥骨骺受压，进一步变平，第二中心的部分侧块移位，超出髋臼顶外侧缘；⑦逐渐吸收致密的骨岛；⑧骨干近端的压缩和扩张，这意味着颈部的扩大；⑨再生的骨骺的模糊轮廓，其中致密的碎片似乎正在被吸收；⑩最后一块致密的骺骨被吸收，被相对骨质疏松的区域所替代；⑪颈部新骨沉积增加，骨质疏松症消失；⑫骨骺的松质结构呈正常骨的影像学表现。

Brailsford指出，症状出现后1~3个月出现Ⅰ～Ⅲ阶段，3~18个月出现Ⅳ～Ⅷ阶段，1.5~4年出现Ⅸ～Ⅻ阶段，第Ⅻ～Ⅺ阶段直到第4年或更晚才达到。他认为塑性状态在第Ⅱ阶段完成之前一直存在。他还强烈地感到，在整个整形阶段，固定治疗是强制性的。在骨骺愈合的同时或之后，髋臼发生了变化。髋臼倾向于受压，最明显的是上、外侧骨突出，超出正常范围。他还注意到在生长末期导致畸形的常见模式。在第一种方法中，压力均匀地分布在塑料股骨头和髋臼上，头部均匀地扩张到邻近的颈部，而髋臼则变平并扩大以容纳较大的股骨头。在第二组中，骨骺的外侧碎片“在再生过程中被挤压到髋臼顶部的外侧边缘之外”，移位的头部碎片发展并最终形成，其更内侧的边缘紧靠髋臼顶部的外侧边缘，以限制外展。这是对目前所谓的“铰链式诱拐”的早期描述。

4. Kemp和Boldero

Kemp和Boldero认为，股骨头的侧向移位是整个软骨间隙明显增加2周前最早的影像学征象[130]。他们认为只要在早期阶段拍足够的射线照片，股骨头的侧向移位总是可以看到的。这一发现往往很微妙，而且由于位移的增加通常只有1~2 mm，所以需要进行具体的测量。软骨间隙的明显增加是由于骺二级中心生长停滞所致。侧向位移是真实的，不依赖于定位。外侧移位，又被定义为儿童股骨头骨骺缺血性坏死最早的影像学征象，在休息一段时间后偶尔消失，他们认为这是由于关节周围和关节内组织充血所致。三联征的第三个阶段是第二中枢骨骼的致密外观，到那时疾病已经完全确立。外侧移位基本上定义为内侧关节间隙增大。关节造影证实前外侧移位是由于髋臼窝软组织增大所致。关节间隙的放射学增加也可归因于次级骨化中心的生长暂时停止。病变的下一阶段，股骨头骨骺密度的放射性增加，似乎是由于修复期的开始，新的板层骨被放置在持续的死骨小梁上。在后期，部分股骨头塌陷导致小梁在较小单位面积内受到物理压缩，并在作为新矿化成核中心的骨间间隙中组织固存。

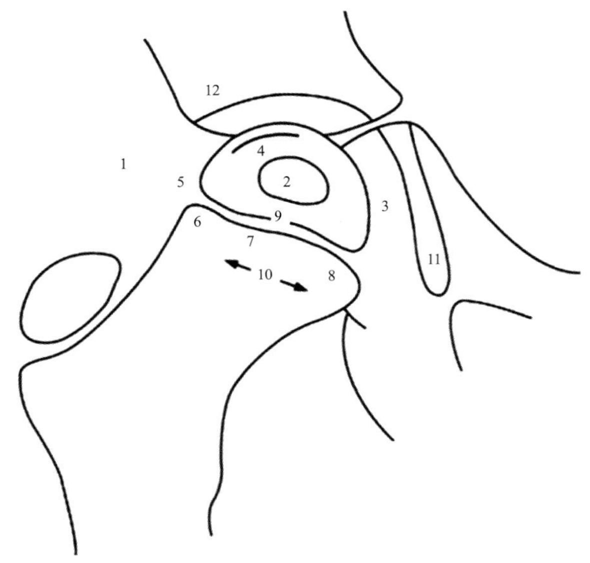

图 2.6　说明了小腿骨节病早期和中期的 X 线改变 [图中 1 代表关节囊膨出，2 代表次级骨化中心比对侧小，3 代表内侧关节间隙增大，4 代表软骨下新月征，5 代表骨骺外侧轮廓稀疏（松解）（Catterall 征），6 代表颈部上外侧缘松解（干骺端）（Gage 征），7 代表干骺端放射透光带，8 代表内侧干骺端透明区，9 代表骨质增厚，10 代表颈部增宽，11 代表骨盆内侧撕裂状增宽，12 代表髋臼顶改变 – 骨质疏松，向上倾斜增加]

5. Caffey

Caffey 回顾了儿童股骨头骨骺缺血性坏死早期放射学改变的一些基本发现 [131]。在放射学上最早发现的改变之一是股骨头轻微侧向移位，无论是否伴有股骨头骨化中心大小的轻微缩小。蛙式侧卧位是观察股骨头早期软骨下改变的最佳位置。另一个“节段性骨折”较“软骨下”最早出现。节段性骨折以蛙式侧位股骨外展外旋最为明显。在骨化中心的前外侧和上段有一个清晰的“密度降低的边缘下条带”，通常在蛙类侧位可见骨折线，而在前后投影中看不到。软骨下骨折常伴有一个黑色的线状区域，因为该区域缺少组织。Caffey 显示了软骨下骨折线的极好的例子，包括它的可变范围，它在软骨下海绵体内的位置，以及它在第二中心骨密度发生变化时愈合或消失的趋势。他还提到了密度的特征性变化，包括二次骨化中心的破碎以及邻近的干骺端改变。他记录了 30 例中 16 例受累骨化中心略小于正常骨化中心，13 例大小相等。髋臼内股骨头的侧向移位也很常见，30 例中有 26 例超过 2 mm，但只有 2 例大于 5 mm。骨化中心软骨下骨折 30 例中 24 例清晰可见，5 例未见。24 例骨折中，19 例位于受累骨化中心前外侧上象限的边缘下或软骨下。当出现骨折时，骨折总是出现在蛙式侧位，但在前后位相对少见。卡菲认为，只要外展和外旋增加几度，骨折线就变得更加明显和广泛。Legg-Calvé 儿童股骨头骨骺缺血性坏死中较显著的早期影像学改变如图 2.6 所示。

二、病理变化及其通过不同成像方式（包括超声、闪烁扫描、磁共振成像和计算机轴向断层扫描）的显示

在一定时间内，发育中的股骨头次级骨化中心坏死。这种情况总是被称为无血管性坏死，但没有令人信服的具体原因来证明。头颈部骨外血供的研究一直是正常的。股骨头次级骨化中心的骨髓和骨髓细胞坏死已得到令人信服的证实。大、小转子骨骺发育正常。在病因学损伤之前，发育中的股骨头与发育中的髋臼关系正常。关节唇位置恰当，囊膜完整。第二骨化中心在放射学上与另一侧的相同大小和密度。我们可以推测，组织学研究显示骺软骨发育正常，第二骨化中心的中央骨合成是通过软骨内机制，骨围绕钙化软骨核心，在骨组织和活跃的骨髓组织中出现健康的骨细胞，产生造血前体细胞的成骨细胞，产生额外骨的成骨细胞，以及吸收新形成的骨和软骨的破骨细胞。骨骺软骨、关节软骨和骺软骨结构也正常。

当坏死发生时，平片显示受累侧与非受累侧相比没有变化。最初的病理损伤影响股骨近端骨骺二级

骨化中心的骨和骨髓细胞群，使骨细胞陷窝变空，骨髓腔充满坏死组织，但在特定时间点保留已经存在的放射致密骨和钙化软骨完整。股骨头的总体大小和形状与对侧相比仍然正常，股骨头－髋臼的关系以及二次骨化中心的大小和放射性密度也是正常的。由于患者在这个时候几乎从未出现过，所以可以假设这种情况要么是无症状的，要么是几乎没有症状的，以至于几乎没有完全的体力活动。因此，临床和影像学上的变化被认为是继发于坏死状态的，反映了坏死的后遗症以及修复过程。如果最终结果不尽如人意，那么它与原发性坏死本身一样，是修复紊乱或调节不当的结果。这一阶段的诊断偶尔是基于影像学研究，其分辨率远高于平片，并且能够评估软组织成分。绝大多数患者出现一些不适和跛行，并在体检时，髋关节活动减弱。滑膜炎是存在的，如早期报告关节切开和显微镜评估。一些人认为滑膜炎是原发性的，导致血管硬化或基于滑膜积液的外源性填塞。另一些人认为，滑膜炎虽然早期，但继发于次级骨化中心的早期结构改变，例如软骨下微小梁骨折，但至少在平片上还没有显示出来。有人认为滑膜炎可能是暂时性髋关节滑膜炎临床发作数周至数月后发生 Perthes 的原因。

骨扫描（闪烁扫描）在儿童股骨头骨骺缺血性坏死的早期阶段，骨扫描（闪烁扫描）成像技术的分辨率比普通射线照片高。从 20 世纪 70 年代中期开始，一些报告显示了骨闪烁显像对儿童股骨头骨骺缺血性坏死的早期诊断价值，以及在较小程度上提供预后信息的价值 [132]。在儿童股骨头骨骺缺血性坏死的早期阶段，骨扫描是“冷”的，这是因为血管闭塞和伴随血管重建的修复反应尚未开始（图 2.7a）。在这个阶段最有价值；随着血运重建，扫描呈阳性（图 2.7b）。此时拍摄的平片显示骨扫描对早期变化的特异性更高（图 2.7c）。然而，扫描的分辨率不够，无法准确地定量或定位修复响应。Sutherland 等人 [133] 和 Fisher 等人 [134] 报告了大量患者的研究。两组都证实了骨扫描在早期诊断 Perthes 中的价值。在平片仍正常的情况下，扫描显示股骨头骨骺明显缺乏活动。血运重建也可以定义为头部活动增加和斑块状。Tsao 等人描述了 44 名连续的儿童股骨头骨骺缺血性坏死患者，他们在前肢和蛙腿侧位投影中使用闪烁放大（针孔成像）进行了连续的 ^{99}锝和双膦酸盐骨闪烁扫描术 [135]。使用针孔放大和系列研究大大提高了该技术的分辨率。所有患者在随访的最初一年或直到确定了血运重建的明确途径，平均间隔 3~4 个月对所有患者进行了系列研究。他们制定了一个包括 A 途径和 B 途径的闪烁分类法（图 2.8a,b）。在 A 修复途径中，有 4 个阶段。在Ⅰ A 期，使用所谓的 Conway-Dias 显像分期系统，股骨头骨骺在前部和青蛙侧位投影中都没有闪烁活动。在Ⅱ A 期，在前投影的股骨骨骺后外侧部分可见一个明显的闪烁活动柱，而在蛙式侧卧位，这一活动柱向内侧旋转，因此部分被上覆的髋臼活动所遮蔽，且界限不清。在Ⅲ A 期，闪烁活动的侧柱出现，并在前向投射时向内侧延伸，在蛙侧投射中向前延伸。在Ⅳ A 阶段，完全的血管重建已经发生，并且在两个投影的整个骨骺都显示出闪烁活动。另一种不同的血运重建模式记录在 B 通路中。在Ⅰ B 期，整个股骨头骨骺在前位和蛙腿侧位都没有闪烁活动。在Ⅱ B 期，闪烁活动从股骨头骨骺的底部向中央延伸，在前部和青蛙腿的外侧投射中都可以观察到。然而，侧柱缺失。在Ⅲ B 期，闪烁活动进一步延伸到股骨头骨骺的基底部，在前部和青蛙侧位投影中，大约有一半的骨骺。在Ⅳ B 阶段，整个骨骺都有完全的血运重建和闪烁活动。在他们与平片相关的回顾中，20 个髋关节遵循 A 路径，20 个遵循 B 路径，第三组 7 个在血运重建过程中从 A 路径转换到 B 路径。他们的分类是有价值的，因为路径 A 的患者没有出现头部危险症状，而路径 B 的 20 名患者中有 18 名患者和回归路径中的 7 名患者中有 7 名出现头部危险症状。此外，骨闪烁显像分类比放射检查的头部危险症状早 3 个月，以便对修复方向进行早期评估。他们的结论是，在路径 A 中，骨显像显示侧柱的早期出现是股骨头血运重建不复杂的一个指标，而 B 路径代表了血运重建和愈合的较慢速度，并且随后与更大的畸形相关。最近，Comte 等人展示了骨扫描和 Conway 组 A 路径和 B 路径分类的高预后价值 [132]。他们最初研究了 60 个髋关节，分别在 5 个月、8 个月和 12 个月时进行。5 个月后 B 径路（无侧柱形成和不良最终结局）的分级预测值为 97%，A 径路（存在侧柱形成且最终结果良好）的预测值为 85%。髋关节的针孔成像显示近端股骨头骨骺没有放射性，这对初次检查时确定诊断非常有用。分类是在疾病持续 5 个月后建立的。干骺端过度活跃最初或 5 个月时也有 92% 的阳性预测值，最终结果较差。早期判断预后与平片比较，对指导治疗有重要价值。Lamer 等人使用 Conway 闪烁显像分类法发现了与 MRI 相似的再灌注和干骺端改变（钆增强和骨闪烁扫描术 [136]）。

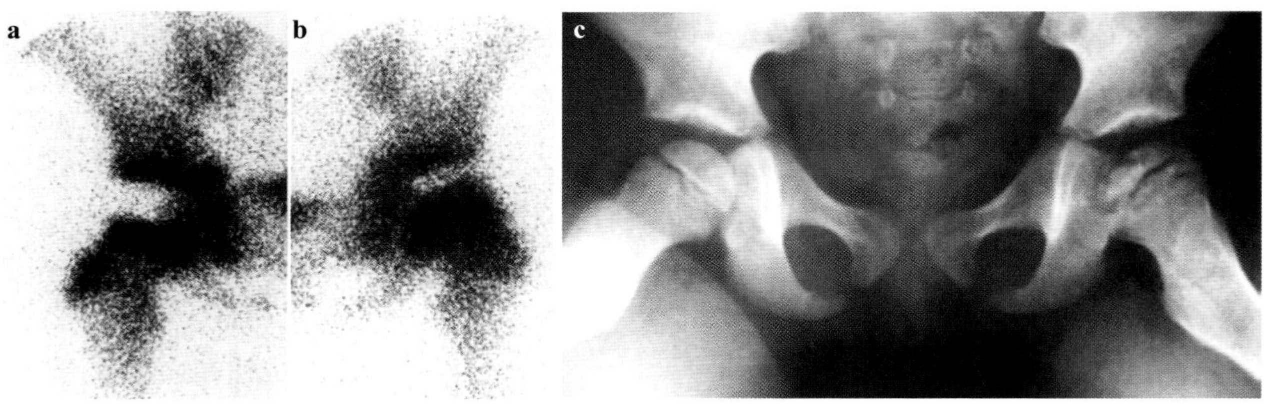

图 2.7 早期骨平扫前 7 个阶段的影像学检查对诊断小腿骨病变是有用的。a 和 b 的骨扫描是在同一天进行的 [a 图示右髋的“冷”骨扫描显示在该疾病的早期，股骨头没有摄取。进行扫描是因为患者对侧左侧髋部已知有 Legg-Calvé-Perthes 疾病，并且右侧出现髋部不适；b 图示在修复阶段，对侧髋部骨扫描呈阳性，并伴有已知的腿骨小腿骨紊乱；c 图示在进行上述骨扫描时，同时拍摄外展髋关节的前后位片，显示（患者）右侧股骨头仍然正常，左侧显示 Perthes 紊乱修复阶段的放射学证据]

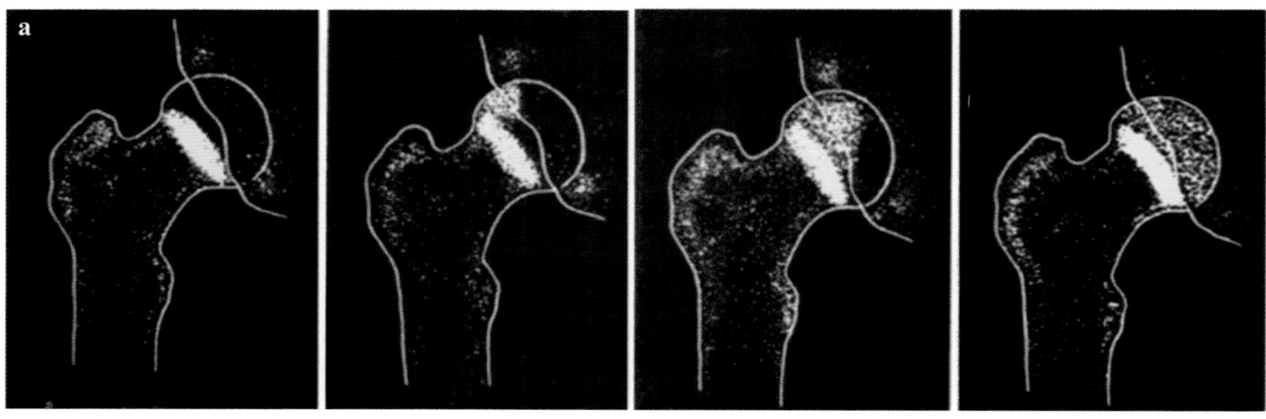

图 2.8（a）

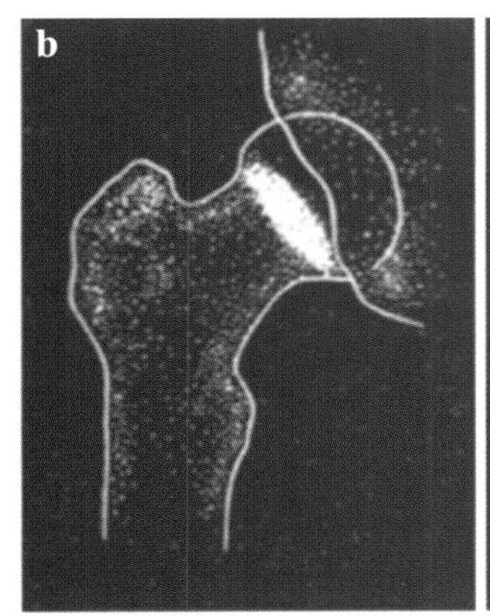

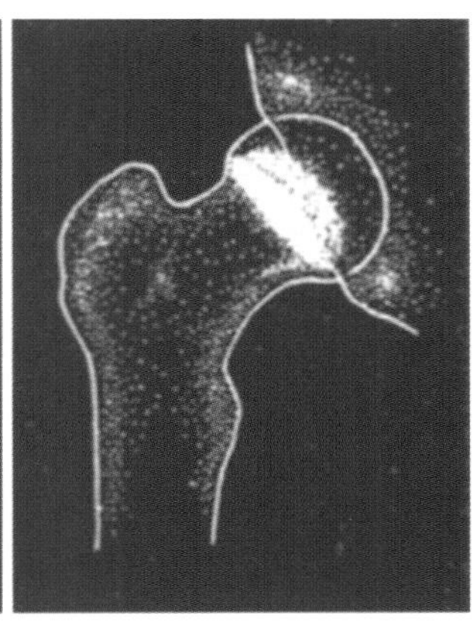
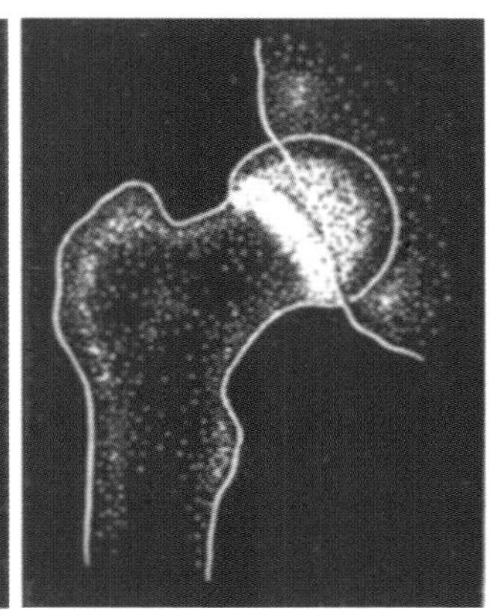
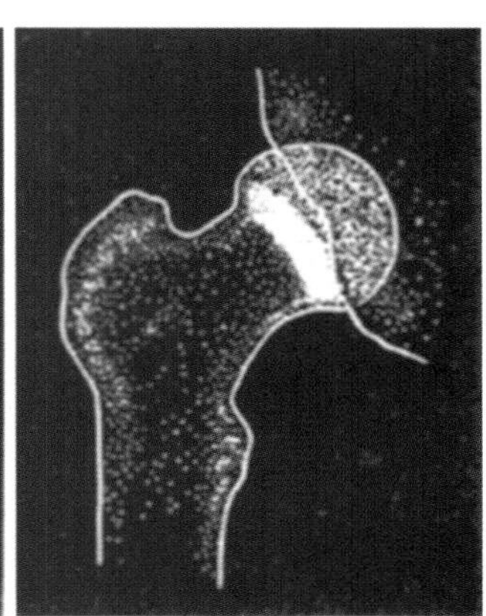

图 2.8　所示为小腿骨骺端病变修复模式的 Conway-Dias 闪烁分类图（a 图示路径 a，显示修复开始于股骨头的上外侧，并向内侧扩散，白点代表血管化和骨合成活动；b 图示路径 b，显示修复开始于骺板区域的正上方，然后以半球的方式逐渐传递到整个头部）

1. 超声检查

已被用于评估髋关节伴下肢骨节疾病。超声检查在早期阶段特别有价值，因为它能够证明滑膜炎的成分。滑膜炎可与二次骨化中心的早期变化相关，如平片所示，有时甚至在儿童股骨头骨骺缺血性坏死的早期阶段，或者可能是在暂时性滑膜炎的疾病演变过程中，发生在这些影像学变化之前[137]。Wirth 等人[138]描述了他们在整个疾病演变过程中25个髋部的超声检查结果。他们发现它在早期是最有价值的，尤其是在早期疾病的滑膜炎的检测，以及评估它的减少与早期减轻体重的关系。他们能够对滑膜炎和囊膜扩张程度进行分级，从无滑膜炎的 0 到有大量积液的 3+。他们认为超声检查在临床上有价值，以确定固定是否足够，从而可以进行支撑治疗或外科治疗。超声检查在更晚期评估股骨头的大小和任何突出，尤其是软骨模型（与外侧髋臼相关）的评估中也有价值。

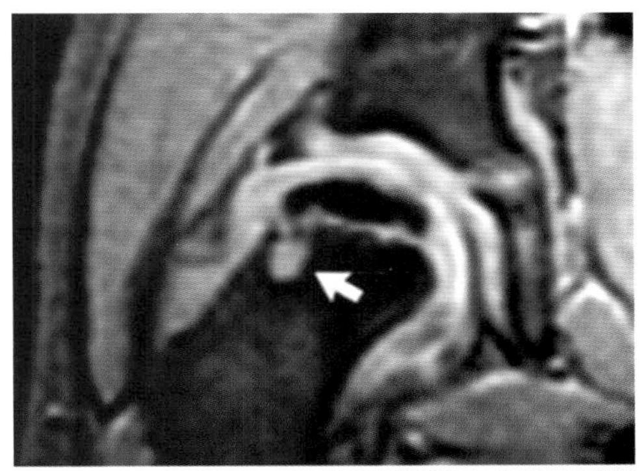
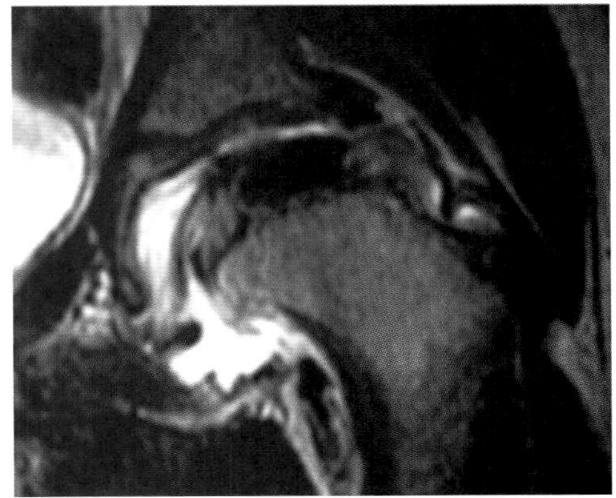

图 2.9　显示了 Legg-Calvé 儿童股骨头骨骺缺血性坏死不同阶段的两个 MR 成像示例（图像已经用钆增强进行了分析。股骨头的暗区代表无血管坏死区。线性光区代表新的血管重建组织）

2. 磁共振成像

可以在一次检查中评估平片、超声和关节造影显示的每个参数。可显示骨髓无血管区、软骨管信号减弱或缺失的骨骺软骨无血管区、死骨和活骨区信号强度不同、股骨头和髋臼关节面软骨形态、正常均匀或异常不规则信号的体质，以及干骺端的骨髓结构。磁共振成像的例子如图 2.9 所示。Scoles 等人[139]对儿童股骨头骨骺缺血性坏死的 MR 成像进行了早期描述，此后又进行了几项研究，试图概述该方法的临床适用性。Dillman 和 Hernandez 在一篇文章中对 MRI 在儿童股骨头骨骺缺血性坏死中的应用作了很好的描述，并附有 34 张高质量图像，概述了该病的全谱。他们强调其在早期诊断、准确分期、评估形状和生长异常以及与多发性骨骺发育不良、脊椎骨骺发育不良和迈耶障碍等疾病的鉴别方面的价值。非增强和对比增强序列都有价值 [140]。

Henderson 等人利用 49 项 MRI 研究评估了 24 个髋部的儿童股骨头骨骺缺血性坏死 [141]。他们证实，在疾病过程的早期，MRI 比平片更清楚地描绘了受累区域的范围和位置。磁共振成像显示患髋关节有明确的缺血性坏死，随后出现影像学改变。MR 在早期诊断中的应用是显而易见的。

Hoffinger 等人用 MR 图像研究了 20 个髋部，并将其与平片进行了比较 [142]。这些作者评论说，即使使用磁共振成像也很难确定所谓的干骺端囊肿是位于干骺端本身，还是由于投影改变而导致的骨骺病变。他们指出，48% 的髋关节在平片上有股骨头坏死和干骺端改变，MRI 上没有相应的病变。目前尚不清楚为什么会出现这种情况。另 52% 的髋关节 MRI 表现为骺 / 骺不规则。另外 44% 的髋关节在没有 X 线平片的干骺端改变的情况下，在 MRI 上显示干骺端改变。Uno 等人研究了 MR 成像和针孔闪烁扫描术（骨扫描）之间的相关性 [143]。他们认为磁共振成像比骨扫描更清楚地显示了股骨头骨骺的受累程度。骨扫描摄取与 MRI 上 T2 加权像的高或正常强度相对应。他们注意到骨扫描从最初没有摄取的寒冷时期演变而来，与缺血性坏死相对应，并且随着修复逐渐增加吸收，随后在修复阶段结束时恢复到完全吸收。MR 有助于早期诊断、次级骨化中心骨受累程度、累及邻近干骺端，尤其是头部软骨模型的形态。Bos 等人还利用磁共振成像来帮助评估患有儿童股骨头骨骺缺血性坏死的髋关节，尤其是早期 [144]。在典型的影像学改变之前，磁共振成像准确地描绘了股骨头的梗死区域。在他们的患者的平片中，15 个髋关节中有 10 个可见软骨下骨折线，但所有的磁共振成像都能看到。随着时间的推移，核磁共振成像能够在清晰的影像学定义之前很好地描绘出梗死区相对于周围生活区的范围。当骨梗死的区域实际上没有累及生长板本身时，有特别好的描绘。研究还利用磁共振成像来评估修复阶段更具体的因素。Kim 等人发现，早期的灌注 MRI 与最终的侧柱受累关系良好 [145]。通过比平片更早地预测外侧柱受累，MR 允许早期治疗，以减少股骨头畸形。髋部骨骺外侧 1/3 的早期平均灌注百分比分别为 92%+/−2%、68%+/−18% 和 46%+/−12%，最终被归类为 A、B 和 C。与 MR 成像相比，常规 X 线摄影对股骨头变形的评估可靠性要低得多。磁共振成像的优越性在于它能够成像头部的软骨模型。Sales de Gauzy 等人发现，他们评估侧半脱位的能力需要使用 MR 成像与平片进行比较 [146]。在某些情况下，没有变化，但在另一些情况下，股骨头在平片上得到很好的控制，但在磁共振成像上却半脱位，因为磁共振在评估股骨头软骨部分增厚方面非常有效。Cho 等人利用 MRI 评估了儿童股骨头骨骺缺血性坏死三组和四组患者股骨头软骨表面的畸形 [147]。他们显示最大股骨头塌陷在矢状面比冠状面更大，但是弯曲半径在冠状面上的变化比在矢状面上的变化更大。

3. 计算机轴向断层摄影术（CT 扫描）

在评估头颈部与髋臼的结构关系方面也非常有价值，特别是在疾病的晚期，当大部分股骨头和髋臼的软骨已经转化为骨时。Kim 和 Wenger 已经证明了三维 CT 在勾勒和评估股骨头形状及其与髋臼的关系方面的价值。这项技术正越来越多地应用于髋关节外科重建的术前计划中。它不仅可以矫正髋臼的形状，而且可以手术矫正髋臼的形状。

三、继发性病理改变表现为受累的次级骨化中心的大小相对减小

首先，儿童股骨头骨骺缺血性坏死骨组织的细微平片改变反映了受累侧第二骨化中心新骨沉积的停止，而未受累侧的正常骨形成持续存在。受累侧的第二骨化中心相对于另一侧的第二骨化中心的持续生长不能生长而显得更小。因此，第二骨化中心的第一个平片改变是它的大小，而不是密度或形状的改变。这一发现相对较少被注意到，因为大多数患者直到疾病晚期才出现。根据 Edgren[23] 的说法，它首先被 Bergmann [150] 注意到，并被其他一些观察家评论过，包括 Blanchard [151]、Bergstrand 和 Norman [152]、Edgren [23]、Katz[49,153]、Kemp 和 Boldero [130]，以及 Axer 和 Schiller [154]。

四、股骨近端骨骺的营养状况及其与 Legg-Calvé-Perthes 病的关系

骨骺有双重营养来源，通过滑膜液扩散，通过软骨管和骨内血管。当继发骨化中心发生血管闭塞时，可以预期滑膜扩散是向股骨头的关节和邻近骨骺软骨部分提供营养的机制，从而使头部的软骨质量继续增长（图 2.10a~d）。在这个阶段，股骨头的软骨模型大小保持正常，即使第二骨化中心不再增大，因为骨内血管供应不存在，软骨内序列无法将中心骺软骨区转化为骨。由于儿童在这一阶段很少出现诊断，要么没有症状，要么至少没有症状，他们继续在受累的髋关节上行走和奔跑。

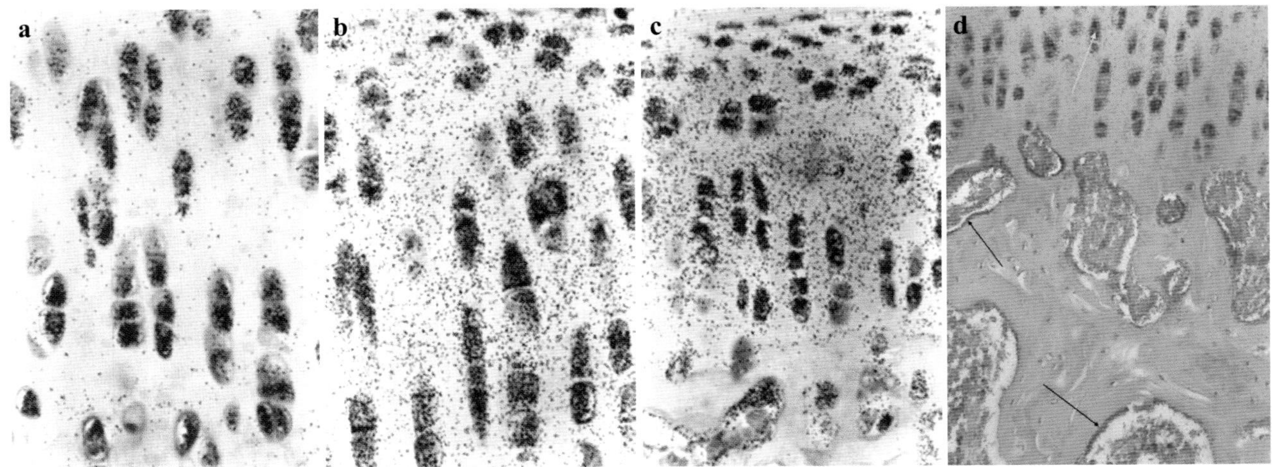

图 2.10　图（a~d）显示兔组织学切片中的放射性标记研究，从关节软骨表面到软骨下骨，显示了从供应关节软骨的滑膜液扩散到邻近的骨骺软骨的营养，以及未成熟动物次生骨化中心的外围区域，这项对未成熟兔肱骨头的研究表明，3 个区域中的每一个区域都吸收氚化脯氨酸（黑点），脯氨酸与胶原结合，也可作为第二中枢新骨沉积的标志物（箭头），在开放手术中，通过将放射性溶液滴到关节软骨的中心部位，并特别防止关节周围滑膜吸收溶液，直接将标签贴在关节表面 [a 图显示早期摄取最初局限于关节软骨细胞；b 图显示随后随着脯氨酸并入合成的 II 型胶原中，细胞周围基质中的标记增加；c 图显示当胶原在次级骨化中心周围与骨合成结合时，脯氨酸标记随后出现在软骨下骨中；d 图示放射自显影显示关节软骨细胞顶部（箭头）和下方软骨下骨中氚化脯氨酸标记（黑点），进一步显示软骨下骨 / 软骨通过关节表面滑液向内扩散的营养途径。软骨下骨上的致密线性标记（箭头）显示骨表面类骨沉积的位置。软骨下骨的这种营养来源在骨骼成熟时会消失，关节软骨最下面的区域会出现钙化，阻止营养物质的传递]

五、Gage 征 /Catterall 征：外侧 – 近端颈部凸出 / 外侧骨骺溶解

Catterall 指出，Perthes 病早期修复的放射学征象是一个小的骨质疏松节段，在骨骺外侧形成一个透光物（V）[25,155–157]（图 2.11a）。他认为这是相对不良预后的一个“危险”迹象，并将最初的描述归因于盖奇，因此将这一发现称为盖奇的征象。Schlesinger 和 Crider[159] 对 Gage 的原始文章 [158] 的回顾表明，Gage 描述了“右侧（受影响）股骨上缘与左侧（正常股骨）相比的凸度，实际上是直的”。他指出，在 30 多例儿童股骨头骨骺缺血性坏死病例的影片和插图中也出现了同样的凸度已经检查过的疾病，而在 250 多部其他疾病的影片中，没有发现这一发现。他认为弯曲的上缘与公认的颈部“增厚”有关，这是儿童股骨头骨骺缺血性坏死发展的第一个，也许是最早的迹象。Gage 征如图 2.11b 所示，而侧骨骺压痕，被一些人称为 Catterall 征，如图 2.11a,b 所示。

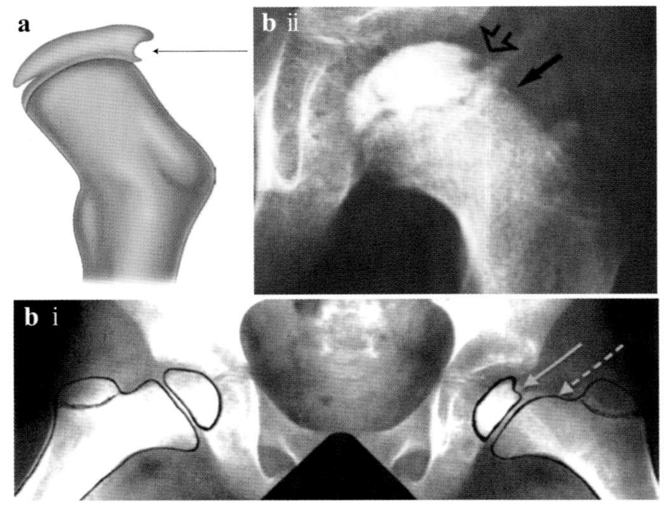

图 2.11　早期 Legg-Calvé 儿童股骨头骨骺缺血性坏死患者的影像学表现为局部溶解，导致股骨颈近端上侧部分变圆（Gage's 征）和位于身体上方的外侧骨骺骨吸收（Catterall 征）。盖奇的标志是“股骨颈上缘的凸出”，与正常的“实际上是直的”相比 [158]。颈部骨骼上外侧的圆形区域与身体相邻是异常发现 [a 图示侧骨骺透光（箭头），Catterall 将其解释为早期“危险”迹象（经 Schlesinger 和 Crider[159] 许可修改）；b 图示右腿髋关节（右腿髋关节）受影响，在受影响的髋部轮廓上有 Gage 征（虚线箭头）和 Catterall 征（实心箭头），当两个征象连续时，可见一个透光的“V”形病变（骺体干骺端），b ii 图示这两个体征虽然有助于从放射学上鉴别 Legg-Calvé-Perthes 病，但实际上表明血管重建伴随着组织的再吸收，从生物学意义上讲，是在疾病发生数月后发生的]

六、软骨下骨折：新月征（Crescent Sign）

骨组织对压力的反应通常是修复任何微小的损伤，并在成骨细胞合成骨样物质后迅速钙化成为骨。由于次级骨化中心在疾病发展的这个阶段是坏死的，其骨细胞陷窝是空的，骨髓腔充满坏死的碎片，而不是造血细胞和骨祖细胞，因此骨骼无法以正常方式对任何应力或微骨折做出反应。因此，在坏死的次级骨化中心发生微骨折，随后软骨下骨塌陷。累积的微小损伤导致宏观塌陷，而缺乏通常存在的和立即开始的修复过程。因此在软骨下骨区形成一个空间，这是由于软骨下骨折通过应力坏死骨和局部塌陷坏死小梁。上覆的关节软骨由于其与未受影响的滑膜液分开的营养来源而保持活着。最初，它会弹回以保持关节面的正常形状，关节面上残留着一层薄的软骨下骨边缘。Legg-Calvé-Perthes 病的一个确定的相对早期的平片影像学征象是软骨下透光，被称为新月征（图 2.12a,b）[160]。在蛙式侧位片上，这在股骨头的前上方区域表现最好。软骨下骨折相对于影像学投影的平面和范围部分决定了是否显示新月征。在 Legg-Calvé-Perthes 病患者中，大约 50% 的初始双平面 X 线片显示了这一征象。有些人感觉到透光区域的广泛性，

表明股骨头坏死的数量，因为透光性与邻近坏死骨有关。有人可能会怀疑，如果我们做出更大的努力来证明这种现象，使用更多的无线电图像投影，在稍有不同的倾角下，这种现象就会被更频繁地记录下来。本期股骨头关节造影和磁共振成像检查通常显示关节软骨和骺软骨完整，形态正常，病理解剖改变仍局限于继发骨化中心。如前所述，在没有骨生长的情况下，中心的大小在几个星期到几个月内将保持不变，因此相对于继续正常生长的对侧而言，中心的大小要小一些。

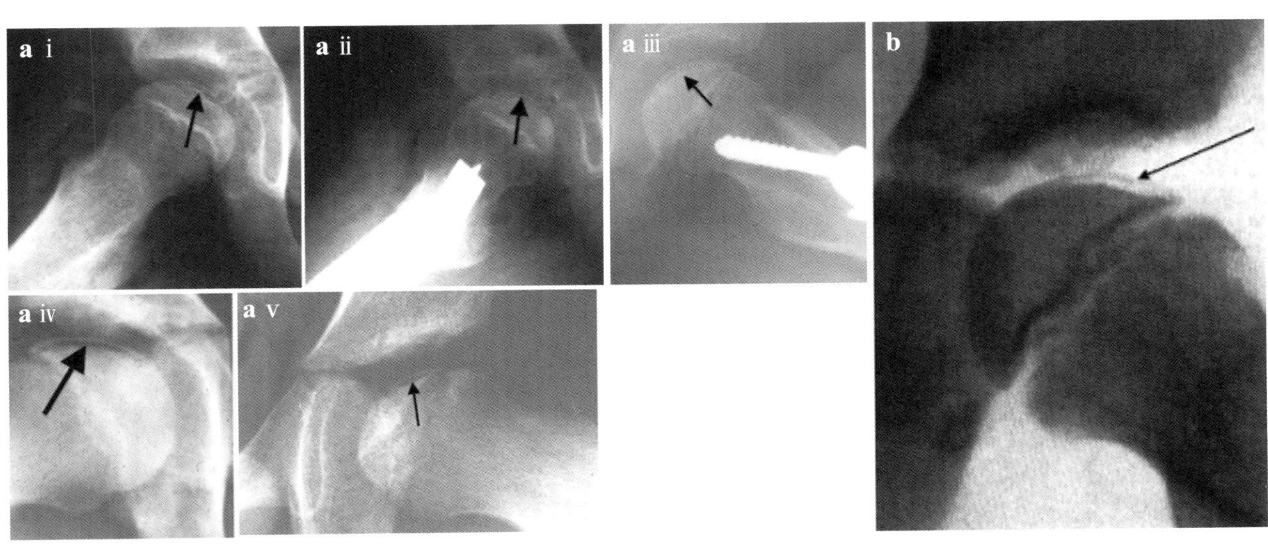

图 2.12　软骨下骨折通常可以在平片上辨认出来。在蛙式侧视图中最为明显，尽管有时在前后投影上也很明显。由于关节软骨内表面下方软骨下骨内存在透光性缺损（实心箭头）的形状，放射学发现被称为新月征。软骨下骨小梁塌陷。由于这种小梁塌陷和紧靠骨骺软骨周边的软骨下骨仍然附着在关节骺软骨的下表面，并且至少在早期阶段，骨折后弹回正常位置，允许透光区域出现（a 图中 i ~ v 图及 b 图中显示了几个例子，Waldenström 在一篇详细的论文中清楚地描述和说明了这一发现 [22]）

软骨下透光或新月征的组织病理学包括：软骨下骨坏死、坏死骨骨折、坏死微梁塌陷和髋关节持续受力、通过软骨下骨的薄附着边缘弹回关节软骨的正常位置以及通过血管化修复组织的早期侵袭增加软骨下的透光程度，使坏死小梁的破骨吸收和纤维状透光组织的增殖，纤维软骨性，早期成骨性。

Ferguson 认为股骨头外侧挤压的一个重要因素，是头的一个有活性的部分发生外侧骨骺骨折。这种特殊的病变还没有被描述，并且与广泛认可的坏死骨内软骨下骨折不同 [161]。

七、次生骨化中心放射密度增加

由于用于跟踪 Legg-Calvé-Perthes 疾病进展的方法主要涉及髋关节的二维平片，因此解释股骨头的变化以及随后变化的放射密度是非常重要的。继发骨化中心骨的放射密度增加如图 2.13a~c 所示。股骨头继发骨化中心的放射密度增加有 3 种方式：①股骨头的微骨折将坏死的骨小梁压缩成更小的区域，从而增加其相对放射性密度。压缩最初集中在新月形或软骨下骨折的下方；②当股骨头修复开始时，它与血运重建过程相关，血管重建过程导致新生骨在死骨小梁骨的持续骨刺上合成，新骨和旧骨结合，两者都是钙化的，导致单位面积钙化组织增加，放射密度增加；③股骨头的血液供应不足，而股骨颈的血液供应仍然存在，这使得正常的再吸收发生在颈部，但防止任何吸收发生在头部。因此，颈部的正常放射性密度持续存在，而头部的周期改变。这是一个重要的理论观点，但似乎并没有起主要作用。

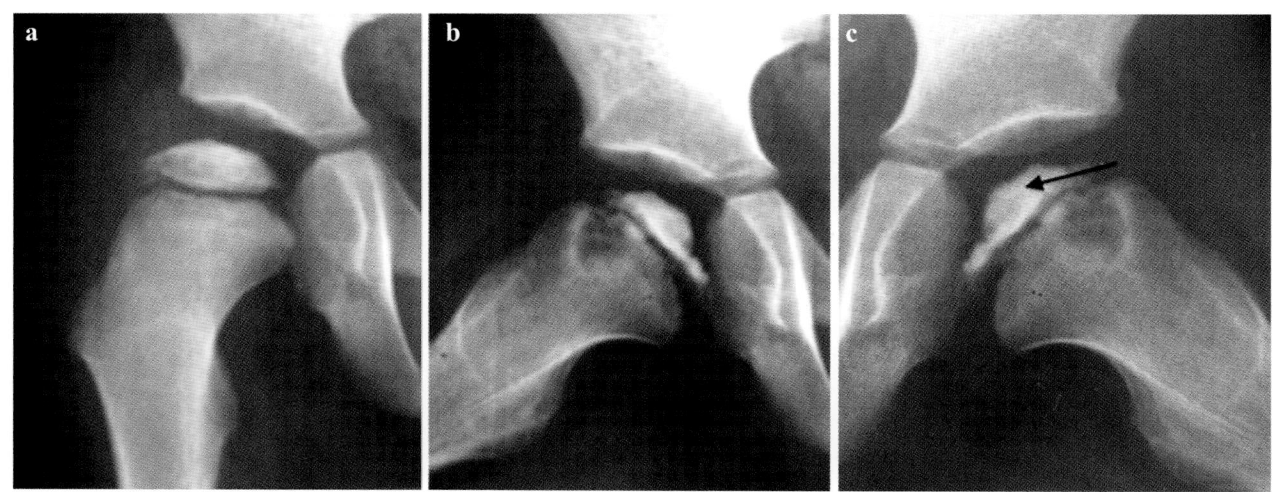

图 2.13 二次骨化中心骨放射密度增加的例子如图（a~c）所示

八、辐射密度和透光率的交替区域

有时，在儿童股骨头骨骺缺血性坏死中可以看到一个几乎均匀的放射密度骨化中心，但不久之后，放射密度和透光率交替和不规则的区域出现。这被称为碎片化阶段（图 2.14a,b）。影像学上的碎裂是坏死骨修复发生的标志。放射性密度的降低是继发骨化中心血管重建的一个明显标志，因为只有通过新的血液供应，破骨细胞吸收细胞才能清除坏死的骨。血管重建也提供了新的成骨细胞来源。新骨合成和坏死骨吸收的发生在整个股骨头内，甚至在次级中心的微区内都不均匀，而且次级骨化中心的平片影像学表现在数月内不断变化。坏死程度、部分或完全的头部受累，以及单次或多次梗死的发生，使病情进一步复杂化。坏死松质骨的修复机制一般有利于其结构的部分或完全维持。如果所有坏死的骨在新骨形成之前被吸收，周围关节和骨骺软骨的塌陷将是不可避免的和极端的。然而，新的编织骨最初沉积在坏死的板层骨小梁上，而后者逐渐吸收，以允许正常骨重建。然后在编织骨的核心上合成板层骨，在修复的最后阶段，它本身被再吸收。Kenzora 在成年兔股骨头坏死模型中很好地证明了在死板层骨坏死核心上新骨的合成 [107]。在某些患者中，吸收似乎占主导地位，而第二骨化中心实际上在成骨细胞恢复其合成活动之前消失。在其他患者中，碎裂似乎得到更好的控制，小面积的放射性密度和透光率发生在整个二次骨化中心的斑点模式。最终所有坏死的骨吸收，二次骨化中心的密度与颈部和对侧正常骨密度相同。长期预后主要取决于头部软骨模型，包括关节和骨骺软骨区，在继发骨化中心坏死、吸收和重建阶段是否保持其球形。

a

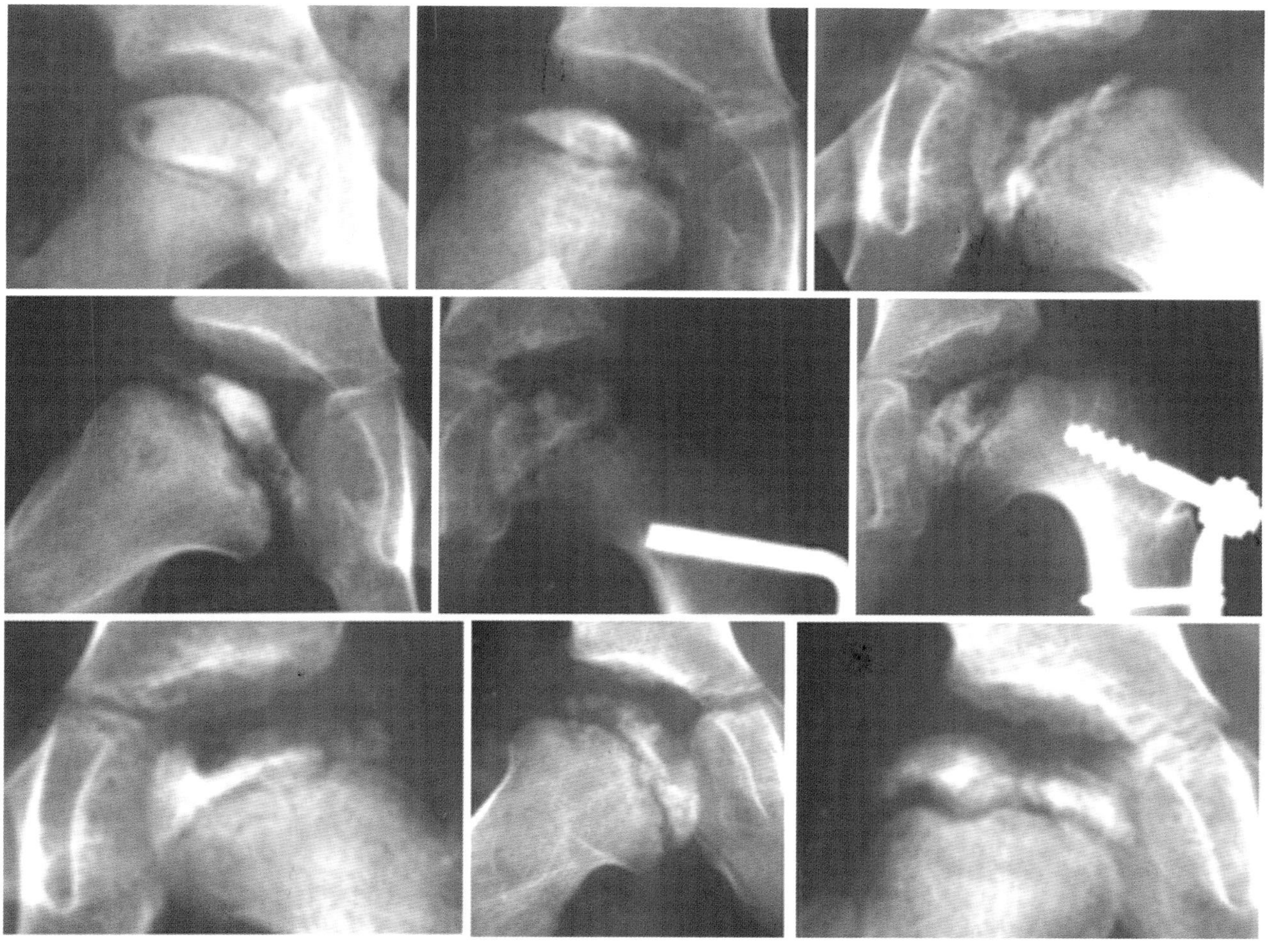

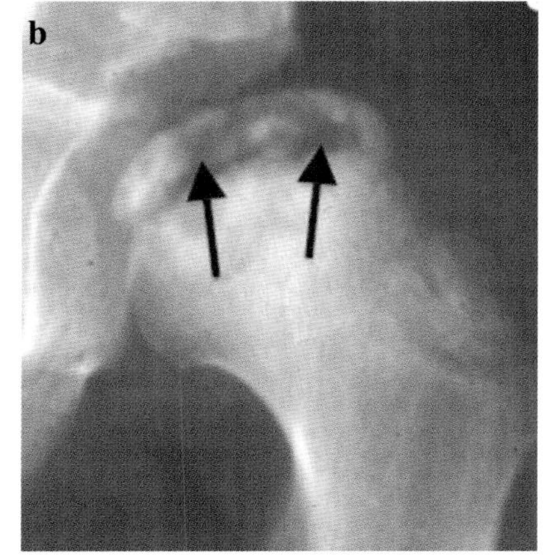

图 2.14　二次骨化中心内放射密度和透光率的交替区域代表碎片化阶段。放射密集区代表旧坏死板层骨的持续区域，新的修复编织骨沉积在其上，小梁塌陷导致单位面积骨密度增加。透光区意味着血管侵犯，允许坏死骨的破骨细胞吸收，并被尚未合成矿化骨的肉芽组织替代 [a 图示来自不同患者的 9 张 X 线片，显示从早期（左上）到逐渐晚期修复阶段的碎片；b 图示由于头部呈光滑的椭圆形，侧面可见重组骨，更多的中央透光区（箭头）可在相对保护的空间合成骨，因此，从这张晚期碎裂放射图中可以预测出一个有利的结果]

平片显示二次骨化中心骨密度变化及合成和吸收的相对位置。然而，最终结果的最终决定因素是股骨头的大小和形状及其与髋臼的结构关系。儿童股骨头骨骺缺血性坏死的病理原因导致股骨头正常软骨骨生长分离，软骨生长最初未受影响。由于骨骼总是在这种紊乱中重建，所以软骨模型的反应才是最终结果的主要决定因素。骨最终通过软骨内骨化序列在软骨模型内合成，但整体软骨模型的形状决定了骨沉积模式。

九、股骨头软骨模型的反应

1. 头膨大（Coxa Magna）

股骨头膨大是指大于正常未受累侧的股骨头（图 2.15a,b）。这是 Legg-Calvé-Perthes 病常见的后遗症，是一个控制不好但有些过度活跃的修复过程的证据。由于软骨模型的生长超出了预期的大小，因此髋关节只能在过度修复后发生。头部的关节软骨和邻近的骺软骨通过滑液中的营养物质扩散继续生长。滑膜液不会因病理解剖过程而减少；事实上，正常滑膜扩散营养源的持续似乎是由修复过程中进入髋部区域的过量血液供应的刺激所补充的，从而产生比原本更大的组织质量。头膨大可能有 2 种类型，一种没有长期的负面影响，另一种有更严重的长期后果。在第一种情况下，髋臼的生长可能与股骨头的生长相对应，股骨头 – 髋臼的关系保持一致，不会导致长期问题。头膨大与一个静止的球形股骨头相关。长期的问题出现在股骨头的生长速度超过了髋臼的生长速度，头部不仅相对于髋臼大而且畸形，从而与髋臼的匹配关系不佳。关节造影和磁共振成像可以评估股骨头软骨模型的大小和形状。

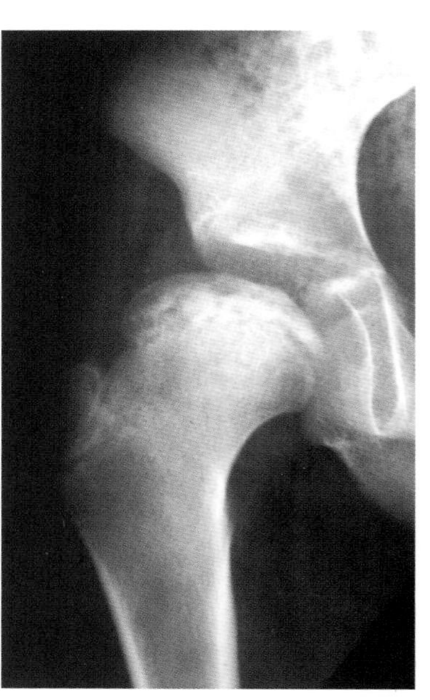

图 2.15　头膨大是指头部大于正常健侧的情况。在这里所示的示例中，它表明了这样一个事实，即修复不仅发生在右侧；但由于其并未得到良好的控制，使得修复侧现在要大于正常侧

2. 扁平髋（Coxa Plana）

扁平髋是指股骨头扁平。该术语最初用于描述第二骨化中心骨的影像学表现（图 2.16a,b）。许多人仍然用这个词来形容 Legg-Calvé-Perthes 病。在解释影像学影像时，必须牢记头部软骨模型的持续生长与第二骨化中心的无序骨形成之间的分离。在儿童股骨头骨骺缺血性坏死的早期阶段，这种分离常常导致第二中枢变平（图 2.16a），但头部的软骨模型是持续的球形。定义使用该术语所表示的内容是必要的。从预后意义上讲，软骨模型的形状是最重要的；关节面平坦的髋关节面比软骨模型保持球形的第二中心的髋平面严重得多。软骨模型的形状和关节表面的形状是最终结果质量的关键决定因素。继发骨化中心上部区域的平坦可能是由于坏死骨的软骨

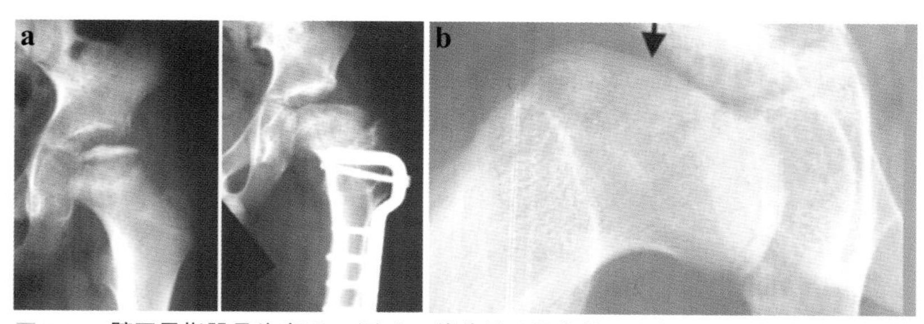

图 2.16　**髋平是指股骨头扁平** [a 图示 X 线片显示骨在第二骨化中心呈扁平状，在早期对该病的描述中，术语“髋平”仅指第二骨化中心形状，因为这是平片上唯一可以看到的结构（左），如果股骨头的软骨模型保持其球形，那么次级骨化中心骨的扁平化可能只是一个短暂的阶段，随后的骨修复将遵循仍然是球形的关节和骨骺软骨模型，并导致骨的正常或接近正常的重建，当关节软骨也塌陷时，更高级的髋关节平面变异会发生，当修复发生时，模型不完善，在骨骼成熟时修复阶段结束时，扁平的股骨头和表面关节软骨都会继续存在（右）；b 图示骨骼成熟时严重的髋关节扁平，显示股骨头（包括关节面）变平（如箭头所示），髋臼二次变平]

下塌陷和作为修复过程一部分的新骨沉积在头部外侧部分的修复过程中的一个或两个原因，在那里血管首先得到恢复，或者更容易从关节软骨扩散。更令人担忧的是，在修复过程结束时持续存在，覆盖的关节软骨已经塌陷，以符合变形的次级骨化中心的形状（图 2.16a,b）。当关节造影或核磁共振研究显示关节软骨缺乏球形时，就出现了真正的髋关节扁平，可能会导致骨关节炎的长期有害后果。

3. 股骨头外侧半脱位

髋部 X 线片经常显示股骨头更侧向的定位（图 2.17a,b）比正常侧早在修复阶段，并且通常持续在残余阶段。在修复阶段，这种射线照相外观有三种可能。①髋关节内侧深部滑膜积液或肥大可能会将头部侧向推压，从而进入半脱位的位置。②股骨头软骨模型在其正常位置可保持在髋臼内，但骨化可能优先发生在股骨头骨骺软骨内较外侧的位置。内侧和下部的骨化可能被抑制，而通过修复和滑膜液扩散可能与营养有关的新骨化最有可能出现在上外侧区域。然后我们假设头部的软骨模型继续增大，并与髋臼保持适当的关系，但次级骨化中心本身似乎会发生侧向移动。与以半球形态一致发生的骨化不同，血管化和压力现象倾向于有利于头部超外侧骨形成的修复，从而出现侧半脱位。③作为修复反应的一部分，整个软骨头可能会扩大，即变成一个巨大的髋关节，这样第二个中心就显得更加侧向。关节造影或磁共振成像对研究这种情况下股骨头软骨模型的形状和大小的重要性是显而易见的。例如，骨骺骨化或钙化发生－髋臼外骨缘外侧环常被解释为与所谓半脱位相关，但如上所述，这可能仅仅表明持续增大的股骨头骺软骨的外侧部分更容易受到血运重建和新骨形成较深部和下部。因此，不能确定修复过程中晚期的侧方钙化是否是一个预后不良的标志。如果一个巨大的髋关节有一个球形的头部在发展，这种侧向钙化将不明显。但是如果髋关节平面在进化，它会的。

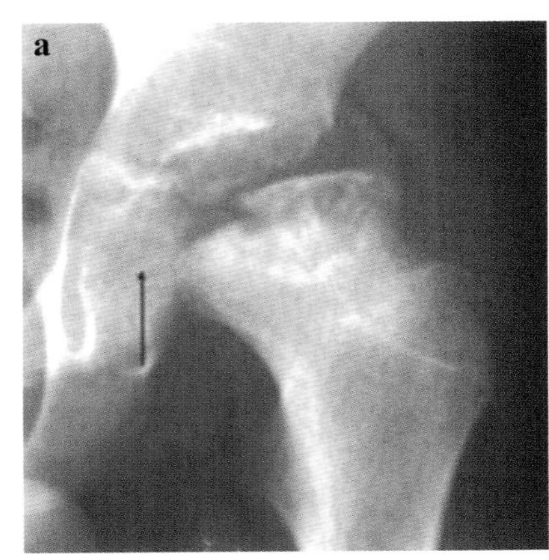

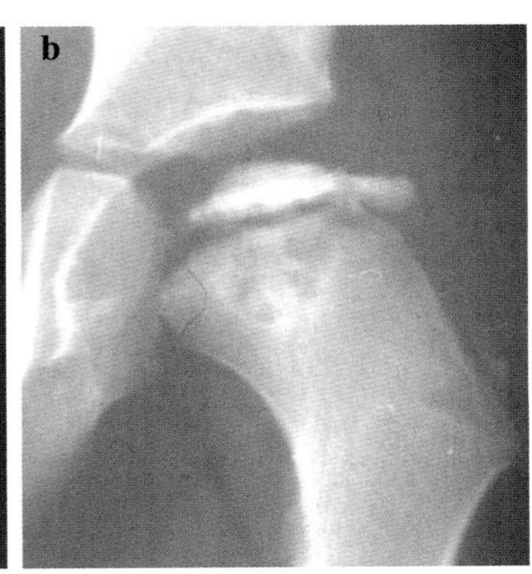

图 2.17　股骨头外侧半脱位是 Legg-Calvé-Perthes 病的一个相对令人担忧的症状。有时，由于髋臼最深内侧部分的滑膜肥大，早期的横向半脱位会消退。然而，一般而言，晚期股骨头半脱位发生在修复过程中，与正常侧相比，股骨头软骨模型更大，髋臼外侧生长不太严重 [a,b 图示在不同的阶段显示侧头半脱位；主要关注的区域是内侧（箭头所示），内侧髋臼和头颈部之间的间隙增大]

4. 髋内翻

由于病变部位在股骨头，而发育中的大转子未受影响，头颈部生长减弱的异常后遗症可导致髋内翻畸形。这种无血管现象不仅影响二次骨化中心的骨，而且还影响骺软骨，因为骺软骨生长潜能的血液供应来自骺侧。在许多儿童股骨头骨骺缺血性坏死的病例中，放射学研究不仅显示次级中心骨的异常，而且显示生长板软骨的不规则。在某些情况下，这些似乎是正确的，但在其他情况下，股骨颈生长的永久性损伤会导致髋内翻畸形（图 2.18a~c）。如同先天性髋关节脱位合并缺血性坏死的治疗一样，与生理相关的缺血性后遗症可以跨越生长板的整个宽度，导致对称性缩短。有时异常集中在内侧，导致髋内翻，生长板更垂直，或侧向导致髋内翻，生长板侧向倾斜，头向外翻倾斜，远离髋臼。此外，大约 25% 的儿童股骨头骨骺缺血性坏死疾病患者在骨骼成熟期结束时头颈部纵向生长提前停止，通常在缺血性坏死修复后数年。这会加重髋内翻并增加缩短。

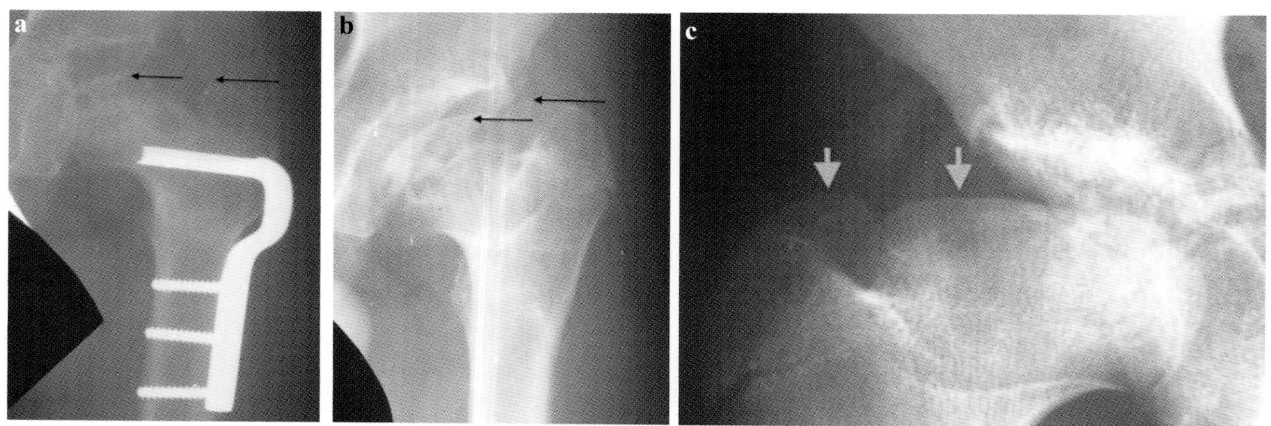

图 2.18　所示为 Legg-Calvé-Perthes 病的髋内翻；这可能是由于正常大转子相对股骨头上表面生长过度和 / 或位置改变所致。箭头表示大转子的尖端和股骨头的上表面 [a 图示大转子尖端与股骨头上表面水平，股骨近端内翻截骨术在股骨头向下倾斜的过程中提升转子尖部，使其更深入地进入髋臼；b 图示股骨粗隆远高于股骨头，这是由于股骨颈过早停止生长，尽管股骨头的形状相当好；c 图示大转子尖部与股骨头表面处于同一水平，股骨头表面明显扁平]

髋内翻是儿童股骨头骨骺缺血性坏死常见的残留。在儿童股骨头骨骺缺血性坏死中，股骨近端的位置有 2 种不同的描述方式。一种是指股骨头相对于大转子的位置。大粗隆骨骺继续正常生长时，大粗隆骨骺的生长减弱和频繁的过早融合将改变粗隆尖端与股骨头最上部的关系，从而使粗隆处于或高于股骨粗隆的水平头部关节软骨。从这个意义上说，髋内翻畸形可以被定义。然而，当头颈部单独与股骨干相关时，不注意大转子的位置，股骨头和股骨颈通常处于相对髋外翻的位置。这种情况的发生是因为头颈部生长板结构的缓慢闭合和 / 或过早闭合通常在侧面比中央或内侧更明显。当这种情况发生时，持续的中央和内侧生长位置的头部进入外翻的关系，即髋臼上方，颈部和轴下面。从这个意义上讲，即使转子过度生长，将其称为髋内翻的关系并不严格准确。因此，必须非常小心地指出所描述的是否是转子 – 头部的关系，这种关系在 Legg-Perthes 病中经常被证明是髋内翻畸形，或者是否是所描述的髋臼 – 头 – 颈 – 干的关系通常导致头颈轴线的相对髋外翻定位。

十、应用关节造影评估股骨近端软骨模型

平片清楚地勾勒出骨骺（第二骨化中心）和邻近颈部以及髋臼骨的形状。股骨头和髋臼的软骨表面以及它们之间的相互关系在平片上无法进行评估，尤其是在还有几年的生长期时。关节造影术已经被用来勾勒关节的软骨轮廓，在 Legg-Perthes 病中仍然可以提供大量信息（图 2.19a~c）。众所周知，尽管继发骨化中心异常，但在疾病早期，股骨近端关节面仍保持其球形，并与髋臼保持适当的关系。Jonsater[132]、Goff[27] 和 Katz[162] 发表了 Perthes 病早期髋关节的关节造影研究，并指出在观察到次级骨

化中心的骨变化后，关节面几乎没有塌陷，并在相当长的一段时间内保持其球形。Herzog 对 3 名早期 Legg-Perthes 病的患者进行了关节切开术，并报告说，尽管影像学发现骨骺扁平，但仍有一个完整的软骨头 [163]。勾勒出髋臼的形状和毗邻关节的关系。因此，根据染料的轮廓和染色剂的聚集情况，可以诊断为上关节面和外侧关节面的扁平化，这是正常球体所不见的。内侧关节间隙增大也可发现。可以获得关于是否存在与髋臼的关系不一致的信息，此时染料在内侧聚集，或者增加是否是由于髋关节和内侧髋臼和 / 或内侧股骨头软骨厚度增加而保持球形。利用多个投影，可以检测出软骨模型最早的形状变化。Axer 和 Schiller 表明，在疾病的初期，8 个髋部中有 7 个有明确的，尽管是轻微的前外侧扁平，在后期变得更加明显 [154]。

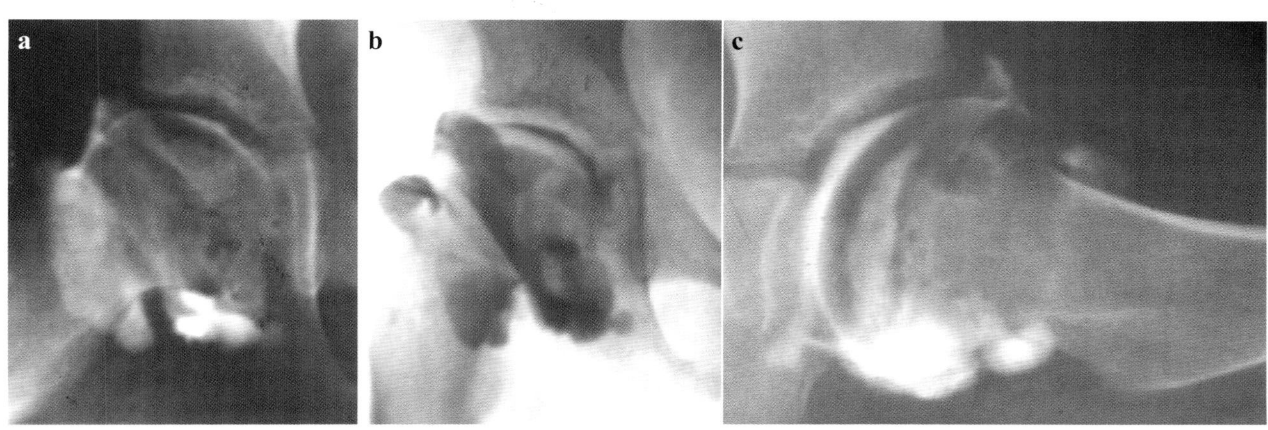

图 2.19 **关节造影在帮助显示股骨头软骨模型的形状和大小以及显示其与髋臼的关系方面仍发挥着重要作用。在评估髋关节的长期预后时，软骨表面的这些关系比单纯的二次骨化中心骨模型的形状更重要** [a 图示虽然次级骨化中心畸形，但软骨股骨头的正常球形轮廓仍然存在；b 图示股骨头软骨模型保存良好，次级骨化中心小而不规则，然而，头和髋臼之间的染料（黑色）轻微聚集，意味着关节面有轻微的扁平化；c 图示正常的三角形“thistle（蓟）”征可见于纤维软骨的两侧。关节唇位置正常。头部软骨模型即使有继发骨化中心的髋平面和干骺端囊肿也保持正常]

Katz 介绍了他对 25 例 Legg-Perthes 病儿童的关节造影研究，发现与 Jonsater 早期提出的数据有很好的相关性 [142]。Jonsater 还将他的研究与平片和组织学活检标本进行了对比，他发现在儿童股骨头骨骺缺血性坏死的初始阶段，股骨头通常保持球形，而在修复阶段会发生轻微的形状变化，然后恶化。Katz 还证实，在 Legg-Perthes 病的早期阶段，关节造影显示股骨头轮廓的规则性，尽管骨骺有重大的结构变化，但变化很小或没有变化。关节造影在骨折和修复阶段最有价值，因为它们显示关节面是保持球形还是扁平，以符合骨骺的不规则。一旦到了最后或确定的阶段，关节造影的价值就降低了，因为第二中枢的增大的骨量和接近成熟的关节软骨基本上是平行的轮廓。关节造影也显示有价值的早期评估髋关节肥大。对髋臼关节软骨形态、厚度及内侧增宽也有一定的了解。关节造影也是最有帮助的，如果有染料汇集表明有凹陷或洼地存在，特别是上外侧表面。它也有助于评估髋臼，特别是其关节和纤维板唇与股骨头的关系。由于股骨头增大和侧向挤压发生，而且头部内的骨形成也发生在侧面，关节造影显示了这些情况。髋臼外侧缘常表现为股骨头内有凹陷和凹痕，尤其是在唇部。

Gallagher 等人还定义了关节造影所阐明的结构异常 [164]。关节造影也被发现是早期和相对较轻的侧半脱位的敏感指标。Moberg 等人比较了 Legg-Perthes 病的 76 个髋关节平片和关节造影图 [165]。在 76 个髋关节中，有 43 个髋关节出现了外侧半脱位。然而，在剩下的 33 个髋关节中，平片不能证实任何半脱位，但关节造影显示在 33 个髋关节中有 32 个半脱位。在平片上计算髋臼头指数包括评估从骨化骨骺最内侧表面或第二中心到骨性髋臼最外侧边缘的水平距离。然而，关节造影允许从软骨头的最内表面到软骨髋臼的最外面确定指数。早期 Legg-Perthes 病的股骨头 – 臼关系，关节造影比普通 X 线更清楚地勾勒出股骨头和髋臼表面软骨模型的形状。磁共振成像在很大程度上取代了关节造影术，但关节造影术仍然可以在必要时使用。

十一、生长板的反应

Legg-Perthes 病由于其骨骺侧的血液供应来源于与次级骨化中心相同的血管，几乎总是影响到生长板。在愈合不均匀的情况下，它会继续发挥作用或相对较早地恢复其正常功能。然而，在许多情况下，它是局部或完全受损的，随后出现无序功能。最早的变化是身体的扩大。在某些情况下可以注意到倾斜，这一发现与不对称的早期过早闭合有关。如果身体向内侧倾斜，则内侧闭合占优势，并发生髋内翻；如果外侧倾斜，则外侧闭合导致髋外翻；如果闭合发生在中央，则没有身体倾斜，头颈轴角度不变，但身体扁平化程度最小。骺端的改变通常发生在晚期，进入修复期，而且通常直到骨骼生长的最后一年才表现出来，即使在前几年二次骨化中心似乎已经完成了完全修复。Edgren 指出，骺板融合倾向于首先集中发生 [23]。在早期生长板闭合的病例中（在对侧正常前 1 年或以上），只有 5 个股骨头是球形的，13 个是椭圆形的，24 个是不规则的，而在正常时间闭合的，18 个是球形的，非椭圆形的，只有 2 个是不规则的。严重的干骺端改变几乎总是与过早闭合有关，而轻微的干骺端改变与正常闭合相关。

十二、垂绳征（Sagging Rope Sign）

许多患有相对严重的 Legg-Perthes 病的患者在修复阶段表现出一个特征性的影像学发现，即股骨颈有一条不透明的线。Apley 和 Wientroub 对此进行了描述，并将其称为“垂绳征”[166]。该征由股骨上端干骺端的一条薄而不透明的线组成，呈曲线状，凹陷朝向头部和上颈部（图 2.20）。在前后视图中，它从颈部下缘以弯曲的方式延伸到颈部的内侧区域，通常在头颈交界处。线似乎总是包含在颈部，而不管放射学视图如何。Apley 和 Wientroub 能够将其与一种相对严重的疾病联系起来，在这种疾病中，出现负增长后遗症，几乎总是可以看到股骨颈短而粗，次级骨化中心扁平，生长板过早闭合，大转子过度生长。所有这些发现都与儿

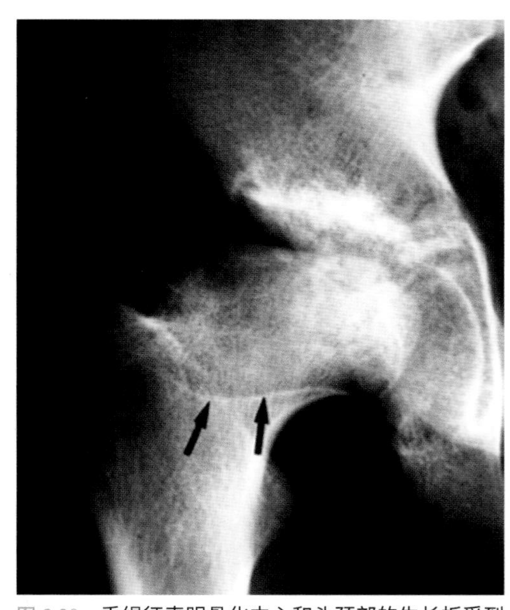

图 2.20　垂绳征表明骨化中心和头颈部的生长板受到了相当大的损害

童股骨头骨骺缺血性坏死紊乱相对严重的损伤相一致。他们还注意到，在先天性髋关节脱位治疗后的其他髋关节疾病，包括多发性骨骺发育不良和缺血性坏死。出现时的症状表明 Perthes 紊乱，出现了显著的负增长后遗症，如果仍有生长剩余，这些症状会随着时间的推移而明显恶化。Apley 和 Wientroub 认为，射线照相密度是由于股骨颈内骨组织的增加，它代表生长板的损伤，具有明显的干骺端反应，这让人想起 Harris 生长抑制线，而 Harris 生长抑制线与此相似。Catterall 也注意到了垂绳征，但认为这条线代表了股骨头的前边缘，因为它与干骺端区域形成了尖锐的角度，因此头部周围的皮质骨和相邻的干骺端骨在前后向视图上显示为一条密集的线[25]。Clarke 等人证实了严重儿童股骨头骨骺缺血性坏死病例中的松绳征，指出这是 78 例患者中 13 例的晚期发现，其中 7 例结果一般，6 例较差[167]。他们证明，放射密集线代表非常畸形的股骨头的前外侧边缘。最近，Kim 和 Wenger 对儿童股骨头骨骺缺血性坏死患者的髋关节区域进行了三维计算机断层重建，结果显示扁平股骨头的下外侧缘与平片上“垂绳征”的形状和位置完全一致[148]。

十三、股骨颈的反应（隐裂）

1. 股骨颈增宽

股骨颈增宽，在早期 Perthes 文献中被称为干骺端，常在修复阶段出现（图 2.21）。Robichon 等[168]的研究表明，相对于较小的股骨头，这是宽度的绝对增加，而不是外观。股骨头通常比邻近的股骨颈宽得多。因此，股骨颈骨膜作为破骨细胞层，并通过其外层纤维层提供支持。然而，在 Legg-Perthes 病中，修复阶段的特征是髋关节区域血管的普遍增加。在修复阶段，股骨头软骨模型的宽度实际上增加了（头膨大），由于供应头部的血管沿着颈部表面通过，因此颈部的血液供应增加。这一现象似乎将股骨颈骨膜的内层细胞转换成成骨细胞期。新骨形成的增强与血液供应增加有关，通过股骨颈，最终进入头部作为血运重建修复过程的一部分。因此，在这一修复阶段，加宽的股骨颈是由于骨膜内层的同位骨形成增加和软骨内生长导致的，而软骨内生长与股骨头和身体的软骨增宽模型有关，因为它形成了一个巨大的髋关节。虽然股骨颈增宽是一个相关的影像学征象，但无论是作为预后指标还是作为最终的功能问题，它都没有临床意义。

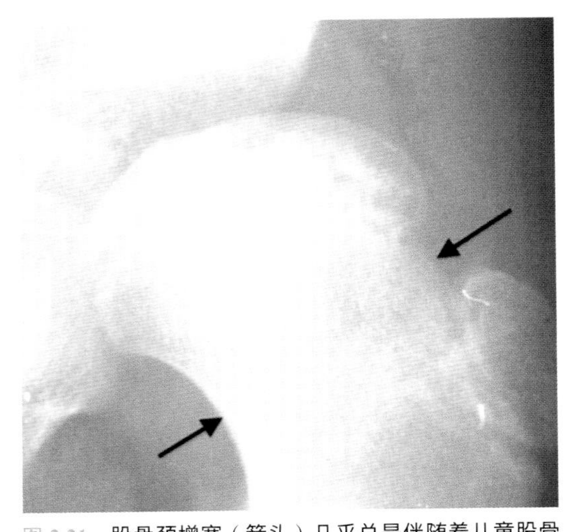

图 2.21　股骨颈增宽（箭头）几乎总是伴随着儿童股骨头骨骺缺血性坏死的修复反应

2. 股骨颈 / 骺端骨不规则

股骨颈干骺端骨与骺软骨相邻的线状外观在病变过程中通常是不规则的（图 2.22a~c）。这似乎代表了骺端生长不规则，导致干骺端骨沉积的支架不均匀。

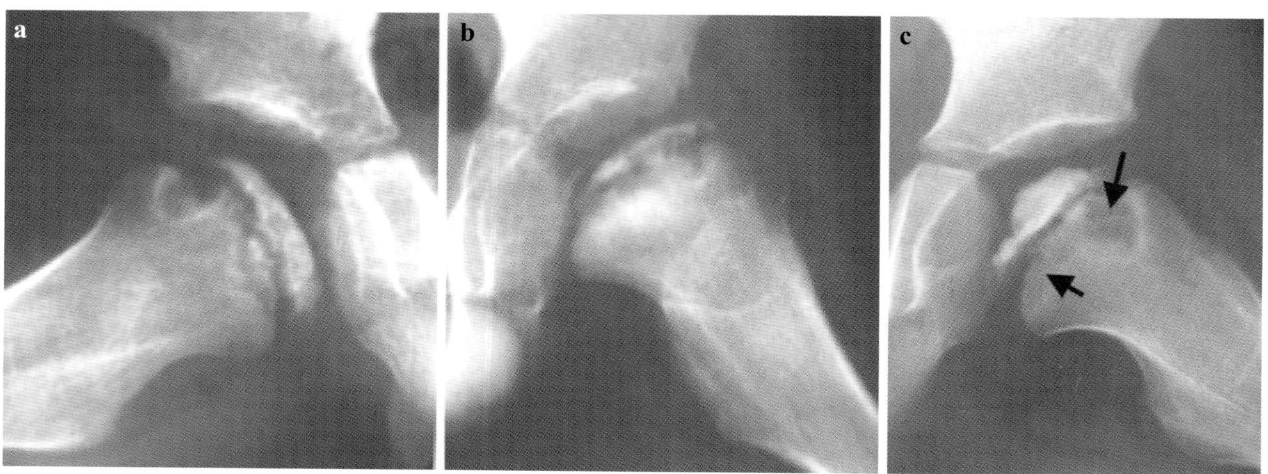

图 2.22　干骺端囊肿是 Legg-Calvé-Perthes 病的常见表现。它们在生长板附近被视为透光区域 [a,b 图展示典型病例；c 图示有时它们横穿整个颈部（箭头）]

3. 股骨颈（干骺端）透光，有时指囊肿

股骨颈的透光区的存在一直是 Legg-Perthes 病的研究者所感兴趣的。其在平片上可见，通常尺寸相当大（图 2.23）。它们几乎总是与生长板相邻。有时，可见线状透光，可能或不可能到达颈部外侧皮质边缘，但更多情况下，放射透射率在轮廓上呈圆形至椭圆形。

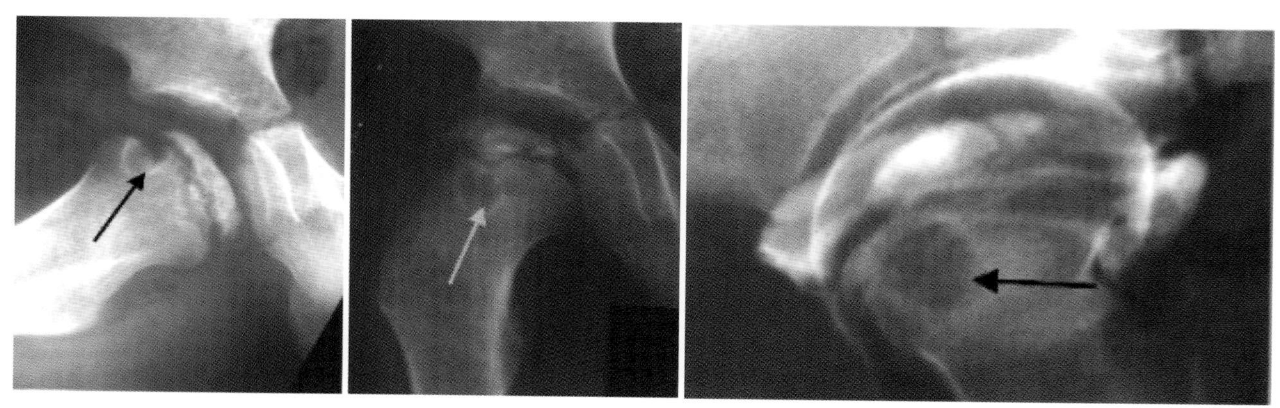

图 2.23　干骺端囊肿通常位于左右两侧。硬化边缘（箭头）只是表明一个较长的存在，没有最近的大小变化

Smith 等人将透光性改变定义为横贯区或囊性区。囊性区域是圆形透光区域，边缘清晰，通常伴有明显的稀疏或周围有明显的硬化改变 [169]。他们发现 134 个受累髋部中有 120 个（90%）干骺端出现射线异常。干骺端的改变通常与骺端的改变同时出现，或者在骺端改变之后，但是在任何情况下，干骺端的变化都不会先于骺的变化。干骺囊性改变总是直接发生在骨骺的变化之下。干骺端改变的部位反映了这样一个事实：在不完全的情况下，骺端受累倾向于以侧面为主。他们将干骺端变化最大的区域定义为 72 例中的 20 例为中央，20 例为中央外侧，10 例为外侧皮质，其中 18 例累及外侧皮质，11 例累及干骺端的整个横径，7 例位于中央内侧，4 例仅位于内侧。我们努力将干骺端的变化与最终结果联系起来。这是困难的，因为在珀斯的最终结果分类是困难的。然而，某些观察似乎是有效的。干骺端无囊性改变

提示预后良好。囊变的部位不能与结果直接相关，除非在那些病例中观察到囊性突起延伸到外侧干骺端或颈部皮质，因为 17 例中有 13 例被判定为最差类型。干骺端的囊性改变似乎反映了疾病过程的一般严重程度，并具有一定的预后意义，如上所述，尽管这是原发性骨骺损伤的继发现象。

Ellis 指出，干骺端病变已经从 Perthes 本人最早的描述中得到了重视[170]。Ellis 指出干骺端的放射透光性要么是一条延伸到干骺端的界限不清的带，要么是一个更为集中的单房或多房囊性区域。当干骺端透光性累及颈部或干骺端时，侧柱塌陷率较高，结果较差。埃利斯用干骺端病变作为控制治疗的指导。如果没有干骺端损伤，他认为负重是安全的，建议只对髋关节过敏症状进行休息。他并不关心颈部或干骺端扩张本身，而是与外侧皮质放射透光性相关的扩张。没有扩张仅仅表明疾病处于早期阶段或程度较轻，而扩张则表明愈合良好。如果外侧颈部 / 干骺端皮质是透光的，则必须通过封闭来保护髋部，而如果辐射透光性没有到达外侧皮质，只要髋部不易刺激，患者在没有遮挡的情况下负重是安全的。他指出："干骺端的外侧皮质脱钙表明髋关节脆弱，必须在病变处钙化之前加以控制；否则，负重不会影响结果。"在那些没有脱钙迹象的髋部外侧干骺端皮质无论外观改变多在内侧，均发育一致的股骨头而不考虑治疗。因此，他指出维持侧柱的重要性，如果它从未被放射学或脱钙，或如果它已恢复放射性密度作为修复的结果，发生良好的预后。

Mindell 和 Sherman 注意到干骺囊性改变通常在骺受累后出现较晚，当出现时，它们位于骺受累区域的对面，并且它们往往比骺病变愈合得更早[171]。病变较大者，不良结果发生率较高。Catterall 描述了那些骨骺受累面积较大的儿童的干骺端病变。Katz 和 Siffert 在一个大系列的 337 名患者中发现干骺端病变的仅占 31%[153]。他们认为在干骺端囊肿出现不良结果的可能性是正常的 2 倍。

虽然大多数观察者把它们放在颈部干骺端，在那里它们看起来像是普通的 X 线片，但是最近有人担心它们可能代表骺本身的透光区域，而仅仅出现在干骺端的平片上，因为头部 / 颈部的几何结构，周围部分由于头部呈蘑菇状的形态，头颅在前后位放射投影图上基本上覆盖了身体和颈部。然而，使用磁共振成像显示头部、身体和颈部的图像只有几毫米厚，并显示囊性区域清楚地位于颈部。

大多数组织病理学研究显示囊肿持续存在非骨化的骺软骨。它们似乎与骨形成的异常有关，可能与由骺端合成的异常软骨有关。它们也可能与一方面患有 Perthes 病，另一方面正在接受减肥治疗的儿童的异常压力有关。

十四、股骨颈前倾角

Legg-Perthes 病的股骨前倾角也属于研究之列。前倾角无明显变化。Fabry 进行了一项详细的研究，他注意到与没有儿童股骨头骨骺缺血性坏死或对侧髋关节相比，患者的前倾角没有变化。在 864 项 1~16 岁正常儿童的前倾角研究中，他注意到平均前倾角为 24.14°，而在 160 例儿童股骨头骨骺缺血性坏死疾病患者的 241 项前倾角研究中，平均前倾角为 24.96°。118 例单侧未受影响髋关节进行了 118 项研究，平均前倾角为 25.12°[172]。Kim 和 Wenger 还用三维计算机断层摄影术记录了 Perthes 病研究中使用经典测量标准增加的解剖前倾角[148]。随后，他们根据三维 CT 重建对负重的解释，进一步发展了股骨头在 Legg-Perthes 病的“功能性反转”概念。

十五、大转子的反应

大转子不受股骨头骨骺内坏死的影响，并以正常方式继续生长。这种生长发生在大转子骨骺的伸长和顶端和侧壁的同位生长。当股骨头和股骨颈生长迟缓时，大粗隆相对过度生长，其顶端可能位于股骨头上表面上方，且通常远高于股骨头上表面（见图 2.18a~c）。由于附着的臀中肌和小肌相对松弛，这种情况导致髋外展减少和 Trendelenburg 步态。

十六、髋臼反应

在中重度 Perthes 病患者中，髋臼发育也会受到股骨头形状异常的继发性影响（图 2.24）。股骨头形状的变化发生在几个月到几年的时间里，髋臼通过模拟头部形状来做出反应。如果患者对这种疾病有相当快的反应，并且痊愈时股骨头仍为圆形，几乎没有头膨大畸形，髋臼就保持正常的形状。髋臼的变化从来没有比相应的股骨头更严重，这一发现表明髋臼变化完全是继发性和反应性的。在那些仍保留几年生长潜能的患者中，如果股骨头变大并且失去球形，则有发生髋臼发育不良的趋势。然而，在最有利的情况下，髋臼的形状与股骨头的形状相对应，这样就形成了一种持续的良好关系，即一致配合。然而，在许多情况下，髋臼发育不良时不会侧向扩张，头膨大畸形使头部相对于正常侧相对裸露。那些长期预后最差的 Perthes 病例往往发生在 11 岁龄及以上的患者中。长期预后不良的原因之一是，到了这个年龄，髋臼已经发展到一个发育阶段，没有足够的生长来有效地将其塑造成类似于股骨头的形状。在老年患者中，髋臼保持接近其正常大小、

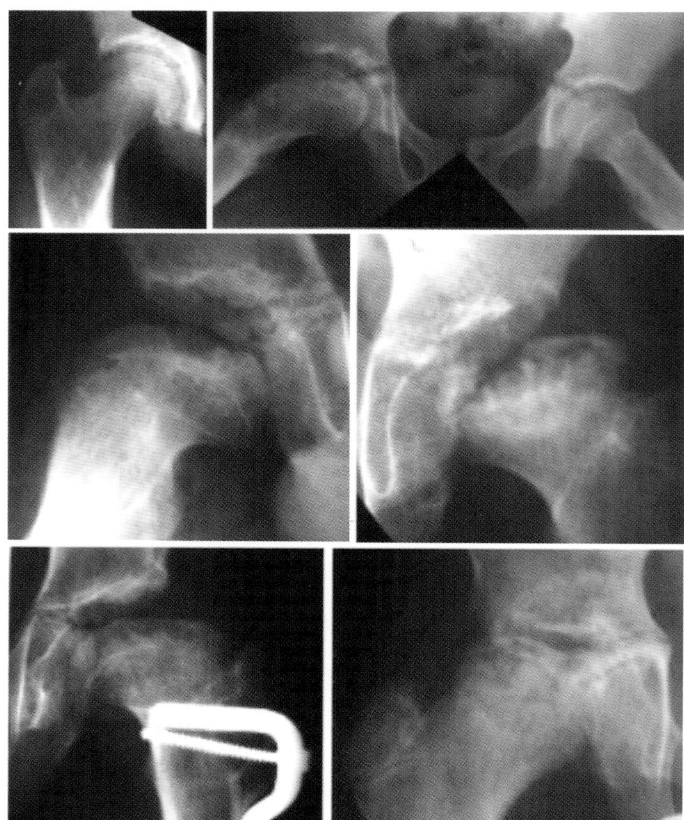

图 2.24　**髋臼的形状必须仔细检查，以评估其对 Legg-Calvé-Perthes 病的整体反应。患者年龄越小，髋臼越符合股骨头的形状。患者发病时年龄越大，髋臼反应一致的可能性越小。来自不同患者的 6 张图片显示了这种疾病可能发生的高度变异性**（左上图示右髋关节外展支具治疗后，骨骼成熟期正常的血管紧张素转换酶抑制剂；右上图示患侧髋臼较正常髋臼宽，但与股骨头一致，股骨头已愈合，股骨头呈椭圆形；左中图示髋臼轻度发育不良；右中图示髋臼明显倾斜且发育不全，头部覆盖不良；左下图示髋臼也倾斜，扩大的股骨头覆盖不良，髋关节平面明显；右下图示髋臼覆盖头部，但畸形，平坦，与畸形股骨头关联度不好）

深度和形状，股骨头形状的变化没有髋臼结构的任何有意义的变化。髋臼的这些反应是非常重要的，因为许多大而畸形的股骨头患者在长期的临床研究中表现得相当好，因为髋臼也改变了它的形状，以形成相对一致的关系。

然而，已经积累的信息表明髋臼的改变实际上在儿童股骨头骨骺缺血性坏死中很早就开始了。Halkier 注意到 Perthes 病患侧的泪滴形状改变（他称之为“泪滴状现象”）[173]。泪滴是骨盆的一部分，在内侧与骨盆内表面相对应，侧面与髋臼内侧底板相对应，在三辐软骨上方，在边缘以下。他指出，在儿童股骨头骨骺缺血性坏死中，患侧所谓泪痕形状的宽度几乎总是相对增加的，这种情况在早期和整个疾病中都可以看到。他非常详细地驳斥了这是投射性的事实，并认为这是一个真正的骨性变化。其他人已经注意到宽度增加的早期表现，但到目前为止还没有具体的预后特征与之相关。

Joseph 将注意力集中在 Legg-Perthes 病的髋臼变化上，并注意到从疾病早期阶段开始的生长发育的细微异常[174]。他确定和量化的特征性髋臼变化包括顶板骨质疏松、髋臼轮廓不规则、三放射状软骨过早融合、关节软骨厚度变化和髋臼外形尺寸变化。对 27 例 31 髋的 Perthes 病患儿进行了骨扫描。在每个单侧病例中，在髋臼顶、三放射状软骨邻近区域和髋臼内侧壁 3 个感兴趣的区域中，至少有 2 个区域的放射性同位素摄取量较高。这被认为是由于滑膜炎，影响整个髋关节区域的儿童股骨头骨骺缺血性坏死，但它表明，变化的生长现象，腿珀斯不仅与股骨头本身有关。髋臼在病程早期受到影响，其代谢活动显著增加，由于患者年龄的原因，明显导致生长改变。关节造影显示，儿童股骨头骨骺缺血性坏死患者髋臼和股骨关节软骨均增厚。除了与股骨头的畸形关系外，髋臼的生长变化也是由于：①髋臼软骨的增厚；②三辐软骨的同位生长增加导致髋臼的双室化和加宽；③三放射状软骨过早融合，导致髋臼的生长减少，尤其是髋臼的横向扩展。Joseph 认为 135 个髋关节中有 39 个（29%）发生了三放射状过早融合。

髋臼重建可以持续到骨骼成熟，并且在股骨头一期愈合后可以有相当大的改善。Huhnstock 等人评估了 123 名单侧受累儿童股骨头骨骺缺血性坏死的髋臼变化，并研究了这些变化是否与 5 年后的股骨头球形有关[175]。其他人也记录了髋臼 – 头部关系在一期愈合时间和骨骼成熟度之间的显著改善。作为这些观察的结果，大多数人推迟了 ace-tabulo 成形术的决定，直到骨骼成熟。Yngve 和 Roberts 以定量的方式记录了儿童股骨头骨骺缺血性坏死的髋臼肥大[176]。他们的大部分研究是在疾病活动期进行的，因此他们得出结论，髋臼和股骨头过度生长是以平行的方式发生的。他们指出髋臼双组化的概念导致了更大的髋臼，然而，髋臼的轮廓并不平滑。髋臼内侧扩大是由于软骨肥大，外侧成形是由于股骨头相对于髋臼较外侧部分的位置。他们认为双组化是一个不良的预后标志，因为球形或卵圆形的股骨头在整个运动范围内与髋臼不一致。

以前，Katz 主要在关节造影研究中诊断为髋臼内侧软骨增厚，其中大多数（37 个中的 33 个）的股骨头尺寸增大，36 个中的 29 个也显示内侧 ace 板状软骨增厚[162]。Axer 和 Schiller[154] 的关节造影研究发现，股骨头相对于髋臼的侧向位移不是由于髋臼内侧软组织肿胀导致半脱位，而是，由于股骨头和髋臼内侧软骨增厚，导致软骨生长不对称。

Cahuzac 等人[177]对 62 例儿童股骨头骨骺缺血性坏死患者生长过程中髋臼的变化进行了放射学研究。髋臼顶的长度不随时间变化，但半数病例的髋臼开口角和髋臼直径在发病早期就开始增大。髋臼顶的长度定义为髋臼顶骨外边缘与 Y 生长板上、外边缘之间的距离。髋臼的直径是用 Mose 圆和髋臼开口角来测量的，髋臼开口角是髋臼指数在上下两个方面的组合，深度角是 hilgenereiner 线和连接 Y 轴上、外边缘的线之间的一个角生长板至骨盆最低点泪滴。他们认为，当开口角度不变时，最终结果会更好。

Grzegorzewski 等人研究了 243 例单侧大腿骨骨折患者从粉碎阶段到最终随访的髋臼形状的变化[178]。他们将髋臼形态改变分为 3 组：Ⅰ型，正常凹形髋臼侧缘；Ⅱ型，平直水平的髋臼外侧缘；Ⅲ型，髋臼外侧缘突起、倾斜。在破碎阶段，Ⅰ型为 32%，Ⅱ型为 56%，Ⅲ型为 12%，最后一次随访时，类型分别为 51%、34% 和 15%。侧柱分类、股骨头半脱位、髋关节外展范围与 Stulberg 分类在髋臼变化方面有显著相关性。因此，Ⅲ型与外侧柱 C 组、主要股骨头半脱位、髋关节外展受限有关，Stulberg Ⅲ、Ⅳ和Ⅴ组[179]还指出髋臼变化与股骨头受累成正比。髋臼的反应性不仅表现在形状上的改变，还表现在髋臼外侧骨扫描上的增强，这表明了对异常股骨头形状的重塑反应。改变包括髋臼骨质减少，髋臼轮廓不规则，髋臼大小增加，患侧髋臼深度减少。髋臼软骨部的上外侧部倾斜变浅。前文框注 2.1 还回顾了 Legg-Calvé 儿童股骨头骨骺缺血性坏死髋臼改变的发病机制。

关于仔猪股骨头缺血性坏死相关的髋臼变化，与人类儿童股骨头骨骺缺血性坏死相似的 AVN 仔猪股骨头缺血性坏死模型也证明了股骨头畸形导致髋臼形状的继发性畸形，影响关节和邻近的骨盆软骨结构和髋臼骨[102,104]。见图 2.5a~f 所示。手术侧髋臼较宽，较浅，畸形，唇软骨边缘扁平，常伴有软骨样唇裂。术后 8 周，与非手术侧相比，手术侧髋臼软骨厚度增加。手术侧髋臼平均宽度增加，前后髋臼深度减小。由于髋臼骨形成延迟，软骨较厚，并显示血管化增加，伴有侧面纤维化。这些发现与畸形的股骨头有关。在子宫内的正常髋关节发育中，三放射状软骨形成，髋臼发育受髂骨、坐骨和耻骨段的影响；髋臼关节和邻近的骨盆软骨以及三放射状软骨也有连续性，形成一个完整的相互连接的软骨区。髋臼关节软骨和邻近的骨盆软骨被称为髋臼半球。在这个模型中，髋臼的生长畸形主要发生在髋臼关节和邻近的骨盆软骨（髋臼半球），但三块骨头中的每一块也受到影响。本研究以未成年仔猪髋关节为研究对象，显示异常髋臼发育与 AVN 引起的股骨头畸形密切相关，其中以周围髋臼软骨的变化最为显著。

十七、髋臼后倾

髋臼后倾在 42% 患有儿童股骨头骨骺缺血性坏死的髋臼中被发现[180]。这在疾病病因中的意义尚不清楚。这似乎是由于这种紊乱，因为在骨骼发育不成熟的儿童中，儿童的倒转率仅为 1.8%。然而，如果无名截骨术是为了遏制，必须非常小心，以尽量减少倾斜前覆盖，因为任何髋臼后倾可能会恶化。

十八、在愈合终止和骨骼成熟之间的疾病残留阶段的重塑

某些形式的股骨头重塑至少可以持续到骨骼成熟，甚至在骨骼成熟之后也可以继续进行[181–183]。研究

人员一直致力于评估股骨头骨化中心完全修复和骨骼成熟之间残余或最后阶段的重塑潜力。对于那些在 6 岁或 7 岁之前患有该疾病的患者，可以确定何时修复完成，但对于那些 9~10 岁或更晚的患者，结果普遍较差的原因之一是修复相对缓慢，可能会持续到骨骼成熟。Katz 试图通过在骨骼成熟前将股骨近端的序列射线照片相互叠加来确定儿童股骨头骨骺缺血性坏死的后期模型变化 [184]。在大多数情况下，猫的分类没有大的变化。偶尔，有证据表明进步了一个等级，尽管这往往被其他等级的恶化所抵消。股骨近端形态改变与股骨近端骨骺过早闭合伴大转子骨骺持续生长有关。这种过早闭合增加了下肢长度差异。另外，闭合在身体横轴上的位置决定了头颈部是否会发生角变形。如果闭合均匀或集中在中心，股骨头和颈轴线相对于股骨长轴没有变化。当闭合主要在内侧时，髋内翻会增加，当闭合是外侧时，头颈部相对于躯干会有一个相对外翻的位置，尽管仍然与大转子过度生长有关。Allen 利用计算机图形分析对儿童股骨头骨骺缺血性坏死股骨近端的形状变化进行了类似的分析 [185]。他的研究证明了跟踪形状随时间变化的价值，其系统性要远远超过用相对粗糙的测量指标或仅仅从定性观察形状变化中获得的方法。该方法还显示了软骨模型的变化是如何代表最终结果的重要决定因素的儿童股骨头骨骺缺血性坏死，而第二骨化中心的骨变化只是次要的或衍生的变化。Harry 和 Gross 还展示了在不同时间段对患者近端 fem- 口腔结构数字化追踪的计算机分析的价值，以改进定量数据 [186]。Herring 等人注意到股骨头的形状在明显的再骨化后持续 3~4 年的变化 [181]。36%（49/136 髋）头部逐渐变圆，11%（15/136 髋）逐渐变平。因此，直到骨骼发育成熟，最终结果才确定。从疾病的残留阶段到骨骼成熟期的生长在临床上仍然很重要。由于股骨头 – 髋臼重塑，发生的变化可能会使结果更好，或者由于过早关闭骺端而导致更差的结果，但如果早期发现，则可以进行处理。

十九、小腿骨不完全愈合，骨骼成熟时持续存在剥脱性骨软骨炎病变

有时，股骨头上表面有不完全的骨修复，在骨骼成熟时留下剥脱性骨软骨炎样病变（见后文图 2.47b）。在骨骺的上负重部位，通常在软骨下区可见局部小面积密度增加。周围有一片透光区域，但在大多数报告的病例中，几乎没有不适。尽管这种情况并不常见，但已经出现了许多报告，包括 Ratliff[187]、Freund[128]、Brailsford[129]、Evans[188]、Freehafer[189]、Hallel 和 Salvati[190]、Osterman 和 Lindholm[191]、Morris 和 McKibbin[192] 以及 Bowen 等人的报告 [193]。Bowen 等人发现在儿童股骨头骨骺缺血性坏死患者中，有 3%（14/465）发现剥脱性骨软骨炎病变。对于有症状的患者，采用关节镜手术切除松动的碎片。

二十、铰链外展：不完全愈合，股骨头变平，上外侧突出阻碍外展顺利

这种在儿童股骨头骨骺缺血性坏死中不完全愈合的变体被称为铰链外展。股骨头软骨模型变平，髋臼下方和外侧有一个阻碍自由外展的上外侧突起。这一发现最初由 Grossbard[194] 和 Catterall[157] 描述。当股骨外展时，畸形股骨头的外部部分在髋臼的侧唇上铰链时，就出现了铰链外展。Kruse 等人认为外展时内侧软骨间隙扩大超过 2 mm，并伴有相关的外侧变窄，作为铰链外展的证据 [195]。在那些发展出这种紊乱并继续在受影响的髋关节上行走的人，退行性变的速度比其他情况下要快得多。根据 Reinker 的定义，

铰链外展的负面影响包括股骨头的上外侧受压和变平，邻近髋臼的外侧边缘变平，以及唇的不完美位置。这种紊乱可以感觉到发生在分裂的中晚期，这时经常可以看到头部中央凹陷。这导致外侧半脱位的持续，内侧和下关节囊伸展，股骨头进一步侧向受压。这在很大程度上与侧柱的倒塌有关。越来越多的人认识到这是许多儿童股骨头骨骺缺血性坏死患者的早期发展。在一项对 106 例患者的研究中，有 26 例怀疑有这种疾病，通过关节造影和特殊的放射学研究，其中 19 例发现铰链外展 [196]。这一发现是一个预后不良的标志，治疗的性质取决于愈合阶段的阶段，在这一阶段发现了暗示。Reinker 强调，如果不治疗铰链外展是不良结果的重要指标，即使在疾病发展过程中，头部处于愈合阶段但尚未完成的情况下，识别和治疗铰链外展也是很重要的 [196]。

二十一、股骨头缩短是儿童股骨头骨骺缺血性坏死的后遗症

累及股骨短缩是 Legg-Calfé 儿童股骨头骨骺缺血性坏死的常见病。缩短有 3 种可能的原因（图 2.25）。

股骨头缺血性坏死的三种可能原因

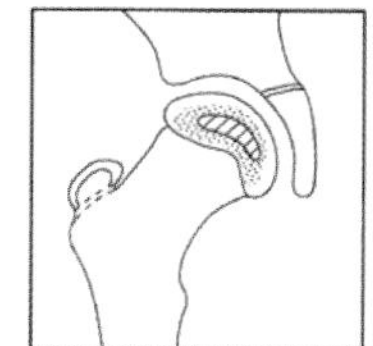

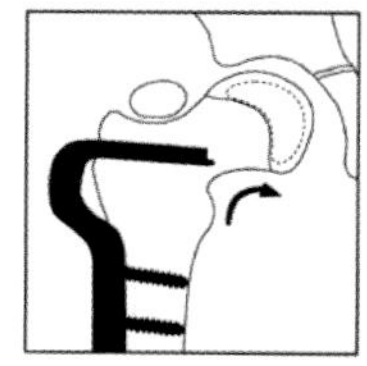

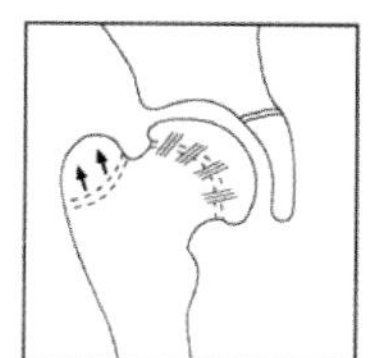

图 2.25　说明了股骨头缺血性坏死的三种可能原因

1. 生理性无血管性

疾病终止时，股骨长度缩短并不意外，因为这种情况的原因是股骨头近端骨骺的无血管事件或一系列事件。骨骺血供不仅负责供应发育中的次生骨化中心的骨，而且还负责为头颈生长板的生长提供刺激。长度畸形的变化模式可见 [30]。在最良性的情况下，股骨头和颈部完全重建，没有长期后遗症。大多数患者会出现与 Perthes 紊乱相关的短缩，尽管在许多情况下，这会部分或完全地作为修复的一部分进行自我纠正。

2. 过早关闭骺板

Edgren 记录了几乎所有患者在骨骼发育成熟时股骨缩短，平均偏差为 1.6 cm，范围为 0.2~3.5 cm[23]。他还注意到胫骨短缩，有的平均 0.4 cm，有的在 0.2~1.2 cm 之间。Edgren 报告说，在他的大系列 326 个髋关节中，12.8% 的髋关节过早关闭。Keret 等人注意到一些对海豹生长的干扰。90% 的患者；25% 的患者还存在股骨近端生长板过早闭合的延迟后遗症，这进一步增加了骨骼生长最后一两年的差异 [197]。作为延迟的后遗症，过早的骺板闭合导致Ⅳ型下肢长度差异模式（见下一节）也有文献 [30]。Thompson 和 Westin 指出，192 个髋关节中有 49 个髋关节，占 25.5%，有过早关闭的现象 [198]。患者的闭合开始于侧位，但随后累及全身，容易出现短外翻股骨颈和突出的大转子。Barnes 报告了 22 例儿童股骨头骨骺缺血性坏死的过早关闭的病例 [199]。在 19 例单侧病例中，大多数有内翻截骨术，平均缩短 1.92 cm（范围 0.5~3.0 cm），并且全部存在。短缩 2.5 cm 以上者 6 例，2.0 cm 以上者 13 例。

Bowen 等人注意到股骨头过早关闭。在 430 个患 Perthes 病的髋关节中，有 23% 的过早闭合率 [200]。

股骨闭合有 2 种模式，最常见的是从生长板中心开始，以对称方式向周围发展。颈干角保持正常，但大转子的过度生长允许整个髋内翻的出现。第二个常见的模式发现闭合集中在侧面，这导致了不对称，因为随着中央和内侧骺端的生长，头部相对于髋臼倾斜。在这些患者中，股骨头向侧面倾斜，并倾向于形成卵圆形，髋臼的相邻侧缘缺损。

在 Keret 等人的研究中。80 例接受保守治疗的单侧髋扁平患者随访至骨骼发育成熟 [197]。通过影像学检查发现骺端早闭、大转子过度生长、骺端形态改变、股骨头外侧突出、股骨颈内侧弯曲等影像学表现，推断股骨头受累。他们注意到 25% 的受累股骨头过早闭合，与股骨头受累的严重程度和最终的头部畸形有直接关系。他们评论了跟踪所有儿童股骨头骨骺缺血性坏死患者到骨骼成熟的重要性。然而，他们认为大部分的骺端损伤与骨骺应力性骨折有关。如果发生严重的骨骺压缩和变形，那么破坏性负荷将落在骨骺的生发细胞上，这些生发细胞通常被完整的关节软骨和头部骨骺的骨骼所保护。骨折会机械地压平生长板的生发层，这样就不会发生完全愈合。此外，还提出了建立微型经皮骨桥的可能性。

所有 Perthes 病患者均应随访至骨骼成熟期，以免忽视骨骺过早闭合，这种情况发生在疾病发作数年后，修复后似乎已完全恢复生长。它是由于过度的压力抑制了身体的生长，由于原发性血管功能不全导致的骺端损伤，以及经骺端骨桥的形成。随着继发骨化中心坏死的明显愈合，身体可能继续生长，但无法维持正常骨骼成熟时间的完全生长。

3. 治疗相关缩短

在 Perthes 中使用的治疗方法可以对骨骼成熟时的长度差异产生额外的影响。在单侧外展非负重支撑突出的时期，由于对股骨远端和胫骨的正常生长刺激也减少，患肢功能下降增加了差异。然而，一旦停止使用支具，肢体功能的恢复允许其他正常肢体的生长速度增加，差异减小 [30]。目前，单侧支撑很少使用，因为它被发现是无效的，因为患者倾斜成骨盆倾斜，从而限制了计划外展受累髋关节的有效性，并以这种方式增加了覆盖范围。目前许多中心普遍采用手术干预。对于那些通过无名截骨术改善股骨头覆盖率的患者，该手术的第二个好处是增加下肢长度 1.0~1.5 cm，因为骨盆截骨部位通过植入的移植物打开并稳定。股骨近端内翻和去旋截骨术也能更好的覆盖站立位置的股骨头，但内翻截骨术几乎总是缩短股骨，进一步增加任何长度差异。Mirovsky 等人提供了一个关于儿童股骨头骨骺缺血性坏死内翻截骨术后残余短缩的详细对比研究，并与一组使用减肥支架的患者进行了比较 [201]。他们记录了 43 名接受转子下内翻去旋截骨术的患者和 47 名接受减重支架治疗的患者的残余缩短，每个患者的骨骼都达到了完全或接近完全成熟。两组平均缩短 0.9 cm。在接受 Edgren[23] 持续治疗的一组患者中，50 名患者的平均残余短缩为 1.5 cm，而接受 Gower 和 Johnston[202] 保守治疗的 30 名患者的残余短缩为 1.6 cm。由于在内翻旋转截骨术的手术技术发展过程中出现了对缩短的担忧，因此进行了改变。在进行闭合楔形切除的患者中，15 例患者的平均短缩为 1.1 cm；在进行反向半楔形切除的患者中（闭合楔形物从中间取出，然后替换到侧面开口处），5 名患者的平均缩短为 0.8 cm；使用开放式楔形物使间隙与新骨愈合，4 例患者平均缩短至 0.4 cm。另一种观察数据的方法表明，截骨术后，55 例患者中 58% 的患肢缩短，27%

的患者患肢长度与对侧相等，8 例（15%）的患者患肢实际有一定程度的延长（尽管这些患者大多是无内翻截骨术的转旋）。与 8 岁后截骨术的患者相比，8 岁以下截骨术的患者由于重塑潜能，残余缩短较少。在短缩方面较差的结果也见于那些结果一般和较差以及内翻畸形重塑较少的患者。34 例 7 岁以下截骨术患者出现症状时残余短缩为 0.6 cm，21 例 7 岁以上开始症状的患者平均残余短缩为 1.1 cm。然而，数据仍然表明，在一些患者中，缩短可以是相当可观的。平均年龄为 8.5 岁的患者（6 名患者）的平均残余短缩为 2.3 cm，范围为 1~3.75 cm。有些人认为这是由于海豹过早关闭。Leitch 等人指出，在非手术治疗和手术治疗后，6% 的腿部长度差异大于 2 cm[203]。他们还量化了 23% 的患者的关节粗隆距离（ATD）小于 5 mm，在这个组中 43% 的患者有 Trendelenburg 征。他们还注意到，接受股内翻截骨术的患者的平均 ATD 明显较低，他们认为 8 岁以上的患者应避免这种情况 [203]。无名截骨术后没有发现长度差异。

跟踪儿童股骨头骨骺缺血性坏死患者到骨骼成熟期，评估由 3 种可能机制引起的短缩是极其重要的：Perthes 紊乱；青春期股骨近端骨骺过早停止生长；与内翻截骨术相关的股骨短缩。

第八节　下肢长度与儿童股骨头骨骺缺血性坏死的差异

关于儿童股骨头骨骺缺血性坏死下肢长度不一致的广泛经验的详细回顾如下 [30]。这个系列不包括无名或近端股骨截骨的患者。

一、生长年份股骨和胫骨的最大总差异

在整个过程中，所有患者的股骨和胫骨的平均最大总偏差为 2.14 cm；在需要骨骺停止的患者中（31 名患者），平均最大股骨和胫骨总差异为 2.99 cm；而在不需要骺停止的患者（116 名患者）中，平均最大差异为 1.91 cm。147 名患者在评估过程中达到的最大平均差异：113（77%）名患者为 1.5 cm 或更多，139（95%）名患者为 1.0 cm 或更多。

二、骨骼成熟时股骨和胫骨的差异

整个组股骨和胫骨的最终平均总偏差为 1.21 cm。有或没有骨骺停止的整个系列的最终平均差异为 1.5 cm 或更大，有 50 名患者（34%）。在骨骺停止组，最终平均差异为 1.27 cm，而在没有骨骺停止的组中，最终平均差异为 1.21 cm。

三、股骨最大偏差

所有病例股骨最大离差平均为 1.38 cm。无阻滞者平均最大短径为 1.18 cm，有阻滞者为 2.09 cm。在那些没有停止的患者中，股骨的最终差异，也就是自发矫正的程度，平均为 0.92 cm。股骨最大差值为 1.18 cm，最终差值为 0.92 cm，平均自发矫正为 0.26 cm。

四、最大胫骨差异

所有病例胫骨最大差值平均为 0.93 cm。在没有阻滞的人中，平均为 0.84 cm；在被阻滞的人中，平均为 1.28 cm。非制动病例的最终胫骨差异平均为 0.30 cm，表明平均自发矫正为 0.54 cm。股骨最大偏差时间与胫骨最大偏差时间几乎不一致。

五、儿童股骨头骨骺缺血性坏死差异的发展模式

当以 cm 为单位的差异程度与年龄相关时，很明显并不是所有的差异都会随着时间的推移而不断增加。找出了一系列发展差异的模式，并对其进行了分类。根据对几种导致下肢长度差异的疾病的回顾，采用发展模式分类为Ⅰ～Ⅴ型，Ⅰ型（差异随着时间不断增加）共发生 21 例；Ⅲ型 60 例；Ⅳ型 10 例；Ⅴ型 49 例。在Ⅴ型模式中，差异出现，达到一个平台，然后在不进行手术的情况下部分或完全纠正。

与坏死、软骨下骨折和塌陷相关的 Legg-Calvé 儿童股骨头骨骺缺血性坏死股骨头生长明显减慢，导致股骨缩短[13]。所有患者股骨和胫骨平均最大短缩 2.14 cm。在 21% 最终因骨骺停止纠正差异的患者中，股骨和胫骨的平均最大偏差为 2.99 cm。同侧胫骨对下肢短缩有显著影响，平均最大胫骨差异为 0.93 cm，这是由于治疗期间单侧固定不起作用。绝大多数患者采用外展式下夹板治疗 1.5~4 年，胫骨差异与固定时间有良好相关性。这项研究表明，修复过程本身就可以对差异进行有意义的纠正。当根据年龄绘制差异图时，会勾勒出不同的发育模式，称为Ⅰ型、Ⅱ型、Ⅳ型和Ⅴ型，并通过 4 个案例研究加以说明。模式类型直接关系到疾病和修复现象，而不是骨龄。所见的 4 种模式表明，对下肢长度差异进行仔细的持续评估可以改善长期结果。研究发现，平均年龄与发育差异的最终发展模式之间有很好的相关性。在Ⅰ型模式中，这种差异随着时间的推移继续增加。这类患者的平均年龄是四组中年龄最大的，平均为 8.7 岁。老年患者的坏死量相对较大，更重要的是修复时间更短。Ⅴ型模式的差异部分或全部通过修复过程纠正，与最年轻的平均年龄 5.3 岁相关。在这些患者中，有足够的时间来进行总体上良好的修复。在Ⅲ型患者中，差异达到了一个平稳期，患者出现时的平均年龄介于Ⅰ型和Ⅴ型之间，为 6.5 岁。这些数字并不代表绝对的相关性；但是，它们确实提供了一个指示，说明对发展模式分类的认识如何有助于确定随时间变化的结果。如果不认识到Ⅳ型模式，可能会在骨骼成熟前由于股骨近端骨骺过早闭合而恶化差异。在绘制股骨和胫骨测量值时，记录了 10 例这种现象。仅股骨的差异就显示了 14 例（10%）的这种构象。许多Ⅴ型模式，即自发矫正消除了临床意义上的差异，这是由于治疗结束时单侧下肢制动解除所致。这组患者的差异部分是由于近端股骨头骨骺生长减慢，但部分差异也是由于长期单侧固定导致股骨远端和两个胫骨骺生长减慢所致。Willner[204] 也充分记录了这种现象。他报告了 55 例单侧儿童股骨头骨骺缺血性坏死患者，他们用拐杖和吊带进行治疗，单侧负重，而对侧肢体仍保持完全功能。从治疗开始、整个治疗期间以及治疗后持续 5 年的生长研究表明，由于股骨头变形引起的缩短没有变化，但是由于股骨远端大转子的固定而导致的缩短，随着时间的推移，胫骨得到纠正。当治疗开始时，大多数病例的腿长没有明

显的差异。所有病例的患肢在治疗过程中都较短，而且随着治疗的继续，这种缩短变得更加明显。

然后，研究集中在股骨转子远端和整个胫骨的下肢长度随时间的增长变化。治疗结束时，股骨粗隆远端的肢体平均缩短 8.0 mm，胫骨缩短 7.9 mm。在治疗开始时，平均差异仅为 1.7 mm，但在 36 个月大时，间隔 6 个月至 36 个月，短缩持续增加，从 6.3mm 增加到 10.3mm，到 17.8 mm，到 18.8 mm，到 22.0 mm。一旦固定解除，腿长与时间的差异也同样令人印象深刻。治疗结束后 6 个月，差异减小至 16.7 mm，间隔 12 个月，在 60 个月时，数值继续减小到 12.9 mm、9.9 mm、8.6 mm、4.6 mm 和 4.2 mm。他们的插图充分证实了我们的研究中也提到的Ⅴ型模式的存在。

31 例股骨远端骨骺停止的患者股骨和胫骨的最大总偏差平均为 2.99 cm，最终总差异平均为 1.27 cm。大股骨头外侧挤压或半脱位的存在，使得计划阻滞的医生经常希望受累肢体保持稍短，以便在行走时，头部覆盖范围会更大。未能认识到不同的发育模式和迟滞的骨龄成熟似乎使停止的时机比其他疾病更为困难。对于Ⅳ型患者尤其如此，因为未能认识到股骨近端钢板的早期闭合，所以往往在晚期或根本不进行制动，而错过了末期差异的增加。股骨头大转子关系的改变是这种情况的早期影像学指标。

第九节　活动性疾病过程中的预后指标

一、一般注意事项

Legg-Calvé 儿童股骨头骨骺缺血性坏死的预后极不稳定，从重建完全正常的髋关节到出现扁平畸形的头部，与邻近髋臼完全不一致。所用的治疗方法也有很大的变化，从仅对 3 岁或 4 岁的非常年轻的患者进行观察，到长期支撑股骨或髂骨截骨术，现在到加速修复和维持结构的生物学努力。在疾病的活跃期，人们付出了巨大的努力，试图确定什么是最终的预后，这样就不会在那些能够从更积极的干预中获益的人身上延长观察时间，同样重要的是，对于那些预计在很少或没有干预的情况下相对平静地愈合的人，将不会进行长期支具或手术。然而，尽管在将各种影像学参数与最终结果相关联方面做了大量的努力，但最有帮助的预测因素之一仍然是疾病发生的年龄。发病年龄与最终结果之间没有绝对的相关性，但这种临床特征仍然是最简单和最好的指标。

在疾病最初发生的时候，也就是血管损伤的时候，平片是完全正常的。目前有可能根据阴性骨扫描在股骨近端第二骨化中心显示无吸收的情况下，在早期诊断该疾病。目前，这种情况很少被诊断出来，因为它通常是由临床髋关节或大腿不适引起的，并且有几个星期到几个月的病史，此时早期的平片改变已经发生。然而，在疾病发生时，除了患者当时的年龄，我们没有能力预测未来的结果。已经发展的各种射线照相分类的一个主要弱点是疾病过程正在进行，通常在拍摄射线照片时已进入修复阶段。仅凭影像学表现分类并不能区分患者的年龄或修复过程的阶段。二维 X 线片在估计股骨头 – 髋臼关系的三维几何形状方面是不完善的。另一个问题是要知道在骨骼发育成熟时哪些髋关节异常容易导致有症状的骨关节炎，哪一个即使存在，仍然与几十年来相对正常的无痛功能相适应。

在过去的几十年里，已经发展了一些分类，旨在提供预测和治疗指南。最简单的方法涉及最初疾病发生的年龄。其他的平片影像学分类在评估儿童股骨头骨骺缺血性坏死的演变过程中提供了许多有用的信息，但仍然缺乏详细的特异性来帮助指导治疗，因为它们往往提供了血管重建和疾病残留阶段的信息。因此，他们倾向于定义已经发生的事情，而不是早期预测将要发生的事情。

二、发病年龄

Legg-Calvé-Perthes 障碍发生的年龄仍然是预后的最佳指标。虽然没有绝对的相关性，但在 3 岁、4 岁和 5 岁时出现在谱系较年轻一端的患者中效果最好；而在 10 岁至 13 岁或更大年龄段发展为老年疾病的患者的结果最差。Ippolito 等人在一个青少年群体中报告说，从 13 岁到 15 岁发展成儿童股骨头骨骺缺血性坏死，所有人在骨骼成熟到 39 岁之间都出现疼痛和运动受限 [205]。许多其他的报告已经证明，当这种疾病在儿童晚期或青春期发展时，长期效果通常很差。正是那些在 6 岁到 9 岁之间出现这种情况的人，他们的最终结果差异最大，因此他们代表了一个群体，在这个群体中，更精确的定义的治疗可以获得最理想的结果。即使在这个相对狭窄的年龄组中，那些在 8 岁或 9 岁时患这种疾病的人预后也较差。在儿童股骨头骨骺缺血性坏死的研究领域中，年龄越小越容易获得更好的结果，这一观察结果是最一致的，在这一领域中，意见分歧很大。Nakamura 等人评估了一大组 6 岁以前发病的患者 [206]。在他们的研究中，332 名患者中有 100 名患者（114 髋）的平均年龄为 4.5 岁。他们中有 76 例被评为 Waldenström 初始阶段，在 38 例中被评为碎片化阶段。侧柱分级为 a17 髋，b22，b/c24 和 c51。42 例通过降低活性和观察进行治疗，72 例采用不同的抑制治疗。在平均 14 岁时，Stulberg 分级为Ⅰ型 26、Ⅱ 46、Ⅲ 28 和Ⅳ 14。因此，72 个髋关节（72/114，63%）获得了可接受的结果，即Ⅰ型和Ⅱ型，以侧柱分类和髋外展范围作为预后指标。6 岁以前有大面积坏死的 14 例（14/114，12%）预后不良。

Snyder 的工作指出了这一点，但也提醒我们，即使在 5 岁及以下的年龄段，修复后也会看到畸形的股骨头 [207]。对这一发现的解释似乎是基于这样一个事实：患者越年轻，与股骨头中的骨相比，软骨骺组织的相对数量就越大。因此，需要修复的骨量更小，而且由于软骨模型负责股骨头的成形和随后的生长，事实上存在相对较多的软骨，其受疾病的影响较小，从而提高了修复能力。另外，从二次骨化中心愈合到骨骼成熟的时间越长，股骨头和髋臼软骨的重塑能力就越强。相比之下，最差的结果出现在老年组，此时次级骨化中心骨相对于骺软骨的比例要大得多，相反的情况是需要修复的骨头多得多，可用于预防塌陷或作为塌陷来源的软骨则少得多。在那些长期效果良好或良好的患者中，髋臼已经塑形成头部略微不规则的形状，允许出现临床上称之为“一致性”的情况，这种情况似乎对最终的骨关节炎关节软骨表面有很大的挽救作用。尤其是髋臼在第一个十年结束时失去了形成反应的能力。

Rosenfeld 等人 [208]、Schoenecker 等人 [209] 和 Fabry 等人 [210] 的研究进一步澄清了年龄小于 6 岁的年轻专利的情况。Rosenfeld 等人指出，在不到 6 岁的患者中，81% 的患者在几年后完全没有任何手术治疗的情况下，有 81% 的患者获得了良好的结果（骨骼成熟或接近成熟时的Ⅰ或Ⅱ级 Stulberg 分级）。只有 10% 的人成绩不佳。然而，他们确定预测因素并不是年龄，而是侧柱分类。在对 164 个受影响髋部的研究中，A 组 7 个，B 组 101 个，B/C 边界组 27 个，C 组 29 个。根据 Stulberg 分类，有 131 个Ⅰ级或Ⅱ级（良好），14 个Ⅲ级（一般），19 个Ⅳ级（差）。侧柱分类与预后极为相关，只有 B/C 边界和 C 组髋关节发病时间在 4 年至 5 年 11 个月之间预后较差。那些同时有双侧参与的少数患者预后更好。

未进行手术治疗，治疗与结果无关。114 例仅观察或治疗症状，54 例接受外展、夹板或支撑治疗。[偶尔做内收肌或腰大肌腱鞘切开术以允许支架安装] 与未治疗的髋部相比，无论侧柱分类如何，他们都无法检测到支撑对髋关节输出的显著影响。侧柱分级决定预后。然而，大多数患者有 A 或 B 级，几乎总是以圆形或接近圆形的头部愈合（Stulberg Ⅰ级和Ⅱ级）。只有 58% 的侧柱 B/C 边界或 C 组效果良好。在不到 6 岁的患者中，甚至有足够数量的患者显示出年龄变化的结果。那些患有 3 年 11 个月（小于 4 年）的患者有 99% 的概率获得良好的结果。侧柱 B/C 边界或 C 级，起病 4 年至 5 年 11 个月的患者有 43% 的良好预后。总之，股骨头受累的程度在 4 岁到 5 岁 11 个月之间是重要的预后因素，而不仅仅是年龄本身。

Schoenecker 等人在 109 名 6 岁以下的年轻患者中报告了类似的发现，结论是股骨头受累程度是预测预后的唯一最重要变量 [209]。Fabry 等人还发现，股骨头受累的程度是主要的预后因素 [210]。侧柱 C 组 19 例，良 4 例，差 9 例。

三、普通射线照相分类

主要根据血运重建阶段股骨头的外观，制定了 3 种主要的分类方法 [155,211,212]。这些被广泛引用，提供了许多有用的信息，关于特定的股骨头对儿童股骨头骨骺缺血性坏死紊乱的反应，并且已经成为众多研究的焦点，旨在将最终结果与分类结果相关联。3 种最常用的分类法是 Catterall[155]、7/5000 Salter-Thompson[212] 和 Herring 等人 [211] 的侧柱分类法。然而，这些分类在理论上和临床研究继续显示的与最终结果的相关性方面都存在一些问题。3 种分类都采用普通射线照相法。观察者之间在分级上有很大的差异，特别是在 Catterall 分类上。在这 3 种疾病中，每一种都有明显的随疾病的时间进展而改变分类的可能性。这些方法的主要缺点是它们只关注股骨头继发骨化中心的骨形态，而任何儿童股骨头骨骺缺血性坏死疾病的最终结果主要取决于头部软骨模型的形状。在病变的发展阶段，软骨模型比次生骨化中心大得多，而第二中心的异常形态往往没有反映在软骨模型的形状上，而软骨模型可能保持球形。另外两种普通射线照相分类法，O’Garra[213] 和 Hirohashi 等人 [214] 显示了评估可变结果的其他方法。Waldenström 评分系统的扩展和正式化见下文相关内容。

1. O’Garra

O’Garra 强调了髋关节侧位片的预后价值 [213]。侧位视野比正位视野显示病变更早、更准确。Perthes 有两种基本类型：①“前部”组，其中股骨头的前半部分或 2/3 受到影响，并且如果存在干骺端改变，则发生在颈部的前 1/3 处；②整个骺受累，整个股骨头受到影响。他指出只有头部前部受累的儿童股骨头骨骺缺血性坏死预后良好，而全脑受累者预后较差。Catterall 后来用更具包容性的考虑对这一概念进行了扩展。

2. Catterall 分类

Catterall 分类是基于前后和侧位平片对股骨头受累程度的解释 [25,155–157]。这种描述方法的先兆是由 O'Garra 定义的 2 种类型的儿童股骨头骨骺缺血性坏死，他注意到一个“前”变异和一个“全头”变异。前者，股骨头的前半部分或 2/3 受到影响，在侧位片上表现最好。在未完全受累的患者中，愈合情况要好得多（图 2.26）。Catterall 分类包括Ⅰ组到Ⅳ组，从最有限的参与到最广泛的参与。最初的印象是预后随着分级的增加而恶化。这是一个相当精确的因素，但相关性远远不够强，它作为一个临床工具，而不是用于第Ⅰ组和第Ⅳ组是有问题的。

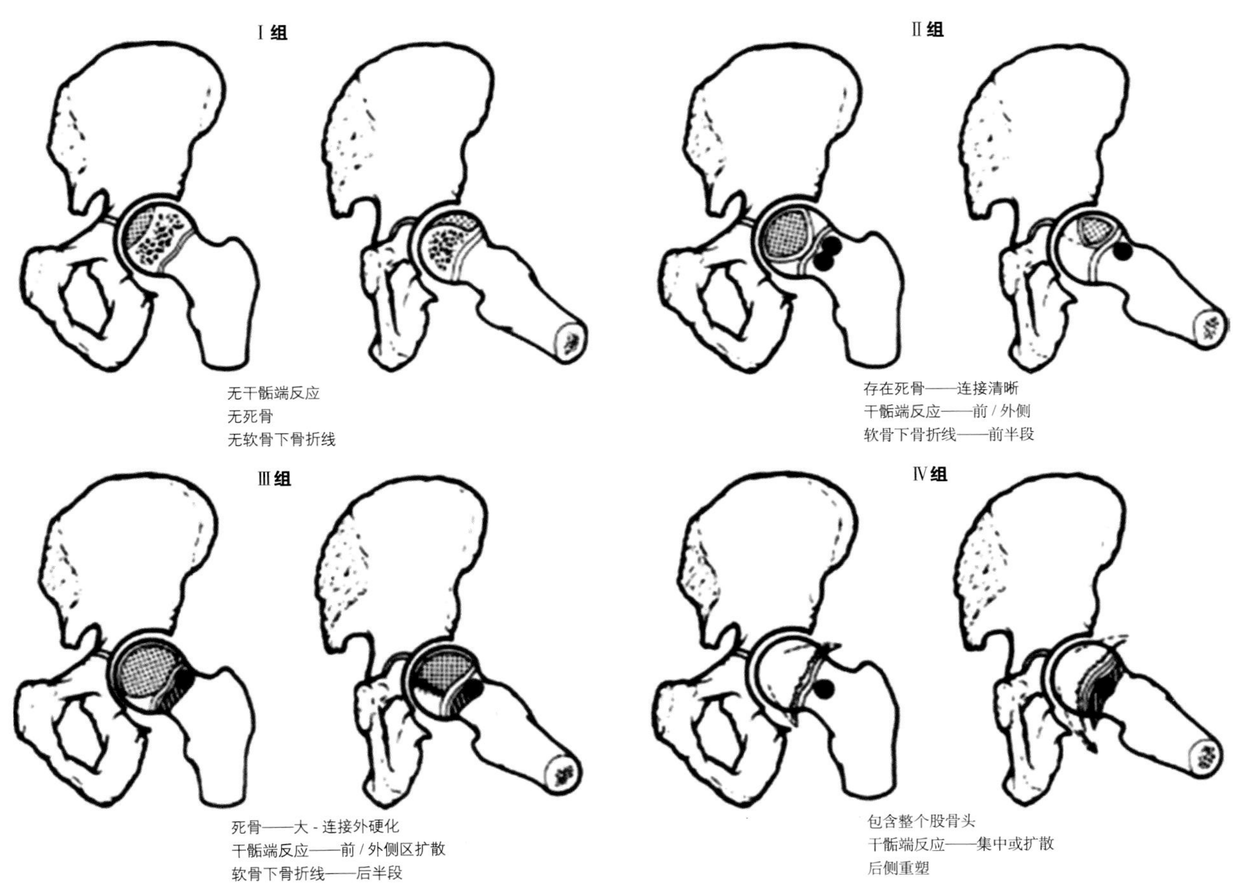

图 2.26　列出了儿童股骨头骨骺缺血性坏死的几种分类（说明了Ⅰ～Ⅳ组的家畜分类 [157]）

（1）第Ⅰ组

仅累及骨骺前部。这种异常在蛙类侧视图上最明显，从头部后部突出前部。股骨近端骨或软骨模型无塌陷，骨骺高度保持不变。累及节段完全吸收，未形成固位体。

（2）第Ⅱ组

骨骺前部受累比Ⅰ型多，吸收阶段后受累节段塌陷，但参考的是第二骨化中心的骨，而不是对骨骺和关节软骨的任何具体评估。Catterall 称之为死骨的骨密度增加的区域位于前后投影的中心，保持了内侧和外侧的骨结构。

（3）第Ⅲ组

只有一小部分骨骺未分离。这总是指的是内侧和后部的区域。前后位片显示“头在头内”现象。它也显示了中央死骨的塌陷和一些内部和侧面的头部连续性。

（4）第Ⅳ组

整个骨骺受累，在正位图上显示，骨骺完全塌陷，形成致密线。头部扁平。骨骺是指第二骨化中心。在侧位片上，没有可行的后路节段。干骺端的变化可能是广泛的。

对 Catterall 分类法进行理论上的批评是很容易的，尽管它并没有削弱这项工作的价值，因为它为研究无序提供了一个以前不存在的框架。考虑到疾病的演变，在骨坏死的最初时刻，平片显示正常的继发骨化中心。因此，在发病的最初阶段，假设在这个阶段做了一次X线片检查，就没有真正可用的预后特征，因为所有这些都将被评为正常，几乎不允许做出诊断。如本章前几节所述，继发骨化中心的影像学变化不仅是骨坏死的结果，而且主要是修复反应的结果，在修复反应中，新骨被放置在旧骨上，坏死区域的吸收或多或少同时发生，股骨头软骨模型发生形态改变。如果你观察一个 Legg-Calvé 儿童股骨头骨骺缺血性坏死患者的几乎任何连续的 X 射线序列，就会发现分类会根据疾病阶段拍摄的时间而改变。如果一个人考虑到最初的外观，即第二中心基本正常，然后是第四组病变的出现，很明显，头部不会在一夜之间塌陷成扁平的放射性密度图像，而是会经历一系列的变化，这些变化基本上会使患者通过第Ⅱ组和第Ⅲ组。对 Catterall 分类的评级很可能取决于疾病过程中拍摄射线照片的时间，而不是参与的程度。

然而，在疾病的过程中，很难确定一个人是否属于第二类，作为最终的累及程度，还是仅仅通过这一阶段进入恶化的类型。Van Dam 等采用 Catterall 分类法对 50 个臀部进行儿童股骨头骨骺缺血性坏死评估[215]。40% 的髋部在达到碎裂阶段之前被分类时，评分发生了变化，而在碎片化后分类时，只有 6% 的变化。

结合这一分类，Catterall 出现了“头部处于危险”的迹象，被认为预示着预后恶化。虽然这些症状中的一些可能预示着预后不良，但考虑到它们与病理解剖的关系，就表明它们不一定有如此糟糕的预后。他定义了 4 个“危险的头部”标志：①量规标志。Catterall 将其定义为一个小的骨质疏松节段，在骨骺外侧形成一个透光的“V”形切口，如上所述，Gage 最初描述股骨颈上外缘的凸出是儿童股骨头骨骺缺血性坏死的早期影像学征象，这可能并不总是一个头部危险的迹象，因为血管重建发生在头部和颈部区域的侧面和后部，从那里集中的支持带血管开始，并且由于最初的反应是坏死骨的吸收，所以早期溶解倾向于在该区域占主导地位并不奇怪。②侧半脱位。如上所述，通常不清楚所描述的侧半脱位的影像学表现是否代表相对于正常髋臼的股骨头位移的真正半脱位，这种半脱位可能是由于头部被液体或滑膜的增加而被推出髋臼空间，或者它是否代表颈部骨和第二骨化中心的侧化，头部透光软骨模型呈半脱位状态。如果是后者，所谓的侧半脱位不是真正的移位，而是表示髋大关节的发展，正如 Stulberg 所显示的那样，孤立的巨大髋关节并不是一个坏的预后标志，尤其是在髋臼改变形状以与增大的股骨头相关的情况下。③骨骺侧钙化。（Catterall 用骨骺这个词来指次生骨化中心）侧钙化并不令人惊讶，因为在大多数腿小骨骺病患者中，头部的软骨模型比正常侧大，早期新骨修复形成的时间往往较晚，因为这是修复血管的最早进入点。④骨骺线的角度。指的是骨骺板的轻微倾斜。在许多 Perthes 患者中，由于身体的内侧 1/3 部分保持生长，而外侧 2/3 的部分倾向于显示生长减退，所以线投射出水平射线阴影。

另一个或第五个“头部处于危险状态”的征象，被认为是干骺端囊肿或其他人的弥漫性干骺端反应。已经进行了一些研究，探讨了“危险头部”概念在评估预后方面的价值。Vila Verde 等人评估了 75 个髋关节 Perthes 障碍患者的骨骼成熟度，并得出结论，“头部无风险”的患者无论治疗方法如何都有更好的结果[206]。在 9 岁以上的儿童中，结果几乎总是很差，而不考虑“头部危险”的名称。然而，在较年轻的年龄组中，存在头部危险的发现往往会恶化预后，尤其是随着发现数量的增加。该小组评估了“头部危险”的征象，包括侧半脱位、侧骨化、量规征和干骺端囊肿，尽管水平钢板没有详细评估。他们认为侧半脱位（41 髋）和侧骨化（34 髋）是“头部危险”最相关的征象，尤其是 31 髋同时出现。Gage 征相对少见，干骺端囊肿的出现与最终预后无关。他们认为，在“有危险的头部”组中，尤其是 9 岁以下的儿童，股骨近端截骨术的结果明显改善。“头部无危险”组主要集中在年轻患者。Murphy 和 Marsh 还使用 5 个标准中的每一个来评估与预后相关的“头部危险”因素[216]。对 28 例患者进行了评估。最常见的危险因素是侧半脱位，弥漫性干骺端反应最少。最常见的危险因素是侧方半脱位。没有发现绝对相关性，但一般来说，有 3~5 个危险因素的患者的预后比那些有 0~2 个危险因素的患者差。后一组：良 11 例，可 3 例，差 1 例。他们发现，根据骺受累程度进行分类是很困难的，尤其是在最初诊断时，因为随着疾病的进展，分类往往会改变。另一方面，他们发现 5 个“头部危险因素”可以更准确地预测儿童股骨头骨骺缺血性坏死的病程。Dickens 和 Menelaus 发现，Catterall 分类法是适用的，因为在不同观察者之间，Ⅰ组到Ⅳ组异常可以可靠地定义，并且Ⅰ组和Ⅱ组比Ⅲ组和Ⅳ组有更好的最终预后[217]。然而，他们确实注意到了组内随时间的变化，并认为最终的等级通常在提交后的 8 个月内无法确定。他们还用“有风险的头部”标准评估患者，发现与其他患者相似，最常表明结果不佳的因素是股骨头外侧钙化和侧半脱位或移位。水平骨骺无相关价值。

3. Alter-Thompson 软骨下骨折分类

这种分类是基于这样的印象，即软骨下骨折的骨骺部分（次级骨化中心）最终会被吸收[212]。因此，软骨下骨折的程度是股骨头最终受累量的重要早期指标。在这一分类中只定义了两个组，A 组显示少于一半的头部受累，B 组显示超过一半的头部受累（图 2.27）。软骨下新月体在前后位和蛙类侧位都能看到，尽管蛙类侧位在使用这种方法提供文献方面有一定帮助。随着时间的推移，这种分类的局限性也变得显而易见。在大型临床研究中，包括最初描述的研究，只有大约 50% 的患者在评估过程中拍下了软骨下新月体。这种影像学发现出现的时间不长，许多患者在初次 X 线片检查时已消失。在某些情况下，它可能永远不会发生。该标志在一定程度上也取决于射线照相投影的平面。在常规的临床病例中，只拍两张 X 线片，软骨下征象可以漏诊，除非缺损相对较大。对于那些希望使用该指示器的人来说，似乎必须进行多次射线照相投影，甚至在荧光透视评估下，以检测任何存在的 lucent crescent。磁共振成像有更大的可能性发现软骨下骨折，但这是一种不同的成像方法，用于制定原始分类。来自其他中心的研究显示，尽管最初的论文指出："在所有髋部，广泛的软骨下骨折与随后的最大吸收程度精确相关。"

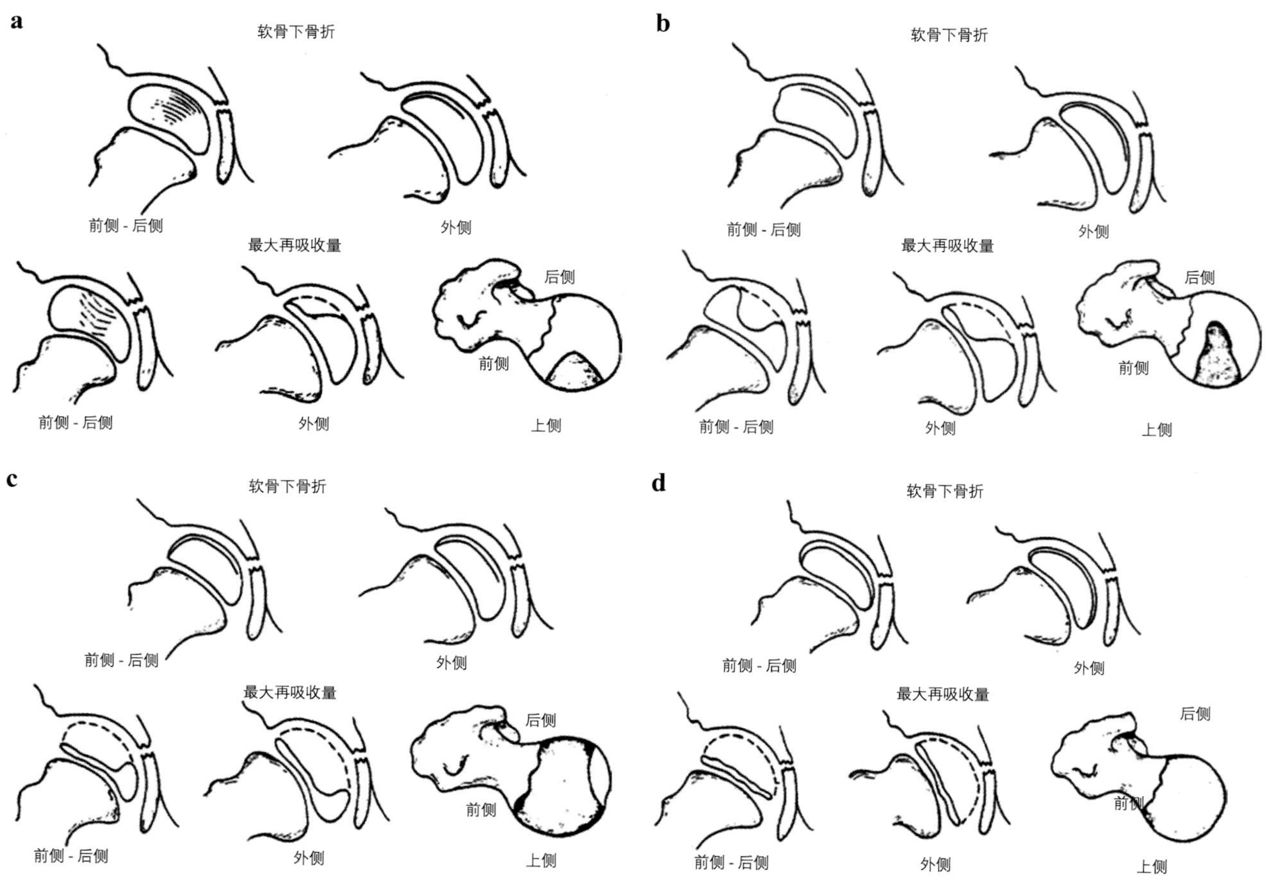

图 2.27　显示了 Salter-Thompson 软骨下骨折分类 [在每张图中（a~d），软骨下骨折线和邻近坏死区一起显示，这是根据软骨下透光的程度和位置确定的]

4. 侧柱分类：Herring 等人

这种平片影像学分类是基于观察到的股骨头不同解剖部位出现股骨头第二骨化中心碎裂 [211]。头部分为 3 个部分或支柱，即外侧、中部和中部。通过影像学碎裂，作者指的是我们定义的密集（坏死）骨段及其周围的散在的溶解区域。在疾病的分裂阶段，这种分类将患者分为 A、B 和 C 三类（图 2.28）。A 组 3 侧柱受累，X 线表现正常。B 组保持 50% 以上的侧柱高度，C 组小于 50% 的侧柱高度。许多针对前两种分类的批评也适用于此。正在评估的现象是第二骨化中心的骨，而软骨模型的形状，在平片上无法确定，没有得到解决。众所周知，在 Legg-Perthes 疾病的发展阶段，软骨形状与次级骨化中心的形状不对应。由于分类是在碎片化阶段进行的，而碎片化阶段是进入修复阶段的，它基本上记录了已经发生的事情，而不是作为早期预后的决定因素。如果我们再次考虑一个在骨坏死损伤后很早就被诊断出的患者的例子，侧柱分类将是A级。随着时间的推移，吸收逐渐发生，患者将滑入B级，然后进入C级。文中特别指出，在疾病的发展过程中，分类并没有改变。如果一个人接受我们上面给出的例子的准确性，很难看出这是怎么回事。在拍摄初始胶片时无法进行分类。然而，如果患者没有进展到超过A阶段，那么随访将表明受累程度较轻，当然，如果患者属于C组，那么根据定义，受累是严重的。然而，如果一个患者在最初的放射图时被诊断为C类，那么分类并不是指示将要发生什么，而是已经发生了什么。Herring等人认为，观察者间的可靠性对于他们的分类系统来说是最高的，Catteral分类法是较低的，而“有风险的头部”的确定是最低的。

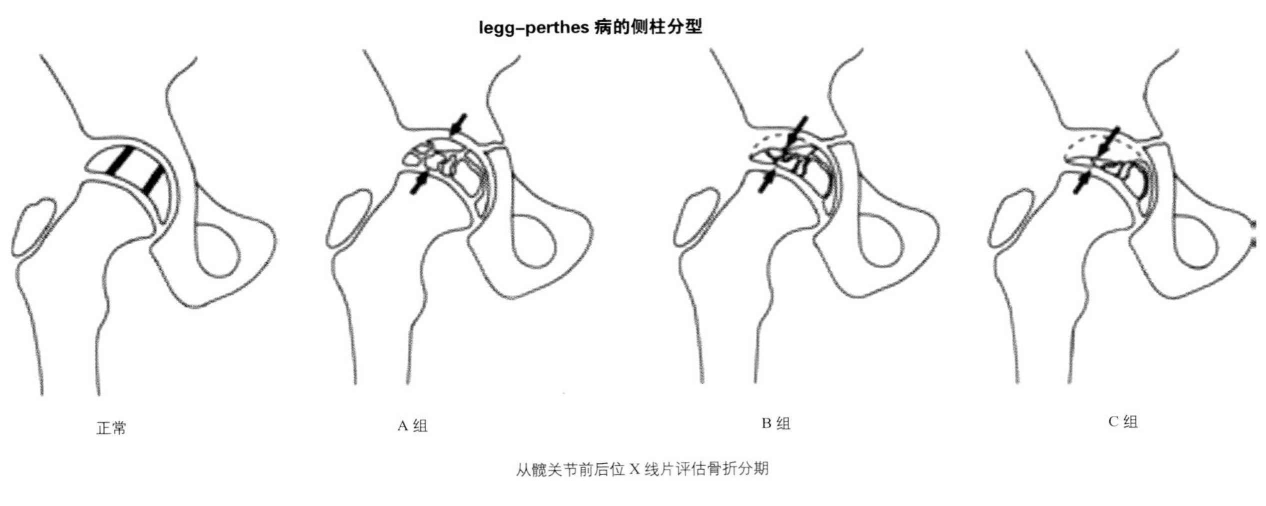

图 2.28　示出了侧柱分类，许多人用它来记录儿童股骨头骨骺缺血性坏死的病例

Farsetti等人回顾性地评估了49名患者在粉碎阶段和骨骼成熟期的射线照片[218]。他们发现，如果用于评估的射线照片处于疾病的碎片化阶段，这种分类相对容易应用且可靠。A组11例中有10例股骨头重建良好；B组在诊断年龄小于9岁时效果良好；C组11例随访时均显示髋关节畸形。

Herring等人在2004年继续研究侧柱分类，并对其进行了更明确的定义[219]。他们进行了一项大规模的观察者间和观察者内部的研究，以确认其准确性。他们指出，B组和C组之间的界限尚不清楚，许多髋部落入该区域。他们创建了另一个分类组，称为B/C边界组。他们注意到一些患者的影像学表现比B组更严重，但比C组轻。B/C边界组定义为非常窄的2~3 mm宽的侧柱，其宽度大于原始高度的50%，侧柱骨化很少，但至少为原始高度的50%，或侧柱具有正好是原始高度的50%，相对于中央支柱被压低。其余各组相同：A组，后柱无密度变化或高度丢失；B组，侧柱大于原高度的50%，宽度大于几毫米，并有大量骨化；C组，后柱塌陷超过原高度的50%。

他们提醒说，不能在早期碎裂阶段之前进行分类，并使用显示侧柱密度变化最大的射线照片。Lappin 等人[220] 指出，为了准确应用侧柱入路，平均需要 7 个月的症状。Herring 等人同意，分裂发生在症状出现后的平均 6 个月。

5. Hirohashi 等人

Hirohashi 等人根据髋关节侧位片所示的骨骺和干骺端受累的程度对儿童股骨头骨骺缺血性坏死进行了分类（图 2.29）[214]。他们觉得他们的结果与分类有很好的相关性，骨骺和干骺端受累的程度越大，最终结果就越严重。他们还利用他们的分类来影响治疗方法。骨骺异常分为轻度（Ⅰ）、中度（Ⅱ）和重度 / 总（Ⅲ）型，而干骺端受累定义为无 / 轻度（1）、中度 / 小于受累干骺端宽度的一半（2）和广泛 / 大于受累干骺端宽度的一半（3）。然后形成 9 个可能分级的分组，例如，中度骨骺和中度干骺受累分级为Ⅱ–2 型。

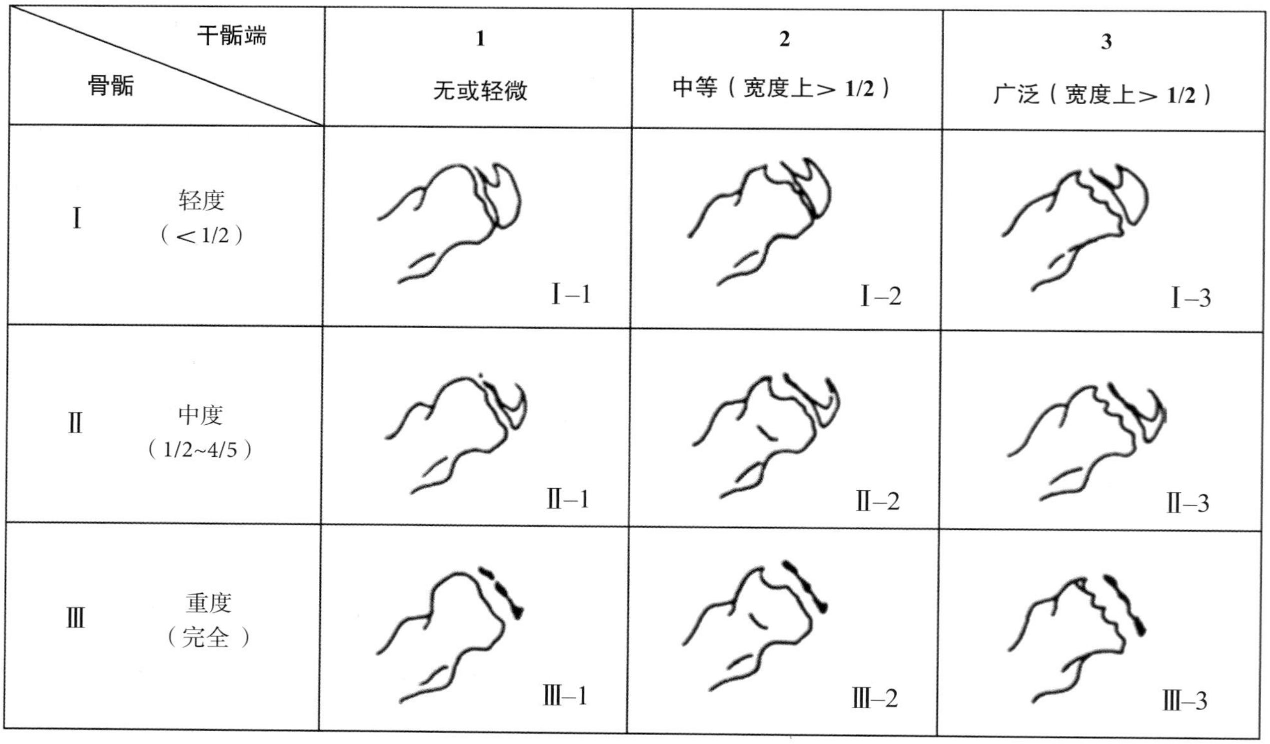

干骺端 骨骺	1 无或轻微	2 中等（宽度上＞1/2）	3 广泛（宽度上＞1/2）
Ⅰ 轻度（＜1/2）	Ⅰ–1	Ⅰ–2	Ⅰ–3
Ⅱ 中度（1/2~4/5）	Ⅱ–1	Ⅱ–2	Ⅱ–3
Ⅲ 重度（完全）	Ⅲ–1	Ⅲ–2	Ⅲ–3

图 2.29　Hirohashi 等人的分类[214]（骨骺和干骺端受累的程度，如髋关节侧位片所示，是分类的基础）

6. 微小儿童股骨头骨骺缺血性坏死

Herring 等人注意到一小部分患者，12%（193 人中的 24 人）患有局灶性儿童股骨头骨骺缺血性坏死，有良性自然病史[221]。24 名患者中有 10 名仅在 O'Garra 和 Catterall 描述的Ⅰ组中有头部前部受累，但其他区域为后内侧 7 例，外侧 3 例，中央 4 例。没有死骨形成或塌陷，局部密度的改变在更广泛的受累模式中得以解决。患者要么没有接受治疗，要么接受了相对短暂的支撑治疗。

7. 股骨头骨骺发育不良：Meyer 发育不良

当对大量儿童股骨头骨骺缺血性坏死患者进行评估时，人们逐渐发现，一部分年轻患者的病变相对较轻，在没有治疗的情况下基本上完全愈合。1960 年，丹麦的 Pedersen 报告说，672 例 Perthes 诊断的患者中有 42 例具有非典型模式，他将其定义为“股骨头骨骺发育不良”[222]。放射学检查显示股骨头没有塌陷或碎裂，最终结果是头部结构和形状正常。在一项更为明确的研究中，来自丹麦哥本哈根的 Meyer 定义了股骨头骨骺发育不良的实体，一些人后来将其称为 Meyer 发育不良[223]。该组患者中约有 10% 的患者最初被定义为患有儿童股骨头骨骺缺血性坏死，年龄在 4~5 岁以下，通常是男孩。第二中枢发育较正常慢，呈弥漫性颗粒状结构，但未发展为全脑大面积受累。事实上，“在第一部影片之后，X 线片的外观有了持续的改善。”正常的结构在大约 3 年后重新恢复，比真正的儿童股骨头骨骺缺血性坏死快得多。骨骺没有变平或颈部变宽，大多数病例最终显示股骨头和股骨颈“完全正常的形状和结构”，42% 为双侧，而儿童股骨头骨骺缺血性坏死只有 7%。在少数患者的另一侧可以看到真正的儿童股骨头骨骺缺血性坏死，甚至更少的病例具有两种疾病之间的过渡特征。

随后的研究表明了这个实体的有效性。Khermosh 和 Wientroub 描述了 18 例儿童股骨头骨骺发育不良[224]。一半是双侧的，男性占 5∶1。平均诊断年龄 2 岁 8 个月。除了偶尔摇摇晃晃的步态外，没有任何症状或临床症状。平均年龄 5 岁 6 个月时，放射影像学表现正常，进行性放射治疗。他们觉得这是一种自我矫正的局部发育不全。不需要治疗。

Rowe 等人回顾了 619 个患有儿童股骨头骨骺缺血性坏死的髋部，发现 27 个髋部（4.4%）具有股骨头骨骺发育不良的临床和放射学模式[225]。平均年龄为 2.5 岁（1.9~3.6 岁）。男女分布比例为 16∶1，累及双侧者占 59%。股骨头骨骺延迟或缩小 26 髋，分离 15 髋，囊性 6 髋。2~4 年后骨结构恢复正常，27 个髋关节最终结果良好。对患者进行观察，以确定没有出现问题，但没有提出治疗。

8. 儿童股骨头骨骺缺血性坏死的鉴别诊断：双侧儿童股骨头骨骺缺血性坏死

儿童股骨头骨骺缺血性坏死往往是一个相对简单的诊断。一小部分小于 4 岁的非常年轻的患者可能患有上述章节中讨论的自我矫正的股骨头骨骺发育不良（Meyer 发育不良）。虽然相对较小的一组患者有双侧腿关节炎，但有一种趋势是两个髋部不同时受累，而另一侧在 1~2 年后受累（见第七节）。Wiig 等人确定了 40 名平均年龄为 5.9 岁的儿童被诊断为双侧儿童股骨头骨骺缺血性坏死[226]。23 例同时发病，17 例序贯发病，第二组平均发病延迟 1.9 年。所有髋部均采用非手术治疗，5 年来，Stulberg 型放射治疗结果良好 30 例（39%），一般 25 例（33%），差 21 例（28%）。与单侧病例一样，预后不良的最有力预测因素是头部受累率大于 50%，年龄大于 6 岁。顺序表现者预后较差。

在特拉华州威尔明顿市的阿尔弗雷德 I. 杜邦儿童医院，对 1940 年至 2000 年 637 名患者的儿童股骨头骨骺缺血性坏死的双侧性进行了广泛的回顾，结果显示 83 名患者（13%）具有双侧性[227]。这项研究指出，31% 的人在同一阶段同时出现两个髋部。然而在大多数情况下，第二髋关节通常在 2 年内发病。

四、分类方案比较

已做出努力来比较各种平面射线照相分类的有效性。虽然分类本身是主观的，但它们之间的比较更是如此。然而，由于任何分类的最终价值都是一个广泛的个体群体在临床上有价值的方式使用它的能力，这样的报告是感兴趣的。Mukherjee 和 Fabry 用 Salter-Thompson 和 Catterall 分类法比较了 116 个髋关节与儿童股骨头骨骺缺血性坏死在疾病过程结束时的预后价值[228]。两种分类均具有较高的预后意义。他们还评估了包括量规征、干骺端反应、骨骺侧钙化、生长板水平线和侧半脱位在内的 Catterall“头部危险”因素。其他主要的解释问题也出现了，因为患者被不同的治疗，包括不治疗，外展石膏，各种类型的支架，和股骨近端内翻截骨术。Mukherjee 和 Fabry 发现 Salter-Thompson 分类法更容易确定，并重视其作为管理决策基础的价值，尤其是在疾病早期阶段。就预后重要性而言，他们认为 Salter-Thompson Ⅰ组几乎等同于 Catterall Ⅰ组和Ⅱ组，Salter-Thompson Ⅱ组相当于 Catterall Ⅲ组和Ⅳ组。因此，这两个分类之间建立了很高的相关系数。然而，尽管有所有的发现，他们的结论是，在决定保守治疗还是外科治疗时，最重要的是出现的年龄和股骨头的外侧半脱位。

Ritterbusch 等人比较了侧柱分类与 Catterall 分类的预测值[229]。他们认为侧柱分类比 Catterall 分类更能预测 Stulberg 预后。Christensen 等人[230]报告说，在使用 Catterall 方法时，观察者之间的一致性程度很低，并质疑是否应使用分类来形成治疗决策的基础。

五、Waldenström 评分系统的扩展：Joseph 等人

Joseph 等人最近扩展了 Waldenström 对儿童股骨头骨骺缺血性坏死障碍的分期，以便更具体地对病例进行分类，更好的计划治疗方法的时机[231]。考虑到 Waldenström 在 1923 年描述了他的 4 个（基本上是 5 个）阶段，他的概述非常准确。他定义了 4（5）个阶段：Ⅰ进化期，（a）初始阶段和（b）碎裂阶段；Ⅱ愈合期（再骨化）；Ⅲ生长期 - 骨骼生长结束；以及Ⅳ确定阶段或最终结果。Joseph 等人将这一阶段定义为缺血性坏死、碎裂和重建（Ⅰ～Ⅲ），第Ⅳ阶段是愈合的最终程度。为了提高精确度，前 3 个阶段中的每一个阶段都被分为早期和晚期阶段，总共有 7 个阶段：Ⅰa、Ⅰb、Ⅱa、Ⅱb、Ⅲa、Ⅲb 和Ⅳ。它们的准确定义似乎具有良好的重现性。通过将患者群体与新的分类相关联，他们证明了要使控制成功，必须在头挤压超过 20% 之前在Ⅰa、Ⅰb 或Ⅱa 阶段进行。股骨头变形在骨折晚期 / 重建早期开始。任何在晚期碎片化（Ⅱb）开始的治疗都不是预防性的，而是需要被视为补救性或补救性的。

随后，Hyman 等人和国际 PTESS 研究组对改良的 WaldNSTR 分期系统进行了观察者和观察者之间的研究，并使其成为建立未来结果研究的坚实基础[232]。Joseph 等人[231]和 Hyman 等人[232]的分类如图 2.30 所示。随着研究的增加，儿童股骨头骨骺缺血性坏死预后不良的早期影像学征象越来越明确。“早期”一词的使用是相对的；从某种意义上说，这些发现表明了一个相当先进的病理过程，它们反映了对疾病的认识上的延迟或疾病的迅速发展，而不是在疾病发展后不久就被分析的事实。

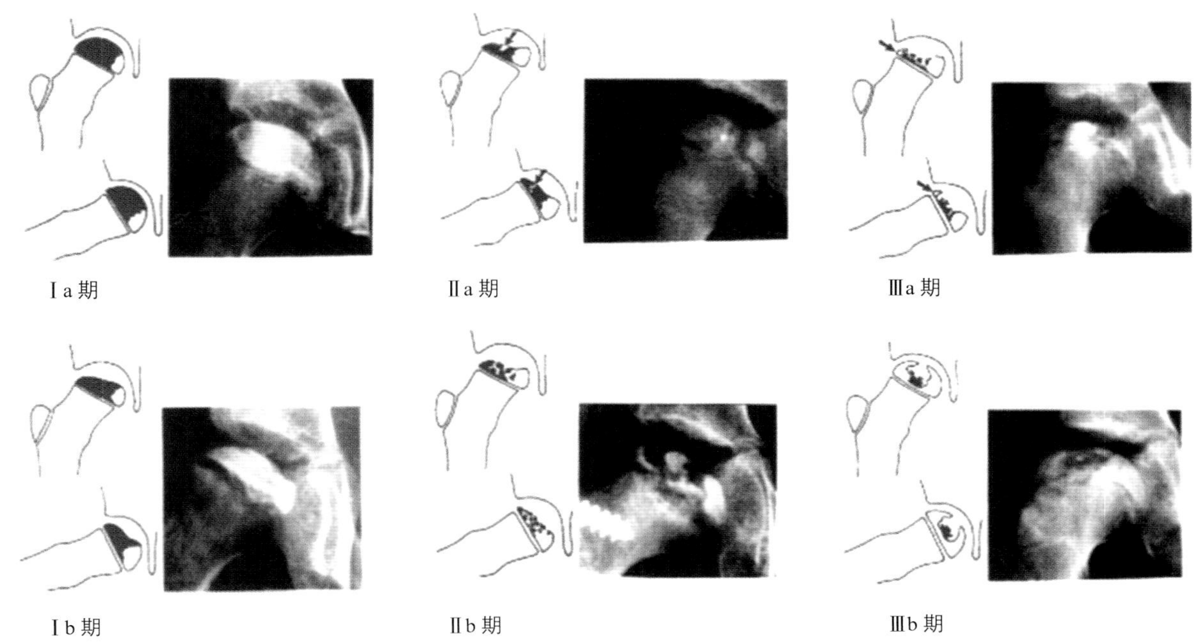

图 2.30　说明了 Joseph 等人[231] 和 Hyman 等人[232] 概述的“改良 Waldenström”分类。对于每一个阶段，前后侧位的放射学投影被概述（Ⅰ a 期：部分或全部骨骺硬化，但骨骺高度无丢失；Ⅰ b 期：骨骺硬化，骨骺高度丧失，看不到碎片；Ⅱ a 期：硬化性骨骺开始碎裂；一个或两个垂直裂缝可以在正位或侧位看到；Ⅱ b 期：碎裂进展，但新骨尚未出现在磨损的骨骺旁；Ⅲ a 期：坏死骨骺周围可见早期新骨形成，然而，新骨是“多孔性”的，覆盖了不到骨骺宽度的 1/3；Ⅲ b 期：新生骨质地正常，占骨骺宽度的 1/3 以上；Ⅳ期：愈合结束时股骨头最终形状修复完成）

第十节　分类定义修复结束时骨骼成熟的结果

一、一般注意事项

儿童期小腿痉挛的长期影响已由几项出色的临床研究确定。很明显，在患者的早期和中期，不完美的髋部 X 线片仍然可以与髋部完全或几乎完全正常的功能兼容。在骨骼成熟期儿童股骨头骨骺缺血性坏死的残余影像学表现中，有一个很好的一致性，即股骨颈增宽对最终关节炎没有预后或功能意义。大髋通常被认为是一个不好的预后标志，但长期研究表明，在某些情况下，髋大关节本身并没有长期的有害影响。如果髋臼大关节与球形头部相关，以一致的方式与髋臼增大有关，则很少出现长期问题。因此，如果头部软骨模型保持适当的形状和与相关的髋臼软骨模型的关系，那么早期出现明显的侧面半脱位和髋臼外侧边缘的钙化不一定是一个长期预后不良的迹象。如果巨大髋关节与髋关节平面相关，那么长期疗效可能会较差。如果髋关节在骨骼成熟期持续存在，上覆的关节软骨将不符合髋臼，未来的问题是可以预料的。一个最小的髋内翻，如果与一个圆形股骨头相关的适当形状的髋臼应该不会产生任何问题。它可能产生轻微的 Trendelenburg 步态，但这应该是容易控制的，无论是外展肌强化，大转子骨骺发育，或骨骼成熟时大转子远端转移。

二、Sundt 分类

对儿童股骨头骨骺缺血性坏死紊乱的最终结果的最早分类之一是 Sundt，基于 172 个髋部[233]。他将股骨头的形状分为四类：（Ⅰ）球形，（Ⅱ）椭圆形，（Ⅲ）有或没有大转子肥大的圆柱形，以及（Ⅳ）四边形。Sundt 将分类解释为：Ⅰ和Ⅱ有利结果，Ⅲ较差结果，Ⅳ不利结果。他回顾了 172 个髋关节的长期研究结果，提供了最早和最详细的疾病演变评估之一。股骨头颈部畸形是影响疗效的主要因素，其次是髋臼畸形。在这些病例中，最终的结果是股骨和髋臼的“关节面不协调引起的骨关节病”。治疗的全部目的是防止股骨上端变形，从而“避免关节面不协调”。

三、Stulberg 分类

Stulberg 等人的长期研究根据儿童期儿童股骨头骨骺缺血性坏死障碍后骨骼成熟时的平片影像学表现，定义了 5 种髋部结构模式[234]。分类显示了髋关节畸形和重建的程度在骨骼成熟时修复期结束时达到。这一分类对于未来几十年关节炎的发展有很好的预后价值。残存形态分为：Ⅰ类，髋关节完全正常；Ⅱ类，球形股骨头伴一个或多个髋大关节（虽为球形股骨头，但比正常大）、颈短或发育异常的髋臼陡峭；Ⅲ类，非球形，蘑菇形，卵形头，加股骨大、颈短、髋臼变陡；Ⅳ级，股骨头扁平伴髋大、颈短、髋臼变陡；Ⅴ类，股骨头扁平，大小正常，颈、髋臼形状正常。Stulberg 变体的射线照相示例见下文。这项研究对于评估儿童股骨头骨骺缺血性坏死障碍的长期后遗症仍然具有极端价值。作者指出，儿童股骨头骨骺缺血性坏死引起的髋关节畸形只有在导致疼痛和致残性骨关节炎时才有临床问题，尤其是在成人早期至中年。他们注意到，大多数先前的研究都将良好和优秀的结果等同于使用 Mose 标准进行分级的股骨头形状。这些方法将结果的质量等同于股骨头的球形程度，这意味着缺乏球形将迅速导致早期恶化。事实上，长期的随访研究表明，即使是髋部中度变形的患者，在他们成年后，通常也会有相对轻微的症状。因此，Stulberg 分类集中在特征上，而不仅仅是球形。在他们的分类系统中，Ⅲ级、Ⅳ级和Ⅴ级包括 Mose 评分较差的髋部；然而，只有Ⅴ级髋部与成年早期疼痛性骨关节炎的发生有关。Ⅲ级和Ⅳ级的髋部虽然有明显的残余畸形，但临床和影像学表现相对良好。他们的研究不仅对相对大量的长期患者（88 人中爱荷华大学 28 人，多伦多儿童医院 27 人，瑞典卡罗琳斯卡研究所 33 人）具有重要意义，而且随访时的平均年龄为 47.3 岁，3 个机构中几乎都是一样的。患者在骨骼成熟后平均随访 30 年。Ⅴ类畸形多见于 9 岁以后出现症状的儿童。畸形的特征是股骨头扁平，髋臼正常，股骨颈长度正常。这些疾病发生相对较晚，缺乏发生重塑的能力，Mose 等人也报告了这是唯一一种与 60 岁前严重骨关节炎相关的模式。这种髋关节被称为非球面不协调，这是导致不适和关节炎迅速发展的特征模式。头部总是部分受累，通常位于前上方象限。这项研究的一个重要发现是，许多髋部畸形（Ⅲ级和Ⅳ级）患者表现良好，骨关节炎的影像学征象只有在患者年龄在 40 和 50 岁时才开始发展。Ⅲ级患者的症状发展比Ⅳ级患者慢。发生的年龄是畸形的预后发现在Ⅲ级和Ⅳ级中，出现症状的平均年龄比Ⅴ级儿童小 2~3 岁。因此，髋臼有足够的生长剩余，在疾病活跃期重塑，以符合畸形的股骨头，并产生一个被描述为具有非球面一致性的髋关节。这是为了保护髋关节不受关节炎的影响，直到成年晚期，使其在成年早期和中期基本上功能完全。这些组的大多数髋部都有广泛的股骨头受累（Ⅲ型和Ⅳ型）和严重的干骺端改变。Ⅰ类和Ⅱ类患者在整个成年期功能基本正常。这些患者发病时年龄最早，平均比Ⅲ级和Ⅳ级患者小 1~2 岁。Ⅰ级和Ⅱ级的所有髋部都有一个球形的股骨头和一个相应形状的髋臼，因此可以认为它们是球形一致的。这项研究提出了一个重要的问题，即遏制治疗是否可能改变儿童股骨头骨骺缺血性坏死的自然病程。大髋关节患者表现为头部不全，常与髋臼发育一致，髋臼本身发育异常，未发生关节炎性改变。

Herring 等人还修改了 Stulberg 分类法和侧柱分类法 [219]。这是基于使用一种改进的方法，用量角器技术测量 Mose 等级的球度。他们将Ⅱ类股骨头重新定义为圆形，并在前后和蛙腿侧位片上与圆圈相距 2 mm 以内，Ⅲ类股骨头在任一视图上不圆超过 2 mm，Ⅳ类股骨头承重关节面至少 1 cm 平坦。

四、Butel、Borgi 和 Oberlin 分级系统

Butel 等人提出了一个分级系统来评估 Perthes 紊乱的结果，包括临床和放射图形参数 [235]。

①第一阶段：非常好。没有临床问题，头部放射学呈球形，商正常，Wiberg 角大于 25°。②第二阶段：良好。下肢长度差异小于等于 15 mm，髋关节旋转有轻微变化，头部在 0 到 2 mm 之间变平（Mose 标准），商正常，Wiberg 角大于等于 25°。③第三阶段：一般。偶尔有疼痛，长度偏差为 20 mm 或更小，活动性稍有限制，头部在 0 到 2 mm 之间被压平（Mose 标准），商在 Wiberg 角度在 20° 和 25° 之间轻微异常。④第四阶段：一般。有一些跛行或偶尔不适，长度差异大于 20 mm，活动受限明显，头部扁平度在 2 到 4 mm 之间（Mose 标准），Wiberg 角度小于 20°。⑤Ⅴ期：差。跛行和不适频繁，髋关节明显僵硬，长度差异大于 20 mm，根据 Mose 标准，头部扁平和不规则度大于 4 mm，Wiberg 角小于 15°。

五、股骨头定量指标：髋臼修复

人们已经做了大量的努力来量化儿童股骨头骨骺缺血性坏死紊乱的结果。

1. 同心圆模板法

一个公认的头部球形指数是由 Mose 提出的 [236]。他使用了一个同心圆模板，每个圆间隔 2 mm，放置在前后和侧位投影的股骨头射线图像上。Mose 模板法的目的是评估头部的整体形状，以确定它是否是球形的，如果不是球形的，畸形的相对程度是多少。为了获得良好的结果，头部表面必须遵循模板上的同一个圆，且正面和侧面视图都没有变化。最大 2 mm 的变化被认为是一个公平的长期结果，而变化大于 2 mm 的压头被视为较差（图 2.31a~c）。当存在非球形时，特别使用附加指数。确定了一些比率。

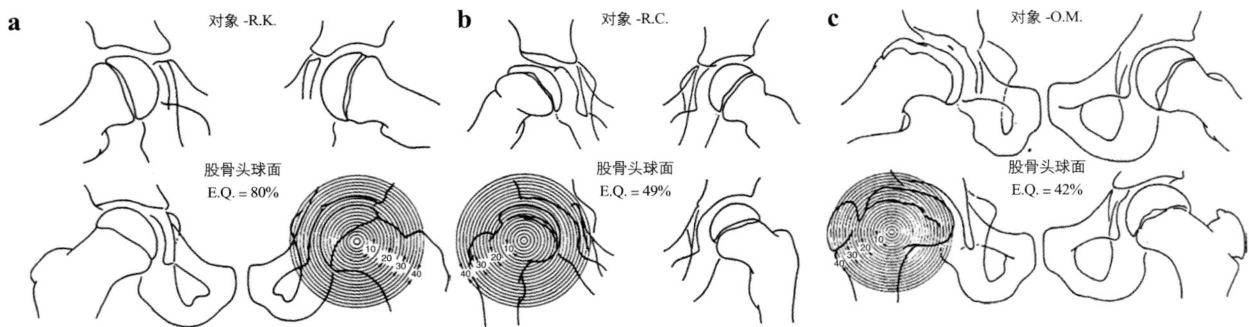

图 2.31 Mose 同心圆模板法提供了用于确定 Legg-Calvé 儿童股骨头骨骺缺血性坏死头型的球形指数（a~c 图示根据 Katz 的工作，分别概述了由 Mose 标准确定的好的、一般的和差的结果[243]）

2. 骨骺指数（Eyre-Brook）

骨骺指数描述了骨骺高度和宽度（次生骨化中心）×100（图 2.32 和图 2.33）[237]。对于 7 岁以下的儿童，正常值为 45~55 岁；对于 7 岁以上的儿童，则为 35~45 岁。Eyre Brook 的骨骺指数通过记录从生长板到骨骺表面轮廓最高点的骨骺高度除以骨骺宽度来评估骨骺的扁平程度。

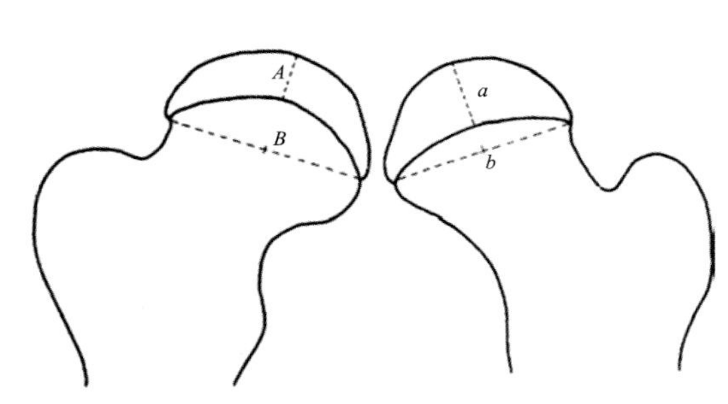

图 2.32 骨骺指数（由 Eyre Brook 建立）记录了与正常髋部相比，腿部小腿骨骺变平的情况。以继发骨化中心高度除以宽度乘以 100 确定髋关节异常指数[240]

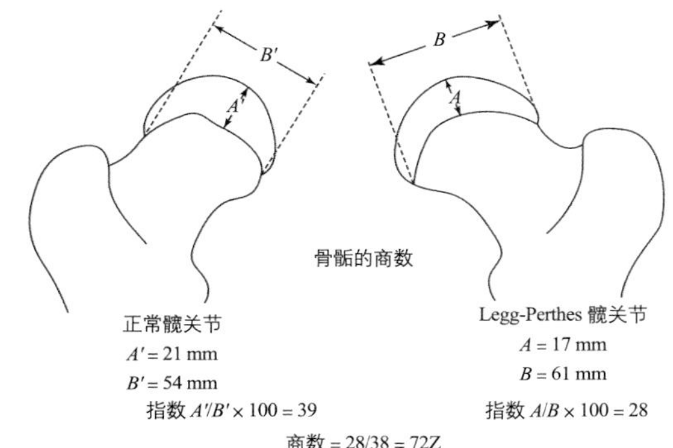

图 2.33 骨骺商（由 Sjovall 导出）比较异常髋关节和正常髋关节的骨骺指数。用患头的骨骺指数除以正常未受影响的头部的骨骺指数得到商[240]

3. 骨骺商（Sjovall）

这个值是通过比较受累的骺（骺指数）与未累及对侧的高度和宽度得出的（见图 2.33）[238]。Sjovall 通过将患侧的骨骺指数除以患侧的骨骺指数，将骨骺指数转换为骨骺商。好的结果在 75%~100% 之间，一般 50%~75%，差的不到 50%。Mose 和其他人将 60% 的骨骺商解释为正常球形（大于 60%）和异常扁平（小于 60%）状态之间的分界点。

4. 髋臼头指数（Herndon 和 Heyman）

髋臼头指数是股骨头骨化核被骨质髋臼覆盖的部分除以整个骨化核 ×100（图 2.34a 和图 2.35）[239,240]。Sales de Gauzy 等人[146]已使用 MR 成像评估由软骨性髋臼外侧边缘除以头部的整个软骨宽度 ×100 覆盖的股骨头软骨模型，关节造影评估了相同的参数（Moberg 等[165]）（图 2.35）。

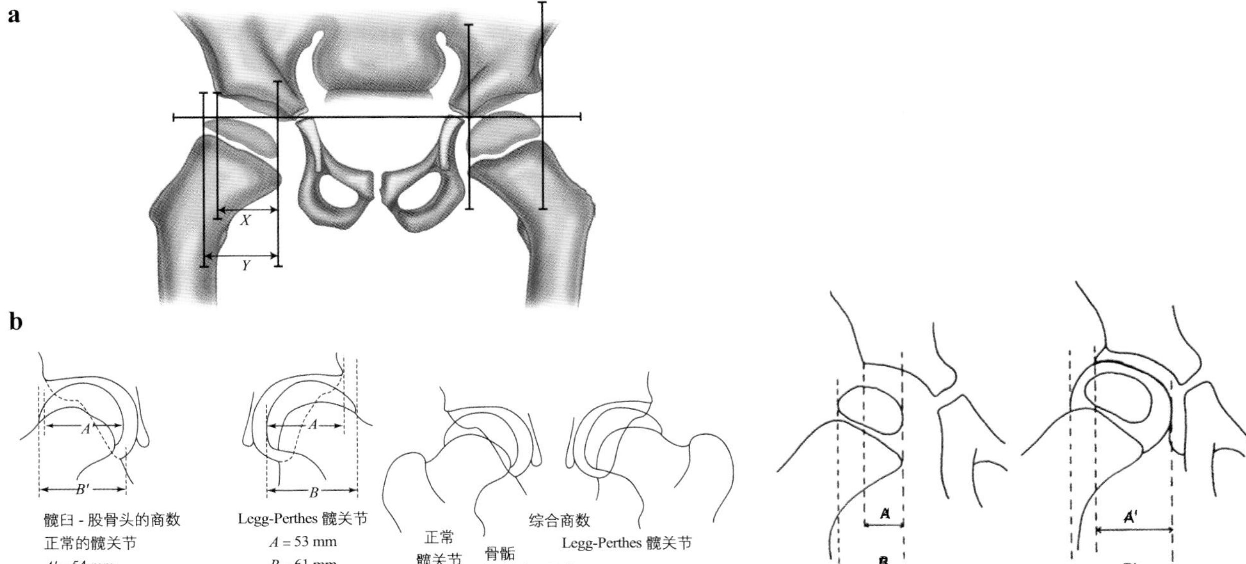

图 2.34 a 图示髋臼头指数（A）是通过测量骨性髋臼覆盖的股骨头骨化核部分除以骨化核的整个宽度乘以 100 得出的；b 图示髋臼头商（中心）（B）由 Perthes 侧的髋臼头指数除以正常侧的髋臼头指数确定。海曼和赫恩登的综合商如右图所示

图 2.35 左侧图示髋臼头指数通常由测量骨性参数的平片确定，然而，髋臼头指数也可以从核磁共振图像或髋关节造影中测量；右侧图示其中覆盖整个髋臼软骨模型的股骨头软骨模型与整个股骨头软骨直径（右）相关

5. 综合商（Herndon 和 Hayman）

Herndon 和 Hayman 开发了一个综合商数，包括骨骺商（骨骺的高度和长度）、头颈商（穿过颈部中心的股骨粗隆间线到其他二级中心顶部的距离除以颈部最窄宽度）、髋臼商（即窝深除以窝宽）和髋臼头商（由骨窝覆盖的骨骺部分的宽度除以骨骺的整个宽度）[239,240]。所有的商数都被计算成正常髋关节的百分比，然后将每一个商数相加，结果平均得出正常值的百分比。这些不同的测量结果见图 2.34b 所示。Axer 在他关于 Perthes 转子下截骨术的最初论文中使用了该测量方法；90%~100% 非常好，80%~90% 良好，70%~80% 一般，60%~70% 差，不到 60% 差（5）。

6. 中心边缘角（Wiberg）

这个值测量了仰卧骨盆前后位片上股骨头与髋臼的关系 [241]。CE 角是一条穿过股骨头中心的垂直线和从中心开始延伸到髋臼外缘的第二条线测量的角度。角度越大，股骨头覆盖越好。正常为 20° 或更大，15°~19° 为一般，小于 15° 为差。

7. 节面商（Meyer）

这种测量方法被认为是最能代表头部形状的方法 [242]。正常范围大于 85。

Mose 评分和骨骺商是两个可以在骨骼成熟时进行的测定，观察者之间的一致程度相当高。这方面的例子来自 Katz 的作品 [243]。见图 2.31 中，一个圆形的轮廓线和一个圆形的头部轮廓线都不偏离。骨骺商在 60% 以上，效果良好。在分级良好者，股骨头表面呈球形，骨骺呈新月形，在模板上的偏差为 2 mm。骨骺商小于 60%。差的病例不需要使用模板，但股骨头是非球形的，构成头部轮廓的圆的半径在侧视图和正面视图中有所不同。卡茨随后证明，只有骨骺商才是最有价值的，而 Herndon 和 Hyman 的综合商数，即使代表了 4 个测量值，也没有什么增加。他还表明，综合商和骨骺商之间存在线性关系。

8. 骨骺挤压指数（Green、Beauchamp、Griffin）

这些作者发展了一种称为骨骺挤压的股骨头半脱位的测量方法，并发现它是儿童股骨头骨骺缺血性坏死预后的重要预测因子[244]。测量是在髋关节前后位和骨盆 X 线片上进行的，髋关节处于中性旋转和中性外展内收状态。他们认为这项指标可以在病程中用来评估预后。骨骺膨出大于 20% 时预后差，小于 20% 时预后良好。骨骺挤压是测量异常骨化核在 Perkins 线外侧的测量值，沿着垂直于 Perkins 线的线（AB）测量，除以相对的正常股骨头的宽度（沿骺板以 mm 为单位测量）（图 2.36）。得到的商乘以 100，得到从髋臼挤出的股骨头百分比的测量值。

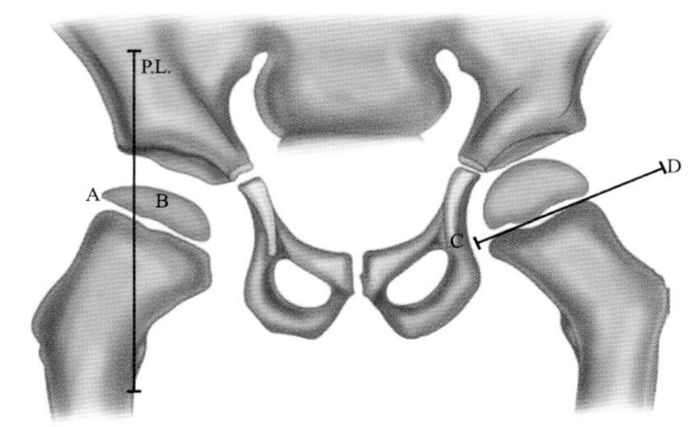

图 2.36　骨骺挤压指数是测量股骨头半脱位，称为骨骺挤压。它测量受累骨化核在 Perkins 线（PL）外侧除以沿着骺板测量的对侧正常股骨头的宽度乘以 100

9. 转子高度

这表示大转子尖端相对于股骨头上部的位置。这个距离被称为关节转子离断（ATD）（图 2.37）。Stulberg 等人[234]、Sponseller 等人[245]和 Leitch 等人[203]采用了精细化的测量方法（图 2.38）。

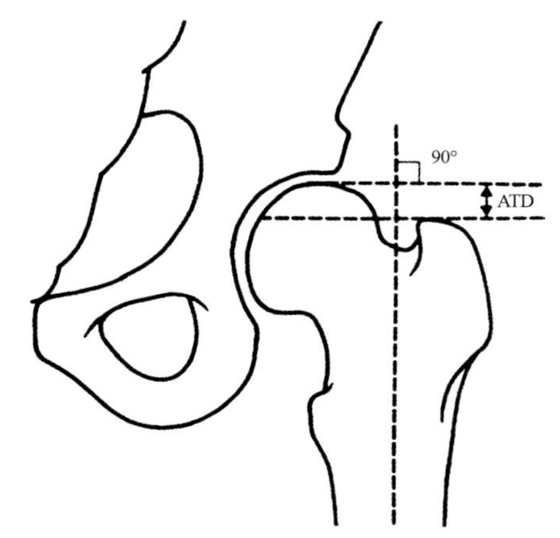

图 2.37　关节粗隆距离（ATD）与大转子尖端相对于股骨头上关节面的位置有关

10. 捕获指数（Jonsater）

股骨头的最大宽度是根据头骨的高度与头骨的比值来确定的。测量头部的最大宽度，从连接两点的这条线的中心点开始，在与该线成直角的位置测量高度。关节造影包括股骨头的软骨，并且被认为是一个更准确的预测最终结果的指标，因为软骨模型是最为重要的。这通常是不同于第二中心的形状和最初更接近正常的球体比第二中心的骨头。测量

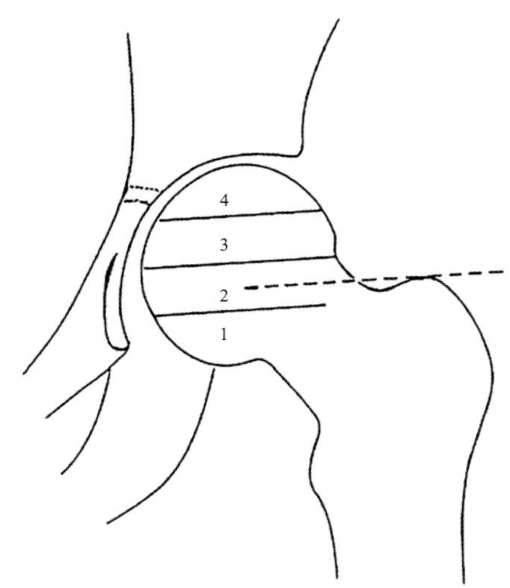

图 2.38　通过将大转子尖部与其相对的股骨头象限相关联来确定关节粗隆距离（ATD）的指数

股骨头的最大直径（D）以及从该线中点到关节表面的垂直距离（H）。指数为 H/（1/2D）（图 2.39）。球形头部的法线为 1.0。

11. 关节造影指数（Shigeno 和 Evans）

软骨下骨和上覆软骨通常不沿着 caput 指数测量中绘制的垂直线塌陷，而是在其前面和上方塌陷，这样 caput 指数就不能代表局部畸形的严重程度。Shigeno 和 Evans 开发了一种关节造影指数，该指数采用与 Jonsater 相同的方法测量头部的横向最宽直径，但通过从横向直径的中点到关节表面上最近的点来评估头部畸形（图 2.39）[246]。指数为 S/（1/2D）。测量可以在前后投影和侧投影中进行。正常指数为 1.0。在第二份出版物中，他们记录了球形缺失患者的关节造影指数明显较低 [247]。

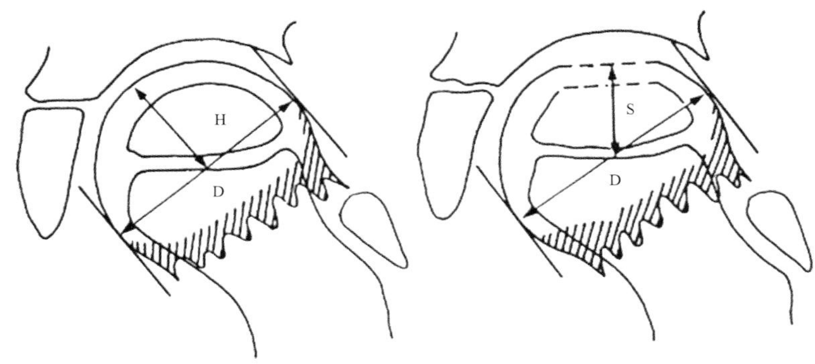

图 2.39　左髋关节造影显示的 Jonsater 的 caput 指数测量头部的软骨模型。右图中，Shigeno 和 Evans 的关节造影指数也使用关节造影，但通过从横径中点到关节表面最近点的测量来量化评估头部畸形的最大股骨头塌陷程度

六、成人儿童股骨头骨骺缺血性坏死结果的其他长期研究

McAndrew 和 Weinstein 评估了长期疗效，他们对 37 个受影响的髋部进行了平均 47.7 年的随访 [248]。他们注意到了有意义的退行性改变，这是由在生命的第五或第六个十年中进行的髋关节置换术数量的增加来判断的。他们 1984 年的报告是基于对 1920 年至 1940 年间确诊的患者的回顾性回顾。在最初见到的 112 名患者中，35 名患者有 37 个髋关节受累。在之前对同一组患者进行的长期研究中，Gower 和 Johnston 得出结论，平均年龄为 45 岁的患者中，86% 的髋部功能仍然良好，但平均年龄为 56 岁的患者中，更多的人进行了关节置换，只有 40% 的患者保持了良好的功能水平 [202]。McAndrew 和 Weinstein 也注意到在随访期内评分下降与疾病发病年龄之间有很强的统计学相关性。发病年龄对长期预后有显著影响，年轻患者有更好的预后。在他们的研究中，预后好与差的分界线似乎是在 8 岁时。

Eaton 在治疗 10~45 年后回顾了 100 个髋关节 [249]。所有患者均采用卧位非负重治疗，部分患者采用坐骨负重支架治疗。髋关节控制作为治疗原则没有被使用。他记录了 64% 的好成绩，17% 的成绩一般，19% 的成绩差。长期卧床休息并没有改善结果。发病年龄越早，效果越好。从症状上看，在 20 年和 30 年的随访中，髋部似乎没有恶化。

Ratliff 回顾了平均 30 年观察到的 34 个髋部，年龄从 25 岁到 40 岁 [250]。其中 25 个髋关节在支架上固定，1 个在髋关节人字形绷带中平均治疗了 18 个月（6~24 个月），而 8 名患者在疾病活跃期没有接受治疗。患者平均年龄38岁，平均随访30年。Ratliff确定15名患者的髋部保持良好，11名患者尚可，8名患者从差到非常差。他认为“除了极少数的例外，1965年这些髋部的临床和影像学状况与1953年相比没有改变”。从功能的角度来看，这些患者表现得更好，34人中有30人报告说没有疼痛或只是轻微疼痛和活动正常。他在总体评估中表示，治疗是值得的。髋部状况恶化在40岁以下是罕见的。他觉得自己的发现与Danielsson和Hernborg相似，他们在发病33年后对患者进行了检查，得出结论，33人中有28人臀部无痛[251]。Danielsson和Hernborg的患者接受非负重治疗平均6个月，包括部分或全部卧床休息、石膏和拐杖。最贫穷的人发病年龄较大，畸形更严重。

Perpich等人还观察到，患者随访到他们的第五和第六个年龄段时总体情况良好，但骨关节炎的恶化从那时起以逐渐的方式持续[252]。根据自己的工作加上其他人，平均随访时间与严重退行性关节病（DJD）相关：平均随访27年（32例），DJD为6%，29年（40例）为12%，33年（35例）为20%，40年（88例）为25%，57年（16例）为85%。

Catterall回顾了一组患有Perthes的青少年患者，这些患者正在发生髋关节疼痛。大多数情况下，股骨头上外侧关节外展变平[253]。他认为大约10%的Perthes患者在35岁之前出现恶化，需要手术治疗疼痛和跛行。

Clarke和Harrison在英国伯明翰的研究中，对大量患者进行了数年的跟踪研究，结果显示，相当一部分患者在中年时会出现髋关节扁平痛后遗症[254]。这项研究评估了31名因不适而就诊的患者。患者年龄不到20岁，年龄在20~30岁之间，年龄大于30岁，每组患者人数大致相同。影像学改变的特点是股骨头蘑菇状畸形和骨骺过早融合合并骨关节炎，尤其是年龄大于30岁的患者。

Yrjonen[255]报告了另一项研究，表明中年髋部症状增加。他报告了106个髋关节，这些髋关节接受了保守的非封闭治疗，平均35年后进行了研究，从28年到47年不等。65髋骨成熟期X线检查结果较差。平均年龄43岁时，106例患者中有51例（48%）出现骨关节炎的影像学征象。到那时为止，5名患者已经进行了髋关节置换术，还有13名患者出现了髋关节置换术的症状。与其他所有系列研究一样，患者诊断时的年龄和骨骼成熟时股骨头的形状是最好的预后因素。

这一部分表明，无论采用何种治疗方式，即使是在解剖或放射学上不太正常的髋部，30~50年的临床结果似乎都相当不错。这些发现使得治疗计划更加难以实施，因为一个“完美”的解剖结果似乎不是强制性的，甚至不可能达到。预防性警告伴随着对儿童股骨头骨骺缺血性坏死实体的许多评论，即根治性治疗可以被视为“使患者面临不合理的风险”。McKibbin指出，当时的许多报告显示“治疗组和未治疗组之间可以辨别出的微小差异”[91]。他还告诫说：“当我们评估治疗方法时，必须时刻牢记，在根本不进行治疗的情况下，可以预期到很高比例的令人满意的结果，而且预期的治疗差异可能很小，必须在自然历史的背景下加以考虑。”广泛的努力仍在继续，以确定哪一组将从干预中受益最大，以及哪种类型的干预，手术或保守，是最可信的。图2.40显示了Stulberg分级髋部的射线照相示例。

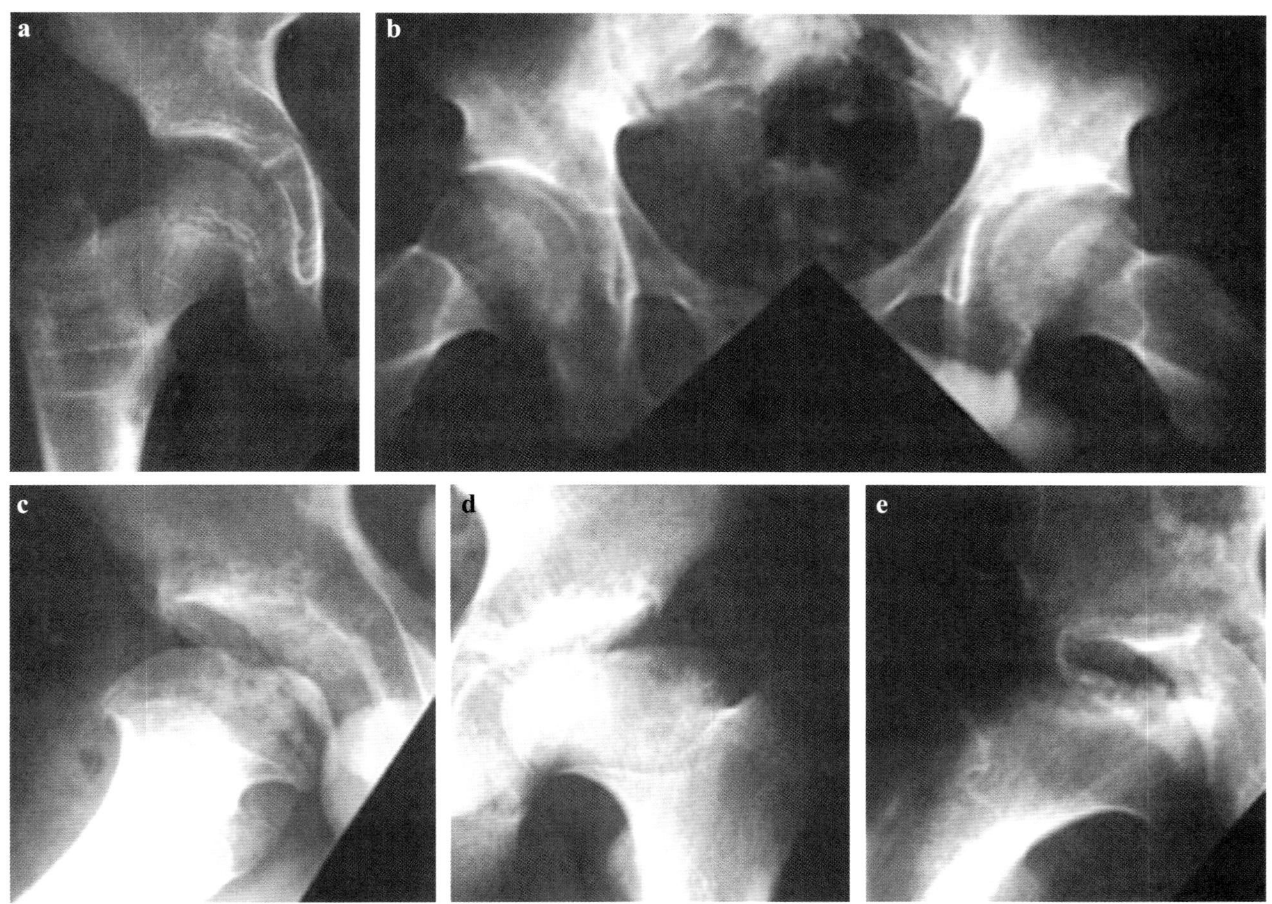

图 2.40　Stulberg Ⅰ型至Ⅴ型的放射学示例（a 图示Ⅰ型，股骨近端后内翻截骨术；b 图示Ⅱ型，外展后带轻度右髋大关节的支撑；c 图示Ⅲ型；d 图示Ⅳ型；e 图示Ⅴ型）

第十一节　儿童股骨头骨骺缺血性坏死的治疗方法

治疗方法是以渐进和相当不确定的方式发展的。由于缺乏对特定病因的了解，愈合时间延长数年，以及不同治疗方法产生的不同但往往相似的结果，这些都阻碍了特异性治疗。治疗主要基于 3 种直观的方法：不负重、加速二次骨化中心的骨修复，以及有或无负重的股骨头封闭。对 1982 年至 1996 年间治疗各个方面的具体评论有助于全面了解这一复杂领域 [25,256–260]。Rich 和 Schoenecker 采用了控制治疗，强调保持髋关节的活动范围，特别是外展，并使用 A 形架矫形器进行控制 [259]。他们的系列研究包括 240 个处于坏死或破碎阶段的髋部，平均年龄为 6.4 岁（2.6~11.3 岁）。根据需要使用内收肌肌腱切断术和外展石膏维持活动范围，然后进行日常活动范围锻炼，以消除任何髋关节的不适应。只有在那时，才使用 A 形架矫形器。年龄似乎不是决定结果质量的一个因素，因为髋关节外展得到改善，并且在所有组中都保持不变。侧柱分类和 Stulberg 分类。A 型髋关节（12 髋）全部呈球形一致；在 B 型（13）中 101 髋关节呈球面一致，8 髋非球面但一致，4 髋非球面不一致；C 型（115 髋）77 髋球形一致，26 髋非球面但一致，12 髋非球面和不协调。他们的骨骼成熟度达到了 78%，甚至达到了 93%。这些结果需要结合以下详细的治疗回顾进行评估。

一、治疗方法的早期主要回顾

Sundt 回顾了他自己和 1949 年之前提出的其他研究，并得出结论，除了自然史之外，治疗对任何改善都没有什么贡献 [233]。负责定义这一实体的研究人员，Calvé、Legg、Perthes 和 Waldenström 都认为最初使用的疗法对疾病的进程几乎没有影响。20 世纪上半叶的早期治疗是基于这样一个假设：股骨头是软的，因此容易因负重而畸形。治疗包括不同形式和不同时间的固定，避免负重。研究给 Sundt 留下了深刻的印象，固定化治疗似乎对最终结果是否良好没有影响。他总结道："患病髋关节的病理变化与未治疗的病例一样，经历了相同的发展阶段，并且以同样快的速度进行治疗。"他评论道，"对常规系统治疗该病的态度完全是虚无主义的"。

1. Flemming Moller

Flemming Moller 在 1926 年提出了一个最早和最详细的研究结果的儿童股骨头骨骺缺血性坏死障碍，讨论了 74 个病例，其中 35 个是他自己的 [261]。他证实了 Schwarz 的发现，Schwarz 和 Perthes 一起对这种疾病进行了最早的研究。虽然有些患者出现了相当严重的临床问题，以跛行和关节活动范围减小为特征，但该病的发展可能导致髋关节几乎正常结构愈合。Flemming Moller 还指出，"结果并非总是理想的"。详细的临床评估包括屈曲、伸展、外展、内收、内旋和外旋、步态、疼痛的存在与否、缩短和 Trendelenburg 步态的研究。在他的 35 名患者中，有 18 名患者没有出现短缩，而在其他患者中，短缩范围为 0.5~2.0 cm。当骨骼发育成熟时，临床结果并不完美，最突出的是关节活动受限或活动范围减小。在几乎所有的病例中，外展都是最显著的局限性，尽管大多数病例的屈曲度也有所降低。内部旋转受到极大限制。缩短几乎是一成不变的现象，而且步态几乎总是异常的。从射线照片上准确地描绘了每个例子中股骨头、转子和邻近髋臼的形状。每个患者的一系列图画显示了形状随时间的变化。这些图画比口头描述更清楚地描绘了最终结果。事实上，在随后的几十年里，结构异常的整个光谱得到了更好的界定。人们认识到"儿童在生命中越早患上 Calvé-Perthes 儿童股骨头骨骺缺血性坏死，这个过程就越容易愈合，畸形也就越少"。反之亦然，当 Perthes 在青春期左右发育成熟时，就没有足够的时间让这个过程完全愈合。完全治愈的病例，发病初期平均年龄为 6 岁；轻度限制愈合的病例为 9.2 岁；较差的病例开始时的平均年龄为 12 岁。"因此，实际上是孩子的年龄决定了最终畸形的程度"。这是他在后期研究中所导致的畸形显示约 3/4 的患者痊愈，髋关节功能恢复良好。所描述的结果是临床性质的，78.4% 除了非常轻微的跛行外没有明显的临床变化，第二组的 21.6% 髋关节活动受到很大限制，以及永久性跛行。其中，12% 的人已经有跛足，持续的髋关节疼痛，以及由于关节活动受限而导致的工作能力下降。在明显畸形的头部中，可以清楚地确定患长期关节炎的可能性。他总结道："我们不能通过任何形式的髋关节物理治疗来纠正不同病例中出现的严重或不太严重的畸形。"因此，他建议除了对症治疗外，尽可能少地进行积极的治疗。

2. Sundt

Sundt 在回顾 Danforth 和 Gill[31] 的工作时认为，他们的研究结果与仅对症治疗或完全未经治疗的病例的结果并无不同[233]。他用上面列出的 172 个案例的最后分类结果进行了回顾。年龄越小，儿童股骨头骨骺缺血性坏死的预后越好，因为头部畸形就不那么明显。在 93 个髋关节中，有 50 个在 8 岁之前就开始了这种疾病的治疗，43 个没有得到治疗。60 例患者于 8 岁后发病，治疗 38 例，未治疗 22 例。他的一些患者在平均 2 年的时间里接受了固定和部分卧床的治疗；在另一些病例中，当确诊为肺结核时，停止了治疗；在另一些病例中，只进行了对症治疗。治疗组均考虑上述因素，平均固定时间为 5.1 个月。有 88 名患者接受了治疗，65 名患者未接受治疗，但从疾病开始到疾病结束，没有一例患者接受过系统的治疗，这意味着他从未接近过在其他项目中进行的 4 年治疗。在绝大多数病例中，“本病导致头部变形”，只有 11 例没有变形，头部为正常球形（Ⅰ类）；56 例为椭圆形或卵圆形（Ⅱ类）；78 例为圆柱形（Ⅲ类）；8 例为方形或长方体（Ⅳ类）。患者年龄越小，无论是否接受治疗，预后越好。他的最终结果实际上显示，未经治疗的病例比接受治疗的病例效果更好。“两个年龄组的未治疗关节的结果比治疗病例更有利，在两种方法中，第一类和第二类的结果相似，第三类和第四类的结果相似。结果表明，治疗在这方面没有什么可说的。”他的工作成果如下。第一类和第二类代表有利结果，第三类和第四类代表不利结果。

Sundt 指出，任何涉及避免负重或完全固定的治疗都必须尽早开始，才有价值。如果在影像学上改变股骨头的形状，从那时起治疗将是徒劳的。在发病的前 6 个月开始接受治疗的患者组中，效果最好。他总结说，“无论是治疗还是完全不治疗，头颈部的变形都是在同一条线上进行的，以及治疗是否包括完全避免负重或（和）固定。”他还认为这一观察在他对积极治疗支持者如 Danforth、Gill 和其他人报告的一系列放射学调查的评估中是正确的。发表的放射学照片显示，在休息、治疗或固定期间，股骨头形状的变化持续进行，头部经常出现极度扁平化和碎裂，这也是对他的患者进行的一项观察。

虽然其中一个最终结果经常被报告为髋内翻，但在许多情况下，外观是由于大转子的过度生长，而如果从头部 / 颈部相对于躯干的角度来看，外翻变形通常是由于外翻早期关闭，而内侧继续生长。并指出未经治疗的髋内翻与未经治疗的髋关节大小无差异。除了 9 例有轻微的髋内翻外，所有病例中都会出现与颈部相关的髋外翻（不考虑大转子）。股骨上端半脱位是一种常见的影像学表现。术后 80 髋关节半脱位，66 髋关节无半脱位，治疗无积极影响，治疗组半脱位多于未治疗组。他对终末期和未接受治疗的患者进行了详细的评估，包括不适、跛行和 Trendelenburg 试验阳性。在那些有疼痛感的患者中，接受治疗的患者比没有治疗的患者要多。治疗没有预防跛行的发生；治疗对减少 Trendelenburg 步态没有积极影响；两组的髋关节活动范围也没有明显差异。长期有效治疗的主要标准是头部呈球形，但他总结道：“儿童股骨头骨骺缺血性坏死的治疗对头部的最终形态没有影响。”12.4% 的病例中头部严重变形，与 Flemming-Moller 的发现非常相似。他总结道：“因此，看来治疗对疾病初级阶段结束时的头部形状没有影响。”“继发性骨关节炎（髋关节变形性关节炎）”首先是由于头部变形致髋臼腔的关节面不匹配，这种关节炎在变形最明显的地方是最严重的。”他用以下话结束了他的广泛调查：“因此，我的调查完全支持 Flemming Moller 得出的结论，即 Legg-Perthes 并不是最初设想的‘无辜的疾病’，但他们也表明，治疗措施未能防止继发性关节病的发生，而继发性关节病是疾病发生后可能出现的问题的原因。”

3. 几十年后关于治疗价值的意见分歧

对于儿童股骨头骨骺缺血性坏死，治疗对最终结果的影响常常是不清楚的。许多患者在髋关节发育方面做得非常好，没有到最低限度的治疗，而其他患者在几个月到几年的时间里治疗的结果很差。骨科专家已经做出了大量的努力来确定哪些患者在最少或不接受治疗的情况下表现良好，并且，在需要治疗的地方，研究不仅试图确定最佳治疗，而且还试图确定适当的干预时间和治疗时长。在划定实体后的开始 20 年里，最初与该疾病有关的 4 位主要医生中的每一位都认为治疗干预对最终结果的影响是无效的。我们需要回顾的是，在那个时代的治疗包括非负重，而且在某些情况下，通常需要卧床休息几个月甚至几年。髋关节在临床和放射学意义上的明显异常一直影响着治疗，因为很少有医生和少数家庭愿意在不尝试改善结果的情况下进行改变。这是很难确定一个真正的自然历史结果与混乱。对文献的详细回顾，特别是本世纪初和中期的研究，确实发现了大量没有进行治疗的病例。尽管必须考虑到报告医生的偏见，但似乎仅仅提倡对任何儿童股骨头骨骺缺血性坏死患者不进行任何治疗，往往会将中长期结果置于最差的范围。上文提到的 Sundt 的论文实际上得出的结论是，在中间结果方面，未经治疗的患者略好于接受治疗的患者。然而，重要的是要认识到，在“治疗”组中，他包括了所有形式的管理，即使是那些只有几周不负重的管理，尽管他指出平均固定时间大约为 5 个月。即便如此，42%~45% 的患者在Ⅰ级和Ⅱ级中有良好的影像学结果，与未经治疗的患者相比，再次提高了几个百分点。这些数字突出了解释结果的问题，因为几乎一半的患者在没有干预的情况下表现得相当好。在其他系列研究中，非治疗患者的良好结果百分比仍然相当高，Ratliff 记录了 33%[250]，Danielson 为 40%，而在 Catterall 审查的一组中，高达 51%[25,156]。Meyer 的工作也许是最好的定义相对较差的结果没有或只有症状治疗[242,262]。他总结说，随着减轻负重的效率提高，放射检查结果有所改善。这是由骨骼成熟时和之后头部的球形度决定的。只有 19% 的无症状治疗或只有症状治疗的患者有球形头，并且在不负重的情况下，这一比例增加到 61%，在没有牵引的卧床休息时，这一比例增加到了 73%，而在有牵引卧床休息的患者中，这一比例为 87%。Mose 等人报道了一系列平均年龄为 65 岁的未接受任何初级治疗的患者的研究结果，他们在放射学上发现不规则形状头部的频率很高，骨关节炎的发病率超过 85%[263]。这意味着一个超过 5 年的随访，而且肯定比大多数其他有一致治疗方案的组都要多，但是这些数字仍然比治疗组预期的要高。因此，有一些合理的、尽管远未确定的研究证据表明，治疗对广泛的 Perthes 障碍总体上是有益的。继续评估受益于治疗的特定群体、实施治疗的具体时间、治疗本身以及继续治疗的时间长度似乎是合理的。因此，即使是在最近的时期，一些人也考虑并实践了不治疗或最低限度治疗的概念，这并不奇怪。Norlin 等人的一项研究，在下文中更详细地提到，被动的管理方式可能不如治疗方法有利，但仍然会导致相对大量的合理良好结果[264]。

二、治疗疾病的方法范围

早期但高度详细的研究表明，所采用的治疗方案（几乎总是固定化方案）的相对无效性，在某种意义上，在特定治疗和良好结果之间似乎没有直接的明确相关性。从那时起，6 种基本方法指导了儿童股骨头骨骺缺血性坏死的治疗。方法分为：①非治疗；②仅对症治疗；③不负重；④在有或无负重的情况下对股骨头进行封闭；⑤通过外科干预促进二次骨化中心的骨修复；⑥生物（维生素 / 内分泌 / 分子）治疗。第 6 种方式包括使用分子制剂来更好的控制受累股骨头中的骨吸收和合成，这一点越来越重要。这些治疗原则中的两个可能是必要的结合；例如，控制治疗是通过负重或非负重的方法完成的。下面是对每种方法的简要总结。表 2.2A、2.2B 和 2.2C 总结了 Legg-Calvé-Perthes 障碍的治疗方法。

表 2.2A　Legg-Calvé 儿童股骨头骨骺缺血性坏死治疗方法谱

方法、原则 / 基本原理	具体方法及原则
非治疗	由于目前旨在维持或产生球形股骨头一致性的治疗被认为是无效的，因此没有使用
仅对症治疗	治疗仅限于减少髋关节不适和跛行，并保持良好的关节活动范围。这些症状（主要是由于反应性滑膜炎和肌肉痉挛）只得到治疗，但没有使用各种方法来产生球形股骨头
非负重治疗	最初许多人认为股骨头畸形主要是机械性的；在疾病活跃期，头部被认为是柔软的，负重导致变形（变平和变宽）
遏制疗法	由于股骨头畸形现在被大多数人认为主要是在生物学基础上发生的，这是由于对疾病的不对称生长和修复反应，在髋臼中最大限度地容纳头部，使后者可以作为模板，塑造头部的修复过程，以保持或重建其球形形状
加速股骨头继发性骨化中心骨修复	手术切除或钻取坏死股骨头 +/− 加自体骨移植可加快骨修复反应，并可最大限度地减少头部软骨模型的过度和不对称修复反应发生
生物（内分泌 / 分子）治疗	在 20 世纪中叶，有几个团体根据他们对病因的考虑，采用药物治疗，主要是内分泌治疗，但没有明显效果。目前，有几个研究小组正在将分子干预应用于实验动物模型，以延缓坏死骨（双膦酸盐）的吸收 [尤其是削弱软骨下区域] 和增强骨合成（骨形态发生蛋白 -2）

表 2.2B　实现原则的方法

方法	具体内容
1 和 2	众所周知，所有患有 Legg-Calvé 儿童股骨头骨骺缺血性坏死的患者都需要由一名骨科医生随访数年。因此，非治疗指的是，只要髋关节无疼痛、活动范围全，就允许儿童保持活动，全身不受限制地负重。只有在出现疼痛、跛行和髋关节活动范围明显减小时，管理模式才切换到对症治疗。在存在髋关节滑膜炎和不对称肌肉痉挛的情况下，允许儿童完全活动是不明智的；治疗包括一段时间的活动减少，甚至包括卧床休息 +/− 牵引，作为活动限制机制

（续表）

方法	具体内容
3 和 4	关于股骨头畸形可以在机械负重的基础上发生的概念，在疾病的活跃阶段变得身体柔软，接受这一概念的人使用非负重作为治疗方法，而那些不允许负重发生的方法。关于股骨头畸形是由于不对称的生长和修复在生物学基础上发生的概念，那些接受这种治疗方法的人使用封闭作为治疗方法，而那些不忽视任何遏制需要的人
	不负重，不注意控制，可对患者进行以下操作：（a）卧床休息（通常持续数月），进行牵引或髋关节石膏固定；（b）使用拐杖、下肢吊带（膝盖弯曲）保护受影响的髋部 / 下肢，或者单侧坐骨负重支架
	非负重，可通过以下方式实现：（a）在两侧外展石膏、支架或框架中与患者平卧；（b）使用单侧坐骨负重外展 / 内旋转 / 屈曲支撑与患者一起移动
	有包容的负重。这是已经完成的：（a）非手术，双侧外展圆柱铸型或带有外展杆的下肢支架；（b）手术，股骨近端内翻旋转截骨术（VDRO）或无名截骨术
5 和 6	几十年前，在孤立的中心偶尔会进行骨钻孔和去除坏死碎片和骨移植以加速修复，但目前还没有实践。目前的研究主要集中在分子机制上，以促进血运重建，延迟吸收，并刺激骨修复，通常是通过直接滴注药物

表 2.2C　管理概述意见

方法	概述意见
方法 1 和方法 2	许多从业者在 5 岁以下儿童中使用，特别是对于那些有 a 类侧柱分类的儿童。这是一个完整的负重计划，没有应用控制
方法 3 和 4	仍然是目前使用的主要治疗方案。安全壳与承重相结合是最常用的变体。几项最近的研究发现，外展支架（苏格兰礼支架）几乎没有任何有益效果，现在使用的频率较低了。最常见的方法是在已确立的疾病早期（硬化性头部或早期骨折阶段）进行股骨近端内翻（内旋）截骨术（VDRO）。无名截骨术很少被用作主要的外科手术
方法 5	包含在历史完整性中，只是偶尔使用，目前不被视为管理选项
方法 6	正在进行研究，但在几个严格控制的中心已经超过了实验动物模型阶段。即使在使用时，管理也涉及原则 1 到 4 的使用

1. 不处理

有些类型的患者不需要治疗或观察就可以治疗。符合这一类别的是 3 岁和 4 岁或偶尔 5 岁的非常年幼的儿童，尤其是在疾病发生时，最年轻的儿童在重塑潜能方面的长期结果最为有利。另一组似乎几乎不需要任何治疗的患者是那些“前部”头部受累的患者，如 O’Garra[213] 或 Catterall Ⅰ组所定义。通常年龄和部分参与标准同时出现。严格遵守这一方法不需要治疗。如果有一个或两个标准的孩子是无症状的，没有疼痛和持续的髋关节活动范围，尽管继续活动，许多医生建议不干预，但只有继续仔细随访。其他人则将无治疗方案推广到年龄较大、受放射治疗较多的患者，只要髋部运动完全无痛，尽管这种情况并不常见。尽管大多数患者在最年轻的年龄组表现良好，但必须注意的是，在这个年龄组中，即使接受治疗，有时也会出现从一般到较差的结果。我们可以确定的是，症状的发展或关节造影或磁共振成像显示关节软骨表面形状异常，应将患者转移到治疗组。一些医生不相信使用任何一种不同的治疗方案的价值，偶尔会使用“不治疗”的方法来治疗这种疾病。

2. 症状性治疗仅针对疼痛、运动减弱

休息仍是治疗有症状髋关节的主要方法。这可以通过一系列的方法来完成，包括卧床休息，有或没有牵引，或者如果孩子是合作的，使用拐杖与受累的一方或非负重或部分负重。这些措施通常会减少相关的滑膜炎。许多人也感觉到早期疼痛是由于滑膜炎引起的软骨下骨折通过坏死骨。在这个紊乱阶段减少髋关节的使用也可以减轻疼痛。它也可以减少股骨头的塌陷，但是还没有关于这一点的研究。一些医生只治疗有症状的髋关节，通常在两个或更多的情况下，以减少或消除不适，并恢复到一个更好的活动范围。一旦恢复了舒适性和运动性，无保护的负重就会恢复，再次感觉到治疗方案在改善髋关节的长期结构方面并没有证明自己的确切价值。严格遵守这一方法只需要对症治疗，不管影像学检查结果如何，也不管需要多长时间休息。

那些继续治疗的医生也将使用休息和非负重作为最初的治疗方法，既要让孩子感到舒适，也要意识到支撑或外科治疗是不能有效地进行的，除非已经实现了一个正常或至少几乎正常运动范围的无痛髋关节。一般来说，舒适的运动范围对患者更为有利，同时也允许头部相对于髋臼的位置适当。如果后续的治疗，无论是手术还是非手术，如果在没有症状的髋关节存在的情况下进行，并且运动范围尽可能自由，效果会好得多。

Mose 等人回顾了几项研究；14 篇论文报告说，在没有治疗的病例中，只有不到 20% 的患者有良好的结果，而 60% 以上的患者效果不佳[263]。Norlin 等人对他们以前的治疗方案似乎导致极不稳定的结果的观察结果做出了回应，他们研究了 20 名患者，他们的唯一积极治疗是通过卧床休息和牵引几天来控制剧烈疼痛，然后他们被“告知尽可能正常地生活[264]”发病年龄为 8 岁（范围 3.9~15.4），随访年龄平均 22.4 岁（17.3~28.1 岁）。主观症状由 Iowa 髋关节评分系统进行评估，X 线片采用 Mose 标准评估。在 Iowa 髋关节量表中，20 人中有 2 人总分为 100 分，平均分为 90 分（74~100 分）。20 名患者中有 13 名患者功能正常，但只有 6 名患者没有疼痛。他们得出的结论是，被动的管理方式“可能比其他的管理方式更不受欢迎”，因为他们觉得自己像其他论文一样使用了“好”“公平”和“差”等术语。他们注意到任何一个患者在随访时都没有一个球形的头部。他们还注意到临床结果和主要的分类之间缺乏相关性。尽管这项研究还远未确定，尽管作者认为积极治疗更为可取，但仍有相当多的未经治疗的患者的 Iowa 髋关节评分和影像学评估良好。即使是那些采取积极介入治疗儿童股骨头骨骺缺血性坏死的患者，如果患者年龄在 5 岁或以下，或者如果他们在 Catterall Ⅰ组中似乎仍在维持这种疾病，那么他们通常也会选择这一类别或“不治疗”类别。在几乎所有的研究中，Catterall Ⅰ组患者表现良好，通常只需极少或无需治疗。另一方面，尽管大多数系列报道都认为年轻患者的治疗效果更好，但我们必须认识到，不能自动假设 3 岁、4 岁或 5 岁的患者在发病时会获得良好或极好的结果，而很少甚至没有干预。

对特定的患者进行个体化治疗是必要的。Snyder 研究了 31 名有 40 个髋关节受累的患者，这些患者在 5 岁以下就患上了儿童股骨头骨骺缺血性坏死 [207]。Ralston[265] 注意到结果与发病年龄没有相关性，其他研究虽然在年轻组中显示了更好的结果，但仍然注意到一个重要的子集有公平的结果，有时也很差。斯奈德在一小组患者中指出，年轻一点的患者效果更好，但“有相当多的人表现不佳”。他强调，重要的是不要把年轻患者做得更好这一事实解释为所有患有该病的年轻患者都会好起来。几乎不可能比较不同的系列，因为使用了各种各样的射线照相测量。对某种残疾的个人评分是一般还是较差，无论是在年轻人还是中年人中，通常都不能转化为临床上有问题的结果。Snyder 列出了 9 份报告，记录了年轻人取得更好成绩的情况。其中包括 Broder（总体上 45% 为一般和较差，但发病时 5 岁以下的仅为 19%）[266]；Eaton，36% 和 0%[249]；Evans，31% 和 13%[188]；Katz，13% 和 6.5%[243]；Gossling 记录了 96% 的患者发病时年龄在 6 岁或以上 [267]，Herndon 和 Heyman[239] 指出，真正具有预后意义的唯一因素是发病年龄，Flemming-Moller 平均发病年龄 12 岁，结果良好 [261]，Salter 指出 4 岁以下发病的患者无须治疗，因为结果相当好 [101,268]，Sundt 说孩子越小，预后越好 [233]。

3. 非负重入路：不特别注意股骨头位置

（1）一般回顾

非负重法是基于一种直观的感觉，即由于疾病的进程，股骨头处于软化状态，并以畸形的方式愈合，因为患者被允许承受髋关节的重量，以致球形头塌陷并以畸形的形状修复，这是由于机械原因造成的原因。因此，人们认为在延长修复阶段防止负重将有助于保持股骨头的球形，并导致良好的长期效果。非负重治疗可以是：①长时间卧床，有或没有牵引，偶尔使用髋关节人字形绷带；②在患侧使用吊带、拐杖或坐骨负重支架进行非活动性治疗，但不尝试将股骨头与髋臼具体定位。在认识到这种疾病的最初几十年里，固定是一种常用的方法。尝试在卧床休息的情况下固定，有时，长时间施放 1~4 年不等。Brailsford 说，连续的 X 线片明确证明了长期固定的好处，受累关节的骨是可塑的，可以在压力下变形，如果在塑性阶段关节被固定，受影响的骨组织继续进行，没有出现畸形 [129]。他定义了该病全面发展过程中的放射学阶段。塑性阶段，在此期间，模型不断发生变化，可能会持续长达 4 年之久。他从他的广泛研究中得出结论：“在那些早期被发现的病例中，将获得最好的结果，并且保持固定的时间与放射学显示骨可塑性的时间一样长——甚至长达 4 年，而且仅在一部分时间内固定是没有道理的。”他随后在 71 例中的 50 例中证实了这一观点。Eyre Brook[237]、Danforth [269]、Gill [31] 等人支持系统地避免负重，直到骨骼恢复正常结构，即使这需要 18~24 个月或更长时间。Danforth 报告了非负重治疗延长了 3~4 年 [269]，Pike[270] 延长了近 5 年，Edgren[23] 平均 28 个月，Goff[27] 非负重平均 27 个月，Evans[188] 平均 25 个月，Pedersen 和 McCarroll[271] 平均 18 个月。

尽管丹福思在美国引起了人们对卧床休息或不负重治疗儿童股骨头骨骺缺血性坏死的兴趣，但他 1934 年的报告只评估了 3 名患者 [269]。Gill 在 1940 年发表的详细报告评估了 20 名患者（88 名）[31]。Gill 利用双腿的 Buck's 伸展在床上长时间休息，直到再生进展顺利，如放射学所示。之后，孩子被允许使用步行支架和拐杖行走。他指出："当我们能够不间断地进行这种方法时，最终的结果几乎是完美的髋部。"然后他给出了几个病例的连续 X 线片，结果确实非常好。然而，有趣的是，他列举的 10 例病例的平均发病年龄为 5.5 岁，范围为 3.5~9 岁。大多数人现在认识到，对于这样一个年轻的患者群体，无论治疗如何，结果都会趋向于一个更有利的范围。在一例 10 岁未接受治疗的男性患者中，双侧结果不佳。20 例患者平均发病年龄 6.3 岁，年龄 3.5~12 岁。回顾 X 线片后，Gill 得出"卧床休息，髋关节伸展，最终结果是很难发现头部、颈部和髋臼的任何畸形"的结论也就不足为奇了，事实上，整个系列的患者平均只有 6.3 年，而那些详细介绍的只有 5.5 年，这一事实导致其他人得出结论，结果并不是完全归因于非负重疗法本身。然而，在接下来的几年里，这项研究在美国的骨科界有很大的影响力。

早在 20 世纪 60 年代，主要的治疗方法是不负重，前提是在儿童股骨头骨骺缺血性坏死中，头部的全部或部分结构软化，以致负重会导致骨骼成熟时头部畸形。在最极端的情况下，患者长时间躺在床上远离负重，长达 4 年之久，尽管在大多数情况下，在 1 到 2 年的时间里，患者被换成了支架。单侧支具仍试图维持患侧非负重髋关节的状态，因为它们是外展支具，在坐骨上负重。更详细的非负重管理研究如下。

（2）**长期卧床牵引**：Eyre Brook

Eyre Brook[237] 是对卧位牵引非负重疗法最早的详细研究者之一。他清楚地说明了他更喜欢非负重法的原因，他说："我认为每个人的头部都处于软化状态，而且随着年龄的增长，压力越来越大，我认为最好的治疗方法是彻底消除股骨头的所有压力，并允许不间断的巩固和自然生长。治疗必须减轻头部的所有挤压力，不仅是负重的，还有肌肉收缩的。"在卧床或卧床治疗方面，可以使用石膏髋关节，特殊类型的框架，或者简单地在床上滑动牵引。他喜欢后者。在非卧床治疗方面，他提到了减重卡尺、patten-end 卡尺以及拐杖的使用。虽然这些重量减轻了，但它们并不能保护股骨头免受所有的挤压力，因为关节上的肌肉力量仍然相当强大。因此，他对卧床休息的患者进行了 6~10 磅（2.72~4.54 kg）重量的滑动牵引，滑轮和床脚抬高。没有使用夹板，髋关节进行了伸展治疗。平均治疗时间为 18 至 24 个月，有时需要更长时间。Eyre Brook 将他的病例分为 7 岁以下和 7 岁以上，并根据治疗开始时的头颅 X 线情况分为 3 个阶段。Ⅰ期股骨头骨骺轻度或无扁平化；Ⅱ期表现为典型的扁平化、碎裂、颈（颈）增厚；Ⅲ期表现为更为严重的钙化改变。他用他开发的一个称为骨骺指数的商来研究最终结果。骨骺的高度超过骨骺的宽度 ×100 是骨骺指数。正常指数 7 岁年龄在 45~55 之间，而在 7 岁以上，指数在 35~45 之间。预后取决于儿童的年龄，该年龄控制疾病自然病程的严重程度和患病股骨头所承受的应力，以及开始治疗时疾病进展的阶段。他认为牵引和卧位是最令人满意的治疗方法，尤其是对于那些 7 岁以下或 7 岁以上的儿童，当这种疾病被早期诊断出来时。

（3）**带外展夹板的长期卧床**

Pike 所采用的保守治疗包括在较长的时间内进行卧位，直到整个头部再生阶段完成，如放射学所示[270]。完全避免负重是使股骨头处于正常状态的关键。孩子最初被放在床上休息，以防疼痛和痉挛。卧位时使用外展夹板，日夜佩戴，但外展没有达到极限，两侧似乎在 30°~40° 的范围内。允许在轮式雪橇上活动。29例患者平均卧床时间27个月。研究显示，优10例，良14例（优良率83%），可3例，差1例，未分类1例（一般和差17%）。这一方案伴随着全日制的学校教育和日常的物理治疗，以提高运动范围和肌肉张力。

Gossling后来回顾了同一机构以同样方式治疗的96名患者的109个髋关节[267]。52髋随访4.5年的良好－中－差百分比为73%–13.5%–13.5%，57髋平均随访24年其结果为57.8%–19.3%–22.9%。

（4）髋关节人字形绷带石膏的非负重治疗

Perpich等人回顾了1937年至1958年间，40例患者（41髋）采用髋部人字形绷带石膏进行卧位、非负重治疗[252]。没有具体的尝试，以定位髋关节到一个完全包容的位置。石膏固定时间平均11.8个月，每3个月1周脱模进行物理治疗。评估发生在平均30年后的治疗（范围14~40年）。临床分级良34例（83%），一般2例（5%），差5例（12%）。影像学分级良13例（33%），一般9例（23%），差17例（43%）。他们的结论是，在不负重的情况下得到了合理的结果。

（5）坐骨负重支架卧床休息和皮肤牵引术后的动态治疗：O'Hara等人

46名患者中有52个髋部可供评估[272]。其中40例采用卧床休息加坐骨负重治疗，其余采用不同方法治疗。平均支具时间较长，Ⅰ组平均22个月，Ⅱ组24个月，Ⅲ、Ⅳ组27个月。解剖结果显示33%（17）良好，37%（19）一般，31%（16）差。当评估范围从Catterall Ⅰ到Ⅳ时，最好的结果显示Catterall Ⅰ组有71%的好，而组Ⅲ和Ⅳ的最差结果是58%差。与其他系列一样，良好的解剖结果与发病年龄早、头部受累较少和缺乏侧半脱位有关。作者将他们的结果与历史序列进行了比较，得出结论：坐骨负重支撑和模式延伸治疗的结果似乎比不治疗更糟糕。使用好的－公平－贫穷的三位一体，这个系列的数字是33 –37%–31%。Ratliff观察到相似的百分比，33%；在未治疗的患者中，Ratliff观察到良好的结果。Catterall对46个未经治疗的髋部进行了回顾，其百分比为51%–24%–17%。

（6）卧床休息后进行减重卡尺：Evans

Evans研究了52个患有儿童股骨头骨骺缺血性坏死的髋部患者，最初的治疗是卧床休息，休息时间从2个月到24个月不等，平均10个月，然后使用减重卡尺平均15个月[188]。因此，总体治疗时间约为25个月。随访10~36年。在确定结果时，大部分的重点是头部的影像学外观。结果：良15例，可21例，差16例。Evans强调发病年龄很重要，一般情况下发病年龄不超过6岁，且发病年龄在8岁以上，结果通常较差。女生成绩好的比例往往略低于男生。

（7）采用吊带或挂带和拐杖进行治疗：**Kelly**

这项研究评估了80个髋关节在平均随访22.4年的结果，其目的是确定采用减轻重量的吊带或挂带和拐杖进行治疗患者的长期结果，但不是根据抑制的概念[273]。他们的结果显示64例患者反应良好，9例反应一般，7例反应差。在Catterall分组为Ⅲ或Ⅳ组的58例患者中，42例具有良好效果。Catterall分类不能准确应用于发病后平均8个月。他们得出的结论是，绝大多数患者可以通过强制减轻受累肢体的负重而得到成功治疗，而无须尝试将股骨头限制在髋臼内。

4. 非负重股骨头封闭治疗

（1）一般回顾

儿童股骨头骨骺缺血性坏死治疗的下一个方法，被称为遏制法，是基于这样一个前提，即通过始终将头部最深、最同心地放入髋臼，从而使髋臼作为控制组织沉积和成形的模板，有利于重塑头部以保持球形。由于 Legg-Calvé 儿童股骨头骨骺缺血性坏死的严重长期后遗症包括头部扁平（coxa plana）或头部增大（coxa magna）畸形，医生们试图在治疗开始时将股骨头定位在髋臼深处，并在疾病过程的活跃阶段将其保持在那里。髋臼被认为是一个模板，保留和塑造修复股骨头的形状。股骨头最初大小正常，股骨头和髋臼关节面形状正常。股骨头在髋臼中最深的位置是外展、内部旋转和弯曲股骨。在这个位置，髋臼对股骨头的作用力将相对均匀，髋臼应继续形成股骨头的修复形状，以使其完整地恢复球形。重要的是要认识到，然而，股骨头比髋臼大，因此永远不能完全融入其中。因此，控制理论将股骨头脆弱的负重部位（前上外侧）和最易坏死和软骨下骨折的部位定位到相对较好的覆盖或保护位置。

遏制疗法可以是非负重疗法，也可以是负重疗法。这是一种非负重的方法，它实际上结合了有关股骨头变形的机械和生物学方面的关注，目的是同时解决两者。外展是通过石膏、支架或特殊构造的框架获得的，并使用卧床休息或卧位进行。然而，单侧支具可以使患者保持活动状态，并且仍然可以使用非负重和控制方法进行治疗。遏制疗法的第二个主要应用是基于这样一个前提：头部畸形主要发生在生物学基础上，是由于不对称的生长和修复，而不是由于负重，因为头部不被认为是身体柔软的。负重控制治疗可以使用外展石膏和支架或通过手术重新定位股骨头来进行。

（2）外展 / 内旋石膏封闭治疗股骨头延长卧位治疗

Harrison 和 Menon 在 1966 年通过外展或扫帚贴固定股骨近端外展和内旋转定位的“股骨头围堵”，但严格不负重[274]。这种方法归功于 Cardiff 的 A.O.Parker，他在 1929 年发明了这种方法。他们用这种技术治疗了 37 名患者，并将其与其他各种方法治疗的 37 名患者进行了比较。他们认为扫帚外展遏制方法优于几个标准。下肢被放置在石膏筒模型从腹股沟到踝关节，膝盖轻微弯曲。外展，伴随一定程度的内旋，将整个股骨头骨骺置于髋臼内，通过放射检查，并用木棒固定在腿之间。尽管旋转和内收（由横杆）阻止，不允许负重，但髋关节活动的屈伸范围是不受限制的。在对适当配对的详细比较研究中，他们描述了 12 对扫帚外展治疗的决定性优势，而对照组和外展治疗组相等的 6 对和对照治疗组优越的 6 对。人们认识到，直立身体的重量是一个强大的变形力削弱股骨头。Pauwels 指出，当患者移动下肢时，即使是在平卧位，由于肌肉力量和四肢重量，髋关节也会受到主要的拉压应力。理论上认为，在儿童股骨头骨骺缺血性坏死中，通过“控制股骨头”可以将变形倾向降低到最低程度。他们指出，当下肢处于解剖伸展位置时，股骨头的一部分仍然向外侧突出，超出髋臼的外侧边缘，因此任何压缩力都会仍然倾向于扁平头部的一部分，留下未覆盖的边缘。这些压缩力在不卧床的患者身上会有明显的变化，但患者仰卧时仍然很明显。保留股骨头的唯一方法是外展和内部旋转，使骨骺尽可能完全进入髋臼。如果股骨头骨骺不能完全进入髋臼，将导致骺的不同区域受到不均匀的挤压，从而导致变形。“如果头是装在髋臼杯里的，那么就像把果冻倒进模具里一样，在复原后允许出来时，头部的形状应该和杯子一样。”

（3）外展夹板控制：卧位 +/– “生物”非移位截骨术（Kendig 和 Evans，Bohr）

Kendig 和 Evans 评估了 49 名患者的 52 个髋关节，这些患者都是在平卧的外展夹板中进行治疗的[275]。52 个髋关节中有 26 个在病程早期进行了股骨近端截骨术，以观察愈合是否更快。虽然这些手术仅仅是因为其对愈合率的生物学效应而被计划为非移位截骨术，但 38% 的患者在解剖上愈合，< 20° 内翻的患者为 31%，大于 20% 内翻的患者为 31%。Catterall Ⅲ和Ⅳ病例的总体结果为 44% 良好，29% 一般，29% 差。然而，两组的结果与 Mose 标准、治愈率和骨骺商评估的结果相同。作者的结论是股骨近端截骨并不能加快修复速度，该手术的任何好处都是机械性的，这是由于更快速的修复，而不是生物性的。截骨术组外展架平均时间为 20.3 个月，非手术组为 18.8 个月。Bohr 还得出结论，单纯截骨术在加速修复方面对疾病的结果没有太大影响[276]。为了促进愈合和缩短住院时间，他进行了部分股骨粗隆间截骨术并应用金属板。在 42 例接受卧床牵引治疗的患者中进行了该手术，但结果与 133 例单纯卧床牵引治疗的患者相比，无论是最终结果还是愈合所需时间均无差异。

（4）控制和非负重：长期卧位，外展牵引，外展石膏（Brotherton 和 McKibbin）

Brotherton 和 McKibbin 报告了一项对 82 名患者 102 个髋关节的长期研究，该方案是由 A.O.Parker 在他们的地区（Cardiff, Wales）设计的，大约 50 年前，A.O.Parker 被认为是遏制原则的开发者[277]。患者在整个治疗过程中都是平卧的。治疗开始于一段时间的牵引，双腿广泛外展，然后外展石膏，四肢内旋转，一旦骨折阶段被确定。平均牵引时间 11 个月，旋转石膏 15 个月。所有治疗均在医院进行，疗程为 6 个月至 44 个月。随访平均 17 年（10~35 年）。结果是最好的报告之一，102 个髋关节分布为 90 个好，10 个一般，只有 2 个差。Ratliff 用多种方法进行的一项比较研究显示，在同一时间段内，好的、一般的、差的、非常差的分布为 19–19–7–5。与未治疗的对照组相比，横卧外展与未治疗的对照组相比，分布良好的比例为 60%/57%，一般的 31%/19%，差的 9%/24%。因此，这种方法的最大贡献是在最严重的群体中。在接受治疗的 Catterall Ⅲ患者中，有 18% 的患者较差，但未经治疗的患者中，有 44% 的患者较差；在接受 Catterall Ⅳ治疗的患者中，与未经治疗的 53% 的患者相比，没有任何不良结果。在 70 例卧位外展的“头部危险”亚组中，该方法也略优于股骨截骨术，而 34 例截骨术显示良好 49%/53%，一般 38%/23.5%，差 13%/23.5%。

Brotherton 和 McKibbin 的报告仍然具有很高的信息量，原因有几个。报告对 102 个髋关节进行了长期回顾，平均随访间隔为 17 年。这些患者在一个中心接受了极其严格的保守治疗，平均住院 26 个月，在此期间，患者被限制在床上，双腿外展，随后使用外展石膏。整个治疗都是在患者住院的情况下进行的，这样可以进行仔细的评估，也可以进行物理治疗来帮助保持活动范围。正如作者所指出的，对于任何一个长期的广泛的系列研究，这些结果即使不是最好的，也是最好的。显然，这一疗法有利于改善疾病的进程。治疗方案同时阐述了有关儿童股骨头骨骺缺血性坏死股骨头畸形原因的力学和生物学理论。大多数治疗方案只针对一个。通过使患者保持卧位，负重明显减轻，从而使变形的任何机械效应最小化。通过利用外展原理，头部尽可能保持在髋臼的深度内，从而鼓励修复现象的生物学方面产生圆形头部或至少一个与髋臼形状一致的头部，作为重塑的模板。这种治疗的益处在病情较重的病例中最为显著，在第三组和第四组患者中，通过可比较的方法，明显地从较差的结果转变为公平和优秀的结果。长期的治疗被解释为表明，即使在疾病的残留阶段，头部的重塑也可能发生。由于外展治疗仍允许髋关节屈曲和伸展，所以髋关节的活动性也得以保持。有人认为，单纯的围堵并不是唯一有效和有益的治疗方法，特别是因为有研究表明，无论位置如何，股骨头在任何时候都不会完全被控制在髋臼内。在对不同组别的患者进行研究时，作者得出结论，与第一组和第二组的自然病史相比，所述方案没有任何益处，而在第三组，结果仅略好于相关的截骨术治疗。然而，在第Ⅳ组中，股骨头完全受累，但收益是很明显，因为这些患者在所有系列中的大多数结果最差。

（5）外展夹板，步行，但不负重：Birmingham 夹板

英国Birmingham的Harrison等设计了一种单侧外展夹板，该夹板采用了非负重的方法以及遏制原则。畸形的力学和生物学概念都是用这种方法来解决的。单侧外展支具的设计目的是提供屈曲、外展和内旋转，以便股骨头在髋臼中的适当定位[278,279]。这孩子拄着拐杖走路。除了理疗和洗澡外，这个支架几乎每天都要戴 24 h。1982 年至 1960 年，共有 213 名患者接受了治疗。200 人完成了课程，可供评估。在他们系列研究的第一部分中，使用夹板的时间较长，患足离开地面的时间平均为 23 个月（范围为 4~38 个月）。随后，人们努力减少夹板的使用，并且，在一小部分患者中，使用夹板的平均时间缩短到 16.3 个月，结果没有恶化。在他们的详细回顾中，很难提供一个简单的好的或差的结果，但他们确实考虑到 65% 的结果可以被视为与股骨头形状相关的有效治疗的例子，19% 的结果在治疗期间股骨头形状不变的情况下是可接受的，16% 的治疗失败是髋关节的形状比治疗开始时更不正常。采用 Mose 准则和 Wiberg 的 CE 角对其球度进行了多元评价。他们的结论是，Catterall Ⅰ型患者不需要治疗。然而，其他的患者却被认为可以从干预中获益。

5. 负重股骨头封闭治疗

（1）一般回顾

20 世纪中期的治疗方案试图防止负重，因为在修复过程中，畸形股骨头的发育是基于其柔软性而产生的。由于修复过程需要 2~3 年的时间，这种长时间的治疗对孩子和家庭来说往往是一种不可忍受的情况。在许多情况下，治疗是在机构中进行的，以便进行护理监督和教育。根据 Salter 的研究，后来的感觉是整个头部在生物学上并不柔软，但畸形是由于：①软骨下坏死、骨折和骨塌陷邻近区域的关节面塌陷；②修复受限性差。由于头部相对于髋臼的非中心定位，受髋臼外缘（包括唇部、软骨和骨的软组织成分）的压力，头部最受影响的上外侧区域变平。因此，最近的趋势是鼓励髋关节活动范围和负重，但在外展的内部旋转和轻微弯曲的位置。这被称为修复发生的遏制方法——头部始终深埋在髋臼中，作为模板帮助将头部塑造成球形。Salter 将这一概念称为“生物可塑性”的一个概念，因为股骨头的“柔软”不再被认为是对病理解剖结果的准确解释，所以患者在修复过程的所有阶段都可以不活动，负重状态不受限制。控制疗法，通过步行和负重，用石膏或支架将股骨头外展，或通过使用股骨近端内翻旋转或无名截骨术进行手术。控

制疗法的有力支持来自 Kamhi 和 MacEwen 的一项研究[280]。117 个髋关节的无约束治疗意味着卧床休息，伸展牵引，Snyder 吊带，或坐骨负重支架，而 55 髋的控制治疗是非手术治疗，包括外展 / 内旋转非负重双侧支具或负重外展 Petrie 石膏。接受控制治疗的患者表现出更为良好和公平的结果。介入程度越严重，catterall Ⅲ组和Ⅳ组，非遏制治疗效果差的数量越多。对于Ⅰ组或Ⅱ组但年龄在 6 岁以下的患者，由于几乎所有的结果都是好的，所以管理没有什么区别。超过这个年龄和年级，遏制似乎明显有益。

（2）双侧外展 / 内旋石膏负重控制治疗

带行走和负重的双侧外展石膏技术由 Petrie 和 Bitenc 在 1971 年描述[281]。这项技术解决了每一个理想的髋关节外展、屈曲和内部旋转的位置。每侧外展 45°，内旋 10°~15°，通过外展杆连接到脚踝上方的每个长腿筒上。当患者行走时，石膏中的膝关节屈曲会导致髋关节的代偿性屈曲。患者能够戴着石膏行走，尽管方式非常笨拙，因此髋部的运动受限是可能的。这项技术的一个主要问题是由于石膏固定时间过长，导致膝盖僵硬。一般建议每隔 6 周取出石膏，以允许一天或两天的膝盖活动范围，尽管 Petrie 和 Bitenc 在更换石膏之间花了 3~4 个月的时间。

来自波兰的 Kiepurska 报告了这种方法（称为“功能性”方法）的优良结果[282]。334 例髋关节儿童股骨头骨骺缺血性坏死，采用“扫帚柄”石膏固定，下肢和股骨近端外展内旋，鼓励步行和负重。用 Heyman 和 Herndon 商对最终结果进行了射线照相评估。在 334 个髋关节中，216 个髋关节的结果非常好，92 个髋关节的结果非常好 / 良好，达到 92%。23 例结果尚可，3 例差，8% 可及差。结果显示，年龄在 9 岁以上的儿童和其他危险因素均较低。平均治疗时间 13 个月。一些患者需要经皮内收肌切开术，以获得外展前开始铸造。最初是用牵引使髋部安静下来。每 8 周取出一次石膏，孩子躺在床上直到膝盖至少恢复 90° 弯曲。

Richards 和 Coleman 在一组严重的髋关节平面外侧半脱位患者中支持了外展铸造并行走的控制原则[283]。疼痛的髋关节活动限制排除了外展支具的使用，但这个小组以前的经验，这类患者使用截骨术是不满意的。22 例患者在全麻下进行闭合复位，常辅以经皮内收肌肌腱鞘切开术和海胆管铸型。在随访中，他们评估了 9 个球形一致性，12 个非球面一致性，1 个不一致性髋关节——他们认为这些因素支持控制原则。外展 / 内旋石膏治疗的良好效果如图 2.41a~n 所示。

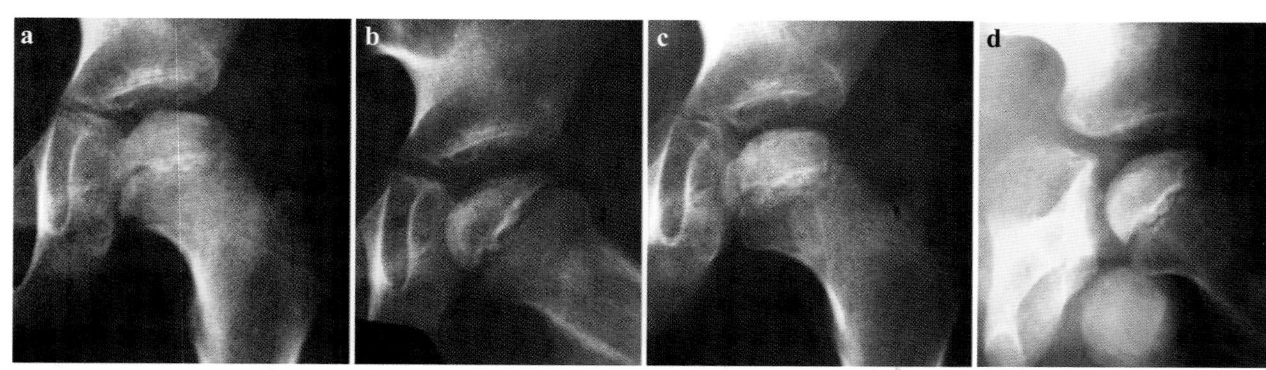

图 2.41 （a~d）

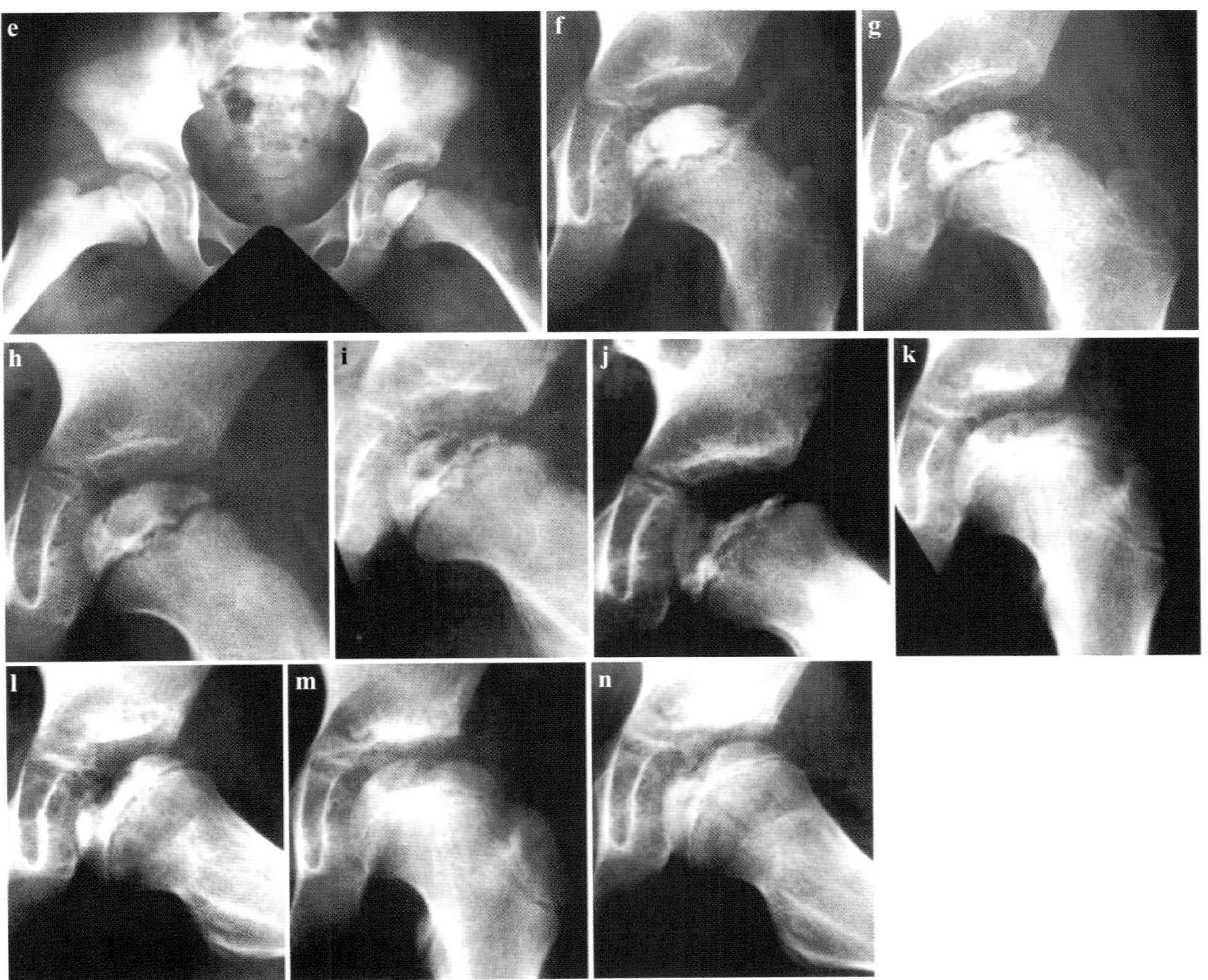

图 2.41　所示为外展 / 内旋转铸造和全负重治疗的良好结果 [a 图示最初的前后位片已经显示轻微的外侧半脱位和第二中心的上外侧骨轻微扁平化；b 图示最初的青蛙侧位片显示软骨下新月体的残余和骨的轻微不规则斑点，特别是股骨的上外侧和前部头。泪滴区变宽；c 图示几周后的正位片显示第二中心骨密度几乎均匀增加，软骨下新月体持续存在；d 图示侧位观察到类似的发现，尽管头部前部的透光率已经有所增加；e 图示骨盆与髋关节外展 / 内旋铸型的前后视图显示累及的左股骨头完全被包裹。股骨头 – 颈生长板线与髋臼外缘一致，全头受累，次级骨化中心密度均匀，髋臼、股骨颈和转子区相对骨质疏松，受累侧泪珠增宽，f 图示次级骨化中心均匀的放射密度被外侧骨骺边缘的 V 形切口破坏，这被定义为牛的征象，被认为是“头部有危险”的征象；g 图示随后的前后位片显示二级中心外侧边缘的溶解增加，这是血管重建和坏死骨吸收的迹象。股骨颈上外缘的圆整是 Gage 征；（h~j）图示随着先前均匀致密的股骨头吸收的增加，碎裂推进；（k~n）图示前后侧位片显示新骨形成增加，最后的两张 X 线片显示骨在前后和侧位的重建良好，修复最慢的区域位于中央。股骨头的球形度与邻近髋臼的球形度关系良好。轻度髋关节肥大。骺生长良好，仅在关节粗隆距离与正常稍有变化]

（3）双侧外展支具负重控制治疗

Newington 步行外展支具是一种双侧长腿支具，在外展 45° 和内旋转 10° 的位置固定臀部 [284,285]。它使用了与上述外展石膏相同的原理，但被认为更容易使用和更符合生理学。Curtis 等人回顾了 19 例患者，结果显示 12 例（63%）良好，4 例（21%）一般，3 例（16%）差 [284]。当对 3 岁和 4 岁的患者进行调整后，外展行走治疗仍优于以前的方法。Newington 步行外展支具的最终结果与同一机构的长期卧位支具技术相似。

目前的支撑技术倾向于使用双侧外展装置来稳定骨盆，并将两个股骨头置于髋臼深处。在北美，一种常用的双侧外展支具是苏格兰 Rite 支具或亚特兰大支具。患者可以很好地承受这种重量。虽然可以获得诱拐，但就其有效性而言，支架有两大缺点：①髋关节的屈曲通常不是固定在支架内的，或是由于患者的活动而容易过度弯曲，从而导致前头部覆盖范围受损；②无法控制内旋，患者实际上是下肢行走，因此髋关节处于外旋状态，这明显恶化了覆盖范围，尤其是关键的前段，因为坏死过程比后肢更严重。任何支具治疗的另一个主要问题是依从性问题。相对较少的孩子可以在几个月的时间里一直带着支撑带。目前还不清楚支架治疗是否会影响疾病的结果，如果是的话，使用的最佳时期是什么。

苏格兰 Rite 支具的有效性研究并不是特别有利。Purvis 等人[286]在 41 例患者中首次报告了苏格兰 Rite 支具，结果良好者 15 例（37%），一般 17 例（42%），差 9 例（22%）。治疗开始时，患者分为第二组、第三组和第四组。然而，支具被广泛采用，可能是因为相对容易使用和患者接受。两项详细的研究对该疗法与其他疗法的疗效产生了很大的怀疑。在对 Catterall Ⅲ组和Ⅳ组 31 例（34 髋）患有严重儿童股骨头骨骺缺血性坏死的患者进行回顾时，Martinez 等人发现没有髋关节表现良好，12 例（35%）结果一般，22 例（65%）较差[287]。采用 Mose 标准评估髋部。当使用 Stulberg 终末期分类时，没有Ⅰ级结果，41% 的Ⅱ级，18% 的Ⅲ级和Ⅳ级，2（6%）个Ⅴ级结果。第二组 34 名患者（38 髋）在治疗结束时也表现出更严重的 Catterall Ⅲ级和Ⅳ级，没有 Stulberg Ⅰ级结果，3 名Ⅱ级、24 名Ⅲ级、6 名Ⅳ级和 1 名Ⅴ级[288]。当使用总体末期结果系统时，结果同样不显著，有 4 个（11%）结果良好，11 个（31%）一般，21 个（45%）差。这些结果与早期没有特殊治疗的研究结果是相当的。但是，应该注意的是，相对较严重的 Catterall Ⅲ和Ⅳ患者接受了治疗。对这组人的评估表明，支架的外部旋转通常高达 55°。主张使用内翻去旋截骨术的人指出，在 20°~25° 范围内，内旋部分是更有效的复位工具。苏格兰 Rite 支具的优良、良好和公平结果的例子如图所示。分别为图 2.42a~h，2.43a~f 和 2.44a~i。

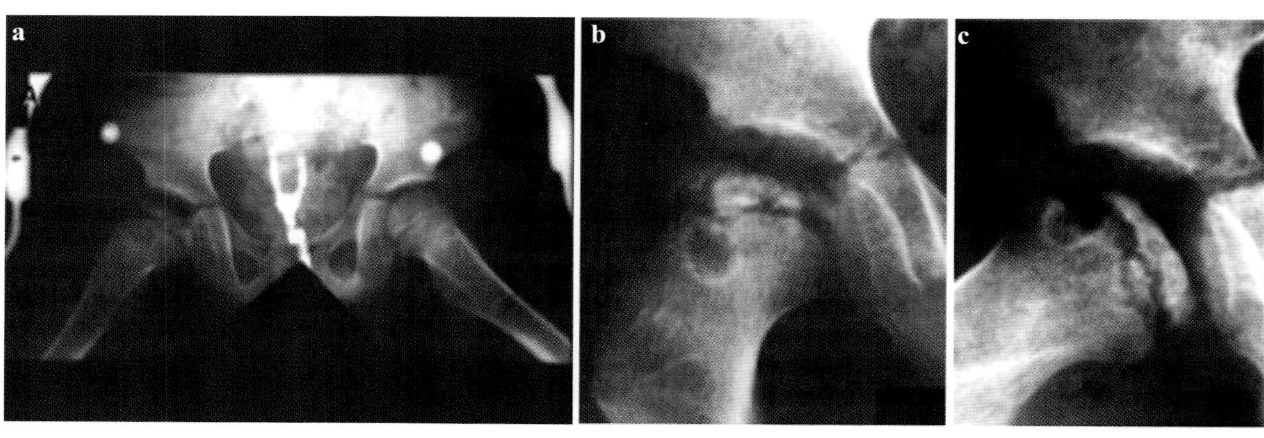

图 2.42 （a~c）

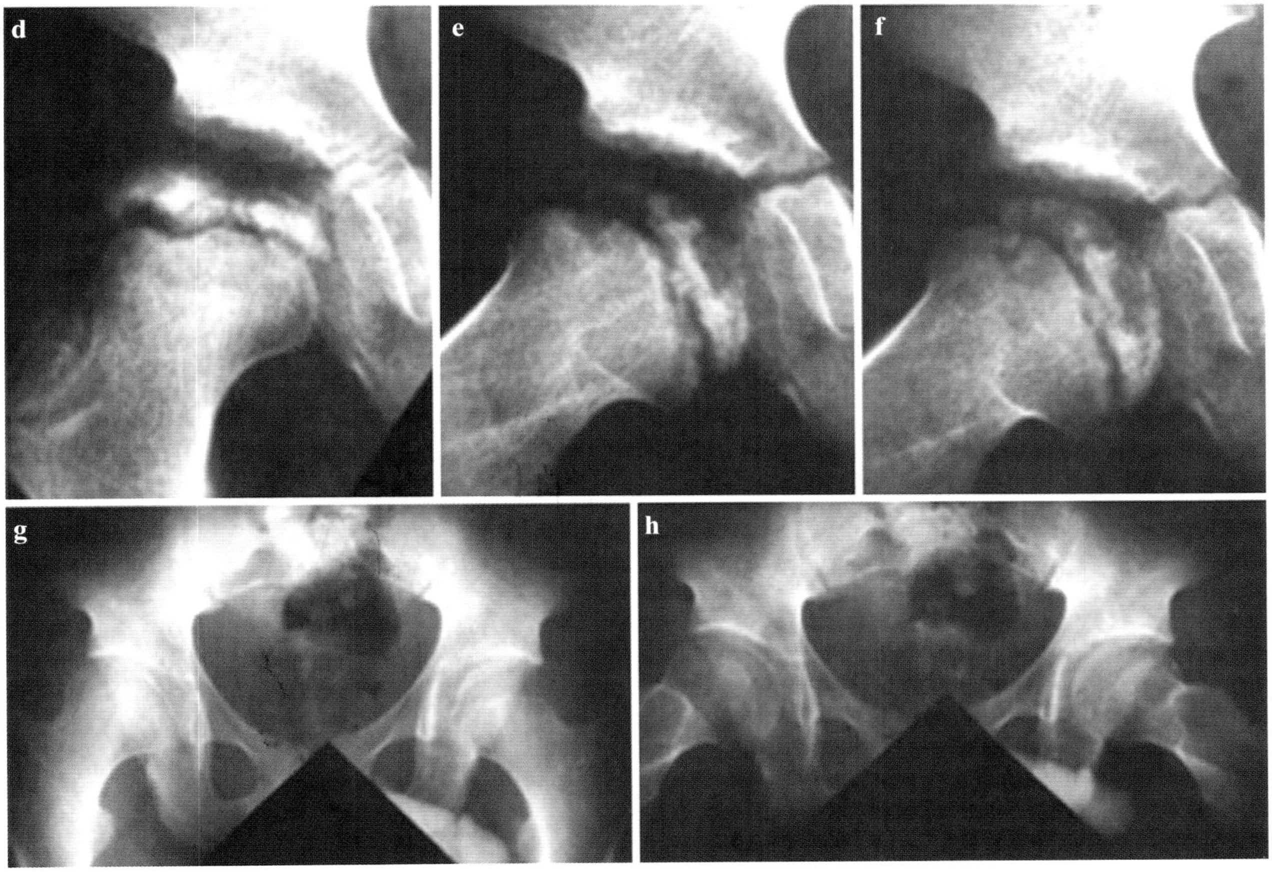

图 2.42　从一系列记录用苏格兰 Rite 外展支具治疗小腿骨性疾患的一系列射线照片中可以看到一个很好的结果 [a 图示前后位片显示了在苏格兰 Rite 支具中外展的髋部，在使用支撑物之前，先进行一段时间的牵引以使髋部安静下来。治疗开始时髋关节处于早期碎裂状态，注意受累右侧泪滴宽度增加；b 图示正位片显示股骨头骨化中心碎裂，外侧半脱位，外侧干骺端囊肿被硬化包围；c 图示侧位片显示股骨头得到良好的包裹，关节间隙增大，显示髋臼软骨和股关节骨骺软骨增厚，继发骨化中心轻度扁平，前外侧干骺端囊肿硬化，体格变宽；d 图示前后位片显示股骨头轻度外侧半脱位，呈波浪状但完整的身体，增加的新骨形成的第二骨化中心，和早期证据的髋关节大；e 图示侧位片仍然显示碎片与不同面积的放射性密度的第二骨化中心，虽然一个球形软骨下边缘现在可以看到整个第二中心。干骺端囊肿有相当大的愈合，在侧位投影中，股骨头和邻近髋臼的球形度得到了很好的保持，新骨形成较多；（g，h）图示在正常的骨性愈合时，侧位投影和侧位投影都显示出良好的骨性关系。右侧有轻度髋关节炎]

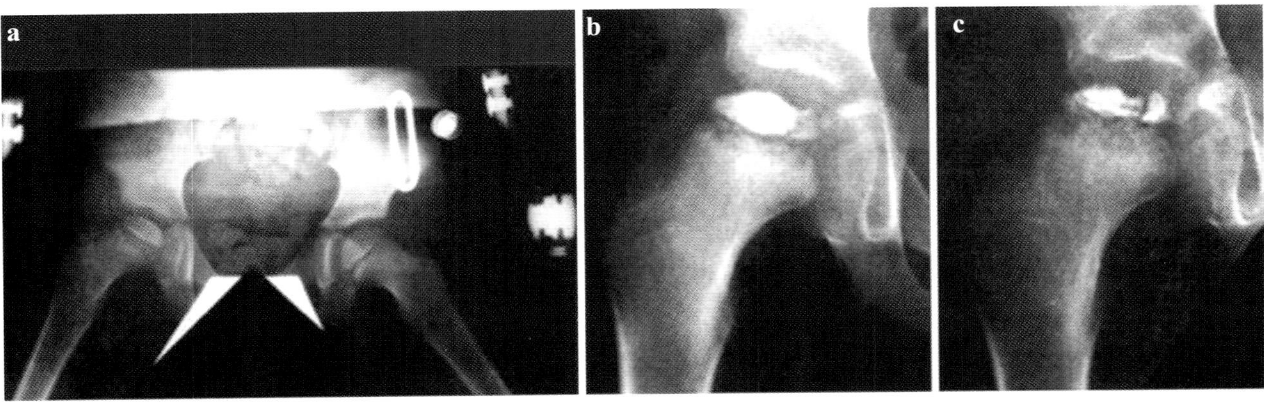

图 2.43　（a~c）

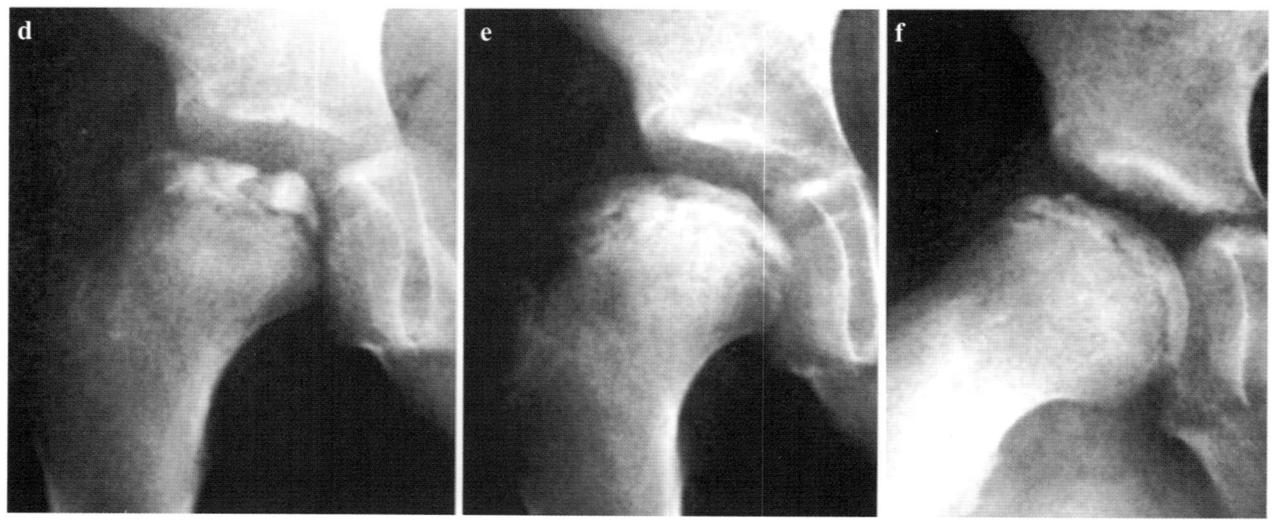

图 2.43　这一系列的射线照片显示了使用苏格兰 Rite 支具外展支具的良好结果。在这个男孩的使用是不稳定的，并且有反复发作的紧绷外展，只能在恢复行走之前通过卧床休息来部分控制。然而，最后一系列的放射学检查显示股骨头有良好的球形度，髋臼一致性良好，尽管存在髋关节巨大畸形，并有轻微的外侧半脱位 [a 图示影像显示股骨头外展的位置后不久开始使用支具，右侧第二骨化中心较小；（b~d）图示前后位片显示放射密度增加的变化进展和继发骨化中心的轻微骨扁平化；c 图示股骨头受累的碎裂阶段正在进行，先前所见的几乎均匀致密的二级中心溶解，注意髋臼软骨下骨密度降低，同时失去正常曲线形状；d 图示新骨增加，髋臼上表面和第二中心骨轮廓均显示平坦，内侧关节间隙变宽，表明外侧脱位，第二中心外侧骨沉积增加，这也表明髋大关节发育；e 图和 f 图分别为前后位和侧位，显示进一步的新骨形成。软骨下骨在前后和外侧的投影中都恢复了球形，尽管外侧半脱位和髋大关节持续存在，但与髋臼有良好的一致性。体格不规则但仍存在，髋内翻或关节粗隆距离无变化]

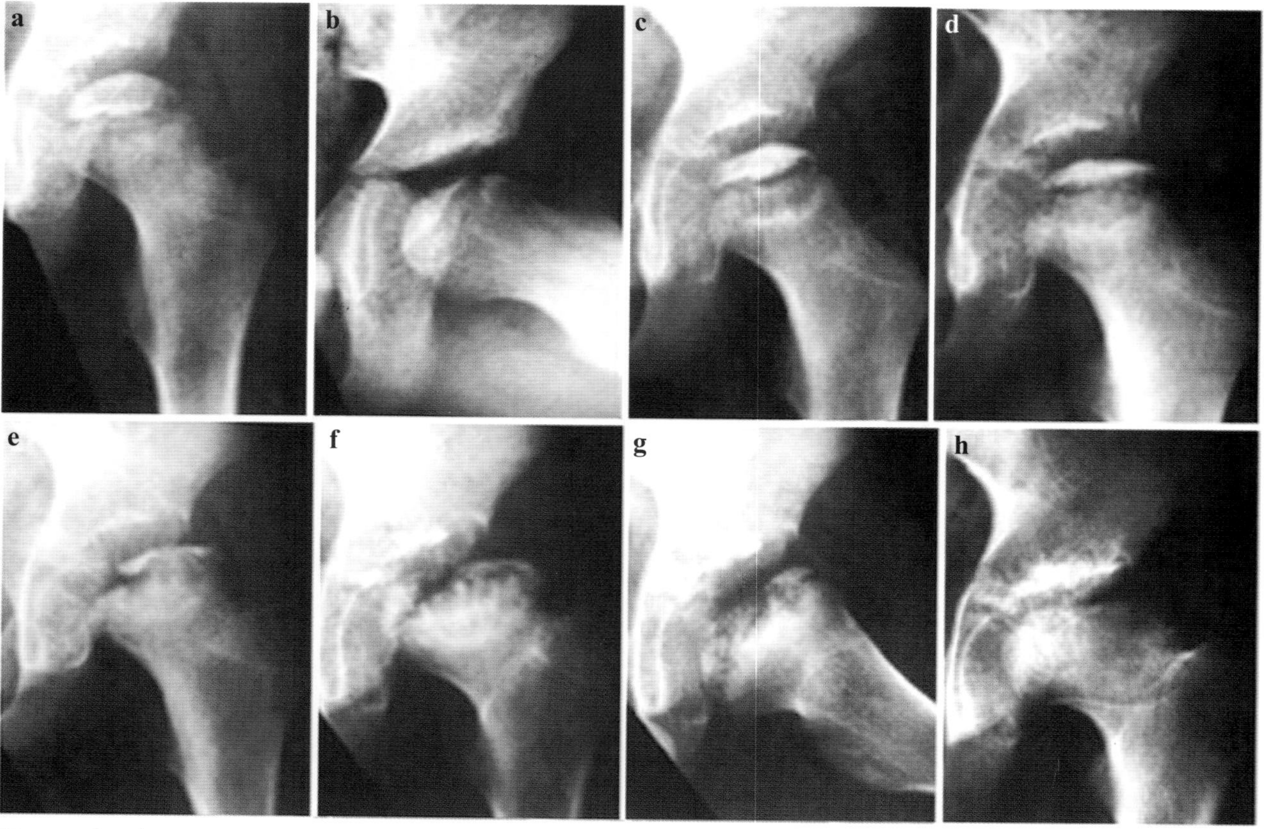

图 2.44　（a~h）

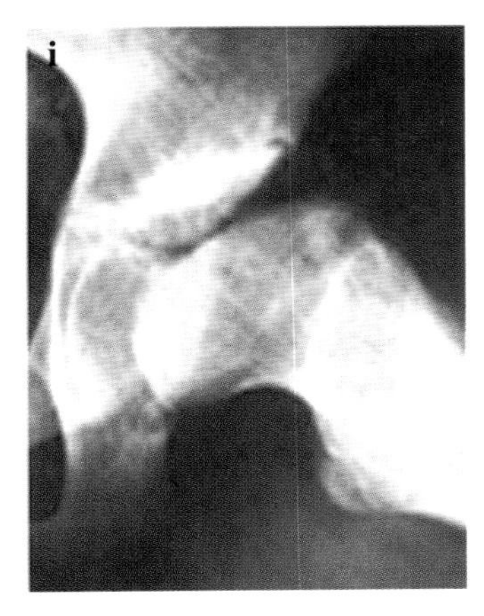

图 2.44 Legg-Calvé-Perthes 病对治疗反应的不可预测性显示在这一系列的射线照片中。在整个治疗过程中，患者在苏格兰 Rite 外展支架上表现得非常合作。治疗开始于 6 岁，这通常是一个有利的时间。尽管整个治疗过程中外展活动范围接近完全，但仍有相当数量的侧半脱位发生并持续存在。骨骼发育成熟时，股骨头和髋臼之间存在较大的不协调。在某些视野中，股骨头相当扁平，尤其是外侧 2/3 处，内侧关节间隙变宽，股骨头与髋臼外侧缘的关系表明存在外侧半脱位（a）图示前后位片，可见左侧股骨头密度增加，早期干骺端稀疏，头颈侧移位，青蛙侧位图；（b）图示软骨下透光新月形和第二中心密度增加；（c~e）图为前后位放射学图，c 图示第二骨化中心密度增加，早期放射学显示其最外侧的血运重建，有明显的干骺端稀疏，延伸至颈部宽度并伴有邻近硬化；d 图示继发骨化中心变平，边缘向外侧突出；e 图示正位图，可见第二中心致密骨吸收相对迅速，头颈复合物的偏侧性增加，生长板分化越来越差；（f，g）图示股骨头继续用骨修复，但现在不仅有侧半脱位，f 图示还有头颈部复合体的近端移位，在整个过程中，这名男孩一直没有任何症状，整个过程都是诱拐；g 图示青蛙侧位片，可见前外侧第二中心骨变平；（h，i）图为骨骼成熟时的前后视图，h 图示头部明显变形，伴有髋关节平面和明显的侧向位移，髋臼轻度发育不良，明显与股骨头形状不完全一致，看到垂绳标志；i 图示青蛙侧位图，可见股骨头外侧 2/3 变平，髋臼发育异常

在 Roposch 等人的一项研究中，对于 6 岁或 6 岁以上且股骨头受累超过 50% 的儿童，不建议使用负重外展支具进行遏制治疗 [289]。Wiig 等人在一项对 358 名患有单侧腿痛的挪威儿童的研究中，随访了至少 5 年，评估了 3 种治疗方法，即物理疗法、苏格兰式外展矫形器和股骨近端内翻截骨术，并得出结论认为外展矫形器应作为治疗该疾病的一种方法 [290]。

（4）手术干预下的负重和控制治疗

股骨头颈部相对于髋臼或髋臼相对于股骨头颈部的手术复位始于 20 世纪 50 年代。这种手术干预是基于支撑和铸造中使用的相同承重控制原理进行的，即，股骨头深入髋臼的位置是可取的，允许在愈合阶段负重，这样覆盖是一致的，修复头上的力是均匀的。股骨近端内翻、去旋截骨术和无名截骨术均被采用。截骨术后，头部的髋臼覆盖范围最大，即使是在直立站立的位置，一旦截骨术愈合，继续行走。

Rab 指出，由于股骨头（骨骺）大于髋臼窝 [291]，通过股骨或无名截骨术完全封闭股骨头是不可能的 [291]。此外，髋关节的三维运动与步态改变了静态定位。髋臼不超过大脑半球的 3/4，在边缘切除的情况下，髋臼仅略深一些。重新定位与截骨术改善了一个维度的覆盖率，而另一个维度的覆盖率却降低了。无名和内翻去旋截骨术改善了整个步态周期的侧前方覆盖。两者都可以提供大约 15° 的侧向覆盖，但 innominate 提高了大约 25° 的前覆盖（内翻旋转的一半）。前部覆盖是以后部暴露为代价的。Rab 还指出，髋臼不仅（部分）包含股骨头，而且在产生 / 防止股骨头畸形方面也起着作用。因此，增加的前部覆盖在理论上不利于力的均匀传递。这些观察结果并不一定排除这些方法的任何价值，但它们确实指出，作为治疗原则的“遏制”需要从其局限性和益处两方面加以理解。例如，内翻截骨术是一种多维内翻消旋延长截骨术，可以改善股骨头最易塌陷和变形区域的覆盖范围。

（5）股骨近端内翻去旋截骨术

该手术旨在提供内翻的位置，并增加股骨头和股骨颈相对于髋臼的弯曲和内旋转，以改善患者行走

时股骨头的覆盖范围。患者的活动范围已完全消除了截骨术后患者的活动范围和康复的顺利进行。该技术已取得了许多优异的效果。积极治疗的时间明显少于任何非手术治疗。内翻截骨术的一个问题是，它进一步缩短了受累的股骨，从而增加了在骨骼生长末期需要对侧骨骺停止的可能性。早期的预期是股骨近端截骨可以加快愈合速度，但是 Marklund 和 Tillberg 的一项研究，比较了 25 个截骨术患者和 33 个非手术患者的不同阶段的 Perthes，没有证据表明截骨术加快了修复阶段 [292]。Lee 等人的一系列定量闪烁显像研究。在 25 个股骨近端截骨治疗的儿童股骨头骨骺缺血性坏死髋关节中，术后股骨头的局部血流量没有显著增加 [293]。几年前，Kendig 和 Evans 对儿童股骨头骨骺缺血性坏死的股骨近端非移位截骨术进行了对照研究，发现它不会加速修复 [275]。Somerville 没有发现修复率增加的证据 [183]。Clancy 和 Steel[294] 发现不完全的股骨粗隆间截骨术并没有改善愈合，而 Bohr[276] 发现部分股骨粗隆间截骨术没有改善。

1952 年，Soeur 和 DeRacker 报道了在儿童股骨头骨骺缺血性坏死中首次使用股骨近端内翻截骨术来重新定位股骨头 [295]。儿童股骨头骨骺缺血性坏死病因的静态理论是基于机械方面的考虑，但完全是推测性的。他们提出，股骨头在髋关节平面的坏死是由于静态力将股骨头压在髋臼上造成的。在髋平面，有人认为存在一种影响正常静态力的不平衡，这些异常压力会导致退化状态，并在纠正后消失。正常的头颈轴角随着生长逐渐减小，正是这个角度建立了髋关节周围力之间的平衡。最终位置平衡了由不同肌肉群建立的内翻和外翻力。感觉髋关节张力随着髋内翻而减少，随外翻而增加。有人认为，髋关节平面有优势的外翻力，导致倾角增加和半脱位。在髋平面，倾角总是大于同年龄正常股骨。Sundt 也做了这个观察，他注意到 172 个髋关节有髋关节平坦，除了 9 个髋关节外翻 [233]。在外翻，作者指的是头颈干角，而不是指大转子，这是由于身体的生长减少而在内侧继续生长造成的畸形。与外翻畸形相关的是头部相对于髋臼的半脱位。髋平是由于两个拮抗肌群之间的不平衡导致外翻位置和股骨头典型半脱位。Soeur 和 DeRacker 从这些观察中得出了治疗的启示。

以往的治疗方法发现不足，再次观察，无论患者是否接受治疗，股骨头的变形都会导致髋外翻和半脱位，后来的关节炎畸形是不可避免的。患者长时间卧床休息是一种压力。如果他们对发病机制的认识是正确的，那么髋关节静态状态的改变会影响第二中枢的骨化。有证据表明，大转子远端移植已将股骨近端移到更外翻的位置，坏死后遗症迅速恶化。更有益的生物力学方法是内翻截骨术。患者的截骨术是股骨粗隆间截骨，通过外展近端骨块和内收远端骨块，将股骨头重新定位到髋臼更深处。倾角由 138° 减小到 125°。不使用内固定，在骨碎片间植入骨移植物，患者被固定在髋关节人字形绷带内。3 个月后，作者认为二次骨化中心愈合良好，没有进行任何额外的治疗。内收或内翻截骨术，关闭倾斜角度，允许快速重建股骨头。这项手术并不是为了特别改善股骨头的覆盖范围或改善股骨头的控制，而是为了重建髋关节周围的正常静态平衡力。这个手术也有助于矫正头部相对于髋臼的半脱位。股骨近端截骨术使髋外翻变为内翻位，同时使半脱位的头在髋关节腔内重新定位。重新建立了静态平衡，髋关节周围的力恢复了正常位置和正常值。对骨骺的压迫停止，血管侵入坏死区，导致修复，作者认为，该手术有助于加速髋关节的自发修复过程。总之，股骨近端受压增加导致肌肉活动不平衡，并导致邻近血管的缺血性坏死和破坏，进而“导致软骨下骨折或骨骺骨折”。所提出的实际推论似乎开启了一种新疗法的可能性，即，内收或内翻截骨术。除了这篇关于使用一种手术及其背后的理论的报告外，没有后续的研究。

随后，从 1958 年开始，Axer[296] 和 Somerville[183]（同样是在 1958 年）采用了股骨截骨术结合内翻和内旋转来更好的定位儿童股骨头骨骺缺血性坏死的股骨头。然而，使用该程序的理由是为了加强控制。这项手术的目的是使股骨头最外侧和最前面的部分被髋臼覆盖，使整个“塑料”骨骺在关节腔内居中，并使其被髋臼顶部很好地覆盖。行走时，力会重新分配，并有助于塑造更正常的关节。运动和正常负重不仅能改善髋关节的力学状况，而且能改善其生理状况，特别是能促进坏死的骨骺骨的吸收和被新的活骨替代。

Axer 报告了 12 种分析结果的方法，包括对 Herndon 和 Heyman 综合商的测量 [296]。他将结果定义为 5 个非常好，4 个好，1 个一般，1 个差。这些结果与非手术治疗的结果相比较，大大简化了对儿童的治疗。Axer 等人后来报道了 66 名儿童中 70 髋的结果 [297,298]。此时，转子下内翻、伸直和去旋截骨术（SVEDO）已经变得更加明确。关节造影有助于决定手术。手术是在已经确定上外侧扁平化的情况下进行的。总体结果为 60% – 23% – 17%，分别对应于良好的、一般、较差的结果。一旦骨软骨股骨头“被控制在髋臼内，在整个运动范围内和正常的负重状态下，生物可塑性髋关节的相互模拟就发生了”。如果在修复阶段后期进行该操作，畸形的头部就无法重塑。作者强调对每一个患者都要进行仔细的评估；球形的头部没有手术治疗；截骨术（Svedo）是在“股骨头异常前外侧突出髋臼，骨骺局部变平”的情况下进行的。这种手术方法很快被其他人采用，并且仍然是儿童股骨头骨骺缺血性坏死早期和中期改善控制的最常用手术。建议内翻角度在 10° 到 29° 之间。Klisic 等人建议 15° 的变桨和约 20° 的旋转 [299]。Trias 报告手术时出现 20°~30° 内翻 [300]。Somerville 指出，内部旋转校正不应超过 20°~25°，内翻 10°~15°[183]。他认为，如果可能的话，并通过术前的放射图来确定，只有内部旋转才是矫正的因素。一旦愈合和恢复活动范围，孩子恢复了全部活动。Somerville 认为，外科手术的控制和早期活动的结果与长期的支撑方法一样好，而且总体上更好。有一种担忧是，过度的血管化会导致 Trendelenburg 步态的明显恶化。总的来说，人们寻求完全覆盖第二骨化中心的骨质髋臼和维持近端的大转子下方的股骨头顶部。去旋量（或内旋转增加）一般在 15° 范围内，固定前通过外旋远端骨折片获得。Puranen 和 Heikkinen 认为最佳内部旋转角度为 15°~25°[301]。矫正的最后一个组成部分，有人强调，但不是全部，是在截骨部位增加几度的伸展，以增加直立姿势股骨头前部的覆盖范围。最近一项旨在评估儿童股骨头骨骺缺血性坏死股骨近端截骨术矫正内翻的最佳量的研究得出结论，在疾病的早期阶段，建议髋关节内翻 10°~15°[302]。Kim 等人研究 52 例平均诊断年龄为 8.0 ± 1.4 岁的股骨近端内翻截骨术患者 [302]。排除 6 岁以下患者。术前颈干角平均 138° ± 7°，术后矫正 115° ± 10°。该研究跟踪所有患者在 16.5 ± 2 岁时骨骼发育成熟。他们注意到在整个系列中，术后成熟颈干角与 Stulberg 结果之间没有显著相关性，也没有发现内翻量与 Stulberg 结果之间的相关性。他们确实注意到侧柱 B 组的内翻成角量与 Stulberg 转归之间有显著的关系，但 B/C 或 C 组没有。事实上，内翻角度的减少会导致更多的 Stulberg Ⅰ或Ⅱ转归。

成熟期颈干角从术后 115° 改善到 124°。然而，有 29 名患者（其中 29 名患者）的伤口有明显好转（其中 19 名患者的伤口愈合不明显）。或在任何时候都没有评估内固定的手术量。一些外科医生特别关注内旋作为提高覆盖率和控制力的一个重要部分。图 2.45 显示了使用股骨近端内翻旋转截骨术治疗儿童股骨头骨骺缺血性坏死的手术注意事项。

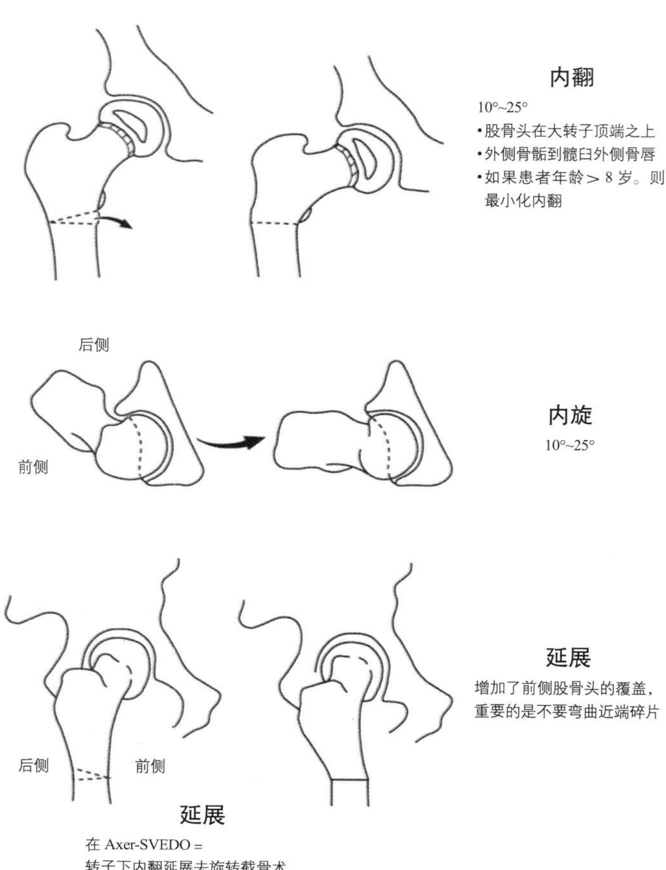

图 2.45　显示了股骨近端内翻截骨术的手术注意事项

从股骨近端内翻截骨术的研究中获得了相当多的经验。Weiner 等人的一项研究，涉及 79 例股骨近端内翻截骨术，确定了可能的问题，如截骨术后内翻角度过大，股骨近端重建最小化，随后生长，大转子过度生长造成外展肌倾斜，以及临床上过度缩短 [303]。在文献中有很好的迹象表明手术诱导的内翻在大多数情况下会随着时间的推移而纠正。Mirovsky 等人测量了 44 例患者截骨术后内翻角，并在每个病例中观察到了相对于初始角度的逐渐改善。在 20 例内翻角最初为 18° 或更大的患者中，在 10~16 个月内迅速改善，并在数年内缓慢地继续进展。在重塑矫正最小的部位，短缩最大。在一组 23 名股骨干完全重建的儿童中，平均随访 9 年，平均缩短仅为 0.8 cm。在 9 例残余内翻在 5°~14° 之间的患者中，平均随访 8.3 年，平均残余缩短为 1.6 cm[201]。Menelaus 报告说，手术时小于 8 岁的儿童股骨近端生长时，内翻畸形将发生重塑 [304]。Evans 等人注意到平均矫正内翻畸形为 13°[305]，Clothier 注意到为 21°[306]，Heikkinen 和 Puranen 注意到为 10°[307]，Weiner 注意到为 11°[303]，Trias 注意到为 10°~20°[300]。Talkhani 等人评估了一个小系列的 16 名患者，在内翻截骨术后平均随访 7 年（范围 5~8.7 年）[308]。术前颈干角平均 135°，即刻矫正至 110°（不小于 90°），终值增至 125°。所有患者都有改善，包括 90°~105° 范围的患者。他们认为，那些术后颈干角较小的患者实际上比那些术后角度较高的患者表现出更好的重塑效果。重塑过程被认为是独立于年龄，诊断或手术，严重程度，或头部参与最终 Stulberg 分级。Evans 等人注意到在 9 岁以后矫正内翻畸形的可能性大大降低 [305]。他们认为，对于 7 岁以上的患者，内翻不应小于 110°，大于 9 岁的患者，内翻不应小于 120°。Weiner 等人的建议，内翻矫正不应使头颈 / 股轴线减小小于 105°，因为在这个范围内，角度重建得不太好，并且角度大于 105° 时可以实现适当的矫正 [303]。内翻截骨术时大转子骺生长是有益的，手术时应予以充分考虑。

关于儿童股骨头骨骺缺血性坏死内翻截骨术的最大报告之一，由 Hoikka 等人进行了 112 次手术[309]。结果随着手术患者年龄的增加而恶化，在 9 岁或 9 岁以上的患者中效果尤其差。最佳手术效果的临界年龄似乎在 8 年或 9 年之后，很少有好的结果。症状出现和手术治疗之间的长潜伏期也与预后差相关。他们观察到总体结果与总体分组或“头颅危险”症状之间没有相关性。手术患者的年龄是最重要的预后因素。他们能够注意到 59% 的髋部有软骨下骨折，但“总体结果与软骨下骨折的程度不相关”。最终结果的质量（好的、一般的或差的）不能与血管化程度或颈干角相关。他们认为，对于 9~10 岁以上的患者，股骨截骨术不应常规进行，但应考虑其他干预措施。

Cordeiro 对 60 例股骨粗隆间内翻截骨术的疗效满意，有 56.6% 的患者获得了满意的结果[310]。9 岁或 9 岁以上手术的患者往往表现出较差的临床和放射学结果。骨骺商用于放射逻辑相关，被认为是一个有效值。当数值大于 60 时，结果良好。内翻截骨术不伴有去旋，但股骨干内侧移位是重要的。

Karpinski 等人对儿童股骨头骨骺缺血性坏死内翻截骨术的结果和发病率进行了详细的研究[311]。他们详细描述了手术内翻无法解决，肢体缩短，以及需要额外手术移除植入物的例子。在 Catterall Ⅱ ~ Ⅳ组中，75.6% 的髋部得到改善或没有变化，24.4% 的失败。他们比较了 55 个手术髋关节的结果和 Harrison 等人报道的用 Birmingham 夹板治疗的 200 个髋关节的结果。采用相同的分级系统进行比较。结果相似，手术组和矫形组的总成功率分别为 75% 和 84%。Haraldsson[312]、Laurent 和 Poussa[313] 以及 McElwain 等人[314] 认为内翻旋转截骨术改善了他们以前通过非手术方法获得的结果。

股骨近端内翻截骨术仍是较年轻患者的首选手术。Wiig 等人在挪威一项对 368 例单侧病例的研究中得出结论：“在 6 岁以上的儿童中，超过 50% 的股骨头坏死，股骨近端内翻截骨术比矫形（苏格兰式外展矫形器）或物理治疗的结果明显好[290]。”

来自英国伦敦的 3 项研究评估了股骨近端截骨术的效果。在一项初步研究中，得出的结论是，在尚未发生严重畸形的情况下，股骨截骨术是有“危险”症状的患者的首选治疗方法[315]。这是基于对一个未治疗组和另一个用非封闭方法治疗的对照评估。内翻截骨术的应用始于 1963 年。截骨术组的总体结果为良 28（58%），一般 11（23%），差 9（19%）；与未治疗对照组的年龄百分比比较，良好 43%，一般 28%，差 29%，而在未治疗对照组，结果相似，良好 46%，一般 26%，差 28%。该方法在一定程度上优于其他方法，但更重要的是，该方法简单、准确、省时、有效。重要的是，在“危险”迹象出现时进行这一程序，但不要拖延干预，因为会发生进一步不可逆转的损害。第一组患者不需要手术，第二组到第四组髋部“不存在风险”。1980 年的一项后续研究比较了股骨截骨术所包含的更严重的第三组和第四组中的 63 个髋关节，其中 85 个未经治疗的髋关节，发现了一个巨大的好处，即 50.7% 的接受治疗的患者出现了一致的球形头，相比之下，未经治疗的只有 14.1%[316]。在珀斯护理的双重原则中，减轻负重似乎并没有提高遏制的好处，而且人们认为遏制比不负重要重要得多。他们还提供了数据证明手术越早手术效果越好。临床起病平均延迟 7 个月，一般 8.5 个月，差 14 个月。在 1990 年的一项研究中，股骨近端截骨术的结果在成熟时被评估[317]。干预的适应证是第二、第三和第四组有“头部危险”症状。

除 5 岁以下年龄组外，所有年龄组的股骨截骨结果均明显优于保守治疗的髋部。28 个髋关节（58%）属于 Stulberg Ⅰ类或Ⅱ类，预后良好，16 个属于Ⅲ类，3 个属于Ⅳ类，只有 1 个属于Ⅴ类。他们还将其结果与 Ippolito 等人的研究结果进行了比较，后者回顾了 61 例 Perthes 患者卧床休息、牵引治疗的长期结果，以及长期减轻体重 [205]。根据 Stulberg 分类，Ippolito 等人显示 38% 的Ⅰ型和Ⅱ型以及 62% 的Ⅲ ~ Ⅴ型，而 Coates 等人的Ⅰ型和Ⅱ型为 58% 以及Ⅲ ~ Ⅴ型为 42%。手术的额外效果是 14 个髋部缩短（29%），12 个髋关节出现正的 Trendelenburg 征（25%）。

与非手术性二级截骨术相比，二级截骨术仅能改善髋关节功能。Herring 等人在 2004 年显示，62% 的截骨术患者具有 Stulberg Ⅰ / Ⅱ等级，而 30% 的接受运动范围训练的患者只有相同的等级，这一迹象被解释为 32% 的患者受益于截骨术 [318]。Wiig 等人的一项研究比较了截骨术和物理疗法治疗，结果显示只有 10% 的患者从截骨术中获益。

Menelaus 指出，股骨近端截骨术前髋关节僵硬并不像无名截骨术那样严重 [304]。然而，他提醒说，尽管手术造成的内翻矫正发生在那些不到 8 岁的孩子身上，8 年后矫正效果不佳，因此后一组股骨近端截骨应通过内旋转和近端骨块延伸进行遏制矫正，而不进行内翻部分。

Jani 和 Dick 强烈支持一旦确诊，立即行内翻截骨术的价值，并通过卧床休息和牵引使髋关节安静下来 [319]。他们的结果比内翻延迟到“头部危险”症状出现时好得多。这很有启发性。尽管立即手术的更好结果可能归因于将注定要做得很好的患者包括在内，但是早期的重新定位很可能使控制和塑造髋臼的特征提供了遏制理论所假定的非常有利的条件。

Joseph 等人对遏制疗法进行了详细研究，以确定内翻截骨术的最佳时机 [320]。在一项对 97 名儿童进行的研究中，他们得出结论：早期手术是骨骼发育良好的最有价值的决定因素。在缺血性坏死期或碎裂早期手术是保留球形头的最佳时机。术后平均 42 年（32.4~56.5）对内翻旋转截骨术进行了长期随访 [321]。人工全髋关节置换术 7/41 例，占 17%，但 64.5% 未置换的髋关节 Harris 评分良好或良好（＞ 80）。因此，手术最好在关节面模型塌陷前进行；只有在发生晚期塌陷后才进行手术，效果较差。还指出 Axer 等人 [297]、Heikkinen 和 Puranen[307] 以及 Hoikka 等人 [309] 都支持早期干预以获得最佳效果。股骨近端内翻去旋截骨术的特征反应如图所示（图 2.46a~e 和图 2.47a~g）。

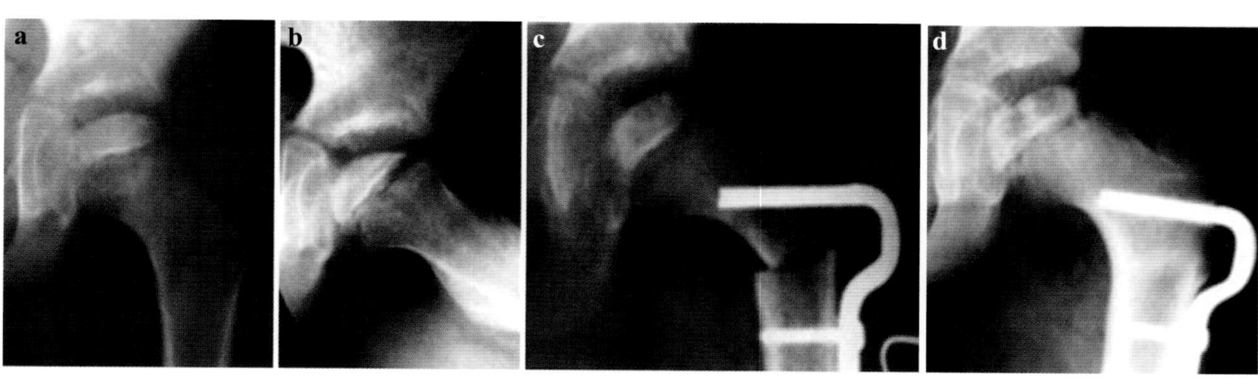

图 2.46 （a~d）

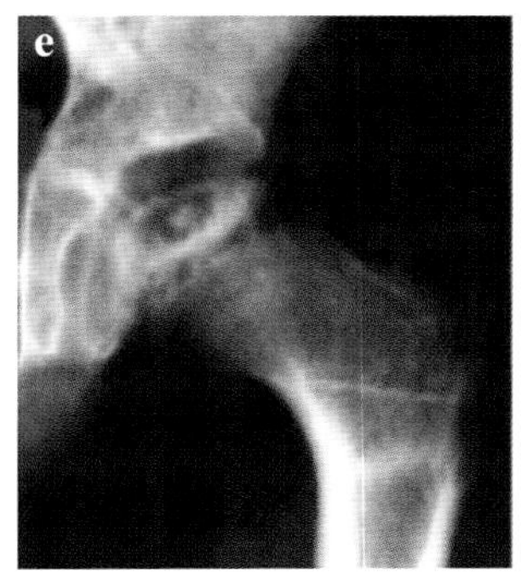

图 2.46　特殊情况下股骨近端内翻截骨术的手术注意事项，a 图示左髋关节前后位片显示整个头部受累，次级骨化中心的放射密度均匀，但头部相对于关节突的位置良好；b 图示蛙式侧位片显示全脑受累，并有明显的新月征，提示软骨下骨折；c 图示股骨近端内翻截骨术是为了让患者，一个非常活跃的男孩，在最短的时间内恢复负重。术中摄片可见 AO 刃板，内翻截骨联合去旋，远端骨折片轻度内侧移位；d 图示截骨愈合良好。股骨头现在进入碎裂阶段，在髋臼内仍保持其球形和适当的位置。大转子尖部仍位于股骨头关节面最上点以下；e 图示显示头骨重建良好。它在髋臼内保持其球形和位置

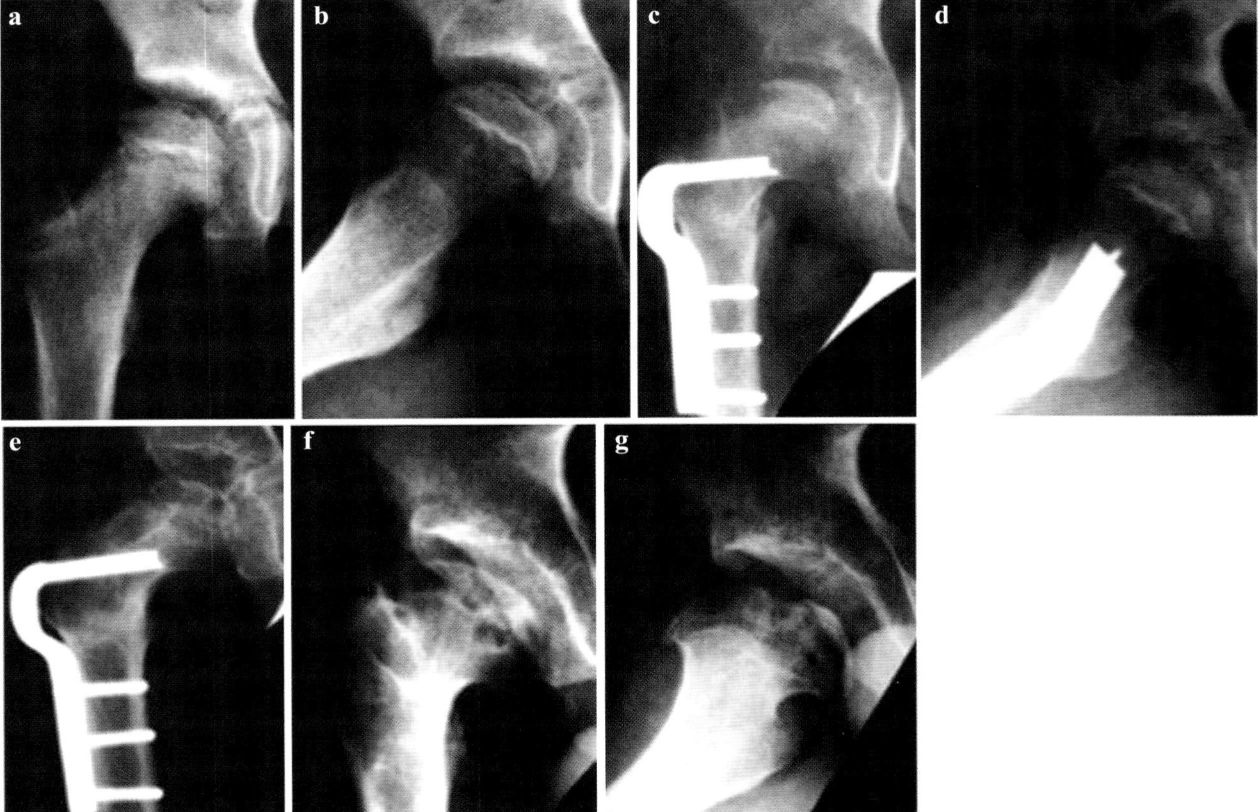

图 2.47　（a，b）图为正位片，a 图示一位 11 岁男孩的右髋股骨头缺血性坏死，股骨头已经有些畸形，可以看到软骨下新月征；b 图示软骨下广泛坏死区，可见软骨下广泛坏死征，注意股骨头和邻近髋臼的保留球形；（c，d）图为股骨近端内翻旋转截骨术后的前后位片，用 AO 刀板稳定，远端碎片有轻微的内侧移位，大转子尖部仍位于股骨头关节面最上方的点下方，这一事实表明，股骨头变薄相对较轻，软骨下新月征仍可辨认，d 图示侧位片，可见刀片板和股骨头的放射密度高于相邻颈部，软骨下新月征仍能清晰识别；e 图示在前后位片中，截骨愈合，股骨头早期碎裂；f 图示在平片影像学标准下，股骨头内的骨修复基本上是完全的，球度保持良好，然而，门体过早闭合，大转子的尖端现在位于 fem- 口腔头部关节面最上缘的上方，头部髋臼一致性良好，髋臼向侧面扩展以增强覆盖范围；g 图示青蛙侧位图，尽管髋臼有点发育不良，股骨头有一个巨大的髋关节结构和蘑菇状畸形，但头部和髋臼之间仍然保持良好的一致性

（6）无名截骨术

Salter 提出了对儿童股骨头骨骺缺血性坏死患者的一组精心挑选的无名截骨术，他描述了最初治疗髋臼发育不良并伴有发育不良的手术[99,100,268]。Salter 认为，遏制是必要的，以获得一个球形的头部和良好的长期预后。他认为半脱位会导致变形，因为髋臼边缘的围压损失会导致股骨头的应力集中，从而导

致渐进性畸形。在儿童股骨头骨骺缺血性坏死继发的长期关节炎的发病机制中，“股骨头残留畸形是唯一有意义的易感异常，也是唯一可以预防的异常”。仅有的两个主要有效预后因素是发病年龄，年龄越小预后越好，以及股骨头的半脱位、挤压和运动受限。最重要的治疗原则是将负重方法与头部封闭结合起来。对年龄较大的儿童进行手术治疗的优点是限制儿童的时间不到2个月，在这之后，控制是永久性的，不需要额外的治疗。无名截骨术适用于许多6岁以上的中重度受累和血管丧失。无名截骨术的禁忌证包括在疾病谱的任何一端，即那些预后非常好但在任何年龄都很少受累的患者，所有6岁以下的儿童，以及预后非常差的患者，包括髋关节活动持续受限和关节造影显示的畸形。他对110例无名截骨术进行了评论，并将其与对照组38个髋关节进行了比较，这些对照组在几年前使用了一种没有约束原则的减肥支架。在非手术组中，37%的患者有良好的治疗效果，66%的患者有良好或一般的效果，34%的患者效果较差。在无名截骨术组中，77%的患者效果良好，17%的患者效果一般，只有6%的患者效果不佳。

6%的患者平均手术时间为10岁，手术时间相对较长。Salter经常强调这样一个事实：虽然治疗可以防止股骨头畸形，但它可能无法纠正或逆转已经存在的畸形。关节造影对确定股骨头软骨模型的形状具有重要意义。Salter的结果比其他人好的原因之一是他声称不愿对许多更严重的变异进行手术。尽管他和其他人报告了无名截骨术的良好效果，但一些中心在使用这种方法治疗儿童股骨头骨骺缺血性坏死时遇到了问题，而且还没有被广泛采用。该手术的优点包括增加头部在其前方和外侧的覆盖，同时延长受累肢体，以补偿与股骨头骨骺骨坏死有关的任何缩短。偶尔会出现严重问题，主要是术后髋关节僵硬。遵守严格的手术使用标准是至关重要的：①在通过休息和非手术手段恢复受影响髋关节的实际全范围运动之前，不应进行手术；②髋关节几乎完全一致；③发病年龄超过6岁；④全头受累；⑤股骨头挤压/半脱位。术后滑膜炎活动期出现僵硬的可能性仍大大降低。Menelaus[304]强调术前良好的外展至对侧髋关节外展范围的20°以内，Klisic等人[299]建议在存在半脱位的情况下手术是不可取的。即使髋关节在术前活动良好，手术也会增加股骨头的压力，从而导致软骨下区域进一步塌陷。Salter还强调髂腰肌肌腱部分在肌腱交界处的松解，以及通过皮下肌腱切断术来释放内收肌的任何残余挛缩。

Robinson等人在27例接受此手术治疗的患者中也注意到，88%的患者临床效果良好或一般，12%的患者表现较差[322]。手术时除2人外，其余均为Catterall Ⅲ或Ⅳ型。Barer[323]，14个良好，6个一般，3个差，以及Dekker等人[324]，5个优秀，10个好，9个一般，1个差。Maxted和Jackson对全脑受累患者的无名截骨术的结果感到满意，在愈合完成时，78%（28/36）的放射学检查发现圆形/球形头部[325]。在这项研究中，36人中有15人截骨时年龄不到6岁。

其他研究则更加模棱两可。Ingman等人回顾了38例采用无名截骨术治疗的Perthes患者，认为与年龄和单纯髋关节人字形绷带治疗的对照组相比，不良结果的发生率同样高[326]。总的来说，两组的临床结果相似，但在未手术的患者中稍好一些。截骨术后效果不佳的1例最终进行了关节融合术。图2.48a~d显示了无视Salter标准的无名截骨术后的不良结果。患有严重头部畸形的青少年患者出现僵硬和内收挛缩，并最终进行了髋关节融合术。图2.48显示了一个髋关节的例子，该髋关节不符合现在接受的标准，随后需要进行髋关节融合术。好——一般—差的结果是截骨术为 14–15–9，人字形绷带为 17–10–6。在这两组中，决定最终结果的最重要因素是年龄，8 岁及以下的人比 8 岁以上的人做得好得多。澳大利亚 Adelaide 的研究小组继续使用这一方法，但根据 Salter 的建议，通过使用更严格的标准来改善结果。9 年后，当 27 名患者（11 名来自原始组）被报告时，临床和放射学良—中—差结果的百分比分别为 66–26–8 和 56–40–4[327]。虽然这些结果显然更好，但必须认识到 2 个因素。首先，在后一系列研究中，27 名患者中有 15 名年龄小于 6 岁，这一组患者无论接受何种治疗，都有很高的优良率。27 例患者中只有 1 例超过 8 岁。第二，第二系列中第一系列的 11 名患者中的每一个都有改善的结果，这是因为在骨骼成熟的时候，持续的重塑。这表明需要等到骨骼成熟后才能对儿童髋关节治疗的结果进行分级。本章回顾的许多论文并不是仅评估骨骼成熟期或更久的患者。

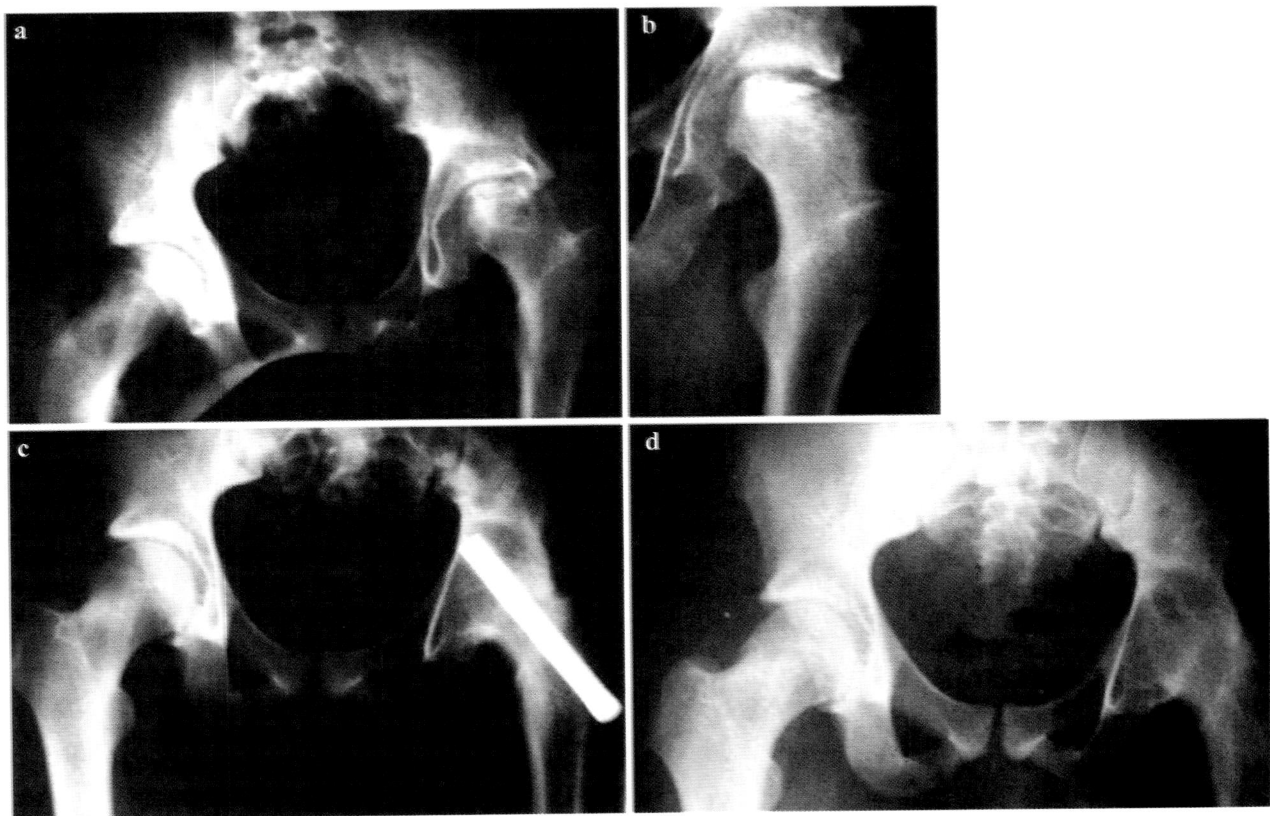

图 2.48　射线照片显示，在一个年轻的青少年进行了一次无名截骨术后，其结果很差，远远超出了目前公认的患者选择标准。在随后的观察中，患者出现了固定的屈曲、内收和外旋挛缩，分别为 35°、15° 和 30°，这对保守治疗和物理治疗无效，随后进行了髋关节融合术的抢救性手术（a 图示骨盆的立位前后位片显示正常右髋及左髋内收明显畸形，这是可获得的最大诱拐数量，骨盆倾斜也存在；b 图示畸形的左股骨头显示，也有一个剥脱性骨软骨炎型病变；c 图示髋关节融合术可使关节牢固愈合，位置明显改善，注意骨盆倾斜的消失和股骨干相对于左半骨盆的位置改善；d 图示取钉后骨盆的正位 X 线片。在接下来的 15 年里，患者仍然相对没有症状）

Canale 等人回顾了 15 例无名截骨术伴全头受累和股骨头外侧半脱位的患者[328]。他们有 40% 的好，33% 的一般和 27% 的差的结果，但强调该手术是在一个相对严重的，预后差，但有很好的修复潜力的患者中进行的。

Stevens 等人报告了 70 名患者平均随访 4.3 年，结果良好 54%，一般 19%，差 27%。7 名患者（10%）出现术后髋关节僵硬，需要额外住院治疗。僵硬发生在手术时有僵硬症状的患者中，并在 8 个月或更长时间内进入症状阶段。

（7）无遏制负重疗法

当整个股骨头“柔软”的概念被抛弃时，修复阶段的负重被采用。它总是与包容相结合，并在上文中进行了评价。为了完整的谱图，包括了无遏制尝试的负重，但实际上表明要么没有治疗，要么只是对症治疗。

6. 手术加速骨修复

关于二次骨化中心，人们一直在努力加快二次骨化中心的骨修复，这些技术有助于在身体其他部位和其他疾病中加强这种修复。

（1）第二骨化中心钻孔

为了加快血运重建过程，偶尔也会做这个手术。钻孔是通过大转子或股骨颈进行的，但没有详细的长期结果报告 [56]。这种做法的消极特点是显而易见的。由于股骨头关节软骨和骺软骨有效融合，在没有至少轻微损伤股骨头或关节软骨的情况下，没有完全安全地进入第二骨化中心的点。

（2）钻孔植骨

Edgren[23] 也尝试了二次中心钻孔加上骨移植。当放置在坏死组织的床层中时，使用不活动骨的移植物是不吸引人的。

（3）坏死骨切除术

在 Haythorn[84] 和 Bernbeck[330,331] 的单独报告中，认为切除坏死的次级中心骨可以加快修复速度。没有积极的结果，也没有广泛采用这项技术。

（4）坏死骨切除加松质骨移植

Cathro 和 Kirkaldy-Willis 在切除坏死骨后添加了松质骨移植物 [23]。人们很可能会期待修复反应的加快，其中很大一部分与在修复骨占主导地位之前需要移除坏死的死骨有关。切除过程非常缓慢，伴有头部和大髋关节塌陷，可能与整个区域血管增加有关。

7. 早期生物治疗方法

Goff 总结了从 1934 年到 1960 年的整个治疗方法 [27]。除了详细介绍矫形外科的管理方法外，他还指出，一些诊所还利用医学 / 生物管理来促进生长和骨骼修复。这些包括维生素 B_{12}，口服甲状腺提取物，四环素（金霉素），以及人类生长激素、各种类固醇和睾酮的组合。没有一个显示出疗效，所有的都很快就被放弃了。目前在分子水平上更具前景的治疗方法将在本节的最后进行回顾。

三、与结果有关的其他因素

1. 同一机构进行的、同一篇论文中报道的不同治疗技术的比较

在一些案例中，论文报道了同一机构内治疗技术的比较。Fulford 等人报告了 2 组患有儿童股骨头骨骺缺血性坏死的儿童，在治疗开始时随机分成卧床休息和皮肤牵引，然后进行减重卡钳或卧床休息，皮肤牵引然后股骨近端内翻截骨术 [332]。他们注意到，2 组的结果相似，最终结果通过股骨头关节造影的形态预测要比卡特尔分类法更有效。

上述 Karpinski 等的系列报道显示了与股骨近端内翻截骨术和 Birmingham 夹板治疗的相似结果 [311]。报告使用了同样的评估标准，Harrison 的放射自动评估方法。

Sponseller 等人利用 Mose 标准、Iowa 髋关节评分系统和 Stulberg 等人 [245] 的分类，比较了 42 例股骨截骨术和 49 例 Catterall Ⅲ组和Ⅳ组髋部的无名截骨术，平均随访 9 年。2 种手术之间没有统计学上的显著差异。

Cooperman 和 Stulberg 在 4 个大系列中评估了儿童股骨头骨骺缺血性坏死的动态控制治疗，其中 72 名患者单独使用拐杖治疗，58 名患者使用苏格兰 Rite 矫形器，48 名患者使用 Newington 外展矫形器，70 名患者接受股骨近端截骨术 [333]。发病时头部部分受累 8 岁以下，伴有轻微侧半脱位和无近端半脱位的患者，单用拐杖行走治疗与 3 种非卧床控制治疗的疗效相同。在半脱位程度更大的情况下，所有 3 个控制组均优于拐杖行走组，且效果相同。对于头部部分受累和 8~12 岁伴有或不伴有侧方或近端半脱位的患者，3 种非卧床控制方法均优于拐杖行走。股骨截骨术和 Newington 外展矫形器同样有效。一般来说，发病时头部部分受累超过 12 岁的患者疗效较差。对于发病时 8 岁以下全脑受累的患者，股骨截骨术与股骨头扁平度的相关性比支架或拐杖治疗要小。这是研究中唯一明显优于股骨截骨的部分。在发病时 8 岁以上患者的全脑受累中，3 种不卧床的遏制方法同样有效，而且都优于拐杖行走。根据 Mose 标准和 Stulberg 分类法对最终结果进行评价。他们得出结论，拐杖行走等同于不治疗。

Curtis 等人比较了 Newington 移动 – 外展支架计划与年龄匹配的系列治疗的卧位外展 [284]。最终结果相似，活动支具组为 63–21–16，卧位组为 66–17–17（百分比分布）。随后，Evans 等人对 Newington 组的一项研究使用不同的患者，比较了 17 名活动外展支具患者和一组进行了股骨近端内翻去旋截骨术的匹配组 [305]。截骨术组的治疗效果与良、差分别为 63%–11%–26%。

Uyttendaele 等人对儿童股骨头骨骺缺血性坏死的保守非手术治疗进行了研究，并得出结论，非遏制性治疗方法与控制性方法同样有效，甚至略为有效 [334]。非保守治疗 59 髋，保守治疗 31 髋，但具体方法未提及。在将总体结果分为好、一般或差时，无控制的百分比为 44%–19%–37%，包含的百分比为 35%–26%–39%。

Mindell 和 Sherman 评估了 2 个比较组，包括使用拐杖或坐骨负重支架进行不负重的不卧床治疗和有或无牵引的长期卧床休息的非卧床治疗 [171]。结果基本相同，在流动组与非流动组。5 岁以下的患者比 8 岁以上的 5~8 岁中间组的患者效果更好。他们的总体结果是满意的 41 个，一般的 11 个，差的 21 个。

Karadimas 在 1939 年至 1968 年间对 96 例单侧儿童股骨头骨骺缺血性坏死患者进行了 4 种不同保守治疗方法的对比研究 [335]。20 例患者接受扫帚外展 / 内旋转石膏模型和卧床治疗，30 例采用外展框架和卧床休息，25 例采用皮肤牵引和不限制髋关节活动的卧床休息，21 例采用减轻重量的活动卡钳支撑。所有患者均采用同样的方法进行评估，包括使用 Herndon 和 Heyman 的综合商数。每一组在患者特征方面具有可比性。最好的结果发生在扫帚石膏铸型，它利用了股骨头的控制原则，并充分保护其免受负重。外展架、皮肤牵引和减重卡钳的效果越来越差（这是最差的结果）。用扫帚贴治疗后，头部最终的影像学形态为球形，65%，43% 使用外展架，36% 采用皮肤牵引，只有 24% 采用卡尺治疗。从综合情况看，20 例中 17 例（85%）用扫帚石膏治疗，22 例（73%）采用外展支架。外展石膏治疗的患者没有一个结果差，只有 3 个患者的结果是相当好的。

Lahdes-Vasama 等人比较了未经选择的患者在股内翻截骨术后 Perthes 的预后，并用 Thomas 夹板保守治疗。在股骨头受累率低于 50% 的患者中（Salter-Thompson A 组），手术没有任何优势 [336]。对于头部受累超过 50% 的髋部（Salter-Thompson B 组），手术方法使股骨头的覆盖度和球形度稍好。

2. 采用非操作性和非封闭性方法的治疗时间长度

即使对这种疾病进行治疗，也存在相当大的不确定性，即治疗应持续多久。变异性很大，因为许多医生认为必须对股骨头的骨骺骨进行完全的放射学再骨化，以达到均匀的骨密度，而且患者经常卧床或固定在支架上长达 3 年，有时甚至更长。许多医生开始逐步缩短制动时间，一方面是因为他们觉得没有必要，另一方面是由于长期治疗对儿童的不良社会影响，家庭压力也很大。早在 1934 年，Ferguson 和 Howorth 就发现，不需要对完全骨性重建进行治疗，一旦修复阶段开始，就可以恢复完全负重 [56]。这包括早期再骨化，即新骨开始在次生骨化中心形成。Thompson 和 Westin 进行了一项详细的研究，评估了早期再骨化阶段停止治疗的结果 [198]。在一个由近 200 个髋关节非手术治疗组成的大组中，采用了不同的治疗方案，并且可以进行比较分析。一些患者采用非封闭性治疗方法，包括坐骨负重支架、吊索、卧位、拐杖或人字形绷带石膏。在另一大组患者中，使用了包括外展石膏或外展支架在内的封闭治疗。无论使用封闭式还是非封闭式，Catterall Ⅰ级和Ⅱ级患者的结果一致令人满意。当第三组和第四组被添加到评估中时，控制组和非控制组的结果再次基本上保持不变，整个系列产生 76% 的满意结果和 24% 的差结果。很明显，大多数患者有Ⅲ级或Ⅳ级分类，而且只有后两组的结果较差。研究集中在 84 个髋关节上，直到股骨头骨骺完全恢复，81 个髋关节在再骨化阶段停止治疗。

3. 与发病年龄相关的现代系列结果

Herring 根据发病年龄 [256] 总结了几篇论文中报告的结果（表 2.3）。结果再次显示，在发病年龄小于 6 岁的患者中，治疗类型较少的患者的反应最为积极，而在 9 岁或更大的患者中，治疗效果最差。

表 2.3　根据 1994 年第 2.3 条小腿疾病的发病率调查结果

发病年龄	# 髋	良好	相当好的	较差
＜6 年	220	127	70（32%）	23（10%）
6 年，7 年，8 年	234	92（39%）	84（36%）	58（25%）
＞8 年	114	19（17%）	28（25%）	67（59%）

注：基于 T. 赫林，JBJSAm，1994 年 [256]。

表 2.4A~D 提供了基于相对大型研究的成果和不断发展的管理概念的总体概述。表 A 报告了与评估结果相关的广泛使用的分类，表 2.4B~D 回顾了 2000 年后接受治疗的 Legg-Calfé-Perthes 患者的大系列报告。

表 2.4A　广泛使用的患者分类

分类	分类概述
在混乱的活跃阶段——侧柱分类	侧柱分类显示评估时已经发生了多少畸形；它不能根据软骨模型的成形来预测这是否是畸形的最终状态，是否会恶化，或畸形是否会纠正。在疾病早期，在缺血性坏死发生后不久，头部仍然是圆形的，但不确定是否会保持圆形；当观察到Ⅱ型畸形时，不确定这是否是畸形的程度，还是仅仅是股骨头形状最终恶化为Ⅲ型的阶段
骨骼成熟时——Stulberg 等人的分类	Stulberg 等人的分类是对骨骼成熟时股骨头和髋臼结构的定性描述。Ⅴ型的范围从正常的Ⅰ型到确定的Ⅴ型骨关节炎。在这些明确的定义之间，逐渐变差的变形易导致成人骨关节炎逐渐恶化的结果。Stulberg 等人将Ⅰ型和Ⅱ型定义为球形且一致，Ⅲ型和Ⅳ型为非球面但一致，Ⅴ型为非球面且不一致（图 2.40）。许多研究使用这些组合的类别来表示髋关节的形状是 A、B 或 C。Neyt 等人记录了观察者之间相当大的变异性，并警告说，这种分类不能被认为是有效的比较研究。非球面一致性的概念取决于在没有运动或三维投影的情况下对股骨髋臼表面进行的平片观察。一旦多平面髋关节运动开始，刚性非球面头部就不可能与刚性髋臼保持一致的关系。此外，两个投影（前后和侧 / 斜）的平片很容易歪曲股骨头的形状（例如，从上面的实验模型中可以看出），不对称的前后和中外侧平面形状明显不规则，头部顶部可以凹陷（如图 2.4a 所示）

表 2.4B　Rosenfeld 等人评估了 164 个髋部单侧受累的 6 岁以前发病的患者；平均发病年龄 4.6 岁（范围 2.0~5.9 岁）（2007 年）

支柱组	结果良好（Stulberg Ⅰ或Ⅱ级）	较好结果（Stulberg Ⅲ级）	不良结果（Stulberg Ⅳ级）	全部
A 或者 B	102	5	1	108
B/C 边界	15	4	8	27
C	14	5	10	29
全部	131	14	19	164

注：这些值是根据参考文献 [208] 得出的臀围数给出的。

表 2.4C　Herring 等人对 345 个髋关节进行了多中心分析，评估了治疗对结果的影响（2004 年）

发病年龄 / 侧柱分类（n = 58）	相关因素	影像学结果（髋关节数目 [%]）	
		Stulberg Ⅰ或者Ⅱ级	Stulberg Ⅲ，Ⅳ或Ⅴ级
发病年龄，6~8 岁（n = 204）	治疗	—	—
	不治疗（n = 11）	3（27%）	8（73%）
	运动范围（n = 44）	21（48%）	23（52%）
	亚特兰大苏格兰 Rite 支具（n = 79）	49（62%）	30（38%）
	无名截骨术（n = 39）	27（69%）	12（31%）
	股骨截骨术（n = 31）	21（68%）	10（32%）
发病年龄，＞ 8 岁（n = 141）	不治疗（n = 8）	2（25%）	6（75%）
	运动范围（n = 33）	2（25%）	6（75%）
	亚特兰大苏格兰 Rite（n = 50）	18（36%）	32（64%）
	无名截骨术（n = 29）	12（41%）	17（59%）
	股骨截骨术（n = 21）	13（62%）	8（38%）
侧柱分类（n = 58）	A（n = 6）	6（100%）	0（0%）
	B（n = 218）	145（67%）	73（33%）
	B/C（n = 61）	17（28%）	44（72%）
	C（n = 60）	8（13%）	52（87%）

表 2.4D　Wiig 等人在一项前瞻性研究中评估了 358 个髋部，该研究涉及挪威所有新病例，包括物理疗法、苏格兰式外展矫形器和股骨近端内翻截骨术（2008 年）的所有新病例

发病年龄 / 侧柱分类（n = 58）	相关因素	影像学结果（髋关节数目 [%]）	
		Stulberg Ⅰ或者Ⅱ级	Stulberg Ⅲ，Ⅳ，或Ⅴ级
发病年龄，＜ 6 岁（n = 97）	治疗	—	—
	运动范围（n = 52）	91（60%）	61（40%）
	苏格兰矫形器（n = 2）	10（45%）	12（55%）
	股骨截骨术（n = 3）	12（52%）	11（48%）
发病年龄，⩾ 6 岁（n = 61）	运动范围（n = 6）	28（42%）	38（58%）
	苏格兰矫形器（n = 5）	5（20%）	20（80%）
	股骨截骨术（n = 0）	30（43%）	40（57%）
侧柱分类（n = 58）	A（n = 3）	23（70%）	10（30%）
	B（n = 62）	134（51%）	128（49%）
	C（n = 3）	19（30%）	44（70%）

注：来源于参考文献 [290]。

四、晚期手术治疗儿童股骨头骨骺缺血性坏死后遗症

1. 对大转子的干预

大转子过度生长是儿童股骨头骨骺缺血性坏死的一个常见特征。影响继发骨化中心和骺软骨的缺血性坏死不影响继续生长的大转子的血管供应。大转子和头颈部区域之间的不对称生长导致髋内翻畸形（头颈粗隆干），几乎总是导致步态尴尬，既有短肢又有外展肌无力成分。后者，可以在肯定的基础上进行评估 Trendelenburg 步态，可通过手术治疗大转子最小化或完全纠正。股骨近端内翻截骨术改善股骨头与髋臼的关系，以及股骨近端生长板的过早闭合（约 25% 的患者发生这种情况），可进一步恶化大转子的相对过度生长及其相对于缩短的股骨头和颈部的位置患有儿童股骨头骨骺缺血性坏死。

如果相对过度生长刚刚发展，大粗隆的骨骺发育可以稳定头颈大粗隆的关系。Matan 等人研究了 2 组患者，一组 8 人单独行内翻截骨术，20 人同时行内翻截骨术和大转子骨骺发育 [337]。他们的结论是后一种方法更适合稳定股骨近端的关系。后一组有更好的活动范围，更少的外展肌无力，和更少的疼痛。另一种方法是等到病变完全进入修复阶段，此时大转子远端转移使髋内翻最小化，并使外展肌得到相对加强。

Lloyd-Roberts 等人报道了 Legg-Perths 转子前移的优势。他指出，以这种方式治疗的所有 9 个 Perthes 病髋关节均有改善 [338]。Doudoulakis 报告了 35 例髋头部生长板部过早闭合者，他们接受了转子前移治疗 [339]。所有转子融合无并发症，术前 24 髋 Trendelenburg 征阳性，术后阴性。此外，30 个髋关节中 28 个髋关节外展增加。其中 5 例为儿童股骨头骨骺缺血性坏死，大部分为 DDH 后遗症。

2. 对侧股骨远端骨骺阻滞治疗

下肢长度不符，许多儿童股骨头骨骺缺血性坏死患者的下肢长度差异具有临床意义。这种情况可由股骨头和颈部本身的缺血性坏死引起，并可因股骨近端内翻截骨术和过早关闭骺端而恶化。在一些患者中，这种紊乱足以使对侧股骨远端骨骺停止，以减少差异。一些医生认为，轻微缩短 1 cm 或更少的受累侧是可取的，因为它增加了股骨头的覆盖面步行。然而，如果短缩大于 2 cm，那么对侧正常髋关节的相对内收位置可能会在以后的几十年中导致骨关节炎的改变。

3. 髋臼重建

那些通常在青少年晚期或成年早期的患者可以尝试髋臼重建，这些患者没有足够的协调性以至于他们是有症状的。

有时，儿童和青少年患有严重的腿 – 儿童股骨头骨骺缺血性坏死并伴有症状性畸形，需要手术治疗，以消除疼痛和增加运动。大约 10% 的儿童股骨头骨骺缺血性坏死患者在 35 岁之前出现需要手术的症状。疼痛、不稳定和髋关节运动减少是关节不协调的主要问题。髋臼重建持续到骨骼成熟，髋臼手术应该推迟到那时。越来越多的人认识到，如果治疗得当，可以增加髋关节多年可接受的功能。这些包括从剥脱性骨软骨炎病灶形成的松散体，股骨头上外侧缘突出，位于髋臼边缘下方和外侧，产生铰链外展。

（1）Chiari 截骨术

Bennett 等人报道了 Chiari 截骨术治疗儿童股骨头骨骺缺血性坏死后疼痛性髋关节半脱位 [340]。他们记录了改善的放射学表现，特别是涉及中心边缘角度和股骨头覆盖率。手术的平均年龄相对较年轻，为 10 岁，虽然对儿童股骨头骨骺缺血性坏死来说是“老”的，但对于 Chiari 截骨术来说是年轻的。在年龄增长的人群中没有广泛的经验。

（2）髋臼支架置换术

Kruse 等人对患有严重儿童股骨头骨骺缺血性坏死的患者进行了支架式关节置换术，并将未进行该手术的组进行了比较 [195]。为改善股骨头位置，在牵引和内收肌肌腱切断术后 20 髋行股骨头置换术。平均随访时间 19 年。第二组为 18 个髋关节，平均随访 28 年。关节成形术组 17 例患者为 Catterall Ⅳ组，3 例为 Catterall Ⅲ组，关节置换组平均发病年龄为 7.9 岁，非手术组为 6.9 岁。非手术组的 Catterall 分级较轻，Ⅲ级 12 例，Ⅳ级 6 例。

患者手术组优于非手术组。术后，手术组的 Mose 球度测量和中心边缘角均有明显改善。髋臼覆盖度更好，手术组的平均 Iowa 髋关节评分为 91 分，而非手术组为 81 分。手术组疼痛较轻，术后 Trendelenburg 阳性征象较少出现。术后 14 个髋关节中有 11 个髋关节外展不协调。对于股骨头侧向移位、变平和增大的患者，支架手术已被证明是有用的。在晚期铰链外展对牵引、外展肌松解和外展石膏无反应的病例中，支架式关节置换术也受到 Reinker 的青睐 [196]。由于扩大的畸形头部的侧面覆盖不完全，这是不稳定的保证。Carsi 等人强烈支持在儿童股骨头骨骺缺血性坏死早期阶段专门用于控制的髋臼支架成形术 [341]。他们报告了 5 个髋臼成形术“在早期阶段没有铰链外展的挤压髋臼”，平均诊断年龄为 7.4 岁，从诊断到手术的平均时间只有 2.1 个月（表明手术是一种主要的治疗方法，而不是在其他方法失败后作为延迟的抢救程序）。在愈合阶段，84.4% 的患者为 Stulberg Ⅲ或以下，无疼痛报告，髋关节活动范围完整，而 15.6% 为Ⅳ期患者。Kadhim 等人对早期和晚期儿童股骨头骨骺缺血性坏死患者的髋臼支架成形术进行了荟萃分析，并在早期发现了更好的结果 [342]。总的来说，支架式髋臼成形术为 Stulberg Ⅰ、Ⅱ、Ⅲ类患者提供了 84% 的良好结果，在早期控制方面的良好效果为 85%，而在后期重建 / 挽救时，良好率为 69%。早期阶段被认为是 Waldenstrom Ⅰ期和Ⅱ期，后期是 Waldenstrom Ⅲ期和Ⅳ期。

尽管它对非卧床患者有局限性，但作为一种控制策略，它不仅用于严重暴露铰链外展，而且用于逐渐早期的病例，特别是没有铰链外展的病例。Domzalski 等人，与 Kruse 等人来自同一个机构，评估了 65 个连续的单侧腿部骨节患者，这些患者接受了 49 个唇部支撑程序（即髋臼支架程序）和 16 个股骨近端内翻截骨术 [343]。没有说明为什么选择每个具体的程序，但使用术语“连续”让我们推断遮挡是许多患者选择的包容手术，因为这两个程序不是一起完成的。侧柱分类在两组中相似，唇支持型 b15、B/c6 和 c28 型，而内翻截骨术组分别有 7 例、2 例和 7 例。唇支持组的平均手术年龄为 8.8 岁，内翻截骨术组的平均年龄为 9.4 岁。本研究评估两组术后 1 年、3 年和 5 年髋臼的侧向生长。他们的结论是，在手术后的 3 年里，唇侧支撑手术实际上会导致真正髋臼（不包括骨架）的额外侧向生长，而股骨内翻截骨术没有。这进一步加深了他们的信念，即唇支持程序刺激髋臼的侧向生长，防止半脱位，并增加了遏制。作者强调，如果需要的话，他们在支撑手术前通过内收肌肌腱鞘切开术治疗半脱位。他们做了一个 Staheli 型的架子，但要注意把架子放在唇部附近，以免损害髋臼外侧的生长潜能。他们的 X 线片显示良好的覆盖范围和移植物融合，但在真正的髋臼软骨下骨和唇板骨之间总是有一个台阶。

Villet 和 Laville[344] 以及 Jacobs 等人 [345] 也将儿童股骨头骨骺缺血性坏死早期阶段的侧壁髋臼成形术作为一种遏制机制。Jacobs 等人 [345] 报告了 43 例使用髋臼支架成形术的患者，他们认为这种方法可以改善 5 岁以上儿童发病时的预后。术后平均随访 3.7 年（1.3~6.2 年），髋臼增大，股骨头被髋臼覆盖率增加 68.5%~73.8%。覆盖率在 8 岁以下的人群中有所增加，但在 8 岁以上的人群中有所下降。他们的结论是髋臼成形术是 5 岁以上儿童严重腿关节炎的适当手术治疗。

Villet 和 Laville[344] 对 18 名平均年龄为 8 岁 5 个月（5~13 岁）的 Legg-Perthes 儿童进行了髋臼支架成形术，患者分布在所有 Catterall 和侧柱组中。在 16 例平均 3.2 年评估的患者中，他们认为 12 例有效，1 例无效（移植物溶解），3 例不确定。

髋臼支架术对于老年患者，8 岁后出现紊乱，尤其是发展中的侧方显露，仍然受到好评。覆盖范围明显改善，但支架不能提供关节软骨的球形负重面，长期效果可能恶化。Daly 等人回顾了 27 个髋关节，他们在 8 岁后出现 Perthes 后进行了外侧髋臼成形术 [346]。他们认为在动态关节造影上可减少的半脱位是手术的先决条件，而铰链外展是一个禁忌证。测量结果显示髋臼外侧生长没有受到影响。货架长度一般在 24 mm 范围内，不随时间变化。货架宽度（横向覆盖）最初是 11.7 mm，但后来下降到 7.8 mm。他们认为，在 8~11 岁之间患这种疾病的人群中，结果比股骨截骨或无名截骨术有所改善。Van Der Greast 在 30 次手术中报告了类似的积极经验 [347]。首先尝试保守治疗，但如果放射逻辑上发生更显著的变化，则使用架子。手术的平均年龄为 8 岁（4.7~11.1 岁）。如果需要手术，他们在 8 岁以下的儿童中使用。徐旭等人回顾了 1966 年至 2009 年文献中有关 Perthes 侧架的 13 篇文章，其中手术是唯一的外科干预 [348]。股骨头覆盖率有所改善，但没有证据表明该手术可以预防早期发病的骨关节炎或改善长期功能。Ghanem 等人还发现，在 30 名连续的患者中，儿童股骨头骨骺缺血性坏死采用外侧板髋臼成形术，14 名患者未接受过手术，16 名患者接受了早期股内翻截骨术 [349]。

4. 盲肠切除术

Garceau[350] 和后来的 McKay[351] 移除了位于外侧唇下方但在髋臼外缘之外的畸形股骨头的超外侧突出物，产生铰链式外展并防止髋关节游离外展。虽然一个机械性的阻碍自由运动的因素被移除了，但骨头在关节内却没有软骨，这是一种非生理反应。目前很少做这种手术。术后使用持续的被动运动疗法有助于愈合，并尽量减少术后僵硬。Rowe 等人报道了至少 25 年的随访，他们对儿童股骨头骨骺缺血性坏死的铰链外展行了 Cheile 切除术 [352]。股骨头的突出部分被切除。25 岁时，结果不理想，有 3 个髋部差，1 个一般，1 个好。当患者年龄在 30~40 岁时，所有 5 个髋部都显示出早期骨关节炎改变。

5. 股外翻截骨术

如果手术时股骨头的上关节软骨表面已经变平，内翻截骨术将改变头部的位置，但仍然不允许畸形的头部关节面和相对球形的髋臼之间有任何有意义的一致性。有些人现在等到相当大的骨修复和重建发生时，股骨近端外翻延长截骨术定位关节面最平滑的区域，该区域始终位于髋臼最突出的负重穹窿的内侧 1/3 处。Catterall[253]、Harrison[353]、Quain 和 Catterall（26 例）[354] 以及 Urlus 等人（17 例）[355] 报告了良好的结果。外翻和外展截骨术的主要指征是“铰链外展”，即在头部上外侧边缘出现软骨表面突起，并伴有内侧扁平区域。

这个区域在髋臼外侧边缘的下方和正上方，产生所谓的铰链外展。当髋关节外展时，股骨头不能在髋臼内顺利滑动，而是沿着髋臼的上嘴唇旋转，增加了影像学上特别是关节造影所定义的内侧关节间隙的宽度。一旦骨性突起形成，侧半脱位就固定了，任何外展的尝试都会导致关节面恶化的铰链过程[253,353]。在许多情况下，髋关节不外展超过中立，甚至可以固定在一个内收的位置。髋关节会变得僵硬和疼痛，通常需要进行干预。Quain 和 Catterall 报道了 26 髋外展伸截骨术的满意结果[354]。在全麻下，最好用髋关节造影和透视来记录铰链。此外，可以确定髋臼中头部最一致的位置，通常在内收 15°~30° 之间，屈曲 10°~30° 之间。然后进行外展延伸截骨术，将 fem—口腔头部最球形的部分置于相对于髋臼的负重位置。该手术可最大限度地减少或消除疼痛，消除固定内收和屈曲畸形，改善运动，并部分纠正任何缩短。那些发展成铰链外展的人往往在相对晚年患上珀斯障碍。Urlus 等人描述了外展截骨术治疗 18 个髋关节，效果令人满意[355]。手术的平均年龄为 9 岁 6 个月（6~14 岁），而 Quain 和 Catterall 组的患者年龄稍大，平均年龄为 13.4 岁（8~23 岁）。关节造影用于诊断和确定最佳手术位置。在截骨术中还植入了伸展功能，以纠正任何屈曲挛缩。在接近修复阶段结束时或在成年早期，该程序在某种程度上是一种补救程序，而不是一种提高头部正常球形度的程序（图 2.49a~f）。Kim 和

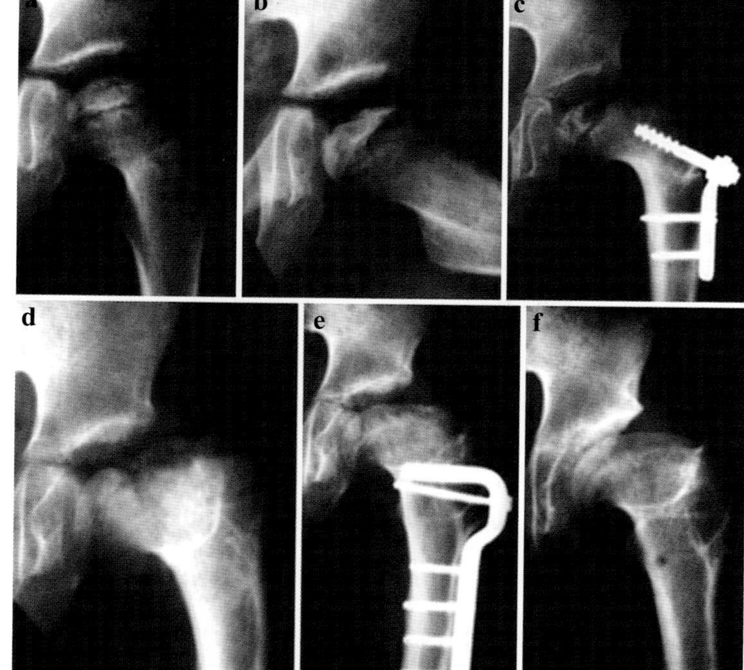

图 2.49　通过股骨近端外翻截骨术，可以将保持球形的股骨头内侧部分置于更有效的优越负重位置。外翻截骨术也使转子尖部位置更远，有利于减少 Trendelenburg 步态（a 图示右髋的前后位片显示诊断时的腿部 – 小腿关节紊乱，可见软骨下骨折；b 图示青蛙侧位图，可见第二骨化中心的放射密度增加，软骨下骨形状不规则；c 图示股骨近端内翻截骨术愈合不均，但大转子的生长仍然比股骨头和股骨颈的生长更明显，导致内翻畸形加重；d 图示严重的髋内翻畸形，股骨头指向内侧和下方。外展明显受限，Trendelenburg 步态显著；e 图示股骨近端外翻截骨术用 AO 刀片钢板固定，使股骨头与髋臼承重部分的解剖关系更好；f 图示骨骼成熟时，股骨头的球形度相对于髋臼是相当好的，尽管头部明显较大，外侧半部分没有覆盖）

Wenger 使用三维 CT 扫描重建来研究主要终末期 Perthes 畸形手术前的股骨头－髋臼关系[148,149]。在他们的许多患者中，这样的研究导致了股骨近端外翻截骨术，内旋和屈曲，而不是伸展，增加了更好的位置股骨头[149]。术前影像学检查对评估最佳头部位置的重要性已明确。

6. 基于疾病分期的铰链外展方法

铰链外展的概念已经成为许多预后的关键指标，在这个意义上，如果存在和未治疗，退行性疾病的可能性臀部大大抬高。治疗指南越来越清晰。当在软骨模型的改进至少在理论上可行时，在疾病的活跃或破碎阶段认识到该紊乱时，采取步骤来改善遏制。这包括使用牵引来休息髋关节，经皮内收肌肌腱鞘切开术来增加外展范围，然后一旦运动范围得到改善，头部在髋臼内的位置得到确定，就要使用封闭式入路。有些患者使用外展和内旋石膏或“扫帚”技术，允许负重；有些患者则首选股骨近端内翻和去旋截骨术。然而，一般来说，铰链外展现象直到相对晚期才被发现。在这些阶段，一般不可逆的扁平化和畸形的股骨头在软骨模型和底层骨方面都已经形成。然后采取 3 种基本方法。一种方法可以通过乳清切除术去除上外侧隆起，也可以尝试用支架式关节置换术覆盖。然而，Catterall 和其他人推荐的治疗方法越来越多地被使用，包括股骨近端外展或外翻截骨术，同时将股骨头最球形的部分定位到髋臼的最深或承重部分。

五、治疗方法总结

儿童股骨头骨骺缺血性坏死是小儿骨科医生较难治疗的疾病之一。尽管几十年来人们对这种疾病的认识有所增加，但在每一个评估水平上仍然存在严重的理解缺陷。病因不明，这显然限制了预防这种疾病的能力，甚至限制了应用特定疗法的能力。临床表现也极为多变。许多患者在疾病进展中表现良好，在治疗开始时就已经出现了有意义程度的畸形。结果是极不稳定的，并且与用于评估的任何参数（无论是呈现时的年龄还是几个分类方案中的每一个）都没有严格的相关性。由于相当数量的患者在没有治疗或仅接受少量治疗的情况下表现良好，而且由于许多接受治疗的患者需要长时间使用支具或进行大量手术，因此管理问题中存在一定程度的不确定性。对这种紊乱的最终结果的分类是不精确的，并使比较解释困难。在审查成果报告时必须考虑以下 3 个因素：①对修复完成但骨骼尚未成熟的髋部所做的研究并不能真正代表最终结果，因为在生长的最后几年，股骨头和髋臼的重塑可以改善球形度和一致性，或者有时会恶化外观，有或没有过早关闭门。②必须评估放射学和临床参数，因为两者之间经常存在差异，特别是在青春期和成年早期。临床功能几乎总是优于射线照相外观所表明的，而且差异通常是显著的。③对于哪些影像学参数容易导致临床上有意义的恶化，目前还不完全清楚，解释上的差异可能导致一组观察者根据一组其他人评价更高的发现降低髋关节的等级。在经济停止增长后的几年到几十年的长期评估结果仍然不尽相同，而且会受到不同解释的影响。尽管长期研究表明，许多轻度至中度髋关节畸形的患者在几十年内表现良好，但越来越多的人倾向于将是否进行全髋关节置换手术作为治疗成功的指标。虽然这在统计学上有明显的有效性，但由于全髋关节手术本身的使用在世界不同地区甚至个别国家的成人整形外科界存在很大差异，因此又出现了一系列问题。

儿科骨科学会一直在努力评估其成员的管理方法。一项英国社会调查显示，在治疗和决策过程中存在很大的差异[356]。欧洲儿科矫形学会的一项调查显示了一些普遍的共识[357]。对于活动范围良好的年轻患者，不应进行手术。对于活动范围好的老年患者，不建议使用减肥管理。外展夹板或石膏非手术治疗仅在少数中心进行。手术倾向于在有半脱位或头部危险症状的老年患者中进行。单独的股骨截骨术比骨盆和股骨联合手术要少得多，尽管在骨盆手术的选择上还没有达成共识。年龄不是治疗的标准。对于理疗的适应证或作用，没有达成一致意见。很明显，外科医生和中心是以他们自己对这种疾病的概念为指导的，而不是任何确凿的事实。

根据本章进行的广泛回顾和文献中最近的综述，对治疗方法进行了概述。对股骨头和髋臼对儿童股骨头骨骺缺血性坏死反应的几个中心的比较研究支持了治疗这种疾病的许多患者（尽管不是全部）的价值。支持治疗价值的数据决不是严格的和确定的，即使在今天，人们也可以提出一个相当有力的理由，即大量未接受治疗的患者以及广泛的接受治疗的患者。在治疗方面的关键问题仍然是那些需要它的患者，开始治疗的适当时间，具体类型，以及持续时间的长短。

严格意义上的“不治疗”方法只是让孩子保持活跃，除非是在疾病的早期阶段，不适需要某种形式的休息、拐杖行走和镇痛。与这种方法密切相关的是被称为“仅对症治疗”的方法，在这种方法中，对儿童进行仔细的观察，但活动范围缩小和不适的症状仅在非手术方式下进行专门治疗，如有需要，可使用卧床休息、拐杖、消炎药和镇痛药。大多数中心现在都承认流行病学研究已经确定了两组可以用这种方法成功治疗的患者。这些患者被认为是疾病谱中最年轻的3~4岁患者，以及根据O’Garra的定义和Catterall分类的头部部分或前部受累的患者。事实上，所有系列都报告了该组患者在接受或不接受治疗的情况下的良好结果。因此，从严格意义上讲，“仅对症治疗”意味着比“不治疗”方法更高的参与程度，并经常进行临床评估和放射学检查。只要患者有完全或几乎完全的活动范围，没有跛行，没有不适，尽管跑步和接触运动受到限制，但允许步行。自由活动只有在症状出现时才会中断，此时采取保守措施，持续几天到几周，症状才会消失。那些对更严格的支撑和手术治疗尤其不满意的患者，将把对症治疗扩展到老年患者，以及那些由于不适和跛行而采用休息和活动减少的患者。

对于不同的治疗方式，某些观察结果似乎是准确的。当严格遵守各部门概述的治疗原则时，可以发现与长期卧床（通常为1~1.5至3年或更长时间）相关的可比结果；长时间卧床的遏制疗法；用某些类型的支架进行非负重的遏制疗法；以及在早期外科干预中用股骨近端内翻或无名截骨术进行的负重遏制治疗。对本章中报告的每个治疗组的论文进行回顾，通常会显示出60%的好到优秀的结果，25%的平均结果，15%的较差的结果。对于不同技术的相似值有两种可能的解释：每种方法都有一定程度的相似效果，或者从负面的角度来看，每种方法的价值都是有限的。我们愿意解释数据，尽管不是完全100%的信心，以表明认真应用几种疗法将导致相当好的结果。从最终结果来看，没有任何一种疗法比其他疗法更有效。治疗所需的时间长短和儿童因治疗而不能活动的程度各不相同。包括股骨近端内翻截骨术或无名截骨术的外科干预的价值不一定是在任何一系列的改进结果中，而是在一个事实上，与明显延长的卧位和支撑相似的结果可以在相对较短的时间内实现。即使在较年轻的患者群体中，最近对相对大量的患者采用保守治疗和手术治疗的研究也显示了类似的结果。Wagenaar 等人研究了 32 个受影响的髋部（16 个保守型和 16 个手术型），所有患者都是 3 或 4 个 [358]。发病年龄分别为 4.8/4.7 岁，随访中位数分别为 28.6/14 岁。保守治疗为外展牵引，平均 2 年，手术方式为股内翻截骨术。他们的结论是："股骨内翻去旋截骨术并没有表现出比保守治疗更好的效果，在 3 和 4 例患者中，发病年龄在 4.8 岁左右。"他们认识到，由于社会经济原因，目前大多数国家不可能采用保守的治疗方法。

大量的论文定义年轻组的结果更好，相反，老年组的结果较差，定义为 8 岁后患上这种疾病。Osman 等人前瞻性地收集了 48 个患有Ⅱ级、Ⅲ级或Ⅳ级儿童股骨头骨骺缺血性坏死的髋部数据，发病年龄为 8 岁或更大，并一直持续到成熟 [359]。对 4 个治疗组进行了研究，但不管治疗结果如何，随着年龄的增长，结果越来越差。总体而言，只有 19% 的患者有令人满意的 Stulberg Ⅱ级结果。随着年龄的增长，最初的头部畸形越大，头部受累越多，预后越差。与不进行治疗、内翻截骨术或石膏外展固定相比，髋臼外侧支架增强术在覆盖和预防进行性股骨头畸形方面取得了更好的效果。

一些人将股骨头的变形定义为机械性变形，而另一些人则将其定义为反映由于疾病状态而非头部所承受的特定压力而改变的生长模式的生物学现象。在我们看来，这两种机制都与导致变形的无序不同阶段有关。在疾病的早期，软骨下骨和关节面有一定程度的机械性塌陷。根据放射学和组织病理学研究，软骨下骨折是真实的，并且与疾病相对早期的不适症状期有很好的相关性。虽然整个股骨头没有软化，但从早期的病理学描述可以明显看出软骨下区域，尤其是软骨下骨折区域充满坏死物质，并且在机械意义上确实软化了。股骨头的局限性软骨下塌陷在本质上是机械性的。然而，随后的大部分变形似乎是生物性的，因为它是由于生长的改变，包括整个次级骨化中心和邻近的骨骺软骨。几十年来的组织病理学研究显示骨骺软骨和骺软骨坏死以及继发骨化中心骨坏死。封闭疗法的价值在于帮助控制长时间修复期内新组织沉积到球形模式中，并且，如果足够早地进行，也许可以减少软骨下坏死引起的塌陷。然而，这并不是唯一确定的。

许多研究很好地证明了股骨头和髋臼的重塑，随着股骨头形状的异常，会持续到骨骼成熟。虽然股骨头二级中心已经完全骨化，但随着生长停止的分析往往夸大了变形，因为在剩下的几年中，可以重新建立一种可接受的生物一致性形式。因此，至少在骨骼成熟时，随访结果应评估股骨头和髋臼的形状。

Nguyen 等人对研究进行了荟萃分析，试图比较手术治疗和非手术治疗。采用严格的标准，他们评估了 23 项研究，包括 1266 髋 [360]。在那些不到 6 岁的儿童中，手术和非手术治疗同样有可能产生成功的影像学结果。在这个年龄组中，骨盆截骨术比股骨截骨术有良好影像学结果的可能性高 5 倍。在那些年龄超过 6 岁的患者中，手术治疗能获得良好的影像学结果的可能性是手术治疗的 2 倍，但在这个年龄较大的年龄组中，骨盆或股骨截骨同样有效。

Arkader 等人研究了在 30 年内收集的 43 名 8 岁后发病的患者 [361]。平均年龄 10.8 岁，平均随访 10 年。

比较保守治疗与手术治疗。21 例接受保守治疗（15 例内收肌肌腱切断术，外展石膏 / 支撑和物理治疗，6 例仅接受物理治疗），22 例接受手术（16 例内翻截骨术，6 例 Chiari 骨盆截骨术）。虽然在保守治疗组中有 2 倍于保守治疗组的患者，但在影像学结果方面，保守组和手术组之间没有显著差异。这仍然是珀斯文献中记录最好的发现之一。

在一些论文中也出现了这样的观察结果，即治疗效果越早进入疾病状态干预就开始[23]。事实上，在绝大多数小儿骨科疾病中，早期诊断和早期治疗可改善疗效。然而，在 Perthes 的情况下，由于许多患者似乎只需少量或不接受治疗就可以康复，所以人们往往不愿意早期干预。在我们看来，这种延迟使得一些患者发生了变形，当已经出现不能完全修复的畸形时，就开始治疗。根据对本章文献的广泛回顾，再加上关于适当干预时间的推理，开始明确治疗的最佳时间似乎是在股骨头的球形仍然完好的时候，也就是说在做出诊断的时候。例如，在胫骨内翻（Blount 病）中，已经充分证明，2~4 岁之间的手术比那些因角畸形和胫骨近端生长板损伤更严重而延迟手术的患者获得更高数量的良好和优良的结果，并且畸形的复发率也少得多。因此，不管决定的治疗方式如何，如果在股骨头仍呈球形的情况下，开始治疗并严格坚持治疗，结果会明显改善。如果一个 8 个月的治疗已经开始了，或者说已经开始了一个长达 12 个月的治疗，那么一个畸形的分类就已经开始了。如果患者仍属于较好的类别之一，那么观察期或使用最低有效治疗不是问题。然而，如果患者在观察期间从球形股骨头发展成扁平的股骨头软骨模型，那么在观察期间或使用无效治疗的过程中会损失很多。因此，更积极的治疗方案的关键是仔细评估临床症状，包括跛行、疼痛、活动范围减小，并增加对关节造影、CT 和 MR 成像等成像方式的使用，三维重建以确定股骨头软骨模型的形状及其与髋臼的关系。如果症状持续或随着扩张器快速复发，在早期观察之后，如果一个人正在寻求最大化的结果，应该很少不愿意继续进行最终的治疗。

最近对接受儿童股骨头骨骺缺血性坏死治疗的患者进行的长期研究[362]显示，与 1970 年代和 1980 年代的研究相比，成年后出现疼痛和骨关节炎的临床问题更早[202,234,248,252,263,273]。从 1984 年到 1991 年，58 个髋关节在治疗开始后平均 20.4 年（16.3~24.5 年）进行了非手术治疗，结果显示 4 个髋关节已经做过大手术，26% 没有髋关节炎，30% 有轻度骨关节炎，44% 有中度或重度骨关节炎改变。非手术治疗要么是“活动范围”计划（主动锻炼、牵引、髋内收肌肌腱松解、外展石膏固定，以维持髋关节外展大于 30°），要么是“支撑治疗”计划（使用亚特兰大苏格兰矫形器）。

两组患者在功能结果上没有发现差异，尽管作者确实认识到苏格兰 Rite 支具后来被认为是一种次优的治疗方式。不管怎样，退行性髋关节改变是常见的，20% 的 Stulberg Ⅱ型髋关节和 60% 的 Stulberg Ⅲ型、Ⅳ型和Ⅴ型髋关节显示出骨关节炎的影像学证据，这一发现比以前关于儿童股骨头骨骺缺血性坏死非手术治疗的长期报告更糟糕。

如果选择卧位，几十年前的数据似乎令人信服，如果采用包含某种形式牵引或浇铸装置的控制，尽管治疗时间将极其延长，但最终效果会很好。机械和生物学因果理论的最佳方法是卧位最小化机械应力，以及加强生物模型的遏制。如果在允许负重的情况下选择单独的控制疗法，那么必须进行准确的评估，以确定是否达到了最佳的控制效果。这种体位不仅发生在股骨近端外展，也发生在股骨近端的内部旋转和轻微弯曲，使头部更深入髋臼。如果选择手术治疗，结果会随着早期干预而改善。病变发生时，即使全头受累，平片正常或接近正常，股骨头软骨模型完整，呈球形。外侧柱和外侧柱的分类虽然对预后有帮助，但表明股骨头已经发生了什么。虽然一些不需要手术就可以做得很好的患者会接受介入治疗，但是如果我们假设治疗的理论是有效的，即基于包容原理的髋臼模塑股骨头形状的效果，那么结果应该会明显改善。因此，这种方法强调早期诊断，并且，如果致力于外科治疗，一旦直接的髋关节过敏症状得到缓解，就应尽早进行手术。观察一个患者几个月的时间，其中大部分是有症状的，当对球形头部进行干预时，黄金机会就会过去。观察、调查和积极的治疗应该被压缩到疾病的最早框架中，通过固定使症状平静下来，然后将头部重新定位在其静止的球形状态。

儿童股骨头骨骺缺血性坏死疾病的结果可能是在软骨下坏死确立后很早就确定的，也许是在几天到几周的时间内，即使最终修复发生在几个月到几年，直到骨骼成熟才真正完成。据文献记载，在第二中枢完全再骨化之前，没有必要继续治疗。因此，即使有支撑和卧位的治疗方案也明显缩短，没有明显的有害影响。缩短治疗方案已经持续了几十年。它处于谱线的另一端，即紊乱的早期开始，很少有人关注。这是可以理解的，因为紊乱的最初发生是无症状的，甚至早期症状也相对较轻，因此患者并不罕见地出现分裂阶段。更多地关注早期症状，尤其是那些似乎与软骨下骨折相关的症状，可能会对早期治疗产生益处。有一个有意义的亚组患者有相当大的不适和跛行，其中大部分可能与软骨下骨折有关。平片不一定能显示出病变，而磁共振成像似乎能提高对这一疾病组成部分的认识。在大多数畸形发病机制的理论中，软骨下骨折及其相关的透光性在关节面塌陷和畸形中起主要作用。因此，对骨折或软骨下新月征的诊断应要求立即不负重，通过平卧和温和外展保护髋关节，并尽早决定最终治疗。目前，诊断后的时间通常包括几个星期的时间，在这段时间里决定使用支架或手术，而髋关节本身并没有得到很好的保护。虽然我们目前无法控制骨骺和骺软骨的坏死，但我们也许能够更好的控制坏死骨的修复，坏死骨仍然是球形股骨头的主要支撑结构。观察到儿童股骨头骨骺缺血性坏死出现多处缺血损伤，使问题更加复杂，因为组织病理切片显示编织骨，在这个年龄段，编织骨明显是修复骨的一个标志，随后骨骼本身就会坏死。目前尚不清楚的是最初还是随后的缺血性事件的原因。可以想象，修复性骨坏死是由于负重而发生的，这使得脆弱的血运重建过程受到机械性损伤，从而导致额外的缺血发作。

儿童股骨头骨骺缺血性坏死的一个积极特征是股骨头最终会完全修复。成人的坏死不是真的。儿童时期的问题是修复仍然非常缓慢，儿童股骨头骨骺缺血性坏死紊乱的许多结构特征是由于控制不当、过度和不对称修复造成的，而且软骨模型以及最终的股骨头和髋臼骨模型都不完善。虽然儿童股骨头骨骺缺血性坏死管理的最终改进将是发现和早期治疗主要原因，但似乎可以想象，在没有此类事件的情况下，加快并更好的控制修复过程将改善结果。

目前仍有一种趋势，即根据患者的年龄来概括治疗方法。Kim 最近将管理选项纳入了该框架，并在本章中提到了最近的文章[363]。然而，在同一年龄组内结果的可变性以及采用不同技术得出的相似结果仍有报道。很明显，教条主义的方法在结果上几乎不可能有意义的改进。尽管如此，所有的研究似乎都允许以下方法具有合理的有效性。

1. 缓解症状，改善活动

有症状的髋部，无论患者年龄如何，似乎都能从缓解症状和改善活动范围的措施中获益，即使可能的话也可以恢复到正常水平。让孩子在疼痛的髋关节上负重，活动范围减小似乎没有好处。治疗包括一段非负重期，禁止步行或拄拐杖行走，以保护患侧。温和的运动范围练习可以帮助夜间双边外展夹板。牵引力目前被许多人认为是不必要的，因为它倾向于延伸髋关节，而通过轻微的屈曲来减少关节内压力会更好。外展切开术可以考虑，但内收肌肌腱仍有不适。这也可以考虑，如果复发症状发展后，看似良好的解决与休息。

2. 观察

只有部分前脑受累或 Catterall Ⅰ变体，除非出现症状，否则观察似乎是有必要的。大多数患者的年龄不到 6 岁，并且已经开始完全修复。

3. 治疗效果

如果在股骨头球体持续存在的情况下应用，治疗最有可能成功，超过 50% 的头部受累。这就要求一种遏制方法的应用要比目前大多数儿童矫形学界所采用的方法要早得多。长期卧床休息，外展夹板和活动范围练习（控制不负重）似乎已经取得了相当好的效果，但由于社会经济原因，目前在大多数国家很难进行。

4. 非手术

继续这种方法，早期应用负重控制似乎是社会可以接受的。非手术夹板入路似乎只允许通过使用 Petrie 铸造技术来实现最佳的股骨头定位。保持演员们创造的姿势的努力（例如苏格兰 Rite 支具）似乎被活跃的孩子克服了。为了使股骨头最佳地进入髋臼，需要 3 种机制：双侧髋关节外展、股骨近端的内旋以及髋臼改善了股骨头的前部覆盖（第二种方法是在长腿石膏中弯曲膝盖，使儿童骨盆向前倾斜，以帮助保持直立姿势）。经验表明，许多儿童，虽然不是全部，不能长期忍受这些石膏和膝关节僵硬，即使是相对频繁的石膏变化，也可能是问题。结果支架置入术（双侧或单侧）效果不佳，因此铸造入路仍是最佳的非手术方法。

5. 结论

尽管许多研究表明结果是可变的，但外科手术的控制和随后的负重仍然被广泛使用。在一定程度上，许多结果是公平的差的事实上，手术是在股骨头髋臼畸形已经比较严重。在股骨头软骨模型发生变形之前，早期进行复位，效果最好。股骨近端内翻、去旋、伸直截骨为宜。无名截骨术从来没有得到广泛的接受，因为它有增加术后僵硬的趋势。现在人们也认识到髋臼的前倾（以及覆盖物的侧向倾斜）可能会导致后来的股骨髋臼撞击症状。许多中心也使用髋臼支架扩大术来提高覆盖率。当覆盖度提高时，髋臼 / 新髋臼表面的球形度不理想，因为上唇被留在里面，而架子在通过之前覆盖了唇部从侧面进一步覆盖头部。

这项手术最好以后再做，以覆盖继发畸形。表 2.5 概述了当前的管理趋势。

表 2.5　Legg-Calfé 儿童股骨头骨骺缺血性坏死的当前管理考虑因素

考虑因素	具体内容
年龄与治疗方式及治疗效果的关系	事实上，所有 5 岁或 5 岁以下的患者都不接受治疗或仅接受对症治疗；6 岁以下：未经治疗与支具治疗的患者在预后上无差异；在接受理疗（最大组）、矫形器或截骨术治疗的患者中，结果无差异
非手术治疗与未治疗的比较	详细的、大容量的研究没有发现非手术治疗（支撑或铸造）与未治疗相比对结果的显著影响，一些人现在建议完全放弃 LCP 病的负重外展矫形器治疗；其他人将不使用该矫形器治疗 6 岁及以上的股骨头受累＞ 50%；苏格兰 Rite 支架在允许外展的同时，将髋 / 下肢置于外旋状态，但股骨头覆盖的理想位置是内旋（以及外展和屈曲）
良 / 良坏死率＜ 50% 的患者	—
C 侧柱分类	采用 C 侧柱分类的结果往往要差得多
年龄对 LCP 结果影响的观察	发病时 6 岁以下儿童的结果最好，9 岁以后的结果最差。这部分取决于重塑的时间，在 6 岁以下的儿童中，出色的结果主要是由于侧柱 A 或 B 的优势，而不是单纯的年龄；B/C 或 C 髋部的结果较差；在 6 岁以下的儿童中，导致较差结果 / 头部受累程度的更多的参与（＞ 50%）是最重要的预测因素。诊断时年龄超过 6 岁的患者，股骨头受累率＞ 50%，外侧柱 B/C 或 C 级，有较差结果的风险。在这个组中，股骨近端内翻截骨术比矫形器和 / 或理疗效果更好。在 11 岁以后发病的患者，无论治疗如何，结果通常都很差，并且随着年龄的增长而逐渐恶化。股骨头逐渐变形，骨骺软骨残留相对较少，髋臼对生长相关的形状变化几乎没有能力
手术治疗为 6~8 岁的患者提供最佳效果	对于 6 岁以下的儿童，手术入路不常见；手术最好在 6 岁或 6 岁以上，在骨折早期或早期，尤其是股骨头坏死＞ 50% 的情况下进行；对于年龄大于 8 岁且侧柱 B 或 B/C 分级的患者，手术治疗比非手术治疗效果更好
股骨近端内翻截骨术和无名截骨术	股骨近端内翻截骨术和无名截骨术的结果似乎是相同的，但大多数组现在使用股骨近端内翻手术
大而扁平的股骨头	大而扁平的股骨头伴有突出的外侧嵴 / 球部畸形倾向于在老年组（9 岁以上）发生，导致“铰链外展”，通常采用股骨近端外翻截骨术治疗；这消除了铰链效应，使球形 / 卵圆形内侧股骨头与形状相对正常的髋臼相连

目前人们对诱导儿童股骨头骨骺缺血性坏死的生物修复有了新的兴趣，它能更快地促进新骨形成，同时最大限度地减少关节面塌陷。虽然生物学方法从来不是治疗儿童股骨头骨骺缺血性坏死的突出方法，但几十年前已经做出了一些努力。修复的困难很大程度上源于第二骨化中心相对大量的骨坏死，以及坏死骨吸收和新骨沉积的速度相对较慢，这是由于该区域的血液供应不足。从理论上讲，更快速地切除坏死的骨头或者从生物学上讲，然后通过外科手术更快地促进修复是很有吸引力的。这也需要维持和增加血液供应。几十年前，Haythorn[84] 和其他人曾尝试加速骨修复，Edgren（68）对此进行了回顾，但没有发现确切的价值。显然，任何手术摘除都必须与髋关节人字形绷带铸型应用于髋关节固定结合进行，因为股骨头在形状维持方面比目前情况明显更脆弱。如果可以加强修复，使愈合发生在几个星期到几个月的框架内，如发生在骨折或截骨术，那么髋关节人字形绷带固定是可以接受的。在进行这种

干预之前，必须在实验动物身上证明结构复合物和骨生长因子的植入是有效的，因为股骨头的损伤程度甚至超过了疾病的自然史。使用诱导股骨头缺血的实验性小猪模型可以进行这样的研究[114]。多发性梗死是儿童股骨头骨骺缺血性坏死的特征，这一发现进一步增加了主要干预措施的难度。如果反复发作是由于脆弱的修复组织的创伤，那么一种更快、更符合生物逻辑的修复方法就不是问题了。如果它们是由于其他更内在的问题，那么修复组织仍然会受到重复性损伤。然而，基于以下标准，生物解决方案似乎是可行的：①这种疾病最终会自行愈合，通过分子手段在其他部位促进骨愈合，以加快修复速度；②动脉血供应完好无损；③干骺端手术钻孔可减少静脉高压；④在关节、骨骺和骺软骨损伤最小的情况下，部分切除全脑受累者的坏死继发骨化中心骨在技术上是可行的，可以缩短修复的破碎阶段，最终必须移除头部的所有坏死骨；⑤在髋关节人字形绷带中保护关节软骨的球形是可行的，但前提是能够诱导第二中枢的相对快速修复；⑥特定的骨生长因子，如骨形态发生蛋白和血管生成蛋白，可以诱导更快速的修复；结构复合材料可以提供一个支架，既可以支持股骨头外软骨模型，又可以为类骨沉积提供框架。

Ibrahim 和 Little 回顾了目前对发病机制和治疗的理解，包括双膦酸盐和合成代谢药物的应用[364]。使用双膦酸盐来减少破骨细胞的吸收仍然是实验仔猪和一些临床患者研究中防止股骨头变形的生物学尝试的一个显著特征。Young 等人回顾了在儿童股骨头骨骺缺血性坏死中使用双膦酸盐的证据[365]。对 8 项实验动物研究的评估显示，7 项报告股骨头畸形减少，6 项报告股骨头小梁预防较好。在一系列（共 3 项）临床研究中，在股骨头塌陷前开始治疗，17 例中有 9 例防止了股骨头畸形。最近的研究集中在防止骨吸收和同时刺激骨形成，因为这两者都是有效重建股骨头所必需的，并且在这个过程中尽量不塌陷。同时，也在努力将生物制剂局部直接输送到头部，以获得更有效的功能，并尽量减少全身影响。在仔猪骨坏死模型中的报告继续显示使用局部递送的双膦酸盐和骨形态发生蛋白改善了形状和修复，其中两种是非负重治疗[366]和双膦酸盐（氯膦酸盐）和成骨剂（辛伐他汀）[367]。

3

第三章　股骨头骨骺滑脱：发育性髋内翻

第一节　髋内翻

一、术语

髋内翻不是一种疾病，而是一种描述性词语，是指股骨头颈相对于股骨干长轴的异常位置。今天我们说的髋内翻，从严格的结构意义上讲，是指股骨近端的畸形，在前后位片上看，具体表现为股骨头颈轴线与股骨干长轴形成的夹角小于或等于 110°（图 3.1）。从更加动态和广泛的意义上讲，只要任何股骨近端发育性的畸形改变了股骨头颈的位置，使其比之前更加内翻，而且这种变化是一种相对更加快速和病态的，并不符合头颈干角正常的发育性减小，那就可以认为存在髋内翻。在儿童时期，正常股骨头颈干角可以达到 145°，而后逐渐减小到成年期的 120°~130°。当采用这种定义，术语髋内翻包括各类可以导致股骨近端内翻畸形的发育性和获得性疾病。

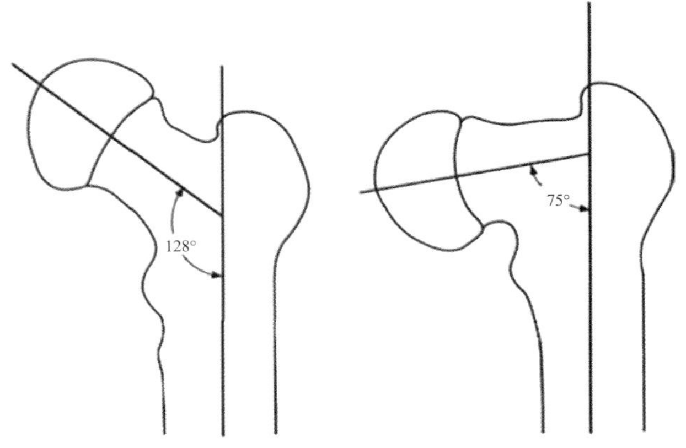

图 3.1　正常近端股骨（左）和髋内翻（右）。右图头 – 颈 – 干角减少到 75°。当这个角小于 110° 时就可以认为存在髋内翻

二、髋内翻的病因

1. 对此畸形的研究历史

髋内翻有多种病因，而用来描述不同类型髋内翻的很多术语已经不够准确了，部分是因为很多病例的病因缺乏确定性。19 世纪末 20 世纪初，临床、影像以及病理解剖学研究定义了儿童和青少年髋内翻畸形，并将它们作为特殊类型，和其他类型相区分[1–4]。今天，最常见的髋内翻变异是股骨头骨骺滑脱，也就是较早时期的所谓骨骺性髋内翻或青少年髋内翻。

仔细研究这种畸形可以将髋内翻区分为 4 个大类：①获得性髋内翻；②先天性髋内翻伴一系列股骨畸形；③婴幼儿髋内翻；④髋内翻伴全身骨骼发育不良。最早的有关非创伤性髋内翻畸形的临床描述是 Fiorani 于 1881 年报道的一组病例，这组病例中，15 名患者的跛行被认为是由于佝偻病软化引起的股骨

颈弯曲 [5]。Elmslie[6] 和 Key[7] 都认为他的病因描述几乎可以肯定是错误的，但是，股骨近端病理性内翻畸形由此被正式提出。1988 年，Mueller 报道了 1 例股骨颈弯曲，在今天看来，很可能是 1 例股骨头骨骺滑脱导致的青少年髋内翻 [8,9]。Kocher[10] 和 Hofmerster[4] 分别于 1894 年和 1898 年开始使用髋内翻这个术语 [4]。Hofmerster 报道了 45 个病例，其中部分畸形可以追溯到儿童时期。最早的先天性髋内翻是由 Kredel 于 1896 年报道的 [11]。Hoffa 于 1905 年报道了 2 例髋内翻，今天可以认为是婴幼儿髋内翻，其临床、影像以及组织学评估支持其为原发性，而不是继发于创伤或佝偻病 [12]。

20 世纪前 10 年，由于影像学检查越来越多地发现髋内翻畸形，大量相关文章随之发表。畸形的原发部位被认为是可变的，可以出现在股骨头、生长板、股骨颈，或者股骨转子附近。Elmslie 的论文《股骨头骨骺损伤和畸形：髋内翻》在发表后的100 多年后仍然具有很高的学术价值 [6]。他指出，髋内翻的“病理解剖对于更好的解释病因是至关重要的，然而其并没有得到足够的关注”，以及“髋内翻畸形有不止一种解剖分型，而绝大多数病例的畸形起源与股骨颈的生长模式有关”。对于先天性髋内翻，他认为证明这种疾病的先天性起源是非常困难的，虽然他也指出过，“偶尔会发现股骨上端骨骺先天性发育不全，而且少量病例得到了记录”。这些病例毫无例外地伴有肢体的其他相关缺陷，如“马蹄内翻足或股骨生长缺陷。”Elmslie 列出了髋内翻的分型，包括先天性、幼儿型、青少年型（急性创伤型、创伤后迟发型、非创伤型）、继发型于骨骼软化的疾病的类型（佝偻病、变形性骨炎、骨软化症）、继发于急慢性炎症（结核病、骨髓炎的类型）、骨关节炎、创伤性股骨颈骨折骨不连。

另一个更早期的有指导意义的分型是 Key 分型 [7]。这是一种主要依据解剖部位的分型，包括 4 型：A 型，头部髋内翻合并股骨头缺血性坏死，关节炎，以及股骨头破坏性疾病包括结核及化脓性感染；B 型，骨骺部髋内翻，包括特发型，现在称为股骨头骨骺滑脱，以及创伤型，指的是骨骺生长板骨折分离；C 型，颈部髋内翻，常继发于未得到复位的先天性髋关节脱位、股骨颈骨折畸形愈合以及其他诸如佝偻病、成骨不全、骨结核、感染、肿瘤、骨骼发育不良等众多疾病；D 型，粗隆部髋内翻，病因和 C 型相似，还包括粗隆间骨折畸形愈合。

以下是与当前观念一致的 4 大类髋内翻的简要概述。几十年来，学者们各自发表的论文采用了各种不同的术语，因此非常重要的一点是，我们要重点关注其所描述的案例，而不是任何特定文章中使用的术语。

2. 获得性髋内翻

获得性髋内翻继发于：①发育性髋关节发育不良治疗后发生的股骨头缺血性坏死；② Legg-Calvé-Perthes 病；③化脓性或结核性髋关节炎；④近端股骨头骨骺骨折分离导致缺血坏死；⑤股骨头骨骺滑脱；⑥易导致骨骺或结构性骨软化的骨病，比如营养性佝偻病、维生素 D 抵抗性佝偻病、肾性骨营养不良、纤维发育不良、骨质疏松和成骨不全，该型髋内翻的特征是股骨头、颈以及近干骺端发生侧弯，大粗隆尖端靠近甚至高于股骨头上缘。获得性髋内翻的这些分型中是见不到股骨颈部的三角形骨碎片的。

3. 先天性髋内翻

先天性髋内翻在胚胎时期就开始出现股骨近端明显的发育异常。此类型的髋内翻与一系列畸形性疾病有关，包括股骨近端局灶性缺损。中度受累可表现为髋内翻伴有先天性短和弯曲的股骨。

4. 幼儿型髋内翻

幼儿型髋内翻是一种畸形局限于股骨近端，而股骨中段和远端以及其余骨骼无异常的类型。这个术语最初由 Elmslie 在 1907 年使用 [6]，并被其他人采用，特别是在过去的 25 年中，因为这种疾病似乎是在出生后发展而不是真正的先天性疾病。这种疾病的其他名称是发育性或颈部髋内翻。在 20 世纪上半叶该病经常被表述为先天性髋内翻，直到现在仍有人这样表述。它可以单侧发病亦可以双侧，其特征是股骨颈内表面的病理性骨不连，表现为三角形骨碎片，其内、上方以骨骺生长板为界，外侧边界为一条垂直的骨裂隙，底部为股骨颈下缘。这种疾病不是先天性的，因为许多患者在出生后第一年的髋关节 X 线片是正常的，但随后不久就出现了髋内翻畸形。

5. 与全身骨发育不良相关的髋内翻

髋内翻可能与许多全身性骨骼发育不良有关。尤其常见于先天性海绵骨骺发育不良和锁骨颅骨发育不良，也有报道见于骨骺发育不良和干骺端骨发育不良的变异。在骨骼发育不良中，髋臼异常也很常见。骨骼发育不良中的髋内翻病例，一些有孤立的股骨颈部骨碎片，而另一些则没有。

畸形可能的原发部位如图 3.2a 所示。不同疾病的具体示例如图 3.2b~f 所示。髋内翻的分型见表 3.1。表 3.2 列出了可能发生髋内翻的骨骼发育不良的具体类型。

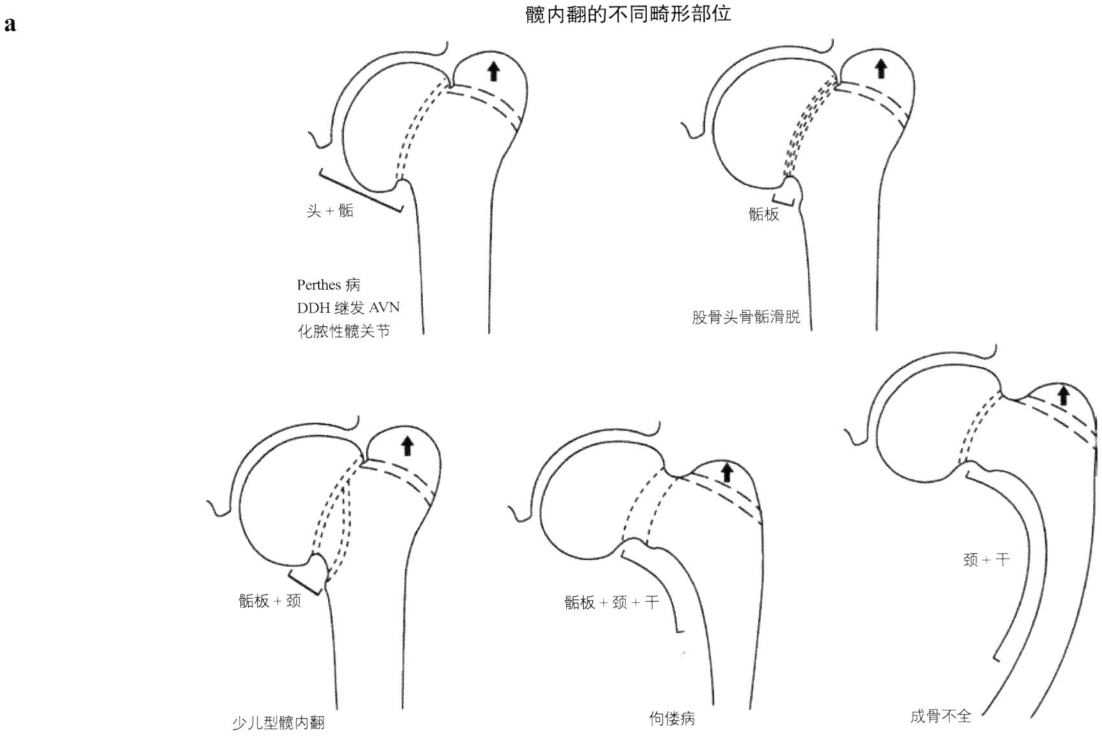

图 3.2　a，髋内翻畸形不同的原发部位（髋内翻畸形可以由不同病因导致。不同病因引起的畸形可以出现在股骨头、骺板、股骨颈、转子间水平，或股骨干上端转子下区域。一些疾病会导致多个部位受累）

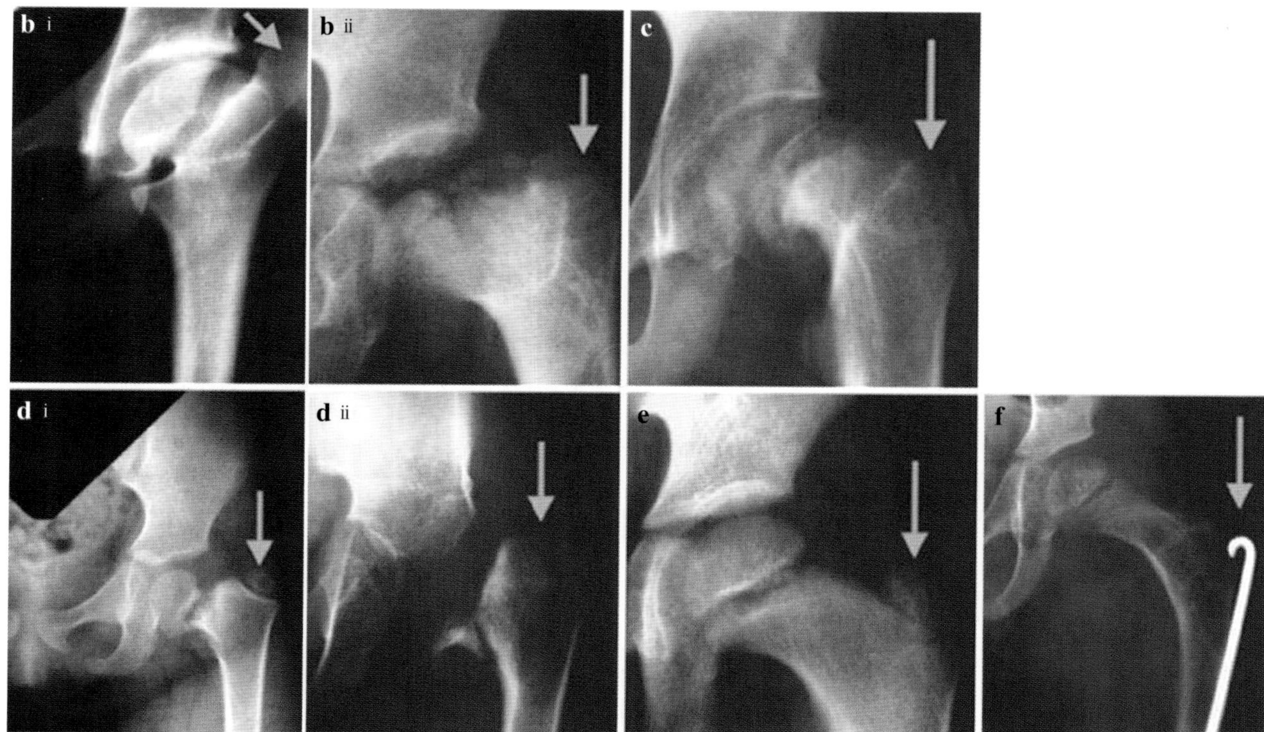

图 3.2 （b，c，d，e，f）展示了不同病因导致的髋内翻畸形 [灰色箭头指示的是大转子尖端，b 图示股骨头次级骨化中心获得性缺血性坏死（AVN），骨塌陷导致股骨头高度丢失，骺板血供减少会使股骨颈缩短，而大转子可继续正常生长并产生髋内翻，b ⅰ图示为 DDH 治疗后出现的 AVN，b ⅱ图为 Perthes 病；c 图示股骨头骨骺滑脱，发生于骺板的滑移使股骨头相对股骨颈发生移位而产生畸形；d 图示骺板邻近股骨颈的畸形，d ⅰ为骨骼发育不良，d ⅱ为少儿型髋内翻；e 图示佝偻病患者增宽的骺板和软化的骨干上端及股骨颈，易发生弯曲；f 图示在成骨不全，结构薄弱的股骨颈、转子区、骨干上端发生弯曲，头颈区域低于大转子尖端。在股骨颈截骨及 Rush 棒固定前畸形加重]

表 3.1 导致髋内翻畸形的疾病分类

疾病来源	疾病分类
获得性疾病	股骨头骨骺滑脱：①青少年（肥胖）；②继发于相关疾病（a，盆腔 / 腹腔肿瘤放疗后；b，内分泌疾病如颅咽管瘤、甲状腺功能减退、全垂体功能减退、生长激素治疗等内分泌失调；c，慢性肾脏疾病）
	创伤性滑脱（Ⅰ型股骨近端骨骺分离骨折）：①急性移位；②慢性后遗症伴头颈骺板早闭
	股骨头骨骺缺血性坏死：① Perthes 病；② DDH 治疗后并发症；③化脓性或结核性髋关节炎
	近端股骨系统性疾病：①成骨不全；②佝偻病（低磷血症维生素 D 抵抗，营养性）；③肾性骨营养不良；④骨纤维结构不良；⑤骨软化、骨质疏松；⑥其他疾病（Gaucher 病，石骨症）
先天性疾病	股骨局部：①股骨近端局灶性发育不良（Amstutz Ⅰ，Ⅱ，Ⅲ型）[PFFD]；②先天性短股骨伴髋内翻[a]；③先天性股骨弯曲（短缩）伴髋内翻[a]；④少儿型（先天性）髋内翻[b]；
	常累及股骨的全身疾病：①骨骼发育不良（尤其是脊椎骨骺发育不良）；②颅骨锁骨发育不良

注：[a] 表示这些变类是包含在 Amstutz Ⅰ型中的，但因为较为常见，所以被一些学者作为独立疾病认识和讨论；[b] 表示越来越多地被认为是在出生后发展起来的，可能有创伤的原因。

表 3.2　骨骼发育不良的髋内翻畸形

分组	分类
1 组（股骨头骨化延迟或碎裂）	先天性脊柱骨骺发育不良（SEDC）；Kniest 发育不良；多发性骨骺发育不良（MED）；Spondyloepimetaphyseal Dysplasia（SEMD）
2 组（股骨头形状规则）	干骺端发育不良；颅骨锁骨发育不良

三、髋内翻的临床表现

由于髋内翻的原因多种多样，临床表现并不一致。但髋内翻畸形的一些临床特征是普遍性的，无论病因如何；其中最重要的是跛行、蹒跚步态、Trendelenburg 征（+）、髋关节外展受限，往往还合并内旋受限。单侧髋内翻以下肢不等长为特征，受累侧下肢较短。常见髋部不适，一般在腹股沟区域，但疼痛可能局限于远端大腿内侧和膝关节周围。

四、髋内翻的影像评估

1. X 线平片

髋关节的平片，在髋关节 / 骨盆前后位摄片，可以清楚地显示髋内翻畸形。在对侧髋关节正常的单侧发病情况下，骨和软骨发育的差异尤为显著。大多数髋内翻，除了股骨头缺血性坏死引起的病例，股骨头是圆的，髋臼也是正常发育，至少在早期阶段是如此。然而，大转子相对于股骨头和股骨颈，高于正常位置，在一些严重病例，大转子的尖端高于股骨头的最高点。一个评价指标就是股骨头次级骨化中心的上表面与大转子骨性上缘的相对位置。在许多病例，股骨颈近端内侧靠近生长板的位置，可见一较大的倒 V 形三角形骨碎片，与周围骨不连续，这是一个对髋内翻有诊断价值的影像学依据。大转子的生长板常常显示正常，虽然由于它相对突出，有时较对侧更为水平。在股骨近端局灶性缺损的患者中，可发生股骨近端次级骨化中心延迟出现。在骨骼发育不良的患者中，通常有显著的股骨近端次级骨化中心延迟出现，在许多病例，甚至会延迟至青春期。髋内翻畸形严重程度的量化可能不够精确。通常的测量是前后位平片上头颈部轴线与股骨干的夹角，而这样测量非常困难，因为在大多数髋内翻病例，股骨颈较短，穿过头颈部的长轴线界定起来会比较主观。股骨近端头骺生长板比正常情况更加垂直，其倾斜角的测量很有价值。它也可能比正常情况更宽或更窄。股骨头软骨的形状可以通过其他成像方式来确定，其中关节造影和磁共振成像是最常用的。

2. 关节造影

关节造影对于呈现股骨头的形状及其与邻近髋臼的关系非常实用。对于股骨近端局灶性缺损、股骨头缺血性坏死或骨骼发育不良导致的髋内翻，由于次级骨化中心常常延迟出现，所以患儿 10 岁以前尤为需要这项检查。

3. 磁共振成像

磁共振成像在髋内翻评估中具有重要价值。这些图像呈现出了股骨头的形状以及与其相邻的髋臼，并区分出头颈区和股骨干之间的骨、软骨或纤维组织成分。磁共振成像的其他价值包括骨髓信号的评估，股骨头颈复合体生长板结构的评估，甚至一定程度上可以显示其功能状态，以及大转子的评估，大转子通常是正常的，或者是在一些发育不良性疾病中轻度受累。

4. CT 扫描

CT 三维重建可以呈现股骨头与髋臼及股骨头与股骨颈和股骨干的空间关系。在股骨头骨骺滑脱病例，它对评估股骨头相对股骨颈向后滑移的程度具有重要价值。

5. 超声成像

Kallio 等人 [13] 和 Terjesen[14] 已经在股骨头骨骺滑脱中使用了超声成像技术来评估骨骺头、颈位置和股骨颈上外侧形态，以及用来诊断关节内积液。

第二节　股骨头骨骺滑脱

一、术语

股骨头骨骺滑脱（SCFE）是一种发生于大龄儿童或青少年时期的髋关节疾病，特征为股骨头相对于股骨颈的位置在头骺生长板软骨的水平发生改变。股骨头位置相对于股骨颈更加向后和内侧。尽管按照股骨头骨骺滑脱这个名称，应该是股骨头移动到了异常的位置，实际上是股骨颈和股骨干发生外旋移位，使股骨头处于相对靠后靠内的位置。

二、临床认知和描述的演变

对股骨头骨骺发生移位的认知，进展十分缓慢，当然更不用说对原因的认识了。Howarth 写了一篇详细的关于股骨头骨骺滑脱早期研究历史的综述 [15]。Paré 在 1572 年发现了股骨头骨骺的移位，并指出“股骨头的骨骺有时会发生这样的脱节和分离，让外科医生非常困惑，认为这可能是脱臼，而不是骨骺的分离” [16]。Petit 在 Maladies des Os（1709 年）评论“颈部从形成头部的骨骺滑脱或分离 [17]”。这个形成股骨头的骨骺通过软骨附着在下面的骨头上，只会出现在生长过程中，因此，“滑脱只会发生在连接骨骺的软骨尚未骨化的年轻人中”，另一位法国外科医生 Duverney，在他 1751 年的《疾病论》中也指出骨骺滑脱只会发生在成年以前 [18]。股骨头与股骨颈的大部分分离是真正的骨折“而不是骨骺滑脱，这已被专家证实”，“分离”很容易发生在炎症性疾病，然而，这种情况下，股骨颈周围的骨膜是完全剥离的。

在 19 世纪早期和中期，观察者们继续探讨一些股骨上端移位的病例，在这些病例单独的创伤不足以解释病因，因此这种经过骺线的分离提示某种疾病。这其中许多患者都是处于青少年中后期，而且很多有不同程度的创伤。在放射学时代以前，人们对 SCFE 的认识是模糊的，因为掺杂了多病因的髋内翻，以及未能与急性外伤性骨骺骨折 – 分离相鉴别。这种疾病作为髋内翻畸形的一个病因在 19 世纪晚期得到了广泛认识。随着越来越多的评估得以应用，特别是放射学检查登上舞台，这种疾病的定义更加清晰。关于我们现在称作股骨头骨骺滑脱的疾病，最早、最准确的描述，是由 Mueller 在其 1888 年发表的文章中做出的，在其文章中他报道了 4 个病例 [8,9]。Mueller 描述了几个 SCFE 的特征性临床表现。这种疾病发生在青少年中期的年轻个体，没有明显的特殊病因或由先前的任何痛性创伤引起。表现为疲倦和患肢逐渐短缩。症状逐渐发展，不要把患者限制在床上，患者其他方面通常都很健康。患肢短缩很明显，虽然从大转子到外踝的距离相等，患侧大转子高 2~3 cm。患肢向外旋转。髋关节屈曲范围很少减小，而旋转和外展较为受限。髋关节的活动性非常好，因此，希望得到的结果是股骨头保持在髋臼内，且关节内部没有发生严重的病变。患肢短缩的原因是骨干相对骨骺发生了移位，使得股骨干和股骨颈之间的角度减小，因此导致髋内翻。

Whitman 也于 1894 年描述了股骨头骨骺滑脱 [19]。他在他的文章中提到了 Mueller 的工作。他报道了 4 个病例，分别为 11 岁、15 岁、16 岁和 17 岁。每个病例都表现为数月至数年不等的逐渐发展的病程，症状包括跛行和显著的患肢短缩。动作受限主要为外展运动，但髋关节总体的运动平顺性表明股骨头在髋臼中保持良好的位置。症状随着时间推移而加重，患肢短缩越来越明显，大转子变得更加突出，髋关节内收畸形伴有脊柱的代偿性侧弯。患者经常诉疲劳和大转子区、大腿前部不适，伴有蹒跚步态。Whitman 评论到髋外展显著受限，通常为正常值的 1/3，在某些病例，还有髋内旋受限。他指出 Roser 在 1843 年曾描述了一个 24 岁死者的髋关节标本，这个死者的髋关节有明显畸形。检查发现关节面是正常的，股骨头也保留在髋臼中，而股骨颈显著地向下向前移位了。

到了 19 世纪末，人们普遍认识到股骨近端骨骺移位的可能性以及轻微损伤即可导致其发生的事实 [20]。

最早的外科治疗方法之一是由 Keetley 首先实施的股骨转子下外翻截骨术 [21,22]。随着对髋内翻临床认识的提高和放射学检查的广泛使用，相对频繁发生的近端股骨头骨骺移位被确认。因为经常有某些形式的损伤伴随着移位，创伤性股骨头骨骺分离这个疾病得到确认。这些无损伤或伴随轻度损伤或仅有不适的滑脱引起的髋内翻称为青少年髋内翻，是股骨头骨骺滑脱这个名称的前身。

Elmslie 清楚地认识到，在创伤性分型中，很多病例遭受的“暴力很轻微”，而一些病例可能经历多次受伤 [6]。他评论道：“一个非常明显的事实是，这种严重的损伤大多数情况下产生的症状相对较轻微。许多患者受伤后能站起来并自行离开，有些人甚至不知道他们已经伤到了髋关节，直到几天甚至几周后才发现。”随着时间的推移和持续行走，内收畸形变得更加明显了，当创伤事件发生几个月后，每个病例都出现了常见类型的髋内翻。他总结说，创伤导致的这种骨骺分离（其实多数就是我们现在所认识的股骨头骨骺滑脱）：①比以前认为的要普遍得多，尤其是在青春期；②通常由极轻微的暴力产生，有时是由几次独立的创伤事件引起的；③通常当时即出现症状，但并不严重；④在临床或病理上与普通青少年髋内翻难以区分。

Kocher 用髋内翻这个词来描述这种三重畸形：股骨颈向上、向前弯曲，并发生扭曲，其相对于股骨头是处于过伸位的，因此，下肢处于内收、外旋、过伸位。Hofmeister 使用髋内翻描述股骨颈和股骨干夹角减小以及下肢远端内收的状态（115）。

Key 用骨骺髋内翻一词来表示包括整个股骨头的骨骺在股骨颈上的滑脱[7]。他早在 1926 年就报道了一组病例，男女之比为 2.4：1，且受累女性发病较早，平均发病年龄女孩为 11.3 岁，男孩为 14.3 岁。关于骨骺滑脱最早期的文献中，有 250 个病例，其中男女比例为 3.3：1，平均发病年龄女孩为 13.5 岁，男孩为 15.4 岁，通常为双侧发病。1926 年 Key 做出的包括病史和体格检查的临床描述非常完善，直至今天几乎没有做出过改进。患者最初因髋部或大腿不适和跛行而就诊。最初的症状往往相当轻微，通常持续几个月。虽然一个相对轻微的创伤病史往往是疾病被临床发现的原因，但创伤并不是一个特别的致病因素。典型的体格检查异常包括受累的下肢随着屈髋发生外旋。特征性步态为受累一侧的下肢外旋或者足趾外翻。临床检查发现髋内旋减小，而一些病例出现髋外旋增大。没有固定性屈曲挛缩的倾向，实际上，在患者比较舒适的情况下，俯卧位检查，髋关节后伸增大。有时可以发现患肢短缩，短缩程度随着滑脱程度增加。随着滑移量的增加，缩短的程度会相应增加。如果症状持续超过 2~3 个月，大腿肌肉可能会萎缩。就像大多数儿童期髋部疾病一样，不适感主要位于或仅限于大腿远端内侧，而没有髋关节不适的症状。

三、股骨头骨骺滑脱的病因

1. 病因理论：创伤性、骨病性、静力性

20 世纪早期，3 种主要的病因理论包括创伤性、骨病性和静力性起源。创伤理论是相对较早遭到淘汰的，因为较少病例有创伤病史。此外，股骨头骨骺滑脱或称骨骺部髋内翻，常常为双侧发病，一组病例中，有高达 1/3 为双侧发病，而 Key 报道的 250 例中，至少有 15% 的为双侧发病[7]。许多早期学者认为这种疾病继发于佝偻病，但不断积累的临床研究和病理解剖研究使大家相信股骨头骨骺滑脱或骨骺部髋内翻为一种独立的疾病。Frangenheim 认为他的 6 个标本中，佝偻病都不是引起髋内翻的病因，在所有标本中，都有一些股骨头骨骺软骨的异常[23]。他把这种疾病归结为局部生长紊乱或软骨营养不良，并充分认识到其与体重超重之间的关系。Hofmeister 首先提出了青少年髋内翻的静力理论，他指出患者增加的体重产生的机械效应作用于相对正常的股骨近端或髋关节是致病原因[4]。Kirmisson 报道了骨骺部髋内翻与肥胖的紧密联系[24]。静力理论很快就有了许多支持者，其强调增加的负重需求而使股骨颈弯曲。随着人们认识到骨骺线是青少年骨骺滑脱阻力最小的部位，静力理论得到了更多的认同。目前，普遍认为肥胖、股骨近端某些异常的解剖和生理学特点以及一系列特殊的医学疾病，对于畸形的发生发展产生了显著的促进作用。

2. 肥胖

在过去几十年的所有研究中，唯一一致的病因学发现为，绝大多数患者都有肥胖。肥胖可能是对照量表超过 97% 的人的绝对肥胖，也可能是虽在正常范围内，但显著高于身高相对位置的相对肥胖。

3. 解剖生理特点

4 种突出的解剖生理特点似乎是发病原因。

（1）骨骼成熟期减少的骨膜厚度

在骨骼生长末期，骨膜厚度相对于其下方骨和软骨减少了，其骨骺外支持作用减弱了。Key 是这一病因理论的坚定支持者 [7]。

（2）骨龄相关的滑脱

Exner 已经证明了滑脱发生的时间与骨龄以及生长高峰最为密切 [25]。滑脱集中发生于较小的骨龄范围表明骨骼成熟度在疾病发生中起着重要作用。他的 23 病例中（8 个女孩，15 个男孩），女孩平均 12.9 岁（10.7~16.3 岁），男孩平均 14.5 岁（12.2~17.4 岁），但骨龄分别为女孩 13.1 岁（12~13.9 岁），男孩 14.9 岁（14~15.6 岁）。Loder 等人也指出 SCFE 集中发生于较狭窄的骨龄范围 [26]。

（3）头颈部后倾

SCFE 患者的股骨头颈轴相对后倾，这似乎是滑脱的易患因素。Gelberman 等人通过计算机断层扫描（CT）测量 [27] 发现股骨头骨骺滑脱患者的股骨前倾角减小。通过股骨近端骨骺线的机械力由于这种异常旋转发生改变，剪切应力增加，容易导致骨骺发生问题。对 25 名患者 39 个受累髋关节进行前倾角评估，所有受累股骨前倾角的平均值为 1.0° ± 2°。18 例初次诊断时测量的前倾角为 −0.7° ± 7.4°，而 21 例手术治疗后 7 年的患者，平均前倾角为 2.5° ± 8.7°。两组前倾角平均值都明显低于同龄个体预测值。单侧受累患者未受累股骨平均前倾角为 +6.3° ± 8.2°。在进行这项研究时，并没有前倾角的 CT 测量标准，但还有许多其他的研究是用双平面摄片进行的。Fabry 等人记录了 10~13 岁正常儿童前倾角为 20° ± 7°，14~16 岁儿童为 15° ± 8°[28]。Reikeras 等人通过 CT 测量确定了成人的股骨前倾角值，他测量了 94 个正常股骨，平均前倾角为 13° ± 7°[29]。显然，在 SCFE 患者中，股骨前倾角明显低于正常值，处于相对后倾。而无论是发病早期患者还是发病晚期患者，都存在程度相当的股骨后倾，因此这种特征性的股骨相对后倾似乎是一个致病因素。此外，轻度滑脱患者的股骨后倾也与中度或重度患者相当，而轻度患者相对没有明显骨重塑。

Jacquemier 等人回顾了 25 个病例，对股骨前倾角减小与 SCFE 的关系做出了相对独立的确认 [30]。他们的研究显示如果股骨前倾角减少，则上端骨骺滑脱的风险显著增加，甚至包括对侧。SCFE 患者股骨前倾角的评估是通过 CT 测量并与另一组 127 例检查其他儿童骨科疾病的患者的 CT 检查进行比较。SCFE 患者股骨前倾角的平均值为 9.8°，范围为 −23°~+45°，而健侧也基本一致，范围为 0°~28°。在检查其他疾病的 127 例这组中，没有滑脱，在 5 岁至 16 岁年龄段，平均股骨前倾角为 31°，而 8 岁至 16 岁年龄段，平均股骨前倾角为 25°。在 SCFE 中，平均股骨前倾角为 9.8°，明显小于非 SCFE 组的

25°。Jacquemeir 等人的统计研究显示股骨前倾角减小发生 SCFE 的风险较股骨前倾角正常高 15 倍。这种相对股骨后倾使髋关节在负重过程中处于功能性后倾状态，从而增加了股骨头颈交界处的剪切应力。Brenkel 在 15 例患者中发现股骨前倾角为 3.06°，SCFE 中为 8.5°，这也表明存在显著的相对后倾 [31]。在正常人群研究中，Teinturier 和 Deschambre 通过传统的 X 线摄片测量，得出股骨前倾角在 12 岁时为 15°~25°[32]。

Pritchett 和 Perdue 对 50 例正常人和 50 例 SCFE 患者的髋部进行了三维力学分析，评估机械因素的影响 [33]。由于体重增加和头颈干角减小，SCFE 患者的抗剪切力降低。此外，骨骺滑脱患者股骨相对后倾，通过建模发现，这会使矢状面上股骨近端生长板的剪切应力增加。在奔跑时，由于这些机械因素增加，肥胖患者发生了生长板的剪切破坏。他们通过计算得出，施加同样的力，较正常后倾 10°，生长板将承受额外 20% 的剪切力。SCFE 患者细微的解剖变化使生长板对剪切力的抵抗力降低，尤其是在奔跑时。

（4）股骨近端生长板倾斜度增加

另一个促进滑脱发生的机械因素是随着发育股骨近端生长板倾斜度增加。Mirkopulous 等人对 1~18 岁儿童的 307 个股骨进行标准前后位摄片，测量生长板角或股骨头骨骺倾斜度以得出正常值 [34]。其后另一项研究对 107 名单侧发病 SCFE 患者的受累侧和非受累侧股骨进行类似测量，在 1~18 岁年龄段，正常患者股骨近端生长板倾斜平均增大 14°。最大增幅出现在 9~12 岁之间。在单侧滑移组中，研究重点在 10~12 岁和 13~15 岁年龄段。该组中，受累侧与非受累侧进行对比，并通过年龄进行分层控制。10~12 岁年龄段的单侧 SCFE 患者，滑脱侧生长板倾斜较对照侧平均增加 11.2°。非滑脱侧，与年龄匹配的对照组相比，倾斜平均增加 4.8°。单侧发病患者的滑脱侧与非滑脱侧比较，滑脱侧倾斜平均增加 6.5°。在 13~15 岁年龄段也有类似的发现，滑脱侧比年龄匹配的对照组平均倾斜增加 8.0°。而非滑脱侧比年龄匹配的对照组倾斜增加 4.0°。在 SCFE 患者中，滑脱侧比非滑脱侧倾斜平均增大 5.2°。生长板倾斜度增加是与 SCFE 相关的另一个结构学特点，因为倾斜度增加易导致不稳定。他们记录了从出生到青春期，股骨近端骨骺倾斜度的持续增加，以及与年龄匹配的对照组相比，单侧 SCFE 患儿患侧和未患侧生长板倾斜度的显著增大。Speer 还测定，在 1~18 岁之间，股骨近端生长板有 13.7° 的增加，而最大的增长峰值发生在 9~11 岁之间，而且，与对照组相比，单侧 SCFE 患者受累侧与非受累侧生长板倾斜度分别增大 15° 和 5°[34,35]。Speer 回顾了几十年来大量关于骨骺滑脱的病理机制的研究，包括临床、生物学、生物力学、实验和理论因素的研究 [35]。他概述了促进滑脱发生的 4 大类因素，包括导致：①增加生长板高度；②改变了骨骺与相邻骨组织相对于骨骺以及生长板倾斜角线性或平面方向的几何关系；③骨骺承担的异常增大的负荷，会改变剪切力和压缩应力；④发育不良的骨骺和骨骺周围成分，也可以改变张力和静水压力。

Alexander 提出，当易感患者处于坐位时，增加的剪切应力作用于股骨头和股骨颈 [36]。Rennie 提出一个理论，生长板倾斜之前，滑脱是因为股骨颈后方的压缩导致的生长不足 [37]。股骨颈前方长度的相对增加反映出股骨颈后方原发的生长不良。多数学者仍然认为骨骺滑脱是原发的，而股骨头颈结构方向的改变（后倾、生长板倾斜）促进了它的发生。

4. 容易导致股骨头骨骺滑脱的疾病

有这样一个独特的亚群，由原发性非骨骼系统疾病最终导致股骨头骨骺滑脱。来自大型儿童医疗机构的病例统计，它们约占 SCFE 总发患者口的 5%。这些潜在的疾病包括：①内分泌紊乱，如甲状腺功能减退，颅咽管瘤伴全垂体功能减退，其他原因引起的垂体功能减退，生长激素治疗和原发性甲状旁腺功能亢进（甲状旁腺腺瘤）；②既往放射治疗 Wilm 肿瘤并涉及骨盆区域，横纹肌肉瘤、神经母细胞瘤或其他腹部或盆腔软组织肉瘤；③肾性骨营养不良。这些将在后面的节中详细讨论。

四、病理解剖

1. 观察和描述

（1）近端股骨

细致的病理解剖学研究已经很好地帮助我们认识了这一疾病。在这一节中，我们回顾了似乎与股骨头骨骺滑脱相吻合的病理解剖描述。

Mueller 描述了 1 例严重慢性滑脱的标本，其股骨颈上缘长度大约是正常的 2 倍，下缘较短且非常弯曲[8,9]。观察股骨头关节面软骨正常。骨骺线看上去是一窄条，所有的软骨都是正常的。股骨颈看上去为了适应自上而下的压力而重新塑形了。由于骨骺滑脱时头颈部位置改变，股骨颈上表面呈现一种接近水平的轻度上凸的弧线，而在正常情况下，股骨颈上表面在软骨边界之间是呈下凹的。在上表面，骨骺滑脱者大转子尖端距关节面软骨线为 7 cm，而在正常股骨其只有 3.5 cm。沿股骨颈下缘，小转子至头部软骨边缘，这种变形则相反，病理标本中的距离为 1.2 cm，而正常人为 4 cm。

当试图明确这种畸形的解剖结构时，我们注意到骨骺和骨干中骨小梁分布的改变（干骺端这个词在 20 世纪 20 年代以前并不广泛用于描述长骨，骨骺以外的部分都称为骨干）。在骨骺与骨干相连处上外侧，呈现比正常情况更陡的上凸的弯曲，使骨骺像新月形帽子一样盖在骨干上，而骨干则像压缩性骨折一样插入骨骺。股骨头因此处于一个极度外翻位。随着患者持续行走，内部骨骼结构也适应这种形变发生了变化。标本下缘的致密骨或皮质骨的厚度最大。下缘的表层致密骨一直延伸到骨骺线；“这种增厚的弓形结构，是骨形态变化以及更大的负荷作用于骨内结构的一种适应性改变”，他指出，“从这个致密骨（皮质骨），骨小梁系统分别向上和向内辐射，单个小梁具有相当厚度，在宽大的髓腔内清晰可辨，从而区别于正常的骨小梁”。由于股骨颈近端周径增大，骨小梁必须分布于更大的表面上。一个更显著的变化是，“最发达的骨小梁分布于头部和颈部，而正常情况下，最致密的骨小梁网状结构是从股骨颈内下方延伸至股骨头关节面上缘”。骨骺滑脱者，最粗壮的骨小梁分布于股骨颈更上部和内侧。骨骼均质性无特殊，骨骼表面以及关节软骨也均无异常。在显微镜下，骨骼与骨髓无特殊改变，呈正常外观。该研究中，骨骺生长板软骨已缺失，骨小梁区充斥大量的成骨细胞和破骨细胞，显示出适应结构改变的骨合成与重塑。

Mueller 讨论了变形的可能原因。这种疾病是“一种完全独立的股骨颈疾病；从解剖学上来说，无论从宏观还是微观的角度来看，除了形状的改变，并无其他变化”。因此，作为病因，很多疾病都被排除在外。

Kocher 描述了 3 个病例，其中一个被切除的标本中，头部和颈部向下和向后倾斜弯曲 [10]。另一个标本中，颈部扭曲尤为明显；股骨头以一种独特方式在股骨颈上旋转，就是股骨头处于相对正常的位置，而股骨呈过伸位。股骨颈上缘似乎变长了。头部没有接触到髋臼的地方，关节软骨较薄。骺线不规则，向骨骺长入的干骺端破坏了生长板软骨。Haedke 描述了一个标本，关节软骨有多处显著变薄 [38]。骨骺线上半部极不规则，而下半部形态良好，虽然中间有一块新骨穿过。股骨颈后下方的反应性骨，桥接了股骨颈与移位的股骨头后内缘之间的空隙。Schlessinger 也描述了伴有股骨头移位的股骨颈扭转 [39]。他把这种畸形归因于骨骺的渐进性和持续性滑移。骺线变窄，骺板软骨结构不规则，可见小的软骨岛及坏死的细胞和细胞核。他描述了变长和显著上凸的头颈上表面和明显变短、凹陷且增厚的股骨颈下表面。Frangenheim 在 2 篇论文中描述了 6 个标本不同程度的移位 [23,40]。其发病机制尚不清楚。骺板软骨大体正常，只是细胞分布不规则。软骨有时有血管长入，不同阶段的软骨内骨化会出现在软骨基质中。良好的标本切面可以展示明显的后移位，还可以清晰显示骺板和关节软骨。在一个标本中，裸露的股骨颈上外侧、厚度不规则的移位的骺板以及取代其位置的新生骨都得到了充分的显露 [40]。在另一个标本中，完全后移位的股骨头使得超过 1/2 的股骨颈未得到覆盖。骺板后方的纤维软骨组织增厚，股骨头内侧缘及骺板紧靠颈部的下表面。Hofmeister 报道了几个因 SCFE 引起的髋内翻的病例 [4]。他描述了股骨颈后表面邻近明显移位的骨骺内缘的反应性骨形成。Sprengel 基于断面解剖研究，描述了 2 个 SCFE 病例的病理改变。这 2 个患者，一个 17 岁，一个 18 岁，均有严重滑脱 [41]。病因普遍认为与低能量创伤有关，而不是任何病理疾病过程。骨骺虽然位置不正，但结构正常，关节软骨表面光滑。沿股骨颈下表面的骨膜完整；骨痂形成可见于各碎块之间，并于股骨颈内下方与骨骺之间的凹陷处受到压缩。Grashey 描述了 1 具病理解剖标本的慢性后滑脱 [42]。骺板似乎完全消失或融合了。移位的骨骺后内缘在股骨转子间切迹区与股骨颈后下方接触，弧形前凸的股骨颈前表面明显长于凹陷短缩的后表面。

Elmslie 很好地总结了最初几十年的病理解剖学研究，在这些研究中，一些切除的标本可用于大体和镜下分析 [6]。那时的病理解剖研究还不明朗，对于可能发生更严重病变的担忧往往导致直接手术切除。他将镜下改变归纳为 2 个方面：①骨骺软骨的不规则生长伴有不规则骨化，会导致产生不规则的软骨细胞柱，其中一些在一个囊泡中包含多个细胞（现在认为是软骨细胞克隆），还会导致骨头中偶尔出现软骨岛（现在可以看成是骺软骨向干骺端骨转化过程中的不规则性的证据）；②某些部位可见骨吸收，而另一些部位可见新骨形成。Elmslie 将这 2 个发现解释为使骨骼形状与新位置机械性适应的继发性改变。他认为所有的变化都可以解释为由于“骨骺区压力条件的改变”造成的损伤，观察到的组织学、大体形态学改变也因此可以看作畸形的结果而不是原发病因。临床、放射影像及病理解剖学研究显示，往往发生在独立的创伤事件的相对较轻微的创伤，导致了日益严重的畸形。他强调要认识到相对轻微的创伤就可以产生髋内翻，因此，仔细检查患者并通过摄片评估哪怕是最小的移位，以便做出早期诊断并尽量避免之后的严重畸形。

Kleinberg 和 Buchman 通过关节切开描述了 1 例严重股骨头骨骺滑脱的大体外观[43]。头部向下向后滑移，骨骺板呈基底向前向上的楔形。股骨头牢牢固定在颈部，在手术中只有通过强力的杠杆作用才能将其分离。看不到骨折线，头部和骺板与颈部是连续的。他们评论道："骺板的弹性形变使股骨头看上去像是在逐渐向下向后漫步。"股骨颈向前突起，其前部和上部看上去较长。邻近该区域的骨膜明显萎缩，骨骺板的边缘向前向上与髋臼形成关节。股骨头的关节软骨和髋臼外观正常。关节液外观及数量正常。

手术治疗中切除部分骺板。病理学检查显示骺软骨与干骺端骨之间的分界线明显比正常情况更不规则。增殖层软骨细胞排列不规则，每个细胞柱中细胞数量也减少了。上方静止层软骨保存得相当完好，但也经常看到一些裂隙伴随干骺端侵入的血管，而另一些有肉芽组织填充。在其他区域，有纤维状骨和类骨区，周围有静止层软骨。这被解释为一种修复性反应。在干骺端连接处，散在新形成的编织骨。股骨颈附近的骨髓显示中度纤维化。在中度畸形，骨骺软骨和干骺端的界限仍然明显，但高度不规则。呈柱状排列的增殖软骨几乎完全消失了。新生骨继续沉积，但相对于正常骨小梁是不规则分布的。软骨内成骨似乎维持在最低限度，骨髓纤维化是增加的。

在疾病的严重进展阶段，生长区的结构极不规则。特别是生长板几乎没有正常结构，更多区域出现了编织骨。不同程度退化的软骨形成不规则的舌突从骺板延伸到骨头。新形成的骨小梁也是混乱和不规则的，很少看到正常结构。软骨内成骨完全被转化活跃的纤维骨或编织骨所取代。同时存在活跃的破骨吸收和成骨沉积，伴随大的板层骨鞘形成，其中穿插新的类骨区域。还有局部骨坏死区以及有明显血管扩张的区域。骨髓是完全纤维化的。

Rammstedt 描述了 7 个病例，包括 4 个标本，其认为病变水平是在骺板，由于交界区薄弱，所以滑脱发生在这个部位[44]。其还强调了骨膜将头部（骨骺）固定于颈部的重要作用。即使在骺板松动的情况下，完整的骨膜可以支撑继续行走，甚至保持稳定。如果骨膜拉伸或撕裂，头部会向下并向后滑动，症状加重，下肢外旋畸形加重。这一过程被认为是渐进的。

关键点之处，生长中的骨骼比成人骨骼更难承受应力。许多青少年患者的体重和股骨颈强度比例不相称[7]。细致的病理学研究强调："颈部实际上并没有弯曲，但骨骺分离后，颈部凹陷的下缘通过骨合成重塑以适应髋关节力学的改变"，Key 认为"在我们的病例中，非受累侧髋部是正常，除了某些病例，骨骺线似乎变宽了"。所有报道的标本中，初始病理变化已被滑脱、血供变化以及治疗尝试带来的继发改变所混淆。Key 指出，问题可能既不在骨也不在骨骺软骨，而在于股骨颈的骨膜。他发现，生长中的孩子，拥有跨越骺板的强大骨膜，这是将股骨头固定在原位的首要因素。在青春期，骨膜开始萎缩，在骺线处产生了薄弱点。发育高峰期的快速生长也与之相关。Key 表示："不难想象在这个快速生长的时期，跨越骺线的骨膜被拉长，变薄，因此使头部容易松动。"

Balensweig 描述了 18 例患者中 20 例 SCFE 股骨近端不同程度的骨骺分离[45]。他报告了 1 例与股骨头滑脱相关的早期股骨头缺血性坏死病例。虽然平均就诊年龄 13.3 岁，但他觉得实际上病变开始于

11 岁左右，远早于患者就诊时间。在许多病例，有轻微创伤和内分泌紊乱的证据。患肢通常缩短 1/8 英寸（3.18 mm）到 1 英寸（25.4 mm）不等，平均值约为 1/2 英寸（12.7 mm）。影像学检查观察到的很多变化可以预测后面提到的一些表现。可以看到的异常包括骨骺线增宽，骨骺线模糊，骨骺线碎裂，短而宽的股骨颈，股骨干外旋，股骨头向下移位，虽然他认为“实际上发生的是股骨干向上移位”。后期的变化包括生长板过早骨化，关节间隙可减小，股骨头不规则，类似 Perthes 病的扁平髋。伴随髋内翻，颈干角变小。即便在这么早的时期，Balensweig 已经发现这些病例因为中度或重度骨骺分离，对外力抵抗力差，导致了不同程度的骨关节炎。美国的 Phemister 和德国的 Axhausen 早几年曾描述过股骨头缺血性坏死这个疾病，但没有提到和股骨头骨骺滑脱的关系。

Sutro 研究了 3 例股骨骨骺滑脱的病例，没有发现佝偻病、骨软化或纤维性骨炎的组织学证据[46]。他将这种异常解释为“穿过股骨上端骺板和一些连续骨小梁的骨折”。组织学检查显示，骨骺板通常在靠近撕裂或骨折处有散在的退行性变灶。其他许多变化都是继发于骨折的。Sutro 详细讨论了发育中的髋关节的结构，然后提到作用于髋关节之上的负重力，其对于 10~14 岁之间发育变化着的股骨颈是最大的。他总结道：“髋关节负重力的变化可能是一个容易导致骨折的因素。骺板的倾斜是正常发育和机械力的结果，其是发生这种疾病的基础。”

Howorth 根据开放手术时所见描述了 SCFE 股骨近端和髋关节的镜下病理变化，其中早期滑脱 17 例，中度滑脱 23 例，重度滑脱 28 例[47,48]。中度滑脱者在手术稳定过程中进行检查而严重滑脱的患者则在切开复位或楔形截骨时进行评估。其后来将病例资料扩大至 232 个术中见到的骨骺滑脱病例[49]。他收集了大量的不同程度滑脱的病例资料，因为这些都是准备做开放经骺固定术的患者，所以他可以进行大体检查和显微镜下切片活检。他还对滑膜和骨膜进行了活组织检查。

在疾病的早期阶段，可以观察到滑膜肿胀、水肿和充血[48]。骨膜和一小部分髋关节囊也有轻微肿胀。股骨头或髋臼外观没有明显变化。显微镜切片显示水肿的滑膜血管丰富，偶有浆细胞和小淋巴细胞局部浸润。他评论道“骺板和股骨颈交界处软化脱钙”。滑脱区位于骺板下表面和股骨颈近干骺端之间。突然的严重滑脱可以使这个区域完全不连续。骨膜通常仍然附着在头部边缘，但是有时它会从上面和前面受到牵拉而松弛。头部相对颈部的位移几乎总是向下和向后，头部倾斜内翻。由于位移呈现渐进性，或反复多次的少量位移，完整骨膜的后方和下方受到持续的刺激，这被认为是一种增强头部稳定性的机械反应。滑动区从前上方看非常显眼，呈现一片蓝色区域，有时可见裸露的小骨岛。除非有严重外伤导致的急性滑脱，否则关节内看不到出血。骨膜倾向于从颈部后下方剥脱下来，这个角落会逐渐被骨痂填充。随着持续滑脱，多个区域会出现骨痂，这些骨痂骨化后将变得非常致密，并似乎成了股骨颈的一部分。随着头部向后向下移位，颈部上缘和前方呈尖锐突起，不过其会随着逐渐骨吸收而变得光滑和圆润。然而，此处在外展时会和髋臼前上缘发生撞击。随着时间推移，股骨颈近端表面趋向于和邻近骺板连接，但是细胞活动经常是紊乱的，大体和镜下观察可见不连续区域，纤维化，软骨侵入干骺端现象。滑膜和骨膜的变化在滑脱早期倾向于持续存在，但当肿胀和水肿逐渐消退，纤维化便开始了。随着滑脱进展，邻近骨膜发生进一步破坏、退变和持续的反应性新骨形成。骨痂主要于股骨颈后下方凹陷处形成，其逐渐成熟后参与到头和颈的连接。骺线随时间逐渐消失，移位处重新获得稳定性。Howorth 指出："坏死一般不会发生，除非有严重创伤或推拿、手术切开复位或颈部截骨对循环造成严重破坏。"在残余病变阶段，损伤已愈合，骨骺牢固连接于颈部。滑膜、骨膜和关节囊纤维化，骨痂成为成熟骨，几乎和颈部本身没什么区别。颈部的弯曲更加平滑。

Lacroix 和 Verbrugge 研究了一位于 3 年前发病的严重滑脱的 16 岁男孩的整个股骨头和股骨颈 [50]。组织学切片包括了整个生长板，包括股骨颈上表面，生长板中间三个象限，以及头颈下表面。在最上方 1/3 的骺板，软骨被纤维软骨组织替代。尤其是纤维组织血管化了。在中央 1/3 处，有小的纤维和软骨组织残留，但生长软骨主要由纤维组织取代了。在骨骺软骨最下方，软骨内骨化的三个结节被一薄层软骨组织和一层厚厚的纤维组织包绕。骺板软骨，不是进入软骨内化骨程序，而是趋向于细胞增多并转化为纤维组织，并受到毛细血管侵入。股骨颈上缘于股骨头颈交界处变薄并向下成角。接触骨膜的骨小梁被破骨细胞破坏而吸收。在头颈部下方凹陷处，出现了相反的过程，增厚的骨膜产生了新的骨小梁。可见大量成骨细胞。当头部向后滑动时，颈部上方骨膜收紧，而下方骨膜松弛。上缘骨吸收而下缘骨合成。原发病因被认为在于骨骺软骨，其不是进行软骨内成骨，而是转化为纤维组织。在他们看来，有各种理由可以解释骺板的变化，虽然变化是客观存在的，但是 Elmslie 在几十年前也提出了一种解释，认为这些变化是继发于滑脱的，而不是导致滑脱的原因。图 3.3a~d 展示了特征性的病理解剖标本。

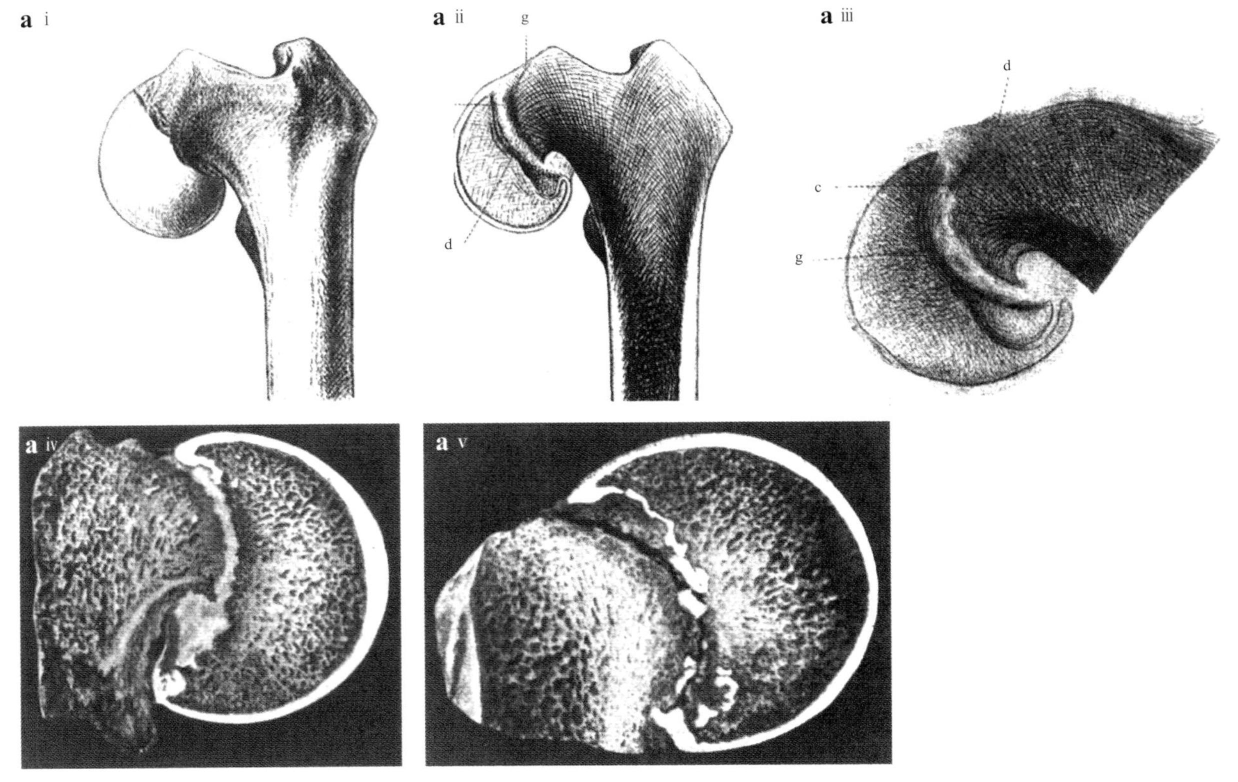

图 3.3 （a ⅰ ~a ⅴ）

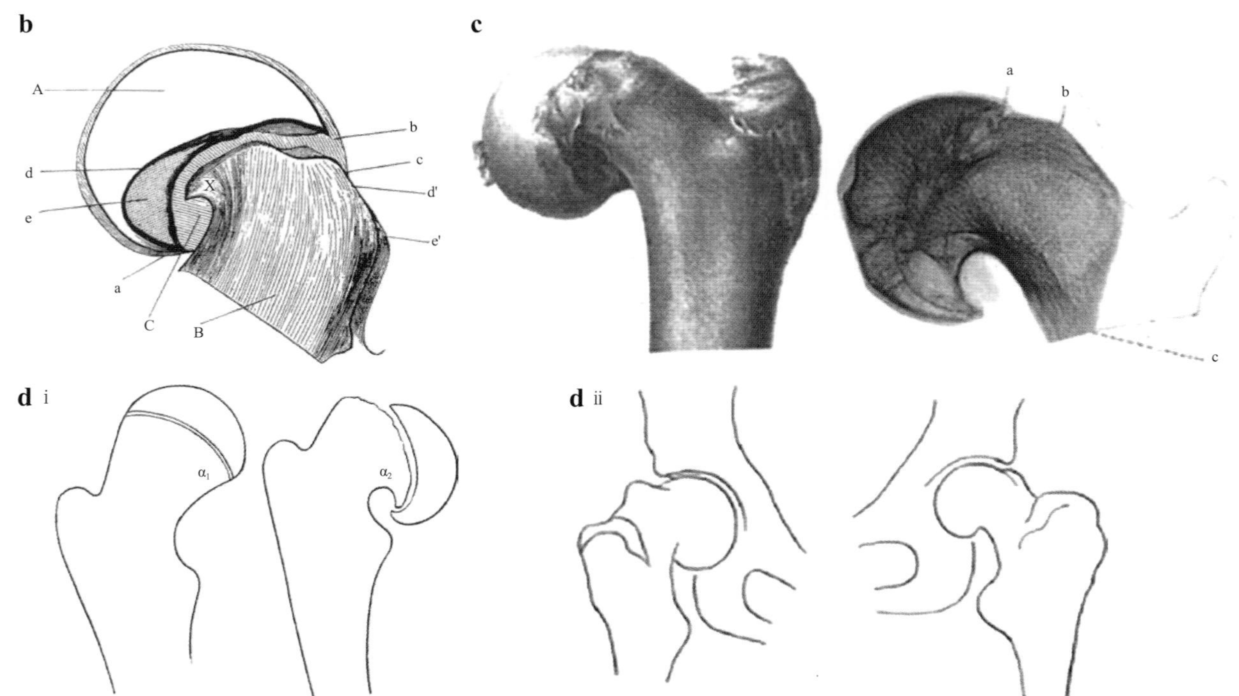

图 3.3　股骨头骨骺滑脱的病理解剖标本 [虽然人们倾向于描述股骨头向内向后滑脱，但 SCFE 头颈部实际的位置变化是相对的，因为早期的主要位移是股骨颈和股骨干的外旋。a ⅰ图展示了 1 例重度滑脱，股骨头相对股骨颈向内向后移位，股骨头保持圆润且关节软骨完好，凸显的小转子提示股骨颈和股骨干发生了相对外旋，失去覆盖的股骨颈上、外表面呈现圆滑的角状突起，它与髋臼前缘发生撞击从而限制了髋关节屈曲和外展；a ⅱ图展示的股骨近端标本从中间冠状面切开，骺板增厚，关节囊内下方缩短，移位的股骨头靠在股骨颈内侧和后下方，此处还有骨膜反应和新骨形成，此标本展示了 1 例完全性滑脱，已无继续滑脱的余地；a ⅲ图右侧是股骨颈，左侧是股骨头，这是一例重度，几乎完全性滑脱，股骨头向后移位至股骨颈区域。骺板增宽，股骨颈上表面平滑化，股骨颈上表面相对凹陷的下方变长，从后方看股骨颈下表面新骨形成（骨痂）[41]；a ⅳ图示冠状面切面显示股骨头相对股骨颈向内向后显著移位，股骨头关节软骨完好，但骺板软骨不规则；a ⅴ图示股骨头向后向内移位使股骨颈近端约 1/3 失去覆盖，骺板不规则，一些部位出现变窄和骨组织取代，关节软骨完好[40]；b 图示展示了股骨头向后向内滑脱，股骨颈约 1/2 的上表面失去覆盖（d'），股骨颈下表面由反应性新骨形成（X），可见骺板增宽（e）仍与骨骺下缘相连，反应性纤维骨痂突出[41]；c 图中左侧图展示了股骨头向内向后移位，光滑的头颈结合部上缘使得邻近的股骨颈上缘更为凸显，c 图中右侧图，股骨头骨骺滑脱的股骨标本展示了股骨颈下、后方凹陷处明显的反应性骨组织形成，邻近的骨膜及其包裹下的血管，缩短和增厚，合成反应骨，这个标本的骺板软骨被骨取代，字母 a–b 代表的是股骨头移位后失去覆盖的股骨颈区域，此处骨膜发生拉伸和破坏；d ⅰ图示股骨颈临近骺板处下、后表面反应性新骨形成很早就被发现，右图展示了股骨颈下方邻近移位的股骨头处，反应性骨形成，而失去覆盖的上方随重塑变得圆滑；d ⅱ图示一个很早就有的共识，即随着时间，失去覆盖的股骨颈上外侧部分不断重塑变得圆滑，但仍然持续突出，这两张图展示了这个现象[2]]

Ponseti 和合著者认为生长板存在内在的异常[51,52]。在 1 名 11 岁女性、1 名 11 岁半男性和 1 名 14 岁男性患者，通过直径为 1 cm 的针头进行了股骨头颈内部组织活检[51]。在第一个病例，股骨头颈部骨骼及骨髓均正常，关节软骨亦未见异常。骺板明显增宽，软骨细胞看起来正常，但是聚集成团而不是整齐地排列。这些团簇被纤维状隔膜隔开，其中一些间隔较宽。有大量的裂缝延伸穿越生长板的中部。软骨内骨化在某些区域似乎正常进行，而在另一些区域则完全停止了。软骨内骨化区似乎在股骨颈深部。在第二个病例，有类似发现。骨骺板上有一个大裂口充满无定形的碎片。血管化开始出现，软骨内骨化持续存在，但干骺端仍可见软骨区，这些区域正常情况下应该转化为骨了。在第三个病例，骺板在某些区域增宽，而其他区域则结构正常。骺板增宽处，软骨细胞成簇聚集，由小裂缝隔开，其中一些裂缝有血管长入。这个病例表现为早期滑脱。作者们从他们的病例中得出结论，SCFE 的骺板先是增宽，然后严重破坏，大量增殖软骨细胞排列紊乱并聚集成簇。大裂隙中的软骨基质发生纤维化，可见坏死碎片并偶有血管侵入。软骨内骨化在许多区域被打断，而在其他区域继续。干骺端可见软骨细胞岛。没有佝偻病、骨软化症、骨质疏松症或感染的症状。他们认为原发病变是软骨基质失去了黏合力，可能是由于黏多糖的化学成分发生改变。将这些变化解释为滑脱的继发改变似乎比解释为病因更为合理。

1981 年的一项研究，对另外 3 个 SCFE 患者进行了穿刺活检，3 名患者，其中 2 名男性，分别为 12 和 13 岁，1 名女性，10 岁 [52]。生长板总体较正常增厚，软骨细胞聚集成簇而不是成柱状，大量的基质将软骨细胞簇分隔。所有的滑脱都比较轻微。取对应年龄段的正常股骨活检进行对照。在 SCFE，生长板的宽度不规则，许多区域较正常增宽。静息区软骨外观正常。增殖区含有小团包裹在致密的区域基质中的排列成短柱状的软骨细胞。纵向延伸的松散的基质纤维束阿辛蓝染色呈强阳性。沿长轴偶可见一些裂缝。肥大区明显增宽，增加的纤维基质中可见裂隙。生长板下部见毛细管不规则侵入，在许多区域，肥大细胞似乎在抵抗毛细血管侵入，其在干骺端亦可见到。生长板软骨细胞成熟的有序过程被破坏，原本正常的软骨细胞增殖、肥大和退化过程受到干扰。软骨细胞超微结构看起来很正常。在增殖区，两个主要的组织化学异常为基质中糖蛋白染色增加及域外基质蛋白质多糖染色增加。明显增宽的肥大区最明显的异常发现是软骨细胞簇周围包裹着过碘酸西夫氏阳性的糖蛋白丰富的区域基质。这些软骨簇似乎不规则地使它们的基质钙化，干骺端可见被骨小梁包围的很多较大的未骨化软骨柱。他们总结道："肥大细胞的成熟由于某种原因改变了，很少有细胞进入退化期。""基质中存在糖蛋白和蛋白质多糖的异常堆积和分布"，他们认为肥大区变化和无序的基质可能抑制软骨细胞变性，基质钙化，毛细血管浸润，软骨内骨化，并进一步引起骺板增宽和滑脱。观察到的裂缝、磨损和颗粒装变形反映出的基质溶解和弱化，可能是骨骺滑脱的原因，也可能是结果。这些研究的一个主要问题不是病理解剖描述，而是对于它们的可能原因的解释。超重、股骨后倾这些外在原因似乎很有说服力。而内在原因，即骨骺本身异常的说法，似乎非常站不住脚，因为其他骨骺是正常的。

Agamanolis 等人基于 21 例 SCFE 骺板的穿刺活检报告了与之前报道相似的发现 [53]。静息区正常，增殖区和肥大区是主要的异常部位，但似乎不像以前描述的那样宽。软骨细胞数量减少，基质相对过剩，显著的结构紊乱，常见软骨细胞小叶样排列，缝隙，移位进入骨干的软骨岛，反应性骨痂形成。组织化学检查未显示蛋白多糖或结构蛋白数量有与之前研究相符的变化。作者认为所看到的变化是不规则的和次要的。显微照片显示生长板结构的错位和变形。基质染色不规则，可见软骨细胞团灶。超微结构研究并无明显异常 [54]。细胞异常包括软骨细胞变性和死亡，不仅见于肥大区下方，增殖区和肥大区的各个层面都有出现。生长板的支撑性胶原框架存在缺陷，这意味着软骨细胞生成胶原障碍可能是滑脱的机制。基质的蛋白多糖颗粒的形态或分布未见异常。他们认为软骨细胞的生命周期和更迭受到干扰。这些发现也可以被认为是滑脱的继发改变。

（2）髋臼软骨和盂唇

虽然青少年 SCFE 与早期髋关节骨性关节炎（退行性关节病）的紧密联系在几十年前就已被确认，但多年后，其内在的机制才被明确并专门定义为股骨髋臼撞击（FAI）。随着髋关节镜的广泛使用，特别是开放性髋关节脱位手术，用来解决青少年和年轻人的髋关节不适，使得直接观察 SCFE 股骨头和颈的变化以及股骨颈近端干骺端和髋臼缘软骨和盂唇的关系成为可能。通过这些观察可以对 SCFE 中股骨近端与髋臼的病理解剖关系进行探讨。

机制为，随着股骨头骨骺从股骨颈滑脱，两者的连接处变为非球面，这个异常位置造成一种凸轮式撞击，当异常的头颈交界区（尤其是颈部上方前外侧面）在屈髋时被带入髋臼，会造成髋臼前上缘区域的髋臼软骨受损。在 SCFE 可见盂唇和髋臼软骨分离，在一些病例，还可见屈髋时髋臼软骨在剪切力作用下从骨面剥离。这个发现通过关节镜或手术脱位股骨头时直接观察更为直观，在运动过程动态观察，可以更好的展示其机制。关节软骨和盂唇的损伤分级（外观分级）都已有论述。软骨的损伤范围从正常到全层受累，分别对应 0~4 级或 1~5 级：正常，大体观软骨健全；软骨软化，表面粗糙或纤维化；脱粘，失去软骨下骨锚固，磨损的边缘和薄的软骨连接成瓣状；最后是缺陷，表示全层缺陷。

Leunig 等人对 SCFE 髋臼软骨的机械损伤进行了清晰的描述，称其是由突起的股骨颈近端干骺端的撞击引起 [55]。他们报道了连续的 14 个病例，在不同的外科治疗过程中专门进行了关节内观察。当股骨干骺端前方达到或超过骨骺水平，将对盂唇及邻近的髋臼缘和软骨造成撞击损伤。在轻度到中度的 SCFE 病例中，盂唇可见糜烂、疤痕或撕裂，干骺端卡入髋臼导致部分至全层局灶性关节软骨缺失。术中，髋关节屈曲和内旋可使干骺端（颈部）在进入髋臼时撞击髋臼和盂唇。在严重滑脱病例，髋臼边缘阻止了干骺端继续撞击髋臼软骨。这限制了进一步的髋关节屈曲，同时也制约了关节内损伤。从边缘到关节内，软骨损伤的范围为 1.0~1.5 cm，长度可达 3 cm。随着超过 600 例手术脱位髋关节（因为不同疾病）提供了比最初描述更广阔的视角，这些关于 FAI 的观察发现和各种变化得到了更清晰的阐释 [56]。

对近端股骨与髋臼关系直接的病理解剖学观察也在 3 种不同手术过程中得以完成，即终末期骨性关节炎全髋关节置换术，开放性髋关节脱位整复手术治疗 SCFE，关节镜下股骨头颈部骨成形术治疗 SCFE：① Abraham 等人对接受全髋置换手术的成人患者切除的近端股骨进行分析，比较了 16 例 SCFE 患者和 84 例原发性骨性关节炎患者 [57]，术中股骨近端切除的临床研究 16 例 SCFE 患者与 84 例 SCFE 患者髋关节置换术的比较来自原发性骨关节炎 [57]，SCFE 患者最显著的差异在于头颈脱臼，导致非球形股骨头颈关系、髋臼颈撞击和临近颈部上缘的头部上方关节软骨缺失，而这些在原发性骨性关节炎患者中都未见到，在 SCFE 患者，邻近的髋臼上外侧关节软骨常被剥除，且此处盂唇缺如。SCFE 组患者平均年龄比原发 OA 组小 11 岁（平均年龄分别为 46 岁和 57 岁）。② Sink 等人报道在为症状性稳定性 SCFE 行手术髋关节脱位时观察到髋臼软骨和盂唇损伤 [58]，他们报告了 39 例 SCFE 患髋，其中轻度（滑脱角 0°~30°）8，中度（30°~60°）20，严重（60°~90°）11，发现严重的髋臼软骨软化和盂唇损伤，且明确为干骺端 / 颈撞击髋臼软骨和盂唇所致，他们采用了 Beck 等人的盂唇和软骨损伤分级 [59]，34/39

为盂唇损伤，33/39 为软骨损伤。③ Lee 等人甚至注意到轻度滑脱患者的髋臼损伤，证明轻到中度滑脱（＜40°）也会伴有凸轮样股骨髋臼撞击，致髋臼软骨损伤[60]。所有 5 个病例于原位稳定术后 18 个月内接受关节镜和股骨成形术时均见到这些改变。异常发现包括滑膜炎，盂唇充血和非全层撕裂，和 / 或前上方“软骨病”，指的是非全层软骨裂或伴小瓣状纤维化。Leunig 等人描述了 3 例轻度 SCFE（滑脱角 15°~30°）患者进行原位穿针和关节镜下骨成形术，这些是一种新式早期预防性手术的一部分（预防日后出现严重骨关节炎），在每一位患者，均发现盂唇磨损，髋臼软骨软化，干骺端嵴状突出[61]。

2. 股骨头骨骺滑脱患者的关节软骨坏死

Waldenström 是第一个描述股骨头骨骺滑脱患者股骨头软骨坏死的，并认识到这是一个特殊的并发症[62]。髋臼和股骨头的软骨均受累，关节液对软骨的营养作用失效被认为是原因。它通常发生于对中度或严重受累髋的各种治疗之后。大体上看，关节软骨变薄甚至完全消失。X 线片显示关节间隙逐渐变窄，股骨头和髋臼骨质疏松。

SCFE 软骨坏死的病理解剖变化在接下来的几十年里有了更明确的阐释。Ponseti 和 Barta 描述了 1 例行髋关节置换的青少年[63]。显微照片显示关节软骨被纤维软骨广泛取代，细胞数量极少。Cruess 的研究也揭示了软骨急性坏死的病理变化[64]。一个滑膜活检显示疾病早期有慢性炎症和纤维化，于 2 年后，关节病变加重并接受了杯状关节成形术，并因此得到对股骨头标本的评估。关节囊显著增厚并黏附于股骨颈。关节软骨几乎完全破坏。股骨头上只有一薄层软骨，而且都是纤维软骨。股骨头和髋臼内都有骨外露。软骨区遭到了明显的破坏。骨头上覆盖了一层薄薄的组织，一些是纤维组织，另一些是纤维软骨组织。骨本身与骨髓外观正常。骨头本身和骨髓的外观都是正常的。髋臼软骨也常有类似改变。软骨中可见低细胞区，还有其他区域软骨细胞完全破坏并有大的局灶缺损。

Lance 等报道了几例软骨坏死的组织学检查[65]。软骨裂隙常见于关节软骨中。这些裂隙通常覆盖着纤维状物质，数量较多，深入软骨将其碎裂成小片段，经常延伸至下方的软骨下骨。软骨失去了典型的透明外观，呈现网络状纤维胶原。有时软骨细胞体积增大，数量增多，经常聚集在软骨团簇中。软骨有时分化为纤维或纤维软骨组织，内部有时可见骨针状物。软骨下骨板普遍较薄，且相邻骨髓显示血管组织增加伴有新骨形成。滑膜早期像增厚的叶片，中心呈纤维状和血管化，但无急性炎症细胞。观察到滑膜 – 软骨交界时，他们注意到软骨纤维比正常较少，但是光学和电子显微镜下结构均正常。软骨底层和软骨下骨交接区域对面，胶原纤维数量更多，而结构正常。异常改变最多的部位是在软骨上表面部分，胶原纤维轻度增宽，超微结构观察下，常常是正常宽度的 3~4 倍。它们在那个区域碎裂且排列紊乱，软骨细胞呈现不同程度的变性。Jerre 发现 2 例软骨坏死患者，除了拄拐杖，没有接受过其他治疗[66]。

Ingram 等人回顾了他们自己的和以前的软骨坏死病例[67]。滑膜早期呈红色，水肿，后期增厚，纤维化，疤痕化。关节囊也趋于增厚。关节软骨均匀变薄，其表面常不规则，以点蚀、侵蚀和磨损为特征。镜下可见早期滑膜水肿，黏液淤血，伴有圆形细胞浸润，包括淋巴细胞、浆细胞和组织细胞。有时可见慢性出血。容易出现毛细血管增生、血管充血和水肿。绒毛形成伴有滑膜下纤维化常见于病程较长的患者。

关节软骨显示明显的退行性变，类似于骨关节炎。软骨变薄，伴纤维化和自表面向深部延伸的裂隙。蛋白聚糖减少。细胞密度降低，软骨倾向于向纤维软骨转变。软骨下骨板活跃增厚。外观变化无特异性，提示早期关节炎症和随后的软骨退行性变，最终发展到骨关节炎状态。

总结：虽然确有一些病例是由于骨骺滑脱穿针固定，针尖贯穿了关节软骨导致的，但一篇综述回顾了 1930 年后的文献，显示多种不同的治疗方式都可导致软骨坏死，其中一些病例报告中，患者根本没有进行任何治疗。软骨坏死似乎主要发生在中度到重度的滑脱中，因为相应的治疗会更加激进。软骨坏死有关的治疗方法包括强力牵引和 / 或手法复位，骨骺穿针或螺钉固定，切开复位，股骨颈楔形截骨术联合切开复位，术前或术后长时间制动，或者单纯石膏固定。导致这种疾病的最常见治疗方法是闭合复位、切开复位、楔形截骨，以及所有治疗之后使用的会使关节僵硬加剧的髋关节石膏固定。不像缺血性坏死总是被认为是治疗的并发症之一，急性软骨坏死在没有任何治疗的情况下也可能发生。

五、病理机制和病理解剖研究的解读

Kleinberg 和 Buchman 指出股骨头的移位和滑脱可能以 3 种方式之一发生：“可能经过很长时间渐进性变化，可能非常突然，也可能开始是渐进性的，然后发生突然移位而完成[43]。”这句话清晰地把移位的概念分别对应为慢性，急性，或者慢性转急性。然后他们将组织学发现与畸形发病机制的考量联系起来。组织图片让人感觉这是在有一定稳定性的环境中进行骨修复的情况。他们的解释包含了对接近生长终末期髋关节的发育以及导致滑脱的各种机械特征的理解。随着青春期的临近，一些解剖学和生理学的特征变得明显。股骨头颈之间的骺板随着生长改变了位置，从儿童期常见的较水平位置变为一个倾斜面。也有骨膜和支持带厚度的下降，这些结构支撑骨骺板并有助于将头部紧紧地固定在颈部。股骨颈随着生长变长了，颈干角减小，而骨骼结构密度下降。此外，体重和活动量相对增加了。第一个特征在骨骺区产生了薄弱环节，后两者在骨骺区产生了增大的压力和剪切应力。当任何这些变化稍微超过正常极限，平衡打破，即可发生病理变化。有时是股骨头的倾斜增加，而在其他病例，骨膜会比正常时更快地变薄。这一状况随着快速发育得到加剧，因为此时骺板较宽，无法承受增加的体重或过量的体育运动而相对更加薄弱。

股骨近端导致骨骺滑脱的主要内在特征包括股骨头骨骺相对股骨颈的倾斜位置，股骨头骨骺的曲线形态与颈部的关系，青春期早期快速成长阶段骨膜的相对变薄，以及股骨近端后倾。这些特征均会促进头部相对于颈部滑移，但肥胖仍是与此病相关的主要外在特征，因为患者过大的体重相对上述内在因素对骺板施加了过大的压力。

由于滑移较慢，所以骺板软骨并不会完全丧失连续性。出色的研究工作显示出经过骺板的倾斜排列的软骨细胞柱，以及软骨基质中的增殖细胞区和偶尔可见的裂缝。但从骨骺次级骨化中心到邻近的干骺端骨，软骨基质保持了连续性。这种结构上的异常被少数人认为是原发病因，尽管大多数人认为，这应该是滑脱的继发性改变，因为滑脱必然会导致正常的结构良好的软骨柱的紊乱。在较慢的滑脱过程中，骨膜发生继发反应以稳定股骨头。股骨颈结构完好的骨膜其外层纤维于骺板之上插入股骨头骨骺软骨。

这层骨膜通常与股骨颈重塑有关，该重塑过程自然状态下只存在骨吸收。然而，随着外界刺激改变，骨膜下形成层开始成骨，这个反应过程通过骨沉积使股骨颈增宽。随着股骨头相对股骨颈向内向后滑脱，股骨颈凹侧骨膜区开始形成新骨，这与其他长骨骨折愈合时凹侧所见并无不同。这被看作是增加稳定性防止进一步滑脱的一种机制。然而这对治疗会产生影响，因为实际上形成的新骨增加了复位的难度。股骨颈内侧、后方表面血供丰富，任何复位股骨头的尝试均会进一步损伤血供，因为这会损伤反应性缩短、增厚的骨膜，伴随的血管，以及新合成的骨。另一个发现是股骨颈上外侧的骨吸收和平滑化，这也是整个重塑过程的一部分。在绝大多数病例，股骨头相对股骨颈位置靠内靠后。偶尔可见股骨头向后向外滑脱，从而产生外翻畸形，但这极为罕见。股骨头滑脱终止后，头部会固定于转子间区，在此处滑脱无法继续进行。远端部分（颈和干）处于外旋位，同时趋于向上移位，这可通过大转子与股骨头最上缘相对位置观察到。因此，在中度和重度滑脱病例，患者会出现异常步态，伴有患肢短缩、Trendelenburg 征（外展肌无力）、外旋畸形以及不适感。

一些慢性、较稳定的病例因为滑脱缓慢进行，供应股骨头骨骺的血管得到适度的拉伸和代偿，次级骨化中心的缺血性坏死很少发生，甚至是完全滑脱的病例。骨骺坏死实际上也很少发生，其特征性表现为关节软骨厚度丢失，并使关节间隙减小。所有这些股骨头骨骺滑脱的并发症，在大部分病例，都是治疗的结果，而不是疾病自然史的一部分。显而易见的是，一些骨骺滑脱虽然未经治疗甚至患者、家属、医生不知道病情，也会自动稳定在不同程度移位的位置。很多中老年骨关节炎患者，其 X 线片可见中度或重度股骨头骨骺滑脱的表现，但患者对此从不知情，或者知道但未进行特殊治疗。

股骨头骨骺滑脱是一个慢性过程，其逐渐起病，可能经过几个星期，甚至几个月时间。移位通常在一次相对轻微的创伤之后加剧，虽然创伤的力量本身一般不足以造成骨折或引起正常股骨的滑脱。这个现象使一些人使用“慢性转急性”来形容这种滑脱。虽然这样描述有一定准确性，但把它作为诊断可能会带来一些问题，因为一些治疗手段会因此做出改变。

Milch 是最早的支持“这是股骨颈的滑脱，而不是股骨头”[68] 这个观点的学者之一。真正发生的位移并不是骨骺滑脱，至少一开始不是，因为股骨头相对于髋臼仍然继续待在原位，真正的位移是股骨颈乃至整个股骨的外旋或移位产生的前倾，因此股骨颈位置的主要和特征性变化不是内收而是前倾增加。所以说，滑脱并不是股骨头向后旋转了，而是骺板下股骨颈和股骨干上端发生了外旋。通过多角度摄片，可以看到股骨颈指向前方，而股骨头在股骨颈所在平面后方。这个发现符合下肢外旋是临床最早出现的症状的事实，而且强调了，股骨颈的外旋（趋向于前倾）才是促使骨骺滑脱发生的前置事件。现在大家认识到股骨头实际上在滑脱之前处于相对前倾位，但是仍有大多数人认为股骨颈和干的外旋是原发事件而股骨头是继发反应并移位到后方。

Griffith 还在实验室研究和临床病例中评估了移位骨骺相对于颈部的位置[69]。在形态学研究中，6 名死于其他不相关疾病的 10~15 岁儿童的近端股骨被切除，骨膜从外周剥离。按计划进行骨骺移位，并在移位后进行射线照相。Griffith 认为移位几乎都是向后的。当在人体标本上进行这种移位时，如果将标本放置于正确的摄片角度，可以看到 X 线片上，骨骺完全在股骨颈后方。如果标本放置于 X 线相对外旋位，骨骺看上去贴在股骨颈内缘。因此他觉得是由于视差的影响，所以看上去像是朝内滑移。他还对临床患者进行了类似的 X 线检查，他得出同样结论，正确摄片角度看，骨骺几乎总是在股骨颈前倾平面后方的平面移位。骨骺并没有真正地向股骨颈内侧移位，正确的研究应该将这种移位严格地定义为后方移位。以及适当的研究将移位平面定义为严格的后移平面。随着骨骺滑移，股骨颈的前面发生骨吸收，后方合成新骨。当骨骺继续向下向后滑移，骨膜和骨骺血管从颈部后方剥离，剥离的骨膜下合成了一块新骨。Ireland 和 Newman 还展示了尸检分析的骨骺滑脱临床标本 [70]。在 1 例未经治疗的严重滑脱，骨骺绕股骨上端圆柱形骺板轴线向后方旋转。滑脱在骨骺后方与股骨颈后方接触时就会停止。在这种情况下，骨骺向后旋转了大约 90°。如果用侧位片上骺板的直径来表示滑脱的程度，最大滑动距离大约为直径的 3/4。因此他们推算滑动 1/3 直径则旋转 45°，滑动 1/2 直径则旋转 60°。上面定义的滑动平面如图 3.4a~c 所示。

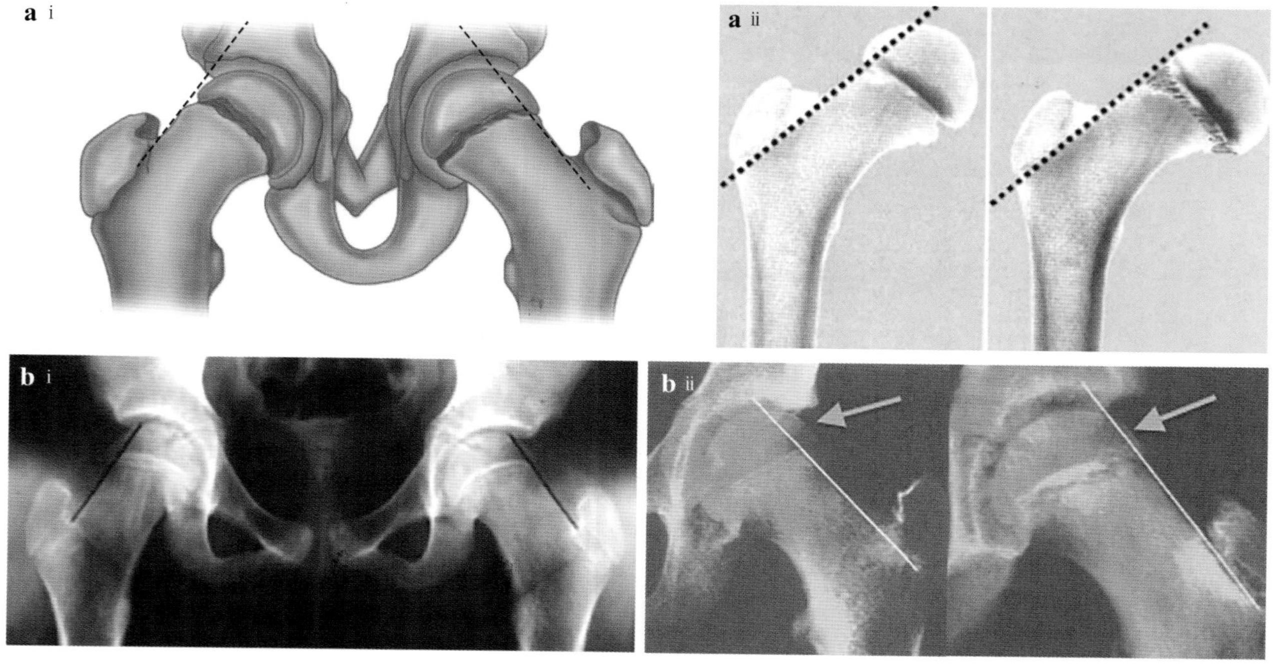

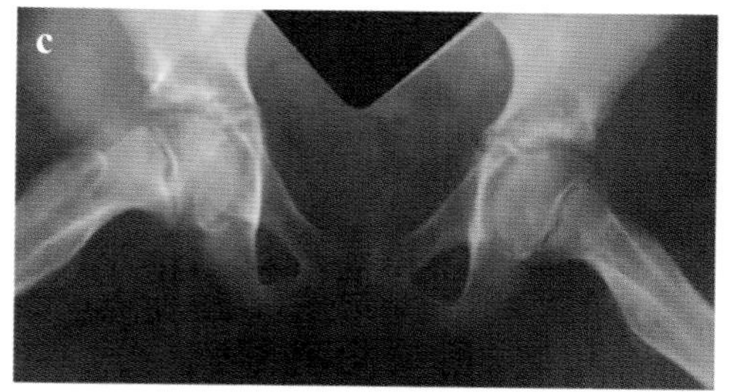

图 3.4 展示了滑脱的早期影像表现 [a ⅰ图示髋关节正位片绘图展示了右侧轻度滑脱和左侧正常髋，沿股骨颈上缘画的虚线穿过正常股骨头次级骨化中心（Klein 线），但轻度滑脱侧，仅仅是接触到（Trethowan 征）；a ⅱ图展示了股骨头颈相对于股骨颈上外缘切线的位置，骺板完好，但内部细胞和组织柱向内侧成角，这种移位被认为是一种“保持连续性的滑移”；b ⅰ图示双侧滑脱的早期影像表现，通过 Klein 线 /Trethowan 征进行判断，切线从头骺边缘经过，而正常情况下，应该有更多的骨骺骨化部分在这条线外侧，其他支持骨骺滑脱诊断的细微影像学变化包括骺板增宽、不透明线、增加的骨骺侧硬化；b ⅱ图上方影像显示了正常髋正常位置的 Klein 线（灰箭头），下方片子可见早期滑脱，很少的骨骺骨与 Klein 线（灰箭头）相交；c 图示蛙式侧位片更好的展示了双侧股骨头后滑脱，还可见双侧骺板增宽，骺板增宽常常可早于滑脱被发现，一些人称其为“滑脱前阶段”]

六、易致股骨头骨骺滑脱的医学疾病

1. 内分泌疾病

骨骼发育迟缓在任何类型的内分泌疾病中都很常见。早于 10 岁或晚于 15 岁发生骨骺滑脱，则要高度怀疑患有潜在的内分泌疾病。

（1）甲状腺功能减退

甲状腺功能减退是与 SCFE 相关的最常见的内分泌紊乱。第一例甲状腺功能减退症合并 SCFE 报告于 1928 年，Lewin 记录了一个 9 岁女孩，患有双侧滑脱和甲状腺功能减退 [71]。Heyerman 和 Weiner 报告 7 例少儿型甲状腺功能减退患者同时患有 SCFE[72]。甲状腺功能减退症的研究就记录过生长板结构的改变。骺板一般会增宽，次级骨化中心骨化延迟和不规则，骨龄延迟。除髋关节外，可以见到其他骨骺干骺端的变形和不规则，这与佝偻病的一些变化相似。甲状腺功能减退性滑脱的特征是骨龄延迟和高于其他类型的双侧发病率。Puri 等人报道了 9 例与原发性少儿型甲状腺功能减退相关的骨骺滑脱；所有患者都发生了滑脱，或在诊断出甲状腺功能减退之前，患髋关节已经出现症状 [73]。9 例中有 6 例是双侧滑脱，所有病例都有肥胖，身材矮小，骨骼发育迟缓。对照骨龄来看体重百分位数，5 个患者超过了第 97 百分位，2 个处于第 95 百分位，只有 1 个在正常范围的第 50 百分位。然而这个患者的身高只是在第 15 百分位，因此也是属于相对肥胖。骨骼发育延迟在 2~6 年之间。Puri 等人回顾了以往有关少儿型甲状腺功能减退和 SCFE 的文献，共记录了 18 例。其中绝大多数存在骨骼发育明显延迟，而肥胖也不在少数。放射影像学检查，甲状腺功能减退症的特征是总体发育延迟，常表现为骨骼发育延迟；例如，次级骨化中心出现的时间延迟，以及发育期结束时骺板延迟闭合。更早的文献中有关于各处次级骨化中心碎裂的描述，并认为是先天性甲状腺功能减退症；少儿期发病的甲状腺功能减退并不是以此为特征的。

（2）其他内分泌疾病

Wells 等人引用了内分泌疾病患者中 SCFE 的发生率 [74]。这篇文章对 131 例 SCFE 患者进行回顾性分析，9 例（6.9%）合并有内分泌问题。其中 1 例性腺功能减退伴特纳综合征，4 例患有全垂体内分泌失调（其中 3 例是由于颅咽管瘤），4 例不同病因所致甲状腺功能减退。尽管这些患者中相对较少比例是超过体重量表的绝对肥胖，但 9 个患者中有 8 个的体重百分位数远大于身高百分位数，平均体重百分位数为 63.6，而身高的平均百分位数为 24.7。滑脱的平均发病年龄略迟于特发性 SCFE，平均为 14.3 岁。因为内分泌疾病患者的骨骺通常更晚闭合，平均骨龄延迟为 4.6 年。几乎所有患者都有慢性转急性的过程。当随访至骨骼成熟，所有 9 例都发生了双侧滑脱。他们建议对所有股骨头骨骺滑脱患者一开始就进行 T4、TSH 和骨龄测定。然而，Mann 等人在一项前瞻性研究中认为，常规的激素检查对所有骨骺滑脱患者意义不大，他们也不建议进行这种测试 [75]。Puri 等人也回顾了已发表的与其他内分泌疾病相关的 SCFE 的报告，并注意到其中颅咽管瘤、非特异性垂体功能减退症、性腺功能减退状态、生长激素缺乏状态的发病率很高 [73]。大多数颅咽管瘤和垂体功能减退症患者伴有甲状腺功能减退症。

Loder 等人对与内分泌疾病相关的 SCFE 进行了详细的回顾，评估了 7 篇论文中描述的 85 名患者，其中包括 6 名他们自己的患者，并对其按内分泌疾病进行了分组 [76]。这种积累研究的许多有意思的特点得以呈现，以往研究中提出的一些问题因患者数不足不能得出有力结论，在此得以解决。来自他们自己医院共有 115 例 SCFE 患者，其中 6 例有内分泌疾病，发生率为 5.2%。在累积系列中，最常见的原发性内分泌疾病是甲状腺功能减退，有 34 例（40%），生长激素缺乏 21 例（25%），其他占 35%。由颅色素瘤引起的全垂体功能减退也是常见的病因。其他不太常见的疾病有性腺功能减退，甲状旁腺功能亢进，生长激素过量，多发性内分泌肿瘤。甲状腺功能减退，生长激素减退和全垂体功能低下（包括颅咽管瘤）占内分泌型 SCFE 的 82%。颅咽管瘤导致多种内分泌病变 20 例（24%）。在那些记录较详细的患者，61% 有双侧滑脱。诊断内分泌疾病的年龄为 13.2 ± 6.2 岁，但首次诊断 SCFE 的年龄为 15.3 ± 5.3 岁。骨龄明显延迟，平均为 11.6 岁，而实足年龄平均为 16.5 岁。诊断特发性 SCFE 通常在 10 岁至 16 岁，但在内分泌相关组，81 人中有 29 人（36%）第一次滑脱时小于 10 岁或大于 16 岁（21 名患者）。仅甲状腺功能减退或生长激素缺乏者首诊 SCFE 年龄不到 10 岁，而所有其他内分泌疾病患者首诊 SCFE 的年龄大于 16 岁。诊断前时间分布和严重程度与普通 SCFE 并无显著差异。慢性滑脱 74 例，急性滑脱 13 例。在严重程度方面，有 48 例轻度，20 例中度，12 例重度，2 例早期病变。双侧滑脱的发病率为 61%，而在最近对非内分泌相关 SCFE 的回顾研究中，双侧发病为 37%。大多数甲状腺功能减退的儿童，33 例中有 23 例（70%）在首次就诊 SCFE 时同时确诊内分泌疾病，而所有生长激素不足患者在诊断 SCFE 之前就已确诊内分泌疾病。大多数孩子身材矮小，58%（26/45）处于第 10 百分位。然而，这其中，32%（16/50）肥胖程度大于第 95 百分位。这种相对肥胖进一步证明了超重对 SCFE 的作用。

（3）甲状腺旁腺功能亢进

潜在的甲状旁腺瘤引起的原发性甲状旁腺功能亢进已被描述为股骨头骨骺滑脱的一个相关原因 [77,78]。在 3 个病例报告中，原发性甲状旁腺功能亢进是由于腺瘤所致。3 个病例中有 2 个是双侧的。发病年龄，1 例为 13 岁半同时伴有肥胖，另 1 例 16 岁。甲状旁腺功能亢进症的特征性变化包括股骨骺板显著增宽，近端干骺端大量骨吸收，有时，肱骨近端、股骨远端和胫骨远端骨骺也会变宽和不规则，还有指骨骨膜下骨吸收。实验室检查的特点是血钙升高，血磷减少，碱性磷酸酶升高，以及 PTH-C 和 PTH-MID 水平升高。甲状旁腺腺瘤通过 CT 扫描、超声和 / 或 MRI 成像可以做出诊断。在 1 个病例中，通过单纯切除甲状旁腺腺瘤，骨吸收很快得到纠正，也没有出现进一步的滑脱，而其他病例，切除腺瘤后给予原位穿针固定。

McAfee 和 Cadu 报告了 4 例非典型 SCFE 伴有垂体功能减退和肾性骨营养不良，2 例曾因坐骨小儿横纹肌肉瘤和右侧骶髂关节恶性肉瘤接受放射治疗 [79]。他们广泛的文献回顾表明，内分泌和代谢紊乱与 SCFE 有关。他们详细阐述了非典型 SCFE 的诊断步骤。特别值得注意的是，对 10 岁以下和 16 岁以上患者需要更详细的评估。其他关注点是极端的身高或体重（虽然其他类型 SCFE 也是这样），生长速度突然或非预期改变，青春期或初潮提前，以及已知内分泌疾病或肿瘤放射治疗后的病例。许多内分泌疾病患者，先是发生滑脱，其后才发现潜在的疾病。在那些已知内分泌、代谢或肿瘤性疾病患者，SCFE 往往被忽略，因为它的表现容易和潜在的疾病混淆，所以只有在滑脱已非常严重时才得到关注。

2. 放射治疗后

另外一个 SCFE 的亚型是之前为了控制肿瘤而接受过放射治疗的类型。放射治疗往往早于滑脱发生数年，通常照射部位为下腹部或盆腔区域。最早的关于放射治疗与股骨上段骨骺滑脱关系的描述是 Wolf 等人在 1977 年的研究 [80]。许多报告后来证实了这种联系。Chapman 等报道了 5 例放疗后患者发生 SCFE，其放疗用于治疗肾母细胞瘤，腹部神经母细胞瘤，盆腔卵黄囊瘤，阴囊横纹肌肉瘤，腹膜后神经母细胞瘤 [81]。这些患者放疗后 SCFE 发生率的增加具有高度显著性和统计学意义。双侧滑脱在这个群体中也有相当高的比例，达到 60%。尽管对于放疗是滑脱病因的猜测很多，然后射线对股骨近端骺板的影响并不明确。滑脱一般于放疗后几年发生，上述病例中的时间跨度从 7 年到 9 年不等。

Barrett 描述了 2 例横纹肌肉瘤放射治疗后的病例，患者分别于治疗后 3 年和 9 年发生滑脱 [82]。一份文献综述报道了另外 18 例。双侧滑脱的发生率为 50%。虽然这些病例发生在治疗后几年，但放疗后患者的总体年龄仍明显低于单纯 SCFE 患者，后者发病年龄平均为 11 岁。伴随的化疗也可能促进滑脱发生。然而，射线似乎是主要原因，因为很多放疗后患者并未接受化疗，但仍然发生了滑脱。Walker 等人报告了 2 例放疗和化疗后发生的 SCFE[83]。其中放疗是治疗恶性淋巴瘤和前列腺横纹肌肉瘤的，其照射范围包括了双侧股骨头。导致滑脱发生所需的照射剂量尚未明确，但有报道认为照射剂量需超过 2400×10^{-2} Gy 的，综合多个文献，$2400 \sim 6000 \times 10^{-2}$ Gy 的剂量范围被认为是致病水平。

3. 少儿型肾性骨营养不良与骨骺滑脱

第三大导致 SCFE 的相关疾病是儿童期肾性骨营养不良。Brailsford 在 1933 年描述了肾性佝偻病对股骨近端骨骺滑脱的影响 [84]。他详细描述了 2 个病例，认为畸形是因为股骨头骨骺滑脱而不是股骨近端弯曲。Mehls 等人证实了这种相关性，其报道了 112 例肾性骨营养不良患儿中有 11 例发生了骨骺滑脱 [85]。这是唯一会使骨骺滑脱发生在股骨近端以外部位的疾病。他们还记录到几乎所有患者的桡骨远端和尺骨远端都有骨骺滑脱，股骨远端、胫骨远端以及肱骨近端也有相当高的滑脱发生率 [85]。Mehls 等人 [85] 和 Krempien 等人的组织学研究 [86] 表明骨骺移位不是由于外伤性骺板或干骺端骨折。疾病与甲状旁腺功能亢进相关，血清甲状旁腺激素水平升高，血清甲状旁腺素水平与破骨细胞骨吸收和骨膜纤维化之间具有良好相关性。骨与软骨的破坏吸收大大削弱了干骺端和骺板组织之间的连续性。肥大区明显变薄，周围有新骨包围的排列整齐的钙化软骨的骨小梁缺如或是严重扭曲。取而代之的是纤维组织和排列紊乱的编织骨，滑脱即是发生在这个薄弱的区域。骨膜下骨吸收也很活跃，使得骺板周围 Ranvier 沟区的支持性骨变弱。次级骨化中心和干骺端之间的透视区域和佝偻病表现不同，佝偻病中存在低矿化或非矿化的软骨，而骨营养不良是由于编织骨和纤维组织的积聚。在严重病例，甚至已经看不到骺板软骨和干骺端骨小梁的连续性。组织学研究表明尿毒症儿童的骨骺滑脱是纤维性骨炎的最后结果，患者骨骺－干骺端连接处被致密的纤维组织填充，还夹杂着排列紊乱的编织骨。在尿毒症儿童的生长区，软骨生长板与干骺端分离，其间肥大区软骨被清除，主要由致密纤维组织取代，偶尔是由结构不良的编织骨代替。

大多数患者对维生素 D 治疗反应良好。许多原发性肾脏疾病会导致终末期骨营养不良现象。尿毒症患者骨骺滑脱的特征性 X 线表现包括不规则生长板，透光、有斑点的相邻干骺端，骨膜下干骺端和骨干吸收。干骺端骨小梁粗大，药物治疗包括使用维生素 D_3，在许多病例，还进行了手术穿针固定。对于 8 岁或 9 岁以下低龄患者，在药物治疗之外，通常用无螺纹针中心固定或 2~3 枚平滑克氏针固定骨骺，因为骨骺早闭会导致股骨近端出现其他更严重的结构问题。Nixon 和 Douglas 报道了他们的 2 个病例出现严重继发性甲状旁腺功能亢进 [87]。采取内固定手术结合药物治疗，效果良好。Lucas 在 1883 年描述了青春期肾性佝偻病，其特征是似乎由骨骺移位导致的骨骼弯曲，但真正的骨骺滑脱并没有特别指出 [88]。所描述的畸形都不是发生在髋部，但包括膝盖撞击（膝外翻）和平足（踝外翻）。Shea 和 Mankin 回顾了 8 篇文献，并报道了他们自己的 3 例 [89]。Floman 等人报道了 1 例 18 岁男性，肾性骨营养不良伴有双侧骨骺滑脱 [90]。在接受甲状旁腺次全切除术、慢性血液透析和肾移植治疗后未进行矫形外科治疗，成功获得骨愈合，滑脱停止。

七、SCFE 分型系统

1. 症状持续时间

根据症状持续时间，疾病可以分为急性、慢性，以及慢性转急性。

（1）急性滑脱

急性滑脱是指起病相对突然，发病时间少于 3 周的滑脱。大约 10%~15% 的患者是急性表现。

（2）慢性滑脱

慢性滑脱是指出现症状的时间超过 3 周的滑脱。在大多数病例系列中，它们占大约 85% 的病例。

（3）慢性转急性

慢性转急性滑脱是指首先存在慢性滑脱，症状出现时间超过 3 周，在此之上，出现近期的突发的疼痛加剧，阻碍行走。这常常是由于一次相当程度的创伤产生进一步的急性移位造成的。

2. 基于放射影像上位移的严重程度

放射学分型是基于股骨头相对于股骨颈的移位程度。根据位移量，滑脱阶段可以分为滑脱前期、轻度、中度或严重滑倒，最后完全滑脱。在滑脱前期，患者的髋关节和大腿区域有一定程度的不适，尽管前后和侧位片均显示股骨头相对股骨颈无位置丢失。放射影像学上，滑脱前期的诊断依据是轻微增宽和不规则的骺板，这与干骺端侧骨吸收有关。废用性骨质疏松症可能存在于患侧髂骨和股骨近端。在临床检查中，可能由于合并滑膜炎而出现内旋受限。轻度、中度和重度滑脱可以通过蛙式位摄片看骨骺移位量来量化。如果移位少于股骨颈上表面直径的 1/3（33%），则为轻度；如果是 1/3~1/2（33%~50%），则为中度；如果超过一半（＞50%），则为重度（图 3.5a）。完全滑脱时，股骨头固定于股骨颈后表面的转子间切迹。Bianco 提出的这种分型有一点变化[91]，0~33% 为轻度，33%~67% 为中度，以及 67%~100% 为重度，而 Kulick 和 Denton[92] 将疾病进一步分为四个等级，0~25% 为一级，75%~100% 为四级。

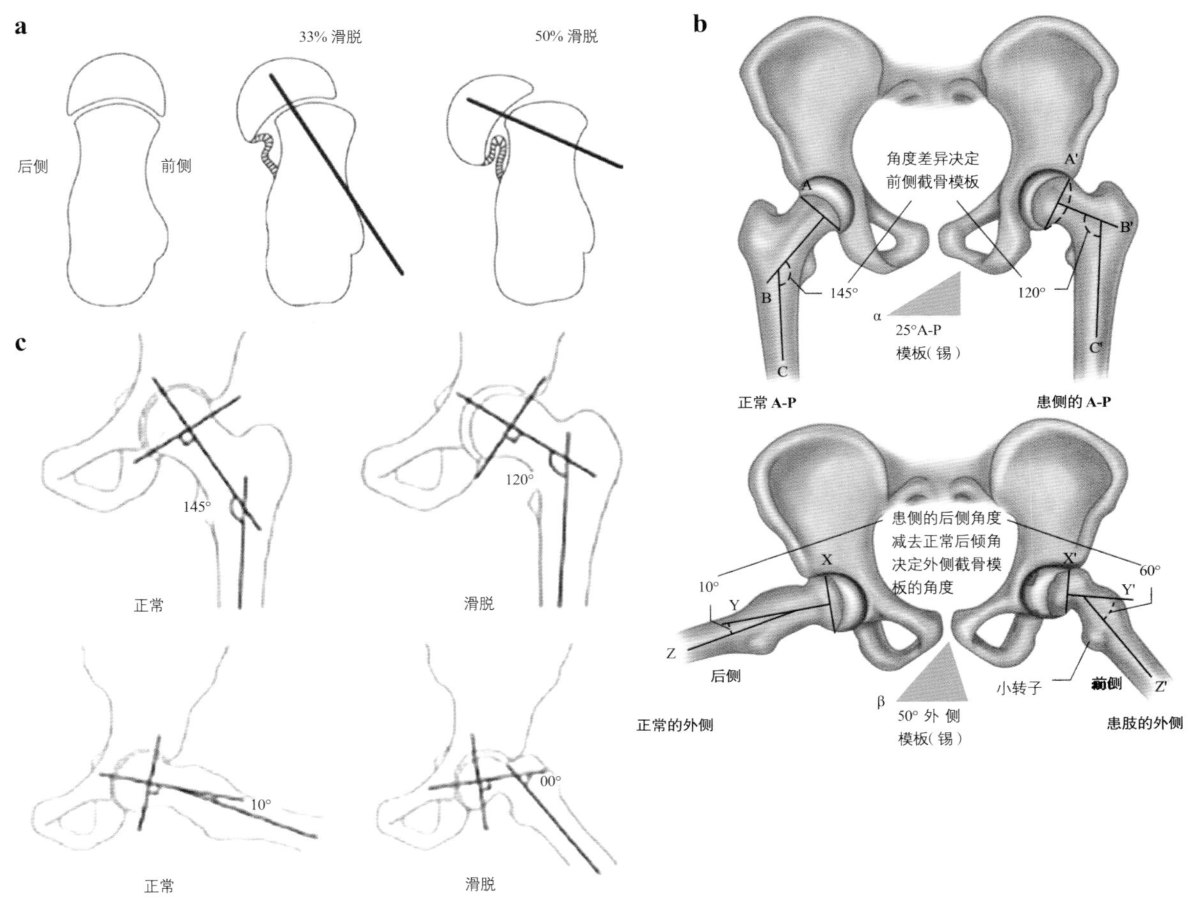

图 3.5　测量滑脱程度的不同方式（a 图示侧位片显示股骨头后倾角和股骨颈失覆盖程度；b 图示一种滑脱量化方式，Southwick 提出，其他人改进的变形角度的测量，示意图重新打印自他最初的文章；c 图示 Southwick 定义的测量方式，包括正位和侧位平面。这个图更清晰地展示了测量方式。正常角度一般为 10°。滑脱的畸形角应该记录为滑脱侧测量值减去正常值 10°）

滑脱角。另一种基于影像学移位程度的量化分型方法是在蛙式位照片上测量骨骺 – 骨干夹角。这个夹角是由骨干 / 股骨颈的长轴和垂直于骺板两端连线的轴线来确定的（图 3.5b,c）。滑脱侧的头部倾斜度是通过滑脱侧骨骺 – 骨干角减去健侧相应角（通常为 12°）来确定的。如果是双侧滑脱，则测量的角度减去 12°，即为畸形角。由 Southwick[93] 提出并由 Ingram 等人 [67] 修改的这个分型，认为角度小于 30° 为轻度滑脱，30°~50° 为中度滑脱，而大于 50° 表示重度滑脱。Cohen 等人通过计算机断层扫描测量头 – 颈角制定了一种分型 [94]。头 – 颈角的测量值随着股骨头相对股骨颈向后移位的增加而增大。

3. 稳定 / 不稳定分型（Loder 等）

Loder 等人指出头颈部结合的稳定性对于判断预后非常重要，其 1993 年发表的一项研究中讲到了如何进行稳定性的临床评估[95]。他们将患者分为稳定或不稳定的类型。髋部稳定的患者能够行走和负重，无论是否需要拐杖，而那些不稳定的患者即便使用拐杖，也不能行走或负重。他们认为这种分型对预测发生 AVN 的可能性非常有价值，不稳定的患者约有 50% 会发生这一并发症，而稳定型无一发生（0%）。稳定性也与预后密切相关，稳定型有 96% 的预后满意度，而不稳定型只有 47%。稳定性分型侧重于骺板处发生的问题，而不是滑脱发生的时间。在 Loder 等人的一项原创性研究中，55 例滑脱症状时间少于 3 周，应该归类为急性，其中 25 例稳定，30 例不稳定[95]。预后与稳定性更为相关而不是时间。按照病程分型归类于慢性转急性的滑脱按照稳定性分型可以是稳定的，也可以是不稳定的。疾病的最终转归更依赖于后者（稳定 / 不稳定）的分型，而病程长短对治疗的指导意义不大。该研究的 55 名儿童中，有 14 名发生了 AVN 的儿童均为不稳定型。稳定 / 不稳定分型已被广泛采用，并被视为对于指导治疗和预示预后最重要且最有意义的参数。过去 20 年间大多数治疗方法是基于急性 / 不稳定还是慢性 / 稳定的分型，前者越来越多地按照急诊来处理，在首诊时即通过手术固定，这当然是在急性症状发生后最初的 24 h 内完成。一份针对北美儿童骨科协会（POSNA）会员的调查显示，31% 的人认为不稳定 / 急性型滑脱需要急诊响应，而 57% 的人进一步强调需要紧急响应（8 h 内）[96]。大约 10%~15% 的 SCFE 病例被归类为不稳定型[96–98]。对于不稳定滑脱发生 AVN 的高风险的研究结果也有很好的一致性，其发生率达 20%，而原位固定的稳定髋，AVN 未发生或非常罕见。在 2010 年和 2013 年之间发表的 4 项样本相对较大的研究中，不稳定 SCFE 中 AVN（骨坏死）的发病率分别为 20%（14/70）[99]，22.2%（6/27）[100]，21%（88/417）[101]，和 23.9%（95/397）[102]，尽管有些病例可能被重复计算在不止一个研究中。有趣的是，尽管这些观察结果高度一致，Ziebarth 等人却指出基于临床观察的这种不稳定 / 急性和稳定 / 慢性的分型，并不一定与术中直视下所见的稳定性相符[103]。对 SCFE 病例实施股骨头复位操作时，他们发现术前对于骺板稳定性的临床评估，并不总是与术中所见相符。他们比较了急性、慢性转急性、慢性（病程长短）和不稳定 / 稳定分型（步行功能）与术中所见。开放手术可见 82 例中 28 例骺板完全破坏（34%）。按照病程时间分型，发现骺板破坏的敏感性为 82%，特异性为 44%，根据 Loder 等人的稳定性分类，敏感性和特异性分别为 39% 和 76%。尽管如此，Loder 等人的原创性临床分型已被广泛应用于指导治疗方案和评估随后发生 AVN 的风险性，在不同的临床和科研工作中，展示出与预后的高度相关性和很好的重复性。

4. 稳定性与骨重塑的超声影像评估（Kallio 等）

Kallio 等人研究了 26 例 SCFE 的超声影像，评估髋关节有无积液及股骨颈上外侧有无重塑（干骺端）和移位程度[13]。他们提出了一个基于骺板稳定性和病程长度综合判定的分型。急性 SCFE 以髋关节积液为特征，因为积液本身就表明了骺板的不稳定性或最近的进展。慢性 SCFE 的特点是没有积液但有干骺端（股骨颈上方）前面重塑的迹象（干骺端前方变圆滑），这也表明症状持续时间至少为 3 周。在慢性转急性病例，既有积液表明不稳定，又有重塑表明以前稳定或慢性病程（图 3.6）。在随后的研究中，Kallio 等人认为不稳定的真正发生率可能高于按照 Loder 的临床标准做出的诊断，因为在一个随机的病例系列中，超声检查发现 60%（55 例中 33 例）有积液 [104]。他们认为综合临床负重状态和超声检查结果可以更准确地预测骺板的稳定性。一个可以负重且超声检查无积液的孩子，其滑脱被认为不太可能是不稳定的。连续的 X 线片显示 22%（12/55）的患者部分或完全性自发复位，头颈角平均改变 15°。当采取连续超声检查，则 20 例中有 7 例自发复位（35%），平均移位 3.7 mm。放射性骨扫描可见所有稳定髋均有正常骨骺血供。在随后发生复位的病例，12 例入院时进行了骨扫描，其中 3 例显示骨骺一开始就血供减少，只有 1 例进展为症状性 AVN。因此，他们认为 AVN 主要是与初始的外伤事件有关，而不是任何自发复位引起的。可见在就诊时即进行超声检查有很多显而易见的优势。

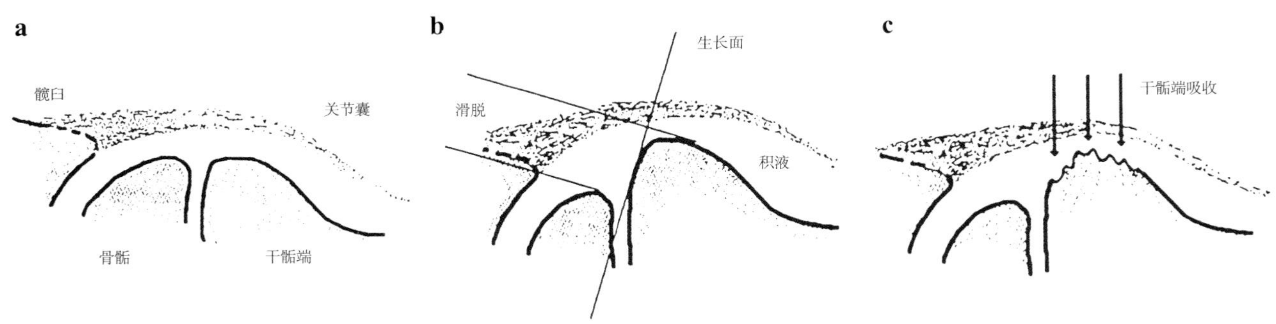

图 3.6　Kallio 等人的超声分类，用来评估股骨头相对股骨颈滑脱的程度、是否存在关节积液

5. 外翻滑脱

绝大多数的滑脱都会导致股骨头相对于股骨近端处于内翻位，如前后位 X 线照片所示。偶尔有关于外翻滑脱的报道，但是通常伴随骨骺从干骺端向后外侧滑脱。外翻滑脱时，前后位平片上骺–干角增大，股骨骨骺外缘相对于股骨颈侧方更为突出。Shank 等人回顾了 1996~2008 年间他们机构的资料，在 258 例 SCFE 患者中发现 12 例外翻滑脱，发生率为 4.7%[105]。他们注意到外翻滑脱病例中垂体和生长激素紊乱的发病率相对较高。Howorth 记载 234 例中有 3 例外翻滑脱 [106]。Imhäuser 确认了外翻滑脱 [107]。Segal 等人报告了 2 例外翻滑脱 [108]。一个观点认为预先存在的髋关节外翻和股骨前倾角增加可能会诱发外翻滑脱 [109]。原位穿针固定治疗效果很好。股骨头外翻可能是发育性髋关节发育不良的后遗症，但在这种情况下，外翻是由于继发于股骨头缺血性坏死的生长板外侧部分阻滞造成的，而不是机械性滑脱 [110]。

八、股骨头骨骺滑脱的流行病学特征：年龄、性别、体重、症状时间、是否双侧、合并症

1. 概述

股骨头骨骺滑脱是青春期最常见的髋关节疾病。轻度滑脱及早治疗可取得良好效果。延误诊断会导致进一步滑脱和畸形发生，需要更复杂或更广泛的手术，且并发症增多，大多数易患退行性髋关节疾病。早在 20 世纪 30 年代就有观点强调早期治疗带来良好预后 [111,112]，但发病时间和诊断时间之间的延迟仍

持续得到关注。目前，大量手术髋脱位，开放复位，以及截骨被用来治疗中度和重度的患者，而围绕治疗方法和各种术式的潜在危害的争议也未曾停息。然而，过去几十年收集的数据统计重复着同样的信息，即做出诊断时的年龄和体重分布情况。延误诊断的主要原因是早期症状相对较轻。不适常常仅出现在大腿远端或膝盖区域。典型的临床表现是髋关节检查时屈髋位外旋增加；进行性屈髋减少和内旋减少是滑脱加重的信号。俯卧位检查可见髋后伸轻度增加，前提是该检查未引起患者不适。髋关节正位片，尤其是侧位片，可以诊断出轻微的滑脱，甚至有时可以诊断出任何滑移发生前的前期病变。早在几十年前，大家就发现股骨头骨骺滑脱双侧发病率比较高，约为 15%~20%，但现在认为其发生率更高。较高的双侧发病率具有重要的临床意义，因为它涉及需要对往往无症状的对侧进行仔细的初步评估；考虑预防性固定对侧骨骺；持续评估对侧髋关节，直到骨骼发育成熟，而无须治疗。因为对侧滑脱可能发生于第一次滑脱数月至数年之后，所以双侧滑脱的真实发生率只有在随访大量患者至骨骼成熟后才能准确得出。

2. 临床流行病学数据

有学者对一家大型儿童医院 1954 年到 1981 年间的 236 例滑脱患者的多项指标进行了研究 [113]。所有诊断均是基于前后位和“蛙式”侧位片以及临床标准。评估包括性别分布、首次确诊年龄、诊断前症状时间，以及单侧或双侧受累、体重和首次确诊时间、合并疾病。在那些双侧受累患者，要确定是双侧同时发病，还是一先一后。为了准确判断疾病是否真的为单侧发病，需要随访患者直到骨骼成熟。当放射学影像显示对侧骺板已融合或正在融合而没有滑脱，则可确认为单侧发病。初步诊断时的体重会置于国家卫生统计中心百分位数表，以及罗斯实验室图表。性别分布、诊断时的年龄、诊断时的体重也与双侧发病有关。

（1）性别分布

共 236 例，男 159 例，女 77 例（2.1：1）。

（2）首次确诊时的年龄

男性的平均确诊年龄为 13 岁 2 个月（范围：5 年 7 个月至 16 年 11 个月）。90% 的病例就诊于 11 岁至 15 年 11 个月之间。女性的平均诊断年龄为 11 岁 5 个月（范围：8 岁 6 个月至 15 岁 3 个月）。90% 的病例就诊于 9 岁至 12 岁 11 个月之间。测定结果如下：217 名患者，150 名男性和 67 名女性（2.2：1）。数据如图 3.7a 所示。无论男性还是女性，单侧发病组和双侧发病组的平均发病年龄没有显著差异（表 3.3）。

（3）诊断前症状时间

在整个系列中，诊断前的症状时间为 0~3 周，14%；4~11 周，30%；3~5 个月，30%；6~12 个月，12%；1 年以上，14%。为了确定从出现症状到明确诊断之间的时间跨度在研究期间是否发生了变化，对每十年的病例数分别进行了评估。由于大部分病例是来自 20 世纪 60 年代和 70 年代，20 世纪 50 年代相对较少的病例与 20 世纪 60 年代的合并计算，70 年代的病例与 80 年代的合并。这两个时期，出现症状到明确诊断之间的时间差并没有变化。测定结果如下：175 名患者，116 名男性，59 名女性（2：1）（见图 3.7b 和表 3.4）。

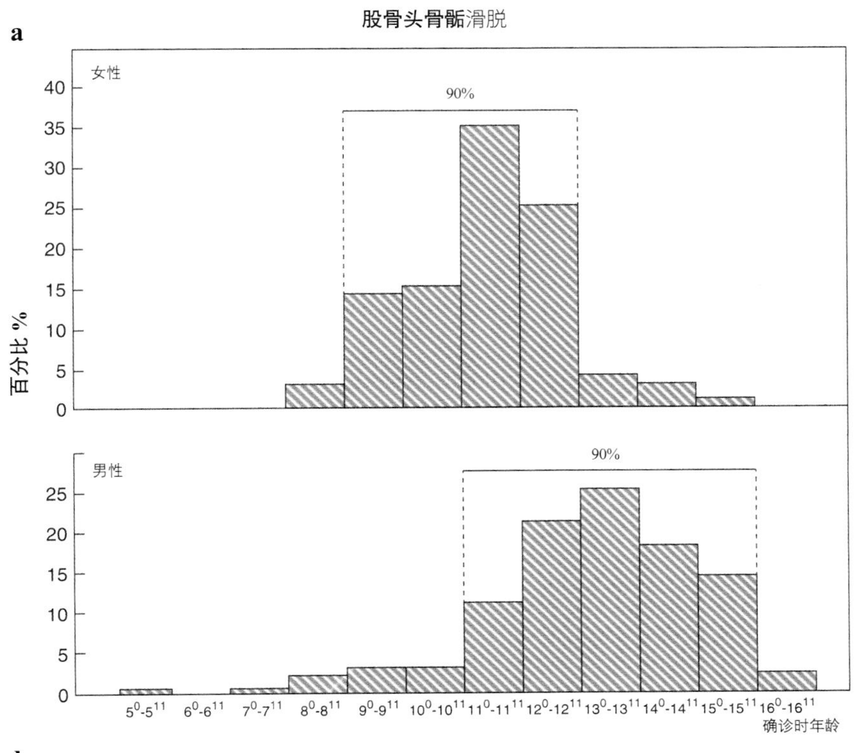

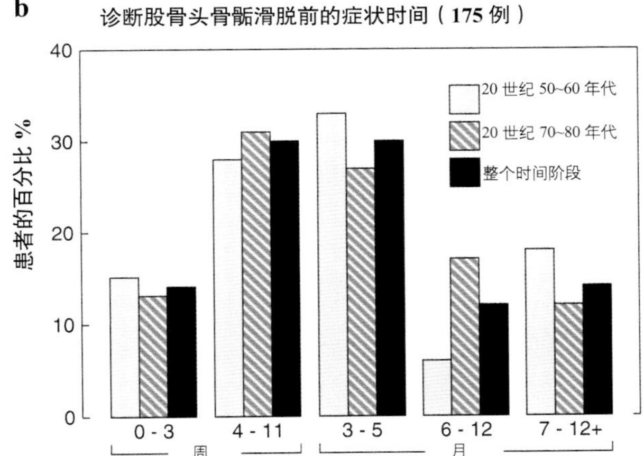

图 3.7　a 图示一个大样本中的首诊年龄；b 图示诊断前症状持续时间

表 3.3　单侧发病组和双侧发病组平均发病年龄

发病部位	男性	女性
单侧	13 年 +	11 年 +
	3 月	8 月
双侧	13 年 +	11 年 +
	3 月	1 月

注：基于 183 例患者的准确数据，表 3.3 至表 3.6 来自 Shapiro 的研究[113]。

表 3.4–1　时间性别分布

时间	女性	男性	整级数	总计
1950s	4	8	59	72
1960s	15	45	116	
1970s	37	53	—	103
1980s	3	10	—	

表 3.4–2　诊断前症状持续时间

总计	男性	女性	症状持续时间	女性	男性	总计	
11(15%）	7	4	0~3 周	3	10	13（13%）	24（14%）
20(28%）	18	2	4~11 周	15	17	32（31%）	52（30%）
24(33%）	15	9	3~5 个月	11	17	28（27%）	52（30%）
4（6%）	3	1	6~12 个月	7	11	18（17%）	22（12%）
13(18%）	10	3	1 年多	3	9	12（12%）	25（14%）

注：基于 175 例患者的准确数据。

（4）单侧和双侧受累

这些数据分析是在拥有 236 个病例的一个完整系列上完成的。男性和女性的结果是相似的。92 个病例是双侧受累。122 例患者为单侧受累，他们均随访至骨骼发育成熟，X 线片显示对侧融合无滑脱。这组病例双侧受累的发生率为 43%。有 22 个患者对侧股骨上端骺板仍未闭合。这些患者未进行随访或未返回评估。数据统计时要最准确地测算双侧发病率则必须考虑到这些患者，因为他们中的一些人可能在晚些时候发生了对侧滑脱。对侧滑脱可能是症状轻微的或无症状的。如果这 22 个患者均未发生对侧滑脱，则双侧发病率至少为 39%，如果全部发生，则双侧发病率将上升到 48%。因为两个极端值不太可能出现，取一个中间值较为合理。5 例女性患者最后一次评估时的年龄分别为 10 岁（2）和 12 岁（3），17 名男性患者的相应年龄为 9 岁（11）、12 岁（5）、13 岁（7）和 14 岁（3）岁。因为这些年龄正处于发病率最高的年龄段（90% 的患者发病年龄段）。如果我们计划在这 22 人中，只有 6 人（27%）在另一边滑倒，存在一些额外的但未被记录的滑脱是很有可能的。如果我们假设 22 个人中只有 6 人存在对侧滑脱，则总的双侧发病率将维持在 42%。因此，本研究的数据比较支持 40%~42% 的双侧发病率。数据如图 3.8 所示。

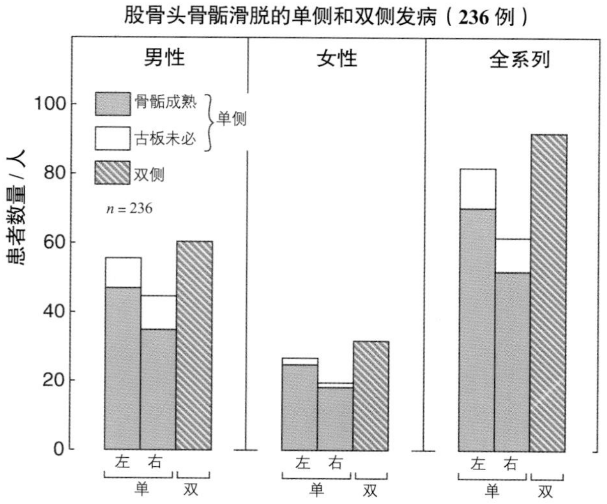

图 3.8　一个大样本中的单侧和双侧发病情况 [113]

（5）优势侧

在单侧受累的患者中，左侧和右侧的比例为 82：62（1.3：1），无论男女均显示左侧发病率略高。双侧受累患者中，46 例首次确诊即为双侧，而另外 46 例初诊为单侧，在 1 周至 2 年半之后出现对侧滑脱。

（6）首诊体重

47% 的患者在就诊时体重在第 95 百分位以上；64% 在第 90 百分位以上；84% 在第 75 百分位以上；93% 在第 50 百分位以上。所处百分位数在男性和女性患者几乎一样。这些统计结果是基于 167 个病例，其中 114 名男性和 53 名女性（2.2：1）（表 3.5）。单侧受累组和双侧受累组中，发病时体重百分位数分布没有性别差异（表 3.6）。

表 3.5　骨骺滑脱患者就诊时平均体重

性别 / 总计	患者数量	＞95th%	＞90th%	＞75th%	＞50th%
男性	114	48	65	87	95
女性	53	45	62	79	89
总计	167	47	64	84	93

表 3.6　单侧和双侧发病患者首次发病时体重百分位数分布

首次发病体重百分位数	单侧男	单侧女	单侧男女总计	单侧百分比	双侧男	双侧女	双侧男女总计	双侧百分比
＞95	22	12	34	（41%）	20	8	28	（39%）
90~95	9	7	16	（19%）	10	6	16	（22%）
60~89	13	3	16	（19%）	13	8	21	（29%）
＜60	10	7	17	（21%）	4	3	7	（10%）
总计	—	—	83	—	—	—	72	—

注：基于 155 例患者的准确数据。

（7）相关疾病

只有 5% 的病例与其他疾病相关，包括盆腔、腹膜后、腹腔肉瘤照射（5 例）；肾脏疾病（2 例）；内分泌疾病，如颅咽管瘤、甲状腺功能减退、全垂体功能减退症（4 例）。

3. 其他研究中的流行病学数据

（1）性别差异

在所有的大型研究中，男性发病较女性更常见，通常比率约为 2：1。之前章节 3.2.8.2 中报告的病例系列男 / 女比例为 2.1：1，这与两个较大的来自美国的病例系列相似，Wilson 等人统计 240 例报 2.4/1[114]，Kelsey 等在康涅狄格州报 2.67/1，在美国西南部各州报 1.7/1[115]。这些发现与之前欧洲的报告仅略有不同（除外来自瑞典的 Jerre 的报告[66]，其显示 4.9：1 的男女比率，尽管之后另一份来自瑞典的报告 107 显示 1.9：1 的比率）。Sorenson 统计了 1957~1964 年丹麦的 101 例患者，报告男 / 女比率为 3：1[116]；Burrows 统计了 100 例英国患者，报告男女比率为 1.5：1[117]；杜宾统计了 63 例英国患者，报告男女比率为 1.5：1[118]；汉森等人统计了 1910~1982 年瑞典南部的 532 个患者，报告男女比率为 2.3：1，尽管最近几十年的研究显示该比率下降到 1.5：1[119]。Loder 等人（1993）的一项非常大的多国联合研究报告股骨头骨骺滑脱男女比率为 1.4：1[120]。最近的研究报告也有相似的发现。Lehmann 等人 2006 年研究了美国一个大型数据库，提出男女发病率为 1.7/1，黑人儿童发病率是白人儿童的 3.94 倍，而西班牙裔儿童是白人儿童的 2.5 倍 [121]。Kelsey 等人也注意到黑人较高的发病率，为其他人种的 2 倍 [115]。一项来自苏格兰长达 25 年的研究（1981~2005 年）显示男女发病率之比为 1.71/1[122]。

（2）确诊年龄

所有研究中的确诊年龄是相似的，即使追溯到 1931 年。前一章节提到的病例系列中 [113]，女性发病年龄平均为 11 岁 5 个月。几个主要的系列可参见表 3.5，其中提到女性发病高峰年龄为 11 岁。这些系列中男性平均发病年龄为 13 岁 2 个月，而其他系列中男性发病高峰出现在 13 岁、14 岁和 15 岁。Loder 等人的大型多国联合研究显示女性的平均发病年龄为 12 岁，男性为 13.5 岁 [120]。苏格兰的病例系列显示，平均诊断年龄在 1981 年至 2005 年之间略有下降，男性年龄从 13.4 岁下降到 12.6 岁，女性从 12.2 岁下降到 11.6 岁 [122]。发病年龄在 20 世纪逐渐降低，从平均男性 16 岁和女性 12.6 岁，降低为男性 12.7 岁和女性 11.8 岁（Hanson 等）[119]。Milgram 和 Lyne 回顾了低龄儿童的股骨近端骨骺分离，描述了 14 例 3 岁或更小的患者 [123]。没有股骨头骨骺滑脱病例。髋关节显示骨骺分离见于脊髓脊膜膨出（4 例）、受虐儿童综合征（6 例）或严重创伤（4 例）。在 4 岁之前，单纯的股骨头骨骺滑脱几乎是不可能发生的，因为此时股骨远端的软骨是由头 – 颈 – 大转子组成的一整块。单侧组和双侧组初次发病的平均年龄相同。或许人们会想当然地认为，双侧滑脱的发病年龄更早，但统计数据并不支持这一观点。虽然无论男女，发病时的实足年龄较为集中，但 Exner 已经证明与滑脱的发生关系更为密切的是骨龄和生长高峰，而不是实际年龄 [25]。确诊时女孩的实际年龄为 10.7 岁至 16.3 岁，平均 12.9 岁，而骨龄范围仅为 12 岁到 13.9 岁，平均 13.1 岁。男孩的实际年龄为 12.2 岁到 17.4 岁，而骨龄范围缩小为 14 岁至 15.6 岁，平均 14.5 岁。他得出结论，决定滑脱发生时间的是骨骼成熟率而不是实际年龄。早在 20 世纪 30 年代，人们就认识到滑脱发生在青少年快速生长期。Loder 等人也研究了骨骺滑脱儿童狭窄的骨龄窗口期 [26]。他们利用骨盆 X 线片对 30 名滑脱儿童进行评估。实际年龄范围为 98 个月，但骨龄范围只有 50 个月。

（3）双侧受累

前述系列中的双侧发病率比最早的研究报告显示的要高得多，其数据为 40%~42%。然而经过多个中心仔细分析，这其实是因为人们对双侧滑脱的认知提高了。1957 年至 2005 年的一些大型回顾性研究显示，双侧滑脱发病率为 21%~32%，而 1926 年至 1948 年的十个大样本病例系列回顾分析显示双侧发病率为 4.4%~28%。Loder 等人在一项国际间多文化多中心研究（1996）中提出双侧发病率为 22%[120]，其中 224 名来自美国密歇根州的儿童双侧发病率较高，达到 37%[124]。随访评估患者直到骨骼成熟是非常必要的，因为很多患者开始是单侧发病，但是可在长达 4 年之后发生对侧滑脱。未能随访患者到成熟期会导致双侧发病的统计数据减少。

之前的 2 组在做好持续随访的情况下已上调了数据，报告的双侧发病率也约为 40%。Jerre 在初步评估发病率为 22.2% 后，最后给出的数据为 41.8%[66,125]，Klein 和他的同事提出双侧发病率为 41%，而最初他们认为是 22%[126,127]。Jensen 等人在一项对 62 名儿童的长期研究中最终发现 30 例发生双侧滑脱（48%）[128]。

Hagglund 记录了 260 例 SCFE 患者在骨骼成熟时 61% 发生了双侧滑脱[129]。Schreiber 记录了 100 例患者中 65% 为双侧发病[130]。双侧发病率的最高纪录出现在 Billing 和 Severin 的一项研究中，他们通过对 81 名 SCFE 患者成熟期股骨近端形态进行放射学评估，发现其中 80% 为双侧[131]。由于较高的分辨率和他们标准化的技术，他们判断的滑脱可能别人通过常规射线照片并不会注意到或认为是正常。这些滑脱中的一些可能不具有临床意义，但这些发现也证实了双侧发病率比之前认为的要高得多。Hagglund 也采用了 Billing 和 Severin 所采用的技术。

前述病例系列[113]中双侧发病患者有一半在最初诊断时即是双侧发病，而另一半对侧在之后 1 周至 2 年半发病。这一发现与其他报告相似。Loder 等人在一项国际研究中指出，60% 的双侧滑脱双侧同时发病，而 40% 的顺序发病[120]，但在其中密歇根州的病例，50% 同时发病，50% 顺序发病[124]。一项研究中[120]，对侧滑脱有 82% 发生在首次滑脱后 18 个月内，在另一项研究中，这个数据为 88%[124]。Yildirim 等人发现 36% 的患者（82/227）为双侧发病，双侧发病时间间隔平均 6.5 个月[132]。Riad 等人随访 90 例 SCFE 患者达骨骼成熟，双侧发病率为 40%（36/90），其中 20 例同时发病，16 例依次发病[133]。实际年龄是发生对侧滑脱唯一有意义的预测指标。全部首诊单侧滑脱的 10 岁以下女孩和 12 岁以下男孩最终都发生了对侧滑脱，25% 的 12 岁以下女孩和 37% 的 14 岁以下男孩发展为双侧滑脱。Wilson 等人指出 48% 双侧同时滑脱，52% 在首次滑脱 1.5~48 个月之后发生对侧滑脱[114]。

双侧受累的广泛性，使得首诊时对对侧髋仔细评估并持续随访评估至骨骼成熟显得非常重要。如果我们把可能过于严格的 Billing 和 Severin 的研究结果不算在内，股骨头骨骺滑脱仍有高达 40%~60% 的双侧发病率。而另一项数据也很清晰，即双侧发病患者，约有一半是首诊时就为双侧发病，而另一半在首次滑脱 1 周至 3 年半之后会发生对侧滑脱，其中大约 85% 发生在首次滑脱后 18 个月内。单侧组和双侧组首诊时平均年龄和体重百分位数分布没有差异。

（4）预防性对侧髋固定

一个与双侧发病有关的治疗方面的问题，对于一个单侧发病患者，是否需要预防性固定对侧髋。关于预防性固定这个治疗方案的争议一直在升温。预防性固定的好处是对侧一个可能在将来发展为我们不愿见到的中度或重度的滑脱得以避免。近来的趋势是预防性固定越来越得到推荐，尤其是由于对侧滑脱可能是无症状的，而中度或重度滑脱发展为成人髋关节骨性关节炎的时间被认为远远早于我们之前所认为。缺点是相当多的髋关节本可以保持正常，但却要接受一个仍有相当高并发症发生率的手术。Jerre 等人估计如果在单侧滑脱的 61 例患者中预防性地进行双侧固定，其中 36 例（59%）手术是不需要做的[125]。这也得到了其他研究的支持；而现在研究的双侧发病率至少有 40%，25% 的滑脱通常首诊即为双侧，另外 25% 的滑脱发生在首次滑脱后至骨骼成熟之间这段时间。

Clement 等人 [134] 阐释了预防性固定的可取性。大部分对侧滑脱可在早期诊断，但也有部分患者没有或仅有轻微不适，但最终诊断出中度至重度滑脱。Schultz 等人使用决策分析模型认为对侧髋的预防性固定有利于远期治疗效果 [135]。Kocher 等人也使用了决策分析模型，支持预防性固定，但由于缺乏患者数据，研究结果过于理论化且不够直观，缺乏确定性的建议 [136]。如果患者对侧滑脱的概率大于 27%，他们建议固定。如果对侧髋正常且预估将保持正常，则建议密切地持续评估而不是预防性固定。Castro 等人综合 206 个研究来建立关于对侧滑脱的标准化数据库 [137]。他们还指出，大多数对侧滑脱病例得到了早期发现和治疗，并认为，根据文献，密切随访是很有必要的，而不包括预防性固定。因此他们选择向家属详细告知危险信号和对患者进行定期评估，直到发育成熟。

（5）*左右侧发病率*

左侧总是比右侧更易受累。Hansson 等人在对 532 名瑞典患者的大样本研究中发现左 / 右比例为 2：1[119]。Alexander 回顾分析了文献中 480 例患者，总结左 / 右比例为 1.6：1[36]。Loder 等人发现 1266 例单侧发病患者中，左 / 右比例为 1.5：1[120]。

（6）诊断前症状持续时间

诊断前症状持续时间相对较长。虽然患者确诊前症状持续时间和滑脱严重程度之间没有必然联系，但仍然存在一定正相关关系。Cowell 指出症状少于 3 个月，则预后优良率 67%；症状超过 6 个月，则预后优良率降为 36%；若症状超过 9 个月，则优良率仅有 28%[138]。Kulick 和 Denton 注意到滑脱程度越严重，预后越差；最轻微的一度滑脱，74 例患者有 93% 恢复良好，二度滑脱，23 例患者中有 74% 恢复良好，三度滑脱，11 例患者中 64% 恢复良好，四度滑脱，则 10 例患者中仅 40% 恢复良好 [92]。Aronson 等人也发现滑脱移位越大，预后也越差 [139]。在一项 80 例患者的研究中，轻度滑脱患者结果良好率达 86%，中度滑脱为 55%，严重滑脱仅 27%。与之相反，不良结果随滑脱严重程度而增加：轻度组仅为 15%，中度组为 45%，重度组为 46%。Hansson 等人还注意到从症状出现到就诊的时间间隔近几十年来持续延长，有 35%~40% 的患者症状持续时间超过 3 个月 [119]。患者在髋部发病后保持活动的时间越长，则就诊时病情进展越严重。Koche 等人回顾了 1988~2002 年的 196 例病例，发现延迟就诊时间平均为 8 周 [140]。延迟诊断时间与滑脱严重程度之间有显著相关性：＜ 30° 滑脱平均延迟就诊 10 周， 30°~50° 滑脱平均延迟就诊 14.4 周，＞ 50° 滑脱平均延迟就诊 20.6 周。Loder 等人指出滑脱严重程度仅有的 2 个预测指标是就诊年龄和症状持续时间 [141]。症状持续时间大于 2 个月，将导致更为严重的滑脱。

（7）肥胖

肥胖仍然是无可争议的主要致病因素 [24,113,120,122,142,143]。就诊时，47% 的患者的体重高于第 95 百分位数 [113]。这几乎与一项涉及康涅狄格州和几个西南部州学龄儿童患者的研究完全相符，研究中有 49% 的人体重高于第 95 百分位数 [115,144]。单侧发病和双侧发病组间，体重百分位数分布无显著差异。可能有人认为，双侧发病组超重和肥胖患者的比例更高，然而这并没有得到数据的支持。Noble 和 Hauser 早在

1926 年就针对青少年髋内翻（SCFE）评论道，“一个相当重要的特征是几乎无一例外出现的肥胖”[143]。Loder 指出“骨骺滑脱毫无疑问是一个属于肥胖的疾病”；63.2% 的儿童体重处在前 10 个百分位数[120]。苏格兰的研究表明 SCFE 的发病率随着儿童肥胖率的增加而增加[122]。在苏格兰，SCFE 的发病率从 1981 年的 3.78/100000 增加到 2000 年的 9.66/100000。在此期间，13~15 岁青少年的体重超重率翻了 2 倍，而那些被认为是严重肥胖者的数量翻了 4 倍。

许多研究中的流行病学特征总结于表 3.7 和 3.8。

表 3.7　早期主要研究中骨骺滑脱的年龄、体重、双侧发病数据

作者（国家）	病例数量	男 / 女	发病年龄		双侧	体重
			男	女		
Ferguson 和 Howorth（美国）	70	1.3 : 1	75% 为 12~14	89% 为 10~13	21%	65% 超重
Wilson, Jacobs 和 Schechter（美国）[114]	40	2.4 : 1	14（最大）	11（最大）	28%（12% 双侧同时；其他最多间隔 2 年）	75% 肥胖，轻度滑脱 34% 肥胖；重度滑脱 50% 肥胖；双侧滑脱，72% 肥胖
Cowell（美国）[138]	66	2 : 1	13	11	32%（67% 双侧同时；其他平均间隔 1 年）	—
Kelsey, Keggi 和 Southwick（美国）[115]	431	2.2 : 1	13（中位数）	11（中位数）	—	大量轻度滑脱患者严重超重
Kelsi, Acheson 和 Keggi（美国）[144]	—	—	90% 为 11~16	94% 为 9~14	—	49% 的男性和女性超过第 95 百分位数；90% 的男孩和 86% 的女孩超过中位数
Jerre（瑞典）[66]	166	4.9 : 1	与其他数据不符	未记录	23%（1/2 双侧同时，1/2 稍后出现）；最终检查结果 双侧发病率为 41.8%	—
Henrikson	81	1.9 : 1	13.5	11.8	22%	—
Burrows（英国）[117]	100	1.5 : 1	15	11	23%	体重相对身高的数据显示：“体重相对于身高异常增大”
Sorensen（丹麦）[116]	101	3 : 1	15（最大）80% 为 12~16	11（最大）76% 为 10~14	25%（1/2 双侧同时；1/2 稍后出现）	—
Hansson 等（瑞典）[119]	532	2.3 : 1	平均 12.7（1960~1969 年）	平均 11.8（1950~1969 年）	25% – 男性 18% – 女性	—

表 3.8　股骨头骨骺滑脱发患者群概况和事件发生 [包括了最新的研究；多数数值用范围表示]

人群概况	事件发生
性别	男女比 2 : 1；研究显示男女发病比例为 1.5 : 1~2.5 : 1，西班牙人、黑色人种和斯堪的纳维亚半岛人群男性发病率更高
发病年龄：男性	平均 12.5~13 岁，女性平均 11.5~12 岁；男性最好发年龄 13 岁，女性 11 岁；骨龄比周岁更有参考价值

（续表）

人群概况	事件发生
双侧发病	40%~60% 为双侧发病；其中，50% 为双侧同时发病；85% 的对侧滑脱发生在 18 个月内；女性首次发病小于 10 岁，男性小于 12 岁者，最终均发展为双侧滑脱
好发侧	左侧发病率较右侧高（1.5∶1~2.0∶1）
诊断前症状持续时间	诊断前症状持续时间越长，预后越差（尤其是超过 8~12 周），滑脱程度越严重
肥胖	骨骺滑脱“简直就是肥胖病”[Loder]；47% 的患者体重超过第 95 百分位数；63% 的患者体重在前 10%。
不稳定和 AVN	一项研究显示（1993~2010 年），26% 的滑脱为不稳定性（397/1503）；不稳定性滑脱，24% 在治疗后发展为 AVN（95/397）[Zaltz 等]

注：Loder[120], Zaltz 等 [102]

（8）相关医学疾病

关于 SCFE 相关疾病的报道有很多：①内分泌疾病或包括甲状腺功能减退、颅咽管瘤、全垂体功能减退症的治疗，以及接受生长激素治疗；②骨盆或腹腔软组织肉瘤放疗后数年；③严重的慢性肾脏疾病。之前的病例系列记录了在一个大的群体中相关疾病发生率为 5%，其他研究从儿童专科医疗机构的大样本病例中发现了相似的发生率。

4. 基于流行病学数据的筛查建议

上述一些研究的内容提出了早期诊断的方法。这些措施将进入公共卫生/学校筛查/青少年筛查领域。如果筛选程序发展到只涵盖那些体重超过第 50 百分位数的人，那么有患病风险的这个年龄段人群有一半可以免于筛查，且几乎没有漏诊的风险。如果筛查门槛是体重第 75 百分位数以上人群，那么仅对 1/4 该高危年龄人群进行评估仍能早期诊断出大约 85% 的病例。如果体重在第 90 百分位数以上的人群得到评估，仅占高危年龄人群 10%，将筛查出 65% 的病例。而如果选择最省时省力的方式仅对体重超过第 95 百分位数的人进行评估，仅占高危人群的 5%，则几乎 50% 的患者会得到早期诊断。筛查将包括髋关节、腹股沟、大腿远端或膝盖内侧疼痛和/或跛行的病史；体格检查显示髋关节屈曲时外旋增加；如图所示的前后位和蛙式髋关节侧位片。

美国和瑞典在研究中对 7~16 岁人群的 SCFE 发病率进行了计算，结果显示出发病率和年龄有较强相关性。瑞典的研究显示高危年龄组发病率为 2~13/100000，而康涅狄格州的研究显示发病率为 8.3/100000[115]。最近来自苏格兰和美国的数据库研究分别将 SCFE 的发病率定为 9.66/100000[122] 和 10.8/100000[121]。如前所述，通过在男性选择年龄 11~15 岁（含），体重超过 50 百分位数、75 百分位数、90 或 95 百分位数者，加上年龄 8 岁、9 岁、10 岁和 16 岁，体重超过第 95 百分位数的人群，则覆盖率将非常优秀。同样的情况也适用于 9~12 岁（含）的女性，以及 8 岁、13 岁和 14 岁，体重高于第 95 百分位数者。参考康涅狄格州数据（8.3/100000），如果对所有体重超过 50 百分位数的高危年龄儿童进行筛查，那么每 50000 人中就有 8 个病例将被检出。若仅对体重在 95 百分位数及以上的人进行筛查，每 5000 人中约有 4 个病例将被检出。

筛查不需要很复杂，因为对高危患者的检出机制已经很成熟。儿科医生和大多数学校每年都会记录儿童期体重。儿科医生将体重记录作为总体评估的一部分。因为所有的研究都认识到肥胖是 SCFE 的主要触发剂，通过绘制百分位数图表上的体重，那些高危人群变得显而易见。取决于筛查范围选择的年龄和体重，有股骨头骨骺滑脱风险的儿童如下：①与家长讨论臀部、大腿或膝盖不适，跛行和下肢外旋等症状；②有症状者立即行髋关节检查；③体重超过 95 百分位数以上人群，每 3~4 个月行临床检查；④根据早期症状和临床表现，行前后位和侧位髋关节 X 线摄片。如果关注于那些极度肥胖的人，通过提醒患者和家人，并辅以体格检查和侧位髋关节摄片，将提高对此疾病的认知水平，以便更早得到诊断。

Philip D.Wilson 在 1938 年写道："当滑脱很轻微且不足以引起任何永久性的功能损害时，早期诊断股骨上端骨骺滑脱，将使得治疗方法完全不同于已经存在严重畸形的病例。因为早期诊断主要取决于全科医生，所以对本病的病理和临床表现要有更好的指导"[112]。本病的年龄和体重范围非常狭窄且一致，而对于儿童体重的记录已普遍见于学校护士和儿科医生办公室。股骨头骨骺滑脱是一种筛查技术很容易施行的疾病，通过筛查有利于限制退行性髋关节疾病的发生。

九、诊断性影像检查

1. X 线平片

最常用的诊断性影像检查包括股骨近端前后位、蛙式侧位和真侧位片。真侧位或"射穿"侧位片可以显示比蛙式位略大的滑脱程度，因为蛙式位通常呈现的是头颈部的斜位相，但蛙式侧位片是大多数中心用于儿童和青少年的标准摄片位。有 4 种影像学征象对诊断股骨头骨骺滑脱特别有帮助。它们是：

（1）Klein 线，Trethowan 征

前后位片可以提供滑脱早期阳性征象。因为股骨头相对股骨颈向内侧移位，沿着股骨颈上表面画一条线（Klein 线）与股骨头外缘不相交（Trethowan 征）或相交部分小于对侧非受累侧[126,147]（见图 3.4a,b）。

（2）干骺端 blanch 征

Steel 描述了一个前后位片上诊断早期骨骺滑脱很有价值的征象[148]。因为股骨头相对股骨颈向后滑动，股骨头骨骺后部被投射到近端颈部（干骺端）上，形成一个高密度的临近骺板的新月形区域。这个 X 线片上的骨密度重叠被称为"干骺端 blanch 征"。

（3）股骨颈部平滑化

任何阶段的滑脱，均可见干骺端（颈部）上外侧边缘通过再吸收和重塑变得平滑，而颈部下缘凹陷区域由具有放射致密性的修复骨痂填充。这通常见于滑脱开始后 3 周或更长时间之后。

（4）手枪握把畸形

骨骺滑脱后的位置改变开始得较早，持续数月到数年，随着头颈位置最终达到而稳定。这些位置变化使股骨近端上外侧缘跨越外侧颈及相邻股骨头的弓变得光滑。如果没有解剖复位股骨头颈，那么这种被描述为“手枪握把畸形”的影像表现将贯穿整个成年期而持续存在。这表明早期的 SCFE 很可能成为股骨髋臼撞击和成人髋关节骨性关节炎的病理基础。Stulberg 和 Harris 用这个短语来形容近端股骨的形状（与滑脱相关）与手枪上的握把非常相像 [149,150]。（手枪握把这个词更准确地说，应该指的是毛瑟步枪的握柄形状，因为，事实上，绝大多数 1900 年以后生产的手枪几乎都是正方形 / 矩形的把手。）关于 SCFE 的另外 2 个影像学发现很有意义。前后位片观察，可见滑脱前期的股骨头颈骺板轻度增宽和形态不规则；Phillips 等人将“后斜角”作为 SCFE 中对侧滑脱的预测指标 [151]。他们描述了蛙式位片测量该角的方法：先沿股骨干和股骨颈（干骺端）的中心画一条股骨长轴线（A）；第二条线是从骺板的一侧连到另一侧（B）；在这两条线相交的地方，画第三条线（C）与线 A 垂直，然后测量 B 线和 C 线之间的夹角即为后斜角。 如果后斜角大于 14°，则是对侧预防性固定的指征，这样 35/42（83.3%）的对侧滑脱是可以避免的。

2. 超声影像

超声检查对于评估是否存在髋关节积液、轻度头颈移位、首诊后治疗过程中的复位（通常是无意的），以及股骨颈（干骺端）前方上外侧区域的骨重塑（圆化）（重塑是病程超过 3 周的征象 [13,14]）很有帮助。这些发现可以帮助确定滑脱是急性、慢性，还是慢性转急性。

3. 计算机断层扫描（CT）

CT 不是 SCFE 的常规检查。 CT 扫描可以非常清楚地观察到股骨头的滑脱和颈部的后倾。然而，Guzzanti 和 Falciglia 证明，仔细地应用普通 X 线摄片技术评估的滑脱严重程度与 CT 测量高度一致 [152]。

4. 磁共振成像和 SCFE 治疗后的 2 个主要临床问题

MRI 在临床上被用来评估骺板两侧骨髓活性 – 骺板稳定性指标、关节积液、股骨头滑脱以及股骨颈后倾。然而其更重要的 2 个作用是评估股骨头缺血性坏死和关节软骨结构，其中关节软骨结构改变早期可提示软骨坏死，后期可能与股骨髋臼撞击有关。

（1）缺血性坏死

MRI 在临床上已被用于评估股骨头固定前后股骨头血供情况。Staatz 等人研究了连续 11 个儿童 SCFE 患者，4 个急性，3 个慢性转急性，4 个慢性 [153]。使用 1.5T 磁共振扫描进行冠状位 STIR 序列，冠状位钆对比增强 T1 加权自旋回波序列和矢状位 3D 梯度回波序列，以评估形态学、信号强度和股骨头造影强化（血运重建）。术前异常发现包括骺板形态扭曲、干骺端和骨骺骨髓水肿、头部与颈部位置改变以及髋关节积液。9 例患者螺钉固定前后股骨头血供正常。1 例术前上外侧缺血在术后恢复血供，而另 1 例严重滑脱的孩子在切开复位后发生 AVN。

（2）关节软骨退变

磁共振成像序列评估关节软骨的糖胺聚糖含量是发生退行性改变的早期和敏感指标。一项研究在 32 个轻至中度 SCFE 青年患者（平均年龄 23.8 ± 4 岁）中进行，其采用了软骨延迟钆增强磁共振成像

（dGEM-RIC）。滑脱更为严重的组（α 角＞60°）相比头颈关系正常的组，可以观察到软骨退行性变[154]。

5. 手枪握把畸形与股骨髋臼撞击（FAI）和髋关节骨关节炎（OA）

对 2665 例成人骨骼的骨科学研究评估了可以提示儿童期 SCFE 的几种近端股骨头颈部畸形（手枪握把 /Stulberg 或股骨头倾斜 /Murray）[155]。它还将股骨近端与提示骨关节炎的髋臼改变联系起来。在大的病例系列中，滑脱后形态改变的发生率为 8%（215/2665），有滑脱后形态改变者严重骨关节病发生率为 38%（116/306），与之匹配的对照组仅为 26%（79/306）。滑脱后形态改变者有 68%（63/93）可见高度骨关节病，对照组仅有 48%（45/93）。髋臼前方扁平化和股骨颈囊性变为其他骨关节病征象。Giles 等人研究了 81 例髋关节骨性关节炎术前 CT 图像，这些病例均接受了髋关节表面置换术，平均手术年龄 52 岁[156]。倾斜轴位扫描可见 90% 的髋部有儿童期 SCFE 的证据，基于病理性增加的 α 角调整的径向位扫描可见 95% 的髋部有儿童期 SCFE 的证据。在倾斜轴位和径向平面，分别有 60% 和 68% 的髋，可见异常的 α 角、头颈倾斜和前偏移比，这些均强烈提示存在 SCFE 后的形态改变。这个研究结果支持了 SCFE 伴随凸轮型 FAI 将最终导致 OA 的说法。

6. 其他方法

骨显像能早期发现股骨头缺血。关节造影目前很少用于评估滑脱。

十、治疗

1. 治疗目的之详细概述

股骨头骨骺滑脱的最早期治疗主要是稳定头部和颈部，通过诱导生长板提早融合防止进一步滑脱。对于一些但不是所有的医生来说，第二个目标是复位股骨头以部分或完全恢复股骨近端解剖结构，这主要是针对中度、重度或完全滑脱。治疗不应该导致股骨头缺血性坏死或髋关节关节软骨坏死，因此，从远期效果看，治疗应该使髋关节在骨骼成熟时股骨头颈干关系尽可能接近正常解剖，股骨头呈正常球形，股骨头骨骼发育正常血供良好，关节软骨形态和结构正常，没有明显肢体短缩。滑脱前期或轻度至中度滑脱患者，在最新的观念出来之前，似乎只要阻止进一步滑脱就足够了。最常用的使近端股骨头骨骺提早融合的方法是使用一枚螺钉原位穿过骺板固定头颈部。在重度和完全滑脱病例，稳定手术有时通过以下方式实施：①联合进行手术切开复位和颈部切除术（骺板和邻近干骺端 / 颈部），有时称为楔形或短缩截骨术或股骨头重排，旨在恢复股骨头颈干的解剖位置；②用另一种方法复位，即代偿性股骨颈基底部或股骨转子间截骨，可与原位固定同时进行或延迟数月后进行。广为接受的一个观点是，在确诊时，应该注意区分滑脱是急性 / 不稳定或慢性 / 稳定型以及是否存在慢性转急性的情况。这些区分会影响到治疗方式的选择。接下来还要进一步做出决策，比如什么程度的滑脱需要头颈部解剖复位，应该采用什么技术复位股骨头，以及何时，如果需要的话，进行复位。

到了 2000 年，人们已经很好地认识到每一例 SCFE 都需要明确是急性 / 不稳定还是慢性 / 稳定型，要识别出慢性转急性的情况，然后用不同的方式治疗这些不同的类型。随着人们对 SCFE 患者股骨髋臼撞击（FAI），过于激进的治疗方式，以及许多需要全髋置换的中青年髋关节骨性关节炎是继发于儿童期 SCFE 的事实，有了更高的认识，一些中心重新评估了针对不同类型和程度滑脱的治疗方法。许多人继续使用原位固定技术治疗更为常见的（85% 的 SCFE 病例）稳定 / 慢性滑脱，其程度可以是轻度、中度甚至重度。另一些人认为很多中度甚至轻度滑脱也会像重度滑脱一样易早发 FAI，因此，无论严重程度如何，青少年期首次治疗选择更积极的方式，从长远来看可能是有益的。对轻度滑脱，髋关节镜下行头颈部骨软骨成形术，对中度和重度滑脱，行改良 Dunn 技术切开复位（外科髋脱位后解剖复位滑脱伴或不伴股骨颈截骨），这个治疗模式被越来越多的人采用。也有人认为这些方法冒的风险太大，他们继续选择原位螺钉固定，仅对重度病例保留开放的方法，或者是，许多病例原位螺钉固定后相当长时间后出现比较明显的 FAI，则行头下 / 颈部、颈基底部或转子间 / 转子下水平复位性截骨。对于急性 / 不稳定型滑脱（15% 的 SCFE 病例），一些人继续用原位螺钉固定按照急诊手术处理，在 8~24 h 内完成，且不进行复位，而另一些人则进行轻柔（闭合或开放）复位伴髋关节抽吸或关节切开以恢复解剖结构，然后进行原位螺钉固定。在接下来的章节中，我们将概述几十年来治疗方法的演变。

2. 从 1960 年至今治疗模式的演变

（1）手术干预，闭合手法，髋关节石膏固定

Sturrock 于 1894 年首次使用螺钉对 SCFE 进行内固定，但由于发生感染，螺钉于术后 2 d 被取出，因此早期疗效不得而知 [157]。在一篇关于骨骺创伤性分离的文章中提到了螺钉的应用，近端股骨骨骺分离要么是移位的急性滑脱，要么是单纯创伤造成的骨折分离。Keetley 在 1888 年首次报道了利用截骨矫正畸形；他施行的是转子下楔形股骨截骨 [21]。其后 Keetley 于 1900 年发表的关于髋内翻的文章描绘了这个疾病概念的演变，其中大部分是 SCFE 病例，其采用外翻截骨术进行矫正 [22]。他非常谨慎地宣称自己最早实施外科截骨矫形和报道首例髋内翻，其强调“在患者还在世且术前就对疾病的性质和部位做出了正确的诊断”。很早人们就意识到截骨术矫正畸形的价值，通常做法是在股骨颈、转子间和骨干进行截骨，然后将截骨远端部分置于外展、内旋和屈曲位。Helbing 介绍了几种和他同时代的人采用的截骨方式 [3]。Whitman 是闭合手法复位的早期拥护者，其通过全麻或牵引进行复位，继之以石膏固定 [158]。闭合手法操作以求解剖复位在其后几十年中仍受到推崇 [159]。常见的趋势是试图重新复位股骨头，把其当作骨折移位处理，但许多不良结果很早就被确认了。

（2）治疗方法和治疗结果回顾

Kleinberg 和 Buchman 描述了 1936 年使用的各种治疗方法 [43]。有人认为保守治疗是有效的，但主要适用于滑脱前期或非常轻微的滑脱。他们认为，这种程度的患者，卧床休息而不负重，将得到非常好的结果。手法治疗是有一定问题的，因为其基于一个错误的假设，即这个疾病就是股骨颈不完全骨折。Whitman 通过使股骨极度外展和内旋获得复位，但结果似乎并不让人满意。作者指出，即使是轻微滑脱，复位也很少能获得完美对位。他们认为即使外科医生考虑到操作要轻柔，但仍会有极端的力量施加在股骨头和股骨颈，造成股骨头血供的广泛破坏。他们认为：“一旦复位完成，股骨头血液循环重建的可能性便微乎其微了。”关节切开时股骨头始终牢牢固定在股骨颈，只有通过骨刀和木槌可以使其分离。手法复位的唯一可能结果是股骨头被进一步挤压，增加血供破坏。手法治疗只有在急性滑脱时适用，即使真的要用，也一定要谨慎执行，轻柔操作。对于所有其他类型，手法治疗并不可取：①复位几乎不可能；②复位往往是不彻底的或是一种错觉；③股骨头血液循环很可能受到破坏，这会被其后发生的头部畸形证实（AVN）；④创伤性关节炎甚至强直可能随之而来；⑤骨骺生长板的病理改变并没受到影响。如果推荐手术治疗，他们认为切开复位和内固定也是不合适的，因为这对于已经紊乱的骺板组织的血供恢复并没有帮助。骨骺生长板钻孔似乎具有潜在价值，可以“重建循环并导致该部位提前骨化”。该术式仅限于滑脱前期或轻度滑脱使用，但已在多个病例中获得良好效果。他们绝大多数对于手术的关注都集中在中度至重度畸形矫正，建立跨骺板的血供，以使股骨头和股骨颈提前融合。切开复位包括骺板和临近股骨颈的楔形切除，刮除头部区域关节软骨，将头部放置在重塑的颈部，再进行石膏固定。他们实际上要使股骨头脱位，但很显然，过程中很少注意去维护血供，尽管有评论认为这很有必要。术后治疗延长至头部血管重建。总之，许多目前的治疗原则早在 20 世纪前几十年即得到认识。骨骺滑脱不是骨折也不能按照骨折治疗。治疗应该是无创的，以便纠正畸形和建立股骨头颈之间的血循环。滑脱前期可采用卧床休息或支具治疗，虽然头颈部经骨骺钻孔可能是有效的。

在 1945 年发表的一份关于 44 例滑脱的报告中，Moore 强调要尽量避免手术或手法对骨骺造成损伤，并坚定地认为，手术破坏骨骺血供的风险，超过了术后早期活动带来的好处 [160]。实际上所有他的患者都是通过卧床休息或髋人字形石膏固定保守治疗，石膏固定时患肢保持髋外展内旋位，且并不特别追求畸形复位。肢体持续受到保护，直到跨骺板骨化特别是骺板中心区域的骨化 X 线摄片可见。29 例轻微滑脱仅 1 例发生 AVN，23 例中度滑脱有 4 例发生 AVN 以及 3 例骨骺完全分离的有 2 例发生 AVN。他认为自己的治疗结果远远优于那些手法或手术复位骨骺的病例报道。到了 20 世纪 40 年代，大家都认识到很多 SCFE 病例的治疗结果并不好，患者成年后早早就患上了关节炎。Howarth[47,106] 和 Klein 等人 [126,147] 也总结了过去几十年中的这些尝试，他们认识到，通过外力闭合手法矫正畸形，再通过石膏固定，治疗结果会很差。后来大家采用的切开复位石膏固定也是如此。切开复位 + 股骨颈和转子周围截骨得到越来越多的应用。

（3）经骨骺钻孔

单纯经骨骺钻孔已被证实可以在 SCFE 患者诱导生长板提早闭合。Pomeranz 和 Sloane 在 1935 年对 6 例患者使用了这种方法 [161]。Mayer 报告的 20 名患者也使用了该术式，但都是早期诊断的轻微滑脱患者 [111]。在术中摄片辅助下，一个钻头自大转子和股骨颈，穿过骺板进入股骨头。骺板在七八个不同的点被穿透。然后用髋人字形石膏固定患肢约 10 周，直到 X 线摄片证实骺板融合。平均周期 3 个月。如此治疗过的 20 例患者，髋关节功能正常，步态良好。Kiaer[162] 和 Mathiesen[163] 报告了类似的方法。Mathiesen 报告了 36 例轻微滑脱患者（小于 1.5 cm）在 1939~1954 年间接受了经骨骺钻孔治疗。一般钻 3~4 个孔，穿过骺板进入股骨头，然后行牵引或髋人字形石膏固定。大多数患者在 3 个月内获得骺板融合。

没有缺血坏死发生，治疗结果被认为是优秀的。

（4）经骺骨移植

Howarth 在 1931 年与 Ferguson 的一篇文章中首先描述了切开经骺骨移植促进 SCFE 患者头颈部融合 [145]。Howarth 是经骺骨移植或称 bone-pegging 术的主要支持者。他实施了几百例这种手术，用于治疗轻度和中度滑脱。无一例施行切开复位或股骨颈楔形截骨术。先在股骨颈前面开个小口，之后用钻头或刮匙从股骨颈皮质内向上穿过骺板中心进入股骨头。从髂骨取 3 个小移植骨块，主要为皮质骨，平均长 3.2 cm，宽 0.48 cm。将这些骨楔置入股骨颈的孔道，穿过骺板进入次级骨化中心。卧床数天直到软组织愈合，患者可以坐轮椅，或者拄拐不负重。骨骺融合普遍发生 12 周以内。在 1966 年的一份关于 200 例 bone-pegging 术的报告中，Howorth 声称，几乎所有人都获得了非常好的结果，无软骨坏死或 AVN 发生。他认为他的术式远远优于穿钉术，无论用何种方法穿钉 [49]。他还声称其他学者报告了用 bone-pegging 术治疗的 152 例患者，有 151 例获得良好或优良的结果。

Heyman 和 Herndon 回顾了关于早期穿针固定经验的文献 [164]。相较其他治疗方法差强人意的效果，他们报道用髂骨嵴松质骨移植物从股骨颈穿过骺板进入股骨头中央，可以促进融合，从而消除对进一步滑脱的担忧（图 3.9a,b）。均未进行复位。19 例手术中，经 X 线片证实的平均骨骺融合时间为 2.3 个月。所有病例的临床和放射学结果均良好。术后无须石膏固定，患者在术后几周内就可以拄着拐杖走动。所有病例均未发生移位增加，也没有软骨坏死、AVN 或其他退行性变的迹象。他们先暴露股骨颈前表面，沿长轴切除一块矩形骨皮质，约 3 cm 长、1 cm 宽，然后使用钻头或 1 cm 宽的铰刀，开松质骨道，穿过生长板进入股骨头中心。最后将髂嵴取下的小块骨松质敲击进入骨道深处以促进融合。

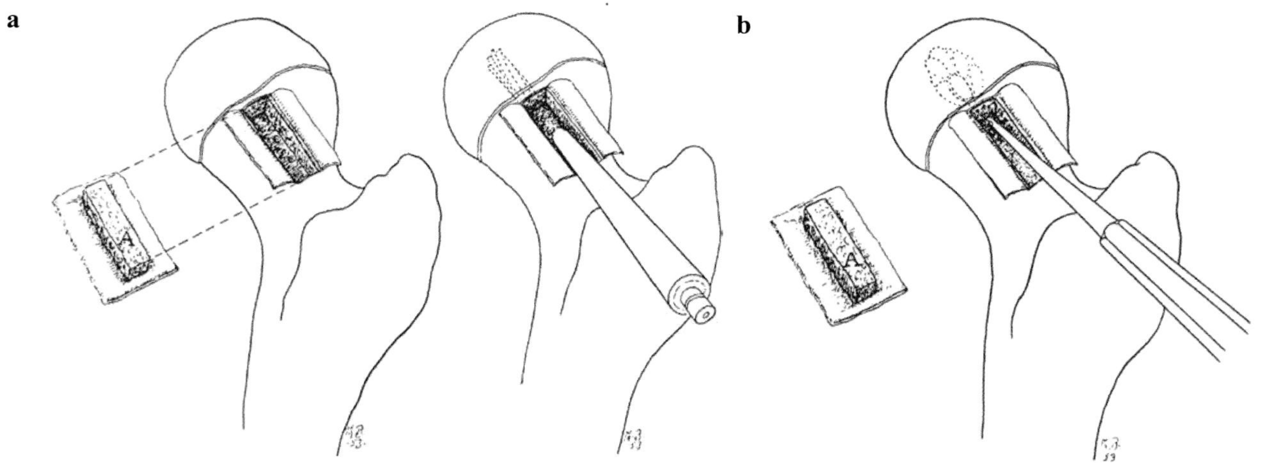

图 3.9　a 图和 b 图展示了经骺板骨移植的手术技术

（5）不复位内固定 - 原位固定

SCFE 患者的骺板已经损伤，经骺板固定可以获得相对较快的融合。利用 Smith-Peterson 三翼钉行原位固定已经获得了较好的疗效，术后康复也非常简单，因为不需要髋人字形石膏固定 [112,126,147]。然而，相对较大的 Smith-Peterson 三翼钉虽然获得了较之前有所改善的治疗效果，但还远远称不上完美，许多学者认为，虽然该装置稳定了头颈部，但它几乎没有提高融合率。融合仍然缓慢，需要4~18个月不等，而在许多病例，最终也未能融合，股骨头会从钉尖滑落。

Wilson在1938年评论了原位固定的价值[112]。他强调了早期诊断和早期治疗的重要性，也展示了他以前的治疗经验，即使用负重卡钳支具和行走石膏作为保护装置是非常无效的。髋人字形石膏固定后卧床也被认为效果不确定，因为这需要持续1年或更长时间，直到融合。即使经过几个月的固定，仍有可能再发生滑脱，并且还有严重的肌肉和骨骼萎缩。从股骨颈钻孔穿过骺板直至股骨头并塞入小骨块的学者和使用金属材料进行稳定手术的学者之间仍存在争议。Wilson指出开放性骨骺融合方法“需要关节切开术，这看起来过于复杂”。他喜欢在无关节切开的情况下，在放射影像辅助下，经转子间插入Smith-Peterson钉。不尝试复位。他清楚地记录了穿钉的价值，可以稳定骨骺，防止进一步移位，并穿透软骨生长板，允许修复元素的长入，因此促进骨骺的早期融合。骺板闭合发生在第4~6个月。双侧融合是常见的。并没有发生严重的患肢短缩，因为在发病的年龄主要的生长过程已经完成，而且股骨近端的生长潜力相对较小。

（6）股骨颈骨成形术

Heyman等人随后介绍了一种较保守的手术方法，用于治疗严重的股骨头骨骺滑脱，虽然已取得经骺稳定，但是移位造成了严重的致残性活动受限[165]。不同于切开复位或股骨颈截骨术，他们只是简单地剃掉颈部突出的上外侧部分，以增加活动范围，这也被称为骨成形术（图3.10a,b）。该手术被推荐用于处理极度屈曲受限以及外展和内旋的严重丧失。术中他们注意到严重向下向后移位的股骨头已牢固愈合。运动的阻碍主要来自股骨颈与移位骨骺的结合部前上方一个巨大的骨性突起。这被认为会与髋臼边缘发生撞击。这在今天已被明确看作是治疗FAI的一种术式（图3.10c）。无须截骨，这样就避免了损伤血供的风险，骨性突起通过骨刀予以铲除。这个手术显著增加了髋关节的运动范围，且没有改变股骨头颈的位置。在许多病例，通过去除撞击髋臼边缘的骨性突起，患者得到了完全的运动范围。患者通过术后早期活动并拄拐负重获得康复。前上方角状或圆形的骨嵴其实是股骨颈近端部分。骨成形术包括切除头颈结合部角状或圆形骨性突起。如果骨骺还未融合，则同时进行骨移植骨骺融合术。他们回顾了28例通过这种手术治疗的患者，患者均有严重的滑脱和股骨外旋，内旋和外展显著受限。髋关节屈曲也受到限制，只有外旋范围反而扩大。该手术不会改变髋内翻和短缩，但是运动范围的提升，尤其是外展和内旋的提升，被认为是非常有益的。疼痛消失了。随着膝关节可以朝向正前方，步态明显改善，仅剩余轻微跛行。没有发生缺血性坏死或早期骨关节炎的迹象。几十年前，Poland、Whitman、Vulpius和Stoffel都曾介绍过这个术式（图3.10d），但由于Heyman等人的工作，其才得到较为广泛的采用[106,165]。

Wilson等人通过回顾1936~1960年间300个髋的治疗，很好地总结了当时临床各种术式的优缺点[114]。原位固定主要使用的器械是Smith-Peterson钉。这项研究开始关注于使用这种钉带来的问题，尤其是置钉时造成骨骺分离的情况，在222例原位固定中有12例发生了这种情况。这个并发症也得到了Wiberg

的注意，大家进而开始使用较细的钉[166]。但无论如何，单纯原位固定的效果，比那些中重度滑脱并尝试复位的病例要好得多。在原位固定治疗的患髋中，大多数只有轻微滑脱，13% 的病例在影像学上评定为一般或较差，9% 的病例在临床上评定为一般或较差。但是，当矫正畸形后再固定，当然大多数是中度到重度滑脱，影像学上一般和较差为 45%，临床上一般或较差为 38%。接下来的几十年里，人们更清楚地认识到各种相关并发症，包括穿针过深，AVN，急性软骨坏死以及骨关节炎。

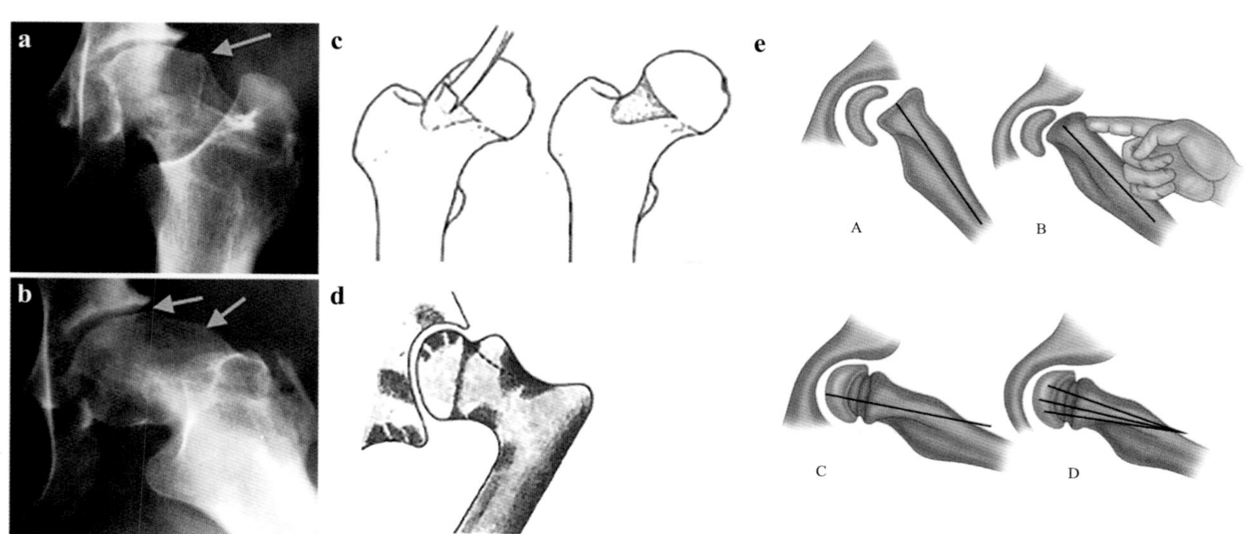

图 3.10　a 图和 b 图为髋关节正侧位片显示头颈结合部的骨性突起（箭头显示行骨切除的部位。骨成形术通过移除股骨颈上外侧的骨性阻碍实现髋关节的平滑屈曲和外展，而不是试图通过更复杂的截骨重新定位股骨头）；c 图示圆滑但是突出的股骨颈上外侧部分通过弧形骨刀切除，以消除髋关节屈曲、外展时的异常股骨髋臼撞击；d 图示来自 Vulpius 和 Stoffel 的一本书的图片，展示了股骨颈上外侧的骨性突起，随后予以手术切除以改善运动；e 图示这些图像展示了 Parsch 等人推荐的手法，用以开放手术时轻柔复位股骨（操作要非常谨慎，通过手指对移位的股骨头施压进行复位，最后用克氏针固定）

原位固定之外的手术方法，一般是股骨颈楔形截骨以及闭合或开放复位。在那个时代，股骨颈楔形截骨术出现的问题非常多，综合许多发表的研究看，治疗结果好 164 例，一般 15 例，差 72 例。这个差的结果，主要包括骨坏死或严重关节炎，在一同报道的病例系列中发生率为 29%，在他们自己的系列中为 23%。Wiberg 指出，他所在机构的 AVN 发病率为 27%（84 例中有 23 例）[166]。通过开放或闭合复位矫正显著移位也会导致很大比例的不良结果，Moore 关于 87 例显著移位的滑脱行开放复位的报告显示治疗结果为差的比例为 50%[160]。闭合复位很多时候未能矫正畸形，而即使矫正成功，带来的却是很高的坏死发生率。Jerre 也强调了这一点，回顾 117 例闭合手法治疗的患髋，他发现 24 例矫正移位的患髋发生 AVN 的比例为 41%，即使是没有复位的患髋，发生率也为 7.5%[66]。作者得出结论，早期诊断的轻度滑脱通过原位固定可以得到最好的效果；任何矫正畸形的努力，都会使并发症发生率急剧升高。

3. 20 世纪 60 年代到 80 年代的持续改进

到了 20 世纪 60 年代，治疗方法得到了很好的总结和描述。Howorth 的综述是最全面的，他回顾了从 1890 年到 1960 年发表的几乎所有关于治疗的文章[106]。Morscher 回顾了欧洲早期的滑脱手术方法，包括穿钉与经骺植骨[167]。他报告了对于轻度和中度滑脱，这些技术都可以得到良好到优良的结果，而认为股骨颈楔形截骨术仅适用于最严重的病例。手法复位、髋人字形石膏固定、切开复位而不做股骨颈短缩，均被认为缺血性坏死发生率高，疗效差。Hall 在 1957 年的一项研究包括 173 例患髋，均为 20 世纪 40 年代末和 50 年代在英国采用各种方法治疗的，这项研究也记录了类似发现[168]。他的研究结论是手法治疗是一种相对安全有效的复位畸形的方法，适合治疗急性滑脱后马上就诊的患者，但也仅推荐用于急性组。直线纵向牵引的价值不大，因为内旋才是获得复位最重要的。“急性发作”这个词组的使用被认为是指滑脱“严重到无法行走”。Hall 报告说，缺血性坏死是导致糟糕结果的最常见原因。该系列中 42 例股骨颈截骨，有 38% 发生了 AVN。然而，与头下骺板水平截骨相比，股骨颈基底部楔形截骨就很少发生 AVN。Smith-Peterson 钉会产生很多糟糕的结果，其中大部分在换为更细的 Moore 钉后不再常见。多枚 Moore 钉固定治疗 20 例，无并发症发生。当骨骺融合后，行股骨转子间截骨术，不会发生 AVN，效果良好。Durbin 在一项同样来自英国的涉及 81 个患髋的研究中，对目前（1960）普遍采用的治疗方法提出了进一步的看法[118]。他认为保守的非手术治疗没有任何价值。如果尝试闭合复位，需要“在全麻下轻柔地进行”，虽然这往往是无效的。轻度滑脱建议使用 3~4 枚较细的部分螺纹固定针原位固定。当滑脱达到 50% 或以上时，最佳方法是转子间（或转子下）楔形截骨，再辅以髋人字形石膏固定。股骨颈截骨术是不应采用的，因为 9 例接受该术式治疗的患者有 4 例发生了 AVN 。至此，20 世纪中叶采用的各种术式得到了很好的总结[47,118,168]。

在 20 世纪下半叶，原位固定越来越流行，Smith-Peterson 钉也被更细的固定针所取代。许多中心开始使用多枚（3~4）Knowles、Moore 或 Hagie 针。一些国家还开发出不同类型的螺钉。因为意识到螺钉穿过关节软骨进入关节的风险，大家普遍开始倾向于使用 1 枚 7.3 mm 的空心螺钉。切开复位变得不再受欢迎，因为很多病例发生了 AVN，经股骨颈基底、转子间和转子下复位性或代偿性截骨开始用于治疗中度和重度滑脱。

4. 20 世纪末 21 世纪初的手术方式

（1）急性 / 不稳定型股骨头骨骺滑脱

有必要区分中度、重度乃至完全的滑脱，是属于急性、慢性还是慢性转急性。这个评估还包括稳定 / 不稳定的分类。真正的没有既往症状的急性滑脱实际上是一个流行病学易感患者发生了一个急性的创伤性骨骺分离。它的治疗方法和慢性滑脱不同——我们将单独讨论慢性转急性型。急性滑脱定义为 3 周内受到某种创伤（通常较轻微），出现不适感，无论是否拄拐都无法负重。问题是急性骨骺滑脱是否需要复位，以及复位的时机。急性滑脱的发生率远低于慢性滑脱。Loder 等人在他们的大型跨国研究中发现，1993 例滑脱中，85% 为慢性（症状时间＞ 3 周），15% 为急性[120]。Rattey 等人发现 12.5%（26/208）的滑脱是急性的[98]。在过去的几十年里，急性滑脱的治疗需要关注以下问题：①应该尝试复位还是接受移位直接原位固定；接受并固定在原位；②如果进行复位，应该用什么方法；③决定闭合或切开治疗的时间框架应该是什么样的；④是否应该行髋关节减压，以消除对邻近血管的压力，尽可能避免缺血性坏死，如果是，用什么方法；⑤哪种稳定手术是最好的？人们普遍认为急性滑脱 AVN 发生率很高，而慢性滑脱不进行复位直接原位固定，几乎没有 AVN 发生。

一些外科医生尝试“轻柔”的闭合复位治疗中度至重度畸形的急性滑脱（病程分类）或不稳定滑脱（Loder 等的稳定 / 不稳定分类）。尝试复位这些病例的问题在于无法监测血管功能，或者说，不知道多少复位力量是安全的以及多少复位会对血供构成威胁。有 2 种闭合复位方法。一种方法是将患者置于床上休息，行下肢纵向皮牵引并维持内收内旋。一旦位置得到改善，给予原位穿针固定。第二种方法是全麻下手法闭合“轻柔”复位，再原位固定。人们还注意到，患者拍片、放置患者于手术台、施行固定手术的过程中，这些不可避免的移动，有可能使急性滑脱部分或完全性自发复位。

人们认识到，如果在 24 h 内进行复位（AVN，7%），将获得比 24 h 后复位 （AVN，20%）更好的治疗效果。Casey 等人也报道了 14% 的 AVN 发生率（5/35），尽管他们认为，采用内旋位皮肤牵引，复位会更安全，然后再进行原位固定 [169]。他们用手法或手法加牵引（继之以原位固定）治疗了 35 例急性骨骺滑脱，但从发病到手法治疗的时间为 1~34 d 不等。Fahey 和 O’Brien 回顾了文献中的 75 例急性滑脱 [170]。闭合复位加石膏（40 例）结果满意率 47.5%；闭合复位加内固定（23 例）结果满意率 65.2%；以及切开复位加内固定（12 例）结果满意率 83.3%。他们自己的病例均采用全麻下闭合手法复位加原位固定，治疗结果也令人满意（9/9）。

Aadalen 等人治疗了 50 例急性股骨头滑脱，显示出闭合手法复位加骨骺融合或穿针固定的相对安全性 [171]。男孩 34 例，女孩 14 例。患者根据治疗情况分为 4 组。急性症状出现后 24 h 内手法复位的患者治疗效果最好，没有 AVN 发生，虽然只有 8 个患者在这组。在女孩中未发现 AVN 病例，但在其他研究中没有出现这种情况。AVN 发生率为 15%（47 例中有 7 例），治疗方法为手法复位后开放骨骺融合或穿针固定或两者兼有。更细化的分组中，穿针固定骨骺和骨骺融合术，没有显著差异。Rattey 等人共治疗急性滑脱 26 例，单纯原位固定 23 例，3 例复位后固定 [98]。4 例发生 AVN（15%），但 3 例闭合复位的有 2 例发生 AVN。

Aronson 和 Loder 对急性或不稳定的滑脱采取了谨慎的、非手法的治疗方法 [172]。他们的首要任务是避免股骨头坏死，避免软骨坏死，防止进一步滑脱。对于畸形矫正，他们认为并发症发生率很高，“因此全麻下手法复位或急诊截骨矫形是不被推荐的”。他们建议术前卧床休息以减少滑膜炎和关节内积液，然后将患者小心置于手术床上进行单针手术固定，不要试图进行手法复位。即便非常小心，偶尔也会发生意外的复位，但是他们强调不要主动追求复位。术前不使用牵引，因为单独使用牵引会增加关节内压力或因为变相进行了相对暴力的复位而损伤后方血供。

2000 年以后的变化。来自法国的一项大型研究持续显示，很多不同的治疗手段治疗后不断发生 AVN，既有急性 / 不稳定性，也有少部分稳定性滑脱 [173]。Amara 等人在最近法国的一项多中心研究中评估了 186 例重度 SCFE(移位＞45%)的治疗。平均位移为 60°，不稳定和稳定病例数量几乎相等(92/94)。治疗包括原位固定，外侧 Dunn，前侧 Dunn，和（不稳定病例）牵引或麻醉下手法复位。不稳定病例

AVN 发生率为 21.7%（原位固定 1 例，11%；前侧 Dunn 7 例，19%；外侧 Dunn 3 例，43%；术前复位 8 例，21%）。

两篇大的综述回顾了一些论文，再次证实了急性滑脱持续升高的 AVN 发生率。Zaltz 等人在一篇大型综述中，报告 AVN 总体发生率为 23.9%（1993~2010 年发表的 15 篇论文）[102]，而 Loder 报告的发生率为 21%（88/417）[101]。来自个别中心的研究评估了其他一些术式，在限制 AVN 发生方面看到了一些曙光。Palocaren 等人评估了 27 例采用原位固定治疗的患者；AVN 发生率为 6/27（22.2%），其中女性性别和滑脱程度是唯一两个可确定的统计学 AVN 易感因素[100]。陈等人展示了一个较低的 AVN 发生率 4/28（18%），他们的方案涉及紧急治疗，“体位”复位，2 枚空心螺钉固定，经皮髋关节穿刺术（16）或开放关节囊切开术（5）[174]。Kalogrianitis 等人在一个较小的病例系列中，报告了较高的 AVN 发生率 8/16（50%），但是 8 例发生 AVN 的患者中，有 7 例是在症状出现后 24~72 h 之间接受的治疗，而 8 例无 AVN 的患者是 24 h 内（5）或第 8 d（3）治疗的[175]。Sankar 等人发现 14/70（20%）发生 AVN，单独原位固定（3/16，19%）或闭合复位 / 螺钉固定（10/38，26%），发生率较高，而开放复位内固定的发生率较低（1/16，6%）[99]。较年轻的患者和较短的症状持续时间容易产生不良的治疗结果。Gordon 等人也确认了复位时机和关节切开可以减少不稳定滑脱 AVN 的发生率[176]。对连续 16 个不稳定滑脱的一项评估显示，10 例无 AVN 发生的患者均是于 24 h 内完成复位，再结合髋关节切开和 2 枚空心螺钉固定。总体上，有 2/16 的病例发生了 AVN（12.5%）。Rached 等人采用复位后单枚螺钉或多根针固定，AVN 发生率为 14.8%，软骨坏死率为 36%[177]。他们发现滑脱后第 2~7 d 之间进行复位会增加风险。

Parsch 等人在一个较大的病例系列中展示了最好的结果，AVN 发生率仅为 4.7%（3/64）[178]。他们的方法，遵循了超过 19 年时间，具体流程是 24 h 内急诊手术，髋关节囊切开以清除关节内血肿和渗出，直视下有控制的轻柔手法复位股骨头，再用 3 枚克氏针固定复位后的骨骺。其中 2 例是发病 24 h 后就诊。作者强调，复位是在关节切开后直视下进行，术者用指尖轻柔的力量将骨骺放回原位。滑脱的严重程度并不是导致不良结果的因素。该技术如图 3.10e 所示。

总之，急性滑脱，严格来说，是唯一一种滑脱类型，可以在发病 24 h 内通过尝试轻柔复位再原位固定而达成比较安全的治疗。发生 AVN 的风险似乎仍在 15% 左右，尽管其中一些可能是最初的伤害造成的而不是因为治疗。即使在这个亚组，也有许多人选择严格原位固定，不尝试复位。追求急性 / 不稳定滑脱最好的治疗结果需要努力获得正常对位，尽量减少远期 FAI 和骨关节炎，主要通过以下方法：发病后 24 h 内进行急诊手术干预，髋关节囊切开术（开放）清除血肿和关节积液，直视下术者谨慎而轻柔的手法复位股骨头，以及单枚空心螺钉或 3 枚光滑克氏针稳定复位。

（2）慢性股骨头骨骺滑脱概述

轻度至中度滑脱一般原位穿钉固定。如果畸形严重，股骨头逐渐滑脱到股骨颈后方，原位固定可以阻止进一步滑脱并减轻疼痛，但无助于将头颈干关系恢复正常。这些患者将逐渐出现明显的患肢短缩、患肢外旋以及 Trendelenburg 步态。大家开始关注于在重度滑脱和部分中度滑脱病例矫正头颈和髋臼、骨干的关系。这样做的风险仍然是可能导致股骨头缺血性坏死和软骨坏死。滑脱是逐渐进展的，头颈结合部后内侧凹陷处的骨膜和血管发生短缩，此处还有新形成的纤维骨痂组织沉积。无论闭合还是切开复位，都有较高风险会撕裂这些组织，进一步破坏股骨头血供。在慢性滑脱，有一些术式可以用来复位股骨头，但对程度和时机要有所选择。

（3）慢性转急性滑脱

一些患者有持续数周的轻微症状。一些团队，如 Peterson 等人，并不认同慢性转急性的提法，他们关注的是急性疼痛和通常为中度至重度的移位，并提出"前驱症状的持续时间是急性 SCFE 并不可靠的主观指标"[179]。在他们持续 40 年涉及 91 例急性滑脱的研究中，AVN 的发病率为 14%（13/91）。他们认为全麻下手法复位不会增加 AVN 的风险。Crawford 写了涵盖所有治疗方法的优秀综述[180,181]。

诱导生长板原位融合防止进一步滑移，经骺板原位固定，不进行复位。

治疗稳定或慢性滑脱的最常用方法是原位固定而不试图复位，以促进骺板融合（图 3.11a~d 和 3.12a~f）。这样可以从力学角度阻止头颈关系进一步移位，这个稳定作用开始是来自于固定钉，之后不久，生长板的提前融合也起到了作用。诱导生长板融合仍然是主要的治疗目标。原位固定跨骺板钻孔时对骺板一次或多次的穿孔，可以促进骨骺血循环及其骨祖细胞与干骺端血循环及其骨祖细胞密切接触，形成一系列小骨桥并最终导致完全融合。骺板损伤也是由滑脱本身造成的，而就诊前继续负重加重了损伤，所以确诊时，骺板已经损坏。滑脱程度越严重，延迟诊断时间越长，滑脱越不稳定，生长板损坏越严重。一旦发生融合，就可以阻止进一步滑脱。最初，Smith-Peterson 钉被用来治疗这种疾病。该钉之前已用于成人股骨颈和转子间骨折。这项技术很快就不再用于儿童，因为滑脱患者极端坚硬的骨骺和股骨颈骨质以及头颈相对薄弱的连接，粗大、笨重的钉本身往往使头部进一步移位，且易发生 AVN。此后不久，较纤细的螺钉开始用于稳定股骨头颈。波士顿儿童医院多年来一直使用 1 枚螺钉。螺钉置入后，患者需要拄拐保护 6 个月。理想的正侧位片上的中心置钉，往往需要经骺板穿入导针并反复钻孔，以确保位置准确。使用单螺杆，拄拐休息，术中为准确置钉而反复在骺板钻孔，均促进了骺板融合。

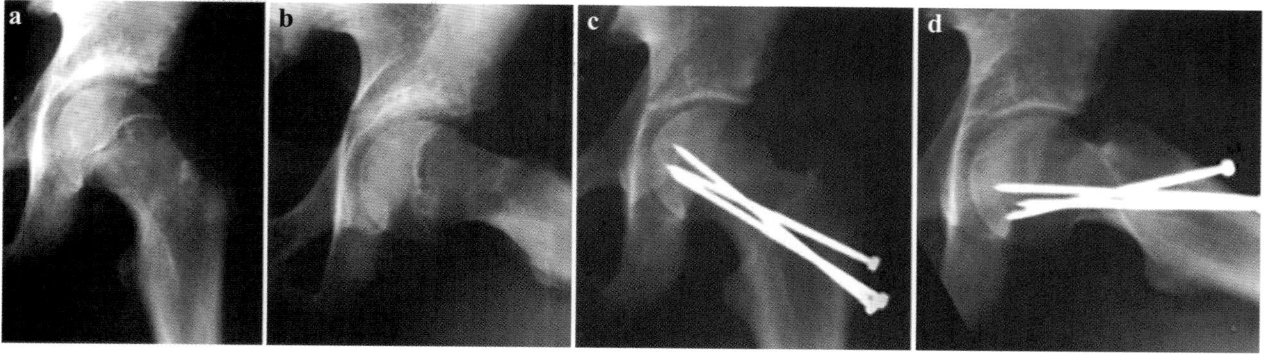

图 3.11 展示了原位穿针治疗股骨头骨骺滑脱（使用 3 枚 Knowles 针可以获得优良的效果。a 图示左图可见股骨头轻度内移位，股骨颈上缘线贴着股骨头骨性边缘，而不是从其内部经过；b 图示右图侧位片可见骺板轻度增宽，以及股骨头轻度后移位；c 图示原位穿针可以诱导骺板快速融合，在骨成熟期的正位片上外观良；d 图示侧位片也可见良好融合）

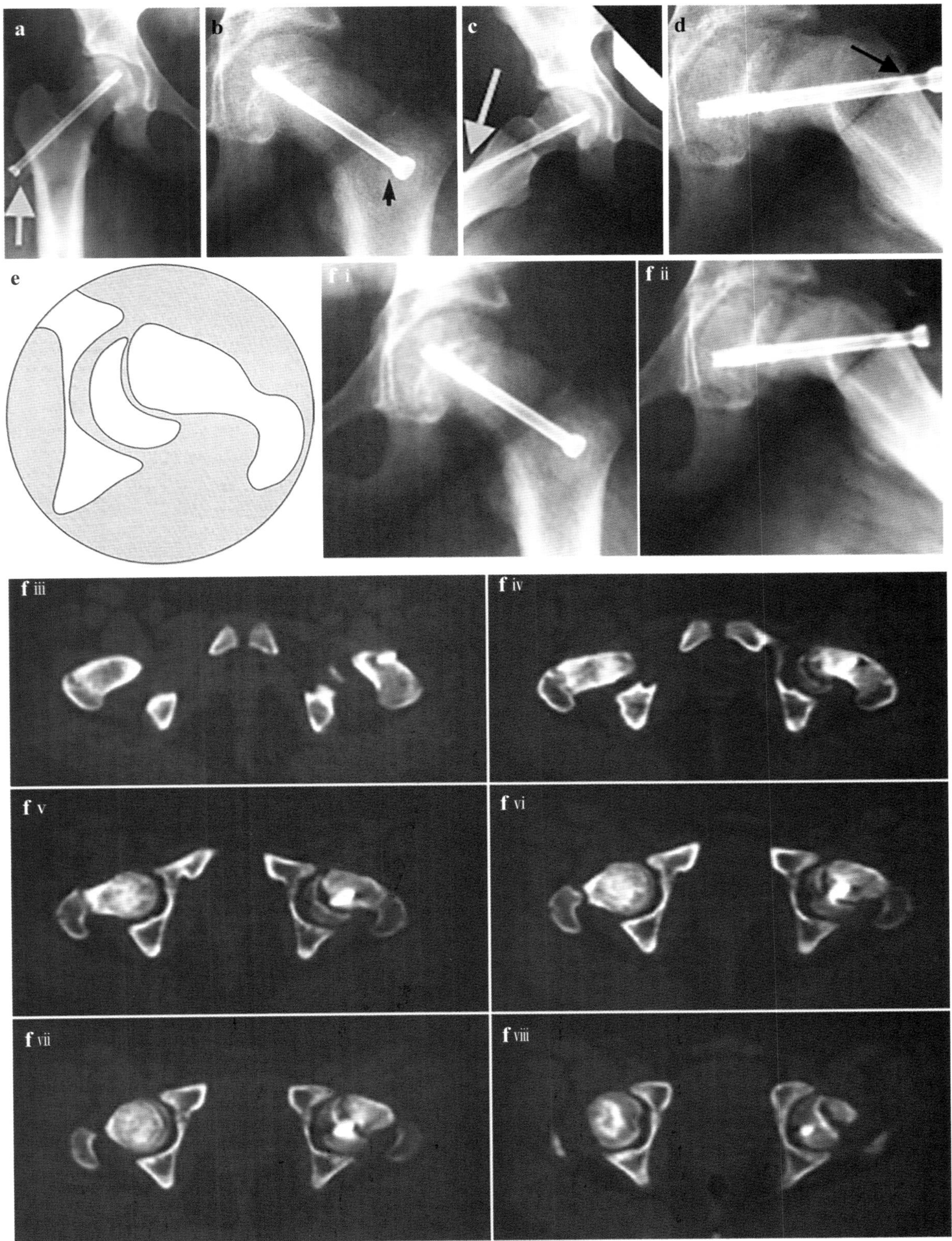

图 3.12 （a~e）图片展示了为什么原位固定的单枚螺钉入点要随着后滑脱程度越来越靠近端、靠前方为各个投照角度，钉尖都要尽可能靠近股骨头中心，箭头指示各个图片上的大概进钉点（a 图为正位片，c 图为侧位片，显示的是轻度滑脱；b 图为正位片，d 图为侧位片，显示的是重度滑脱；e 图为 CT 扫描的绘图显示了股骨头相对股骨颈向后移位）；f 图显示了治疗严重滑脱的单枚螺钉的位置（f i 为正位片，f ii 为侧位片）（f iii ~f viii图为一系列 CT 扫描图，f iii图示钉尖从股骨颈前外侧进，f viii图示最终到达股骨头中心；f v –f vi图示股骨头相对股骨颈的移位与健侧对比，CT 图像显示了方向）

许多中心开始使用多枚细钉贯穿固定以增强力学稳定性，而这最开始在很大程度只是基于临床直觉的一个设想[182]。Steinmann、Hagie、Moore 或 Knowles 钉提供了有效的机械稳定，缩短了拄拐时间，同样也能促进提早融合。使用多钉也会产生大问题，只是多年后人们才认识到这点，就是 1 枚或多枚钉尖穿透关节软骨进入关节。多种经骺固定钉在过去几十年中得到应用，具体因时间和国家有所不同，但是治疗原则没有改变。1 枚 7.3 mm 直径的空心螺钉在许多中心是目前最受欢迎的，原因如下。

（4）针穿过关节软骨的危险

Walters 和 Simon 进行了一项重要研究，因为他们在评估骨骺滑脱原位固定的结果时发现，许多患者治疗后发生了未被发现的固定针贯穿[183]。多数被评估的手术都使用了多枚钉固定。他们注意到，正侧位片上固定针或钉可能看上去完全在股骨头骨内部，但实际上，在某个斜位投照角度可以看到针尖已穿过骨进入关节软骨甚至穿透软骨，这是因为并不是每个病例的针尖位置都可以通过术后摄片得到准确评估（图 3.13）。如果内固定装置的尖端在 X 线片上不在其中一个评估平面的骨内部，它很可能穿过软骨进入关节，因为它在 X 线片投照平面的投影由于重叠原理应该在股骨头骨化部分内部。这一观察结果的准确性通过制造尸体股骨实验模型得以证实，实验中人为制造某种程度的针尖穿透股骨头，然后多角度的 X 射线没有将其揭示出来。然后对 1971 年 3 月至 1977 年 10 月间治疗的 102 例患者进行了回顾性临床研究。其中 2 例采用单枚螺钉，其他均是采用多枚 Knowles 或 Hagie 钉治疗。他们的研究发现自 20 世纪 70 年代以来，原位固定的理念发生了巨大的变化。在 90% 的患者，前后位片和蛙式侧位片评估显示，没有可见的证据证明存在股骨头软骨下骨的贯穿。10% 的患者，在某个摄片角度，可以看到 1 枚钉到了骨表面或者穿过股骨头 1~2 mm 进入关节。即使拍片发现针尖贯穿，如果贯穿的针尖不在负重关节面，且没有症状，则常常不再调整。如果计算针的位置的“真实距离”，102 例中只有 40 例可以归为一型，即所有针均在股骨头以内。另外有 40 例（40%）归为二型，即针尖贯穿股骨头骨性部分不超过 5 mm。最后 22 例归为三型，即针尖贯穿股骨头骨性部分超过了 5 mm。对术后影像进行评估，未发现第一组患者有关节软骨损伤的证据。第二组中 68% 的患者出现了一些软骨坏死或软骨下骨改变的证据，第三组的所有患者（100%）都有软骨坏死或骨改变的迹象。这项研究的所有患者最初只有轻度或中度畸形。Walters 和 Simon 指出，从理论上讲，靠近头表面的固定装置可能会贯穿表面，但前后位、正侧位或蛙式侧位片可能观察不到。他们的离体模型说明，会发生没被察觉的贯穿，而标准位摄片发现不了。他们建立了一个模板用来计算置钉相对于股骨头表面的安全范围。前后位或侧位摄片，针尖越接近股骨头外周，安全距离越小。

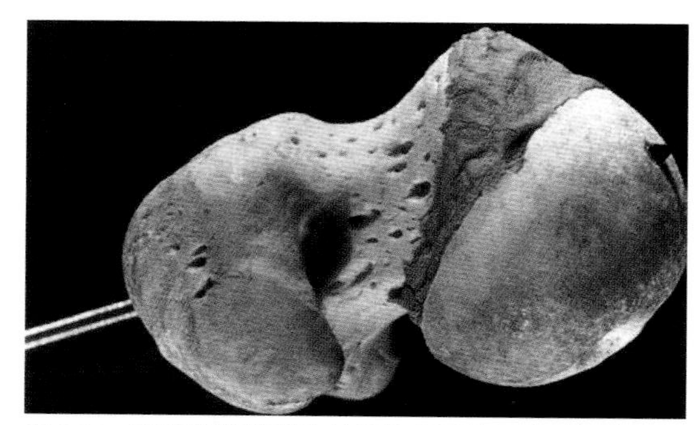

图 3.13　钉尖穿透股骨头关节软骨可能不会被标准位摄片所发现（相互呈 90° 角的正侧位片在如图所示的轻度倾斜位拍摄，都会显示钉尖位于股骨头骨性部分内部）

Walters 和 Simon 在一个回顾性研究中指出穿针固定的一个主要问题，那就是许多针穿过股骨头软骨下骨板进入，甚至穿过股骨头软骨，造成股骨和髋臼关节软骨损伤。穿针过深可能没被发现，或者已经发现了，但未引起重视。很快就有其他中心的独立研究证实了这个发现。因为股骨头的几何形状，双平面射线照相可能无法发现关节软骨被贯穿，但一些可以减少或消除误读的方法已被提出。意识的提高已经减少了其中一种并发症的发生，那就是软骨坏死或软骨溶解，尽管不是所有软骨坏死都是穿针所致。Walters 和 Simon 的工作发表后不久，其他中心对原位固定的回顾性研究证实了关节内贯穿的高发生率。Lehman 等人回顾了 63 例因 SCFE 行原位固定的患髋，注意到 36.8% 的贯穿发生率 [184]，这在之前未被发现。Bennet 等人用股骨头和穿针位置的三维数学模型评估了 148 例患髋，发现针尖穿透 41 例，发生率为 27.7%[185]。这些病例中，有 22 例穿透长度较大，针尖已进入关节间隙，而其他贯穿病例可以看到金属植入物尖端在关节软骨内。这些研究证明，标准位摄片，即便角度正确，也常常会漏掉针尖贯穿的情况。几个团队随后用模型也证实了这种情况确实会发生（图 3.14）。Swiontkowski 回顾了 66 例穿针固定，发现针尖贯穿发生率为 30%[186]。这 3 项研究发表于 Walters 和 Simon 的报告之后不久，做的手术也是在知道二人的发现之前，因此证实了穿针相关问题的高发生率。Gonzalez-Moran 等人的回顾性研究发现使用多枚克氏针的针尖贯穿很频繁（1~6 枚，平均 3.8 枚），发生率为 34%（40/188 枚）[187]。

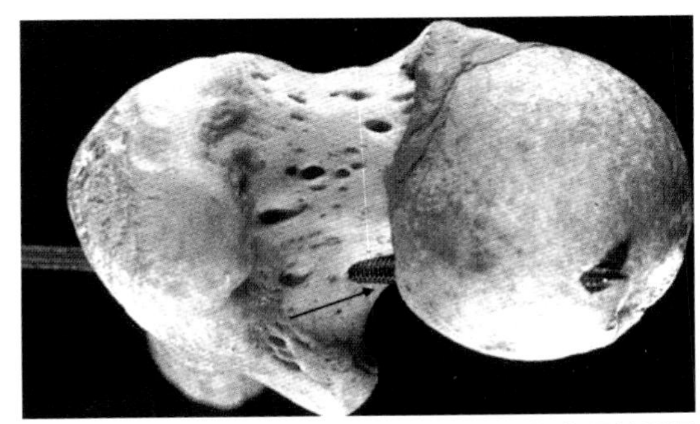

图 3.14　图 3.13 和图 3.14 显示了准确的置钉位置的重要性 [不但要求正侧位上都是中心置钉，还要求钉尖不可以从股骨颈后方皮质穿出（箭头），这里血管凸出或经过关节软骨]

（5）穿针后骺板的继续生长

穿针固定的另一个问题是穿针后偶尔可见继续生长。大多数病例不会有太大影响，但有一些会出现滑脱加重，因为一方面保护作用丢失，另一方面诱导骺板融合失败。Laolaza 和 Burke 开展了一项研究，涉及 71 例滑脱，均是采用 Knowles 针或空心螺钉固定 [188]。Steinmann 针治疗者有 29% 可见骨骺继续生长的迹象，Knowles 针治疗者有 18%，但是空心螺钉治疗者无 1 例。他们建议使用 1 枚空心螺钉治疗轻度和中度股骨头骨骺滑脱。整个系列未见软骨坏死或 AVN 发生。所有病例没有发生滑脱进展，仅有一些对固定针进行了调整。

（6）穿针固定后骺板融合的时间

穿针固定后骺板的融合展示了跨骺钻孔的作用，同时，骺板在滑脱时已经损伤，也会促进早期融合。Gonzalez-Moran 等人的研究中，31 例克氏针固定病例，平均闭合时间为 7.86 个月，31 例单枚空心螺钉固定病例，平均闭合时间为 7.12 个月 [187]。Stanton 和 Shelton 发现 26 例患髋术后骨骺平均闭合时间为 12 个月，未手术侧平均闭合时间为 22.2 个月 [189]。闭合时间是不确定的，但大多数文章认为在 6~9 个月之间。骨骺融合后拔针困难

原位穿针的另一个问题在于一旦骨骺融合后，拔针会有困难和并发症。问题包括：①由于断裂，且深部无法到达，取出失败；②过度增生的骨组织需要去除，极大增加了取钉难度，取钉后患者需要长时间的拐杖保护；③外侧入钉点骨折。这些问题会随着多枚钉的使用而增加。Swiontkowski 记录了取钉的

困难[186]。在18例取钉的病例中，有11例与原来置钉手术相比，手术时间更长，失血量更大。在8个需要手术暂停的病例中，有5例是因为断钉或滑丝。因外侧骨皮质大量凿除，3例术后需要额外保护。

（7）关于有效稳定所需固定针数量的研究

一些研究已经开展，以证实一个临床印象，即单枚螺钉治疗骨骺滑脱已经足够，只要正侧位片上看都是中心置钉。Chung和Hirahata描述了多针固定的生物力学特征[190]。Kruger等人用狗做实验，证明了单枚钉固定强度为骺板的83%，硬度为骺板的78%，但其随后又推荐使用双针[191]。然而，随后的研究支持使用单螺钉固定，而不是双螺钉。Karol等人用牛股骨建立SCFE模型后进行生物力学分析[192]。一侧用1枚螺钉修复，另一侧用2枚螺钉。标本被重新加载到损坏，双针固定与单针固定比较只增加了33%的刚度。然而，无论是双针还是单针固定，其刚度都不能接近正常的骺板。单螺钉固定还是更为推荐，因为第二枚螺钉带来的小幅刚度提升不能抵消并发症增加的风险。Kibiloski等人进行了一项类似的研究，12对牛股骨一侧单螺钉固定，另一侧双螺钉固定[193]。然后对骨骺施加生理状态下的剪切应力。与使用单螺钉相比，使用双螺钉的剪切应力在慢速行走时降低了23%，在快速行走时降低了30%。这个结果无统计学意义，作者最后也推荐单螺钉固定，因为在生理负荷下抗循环蠕变的小幅提高没有统计学差异，也不能抵消多钉可能带来的并发症风险。

（8）经皮固定技术

Griffith指出因为滑脱的骨骺就在股骨颈后，进行内固定很重要的一点是：从股骨近端前外侧，甚至前方进针，再向后穿针[69]。Colton也说明了这一点[194]。Morrissy指出，“原位穿针是放射影像学技术[195]”。肌肉力量和股骨近端的特殊解剖结构决定了股骨头移位的方向。在SCFE，股骨颈外旋，股骨头沿股骨颈轴线滑到后方，但仍在髋臼内。在平片上股骨头似乎向下滑动，但实际上，股骨头向下移位会被股骨颈的形状阻挡。CT扫描显示，实际上发生的是后移位。在重度滑脱，股骨颈可能相对于股骨头开始向近端移位，干骺端因此靠近髋臼外缘。这种情况发生在完全滑脱。计算机断层扫描有助于评估后滑脱程度以及股骨颈前后表面的广泛重塑。

Morrissy明确定义了经皮单针固定的技术[195,196]。进针点必须选择在比大多数人想象的更靠前的位置，因为直接外侧入路可能导致股骨头中心穿针困难。单枚空心螺钉技术，强调更靠前的进钉点，这样有助于螺钉穿过近端股骨进入到向后方移位的股骨头中心。Morrissy强调了放射学成像辅助对准确放置螺钉的重要性。螺钉必须在股骨头的中心轴，而且不能穿透关节。建议使用1枚螺钉，正确置钉位置只有1个，就是股骨头中轴线或其附近（见图3.12a~d,f）。手术是在骨折台上做的，患肢外展10°~15°并内旋，不要使用暴力，使股骨颈尽可能与地面平行。全自由度放射图像增强是必不可少的。单枚螺钉现在被多数学者认为是适合和足够用来治疗慢性滑脱的。越来越多的证据表明单枚螺丝钉对急性和慢性转急性滑脱也有效。如果后一种情况要使用2枚螺钉，第一枚应该置于股骨头中轴线，第二枚置于其下。Morrissy指出第二颗螺丝尖端至少离软骨下骨边缘8 mm，以防止穿透，如果穿透通过射线检查难以发现。多平面摄片证实置于股骨头中轴的螺钉，在真侧位片上，可以距软骨下骨2 mm。更靠前的进钉点可以完成相对于生长板的中心垂直固定。

Nguyen 和 Morrissy 强调把股骨颈前面作为原位穿针 / 钉起始点，并根据滑脱程度确定具体位置[197]。后滑脱越严重，起始点要更加靠前、靠近端。起始点在股骨颈而不是外侧皮质。计算机断层扫描特别有效地显示了随着后移程度的变化而改变起始点位置的必要性。关于确定置钉位置的另一个有价值的概念是，螺钉的放置不仅应位于股骨头的中心轴，螺钉和骺板还要形成正确的角度。非常重要的一点是不要把螺钉置于股骨头上外侧部分，因为此处骺外侧动脉最为明显。同样重要的是不要从股骨外侧皮质进针。股骨头中心轴置钉和垂直于骺板的必要性要求进针点应该随滑脱程度而变化，滑脱越严重，进针点越靠前。对于那些习惯于固定成人股骨头的人来说，治疗骨骺滑脱需要定位的改变，滑脱程度越严重，定位变化越大。穿针是从前向后的，因为获得股骨头中轴置钉和从相对骺板正确角度进针非常重要。如果螺钉拧进了股骨头上外侧，则穿透的危险和损伤外侧骺动脉的危险同样巨大。另一方面，如果螺钉从颈部后表面穿出再进入头部，颈部后外侧的支持带血管也有损伤的危险（图 3.14）。Brodetti 也将股骨头的血管解剖和穿钉进入股骨头上外侧出现糟糕结果的可能性联系起来[198]。即使螺钉或固定针保持在股骨头颈内，将其放置于上外侧也会损伤外侧骨骺动脉，其是股骨颈血管外侧升支的骨内分支。他的实验工作建议将螺钉置于股骨头中心区域，以减小或彻底避免破坏血供。最近的研究表明当螺钉处于内翻，且位于股骨头上 1/4 以下时，并发症发生率最低。

Goodman 等人报道了自 1990 年至 1993 年，单螺钉内固定治疗急性、慢性转急性共 21 例 SCFE[199]。所有患髋都用 1 枚空心螺钉固定，未尝试复位。结果优良，无 AVN 或软骨坏死发生。在愈合阶段没有位置丢失，骺板平均闭合时间为 9.6 个月。结论是，单螺钉固定对于非复杂性急性和慢性转急性滑脱是足够的。 该系列中，9 例为急性，12 例为慢性转急性。急性滑脱的定义是突然出现通常较为严重的症状，病程少于 3 周。影像学上骺 – 干骺端连接处没有重塑或形成新骨。慢性转急性的定义是 3 周以上的髋部疼痛，突然症状加重，没有影像学迹象显示近期的重塑或新骨形成。

Samuelson 和 Olney 发现经皮单针固定是一种有效的治疗慢性 SCFE 的技术[200]。对 24 例单用 Knowles 针治疗的慢性滑脱患者进行回顾性分析，结果非常优良，所有患者在 12 个月内获得生长板完全闭合，无 AVN、软骨坏死、滑脱进展、固定针贯穿、内固定失败或转子间骨折的迹象。该系列前 7 名患者用 2 枚针治疗，而随后的 17 例患者采用单针治疗，未出现问题。所有角度摄片，单针均放置于股骨头中心。Ward 等人报道了用单枚螺钉治疗的 53 例患髋[201]。平均随访时间 32 个月，92% 的患者实现骺板融合，无软骨坏死或 AVN 发生。他们还发现，慢性转急性的 5 例滑脱，单枚螺钉提供了极佳的稳定性。Aronson 和 Carlson 报告了他们用单枚螺钉治疗的病例，38 例轻度滑脱有 36 例结果为优秀或良好，11 例中度滑脱有 10 例优秀或良好，9 例严重滑脱有 8 例优秀或良好[202]。仅有 1 例患者出现 AVN，而无软骨坏死。单枚螺钉固定仅在 8 例急性滑脱中有 1 例出现位置丢失。为了确保安全置钉，有一个办法是使用空心针或钉，在手术结束时注入造影剂，如果髋关节可见造影剂，则说明穿针过深[203]。

Stambough 等人分析了 80 例慢性 SCFE 患者，均采用穿针固定，有 10 例发生并发症[204]。并发症风险随着使用针数增加而增大。内翻位穿针且针尖位于股骨头靠下部分，则并发症最少。当针尖进入股骨头上、前 1/4 象限，并发症发生率最高。他们的病例均为慢性滑脱，病程超过 3 周。他们的一组病例使用 3 枚或更多固定针，二组病例使用 2 枚或 1 枚固定针。一组病例倾向于更外翻或靠外侧进针，而二组病例更水平或内翻进针。并发症高度集中于一组，其中 3 例 AVN ，5 例软骨坏死，1 例转子下骨折；二组无并发症发生，只有 1 枚固定针断裂。如果把并发症与穿针位置联系起来看，当固定针进入股骨头前上部分而且针尖距离软骨下骨表面不足 2.5 mm 时，并发症的发生率最高。作者显然更倾向于使用 2 枚或 1 枚固定针，因为这样并发症显著减少。他们认为必须避开股骨头上、前 1/4 象限，否则发生 AVN、针尖贯穿、软骨坏死的风险极高。

在 Herman 等人的一项研究中，单螺钉或双螺钉的置入也被证明具有良好的效果，即使是 23 例大于 50% 的三级滑脱 [205]。其中 4 例急性，11 例慢性转急性，6 例慢性。所有滑脱都得到稳定而无进展，螺钉位置满意，符合 Stambough 标准。但该组仍有并发症发生，3 例 AVN，1 例软骨坏死。软骨坏死的患者术前就有这个情况。潜在的问题之一是无意识的复位，15 例患者中有 9 例因为在院内的活动而自动复位，而试图复位不是治疗方案的一部分。这 9 例患者中有 3 例发生 AVN。髋部因此不稳定。

尽管早期的研究表明黑人儿童治疗后可能更容易出现并发症尤其是软骨坏死和 AVN[206]，后来的研究表明情况并非如此。Bishop 等人的研究最早表明黑人患者并没有更多的并发症，他们发现 50 名黑人儿童的 70 例滑脱中，87% 取得了令人满意的结果 [207]。只有 6% 的患者出现软骨坏死，这种情况只有在固定针持续侵入关节内才会发生。有 7% 发生 AVN，但都是因为急性滑脱过度复位引起。Aronson 等人 [139] 在一项涉及 55 名儿童（其中 89% 是黑人）的研究中得出结论，黑人儿童并不会更容易发生软骨坏死，这一结论也被 Stambough 等人重复 [204]。Aronson 和 Loder 在一个较大的研究中，回顾了 74 名黑人儿童的 97 例滑脱，他们重申了这一结论，多针或单针原位固定治疗结果满意，仅 3 例发生软骨坏死 [208]。

Aronson 等人的研究 [139] 回顾了 1977 年到 1983 年原位穿针治疗的患者，总体治疗效果良好，尽管穿针位置总体上是从外侧骨皮质，其中 48 例滑脱用 2 枚针固定，28 例用 3 枚，4 例用 4 枚。对 80 例滑脱进行优良率评估，轻度滑脱为 86%，中度滑脱为 55%，重度滑脱为 27%。20 个不良结果中，有 60% 被认为与穿针位置不佳有关。3 例（4%）出现软骨坏死，2 例（3%）发生 AVN。作者的结论是原位穿针仍是理想的手术方法，但可以通过从前外侧进针进行改进，单枚螺钉足够稳定而且可以减少并发症。这项研究也显示了早期诊断的价值，因为移位越严重，治疗结果越糟糕。

到了 20 世纪末，原位固定被公认为是治疗轻度和中度慢性滑脱的主要手段，甚至部分学者用于重度滑脱。对原位固定的临床支持很大一部分是基于爱荷华大学对所有治疗方法的广泛和长期的研究。Boyer 在 1981 年从该机构报告了对 1915~1952 年间接受治疗的 121 名患者的随访 [209]。他们的结论是："长期的研究结果表明，即使是中、重度滑脱，原位固定比手法治疗预后更好。" Carney 等人在 1991 年扩展了这项研究，他们回顾了 155 例滑脱，平均随访时间 41 年 [210]。采用急性、慢性和慢性转急性分类法；按照头 – 干角度定义，42% 为轻度，32% 为中度，26% 为重度。39 例行复位，65 例行矫形。对于慢性滑脱，治疗范围从只有症状（25%），髋人字形石膏（30%），穿针固定（24%），直到截骨（20%）。爱荷华髋关节分级和退变性关节病的放射影像学分级都随着滑脱加重和复位或矫形的实施而变得更糟糕。特别是，骨坏死（12%）和软骨坏死（16%）也因为进行了复位或矫形而更常见，两者都导致了不好的结果。他们再次得出结论："无论滑脱的严重程度如何，原位穿针提供了更好的长期功能，延迟出现的退行性关节炎，以及并发症风险更低。"矫形技术有"大量并发症"的风险，其负面影响比疾病本身的自然史更糟糕。自然病史是病情随时间缓慢加重，但会因滑脱进展和治疗的并发症而恶化。

2000 年后报告的长期结果继续重复着同样的结论。Boero 等人（2003）评估了 48 例原位穿针治疗的滑脱，中位随访时间 17.9 年（8.8~29.2）[211]。评估分为轻度、中度和重度滑脱。滑脱程度与结果的恶化直接相关，软骨坏死或骨骺骨坏死的存在（因对慢性滑移行手法复位）总是导致早期骨关节炎。Wensaas 等人（2011）对 76 例滑脱进行了平均 38 年的随访（21~57），其中 69 例为慢性[212]。51 例（平均滑移角 32°）采用原位固定的滑脱，临床效果良好 35 例（69%），螺钉固定和骨楔骨骺融合两组间无差异。8 例慢性重度滑脱（平均 53°）行骨楔融合和股骨截骨术，其中 6 例治疗结果为差。Larson 等人（2012）在一项研究中评估了 176 例包括各种严重程度的原位穿针固定的滑脱，平均随访时间 16 年（2~43 年），以确定非解剖位置穿针固定结果的进展情况[213]。他们发现其中 21 例（12%）因为持续性症状接受了重建手术：8 例全髋关节置换术，2 例手术髋关节脱位，11 例股骨截骨。33% 的病例报告疼痛。他们还注意到，这些手术分布在轻度、中度和重度滑脱者。DeLullo 等人发现 38 例原位固定患者，平均随访 7.6 年（98%，36/37 为轻度或中度），总体临床结果良好，与健康个体相比仅功能稍差，有更多疼痛[214]。他们认为残余股骨颈畸形造成的干骺端突出或头 – 轴排列"似乎在这些结果中发挥了适度的作用"。Loder 和 Dietz（2012）从文献中回顾了 SCFE 不同治疗方法的结果，重点比较了是否进行了手术脱位[215]。稳定型的最佳治疗方法是单枚螺钉固定，而不稳定型行急诊轻柔复位、髋关节减压、螺钉 / 针内固定。无论稳定还是不稳定滑脱，目前的短期小病例系列对比，并没有显示出之前提到的手术髋关节脱位的优势或对预后的改善。

随着对股骨髋臼撞击综合征（FAI）认识的深入，以及许多人对于减少继发于儿童和青少年髋部疾病的髋关节退行性变的追求，治疗 SCFE 的基本方法正在发生一些改变。Milis 和 Novais 对原位固定评价如下："FAI 会引起 SCFE 患者髋关节力学改变，即使是轻度滑脱……"[216] 单纯原位固定不会减轻 SCFE 病例的 FAI，每一例 SCFE 都必须评估 FAI 情况，即使畸形很轻微。对于 SCFE 所致 FAI 有一些治疗选项，它们都基于一个认知，就是撞击可以导致关节软骨积累性损伤，因此"最好预防这种损伤，而不是之后去治疗。"然而，尚存在着很多不同意见，因为治疗 FAI 的手术导致的并发症会使一些问题（主要但不完全是骨坏死）相较于原位固定术后的自然发展更严重以及更早出现。这些问题将在下面进行具体阐述。

下肢不等长。大多数患者会因为股骨近端骨骺提早闭合导致成熟期明显的下肢不等长，但股骨近端结构方向没有特别改变。在患者的亚组中，发病较早的少儿组，骨骺早闭可能导致下肢不等长，更重要的是，可能因为大转子相对过度生长而产生一定髋内翻。回顾 33 例少儿期 SCFE 接受穿针固定的患者，

64% 发生生长紊乱，包括转子过度生长，髋内翻，髋短缩。Segal 等人定义少儿组或年龄较轻组为发生滑脱的年龄至少低于报告的该疾病平均年龄，一般男孩为小于 12.5 岁，女孩为小于 10.5 岁 [217]。这组患者的生长变化也进行了定义。这组患者被认为有较高的双侧发病率以及内分泌疾病的发生率。为了尽量减少生长问题，一些不同的治疗方式被提出用来治疗这组年龄特殊的患者。其中之一是使用髋人字形石膏来稳定病理过程，同时不破坏生长。虽然石膏制动本身也会诱导提早融合，但不少患者停止石膏制动后出现滑脱加重。一些允许生长继续的手术方式也是可以选择的。这些手术方式包括使用 1 枚无螺纹的中心固定针，稳定骺板周围区域和次级骨化中心，在提供一定力学支撑的同时允许继续生长。Segal 等人展示了他们研制的固定设备的原理图，2 枚无螺纹或者说光滑固定针从大转子进入穿过股骨颈和骺板进入次级骨化中心 [217]。随后，2 枚光滑固定针尾端在大转子处折弯固定于侧方骨皮质，一块 1/3 管状钢板，用 2 枚螺钉，固定并扣住固定针。

（9）切开骨移植股骨头颈骨骺融合进行原位稳定

使用髂骨翼骨移植行开放骨骺融合术可以有效实现头颈融合，但这是一个较大的手术，且现在已很少使用。1931 年，Ferguson 和 Howorth 开发了开放骨移植骨骺融合术 [145]。术中通过股骨颈上的骨窗，对生长板进行广泛的钻孔。然后用刮勺进一步破坏骺板区。中心区域进行扩大，以容纳至少 3 块从邻近髂骨取下的皮质 – 松质骨块。每个骨块至少 0.5 cm 宽，从颈部穿过受损骺板进入股骨头。术后管理包括 1~2 周卧床休息，然后逐渐拄拐行走，最后通过 X 线评估增加负重。Howorth 报告了 200 多例无主要并发症发生 [47,49,106]。当手术稳定头颈部难以实现，且使用 Smith-Peterson 钉又有许多手术并发症，则行髋关节囊切开，经股骨颈和骺板向股骨头多次钻孔。孔道内植入多枚骨条。该术式可以实现较快的生长板消失和随后的融合，通常在 8~10 周以内，因此获得了相当的人气且报告的结果良好。Weiner 等人 1984 年报告了他们 30 年的治疗经验，共 207 例使用骨移植骨骺融合术治疗，很少并发症发生 [218]。只有 1 例 AVN 发生于慢性组，无急性软骨坏死病例。作者认为，因为可使骺板快速闭合，规避了针尖贯穿或固定器械移除，而且总体并发症发生率极低，该术式至少和多针固定的效果相当。他们在先前的一份报告中，详细描述了这个术式，这份报告中，106 例滑脱可以进行检查 [219]。没有发生急性软骨坏死和 AVN，除外 4 例，均获得骺板闭合。其中 2 例发生移植骨吸收和滑脱加重，1 例只发生移植骨吸收，还有 1 例移植骨放置位置不合适。在那时，总共已有 500 例这种手术得到报道。

然而，也有很多质疑的声音，因为这个术式比较复杂，需要切开关节囊，并在已经比较脆弱的畸形的头颈区施行手术干预。近来的报道显示出此术式较高的手术并发症率，虽然不同手术团队的例数不同对结果也会产生影响。Rao 等人回顾了 43 例患者，他们接受了 64 例开放性骨楔手术 [220]。平均融合时间为 17 周。然而，达到融合时，42% 的病例出现了滑脱程度的改变。平均手术时间略多于 2 h/ 髋，大大超过原位固定手术时间。出现的并发症有，AVN 4 例，软骨坏死 3 例，感染 3 例，伤口延迟愈合 4 例，异位骨化 44 例。他们得出结论：“因为此术式潜在的并发症率，我们不再将其作为稳定型股骨头骨骺滑脱的主要手术方案。”Ward 和 Wood 也不认可开放式骨移植骨骺融合术的常规使用 [221]。他们发现 17

例中只有12例达到骨骺融合，失败原因包括移植骨吸收、移位或骨折。股骨头位置改变伴有软骨坏死1例，骨化性肌炎1例，还有10例大腿前外侧感觉减退。

Zahrawi等人研究比较了12年来同一机构施行的原位固定和开放性骨骺融合的治疗效果[222]。61髋原位固定，33髋开放阻滞。在平均6~7年的随访评估中，采用原位固定治疗的病例，91.7%有良好或优秀的结果，骨骺融合术只有71.6%。进一步分析表明，原位固定的病例，3.3%被认为是手术失败，而骨骺融合的有25%。比较结果显示，原位固定的伤口感染有3%，开放性骨骺融合有12%。原位固定后发生软骨坏死2例。AVN也有发生，但仅出现于穿针前进行手法复位的情况。

5. 髋人字形石膏制动无手术稳定

用髋人字形石膏或长时间牵引制动是经骨骺穿针前的常用治疗方案。总体效果是尚可到差，但几十年来，这个方法持续得到一些从业者和医院的采用。Griffith报道了67例用牵引或髋人字形石膏制动治疗的滑脱[69]。24%的髋发生进一步滑脱，有10例髋在维持制动阶段就发生了进一步滑脱。软骨坏死19髋（28%）。只有31髋（46%）在制动治疗后没有发生继续滑脱，且没有影响髋关节功能的并发症发生。

贝茨等人报道，在绝大多数病例，双侧髋人字形石膏制动可以阻止进一步滑脱发生而无须手术干预，且允许病理过程稳定后继续生长[223]。一些接近骨骼成熟的患者在石膏中可以发生生长板融合，因为之前的滑脱和继续负重已经对骺板构成严重破坏。大多数骨骺滑脱患者的体格加上对髋人字形石膏治疗的抵触是要考虑的反面因素，但是当因为系统性疾病有手术禁忌或患者年幼要避免骨骺融合时可以采用。他们报道了石膏治疗的32例患者37例滑脱，平均制动时间12周，无AVN发生，2例发生滑脱进展，7例（19%）发生软骨坏死。

6. 改善股骨头位置的治疗

关于闭合复位改善股骨头位置的治疗，在尝试闭合复位治疗慢性滑脱总是被认为是不明智的，但对需要改善头颈位置的中度到重度急性不稳定滑脱是有效的。早期所有尝试改善头颈位置的SCFE病例，都是采用股骨克氏针进行强大的骨骼牵引，按照急性骨折来复位。一般来说，这种方法很难复位成功，而无论成功与否，都只会破坏后方血供，因此，如股骨头缺血性坏死非常常见。如上文病理解剖学一节所述，滑脱进展缓慢，因此后方关节囊、支持带血管和骨膜趋向于缩短和增厚，骨骺–颈部的稳定性通过骨膜下新骨形成而得到增强。股骨颈骨膜在复位任何慢性/稳定性滑脱时必然发生拉伸和撕裂，许多病例因此发生AVN。因而关注点转向了通过开放手术干预以复位和重新定位头、颈、髋臼的关系，并希望能保护血液供应。

目前，对于滑脱是否稳定的认知使治疗更加符合生理学。如果髋关节属于稳定型，它意味着头颈部主要通过骨膜的结合是完整的，因此尝试复位容易撕裂和破坏血管。如果滑脱不稳定，复位容易成功，但仍有进一步撕裂血管的风险。经过多年的大量研究，得到2个明确的结论：其一为闭合复位不适用于慢性滑脱；其二为闭合复位治疗急性滑脱需要在24 h内完成，且要以非常谨慎的方式。Griffith（1976）展示了手法复位治疗SCFE的危险性和有限的疗效[69]。在他的大型病例系列中，一组包含15髋的慢性滑脱接受了手法治疗，但没有1例骨骺位置得到任何改善。44例急性滑脱中，29例进行手法复位，骨骺位置改善11例（38%）。然而，这11例中有8例随后出现缺血性坏死（73%）。15例急性骨骺滑脱没有进行手法复位，只有1例发生AVN，但这1例也在牵引下复位了。他因此展示了闭合复位和缺血坏死之间的高度相关性。牵引也有负面后遗效应，却没有多少益处。79例髋表现为慢性滑脱，采用纵向牵引保持患肢内旋，时间从2周到12个月不等。所有病例都没有任何骨骺位置的改善，但有20例发生软骨坏死。44例急性骨骺滑脱有20例行纵向牵引至少7 d。得到有效复位的1例，随后还发生了缺血坏死。6例后来进行了手法复位。20例中有8例出现软骨坏死。Griffith还谈到了“轻柔”手法的问题并指出每个外科医生都认为自己的手法是轻柔的，而只有38%的急性滑脱得到复位这个事实支持这个看法。不论治疗如何实施，血供经常遭到破坏。他总结道：“手法复位太危险了，不应该被推荐。”尽管有这种担忧，仍有一些人认为手法治疗在慢性滑脱值得尝试。Fairbank报道了一个小病例系列，含16例滑脱，他认为适当进行的手法复位的风险可能被夸大了[224]。矫正的价值在于消除手术治疗的必要。他唯一的禁忌证是骨骺骨性融合。他认为轻柔的手法复位很有必要，之后再进行穿针固定。

“不用不必要的力量”和“有力但不暴力”等概念显示出关注血管重建的意识；然而如前面提到的，在无法监控的复位过程中不可能知道脆弱的血供会有什么变化。

7. 单纯切开复位以重新定位

下一个治疗慢性滑脱出现的中度至重度畸形的手术是切开复位，首次尝试无须切除股骨颈干骺端骨组织。可能出现的问题和闭合复位相似，因为后方关节囊和血管的拉伸和撕裂被证明是严重的，因此缺血坏死发生率高得令人难以接受。单纯切开复位治疗慢性稳定的股骨头骨骺滑脱，而不通过楔形截骨进行颈部短缩，是不符合现在的治疗理念的。

8. 切开复位和楔形截骨

下一个治疗方面的发展是切开复位联合股骨颈近端楔形骨和骺板切除（楔形截骨术），以缩短相对突出的股骨颈前、上和外侧部分，使股骨头复位于残余的股骨颈，而不会让后方增厚和缩短的关节囊、骨膜发生紧绷或撕裂。早在1898年和1909年，Alsberg[225]和Whitman[158]分别描述了楔形截骨切开复位。Whitman提到有时可以复位股骨头而不用去除任何骨组织，这其实就是单纯的切开复位，而其他病例，需要从股骨颈去除一部分楔形的骨组织才能获得满意的复位，这其实就是最早的楔形截骨术的报道之一。这项技术分别在1945年和1948年被Green[226]和Martin[227]提到，他们都强调要切除股骨颈足够多的一部分，使头部重新定位并轻柔地将骨膜拉起，而不损伤股骨颈下方Weitbrecht支持带血管（图3.15a,b）。该术式在接下来的几十年里持续被采用，尽管由于AVN的高发病率，报告的结果相对较差。

Gage等人回顾了他们从1938年开始，35年间，采用楔形截骨治疗中度或重度股骨头滑脱的结果，证实该术式本身存在较大的问题，术后AVN发生率28.5%，软骨坏死发生率37.6%[228]。他们对采用楔形截骨术导致AVN的相关文献进行了详细的回顾，涉及393例髋，其中83例髋发生AVN，得到相似的发生率21.1%。事实上，他们认为治疗结果为差的比例应该更高，因为很多系列并没有对软骨坏死

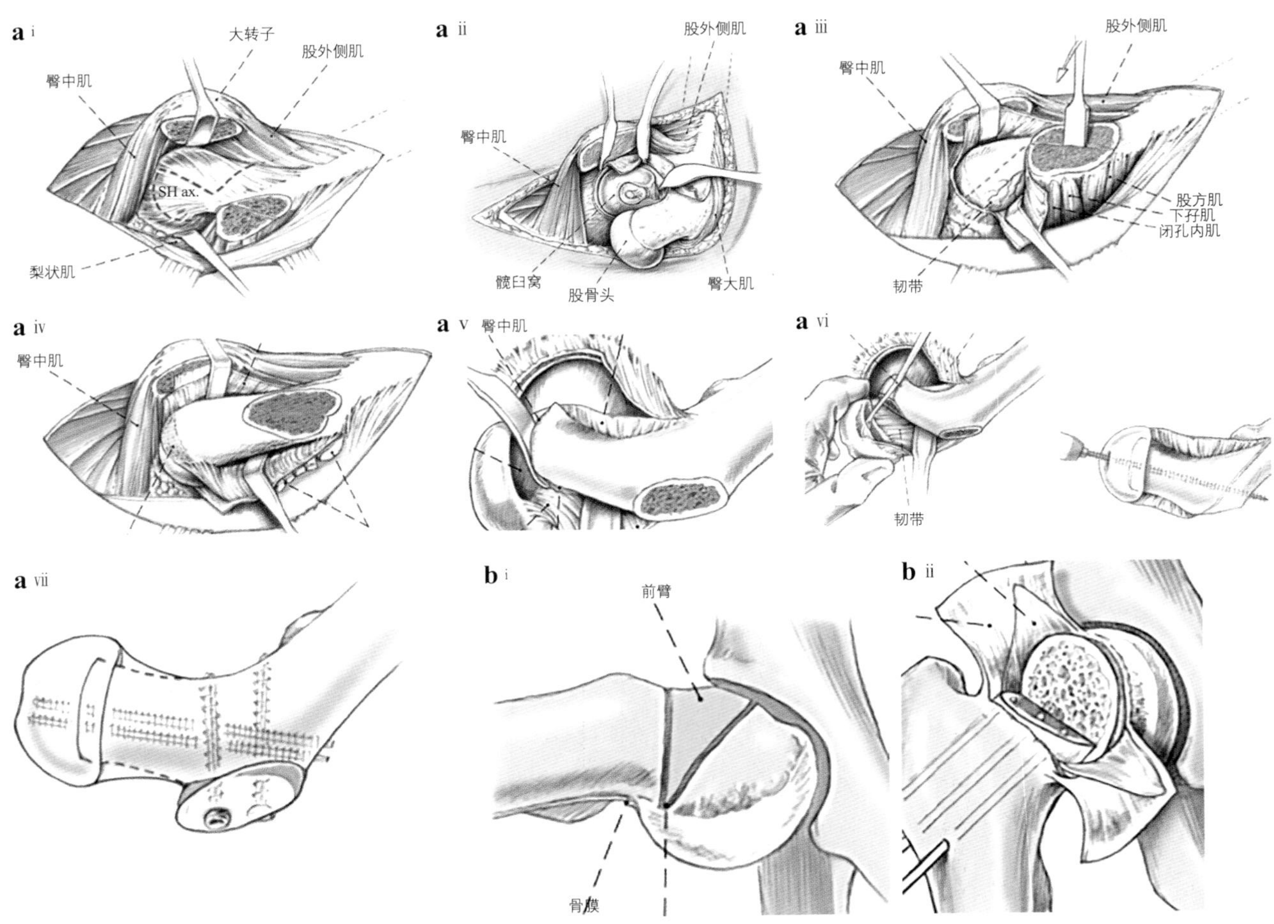

图 3.15　a 切开复位和头下截骨越来越多地用于严重滑脱的重新对位，虽然该方法在 20 世纪中叶以来被使用许多年，对于其保护血供的能力的认识促成了它现在的广泛应用，a 图示 Leunig 等人的方法，通过外科脱位完成头下截骨和修复性骨痂切除（a ⅰ图示大转子切除，关节切开，注意不要切到头颈区后外侧，这里血供密集；a ⅱ图示头部向后移位；a ⅲ图示沿着股骨颈前缘切开骨膜，同样要保护后外侧；a ⅳ图示小心分离股骨头和股骨颈及骨痂；a ⅴ图示截骨切除基底朝前的楔形骨块，包括骨痂、头下部分骨、股骨颈后下方修复骨刺；a ⅵ图示从骨骺下刮除生长板软骨和修复组织，复位股骨头，克氏针临时固定；a ⅶ图示最终用 3 枚克氏针固定头颈，拔出其他克氏针，修复软组织和大转子）。b，一些中心施行头下截骨和骨痂切除，而不依赖于手术脱位。Maronna 报告了他们中心的技术。无须切除大转子，小心切开和牵开关节囊和骨膜，注意保护血供 [b ⅰ图示骨锯切除基底朝前的楔形骨块（粉红色），不要切除后方皮质，取下一半到 2/3 厚的楔形骨，用小咬骨钳小心地取下剩余的骨；b ⅱ图示用 3 根克氏针固定截骨术部位，最后关闭骨膜瓣（三角形）和关节囊瓣（矩形）]

或后期退行性关节炎进行评论。在他们 1968 年之前的研究中，71 例楔形截骨，60 例在股骨头下区，10 例在股骨颈中部，只有 1 例在股骨颈基底。所有髋关节均有中度或重度慢性滑脱，平均手术年龄为 13 岁 7 个月，年龄范围从 10 岁 9 个月到 17 岁 2 个月。他们定义了位移在 25%~50% 是中度，如果超过 50% 就是重度。滑动量由股骨颈上骨骺的移位量来确定，表示为 X 线照片上股骨颈直径的百分比。77 例髋有 29 例发生软骨坏死，发生率为 38%。这 29 例中 13 例合并有 AVN，16 例仅有软骨坏死。29 例中有 21 例随时间软骨关节间隙有所改善。22 例出现 AVN（28.5%）。从手术到诊断出并发症的平均时间为 8.8 个月，一些 AVN 的迹象可以早在术后 2 个月就表现出来。14 例发生完全性 AVN，8 例发生部分 AVN。他们还做了别的手术，有 6 例是股骨颈基底部截骨，事实上如果把这些排除在外，AVN 的发生率将上升到31%，软骨坏死率为41%。他们并不认为软骨坏死和术后制动有任何联系。虽然软骨坏死不是我们希望的结果，但也有一些能够恢复的依据，因为一些基底软骨细胞得到存活。骨坏死或软骨坏死，都与术前滑脱严重程度或矫正幅度有关。在很大程度上，问题似乎与手术本身有关。这样也就不奇怪，他们的结论是，因为股骨颈楔形截骨术，无论是头下或经颈截骨，严重并发症的发生率很高，应该被摒弃。他们倾向于颈基底部或股骨转子下截骨术。

然而，在这个部位进行重新定位的手术有天然的吸引力，使得一些外科医生仍然在实施它，但他们也会努力减少其负面作用。英国的Dunn在1964年报告了他的手术[299]。他清楚地描述了股骨头骨骺滑脱可能出现的6种形式。包括原本正常的股骨出现急性创伤性滑脱，早期慢性滑脱，慢性转急性滑脱，严重的慢性滑脱而骺线未闭合，严重的慢性滑脱骺线已闭合，骨骺线断裂闭合性，进入成年期发现继发性关节炎伴畸形。生理学考量如图3.16中一系列图例所展示。他的治疗逻辑是，急性滑脱实际上是I型骨骺分离骨折，需要按急诊在几个小时之内进行复位和闭合穿针。早期的慢性滑脱如果仅有轻度到中度移位，可以直接原位穿针固定股骨头，不要手法复位。慢性转急性滑脱，支持带血管可能已有短缩，因此不要尝试闭合复位，最佳治疗方案是开放手术股骨颈梯形截骨短缩后矫正。如果骨骺线是开放的，Dunn认为复位截骨术是有价值的，切开复位股骨颈截骨术优于转子下截骨术。他强调了仔细操作的重要性，通过侧入路进入髋关节，抬高大转子，然后小心从股骨颈后方抬升滑膜，行股骨颈短缩，再进行复位，从而保护支持带血管。如果骨骺线闭合，股骨颈截骨和切开复位就没有指征了，需要行转子下截骨或股骨颈（股骨头颈部）成形术进行矫正。Dunn由此提出对于慢性转急性滑脱和有明显移位但骨骺线未闭的慢性滑脱，适用切开复位和股骨颈近端截骨，尤其是股骨颈梯形截骨短缩非常重要。对于骨骺线闭合的晚期慢性滑脱，股骨颈截骨不可避免会切断骨内血管，因此，即使后方支持带保持完好，AVN的风险仍然很高。

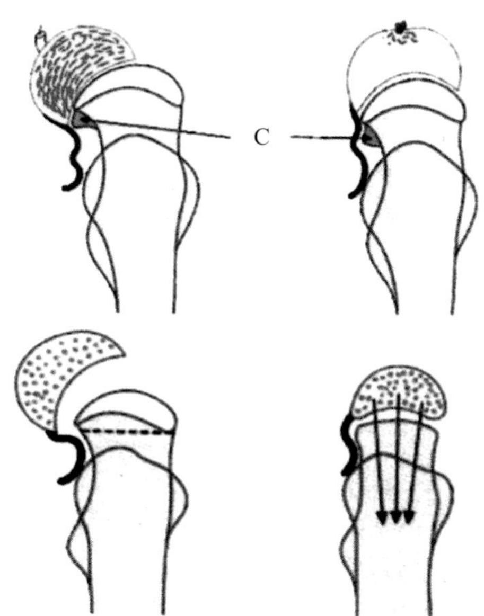

图3.16　切开复位和股骨颈截骨的生理学考量，来自Dunn的研究［Dunn在20世纪60年代重新介绍了这项技术，强调复位前切除骨痂、缩短股骨颈，这样缩短、增厚、压缩的后方骨膜及其伴行血管不会在复位时被压在突出的骨痂上遭到牵拉，20世纪80年代，Ganz及其同事对后方血管解剖结构的进一步认识进一步提高了手术的安全性，顶部的两张图像显示，在未切除骨痂/股骨颈组织的情况下复位时，可能发生股骨头缺血，缩短的后内侧骨膜与邻近的血管在骨痂和股骨颈上一起被破坏，造成缺血坏死，下图中，通过切除骨痂/颈部组织使股骨颈缩短和变薄，实现安全复位保留了血供（虚线头）

切开复位手术的主要目的是将股骨头放在股骨颈末端，而不拉伸或损害支持带血管。这可能通过2种方法实现：一是可以在骺板远端以合适角度切入股骨颈，截下包括1/4英寸（6.35 mm）后方骨壁的梯形骨块，使股骨颈短缩，之所以不是楔形，是因为后方骨皮质也切掉了一部分。第二点就是小心操作，头颈部后表面的血管不受损伤。他建议前方入路，骨膜下切除，以保留后方血管，这样可以使股骨头从颈部松开，而起自股骨颈后方延伸到关节囊基底的滑膜也变得松弛。现在可以看到股骨颈后方，骨喙得到修整，股骨颈上表面也得到修整。这时就可以将股骨头复位而保持股骨颈后方滑膜无张力。通过螺钉固定稳定骨骺，患者卧床休息 1 个月后拄拐行走。骨骺和干骺端一般于 3 个月融合。他报道了 23 例切开复位患者，19 例恢复良好，达到临床治愈。4 例出现并发症，其中 1 例股骨头节段性坏死，1 例股骨头完全坏死，2 例软骨坏死。他比较了他的方法和转子间截骨术，并支持前者，因为它完全和直接纠正解剖上的异常而不是对其进行补偿。

Dunn 和 Angel 于 1978 年进一步详细报道了他们的研究结果[230]。他们还查阅了关于切开复位楔形截骨术治疗重度滑脱的文献。他们的文献表只包括那些将其作为主要手术的病例，而且这些病例特别关注了股骨头血供。他们注意到，1945~1972 年报道的 94 例滑脱，AVN 发生率 14%（13 例）。他们将暴力损伤所致急性滑脱与骺板闭合的重度慢性滑脱进行了区分，因为它们代表了不同类型。他们强调切开复位和股骨颈截骨不能用于骺板闭合的重度滑脱，因为股骨头和干骺端之间的骨内交通血管的破坏会产生不可接受的发生 AVN 的高风险。他们回顾了自己的评估体系，其中使用了 3 种分类：早期慢性、慢性转急性和骺板未闭的慢性滑脱。术语“慢性转急性”滑脱是指在干骺端后部有新骨出现，表明急性期之前有轻度的慢性滑脱过程。虽然可能发生过小创伤，但严重程度不足以使一个健康人发生股骨颈骨折或骨骺分离。因此他们不愿意用“急性”一词，尽管其他学者用其表示治疗前严重疼痛小于 3 周且不能负重的类型。他们保留急性一词，用来描述本质上的 I 型骨骺分离。切开复位楔形截骨术用于严重移位的慢性转急性滑脱或严重移位的骺板未闭的慢性滑脱。

23 年间做的 73 例手术得到了评估。未包括急性创伤性滑脱病例。其中，25 例慢性转急性滑脱，48 例严重慢性滑脱。他们对股骨头进行解剖复位。有必要切除后方骨喙，否则支持带血管将置于其上被拉伸。侧方入路是首选。自大转子骺板将其抬起。沿股骨颈长轴切开关节囊，切口沿髋臼前后缘延伸。半脱位的股骨头以及红色的股骨颈后表面此时可以看到。股骨颈前部苍白无血管。于股骨头前方切开股骨颈滑膜，后方就是含血管区域。自股骨头至股骨颈基底，骨膜下剥离后方软组织，此处操作要特别小心。此时可以看到骺板周围组织，一个宽的骨凿被插入股骨头颈之间生长板。自骺板翘拨分离股骨头和颈。进行两处截骨。一处是沿着股骨颈长轴切除后方喙状骨。另一处截骨将股骨颈缩短几毫米，这是以一个带有轻度曲度的弧面从股骨颈上端横向截骨。这样就将股骨颈上残留的生长板和干骺端部分骨质切除了。再清除股骨头残留的生长板。此时复位股骨头，后方组织无张力。如果有任何程度的紧张，需要进一步缩短股骨颈。向股骨颈钻入 3 枚不同位置固定针，到达断面。复位畸形后将固定针进一步钻入股骨头进行稳定。侧位片看，股骨头完全复位。正位片上，需要注意的是不要矫枉过正将头置于内翻位，而是要稍微外翻大约 20°。复位大转子并用固定针固定，缝合关闭软组织。维持皮肤牵引 4 周后开始拄拐行走。

根据主观、临床和放射学标准进行评估，结果表示为良好、一般或较差。主要并发症是 AVN、软骨坏死和骨关节炎。在全部 73 例中，临床结果为：良好 75.3%，一般 8.2%，较差 16.4%。放射学上，结果虽然不太有效，但仍然予以统计，56.2% 良好，16.4% 一般，27.4% 较差。按照诊断类别进行回顾，共 7 例生长板闭合的严重慢性滑脱接受手术。这组患者的治疗结果较差，其中 6 例为较差，只有 1 例良好。

随后，这类患者被认为不适用切开复位术，这个系列之后的这类患者，都施行转子间截骨。另外两组有较好的结果。然后分析 40 例严重慢性滑脱伴骺板未闭以及 23 例慢性转急性滑脱，仅限白人儿童。这个系列中相对较少的黑人患者并未在亚组中得到评估，因为当时普遍认为黑人 SCFE 患者恢复较差。事实上，这个系列的 4 名黑人患者结果确实较差。严重慢性滑脱且骺板未闭病例，临床评估显示 92% 良好，3% 一般，5% 差，而放射学评估 75% 好，一般 15%，差 10%。在慢性转急性组中，临床上有 70% 的良好结果，4% 的一般结果和 26% 差的结果，而放射学只有 43% 的良好结果，26% 为一般结果，30% 为差的结果。结果最好的是那些严重慢性滑脱且骺板未闭的病例。40 例中仅 1 例发生 AVN，无急性移位。慢性转急性病例，血管改变更为常见。Dunn 和 Angel 觉得这不是技术原因，因为在这组病例，手术从技术上来说更容易，真正的原因是急性滑脱对血管的损伤或手术修复前血管发生扭转。软骨坏死在整个疾病谱中更为多见；严重慢性滑脱发生 13 例，慢性转急性滑脱发生 3 例，4 名黑人患者发生 3 例，7 例生长板闭合患者发生 4 例。回顾文章中相对较少的 X 线片，结合从 Walters 和 Simon 所做的工作中得到的知识，我们知道一些固定针太长了，可能破坏了关节软骨。此外，一些患者使用的较宽、较硬的单枚三翼钉也可能对后方血管造成破坏，这一般发生于单钉从相对柔软的颈部穿过进入较硬的股骨头时。Broughton 等人报道了较晚的一组病例，115 例髋施行楔形截骨术 [231]。平均随访 12 年，3 例仅发生 AVN，2 例发生 AVN 和软骨坏死，8 例仅发生软骨坏死。Rey 和 Carlioz 报告了使用 Dunn 术式后良好的结果 [232]。

股骨颈楔形截骨术的主要支持者之一是美国的 Fish[233,234]。他评估了有严重移位的 42 例滑脱，均需要通过骺板远端股骨颈楔形截骨术进行外科矫正 [233]。其目的与 Dunn 相似，就是恢复正常的头颈部解剖关系。他的 42 例滑脱中 40 例疗效优良，仅 1 例发生缺血性坏死，1 例发生骨关节炎。Fish 指出回顾早期文献，那些结果最差的系列中，术前进行了手法复位，而且使用了 Smith-Peterson 钉固定。Fish 的报告中，42 例楔形截骨患者，所有滑脱移位均大于 30°。7 例为慢性转急性滑脱。楔形截骨术被认为是唯一能完全矫正畸形的手术，颈基底部截骨，允许矫正 50° 滑脱，双平面转子截骨术可以最多矫正 70°。手术在就诊后 24~48 h 内完成。患肢用枕头垫高，保持屈曲、外展和外旋，无须牵引。必须切除足够多的骨头，以方便头颈部的解剖复位。弯曲的楔形骨块的基底必须在骨骺预期矫正平面上。将楔形骨块取下后，骺板的曲面刚好和对应的股骨颈松质骨弧形截骨面匹配。后方的骨通常用小刮匙或手持弧形骨刀切除。当骨骺解剖复位后，通过使用 2~4 枚固定针固定。他认为施行股骨颈楔形截骨同时降低股骨头缺血坏死风险是完全有可能的。

骺板闭合的患者为避免损伤骨内血管不宜进行楔形截骨术。术前轻柔地摆放体位，不要牵引和手法，就诊后尽快进行细致的手术（通常在 24h 内）是最重要的。Fish 在 10 年后回顾了他的病例，因为那时才有可能对楔形截骨术进行远期的临床和 X 线评估，61 例滑脱大于 30° 的患者得到评估 [234]。结果是优 55 例，良 6 例，一般 2 例，差 3 例。6 例骨关节炎患者和 1 例软骨坏死患者均有固定针贯穿。2 例发生完全性 AVN，1 例发生节段性 AVN。这 3 例都属于慢性转急性滑脱。这样，Fish 的 66 例患者中，83.3% 有优秀的治疗效果，良好 9.1%，一般 3%，差 4.5%。使用 Dunn 和 Angel 的评分系统，结果良好（优秀 + 良好）

占 92.4%。切开复位与楔形截骨对于严重的慢性骨骺滑脱很有价值，风险较大的群体是慢性转急性滑脱。因为 AVN 只发生在这些患者中，致病因素似乎是滑脱时关节囊血供的损伤而不是截骨本身。

Clark 和 Wilkinson 采用了不同的股骨颈截骨并报告了更好的结果 [235]。他们利用 Muller 的前外侧入路，大转子得以保留。T 形切开关节囊后可见大量骨痂从髋臼前缘下方突出。保留骨膜与骨骺后缘的附着。用弧形骨刀和刮匙去除骨痂。一旦修复骨痂被去除而原股骨颈保持完好，可以看到股骨头向前滑移到正常位置。外旋股骨颈，显露后方修复骨痂近端边缘，同样小心切除。内旋股骨颈和骨干以轻柔复位股骨头，然后用空心加压螺钉插入固定。髋人字形石膏保护 8 周。该方法的结果优于传统的 Dunn 手术。他们报告，优 13 例，良 2 例，1 例差发生了缺血性坏死。在 16 例患者中，有 2 例节段性 AVN，2 例软骨坏死，1 例骨关节炎。图 3.17a,b 显示了适合开放复位与骨痂去除的畸形类型。

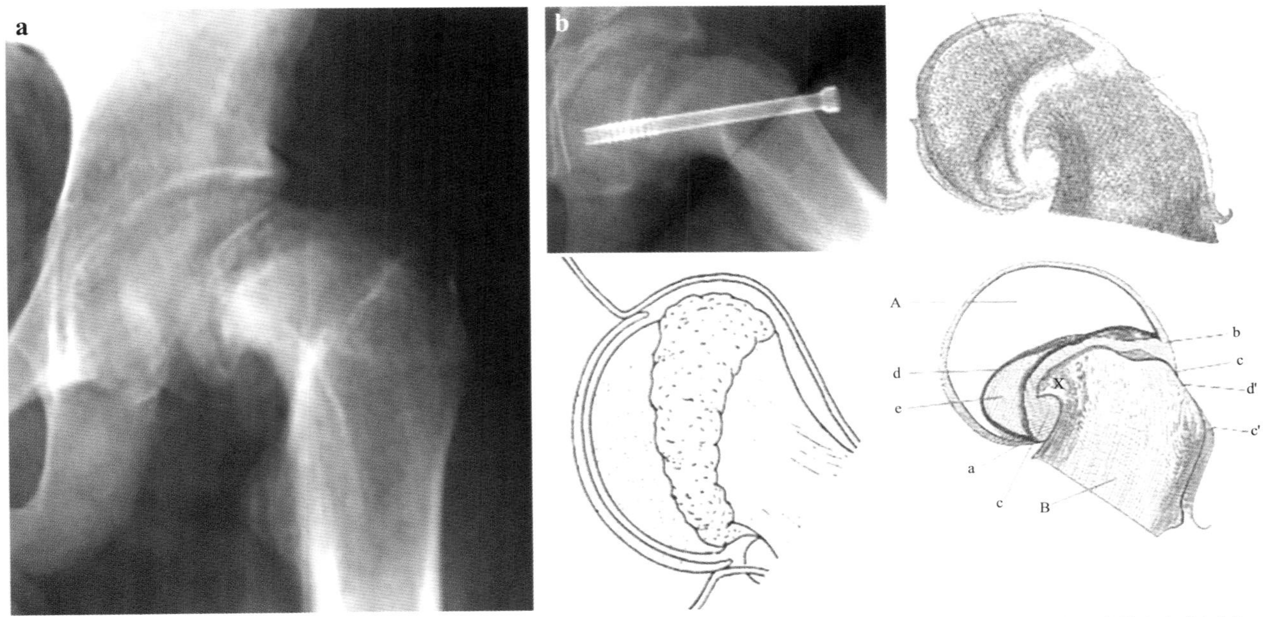

图 3.17 a，重度慢性滑脱的影像学表现（相互竞争的流派建议要么原位固定，以防止进一步滑脱，然后重定向截骨术恢复解剖对齐，要么切开复位切除骨痂和股骨颈缩短）。b 图片凸显了这种畸形选择治疗方式时需要考虑的因素 [上左，单枚螺钉原位固定；上右，病理标本显示了大量的修复和重塑，会妨碍单纯闭合复位，要么复位不成功，要么破坏血供，可见广泛骨痂修复，头颈结合部后下方大量新骨形成，头颈部增生的骨痂必须在切开复位时随股骨颈部分骨一并切除以实现短缩；左下图显示了广泛的骨痂，需要和头下部分股骨颈骨一起切除，作为切开复位、重新定位手术的一部分；右下图显示了重度滑脱的解剖（A 表示骨骺；B 表示股骨颈骨；C 表示骈胝；X 表示股骨颈后下方凹陷处修复性骨刺；d 表示生长板；e 表示骨骺下方三角形软骨区域 c 到 c'，骺板失去覆盖的部分；d' 表示生长板；a 和 b 表示骨膜在和骨骺、骺板结合处发生了牵拉）]

DeRosa 等人认同股骨颈楔形截骨术在严重 SCFE 患者的价值 [236]。他们回顾了 10 年来 27 例如此治疗的病例。没有评为优的病例，因为他们觉得这个级别只适用于未受疾病或手术影响的正常髋部。结果：良 19 例，一般 4 例，差 4 例，差的病例均与 AVN 有关。AVN 发生率为 15%。以百分比表示，良的结果为 70.4%，一般 14.8%，差 14.8%。他们的结论是楔形截骨术治疗重度 SCFE 仍有价值，尤其是骺板未闭的严重的≥ 60° 的Ⅲ级滑脱。需要股骨颈短缩切除，尤其是后方切除，以去除反应骨。

Velasco 采用 Dunn 的方法对 66 例中度至重度滑脱行切开复位和股骨颈楔形截骨 [237]。缺血性坏死 7

例，软骨坏死 8 例。48 例随访超过 10 年，平均 20.6 年，结果为良好 22 例，一般 16 例，差 10 例。他们认为与原位穿针相比，他们的方法在治疗中度和重度滑脱时有更好的结果。

Fron 等人（2000）报告了 50 例重度滑脱使用 Dunn 截骨术治疗，平均随访 4.5 年 [238]。临床结果 90% 为良 / 优，一般 / 差占 10%。其中 7 例（14%）发生缺血坏死或软骨坏死等严重并发症。Lawane 等人回顾了 25 例重度滑脱使用移除大转子的 Dunn 术式治疗 [239]。慢性滑脱 16 例，慢性转急性 9 例。有 15 例结果良好，但也有 10 例（40%）发生近期或晚期并发症。近期并发症包括 4 例骨坏死（16%），3 例软骨坏死，1 例机械性骨坏死。AVN 和软骨坏死最终都进展为退行性关节炎。一些病例早期被认为手术成功，后期又出现恶化。尽管有理论上的优势，但转子间剥离和股骨颈后方骨膜下剥离等技术问题会产生不好的结果。他们结论是，AVN 和软骨坏死会导致关节功能即刻丧失，所以是不可接受的。他们的做法后来改为直接经前入路切开关节，而保持大转子完好。他们认为“经前入路切开关节小心剥离股骨颈前方骨膜，再于干骺端前方行楔形截骨”可以降低血管风险。

切开复位楔形截骨的支持者和在股骨颈基底或转子间 / 转子下等更远端手术的支持者之间的争论点在于，是否需要完全解剖复位以防止未来的骨关节炎。虽然颈基底部和转子区手术在一定程度上是代偿性的，但还不能确定这种代偿使头颈关系发生了改变，并足以导致骨关节炎。在这方面的详细研究将是非常重要的。

9. 代偿性截骨术

回溯到 20 世纪 30 年代到 50 年代（Dunn 和 Fish 的研究之前），那时关于切开复位的早期报告记录到 30%~40% 的缺血性坏死发生率。其后 Dunn 手术的报告中，发生率降低到 15%~20% 左右，但并没有被消除。在骨骺滑脱治疗进展的这个阶段，在骨骺血管更远端的血管风险较低的部位行代偿性截骨登上舞台。还可以行转子间和转子下截骨，以代偿性矫正头颈畸形，同时可以减少或避免发生 AVN 这样的严重并发症。Crawford 回顾了不同部位和类型的矫正手术 [181]。截骨部位如图 3.18a（ⅰ）所示。

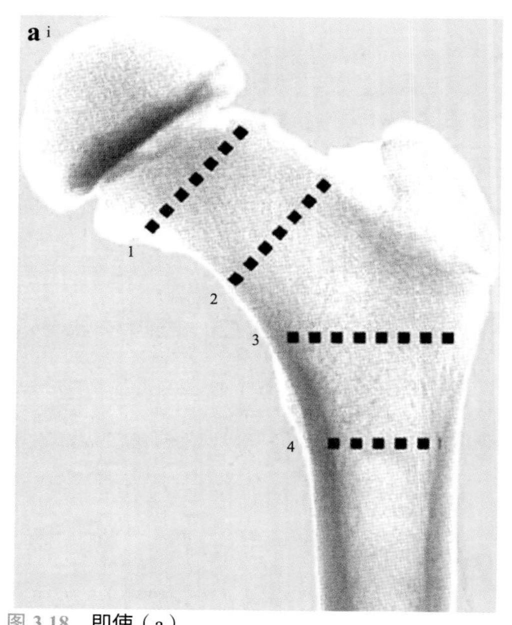

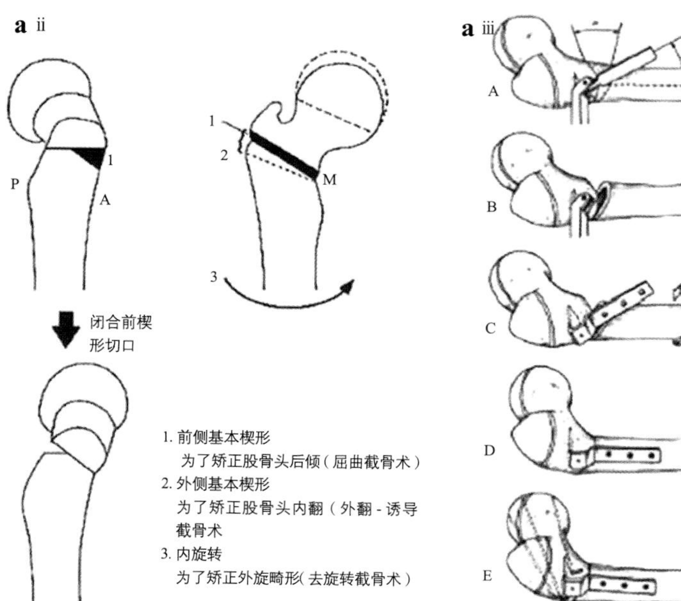

图 3.18 即使（a）

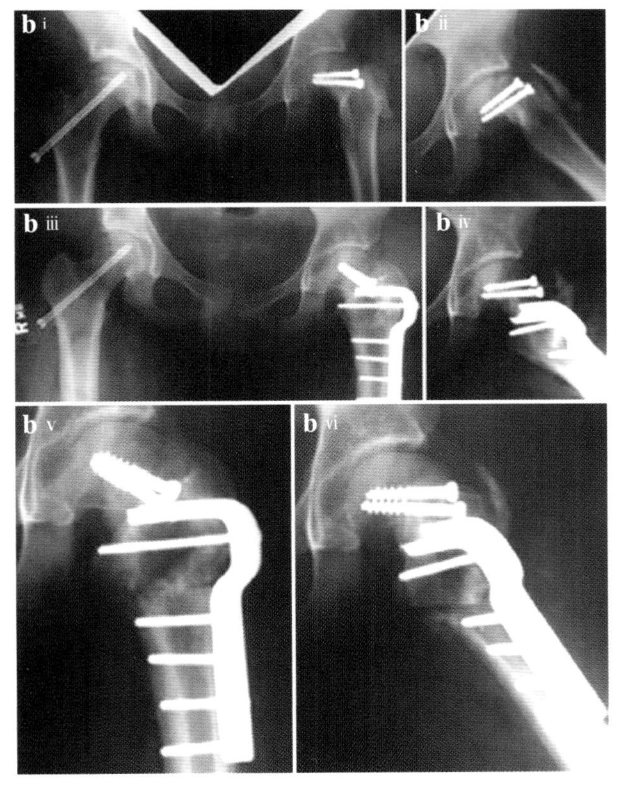

图 3.18　即使确定行截骨矫形，有不同截骨部位可以选择 [a ⅰ图示中重度滑脱实现重新定位的截骨可以有 4 个截骨部位，其中 1 表示切开复位加骨痂和股骨颈部分切除（头下截骨），2 表示颈基底部截骨，3 表示转子间截骨，4 表示转子下截骨，这些截骨都可以矫正后滑脱或后伸，内翻畸形和外旋畸形；a ⅱ图示中重度滑脱代偿性截骨的原则；a ⅲ图示 Imhaüser 截骨广泛用于畸形矫正，这是一种转子间截骨，骨凿和骨干呈正确角度插入股骨颈，截骨去除基底朝前朝外的楔形骨块，置入角钢板并内旋远端（矫正后倾），螺钉固定角钢板，3 枚克氏针固定骨骺；b 图示矫形过程的临床影像学，其中 b ⅰ图为正位片，可见 1 例双侧滑脱首次术后表现，一侧轻度滑脱经 1 枚 Ace 螺钉原位固定顺利愈合，对侧的重度滑脱使用 2 枚 AO 加压螺钉固定；b ⅱ图示蛙式侧位片提示股骨头相对股骨颈向后移位，2 枚螺钉的位置清晰可见；b ⅲ图示重度滑脱侧之后接受了重新定位截骨手术，转子间截骨 AO 角钢板固定，纠正了内翻、外旋和头颈部过伸；b ⅳ图示蛙式侧位显示随着截骨的屈曲作用，股骨头位置改善，值得注意的是 2 枚加压螺钉的方向明显改变；b ⅴ和 b ⅵ图示放大了重度滑脱侧的髋关节，分别为正位和侧位投影，清晰地展示了三平面截骨的效能]

（1）转子下 / 转子间截骨术

北美的 Southwick[93] 和欧洲的 Imhauser[107,240] 开发出类似的三平面截骨术。通过截骨移除前外侧楔形骨块以矫正内翻、外展和外旋畸形。多种术式的矫形原则见图 3.18a（ⅱ）所示。Imhauser 截骨，或称为 Imhauser-Weber 截骨，是转子间截骨。截骨后的最终几何形态变化为，远端内旋以矫正骨干的固定性外旋，远端屈曲以矫正股骨头的过伸畸形，外翻以矫正股骨头内翻畸形。Southwick 术式为转子下截骨。

（2）颈基底和转子间截骨术

之后的外科医生尝试在更近端的部位行三平面截骨。转子间截骨可以得到优良的矫正，比转子下截骨更加靠近畸形部位，而且仍在离骨骺血管较远的安全范围内。Kramer 等人实施了一例颈基底部截骨 [242]，Barmada 等人也实施了类似的手术 [243]。Kramer 术式，指的是经转子前入路截除股骨颈基底部一部分骨，完成代偿性截骨。截骨于大转子近端完成，这样，外展肌可以恢复到生理位置。该术式可以通过底边朝外并略朝前的楔形截骨同时实现内翻和过伸矫正。他的手术患者为正位片或侧位片上畸形达到或超过 40° 的病例。从前方切开髋关节囊，切除骨块的大小主要依据术中所见来决定。该类截骨被一些人认为在技术上是关节外操作，因为髋关节囊和支持带血管在前方延伸到转子间线，而在后方只延伸到股骨颈中下 1/3 交界处。代偿性截骨因此位于更为重要的后方血供以远。先沿着前方转子间线垂直于股骨颈做较远端截骨。截骨延伸到后方皮质并保留其完整性。较近端截骨是倾斜的。楔形截骨块底边是朝前外侧的，用于纠正内翻和伸展畸形。用 2~3 枚固定针固定转子区和颈部。然后将大转子复位。最初的 56 例代偿性截骨的报告并没有详细介绍结果。有 2 例需要额外手术以增加头外翻或矫正旋转。有 4 例发生了缺血性坏死，但被认为是因为术后摔倒造成股骨头压缩性骨折。一些病例发生软骨坏死，虽然有 1 例比较特殊，被认为是固定针贯穿造成的。

一项长期细致的研究回顾了 Abraham 等人做的关节外颈基底部截骨，包括 36 例中－重度 SCFE[244]。他们认为 90% 的病例结果为优秀或良好，没有 1 例发生 AVN。手术采用双平面楔形截骨，楔形底边朝前朝上，位于股骨颈基底前方。远端截骨线起自小转子，延伸并通过大转子生长板。楔形骨块最宽处不超过 15 mm。两条截骨线向后会聚，后方皮质只产生一条截骨线。因为截骨区是以内旋手法闭合，所以外旋畸形同时得到矫正。移除的最大截骨块为 20 mm。用 3~4 枚空心螺钉固定截骨区。术后护理包括用拐杖部分负重 6~8 周。他们的结果显示，21 例优秀，11 例良好，2 例一般，2 例差，总优良率达 90%，一般和差占 12%。无 AVN 发生。5 例发生软骨坏死。关节外颈基底部截骨是治疗中到重度 SCFE 的安全方法，36 例手术，无一例发生 AVN。截骨处位于旋股内侧动脉以远，因为其沿股骨颈关节囊后缘走行。对重度滑脱，对于股骨头内翻和后倾的矫正幅度受到该术式的限制，而对于极重度滑脱，这个手术是无法获得完美的头干角的。移除超过 20 mm 的楔形骨块是不必要的。

Southwick 推广了小转子截骨术治疗 SCFE，其可以达到三平面矫正 [93]。他建议在任何角度摄片发现 30°~70° 滑脱，均可以采用该术式。他的首份报告是基于 28 个病例。Southwick 会制定详细的术前计划，用模板标记楔块需要的角度和尺寸。手术基本上是一个前外侧闭合的楔形截骨，楔形基底部分朝外侧以矫正内翻畸形，部分朝前矫正头过伸使其恢复到屈曲和正常位。通过内旋远端矫正外旋畸形，从而完成三平面矫正。固定是用相对粗糙的外固定装置，而不是角钢板，后者随时间推移越来越多地得到使用。截骨远端内旋、屈曲、外展以达成三平面矫正。一旦截骨愈合，患肢准备负重，应确保内翻畸形已矫正为外翻，股骨头向后成角或后伸已矫正为正常位置，以及下肢外旋畸形已通过内旋矫正。

Southwick 指出如果头部后滑脱大于 60°，通过楔形截骨无法完全矫正，因为倾斜超过 60° 的截骨会导致股骨过度缩短。肢体远端的内旋可以部分矫正头的位置。Southwick 并没有专门固定骨骺，他指出，截骨愈合时，几乎所有骨骺均得到融合。术后使用髋人字形石膏 8 周， 主要是为了保护并未穿针固定的骨骺。他为 28 例髋的治疗结果评分，优秀 21 例，良好 5 例，一般 2 例。没有差的结果和 AVN 发生。在一份补充报告中，他提到，55 名患者接受了这种疗法（后面的不包括在报告中），仍然没有缺血性坏死的记录。研究对随访 5 年及以上的患者进行了评估。有一些病例出现关节间隙变窄，提示软骨坏死，虽然随时间有显著改善，这也与其他一些报告相符。转子间和转子下截骨术的支持者指出它们的价值在于不引起缺血性坏死，以及这种截骨的代偿性本质使股骨头颈相对于髋臼恢复到合适的解剖关系。接下来的 30 年，在很多中心里，转子间手术成为重度滑脱甚至一些中度滑脱的标准手术方式。Southwick 在 1984 年 JBJS 的一篇社论中讨论了治疗严重滑脱的截骨平面，以回应 2 篇论文，其中一篇，描述了股骨颈截骨术后的良好结果，另一篇描述了经小转子双平面截骨术后的良好结果 [245]。Southwick 提醒读者："股骨颈高位截骨术在多数医生那里已被证实非常危险" 。他重复了三平面截骨的合理性，并再次强调其无 AVN 风险，软骨坏死也不是该术式固有的，他还支持了 Kramer 的颈基底部手术的价值。

El Mowafi 等人比较了关节外颈基底部截骨和 Southwick 截骨治疗中至重度滑脱的效果 [246]。2 种类型的截骨术被证明是同样安全和有效的，AVN 和软骨坏死的风险最小。平均随访 3.5 年（1~6）。颈基底部截骨术（15 例）满意率为 86.9%，Southwick 截骨术 18 例，90% 满意。

Ireland 和 Newman 回顾了他们单位的 35 例股骨转子间代偿截骨术 [70]。他们指出 1932 年的 Perkins[247] 和 1956 年的 Newman[248] 也做过同样的手术。需要达到的手术矫正程度是基于正侧位 X 线片上内翻和伸展的情况。因此，截骨术本身结合外翻和屈曲以及截骨远端骨干的去旋转，达成三平面矫正。他们没有穿针固定骨骺，因为截骨后没有再移位的趋势。截骨处用一块角钢板稳定。手术描述仅讲到从前方截掉底边朝前外的楔形骨块，然后屈曲和轻度外展股骨干以闭合截骨区，同时旋转患肢至中立位，再用侧方钢板固定截骨区。髋人字形石膏固定 6 周。他们对结果进行临床和放射学评估。临床结果：良 28 例，一般 5 例，差 2 例；放射学结果：良 21 例，一般 10 例，差 4 例。没有出现缺血性坏死的情况，有 4 例出现软骨坏死并全部归类为放射学结果差。没有术后骨骺滑脱进展的迹象。他们的结论是，尽管 3/4 的病例临床效果良好，但其中一些因为放射影像所见而得分偏低，因为很多是基于并不充分的畸形矫正。所有病例，不充分的矫正包括侧位片上看屈曲重建不够或者正位片上矫枉过正而产生过多外翻。

Imhauser 已经写了大量关于他的转子间截骨术的文章 [107,240]。一份报告包括 55 例患者，行股骨转子间三维截骨术后随访了 11~22 年，对 55 例髋行临床和放射学评价，其中有 40 例显示活动范围完整，10 例轻度活动受限，5 例明显活动受限。放射学上，55 例髋中，73% 被评定为优或良好，27% 显示早期退行性关节炎。Imhauser 认为转子间截骨术阻止了或者至少延缓了退行性变化的出现。Weber 支持 Imhauser 截骨治疗 20°~50° 滑脱的价值 [241]。该术式包括经骺穿针固定。Imhauser 手术如图 3.18a（3）所示。目前在多个中心，该术式越来越受到欢迎。

Kartenbender 等人回顾了 39 例严重 SCFE 行 Imhauser 股骨转子间截骨术治疗 [249]。回顾完成于术后平均 23.4 年（19~27）。临床表现优良为 77%，放射学检查优良为 67%，仅有 2 例 AVN（5%）。Schai 和 Exner 回顾了 51 例 Imhauser 股骨转子间截骨术治疗中度至重度滑脱，时间为术后平均 24 年（20~29）[250]。只有 1 例出现部分股骨头坏死（2%）。这些病例，骨骺用 2 枚 3 mm 斯氏针固定，截骨区用 90°AO 钢板固定。最后评估结果，28 例（55%）临床表现为无症状，放射学上无退行性改变，中度改变 14 例（28%），严重改变 9 例（17%）。Saisu 等人报道了 32 例股骨转子间屈曲截骨治疗 SCFE 术后 FAI 症状 [251]。平均随访 5 年（2~9）。在最后的随访中，32 名患者中只有 2 名继续抱怨疼痛。使用改良 α 角（β 角）进行放射学评估，在 Lauenstein 视角显示角度减小，平均为 39°。

Fineschi 和 Guzzanti 描述了一种线性的转子间截骨术治疗重度滑脱，通过手法控制截骨近端使股骨头处于髋臼正中正常位置，而不是通过截除楔形骨块，截骨处用角钢板固定 [252]。他们随访了 21 例，随访时间从 4~12 年不等，无 AVN 发生。手术目的是重新排列股骨头和髋臼的位置关系，并不担心股骨颈和转子区代偿性畸形。他们报告，21 例中有 18 例功能恢复优良。另外 3 例中，2 例为轻度活动受限，1

例因为关节僵硬评价为差。他们对转子间截骨的好感来自其重新中心定位骨骺的效率，以及极小甚至没有发生 AVN 的风险。

在那些做了大量重排手术以及其他不同类型手术的中心，结果优良率普遍较高。Ballmer 等人报道了 61 例滑脱，治疗方式为股骨颈截骨或转子间截骨[253]。平均随访 10 年，临床结果良好率为 90%。33 例随访超过 10 年的病例，有 36% 发生了轻度退行性关节炎。他们认为转子间截骨最适用于不超过 60° 的滑脱，而股骨颈截骨因为有较高的并发症率，适合超过 60° 的滑脱。Szypryt 等人也比较了治疗中重度滑脱的 2 种手术方式[254]。他们评估了 23 例接受 Dunn 切开复位和 30 例接受骨骺阻滞以及成形术的患者，后一种术式是受到 Heyman 和 Herndon 推崇的。11 例中度滑脱（30°~50°）接受 Herman-Herndon 术式治疗后结果显著好于 18 例同样方法治疗的重度滑脱（＞ 50°）。Dunn 术式治疗超过 50° 的重度滑脱效果更好。Kramer 截骨可以矫正 50° 而 Southwick 截骨可以提高 60° 的矫正。

Carlioz 等人回顾了 80 例 SCFE 的手术治疗[255]。他们从之前的研究中总结出自己的治疗指南，＜ 30° 的滑脱行原位固定，30°~60° 的滑脱采用原位固定后转子间截骨，60°~90° 的滑脱行股骨颈截骨（Dunn 手术）；急性滑脱行闭合复位和螺钉固定。没有病例使用石膏。切开复位和股骨颈截骨组，治疗结果良好 20 例，一般 3 例，差 4 例。转子间截骨病例较少，5 例中 4 例良好，1 例差。切开复位病例，4 例结果为差的有 3 例是发生软骨坏死。他们的结论是切开复位股骨颈截骨手术是困难和危险的，因此应该限制使用，仅用于极度移位的病例。他们最后推荐三平面转子间截骨术，因为会安全很多。他们还更正了他们早期的治疗模式，那就是认为只能对骺板未闭超过 90° 的滑脱使用切开复位。现在的看法是，如此严重的滑脱，即使骺板已闭合，也可以使用转子间截骨。他们支持一个看法，就是滑脱的自然发展史不会自发出现 AVN，AVN 一定是干预后的并发症。软骨坏死可以自发出现，但一般是和一些治疗方法有关，包括闭合复位，螺钉穿进关节，过度的石膏制动，或截骨矫正造成过度的外翻或屈曲。

代偿性截骨矫形的时机有 2 种选择。一种是头颈固定和截骨矫正的手术同时进行；另一种是先行原位穿针固定，几个月之后再行截骨矫正。因为 2 个原因一些学者更倾向选择后者。最重要的一点是，同时进行 2 个手术后报告的关节僵硬的发生率比较高。另一点是，一些患者并不认为下肢轻度外旋有什么美学或功能上的困扰，而不希望再做矫正截骨。应该对中重度滑脱不行截骨矫正后的远期后果进行临床研究，这非常重要。截骨矫正严重畸形的图例如图 3.18b 所示。

10. 目前中重度骨骺滑脱治疗方式选择的冲突

很多研究和讨论都支持原位穿针固定作为所有轻度、中度甚至部分重度滑脱的首选治疗方案，虽然只有在轻度滑脱这是公认的，而在中度和重度滑脱，还没有得到一致认可。很多学者仍然推荐原位穿针治疗骨骺滑脱，无论严重程度，其后随访观察，稍晚再行代偿性截骨，甚至有时只有在存在明显症状的情况下才选择再次干预。因此很多患者通过这种方式治疗，最终只做了原位穿针而没有截骨，尤其是轻度和中度滑脱。重度滑脱更为需要截骨矫正，但即使这类患者，一些中心也只是原位固定后让患者出院而不做矫正，远期症状相对也很轻微。

（1）穿针后骨重塑

单纯原位穿针后的早期疗效一般较好，即使存在一些畸形，因为患者可以代偿轻度至中度的畸形。他们常常可以多年都没有症状或仅有轻微症状。随着头颈区在应力作用下持续重塑，影像学上股骨外观和髋关节活动度在几个月或几年后会有一定改善。轻度外旋增加也不会妨碍舒适的行走。O’Brien 和 Fahey 展示了原位穿针后数年股骨颈的重塑是如何改善股骨近端的影像学外观的 [256]。一组中重度滑脱，共 12 名患者，原位穿针后随访 2~17 年，除了 2 例，都得到满意的股骨头颈的重塑，且没有症状。一些患者可在平片上观察到股骨近端“手枪－握把”畸形。那 2 例无明显重塑的患者也没有症状。他们还报告了外旋畸形的自发矫正。

（2）Heyman 等人改善髋关节活动的股骨颈成形术

对于那些重塑失败会造成问题的病例，他们推荐 Heyman 等人的股骨颈成形术，以改善运动和减轻不适 [165]。该手术中，股骨颈头颈交界区上外侧的骨性突起（因为和髋臼前缘反复撞击而产生）被切除，再通过成形术将此区域平滑化（图 3.10a,b）。这经常用来恢复髋关节的舒适和功能，而无须截骨。目前仍继续得到使用。

（3）原位穿针的长期研究

Bellemans 等人回顾了 44 个患者的 59 例 SCFE，均采用原位穿针治疗 [257]。平均临床和影像随访时间 11.4 年，他们发现 53 例髋（90%）结果为优或者良。他们的研究评估了术后重塑，这种重塑是通过局部骨吸收和沉积完成的，而且他们认为重塑还与跟滑脱程度相对应的解剖轴矫正以及股骨颈总体增厚有关。54% 的病例可见股骨颈干骺端上外侧突出部分骨吸收，59% 的病例可见股骨颈后下方新骨沉积。蛙式位 Southwick 头干角平均下降 13.5°，从术后即刻 25° 到最后随访期的 12.5°。正位片头干角平均下降 7°，从术后第一次摄片的 16° 降到最后一次随访的 9°。股骨颈的平均厚度与对侧相比也随时间显著增加了。原位穿针后的较好结果是因为比之前报道更加广泛的大体重塑过程。因为原位穿针被认为比矫正截骨有更少的并发症，所以通过重塑过程，这个更简单的手术可以得到非常满意的远期疗效。Southwick 侧方头干角通过蛙式侧位摄片测量，需要健侧角度减去患侧角度。该系列中，平均 Southwick 角为 25°，其中 56% 为轻度滑脱（＜30°），39% 为中度（30°~60°），3% 为重度（＞60°）。

Jerre 研究了 128 例 SCFE 患者远期的髋关节运动，平均为发病后 32.7 年，无骨性关节炎的迹象 [258]。他们的结论是，未经治疗的或仅原位固定的滑脱与正常相比，髋关节没有显著的有临床意义的运动范围丧失。原位固定的患者最大的运动丢失是内旋减少。他们认为骨骺原位固定后髋关节远期的运动丢失是“非常轻微和没有临床意义的”，因此没有早期行手术截骨干预的指征。

Siegel 等人研究了 39 例 SCFE 患者骨骺原位穿针后 2 年的情况 [259]。这项研究主要评估髋关节运动范围和股骨重塑。虽然与术前相比，运动范围显著增加，但他们认为这与轻微的骨重塑无关。髋关节活动度最主要的改善发生在术后 6 个月内，而且主要是屈曲、外展和内旋。他们认为运动范围增加的原因是疼痛、痉挛、滑膜炎以及软组织牵拉的减轻。平片和 CT 检查评估了骨重塑本身。原位固定后，除了股骨颈上表面的骨吸收和下后方的骨合成使弯曲的头颈轴线变得平滑，股骨头干关系仅有轻微变化，而颈干角没有变化。因此，重塑和吸收仅会使股骨近端的弯曲平滑化，而不会改变畸形骨的轴线。

DeLullo 等人注意到一些随着时间发生的股骨重塑，并认为这与结果改善有关[214]。一项研究评估了 38 例原位穿针病例，平均随访 7.6 年（1.4~26），结果显示头干角轻度改善，从 143° ± 13.9° 到 140° ± 13.3°。22/38（58%）的病例角度减少。

Aronson 等人强烈支持原位穿针治疗稳定性滑脱的价值，无论滑脱严重程度[260]。他们强调稳定滑脱和防止 AVN 及软骨坏死是至关重要的，并认为不应该早期行矫正手术。他们还强调，术中手法操作无法使稳定性滑脱复位，而切开复位仍有很多并发症。如果在骨骺稳定手术同时行截骨，则更是这样。

（4）原位穿针和矫正截骨的手术并发症；AVN 与不良结果的关系

Hall 发现 AVN 是导致结果不良的最常见原因[168]。在一项包括 173 例滑脱的大型研究中，根据治疗方式不同，分别计算各组 AVN 发生率。手法按摩的使用和截骨水平更加靠近近端骺板，会使 AVN 的发生率升高。使用较细的 Moore 针固定，无论是否进行手法复位，均未见 AVN 发生。当使用 Smith-Peterson 钉时，未手法复位的 AVN 发生率为 5%，包括手法复位的保守治疗，发生率升为 9%。转子下截骨 AVN 发生率为 10.9%，非手法复位的保守治疗为 12.5%，Smith-Peterson 钉加手法复位为 37.5%，而所有类型的股骨颈截骨为 38.1%。这些治疗方案与 AVN 发生率相关的治疗结果提供了一个可供参考的模板，在很大程度上，其得到了过去 50~60 年研究所见的支持。

多种形式的力线调整手术，尽管广泛用于中重度骨骺滑脱，仍会带来短期并发症的可能，虽然有一个共识是股骨头颈位置越接近正常解剖位置，后期骨关节炎风险越小。Jerre 等人评估了 37 例力线调整手术，平均随访时间 33.8 年[261]。手术于 1946~1959 年间完成。他们发现 22 例头下截骨术有 7 例发生严重短期并发症，11 例转子间截骨有 3 例发生，4 例之前接受过手法复位的病例有 3 例发生。他们的结论是骨骺滑脱的转归“可能并没有因为我们研究中的任何治疗而改善。我们因此不鼓励将头下和转子间截骨以及手法复位作为慢性骨骺滑脱的主要治疗方式”。

严重滑脱，即使接受过转子间截骨，远期结果也常常比较糟糕，这一点正如 Maussen 等人 1990 年一项涉及 26 例滑脱的长期随访研究所展示的一样[262]。他们回顾了自己用转子间手术治疗的 26 例中重度 SCFE。其中，10 例滑脱＜ 40°，仅 1 例后期发生关节炎。而超过 40° 的 16 例滑脱，15 例发生骨关节炎，即使截骨矫正是充分的。他们的结论是转子间截骨不会阻止最严重的滑脱发生退行性变，建议原位固定而不做力线调整手术，留下旋转畸形在青少年期自行矫正。随访时间比大多数研究更长，从 3 年至 26 年不等，平均为 9 年，但仍不足以展现出即使是中年期的情况。手术方式包括外翻去旋转截骨或标准的 Southwick 手术。他们使用了一个相对严格的髋关节骨关节炎评分系统，它是基于影像检查而不是临床标准。虽然在评估的时候，问题主要是影像学上的，但毋庸置疑的是这些患者很多都会出现症状。这份研究并不太关注远期结果，因为小于 40° 的滑脱可以得到良好的结果，大于 40° 的滑脱可以通过截骨得到良好的矫正但似乎不能预防退行性改变。这份报告还对其他研究中原位固定的治疗结果进行了很好的回顾，涉及的病例仅采用原位固定而没有用金属钉或骨移植物行头颈区力线调整手术。虽然参考了大量文献，分级包括轻度、中度和重度，分析结果仅包括结果为优或良的百分比。因为所有病例系列中，原位穿针的多数都是轻度至中度滑脱，这个分析可能不一定适用于所有类型。他们对结果这样解析，采用穿针固定或骨移植骨骺融合而不进行力线调整，远期结果良好，即使是中度至重度滑脱。回顾评估转子间截骨的文章，它们并没有对后期关节炎的情况进行细致的评估。不少股骨颈截骨术后病例因为关节炎和 AVN 导致结果评价为差。他们做出一个论断，即使是青少年期中度至重度 SCFE 病例，也只需要原位穿针或骨移植骨骺融合，不要做力线调整。后续治疗也只限于有症状的情况，而不是每一例都尝试调整力线，以避免这些问题发生。

Schai 等人的另一项长期研究评估了 51 例 SCFE，均为 30°~60° 的单侧重度滑脱，采用转子间截骨治疗，术后随访平均 24 年 [263]。他们的结论是，55% 的病例既没有影像学也没有临床上的退行性关节病的迹象，28% 有中度骨关节炎，17% 有重度骨关节炎。转子间截骨后用 AO 角钢板或 AO 髁钢板固定。截骨前用 2~3 枚斯氏针固定骨骺是十分重要的。Imhauser 和 Southwick 已经介绍了通过在转子间区域代偿性截骨间接重建髋关节解剖的原则。他们认为这种手术效果比单纯原位穿针更好。他们觉得超过 30° 的滑脱需要截骨矫正。

（5）首诊即行预防性对侧穿针

一直随访至骨骼成熟期的患者，会发现双侧滑脱的发病率相对较高，加上很多患者首次发病仅单侧受累的事实，使得很多中心会在治疗一侧滑脱的同时预防性固定对侧的正常髋，以消除对侧发生滑脱的可能。这样做的好处是，患者在双侧骺板都融合后可以从事各种程度的运动，而不用担心再发滑脱。一些对侧滑脱是无症状的，而且可能一直不被发现直到进展后期出现需要治疗的中重度畸形。因为轻度滑脱或无滑脱者结果最好，原位穿针较为合适。

然而因为 2 个原因，预防性穿针也有一些劣势。大多数系列中，虽然 50% 的患者双侧受累，其中 25% 是首诊就同时发病，而另外 25% 在首诊至骨骼成熟前这段时间发生对侧滑脱。如果这些患者都接受了预防性穿针，3/4 的手术将被证明是不必要的。Jerre 等人建议不要将预防性对侧穿针作为标准操作 [125]。对 61 例治疗单侧骨骺滑脱的患者进行回顾，有 14 例（23%）在首次回顾时即有双侧滑脱的迹象，随后有 11 例（18%）于骨骼成熟前发生对侧滑脱。他们的结论是，如果所有 61 例都在首次住院时接受了对侧预防性穿针，那么 36 例手术（59%）将是不必要的。他们因此建议每 3~4 个月进行放射影像学随访，直到生长板闭合，只有发生滑脱才行穿针固定。用 X 线随访是因为 25 例双侧滑脱患者只有 2 例（8%）是对侧有症状的。另一个引起关注的发现是，一些回顾性系列中，对侧无症状髋接受了复杂的穿针，且造成了之前所没有的破坏。随着对不良进针位置危险性的认识的提高，这些并发症减少了。

许多中心给患者和家庭提供了 2 个选项。其一就是在治疗滑脱侧时，对侧同时原位穿针。其二就是建议密切随访至成熟期，只有在对侧发生滑脱时才手术干预。给予健康指导，如果发现早期滑脱的预警信号，如跛行（可能很轻微）或髋、大腿、膝的不适，需要及时请骨科评估。多数患者还要提醒每 3~4

个月行放射影像学检查，因为一些对侧滑脱是无症状的，仅限制体育活动。那些报告了最高的双侧发病率的机构是最拥护预防性手术的价值的。Jensen 等人建议所有 SCFE 患者首诊即双侧穿针治疗[128]。Engelhardt 强烈推荐预防性治疗，并大量引用过去几十年的文章，展示双侧发病率从 19% 之低至 80% 之高（Billing 和 Severin 的研究[264]）。他建议当孩子接近骨骼成熟时用 CT 进行评估，因为与拍片相比，生长板闭合通过 CT 可以更清晰也因此更早地看到。Hagglund 推荐所有 SCFE 病例行对侧预防性穿针，但前提是需要提高技术降低并发症发生率[265]。为了能够预测哪些患者会发生对侧滑脱，信息还在不断积累，且已经有了一些选择性。Riad 等人发现周龄是预测对侧滑脱唯一有意义的指标（在他们研究的临床和流行病学因素中）[133]。所有 10 岁以下女孩和 12 岁以下男孩患者，会发生对侧滑脱。Phillips 等人的放射学参数可能有更大的价值，他们发现对侧骺板后倾角在蛙式侧位片上超过 14° 者有 83.3% 发生了对侧滑脱[151]。

11. 股骨髋臼撞击（FAI）与股骨头骨骺滑脱治疗间的关系以及 2000 年后股骨头骺滑脱的治疗趋势

从 2000 年左右开始，股骨髋臼撞击的概念越来越明确，外科治疗方法也得到发展，并在一些中心得到了积极的应用。股骨髋臼撞击与股骨头骺滑脱尤为相关，当骨骺滑脱的股骨头向后侧移位并外旋逐渐暴露股骨颈，将导致股骨颈上外侧容易与髋臼盂唇及臼软骨发生撞击。（股骨髋臼撞击的本质将在第四章中详细讨论。）

随着对股骨髋臼撞击综合征的进一步认识和了解，以及强烈主张干预的医师为减少儿童和青少年髋关节疾病继发的髋关节退行性变做出了许多的努力，治疗股骨头骺滑脱的基本方法已经发生了一些变化。Millis 和 Novais 对滑脱进行原位固定的治疗方式的评论如下：“股骨头髋臼撞击对每一个股骨头骺滑脱患者的髋关节都造成了一定程度的机械应力异常，即使是轻微的滑脱……”[216]这些问题引起了对股骨头骺滑脱治疗方法的关注。基于消除股骨髋臼撞击的理论，相比于原位穿针，目前认为应即刻恢复力线重建股骨头颈的解剖结构。这 2 种治疗方式都将在后续的内容中进行介绍：① 2 种治疗方式的对比，方式 1 为在轻度、中度与重度的滑脱病例通过即刻恢复力线重建股骨头颈间的正常解剖结构，方式 2 为无论何种移位程度均采取原位穿针，仅在随访过程中依据症状的进展进行骨成形术或截骨术治疗；②即刻恢复力线的远期价值与 2 种治疗方式的相关并发症。

（1）股骨髋臼撞击

Ganz 及其同事在阐述股骨髋臼撞击的实质方面和将其定义为髋关节骨关节炎（OA）发病的主要潜在因素方面发挥了重要作用[266]。他们认为股骨髋臼撞击是大多数无发育不良的髋关节早期发生骨性关节炎的机制。在髋关节极度屈曲位时，股骨近端与髋臼缘的异常接触将导致髋臼上唇及邻近软骨的损伤。当青少年发生这种情况时，持续的活动会导致损伤进而导致关节退行性病变。股骨头骺滑脱的主要机制是由于非球形股骨头发生凸轮撞击和头颈活动受到干扰而形成的（图 3.19）。髋臼上唇和前上方的关节软骨同时受损，最终导致上唇和软骨分离[266]。在该机制的作用下，即使轻微的滑脱也会导致头部和颈部之间的非球面连接，从而导致手枪柄样畸形。偏心距按照 Notzli 等人所述的 α（Alpha）角度测量得出[267]。当股骨头滑落至股骨颈骺板水平，前上外侧的股骨颈（干骺端）逐渐暴露并突出，此时髋关节屈曲将导致异常的股骨头颈部连接滑入髋臼，从而发生凸轮型撞击，并对前上缘的盂唇和软骨造成损伤。正如 Beck 等人所解释的："……凸轮是附在旋转装置上的偏心部分。在屈曲过程中，偏心部分（股骨颈上外侧）滑入髋臼前上方，并在上唇与软骨交界处和软骨下连接处产生压应力和剪切力。"[59]

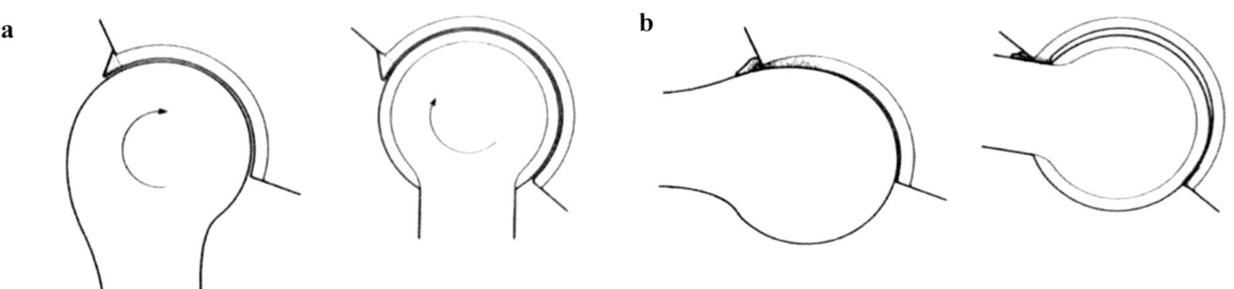

图 3.19 股骨髋臼撞击的原理如图所示 [a 图示代表髋关节的正面视图；b 图示髋关节屈曲位时头颈部连接处与髋臼前缘的关系：a 和 b 的左侧显示了凸轮撞击（这是股骨头骺滑脱伴股骨颈偏心距丢失的常见畸形）；a 和 b 的右侧显示了钳夹撞击（在髋臼过度覆盖股骨头的情况下发生），屈曲位视图 b 显示了股骨颈撞击髋臼上唇]

（2）与股骨髋臼撞击明确相关的股骨头骺滑脱

Leunig 等人注意到了髋臼撞击与股骨头骺滑脱的相关性，并在 2000 年研究了 14 例相关的股骨头骺滑脱，其中 6 例为慢性早期，3 例为慢性期急性加重，5 例为慢性；按滑脱严重程度分级为轻度（＜30°）3 例，中度（30°~60°）10 例，重度（＞60°）1 例[55]。每个髋关节的手术治疗均取外侧入路，进行大转子截骨术和关节囊切开。此入路可通过髋关节半脱位或全脱位以检查股骨头和髋臼软骨、盂唇上唇和股骨颈上外侧干骺端。治疗方法为股骨颈原位穿针固定、股骨转子间 Imhäuser 截骨术或 Dunn 头下截骨术。所有髋关节术中均可见屈曲位发生撞击。在所有髋关节中均观察到相似的病理结果。7 例髋关节的干骺端（股骨颈前上方）撞击髋臼，髋臼边缘粗糙，干骺端表面有出血性溃疡。髋关节的屈曲和内旋导致干骺端撞击邻近的盂唇上唇和髋臼边缘。在轻度至中度滑脱时，在髋关节屈曲位时干骺端实际上进入了髋臼。但严重滑脱时，干骺端非常突出，不能滑过髋臼缘进入髋臼。盂唇上唇均出现了变形、侵蚀、疤痕或内表面撕裂等损伤表现。即使在轻微滑脱的病例中，也出现了髋臼软骨软化并软骨下骨上剥脱，偶尔出现软骨片状或全层缺损。损伤自髋臼边缘向内可延伸至 1.0~1.5 cm，损伤长度可达 3 cm。作者总结说："机械性因素似乎是直接导致早期髋臼边缘和软骨损伤的主要因素，从而在股骨头骺滑脱中引发关节病变。"

在接下来的 15 年里，许多不同年龄和严重程度的股骨头骺滑脱病例都采用各种方式对股骨髋臼撞击进行了评估。Fraitzl 等人研究了 16 名因轻度滑脱而进行原位穿针治疗的患者（平均角度 17°，范围 12°~31°），研究区治疗时间平均 14.4 年（11.3~21.2 年）[268]。这项研究的目的是观察那些轻度滑脱的患者是否在成年后早期就出现股骨髋臼撞击。Notzli 等人提出的测量 α 角是研究的主要参数之一。该角度在股骨头骺滑脱患者患侧与健侧的差异具有统计学意义。正常的 α 角度数约为 42°。正位片中 α 角患侧平均度数为 86°（55°~89°），健侧约 62°。侧位片中，α 角患侧平均度数为 55°（40°~94°），健侧约为 46°。这些患者除了内旋和外展功能下降外，几乎没有其他临床症状，尽管屈曲功能正常，但影像学表现仍明显达到了可以诊断股骨髋臼撞击的范围。他们认为这一发现支持以下观点：通过股骨头颈部连接处的截骨矫形术，恢复股骨近端的解剖结构，可以避免或延缓股骨髋臼撞击的发展和由股骨头骺滑脱引起的骨关节炎的发展。

Dodds 等人研究了一组患者，共 49 髋，使用单个空心螺钉进行原位固定进行治疗，研究前治疗时间平均 6.1 年（2.2~13.1 年）[269]。截至随访结束所有患者均达到骨发育成熟。髋关节疼痛或僵硬发生率为 31%（15/49），而出现股骨髋臼撞击的临床症状的发生率为 32%（16/49）。前倾角的测量可以用于评估畸形的严重程度，是最有价值的变量。前倾角在股骨头滑脱侧为 62.1°+/−11.9°，无股骨髋臼撞击侧为 56°+/−10.1°。滑脱程度与疼痛之间无明显关系。

Castaneda 等人对 121 例采用原位固定治疗方式的股骨头骺滑脱患者进行了随访，随访时间平均为 22.3 年（20.1~32.5）。按滑脱程度分类为 1 级（34 髋）、2 级（65 髋）和 3 级（22 髋）[270]。临床及影像学表现为股骨髋臼撞击的有 96 髋。所有 121 髋均表为骨关节炎（Tönnis 1 级，14 髋；2 级，32 髋；3 级，75 髋）。即使在轻度滑脱的髋中股骨髋臼撞击（或枪柄样畸形）也很常见。

Sink 等人评估了因股骨头骺滑脱症状而接受了开放性手术的 39 例髋的髋臼关节软骨和盂唇损伤[58]。影像学分型为：轻度 8 例，中度 20 例，重度 11 例。在 87%（34/39）的髋关节中观察到唇部损伤，在 85%（33/39）的髋关节中观察到软骨损伤。盂唇部损伤及软骨损伤在 Beck 分类中的各种分型，在病例中都可观察到在术中行髋关节脱位以便直接确认股骨颈前上外侧干骺端撞击髋臼软骨及上唇的机制时，可观察到明显的髋臼软骨软化和盂唇损伤。为了进一步评估轻度股骨头骺滑脱病例中髋臼软骨和唇部损伤，Lee 等人展示了 5 个病例[60]。每位患者在原位固定后 18 个月内接受关节镜检查和股骨骨成形术。所有患者都有腹股沟疼痛或跛行症状，部分患者两种症状均有表现。5 位患者滑脱角分别为 28°，21°，15°，31° 和 29°。所有患者均有髋臼软骨或唇部损伤，部分患者两种损伤均有表现。用于描述股骨髋臼撞击的术语并不统一，包括滑膜炎、盂唇部充血、髋臼前软骨裂伤伴瓣状撕裂、软骨裂隙（部分厚度）、唇部磨损、髋臼软骨纤维化、软骨表面磨损改变、唇部部分撕裂，股骨颈干骺端接触区增粗。作者总结道，即使在没有症状的情况下，轻度和中度滑脱也会在数周内导致关节损伤，并指出需要确定对这些髋关节原位固定的同时或固定后短期内立即进行骨成形术是否值得。

对于年龄较大的患者，Abraham 等人比较了股骨头骺滑脱患者（16 例）和原发性 OA 患者（84 例）在全髋关节置换术时取出的股骨头和颈部标本[57]。股骨头骺滑脱组的患者过早地出现了关节炎，其年龄比另一组平均年轻 11 岁。手枪柄样畸形是 SCFE 标本的特点。其与普通骨关节炎组不同的是：头颈偏心距消失；髋臼股骨颈撞击；邻近股骨颈上外侧的外周关节软骨消失。这 3 个发现都不同于普通骨关节炎标本的观察结果。他们认为股骨头骺滑脱的样本是明显的凸轮撞击的表现。此外，在对髋臼进行观察时发现，髋臼上外侧常有关节软骨滑脱及上方盂唇部分缺失。导致损伤的因素是在骺滑动后股骨颈上外侧和前外侧暴露导致股骨头失去球形弧度。

（3）在股骨头骺滑脱中发生股骨髋臼撞击的应对治疗方法

股骨髋臼撞击的机制在导致退行性髋关节骨性关节炎中起主要作用，这有助于解释为什么各种儿童髋关节疾病最终都会导致成人髋关节问题。对发育性髋关节脱位和股骨头骨骺骨软骨病的治疗，其主要目标是自确诊后促使髋关节向正常方向发育，而非考虑髋臼撞击的影响。然而，对于股骨头骺滑脱的患者，股骨髋臼撞击与骨关节炎发生的关系更加直接。即使对于轻度和中度的滑脱制定初始治疗方案都应更加谨慎。对于观察到即使轻度的滑脱也会开始导致髋臼软骨和盂唇退行性变，可以得出 2 个结论：其一为如果股骨近端解剖结构不能立即完全恢复正常，这些变化将不可避免地发展为退行性髋关节炎；其二为对所有股骨头骺滑脱病例的治疗，至少是对于中度和重度滑脱的治疗，都要以将股骨近端解剖结构恢复正常为目标。在涉及对股骨头骺滑脱中发生股骨髋臼撞击的治疗中，有 2 种治疗方式被应用于从恢复股骨头颈部的解剖形态。分别是：①髋关节镜下对股骨近端进行骨软骨成形术，应用在轻度滑脱病例中以修整股骨颈部突出部分，恢复股骨头颈部解剖结构；②开放性手术下脱位髋关节，以便于对股骨近端血管的保护，直接检查髋臼、股骨头骨骺，切开复位重建正常股骨近端解剖关系，并对不稳定的或急性滑脱病例进行原位穿针或对稳定的或慢性滑脱病例行改良 Dunn 手术。

股骨头骺滑脱是儿童骨科学里受到最广泛关注和研究的疾病之一，已经有几十年的研究历史了。股骨头缺血性坏死和髋关节软骨溶解症是与股骨头骺滑脱治疗直接相关的两大并发症。大多数但并非所有的患者，如果不出现一些急性并发症，在发病几年至几十年后会出现长期退行性髋关节骨性关节炎。但如果治疗后出现了缺血坏死或软骨溶解，则其骨关节炎发生要早得多，通常出现在青少年后期或成年早期阶段。在这 2 种主要的并发症中，缺血性坏死总是由医源性因素引起的，而软骨溶解经常可伴随各种类型的治疗出现。这 2 种情况从发生的那一刻起就对髋关节临床功能造成极大损害，实际上造成了髋关节损伤，使得患者需要在青少年后期或成人早期进行关节置换。然而，仅仅由凸轮撞击引起的退行性关节疾病，可以缓慢地进展几十年才能达到需要全髋关节置换的程度。换句话说，与疾病的自然史相比，不论滑脱程度如何，缺血性骨坏死和软骨溶解将给更年轻患者带来更多的问题。慢性股骨头骺滑脱的主要治疗方法是原位穿针，几乎没有发生缺血性骨坏死，且软骨溶解发生率也极低，尽管几十年后骨性关节炎即使在轻度滑脱病例中也可能发生。因此，那些在滑脱发生或滑脱不久后采取积极干预措施的人需要取得证明，这些措施不仅能使解剖结构得到完美恢复，而且不会引起那些即使在青春期后期也能导致更加糟糕的临床症状的医源性并发症。

（4）关节镜下骨软骨成形术联合原位穿针术

这项技术通常用于轻度滑脱患者，尽管有些人也将其应用于中度滑脱患者。目前主要采用2种方法：第一种是同时进行原位穿针和关节镜下骨软骨成形术；第二种方法是用原位穿针固定滑脱，然后在日后进行关节镜下骨软骨成形术。第二种方法中，关节镜下骨软骨成形术既可以作为治疗的必要组成部分，也可以作为股骨髋臼撞击症状开始变得严重时的应对治疗。Leunig 等人简要地报道了 3 例在原位穿针术下同时联合关节镜下骨软骨成形术治疗轻度慢性滑脱的病例[61]。病例中滑移角在15°~30°之间。关节镜检查显示：盂唇磨损，髋臼软骨软化，干骺端边缘突出。术后，患者未主诉疼痛且髋关节活动得到改善，干骺端偏心距和α角无不良改变。Wylie等人报道了9个例髋关节在原位穿针后接受关节镜治疗的病例[271]。关节镜下骨软骨成形术是针对症状限制了体力活动的患者进行的。术后α角度从平均75°提高至平均46°。8例症状有不同程度的改善，1例症状不变。平均随访时间为28.6个月（12.6~55.6个月）。所有患者在手术时均有不同程度的髋臼软骨或盂唇病变。股骨骨软骨成形术重塑了股骨头颈部偏心距，去除了撞击引起的损伤。在损伤组织切除期间和切除后，屈曲和外展的活动度的改善显示了关节协调性的增强。

（5）改良Dunn入路治疗中重度慢性稳定期股骨头骺滑脱（通过开放性手术脱位髋关节）

对股骨头血供的研究[272]和早期关于股骨头手术脱位时保护股骨头血供的报道[273]表明，改良Dunn术式是安全的，也显示了它对青少年股骨头骺滑脱的适用性。观察发现，无论是严重病例，还是中度甚至轻度滑脱病例，都有早期发生股骨髋臼撞击综合征的趋势。这将损伤股骨头和髋臼关节软骨，并使盂唇被凸轮状部位挤压造成损伤。通过即刻或早期解剖固定股骨头与股骨颈，而非简单地原位穿针或仅仅在数月甚至数年出现症状后进行各种形式的截骨治疗，有可能减少远期的关节损伤。

早期的关于改良Dunn术式治疗的报告显示了相当良好的治疗结果。该术式进行开放性手术，由前侧入路，避免大转子截骨，脱位髋关节，并以由髋关节周围韧带及外旋肌群至骨膜下的软组织瓣保护对骨骺的血供，采取股骨头下直接复位或股骨颈楔形截骨以重新恢复力线。脱位髋关节允许完全直视下分离骨骺，并在不引起髋关节周围韧带紧张的情况下进行股骨颈截骨以及进行骺板刮除。Leunig等人在2007年报道了30例中度至重度滑脱的髋关节，向后脱位30°~70°[274]。大部分髋关节被分为慢性稳定型滑脱，6例为慢性期急性加重，3例髋因螺钉或克氏针治疗失败需再次手术，但所有病例均未见股骨头坏死。Ziebarth等人2009年报道了40例中度至重度滑脱病例，通过手术脱位髋关节进行骨骺复位固定，同样未见骨坏死或软骨坏死发生[275]。增加手术脱位髋关节的入路，允许在行Dunn术式治疗的过程中延长髋关节周围软组织瓣，以预防或至少是减小由股骨髋臼撞击导致在成年早期或中期出现髋关节退变的可能。在40例患者中，12例为不稳定型。报道中对手术技巧进行了详细的描述。滑脱角度、α角以及髋关节活动度都有明显的改善。作者同时还观察到，临床不稳定型髋关节如果仍存留生长板头颈之间十分不稳定或术中可以被轻易分离。而一半按临床分类为稳定型的滑脱也具有生长板，即26例稳定型中的13例。这些髋关节同样头颈之间十分不稳定或者在术中直接检查是发现可以轻易被分离。改良Dunn入路“可以通过去除后方骨痂使股骨颈变细以安全复位”。作者们认为不稳定的滑脱患者可以通过该术式获益。相比在中度至重度的股骨头骺滑脱的治疗中，原位穿针的骨坏死率高达10%~40%。Huber等人在2010年研究了30例经过改良Dunn术式进行术中髋关节脱位后手术治疗的中度至重度的髋关节，并报道治疗结果十分理想[276]。所有病例经过治疗达到解剖或近解剖复位，仅1例发生了骨坏死（1/30，3.3%），4例移植失败需要翻修手术。按滑脱角度分类，小于30°的轻度3例，中度17例，重度 10 例。仅有 3 例患者为不稳定型。手术步骤研究中有详细描述。Slongo 等人在 2010 年报道了 23 例股骨头骺滑脱病例。所有病例结合了他们的经验进行了改良 Dunn 术式 [277]。2 例患者术后发生了骨坏死（2/21，9.5%）。术前 20 例被认为是稳定型滑脱，3 例为不稳定型滑脱。研究中发现 6 例术前被认为是稳定型的滑脱，术中观察发现为不稳定型。

来自其他中心的报道也一直显示出良好的治疗结果，尽管一些并发症也越来越多地被发现。Madan 等人在 2013 年报道的 28 例髋，在进行治疗后有 2 例术后出现缺血性骨坏死（2/28，7%）[278]。作者认为该术式对于重度滑脱畸形有着良好的纠正畸形的能力，对侧方滑脱角度平均纠正可达 50.9°，并且不伴有严重的并发症，是一种安全可靠的术式。Alves 等人将 6 例不稳定型滑脱以该术式治疗的患者与 6 例不稳定型滑脱以闭合复位经皮置钉的患者进行比较 [279]。两组中都出现了缺血性骨坏死。尽管研究中患者数量有限，作者仍认为开放脱位髋关节并不能降低缺血坏死的发生率。开放脱位髋关节进行复位的治疗组 6 例中有 4 例发生缺血坏死，坏死率为 67%，闭合复位组 6 例中有 2 例发生缺血坏死，坏死率为 33%。Sankar 等人于 2013 年回顾了多中心在改良 Dunn 术式在不稳定型滑脱中的治疗结果。评估了包括 27 髋在平均 22.3 个月（12~48 个月）的随访 [280]。缺血性骨坏死的发生率为 26%（7/27）。内固定物评估显示 4 例出现了内固定断裂，需要进行翻修手术。缺血性骨坏死将导致不良的临床结果。Souder 等人在 2014 年将 71 例稳定或不稳定型滑脱进行原位固定的患者与 17 例通过改良 Dunn 术式进行髋关节开放脱位后恢复力线的手术的患者进行比较。改良 Dunn 组中有 10 例为稳定型滑脱，7 例为不稳定型滑脱 [281]。在稳定性滑脱经过原位固定治疗后，即使是重度病例也没有出现缺血性骨坏死。但是在进行了改良 Dunn 术式的病例中缺血性骨坏死的发生率为 20%（2/10）。而在两组病例中，不稳定型滑脱缺血性骨坏死的发生率都更高：原位固定组 43%（3/7），改良 Dunn 术式治疗组 29%（2/7）。Souder 等人认为对于改良 Dunn 术式需要“谨慎考虑”。在另一项对于 Dunn 术式应用于股骨头骺滑脱治疗的大规模研究中，Upasani 等人在 2014 年于一所研究机构中评估了 43 髋，其中包括稳定型和不稳定型病例 [282]。其中包括 26 例不稳定型和 17 例稳定型。重度滑脱为 37 例，占总例数的 86%。当所有患者被分组后，在 16 名患者共计发生 22 例并发症，并发症发生率为 37%。这些并发症包括：缺血性骨坏死，由畸形进展引起的屈曲功能障碍，术后髋关节脱位。该组病例对改良 Dunn 术式在急性不稳定型和重度滑脱（> 50°）中使用的指征较窄，认为应在出现 24 h 内手术。最终，2 名患者因缺血性骨坏死和退行性关节病严重至有指征行全髋关节置换。

近期的研究表明，髋关节不稳定可能发生在行 Dunn 术式进行髋关节手术脱位的术后。这点在计划使用该术式治疗股骨头骺滑脱时必须被考虑。Upasani 等人与一个国际股骨头骺滑脱研究机构，从进行该术式的临床中心，报道了总共 406 例病例。其中 17 例术后发生半脱位或中央型脱位，占病例总数的 4.2%，发生时间平均为术后 3 周（1 d 至 2 个月）[283]。这些患者通常是滑脱角度超过 40° 的严重畸形患者。其并发症严重，在脱位后需要进一步治疗，缺血性骨坏死的发生率极高，17 例中发生了 14 例，且 3 例已行全髋关节置换。这些患者，如果在倾向于原位固定的临床机构，可能进行原位固定术治疗。治疗可能联合股骨颈基底或转子间截骨矫形。而这种方式治疗的慢性滑脱，缺血性骨坏死发生率极低，且未见脱位报道。缺血性骨坏死发生在接近骨发育成熟的时期几乎没有修复潜能。这意味着青少年患者发生缺血性骨坏死足以造成残疾，并在十分年轻的时候就需要考虑进行全髋关节置换。

（6）改良 Dunn 术式（股骨头下矫形截骨术）应用于已停止发育的股骨头骺滑脱

一些研究应用改良 Dunn 术式治疗近端股骨骨骺生长板闭合后的早期股骨髋臼撞击。Bali 等人报道了使用该技术（包括手术脱位髋关节）应用于治疗 8 例已停止发育的髋关节。患者平均年龄 17.8 岁（13~29 岁）[284]。他们报道治疗对股骨髋臼撞击的症状取得了十分满意的结果，且未发现缺血性骨坏死。然而在另一项研究中，Anderson 等人用手术脱位髋关节并头下截骨治疗了 12 例股骨头骺滑脱。患者平均年龄 15 岁。治疗后并发症的发生率为 33%（4/12）。并发症造成了内固定失败，需要进一步手术，且髋关节评分低于术前。2 例发生了缺血性骨坏死，发生率为 17%（2/12）[285]。

十一、更多关于股骨头骺滑脱治疗后并发症的细节性回顾研究

股骨头骺滑脱主要有 5 种并发症。治疗所造成的并发症通常会比非治疗情况下自然病程的发展要更加严重。Howorth[47,106] 与 Hansson 等人 [119]，包括一些其他学者，均观察到不论脱位程度如何在不治疗的情况下几乎不会发生缺血性骨坏死。而髋关节在中度甚至个别重度畸形的情况下停止发育后仍然能够持续保持良好的功能到中年甚至是老年。

1. 缺血性骨坏死

缺血性骨坏死在慢性稳定型滑脱中基本上属于治疗后发生的并发症，而非疾病自身的并发症。在持续滑脱，甚至是完全后脱位的病例中均罕见缺血性骨坏死。同样不论何种程度的滑脱，在原位穿针后缺血性骨坏死同样罕见。对慢性滑脱采取闭合复位治疗是一直不推荐的，任何的复位都有撕裂后侧骨膜、骨痂以及它们所包裹的血管的风险。慢性股骨头骺滑脱造成股骨头和股骨颈的关系发生明确改变。这个过程可能持续数周甚至是数月。然后股骨头和股骨颈间通过纤维、纤维软骨或骨组织连接，造成后侧包含着血管的骨膜增厚和短缩，而自发地达到稳定。许多医师同样也不建议在慢性期急性加重时进行闭合复位，因为几乎不可能知道复位到何种程度才能刚好只复位急性滑脱部分的移位（图 3.20a）。另一方面，急性滑脱不论闭合复位置钉与否，都有着较高的缺血性骨坏死风险。在急性期，减少缺血性骨坏死风险的措施包括：24 h

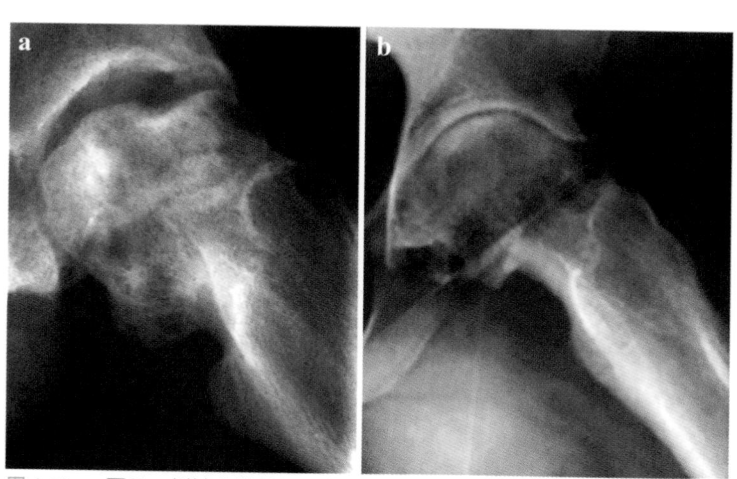

图 3.20　a 图示 1 例缺血性骨坏死的放射学影像表现；b 图示 1 例股骨头骺滑脱治疗后出现软骨溶解的表现，关节间隙狭窄显示了关节软骨的破坏和溶解，这 2 种并发症均可导致在成年后早期即出现骨关节炎

内急诊进行轻柔复位，不论是在透视监视下闭合复位还是手术切开直视下复位股骨头；通过关节囊切开术释放关节液和移除血凝块减轻关节压力；原位固定。

在一项由 Tokmakova 等人进行的涉及 240 名患者的大型研究中，21 名患者出现了缺血性骨坏死，占 8.8%（21/240），但这 21 名患者均表现为急性不稳定型股骨头骺滑脱。该研究中全部的急性不稳定型股骨头骺滑脱患者有 36 名。而剩余 204 名稳定型滑脱患者不论严重程度，均未见缺血性骨坏死[286]。治疗方式为髋人字形石膏或用 1~4 枚克氏针或螺钉固定。在不稳定型滑脱的患者中，缺血性骨坏死的发生率因尝试复位、滑脱严重程度和使用多枚克氏针固定而上升。原位穿针并辅以 1 枚空心螺钉稳定住滑脱是对于股骨头骺滑脱可选择的治疗方式之一。

缺血性骨坏死作为股骨头骺滑脱的并发症开始被广泛地认识是在 1920 年后期。Axhausen 将坏死的实质定义为“无菌”最初是为了和感染后出现的缺血性坏死区分。而股骨头骺滑脱作为髋骨性关节炎明确的前驱疾病，它的缺血性骨坏死将造成最严重的后遗症。Hall 认识到了这一点，并在 1957 年详细地将之描述[168]。此外，缺血性骨坏死并非基于该疾病的自然进程而发生，即使是在最严重的滑脱病例中。其只在治疗后的并发症中出现。而如果缺血性骨坏死在接近生长阶段的末期出现，也就是股骨头以发育成熟的情况下发生，那么股骨头实际上并没有能力进行有效的自我修复。髋关节会逐步被破坏，此时的治疗不佳。治疗方式包括截骨矫形、关节面成形和成年早期的关节置换。在缺血性骨坏死过程中，股骨头关节面的塌陷将限制软骨下骨组织的修复。缺血性骨坏死可发生在原位穿针后，不发生于慢性滑脱病例，偶发于急性滑脱病例。有观察发现对于中度或中度滑脱的病例，甚至是轻度滑脱的病例，会有发生股骨髋臼撞击的倾向，然后在成年早期将会发生骨关节炎。这导致治疗滑脱最初以手术恢复股骨近端解剖形态为主。尽管对于缺血性骨坏死已经有了详细的认识，仍有许多医师采取比原位穿针更加激进的治疗方式。而这些更加复杂的治疗方式，在更好的恢复解剖形态的同时，也确实增加了缺血性骨坏死的风险。Gautier 与 Ganz 详细地描述了血管的解剖形态，基本内容已在章节 1 中详细叙述，并基于这些血管的特征对改良 Dunn 截骨术涉及的血管重新排列进行了描述[272,273]。术语“改良”是指通过手术脱位髋关节的方式比之前的手术方式更好的保护血管。也有学者描述了通过 MRI 检测术后是否缺血，在先天性髋关节发育不良病例中可以及时地进行重新闭合或切开复位。但这种方法在股骨头骺滑脱复位或穿针后并不能很好地评价血供。

术中对股骨头血供的评估。已经有研究术中对股骨头的血供进行了评估。Ganz 等人在 2001 年[273]和 Slongo 等人在 2010 年[277]描述了 2 种方法用以评价股骨头血供：①术中在股骨头软骨面钻直径 1.5 mm 至 2 mm 的孔直达骨髓，并观察是否有血液流出；②使用激光多普勒流速测定评估股骨头灌注情况。在不稳定型股骨头骺滑脱使用改良 Dunn 法治疗的过程中，Novais 等人用以上方法评估血供，仍有 26% 的患者（7/27）缺血性骨坏死的发生率[287]。他们积累了许多资料，但仍没有得到有效且明确的结论。

Hall 对患有股骨头骺滑脱的 173 髋进行回顾，发现 27 例发生缺血性骨坏死（15.6%），软骨溶解 3 例。42 例行股骨颈截骨矫形术，其中缺血性骨坏死发生率为 38%[168]。该并发症被认为是由集中于股骨颈上外侧和后侧的血管损伤导致。当出现向后内侧方向的脱位时，血管就开始受到牵拉。然而在未经治疗的病例中，还未见缺血性骨坏死的报道。在慢性滑脱逐渐发展的过程中，脉管系统由于脉管系统缓慢地被牵拉，所以发生缺血坏死的危险性较低。然而，当采取了过于积极的治疗时，则有可能发生血管损伤，并引起缺血性骨坏死。与缺血性骨坏死相关的因素包括：延误诊断、确诊时移位的程度和治疗的方式。而缺血性骨坏死的易感因素包括：需要采取措施复位的中到重度脱位，诊断前延误过久，以闭合和开放复位为特点的治疗方式。由于患者的年龄和剩余的再塑形生长时间相对较短，发生于股骨头骺滑脱中的缺血性骨坏死是一个较为严重的并发症，可在成年早期就引发骨性关节炎。缺血性骨坏死总是导致股骨头和软骨面发生畸形。

缺血性骨坏死同样发生于滑脱病例的穿针治疗之后。穿针于前上与后上象限与其发生有关，外侧的骺血管在这个区域进入股骨头。同时，留在股骨头和颈骨质内的针本身也会造成一些损伤。如果针自股骨颈上外侧或后侧穿出骺再次进入股骨头，则可能对在骺软骨以及关节软骨之间区域进入股骨头的股骨颈表面血管束造成广泛的损伤。这个区域很难通过透视评估，因此 Aronson 和 Loder 等人近期强烈建议穿针的区域应严格控制在股骨头和股骨颈中央区域内，以尽可能地减少血供损伤的机会[172]。如果在前下象限穿过股骨颈的进入骨头的下干骺血管受到损伤，同样可能发生较为有限的缺血性骨坏死。

Lowe 总结自己关于早期缺血性骨坏死和软骨溶解方面的大量经验和一些看法[288]。该研究包含了 100 例股骨头骺滑脱，其中 21 髋在治疗后发生了骨骺坏死或软骨溶解。其中 6 例为缺血性骨坏死，15 例为软骨溶解。尽管普遍认为，缺血性骨坏死严格来说是一种治疗后的并发症。但也有一些学者，例如 Moore，认为即使在移位很小的情况下骨骺坏死也可能自然发生。缺血性骨坏死是可以改变的，且在某些情况下是可能恢复的。所有发生了明显移位的髋关节都经过了治疗。在“成功”的复位后缺血性骨坏死的发生率较高，这表明股骨头与颈部之间的活动意味着相关血管的撕裂。

2. 软骨溶解

软骨溶解是与股骨头关节面软骨破坏相关的疾病。其影像学表现为关节间隙的狭窄。临床症状为不适、关节活动度减低和某些情况下可能出现关节融合[67,289]（图 3.20b），该疾病可能也包括髋臼关节面软骨破坏。Waldenstrom 在 1931 年指出，软骨溶解是股骨头骺滑脱的一种并发症[62]。其报道了 3 例骨骺滑脱后发生的关节软骨坏死。这些都是出现症状在 6 个月到 1 年的慢性病例，在麻醉下进行了闭合复位下肢外展内旋位的髋人字形石膏固定。石膏拆除后经过 2 个月的活动开始康复锻炼。在几个月后关节开始越来越僵硬，最后不得不停止活动。治疗几个月后最早期的影像学表现显示关节软骨变薄。关节逐渐僵硬最后变为强直。Waldenstrom 清楚地将这种疾病和累及部分股骨头但不单独累及关节面的缺血性骨坏死区分开来。他认为关节软骨坏死并不是由于骨缺血造成的，特别是髋臼软骨同样受到累及。他认为在他所报道的病例中，坏死只涉及关节软骨，这是由于关节囊和滑膜损伤造成的，它们是关节软骨营养的来源。由于他所报道的病例均在麻醉下进行了以当时的标准看来相当暴力的手法复位，他认为这导致了关节囊撕裂并纤维化，因而随后出现了软骨的营养缺乏。他认为由于对骨骺滑脱相对暴力的复位导致了软骨坏死。他随后对24例患者进行治疗的过程中，没有暴力复位，而是在患者卧床的情况下进行缓慢的牵引复位。软骨溶解在未经治疗的股骨头骺滑脱亦可发生。然而，绝大多数病例与内固定治疗相关，其内固定针穿过关节软骨导致活动时出现机械性破坏。但在髋关节人字形石膏固定和粗隆间截骨治疗后也有报道软骨溶解的发生。虽然早期的文献记载，黑人患者发病率较高。但近期更加详细的研究并未显示黑人有更高的发病倾向。

Lowe第一次报道的病例十分特别，其中出现的软骨溶解病例比缺血性骨坏死要多[288]。这些软骨溶解的病例不可避免地髋关节僵硬和错位。关节间隙变窄是主要的影像学表现，临床表现通常为不适感和关节活动度减低。而在髋人字形石膏和牵引超过7周的患者中，软骨溶解的发病率最高。在第二份关于6例软骨溶解的报告中，他观察到软骨深面临近软骨下骨部位的细胞存在着生长修复潜能[290]。与该发现相关的治疗方法包括：闭合复位，髋人字形石膏固定，牵引，穿针和截骨术。延长固定时间也会导致软骨溶解，这些现象被以下学者所发现：Moore[160]，Jerre[66]，Hall[168]以及Waldenstrom[62]。

虽然软骨溶解和缺血性骨坏死可以同时发生，但多数时候它们是独立发生的。Heppenstall等人注意到在他们研究的65例患者中有17例发生了软骨溶解，其发生概率是26%。但涉及软骨溶解的21髋中仅有3髋发生了缺血性骨坏死[291]。Ingram等人回顾了关于软骨溶解的多篇文献，涵盖了从Waldenstrom最初1930年报道的3例到他们自己1981年报道的在329例股骨头骺滑脱中发生软骨溶解的79例[67]。许多研究都显示软骨溶解的概率非常高，其中发生率最高的是Orofino等人的一项涉及116例患者的研究，其发病率为55%[206]。其他发病率较高的研究为Boyd等人的研究，发病率为16%[292]；Howorth的研究，发病率为41%[67]；Maurer和Larsen的研究，发病率为28%[293]；Tillema和Golding的研究，发病率为40%[294]；Hartman和Gates的研究，发病率为16%[295]；Heppenstall等人的研究，发病率为26%[291]；Gage等人的研究，发病率为38%[228]；Ingram等人的研究，发病率为24%[67]。所有这些研究，包括Ingram等人自己的研究，得出的平均软骨溶解的发病率为19%（332/1746例）。然而，Lubicky在1996年的一项综述中报道了一个更低的平均发病率7%。而回顾分析涉及所有的治疗方式[289]，软骨溶解可以发生在任何形式的治疗之后，无论是手术治疗，或者是非手术治疗。近期，Pinheiro在2011年报道了106例通过支具和石膏固定非手术治疗的股骨头骺滑脱，其中69%采取了髋人字形石膏固定，31%采取了双侧下肢外展内旋带稳定杆的短腿或长腿支具固定。而报道中软骨溶解的发生率为11.3%（12/106例）[296]。

软骨溶解的特异性与非特异性的治疗方式包括：卧床休息，扶拐，牵引，各种物理治疗方式。抗炎药物可能对治疗有帮助。普遍认为，非特异性的免疫反应可能导致发病。这些免疫反应将导致滑膜炎和继发的软骨退行性变。越来越多的证据表明，软骨溶解的发病率与采取的治疗方式相关，经皮穿刺内固定后的发病率为51%，开放复位后的发病率为55%，股骨颈截骨后的发病率为37%，转子间截骨后的发病率为59%，而术后石膏固定将进一步增加发病率。轻度滑脱和急性滑脱中软骨溶解的发生率较低，反映了更加温和的治疗方式将降低并发症发生的概率。大多数软骨溶解并发症的发生与治疗有关，而不是患者本身疾病的固有情况。

Ingram 等人详细地报道了软骨溶解的影像学和病理活检的表现。该研究包含了以前文献研究的 16 例并增加了他们自己研究的 23 例 [67]。影像学改变包括进行性关节间隙狭窄，通常自上方开始然后呈整个同心性地缩小。邻近的股骨和髋臼骨质出现大范围的脱钙。这种情况经常自行缓解和稳定，但偶尔会出现部分病例在几年内发展成正式的骨关节炎，表现为关节间隙明显变窄、骨赘、软骨下囊肿和软骨下骨硬化。

术后滑膜炎时间超过 6 周，应注意软骨溶解发生的可能 [297]。在 Lance 等人的一项涉及病例较多的研究中，报道了 41 例软骨溶解症 [65]。研究中的软骨溶解病例涉及了各种治疗原发性滑脱方法，包括：单纯石膏固定 7 例，闭合复位石膏固定 3 例，股骨转子间截骨 10 例，开放复位 6 例，颈部楔形截骨 5 例，经骨骺植骨 3 例，关节外骨骺阻滞 4 例，股骨颈指骨 1 例。2 名患者未接受治疗，但也出现了软骨溶解。治疗软骨溶解的主要原则是减轻负重，不论是扶拐减，或可能的话进行卧床休息牵引。保持髋关节沿髋臼中心轴牵引，对防止髋外展、内收、屈曲和旋转畸形十分重要。适当范围的活动和偶尔使用抗炎药物。修复的过程是十分缓慢的，临床症状缓解至完全恢复或达到正常临床活动标准，可能要持续数月至数年。但多数患者髋关节功能都能恢复。那些愈合不良的病例中，影像学表现显示髋关节间隙进行性缩小，骨赘形成，股骨头逐渐变成三角形，并伴有邻近的骨和软骨塌陷。作者认为，最好的治疗方式是悬吊牵引，以加强髋关节活动和关节润滑。在那些关节进一步破坏的病例中，经常需要通过截骨进行关节置换。作者认为，只有 44% 的患者获得了良好或极好的治疗效果，没有疼痛、步态正常和相对良好的活动功能。

软骨溶解症发病机制。有 4 种因素可导致该疾病：①机械因素：软骨溶解经常发生于经皮穿针术后，在恢复行走之后，针尖会刮伤邻近的软骨。②营养：软骨不能通过滑膜接受营养是一个重要的因素，特别是对于那些经过数次石膏治疗的患者。③缺血：缺血不仅仅导致骨坏死，也有可能导致软骨溶解。有报道 33% 的骨软骨溶解发生在股骨颈截骨术后。④关节内压力：在进行颈部和股骨转子间区域的截骨术时，需要进行髋关节外翻、屈曲和内旋复位，这个过程常常会收紧髋关节囊，从而增加关节内压力，并继而限制营养物质扩散至软骨的能力。

3. 僵硬

髋关节僵硬仅作为缺血性骨坏死和软骨溶解的并发症发生。未经治疗会导致外旋功能受限，尽管实际的关节活动角度在数值上没有出现变化。

4. 患肢短缩

股骨头骺滑脱的患肢必须进行患肢长度的评定。如果是双侧患病，临床上肢体长度的差异很少发生。即使是单侧受累的患者，临床上也较少出现肢体长度差异。任何的短缩都是由多种因素共同造成的，包括：导致股骨近端生长板过早地融合，代偿性截骨术中移除骨质，由滑脱引起的肢体长度损失。然而，下肢长度差异很少成为一个严重的问题，因为疾病出现的年龄以及大多数患肢只有轻度到中度的畸形。

近端股骨的生长只占股骨长度增加的 30%，占下肢长度增加的 15%。且多数患者发病年龄在 11 岁或更大的年龄，因此几乎没有足够的生长空间使长度差异超过 1.5~2.0 cm。Howorth 指出大多数治疗中内固定穿过骨骺的轻度至中度滑脱患者，其下肢短缩在 0.5~1.0 cm 之间，甚至更少 [47]。实际上大多数患者，不论是轻度、早中度滑脱患者还是经过解剖复位的移位程度更重的患者，都将短缩控制在最低限度。短缩严重，可能需要进行股骨远端骨骺阻滞。

5. 成年骨性关节炎

一些股骨头骨骺滑脱患者在中老年阶段会发展为髋关节骨性关节炎。然而那些在治疗过程中出现软骨溶解或缺血性骨坏死的患者，通常会较早地在青春期或成年早期逐步出现中度到重度的关节炎症状。如果可能的话，应该尽可能地减少甚至完全消除由于股骨头骺滑脱出现的骨性关节炎。目前尚不能确定股骨头颈部畸形发展到何种程度将最终导致成年后的关节退行性变。通过长达几十年的研究表明，轻度滑脱在很大程度上并不构成发生退变的原因。即使是没有经过原位穿针治疗的中度滑脱，也很少在 40~50 岁时发生骨性关节炎。大多数学者同意重度和完全滑脱的病例，基于步态和功能方面的考虑，需要进行截骨矫形或一期切开复位内固定术。有些学者不论滑脱程度均行原位固定以稳定滑脱，并仅仅在后期出现严重的疼痛症状、关节功能屈曲内旋受限以及出现 Trendelenburg 步态时进行截骨治疗。然而，一个更加重要的问题是，究竟为了远期效果必须进行股骨头和股骨颈的复位，还是在能够治疗的部位进行股骨颈基底、转子间或是股骨头下截骨矫形。Krahn 等人回顾分析了在 264 例股骨头骺滑脱病例出现的 36 例缺血性坏死的患者 [298]。在平均 31 年的随访中评估了 24 髋中表明，缺血性骨坏死确实是一种具有许多长期不良后遗症的疾病。22 名患者中有 9 名患者在发现缺血性骨坏死后就已经接受了手术干预，4 名在青春期手术，5 名在成年后手术。剩下的 13 名患者（共计 15 髋），当时未进行任何手术干预，但所有患者的影像学检查均提示退行性改变。本报告中，对于无症状的缺血性骨坏死并发症并没有采取治疗。但这些缺血性骨坏死患者都有着一定的特点。在 5 例早期畸形接受重建手术的患者，其中 2 名采取了髋关节闭合复位穿针，3 名采取了开放复位手术。开放复位手术中的 1 名患者同时进行了楔形截骨术。在 5 例成年后因进行性变而接受手术的患者中，2 名患者接受了闭合复位穿针，2 名患者接受了闭合复位石膏固定，其中 1 名患者同样采取了楔形截骨矫形。在那些没有在确诊后进行手术，进而发生进行性关节退变的 13 名患者中，5 名患者接受了楔形截骨治疗，4 例接受了闭合复位穿针实例，1 例接受了开放复位治疗。在这一系列的患者中，接受闭合或切开复位的患者和接受楔形截骨的患者一样多。这 3 种治疗方式，均常用于治疗缺血性骨坏死。Larson 等人从他们机构的登记数据中，研究了最初诊断为股骨头骺滑脱而进行髋关节置换的患者 [299]。该研究包含 38 髋，其中 28 髋进行了全髋关节置换，8 髋进行了表面置换，2 髋进行了半髋置换。在这些患者的具体诊断中 25 髋为缺血性骨坏死或软骨溶解，13 髋为髋关节退行性变或股骨髋臼撞击。这些患者的最初诊断中，重度滑脱 20 髋，中度滑脱 4 例，轻度滑脱 7 例。缺血性骨坏死病例中有 70% 与重度滑脱相关（14/20 例），其余与急性或慢加急性诊断相关。那些缺血性骨坏死或软骨溶解的患者，从滑脱诊断进行到关节置换的平均时间只有 7.4 年，平均手术年龄 20 岁。而那些退行性变的患者，从滑脱诊断进行到关节置换的平均时间为 23.6 年，平均手术年龄 38 岁。

十二、长期随访研究

Boyer 等人进行了一项涉及患有股骨头骺滑脱的 149 髋的详细的长期研究，评估了确诊后 21~47 年的随访结果，平均随访时间为 31 年 [209]。他们评估了在 1915 年至 1952 年间的治疗方式。那时的手术干预方式相对于现在的治疗标准来说较为粗糙。他们证实了先前的观点，即“轻度滑脱在行原位固定时，如果不尝试恢复对线，预后良好”。该观点引用自 Walters 和 Simon 在 1981 年写的报告 [183]。该报告中指出虽然有些外科医生没有意识到，但有一些病例进行穿针治疗时是存在问题的。换句话说，轻度滑脱原位穿针治疗，只要针尾穿破股骨头，其远期效果将会非常好，甚至可能比 Boyer 文中评估的还要好。他们的结论在今天仍然是重要的，也就是说，原位穿针比任何类型的复位或恢复力线手术都更安全，因为它带来的技术问题更少，而且只需要最少的固定。他们的研究同样总结到中度滑脱的错位是可以被接受的，同样是应被原位穿针固定。他们注意到相当多的技术性的并发症与后来采取了恢复力线手术方式相关。他们还总结道，原位穿针固定是一种安全可靠的治疗股骨头中度骨骺滑脱的方法。他们认为重度滑脱可能从恢复力线中获益，尽管在他们的研究中因为手术技术的问题该类型患者预后不佳。这些患者有着较高的软骨溶解和缺血性骨坏死的发生率。他们还研究了 7 名重度未复位的滑脱患者，并注意到长期随访结果为“格外”，意思为格外好。7 名患者中 6 人显示了良好的临床结果，尽管有些跛行和外展内旋受限，但总体表现良好，为无痛的有功能的髋关节。第 7 名患者临床结果差。他们指出慢性股骨头骺滑脱闭合复位后发生的缺血性骨坏死和软骨溶解，以及股骨颈截骨术后发生的缺血性骨坏死需要引起重视。他们使用 Southwick 的测量方法评估了一部分病例，但在其他病例中仅采用了更加常用的评估方法：股骨头颈间错位达股骨颈直径 1/3 以下为轻度滑脱，错位达股骨颈直径 1/3 至 1/2 为中度滑脱，错位达股骨颈直径 1/2 以上为重度滑脱。

Carney 等人在 1991 年继续了一项来自爱荷华州股骨头骺滑脱患者的长期随访 [210]。在这项研究中，对 155 例髋在症状发生后进行了平均长达 41 年的随访。其中 42% 为轻度，32% 为中度，26% 为重度。慢性滑脱中，25% 患者接受了对症治疗，30% 患者接受了髋人字形石膏固定，24% 患者接受了穿针固定，20% 患者接受了截骨矫形。研究表明即使经过复位或矫正力线，滑脱的严重程度依然与其后的髋关节退行性的影像学分级相关。缺血性骨坏死发生率为 12%，软骨软化发生率为 16%，它们的发生同样通常与滑脱的严重程度相关，尽管经过复位或纠正力线治疗。而且它们一旦发生意味着预后不良。随着时间的推移以及滑脱的严重程度的增加，关节退行性变将不断加重。它们的研究证实畸形滑脱的自然病史只会对关节造成轻度退变，而临床预后不良的发生与滑脱进展以及并发症发生相关。矫正力线被认为与并发症发生相关，因此对疾病的自然病程反而产生不利影响。他们总结道：“原位穿针的远期关节功能最好，延缓了关节退变的发生，并且发生并发症的风险低。”他们的发现支持了 Boyer 等人的研究结果，尽管他们的研究是在随后12~15年进行的。

Ordeberg等人在1984年发表的一项长期研究评估了49例确诊股骨头骺滑脱后未经一期治疗的患者，随访期限为确诊后20~60年[300]。所有患者均接受了问卷调查，其中44名患者接受了临床和影像学检查。最初在1910年至1960年间的患者被进行评估，其中包括57髋，平均观察时间为37年（20~60年）。他们的初步结论指出："在这仍然存活的49例病例中，有2例因继发性关节病而需要手术治疗，远远少于采用闭合复位和髋关节置换治疗的对比病例组。"约1/3的患者有Trendelenburg试验阳性，仅有很少的患者在较长的步行距离后出现跛行步态。其中15例下肢长短相差在2.0~5.0 cm。疼痛指数与移位程度相关，严重滑脱患者主要表现为明显的功能受限。患者晚年关节的退变"相对轻微，部分原因是年龄造成的"。他们通过临床观察得出的结论是，这些患者在疼痛、行走能力和髋关节活动范围方面表现得比预期要更好。而那些临床问题较重的病例几乎都是严重滑脱病例，但即使这些患者中部分患者也有着较好的临床预后。对这些患者时隔35年的研究发现，并不支持关节功能随着时间而恶化的结论。他们总结道："除了少数病例，关节病只发生在一些重度移位的病例中。"

Hagglund等人[301]和Hansson等人[119]在瑞典南部股骨头骺滑脱人群中的研究中报道了57例未经一期治疗的患者。这些患者中无缺血性骨坏死和软骨溶解的发生。在长期的随访中，53例中有12例出现了"严重的关节病"，但只有1例进行了髋关节置换手术。且在临床功能上，"大多数患者髋关节功能良好，疼痛可以忍受，有良好的行走能力"。对症治疗或原位穿针的临床预后较好，只有2%的髋关节需要二期手术治疗。而进行闭合复位和髋人字形石膏固定的患者，缺血性骨坏死和软骨溶解的发生率为13%，其中35%需要进行二期手术治疗。股骨颈截骨术合并缺血性骨坏死的发病率为30%，二期手术概率为15%[302]。由于闭合与开放复位显著增加并发症的风险，该研究推荐进行原位穿针治疗。在他们的研究中，有39例滑脱接受了复位治疗，骨坏死发生12例，发病率为31%；软骨溶解发生11例，发病率为28%。在116髋中没有经过复位治疗的患者中，缺血性骨坏死出现7例，发病率为6%；软骨溶解出现14例，坏死率为12%。他们认为畸形滑脱的自然病史通常是否仅导致关节功能恶化，与滑脱的严重程度和治疗的并发症相关。然而，纠正力线有"发生严重并发症和对疾病自然进程产生不利影响"的风险。他们认为无论滑脱的严重程度如何，都推荐原位穿针，因为其长期的髋关节功能表现最佳，并发症的风险较低，因此是延缓退行性关节病发展的最有效方法。Hagglund等人对204例接受置钉治疗的滑脱患者进行了平均长达28年的术后随访[301]。唯一的早期并发症为股骨头部分塌陷，在179髋原位置钉治疗的患者中出现了4髋，在25髋进行手术的患者中出现了4髋。复位后继发性骨关节炎的概率是原位固定后的2倍。他们总结道："在可能的情况下，无论滑动程度如何，都可以选择原位穿针或置钉。"预防性的对侧髋关节进行穿针固定是有指征的，因为该疾病双侧发病率高。该研究的第二项长期研究是针对股骨颈截骨队列的，评估了33例严重股骨头骨骺滑脱的患者，主要采用股骨颈楔形截骨术治疗[302]。平均28年的术后随访中，33例患者中有10例出现股骨头部分塌陷或软骨溶解。其中9例患者再次评估，全部都有严重的骨关节炎且关节功能差。他们的结论是，股骨颈楔形截骨术以矫正力线的价值是值得怀疑的。

这些长期研究有助于帮助确定目前哪些青少年的畸形最适合进行代偿性截骨术和采用改良 Dunn 术式进行髋关节脱位的切开复位和楔形截骨术，哪些可以通过单独原位穿针获得最好的疗效。本节中提到的长期研究，几乎一致支持原位固定作为主要治疗方法，这必须引起重视。原位固定的效果似乎十分的良好。而有针对这种研究结果的批评，认为自从这些患者接受原位固定治疗以来，全关节置换术的标准发生了变化，由于技术的进步和老年人更希望保持体力活动，现在做了更多的工作，更加重视髋关节，更愿意接受关节置换手术。除此观点外，有人认为，与几十年前相比，矫正力线的技术也有所改善，股骨头骺滑脱中股骨髋臼撞击的概念已经明确，并对易导致早期髋关节骨性关节炎的指标进行性量化。基于股骨髋臼撞击的原理，而设计出了即刻恢复股骨头和股骨颈之间的解剖结构的积极介入性矫正力线的治疗。这种治疗方式并且显示出了良好的早期效果。然而，相关的并发症，包括缺血性骨坏死、小范围的软骨溶解和即刻的术后不稳定，对髋关节造成了广泛的损伤，诱发了髋关节退行性疾病，并导致了在青少年晚期和成年早期的需进行关节置换治疗。这比单纯原位固定后骨关节炎的自然进展提早了几年至几十年。未来的 10 年，将会进一步地确定是对所有滑脱都推荐一种或另一种方法，还是按照具体的病例确定最合适的治疗方法。其他后天性原因引起的髋内翻，一些内容将在其他篇章中具体讨论。

第三节　股骨发育性异常：近端股骨灶样缺损、先天性股骨短缩、婴幼儿髋内翻

股骨发育异常包括一系列涉及面极其广泛的疾病，从股骨完全缺失到结构正常、仅有轻微缩短。已有许多分类被描述，但这种疾病是如此的多样化，还没有某一个方法被统一接受。然而，各种分类方法总的模式是合理的，尽管各种分类中确实存在着重叠。

一、分类术语

一种分类方法是将股骨结构发育异常分为 2 类：其一为先天性 / 发育性股骨畸形，在子宫内发育形成并在出生时出现；其二为婴幼儿髋内翻，通常认为在出生时不存在，是后天性畸形，或者如果发育性畸形，发育性的则会因出生后由于机械因素而恶化。先天性 / 发育性的疾病包括股骨近端灶样缺陷（proximal femoral focal deficiency，PFFD）（多数合并一些髋内翻特征）、先天性股骨短缩（部分合并一些髋内翻特征）和股骨远端畸形。这种分型集中在股骨内异常的主要部位，并直接考虑具体的治疗方法。这种分类方式，主要依据为股骨异常所发生的主要部位，并直接考虑到具体的治疗方法。婴幼儿髋内翻在过去的几十年里一直被作为一个单独的分类。术语上的混乱主要源于某些情况下这些分类作为单独的畸形出现，而在另一些情况下 2 种甚至是 3 种畸形可能同时出现于同一股骨上。一些研究主要集中在描述近端股骨畸形上，许多分类包含了部分髋内翻的特征；而一些研究主要集中于髋内翻本身，一种

特征可能既有中度及重度畸形，但同时又单独地出现在婴幼儿髋内翻和一些系统性疾病中，如骨发育不良和成骨不全；还有些研究认为先天性股骨短缩是一个特殊的疾病，尽管许多异常的股骨也会出现轻度的髋内翻。股骨远端发育异常并不常见，但确实会发生，并可导致临床症状性畸形。

二、股骨近端灶样缺损

几乎所有严重的股骨发育异常都集中在近端[303-310]。经过几十年的时间，这些各式各样的畸形才得到准确合理、准确分型和描述。这些真正的先天性疾病经常与婴幼儿髋内翻相讨论并被混淆。目前绝大多数病例中，婴幼儿髋内翻被认为是产后发病的一种单独的疾病。Drehmann[2]（图 3.21）和 Golding[311] 展示了髋内翻的例子，包括但没有区分先天性和婴幼儿性。虽然现在这种疾病被认为是股骨近端局灶样缺陷，但几十年前，这几种变异常被称为先天性髋内翻[2,3,143]。由于畸形的程度是相当多变的，为了更好的理解这个疾病并对其进行分类治疗，已经提出了几个新的分类。以下列出了几种分类，因为每种分类都提供了有关的所观察到的畸形类型的信息。有些信息来自严格的病理解剖，而另一些分类的疾病需要不同的治疗方法。

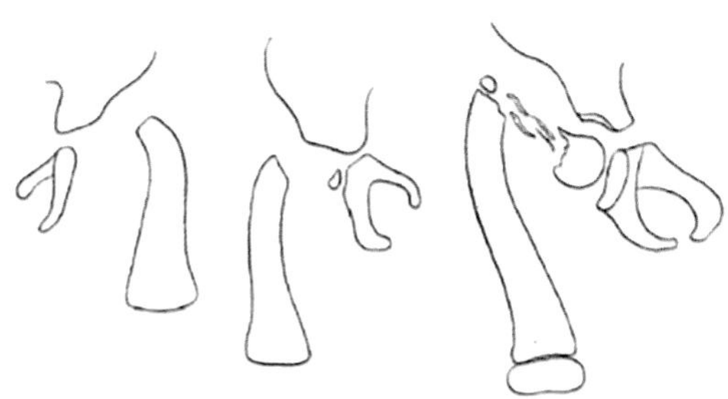
图 3.21　Drehmann 作品中的插图[2] 展示了如何正确认识股骨近端灶样缺损的病理解剖基础

1. 近端股骨灶样缺损分型（部分分型包含先天性股骨短缩和股骨远端畸形）

（1）Aitken 分型

Aitken 将该疾病分为 4 型，自 A 到 D[303]：① A 型。股骨头单独与成形的髋臼匹配，其下有一段与股骨头不连接的非常短的股骨，最初，股骨部分与股骨头之间无骨性连接，但在骨骼发育成熟时，大部分病例可以看见骨骼的连续性，尽管存在转子下假关节。② B 型。股骨头存在，髋臼成形，但是股骨干变短，而近端呈一小簇骨质，即在任何时候股骨干、股骨头和股骨颈之间都不存在骨或软骨的连续性。③ C 型。髋臼严重发育不良，股骨头既没有骨也没有软骨形态，股骨干短，仅在近端有一簇骨化存在。④ D 型。髋臼和股骨头都完全缺失，股骨干变形缩短，股骨干近端无簇状突起。这类畸形通常是双侧的。

（2）Amstutz 分型

Amstutz 将股骨近端灶样缺损定义为“股骨近端骨质缺失或某些特征性结构不完整，包括整个股骨发育不良或缩短”[304]。在他的研究和 Atiken 的研究中，股骨远端的一部分总是存在的，即使只有畸形的小块骨化。Amstutz 还注意到，除了缩短外，髋内翻畸形是许多股骨近端灶样缺损的特征。他的分类定义了 5 种形态类型，在出生时可通过放射学确定，还包括随时间的发展变化。先天性股骨弯曲伴髋内翻也被纳入其中，该疾病以前未纳入股骨近端灶样缺损分型（图 3.22a, b）。

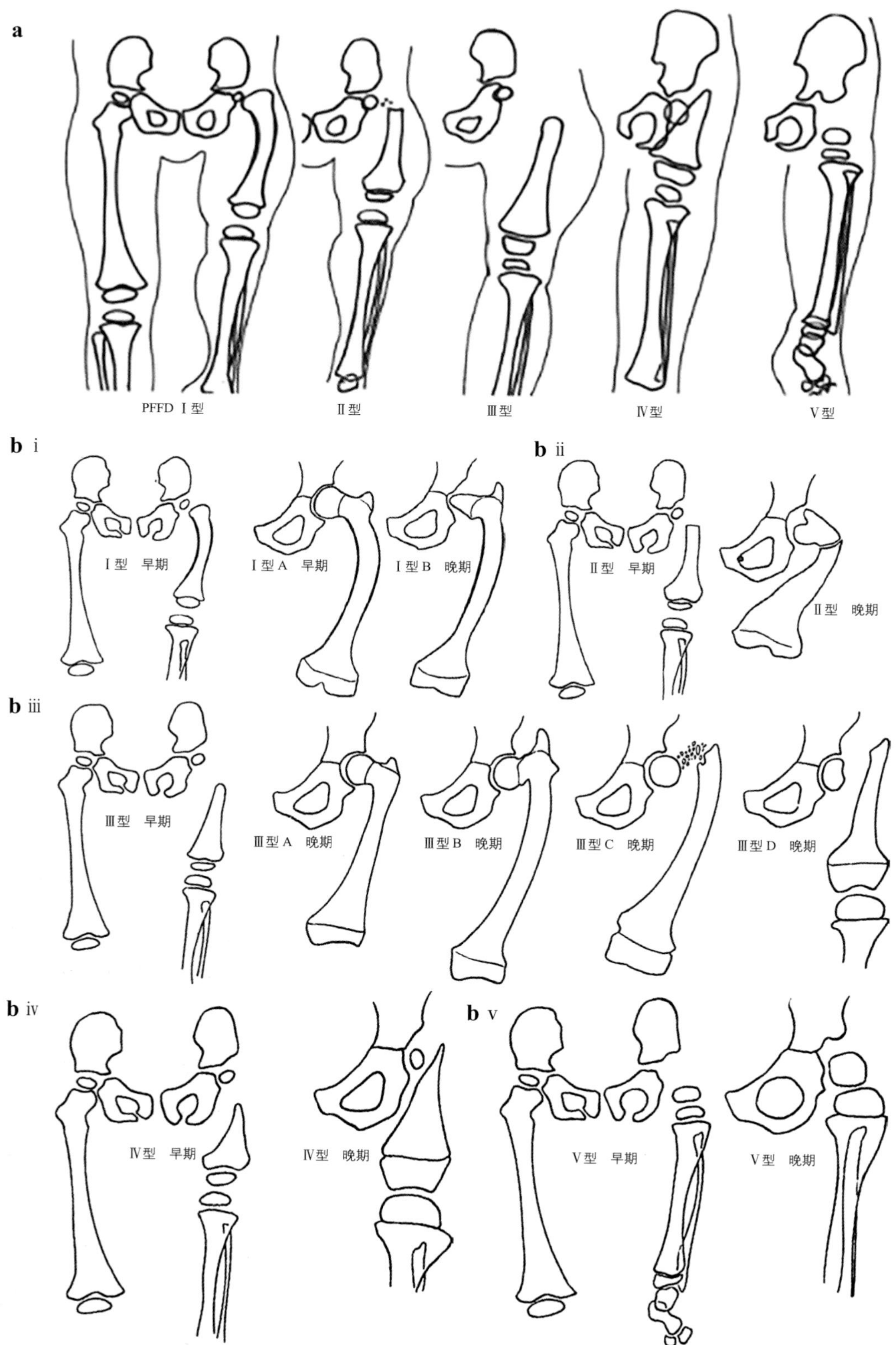

图 3.22 a，Amstutz 的股骨近端灶样缺损基本分型[304]如图所示（该分型一直对所看到的各种缺陷提供了极好的概述）。b，Amstutz 的股骨近端灶样缺损共分为 5 型（b ⅰ ~b ⅴ图中，Amstutz 进一步描述了这些病变的进展情况，并展示了它们在出生后第 1 年的影像学表现以及在青春期时的影像学表现。5 种基本类型将再次展示，但每种类型的进展将被进一步展示。在配对图中，左为出生后第一年的影像学表现，右为青春期时同一髋关节的影像学表现）

①Ⅰ型。先天性股骨弯曲伴髋内翻，股骨干的前外侧弯曲，最明显的是在股骨近端，与股骨内侧皮质硬化有关，股骨头内骨骺骨化，且位于髋臼中，并且无髋臼发育不良，第二骨化中心可能会延迟出现。②Ⅱ型。股骨转子下的假关节病，股骨头、股骨颈、粗隆区或股骨干之间缺乏骨的连续性，该型的临床特点是进行性的股骨近端内翻和股骨头发育延迟，有2种可能的进展，其一为进行性髋内翻，两端骨质不愈合，其二为完全的骨融合或僵硬性假关节，两块骨质连接紧密。③Ⅲ型。髋关节区域形成由软骨构成的股骨头，髋臼没有发育不良的迹象，在股骨头、股骨颈、粗隆区或股骨干之间最初的放射学检查未见骨的连续性，股骨干短缩，近端呈球茎状，股骨头骨骺的骨化常明显延迟，随后的进展可分为4个亚组，第一组为Ⅲ A型，近端和远端融合，髋内翻持续存在；第二组为Ⅲ B型，近端与远端融合，但髋内翻更明显，大转子骨骺在股骨头部上方表面过度生长；第三组为Ⅲ C型，远近端之间只有纤维软骨结合，远端骨质向近端移位明显；第四组为Ⅲ D型，远近端之间不存在连续性。④Ⅳ型。髋关节由髋臼和股骨头骨骺共同形成，尽管股骨头骨骺的骨化最晚可能发生在2岁半，但髋臼发育通常正常或仅是轻微的发育不良，病灶远侧股骨干的近端急剧变细，末端呈锥形，这与Ⅲ型形成球状的近端不同，形成锥形是一个预后不良的标志，因为病灶两端从未愈合，并且随着远侧会向着近端不断移位，髋臼最终会因为这种不愈合的情况而出现发育不良。⑤Ⅴ型。最严重的发育不良，看不到正常的关节结构出现，不管是股骨头骨骺还是成形的髋臼。

Amstutz 的分型方法已被广泛地应用。Panting 和 Williams 以 Amstutz 分型回顾了他们的病例[312]。他们还指出，如果出生后第一年出现形成髋臼的影像学证据，表明存在位置良好的股骨头和股骨颈，即使由于次级中心延迟骨化而无法在摄片中被看见。

（3）其他股骨近端灶样缺损的分型方法

在接下来的几年中，股骨近端灶样缺损综合征得到了更好的认识，治疗也更加深入。Aitken 和 Amstutz 的分型进一步得到完善，为疾病定义了一个更加实用的且以临床治疗为导向的框架，涉及具体的诊断、治疗方法和预后结果。这些多种多样的研究也表明了，几乎没有2个病例是相同的；这种疾病涉及了一系列的疾病谱，并且随着时间的推移，影像学表现的变化也有所不同，这取决于疾病发展的恶化或改善，这些变化可能是疾病自然进展，也可能是基于治疗发生的改变。

（4）Fixsen 和 Lloyd-Roberts

Fixsen 和 Lloyd-Roberts 描述了评估股骨近端发育不良的放射影像学标准[305]。这些标准有助于确定股骨近端灶样发育不良是否随生长而稳定或恶化。在许多患有这种疾病的儿童中，X线片显示股骨短缩，股骨近端1/3似乎缺失，包括股骨干、头部、颈部和大转子。然而，临床查体往往显示了存在稳定的髋关节和近端弯曲缩短和外旋的股骨。这种关节稳定性意味着股骨头和缩短的股骨干近端之间存在着连续性，中间的放射透明区域是有着软骨存在的，只是这些软骨的骨化发生了延迟。临床上有2种可能的结果。在良性的结果是，股骨近端的软骨逐渐骨化，并维持稳定，最终可以看到整个股骨，尽管骨干仍然很短。不良的结果是由于骨软骨连接处或软骨内出现一个或多个假关节，从而导致髋关节和股骨干之间的连续性丧失。由此产生的不稳定性导致股骨干相对于头颈部向近端移位，如果假性关节破裂，则股骨干可能进一步向上方移位，尽管股骨近端关节结构仍保留在髋臼中。

他们的标准是根据25名患者的30髋进行研究的，并将那些自行愈合的患者与那些不可能自行愈合的患者区分开来。所有这些病例都一直被观察研究，直到最终确定髋关节是稳定还是不稳定：①在最终稳定的髋关节中，5例的患侧股骨长度大于正常侧的1/2，而稳定髋关节中有6例患侧股骨长度小于正常侧的1/2，不稳定髋关节中有8例小于正常侧的1/2，当髋臼影像学表现正常时，股骨头实际是存在的，尽管骨化可能延迟，如果髋臼形态不可见，股骨头就是缺失的，如果有髋臼发育不良，那么随着时间的推移，可能会出现髋关节脱位，一般来说，股骨干骨化部分越短，病灶自然愈合的可能性就越小，骨干骨化部分近端距髋臼的距离是一个重要因素，当距离大于正常侧时，髋关节最终稳定者10例，不稳定者5例；当距离等于或小于正常侧时，髋关节稳定者1例，不稳定者4例。②所有不稳定的髋关节均显示股骨干向上方移位，这表明假关节将要发生溶解，当骨化近端为球茎状时，12髋均稳定，有呈簇状或帽状时，只有3髋稳定，10髋不稳定；呈椎状时，无稳定髋，5髋不稳定。③骨化干的近端的骨化不是呈球茎状和不规则状而是呈椎状，股骨干近端的硬化与成角部位或假关节有关，在稳定的髋关节中，硬化实际上发生在股骨干中段，股骨干近端向下的部位，与成角相关，在不稳定的缺损中，硬化几乎总是发生在紧靠于假关节或成角部位的远端和近端，成角通常表现为倒“V”形。在一项Sanpera等人的回顾性研究中[313]，回顾了本节中提到的几种分类，他们认为Fixsen和Lloyd-Roberts描述的影像学参数是对该疾病从出生后的发展进行预测的最可靠的标准。

（5）Lange，Schoenecker和Baker

Lange等人将他们的42名患者分为4型[314]。他们经常有一些患者很难被分配到特定的Aitken分型或Amstutz分型中，所以他们制定了自己的分型方法以便治疗。在不太严重的病例中，他们的分型结合了Fixsen和Lloyd-Roberts描述的股骨干近端表现和稳定及不稳定的概念。

①1型。存在髋内翻，成角顶点在股骨转子下区域，股骨轻度至中度缩短，并伴有向前外侧的弓形改变。②2型。在最早期的摄片上即可分辨髋臼，但股骨头骨化延迟（8~18个月），近端股骨干向后移位，但股骨头、股骨颈和股骨干由连续的软骨组织连接，这种软骨桥组织最终会骨化，尽管可能存在假性关节病。在临床查体中，被动运动的稳定性体现了这种结构的连续性。③3型。髋臼形态完整，但股骨头骨化依旧延迟（12~18个月），股骨干在放射影像学上与股骨头分离，但不论是出生后还是随着生长发育，均未见出现骨化或软骨桥，且股骨干与股骨头出现不稳定的相对活动。④4型。股骨近端有着严重骨和软骨缺失，髋臼缺失，股骨头和大部分骨干均缺失，在远端（膝盖），通常只有一小块骨质，有时，这种小块骨质可能完全缺失，或者股骨远端融合到胫骨近端骨骺的二次骨化中心，形成一个没有膝关节的组织块。

（6）Gillespie和Torode

Gillespie和Torode将患者分为2组，这2组患者依据临床症状而区分，并且选择的治疗方式也显著不同[307]。

组 1 为先天性发育不良的股骨经过生长后，可形成有功能的髋关节与膝关节，并且有可能与健侧下肢长度相等。

组 2 为股骨近端灶样缺损导致经过生长依然无法形成正常的髋关节，膝关节通常也无功能。

组 1 中患者的下肢长度差异很少像组 2 中患者那么严重。此外，组 1 中患者髋关节屈曲和外展畸形不明显。在组 1 中，放射影像学显示股骨长度为正常长度的 40%~60%，近端到远端连续，髋内翻通常位于转子下区域，股骨干向外侧形成弓形，膝关节发育不良。在第 2 组中，股骨短缩明显，并且总是出现骨缺损，股骨头部和颈部常缺如，骨干明显部分缺失，膝关节发育不良。

（7）Kalamchi，Cowell 和 Kim

Kalamchi 等人将该疾病分为 5 种类型 [308]：① 1 型。先天性股骨缩短，髋关节正常，股骨无其他结构性缺损。② 2 型。先天性股骨短缩和髋内翻，通常伴有弓形和内侧近端股骨干硬化，髋臼正常，股骨头位置良好，但继发骨化中心往往形成较晚。③ 3 型。股骨近端缺失，但髋臼正常，这表明股骨头实际存在，后期将会出现骨化，股骨干缩短，近中 1/3 硬化，如果受累的股骨近端干骺端发育不良，则表现出明显的增宽和不规则，则患肢分型将定为 3 型，随着生长发育可能出现 2 种情况，在一种情况下，缺损部位持续发生骨化，将形成不同程度的髋内翻；而在另一种情况下，缺损部位没有骨化，导致假关节和两段骨质之间缺乏连续性。④ 4 型。肢体无髋臼，无股骨头，因此远端骨质不稳定，远端骨质短，呈锥形状。⑤ 5 型。肢体无髋关节，也没有股骨出现的征象，除了远端可见小片骨质可能是畸形的股骨，这些小骨片通常临近胫骨。

（8）Haminishi

Haminishi 回顾了 70 例患者共计 91 个先天性短缩的股骨，这些病例包含了全部股骨发育异常的情况 [315]。他比较了由药物沙利度胺引起的发育畸形和自然出现的发育畸形，并指出 2 组之间没有本质的解剖学差异。尽管 2 组显示出了不同的畸形复杂程度。沙利度胺组易发生桡骨畸形，而非沙利度胺组有发生股骨、腓骨、尺骨畸形。与自然发病相关的患者中，56 例患者中有 67 个股骨畸形。他的包含全面的分型把股骨灶样缺损分为 5 种类型，每种类型都有不同的子类型：① Ⅰ 型。单纯的股骨发育不良，又可分为 a 型股骨形态正常，b 型轻度的股骨干成角和皮质增厚。② Ⅱ 型。股骨短缩伴有股骨干成角，可分为 c 型显著的股骨干向外侧成角，转子下横断型骨化引起的皮质增厚以及 d 型股骨颈干角减低。③ Ⅲ 型。股骨短缩伴有髋内翻，可分为 e 型 Ⅲ a 型，直股骨干型，髋内翻稳定，小转子骨质明显增厚，以及 f 型 Ⅲ b 型，成角股骨干型，进行性髋内翻伴骨皮质增厚。④ Ⅳ 型。股骨近端缺失或缺损，可分为 g 型股骨颈和转子缺如或纤维化，股干向上移位，股骨头与股骨干间距离缩短，股骨干横断型骨化缺失，以及 h 型 Ⅲ b，股骨颈和大转子缺失，较小的股骨头直接与锥形的股骨干向连接，i 型股骨近端全部结构缺失。⑤ Ⅴ 型。股骨缺失或未发育，可分为 j 型股骨未发育，可能较晚些时候在远端出现部分骨化。

（9）Pappas

Pappas 主要基于长期随访的患者建立了一个 9 级分类法 [309]。Pappas 在 9 个等级中定义了股骨短缩的百分比；详细地描述了股骨和骨盆的异常；评估胫骨、腓骨、髌骨和足部的相关异常；明确了每个等级的治疗目标。该研究中大量患者的畸形表现出了严重程度上的连续渐变性。①等级Ⅰ。股骨完全缺失，骨盆的髋臼区域明显发育不良。②等级Ⅱ。近端75%的股骨缺失。③等级Ⅲ。股骨干和髋臼中尚未骨化的股骨头之间没有骨性连接，股骨头的骨化较正常延迟。④等级Ⅳ。股骨长度约为其长度的一半，位于髋臼内的股骨头和股骨干骺端由包含着不规则钙化灶的纤维软骨基质连接（以上4种畸形通常被统称为股骨近端灶样缺损）。⑤等级Ⅴ。股骨发育不良，远端不完全骨化且发育障碍。⑥等级Ⅵ。股骨近端2/3完全正常，远端1/3发育不良，远端区域出现不规则生长，且未见明显的远端骨骺（等级Ⅴ和等级Ⅵ可以被认为是股骨远端灶样缺损的病例）。⑦等级Ⅶ。先天性髋内翻合并股骨发育不良，股骨短缩并形成弓状弯曲，同时股骨外侧髁缺失。⑧等级Ⅷ。股骨近端髋外翻，股骨发育不良合并股骨远端髁发育异常，外侧髁呈稍扁平状（大多数的先天性股骨短缩也包含着这一等级中，多数呈等级Ⅷ的表现，虽然它的特点是形成前外侧弓状畸形，而Pappas的分级中没有提到这一点）。⑨等级Ⅸ。股骨基本上是正常的，可能在其他学者的定义中仅仅定义为与偏侧萎缩或不对称相关的短缩。Pappas还描述了该等级常见的股骨外侧髁发育不良，且易导致膝关节外翻畸形和髌骨外侧半脱位。

（10）Paley

Paley将各种畸形分为4种类型，以帮助确定治疗方法[310]：①1型。股骨完整，髋关节和膝关节正常，可分为a型正常骨化（正常股骨，可能稍短缩），b型延迟骨化，转子下型（转子下以软骨组织连接，髋内翻），以及c型延迟骨化，颈部型（颈部和股骨转子间以软骨组织连接，髋内翻）。②2型。活动的假关节和活动功能正常的膝关节，可分为a型髋臼内有股骨头，但由于头颈和骨干之间的组织连续性丧失（假关节），股骨近端结构可相互移动（不稳定），股骨中下段和膝关节正常，b型髋臼和股骨近端的股骨头缺失或不稳定，股骨中下段和膝关节正常。③3型。股骨干发育不良，可分为a型近端1/2股骨完全缺失，股骨远端发育不良，但膝关节活动度＞45°，b型近端超过3/4的股骨完全缺失，股骨远端畸形，膝关节活动度＜45°，以及c型股骨完全缺失。④4型。股骨远端缺损。股骨近端2/3正常，远端股骨和膝关节发育不良。

2. 严重股骨近端灶样缺损的影像学表现

股骨近端灶样缺损的诊断主要根据X线平片进行分类。以上各节中列出的各种类型的股骨近端灶样缺损是基于对骨骼和关节异常的放射学特征而描述的。其他影像学类型的使用，包括更复杂放射学检查的研究，有助于进一步明确股骨近端灶样缺损的解剖变化。Court和Carlioz对应用于该疾病的几种成像方法进行了具体研究[316]。除了平片外，他们还使用了关节造影、超声波、计算机轴向断层扫描（computed axial tomography，CAT）和磁共振成像。值得注意的是，他们观察到15例髋的股骨头骨骺在髋臼内活动，而6例的股骨头骨骺“固定并与髋臼融合”。股骨骨骺较正常小、畸形和二次骨化中心明显延迟出现的病例，更可能出现髋关节不能活动。这是一个重要的发现，因为它将影响对治疗的选择。Dora等人对14例股骨近端灶样缺损的髋关节成熟的进行性评估[317]。所有14髋显示残留的或髋臼边缘的发育不良，

平均中心边缘角为 −1.5°，髋臼指数为 30°。所有髋的髋臼穹窿向后倾斜，平均为 −24°，后壁缺损平均 12%（前壁正常）。他们警告道，髋臼发育不良，后壁不完整，穹窿后倾需要在髋关节翻修手术时被考虑。至于股骨，Kim 等人通过 CT 扫描研究了 3 名股骨近端灶样缺损的患者，每一位患者都有股骨后倾 [318]。

3. 磁共振影像加强分型的准确性

前文所列出的分型方法都是在磁共振出现之前作为小儿骨科的主要诊断工具而使用的。近来，磁共振从最初的评估工具变为一种主要的确定组织分型和髋与近端股骨连续性的检查方式。平片的应用现在已经主要作为首次观察大体形态和磁共振检查之后随访的检查方法。许多股骨近端灶样缺损的患者同样具有远端股骨和膝关节的异常。评估应该也包括先天性股骨短缩患者的膝关节，和其他一些更严重的畸形，常出现的畸形是一条或者两条交叉韧带的缺失。

4. 通过胎儿前超声进行产前诊断

对严重股骨近端灶样缺损病例的产前诊断基于使用胎儿超声检查正在增加。诊断是基于排除法，即排查其他在长度和形态上正常的骨骼，以发现发育不良的短缩的股骨。股骨和其他所有长骨在宫内胎龄 12 周时开始发育。Bronstein 和 Deutsch 报告了 1 例于孕期 14 周经阴道超声诊断出股骨近端灶样缺损的病例 [319]。Mailath-Pokorny 等人用详细二维超声和三维超声检查诊断出 1 例孕期 19 周发现股骨近端灶样缺损的病例 [320]，Goncalve 等人借助超声诊断出 1 例孕期 30 周双侧发病的病例 [321]。

三、临床特征

更加严重的畸形在出生时就有着显著短缩的股骨，肥胖的大腿和髋关节屈曲外展，下肢外旋。临床检查可以有助于判断髋关节和膝关节的活动度，这两者都可能受限。这些细致的检查同样可以通过评估无骨化表现的股骨颈和转子下区域有无活动度，以此判断该区域是真的存在假关节还是有软骨连接最终将骨化的稳定结构。从 1/3 到 2/3 的患者同时并发骨骼肌肉的畸形。最常并发的是不规则的同侧腓骨半肢体畸形。脊柱畸形和上下肢畸形都可能伴发育股骨近端灶样缺损 [322]，在 Hamanishi 报道的 70 例先天性股骨短缩中，91 根股骨受累 [315]。目前关于该疾病没有发现遗传基础、易感因素或其他特别的构成因素（除了孕期使用反应停）。轻症患者表现包括，学步较晚，易疲劳，Trendelenburg 步态或者下肢短缩。

1. 先天性股骨短缩

先天性股骨短缩是造成肢体长度差异的一个相对常见的原因，并经常作为一个造成下肢长度差异的独立因素被提到。然而，从股骨近端发育障碍的疾病谱来看，它适合被纳入股骨近端局灶样缺损的范畴中。在最单纯的先天性股骨短缩变异中，受累骨较对侧短，虽然股骨头、颈和粗隆区正常，主要表现为股骨干形成前外侧弓形改变，且无髋内翻。Ring 对这种疾病做了清楚的定义 [323]。除了轻微的弯曲外，股骨干还出现了内侧和外侧骨皮质硬化，股骨头骨骺骨化可能出现延迟。临床特征性表现为轻微的髋关节屈曲挛缩和股骨外旋位，股骨外旋范围可至 90°，内旋明显受限，股骨基本不可能内旋。可能伴有轻微的膝外翻，髌骨往往较小，比正常位置更高和更靠外侧。先天性短股骨的第二种可能表现是除了近端骨干形成前外侧弓形变，还伴有先天性髋内翻。这种情况常被认为是股骨近端灶样缺损综合征的 Aitken A 型的变异。髋内翻是相对较轻，只有很少的病例可见股骨颈出现典型的三角形骨块，这种三角形骨块是婴幼儿髋内翻的特征性表现。先天性股骨短缩通常导致下肢短缩超过 5 cm 以上，尽管大多数病例可以通过股骨延长术治疗。在整个生长过程中，差异的长度会随时间增长，且增长的速度和正常生长速度相同，因此，如果股骨在 1 岁时短缩侧是正常侧长度的 84%，那么在骨骼成熟时短缩的几乎仍是正常侧长度的 84%。因此，对手术治疗的计划在时间的选择上很简单。对侧股骨远端骨骺阻滞可用于预测差异长度小于 4~5 cm 的病例，患侧股骨延长可用于预测差异长度大于 4~5 cm 的病例。

2. 股骨远端和膝关节的发育异常

虽然股骨的主要和较严重的发育异常通常发生在股骨近端 1/2，但有一小部分相关的股骨远端发育异常在临床上也可能十分难以处理。上面列出的几种分类中都提到了这些情况。即使在最严重的近端畸形中，也几乎总是合并有一些股骨远端异常。而股骨远端发育异常可以出现在结构完整的股骨上，如先天性股骨短缩。股骨远端异常为主要表现而股骨其余部位正常的畸形十分少见。在这些情况下，远端股骨髁区域可能出现缺失或仅表现为小而畸形的软骨和骨组织团块，也可能出现膝关节脱位、半脱位或关节纤维挛缩。在计划治疗方法时，必须仔细确定膝关节的活动范围。股骨远端和膝关节异常包括在以下分类中：Lange 等人分型中的 4 型 [314]；Gillespie 和 Torode 的组 2 [307]；Hamanishi 的Ⅴ型 [315]；Pappas 的等级Ⅴ到Ⅸ [309]；Paley 的 3 型和 4 型 [310]。较轻的股骨远端发育异常对股骨远端骺端的影响有 2 种趋势。一种是导致股骨外髁轻度发育不良，使其不像内侧髁那样生长，膝关节趋向外翻变形；另一个是因发育不良的前外侧段，导致髌骨沟较浅，易发生髌骨外侧半脱位，特别是由于髌骨通常比正常人小，且位置更高。股四头肌的功能可能会因整个股骨的外旋而进一步恶化。股骨远端的异常也见于较严重的腿部发育障碍，但可与腓骨半肢体畸形或胫骨半肢体畸形有关。股骨近端灶样缺损的分类，在某种程度上，包含了股骨远端发育异常的各种情况。Tsou 描述了一种罕见的股骨远端骨骺先天性异常，其中股骨近端（包括骨干）是发育正常的 [324]。轻度股骨近端灶样缺损的患者，例如先天性股骨短缩的患者，也可能会出现 1 条或 2 条交叉韧带的缺如。这些膝盖的稳定性往往出人意料的好，十字韧带的缺失可能要到青春期晚期或成年早期才能被发现。Johansson 和 Aparisi 报告 6 例患者：3 例前抽屉实验和后抽屉实验阳性，关节镜检查显示 2 条交叉韧带缺失，另外 3 例前抽屉实验阳性伴有前交叉韧带缺失 [325]。

四、病理解剖研究成果

1. 软组织解剖

磁共振成像研究已被证明在评估股骨近端灶样缺损的软组织结构方面是否有用。Pirani 等人对 Aitken A 型、B 型、C 型和 D 型患者进行的一项详细的研究表明，无肌肉缺失，所有肌肉都可在影像中分辨 [326]。大多数肌肉比正常肌肉要细小，包括臀大中小肌复合体、股四头肌、短收肌和长收肌、大收肌、耻骨肌、半膜肌、半腱肌和股二头肌。然而，缝匠肌却较正常肥大，这可能是髋关节出现特征性屈曲、外展和外旋畸形的原因。闭孔外肌被拉长，几乎一直保持着张力。在 A 型股骨近端灶样缺损中，髋关节的短外旋肌直径大于正常值，并插入大转子的后内侧。外展肌群比正常要细小。对髋关节肌肉的定位似乎有助于判断正常和异常的运动范围，并明确地发挥了提供髋关节稳定性的作用。Paley 描述了髋关节部位的软组织的检查结果，这些软组织是由几种矫形手术的治疗中获得的 [310]。该研究的一个重要发现是：发育完成的股骨近端灶样缺损疾病变现为髋关节外展挛缩（阔筋膜张肌和臀大肌、臀中肌和臀小肌挛缩）；髋关节屈曲挛缩（股直肌、髂腰肌、臀中肌和臀小肌挛缩以及骨骼本身的屈曲畸形）；股骨外旋畸形和梨状肌挛缩。

2 股骨近端灶样缺损的大体和组织病理学表现

Paley 注意到股骨近端灶样缺损，用他的术语说先天性股骨缺失（congenital femoral deficiency，CFD），几乎总是合并出现髋关节发育不良 [310]。包含着骨或软骨团块的股骨近端通常呈 90° 屈曲畸形和 45° 外旋位，股骨远端骨质和近端骨质之间通常存在假关节或软骨间隔。与髋内翻一样，股骨头骨化延迟，股骨颈部及转子下区域骨化延迟。放射学检查显示股骨转子下没有骨质的区域可能由软骨连接（僵硬的软骨假性关节病）或是真正的活动性纤维假性关节。Boden 等人报道了一项针对 21 周大的单侧股骨近端灶样缺损的胎儿的详细研究 [327]。他们的检查显示单侧股骨近端灶样缺损，对侧肢体和其余骨骼发育正常。放射影像学表现和包括髋关节在内的标本照片表明，异常侧为 Aitken A 型畸形，有时也被称为先天性股骨短缩伴髋内翻。股骨头位于髋臼内，股骨头、颈和粗隆区之间有完整的组织连续性，可见干骺端和近端干骺端骨干内翻，大粗隆尖端高于股骨头的最上部。组织切片清楚地显示病变股骨近端结构异常，未能形成正常生长板。在健侧，股骨骨骺内可见软骨管，以及从静止层到增殖层再到肥大层的有序排列的细胞变化，随后可见正常干骺端骨形成。在患侧，骨骺软骨和血管的形态正常。软骨细胞增殖层组织结构稍紊乱，细胞扁平化。没有形成特征性的柱状形态。最引人注目的是肥大层明显狭窄，肥大区缺乏线性柱状结构，干骺端由于缺乏合适的软骨支架而形成不规则的成骨。肥大层的钙化缘出现改变，生长区深部的软骨细胞内异常地出现糖原。

许多临床报告包含对股骨近端区域的大体描述，特别是那些术中对弓形的股骨近端手术探查的患者，这些患者要么术中植骨以促进骨发育，要么对假关节进行了治疗。在大多数情况下，活体的大体解剖学特点是与临床症状密切相关的。在临床上稳定的近端股骨中，股骨头、颈和大转子区中存在着发育中的连续的骨干，尽管组织连续性通常是通过骨化延迟的软骨膜结构来维持的。这种疾病的另一个特征是，即使股骨头为圆形位于髋臼中位置良好的情况下，血管进入股骨头骺软骨中的时间也会延迟，从而继发导致了第二骨化中心形成的延迟。这种情况通常出现在出生后的 6~18 个月间的任何时间，而在绝大多数患者中，第二骨化中心在 6 个月前出现，最早在 3~4 个月时开始形成。

这些临床和放射学的观察与 Boden 等人进行的 21 周胎龄的胎儿研究有很好的相关性，即发育中的骨骼的骨骺 1 区域出现了异常组织学表现。因此，在许多情况下，发育中的股骨的软骨结构已经形成，但在近端 1/2 部位，近端干骺端和次生骨化中心区域骨形成不良。骺软骨的结构外观可明显异常，软骨增殖层体积缩小，组织结构不良，随后导致股骨短缩，肥大层细胞紊乱。尽管有一些血管从骨干侧进入骨骺，但增殖层的异常结构和钙化不良将导致血管进入的减少。导致这些异常的原因尚不清楚，但结构上的研究开始显示发育顺序中的哪一部分出现中断。

五、治疗

股骨近端灶样缺损的治疗，包括对先天性股骨短缩和股骨远端发育异常的处理，总共 8 组对应相关畸形的治疗：①纠正下肢长度差异；②股骨近端外翻截骨矫形治疗髋内翻；③通过纠正假关节恢复股骨近端的连续性；④通过髋臼成形术改善髋臼形态及位置；⑤纠正畸形股骨向近端移位，使其下降达到髋臼水平；⑥纠正股骨骨干旋转或角畸形的矫正；⑦纠正股骨远端异常（根据需要对膝外翻、易导致髌骨外侧半脱位或脱位的因素、膝关节半脱位和活动范围减小以及交叉韧带缺失进行治疗）；⑧治疗其他的同侧肢体畸形，通常主要是腓侧半肢体畸形。

1. 治疗的概述

在整个疾病谱中，最常见的 2 种治疗措施与肢体延长和用以纠正髋内翻的股骨近端外翻截骨术有关。在最严重的股骨近端灶样缺损病例中，比如 Aitken 分型中的 C 型和 D 型，或者 Pappas 分级中的 Ⅰ ~ Ⅲ级，外科手术治疗几乎没有作用，直接考虑使用假肢治疗。在较轻的类型中（仍然导致严重的临床畸形），治疗需考虑的情况包括：①股骨近端头颈部之间骨连续性的存在与否；②股与髋臼的关系，包括：股骨头的形状和大小、髋臼深度、发育不良程度、股骨近端后倾和髋臼后倾以及股骨头在髋臼内的活动程度；③髋内翻的程度；④股骨短缩的程度。在婴儿刚出生和出生后的头几年，虽然股骨近中段之间的 X 线片可能没有明显的骨性连续的证据，但磁共振成像和临床检查可能表明组织（软骨）的连续性和稳定性存在。在这些情况下，软骨组织所构成的结构连续性最终会骨化。假肢的使用和密切的观察最初是为了防止股骨干骺端向近端移动，这种移动表明在股骨近端非骨化的区域内出现假性关节病。如果骨骼保持笔直，说明软骨的连续性且稳定性，单凭随访观察就足够了。随着时间的推移软骨结构中将出现骨化。如果发现假关节形成，则应予骨移植手术进行干预。股骨头位于一个形状良好的髋臼内是髋关节稳定性的关键，与任何髋关节异常一样。依据公认的股骨近端和髋臼治疗的原则，应注意避免股骨头进入髋臼过深。髋内翻必须通过股骨近端外翻截骨术矫正，但必须在检查证明髋臼有足够深度或手术中确定后才能进行。

2. 专门针对股骨近端灶样缺损疾病的研究

除了上述定义和分类的研究外，关于在专科进行治疗的大样本患者的治疗报告相对较少，但这些研究将对该疾病提供极好的概括性的总结。Grill 和 Dungl 报道了 40 例股骨近端灶样缺损的患者，特别排除了婴幼儿髋内翻患者[328]。3 名 Pappas Ⅱ级和Ⅲ级疾病患者未接受手术治疗。4 例 Pappas Ⅲ型和Ⅳ型患者，股骨干骺端向近端移位，股骨头和股骨干骺端之间缺乏骨或软骨连接，采用 3 步手术治疗：从髂骨到股骨或胫骨进行单侧固定器，并进行持续和强大的牵引，将股骨近端恢复到髋臼水平，然后用连接到 Hoffmann 架的 Ilizarov 环对髋关节的位置进行固定；部分切除病灶并植骨以治疗假关节，使股骨头和股骨颈能够和股骨干骺端构成连续性结构，并矫正股骨干弯曲畸形；然后进行肢体延长。绝大多数手术（33 例患者）是使用 Wagner、Orthofix 或 Ilizarov 外固定器进行股骨骨干延长，有些还使用 Kuntscher 髓内钉固定。少数患者通常在肢体延长后进行股骨近端外翻截骨矫正髋内翻。12 例患者对较长的肢体进行了短缩术（患病肢体的长度并不总是相等的），短缩通过对股骨远端骨骺组织、胫骨近端骨骺阻滞或股骨干短缩完成。为了显示在生长期间所需干预措施的广泛性，他们报告 37 名患者共接受了 239 次手术，平均每位患者接受 6.5 次手术。Correll 等人报告了 1986 年至 2001 年间治疗的 174 例病例 [329]。其中 Aitken A 型 104 例，B 型 41 例，C 型 16 例，D 型 13 例。年龄范围从 1 周至 18 岁。该研究于 2003 年发表，因为有许多患者仍在继续成长，未来可能仍需要继续进行手术。然而，截止于研究时，进行最频繁外科干预的是 54 例（34 例股骨，20 例胫骨）的肢体延长。16 例的股骨粗隆间截骨治疗髋内翻，12 例的骨盆截骨治疗髋臼发育不良。Carroll 等人报道了各种类型的髋内翻，先天性的和获得性的（不仅仅是股骨近端灶样缺损），为该疾病提出了宝贵的见解 [330]。他们评估了 37 例在股骨近端外翻截骨术后的髋关节。他们关注到，这其中有高达 50% 的复发率。病因、手术年龄、固定方式与复发无明显关系；当矫形后 Hilgenreiner 骨骺角＜38° 时矫形得以维持（95% 病例无内翻复发）。（髋内翻的具体治疗在下面的婴儿髋内翻一节中进一步讨论）Paley 详细叙述了对于股骨近端灶样缺损的手术治疗方式 [310]。除了对各种分类的描述外，许多文章也概述了治疗方法 [303–305,307,308,322,323,331–333]。

六、婴幼儿髋内翻

婴儿髋内翻是指股骨近端存在单独发生的髋内翻畸形，与股骨中段或远端或其他骨骼的异常无关。其特征是股骨颈内侧的病理性骨不连续，表现为三角形骨片，其位于股骨颈基底部，向内上方靠近股骨干骺端，侧面有垂直的透亮性裂隙。这种疾病几乎只局限于股骨干骺端和股骨颈部，股骨头骨骺、大转子和髋臼最初是正常的（图 3.23a,b）。

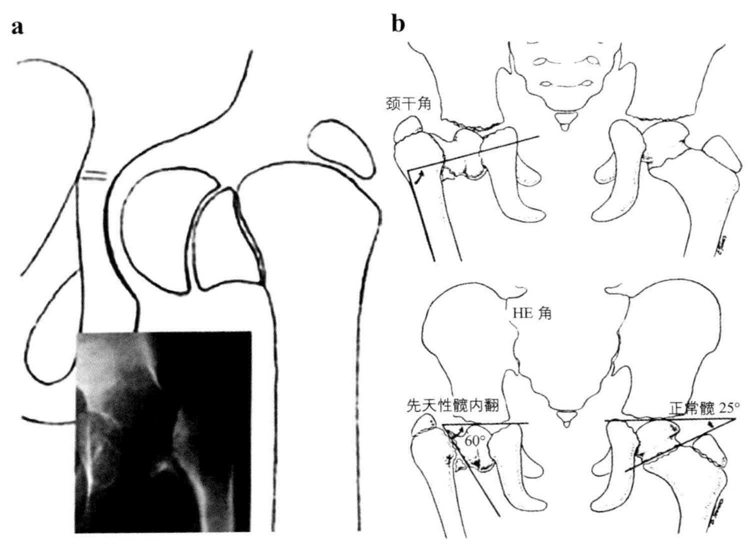

图 3.23 a 图示 Drehmann [2] 描绘了我们现在所认识的婴儿髋内翻的影像学表现（较小图片显示婴儿髋内翻髋关节在出生后第一年的影像学表现，尽管股骨头是透光的。注意股骨颈下面弯曲的碎片）；b 图中顶部为婴儿（先天性）髋内翻病变，对侧髋关节正常，颈部下表面的三角形碎片与垂直透光性缺损是特征性的改变，颈干角减小，大转子的顶端在股骨头的上方，b 图的底部为 HE 角度数增加，该角度为 Hilgenreiner 线，即 Y 型软骨连线，为水平轴，穿过临近干骺端的透亮性缺损为另一条轴线所构成的夹角

这种疾病并非先天性的，因为许多患者在出生后第一年的髋关节 X 线片正常，但其后髋内翻畸形很快发展出现起来。婴幼儿髋内翻的股骨缩短相对较少，这与真正先天性髋内翻的情况不同，后者与整个股骨近端发育不良有关。婴儿髋内翻致肢体缩短仅由髋内翻变形和股骨头颈部长度减少所致。

七、小儿髋关节变异的临床及影像学表现

众所周知，在一些小儿髋内翻的患者中，在出生后第一年拍摄的 X 线片可以是正常的，而在出生后第二年及以后的 X 线片表现会发生变化。小儿髋内翻通常出现在 2 岁左右，表现为可能为单侧或双侧跛行的无痛性笨拙步态。在双侧跛行的患者中存在腰椎前凸。步态在接下来的几年里逐渐恶化。Trendelenburg 试验呈阳性，髋关节外展和内旋受限。该病男女发病率相同，且 33%~50% 的患者表现为双侧跛行 [6,334–337]。患儿在行走时不会感到不适，但易疲劳。在 X 线片上，骨骺比正常更垂直，并且在下方和内侧看起来像倒 Y 形分支。垂直裂缝是小儿发育型髋内翻的影像学特征。它在出生 2 年内很少见。一些病理发现被认为与创伤一致，但只有很少的实例描述可识别的急性创伤。

小儿髋内翻的结果可能是由于未识别的损伤所致，也被称为非意外损伤或虐待儿童损伤，基于包含一根骨的单独 X 线片检查结果以及考虑到内侧干骺端颈部三角骨碎片可能代表整个股骨近端骨骺的 Salter 2 型骨折，对此进行了讨论。股骨近端骨骺是位于大转子和股骨颈下面的一个单一连续的软骨块，直到大约 4 岁。理论上，它可以通过有力的旋转创伤移位，但通常，带有三角形干骺端碎片的骨骺移位通常会使其本身不受到损伤。Horan 和 Beighton 在 1980 年发表的一项基于他们对 Fairbank 的原始 X 线片及他对个别病例的笔记进行回顾的研究提出了非意外小创伤是小儿髋内翻基础的观点 [338]。（Fairbank 最初在 20 世纪 20 年代描述了小儿髋内翻畸形，强调它是一种干骺端发育不良，并在此后数年内收集了一些病例 [339]。）外翻截骨术后垂直干骺端的射线可透性愈合，该手术去除了病变上的剪切机械力，这已经被认为是导致非发育不良的病因。遗传因素也有关系，因为几例小儿髋内翻已报告在兄弟姐妹或双胞胎中发生。Fisher 和 Waskowitz 记录了包括他们自己在内的 16 个关于家族发育性髋内翻的报道 [340]。

Hoffa 在 1905 年 [12] 对我们现在所说的小儿髋内翻进行了最初清晰的描述。Hofmeister 也对其进行了描述并将其命名为髋内翻 [4]。Elmslie 对小儿髋内翻进行了非常清晰的描述 [6]。在他的报告中，该病的男女发生率相同，且 20 例中有 8 例是双侧的。有一半的患者在儿童刚开始走路时就注意到笨拙步态，而其他症状在 6~8 岁时变得明显。髋关节的最大受限运动是外展，超过中立位的运动常被完全废除。双侧受累时脊柱前凸非常明显。5 岁时，“股骨头及其与股骨颈基底部相邻的部分出现向下移位。股骨头及被骨膜覆盖的股骨颈基底部在保持并列出现的滑动是突然的事故结果或一个逐渐滑动的过程。随着股骨头的移位，身体重量的向下压力传递到髋臼上缘，并直接横向于已经产生的骨折线，且几乎横向于骨骺线。随着年龄的增长，由于这种机械因素，股骨头的位移也会增加。而且，在第 5 年后主要从这条骨骺线生长的股骨颈，由于现在的生长线几乎是垂直的，而不是水平的，所以它的生长方向将是错误的”。连续的 X 线片显示：①股骨头的位移倾向于随着年龄的增长而增加；②股骨颈的生长呈横向甚至向下；

③经常看见股骨颈上缘的骨折。他认为直接创伤可能导致病变，产伤虽然可能，但很难证明。这种疾病不是佝偻病，因为股骨颈凹陷不是小儿佝偻病的常见结果。

现在普遍认为，这种疾病最初在 1 岁或 2 岁时发生。股骨颈短，且大部分为软骨。股骨颈短缩可出现在单侧病例中，一份报告提到约有 4 cm 的差异，但差异通常相当小。实际上，所有小儿髋内翻的病例系列中都是单个畸形，没有其他股骨或骨骼的异常。在大约 15% 的病例中，可以见到骨骼发育畸形的现象，通常为颅锁骨发育不良或先天性椎体骨骺结构不良。

Blockey 清楚地记录了他的观点，即小儿髋内翻是一种获得性病变 [341]。他指出：半数或半数以上的股骨颈是裸露的，并且骨体看起来是侧向旋转的。这种现象可能是由骨骺头部及其骨骺板和干骺端的三角形碎片向远侧滑动直到接近股骨头的上侧邻接股骨颈近端部分的下表面而产生的。分裂线仍然可见，并且位移与股骨颈有关。他因此将小儿髋内翻比作股骨头的远端运动，就好像带有三角形的骨头碎片的小儿骨骺滑脱已经发生了。他认为这要么是由于出生的最初几个月里未被注意到的外部创伤，要么是由于从骨骺干骺端滑过的有点软化或病理性的骨骼。他认为小儿髋内翻有可能是由于股骨头碎片相对于骨体和股骨颈的远端运动。

八、婴幼儿髋内翻的病理解剖

最早的病理解剖学研究是 1905 年 Hoffa 的研究，他描述了一个 4 岁男孩的股骨近端的大体和组织学发现，标本来自男孩的股骨头颈部切除术后 [12]。大体解剖图显示他的 2 例髋臼畸形。他还介绍了其他病例。他发现并没有证据表明该疾病由佝偻病或创伤引起。股骨头骨骺生长区域内软骨内生长异常，软骨细胞缺乏增殖层。软骨中缺乏典型的增殖层，并没有出现骨小梁的生长，骨髓与正常儿童不同，并有退行性改变。该区域的特征是血管长入。他展示了在冠状面切割的股骨头和颈部标本，标本显示了髋内翻畸形，二次骨化中心在正常位置，以及在骨骺和干骺端区域的内侧和下方表面早期的成骨。

Helbing 于 1906 年在一个 4 岁孩子的标本上得出了类似的组织学结论 [3]。骨骺线不规则，软骨细胞排列紊乱，无柱状排列。骨小梁薄，表面未见成骨细胞。Delitala [342]，Barr [343]，Zadek[344] 等人描述了类似的组织学异常，他们都注意到生长板最中间部分的骨骺变得不规则。Camitz 在对 3 个病例的详细组织学研究中排除了与佝偻病的任何相似之处 [345]。他注意到股骨头的畸形与其他疾病相类似。但现在很少有人同意他提出的该疾病与 Perthes 相似的观点。血管组织常进入垂直透亮的裂隙区域，排除了血供不足导致疾病的可能。尽管他觉得这种疾病是发育性疾病，但他认为该疾病是出生后才发生的。创伤尚不能证明是导致疾病的原因。他的工作中最有价值的部分是展示了股骨头骺软骨和干骺端之间不规则的连接。肉眼观察，骺软骨本身厚度正常。股骨颈部相邻生长板内侧包含有软骨岛，导致碎片状的放射学外观。Burckhardt 还研究了股骨颈内侧部分的组织学标本，结果显示组织结构良好的软骨区域被结缔组织和组织结构不良的软骨所替代 [346,347]。Babb 等人总结了这项早期工作，并得出结论认为“从股骨颈取出的组织在显微镜下没有任何特别之处” [348]。由此看来，他们似乎认为，没有原发的病理性软骨或骨组织的不规则，所看到的任何变化都是继发的改变。

Barr 对组织学标本进行检查，发现软骨与干骺端突起部位的连接是十分突兀的 [343]。任何接近正常骨质的地方没有看见软骨向骨组织贯序性的转变过程。没有血细胞进入软骨。软骨内细胞减少并且更像是非骺软骨内的透明软骨。Zadek 报告对一名 5 岁患者股骨颈上缘切除的组织进行的检查，结果显示骨骺软骨板类似于一个可能正在早期闭合的骺软骨板，而不是一个正在进行快速生长的骺软骨板 [344]。有时生长板软骨的碎片被致密的骨质包围。Zadek 还提供了 Delitala 组织学报告的详细翻译。股骨颈内有大量的脂肪组织而不是造血的红骨髓。它还包含由骨组织包裹的孤立的软骨结节，表明软骨内细胞序列紊乱。生长板异常的特征是未分化的透明型软骨多于特征性分层的骺软骨。软骨组织内血管不规则的长入，这种情况在这个年龄组中正常的情况下是看不到的。在一些切片中显示血管完全穿过了骺软骨，并将股骨颈部的骨质或骨骺与骨骺次级骨化中心的骨组织连接起来。沿骺端方向可见不规则的软骨内骨化，这是明显异常的。由于生长板垂直，骨化的方向异常，导致成骨缓慢，海绵状小梁的形状和排列不规则。Johanning 也报道了相似的组织学发现 [349]。生长板的软骨比正常情况宽，其周围可见散在的邻近的骨岛。很少有区域显示出从软骨到骨的正常转变。

Pylkkanen 回顾了 1960 年以前的组织学研究 [337]。其中最有价值的研究是 Hoffa 和 Helbing 的研究，他们是基于当时因为担心肺结核而进行的对整个股骨近端进行切除的组织进行研究。他总结了婴幼儿髋内翻发病机制中 3 个主要的相互作用的因素：生长现象、静态力学关系和髋关节循环关系。Pylkkanen 对由截骨术术中取得的 25 例股骨颈干骺端内侧下方病变区骨组织进行活检。骺板本身没有进行研究。活检对象年龄为 3 岁至 18 岁，但主要集中在 6~10 岁之间。活检发现标本的软骨内骨化有缺陷。在组织学上，尽管患者年龄不同，病变严重程度不同，但每个标本都显示出“惊人的一致性”。其共同的特征包括：①软骨组织在大多数情况下形成一个均匀的板状结构，对应于摄片上所见的透亮区域；②干骺端骨组织紧邻软骨；③结缔组织侵犯骨和软骨组织。软骨板由与骨骺板相同类型的软骨组成，但在所有病例中都表现出病理变化，其特征是细胞排列明显紊乱。有时生长板结构与正常骺板相同，而在其他情况下软骨细胞排列完全不规则。细胞减少区域和细胞增多区域均可见。含纤维血管的结缔组织广泛分布于病灶中。软骨与骨的连接处出现软骨内骨化，但在所有病例中，骨化过程都比正常要慢得多。细胞柱短，有些部位完全不规则。干骺端骨以骨质疏松为特征。结缔组织在整个软骨区均可见。

Pylkkanen 对每项研究中的病理变化进行了分析并进行分类，将这些病变分为轻微的、中等的和显著的，并对其进行评论：①软骨区域结构变化和软骨内骨化；②骨髓和骨组织的结构变化和结构紊乱；③与软骨和骨相关的结缔组织。透亮性裂隙由软骨组成，有时看起来像是骨骺生长板。然而，在所有病例中都发现了重大的结构变化。软骨与干骺端骨连接处的软骨内骨化过程受到严重干扰。在所有病例中都观察到骨化受到干扰，在某些病例是部分部位发生，在另一些病例是全部的干骺端都有发生。骨或软骨区域内结缔组织的含量因病例而异，在更严重的病例中结缔组织的含量更是明显增加。未见佝偻病、骨坏死或炎症性改变。在 X 线片中，穿过股骨颈的稀疏区域由软骨组成，与骺板相似，但大部分细胞排列紊乱。骨化过程受到严重干扰，邻近的干骺端出现骨萎缩，有时含有大量的软骨岛。在软骨和骨骼区域内可见大量结缔组织。骨髓稀疏且纤维化。稀疏区的组织显示软骨组织呈板状穿过干骺端海绵样组织。在 6~7 岁之前，可以看到软骨假性结构。在 6~7 岁之前，可以看到软骨性的假生长板。大部分组织是纤维软骨，但可以看到一些紊乱的骺软骨成分。在 8 岁以上的年龄较大的患者中，软骨岛嵌入纤维骨组织中。软骨两侧可见骨质疏松和骨髓纤维化。在 11~15 岁的患者中，可以看到本质上是纤维结构的假性关节病。

Serafin 和 Szulc 对 19 例由外翻截骨矫形术中自股骨颈处取出的标本进行了组织学观察 [350]。来自垂直透亮区的组织本质上主要是软骨组织，与生长板的骺软骨组织有些相似。这些可供检查的部分显示生长受损，特别是损伤了软骨内骨化的细胞排列层次。有细胞减少区，软骨柱状排列不规则，有形成软骨与骨间界面的倾向，正常情况下，钙化软骨的骨质会呈针样更深入地延伸到干骺端的骨质中，并逐渐被其上方形成的新骨所包围。一旦婴幼儿髋内翻畸形发生，增生的骨质尤其是垂直缺损区的组织比真正的软骨组织具有更多的纤维和骨痂样成分。

Bos 等人简要介绍了 2 例分别是 4 岁和 9 岁患者的由股骨近端外翻截骨术中获得的外侧骺软骨的活检结果 [351]。其软骨缺乏骨骺特征性的增殖层和肥大层细胞，表现为在骨骺和干骺端骨质之间的细胞相对减少的软骨团块，但没有任何促进生长的软骨内机制。

Chung 和 Riser 发表了一篇因其他原因死亡的 5 岁男孩的单侧婴幼儿髋内翻的病例报告 [352]。2 年前，患儿的患侧股骨上做了股骨粗隆间截骨术。作者回顾了以往对股骨头全头标本的研究，其中认为髋内翻是由于软骨内骨化缺陷所致，股骨颈干骺端可见大量纤维组织而非松质骨。长期以来，人们一直担心髋内翻是由于股骨头颈部的血供受损导致的，特别是由于股骨颈部内侧升支动脉的缺损。该病例使得 Chung 和 Riser 能够对髋内翻进行血管灌注成像研究，并对对侧正常股骨的近端进行对比研究。患侧的颈干角为 85°，而健侧的颈干角为 135°。研究发现其股骨颈部较短，患侧生长板稍宽（患侧 0.3 cm 对比健侧 0.2 cm）。对垂直的生长板的研究表明，肥大的软骨层缺乏有序的柱状结构，干骺端骨小梁稀疏，软骨内成骨较少。受累的生长板的软骨在几个点被拉开，沿着长轴出现裂缝。多处残留囊肿样空洞。然而，周围环绕的软骨膜似乎是正常的。软骨在干骺端形成多个克隆区域，但没有一个类似于正常的骺软骨分层样贯序结构。临近干骺端边缘的软骨细胞既没有肥大也没有形成特征性的作为骨小梁形成的支架的钙化基质。正常血管自干骺端的浸润既不规则也不正常。生长板似乎已分裂成两部分，并已分离出一个三角形的松质骨碎片。垂直的透亮裂隙中含有与异常生长板相似的软骨细胞，但较为紊乱。大转子的软骨区域也发生异常，尽管不像股骨内侧生长板区域那样明显受累。患侧股骨头骨骺血管形态正常。颈外侧升支动脉或骨骺外侧动脉在骨质外的部分形态表现正常，在二次骨化中心内也正常。然而，无论是骨外还是骨内，颈内侧升支动脉数量较少，且比正常值小。他们的结论是，该疾病的主要问题似乎是软骨内骨化缺陷造成的。在股骨头颈部的生长板在干骺端缺乏有序的骺软骨内骨化柱导致干骺端成骨减少。血管灌注研究显示，供应生长板干骺端的骨内动脉和股骨颈表面的骨外颈内侧升支动脉数量较少，直径较小。

九、放射影像学改变的演进

如果能够获得出生后第 1 年的摄片，尽管通常是由于其他原因进行的摄片，该摄片看起来无明显异常[6,341,353]。此后发育变化相对缓慢，实际上，即使在发病之后，最初的 X 线片也可以表现正常，因为病变发生在生长板非骨化的软骨区域。然而，到 3 岁时，有诊断意义的改变已可以被发现。它们包括：骨骺线变得倾斜甚至垂直，以及股骨头颈区域相对于股骨干的内翻畸形。股骨颈出现轻微短缩。在几乎所有的研究中，股骨颈也被认为发生了后倾。颈部出现一特征性的透亮性垂直裂隙，使股骨颈骨骺呈倒 V 形或倒 Y 形。垂直裂隙在生长板之下，位于股骨颈上方和内侧。邻近的干骺端部位显示处理不规则的骨化，而不是一条平滑的骺线。透亮性垂直裂隙的宽度一般大于生长板。大转子继续正常生长，并逐渐高于股骨头。这导致了大转子尖端呈喙状，在这些情况下，即使经过多年，股骨头仍然将低于大转子。转子可能在靠近髂骨的部分形成一个小的平面。最初，髋臼发育正常，因为股骨头仍位于髋臼内。随着内翻角度的增加和头部相对于髋臼的下移，将可能发生髋臼发育不良。尽管股骨头本身仍保持球形，但受累侧继发骨化中心的出现和发育常常延迟。在后期，股骨头的次级骨化中心骨质出现减少，可能是由于有效负重减少所导致。在许多情况下，由于骨化延迟，头部和颈部之间的透亮性似乎出现增加。最终，这些透亮区将被骨组织所取代。在刚过 10 岁之后，通常会发生在股骨头颈部下后方区域内的骨骺的提前融合。有时，未经治疗和随访至成年的患者，会出现真正的假性关节病，颈干角异常最严重，通常只有 40°~60°。磁共振成像可以更好的发现导致髋内翻的潜在结构异常。

关于放射学影像测量，有 2 种 X 线指标被用于评估髋内翻畸形的程度。

1. 颈干角

最常见的是通过正位片测量的单纯的股骨头颈干角。这有时被称为股骨颈的倾斜角。当这一角度小于 110° 时，许多人认为髋内翻畸形诊断成立。在 Catonne 等人进行的一项相对较大的研究中对 42 例髋内翻进行测量，平均颈干角为 88°，范围自 65° 至 110°[354]。其他研究也报道了类似的颈干角范围。Desai 和 Johnson 最初报道的 20 髋平均颈干角为 96°，范围自 85° 至 115°[355]。Schmidt 和 Kalamchi 发现 22 髋颈干角异常平均为 94°，范围自 74° 至 120°[356]。Weinstein 等人研究了几例孤立性先天性髋内翻（即婴幼儿髋内翻畸形）的患者，尽管这些患者与其他伴有股骨缩短或弯曲的先天性髋内翻患者分为一组；这组患者术前颈干角平均为 90°，范围自 44° 至 120°[357]。患者年龄越大，在进行初次外翻截骨术前的经过的时间越长，颈干角的减小越大。Pouzet 清楚地记录了畸形的临床和影像学进展[358]。Serafin 和 Szulc 对 106 名波兰患者的 130 个髋关节进行了大量的研究，结果也证明了这一点[350]。2~6 岁组、7~11 岁组、12~16 岁组和骨骼发育成熟组的平均颈干角分别为 85°、71°、67° 和 55°。

2. HE 角

第二个用于评价婴幼儿髋内翻畸形的角度由 Weinstein 等人描述，这就是 HE 角 [Hilgenreiner's epiphyseal（HE） angle][357]（图 3.23a, b）。该角以 Hilgenreiner 线作为水平轴，以穿过干骺端骨骺的连线作为垂直（或倾斜）轴。基于 100 个正常髋关节所测量出的 HE 角平均为 16°，范围自 0° 至 25°。髋内翻患者的 HE 角平均为 82° 范围自 66° 至 120°。Desai 和 Johnson 在评估 20 个髋关节时也使用了这个测量值，并注意到在初始评估时平均 HE 角度为 66°，HE 角范围自 45° 至 90°[355]。

十、婴幼儿髋内翻畸形的发病机制

在正常或相对正常的大转子和患病的股骨头颈部之间存在着明显的生长分离。在正常的股骨发育中，头颈部和大转子下方有一个均匀连续的单新月形生长板，直到 4 岁，此时自股骨头颈部两侧形成两个独立的生长中心。生长板的大转子部分有助于股骨颈长度的增加，而头颈部由于其倾斜方向，单独负责该区域骨质的生长方向。一旦这两个结构的生长速率和位置发生相对变化，股骨头和和股骨颈区域就会发生机械应力的异常。随着生长板越来越倾向于垂直，滑脱的趋势明显更大。当颈干角小于 100° 时，内翻畸形的恶化就变得不可避免。随着时间的推移，内侧的骺软骨融合，从而导致病情进一步迅速恶化。临床和放射学表现与股骨颈外旋畸形和股骨干相对于股骨头处于内收和后倾的位置相一致。X 线片显示股骨头干骺端有一半或一半以上未覆盖，股骨干呈外旋畸形。这种现象可能是由包括干骺端三角形碎片在内的股骨头骨骺向远端滑动，直到股骨头的上半部碰到颈部近端的下半部。这种沿着骺线的发病机制表明患者实际上可能遭受了 Salter Ⅱ 型骨折分离。由于存在大量的双侧发病和家族性的病例，婴幼儿髋内翻不能仅仅归因于外伤，移位的恶化的机械性因素，与因早期不良的内翻位置导致的后期生长异常有关。Pouze 的研究表明异常的原发部位为生长板和股骨颈，股骨头及其次级骨化中心和骨干仍是正常的[358,359]。在出生后的最初几年，股骨头是圆形的，二次骨化中心密度高，并位于髋臼中。畸形最初是由于内侧和临近股骨颈的生长板生长不足引起的，其次是由于股骨头的位置和与负重有关的生长板方向改变引起的二次生物力学改变。在疾病的最后期形态表现为，股骨颈部非常短，头部基本上贴在靠近小转子的内侧骨干上，大转子相对过度生长。

从生物力学意义上，生长中的婴幼儿髋内翻畸形随着时间的推移而恶化，因为髋内翻的股骨近端最大应力区域集中在垂直透亮裂隙和三角形碎片周围。产生垂直裂隙的病因可能是创伤性的，类似于骨骺生长板 Salter Ⅱ 型骨折分离[341]。然而，垂直裂隙似乎不是急性的骨折，而是应力骨折或假性骨折。Pauwels 强调内翻畸形不仅阻碍了新骨的形成，而且会导致新形成的小梁在合成后不久就会被破坏[335]。因此，他指出婴儿髋内翻是一种负重性畸形。股骨颈内侧的三角形碎骨片位于骨骺线和外侧裂隙之间。外侧裂隙呈真正的垂直方向，而骨骺线从正常变为倾斜。股骨粗隆下截骨术后，颈部股骨颈部的影像学异常明显改善，这支持了该疾病的病因可能是由创伤后局部位置异常进而导致的应力异常造成的。Walter 提出假设：髋内翻的患者体重可能相对过重，垂直裂隙并不代表先天畸形，而是骨骼对负重产生的过度剪应力的生理反应[360]。外翻截骨术后病灶的迅速愈合进一步证实了这一发现。

Chung 和 Riser 同样认为垂直裂隙是一种应力现象，并且随着生长个体股骨头负荷的增加，内翻变得越来越重[352]。因为持续不断增加的应力集中在该区域，垂直裂缝往往将持续数年。当单纯外翻截骨术消除异常应力时，垂直裂隙几乎总是因为愈合而消失，为正常骨组织取代。垂直裂隙的两侧含有软骨细胞，类似于结构紊乱的生长板中的软骨细胞。

婴幼儿髋内翻畸形的发展过程中出现了 3 种不同阶段。第一个阶段为涉及生长板内侧和下方生长功能的减退。这在组织学研究中很明显，软骨增生不足，生长板紊乱，血管和纤维浸润，骨岛形成。似乎并不是整个股骨近端的生长板在最初就发生了病变。组织学和放射学证据都显示是由于生长板产生了垂直方向的倾斜导致生长板内下方的部分受累。如果病变最初累及整个股骨近端生长板，则股骨的骨骺线将保持水平，而大转子则继续生长。然而，整个股骨头颈大转子复合体发生倾斜，骺板变得倾斜，表明出现限制效应或非生长效应作用于生长板的内侧和下缘，而股骨头的股骨颈外侧 2/3 的生长板生理功能良好。发病的第二阶段是股骨头部骨骺以及邻近的股骨颈部的干骺端骨质相对于股骨上端其余部分发生了滑动。一旦内翻达到一定程度，垂直方向上的应力就足够大，就会发生机械性滑移。这个过程似乎是渐进性发生的，因为患者似乎没有任何不适的经历，因此这种疾病更像是应力性骨折，甚至类似于近端股骨头骨骺的原位滑脱。这似乎也解释了颈部下方倒三角形碎片产生的病因。骨和退化的软骨仍存在于下方区域，内侧的放射性透亮区代表骨骺和软骨的残余，另一条线更偏向股骨颈外侧，代表垂直裂缝或应力性骨折。这一区域也表现出了软骨的组织学特征，虽然它甚至比生长板更加紊乱。另一些人则假设股骨颈和股骨干有外旋改变，这也类似于股骨头骨骺滑脱的情况。这与 Salter Ⅱ型骨骺骨折分离有一些相似之处，虽然在这个年龄段，股骨上端完全是软骨结构（除了股骨头的次级骨化中心），只有一个生长板构成股骨头部和股骨粗隆间及大转子的软骨区。第三个阶段是当通过股骨转子下外翻截骨术将股骨重新定位到髋臼深部并使垂直的生长板恢复其正常的水平轴朝向时，畸形最终将会被解决。一旦股骨近端以这种方式进行对位，三角形碎骨片几乎总是会愈合，这与它是应力性骨折而不是软骨胚胎发育不良表现一致。这种观点最初由 Elmslie 在 1907 年提出 [6]。Blockey 支持将创伤作为该疾病的一个病因。Blockey[341]、Elmslie[6] 和 Joachimsthal[361] 等人认为，有时创伤的发生确实会导致婴幼儿髋内翻的出现。Elmslie 在生物力学的基础上证明了疾病随着时间的推移而恶化。由于绝大多数婴幼儿髋内翻发生在 4 岁之前，此时头部和颈部以及大转子仍存在骺软骨的连续性，因此通过放射学研究无法明确畸形的发病机制。无论最初的内翻畸形是由于外伤造成的，还是由于股骨颈内侧和下方发育不全造成的，内翻位置都会导致进一步滑脱。当股骨头骨骺移到垂直方向时，因为生长板朝向变得垂直而非水平，股骨颈向水平方向生长，而不是向斜形生长。

当颈干角小于 90° 时，股骨头在髋臼中没有适当对位，负重落在了骨头最外侧的软骨表面最薄的部位。蹒跚的步态的恶化是由于升高的大转子导致附着其上的臀中肌和小肌缩短，使肌肉放松，无法完成正常水平的收缩功能。如果股骨短缩，步态也会发生恶化。

Serafin 和 Szulc 对婴幼儿髋内翻发育畸形的全疾病谱进行了详细的概述 [350]。原发性异常导致颈干角减小，也可记录为 HE 角增大。85% 的病例股骨颈后倾，几乎所有病例都出现了向上的过度生长的大转子，几乎所有病例都出现股骨头缩小，大多数病例的髋臼变浅和发育不全。通过外翻截骨术将股骨头复位至髋臼正常关系的时间越早，股骨颈出现的生长发育异常也越轻，髋臼轮廓越好。

十一、临床表现与放射学的相关性

Fairbank 列出了诊断婴儿髋内翻的具体放射学标准：颈干角减小；增宽而垂直排列的生长板或股骨近端骨骺；不规则的干骺端骨化；短缩的股骨颈；邻近股骨颈下缘的三角形碎骨片；形态正常但骨质疏松的股骨头；变直的股骨干 [339]。

Johanning 通过长期随访的 X 线片评估了几个病例 [349]。在婴幼儿髋内翻患者中，最初的影像学表现为股骨头颈部内翻畸形，颈部短而发育不良，骨骺线相对于水平线形成角度且增宽。他还注意到，颈部内侧下方表面最早形成钙化沉积物与位于次生骨化中心和干骺端之间的变得更宽更垂直的骺线有关。他指出随着时间的推移，股骨头部和颈部的碎片相对于股骨近端其余部分出现逐渐加重的向下滑脱。在 10~15 岁年龄组中，股骨头部的滑脱变得更加明显。这一点在一个未经治疗但有充分记录的病例中得到了很好的说明，该病例显示了婴儿髋内翻在 3 岁、8 岁和 13 岁时的典型发展。在 3 岁时，股骨头的上表面位于大转子尖端的水平面，并且可以看到特征性的改变。在 8 岁时，大转子出现了明显的过度生长，现在位于髋臼外侧边缘上方，而在 13 岁时，大转子接近髂骨棘，股骨头下表面远低于小转子。有一个需要考虑的问题是婴儿髋内翻的创伤可能在其中起的作用。正如他所指出的，创伤不一定来自一个单独的事件，而是随着时间的推移异常压力的结果。外翻截骨术所取得的良好结果与垂直裂隙的良好的愈合清楚地表明创伤和剪应力是致病因素，因为没有其他全身性或系统性问题会在对力线进行的简单改变后出现如此好的恢复。

Magnusson 的研究显示，出现症状的平均年龄为 3.3 岁，主要表现形式为跛行 [334]。在跛行开始之前没有任何症状。影像学改变以内翻为主要异常，内翻达到一定程度后，再出现垂直裂隙。垂直裂隙被认为是一种“不全性骨折”，在后期可能发展为真正的假性关节病。Magnusson 介绍了 1927 年至 1941 年间在瑞典斯德哥尔摩治疗的 85 髋婴幼儿髋内翻。进行股骨粗隆下楔形截骨术治疗的平均年龄为 10.9 岁，长期随访平均年龄为 27.3 岁。确诊时第一次检查的平均年龄为 6 岁，因此从最初诊断到手术之间的平均年龄为 4.9 岁。一些长期的改变包括股骨颈的缩短，这在那些年龄较大的患者中尤为明显。有时，股骨头的形状也会发生变化。病程中出现明显的骨萎缩和变形。而在手术重建颈干角的病例中，很少见到股骨头变形。在几乎所有的病例中，髋臼都比正常情况下浅。因此，Magnusson 认为，要完整定义一个完全发育的髋内翻婴幼儿影像学表现，除了已知的征象包括内翻和垂直裂隙，以下应该添加到放射学征象中：短缩的股骨颈；或多或少变形的股骨头；变浅的髋臼。这个过程不受干扰的持续时间越长，变化的特征就越明显。唯一可进行矫正的畸形是颈干角。他强调：“这种畸形矫正在病理过程中发生得越早，髋关节相关部位的特征性改变就越少，从长远来看，功能效果就越好。”在延误治疗的病例中主要的长期问题是持续性存在的假关节病。表现为股骨颈实质上完全吸收。股骨头畸形，髋臼十分表浅。他的结论直截了当：股骨转子下楔形截骨术是合理的治疗方式，而且越早进行，长期的病变进展越少，远期效果越好。

十二、婴幼儿髋内翻的治疗

髋内翻对股骨近端在股骨转子间或转子下水平行的外翻截骨术反应良好。治疗的目的有 2 个；矫正畸形，促进骨化修复缺损。自 1890 年代髋内翻正式的定义确定以来，股骨近端外翻截骨术一直是治疗的主流。非手术治疗并不起作用。对畸形密切地观察是非常重要的，因为各种外科手术的时机往往是不确定的。虽然髋内翻不会自愈，但进展的速度会有很大的不同。由于截骨术后生长板仍存在异常，因此在生长过程中任何矫正力线的手术都可能需要再次进行。根据畸形的严重程度，矫正的程度必须进行广泛的矫正。Weighill 指出了内收肌肌腱切断术和外翻截骨术的价值 [362]。他认为 10 名采用联合入路手术治疗的患者均表现良好，而在 22 例没有联合内收肌松解的截骨术治疗的患者只有大约 3/4 表现良好。

手术治疗包括股骨近端外翻截骨术，能够纠正 3 种主要临床异常：①将股骨头重新置于髋臼中的负重位置；②延长杠杆力臂，从而使外展肌功能更加有效；③延长肢体以补偿生长异常造成的损失。正如许多其他学者一样，Le Mesurier 注意到外翻截骨术也可以使放射影像学上显示的股骨颈垂直裂隙愈合 [363]。在进行治疗的 12 例患者中 11 例术后 1 年内愈合。Babb 等人建议在 6~8 岁行股骨转子下截骨术将远端肢体“宽度”外展 [348]。在力学意义上，将股骨头颈部的负剪切力转化为压应力，使垂直裂隙愈合，稳定股骨近端解剖关系。虽然有些外科医生建议在股骨颈三角缺损处钻孔，甚至植骨，但外翻截骨术后都不需要这两种方法来确保缺损的愈合。

法国里昂的 Pouzet 医师制定了明确的治疗指南 [359]。他认识到，治疗的目标是将股骨头和股骨颈拉直（重新定位）直至正常对线，使股骨颈部的缺损部位骨化，如果可能的话，同时使股骨近端生长板过早融合，以防止复发。截骨术后生长板异常，易发生早期融合；无须为融合做出特殊处理。这 3 个目标最好是通过股骨转子下截骨矫形术完成。既往认为的无效或不必要的治疗包括对畸形的闭合复位，为使独立三角骨块结合的股骨颈植骨，在股骨颈部切除病骨以去除假关节。股骨转子下外翻截骨术不仅矫正了畸形，而且允许股骨颈快速骨化，以及提前经骨骺融合，使髋内翻不会复发。他提到了其他几份关于截骨术效果良好的报告。内收肌切开术是偶尔用来帮助纠正畸形的。合适手术的时间因病例而异，但最好在 5~8 岁之间。他指出，截骨术后股骨头颈部生长板骺软骨经常提前融合。这不是手术的并发症，而是表明骺软骨作为疾病状态的一部分并不正常。随着患者术后局部骨骼将发育成熟，这样就不会发生大转子过度生长。然而，外翻截骨术确实可以使大转子和它的生长板向远端旋转。

Pylkkanen 同时也表示保守治疗无效，手术是必要的 [337]。进行股骨转子下外翻截骨术是必要的，而且“手术干预越早，各年龄组的优良率越高”。他总结道：“病变应该尽早纠正。”这通常意味着在 4~8 岁年龄段进行手术干预。额外的手术干预可以包括将大转子向远端移位，以进一步延长，从而加强外展肌群。如果大转子仍保留有生长潜力，则不推荐这样做。另一方面，如果在骨骼生长末期进行，大转子移位术也将有助于促使大转子生长板早闭，防止畸形复发。是否需进行大转子远端移位取决于外翻截骨术完成后大转子的位置。在某些情况下，仅旋转股骨近端就足以将股骨头颈和大转子置于适当的位置，而在另一些情况下，大转子位置仍然太高，必须进行进一步移位。婴幼儿髋内翻的股骨近端骨骺生长明显慢于大转子。此外，股骨颈骨骺早闭的趋势明显，使预后进一步恶化。放射影像学上或磁共振成像上可以明显地观察到闭合的情况。如果截骨术是在 10 岁之后完成的，并且股骨颈生长板几乎是闭合的，则应考虑大转子骨骺原位阻滞。股骨颈部的碎骨片不需要治疗；随着髋内翻畸形的矫正，这个碎骨片几乎总是会自动愈合。外翻截骨术将承受剪切力的垂直裂隙转换为倾向于水平平面，这样将剪切力转化成有利于愈合的压应力。该疾病中常见的 Trendelenburg 征阳性，经有效外翻矫形后常转为阴性。Pylkkanen 在 114 例严重程度不同的病例中发现了 96 例术后出现了这种情况。

由 Pauwels 定义的通过 Y 形转子间手术将生长板角度恢复正常的外翻截骨术被广泛应用[335,364]。Corde 等人报道只要将生长板的倾斜度校正到 40° 或更小，并对股骨颈缺损处及股骨骨骺突出部位给予足够的支持，Pauwels 手术的效果就非常好[365]。他们的截骨术实际上是被设计用来将倾斜角度矫正到 16° 的（正常范围），尽管很少病例实现。El-Sobky 也报道了一种类似的手术，仅限于“发育性髋内翻”患者，效果良好[366]。使用外固定的股骨转子下外翻截骨术也有着良好的矫正效果，报告 9 例患者，均为发育性髋内翻，其中 2 例采用单侧肢体重建系统固定器固定，7 例采用多平面 Ilizarov 固定器进行固定[367]。HE 角和颈干角均矫正至正常范围内，并随着愈合而保持不变。Sabharwa 等人还开发了一种外固定器置入方式，采用经皮技术，采用低平面 Ilizarov 外固定对 6 例髋关节内治疗，效果良好[368]。所有进行外翻截骨的患者均患有发育性（婴幼儿）髋内翻。Günther 等人最近描述了一种转子下外翻截骨术，将碎骨块转到“端对侧”的方向[369]。儿童骨科疾病谱中所有类型的髋内翻都包括在内。其治疗不是移除股骨颈楔形病灶，而是截骨后将大转子旋转至横向使肢体远端外展，将近端骨块的外侧皮质（大转子基部的远端）靠在远端骨块的截骨面上，并用角度为 140°~170° 的角钢板固定。矫正婴幼儿髋内翻的截骨矫形术如图 3.24a,b 所示。

1. 下肢长度差异

下肢长度差异可以通过进行对侧股骨远端骨骺阻滞来处理。婴幼儿髋内翻的股骨缩短相对较少，这与真正先天性髋内翻的情况不同，后者与股骨近端发育不良有关。婴幼儿髋内翻致肢体缩短是由于髋内翻畸形和股骨颈长度缩短所致。Amstutz 指出在 10 例单侧发育性髋内翻患者的髋关节缩短不超过 4 cm，他认为这与股骨头颈部发育不规则的情况完全一致[331,332]。Pouzet 提到的严重的未经治疗的病例，患侧在骨骼发育成熟时缩短了 3~5 cm[358]。即使是最轻微的股骨近端局灶样缺损的病例其发生的肢体短缩也比髋内翻引起的短缩要严重得多。

2. 手术年龄

在很大程度上，手术时机取决于患者的年龄、畸形程度及其进展速度。Schmid 和 Kalamchi 注意到轻度畸形的髋内翻伴颈干角大于 110° 的患者，干骺端碎骨片倾向于早期愈合，随后颈干角改善[356]。对于这些病例只需要随访观察[357]。对于颈干角小于 100° 且有进展趋势的病例，一般建议手术治疗。颈干角在 100°~110° 之间的病例，首先进行观察，依据进展的趋势决定手术干预的时机。Catonne 等人强烈建议在 9 岁以前截骨术，他们认为这样的治疗效果更好[354]。Desai 和 Johnson 的研究中，大多数复发病例发生在手术时年龄超过 5 岁的患者身上[355]。Serafin 和 Szulc 的研究显示了治疗结果的良好程度和进行手术的时间呈明显的相关性[350]。在该项研究中，在 2~9 岁年龄组中，手术效果的良好率为 80%，之后有所下降，10~11 岁年龄组手术效果的良好率为 62%，12~16 岁年龄组为 52%，17 岁及以上年龄组仅为 33%。因此，如果年龄超过 8 岁或 9 岁的患者颈干角度小于 100° 时，继续等待观察似乎没有什么益处。初次进行矫形治疗将颈干角外翻至 130° 以上治疗效果最好。

3. 婴幼儿儿髋内翻治疗的总结

已有几种类型的外翻截骨术被报道，它们的治疗结果几乎没有明显差异。Weighill 发现股骨粗隆下和股骨粗隆间截骨术的结果没有差异[362]。在几乎所有的病例中，垂直干骺端的缺损都能愈合。此外，股骨近端生长板几乎总是出现早闭。对所有患者的治疗都必须严格遵循以下这一点。如果股骨近端生长板还剩几年的生长潜力，则有必要对大转子骨骺进行选择性骨骺阻滞，以保持力线良好。对于 10 岁后接受手术的患者，一般建议在手术时进行大转子骨骺融合。Serafin 和 Szulc 建议对颈干角进行过度矫正，建议术后矫正至超过正常值 10°~15°[350]。在 HE 角的测量中，当大于 60° 时疾病将会尝试持续进展，当小于 45° 时有自愈的可能性，当角度在 46°~59° 之间时疾病的发展情况可能发生改变，因此需要密切的随访评估[357]。术后 HE 角为 35° 或更小时并且颈干角为 130° 或者更大时，治疗结果通常令人满意。适当注意手术细节和相对早期的干预，手术治疗的目的通常是可以达到的：建立正常的颈干角；促进骨缺损部位的愈合；将生长板重新恢复到更水平的位置。手术后仔细的随访是十分必要的，因为有些患者可能会复发，几乎所有患者的股骨近端骨骺都会过早闭合，并且术后大转子会有相对过度生长的趋势。生长板的早闭几乎是该疾病种的一个不可改变的情况，不将其应归因于外翻矫形术后的并发症。在几乎 90% 的病例中可以看到这种现象，这是由于原发性畸形导致的，而不是由具体的治疗所造成。几乎所有的研究都指出，婴幼儿髋内翻患者的最终治疗结果取决于初始倾斜角度、手术时的年龄和手术时外翻矫正的程度。不良的治疗结果出现于那些颈干角小于 90°，9 岁以后进行手术，矫正后外翻小于 130° 的患者。

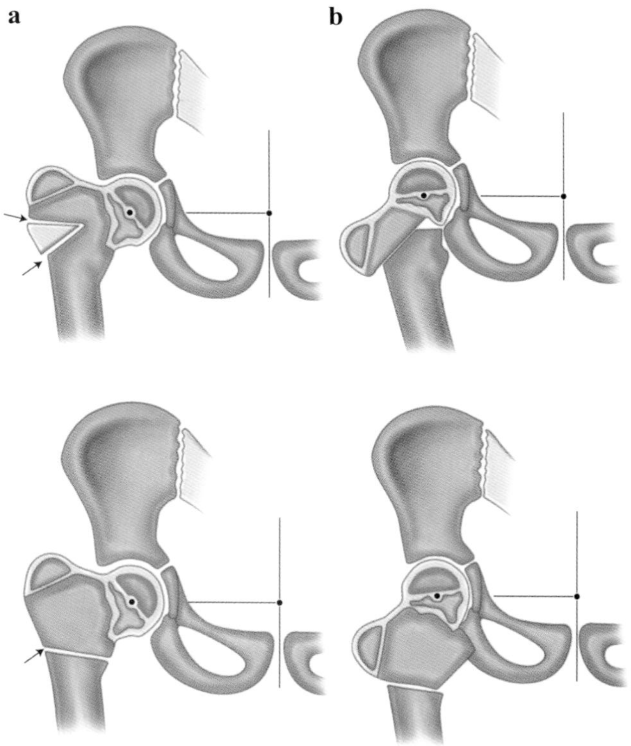

图 3.24 婴幼儿髋内翻通过近端股骨外翻截骨术进行手术矫正（a 图示左侧为髋内翻畸形，右侧为 Pauwels 截骨术矫形术，在这个手术过程中，截除外侧楔形骨块然后完成横向截骨，外翻矫形后，股骨干内移；b 图示左侧的髋内翻也可以通过"端对侧"的外翻截骨术进行矫正，在小粗隆下方横向截骨术，不切除楔形骨块）

4. 髋内翻与骨骼发育不良

髋内翻可与许多全身性骨骼发育不良性疾病相关。它特别常见于先天性脊柱骨骺发育不良和锁骨颅骨发育不良，也被描述为多发性骨骺发育不良和干骺骨发育不良的一种表现。在骨骼发育不良疾病中，髋臼异常也很常见。一些骨骼发育不良疾病中发生髋内翻病例有着孤立性的股骨颈碎骨片，但多数并不出现这种现象。Oh 等人报告了对 30 例先天性髋关节内翻伴脊椎干骺端发育不良和脊椎骨骺发育不良的儿童和另外 20 例伴各种类型髋内翻患者相关的矫正角度和对缺乏二级骨化中心的股骨头近端骨骺的测量方法 [370]。Trigui 等人注意到骨发育不良患者的髋内翻在外翻截骨术后复发率高 [371]。他们建议，整个髋关节区域的形态需要进行评估，手术时机往往较婴幼儿髋内翻迟。他们认为 HE 角需要大于 60° 才考虑手术治疗。Aarabi 等人论述了在严重的成骨不全病例中髋内翻发病率高，即使是在已使用髓内钉很好地纠正了骨干畸形的情况下。对整体功能的改善可能也需要纠正髋内翻。有时可以使用髓内钉固定联合多种截骨术进行治疗，但也可能需要特殊的转子下入路 [372]。

通过外翻截骨术治疗不同病因的髋内翻的例子如图 3.25，图 3.26a, b 和图 3.27 所示。

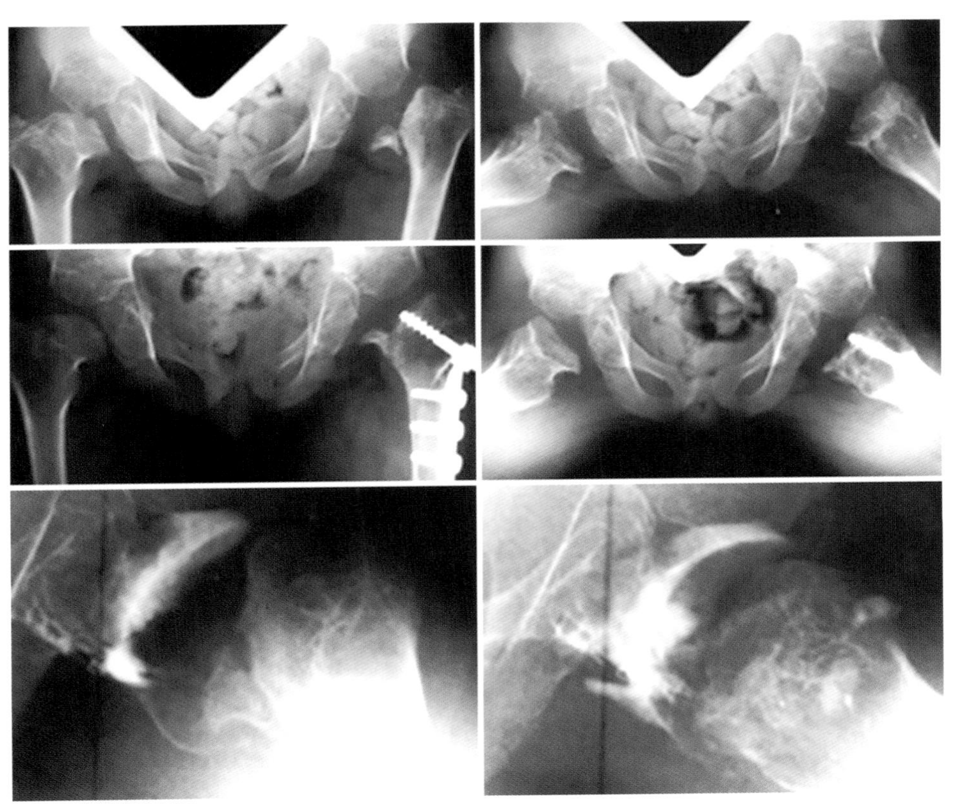

图 3.25　X 线片显示双侧髋内翻伴先天性脊柱骨骺发育不良（上排图示一位患有先天性 SED 的 7 岁女孩的骨盆正位片在左上角，蛙式位片在右上角，女孩有蹒跚步态，无论年龄大小，股骨头继发骨化中心均无骨化，左侧可见一个特征性的颈部内侧三角形碎骨片，髋臼明显发育不良，两侧未见软骨下骨；中排图片中，左中图示股骨近端外翻截骨术如何将股骨头颈重新置于更有利的负重位置，三角形的碎骨片很快就愈合了，中排图片中右中图示蛙式位片，可见颈部的中心部分通过螺钉指向髋臼深处的 Y 形软骨；下排图中，左下图示病变较严重的髋关节的正位片关节造影，显示出股骨头的球形轮廓和明显缩短的邻近的股骨颈，股骨头位于髋臼内，但髋臼发育不良，此外股骨头指向负重面内侧和下方，而不是内侧和上方，下排图片右下图示，关节造影的蛙式位显示了球形股骨头与髋臼的匹配关系，股骨头颈部明显缩短，7 岁时仍无继发骨化中心）

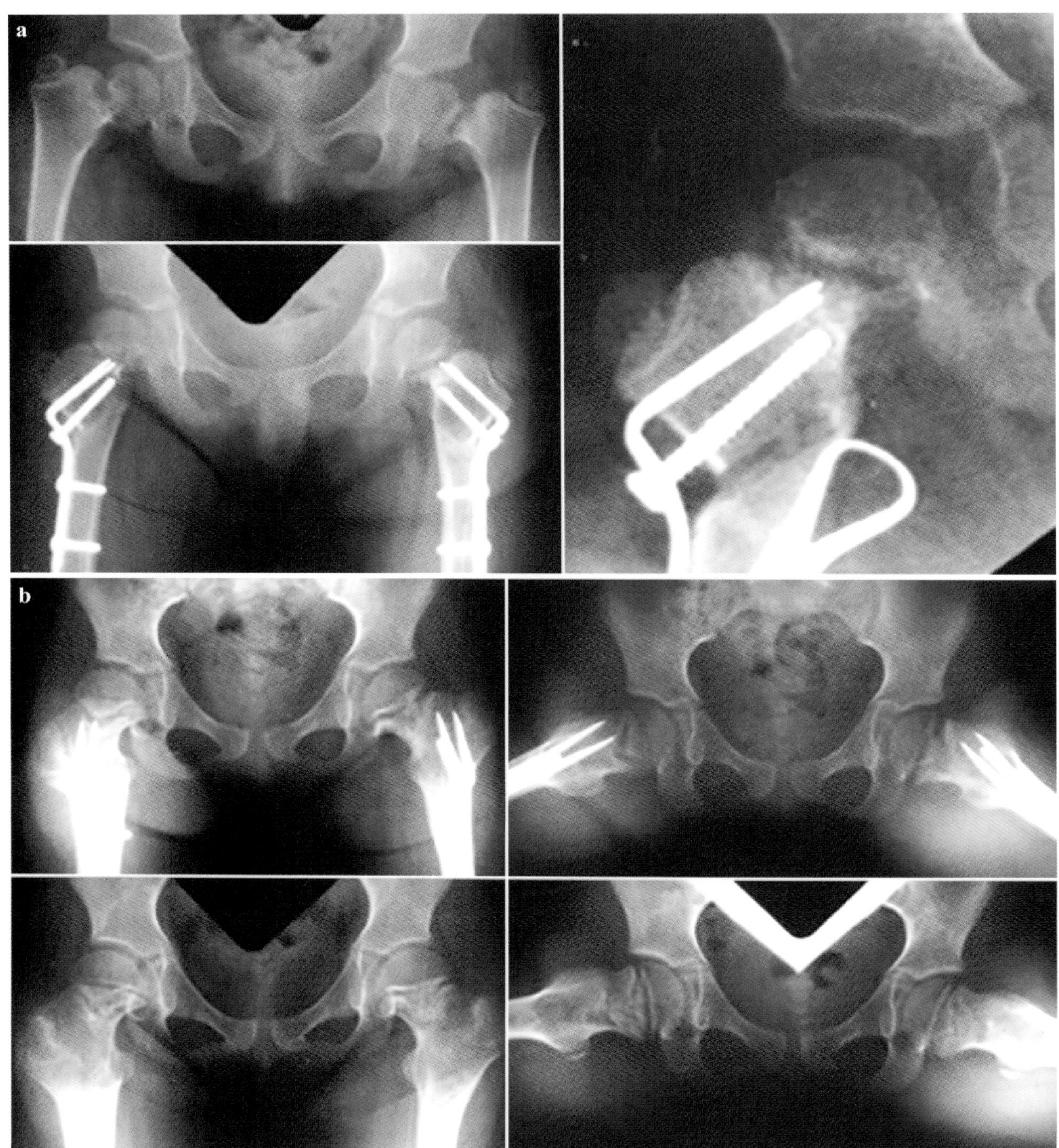

图 3.26 **不明原因骨骼发育不良伴有双侧髋内翻的患者的手术治疗**（a 图示骨盆正位片显示双侧股骨近端髋内翻，双侧大转子尖端与股骨头最上部处于同一水平，两股骨头位置良好，髋臼发育良好。颈部变短，而骺软骨区变宽，股骨近端外翻截骨术采用 Wagner 角钢板内固定，愈合时内翻畸形得到很好的矫正。髋关节的局部 X 线片显示截骨术后的术野中心位置，近端的股骨头颈颈部生长板现在几乎是在水平方向的，大转子的尖端远低于股骨头的上表面，并且在截骨术部位有过度的外翻角度，3 年后，患者 8 岁时，内翻畸形复发。b 图示再次行股骨近端外翻截骨术，进行更广泛的外翻矫正，正位片显示此截骨术后愈合的位置，蛙式位片显示截骨术后股骨头位置良好，患者 11 岁时第二次截骨术后 3 年的正位 X 线片显示矫正位置得以维持，两个股骨头都位于髋臼内，大转子仍在正常位置，股骨近端生长板保持正常位置并继续生长，蛙式位摄片显示髋臼、股骨头、股骨颈和股骨干保留了干骺端功能和良好的结构发育，孩子可步行，而无摇摆步态，髋关节活动自如）

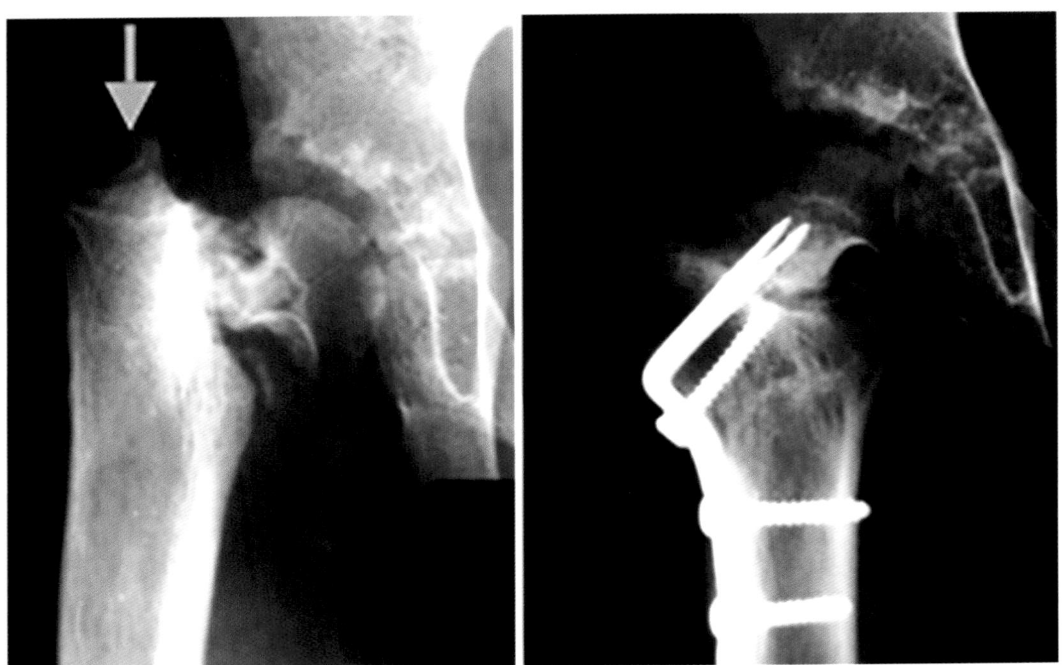

图 3.27 左侧为 6 岁男孩单侧髋内翻，股骨头呈球形，位于髋臼内，但股骨颈明显缩短，大转子相对过度生长，其尖端（白色箭头）高于髋臼上部；右侧，股骨近端外翻截骨术后，头部位于髋臼内，大转子尖端下移

4

第四章　股骨髋臼撞击综合征（FAI）

第一节　股骨髋臼撞击综合征（FAI）简介

一、术语

股骨髋臼撞击综合征（FAI）描述的是由于 1 个或偶尔 2 个关节组件的形态异常而导致股骨头和髋臼之间的压力关系异常。这种综合征本身并不是一种疾病，而是一种病理力学过程，导致髋臼唇、髋臼关节软骨和 / 或股骨头关节软骨的退行性病变，随着时间的推移会导致髋关节骨关节炎。

二、发病机制概述

髋关节屈曲导致股骨头或股骨头颈交界处与髋臼前缘的异常接触。这种异常接触有时被称为 2 个部位的连接处。许多畸形是继发于儿童髋关节疾病，其中最常见的 2 种是股骨骨骺滑脱和儿童股骨头缺血性坏死（Legg-Calvé-Perthes disease），其次是 DDH 治疗后残余畸形的后遗症。第二组疾病是由发育性髋臼前位不正（髋臼后倾）引起的。这些疾病的髋关节运动，通常屈曲超过 90°，导致股骨髋臼异常接触，过多的压力集中在髋臼前缘。造成损伤的原因是股骨近端与髋臼边缘的反复碰撞、接触。盂唇拉伸后撕裂使关节表面之间不适。股骨髋臼撞击综合征（FAI）多见于青壮年患者，尤其是从青少年晚期到成年早中期最为普遍。

三、撞击类型

凸轮型撞击是由股骨头或头颈异常引起的。在屈曲活动时，变形的股骨头向髋臼深处移动，对髋臼前上缘软骨过度挤压，从而发生撞击。钳夹型撞击是由髋臼过度覆盖股骨头引起的。当股骨屈曲时，髋臼限制股骨活动，髋臼唇受到异常压力。压力从盂唇向附近髋臼软骨挤压，导致髋臼狭窄长条状区域损伤。钳夹式撞击对髋臼软骨造成的损伤不像凸轮式撞击那样明显。随着时间的推移，盂唇的慢性撞击使髋臼边缘骨质增生，进而限制髋臼的平稳活动。患有这 2 种类型的混合型病症在患者中很常见（图 4.1）。

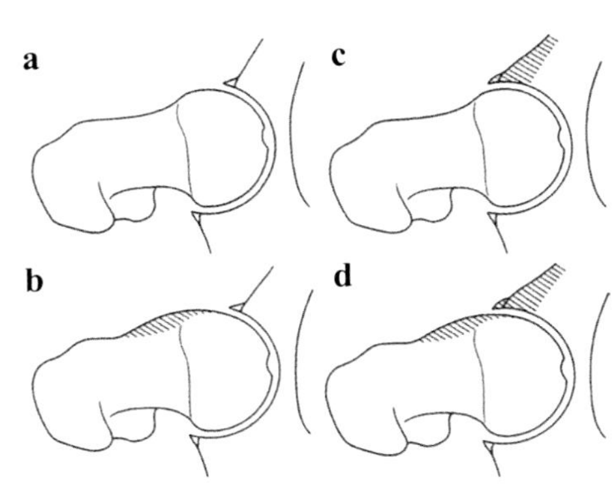

图 4.1　**凸轮式和钳夹式撞击**（a 图示呈现正常髋部；b 图示在侧视图上呈现凸轮式病变，股骨头颈前缘有多余的骨头，导致股骨头 – 颈偏心距减少；c 图示钳夹式病变，比由髋臼前缘正常的股骨头覆盖，髋臼过度覆盖；d 图示混合型股骨髋臼撞击综合征，是凸轮式和钳夹式畸形共同引起的）

第二节　符合股骨髋臼撞击综合征（FAI）的髋关节疾病最早描述

一、Smith-Petersen

在 1936 年发表的一项研究中，Smith-Petersen 认识到成年人髋关节疼痛是由于“股骨颈在髋臼前缘撞击”[1] 引起的。他指出，由于骨膜刺激以及肥厚性骨合成改变，2 个关节面之间无法灵活滑动，继而导致相邻关节滑膜炎并伴有疼痛。他推断如果消除了这种撞击，那么导致疼痛的反应也将消除。相关手术可入路以下两个区域进行：股骨颈或髋臼前缘。他认为需要切除的股骨颈过多，但牺牲一小部分的髋臼前壁则可以在安全的方式下通过增加活动范围来减轻疼痛。他详细描述了手术入路和 2 个病例，并报道了良好的结果。文章中报道了 11 个病例，就在明确但不显著增加的髋关节活动范围内消除疼痛及改善功能而言，均获得了良好的结果。在这些病例中，其中有 2 例是老年性股骨头骨骺滑脱（slipped capital femoral epiphysis, SCFE）伴有“在髋臼前缘有突出的股骨前颈撞击”、儿童股骨头缺血性坏死（简称 Perthes 病）、股骨颈或髋臼骨折及老年性髋关节病（髋关节骨关节炎）。在某些病例中，如果股骨头颈前缘“非常突出”或出现晚期增生性病变，他还会切除一小部分。此时，股骨头颈后缘未入路。

二、Royal Whitman

Royal Whitman 写了关于股骨颈的早期损伤，区分了真正的股骨颈骨折和被他称之为“骨骺分离”的现象（1909）。然而，我们可以明显地看出，他在 11 例病例中使用的“骨骺分离”这一术语主要指的就是我们现在所认识到的股骨骨骺滑脱（slipped capital femoral epiphysis, SCFE）[2]。与真正的骨折患者相比，在他的病例中，大多数患者处于青春期前及青春期年龄组，被描述为肥胖或超重，有相对较小的创伤，有几周到几个月的跛行症状，临床评估为有严重的髋关节和下肢外旋畸形。这些患者接受了手术治疗，打开受伤的髋关节以观察颈 – 头 – 髋臼界面。考虑到针对移位点的观察通常是稳定的，Whitman 经常先观察颈部上缘和前缘的突出部分，接着从颈部突出的前上侧面取下楔形骨，以帮助重新定位股骨头以及将头 – 颈复位到髋臼。数据清楚地显示和描述了“股骨颈与髋臼上缘接触限制外展”。在许多病例描述中，他通过牵引和杠杆定位将移位的头部复位到颈部。在许多病例中，“颈部突出部分被切除”。虽然他没有使用撞击这一术语，但他明显是从颈部近端移除骨组织以使头部和颈部能更好的适应髋臼。下面这段来自他工作的话描述了髋关节打开后的情况，观察到的现象是最好的解释方式：“见颈部前缘尖角”……“突出物被切除”；“看起来有必要从颈部末端切除一个楔形部分，以便可以通过向内旋转重新定位”；以及“在切除骨骺连接处的楔形骨后，可见股骨头部分和肢体内旋并列出现”。

三、Vulpius 和 Stoffel

Vulpius 和 Stoffel 在其关于骨科手术的书中（1913）阐明了手术方法（归因于 Mikulicz），即移除颈部上外侧的突出部分，缓解髋臼边缘在活动中的阻滞[3]。他们认为，如果股骨颈上面的急剧弯曲或骨条“在外展和内旋时，紧贴髋臼边缘”，则手术是有价值的。

四、Heyman, Herndon 和 Strong

在 1957 年的报道中，Heyman 等人指出，在 SCFE 中使用颈椎截骨术或切开复位术再定位严重移位的股骨头，以此恢复股骨头 – 颈解剖结构的结果并不理想[4]。他们还指出，当严重移位的股骨头，严重错位，因错位愈合时，“活动障碍确定为在交界处骨骺移位，股骨颈前上侧有骨性突起，相撞髋臼边缘。”用骨切开术切除骨突，而未用颈部或转子间截骨术的手术称为“骨成形术”，随后被一些人称为“凿唇术”。他们报道了其中 21 例，在消除症状方面始终取得良好的效果，并报道称“消除妨碍髋臼边缘活动的骨障碍”是有效的（表 4.1A）（图 4.2）。

表 4.1A 认识到重度股骨头移位（SCFE/ 青少年髋内翻）后的股骨髋臼撞击和潜在的髋关节畸形作为引起髋关节骨关节炎的原因——伴有髋内翻的撞击性畸形（包括股骨骨骺滑脱）

序号	内容
i	1909 年，Whitman。因骨骺移位引起伴有髋内翻的撞击与急性股骨颈骨折有所区别，经手术切除股骨颈骨。→“整个颈部前表面呈现出闪亮的白色，好像被软骨覆盖……由此表明，由于受伤逐渐引起移位或扩大，即是一种骨骺髋内翻。”→“在骨骺交界处移除楔形骨时，可以看到骨头部，通过向内旋转肢体将各部分并置。”→“……股骨颈末端肿胀……从中除去了一块薄骨。”[Whitman R. Med Rec,1909, 75:1–8]
ii	1911 年，Drehmann。文中关于髋内翻类型的图示。[Drehmann G, Ergeb Chir Orthop,1911,2:452–487]
iii	1913 年，Vulpius 和 Stoffel。手术切除股骨颈上外侧骨突，以改善髋关节活动范围。→“……在股骨颈上部……在外展和内旋时，有一个锐弯紧邻髋臼边缘…”[Vulpius O, Stoffel A. Orthopädische Operationslehre, Stuttgart, F Enke, 1913]
iv	1936 年，Smith-Petersen。伴有前股骨骺滑脱及其他类型髋内翻的撞击；通过修剪髋臼前缘减轻疼痛。→“这位患者疼痛的根源是什么？”答案是：在髋臼前缘上的股骨颈撞击……如果我们能消除这种撞击，我们应该能够消除由此产生的反应和疼痛……从而消除疼痛……为了消除撞击，可以从两个区域着手……股骨颈和髋臼前缘。[Smith- Petersen M, J Bone Joint Surg, 1936, 18: 869–880]
v	1957 年，Heyman 等人。头 – 颈成形术治疗严重 SCFE。→“作活动障碍确定为在交界处骨骺移位，股骨颈前上侧有骨性突起，相撞髋臼边缘。用截骨器切除了这个骨突，而没有进行截骨手术。”[Heyman C H, et al., J Bone Joint Surg Am, 1957, 39A: 292–303]

表 4.1B 认识到重度股骨头移位（SCFE/ 青少年髋内翻）后的股骨髋臼撞击和潜在的髋关节畸形作为引起髋关节骨关节炎的原因——对所有髋关节骨关节炎的病例都是继发于已存在的畸形的认识增加

序号	内容
i	1965 年，Murray。对 X 线片上“股骨头倾斜畸形”的描述和测量（随后被称为“手枪握畸形”）。→“这项研究最突出的结果是，实际上 65% 的所谓原发性骨关节炎是继发于既有的无症状解剖异常。的确，在男性中，只有 14.4% 的髋关节结构正常。”→“……认识到倾斜畸形是髋关节骨关节炎发展的一个诱发因素，得到的评论少得惊人。因此，从放射学角度来看，这些轻微的解剖异常是导致关节不协调的原因，这在许多髋关节中导致过早退行性改变。”[Murray. Br J Radiol, 1965, 38: 810–824]

（续表）

序号	内容
ii	1975 年，Stulberg 等人。影像学表现特征为“手枪握”畸形，一种以往未被认识的潜在的髋关节疾病。[The … Hip, Proc…3rd open meeting of the Hip Society, p. 212–218, CV Mosby, St. Louis 1975]
iii	1976 年，Soloman。提出对于髋关节的假设→“骨关节炎总是继发于一些潜在的关节异常。”→（a 中）“对 327 例髋关节骨关节炎的临床，影像学和病态解剖学进行了详细的研究……除 27 例（91.7%）外，其余均诊断出关节易发生异常。”→“股骨头紧邻髋臼边缘的地方会破坏最大的软骨。”[J Bone Joint Surg Br, 1976, 58B: 176–184]
iv	1986 年，Harris。→“……90% 以上的所谓原发性或特发性髋关节骨关节炎患者……髋关节异常表现明显”“手枪握”畸形包括股骨颈通常呈凹形的表面变平、股骨颈前外侧出现骨性肿块、股骨头未能位于股骨颈中心。→“……原发性髋关节骨关节炎或根本不存在，即使存在，也极其罕见。”[Clin Orthop Relat Res, 1986, 213: 20–33]
v	2003 年，Ganz 和他的同事们。从 20 世纪 80 年代中期开始，Ganz 和他的同事们，逐渐明确了他们对髋关节骨关节炎病因的观点。→“基于 600 多例髋关节手术脱位的临床经验，我们对损伤模式及其来源的动态证据进行现场检查，我们提出，股骨髋臼撞击是多数非发育性不良髋关节早期骨关节炎的原因。”→“…在许多特发性关节炎的病例中，存在以股臼撞击形式存在的诱发性因素，但传统的诊断方式不太容易鉴别。”[Clin Orthop Relat Res, 2003, 417: 112–120]

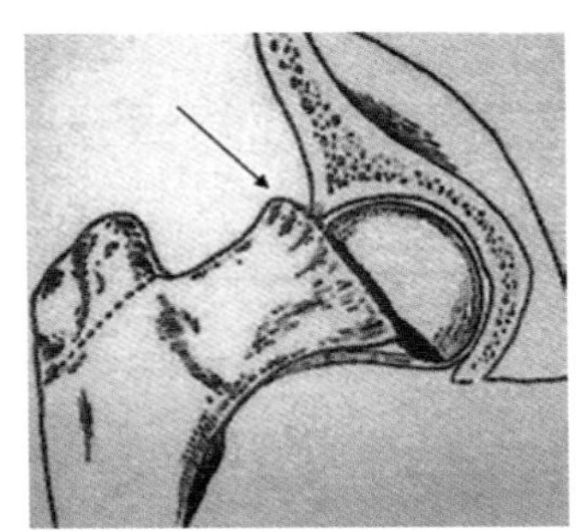
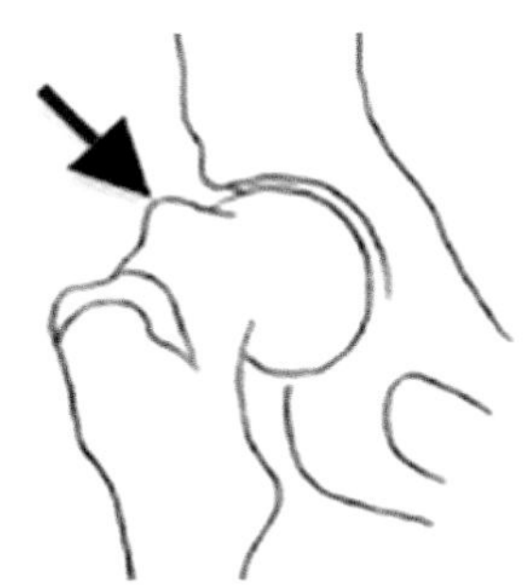
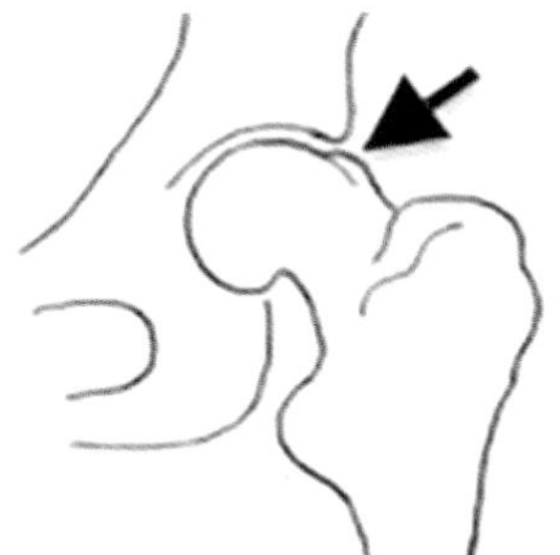
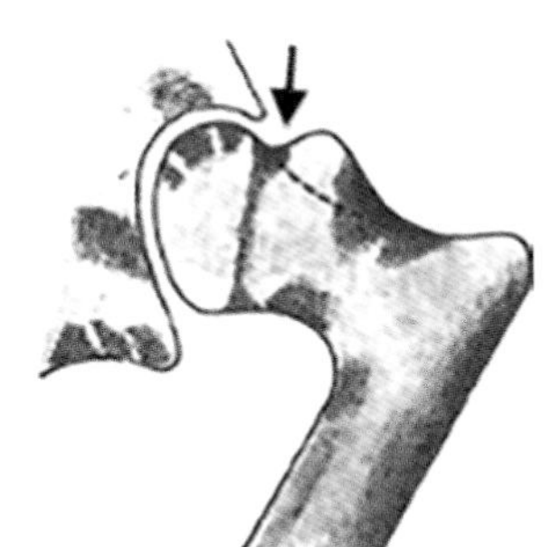

图 4.2　**摘自 Whitman 1909 年（左）、Drehmann 1911 年（中）、Vulpius 和 Stoffel 1913 年（右）作品插图，显示出现髋内翻并引起髋关节症状，是股骨近端在颈部上外侧有骨突出** [Whitman，Vulpius 和 Stoffel 都报道了通过外科手术，修剪骨突出来改善髋关节活动和减轻疼痛的实例。Whitman 治疗儿童髋部骨折和骨骺移位引起的分化型股骨颈骨折；极少的骨骺移位是急性骨折，大多数描述是根据年龄（青春期），最小创伤，症状发作缓慢，身体习惯（超重，生长突增）分类为 SCFE。所示标本来自一位患者，符合 SCFE 分类描述。对于此图，Whitman 描述了“颈部和髋臼上缘的接触限制外展”（箭头）。Drehmann 在一篇关于髋内翻的长篇文章中指出，患者在头部移位并随后愈合后，出现上外侧骨突出（箭头）。Vulpius 和 Stoffel 评论道，需要移除骨性肿块以增加髋关节的活动范围（箭头）]

第三节　对儿童和青少年髋关节疾病的不完全康复及其与髋关节骨关节炎关系的认识增加

从 1965 年 Murray[5] 的报道开始，到 Solomon[6]、Stulberg 等人 [7] 和 Harris [8] 的研究，成人骨关节炎的影像学表现与潜在的、未识别的儿童髋关节疾病联系日益紧密。“股骨头倾斜畸形”或“手枪握”畸形认为是早期髋关节骨关节炎的影像学预后征象。它是指股骨近端头颈区的上外侧表面从头部下缘到颈底部的骨突起。这是头和颈轻度和中度滑动后，尤其在边缘磨圆后，形成的相对位置。

一、Murray

放射科医生 Murray（1965）写道，虽然当时认为 50%~65% 的病例中会发生原发性或特发性髋关节骨关节炎，这可能很罕见[5]。他的研究表明："大多数病例中确实存在对于原发性髋关节骨关节炎发展的基本解释，这些病例无既往异常病史，而且对骨盆 X 线片进行更严格的检查通常可以发现最小的解剖变异。"这些变异使关节面不协调，关节机制异常，引起早期轻度髋臼发育不良和无症状股骨骨骺滑脱（SCFE）（骨骺分离），导致"倾斜畸形"。他进一步将"倾斜畸形"定义为"股骨头和股骨颈之间的异常关系与青少年骨骺分离的残留成人畸形相当"。

二、Solomon

Solomon 通过临床、影像学和解剖学方法，研究了 327 例髋关节骨关节炎病例，他认为除 27 例外（300/327，92%），其他全部可以诊断出某些关节结构异常[6]。还有已知的儿童髋关节疾病或炎症性关节炎的明显病例，他还发现，轻微髋臼发育不良占 20%，"轻微股骨头倾斜"（Murray 所述）占 18%。他认为他的研究支持这样的结论，即（通过仔细研究）会发现骨关节炎"总是继发于一些潜在的关节异常"。

三、Harris, Stulberg 和 Colleagues

Harris 总结道："髋关节骨关节炎作为原发性疾病根本不存在，或如果存在，也极其罕见。"基于对成人髋关节疾病的广泛临床研究以及对上万例成年髋关节骨关节炎的 X 线片的研究，这一概念在过去 30 年里发展缓慢[8]。他们的研究认为"在 X 线片上检测和识别髋臼和 / 或股骨头的相对轻微的形态异常，反映髋关节生长停止时的轮廓，并确定这些形态异常与发病率增长有关"。这些研究包括检测髋臼异常、股骨头 – 颈形状异常以及儿童髋关节疾病导致的先天发育异常。Harris 总结说："在 90% 以上的所谓原发性或特发性髋关节骨关节炎患者中，有足够的数据来评估正常髋关节在生长停止时的正常状态，可清楚地显示出髋关节明显异常。"在之前一项对髋关节骨关节炎患者的研究中，Stulberg 等人（包括 Harris）定义了既往无法识别的、潜在的髋关节疾病的影像学特征表现，并将其称为"手枪握"畸形[7]（图 4.3）。

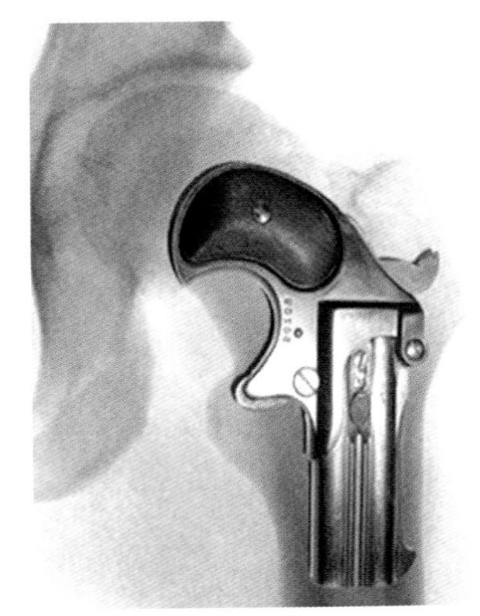

图 4.3 图示"手枪握"畸形，显示股骨近端有轻微愈合滑脱，骨头上覆有手枪的图像

在股骨侧，有一个股骨头颈状特征与退化性髋关节疾病有关。这种畸形形态，称为"手枪握"畸形，包括股骨颈外侧通常凹面变平，股骨颈前外侧表面隆起，股骨头关节面与股骨颈交界处形成尖锐过渡或"钩"，在正位、蛙侧位或真侧视图中，股骨头无法在股骨颈中心上。对 75 例股骨头骨骺滑脱患者和 187 例 Perthes 病患者的记录观察显示，头颈"手

枪握”畸形常伴有轻度股骨头骨骺滑脱，甚至轻微 Perthes 病[8]。进一步研究表明，髋臼内唇或继发于先天性髋关节脱位，或是一种无外伤或没有髋关节患病迹象的发育性疾病。在一项研究中，75 名患有假定特发性骨关节炎，40% 的患者有“手枪握”畸形，39% 有髋臼发育不良，这两种 79% 的异常是由儿童髋关节疾病引起，本质上是轻微的。当既往无法识别髋臼内唇、多发性骨骺发育不良（不伴有矮小，主要累及髋部）、椎体骨骺发育不良（不伴有矮小，主要累及髋部），此外，代谢异常，血色素沉着症（因为每一种都发生了“手枪握”畸形），“或根本不存在髋关节骨关节炎，如果存在，则非常罕见”[8]。

四、Ganz 和 Colleagues

Ganz 和他的同事们，在 80 年代后期开始，已经认识到，甚至是轻微的解剖变异也会导致股骨髋臼撞击症，出现早期关节软骨损伤[9–13]。他们在概述 FAI 方面、界定它为引发髋关节骨性关节炎（OA）的主要根本原因方面发挥了重要作用。他们认为，FAI 是大多数非发育不良髋关节的早期 OA 发展机制（见表 4.1B）。

第四节　股骨髋臼撞击的正式病理发展

在过去的 20 年中，从临床和影像学识别、临床意义以及关节镜和开放手术治疗方法角度，已阐明股骨髋臼撞击症（FAI）的概念。人们近几十年已经认识继发于小儿髋关节疾病、外伤和成人髋关节疾病的股骨髋臼近端异常：但只有新的诊断和治疗方法出现，认识到髋臼位置发育不规则（髋臼后倾）也存在问题，这种疾病使关节分离，则认为它是导致髋关节病变的因素，极有可能导致骨关节炎。到 2000 年，股骨髋臼撞击（FAI）的概念越来越明确，手术入路方法得到发展，并在一些中心积极使用。FAI 与 SCFE 尤其相关，股骨头（股骨头骨骺）的后侧和内侧相对移位，以及逐渐暴露的颈部外旋，导致上外侧颈部撞击髋臼唇和关节软骨。随着提高对股骨髋臼撞击（FAI）综合征的认识和定义，许多人偏向努力减少继发于儿童和青少年髋关节疾病的髋关节退行性变化，治疗 SCFE 的基本方法正在发生一些变化。Millis 和 Novais 对原位固定的评价如下：“股骨髋臼撞击会导致 SCFE 患者每个髋部出现力学异常，即使轻微的滑移也会如此……”[14]。

第五节　病　因

FAI 障碍可以从两个层面考虑；一个与结构异常的位置与性质，另一个与引起结构异常的特定病症。结构异常可定位于髋臼、股骨头–颈，或与其他结构正常的髋关节过度活动有关。基于股骨的凸轮撞击以及基于髋臼的钳夹撞击。

一、髋关节结构异常

1. 髋臼异常

髋臼后倾、髋臼过深（当髋臼窝底在髂坐线或在髂坐线内侧出现）、髋臼前突（股骨头在髂坐线内侧）均易患 FAI。这组导致钳夹型撞击。

2. 股骨头形态异常

股骨头骨骺滑脱、股骨头扁平化后缺血性坏死、股骨头后倾和髋内翻均易患 FAI。这组导致凸轮撞击。

3. 混合型异常（髋臼和头颈交界处）

在大多数病例中，1/3 到 1/2 的 FAI 患者有混合型结构异常。

4. 髋关节活动范围过大的髋关节解剖正常

那些髋关节解剖正常但髋关节活动范围过大的人，比如芭蕾舞演员、瑜伽练习者和竞技运动员，都有患 FAI 的倾向。

二、儿童和青少年时期诱发 FAI 的疾病基本组

诱发 FAI 发展的 3 组儿童和青少年时期疾病：

1. 股骨头和 / 或髋臼异常形成或愈合的儿童髋关节疾病，如 DDH、Perthes 病或 SCFE

引起 FAI 的最常见疾病组是已鉴别或未识别的股骨头骨骺滑脱。即使是轻微的疾病使股骨头颈偏心距，从而导致凸轮撞击[15,16]。

2. 髋臼后倾

轻度发育性髋臼异常视为髋臼后倾，把它当作先前患有特发性骨关节炎的基础[17]。当出现这种病症时，本质上是一种独立的髋臼发育不良。除了特发性骨关节炎外，髋臼后倾还常出现 Perthes 病、膀胱外翻、神经肌肉障碍、DDH 和三方关节软骨创伤后闭合。髋臼过深和髋臼前突同样诱发撞击，因为增加髋关节前缘覆盖，髋臼深度增加，导致髋臼缘钳夹撞击股骨颈。

3. 医源性疾病

这些出现在先前髋臼和 / 或股骨截骨术治疗其他畸形后，如 Salter 的无名截骨术。Ganz 等人指出：“因此，通过髋关节截骨术达成改善关节一致和覆盖的目标，是必要的，但不能以减少间隙和造成随后的股骨髋臼撞击为代价。”[10]

第六节　FAI 的病理机制和病理解剖并发症

就 FAI 需要考虑以下因素：①引起钳夹撞击的主要结构异常是因髋臼后倾使髋臼过度覆盖，并且引起凸轮撞击的主要结构异常是非球形头和紊乱的头颈交界处（头 – 颈偏心距损失），在青少年股骨头骨

骺滑脱和 Perthes 病中常见 [但许多患者都有混合的凸轮型和钳夹型病理]（表 4.2）；②髋臼后倾使髋臼的前缘更靠近头颈部，髋臼屈曲，从而使盂唇和邻近髋臼软骨暴露于异常的物理支座（撞击）；③股骨头（较宽）和股骨颈（较窄）在头颈交界处的正常对称偏心距导致了环状交叉凹形，使头颈前上间隙不会在屈曲和内旋时撞击髋臼，当上外侧交界处头颈移位，正常的头颈偏心距减少或完全消失，而物理支座（撞击）阻止了在髋关节清除这片区域屈曲和内旋不受阻碍（表 4.3）（图 4.4）。

表 4.2　股骨髋臼撞击（FAI）的定义——基本类型

序号	内容
i	股骨髋臼撞击（FAI）指髋关节的一种异常机制，股骨近端与髋臼前缘之间的重复支座导致髋臼唇、髋臼关节软骨和股骨头关节软骨的损伤，诱发髋关节骨关节炎的发展
ii	凸轮型撞击是由股异常引起的，主要是非球形股骨头或前外侧股骨头颈偏心距减少
iii	钳夹型撞击是由于髋臼后倾或加深，导致股骨头髋臼过度覆盖
iv	这些定义有助于概述和介绍实体，是准确的概括，但 FAI 中的异常通常是混合

表 4.3　股骨髋臼撞击（FAI）的解剖结构

序号	内容
i	髋臼呈杯状，关节软骨内衬相当大（但不完全），唇状加深，正常前倾，开口指向前方、外侧和下方
ii	髋臼唇是呈三角形的纤维软骨（切面）结构，沿圆周附着于髋臼边缘，在其关节面与髋臼关节软骨连接；它进一步覆盖股骨头，加深并稳定髋关节，并作为减震器和流体密封
iii	股骨头是一个非常规则的光滑的圆形，略大于半个球体（半球形）。它在髋臼深处也由圆韧带连接
iv	股骨颈呈圆柱形，上端和下端向外扩张，近端与头颈交界处的股骨头相连（远端与轴在转子间区域）。头部的横向直径比颈部宽，包括头 – 颈交界处。关节周围弯曲，使在髋关节极端活动时头 – 颈间隙（屈曲、外展和内旋），不会撞击髋臼边缘。正常的头 – 颈偏心距为 9 mm
v	髋关节囊和骨盆 – 股韧带（髂股、坐骨股、耻骨股）附加了髋关节稳定性，但与撞击的病理解剖学无明显关系

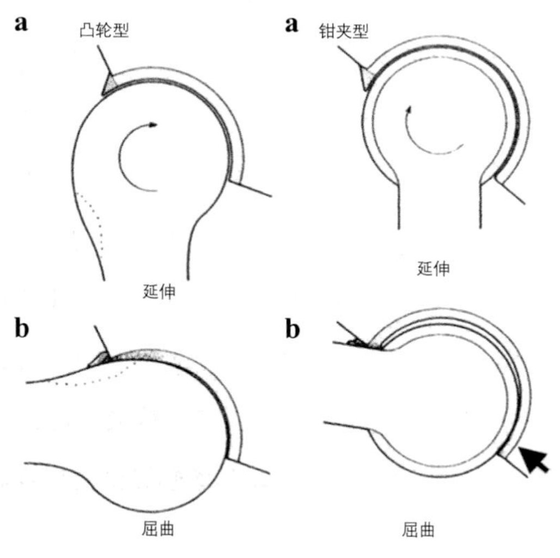

图 4.4　另一图示显示凸轮和钳夹两者之间的机理差异，髋关节屈曲时的撞击区域 [左边的 a 图和 b 图为凸轮机理，是由头颈偏心距减小（虚线）引起的，屈曲时，撞击影响盂唇和髋臼关节软骨（关节软骨变窄，受影响部位有黑点）；右边的 a 图和 b 图为钳夹机理，显示前唇损伤突出，以及关节窝头部杠杆式的“摇动”活动，导致后关节软骨损伤，称为“对位”损伤]

一、钳夹撞击的髋臼后倾

骨盆正位片清楚地显示每个髋臼，骨科医生和放射科医生熟悉髋臼的正常和异常坡度以及股骨头的覆盖范围。即使是轻微的髋臼发育不全或发育不良，也可以通过髋臼指数识别和量化。髋臼在矢状面也是倾斜的。通常前倾即向前外侧打开。越来越多的人认识到一些髋臼从正位后倾，开口位于平面的后倾角度。表 4.4 列出了凸轮型和钳夹型畸形的影像学特征。

表 4.4　股骨髋臼撞击的影像学特征

特征	内容
凸轮型撞击	头 – 颈区股骨近端畸形，头部非球形，头 – 颈区偏心距量减少 [前外侧上颈]；“手枪握”畸形（头倾斜畸形、后滑移畸形）; Alpha 角＞ 55°，偏心距＜ 7 mm，偏心距比＜ 0.17
钳夹型撞击	髋臼过度覆盖、髋臼后倾可为局部或整体、“交叉”征呈阳性(COS)、坐骨脊柱突出征阳性(PRISS)、后壁征阳性（PWS）、唇骨骨化；中心边缘（CE）角＞ 39°

Reynolds 等人研究了 310 名成年患者（620 例髋关节），因髋关节出现症状，并且发现这些患者没有明显的髋关节疾病 [17]。通过仔细的临床评估、骨盆正位片、跨越整个髋臼的轴向 CT 图像，间隔 2 mm，使他们鉴定出髋臼前缘和后缘的边缘，并测定前倾正常状态和偏离后倾状态。CT 可以实现精准关联。在所有髋关节中，有 174 例无症状且无影像学异常，这些被看作是正常组。在剩下的 446 例髋关节中，383 例之前既知发育不良特征，剩下 63 例待说明。其中 20 例有症状，但未发现临床或影像学异常。然而，在 43 例中，发现髋臼后倾引起疼痛症状。他们最终在 CT 图像上看出，平均开口后倾 –17°，而平均正常侧前倾 5°。他们通过临床结果和 CT 研究鉴别髋臼后倾，也认识到髋臼后倾是引起髋关节疼痛的原因；髋臼后倾成为发现相对年轻的人经历髋关节疼痛以及没有无任何征兆的髋关节疾病的证据。髋关节活动被动屈曲、内收和内旋产生“明显且重复的不适”，先前 Klaue 等人 [9] 将其定为“髋臼边缘综合征” [9]。前缘突出撞击股骨近端屈曲。那些患有后倾的患者髋关节屈曲受限至 90°。他们通过这种信息比较髋关节正位片（骨盆正位片）与 CT 图像，明确 X 线平片特征，以便诊断。清楚地描述和说明了 AP 骨盆平片上的“交叉”征（图 4.5a,b）。有症状的髋关节（后倾）中的 CE 角增加，中位值为 35°，而正常组中位值为 30°，但髋臼指数始终正常。髋关节疼痛的临床表现为，年龄范围从青少年（20 岁出头）到成年中期（30~50 岁）。整个研究的平均年龄是 32 岁，最年轻的是 13 岁。他们认识到，后倾的髋臼前缘撞击股骨近端会引起疼痛和屈曲受限，并且已经进行了几例髋臼周围截骨术，倾斜髋臼到前倾的位置，以便清除髋臼过度屈曲。

现在，认为髋臼后倾是一种特定的发育不良，伴有潜在的病理并发症 [17,18]。髋臼后倾导致髋臼缘前外侧形成突起，髋关节在屈曲和内旋时遇到障碍，因而诱发钳夹型股骨髋臼撞击。髋臼关节面范围和形态正常。但是，后倾诱发股骨颈和髋臼前缘之间的撞击。在后倾的髋臼中，前缘 / 开口的前缘比正常更偏外侧，后缘更偏中间。

另外两个 X 线平片征常与已确认髋臼后倾关联；这些是后壁征阳性（PWS）（图 4.5c）和坐骨脊柱征阳性（PRISS）（图 4.5d）。在每项评估中 X 线平片显示髋臼后倾的 3 种征象，可见于图 4.5e（图 4.5e ⅰ~eⅲ）。CT 扫描可提高评估髋臼方向的准确性；前倾和后倾的案例可见于图 4.5（图 4.5f ⅰ, f ⅱ；图 4.5g, h）。虽然后壁征阳性（PWS）和坐骨脊柱征阳性 PWS 阳性结果有力地支持了后倾的诊断，但高达 25%~50% 的后倾诊断是通过“交叉”征（COS）阳性结果发现的，但未显示 PWS 和 PRISS 阳性结果。

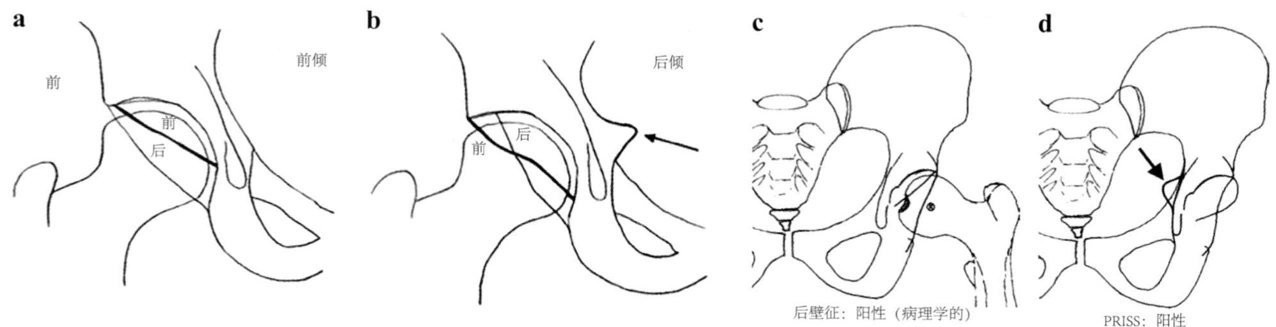

图 4.5 （a，b，c，d）根据 X 线平片结果，诊断为髋臼后倾，这些包括正“交叉”征阳性（COS）、后壁征（PWS）和坐骨棘突出征（PRISS）[a 图示髋臼正常前倾，在正常情况下，在骨盆正位片上已绘制始于髋臼骨外侧的两条线，髋臼前缘的线始终位于髋臼后缘的线内（上方）；b 图示髋臼后倾的 “交叉”征阳性；髋臼前缘的线与髋臼后缘的线相交，置于其侧面（下方），“交叉”越居中，后倾程度就越大；c 图示后壁征阳性（+ PWS），髋臼后壁未延伸到股骨头中心位置，在骨盆正位片上（用圆圈“x”标记）；d 图示坐骨棘征阳性（+ PRISS），在骨盆正片上显示坐骨棘进入骨盆（箭头）]

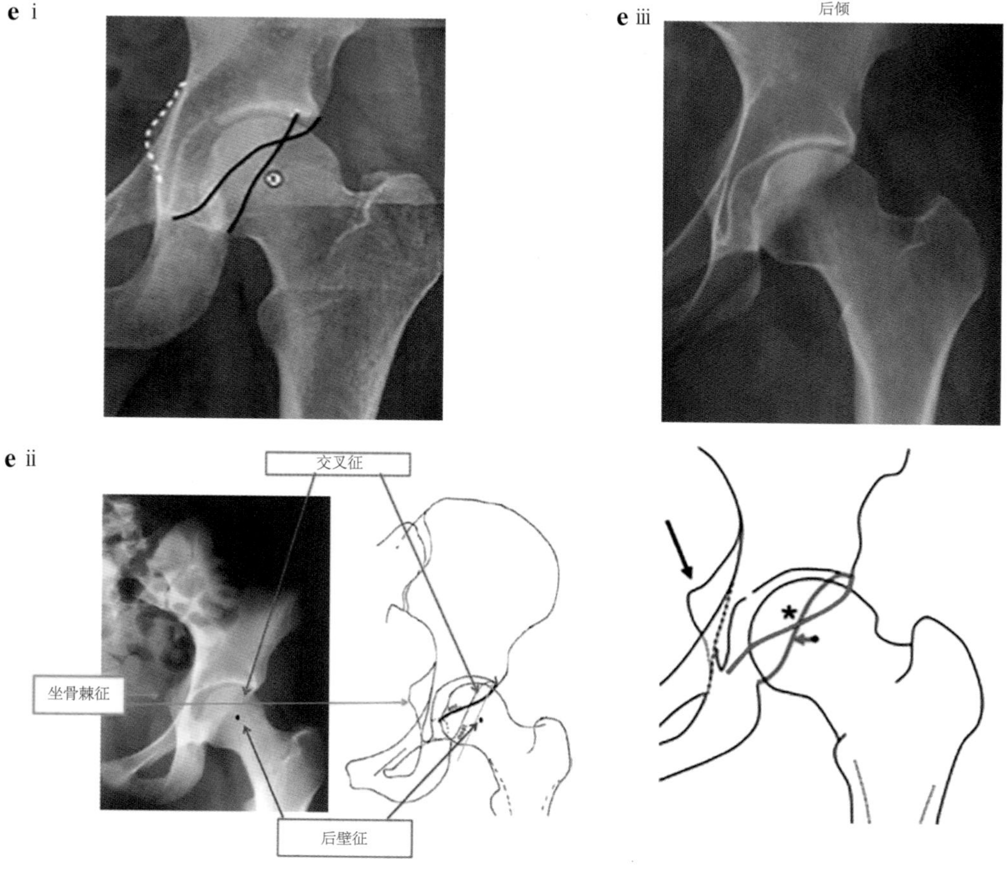

图 4.5 （e ⅰ ~e ⅲ）

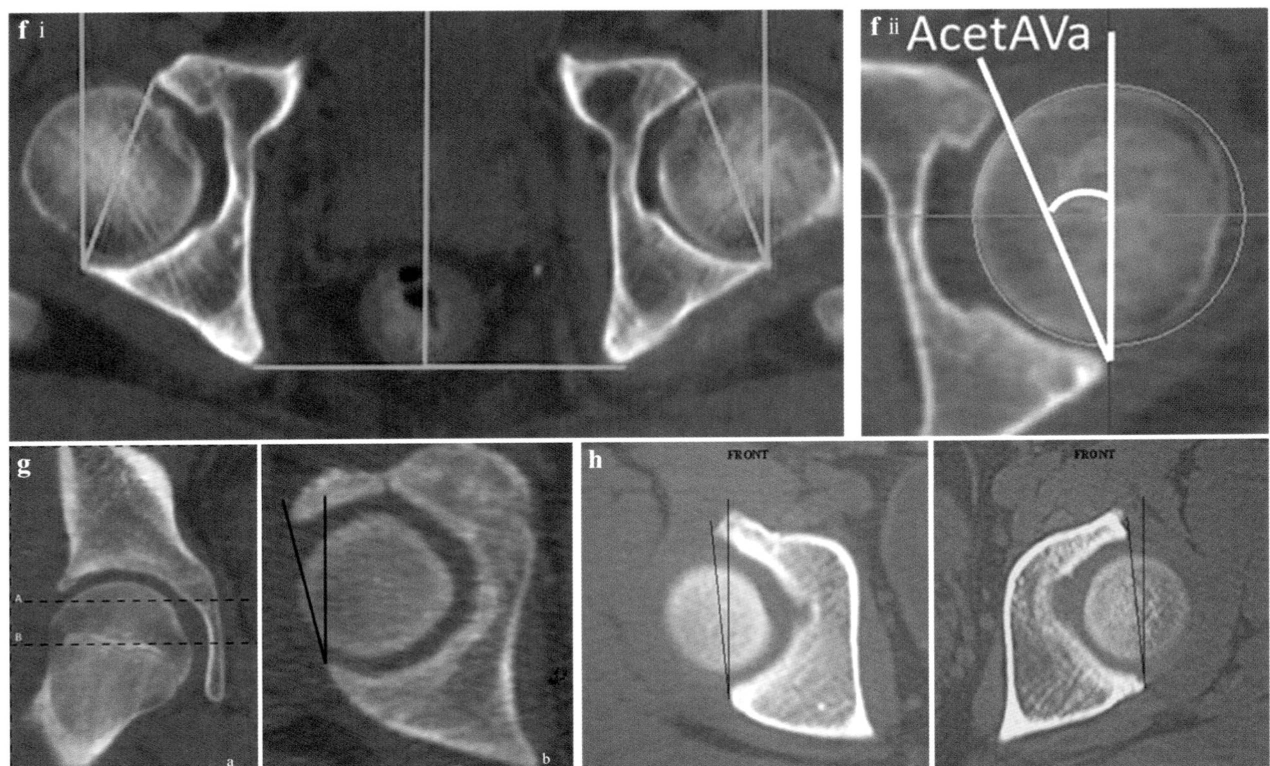

图 4.5　（e，f）3 幅图均显示 3 种影像学征象，表明髋臼后倾可能性很高 [e ⅰ 图示经 Clément Werner,MD for Werne 等人许可转载，Acta Orthop Belg（permission #5）; e ⅱ 图示经 Grant 等人许可转载，J Child Orthop, Springer（permission #6）; e ⅲ 经 Steppacher 等人许可转载，Osteoarthr Cartil, Elsevier; f ⅰ 图示 CT 扫描显示轴向视图的髋臼前倾以及测量前倾的使用方法，经 Chong 和 Too 许可转载，Skelet Radiol, Springer；f ⅱ 图示 CT 扫描显示一例髋臼前倾，经 Miyasaka 等人许可转载，Skelet Radiol, Springer]。g 图示 CT 扫描显示髋臼后倾；h 左侧为髋臼前倾，右侧为髋臼后倾，横向扫描用于说明和测量转向，显示髋臼外侧缘近端的最真实值（最大变化）

二、凸轮撞击的头颈偏心距

随着股骨头骨骺和股骨颈之间滑脱，两个部位的交界处形成非球面形，该位置引起凸轮型撞击，其中异常交界处（特别是颈部上前外侧表面）进入髋臼屈曲，造成髋臼前上缘软骨损伤 [10–13,15,16,19,20]。在 SCFE 中，盂唇与髋臼软骨分离，在某些情况下，屈曲时从骨上剪切髋臼软骨。很明显，通过关节镜直接观察或股骨头脱位术后观察，这种机制是通过髋关节活动范围的动态方法证明。在髋关节末端屈曲活动时，股骨近端与髋臼缘异常接触首先导致髋臼软骨病变，其次髋臼唇病变 [11]。当青少年出现这种情况，连续的活动使病变从局部发展累及更广，导致退行性关节疾病。上盂唇与前上髋臼关节软骨一起受损，使盂唇最终与软骨分离。这种机制在 SCFE 中被激活，因为即使是轻微的滑脱也会导致头部和颈部之间形成非球面连接处，从而引发“手枪握”畸形。如 Nötzli 等人所述，这种偏心距是通过 α（Alpha）角来测量的 [15]。当股骨头从骨骺水平滑脱股骨颈时，颈前上外侧（干骺端）未覆盖且突出，屈曲时，异常头 – 颈交界处发生凸轮型撞击，进入髋臼，造成前上缘盂唇和软骨损伤。正如 Beck 等人所解释的：“凸轮是附加在旋转装置上的偏心部件。屈曲时，偏心部分（上外侧颈）滑入髋臼前上部，在盂唇与软骨交界处和软骨下加压和产生剪切应力 [11]（图 4.6a~e）。

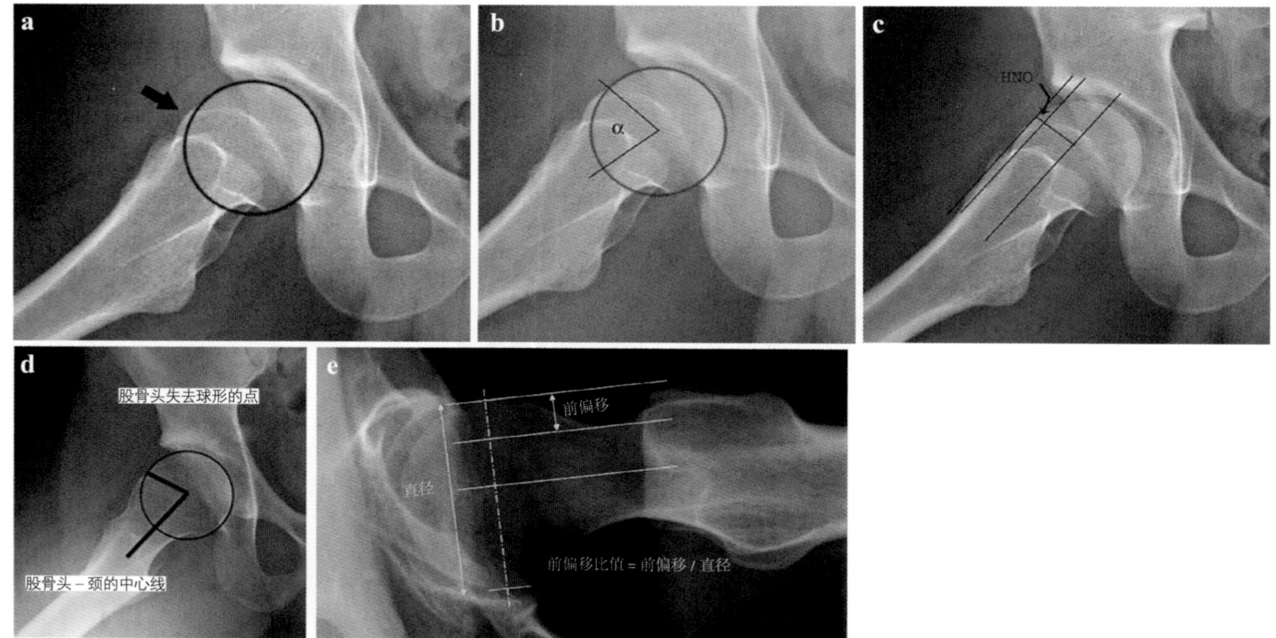

图 4.6 测量 Alpha（α）角来评估股骨头颈偏心距，Notzli 等人描述方法 [15][a 图示圆形模板勾勒出股骨头球形，注意由这一点从球形头部上方开始穿过股骨颈上外侧皮层的线；b 图示勾画出法线阿尔法角，从股骨头中点沿股骨颈长轴画一条线，第二条线连接股骨头中点与外围点，这条线沿着球形头部穿过外皮层，这两条线的夹角就是 Alpha 角，由于凸轮病变的上外侧突起，圆头的轮廓偏离其圆形路径的距离，比正常距离更近，所以 Alpha 角增加，两条线之间的夹角相应增大，角度越大，凸轮畸形越明显；c 图示测量股骨近端凸轮病变的头颈部偏心距，偏心距是外侧两条线之间的距离，以 mm 为单位，可参见图 4.6e；d 图示 X 线片，可见另一个测量 α 角方法的例子，这个角度在 X 线平片、CT 扫描和 MR 图像评估凸轮畸形方面非常有意义；e 图示股骨近端侧位 X 线片用于测量偏心距（单位为 mm）和偏心距率]

三、病理解剖学

FAI 的病理病变包括髋臼唇、髋臼关节软骨和股骨头关节软骨。虽然几十年来已认识到青少年 SCFE 与早期髋关节骨性关节炎（退行性关节疾病）之间关系密切，但直到最近，才将这一机制明确定义为股骨髋臼撞击（FAI）。病理解剖学总结见表 4.5。不断采用髋关节镜和开放性髋关节脱位手术治疗青少年和成年人的髋关节不适，可直接观察 SCFE 中股骨头、颈偏心距，以及股骨颈近端和干骺端与髋臼边缘软骨和间置盂唇的关系。可以观察 SCFE 中股骨近端与髋臼的病理解剖学关系。

Leunig 等人明确描述了 SCFE 中髋臼软骨的力学损伤，它因股骨颈近端干骺端突出引起凸轮型撞击 [21]。他们报道了 14 例髋关节，在不同的手术治疗过程中特别观察了关节内。当股骨前干骺端在骨骺处或上方时，撞击对盂唇及邻近髋臼缘和软骨造成损伤。在轻至中度 SCFE 病例中，盂唇出现糜烂、疤痕或撕裂，干骺端挤进髋臼使部分至全部增厚，局部性关节软骨缺损。手术中，髋关节屈曲和内旋引起干骺端（颈部）撞击，当它进入髋臼时，撞击髋臼和盂唇。严重滑脱时，髋臼边缘会阻止了干骺端不断撞击髋臼软骨。这不仅限制了髋关节进一步屈曲，还限制了关节内损伤。从边缘到关节的软骨损伤程度为 1.0~1.5 cm，受累长度可达 3 cm。这些关于 FAI 和变化范围的观察，通过超过 600 例的髋关节外科脱位（疾病范围）的进一步阐明，比起原始描述，获得更广泛的观点 [10]。已经出现许多关于软骨和盂唇损伤的报道。

表 4.5 每种撞击造成损伤的病理解剖学

类型	内容
凸轮型撞击（股骨头 – 颈偏心距量缺失）	凸轮型病变是由于非球形头或头 – 颈连接处撞击盂唇和髋臼表面而引起剪切应力。髋关节反复弯曲 / 内旋或广泛外展的病变主要影响过渡区（盂唇和髋臼软骨之间）和邻近髋臼关节软骨。这导致（髋臼关节软骨的）软骨剥离和从髋臼软骨上盂唇脱落（分离）；它避免盂唇内损伤。因为分离区域是主要盂唇血供部位，促进愈合，这些损伤更有利于修复。损伤集中在髋臼前上部，当软骨分离时，逐渐增厚。几个病变的软骨损伤的平均深度为 11 mm
钳夹型撞击（髋臼后倾 / 过度覆盖）	钳夹型病变在髋臼过度覆盖的异常区域（后倾位置）与股骨头 – 颈正常区域之间引起重复的接触线性应力。过度覆盖在前上方（ = 局灶性），但周围可见。髋臼软骨受患处比凸轮撞击狭窄得多。屈曲 / 内旋重复性撞击引起退化及盂唇内撕裂唇（前上方），由于头部异常的杠杆作用，使股骨和髋臼软骨产生后下方剪切“对位性”病变。盂唇内的撕裂和退化很难修复。通常在唇缘形成异位骨。相对限制髋臼软骨损伤。一些病变测量的平均深度为 4 mm。髋臼过深、髋臼前倾、髋臼完全后倾或髋臼截骨术过度矫形后的特发性后倾均可见整体覆盖
混合型撞击（股骨和髋臼畸形）	随着评估 FAI 的病理解剖学积累的经验，越来越多的观察者注意到同一髋关节的畸形组合。大多数患髋表现出这 2 种机制的原理。重要的是，不要确定患者只有一个或另一个组成部分

1. 盂唇撕裂和脱落

髋关节盂唇是由纤维软骨组成的正常结构，通过纤维软骨过渡区与髋臼关节软骨表面相连[22]。在它的上表面，它与骨盆的骨侧壁相连。它是通过在下方区域髋臼横韧带连续穿过髋臼切迹完成的。在关节软骨内 / 唇缘发生凸轮撞击时盂唇撕裂和脱落。软骨损伤首先是从骨头上剪切软骨，使盂唇完整；随后髋臼和股骨之间的挤压进一步造成盂唇损伤，从而使盂唇撕裂。“分层”一词有时用于剪切软骨。在凸轮撞击下，髋关节前侧和上外侧区域发生撕裂。盂唇因重复性活动造成损伤，因一侧稳固的髋臼骨和软骨，另一侧畸形的头 – 颈交界处的股骨颈边缘而被卡住。它可以在髋臼 – 盂唇交界处游离边缘或纵向撕裂处形成放射样的圈环或放射样的原纤维。目前撕裂在儿童 / 青少年人群中最为常见，而盂唇顶端往往保持完整。与膝关节半月板类似，盂唇组织血供有限，内部 2/3 几乎无血管，而外部 1/3 与髋臼骨相连，血供良好[23,24]。

2. 软骨损伤

软骨损伤范围是从无（正常软骨）到松动的纤颤片，再到软骨下骨露出，完全的局限性缺失。

3. Beck 等人术中观察髋臼软骨及盂唇表现的分类

Beck 等人在术中观察到髋臼软骨和盂唇的变化并进行了分类，该分类已广泛用于描述和分析目的[11]。每个区域分为 1~5 等级，1 级是正常，5 级受患最严重。髋臼软骨范围从表现正常到从毗邻的髋臼骨分离，而盂唇范围从正常到从邻近的髋臼骨及软骨边缘脱落并正在骨化。具体分类如下：①髋臼软骨分类（Beck 等人）：正常或宏观上软骨无损、软骨表面软化以及粗糙或纤颤、剥离以及软骨下骨固定丧失、宏观上软骨无损呈地毯状、分裂及软骨下骨固定丧失以及边缘磨损或变薄的软骨如皮瓣相连、缺损或全层缺损以及暴露软骨下骨；②盂唇分类（Beck 等人）：正常或宏观上盂唇无损、退化和变薄或局部肥大以及磨损变色、全层撕裂及从髋臼边缘完全撕脱、脱落和髋臼与盂唇软骨分离以及但保留骨附着、骨化及盂唇骨化生。

第七节　诊　断

一、临床认识

在青少年和青壮年患者中，通过对综合征的临床认知，提高了诊断水平。经询问发现，虽然不是决定性的，但极力暗示潜在的 FAI 疾病。其中最主要的是腹股沟活动时疼痛，这是评估大批患者时最常见的症状。许多人还描述了臀肌和 / 或转子区疼痛。另一个症状是，当从过度屈曲的坐姿起身或长时间坐在车里时，髋关节暂时性锁死，伴有剧烈疼痛。当患者髋关节屈曲减少时，髋关节活动范围受限是常见现象，也常伴有不适。已在几份报道中对临床表现进行了回顾 [9,10,19,25,26]。

二、体格检查

在体格检查中，被动屈髋受限 90° 或以下，屈曲 90° 髋关节内旋受限，均伴有疼痛，这通常由检查引起撞击 [9,10,19,25–27]。检查时，患者仰卧位。FAI 的详细检查包括在中立位屈髋至 30°，再外展 – 内收，中间旋转，检查者在同一中立位继续屈髋至 90°。屈曲受限小于 90°，显示有撞击。如果屈曲小于 90°，小于 90° 的角度认为是“撞击指数”。当屈曲大于 90° 时，指数为阴性，则降低患 FAI 的可能性。如果在髋关节最大屈曲状态下，内旋受限，无法达到中立旋转（0°），将未达到的中立角度加到撞击指数中，得出“总撞击指数”。检查髋关节内收可能会增加额外不适感，并发现内收减少。Wyss 等人报道了减少的内旋与 FAI 症状的相关性；对照组的髋内旋平均值为 28°（10°~40°），而有症状的 FA Ⅰ组的髋内旋平均值仅为 4°（－10°~20°）[27]。因滑膜炎引起疼痛。将进一步结合髋关节屈曲、外展和外旋（FABER）的范围进行评估，通过这些方向引发撞击症状。一些 FAI 患者，由于在芭蕾舞、体操、曲棍球、守门员等领域中，过度的髋关节活动作为重复活动和训练的一部分，他们可能有很好的 FAI 病史，但由于 ROM 良好而缺乏特征性的身体表现。

特别是与髋臼后倾相关的体格检查，屈髋受限，可能尽早注意到中立位旋转 90° 时（无内旋或外旋）发现。只有外旋和外展时才会进一步屈曲。患者躺卧，下肢外旋。外旋通常比内旋大得多。当髋关节屈曲、内收和内旋到被动操作（屈曲到中间范围），出现明显重复的不适时，则撞击存在。

第八节　FAI 影像学评估

股骨髋臼撞击实体依据影像学进行诊断、评估、治疗及长期随访。

一、X 线平片

高质量、标准化的 X 线平片仍然是诊断潜在 FAI 实体的主要依据 [10,15,16,19,25,28,29]。两个主要投影包括显示双侧髋部的骨盆前后位 X 线片，内旋 15°~20° 穿桌侧位 X 线片。AP 骨盆图是患者取仰卧位拍摄、双下肢内旋 15°、光束对准耻骨联合至髂前上棘连线间的中点。前后位片可评估髋臼前壁和后壁的相对位置，呈现“交叉”征以示髋臼后倾，相对于颈部位置，股骨头的位置发现头 – 颈偏心距和“手枪握”畸形和坐骨棘的位置。侧位片较好地测量 Alpha（α）角和股骨头 – 颈偏心距，显示股骨颈前上外侧的骨性突起范围。蛙式侧位片和 Dunn 45° 和 90°Dunn 位显示了更多有关撞击的信息。头颈交界外侧骨性突起引发 FAI 凸轮撞击。股骨颈前上交界处囊透亮区改变，提示有撞击。

Reynolds 等人明确界定了髋臼后倾表现 [17]。如 Klaue 等人所述，随着时间的推移，髋臼缘外侧出现碎裂。后者的表现是由于盂唇撕裂、邻近髋臼骨损伤和微骨折，以及修复骨和骨化软骨对重复应力的反应。从髋臼缘外侧分离的骨头碎片不是发育异常，而是过度应力下的盂唇 – 软骨区域的骨折和修复征象。为了获得更多的信息，已确立许多修改的 X 线片投影和额外测量和测量比率。Meyer 等人 [16] 和 Clohisy 等人 [29] 回顾了这些多个影像学评估。

1. 髋臼后倾“交叉”征

从矢状面观察，正常髋臼轻微前倾；开口朝前外侧。在一些情况下，开口略微朝向外侧，甚至向后，这种情况称为髋臼后倾。Reynolds 等人评估了髋关节的解剖特征，通过将 X 线平片（前后平面内）与从关节表面近端到关节臼远端的髋臼轴向 CT 图像相联系 [17]。当矢状面内侧倾斜时，角度呈阳性（前倾）；向外侧倾斜时，角度呈阴性（后倾）。髋臼后倾是许多髋关节发育不良早期症状的特征。髋臼近端后倾程度最明显。他们描述了正常髋臼和髋臼后倾的 X 线平片，如下所示：

“正常的”髋关节前倾：一条线从髋臼口前缘向中、远端延伸，从后缘向外延伸，后缘垂直从臼顶外缘延伸。在后倾的情况下，前缘的外侧是髋臼口最近端后缘相似点的外侧。当这些线向中端和远端延伸时，前缘轮廓线与后缘轮廓线交叉，称为“交叉”征。正常髋臼后壁边缘的轮廓通过股骨头的中心点或股骨头的外侧下降。后倾时，后缘位于中心点的内侧（见图 4.5a, b 和图 4.7a, b）。

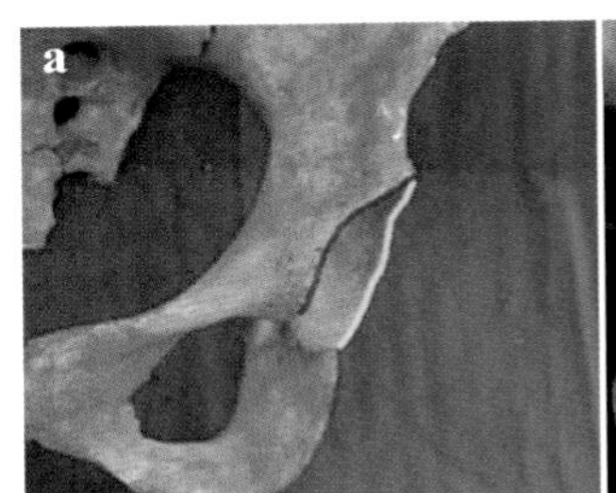

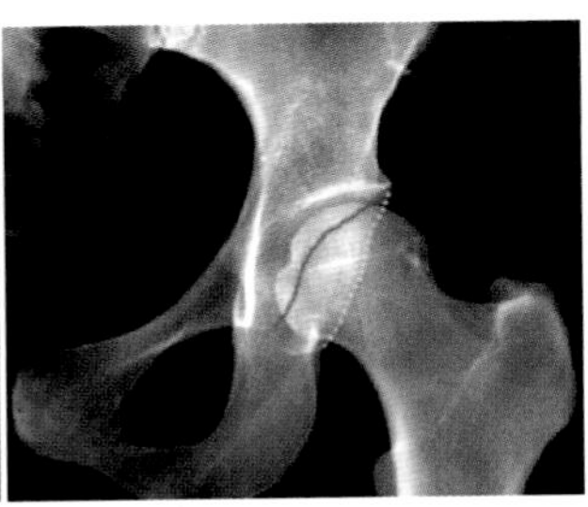
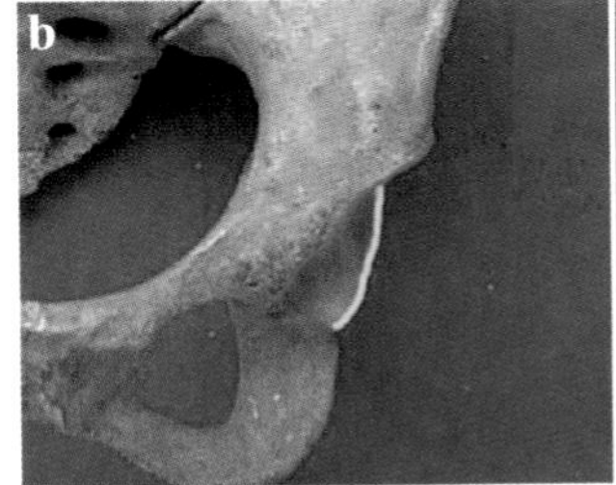

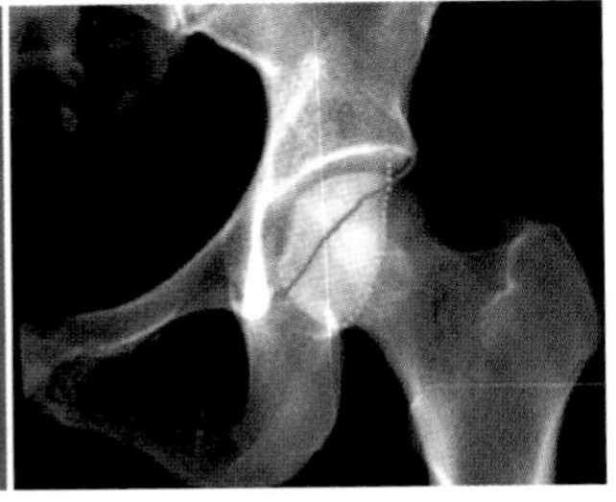

图 4.7 骨盆骨模型上显示“交叉”征 [a 图示正常髋臼，红线描绘髋臼前缘，黄线描绘髋臼后缘，前缘总是在后缘的内侧，两条线保持分离；b 图示髋臼后倾，红线（前缘）实际上向前倾斜（使髋臼出口指向相对向后），红线与后缘黄线“交叉”，形成“交叉”征阳性]

前后位 X 线片中其他方面是正常的。FAI 患者 CE 角正常。髋臼指数正常。现在，这些“交叉”征和后壁征已成为鉴别 FAI 综合征不可或缺的部分。Peters 等人 [30] 和 Espinosa 等人 [31] 对这些表现进行了总结和阐述。正常的髋臼前倾是，后壁上侧在前壁外侧，后壁在股骨头中心外侧，无“交叉”征。髋臼后倾是，后壁上侧在前壁内侧，后壁在股骨头中心内侧，出现“交叉”征，坐骨棘突出。

2. 股骨髋臼撞击（FAI）的“手枪握”畸形与和早期髋关节骨关节炎（OA）

关于股骨近端影像学的表现“手枪握”一词，由 Stulberg 等人率先使用，仍是评估 FAI 以及轻度 SCFE 的关键描述特征之一[7]。Murray 将这种头 – 颈畸形影像表现称为“股骨头倾斜畸形”[5]。现在，通常通过头 – 颈偏心距和偏心距率测量量化。关于这种影像学表现的研究有很多。Giles 等人研究了 81 例髋关节骨关节炎（OA）患者接受髋关节面置换术的术前 CT 图像，平均年龄为 52 岁[32]。基于病理学上 α 角增加，90% 的髋斜轴位和 95% 的髋径向位可见儿童 SCFE 的证据。在斜轴和径向面，分别为 60% 和 68%，Alpha 角、头 – 颈倾斜和前侧偏心距异常，揭示了 SCFE 形态学。这些表现为 SCFE 与凸轮型 FAI 有关导致 OA 的概念，提供了佐证。

3. 股骨头 – 颈偏心距

引起凸轮撞击的一个主要原因是，SCFE 中头 – 颈滑脱，相对位置改变后，颈部上外侧骨性突起。股骨头外侧缘相对于颈部上表面的正常向外投影，为髋关节过度屈曲提供一个保护性凹陷，股骨头外侧完全进入髋臼，但髋臼缘与颈上外侧（凹处）重叠，不与之接触。滑脱使凹陷最小化或完全消失，颈上外侧更加突起，过度屈曲时，髋臼缘撞击头 – 颈上外侧的骨性突起。现在已量化这种位置的变化，测量头 – 颈偏心距（以 mm 为单位），确立偏心距率。标准的方法是在侧位片上测量。在髋关节穿桌侧位片（拍摄内旋 15°）上绘制 3 条纵线：一条通过股骨颈纵轴的线；一条位于股骨颈最前缘，平行于第一条线；还有一条位于股骨头最前缘（在头颈交界处），也平行于前面两条线。第二和第三行之间的距离是偏心距，以 mm 为单位 [这个距离需精确测量才有意义]。普遍认为正常值是等于或大于 7 mm，异常值小于 7 mm[19]。一份具有价值的研究报道表明，髋关节撞击平均前缘偏心距为 6.6 mm，而正常对照为 9.3 mm[19]。滑脱时，它减小趋于 0，并且在头部在颈上侧内部时可能是阴性。为了准确性更高，不依赖于严格量化的图像，确立偏心距率。偏心距率是，与在头 – 颈交界处股骨头上缘到下缘的股骨头直径长度的偏心距离（2 线和 3 线）[29]。偏心距率小于 0.17 说明偏心距小于正常值。Meyer 等人比较了 6 种线片投影，来测定评估股骨头 – 颈圆度变化的最佳方法[16]。他们认为，前后正位或蛙式侧位（斜位）片可能会遗漏一定程度的非球面性，显示和测量非球面性的最佳线片是 15° 内旋的穿桌侧位片或屈曲 45° 或 90° 的 Dunn 位。

4. 评估股骨头 – 颈交界处非球形的 α 角

Nötzli 等人描述了非球形的测量方法。并已成为记录和评估的标准方法[15]。它不但可以通过侧位投影进行最佳评估，也可以通过 MR 图像或 CT 扫描进行测量。它测量的是，沿颈中轴至股骨头中心的一条线和从股骨头中心至头 – 颈上外侧变平起点的第二条线之间的角度（或平滑弧消失）。Nötzli 等人确定了正常范围平均值为 42°，凸轮病变平均值为 74°。已进行了很多后续的研究，虽区分正常与病理学方面并不是最佳的，但通常角度大于 55°~63°（取决于研究者的报道）视为异常。

5. 坐骨棘投影到骨盆作为髋臼后倾的标志

在骨盆前后位片显示在骨盆入口可见坐骨棘投影，Kalberer 等人已将其补充为测定髋臼后倾的另一种征象[33]。可见髋臼水平处从骨盆上口指向骨盆入口。他们注意到“这个过程在髋臼后倾患者中往往更为突出，而在髋臼正常前倾的患者中往往隐藏在髋臼后”[33]。他们发现 PRIS 征（坐骨棘投影）是髋臼后倾的准确影像学标记（图 4.5d）。

二、CT 扫描

髋关节 CT 扫描（通常是 3D 重建）在阐明 FAI 实体评估某些方面具有重要价值。通过 CT 能够更好的测定球形头部和 Alpha 角。X 线平片往往会低估 Alpha 角。因为 CT 成像的辐射剂量较高，因此将它保留用于特定鉴别，尤其用于手术计划。为了减少辐射用量，已进行有限的或改进的 CT 研究。在髋臼转向和边缘畸形方面，它提供很有用的信息。

表 4.6 总结了髋臼后倾成像，表 4.7 总结了股骨头颈偏心距的影像学表现。表 4.8A、表 4.8B 和表 4.8C 概述了正常和异常髋关节中 Alpha（α）角范围和头 – 颈偏心距值的评估。

表 4.6　髋臼后倾及其影像学特征

影像	特征
骨盆前后位 X 线片	“交叉”征（COS），分为：①正常前倾的髋臼，“交叉”征为阴性；也就是说，髋臼缘前后的线无“交叉”，从髋臼外侧边缘可以看到这些线，前线穿过内侧到后线，不垂直；后线仍然在前线的外侧且更垂直；②髋臼后倾异常，“交叉”征为阳性；髋臼缘的前侧线比后侧线更向外侧，髋臼近端部分，回到相对内侧正常位置前两线交叉，到“交叉”的距离是从髋臼外侧缘到两条线“交叉”的点的距离，用髋臼直径的百分比表示
	后壁征（PWS），正位片还可以评估髋臼后壁可能存在的缺陷或错位，测量这一体征的参考点是股骨头的中心，如果后缘线经内侧到中点，则认为后壁征为阳性（后壁有缺陷）
	坐骨棘突出征（PRISS），后倾时，在髋 / 骨盆正位片上，坐骨棘在骨盆内侧边缘可见（突出）；然而，在正常情况下，往往超出骨盆内缘看不到或注意不到它
沿轴面计算机断层扫描（CT 扫描）	在横切面上可以很容易地看到前倾或后倾的角度。从矢状面画出的中线以及髋臼前后缘顶点的连线，测量它们之间的转向角。基于髋臼上外侧的近端转向，这种测量方法最为准确

表 4.7　股骨头 – 颈偏心距及其影像学特征

股骨头 – 颈偏心距	影像学特征
测定 α 角度	一条从股骨头中心通过股骨颈中轴最窄点的线，一条从股骨头中心到股骨头软骨下表面的半径偏离其圆弧点的线，测量这两条线之间的角度；正常情况下，这个点是圆形头下缘与股骨颈凹陷区相遇处；在伴有 CAM 撞击的异常股骨中，正常头 – 颈偏心距缺失，此点就是增宽的股骨颈偏离圆形头处，该测量方法由 Notzli 等人发明，并与头颈侧位 X 线片相对应的 MR 图像上进行[15]，撞击时头颈交界处的前端 / 外侧 / 上区域测量该角度。Alpha 角也可以在 CT 扫描和平片上使用正位和穿桌侧位投影测量（轻微内旋，突出前外侧头 – 颈交界处）
	其他外周点测量的方法包括：头中心距离超过股骨头软骨下表面半径的前点（Notzli 等[15]）、股骨头扁平化起始点（Banerjee 和 Mclean[19]）、股骨头颈部脱离球形的点（Meyer 等[16]）、股骨头的弯曲半径首次偏离圆形板的点（Clohisy 等[29] 和 Pollard 等 [Acta Orthop 2010,81:134–141]）
	出于临床目的，用平片测量 Alpha 角。考虑到病变总在头 – 颈交界处的前外侧，尽管病变程度和确切位置可能有所不同，已经针对测定最佳视角进行研究，一项对 6 个 X 线片的研究显示，Dunn 位屈髋 45°，Alpha 角最大；穿桌侧位外旋 15°，Alpha 角最小[16]。前后位片和 Dunn 位片和 Dunn 位 45° 投影一样可取。另一项研究比较了前后位片、15° 内旋的穿桌侧位片以及蛙式侧位片（Clohisy 等，Clin Orthop Rel Res 2007, 462:115–121）。蛙式侧位片能够准确看出凸轮撞击异常，但建议在计划干预时考虑均使用三个视图

（续表）

股骨头 – 颈偏心距	影像学特征
偏心距程度	在平片上进行测量，可以在所选的投影上完成。方法：画第一条线将股骨颈纵轴等分（不考虑头的位置），第二直线平行于第一直线，与前 / 外侧颈表面相切，第三直线平行于另外两条线，与相邻头边缘相切。测量第二和第三线之间的距离，偏心距
前偏心距率	前偏心距除以股骨头直径计算前偏心距率（AOR）。大多数研究中的平均 AOR 为 0.18~0.19
头 – 颈偏心距的 MRI 研究	横向 MRI 是经头中部，穿过头 – 颈交界处颈，再穿过远端，叠加两组最佳图像（头 – 颈），以 360° 圆弧显示偏心距。正常的圆形头直径的圆形图像，其中近端圆颈的圆形图像居中。当偏心距存在时，头的圆形投影保持不变，但头颈之间的距离减小，偏心距缺失，颈内不对称。[Ito 等，JBJS Br, 2001, 83B:171–176]

表 4.8A　Alpha 角和头 – 颈偏心距测量在对照组和撞击组中的研究（骨成形术临床成功前后 Alpha 角的范围）

平均 ± SD, 角度	术前	最新随访
穿桌侧位 X 线片	58.6 ± 13.1	37.1 ± 4.7
蛙式侧位 X 线片	63.9 ± 13.0	37.9 ± 4.9
前后位 X 线片	63.1 ± 14.2	44.8 ± 4.4

注：当 Alpha 角＞ 55° 时，有可能出现凸轮撞击症状，角度的增大，可能性增加。Clohisy 等 ,JBJS Am 2010, 92:1697–1706.

表 4.8B　Alpha 角和头 – 颈偏心距测量在对照组和撞击组中的研究（根据放射投影比较线片测量）

测量方式	放射投影	对照组（$n = 24$）	撞击组	P 值（$n = 60/61$）
Alpha 角（°）	前后位	51.2 ± 15.7	71.5 ± 19.4	＜ 0.0001
	穿桌侧位	47.2 ± 15.4	58.8 ± 15.7	0.003
	蛙式侧位	43.7 ± 12.1	65.2 ± 15.0	＜ 0.000
头 – 颈偏心距（mm）	前后位	8.79 ± 1.8	7.57 ± 1.6	0.003
	穿桌侧位	10.54 ± 1.2	9.62 ± 2.1	0.01
	蛙式侧位	9.33 ± 1.9	6.60 ± 1.7	＜ 0.000

注：Clohisy 等 , Clin Orthop Rel Res, 2007, 462:115–121.

表 4.8C　Alpha 角和头 – 颈偏心距测量在对照组和撞击组中的研究——基于无症状个体研究的 Alpha 角值（侧位投影）

研究	程序	髋关节数量	平均值	值范围
[a]	MRI	35	42	33~48
[b]	CT	20	44	36~50
[c]	蛙式侧位 X 线片	—	—	—
	X-ray（中位）	24	47	31~76
[d]	穿桌侧位	—	—	—
—	X-ray（15°int rot'n）	166	47	30~70

注：rot'n = rotation; a, Notzli et al., JBJS Br, 2002, 84:556–560; b, Beaule et al., JBJS Br 2007; 89:9–15; c, Clohisy et al., Clin Orthop Rel Res, 2007, 462:115–121; d, Pollard et al., Acta Orthop, 2010, 81:134–141

三、MR 成像

磁共振技术可以很好地呈现髋臼边缘病变。目前已达成共识的是，增强磁共振成像，即 MR 关节造影，很好地明确了盂唇髋臼复合体的软组织病变[34]。提供钆的方法有 2 种：第一种是直接磁共振关节造影（d-MRA），指关节内注射钆造影剂，是评估髋臼盂唇的试验。第二种是间接磁共振关节造影（i-MRA）包括钆静脉注射，使髋关节钆的浓度较低。非对比 MRI 在寻找鉴别特定的盂唇损伤方面效果稍差。

延迟增强磁共振成像（dGEMRIC）测定，Kim 等人使用软骨延迟增强磁共振成像（dGEMRIC）来测量髋关节软骨中糖胺聚糖含量以便关节软骨无创生化评估[35]。骨关节炎发展的最早特征之一就是糖胺聚糖流失，这项技术是用于检测软骨完整性的早期指标。Pollard 等人也使用该方法探测凸轮畸形的髋关节软骨损伤，没有影像证据显示关节间隙狭窄[36]。他们还认为，这种方法在关注患者及早期的发展变化方面有所帮助。虽尚未在临床上广泛投入使用，但该方法预示早期潜在的软骨退行性改变以及协助计划手术干预方面，具有价值。这项技术（软骨延迟增强 MRI）已用于临床评估体内软骨结构及含量。它已用于 FAI 实体中评估早期软骨退化，以及随着时间的推移评估手术复位的有效性。

四、直接观察股骨髋臼区域

由于 FAI 很大程度上依赖关节镜和/或切开复位手术进行诊断和治疗，因此 FAI 可以直接观察股骨髋臼区域。已在 3 种手术情况中描述直接观察：髋关节关节镜检查，开放式髋关节脱位术，以及骨关节炎末期全髋关节置换术。

1. 观察关节镜

Leunig 等人描述了 3 例轻度 SCFE（滑移角 15°~30°）患者，他们采用了原位钉和关节镜骨成形术作为一种早期预防性新手术入路（预防后续重度骨关节炎发展）。可以鉴别盂唇磨损、髋臼软骨软化和干骺端边缘突起[37]。Lee 等人发现，轻度股骨头骨骺滑脱的髋臼损伤，证实凸轮型股骨髋臼撞击的髋臼软骨损伤伴轻度至中低滑脱（＜ 40°）[38]。在原位稳定 18 个月内接受关节镜检查和股骨骨成形术的 5 例病例中均可见到这一点。这些表现不一定会恶化，而是描述为滑膜炎、唇充血和部分撕裂，和/或前上“软骨病”，即部分软骨裂隙或小皮瓣的纤颤。

2. 观察切开复位术

Sink 等人报道了通过髋关节外科脱位，对症状稳定的 SCFE 进行手术治疗时，从而观察到髋臼软骨和盂唇损伤[39]。他们报道了 39 例 SCFE 的髋关节，8 例轻度（滑移角 0°~30°），20 例中度（30°~60°），重度 11 例（60°~90°），直接证实干骺端/颈部撞击髋臼软骨和盂唇，发现明显的髋臼软骨及唇损伤。他们使用 Beck 等人的盂唇和软骨损伤[11]分类，34/39 为唇损伤，33/39 为软骨损伤。

3. 观察全髋关节置换术

Abraham 等人评估了接受全髋关节置换术的成年患者已切除的股骨近端，比较了 16 例 SCFE 患者和 84 例原发性骨关节炎患者 [40]。发现了明显的差异，SCFE 患者头颈偏心距缺失，导致非球形的股骨头 – 颈关系，髋臼 – 颈撞击，头部临近上颈的上外周关节软骨缺失，均未见这些在原发性 OA 试样中。SCFE 的患者，临近髋臼上外侧经常发生关节软骨脱落和盂唇缺失。SCFE 患者平均比原发性 OA 组年轻 11 岁（分别平均为 46 岁和 57 岁）。

第九节　FAI 的具体解剖研究

一、髋臼后倾

髋臼后倾结构已在上文进行描述。Reynolds 等人指出，后倾正常值小于 15°，不太可能出现后倾症状 [17]。但是，当个体站立或行走时，骨盆屈曲或伸展会改变前倾 / 内倾的相对位置；腰椎前凸时，在直立负重位置后倾相对增加。在主动的极端活动下发生屈曲过度时，也需要考虑这种位置。

二、盂唇 – 髋臼复合结构

盂唇是一种纤维软骨环，附着在骨周围和髋臼关节软骨周围 [22]。它使髋臼表面积增加约 27%，增加髋臼体积 30%。它具有生物力学 / 生物物理功能，具备增强股骨头稳定性的密封功能，并且在髋关节负重时，它有助于维持髋关节中央腔内的滑膜液。髋臼关节软骨表面未延伸至髋臼骨最外缘；相反，它与覆盖髋臼骨外缘的盂唇融合。髋臼关节软骨与盂唇纤维软骨融合时，有 1~2 mm 的过渡区。髋臼关节软骨与盂唇都是通过一层钙化软骨附着在下方骨骼上。盂唇附着于髋臼的非关节表面直接进入骨骼。髋关节囊附着在髋臼骨上的盂唇上方连接处。盂唇纤维通过垂直于连接点，附着于关节软骨后侧，而附着于前侧的纤维更接近于平行排列，只是稍微斜入软骨。我们认为这种关系略微增加了连接处撕裂或凸轮撞击的退化。

三、盂唇血供

邻近髋臼骨的盂唇上表面或囊表面是周围血管的血供位置。这被称为髋臼周骨膜血管环，从臀上和臀下动脉后侧 [23]。这些血管集中在盂唇上方的关节囊处，而临近髋臼的盂唇下表面和股骨头的血管供应很少。因此，1/3 的盂唇附着在髋臼上（从髋臼附着处向游离边缘移动）血供相当丰富，而内侧 2/3 基本上无血管 [23,24]。这些血管位于髋臼外骨膜上，穿过囊壁至盂唇囊表面。髋臼骨或滑膜的盂唇没有血管供应。这些血管在盂唇 – 软骨界面和邻近 1/3 的盂唇处供血，而内部 2/3 处大部分无血管。由于血管的位置，临近骨骼的撕裂可以修复并愈合，而靠近关节的撕裂愈合较差，如果发生撕裂和退化，有时需要放弃治疗。（作为描述性术语的参考文献，表达不同，我们认为“外周”盂唇是紧挨着髋臼骨 / 软骨界面的部分，而“内”盂唇包括覆盖关节软骨指向关节表面中心的三角尖部分。）

四、股骨近端血供及其相关的开放性髋关节外科脱位的关系

已在第 1 章和第 3 章中广泛讨论了股骨近端血供。如图 4.8a,b 所示，股骨头的血管供应及其在髋关节后部短外旋肌之间的走向关系。髋关节开放性或外科脱位时要格外小心，不要干扰或损伤这种血管。股骨头的主要血供来自旋股内侧动脉，尤其在其深支，旋股外侧动脉对股骨头血供作用很小[41]。因此旋动脉是要保存血管分布；这是通过让外旋肌附着在骨骼上完成的，尤其是闭孔外肌及其肌腱，所以它们可以起到保护作用，防止血管拉伸或破裂[42]。然后小心完成股骨头前缘移位。

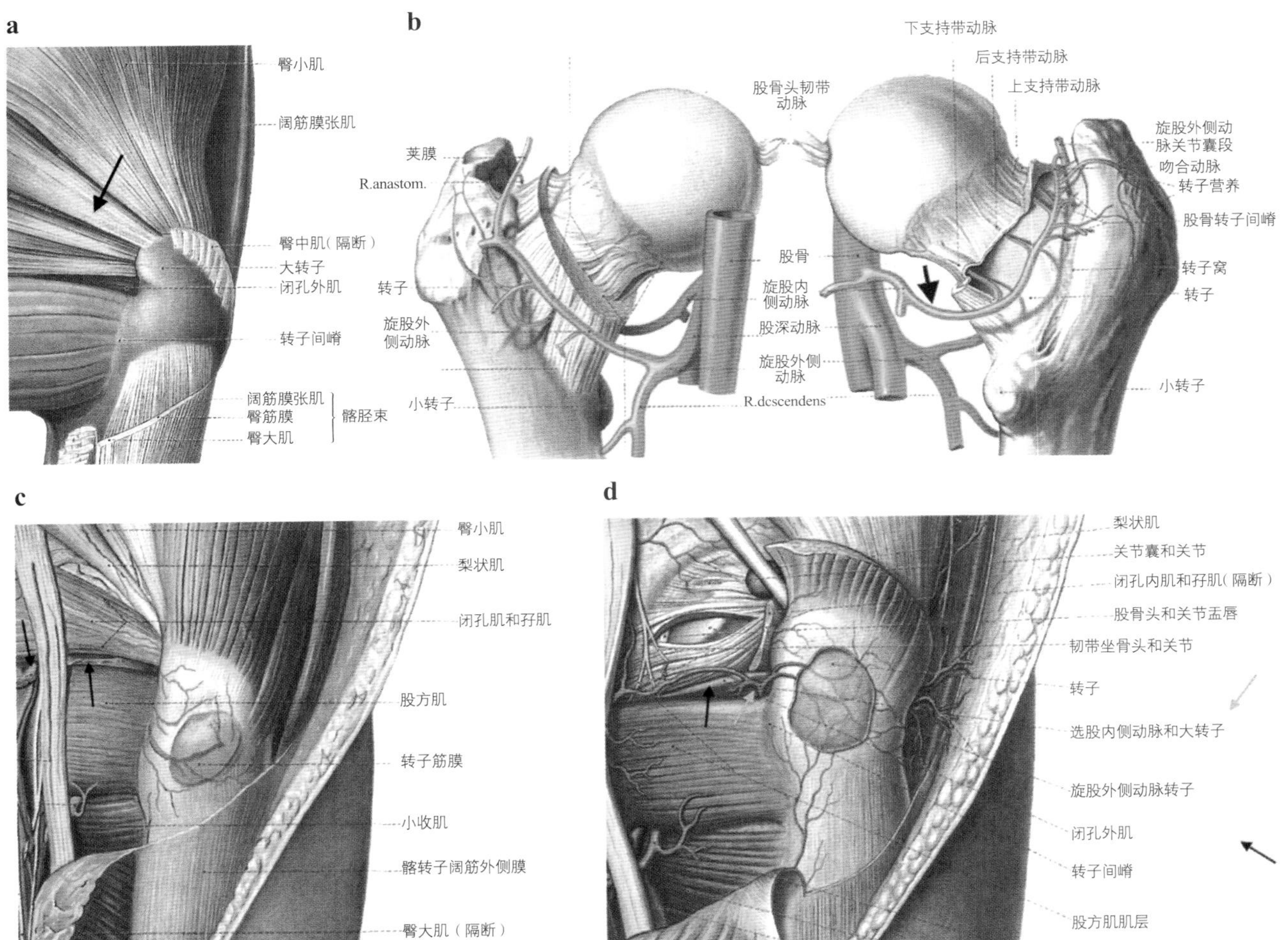

图 4.8 （a、b）举例说明，外旋肌群引入大转子后，以及它们与旋股内侧动脉（MFCA）的路径关系，股骨头的主要血供。在这些图中，用老式术语描述回旋血管，A. Circ. Fem. Tibialis 是内侧回旋。A. Circ. Fem. Fibularis 是外侧回旋，a 图示髋关节外旋肌是进入关节囊和关节的重要标志，它们在臀大肌切除后可见，这些包括，从近端到远端，梨状肌（箭头），上孖肌和下孖肌和它们之间的闭孔内肌（全部融合为联合腱，附着在大转子上），深闭孔外肌，和股方肌远端附在转子间嵴；b 图显示了髋关节和股骨头颈近端区域的血液供应。左侧为前视图，右侧为后视图。MFCA 或来自股深动脉，或直接源于股动脉，这些插图中，旋股外侧（A. Circ. Fem. Fib.）（前视图 / 左侧）源于股深动脉，旋股内侧（A.Circ. Fem. Tib.）（后视图 / 右侧）（箭头）直接来自股动脉；c 图示股方肌位于左中部，附着在大转子嵴，坐骨神经（黄色）位于其后表面（左侧），旋股内侧动脉（箭头）位于下孖肌下缘和股方肌上缘之间（虽然未在图片中清楚显示），它位于闭孔外肌的后表面；d 在左上图，已切除覆盖的上、下孖肌和闭孔内肌，使联合腱附着插入大转子，收缩梨状肌和肌腱上方，显示髋后囊清晰可见并横切入囊内，可以看到髋臼唇及股骨头在其外侧，准备工作清晰勾勒出旋转肌之间旋股内侧动脉（灰色箭头）的路径。该动脉穿过股方肌上表面并位于闭孔外肌后侧（黑色箭头）和（切除的）上、下孖肌前端和闭孔内肌。当它到达大转子时，它向外发散

在外表面形成大转子动脉，而回旋深动脉穿过联合腱前缘及其肌肉（未显示），沿着关节囊，穿过囊进入关节，形成韧带动脉。MFCA 一旦进入囊基部，它及其分支就置于股骨颈韧带内，并成为动脉外侧骨骺群进入位于骺板上方的股骨头骨。闭孔外肌在保护 MFCA 的血液供应方面，极其重要。旋股内侧动脉深支是股骨头和颈的主要血供，它经过闭孔外肌后方，在髋关节脱位手术中受到闭孔外肌的保护。它穿过孖肌肌腱和闭孔内肌以及股方肌。Gautier 等人[41]强调只要闭孔外肌保持附着，股骨头脱位不会影响 MFCA 囊外深支和囊内支的自然走行和张力

五、髋臼与髋关节镜临床应用的解剖研究

Philippon 等人回顾了髋关节和髋臼解剖，特别强调了与髋关节镜检查评估和盂唇病理修复的相关因素[43]（图 4.9a,b）。因为之前许多术语表达不清楚或基于囊外观察，他们已更新识别关节内位置的术语。基于研究尸体以及大量临床关节镜检查的经验，他们始终将钟面编号作为参考点。最容易识别的结构是前唇沟上缘（腰肌 -U），他们称其为 3 点位置。这是髋臼前缘上的凹痕，与髂腰肌肌腱（囊前和囊外）的位置相对应。它刚好位于（外部、囊外）髌前下棘的下方，此处是股直肌头部附着的位置（上面），其下方是髂囊 / 髂股韧带（下面）。髋臼横韧带的中点在 6 点位置，与 12 点位置相对。12 点是髋臼病理学的常见位置。FAI 的大部分盂唇病理学发生在 12 点至 3 点之间。他们在研究中设计了盂唇模型。平均盂唇高度从 2.9 mm 到 6.5 mm 不等，在 6:30 和 11:00 的位置最高（6.5 mm），在 8:00 和 8:30 的位置最短（2.9 mm）。至于宽度，6：00 为 10.8 mm，3:00 为 3.3 mm。

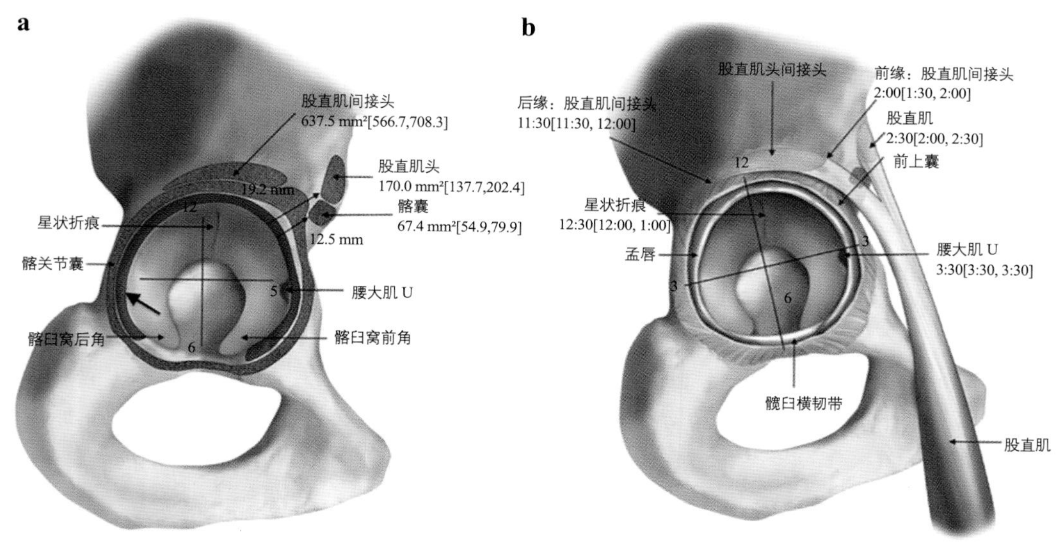

图 4.9 **概述了髋关节的内部解剖及其囊外结构**（已标记这些结构。a 图中的箭头中显示盂唇，标记的数字是常用的参考点，用来描述关节镜手术的表现）

六、异常解剖表现与骨关节炎发展的关系

虽然大多数关于 FAI 的早期研究来自一小部分组织的报告，但很明显，这些发现普遍转变成外科医生对于青壮年髋关节疾病的认识。Tanzer 和 Noiseaux 在关节镜检查盂唇撕裂和全髋关节置换术治疗特发

性骨关节炎的病例中，评论了“几乎不变的‘手枪握’畸形”（前股骨头头－颈偏心距缺陷）[44]。在盂唇撕裂中，38 例中有 37 例出现畸形；在连续 200 例全髋关节置换术中，所有患者都有“手枪握”畸形，其中 125 例（62%）为特发性。Bardakos 和 Villar 描述了这些。

第十节　关于 FAI 诊断和治疗的其他注意事项

针对 FAI 实体，最前沿的骨科医生和骨科研究小组持有 2 种观点，基于大量的观察，即患有 FAI 的青年人到中年人群易诱发髋关节骨关节炎；对于正常解剖范围，手术复位或矫正髋臼、股头－颈关系、股骨髋臼关系，将明显延迟甚至防止这种情况发生。但是，Bardakos 和 Villar 的研究表明，这种观点并未普及或被完全接受 [45]。

一、诊断

一些 X 线片的质量可以确定难以在骨盆平片上探测的线片标准；“交叉”征尤其很难在 X 线片上发现，对那些不专门管理髋关节疾患者更是如此。Zaltz 等人最近的一项研究，对每位患者进行 CT 扫描得到证实作为研究的一部分，发现在多达 50% 的病例中，“交叉”征高估了髋臼后倾 [46]。38 例中有 19 例出现了后倾，另外 19 例髋臼正常前倾。他们将这一发现归结于不同的髂前下棘形态遮盖了髋臼壁图像。

Dandachli 等人也通过三维 CT 研究对比髋臼后倾程度与 X 线平片的“交叉”征的程度，以此评估髋臼后倾 [47]。他们的研究解决了记录前倾 / 后倾的几个重要问题。他们指出，很难评估畸形程度。他们评估了 33 名平均年龄为 28 岁的 FAI 患者；64 例确定为前倾或后倾。“交叉”征阳性 41 例（64%），但其中只发现 24 例是真正的髋臼后倾。他们指出了评估股骨头全覆盖的重要性，以及前覆盖增加是否与后覆盖减少有关。这对髋臼重定向手术后的后髋关节症状有一定意义。他们通过髋臼表现，还评估了是否存在凸轮畸形。使用 14.2° 截点，有 38 例髋关节前倾（平均 20.7°）和 26 例髋关节后倾（平均 9°）。尽管“交叉”征足够敏感，可判断出 92% 的后倾病例，但其特异性较低（55%），有不到一半的前倾病例因“交叉”征而标记为后倾。这与 Jamali 等人对骨盆骨骼的测量和放射学相关性的研究相矛盾，他们认为“交叉”迹象非常准确，阳性预测值为 90%，特异性为 95%[48]。Dandachli 等人总结道：“将 X 线片上的‘交叉’征认为是髋关节钳夹撞击的证据，是过于简单的 [47]。”他们的结论是：“解剖后倾的放射学评估是不准确的。”在此过程中，他们还发现了髋臼后倾的凸轮病变发病率很高。他们认为，在手术治疗前一种降低辐射暴露的改良扫描方案进行 3D CT 评估很重要。

Jamali 等人研究了尸体骨盆标本的 86 例髋臼，测量前倾（AV）的前端、中端和尾端及其 X 线平片 [48]。研究发现，这 3 个不同横切面的测量结果不同：AV 中端和尾端平均约 20°，前端平均约 8°。当 AV 中端低于 10°，全部髋臼为前端后倾，45 例髋臼中只有 1 例 AV 中端高于 20° 是前端后倾。“交叉”征检测髋臼前倾小于 4° 的灵敏度为 96%，特异性为 95%。后倾几乎认为是前端髋臼的唯一问题。前端 AV

平均比中端小 12°，后者可直接通过骨盆正位片测量。小于 10° 的中端 AV 与前端后倾有关。[在此说明，在矢状面进行解剖测量，X 线片“交叉”征是在骨盆正位片冠状面上测定。从髋臼的外（上）唇测量前端 AV。] X 线片主要测量中端前倾。改变患者的体位或通过不同的射线投影，也会改变结果 [47]。表 4.9 显示了放射测量的不同表现。

表 4.9 髋臼后倾的不同影像学表现取决于图像类型和投影平面（仰卧 vs 站立）

影像学类型	影像学表现
同类型的成像	“交叉”征在清晰的髋关节 / 骨盆前外侧平片上可见，非常具有价值。但是，由于 X 线片质量不佳，因此很难勾勒出髋臼前缘和后缘的轮廓。CT 扫描提供了更直接的评估髋臼转向的方法。但对同一患者使用，两种方法的比较研究显示出相当大的差异。在一项对 64 例髋关节的研究中，41 例（64%）在平片上有“交叉”征阳性，但只有 24 例（39%）经 CT 扫描发现髋臼后倾 [47]。后壁征也可能产生假阳性。在本研究中，当“交叉”征和后壁征结合时，仍有 13 例假阳性，特异性仅为 66%
站立 vs 仰卧（经 CT 重建）X 线片	27% 的患者（6/22）在仰卧位出现“交叉”征，而站立时影像学显示该征消失。不同功能性体位的骨盆倾斜的变化，可以明显改变检查结果
	一些人得出结论，将正位片上的“交叉”征作为证据确定髋关节具有钳夹撞击，过于简单

二、无症状者髋关节在 X 线片上的 FAI 形态

另一个难以解释的问题是，在完全无症状患者的髋臼后倾或头 – 颈偏心距 Alpha 阳性征的表现相对频繁。Hack 等研究了 200 名无既往髋关节手术史或儿童髋关节问题的无症状患者，他们接受了髋关节 MR 成像 [49]。平均年龄为 29.4 岁（21.4~50.6）。Alpha 角评估值＞ 50.5°，则认为是凸轮形态阳性。总的来说，14% 的患者中至少有 1 例髋关节具有凸轮形态：24.7% 的男性（22/89）和 5.4% 的女性（6/111）。Jung 等人随机抽取 419 例患者，回顾地检查了他们的骨盆正位 CT 扫描图，测量无症状患者中凸轮型股骨髋臼畸形的患病率 [50]。尚未对髋关节疾病患者进行 CT 扫描。已测量 AP Alpha 角。男性平均为 59.1°（37.8°~103.5°），其中 14%（30/215）为病理，女性平均为 45.5°（34.8°~87°），5.6%（30/272）为病理。Sankar 等人回顾了包括上述 2 项的 8 项研究，这些研究评估了无症状患者的 FAI 表现 [51]。大型研究证实了上述 2 项研究的表现结果； 相对较多的无症状患者表现出潜在 FAI 的影像学证据。各组的平均年龄从 18.5 岁到 60.5 岁不等，但每组最年轻的都在十几岁或 20 岁出头，而且大多数人在 50 岁以下。几乎所有研究表明，在 10%~24% 之间潜在的凸轮型、钳夹型或混合型髋关节结构的发病率更高。关于无症状者的 FAI 影像学表现的概述见表 4.10。

表 4.10 无症状者的 FAI 影像学表现

序号	影像学表现
i	髋关节成像的大规模研究不论作为前瞻性研究还是评估其他疾病，都表明在无症状患者中有大量与 FAI 相一致的表现。这些表现在 10%~24% 的个体中看到 [51]
ii	一项回顾性研究显示，96 例无症状髋关节（平均年龄 49.3 岁）的影像学证据表明，79 例髋关节（82.3%）在平均 18.5 岁（范围 10~40 岁）仍然无骨关节炎 [JBJS Br, 2011,93:580–586]

三、关于 FAI 表现与需要手术矫正时机的关系

虽然早期手术效果更好，但我们还不能准确判断 Alpha 角阳性或“交叉”征患者的无症状状态，必然会发展为早期或中年骨关节炎。我们无法确定哪些患者会发展为关节退化，也不确定正在进行的手术是否会限制骨关节炎的退化。因为外科手术总有并发症的风险，除非明确证实其成效，大部分骨科医生都不愿意进行预防性手术。例如，在 DDH 早期髋臼发育不良的治疗中已表明这些成效，来解释儿童对于 18 个月或 2 岁后仍未达到影像学正常化，且患儿处于活动状态并无症状的儿童，进行积极的手术干预。在 FAI 实体发展的这一阶段，仍存在诊断确定性和手术有效性的问题。从现有的证据来看，无症状患者必须进行手术不太可能。根据表现预后，问题围绕着髋关节症状的进展率；如果慢了几十年，直到患者已经在一个更加成熟和可预测性的阶段并且能够在全髋关节置换术手术中获益，那么推迟复杂的手术更好，而不是进行某些髋臼和股骨头 – 颈复位手术，并发症可能会破坏髋关节，使青壮年的症状比疾病自然发展严重得多。有证据显示，即使在有症状的患者中，也并非所有轻度或甚至中度髋关节骨关节炎一定以相对较快的方式进一步退化。

骨科和放射学界已经表达了这些观点，尽管很少写到这些。放射学家 Rubin 对 FAI 表现有深入的了解，在最近的一次详细交流中，他讨论了有关该实体及其扩张性治疗的许多问题 [52]。关于 FAI 实体的一些言论，他认为，FAI 经证明已确定为是一种不同的综合征，手术治疗可以缓解症状，而且 FAI 时髋臼唇撕裂。观察发现，股骨与髋臼间的撞击多为异常，他认为这并不一定是准确的，并指出，无症状患者的影像学研究显示存在生理撞击。在 X 线片上检测到的 FAI 形态总是表明潜在的问题一定会导致严重的临床后遗症，他对这一说法提出质疑。如上所述，大规模的影像学研究发现，5%~25% 的 FAI 形态患者是无症状的。这就观察出一些表现为正常的解剖变异或需要再次变异才能发展成有症状。他指出，髋臼盂唇通过一些机制发生撕裂，如年轻运动员的急性创伤，无 FAI 形态。从其他研究来看，随访多年，许多 FAI 形态的髋关节没有发展成髋关节骨关节炎。这让他认为，可能是因为疾病的自然病史使手术治疗后无骨关节炎，而不是手术干预。

那些进行全髋关节置换术的重度骨关节炎患者都有“手枪握”畸形，尽管这些患者都有一种清晰且有力的关联性，第一组由骨科专业人员观察进行；第二组（无症状或轻症），除非是专门搜寻并进行长期研究的骨科医生，一般情况下不观察、不随访。

第十一节 治 疗

一、治疗概况

对于那些几乎专门（或仅）治疗这种疾病的人来说，诊断 FAI 要求通过手术干预来矫正解剖异常。早期诊断的价值在于，是预防长期恶化最终形成髋关节骨关节炎。因为病因是结构异常，因此需要对股

骨和 / 或髋臼异常以及盂唇和关节软骨损伤进行手术矫正。那些最积极描述主题回顾的人评论说：“非手术治疗通常无法控制症状。”随着对股骨髋臼撞击（FAI）综合征的认识和更精确的定义，以及许多人在强烈干预下努力减少继发于儿童和青少年髋关节疾病引起的髋关节退行性变，治疗 SCFE 的基本入路，FAI 的主要病因，如第 3 章所述，都正经历着巨大的改变。仅原位固定很少能够减轻 SCFE 中的股骨髋臼撞击，即使是轻度畸形，对 SCFE 的每个患髋须至少评估 FAI。非手术治疗的总结如下：包括活动调整、非甾体抗炎药物治疗、髋关节肌力增强、体位改变。因为髋关节活动范围练习是一种极端的运动，可以引起撞击症状，因此不常使用。

二、青少年及青壮年 FAI 的手术治疗类型

1. 手术入路

治疗 FAI 的手术入路包括髋臼周围截骨术（PAO），髋臼前外侧缘切除术，盂唇切除术 / 再固定，修复关节软骨手术（主要是微骨折技术），以及头 – 颈（偏心距）交界处颈干骺端前上缘切除术 / 骨成形术。髋臼后倾只能通过全面的髋臼周围截骨术矫正，但其他可以进行完全开放性髋关节外科前脱位、髋关节镜检查或有限的开放 / 关节镜联合手术。

2. 外科手术

选择外科手术取决于病因病理的位置（髋臼，盂唇 / 关节软骨，或股骨近端），病理性质，以及外科医生对各种技术的熟练程度。虽然正在确定一些绝对的适应证和程序，但仍有一些疾病可以通过不同的方法进行治疗，以获得相似的效果。

3. 手术治疗范围

手术治疗包括使用髋臼周围截骨术（PAO）或（不常见的）局部髋臼前缘切除术（成骨术）矫正钳形撞击引起的髋臼后倾；清创 / 修复和再固定受损盂唇；修剪损伤的邻近髋臼或股骨头关节软骨，有时包括软骨微骨折，增强生物表面修复；通过股骨颈骨成形术矫正头 – 颈偏心距，用股骨旋转截骨术矫正股骨近端过度前倾或后倾。

4. 关节内修复的基本入路

关节内修复的基本方法是髋关节镜检查和股骨头外科脱位。两者均已用于前外侧头 – 颈交界处的切除骨成形术，以缓解凸轮撞击，通过清创术和邻近髋臼软骨 / 骨界面重附着治疗受损盂唇，使其愈合，以及对髋臼和股骨头关节软骨进行清创和修复。外科脱位完成后，通过 360° 直视股骨头和髋臼，直接检查髋关节被动活动范围引起的撞击，并且对股骨头 – 颈骨成形术和盂唇和关节软骨修复的评估更容易、更广泛。

5. 总结

FAI 的矫正类型有以下几种：①髋臼周围截骨术，矫正引起钳夹撞击的髋臼后倾；②股骨颈骨成形术，去除头 – 颈交界处非球形部分，矫正凸轮撞击；③盂唇内撕裂的清创术以及外周唇重附着到邻近的髋臼

软骨 / 骨界面，因已矫正撞击，尽可能多地保留盂唇使其愈合；④通过微骨折诱导髋臼和 / 或股骨头关节软骨的生物修复或表面置换；⑤通过修整前缘骨性突起（只要后缘完整且位置良好），矫正钳夹撞击，减少髋臼前缘过度覆盖；⑥股骨截骨术，矫正其他相关畸形，如股骨近端前倾或后倾或股骨近端过度内翻或外翻。股骨头 – 颈和 / 或髋臼骨成形术的目的在于使屈曲还原到 120° 或以上，内旋到 40° 或以上，这些运动不受髋臼股骨撞击或拱座的限制。FAI 手术治疗的相关因素，包括手术指征在表 4.11 中进行了概述。

表 4.11　手术治疗

手术入路	股骨髋臼撞击症的髋关节手术的目的	手术指征	外科入路范围
那些外科医生认同 FAI 一定诱发髋关节骨关节炎的这一观点，说明手术是治疗的选择	消除股骨近端和髋臼之间的异常连接	手术干预的适应证不仅基于二维平片表现，还基于症状、临床检查，并辅以 CT 或 MRI 的多平面成像	开放外科半脱位 / 脱位用于股骨上外侧头 – 颈交界处的软骨成形术，考虑修整髋臼边缘（最大切除深度为 1 cm），髋臼软骨成形术治疗软骨分层，包括病灶钻孔（或微骨折），盂唇清创 / 修复
—	治疗盂唇关节内和关节软骨损伤	突出表现包括：腹股沟，髋关节前端或前外侧疼痛；髋关节卡住伴有改变位置；髋关节屈曲受限（从范围 ＜ 90° 至 ＜ 105°）；屈曲时髋关节内旋受限（＜ 15°）；撞击阳性测试（腹股沟疼痛伴髋关节被动屈曲、内收和内旋）；	股骨骨软骨成形术的关节镜手术，考虑修整髋臼边缘（最大切除深度为 1 cm），髋臼软骨成形术，盂唇清创 / 修复
—	—	X 线片显示：股骨头 – 颈偏心距畸形 [至少在一个线片投影上的 Alpha 角 [α] ＞ 55°，偏心距＜ 7 mm，偏心距率＜ 0.17] 或髋臼后倾 [+ COS 和 + PRISS 和 + PWS]	限制开放性的混合入路（无脱位）和关节镜
—	—	髋臼后倾的 CT ；盂唇病理，偏心距畸形，和 / 或髋臼后倾的 MRI	髋臼周围截骨术矫正髋臼后倾
—	—	非手术治疗失败	—

第十二节　关于 FAI 髋关节外科入路的其他细节

一、髋关节外科脱位

髋关节开放性外科脱位全面探查关节内病理，充分了解髋关节活动范围内的撞击情况，并可进入髋臼、股骨头颈和修复盂唇。这种入路主要通过股骨头颈成形术进行矫正，去除与凸轮撞击的前外侧骨喙，并修复盂唇和关节软骨表面。治疗股骨髋臼撞击的开放式外科技术的具体特征如图 4.10a~m 所示，并在表 4.12 中进行了概述。根据 Ganz 等 [42] 和 Gautier 等人 [41] 确定的入路，绝大多数患者在不引起股骨头缺血性坏死的情况下可以进行髋关节前脱位手术。他们报道了 213 髋用该入路超过 7 年，术中得到证实，无缺血性坏死病例 [42]。保留所有外旋肌并保护旋股内侧动脉的控制性外伤脱位可以安全进入股骨近端，看到整个关节。Gautier 等人对回旋股内侧动脉的研究阐明了，如何在手术中保护该动脉，使髋关节脱位手术安全进行。不推荐先前使用的前脱位入路。图 4.10a~m 详细回顾了 FAI 病变的开放性外科入路。取侧卧位，选择 Kocher-Langenbeck 切口或 Gibson 切口，从髋关节后外侧入路。然后在臀大肌和阔筋膜张肌之间入路。梨状肌腱附于大转子基底大的转子截骨术，臀中肌和臀小肌的大转子节段近端附着，远端股外侧肌前转，暴露上囊。在他们的研究中，观察的关键是留下闭孔外肌及其肌腱附着很重要，它们是保护旋股内侧动脉的。见图 4.8a~d 和表 4.13 详细回顾了旋股内侧动脉的解剖位置，认识它对开放性外科脱位具有重要意义。表 4.14 增加描述了关于修复 FAI 进行开放性髋关节外科脱位的囊外血管。囊切开术是沿股颈前外侧纵向切开。远支指向前端，近支延伸至盂唇远端，但支持带血管近端进入头部。囊切开术必须保持在小转子前，避免损伤位于小转子上后侧的旋股内侧动脉主干。通过屈曲 – 内收 – 外旋，控制股骨头前脱位，一旦修复完成，以防股骨头发展成缺血性坏死，要在 6 h 内重新定位，这至关重要。当股骨头外旋时，圆韧带要么被切断，要么破裂；切除股骨头上的残留部分。如果视野充分，就可以提高保留韧带附着并仅使股骨头半脱位的可能性。但是，韧带的血供极少，释放韧带似乎没有负面后遗症，仍有人担心它可能爆发。切除足够的骨骼使撞击自由屈曲 120° 和内旋 40°。如果髋臼边缘露出 1 cm 深，可以进行修整。检查并尽量修复盂唇。切除松散的退化的部分，将盂唇再附着到髋臼软骨交界处。用 2 枚朝向小转子的 4.5 mm 皮质螺钉修复大转子。髋关节脱位手术也可直接观察股骨近端定位问题，有时需要大转子截骨术。Espinosa 等人介绍了前脱位、修正髋臼边缘、头 – 颈偏心距的软骨成形术以及通过复位髋臼边缘修复盂唇的手术技术 [53]。图 4.11a、b 很好地总结了手术前后的 X 线平片和 CT 表现。

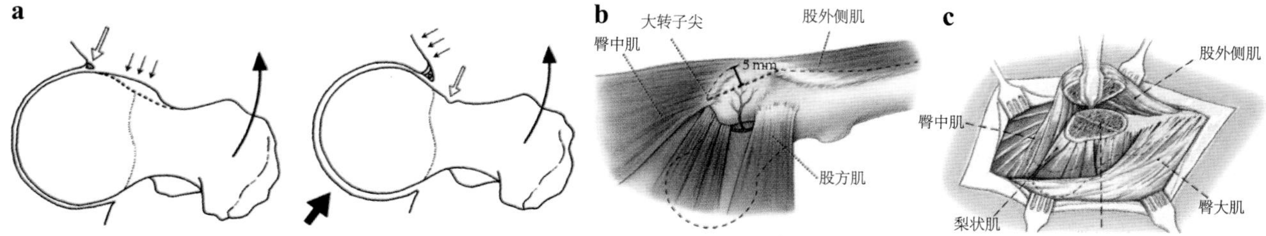

图 4.10 （a，b，c）展示了开放式外科脱位治疗股骨髋臼撞击症的手术入路和技术。a 图示概述畸形机制、异常区域和手术矫正的目标 [左边图示盂唇松动（空心箭头）和头 – 颈偏心距减少（三箭头）的凸轮病变；右边图示钳夹病变，髋臼边缘过度覆盖，撞击颈上方（空心箭头）]；b 图示在大转子的相对较薄的区域进行截骨术，然后将该节段向前缩回，进入关节囊，此入路留下大部分梨状肌纤维附着在剩余未截骨的转子上，MFCA 深支在股四头肌和下孖肌下缘之间可见；c 图示转子截骨术完成后，碎片缩回，外旋肌仍然附着在稳定的转子后侧

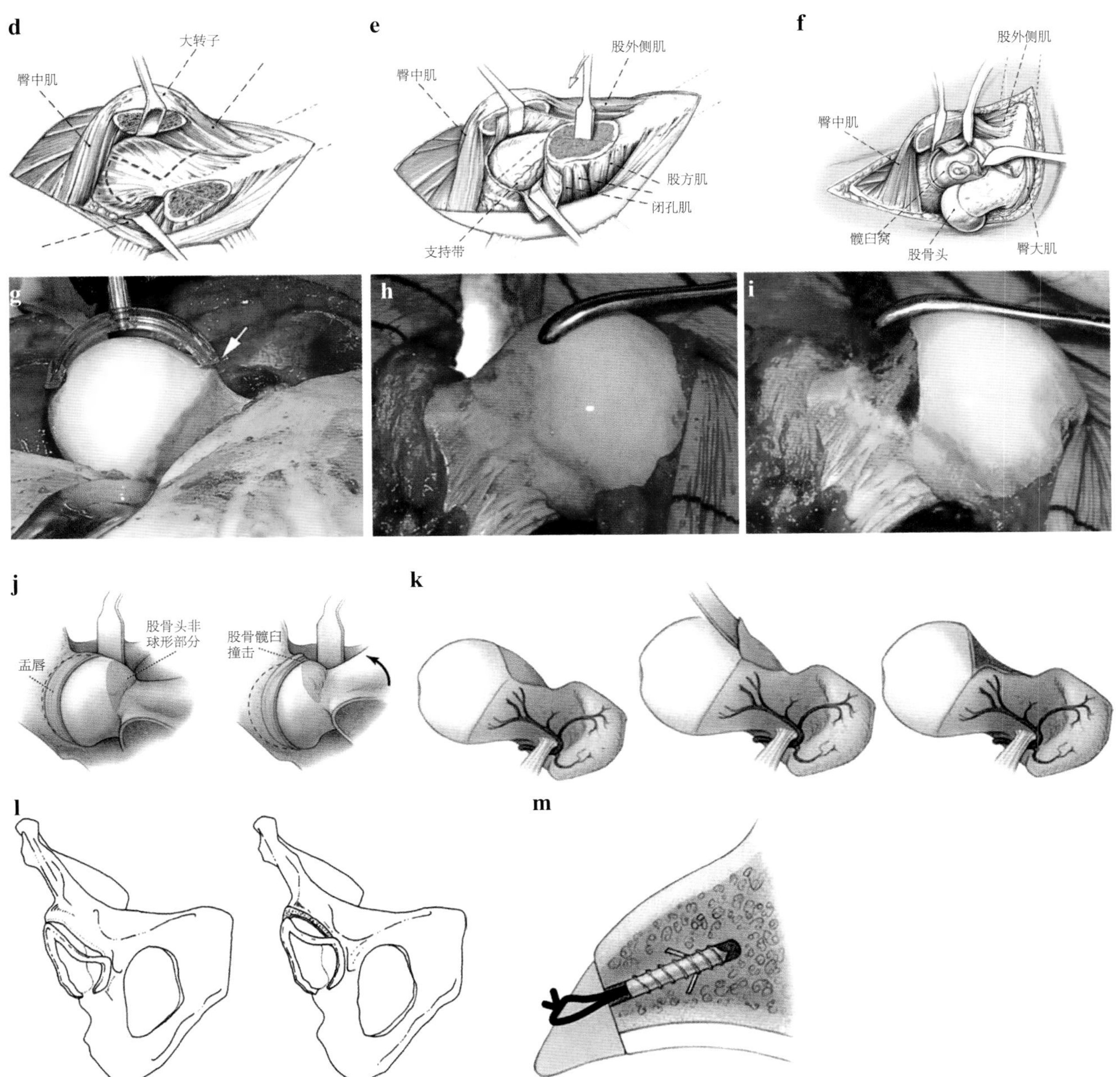

图 4.10　d 图示当较小的截骨碎片缩回时，它携带附着的臀中肌和股外侧肌，这使髋关节囊清晰可见，Z 形囊切口用红线画出；e 图示画出骨膜后侧的线性切口；f 图示谨慎进行股骨头半脱位或全脱位；g 图示在凸轮病变中检查头－颈部交界处，放置球形模板测量必须开始进行颈部切除的近端水平（白色箭头），以重建偏心距；h 图示软骨成形术前的头－颈区域；i 图示切除多余骨后的头－颈区域，必须注意切除足够的骨骼以消除撞击，不要切除过多的骨骼使颈部容易骨折；j 图示股骨头的非球形部分不会对髋关节的伸展造成问题（左），但会因屈曲和外展而撞击髋臼唇和软骨（右）；k 图示股骨颈和股骨头的主要血供与进行软骨成形术的前上区，旋股内侧动脉在后上区最突出，它位于闭孔外肌和肌腱（如图所示）后侧，使闭孔外肌和肌腱完整，以保护血管；l 图中，左侧图显示了髋臼上缘交界处的盂唇撕裂，必要时，盂唇缩回，修整右侧髋臼边缘骨（消除钳夹作用）；m 图示清创术后修复盂唇再附着到髋臼边缘，必要时切除部分髋臼骨

表 4.12　开放性外科脱位

类型	操作
侧卧位	大转子部分截骨术，翻转暴露髋关节前端
	保留闭孔外肌 / 肌腱与大转子相连，以保护 MFCA 深支
Z 字形囊切开术和前脱位	手术脱位提供了股骨头和髋臼的 360° 视图，用于检查和矫正撞击病变
	通过在骨骺上钻 2 mm 厚的全层关节软骨或 Doppler（激光多普勒血流测量）测试，评估股骨头血管分布
除去头 – 颈交界处非球形部分（软骨成形术）	始终保护支持带血管，特别是后外侧区域；可见血管正进入颈部上方的头部后外侧区域；考虑通过切除骨性突起（深度不大于 1 cm），减少髋臼边缘过度覆盖；评估髋臼软骨损伤；软骨成形术，清创术，修复，钻孔 / 微骨折技术；盂唇清创，缝合 ± 螺钉的再附着；一旦评估了撞击，重新确定了活动范围，再次需要进行颈部 – 基底 – 转子间截骨术；转子再附着

表 4.13　关于外旋肌和后关节囊的旋股内侧动脉（MFCA）及其分支的囊外位置

动脉	位置
旋股内侧动脉	自股动脉或股深动脉发出
	经耻骨肌内侧和髂腰肌外侧之间向后绕行，并在闭孔外肌后侧
	MFCA 的深支位于股方肌近端边缘，在股方肌下方和下孖肌上方之间
	该位置，在股方肌近端边缘：①扩散到大转子的外表面时，辨别大转子动脉分支；②标记闭孔外肌肌腱的水平，这个点是深支从转子的分支分叉，并穿过闭孔外肌后表面。然后向后经联合腱前端，穿过就在孖肌上方和梨状肌远端的后关节囊。在关节内（囊内），其大部分分支沿颈部后上表面，作为支持带血管延伸到头部（在 Weitbrecht 支持带内）
其他重点	与髋关节有关的 MFCA 三个分支分别是，MFCA 横向分支（在髂腰肌和耻骨肌之间向后移动），MFCA 升分支（向后上升到转子间嵴，在股方肌和闭孔外肌之间的脂肪组织中移动），以及 MFCA 深分支（提供外侧转子分支，并继续作为深分支穿过闭孔外肌后进入囊深或前端到联合腱）
	联合腱与闭孔内肌相连，以下孖肌下方和上孖肌上方为界，进入转子间嵴的内侧
	旋股外侧动脉在髋关节转子间前 / 囊区，对髋关节的血管分布作用不大
	臀下动脉几乎总是与邻近闭孔内肌的肌腱的 MFCA 吻合，以进一步增强股骨头的血供。这条血管穿过关节囊后侧并上升到骨内外侧骨骺血管。在关节囊和联合腱之间看不到这条血管

注：旋股内侧动脉位于髋关节后侧，其深支主要为股骨头提供血供

表 4.14　经后外侧入路的髋关节外科脱位对 MFCA 囊外部分的影响

影响	具体机制
鉴别 MFCA 的转子分支	它在股方肌的上缘，前缘是闭孔外肌肌腱。下腹肌肉是下孖肌
联合腱从远端到近端分开（不安全区域到安全区域）	从转子间嵴释放约 1.5 cm，深支位于闭孔外肌肌腱下缘处
闭孔外肌肌腱不分裂	它在整个外科暴露和脱位过程中都起到保护 MFCA 深支的作用

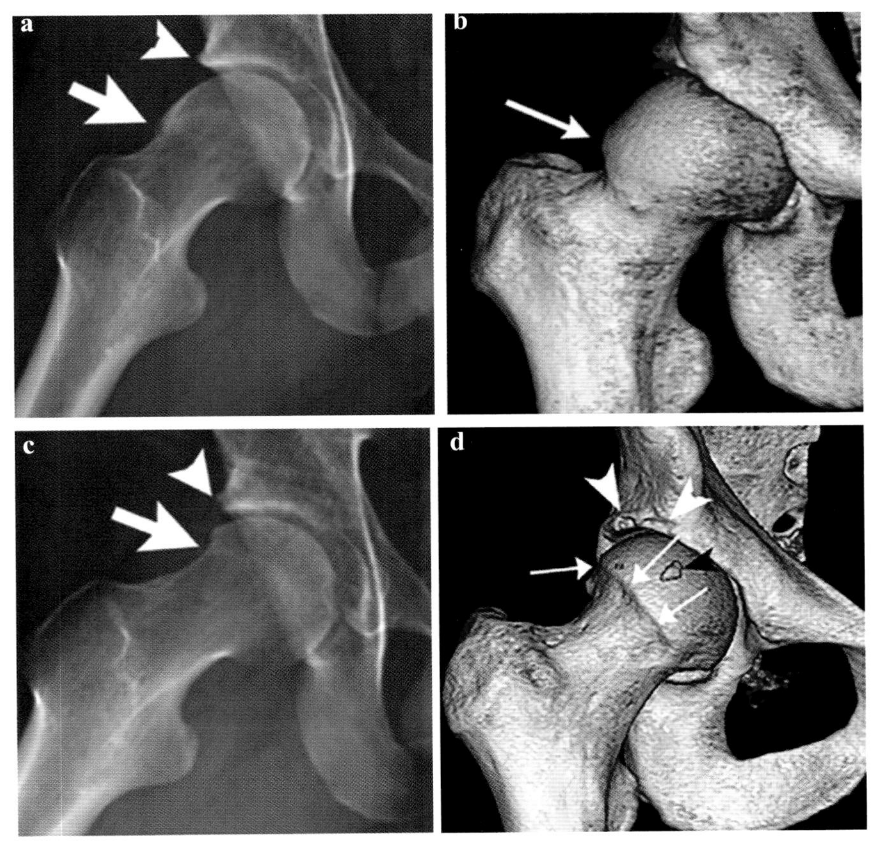

图 4.11 [图 4.11（a）=a,b,c 图像；图 4.11（b）= 图像 d] a 图示股骨颈上外侧缘凸轮病变和髋臼边缘轻度突出的线片投影；b 图示 CT 视图更清晰地显示同一凸轮病变（箭头）；c 图示线片图突出头 – 颈软骨成形术部位和髋臼前缘盂唇的修整 / 修复；d 图示切除头 – 颈交界处的凸轮撞击部位，减轻屈曲时缓解髋关节压力的 CT 图像

二、髋关节镜

髋关节镜在 FAI 治疗中的作用越来越重要（表 4.15）。Philippon 等人概述了他们的关节镜入路和骨成形术 [54]。股骨头 – 颈交界处前的软骨成形术将头 – 颈偏心距返回到安全正常的范围，消除凸轮撞击。使用一个直径 5.5 mm 的圆形毛刺将病变的突处转变为凹面，还原股骨头 – 颈偏心距。切除深度为 5~7 mm，宽度为 8~12 mm，沿着 6 点和 12 点位置之间头 – 颈前缘交界处实施。作为矫正手术的一部分，关节镜还评估关节软骨 / 盂唇病理。经关节镜或关节镜指导的微切口，可以进行盂唇清创和一些修复。

表 4.15 修复 FAI 的关节镜手术

序号	手术类型
i	关节镜使用 5.5 mm 圆毛刺修整头 – 颈偏心距；病灶切除集中在从上 12 点位置到下 6 点位置的前外侧区域
ii	关节镜下用清创术和再附着治疗盂唇组织
iii	关节软骨损伤的清创 / 修复
iv	如必要，进行髋臼缘成形术

注：与开放性手术相比，越来越多的病例采用关节镜手术。结果是相似的。

三、髋臼周围截骨术

对于年轻患者（小于 35 岁），后倾髋臼唯一有效的长期治疗方法是通过髋臼周围截骨术（PAO）进行髋臼复位（图 4.12a）。最初的建议（1999）基于 10 年以上的经验，将髋臼置于中度或轻度前倾，通常意味着前倾矫正至少 20°。完成 FAI 手术时，髋臼周围截骨术（PAO）的目的在于将髋臼后倾转为髋臼前倾位。截骨后，髋臼在每个维度上在 10°~20° 范围内屈曲（前倾）和内旋。这使得髋臼前缘在屈髋时远离头 – 颈交界处，从而消除撞击的可能。

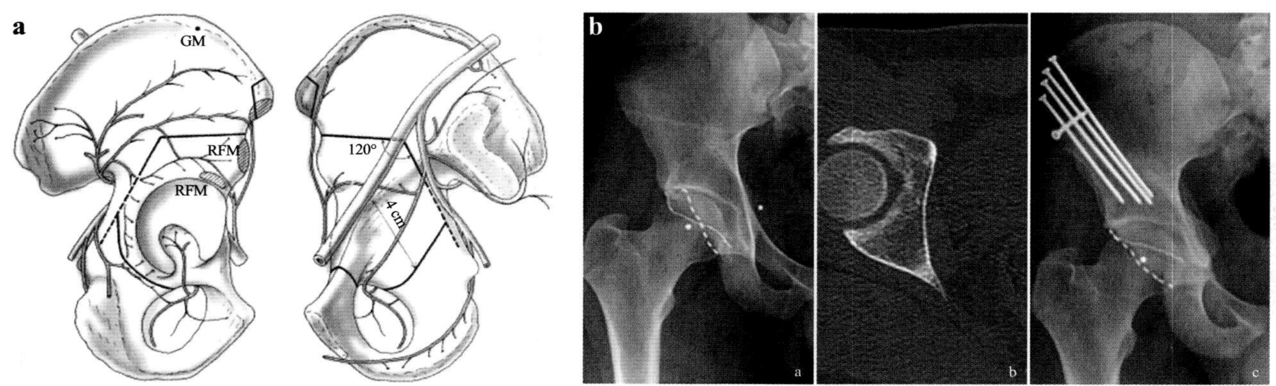

图 4.12 通常经髋臼 CT 确诊，开放性手术或关节镜手术修整髋臼缘是不够的，实施髋臼周围截骨术治疗重度髋臼后倾。a 图示在骨盆内外概述了进行髋臼周围手术的截骨部位；b 图示 3 张图像分别为髋臼周围截骨术前的髋臼后倾的平片表现（a）、CT 显示髋臼后倾程度（b）以及截骨术后的 X 线片，显示骨愈合和影像学指标的改变（c）

Leunig 等人 [55] 和 Siebenrock 等人 [56] 分别在 2001 年提出了在一组不同类型患者中的 Bernese PAO 的基本原理和早期效果。Clohisy 等随后对髋臼周围截骨术的手术技术进行了不错的描述和说明 [57]。截骨术后，通过髋臼内旋（用于侧位覆盖和前倾）、向前倾斜或伸展（用于前缘覆盖）和内移（用于关节中心内侧化）实现矫正。Siebenrock 等人报道了 29 例因髋臼后倾接受 PAO 手术，平均年龄 23 岁，23 例髋获得良好或极好的效果 [18]。平均随访时间为 30 个月。他们随后对同一组进行了评估，平均随访 11.1 年的，一直维持良好的效果；无转成全髋关节置换术的病例 [58]。较差结果的预测因素是未形成足够的股骨偏心距以及过度矫正导致过度前倾。图 4.12b 显示了髋臼周围截骨矫正前倾的病例。

四、修整髋臼前缘

另一种减少前缘过度覆盖和撞击的方法是，修剪髋臼前缘 [31]（图 4.10 l）。作为单独的手术现在已不常用，部分是因为正规的 PAO 也可改善髋臼后覆盖。Espinosa 等人强调需避免过度切除边缘，因为这可能导致髋臼覆盖不足伴有半脱位 [31]。普遍认为，未经明确评估，任何髋臼前缘的修整（切除）应去除不到 1 cm 的骨深度。

五、盂唇到髋臼缘的再固定

人们越来越认识到，盂唇的维护和修复比切除术更为可取，因为它在髋关节的正常解剖和功能方面发挥着重要的作用（图 4.10 l,m）。一旦矫正骨性撞击，修复后的盂唇将不再暴露而受到重复性损伤，修复后的维持度很高。Espinosa 等人回顾了再固定的手术技术，通常是清洁髋臼缘的受损边缘清洁至止血，移除反应性纤维骨组织，并修剪也导致钳夹撞击的突起部分[53]。Groh 和 Herrera 也强烈支持在清除严重断裂的组织后，修复和在固定受损盂唇至相邻髋臼骨和软骨边缘[59]。

六、受损关节软骨的生物表面置换

若关节软骨已经磨损到软骨下骨的区域，可以尝试使用微骨折技术进行生物表面重修，作为外科手术干预的一部分。这使血液从骨内流向未分化的间充质细胞输送到表面，尽管具有纤维软骨倾向，其中一些分为关节软骨。这可以通过开放性外科脱位或偶尔通过关节镜检查 / 限制的开放性方法来完成。

第十三节　FAI 手术治疗的并发症

并发症的评估与包括 FAI 在内的多种病因的手术研究相关。已经发生或外科医生需要注意的 2 种主要并发症是股骨头缺血性坏死和股骨颈骨折。其他包括固定缺失（髋臼周围截骨或外科脱位后的转子固定），转子不连，盂唇修复和复位不充分，软骨成形术切除不充分，治疗股骨后倾的前倾不足或过度，过度髋臼前缘切除使股骨头脱位。虽然经常报道异位骨化，但并没有太大的临床意义。近年来，开放性外科脱位后开始出现股骨头脱位的报道；这是一个主要的并发症，因为它通常与股骨头坏死有关。

在 8 个北美中心进行髋关节外科脱位后的多中心回顾评估了 334 例髋关节手术，发现并发症发生率为 9%[60]。其中许多在临床上并不重要，如异位骨化，当这些被排除时，31 例髋出现 1 种或多种并发症，并发症发生率为 4.8%。重要的是，无一例是股骨头坏死和股骨颈骨折。唯一的长期并发症是坐骨神经失用症，仅部分缓解。另一篇综述评估了 83 例髋臼周围截骨术，其中 18 例（22%）有轻微并发症，而 3 例有严重并发症，分别为需要栓塞的过度动脉出血、髋臼碎片骨坏死和股骨头坏死[61]。治疗情况总结见表 4.16。

表 4.16　治疗情况总结

序号	总结内容
i	研究支持对有症状的 FAI 进行手术干预，以缓解患者痛苦和改善髋关节活动范围，这些患者的骨关节炎并不严重，但不支持影像学表现为 FAI 的无症状个体进行预防性干预来预防退行性变化 [#20,Bedi 和 Kelly]

（续表）

序号	总结内容
ii	已证明手术有利于缓解短期以及中期的疼痛和增加髋关节活动范围。研究尚未明确 FAI 自然史的阳性变化或骨关节炎预防 / 延迟的长期价值
iii	研究发现，在短期和中期研究中，开放性外科脱位、小切口和关节镜外科入路可以有效缓解疼痛并改善功能。关节镜与开放性外科脱位疗效相当；与开放性外科脱位相比，关节镜入路具有相同的临床效果，它的主要并发症发生率更低 [这些手术通常指更为常见的软骨成形术中的凸轮撞击手术，以矫正股骨头 – 颈偏心距，并通过清创和再固定修复盂唇损伤]
iv	无论采用何种技术，既往有骨关节炎的患者，手术失败率更高
v	髋臼周围截骨术（PAO），最初描述为继发于 DDH 的髋臼发育不良，现已用于钳夹型撞击，矫正髋臼后倾和后壁功能不全；特别据 Siebenrock 报道，治疗效果良好；但很少需要或依靠整个 FAI 干预。关节镜可修整前缘，但切除应限小于 1 cm

第十四节　干预效果

关于这种疾病的报道一致认为，髋关节外科脱位和股骨髋臼成形术对于晚期退行性改变和广泛的关节软骨损伤是无效的。重点是集中在近期有症状的确诊为 FAI 的青少年或成年患者。干预的目的在于预防或至少明显延迟髋关节骨关节炎发病，将发病时间置于发展阶段早期。Peters 和 Erickson 描述了 30 例平均年龄为 31 岁的 FAI 患者，他们接受了开放性外科脱位和大转子截骨术 [62]。但是，在关节切开术中，有 18 例髋“术前 X 线平片或磁共振关节造影未发现髋臼关节软骨损伤重度损伤”[62]。这 18 例患者中有 8 例很快发展成骨关节炎的影像学进展，其中至少 4 例将进行全髋关节置换术。他们强调需要更好的术前影像和认识，因为干预的主要原理是防止或明显延迟关节退变。

Clohisy 等人回顾了 2010 年 11 组记录最好的研究 [63]。这其中仅包括 Siebenrock 等人上述提及的治疗髋臼后倾的一系列 PAO 手术 [18]。其余 10 组进行股骨软骨成形术或修整髋臼边缘或两者兼行。绝大多数病变为凸轮撞击，少数为混合型，少数为单独的钳剪夹撞击。11 组患者的平均年龄为 23~42 岁。共 496 例髋接受手术。平均随访时间较短，从 2 岁到 5.2 岁。效果突出范围从 68% 到 96%。所有均报道了疼痛减轻和髋关节功能改善。残余疼痛或转变为全髋关节置换术，则认为手术失败（尽管这不是一个有力的测量指标，因为许多全关节外科医生给有相同临床症状和 X 线片表现的老年患者进行手术，也不会给青少年或较年轻的成年人做手术）。失败率从 0% 到 26% 不等。均进行盂唇切除和再固定。软骨修复通常要修整软骨（软骨成形术）或髋臼软骨、股软骨或两者的微骨折。已列出并发症，但主要并发症很少，在 AVN 的报道中，未列出任何病例。

Bedi 等人也对报道的治疗效果进行了详细的回顾 [64]。随访时间很短，因为到 20 世纪 90 年代中后期才开始增加对 FAI 实体的早期认识。7 项研究中 179 例患者接受开放性外科脱位，平均随访 40 个月，其中 65%~94% 的效果良好。12 项研究中 390 例患者进行了关节镜手术，平均随访 26 个月，67%~93%

的效果良好。Khan 等人在 2016 年对不断扩大的 FAI 综合征文献进行了批判性的回顾[65]。

就长期评估而言，仍有许多工作要做，但由于许多小组已经制定了后续方案，所以这些效果将很快得到结论。

也请参阅本卷第 1 章，讨论髋关节盂唇结构和股骨近端血供。在 FAI 的背景下，尤其关于 SCFE 的具体治疗效果在第 3 章中详细介绍。

5

第五章　膝关节发育不良

第一节　正常发育

一、膝关节构成

膝关节由股骨远端、胫骨近端、腓骨近端及髌骨共同构成；包含 2 个主要关节：胫股关节和髌股关节。股骨远端和胫骨近端均由末端的骨骺软骨发育而来，包括关节表面的关节软骨、骨骺生长板和中间的骨骺软骨，骨骺软骨为次级骨化中心，自胎儿晚期开始发育。其他结构包括前、后交叉韧带，内、外侧半月板，Wrisberg 及 Humphrey 半月板股骨韧带（分别止于后交叉韧带的前后方），半月板胫骨附着点 / 韧带（冠状韧带），滑膜内衬及关节囊，内、外侧副韧带，周围肌群，相邻神经血管束。这些结构都可能发生原发性发育畸形，也可能由于邻近原发性畸形部位，随着持续生长，形成继发性畸形。

二、膝关节发育的组织学特征

1. 发育概述

膝关节发育起自一系列局部细胞改变。胚胎期四肢发育以一种波浪式的方式，从肢体近端向远端进行。其发育的组织学特征已有详细描述[1-4]。间充质细胞聚集成群，随后形成软骨雏形，最终形成组成膝关节的骨质。关节形成的时间相对较晚。在相邻长骨的骨骺、关节软骨及髌骨等软骨雏形形成之后才形成关节。肌肉聚合也先于关节形成，几乎与软骨雏形形成同时发生。当软骨组织向长骨末端生长时，间充质细胞留存于软骨雏形之间称为中间地带的区域。该区域是关节最终形态的前身。中间地带周围与骨的软骨膜相连。人体膝关节发育从头臀长（C-R）11 mm 开始，直至头臀长 40~44 mm，关节腔出现为止（膝关节）（Streeter 分期 18~23），为孕期第 6 到第 9 周时间。半月板和十字韧带在第 8 周开始形成，到第 10 周时，膝关节外观已与成人相似。髌骨也形成于关节腔出现之前。胚胎期膝关节形成时，呈屈膝 90°。髌骨发生于形成股四头肌的细胞集落。

从组织学上，关节发育可明确分为四个阶段：①发育中的软骨雏形之间，中间地带的未分化间叶细胞；②中间地带分为 3 层，2 层更密集的细胞为发育中的相邻的关节表面，中间为更松散的未分化细胞；③中间层早期液化阶段；④吸收使关节面完全分离及关节腔形成阶段。关节面之间的中间地带为均质、静止状态时，形成关节表面形态。关节形成的最后阶段是一个再吸收的过程。几个关节内间隙融合，留下如半月板和十字韧带等关节内结构。邻近关节的纤维囊将间充质（在旧文献中称为胚基）分成 2 部分。一部分形成软骨膜，部分转变为关节软骨的外周部分，另一部分形成所有囊内结构，包括十字韧带、肌腱、半月板以及滑膜（图 5.1a~d）。

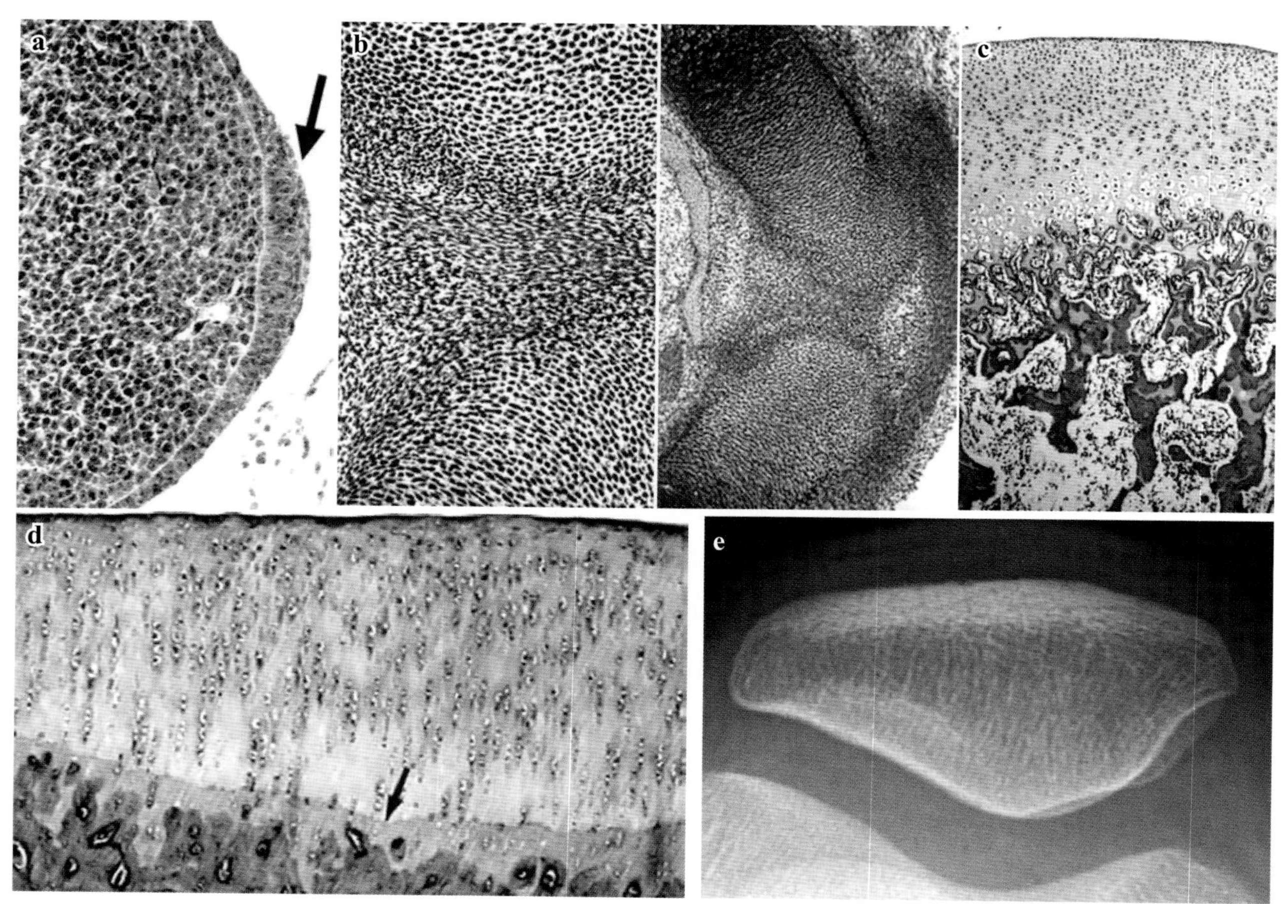

图 5.1 大关节及相应骨骼从早期胚胎到骨骼成熟的发育阶段。[插图（a）至（d）为自新西兰大白兔的组织学教具，但人体的组织学图案与之相同。（a）最右侧外胚层顶脊处（箭头）可见部分肢芽。均匀的未分化的间充质细胞充满肢芽。（b）右图：随着发育进展，股骨（上）和胫骨（下）的软骨雏形形成。细胞中间区代表最终形成膝关节的区域。发育中的关节软骨呈密集的细胞聚集。左图：膝关节中间区更高倍视野显示将要形成半月板和交叉韧带的地方有细胞堆积。关节发育的最后阶段，将吸收中间区的残留细胞，形成滑膜关节腔。（c）出生后未成熟骨骺的组织学切片显示关节软骨与骨骺软骨延续不间断。次级骨化中心发育于骨骺软骨内。关节腔营养以扩散的方式进入骨的次级中心。（d）在骨骼成熟时，关节软骨最底层钙化，它和潮汐线（箭头）使营养物质无法从关节软骨扩散至软骨下骨。（e）正常髌股关节 X 线片。股骨远端滑车对髌骨在屈伸时维持正常力线起着重要作用。外侧髁比内侧髁更向前突出，更有利于控制髌骨在滑车内或髌骨槽内的运动。滑车是股骨远端前关节面，与髌骨形成髌股关节。][图（e）转载已获得 Arendt 及 Dejour 的许可，Knee Surg Sports Traumatol Arthrosc, 2013,21:279–293, Springer]

2. 髌骨发育

髌骨是在股四头肌腱内发育的籽骨，也是身体中最大的籽骨。怀孕 4 个月时，可见髌骨的软骨雏形[5]。在 3 岁时，从髌骨中心开始软骨内成骨。在股四头肌前体覆盖股骨远端平面的后方或深部 3/5 处聚集的圆形细胞，即为髌骨前体。发育中的髌骨局限于股四头肌内，但其深层表面与股骨远端相对形成，在某种意义上通过细胞中间带与之松散相连。髌骨在股四头肌腱后部，先于股四头肌分化，在此阶段成形。

股四头肌腱向远端延续，成为髌腱附着于胫骨。髌骨关节面确定后，中间区细胞开始被吸收，形成膝关节滑液腔。髌股关节扩展至整个外周，先吸收中央部分，再在两侧出现区隔。髌骨与股四头肌块的关系与最初细胞聚集时一致。髌骨是一肌内 / 腱内结构，具有一游离关节面，作为膝关节的一部分。髌骨与股骨髁前下方形成关节。关节面的基本形式在它们作为功能关节的一部分进行活动之前即已确定。关节表面的内外侧区域最初大小大致相等。滑膜关节形成后，髌骨关节面形成一道垂直嵴，将其分为较大的外侧面和较小的内侧面。直到出生后髌骨表面才会出现横嵴。活动时，髌骨关节面从适应于股骨髁的形态转变为适应于股骨髁上前表面的形态（见图 5.1e）。

3. 关节软骨发育

关节软骨发育是膝关节形成的重要组成部分，也分多阶段进行。关节软骨最初形成于骨骺及中间区形成期。在下一（第二）阶段，股骨远端和胫骨近端的关节软骨与下方骨骺软骨融合。第三阶段，各骨的次级骨化中心均已形成，且已最大程度上替代骨骺软骨。此时关节软骨的下表面与次级骨化中心的骨骺合并，此区域被某些人称为微板（微型骨骺板）。关节软骨发育的最后阶段是出生很久以后的骨骼成熟期，胫骨近端和股骨远端的主要骨骺也同时闭合。此时，关节软骨最内层发生钙化，形成终身存在的钙化层。在发育的所有阶段以及出生之后，关节软骨内都无血管。软骨层在物理上是相连的，从浅到深分为切线层、过渡层、辐射层、钙化层，组织学上可见将辐射层与钙化层分开的波浪线。钙化层位于骨骺部增厚的软骨下骨上（见图 5.1a~d）。

4. 半月板及交叉韧带发育

半月板、交叉韧带、半月板股骨韧带及侧副韧带直接由中间区的间充质干细胞分化而来（胚芽）[1,2]。这些结构的分化始于膝关节组织开始原位分化，在特定的解剖部位，以成人形态分化。它们的发育在滑膜出现之前。半月板和交叉韧带胚芽呈高度细胞聚集，在胎儿晚期和出生后早期则以纤维基质为主[1,2,6,7]。在胎儿早期，半月板内遍布血管。

半月板在子宫内形成时，内、外侧半月板形态均与成年后一致。在发育的所有阶段，外侧半月板都不呈盘状。与成年期半月板在发育上的主要区别在于胚胎半月板细胞众多，并有血管供应。在出生后 3 个月，由于未附着于后外侧毗邻的腘肌腱，外侧半月板比内侧半月板活动度更大。Humphrey（前）和 Wrisberg（后）半月板股骨韧带的大小及存在均不确定。它们从外侧半月板的后角延伸到股骨内侧髁的外侧部。其命名基于它们与后交叉韧带的关系；后交叉韧带前方是 Humphrey 韧带，后方是 Wrisberg 韧带。通常仅有一根韧带存在，但约 10% 的人会同时存在两根韧带。Wrisberg 韧带比 Humphrey 韧带更粗，也更常见。半月板细胞数量从胚胎期开始减少，但遍布血管，使得周围和中间细胞浓度变得明显。到 9 个月大时，细胞数量明显减少，到 10 岁时，已可见成人图像[7]。

半月板组织学为，大部分胶原纤维沿圆周方向排列，少量呈放射状排列，更少量呈垂直排列。半月板附着于周围关节囊，并通过冠状韧带（半月板胫骨韧带）附着于胫骨。外侧半月板通过半月板股骨韧带附着于股骨：其一，Wrisberg 半月板股骨韧带经股骨髁间切迹（内侧）延伸至后交叉韧带后方外侧半月板的后角；其二，外侧半月板也通过位于后交叉韧带前方的 Humphrey 半月板股骨韧带与股骨相连。人类外侧半月板有 2 处胫骨附着点，即外侧髁间结节的前部和后部。盘状外侧半月板并不代表发育停止，因为半月板始终呈半月形 / 三角形。盘状是由于胫骨附着处解剖不完善引起的重复性创伤造成的。

5. 膝关节血供

膝关节的主要血液供应，包含骨骺及关节内部分，有多个来源，在膝关节周围环周及纵向形成广泛吻合。自上向下包括：膝最上动脉或膝降动脉、膝外上动脉内侧支（发自股动脉）、旋股外侧动脉降支；膝上内外侧动脉、膝下内外侧动脉和膝中动脉（5 条均发自腘动脉）；胫前、胫后返动脉及腓动脉（通常发自胫前动脉）[8]（图 5.2a~c）。

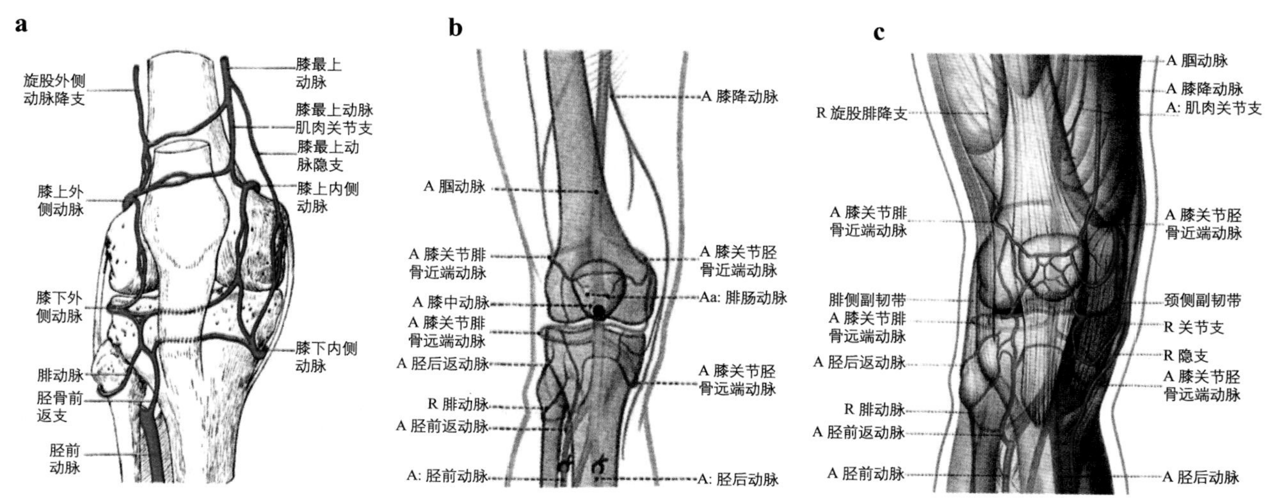

图 5.2 膝关节区域血供示意图。该区域主要由腘动脉的 5 个分支广泛吻合提供血供。它们通常被称为膝关节动脉，但在早期的命名系统中被简称为关节动脉或“膝”动脉（膝 = 膝关节）以及近端（上）或远端（下）动脉。这 5 条动脉分别为（1）膝上 - 外侧动脉，（2）膝上 - 内侧动脉，（3）膝中（或中）动脉（位于膝关节后部），（4）膝下外侧动脉，（5）膝下内侧动脉。其他大血管从上方或下方加入，形成吻合；上方加入的血管为（6）膝最上（降）动脉（内侧）和（7）旋股外侧动脉降支（外侧），下方加入的为（8）腓动脉，（9）胫前返动脉，及（10）自胫前动脉发出的胫后返动脉。膝降（最上）动脉有 3 个分支，即肌肉关节支、隐支和深斜支。（a）膝关节区域前视图显示主要血管。（b）从大腿上到膝关节下的动脉树示意图包括 2 条发自膝关节近端但向下与膝关节主要血管吻合的动脉：内侧为（6）膝降（最上）动脉，发自股动脉，外侧为（7）旋股外侧动脉降支。腘动脉分为胫后动脉和胫前动脉后终止，而胫前动脉通过（8）胫后返动脉、（9）腓返动脉和（10）胫前返动脉供应膝关节腓骨区。（c）更局部的图更清楚地显示出浅粉色的后方血管、腘动脉和起始血管环，以及更亮红色的前方血管。[关于图（b）和（c）中的术语：A 旋股腓骨降支，旋股外侧动脉的降支；A 膝降动脉，下降（最高）膝动脉；A 胫骨近端，膝上内侧动脉；A 胫骨远端，内侧膝下动脉；A 腓骨近端，膝上外侧动脉；A 膝中，膝中动脉；A 腓骨远端，膝下外侧动脉]。[图（b）和（c）转载经 von Lanz 和 Wachsmuth 许可，施普林格，柏林，1938 年]

胫后动脉有一定变异，在膝关节区域的直接血供中不起主要作用，但有时可能会发出腓动脉和 / 或胫后返动脉。膝中动脉起自膝关节背侧的对面，主要支配膝关节内部的韧带及滑膜。膝上动脉和膝下动脉圆弓之间有广泛的纵向吻合。股骨远端及胫骨近端骨膜上有丰富的深部膝关节血管丛，供给膝关节囊和膝内结构。此血管丛由腘动脉发出的两根内侧和两根外侧膝血管、膝最上动脉、旋股外侧动脉降支和胫前返动脉组成。

胎儿发育期内，内外半月板内均遍布血管。出生后半月板内血管逐渐消退，从骨骼成熟到老年，最终局限于半月板周边 10%~30% 范围 [7,9]。Danzig 等人在一项对 25 具成人尸体膝关节的研究中发现，正常内、外侧半月板的血供仅浸润到周边 20% 范围，而内侧 80% 则无血供。外周边缘中心部位血管密度高于上、下表面，前、后角血管密度高于中间段。半月板变性或慢性撕裂时，未见血管反应性增加 [10]。Arnoczky 和 Warren 也发现半月板周围 10%~25% 范围有血供，但在腘肌腱附近外侧半月板后角处血管明显减少。半月板周围关节囊和滑膜血管起源于膝内、外侧及膝中动脉，并发出分支进入半月板外周部分。交叉韧带从周围，全程伴行的滑膜中获得丰富血供 [11]。滑膜血管（主要来自膝中动脉）在韧带周围形成血管网，其分支穿过韧带与韧带内血管相连。骨 – 韧带连接处对韧带血供贡献很小。

三、膝关节发育的临床相关特点

1. 骨化中心出现的时间

（1）股骨远端

股骨远端次级骨化中心是人体发育过程中出现的首个次级骨化中心。通常男女孩出生时（足月）均已存在。它在胎儿发育过程中形成，是超声检查骨骼发育年龄的重要指标。次级中心最早可见于妊娠 28 周，33 周后所有胎儿均可见次级中心。股骨远端次级骨化中心有许多正常的不规则表现，应避免误以为是病变。

（2）胫骨近端

胫骨近端次级骨化中心是人体发育中仅次于股骨远端，第二个出现的次级骨化中心。它通常在产前出现，但发育稍晚于股骨次级中心。在出生时（足月）可见于几乎 100% 的男孩和女孩，在 3 个月时达 100%。

（3）腓骨近端

女孩腓骨近端次级骨化中心出现的中位年龄为 3 岁 1 个月（4 岁 6 个月时达 97%），男孩出现的中位年龄为 4 岁 5 个月（5 岁时达 92%）。

髌骨　女孩髌骨骨化中心出现的平均年龄为 2 岁 6 个月，男孩为 3 岁 2 个月。属于初级骨化中心，最初多为多中心。与在腕骨及跗骨中类似，髌骨由软骨雏形发育而来，中心形成一个骨化中心。

2. 膝关节发育的系列 X 线片

膝关节发育的系列 X 线片也可用于记录出生后的骨骼发育 [12]。Pyle 和 Hoerr 发表了 [13] “膝关节生长的放射学参考标准”，并为男性和女性设立了独立文档。在确定骨龄方面，其准确性稍逊于 Greulich 和 Pyle 的“手部和腕部骨骼发育 X 线图集”，但有助于评估膝关节形成的进展，特别是哪里出现了发育异常。

3. 胫骨粗隆发育

胫骨近端骨骺具有独特的发育特征，包括向前向下形成胫骨结节。在产前，与其他长骨类似，最初仅有一个横形的胫骨近端骨骺。随后，连续的软骨节从骨骺软骨中央延伸至主骨骺的前部和远端。Ogden 等人已证明，该延伸的近端部分本质上是骨骺，远端是纤维软骨 [14]。胫骨结节的形成可分为 4

个阶段，即软骨期、软骨前舌远端形成骨化中心的骨突期、胫骨近端次级骨化中心和胫骨结节骨中心融为一体的骨骺期以及骨性期，胫骨近端及胫骨结节处的生长板已闭合 [15]（图 5.3a, b）。这些阶段发生的年龄差异很大；通常，女孩发育比男孩早 2 年左右。女孩软骨期一般出现在 10~11 岁，骨突期 12 岁，骨骺期 13 岁，骨性期 15 岁。Osgood-Schlatter 病见于骨突期及骨骺期，其病理生理常与解剖学紧密相关。胫骨结节骨骺过早闭合很少发生。

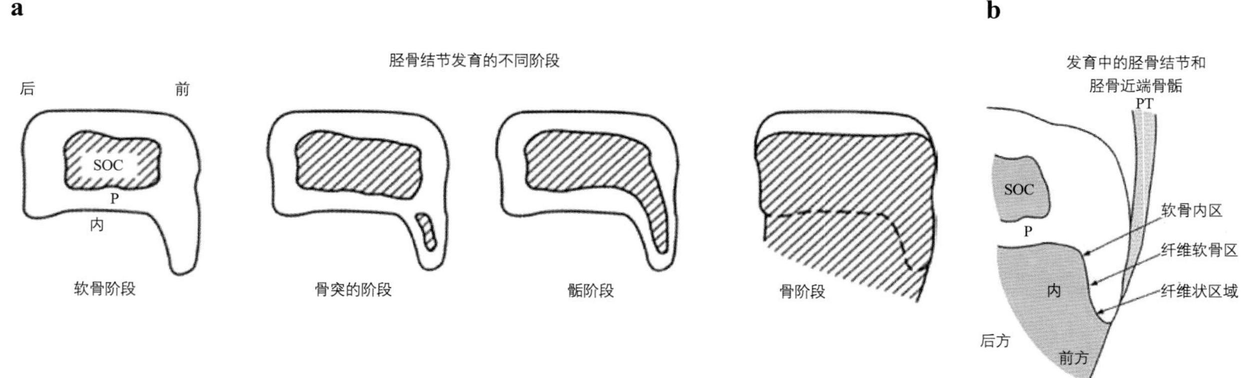

图 5.3　胫骨结节发育示意图。（a）概述了结节发育的 4 个阶段。（b）突出了膝关节各区域组织组成的未成熟膝关节侧位图。胫骨结节与胫骨近端干骺端交界处堆积着 3 种不同组织。这种组织分化贯穿整个生长期

4. 胫骨发育

两根胫骨嵴形成于胫骨近端内外侧关节表面之间的髁间隆起区。在解剖学上常被称为内外侧髁间结节（或嵴）。内侧稍靠近膝关节前部，外侧稍靠近膝关节后部。这些结构在幼儿平片上不可见，但在 5 岁左右会开始出现并变得更清晰。胫骨嵴，主要是前中部，常与前交叉韧带一起撕脱，常见于骨骼成熟之前的膝关节损伤。同样的损伤机制，在骨骼成熟后，则常造成前交叉韧带断裂。

5. 膝关节发育过程中对创伤最不耐受的脆弱区

对于仍在发育，骨骼不成熟的关节来说，其最脆弱的区域往往是骺板。造成成年人韧带断裂的损伤，往往会造成青少年生长板骨折 – 分离。对临床疑似侧副韧带撕裂的骨骼未成熟患者，应检查有无股骨远端及胫骨近端骨骺损伤，在成人中也有可能出现。骨骼未成熟患者的伸肌装置损伤常导致胫骨结节骨折 [12]，而不是韧带断裂，交叉应力损伤常导致交叉韧带附着点处胫骨前嵴骨折 [16]，韧带可能被拉长但完好无损。

6. 骨骺闭合时间

骨骺闭合时间的特异性逊于次级骨化中心的出现时间，其临床意义也更小。在平片上显示闭合之前的 12~18 个月，大多数骺板的生长已明显减少。股骨远端骨骺闭合的中位年龄，女孩为 14 岁 9 个月，男孩为 16 岁 8 个月；胫骨近端，女孩为 14 岁 10 个月，男孩为 16 岁 11 个月；腓骨近端，女孩为 15 岁 2 个月，男孩为 17 岁 2 个月。

7. 股骨远端及胫骨近端生长板的生长

Anderson、Green 和 Messner 的生长表 [17,18] 对于记录股骨和胫骨的长度以及骨骼成熟前股骨远端和

胫骨近端剩余的生长量很有价值。总的来说，大约 70% 的股骨生长发生在远端骨骺，57% 的胫骨生长发生在近端骨骺。然而，Pritchett 已经证明，整个生长过程中生长板的活动并不恒定；如女孩股骨远端生长板生长的比例从 7 岁时的 60% 到 14 岁时的 90% 不等。股骨远端每年生长约 3/8 英寸（9.53 mm），胫骨近端每年生长约 1/4 英寸（6.35 mm）。

第二节 正常的发育差异

一、儿童生理性膝内翻、膝外翻

弓形腿是儿童发育早期的一个正常特征，通常被称为生理性膝内翻。Salenius 和 Vankka[20]，对 1480 张成长期儿童的平片进行了研究，记录到股骨 – 胫骨骨干成角从出生时的 15° 内翻减小到 24 个月时的中立位，36 个月时变为外翻 10°，最终在 6 岁时变为 5°~6° 外翻（图 5.4）。2 岁前内翻可高达 30°~40°，仍可自行矫正。许多患者的临床表现因胫骨向内扭转而加重。

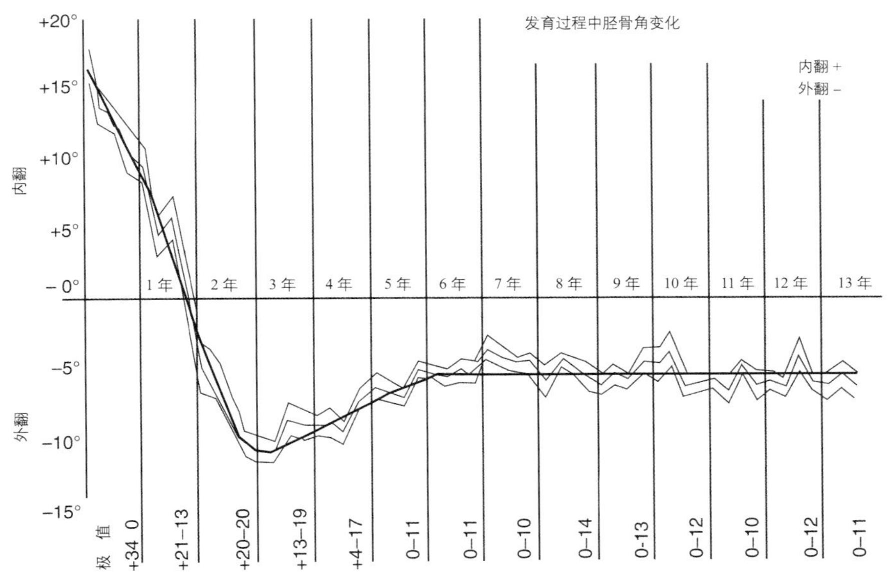

图 5.4 发育过程中股骨胫骨骨干成角示意图。水平线以上为内翻成角，水平线以下为外翻成角（转载经 Salenius 及 Vankka 许可，J Bone Joint Surg Am, 1975, 第 57A 卷 ,Wolters Kluwer Health Inc）

Heath 和 Staheli[21] 测量了 196 例 6 个月至 11 岁白人儿童膝关节成角的正常范围。在髂前上棘及髌骨中心带标尺的标准位临床照片上测量内翻和外翻。儿童在 6 个月时，腿部弯曲最大（膝内翻），逐渐向膝关节中立位进展，直至 18 个月大。在 4 岁左右出现 8° 左右的最大程度膝内扣（膝外翻）。随后，逐年减少，直至 11 岁时小于 6°。他们认为 2 岁后弓形腿为异常，双膝外翻超过 12° 也为发育异常。在出生时膝关节内翻，持续到 1~2 岁，在 3 岁或 4 岁时变为膝关节外翻，随后轻微减少，在 6 岁左右形成轻度外翻的最终力线，这一发育过程已被多次详细阐述。Lin 等 [22] 通过测量踝间距对 305 名学龄前儿童的生理性膝关节外翻进行了评估。膝关节外翻的患病率较高，且与年龄相关。其结果与 Heath 和 Staheli 的研究结果类似，他们认为 64% 的 3~4 岁儿童存在膝内翻，4~5 岁时为 44%，5~6 岁时为 34%。Sabharwal 和 Zhao[23] 使用站立位下肢全长片，测量 253 名 1~18 岁儿童 354 条腿的髋 – 膝 – 踝角来记录股骨胫骨机械轴的发育。在对侧肢体因发育异常接受治疗时，对未被累及的健肢平片进行测量。测量的角度为股骨头骨化中心到股骨远端骨骺中心连线和股骨远端骨骺中心到距骨穹窿中心连线之间的角度。1~2 岁儿童的平均髋 – 膝 – 踝角为 +3.6°（内翻），2~3 岁为 −2.5°（外翻）。7 岁后，稳定在平均 +0.3°（内翻），成人可接受的参考范围（平均 +1.2°，内翻）相差在 1° 以内。儿童的髋 – 膝 – 踝角与股骨 – 胫骨解剖角呈线性关系，在不同年龄，两者之间绝对值的差异平均稳定在 6.7°。男性和女性未单独评估。

由于自行矫正的可能性很高，常无须特别治疗。可行股骨、胫骨正位 X 线片，如患者年龄足够大，行站立位片更佳，以测量腿部弯曲程度，排除潜在疾病。多种表现更明显，但仍属于生理性膝内翻范围的影像学表现包括股骨远端及胫骨近端干骺端内侧喙、胫骨内侧皮质变厚和股骨远端及胫骨近端内侧次级骨化中心楔形轻度发育滞后（图 5.5 b）。儿童弓形腿最常见的 2 个病因是佝偻病和骨骼发育不良。即使是重度生理性内翻，通常在 2~3 岁之间也会开始改善；如未改善，应考虑是否存在病理性发育不良或进展中的胫骨内翻（Blount 病）。

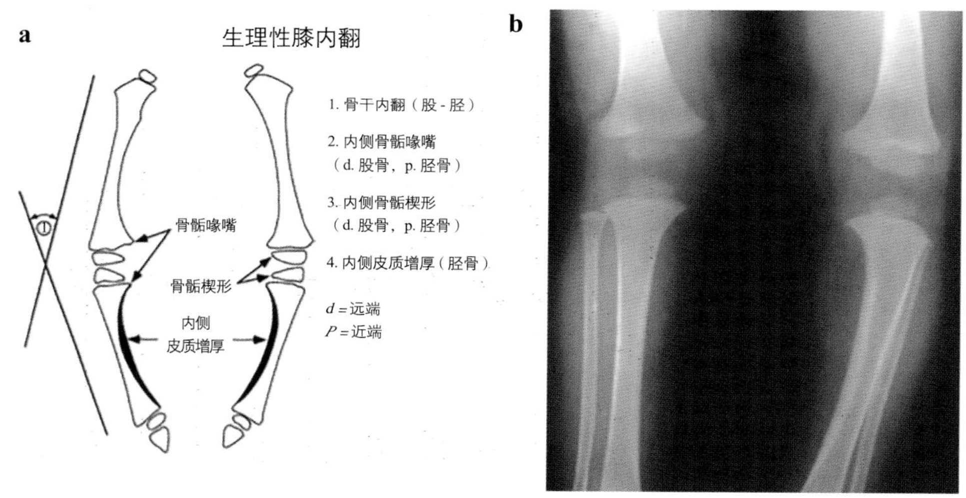

图 5.5 生理性膝内翻的 X 线平片特征。（a）展示了生理性膝内翻的主要影像学特征。（b）平片显示右膝力线正常，左膝生理性内翻。与健侧相比，内翻的胫骨内侧皮质增厚，内旋转增加（腓骨近端与胫骨近端重叠）

二、股骨远端及胫骨近端骨骺发育异常的正常影像

股骨远端骨骺，特别是次级骨化中心在影像学上有许多发育不规则的表现，都在正常范围之内，不能误认为是病理过程（图 5.6a~c）。不规则表现包括：①次级骨化中心边缘粗糙或锯齿状；②次级骨化中心边缘处细的骨突起；③小的附属成骨中心 [24–28]。1~2 岁时，继发性骨化中心的边缘常呈锯齿状，特别是在其内侧、外侧或远侧缘。有时周缘均为锯齿状，且内侧缘特别集中和不规则。在年龄较大的儿童

中，继发性骨化中心发育更广泛，其远端边缘的影像学改变常提示存在剥脱性骨软骨炎（图 5.6c）。这些不规则表现常无症状、随时间推移而消失，不应被认为是病理性病变。

Caffey 及其同事 [24] 定义了较大儿童中，此类发育异常的 3 种变化。第 I 组变化是股骨次级骨化中心边缘不同区域粗糙化，在粗糙缘外软骨内偶有独立的小钙化灶。此类表现常见于内侧缘及外侧缘，隧道位片最便于观察。第 Ⅱ 组变化为较大的凹状边缘不规则。此类表现常见于临近髁突的骨下表面或其更外侧面。与典型的剥离性骨软骨炎病变不同，此类变化不会特征性地出现在外侧髁的内侧部。第 Ⅲ 组变化特征与第 Ⅱ 组类似，但边缘凹中存在独立的骨岛。Caffey 等人总结道："股骨髁边缘不均匀成骨是健康的软骨成骨的特征。"本质上，这是暂时的，边缘不规则的发生率随着年龄增长逐渐下降，从 4 岁的 85% 下降到 12 岁的 10%。大约 30% 的男性及 17% 的女性具有可归入第二、第三类的明显缺陷。许多不规则位于股骨髁附近骨的后部，仅在隧道位片才可发现。

I 组里的不规则表现，可见于 Sontag 及 Pyle 对 220 名 1~72 个月儿童进行的一项研究，即有时会出现股骨远端骨骺轮廓或纹理不规则 [28]。表现更明显的 Ⅱ 组及 Ⅲ 组的影像学改变，则类似于有症状的剥脱性骨软骨炎的改变。

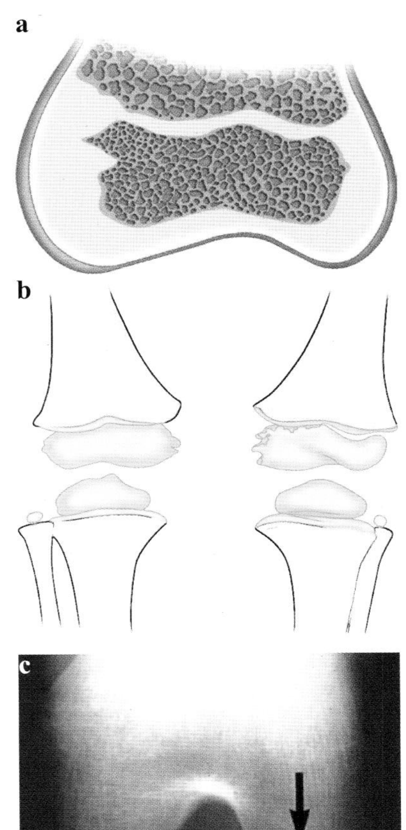

图 5.6　股骨远端次级骨化中心的特征性发育不规则。（a）在继发中心的内侧和外侧均可见细的骨突起（经 Christ 许可再版 ,Arch Orthop Unfall–Chir,vol 27,1929, Springer）。（b）股骨远端次级骨化中心内侧缘呈锯齿状。（c）一名年龄稍大患者的 X 线片显示次级骨化中心下缘的特征性发育不规则，可被误诊为剥离性骨软骨炎病变

一部分人很早就发现了边缘不规则，但并非所有人都对此有所认识。Ludloff[26] 和 Christ[25] 均认为，股骨远端骨骺的发育一般从 2 岁持续到 6 岁，其边缘常有明显不光滑，常被描述为粗糙，偶尔有棘状突起甚或是隆突。此改变最初见于内侧，早期几乎均呈粗糙状，到 5 岁时呈不规则表现，但在外侧缘常不明显。次级骨化中心关节缘的突起并不常见，6 岁以后，这种粗糙改变常自行消失。Ludloff 早在 1903 年就曾指出，儿童髁边缘不规则仅见于 4 岁以下，在 1 岁和 2 岁时轮廓呈锯齿状，2 岁到 4 岁时突出更明显，内外侧面均如此 [26]。

1960 年 [27]，Scheller 对膝关节骨骺生长和骨化进行了极其详细的影像学研究。其调查共涉及 1 岁到 15 岁的 876 名儿童，其中男孩 473 名，女孩 403 名。他特别关注了次级骨化中心的成骨模式，并仔细记录了各种不规则图像。他将边缘不规则定义为：①粗糙或不均匀；棘突，指高度至少为 1 mm 的突起；紧邻次级骨化中心的不同大小的骨核，称为副骨化中心。出生时及出生后 1 年内，股骨远端骨骺（soc）在正侧位上均呈椭圆形。在侧位片中，第一年始终保持此形状，但在正位片中，到第一年结束时，它开

始变为钝端指向外侧，略尖端指向内侧的椭圆形。在椭圆期，骨骺没有显示出任何髁间窝的迹象，股骨髁之间也没有任何界限；髁间窝出现的最初征象是在内外侧髁之间的远端边缘出现一浅凹。但直到 1 岁以后，这一征象才较为明确。第 2~4 年，次级中心内侧髁几乎呈三角形而外侧面大致呈矩形。在大多数情况下，到第 4 年时，内外侧髁的骨质均呈矩形，且在整个骨骼生长期保持不变。Scheller 对股骨远端的详细研究表明，在发育前 10 年的大部分时间内，股骨内、外侧缘或多或少均有些粗糙，内侧缘比外侧缘更不均匀，且持续时间更长。内侧缘超过 1 mm 的突起比外侧缘更多，也更大。关节缘比内外侧缘光滑。在 2 岁之前，所有边缘都普遍很粗糙或呈锯齿状。内侧突起最常见于 2~8 岁男孩及 1~4 岁女孩，而外侧突起最常见于 2~6 岁男孩和 1~4 岁女孩。突起十分常见，可见于高发年龄段 50%~100% 的研究中。副骨化中心，通常只有 1~2 mm 大小，几乎难以察觉，可见于 17% 的男孩股骨远端，多数集中在 1~10 岁。女孩只有 5%，也集中在 1~10 岁之间。4~5 岁之前，副中心多位于内外侧部位，随后则多见于次级中心边缘的关节面附近。随着次级中心的进一步生长，副中心逐步融入主骨块。副中心往往位于突起之间或锯齿状边缘的凹陷处。Scheller 也曾明确指出，膝关节副骨化中心与 [27] 剥脱性骨软骨炎无关。他认为他的研究证实了副骨化中心在股骨髁上的位置，与剥脱性软骨炎的好发部位并不对应。

人们对胫骨近端骨骺的发育也进行了研究。在正面投影中，胫骨近端次级中心半岁前为圆形，半年后变为远端表面更为扁平的椭圆形。椭圆形的骨骺将持续 2~3 年。在 3~10 岁期间，次级中心变为类似三角形的形态，底部与生长板相邻。其患病率从六七岁时开始下降，到 10 岁时，次级中心变成矩形结构。胫骨近端次级骨化中心内外侧缘形态不规则十分常见，但关节缘很少有明显的不规则改变。在 2 岁以前，内侧缘始终比外侧缘更不平滑，所有儿童的胫骨缘均呈肉眼可见的锯齿状或粗糙状，并持续存在于生长期的大多数时间中，尤其是在内侧缘。无论如何，胫骨的隆突比股骨更少见，范围也更小。仅见于约 1/4 的 4~10 岁男孩，在此年龄段前后均无此表现。胫骨内侧突起仅见于 10%~20% 的女孩，集中在 1~8 岁之间。胫骨外侧缘突起也见于相同年龄组，且频率稍高。关节缘突起罕见。约 10% 的男孩会出现副骨化中心，集中在 1~10 岁；女孩发生率仅为 3%，主要集中在 1~5 岁。绝大多数胫骨近端副骨化中心出现在内侧或外侧。

Scheller 观察到，股骨远端和胫骨近端继发骨化中心最初比相邻干骺更窄，但在女孩 5 岁和男孩 7 岁时，两者变得同样宽。

第三节　股骨远端剥脱性骨软骨炎

一、疾病概要

剥脱性骨软骨炎（OCD）是一种软骨下骨局部坏死，与周围正常骨质分开的骨骺疾病，由于骨折和修复失败，可沿着上覆的关节软骨与关节面完全或部分分离，形成骨软骨游离体或关节鼠。初始症状为轻至中度膝关节不适，通常持续数月，并伴有股四头肌萎缩；随着病灶的分离，疼痛和关节肿胀加剧，并可伴有膝关节失稳和交锁。病变持续可导致成人退行性关节病。该病最常见于膝关节（股骨远端），但也可见于肘关节（小头）或踝关节（距骨），更少见于肩关节（肱骨近端）、足和髋关节（股骨近端）。高达85%的报告病例累及膝关节。在一项纳入334名OCD患者的近期研究中，大多数为膝关节受累（206，61.7%），其次是踝关节（距骨）（25.4%），肘关节（12%），肩膀（0.6%）和足（0.3%）[29]。绝大多数病例为非家族性，但也有个别的家族性病例。其他病例多与内源性病变或骨骼发育不良有关，如多发性骨骺发育不良和骨骼扭曲性发育不良。大多数研究中，男女比例约为2.5：1，左右侧患病概率均等；2014年一项针对美国206处病变（192名患者）的研究显示，男性/女性患病比例为4.7/1[30]。通常为单侧病变，但也有双侧对称性病变的报道。近期一项纳入892例法国病例的大规模多中心研究显示，80%为单侧发病，20%为双侧发病[31]，另一项美国研究显示，单侧/双侧比为92.7/7.3%[30]。

二、剥脱性骨软骨炎的认识和定义史

人们对此病变的认识已有1个多世纪，对于膝关节游离体更宽泛的认识则可追溯到300多年前[32,33]。早期发现膝关节内经常出现游离的骨软骨碎片，并对其潜在原因进行了大量讨论。19世纪中期放射学出现之前的研究，通常不清楚创伤在游离体形成中扮演的角色。在19世纪晚期，人们已经开始认识急性骨软骨骨折和滑膜骨软骨瘤病；在评估这些疾病的过程中，人们认识到了剥脱性骨软骨炎的存在，并被单独界定开来。1870年，Paget[34]首次对这一现象进行了清晰的描述，但后来他认为Teale在1856年报道了1例个案。1887年，Koenig将这种疾病定义为剥脱性骨软骨炎。1898年，Barth[36]回顾了所有的剥脱性骨软骨炎文献（英语、法语和德语），并报道了1834年和1840年法国文献中，膝关节游离体可被识别为OCD的病例。他总结了膝关节病例55例，肘关节8例，肩关节2例。1928年，Wolbach和Allison[37]以及1931年Wagoner和Cohn[38]在剥脱性骨软骨炎的临床和放射学特征十分明确之后，又进行了细致回顾。

三、Paget、Teale和Koenig的原始描述

Paget描述了两名他认为现在被定义为膝关节剥脱性骨软骨炎的患者[34]。两人均有膝关节不适，关节切开术中可见游离体。他将这种局灶性病变称为“静止性坏死”。Paget通过这些病例表明，“骨坏死发生时，死骨可能会脱落，且不伴有化脓和其他破坏性炎症的征象。”被移除的碎片中含有软骨和骨，Paget评论道：“此游离体看起来与一块股骨髁的关节软骨完全一样。”组织学切片显示软骨表面正常，细胞和基质外观与关节软骨完全一致。

他指出：“游离体是一块软骨，外加一小块股骨髁骨。”他对游离体软骨的组织学描述，毫无疑问地表明它是关节软骨。他认为急性创伤并非该疾病的起因，而是安静性坏死，游离体“是死骨，是软骨损伤部分坏死后，在没有急性炎症的情况下脱落形成的。”他认为没有炎症是因为病变发生于关节软骨

内。由于“软骨基质内没有血管”，所以没有发生炎症改变也就不足为奇了。关节软骨损伤与急性创伤不同，表现为无破坏性炎性征象的坏死和剥脱。该疾病发生的情况大致如下：“先前健康的关节受伤后，出现一个在形状、一般情况和质地都类似于关节软骨的游离体，带或不带有部分软骨下骨。”他的简要论文将这些游离体与“慢性类风湿性关节炎或滑膜边缘树突状生长的软骨异常增生”造成的软骨组织进行了区分。

Paget随后写道：“自从我那篇关于膝关节软骨游离体的论文出版后，我了解到，已故的Teale先生在《外科医学汇刊》第39卷中发表了一篇关于此病变的与我类似的解释。”早在15年前的1855年，Teale就发表了一篇报告《膝关节软骨脱落块以游离体形式存在的案例》[39]。该患者为37岁男性，膝部受伤，3周无法工作，之后除膝部症状外，余无异常。1年后行关节切开术，取出一个游离体，呈“扁平、圆形、边缘不规则或参差不齐”。它的一个表面呈软骨外观，光滑且轻微突起；另一表面为骨质凹面，较为粗糙。患者因感染而死亡，使得得以进行膝关节尸检。在内髁的下表面，关节软骨有一个约1/8深的圆形凹陷，底部为粗糙的骨表面。“将关节软骨的这一缺口与被移除的碎片进行比较后，发现它们完全一致；将脱落碎片置入内髁凹陷后，关节面连续性得以恢复。很明显，游离体是关节软骨的一部分，带有一层薄薄的骨质。Teale的结论是，部分关节软骨和邻近的骨质层在事故中受伤……经过大约12个月的缓慢剥脱过程，受伤的部分被剥离，形成关节内的游离体。Teale所描述的股骨远端和游离体在病理学收藏中保留了下来。”Fisher在1921年发表的关于游离体的文章（图5.7a）[32]中对其进行了描述。Barth描述了该病变在股骨内侧髁的特征性部位以及[36]该游离体的两个表面（图5.7b）。

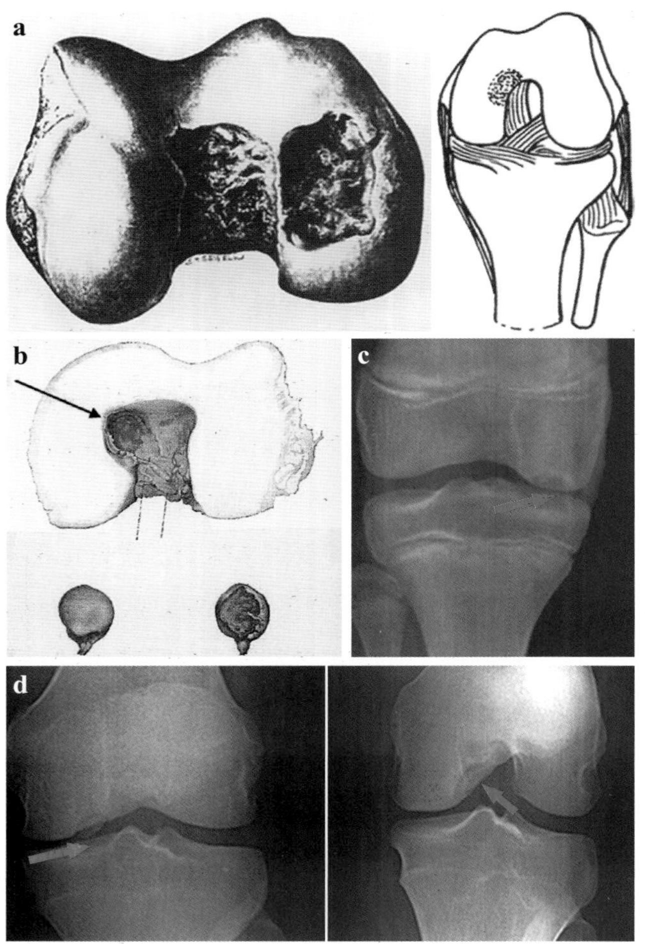

图5.7　股骨远端剥脱性骨软骨炎的表现和常见受累部位。（a）左侧为Teale 1856年描述的股骨远端病变。涉及的骨碎片（图中未显示）已完全移位，只留下一凹陷。此为相对较大的一处病变（转载自Fisher, 1921年，Brit J Surg 8:493-523）。右侧为股骨远端内侧髁外侧面的病变，为交叉韧带附着部位附近最常见的受累部位（转载自Ludloff, Arch Klin Chir vol 87,1908）。（b）Barth作品的插图显示了从关节（左）和骨内表面（右）看去，股骨内侧髁内部的经典病变（黑色实心箭头）及其下方游离体。（c, d）膝关节正位X线片显示特征性的剥脱性骨软骨炎病变（红色箭头）

Koenig认为，缓慢的病程进展及早期温和的症状与单一明确创伤引发的概念并不相符，更可能的病因是某种轻微的原始创伤，其影响因持续活动而加剧[35]。他假定软骨下骨折就是这一早期相对较轻的损伤。关节软骨没有神经分布，松质骨几乎没有感觉，这两者导致软骨下损伤仅伴有轻微或没有疼痛。Koenig 认为这种疾病与尚不明确的某一病理过程有关，导致骨碎片逐渐剥脱。他使用“骨软骨炎”一词暗示它本质上是炎症性的，但当时没有证据证明，后来也没有发现任何证据将其定义为原发炎性病变。但他的临床观察清楚地表明了此疾病不同于创伤性或骨退变性疾病，于是发明了“剥脱性骨软骨炎”这一术语。他指出，游离体形成是“一种完全局限于关节末端的疾病，被描述为剥脱性骨软骨炎”。“游离体形成于没有任何损伤的情况下，并从关节末端剥脱，这是一个至今无法解释的过程”。他指出这种疾病呈局灶性，除轻微积液外，关节看起来非常健康。

四、疾病的 3 个阶段

根据 Conway[40] 的描述，此病分为 3 个阶段；①第一阶段。病变已存在，关节表面可能有一个界限分明的突出物，关节软骨覆盖抬高部分，与其他软骨表面相连续，但颜色不同。突出物易于分离，在突出物下方有松质骨和骨关节端软骨部分的前凸。②第二阶段。碎片分离变得更明显，但仍位于关节表面的前凸区域内，仅由部分黏附力连接。碎片易被移动，与其他正常软骨相比，碎片上的软骨颜色变浅，此外软骨及下方骨质未与松质骨主体紧密连接，而给人一种剥脱的感觉，让 Koenig 使用了“剥脱性骨软骨炎”这一术语。③第三阶段。特点是碎片从关节面上完全游离出来，移位至关节内。空出的骨腔内有一层薄薄的红灰色组织。在许多情况下，移位碎片的软骨仍通过滑膜液或附着在滑膜蒂柄上的血管继续获得滋养。碎片的退行性改变可能比较轻微。但一般来说，“关节骨与软骨都倾向于普遍性的坏死。”沿着分离表面有形成纤维软骨的倾向。在某些情况下，增生性改变可被视为新骨形成的证据。旧的骨质则已变成坏死骨。

通常情况下，某次损伤会使碎片从陷坑中掉出，但现在大多数人认为，单次损伤难以解释整个病程。手术时探查关节，及对游离体和陷坑的检查表明，这是一种长期的疾病。

五、发生年龄

初始症状出现的年龄在 6~25 岁之间，但在青少年骺板早闭人群中的平均发病年龄通常在 11.3~11.4 岁之间。两个最大的群体包括：骨骺闭合前 10~15 岁，称为少年型；以及骨骺闭合后 15~20 岁，划为成年型。在一项 206 例病灶的研究中：在 2~5 岁年龄组中，未发现病灶；6~11 岁之间，59 人，占 28.6%；12~19 岁之间，147 人，占 71.4%[30]。

在临床上主要症状及体征概括如下。主要表现为膝关节疼痛。可为急性，常较轻微，间歇性发生，持续数月。游离体可自发形成，但有时，创伤可造成碎片脱落。随后可出现交锁、失稳及肿胀。随着时间推移，查体可见压痛、积液、活动受限、捻发音和大腿远端肌萎缩等体征。

六、股骨远端受累区域

股骨远端是最常见的发生部位。常见的病变部位和 X 线表现见图 5.7c, d。Aichroth 很好地描述了受影响的部位，在大多数病例中，病变分布符合其描述（图 5.8a, b）[41]。他确定了 6 个发病部位，最常见的是股骨远端骨骺内侧髁的外侧面。内侧髁病变占总数的 85%，外侧髁病变占 15%。69% 的病变位于经典的内侧髁外侧面，6% 被定义为“经典延伸”的病变较正常病变更大，10% 位于股骨内侧髁的中下表面。在外侧，13% 位于外侧髁中下部，2% 位于外侧髁前部。髌骨病变的出现相对较多。Mubarek 和 Carroll 记录了 122 个少年 OCD 病变，其中 62% 位于股骨内侧髁外侧面，22% 位于外侧髁中部，16% 位于髌骨 [42]。几乎所有的股骨病变都分布于侧位片关节面的中后 1/3。Linden 记录了 80% 的股骨内侧髁病变位置，在儿童和成人组 [43] 中并无差异。Kessler 等人记录了 63.6% 的股骨远端病变（131/206）位于内侧髁，32.5%（67/206）位于股骨外侧髁 [30]。

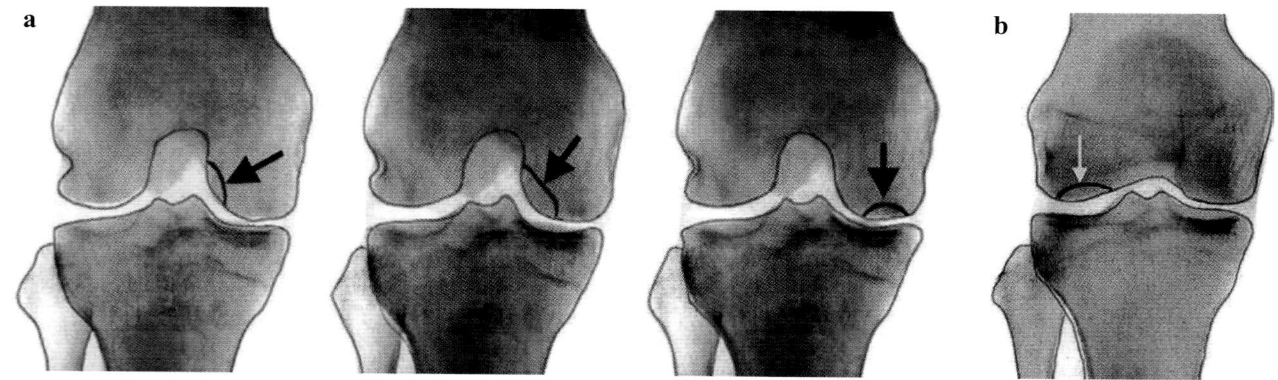

图 5.8 多项大型研究中列出的股骨远端剥脱性骨软骨炎的常见发生部位（箭头）。股骨内侧髁约占股骨远端剥脱性骨软骨炎病变的 85%。位于股骨外侧髁的患者约占 13%，少数（2%）位于在前方。（a）从左至右为最常见的位置：靠近髁间窝的内侧髁外侧面，另有 5% 从经典部位向内侧进一步延伸。还有 10% 位于内侧髁的中下部；（b）显示外侧髁中下部约为 13%，前方（未显示）占少数（2%）。侧位片上，绝大多数 OCD 病变发生在关节表面的中后 1/3

七、病因

虽然剥脱性骨软骨炎没有公认的病因，但被认为有 4 个主要病因：创伤、局限性成骨缺陷、遗传和血液循环。

1. 创伤性

剥脱性骨软骨炎被最广泛接受的病因是创伤，大多数人认为并非单次急性损伤的过错，而是由于骨软骨区一系列重复性的损伤，导致软骨下骨破碎或裂开，最后出现骨坏死。由于受到持续的压力，软骨下骨破裂处无法与周围正常骨愈合。关节软骨可通过滑膜液扩散获得营养，最初可维持正常，但最终由于软骨下骨坏死塌陷，无法提供支撑而与周围正常软骨分离开来。这样就可以确定骨软骨碎片，然后该碎片可以部分或完全挤压到关节内形成游离体。尽管对创伤性质有不同的理解，Paget [34]、

Koenig[35] 和 Fairbank[44] 都支持创伤或损伤是致病因素之一。其中包括：①急性创伤。有些人将这种损伤比作骨软骨骨折，即在某次创伤性事件中，对局部相关的骨与软骨形成损失。损伤可能不足以使患者失能，但持续活动将导致额外的损伤，使局部病灶难以愈合。②重复的亚临床创伤。有 2 种类型的重复性创伤被认为是这一疾病的病因。第一种是髌骨内侧关节突撞击内侧髁的外侧，特别是在紧张和高水平的运动中。Aichroth 在一项尸体研究中证明了这种致病模式的可行性，该研究将蓝色染料置于髌骨内侧关节面，在正常髌骨股骨关节完好无损的情况下，完全屈曲膝关节 [41]。关节屈曲度的增加“显示了髌骨和股骨内侧髁之间的接触区域”，在完全屈曲时，OCD 经典部位出现了染色。若膝关节弯曲时受到前方打击，髌骨对内侧髁的冲击可能会导致骨软骨骨折。骨软骨骨折染色可见于关节内已确认会出现剥脱性骨软骨炎的任何区域。重复创伤的第二个来源，为股骨内侧髁外侧所独有，是在伸膝最后几度时，胫骨内旋，突出的胫骨嵴撞击该区域造成。此想法由 Fairbank[44] 提出，并得到了 Smillie[45] 的大力支持。Aichroth 在骨骼成熟的兔股骨远端制造实验性骨软骨骨折，并进行不同程度的固定 [46]。那些未痊愈兔的 X 线片和逻辑表现与人类 OCD 患者相似。他的结论是：“剥脱性骨软骨炎的碎片源自不愈合的骨软骨骨折。”

Codman[47] 在 1903 年的一篇短文中讨论了“膝关节内游离体的形成”，包括临床和实验描述。他认为是创伤所致，但非单次损伤。他提到了“关节鼠”的形成，即一种“类软骨样游离体，黄豆至牡蛎大小不等，可游离于关节内，也可被蒂后轻微附着于关节囊上”。“部分可无症状，部分可引起膝关节交锁或慢性滑膜炎”。在某次膝关节手术中，他注意到“在内（股骨内侧）侧髁的关节表面，软骨中有一个比关节鼠稍小但轮廓相同的星形，表明了病变的起始部位”。在后续某个病例中，“关节鼠几乎都位于内髁”。另一病例中，所取出的四颗关节鼠中，“一颗仍像小活板门一样连着；另一颗与其原有病灶床完全吻合”。另一颗类似于旧伤疤，但比缺损要大。他指出：“在绝大多数游离体中，你会看见一边是软骨，另一边是改变了的松质骨。”对死尸膝关节制造直接损伤后，他指出，髌骨可以保护外髁（外侧），但内侧软骨表面可能撞伤，造成局部软骨下骨下陷。随后，他概述了他的理论：“游离体的进程……必须包括 2 种损伤，一种是使其下陷，另一种是使其游离。”最初的损伤常被遗忘，但却造成了具有局部分界线的软骨下骨损伤。后续生长可由与关节囊粘连来解释（尽管我们今天认识到至少软骨仅需关节滑液即可滋养）。

2. 局灶性成骨缺损

如果存在局灶性成骨延迟，即可成为病变的诱因，而无须重大创伤作为诱因。Barrie 在 Codman[47] 的支持下提出了一种理论，其制造了一个可引发成骨缺损（即持续存在的骺软骨病灶）的初始损伤（可能是最小创伤），随后引起了分离。他还引用了多项对骨骺软骨内成骨异常的肋骨 [48] 的研究，在这些研究中，局灶性的成骨延迟可成为局部缺损的起始点或诱发点。Barrie 推测，局部骨化缺损发生在远离关节表面的深层软骨，与骨重叠，并被透明软骨所环绕。由于软骨没有生长缺陷，最初关节表面正常。来自软骨表面的压力会首先造成深部脱落，因为陷坑的边缘较易断裂。卵形骨软骨缺损带有周围软骨正常厚度的短尾。Barrie 认为，OCD 病变的 3 个标准是：未形成骨的局部软骨增厚（肥大）、增厚软骨深部的层状钙化，以及透明软骨与深部软骨骨化形成深部骨骼重叠 [49–51]。Barrie 认为 Koenig 所认为的骨化缺损是引起局部病变的主要原因是正确的，尽管骨化缺陷本身的原因尚不清楚。

3. 遗传

目前已有剥脱性骨软骨炎易感的家族报道。Bernstein 报告了 3 个家庭成员均患有双侧剥脱性骨软骨炎的病例 [52]。这似乎是代表骨骼发育不良的绝佳案例。大多数关于家族性剥脱性骨软骨炎的研究表明其为高表达的常染色体显性遗传模式。绝大多数患者都有矮小综合征，尽管 X 线片显示，除剥脱性骨软骨炎外，长骨除软骨下骨区以外并无其他畸形证据。这些病例中的剥脱性骨软骨炎多侵及多关节，身材矮小较为常见，两者均表明潜在的骨骼发育不良是发病诱因。Mubarak 和 Carroll 的一项研究评估了某个家庭的 31 名成员，其中 12 人确诊，8 人疑似 [42]。最常见的发病部位为髌骨，但股骨内侧和外侧髁也有累及。20 名患者中，10 人有矮小的表现，即身高低于 5 个百分位。White 的发现与之类似 [53]。他的 3 例患者分别为：28 岁女性，只有 4 英尺 4 英寸（132.08 cm）高，病变位于膝关节股骨内侧髁及髋关节；21 岁男性，4 英尺 6 英寸（137.16 cm）高，剥脱性骨软骨炎病变位于肱骨小头和双膝股骨外侧髁；另一位 21 岁女性，身高 4 英尺 5 英寸（134.62 cm），双肘、单膝和踝关节均有病变。Hanley 等人报告了一个有 OCD 的家庭，并记录了另外 10 个在 1925 年到 1963 年报道过的家庭 [54]。几乎所有患者均有膝关节受累，许多也有肘部受累。这也是非家族遗传的孤立性 OCD 患者的 2 个主要发病关节。除身材矮小外，家族性剥脱性骨软骨炎还与其他畸形相关，如异常的面部外观、先天性上睑下垂、特殊的外耳、胸骨柄关节骨融合、第五指和第五趾更短。

虽然并不见于大量的 OCD 患者，但有充分记录的家族病例的存在，表明 OCD 或许有多种致病因素，或至少表明了某些潜在疾病可诱发病变的可能。

4. 血液循环障碍

第四种理论认为软骨下骨坏死是由循环紊乱引起的原发性坏死，后续游离体的出现是继发于骨坏死。这一理论在 20 世纪初十分流行，但目前认为骨坏死为继发性，而非原发性。Ludloff 推测，局灶性的骨坏死是由于一支在后交叉韧带附近进入骨的小动脉损伤所造成的 [55]。Axhausen 清楚地描述了骨缺血性坏死，并推测是由栓塞现象，即良性感染栓塞引起的 [56–60]。

八、发病机制及病理解剖学发现

图 5.9a, b 展示了 OCD 的大体病理变化；病变起因为重复性损伤，发展为骨坏死，再到部分或完全的不稳定伴逐渐加重的关节软骨撕裂，最终形成游离体，即移位到关节内的碎片。

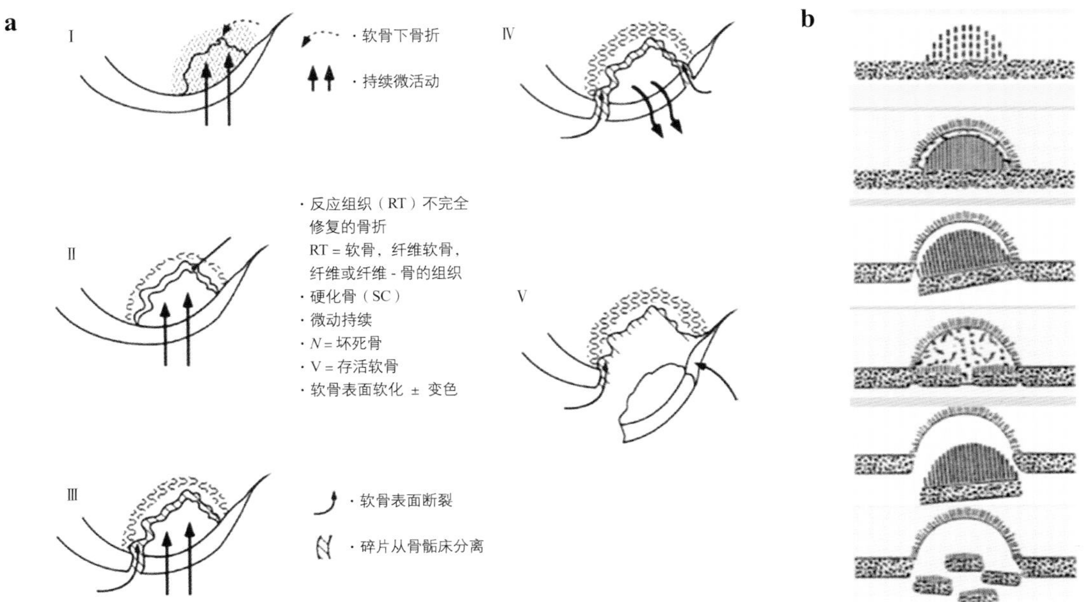

图 5.9 通过不同图像说明慢性重复性亚临床创伤引起 OCD 的发病机制。（a）图 I 至图 V 概述了 OCD 病变的发病机制。（b）一系列图像也勾勒了 OCD 患者的游离体从上到下 6 个阶段的发展。在顶部，坏死部位正在出现，但关节软骨仍然健康和完整，发展中的病变部位的骨仍与周围的正常骨相连。正下方出现骨坏死（垂直线），与骨骺的主骨分离（伴有纤维组织介入和骨溶解），但关节软骨仍然存活和完整。接下来，病变部分不稳定发展为坏死骨碎片松动，使覆盖的关节软骨出现局部撕裂。随后，关节表面有进一步的损伤；接下来，完全不稳定导致了游离体形成（坏死骨和周围健康骨不连续，关节面完整性被破坏），尽管软骨仍然可以生存。在底部，松散的碎片已经碎裂成几块，并从原来的骨部位移位（经 Bruns 同意转载，Orthopäde, 1997,26:573–584, Springer）

1. 早期描述

对剥脱性骨软骨炎的详细了解始于 Paget[34] 和 Koenig[35] 的早期观察。Koenig 在 1887 年发表的一篇文章中，基于 3 个病例的临床和解剖发现，认识到许多松散的关节体源于骺端软骨下骨和软骨区域的碎片移位。他首创了“剥脱性骨软骨炎”一词，暗示骨和软骨的炎症。病变起因并非特定的创伤，尽管他确实认为外伤可造成异常骨和软骨的继发性松动。Koenig 提出了一种在先前受损区域附近，形成反应性夹层的渐进发展模式。Hildebrand（1895）在山羊关节中创造了游离软骨碎片、骨和软骨游离体进行实验，发现无血管的软骨组织通过滑膜液营养仍可存活，但他对骨存在类似营养模式的假设持怀疑态度 [61]。

后续几年中，越来越多的人认识到剥脱性骨软骨炎是一种单独的特殊疾病。Riedel 在报告中指出，异物不仅是创伤或关节炎变形的产物，也可通过剥脱性骨软骨炎机制引起 [62]。在 1 例早期病例中，从肱骨小头关节面向骨内末端有一大约 1 cm 长的狭窄裂隙。他认为，再过一段时间，骨头和软骨就会分离。但患者并无外伤史。Schmeiden 没有发现有自发剥脱的关节炎症的证据，但指出并非所有的关节鼠都来自滑膜组织 [63]。Ludloff 认为，在继发于创伤性血管损伤的剥脱性骨软骨炎中，同一区域的骨也总是受影响 [55]。骨段死亡后，逐渐松动，随后上覆的软骨受到影响。进一步的轻度创伤导致坏死骨段破裂，最终碎片进入关节形成游离体。此疾病的发病机制逐渐成为人们关注的焦点，人们认识到它涉及除初次明显创伤外一切正常的膝关节内软骨和骨碎片的松动。随着时间的推移，碎片移位导致游离骨软骨体的形成。股骨远端常见病变部位为靠近后交叉韧带止点的髁间窝内，股骨内髁或内侧髁外侧。

2. Axhausen

Axhausen从1912年开始阐述他对骨坏死的看法，并在接下来的几年里对这个问题进行了广泛的论述。他研究的重点是从临床和组织病理学上定义无菌性骨坏死。他使用电解针造成局灶性坏死，建立了狗股骨下端骨骺骨坏死的实验模型。其1912年发表的文章中的组织图，以狗模型和一个因梅毒感染而导致骨坏死的人类病例为例，极其清晰地定义了骨坏死和修复过程中的各种细胞和组织事件。坏死骨以完整的骨基质和空骨细胞陷窝为特征。修复时新骨在残余骨的支架上合成和沉积。后续反应源自软骨下层的骨髓，转变为增生结缔组织。软骨开始坏死，部分被吸收，部分被剥离，与Koenig所述类似。双侧剥脱性骨软骨炎的病例开始被报道，虽然只有软骨或骨碎片脱落时才会出现症状。Axhausen写了一篇重要的论文《人体骨骺营养中断的发生及意义》[59]。游离体的形成也来自上述创伤环境之外的其他病因。他指出，诊断这种软骨游离体的典型标志是一层封闭的、无裂隙的关节软骨牢固地附着在楔形或卵圆形、内含骨髓的坏死骨块上。关节软骨的连续性通常毫无中断，但死骨块被剩余新生结缔组织将其与周围的骨骺完全分隔开来。Axhausen断然否认了其是由某次早期创伤造成。他认为骨软骨游离体的起因是由于细菌栓子造成骨骺终末动脉阻塞所引起的坏死，这种栓子没有引发感染或骨髓炎，但可机械性阻塞局部血管。后续病变发展如Koenig所述。Axhausen认识到原发病变是骨骺的局灶性坏死。随之而来的是周围组织增生，并开始穿透死骨。坏死骨的压缩性骨折打断了再生性侵入，阻止了进一步愈合。坏死骨在进一步压力下碎裂，开始缓慢的骨吸收过程。坏死节段被肉芽组织分隔，轻微损伤即可使坏死部分游离成为关节内游离体。他还意识到，并认为这种机制是股骨头Perthes病的基础。

3. Konjetzny

Konjetzny认为，像Perthes和剥脱性骨软骨炎这样的骨软骨病是一种伴有轻微或不伴有关节软骨损伤的基于软骨下骨骺骨髓坏死的疾病[64]。在他看来，这种疾病与原发性骨折无关，而软骨下骨骺坏死应归因于急性或亚急性血管阻塞。虽然没有急性骨折，但创伤在更广泛意义上也可发挥病因作用。虽然有人认为关节囊及其血管的创伤可能是病因之一，但大部分病变进程已可清楚进行推测。

4. Barth和Kappis及病因的机械原理

Barth提出剥脱性骨软骨炎的病因是直接创伤，认为其本质是骨软骨骨折[36]。他认为Koenig提出的自发性坏死和随后碎片移位的解释并未得到证实。如今，直接创伤作为病因仍被一些人所接受，但其他人无法通过单一创伤使实验中再现损伤。因此，重复性损伤是发病原因的印象开始凸显。Kappis指出，此类病变“最终与愈合良好的骨折一致”[65]。未发现任何病理性骨折、佝偻病或纤维性骨炎的证据。他认为机械因素在病因中起很大的作用，剪切力和旋转力可作用在股骨髁的凸面上，损伤软骨及邻近骨质。他提出了一些此种疾病易患因素的假设，并假定远离骨膜的软骨和骨不敏感。Phemister[33]、Hellstrom[66]、Fisher[32]、von Dittrich[67]以及Wolbach和Allison[37]也认为机械压力（重复性）是致病原因。Freiberg观察到，在他的3例病例中，胫骨嵴偏长。经X线片和尸体研究发现，当膝关节屈曲和胫骨外旋时，胫骨嵴与经典的内侧髁外侧面发生撞击[68]。Bernstein也记录到，胫骨嵴偏长、变形，靠近髁间切迹[52]。Burckhardt 和 Schmidt（如 Wagoner 和 Cohn 所引证）分别证明，当膝关节屈曲大于 60°，腿内旋和外旋时，内侧和外侧髁分别受到来自髌骨的压力[38]。如果在压力环境下出现这些姿势，撞击造成后遗症的可能性就更大。Kappis 并不认同 Axhausen 的意见，他认为早期阶段并不一定存在骨坏死，而关节游离体在无创伤或关节炎的情况下，从关节表面脱离的原因是“由未知损伤或机械因素造成的软骨或骨的病变”。他继续撰写有关“创伤的机械性影响在局限性骨骺疾病起源中的意义”。他强烈地认为此类疾病可能源于骨折，且骨折可以解释所有疾病发生部位的问题，尤其是在生长期机械性暴露的部位。在正常情况下，也可能会发生骨折。Gebele 更清晰地表达了此理论，其中大部分如今看来都很合理，“重复性机械事件造成的轻微挫伤，以及对关节此区域的压迫。当超过最大承受能力时，即可造成松质骨骨小梁损伤，如血肿、血管移位及缺血。随后出现骨软骨坏死、无菌性炎症和区隔”。因此，似乎大多数研究者确定了相同的两到三个病因，但无法就哪个最重要，哪个次之达成一致。

许多观察者认为骨小梁上的机械应力是后续坏死的原因。总之，对于该疾病的病因有各种不同的看法，包括骨软骨炎（Koenig）[35]，撕裂性骨折（Barth[36]，Kappis[65] 等），以及由真菌栓塞引起的血管阻塞（Axhausen[60] 和 Konjetzny[64]）或后叉韧带（Ludloff）[55] 附近进入骨的小末端动脉损伤。Phemister[33] 和 Fisher[32] 对游离体的形成和病理进行了出色的总结。

5. 进一步的临床和组织病理学相关性

Wagoner 和 Cohn 对股骨远端剥脱性骨软骨炎病变的大体和微观描述与其他报告[38]一致。股骨内侧髁外侧经典部位的游离体呈卵圆形，亮白色，边缘光滑圆润。由一层厚的关节软骨和一层薄的软骨下骨组成。在股骨髁邻近后交叉韧带附着点处有一相应的椭圆形凹穴，经关节软骨延伸到骨内。其大小、形状与游离的卵圆形碎片相吻合。凹陷边缘呈圆形。邻近滑膜轻度增生、发炎、血管化。游离体组织学上由软骨和骨组成。软骨仍有活性，结构正常。骨质坏死，无成骨细胞活动的证据。可见骨吸收的证据，但未见破骨细胞。

Liebman 和 Iseman 观察到股骨内侧碎片通常由完整的关节软骨或滑膜形成的小桥固定在位[70]。陷坑和病变骨的邻近表面常被纤维软骨所覆盖。如游离体仍附着于滑膜上，通常会出现软骨和骨段的持续生长。

Nagura 对剥脱性骨软骨炎的理论和早期病理解剖学研究进行了出色的回顾，特别详细地介绍了德国文献[71]。他描述了 1 例 23 岁的肱骨小头剥脱性骨软骨炎病例，发病时为 16 岁。其病因被认为是由于工作中需要伸展肘部，反复进行重物搬运。组织学显示软骨 – 骨碎片和下方的松质骨组织之间有较厚的分隔区。在病变的正常侧，骨是存活的，显示出新骨持续生成的证据。在碎片侧，出现退行性改变，包括广泛的骨裂、挫伤和骨坏死。分界线的中间区由软骨组成，称为软骨痂。Nagura 通过实验使未与骨膜接触的软骨下骨的连续性中断，并在间隙中形成了一个胚胎软骨区或成熟软骨区。就剥脱性骨软骨炎而言，这种疾病“既不是剥脱性炎症”——通过在无原发骨折的主要损伤区域附近的反应性剥脱过程，在局部逐渐形成关节鼠（Koenig）；也不是直接分离——撕裂或撕脱骨折（Barth）；也不是由细菌栓塞引起的血管阻塞造成的原发性骨坏死（Axhausen）。“他定义了一个动态的，慢性破坏－修复过程”，起因于软骨下骨组织连续性不明显的中断，以及随后被软骨痂所填充。最早起因的破坏并不显著，但造成了原发性骨折，以及随后以软骨骨痂填充缺损部位和软骨内成骨为特征的修复反应。后续或继发破坏因素是在于持续的机械应力，造成连续性反复断裂，并引起进一步的变化，如软骨骨痂区纤维形成和由此导致的剥脱。这又触发了第二次修复进程，试图进一步修复反复受损的软骨痂。软骨下松质骨出现了相对明显的中断，可为完全中断，或不完全中断，尽管不完全中断后续也会发展为软骨下骨内的完全中断。软骨下骨裂缝被胚胎软骨充填，在 X 线片上可见由松质骨髓发出的分隔区。关节的持续使用会造成关节表面的压力，继而导致组织分隔区软骨痂的增加，最后使骨软骨碎片从关节表面突出。突出造成了进一步的结构破坏。机械应力越大，胚胎软骨发展为软骨甚至纤维软骨的可能性也越大。随着关节的持续使用，进一步的破坏最终造成骨死亡和碎片（现在称为关节小鼠）逐渐剥离，进入关节腔。因此，他认为先有创伤，再发生坏死。相反的观点认为，先由血管变化引起骨坏死，再由于坏死骨自身修复时不稳定，反复应力下易发生微骨折。Nagura 认为“软骨区的出现，是骨组织连续性中断的结果”。他在组织学和实验研究的基础上总结道，肱骨小头剥脱性骨软骨炎可归因于“最初软骨下骨组织连续性不明显中断及随后软骨痂填充造成的一系列继发性破坏和重建过程”[71]。

Jaffe 认为软骨下骨坏死是由于创伤性挤压关节骨端引起的[72]。过大的胫骨内侧嵴可能是造成创伤的力量。即使外观是完整的，但可由关节软骨上的环形皱纹中勾勒出剥脱性骨软骨炎病变的轮廓，可显示某些裂纹和撕裂。软骨可异常柔软，并有褪色。软骨厚度可正常，但通常较厚。由于缺乏血供，软骨下骨常呈黄白色，如与下方骨面脱离，可被纤维和纤维软骨结缔组织覆盖。显微镜下，至少在早期，覆盖的软骨趋于正常，存在软骨细胞。表面可有纤维生成及退变，偶有钙化。软骨下骨组织出现大量或完全无菌性坏死。骨髓也完全或部分坏死，髓腔内常有一些颗粒状碎屑。无论骨组织是部分存活，还是完全坏死，软骨下松质骨小梁通常都异常增厚。人们会形成这样的印象，即骨小梁通过新骨的周期性沉积变得更厚。这给人一种“局部血液供应部分恢复后，新骨会在部分或完全丧失活力的现有的骨痂上沉积”的感觉。

Milgram 研究了 50 例股骨远端 OCD 手术患者，试图探讨其放射学检查结果、手术时的表现、切除标本的组织病理学和放射学研究之间的关联[73]。他的结论是，OCD 的病因为“创伤事件”，且经常为未经临床确认的，而缺血性坏死是继发表现。其患者多为股骨远端骨骺已闭合的年轻成人。研究人群为骨骼成熟的手术患者这一事实表明，与 Green 和 Banks[74]、Lofgren[75] 和 Wiberg[76] 研究中描述的骨骼未成熟患者相比，年轻成人的疾病更为严重。在 22 例病例中，骨碎片仍留存在股骨髁缺损中，但大多数仅部分附着；7 例处于过渡期，一些碎片留在股骨髁上，一些碎片成为游离的游离体；另有 21 例为游离体，股骨髁处空缺。本文描述了原位病变的 X 线表现。不同病例发现记录如下：①通常有软骨下骨附着在关节碎片上；②关节软骨发生退行性钙化，导致放射密度不完全是由软骨下骨碎片单独造成的；③病灶从股骨基底部移位；④碎片与下方骨质之间经常出现血运重建和愈合。在大约一半的病例中，放射学密度是由于邻近关节软骨的退行性钙化，而非仅仅是附着的软骨下骨。在关节软骨碎片的下部常有新骨形成。手术中发现骨软骨病变由光滑的软骨突起表面和作为骨分隔区的粗糙的内侧组成。当碎片完全游离成为游离体时，整个碎片呈更圆或更光滑的趋势。软骨内侧面骨的厚度变化很大。在一些病例中，根本看不到骨质，而在另一些病例中，骨的厚度大于关节软骨的厚度。Milgram 认为，骨性部分厚度的变化提示了骨折裂隙距关节面的不同距离 [73]。OCD 病变中骨的组织学表现也是可变的。许多病例中，为坏死骨，且无重塑的迹象。另一些病例中有坏死骨，但骨重塑的证据表明在碎片游离之前有几处损伤。组织学研究显示中央坏死骨小梁被含有活骨细胞和活骨髓的新骨层覆盖。这些发现表明，修复出现于分离之前。偶尔也可见无骨坏死的病例，骨组织看起来具有活性。所有标本中都含有关节软骨。无缺血性坏死的标本通常为明显的创伤造成。标本越靠近髁间切迹内缘的滑膜，碎骨片存在血液供应的可能性越大，既可以预防缺血性坏死，也可在发生缺血坏死时进行早期修复。Milgram 回顾了有关骨软骨炎发作处是否存在持续性骨坏死的文献，这意味着骨在缺损部位附近是否持续存在。在 5 个 OCD 病变标本中，对其基底部骨质的组织学检查，均未发现骨梗死证据。这也提示 OCD 为创伤诱发，骨坏死为继发病变。偶尔可见无血管的纤维细胞在骨碎片上形成内衬。软骨细胞具有活性表现。

Milgram 的结论是：由于松质骨不敏感常被忽视的创伤，似乎是软骨下骨裂缝产生的起始因素。后续创伤，常为重复性，导致缺损部位的进行性破坏，并可多次中断修复进程。运动可诱导骨裂中软骨痂的形成。部分病例会继续愈合并重建血运，但另一些病例最终会形成游离体。一系列事件的长期演变导致了不同的发现；一部分病例中只有坏死骨，而另一些病例中坏死骨小梁表面被新骨覆盖。他还指出，一些标本仅由关节软骨组成。与本病相关的游离骨软骨体在关节液的滋养下，通过表面增生性改变，可不断生长并逐渐钙化。事实上，一半的 OCD 样本都仅含有关节软骨而无软骨下骨。OCD 部位可能有碎片。凹陷底部通常有硬化骨，表明邻近缺损部位的正常骨骺存在修复现象。

Chiroff 和 Cooke 研究了 6 粒从股骨内侧髁外侧切除的 OCD 病变碎片 [77]。每一粒均为关节软骨覆盖于活性骨上，位于纤维软骨病灶凹陷中。组织学上可见软骨内骨化。作者认为 OCD 病变是一个修复过程。软骨在所有层面上都是完整且有活性的，病变骨有活性，无坏死，具有正常数量的成骨细胞、破骨细胞和骨髓细胞。病变部位与股骨远端骨骺正常骨之间的纤维软骨有较活跃的软骨内成骨。他们得出结论，即使在 30 岁以上的患者中修复也在进行，并得出结论："根据目前这一系列患者的病理改变，对典型的附着病变进行手术似乎是禁忌。"但此研究队列较小，仅有 13 岁患者 1 人，18~29 岁患者 5 人。其中 2 名患者全身关节松弛，而其他患者的软骨完好无损。由于症状持续，游离体或原位 OCD 病变被移除。本报告有价值，显示稳定和无移位的病变正在经历修复现象，应鼓励保守治疗。

Green 和 Banks 提供了 1 名 15 岁女孩的显微照片，该女孩患有股髁内侧骨软骨 – 剥脱性 dritis 和大块原位隔离骨碎片。在关节切开术中可看到，"病变部位的软骨比正常颜色更深，并且沿着软骨下缺损的一个边缘破裂。"显微切片显示关节软骨保存良好，除了在骨折的直接区域。大部分软骨下骨无法存活。他们认为基本过程是软骨下骨的无菌性（无血管性）坏死，所有其他改变都是继发性的。在许多部位有纤维组织替代，而在其他部位有骨样组织和新骨。骨骼呈编织构造，早期的层状区域表明修复过程。在某些区域，死骨被吸收，并用纤维组织代替。如果患者继续在受累膝关节上行走，其上覆软骨破裂，游离体被抛入关节。如果进行固定，死骨得到修复，活的关节软骨保持完整。

Koch 等人研究了 30 例股骨髁内侧强迫性骨折患者行软骨 – 骨移植的骨软骨圆柱形活组织切片 [78]。其病变很重，年龄从 16 岁到 44 岁不等。在这些阶段，使用比光学显微镜更复杂的技术可以观察到覆盖软骨的变化。其中包括糖胺聚糖的减少，结构不同，与早期成人病例相比，青少年患者的组织病理学并未被认为存在很大区别，尽管有充分的证据表明，骨骺仍然开放时，病变愈合要比骨骺闭合后好得多。Linden 和 Telhag 报道了一项对 14 名股骨远端剥脱性骨软骨炎的年轻成年患者，行手术切除圆柱形标本的研究 [79]。他们发现病变由正常透明关节软骨组成，没有病理改变，而下方紧邻或 1 cm 以内的软骨下骨则有骨折的证据。软骨及其软骨细胞均表现正常。苏木精 / 伊红和番红 -O 染色均显示正常。软骨下骨内有明确的裂纹，散在骨坏死区域，可见骨内空陷窝，骨小梁排列紊乱。部分陷窝为空腔，其余可见正常骨细胞。成骨细胞和破骨细胞均活跃，表明修复和骨吸收在同时进行。在一些病例中，类骨缝增加，是再生的标志。人们常可见到“处于不同分化阶段的新生结缔组织”区域，其中部分呈纤维软骨外观。虽然骨坏死清晰可见，但目前尚不清楚引起病变的初始原因——缺血引起，还是由于持续活动造成软骨下骨折活性受损，阻碍修复组织的生入，导致坏死骨更脆弱的恶性循环所引起。关节软骨细胞和基质的结构外观及其厚度均正常。他们认为“事件的进展主要是在骨中，而非软骨中”。他们的结论是：“成人剥脱性骨软骨炎为某种形式的软骨下骨折，最初关节软骨仍保持完整。”如愈合过程受限，碎片堆积会引起软骨的裂纹，最终导致软骨退变。随着损伤加重，骨与软骨碎片先出现部分分离，然后是完全分离，游离于关节之中。此时，膝关节的问题不仅包括关节和软骨下区域中留下的陷坑，也包括游离体本身。

日本最近的两项研究评估了青少年和年轻成人剥脱性骨软骨炎经病变处的组织标本。Yonetani 等人进行了典型股骨髁内侧病变中心和病变外正常骨骺的圆柱形髓芯活检研究 [80]。所有 8 例接受关节镜下活检的青少年患者均有症状持续的病变。在关节镜手术时，平均年龄为 13 岁（12~15 岁），所有患者股骨远端骨骺均未闭合。其中Ⅰ型病变 5 例，Ⅱ型病变 3 例。使用 14 号髓芯活检针。所有标本均肉眼可见分离，上覆的关节软骨无退行性改变，也无骨坏死。分离的平均深度为 6 mm（范围 4~8 mm）。在所有组织样本中，纤维和纤维软骨组织填充于分离部位。在分离的关节侧，要么只有增厚的透明软骨（有些伴有软骨细胞克隆和更深水平软骨的微骨折），要么是透明软骨和钙化 / 骨化的混合层。在分离部位及其之外，有软骨、纤维软骨、血管化的纤维组织和新骨的混合物，在一些区域类似骨折骨痂。作者的结论是，所有病变在深层均不稳定。在Ⅰ型病变中，经病灶多次钻孔刺激骨髓并中断纤维组织可以更快获得愈合，而即使是“稳定”的Ⅱ型病变也可能应考虑内固定。

Uozumi 等人对平均年龄 16 岁的 12 个膝关节进行了类似的髓芯活检研究，也得出了类似的结果 [81]。此组为年轻成人组，病变部位也为典型的内侧股骨髁，但除 1 人以外，所有人股骨远端骨骺均已闭合。

圆柱形骨软骨标本直径 6~10 mm，长 20 mm。所有标本均可见部分或完全分离。在碎片一侧，所有标本表面均为正常关节软骨。碎片深处有（ⅰ）坏死的软骨下骨小梁，（ⅱ）存活的软骨下骨小梁，或（ⅲ）无骨小梁的软骨。基底较深侧的表面总是覆盖着致密纤维和软骨组织，紧贴表面下则是由纤维血管组织、新骨形成和骨吸收构成的骨重塑。作者认为，在某些病例中，先发生坏死骨，然后在上方应力作用下分离（骨折），而在其他一些病例中，该区域先发生经正常活骨的骨折，然后再出现坏死。作者指出了组织病理学在制定治疗方案中的价值。术前 MRI 和三维 CT 也有帮助。间隙内常可见纤维和软骨组织，几乎与骨不连类似。即使是在所谓的稳定病变中，他们也倾向于早期手术，以加快修复，尽早恢复活动。

6. 下肢机械轴与 OCD 病变的关系

Jacobi 等人利用双侧全腿（下肢全长）X 线片对 103 个膝关节进行了 X 线片研究，分析股骨髁内外侧 OCD 病变的机械轴位置 [82]。双膝内外侧间室 OCD 患者，病变部位与机械轴在同一膝关节间室的位置显著相关。内侧髁 OCD 与内翻轴，外侧髁 OCD 与外翻轴均明显相关。这导致受影响侧腿的负荷比正常腿更高，也提示机械轴力线是股骨髁 OCD 疾病的辅助因素。

7. 目前对疾病实体的了解

上面图 5.9a,b 概述了由慢性重复性亚临床创伤引起 OCD 病变的发病机制。分隔性剥脱性骨软骨炎病变由较邻近软骨更厚的关节软骨组成。软骨陷窝中有软骨细胞，看起来具有活性，并维持正常结构。软骨下骨碎片与软骨仍结合在一起，但骨髓腔中含有颗粒状碎片和无活性脂肪组织，且骨内陷窝呈空洞。病变深层表面被一层修复组织与周围正常骨分隔开来，修复组织可为纤维、纤维软骨、类软骨或纤维骨性结构。在自行修复或采用保守治疗的 OCD 病灶中，带血管的骨组织长入可重建正常的骨骼和骨髓组织。游离体显示死骨上有新骨，表明当时正在进行修复，但未成功。在许多病变中，没有有效修复的证据。随着疾病的进展，一段无血管的骨与股骨髁正常骨质分离，残留的陷坑由纤维组织和骨床内带血管的骨填充。

最初的诱发原因似乎是关节表面局灶性损伤引起的骨软骨或软骨下骨折，仍未愈合时，反复的创伤最终导致包括上覆软骨在内的骨碎片分离。在 Aichroth 的队列中，碎片的大小变化很大，平均大小为 2 cm × 2 cm，而其中一个达到 4 cm × 4 cm。碎片通常单发，但某些病例中，可有 2~3 个骨块。相对早期的股骨髁软骨是完整的，尽管由于底部骨质塌陷，触摸起来有点软。总之，关节软骨表面呈轻度粗糙。有时，可见骨缺损上覆的软骨与邻近软骨之间有明确分界线。这种情况会越来越明显，造成软骨撕裂，碎片部分分离，有时完全分离形成关节内游离体。这种异常首先在 X 线上表现为股骨远端内侧髁外周或外侧边缘的椭圆形稀疏影，一段时间后，病变游离于外周边缘外。因此，在初次发现病变时，即使 X 线片上可清楚地看到骨缺损，关节表面通常也为正常或接近正常。确定 OCD 病变是稳定，还是不稳定十分重要。这一术语只适用于在原位完全未移位的病变。稳定的病变意味着关节软骨完整；不稳定的病变表明关节面有裂纹放射透明的修复组织界面存在移动，通常是由于在病灶和骨骺陷坑基底部之间形成了一个真正的间隙或空腔。

九、稳定和不稳定病变的评估

为了进行治疗，评估每个病变（ⅰ）稳定 / 不稳定，（ⅱ）大小和（ⅲ）位置十分重要。稳定性病变可保守治疗，而不稳定性病变一般可从干预治疗中受益。小的病灶可采用保守治疗，大的病灶则建议干预治疗。在非负重的关节软骨区域，继发骨关节炎的可能性较小。有人认为："如果大块剥脱骨位于负重区，长期预后并不佳。"即使是小孩也没有能力完全修复此类缺损。只要切除所有松动的碎片，经典部位的病变通常会恢复得很好。

crawford 等人研究了稳定病变是否曾愈合 [84]。他们认为，经典位置（股骨内侧髁）的稳定性 OCD 病变通常不会自愈，但在膝关节其他部位，例如，在中下外侧和中下内侧以及前部区域，几乎总是会愈合。Hughston 等人对随访 2~31 年的 83 例患者的 95 个膝关节进行了回顾，总结了各种选择的范围 [85]。他们的队列包括儿童和早期成人患者。基于自身广泛的研究及文献回顾，他们认为："当骨骺闭合之前出现股骨髁剥脱性骨软骨炎，查体无阳性体征，且无功能障碍时，最好行保守治疗，在正常活动的基础上辅以股四头肌锻炼，而非制动、休息。如果有客观证据表明骨块松动且有功能障碍，那无论骨骺是否闭合，最好的治疗方法都是切开复位，并暂时固定骨块直至愈合。在病变长期存在的膝关节中，如松动的骨片较陷坑更小，且固定和愈合都不能恢复关节面完整，最好的治疗方法是切除碎骨片。"

十、剥脱性骨软骨炎的影像学检查

1. 平片

评估膝关节的初始 X 线片为正位、侧位、天际线位（髌股关系）和通道或切迹位（股骨后髁）。OCD 病变的影像学表现反映了"骨软骨体划界、松动和脱离的现象" [72]。病变临近关节软骨，有一条透明带将病变与正常骨骺区隔开来，并伴有骨骺硬化区（图 5.10a~d）。最常见的受累区域是股内侧髁的外侧部。如关节软骨完整，病变稳定且无移位，椭圆形骨病变常表现为轻度狭窄的放射透亮增加区。相邻骨可能硬化、变平或被小的透光性囊肿打断。随着时间推移，病灶的放射密度增加，放射透光边缘变得更为清晰。发生移位后，可形成游离体。tunnel 视角的正位片，通常有助于更清楚地显示病变，但四种视角中可获得不同信息：正位、侧位、天际线位和隧道（切迹）位。和最初诊断类似，X 线平片可用于评估病变愈合或未愈合，以配合治疗。

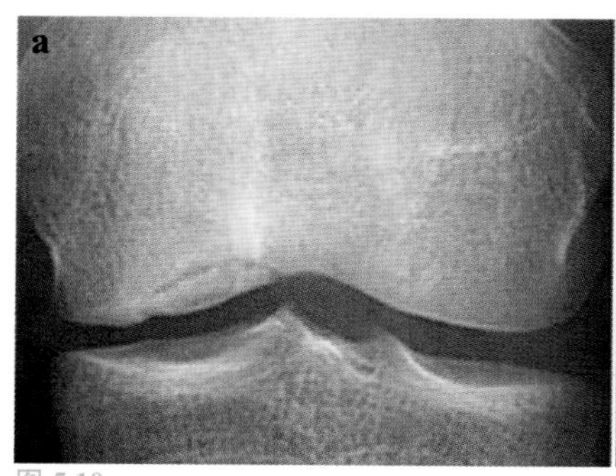

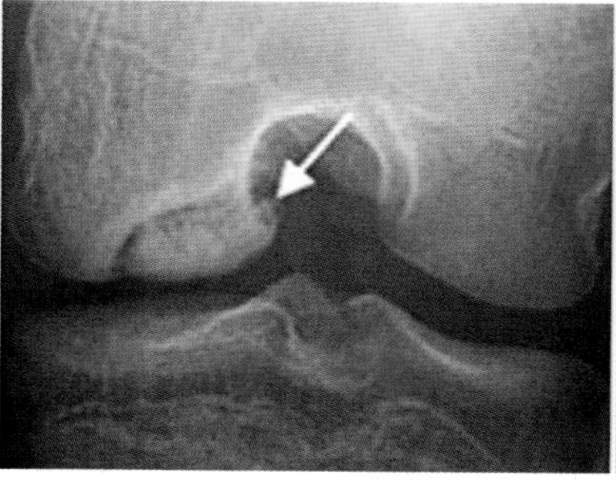
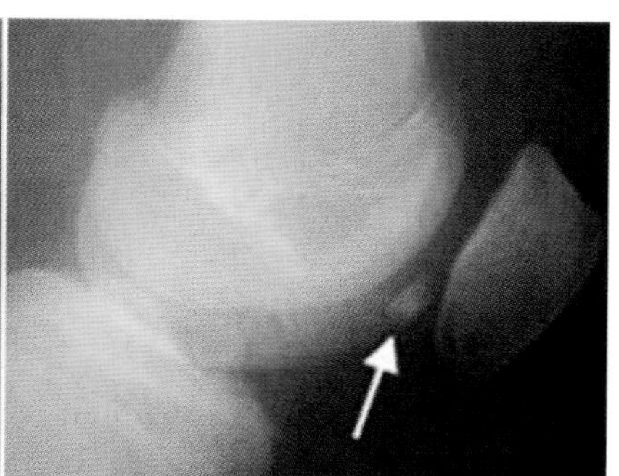

图 5.10 a

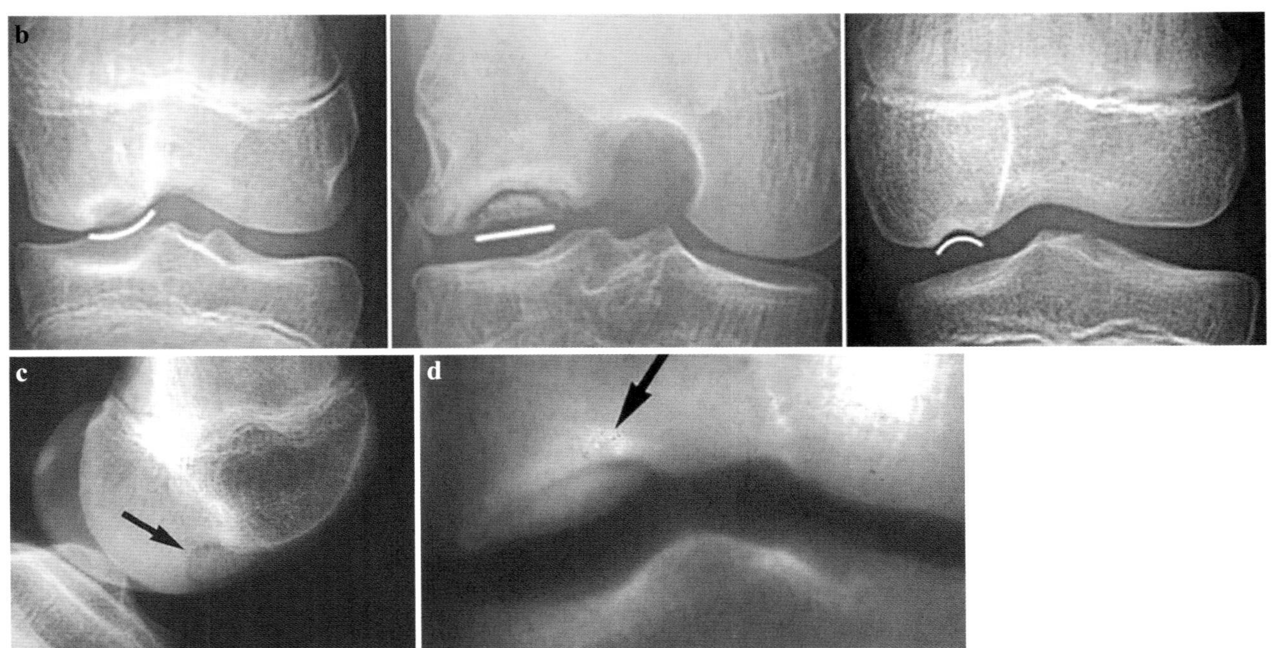

图 5.10 股骨远端剥脱性骨软骨炎的影像学病例（箭头）。（a）3 处病变以突出稳定型病灶的含义。左侧，原位的稳定型 OCD 病灶；仍位于软骨下位置，周围有放射透光区，也被骨骺骨床中的相对硬化区包绕。虽然坏死骨仍然被包在中间，但中心位置有明显的轻微移位。右侧，可见明显分离的游离体，移位至髌骨附近。明确的诊断，特别是关于部分或初始不稳定的情况，可通过关节镜或其他影像学技术进行（经 Wall 等人许可转载，Am J Sports Med, 2015,43:303–309,Sage Publications）。（b）正位 X 线片很有帮助：左侧 OCD 患者软骨下骨和关节面的凸弧通常代表稳定型病变；在中间位置，扁平的软骨下骨让人担忧其不稳定性，因为在此情况下，活动负重部位上覆盖的关节面很难保持完整；而在右侧，凹形软骨下骨引起人们对游离体是否已移位的关注（经 Wall 等人许可转载，Am J Sports Med, 2015,43:303–309,Sage Publications）。（c）显示 OCD 病灶中，骨周围有放射透亮影，但无相关硬化。（d）另一 OCD 病灶看似完整，周围有透光区，但相邻骨骺有硬化

2. 造影、CT 扫描，和磁共振成像（MRI）

OCD 病变的更多信息可通过关节造影、CT 扫描或 MR 成像获得[86–88]。成像方式的选择取决于所需信息的类型。关节造影术可以通过显示覆于病灶上方的不规则关节表面或在骨碎片与邻近骨骺之间的软骨表面下渗入染料来检测部分移位。骨扫描（闪烁扫描）有助于确定病变周围的骨骺活动，如果存在，则定义为活跃的 OCD 病变，如果没有，则更符合正常继发性骨化形成的发育性变体。计算机断层扫描（CT）可更清楚地显示病变范围；病灶周围的透光带；以及邻近骨骺的硬化、囊性或扁平反应。磁共振成像（MRI）可显示结构变化，并提供血管形成情况的证据，特别是钆增强的情况下。MRI 非常有效，几乎被用于所有病例，特别是稳定型病变的初始诊断和分类。

Gebarski 和 Hernandez 对 MRI 图像进行了回顾，指出骨化的正常变异可以并且需要与 I 期剥脱性骨软骨炎进行区分[89]。他们指出，正常的发育性变异往往出现于关节软骨完整覆盖的股骨髁后部（特别是中下后部），是副骨化中心或残余软骨聚积，并且（重要的是）无骨髓水肿。

使用不同组合的 X 线摄影、闪烁显像（骨扫描）、磁共振成像和关节镜进行 OCD 病变机械稳定性分析的相关研究已经完成。在无须进行关节镜或关节切开术的情况下，一些评估潜在稳定性的参数已经

明确。Mesgarzadeh 等人指出，所有小于 0.2 cm^2 的病变都是稳定的，而大于或等于 0.8 cm^2 的病变是松动的[90]。此外，所有硬化骨缘大于或等于 3 mm 的病变都是松动的。这 2 种评估都可以通过 X 线平片进行。磁共振成像特别有助于判断稳定性。一个可靠的松动迹象是碎片及其母骨界面处存在液体，这一发现见于所有松动 OCD 病变的记录，且随后被关节镜检查所证实。这一发现类似于之前关节造影的观察结果，即关节软骨缺损使液体进入软骨下骨内，意味着松动。闪烁显像（骨扫描）也可使用，但作为特异性指标不太可靠。病变外围摄取增加表明硬化反应性骨形成活跃，但仍然难以量化。DeSmet 等人的研究也发现 MR 成像在评估稳定性方面非常有用[86,87]。他们确立了 4 个与关节镜发现和临床结果高度相关的不稳定的标准：① 在 OCD 碎片与相邻骨之间呈线型高信号，②高信号关节液通过软骨下骨板提示关节骨折，③局灶性 OCD 缺损伴关节积液，④病变深部 5 mm 或更大的液体填充的囊肿。上述 4 种情况中的任何一种都表明存在不稳定病变，需要更积极、更早治疗。骨块和 OCD 缺损之间的高信号图像存在多种解释，可以是提示关节腔连续性的液体，也可以是纤维血管组织，提示由于缺乏骨修复而导致碎片之间存在活动。后续一项研究证实了这些发现，磁共振不稳指标与随后的关节镜检查结果关联起来，关节镜检查被视为诊断不稳定病变的“金标准”[91]。研究评估了 40 例 OCD 病变，含 31 例膝关节和 9 例距骨（踝关节）。MR 征象为病灶下方高信号线或囊性区，高信号线穿过关节软骨，或局灶性关节缺损。诊断不稳定只需要其中 1 种征象；最常见的征象是潜在的高信号线，在 36 例不稳定病变中占 72%，剩余病变中为其他 3 种征象。初始 MR 报告正确地识别出 35/36 例不稳定病变及所有 4 例稳定病变（关节镜证实）。

O'Connor 等人还比较了 MRI 和关节镜在评估儿童和青少年 OCD 方面的发现[92]。稳定性和上覆关节软骨的状态是治疗选择的主要决定因素。他们认识到，MRI 上高信号线单独作为不稳定指标并不可靠，但同时伴有 T1 加权图像上关节软骨断裂时，其准确性可从 45% 提高至 85%。

病变的大小也被发现与预后高度相关。病变越小，治疗效果越好。可从已发表的研究中获得指导。Cahill 等人发现，治疗成功的病灶平均面积为 309 mm^2，而治疗失败的病灶平均面积为 436 mm^2[93]。Hughston 等人记录了预后良好或极好的膝关节病变平均面积为 424 mm^2，预后较差的患者平均面积为 815 mm^2[85]。DeSmet 等人的一项研究发现，当病灶平均大小为 194 mm^2 时预后良好，而病灶平均大小为 647 mm^2 时预后较差[87]。

十一、剥脱性骨软骨炎的分类

有多种分类用于 OCD 疾病的评估。通常根据平片、骨闪烁显像、磁共振成像，以及关节镜检查结果进行分类。基于不同评估方法有不同分类，其中多种已被发表，特别是针对放射学、关节镜和磁共振成像方法的分类。大多数分类分四阶段描述从早期完整的病变，发展到完全分离的游离体的过程。除采用不同形式的四阶段分类以外，不同评估方法之间描述各异。随着治疗 OCD 经验的增加，区分青少年期和成人期发病被认为极为重要，因为在生长板闭合之前的青少年期病变更易愈合；区分稳定和不稳定病变也极为重要，因为稳定的病变愈合更佳。分类不仅有助于指导治疗和预测预后，也与潜在的病理解剖十分相关。表 5.1 简要概述了一些较为常用的分类。

表 5.1　剥脱性骨软骨炎（OCD）分类

分类标准	表现
关于 OCD 病变的标准	稳定性：病灶稳定或不稳定；如不稳定，它可部分分离但仍在缺陷部位，完全分离但仍在缺陷部位，或完全分离并作为游离体移位到关节内
	骨骼发育：患者骨骼不成熟（相邻生长板未闭合）或骨骼成熟（相邻生长板闭合）
分类	基于 X 线平片（Beduoelle [94]）：① I 期，病变位于骨骺内，有或无钙化；② II 期，结节样病变，周围有透光边缘，但仍在骨骺内；③ III 期，病变分离，但仍邻近骨骺腔隙（腔）；④ IV 期，碎片部分或完全移位至关节内
	基于磁共振成像（Hefti 等 [100]）：① I 期，信号变化小，碎片边缘不清晰；② II 期，骨软骨碎片，边缘清晰，但碎片与下方骨之间无液体；③ III 期，在碎片和下方骨之间可见部分液体；④ IV 期，液体完全包围碎片，但碎片仍在原位；⑤ V 期，碎片完全分离，并游离成为游离体
	基于关节镜检查（Guhl）[102]）：① I 期，病变完整；② II 期，病变表现出分离的早期迹象；③ III 期，病变部分分离；④ IV 期，缺陷部位呈空陷坑，关节内有游离体
ICRS 国际软骨修复学会 [103]	① I 期，稳定，病变与宿主骨保持连续性，被完整的软骨覆盖；② II 期，探针探查稳定，病灶与宿主骨部分不连续；③ III 期，探查不稳定，碎片未移位，"原位死亡"病变的 连续性完全中断；④ IV 期，碎片移位

1. 放射学分类（Beduoelle）

Beduoelle 的放射学分类可很好地表明病变进展 [94]。其定义如下：I 期，病变位于骨骺内，伴或不伴有钙化；II 期，结节样病变被透光边缘包围，但仍位于骨骺内；III 期，分离的病变仍靠近骨骺腔隙（腔）；III 期，碎片部分或完全移位到关节内。I 期和 II 期被认为是稳定病变，III 期和 IV 期为不稳定病变。其他在使用的分类包括 Clanton 和 DeLee [95]，Berndt 和 Hardy[96]，以及 Rodegerdts 和 Gleissner[97]。

2. 磁共振成像分类

DiPaola 等的系统已被广泛用于 MRI 评估研究 [98]。其定义如下：I 期，关节软骨增厚和低信号改变；II 期，关节软骨破裂，碎片后低信号边缘提示纤维附着；III 期，关节软骨破裂，碎片后高信号改变提示碎片与软骨下骨之间存在滑膜液；IV 期，游离体。Jurgensen 等人 [99]、O'Connor 等人 [92]、Hefti 等人 [100] 和 Hughes 等人 [101] 提出了其他改良的 MRI 分型方法。

3. 关节镜检查分类

1979 年，Guhl 提出了 OCD 的关节镜检查结果分类，并在相当长的一段时间内作为共同的参考 [102]。它包括：I 期，关节软骨不规则和软化，无明确碎片；II 期，关节软骨破裂，有明确碎片，无移位；III 期，关节软骨破裂，有明确碎片，有移位，但附着于某些上覆的关节软骨；IV 期游离体。国际软骨修复学会（ICRS）将关节镜分类改为更注重治疗导向的模式[103]：第一阶段，稳定，病变与宿主骨连续性，被完整软骨覆盖；第二阶段，探查稳定，病变与宿主骨的连续性部分中断；第三阶段，探查不稳定，碎片未移位，“原位死亡”病变与宿主骨连续性完全中断；第四阶段，碎片移位（图 5.11）。ICRS 分类已得到广泛接受，可适用于各种模式的评估。由于现在基本上所有保守治疗未治愈的病例都会行关节镜手术，经验变得更为广泛，出现了更多的分类。Jacobs 等人对这些分类进行了很好的回顾[104]，包括那些对比关节镜与 MRI 的研究。膝关节骨软骨炎研究（ROCK）小组（2016）细致定义了一种改良的关节镜分类，该分类显示出良好的多中心可靠性和适用性，可作为一种有指导意义的指南[105]（图 5.12a, b），具体如下：稳定病变（探查中未见碎片前体相对于周围母骨表面的移动）：0——关节镜下未见异常（母球）；1——软骨完整，隐约可见分界（微弱阴影）；2——软骨间以裂隙、弯曲和 / 或皱纹（地毯皱纹）为界。

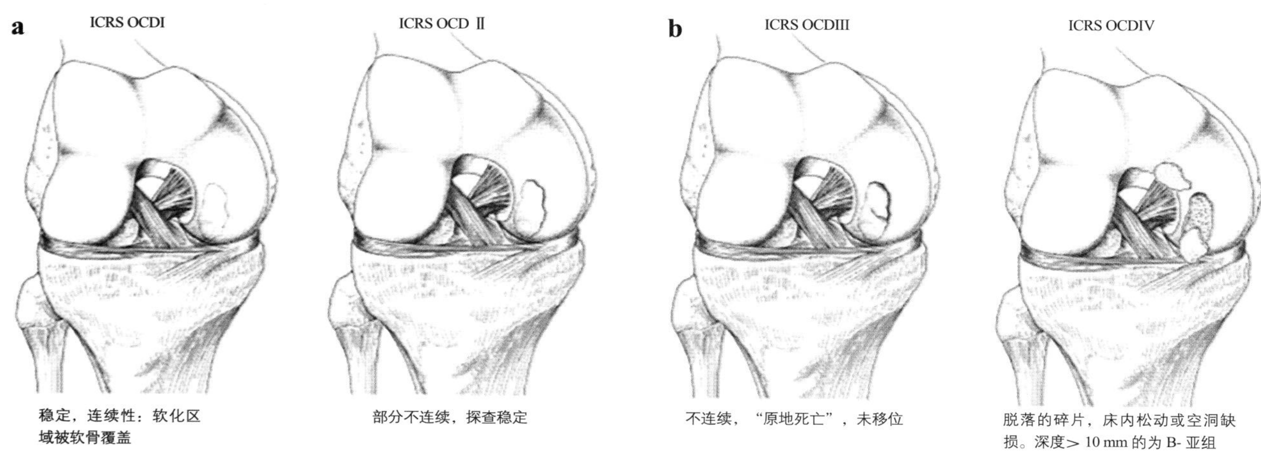

图 5.11 ICRS 基于关节镜检查定义的 OCD ICRS（国际软骨修复学会）四阶段分类，被越来越多地用于临床决策和临床研究。（a）显示Ⅰ型和Ⅱ型，（b）显示Ⅲ型和Ⅳ型（经国际软骨修复学会许可转载）

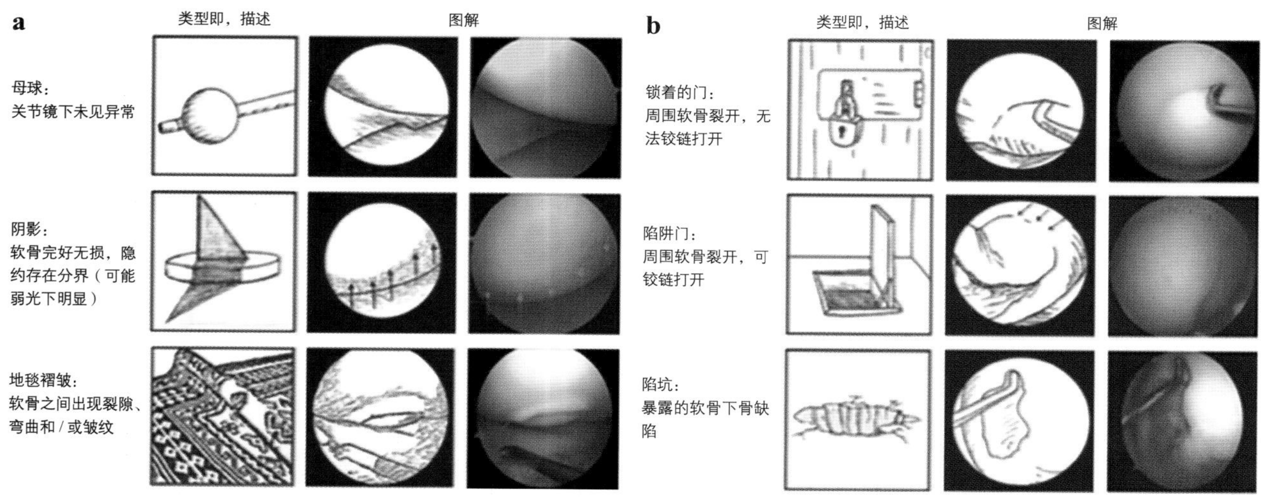

图 5.12 最近的膝关节骨软骨炎研究（ROCK）小组定义的关节镜下 OCD 分类，概述了 7 个描述性阶段。（a）和（b）描述了将病变划分为不活动 / 稳定和活动 / 不稳定的方法（经 Carey 等人许可转载，Am J Sports Med 2016,44:1694–1698,Sage Publication）

不稳定病变（探查中可见碎片前体相对于周围母骨表面的活动）：3——软骨完好无损（蹦床）；4——软骨周边碎裂，无法铰链打开（活板门）；5——软骨周边碎裂，可合页开启（活板门）；6——环形碎裂且完全分离，但病变仍在原位（井盖）；7——暴露的软骨下骨缺损（陷坑）；A——一致的，碎片不经修饰可与缺损完全匹配；B——不一致，碎片经修饰后可与缺损匹配；C——碎裂；D——缺失。他们还定义了一种新的（“创新的”）射线特征分类[106]。

其他关节镜分类包括 Ewing 和 Voto 的分类[107]。Cahill 概述了渐进性骨扫描的发现，但其特异性并不足以用于临床[93]。

十二、发病年龄、治疗方法及与愈合的关系

在股骨远端骺生长板闭合前发生剥脱性骨软骨炎的患者（少年 OCD），自发愈合或接受保守治疗的概率明显高于骨骼成熟后发生骨软骨炎的患者（成年 OCD）。Decker[108]，Wiberg[76]，Hellstrom[66]，Hellstrom 和 Ostling[109]，van Demark[110]，Lofgren[75]，以及 Green 和 Banks[74] 都报告了儿童剥脱性骨软骨炎自发愈合的情况，也可见于其他仅进行制动的青少年病例。这些观察结果均被认为支持创伤作为致病因素。

Lofgren 专门研究了年轻患者的 OCD[75]。他观察到，儿童和青少年的 OCD 损伤不需要手术就可以修复，且这种修复总会发生的。此外，在固定肢体一段时间后，修复大大加快。他描述了 9 例确诊时年龄 6~19 岁之间的病例。他总结道：“儿童青少年的自发修复不仅可能，而且实际上有自发恢复的趋势。”治疗方法是用长腿石膏固定一段时间。这种认识被越来越多的人所接受，即生长板未闭合的儿童和青少年与生长板闭合后的年轻人相比，OCD 修复的预后更佳。Wiberg 和 Lofgren 都明确使用了“自发”一词。在一些情况下，作者指的是在没有任何治疗的情况下修复缺陷，而另一些人指的是在特定保守治疗下的愈合，如减轻负重，通常涉及使用长腿石膏和 / 或拐杖。两位作者都指出，制动可以大大加快修复进程，特别是在出现症状的疾病早期。

Green 和 Banks 在 1953 年明确描述了儿童人群的这种疾病[74]。他们评估了 27 例患者的 36 个病灶，发病年龄从 4 岁到 15 岁不等。病变部位为 32 例膝，3 例肘，1 例踝关节。在大多数接受非手术治疗的患者中，采用圆柱形石膏或支具来保护肢体，预后都很好。18 例接受保守治疗中的 17 例，治疗后平均随访 4 年半后，最低随访 1 年，临床和放射学结果都很好。他们的工作使人们更广泛地认识到骨软骨炎不仅在儿童时期，在骨骼成熟之前，采用非手术治疗都可能获得无畸形残余的自发愈合，“在大多数情况下，都无须手术治疗”。避免直接负重使愈合相对更快，“甚至可能发生在骨软骨炎病变腔内有明显死骨形成的患者”。

Linden 报道了一项确诊后平均随访 33 年的儿童剥脱性骨软骨炎长期队列研究[43]。在 23 例儿童患者的受累关节中，后续生活中没有明确与剥脱性骨软骨炎相关的并发症。然而，那些在成年早期出现疾病的患者则预后较差，48 名成年发病的患者中只有 10 人没有骨关节炎的迹象。病变的部位与 Aichroth

所述相似，80% 的病变位于股骨内侧髁。儿童组 18 例 23 个关节，平均诊断年龄 12.7 岁，其中 21 个无骨关节炎，只有 2 例有轻度骨关节炎。在此系列中，最常见的发病时间为 10~15 岁之间。Linden 认为“肱骨小头剥脱性骨软骨炎的预后，在儿童——确诊时骨骺未闭合的患者当中——与成年人相比是截然不同的”，“无论如何治疗，在股骨远端骨骺闭合之前确诊的患者通常不会出现并发症”。J.P. Green 还总结道：“青少年和儿童应行保守治疗。”[111]

Bradley 和 Dandy 报道了在骨骼成熟之前，钻孔治疗剥脱性骨软骨炎的良好结果[112]。他们讨论了 8 名男孩和 2 名女孩，手术时平均年龄为 12 岁 11 个月。11 个膝关节中的 9 个，在 12 个月内出现了影像学愈合。平均发病年龄为 11 岁零 6 个月。所有病变均发生在经典的股骨内侧髁部位。他们用 1.5 mm 的克氏针，从上方关节软骨上钻至少 6 个孔，进入碎片和下方的骨骺骨。钻孔部位为非负重区。未使用内固定。钻孔可让活的骨骺骨髓中的修复细胞进入 OCD 碎片，加速或启动骨修复。钻穿碎片进入骨骺后，11 个膝关节中的 10 个恢复了正常的影像学表现。他们认为，在骨骼成熟后进行同样手术的效果较差。此一系列不包含非手术治疗的试验。

1984 年，Hughston 等人在骨骺闭合前患者中，也获得了类似的良好结果[85]。他们发现“骨骺未闭合的股骨髁剥脱性骨软骨炎患者，如果无其他异常体征或功能残疾，对保守治疗反应良好”。有客观证据表明有松动的坏死骨碎片或功能障碍的患者最好接受手术治疗。

Twyman 及其同事继续对大量患者进行了细致的研究，并获得了与上述报告有些矛盾的结果，特别是那些儿童患者的研究[83]。在骨骼成熟前诊断为剥脱性骨软骨炎，并随访到中年的 22 例膝关节中，32% 的患者在平均随访 33.6 年时，有中度或重度骨关节炎的影像学证据。只有一半的人有良好或优秀的功能。如缺损较大或影响到股骨外侧髁，则预后较差。他们的回顾表明，尽管 50% 的患者表现出骨关节炎的放射学改变，但其中 1/3 的人病变非常轻微，其余的仅为中度病变。他们的结论是，经典部位的病变，被认为在非负重区，只要切除松动的碎片，通常结果较好。在另一项单独的研究中，他们评估了稳定病变的愈合程度，这些病变经过保守治疗，并被认为会愈合。通过关节镜评估并使用钩子评估稳定性后，稳定碎片被留在原位。不稳定的碎片被移除，产生的陷坑也被刮除。21 例稳定病灶中 13 例获得痊愈，但除 1 例以外，其余病灶均位于外侧髁中下部或内侧髁或前方。在 10 例经典病变部位中，仅只有 3 例痊愈。他们的结论是，位于股骨内侧髁经典病变部位的稳定剥脱性骨软骨炎通常不会自愈。

在此情况下，手术钻孔的价值需认真考虑。Clanton 和 DeLee[95] 对各种治疗方法进行了很好的回顾，特别是对成人的多种手术干预。

Lefort 等人报道了 892 例典型儿童和成人股骨远端髁剥脱性骨软骨炎的多中心研究，不包括骨软骨骨折或如成人骨坏死等非典型原因[31]。儿童和成人的分类是基于股骨远端骨骺生长板闭合与否。诊断时平均年龄为 16.5 岁。80% 为单侧病变，其中 70% 累及内侧髁。成人则表现出更严重的退变。诊断时，Bedouelle Ⅰa 和Ⅱb 期病变占儿童病例的 80%，而成人中 Bedouelle Ⅱb ~ Ⅳ期的占 66%。儿童治疗的首要方法是停止体育活动。作者认为，没有证据表明制动对愈合有好处，停止体育活动才是获益关键。

生长板未闭合、关节软骨完整的稳定型病变患者，经关节软骨行钻孔后，48% 在 6 个月内获得愈合。软骨碎片出现松动，正在进行修复时，也可在周围正常骨和骨软骨移植物上打孔。清创去除死骨很容易实现良性恢复，但作者担心会导致骨关节炎，尤其是在成年患者中。镶嵌式骨软骨移植优于自体软骨细胞移植。

儿童和青少年的治疗方法。对于稳定无移位的缺损，治疗方法为简单的休息和停止运动。在 12 岁之前，病灶通常完全愈合。如果未愈合，则在 12 岁之前行 MRI 检查，以评估软骨下病变及关节软骨。若病变骨存活且关节软骨完整时，应可自发愈合。如病变骨已坏死（但完好无损），则经软骨钻孔穿透病变进入正常骨髓可促进修复。当关节软骨表面发生改变且病变不稳定时，需进一步干预。应行关节镜手术对病灶进行内固定，再经病灶打孔以便于血管重建。在青少年和成人患者中，对完全松动的未附着或几乎未附着的碎片，可采用类似的治疗方法。如碎片仍完整，且与缺损匹配，则在搔刮基底后将其重置于缺损当中，再进行固定。若碎片太大、残缺或破碎成片，最好的修复方法是移除松动碎片，通过进一步对缺损部位清创后，再用下面将介绍的几种方法中之一进行骨软骨修复。松散碎片（死骨片）若很小，很旧，或者远离负重区表面，可以移除。

十三、儿童 OCD 的治疗

儿童（少年）剥脱性骨软骨炎是指疾病发生在骨骺闭合之前，与那些在骨骺闭合后发病的成年患者相比，他们的愈合相对更早，且没有数十年后出现退行性膝关节疾病的问题。因此，许多儿童年龄组的患者无须手术干预就可获得很好疗效。然而，密切评估十分必要。基于病理解剖学情况、病变愈合的进展及广泛报道的文献进行后续治疗似乎较为合理。OCD 治疗方法概述见表 5.2a、5.2b。

表 5.2a 剥脱性骨软骨炎（OCD）的治疗方法（治疗方案概述）

骨骼成熟程度	治疗方案
骨骼不成熟	病变完整且稳定：①单纯观察、减少活动量；②下肢制动，长腿夹板 / 圆柱形石膏，± 拐杖。3~6 个月无改善，则改为病灶钻孔（增强血管化，间充质细胞从邻近骨髓长入；通常称为“原地”钻探）；经骨骺，越过放射透明边界进入病变（逆行）；经关节软骨进入 OCD 病变，然后穿过放射透明边界进入骨骺（顺行）
	病灶完整且不稳定：用 2~3 枚金属加压螺钉固定病灶，愈合后取出，或用生物可吸收螺钉，无须取出；通常称为原位固定（生物可吸收螺钉由聚乙二醇或聚乳酸制成）
	病变移位，游离体完整，与缺损匹配良好：将病灶置入缺损床，用金属加压螺钉固定（对缺损床清创和游离体非关节侧进行清创很重要，以获得紧密贴合并促进骨愈合）
	病变移位，但游离体无法匹配缺损：游离体无法取出，碎成几片，相对缺损部位过大或过小，为此可采取 2 种治疗方案，①在非负重区域，对缺损部位清创，除在骨上钻孔至出血，以刺激一些血管化的间充质组织反应外，无其他干预；②在负重区域，考虑微骨折或（接近骨骼成熟时）镶嵌成形术

（续表）

骨骼成熟程度	治疗方案
骨骼成熟	病变完整且稳定：立即对病灶进行“原位”钻孔以促进修复。观察和保守非手术治疗对骨骼成熟的患者无效或仅有微效。经骨骺，穿过放射透明边界进入病变（逆行）；经关节软骨进入 OCD 病变，然后穿过放射透明边界进入骨骺（顺行）
	病灶完整且不稳定：用加压螺钉或生物可吸收螺钉固定
	病变移位，游离体完整，且与缺损匹配良好：将病灶置入缺损床，金属加压螺钉固定（需对缺损床及游离体非关节侧进行清创，以获得紧密贴合，并促进骨愈合）
	病变移位，但游离体无法匹配缺损：无法取出，碎成几片，相对缺损部位过大或过小。为此可采取 3 种治疗方案，①在非负重区域，对缺损部位清创，除在骨上钻孔至出血，以刺激一些血管化的间充质组织反应外，无其他干预；②在负重区域，治疗选择包括微骨折、镶嵌成形术或自体软骨细胞移植；③如果病变发生于负重区并深入到软骨下骨：可以尝试两阶段“三明治”手术：第一阶段，自体骨移植修复软骨下骨；第二阶段（几个月后），自体软骨细胞移植修复关节软骨

表 5.2b　剥脱性骨软骨炎（OCD）的治疗方法（剥脱性骨软骨炎治疗附加指南）

治疗相关因素	治疗方法
治疗所需信息	适当治疗方法所需的患者和病变信息包括：患者的年龄和运动水平；病变部位；病变大小、深度和稳定性；影像学评估，包括X线确定相邻骨骺的存在（骨骼不成熟）或闭合（骨骼成熟），及常行的磁共振成像
非手术治疗	仍然是骨骼未成熟、病变稳定且无移位患者的首选治疗方法
	非手术治疗采用三阶段方法；使得在决定转为手术干预前对愈合进展进行评估。第Ⅰ阶段，0~6 周，膝关节制动，仅部分负重；第Ⅱ阶段，6~12 周，X 线片显示早期愈合的患者可在膝关节不制动情况下，完全负重，并行物理疗法加强肌肉和活动度锻炼；第三阶段，12 周以后，患者无疼痛，X 线片显示进一步愈合，允许进行低水平运动
	患者数月无疼痛，且X线片显示完全愈合时，允许进行高强度运动。当3~6个月仍未完全愈合时，可以进行钻孔，或在限制活动的情况下继续保守治疗
手术治疗	骨骼未成熟患者的不稳定病变和所有有症状的骨骼成熟患者均需手术治疗
	仅对病灶小于 2 cm^2 且远离负重区的非运动员患者，可在切除游离体后不进一步尝试软骨重建。即使是此类患者，也应对缺损部位清创，并行软骨下骨钻孔以刺激修复。在大多数患者的第二和第三个十年中，获得某种形式的软骨修复 / 保留似乎是可行的
相关研究	大多数研究均推荐对任一年龄组的稳定病变患者单独行钻孔，特别是病变小于 2.5 cm^2 的患者。在这些病例中，骨骼未成熟患者的愈合率为 90%~100%。经关节（顺行）和经骨骺（逆行）入路的效果一样好；支持经关节入路的人指出其相对容易且不太可能造成病变移位，而支持经骨骺入路的人则担心通过承重表面钻多个孔（无论多么小）会导致进一步的关节软骨损伤。常使用 0.45 mm 克氏针从多个入针点（通常为 3~5 个）进行打孔。对较大的稳定病变，也可单独行钻孔（通常这么做），但在稳定病变逐渐增大的情况下，也可加用加压螺钉固定
病变复位的步骤	包括（开放或通过关节镜）：先对缺损部位进行清创，在缺损部位钻孔或行微骨折，置入碎片，然后用 1.5~2.7 mm 的空心螺钉系统固定碎片以实现碎片间加压。术后 8 周左右取出金属螺钉。生物可吸收植入物无须再次手术，但也不能提供加压

（续表）

治疗相关因素	治疗方法
微骨折技术	有些将其应用限制在小于 2.5 cm²、游离体无法匹配的小病灶。它包括对稳定的软骨边缘进行清创，用刮匙去除钙化软骨层，用微骨折锥在软骨下骨的几个部位打孔，直至有脂肪细胞的骨出血（确保间充质细胞进入、修复）。
镶嵌成形术（自体骨软骨移植，OATS）	适合稍大的病变（一项研究的平均大小为 3.2 cm²），特别是需要较高水平运动的患者。在这些手术中，病变越小，效果越好。移植物的宽度一般为 2.7 mm、3.5 mm、4.5 mm（最常见）、6.5 mm 及 8.5 mm，长度最少为 10 mm，理想情况下为 15 mm
自体软骨细胞植入（ACI）	适用于病变大于 2.5 cm²、相对运动需求更小的患者。通过清创去除钙化的软骨，但保留完整的软骨下骨（病变深度＜ 8 mm）
三明治技术	病灶＞ 8~10 mm，初始步骤为清创，然后正式自体骨移植稳定缺损床；数月后跟进 ACI
影响预后的因素	年龄是影响预后的因素之一。接近或处于骨骼成熟期至 35 岁左右的软骨修复手术可获得良好的反应；35~50 岁患者的疗效下降；即使是这些干预措施的强烈支持者也对 50 岁以后进行干预表达了担忧

注：优秀综述文章：Schindler OS, Curr Orthop, 2007,21: 47–58;Gunton et al., Clin Orthop Rel Res, 2013,471: 114–1151;Erickson et al.,Curr Rev Musculoskelet Med, 2013,6: 102–114.

1. 单纯观察

对于年龄特别小（5~8 岁）且无症状的患者，单纯观察即已足够。可能在一部分患者中，难以区分股骨远端骨骺正常的发育不规则和轻度剥脱性骨软骨炎。

2. 保守治疗

保守治疗一般是指联合使用减少运动、用拐杖限制负重以及使用长腿石膏进行膝关节制动一段时间，既为了舒适，也为了增强稳定性，以便软骨下骨愈合。早在 1938 年，Decker 就报道了仅使用石膏固定治疗儿童 OCD 病变 [108]。后续 Lofgren[75]、Green 和 Banks[74] 的研究尤其支持保守治疗对儿童剥脱性骨软骨炎的价值。是否愈合基于平片上骨的连续性，也常使用磁共振成像。保守治疗 3~6 个月较为合适。在这之后，如病变还未完全愈合，就需手术治疗。

在大多数中心，现在都在努力确定 OCD 病变是否稳定，这种方法较为可取。保守治疗可用于未移位的股骨远端 OCD 病变。但 X 线平片甚至 CT 扫描仍然会留下疑问：即使病变未移位，是否确实稳定？通常可用 3 种方法进行评估。①可行关节造影。若染料停留在病变上方的关节软骨之外，提示关节面完整、病变稳定，但若染料进入病变和股骨骨骺母骨之间，则很说明关节软骨表面有明确撕裂，OCD 碎片周围存在部分或完全的空隙，可视为病变不稳定。②在关节镜手术中通过从独立的膝关节入口插入一个钝钩，轻轻探查软的软骨区域，可以更直接地评估碎片稳定性。OCD 病变无活动提示稳定，而存在活动则表示不稳定性。③磁共振成像是评估稳定性侵入性最小的方法，通过识别病变与周围骨骺之间的高信号缘进行间接评估，该信号意味存在液体渗入，因此病变不稳定。一些观察人士对此有不同的解释，因为血管化的修复肉芽组织也可造成边缘高信号，而这意味着更强的稳定性。

当病变稳定时，保守治疗疗效更确切，且当缺损在相对非负重区时，更容易恢复。保守治疗方法各不相同，但 Kocher 等人提出的三阶段方法较具有代表性[113]。这包括使用长腿或圆柱形石膏（膝关节轻度屈曲）、铰链式支具或膝关节制动器进行为期 6 周的膝关节制动，仅部分负重；随后 6 周，无须制动，可负重，行物理治疗加强膝关节活动度和股四头肌、腘绳肌肌力；近距离医学观察：逐步恢复跑步、跳跃和切割活动，但高对抗、竞技运动仅在无症状且影像学证据显示愈合几个月后才可恢复[113]。Wall 等人也概述了他们对骨骼不成熟患者（儿童年龄组）稳定病变的保守治疗方法[114]。他们同样采用了三管齐下的方法：临时制动、膝关节支具和限制活动。先使用长腿或圆柱形石膏固定膝关节 6 周，避免负重。拆除石膏恢复膝关节活动 3~7 d 后，再进行 4~6 周的石膏固定。然后转为使用骨关节炎避免负重支具，调整到病变间室不负重，并且只要平片上愈合在进展，即允许每 6~8 周逐渐恢复活动（运动、健身、跑步）。治疗持续 6 个月后，观察病灶愈合与否。在 42 例骨骼不成熟患者的 47 个膝关节评估中，稳定性病变的判断是基于四视角的平片和 MR 成像，观察关节软骨或软骨下骨 – 病变界面有无破裂。正常骨化变异可通过 MR 排除，该情况下邻近的骨骺中存在高 T1 信号（水肿）。该治疗方案下，2/3 的病灶获得愈合，16/47（34%）的稳定病灶未能愈合。年龄并非预后指标；两组患者的平均年龄分别为 11.4 岁（愈合组）和 11.9 岁（未愈合组）。预后指标为病灶大小（相对于股骨髁），及出现症状（屈曲、锁定、肿胀、咔嗒声）。较小的病灶更易于愈合（平均 208.7 mm^2 ± 135.4 mm^2），较大的病灶则不利于愈合（288.0 mm^2 ± 102.6 mm^2）。

3. 手术注意事项

对原位稳定病变或原位不稳定病变，以及部分移位或完全移位的病变（被称为游离体），需考虑手术干预。

（1）原位稳定病变，经病灶钻孔

在儿童组，当股骨远端骨骺仍未闭合时，普遍倾向于采用膝关节制动的保守治疗方法治疗原位稳定病变。但在这个儿童和青少年竞争活动相对较多的时代，这种方法可能无效或遇到患者 / 家庭的抵制。如决定手术，经剥脱性骨软骨炎病变部位钻孔可通过血管化，使伴随的间充质细胞从正常的骨骺穿过病变周围的纤维软骨、纤维组织或积液进入到坏死 OCD 骨段，以加快骨修复过程。多个孔道可通过血管化使伴随的未分化间充质细胞从正常骨骺经骨 – 病变界面进入坏死病变骨，并在此分化成骨前细胞和成骨细胞修复周围充满积液的空腔或纤维软骨组织和坏死病变骨。钻孔可经 2 种方式进行。我们更倾向于使用“经骨骺”和“经关节”这 2 个术语，因为它们直接指代使正常骨骺骨与病变骨相通的钻孔路径。术语顺行 / 逆行被用于指代这 2 种方法，但这些术语并不精确，且使用方法不一。一般来说，现在所用的顺行指“从前方”接近病变，即首先钻穿关节软骨，而逆行指“从后方”接近病变，即先经健康的骨骺打孔。Gunton 等人回顾了 12 项使用病变钻孔治疗青少年 OCD 的研究，发现经关节入路和经骨骺（逆行）入路的短期疗效和影像学愈合效果都类似，且非常好。96/111（86%）的经骨骺（逆行）钻孔患者，平均 5.6 个月获得了影像学愈合；86/94（91%）的经关节钻孔患者，则在平均 4.5 个月时获得愈合[115]。

在整个研究系列中用于钻孔的针通常为 1.5~2 mm，但也有使用 0.45 mm 克氏针；钻孔的数目差别很大，但一般在 4~8 个孔道之间。

（2）经骨骺钻孔

在 X 线或透视监视下，从健康的骨骺侧穿过骨骺侧壁，进入 OCD 病灶的骨，但不破坏关节软骨和骨骺软骨。这也被称为关节外或经骨骺入路或逆行 / 关节后入路。从技术上较困难但又很重要的是要确保钻头尖端能够深入病灶，且不会将碎片推至关节内。可钻多个孔道，以便修复血管和细胞充分进入。Donaldson 和 Wojtys 报告，在平均手术年龄 12 岁 4 个月（范围 9~15 岁）的患者中，获得良好的结果 [116]。平均随访 21 个月，12 个膝关节预后良好，1 个膝关节一般。平均来说，在术后 8.5 个月达到完全修复标准。Adachi 等人报道采用这种方法治疗的病例，19/20（95%）获得完全愈合，平均放射愈合时间为 4.4 个月 [117]。Boughanem 等人对 34 个青少年病变进行了细致研究，包括一项深入的功能研究，所有病例均获得稳定或改善 [118]。在规模最大的研究之一中，Edmonds 等人评估了 59 例手术，其中 49 例获得 X 线愈合，所有患者均不再出现疼痛 [119]。

（3）经关节钻孔

直接穿过关节软骨钻入坏死节段，然后穿过放射显像稀疏区（高信号强度，MRI）进入健康骨骺。这也被称为顺行入路。这一手术常通过关节镜完成。常行多次钻以加强血管生长和修复。尽管这种方法更简便、更直接，也有很好的结果报道，但该方法理论上存在的缺陷是，会对表面关节软骨造成损伤，且往往由纤维软骨修复。理论上讲，经关节入路不存在使碎片移位到关节内的危险（经骨骺钻孔进入病灶时可能出现此危险）。经关节钻孔被广泛使用，且非常有效。据报道，在骨骼未成熟的患者中，20 例患者中有 18 例 [120]、11 例中有 9 例 [112]、16 例中有 16 例 [121] 和 30 例中有 30 例 [122] 获得了影像学愈合。后一组平均影像学愈合时间为 4.4 个月。

在一篇与儿童膝关节 OCD 手术治疗研究相关的综述中，Abouassaly 等人对 25 篇文章，共计 516 例病变进行了评估 [123]。对于稳定病变，手术技术包括单独经关节钻孔（开放或关节镜）（41%）或联用生物可吸收螺钉固定（3%）和单独经骨骺（关节外）钻孔（29%）或联用生物可吸收螺钉（4%）。稳定型 OCD 最常用的治疗方法是经关节钻孔术。

（4）原位不稳定病变，使用或不使用内固定

从正常的骨骺骨钻入 OCD 缺损处病变骨应谨慎进行，要确保钻孔本身不会引起病变移位。长腿石膏可减轻负重，便于病变处血管化和骨修复，可增强病变稳定性，促进愈合，也是很好的选择。日益增多的第三种选择是使用可变螺距螺钉、部分螺纹空心螺钉或生物可吸收螺钉或销来进行内固定，以加强稳定性 [124]。生物可吸收螺钉在稳定型和不稳定型 OCD 中均获得了良好效果；Din 等人用聚乳酸生物可吸收销治疗了 12 例患者，MRI 检查显示所有碎片均成功实现融合 [125]。Tabaddor 等人也报道了使用 96 L/4d - 丙交酯共聚物生物可吸收植入物治疗青少年 OCD 的良好结果；22/24 例不稳定病变的治疗效果良好 [126]。关节镜下加压螺钉固定（图 5.13），术后 2 个月不负重，也获得了良好疗效（Johnson

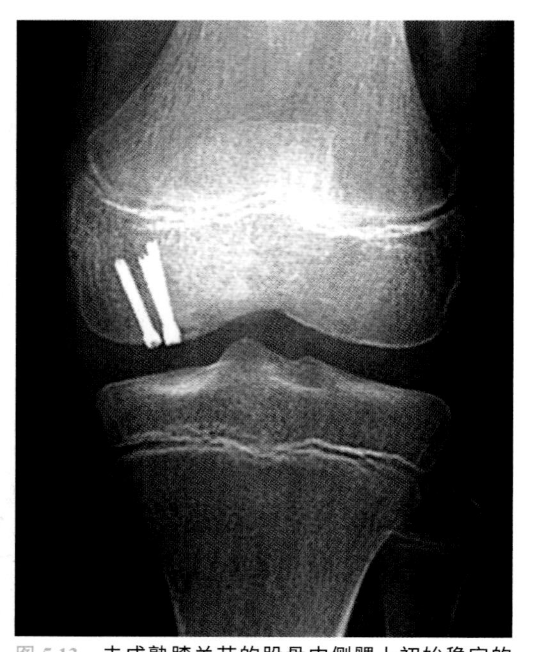

图 5.13 未成熟膝关节的股骨内侧髁上初始稳定的 OCD 病变。使用 3 枚加压螺钉进行固定以加强修复。疗效极佳

等。1990）[127]。一旦明显愈合，需另行手术移除螺钉。在至少 2 年的随访中，88% 的患者表现为优异或良好。Webb 等人对内固定治疗不稳定 OCD 病变进行了回顾 [128]。平均年龄 14.5 岁（12~17 岁），平均随访 7 年（2~13 岁）。生物可吸收固定 13 例，金属固定 5 例，联合固定 2 例。骨融合发生率为 15/20（75%）。金属螺钉均被取出，但生物可吸收螺钉也存在一些问题，包括植入失败和滑膜炎。他们最终建议仅对有症状的稳定型病变使用生物可吸收内固定，而金属加压螺钉内固定对不稳定病变更可取。Camathias 等人也报道了在骨骼未成熟的股骨远端剥脱性骨软骨炎患者中使用生物可吸收聚乳酸拉力螺钉固定获得良好效果的经验 [129]。他们治疗了 16 例病变，均为原位病灶，平均大小 244 mm²（50~961 mm²），且保守治疗 6 个月后失败。11 例病变被划分为 Hughes MRI 分级Ⅳ a 级且骨碎片在原位，3 例为Ⅲ级，2 例为Ⅱ级。未行钻孔或清创术。4 个月内全部愈合，效果优异或良好。在骨碎片分离之前进行治疗被认为十分必要。

如果需要，也可行开放关节切开术进行克氏针固定。Abouassaly 等人对不稳定病变的研究发现，开放技术和关节镜技术均采用了广泛的固定方法，包括生物可吸收螺钉或针（14%）、金属螺钉（6%）、骨钉（4%）和骨 – 软骨桥塞（3%），及其他几种少见方法 [123]。对不稳定病变进行钻孔，通常采用经关节入路。绝大多数病变（94.1%），无论稳定和不稳定，采用何种技术，术后均能愈合。不稳定病变最常使用的是某种类型的生物可吸收固定方法。

生物可吸收螺钉和销钉的开发，是为了获得固定而无须行额外手术取出金属硬件。一般来说，对于年轻患者，通常建议取出金属植入物，如果金属植入物在关节内的，则常规取出。临床应用的可生物降解螺钉、销钉或钉子通常由聚乙醇酸和聚乳酸作为聚乙二醇或聚乳酸聚合物制成 [130]。聚乙二醇（PGA）降解较快，在 1 个月内强度下降明显，降解过程在 6~12 个月内进展较快；聚乳酸植入物（聚 - L - 乳酸，PLLA）的降解速度要慢得多，通常要 18 个月，且吸收过程可能需要几年时间 [125,126,128–130]。此类植入物的并发症包括断裂、松动和移位，但更令人担忧的是异物反应、滑膜炎、骨内溶解性病变和感染。聚乙二醇内酯植入物的局部反应率高达 40%，但聚乳酸内酯降解更慢，局部反应在 5% 以下。Dhillon 和 Lokesh[130] 以及 Bostman 和 Pihlajamaki[131] 已经进行了很好的回顾。Bostman 和 Pihlajamaki 回顾了 2528 例患者，其中很多手术时为成年人，他们的生物可吸收植入物主要用于踝骨骨折、桡骨头骨折和拇外翻 chevron 截骨术。该研究再次证明了，聚乳酸植入物（1/491,0.2%）的反应性（非特异性排异反应）较聚乙醇酸植入物（107/2037,5.3%）更低。聚乳酸植入物的反应延迟超过 4 年，聚乙醇酸的反应平均发生于第 11 周。

（5）部分移位的 OCD 病变

此处的方法是：①关节切开术打开关节；②用刮匙刮除陷坑底部骨床中的纤维骨性和纤维软骨性或纤维性组织；③将钻头或刮匙插入健康的骨髓，使出血表面暴露于 OCD 骨碎片；④修剪 OCD 碎片，去除磨损组织；⑤将 OCD 片段置入到位；⑥内固定螺钉固定，愈合后可取出螺钉。随后，要么行 2~3 周连续被动运动（CPM），要么行 2~3 周的石膏固定 / 拐杖支架制动，再进行时间不定的主动活动范围训练 / 股四头肌肌力训练。步态逐渐发展到部分至完全负重时使用拐杖，然后逐渐恢复无保护的活动，但始终要密切监测临床和影像学，直至恢复正常。

（6）游离体（单纯清除游离体及清创）

一旦碎片从 OCD 中完全转移，所有患者均应行手术治疗。单纯清除游离体，并对病变部位边缘和凹陷清创，而不尝试进一步修复，已有比较长时间的经验。此方法可短期缓解症状，但长期随访研究表明，未来 10 年开始骨关节炎将出现高发，特别是病变在负重区的患者更是如此。切开关节取出游离体，并检查陷坑。如不在负重面，大多数人认为不需要额外的处理。对于青少年患者中的小病灶来说尤其如此。3 项研究得出了有趣的结果。每项研究都纳入了青少年和年轻成人患者。Aglietti 等人在 20 例病例中切除了游离体并对 20 处陷坑进行了清创。平均手术年龄 21 岁（12~32 岁），平均随访时间 9 年（6~17 岁）[132]。85% 的患者结果优异 / 良好。但骨关节炎改变与负重面积相关，且病灶小于 2 cm^2 时病灶越大，效果越好。Murray 等人对 32 例病变进行了至少 11 年的随访[133]。症状缓解良好，但 17/24（71%）的患者有早期退行性关节疾病的影像学证据。切除 OCD 碎片的患者比保留碎片的患者预后更差。Wright 等人对手术时平均年龄为 26 岁（12.5~38 岁）的患者，平均随访时间 8.9 年（4~15）[134]。只有 6/17（35%）的人预后为优异 / 良好，11/17（65%）的预后为一般 / 差。

（7）骨软骨组织诱导修复

如果游离体位于负重区，可考虑 2 种方法。如果游离体是最近才移位，且看起来能与陷坑匹配，则可以去除游离体和陷坑本身的多余修复组织，将游离体重新置入陷坑并行螺钉固定（图 5.14）。如游离体发生变形或被压碎，或者尺寸增大而无法再与缺损部位匹配，则可将其丢弃，再用以下几种方法之一进行缺陷部位修复。由于在关节内可从滑膜液、滑膜本身或附着的滑膜蒂获得营养，游离碎片的大小可显著增大。Pascual-Garrido 最近在一项对 5 例病变的研究中表明，游离 OCD 碎片的关节软骨在关节中仍有活性；通过细胞毒性探针研究发现，软骨的存活率为 88%[135]。可清楚病变陷坑内的修复组织，直至健康出血的骨髓，以通过骨软骨组织诱导修复。

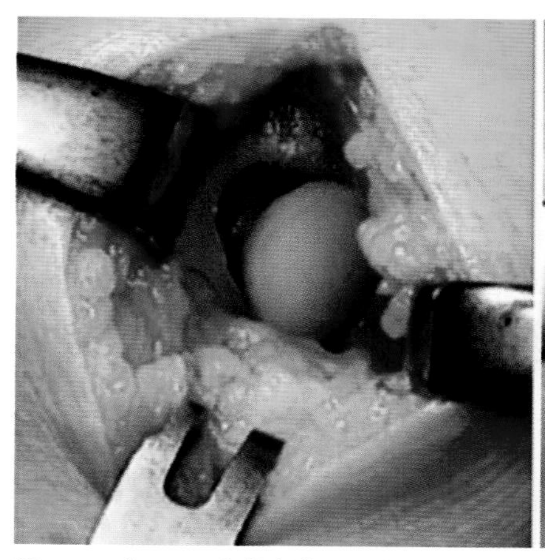
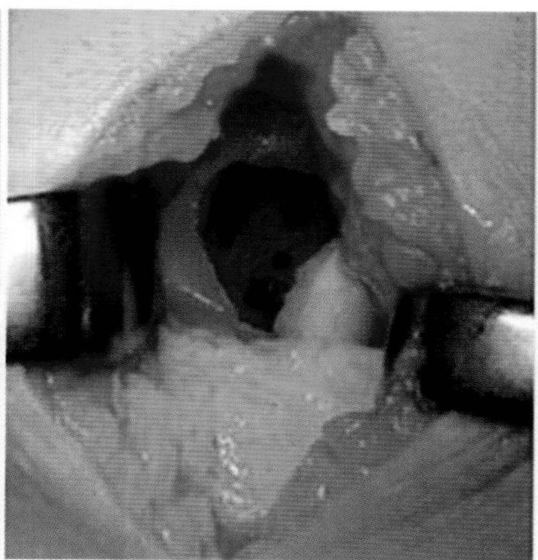
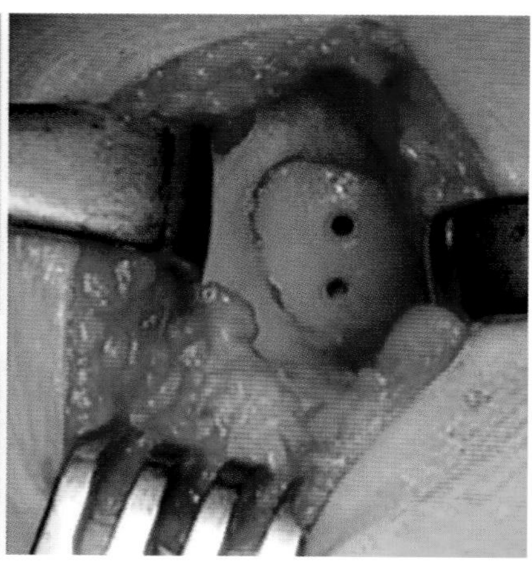

图 5.14　在 OCD 患者中发现一个完全移位的游离体，可很好地与其原位凹陷匹配（左图）。在刮除凹陷处纤维组织并修剪游离体后，OCD 游离体被牢固地置入缺损处。从碎片钻孔进入下方骨质（中间图），并插入 2 枚生物可吸收针以固定病变并促进修复（转载获得 Lützner 等人许可，Orthopäde, 2007,36:871–880, Springer）

剥脱性骨软骨炎病变的手术治疗得益于对关节软骨修复能力和局限性的生物学认识，以及基于细胞的生物学方法在软骨修复中的应用。关节软骨修复的具体特点如图 5.15a~g 所示。图 5.16 总结了不稳定型、移位 OCD 病变的各种治疗方案。其诱导局部关节表面缺损处关节软骨修复的能力已通过下面将要讨论的几种方法得到证明，也由单纯的软骨下骨钻孔血管化，使下方骨提供间充质细胞分化成为一个相对有效的（虽然离完美还很远）软骨表面所证明。研究表明，间充质细胞一旦从软骨下骨进入关节软骨缺损中，就可以很好地向软骨细胞分化。自体细胞移植或自体骨 / 软骨髓芯植入物（镶嵌成形术）也可以很好地修复软骨细胞。但还有 2 个我们研究中提到的问题阻碍了这些方法获得完全成功：其一为在缺损边缘与周围软骨床无法实现无缝粘；其二为无法实现软骨下骨精确修复重建，不能与软骨－骨界面保持同样的水平。这些结果使关节软骨修复在生物力学十分不利。Hunziker 和他的同事对此进行了进一步的研究，他们认为这一生物问题在于（组织）整合失败（图 5.16）。

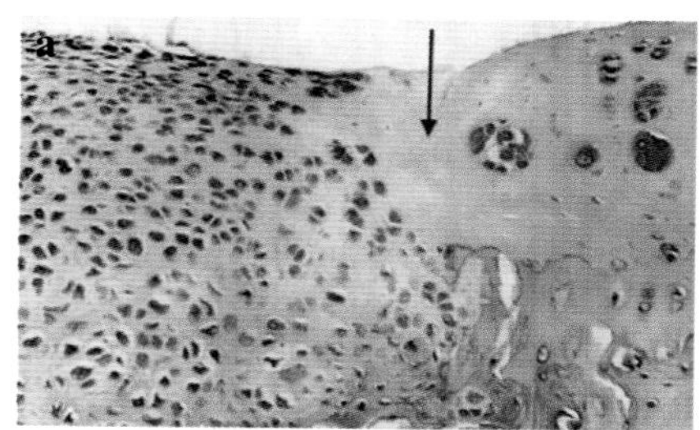

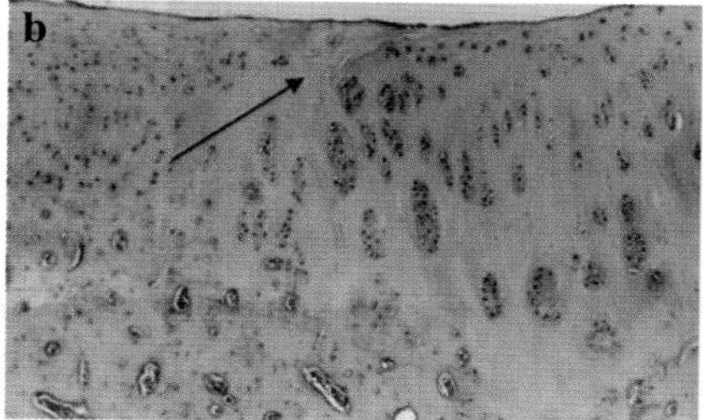

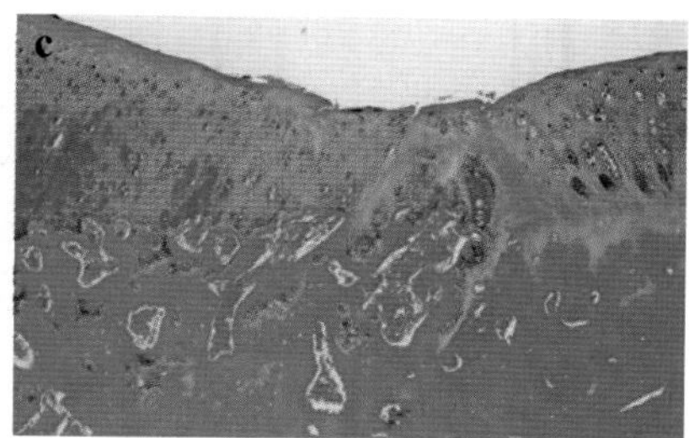

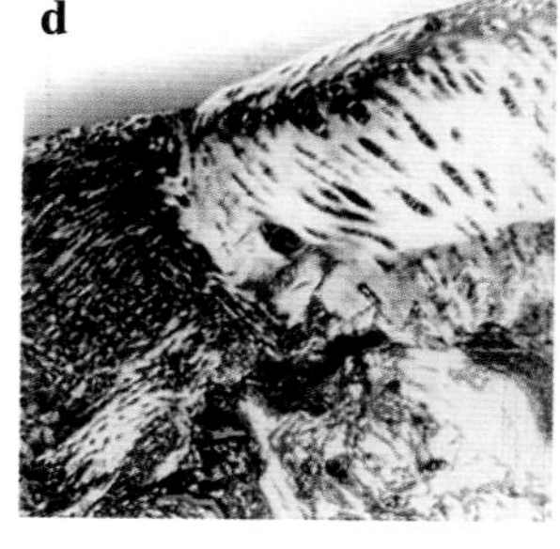

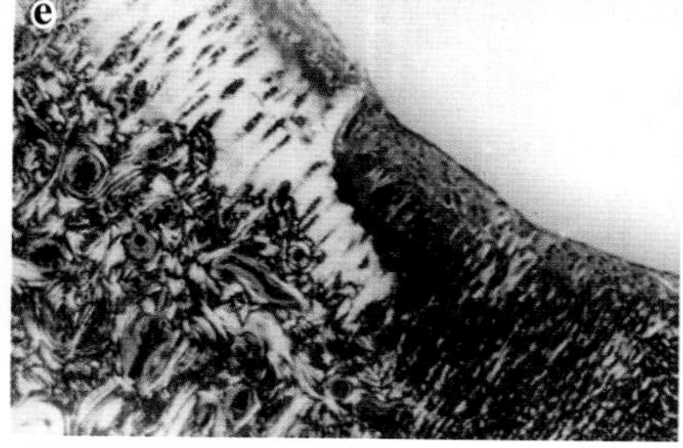

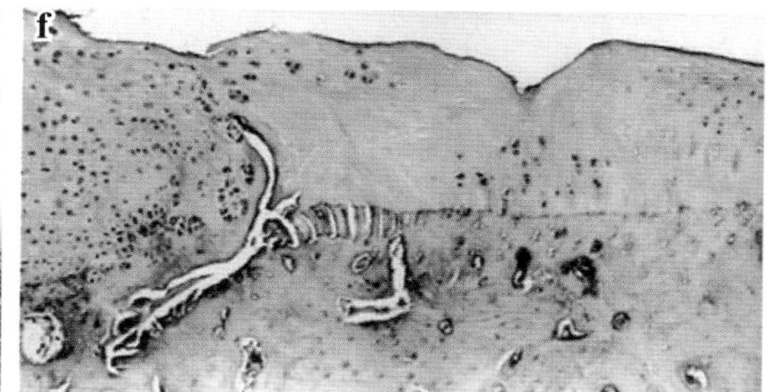

图 5.15　（a~f）

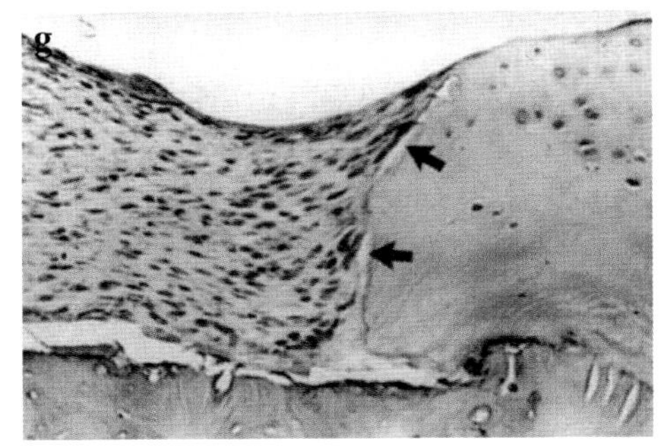

图 5.15　显微照片显示全层兔关节软骨缺损模型中的关节软骨修复。尽管由未分化的骨髓间充质细胞衍生的软骨细胞可以很好地重建缺损，但仍有 2 个区域出现了问题。在（i）修复和周围原有关节软骨之间，和（ii）重建的软骨－骨界面与原有软骨下骨－关节软骨之间仍缺乏完全的组织整合。（a, b）修复软骨发育良好，但在缺损周围的原有关节软骨中几乎总是有一个数个细胞宽的无细胞区（箭头）。这可能是由于创伤或疾病在患者身上造成的缺陷或者由外科器械造成或“修剪”缺陷部位造成的损害。（c）左侧修复软骨和骨很好，但不能重建与右侧的潮线 / 软骨下骨与原有组织的水平连续性。（d, e）尽管关节软骨的组织学表现良好，偏光显微镜仍可见未实现纤维间无缝融合。（f, g）随着时间进展，显示出修复的关节软骨和原有的关节软骨融合完全失败或部分失败（经 Shapiro 等人许可转载，J Bone Joint Surg Am, 1993,75A: 532-553, Wolters Kluwer Health, Inc.）

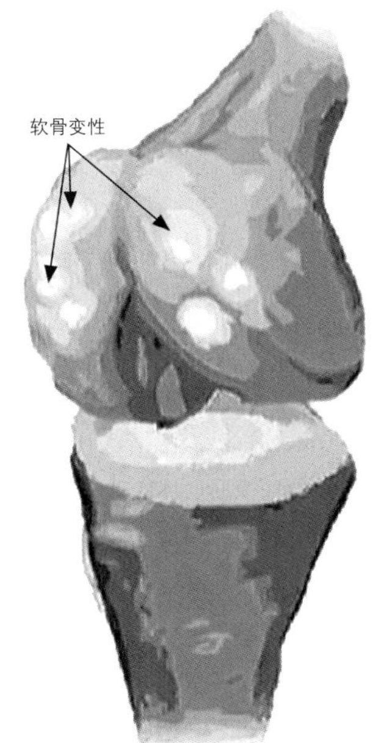

当前的方法

- 灌洗
- 微骨折
- 骨软骨移植
- 组织工程软骨移植

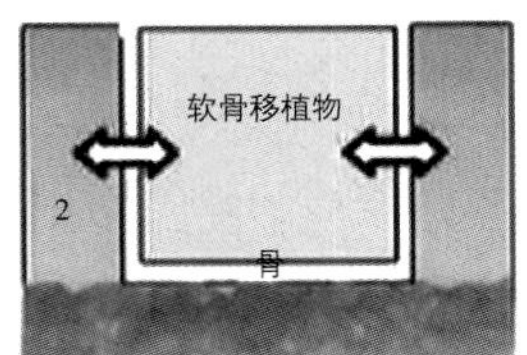

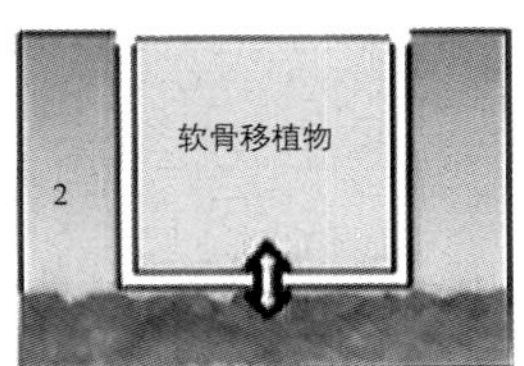

图 5.16　软骨损伤概述图（左），目前正在尝试的生物治疗方法（中），造成关节软骨难以全层修复的 2 个主要生物问题（右）。这些问题难点在于：①缺损或病变周围残余的关节软骨难以和修复软骨完全融合；②难以将关节软骨的潮线 / 软骨下骨的水平高度重建至与周围残余正常关节面一样

实验室实验对生物方式诱导修复组织的方法进行了积极探索。过去几年中，诱导软骨组织修复病变的 5 种方法的生物学和临床有效性已得到证实。如果患者接近或刚刚骨骼成熟，可考虑采用几种生物方法诱导软骨修复或表面置换。此类手术倾向应用于青年到中年患者，其在年轻患者中效果好于年长患者。微骨折可用于骨骼未成熟患者，而其他手术通常只用于骨骼已成熟或接近成熟的患者，包括：镶嵌成形术（自体骨软骨移植，OAT）、自体软骨细胞移植（ACI）和骨膜移植，而新鲜骨软骨同种异体移植最初仅用于成人患者，但目前也开始用于越来越多的年轻患者。

微骨折　最简单的方法是微骨折手术，经多个孔道从凹陷骨床钻孔进入下方正常骨质，使间充质组织长入并分化为透明软骨。先对病变部位清创，使软骨边缘更光滑，并形成一个干净的血管化骨床以便修复（图 5.17）。

基于微骨折技术的实验　微骨折技术的基本原理在实验室中已获得充分研究，实验动物模型展示了间充质细胞向软骨细胞的分化。许多研究表明，在关节软骨出现全层缺损，穿透关节软骨和软骨下骨到达骨髓腔的松质骨时，即开始启动修复程序。人们对新西兰大白兔中，直径为 3 mm、圆柱形、全层厚

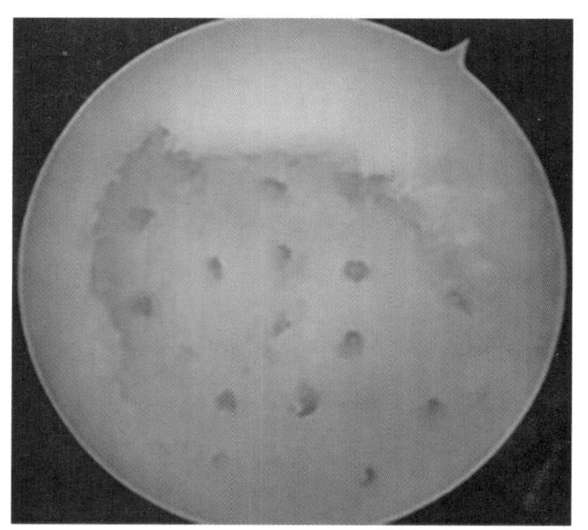

图 5.17　行微骨折重建软骨之前的关节表面缺损，已对其基底部清创至软骨下骨，并将其边缘修饰至光滑。经软骨下骨板行多处钻孔进入骨髓，以便血管和骨髓进入（止血带释放后），提供未分化间充质细胞的来源

度关节软骨钻孔缺损修复过程中的细胞起源和分化进行了组织学研究[136]。对 122 只动物的 364 处缺损，在术后进行了长达 48 周的检查。在最初几天内，从缺损的表面边缘另一边缘形成拱形纤维结构，有助于间充质细胞沿轴生长。依据 safranin-O 染色进行判断，首次软骨细胞外基质合成出现在第 10 d。2 周时，几乎所有标本中，在富含扁平纤维软骨细胞的胶原组织表面下都很快出现软骨。3 周时，几乎所有的缺损部位都出现了一层界限分明的软骨，内含软骨细胞。第 6 周、8 周、10 周和 12 周时缺损处基本完成了再生，细胞逐渐分化为成软骨细胞、软骨细胞和成骨细胞，并在适当的位置合成软骨和骨基质。24 周时，软骨下骨板已获得重建。松质编织性缺损修复骨很快被粗糙的板层骨取代。3H- 胸腺嘧啶和 H- 胞苷标记后的放射自显影显示，周围残余的关节软骨的软骨细胞并不参与缺损重建。修复是通过骨髓间充质细胞的增殖和分化来介导进行的。术后 7 d 关节内注射 3H- 胸腺嘧啶清楚地标记出间充质细胞池。该标记最初由未分化的间充质细胞吸收，随后逐渐出现在成纤维细胞、成骨细胞、关节软骨细胞和软骨细胞中，表明它们起源于骨髓的原始间充质细胞。然而，在 12~20 周时，可从许多缺损处看到软骨基质的早期退行性变迹象，在 24 周、36 周和 48 周时，退行性变的发生率和程度均有所升高。在少数情况下，修复软骨与残余软骨之间可见明显间隙。但一个极其重要的观察结果是，即使修复组织与关节软骨看似连续，偏振光显微镜也显示出修复软骨的纤维基质与残余的关节软骨组织之间缺乏连续性。修复软骨的大分子成分和邻近残余软骨之间缺乏物理和化学结合，这可能会导致它们之间的微运动和宏观运动，从而可能引发软骨变性。Hunziker 和他的同事们将大量精力集中于评估和试图克服这一现象，并认为残余软骨和修复软骨之间的愈合类似于组织融合（融合软骨修复）（见图 5.16 和表 5.2a、表 5.2b）。

（8）实验性技术的临床应用（微骨折）

Steadman 及其同事已将这种生物修复机制的原理应用于临床（图 5.17）。他的方法在 1997 年被描述用于治疗全层软骨缺陷[137]。对病变凹坑进行清创，形成类似正常的硬软骨缘，并用刮匙将钙化的软骨层去除。用关节镜锥经软骨下骨行钻孔或“微骨折”，软骨下骨，以减少钻孔引起的热坏死。其他研究也证明了此技术的价值，尽管仍存在实验动物研究中发现的无法完全修复的问题。在 Steadman 初次报道“微骨折”技术时，他已经在 1200 多名患者中使用了这种技术。全层软骨缺损的软骨下骨板上行多处钻孔，孔道间间隔 3~4 mm，中间的骨板保持完整。每个孔道必须穿过软骨下骨板足够深，以让骨髓释放血液和细胞进入缺损处。在一项对 71 例（45 岁以下）无相关半月板或韧带病变患者的回顾性研究中，随访 7~17 年，功能改善和疼痛减轻均有统计学意义[138]。术后康复是取得良好疗效的必要条件，包括连续被动运动或膝关节被动屈伸，每天 3 次，每次重复 500 下，肌肉训练，拄拐行走，缓慢恢复到完全负重并逐渐恢复活动[139]。

（9）镶嵌成形术（自体骨软骨移植）

一系列圆柱形髓芯软骨－自体骨移植物取自膝关节无影响的非负重区，用于填充全层软骨缺损（图 5.18a~e）。该手术专门用于治疗负重关节面。Hangody 等人发明并改良了此术式进行自体骨软骨移植，并在实验和广泛临床应用后进行推广[140]。图 5.18a~e 概述了该技术。它通常被称为镶嵌成形术或更具有描述性的术语自体骨软骨移植（简称 OAT）。OATS 指的是获取该组织的专用系统。骨和软骨似乎均已存活，圆柱形移植物周围向内生长的间充质细胞分化为软骨组织，取代受损组织，并与骨软骨移植物交织在一起。镶嵌成形术用于股骨病变效果最佳，用于胫骨也有部分好的结果，但在髌骨结果较差。骨软骨塞的最佳供体部位是股骨髁上前部滑车的内外侧缘。另一个备选部位是切迹缘。供体部位由纤维软骨进行愈合。理想的软骨塞长度为 15 mm，最小可用长度为 10 mm。横径在 4.5 mm 以内。移植物方向与表面凸度匹配，以及移植物的稳定性均至关重要。缺陷部位应小于 4 cm²。Hangody 和 Fules 报道了 831 例采用该技术的患者：92% 的股骨髁移植，87% 的胫骨表面重建，79% 的髌骨或滑车镶嵌成形术，以及 94% 的距骨（踝关节）手术均取得了良好 / 卓越的结果[141]。其他研究发现，此方法在股骨上较为可靠，而用于其他部位则效果显著降低。Miniaci 等报道了在 20 例 OCD 膝关节病变中获得良好结果[142]。从股骨滑车边缘获取多个 4.5 mm 的骨软骨销。术后 6 个月，一系列 MRI 扫描显示，所有膝关节病变的骨质部分均愈合，9 个月时，关节软骨延续性恢复。Fonseca 和 Balaco 报告了在 12 例膝关节内进行微镶嵌成形术，治疗Ⅲ期和Ⅳ期病变的良好结果[143]。Ollat 等人报道了 142 例手术（其中 61 例为 OCD），术

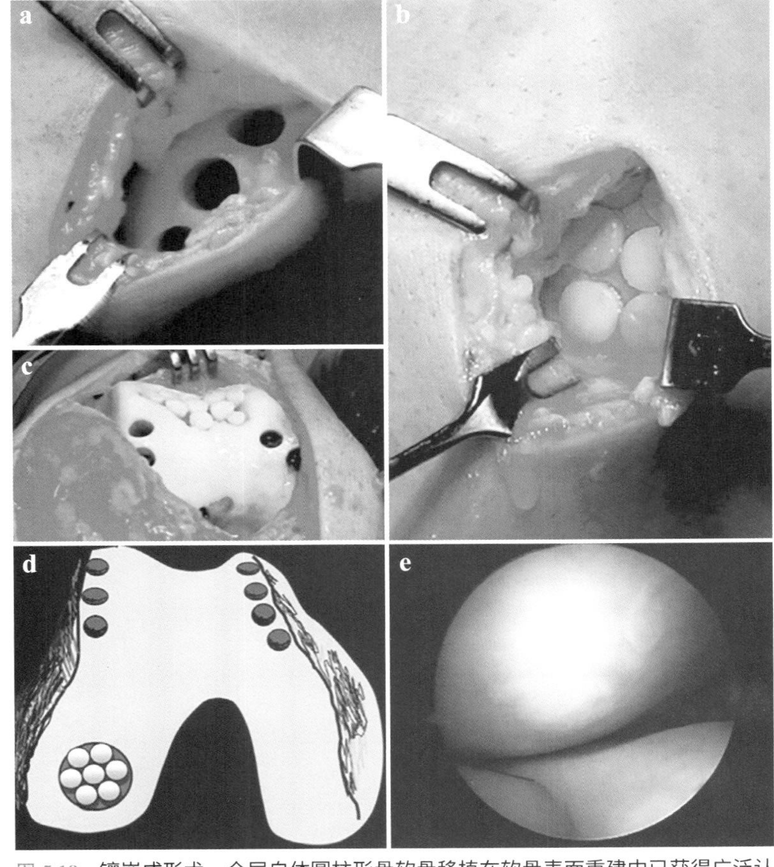

图 5.18 镶嵌成形术。全层自体圆柱形骨软骨移植在软骨表面重建中已获得广泛认可。（a）从髌股关节水平的股骨髁周围非负重区获取圆柱形骨软骨组织。移植物直径为 2.7 mm、3.5 mm、4.5 mm、6.5 mm 至 8.5 mm，其深度根据病变深度的不同，从 15 mm 到 25 mm 不等。用多个移植物进行缺损填补。（b）若干移植物已被植入，注意使移植物彼此尽可能接近，并与相邻关节软骨表面保持水平。（c）圆柱形自体移植物移植完成后，膝关节关节内外观如图所示。（d）图示了干预的范围。（e）组织重建后显示出良好结果。股骨髁位于图像的上 2/3 处，植入部位已与残留的关节软骨获得良好融合

后 8 年 72.5% 的良好 / 优秀结果 [144]。Bobic 曾使用技术，并发表过相关文章，将其称为骨软骨自体移植系统（OATS）[145]。另一些人使用 OAT 来指代这些原则，而不是特定的专有工具包。

（10）自体软骨细胞植入（Autologous Chondrocyte Transplantation, ACI）

在 Brittberg 和 Peterson 及其同事的研究成果发表后，从周围软骨表面提取自体软骨细胞，分离、体外培养，再植入骨膜贴片下，成为广泛使用的方法。它包含多个步骤。图 5.19a~e 概述了该方法。首先，使用关节镜从患者膝关节非负重区进行关节软骨活检。大约收集 200~300 mg 的软骨组织，并送到专门的实验室，在那里使用酶将软骨细胞从基质中释放出来，并在单层培养中培养 4~5 周，使其成长、增殖成大型集落。为保证细胞存活，需采取严格的无菌措施。一旦细胞准备好，既可准备缺陷部位手术。清除缺损床中的组织，修整软骨边缘。小心不要突破到软骨下骨。然后将分离和扩张的关节软骨细胞悬浮液注入骨膜瓣或合成胶原膜下的缺损部位。Jones 和 Peterson 详细回顾了这一技术 [148]。Vanlauwe 等人撰写了一篇关于自体软骨细胞植入在关节软骨修复中的地位的优秀综述 [149]。Peterson 等人对 1987 年至 2000 年间接受自体软骨细胞移植的 58 例膝关节剥脱性骨软骨炎患者进行了回顾 [150]。随访 2~10 年显示，大于 90% 的患者取得了良好临床结果，实现了完全修复。平均手术年龄为 26.4 岁（14~52 岁）。39 例病变位于内侧股骨髁，19 例为外侧股骨髁。病灶大小平均 5.7 cm²（1.5~12），缺损深度平均 7.8 mm（4~15）。通过详细的临床检查进行评估。82% 的患者长期结果是成功的，但老年患者和病灶大于 4.5 cm² 患者预后更差 [151]。虽然评估涉及多种不同病因，但其结果仍令人印象深刻，9 项研究累计包括 771 名患者，平均年龄 33.4 岁 ±2.5 岁，缺陷大小为 5.9 cm² ± 1.6 cm²，平均随访时间 11.4 年。

对于涉及软骨下骨的更深的缺损，有一种“三明治”技术 [148]。在第一阶段，将松质骨移植物填充到缺损处，并覆盖一层骨膜或 I 型胶原膜。8~16 周愈合后，第二阶段将培养的软骨细胞植入表面骨膜或胶原膜下（图 5.20）。

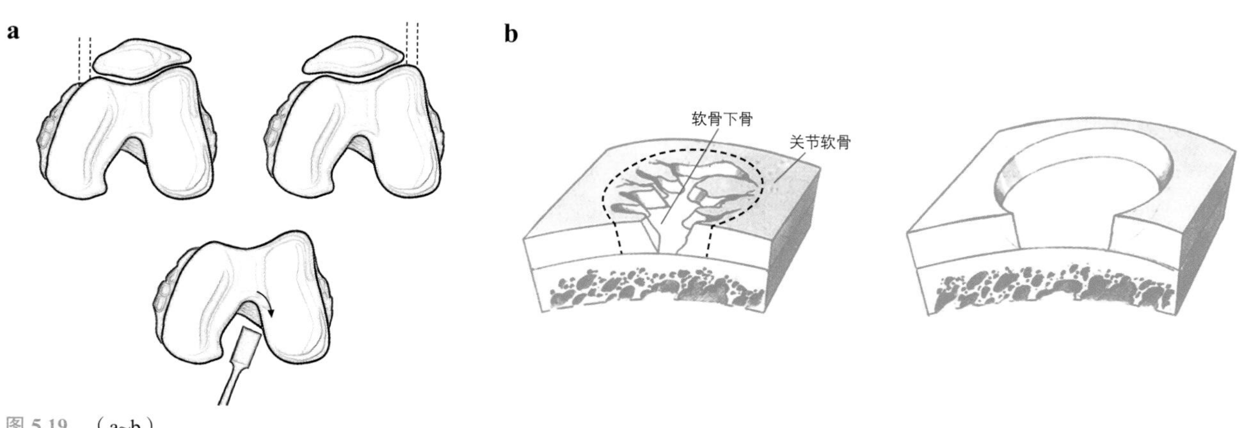

图 5.19 （a~b）

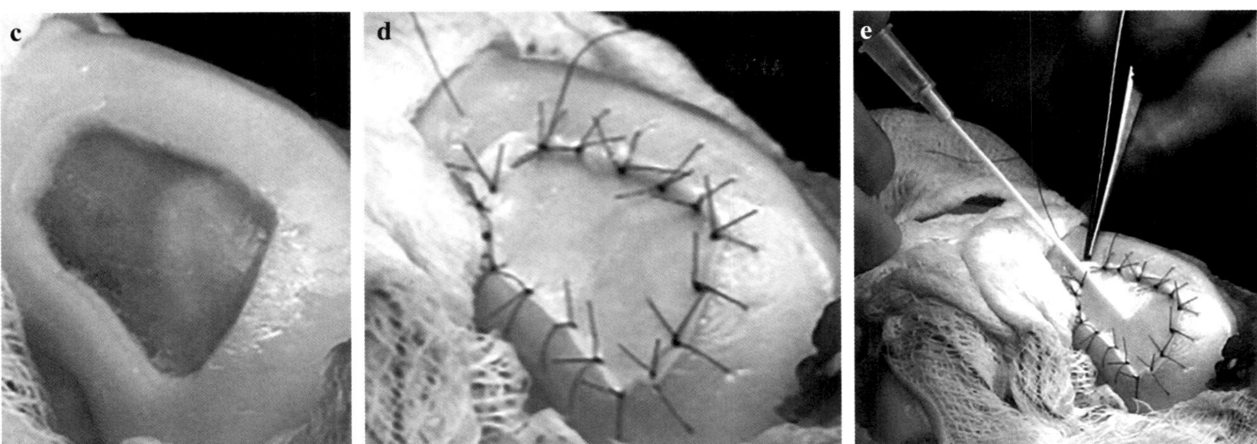

图 5.19 自体软骨细胞移植治疗不超过钙化软骨层的病变取得了许多优良的结果。（a）从股骨远端关节面采集自体软骨细胞（箭头）的活检部位为滑车上内侧嵴、滑车上外侧嵴和外侧髁间切迹。（b）图例显示清创至健康和稳定的软骨边缘，为软骨细胞植入做准备。潮和软骨下骨完整。（c）一名患者在清创。（d）采集骨膜并缝在缺损部位上。使用的是紧邻鹅足远端的胫骨近端骨膜。形成层面朝缺损处，用 6-0 可吸收线将其缝合到位。（e）在骨膜缝合到位，可维持悬液不漏出后，将软骨细胞悬液注射到缺损部位。可用 18 号留置针管

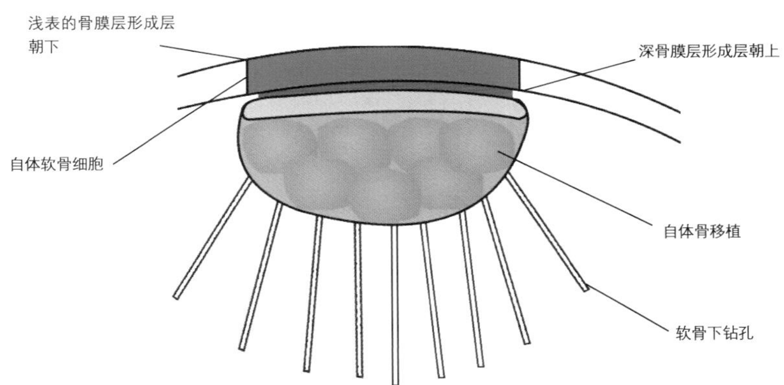

图 5.20 “三明治”生物表面置换技术。对于全层缺损且已导致显著软骨下骨丢失的患者可能需要分两步进行重建。第一个步骤是在软骨下骨区加入自体骨片以重建骨床。一旦愈合后，第二步是自体软骨细胞移植

（11）新鲜同种异体骨软骨移植

新鲜同种异体骨软骨移植治疗青少年或年轻成人 OCD 的经验有限。有几个中心赞成使用这种最初用于相对较大病变成人患者的方法。它需要有足够的组织库，且只能通过专门开发的设备使用这一技术。人们普遍认为，这种方法不应作为一线治疗，特别是在青少年患者中。而应在其他手术治疗无效后再进行。对病灶清创，移除硬化骨，在周围形成健康骨和软骨的圆柱形通道。从大小和年龄匹配的尸体标本中采集一个或多个带有关节软骨和骨的圆柱形骨塞。受体部位准备好后，移植物进行压配。Emmerson 等报道了 65 例股骨髁内外侧Ⅲ型或Ⅳ型病变的 OCD 患者，平均年龄 28.6 岁（15~54 岁）[152]。同种异体移植物的平均大小为 7.5 cm²。47/65 例（72%）OCD 病变行同种异体骨软骨移植的结果为优良 / 良好。

在后续的10年中，该小组继续使用同种异体骨软骨移植治疗OCD，最近报道的149例膝关节病例，中位年龄降至21岁（12~55岁）[153]。同种异体移植物的大小未变，仍与用于Ⅲ型和Ⅳ型疾病的相同。中位随访时间为6.3年（1.9~16.8年）。移植5年生存率为95%，10年生存率为93%，有12例（8%）同种异体移植失败。Lyon等人报道了平均年龄15.2岁（13~20岁），同种异体移植物平均大小5.11 cm^{2}的11例病例[154]。平均随访24个月后，短期功能得以恢复。

（12）骨膜移植

骨膜的内形成层可以根据其暴露的环境合成骨、软骨或纤维组织。对家兔的实验研究评估了游离骨膜移植物修复关节软骨缺损的价值，报道了良好的结果[155–158]。随后尝试了单独使用骨膜移植治疗人类股骨髁剥脱性骨软骨炎。结果较差，该方法不再适用。Angermann等报道了14例连续的骨膜移植，随访6~9年，但结果较差，仅有2例膝关节无疼痛[159]。从胫骨骨干采集骨膜移植物，用纤维蛋白黏合剂固定，并将形成层朝外放置。Madsen等人对OCD患者进行了18例骨膜移植手术，但14例（可供评估）中只有2例完全无疼痛，其他患者则有持续症状。作者的结论是，这种手术在临床上不适于继续使用。然而，骨膜组织仍被用于其他技术中，如软骨下骨和关节软骨都需要重建“三明治”技术中，或作为保留膜用于自体软骨细胞植入（ACI）中。

（13）对单一技术已有研究的和方法间比较研究的系统回顾

人们试图在相对大的患者群体中比较不同治疗方法；这些群体包括OCD患者，但也有大量的创伤后缺损患者，可能包括髌骨和胫骨缺损。Knutsen等人进行了一项比较自体软骨细胞植入（ACI）与微骨折的随机试验[161]。每组40例。所有病变均累及股骨髁，但65%为外伤。5年后，两组之间没有显著差异，成功率良好，但根据临床和影像学标准，每组的失败率为23%。

Gudas和他的同事做了2项独立的研究，比较了自体骨软骨移植（OAT）和微骨折。第一个研究[162]对1998年至2002年膝关节软骨缺损（许多为创伤性）的患者（年轻运动员）进行了随机治疗，OAT组28例，微骨折组29例。术后平均37个月，OAT明显优于微骨折组。96%的OAT修复膝关节关节软骨缺损效果良好。第二项研究中，Gudas等人在2001年至2005年治疗的儿童膝关节剥脱性骨软骨炎患者中对比了同样2种技术[163]。平均年龄为14.3岁（12~18岁）。OAT组25例，微骨折组22例。4.2年随访结果也表明，与微骨折相比，镶嵌型OAT治疗具有显著优势。在4.2年随访时，83%的OAT组患者保持良好或优秀的结果，而微骨折组患者仅为63%。

Bentley等人对比了58例自体软骨细胞植入（ACI）和42例自体骨软骨移植（OAT）的结果[164]。两组结果接近，88%接受ACI治疗的患者结果良好或优异，69%镶嵌成形术的患者结果良好或优异。

Safran和Seiber回顾了在同一机构中进行的不同技术的比较研究，这些研究有助于确定相对有效性[165]。他们提到了Messner和Maletius的研究，他们对28名年轻运动员进行了长达14年的长期随访，这些运动员“膝关节负重区软骨都有严重损伤”，在开始时并未治疗。初步诊断通过临床、影像学和关节镜评估获得[166]。随访时，3 / 4的患者（22/28）仍有良好的膝关节功能。作者指出，在膝关节负重区存在较大软骨缺损的患者预后良好，其预后在使用先进的软骨修复技术（如骨膜植入或骨膜结合自体软骨细胞）的研究报告中也属于很好的结果范围。

十四、年轻成人患者 OCD 的治疗

由于使用保守的非手术治疗难以自发修复或愈合，股骨远端骨骺闭合后的年轻成人 OCD 病例，几乎总是与某种形式的手术干预有关。成人组的治疗与上述列出的儿童/青少年考虑手术组相同(5.3.13.3)。

Schindler 在 2007 年 [167]，Gomoll 等人 [168]，Erickson 等人 [169]，Pascual-Garrido 等人 [170]，Heyworth 和 Kocher 等人 [171] 都对解剖性骨软骨炎有很好的概述。

第四节 婴儿胫骨内翻（Blount 病）

一、术语

婴儿期胫骨内翻是胫骨近端内侧部分的生长障碍，主要累及骨骺内侧软骨、第二骨化中心、骺端、关节软骨倾斜和内侧半月板。该疾病导致下肢弯曲伴胫骨变形，其特征是近端干骺端内翻成角，通常伴有患肢胫骨内旋。婴儿胫骨内翻（Blount 病）是指胫骨近端生长板的结构异常改变造成的胫骨近端弯曲。这种疾病通常无法在 2 岁前诊断，似乎是由叠加在生理性膝内翻上的未解决的事件引起的。

二、婴儿胫骨内翻的临床概况

这种疾病女性患者稍多于男性，双侧患者略多于 50%。肥胖是一个相关因素，尤其是在北美人口中。在 Dietz 等人的系列研究中，18 例患者有 12 例肥胖 [172]。Sabharwal 等人将体重指数与早发和晚发胫骨内翻畸形相关联 [173]。体重指数 BMI 是体重与身高平方的比值，用 kg/m^2 表示。他们评估了 17 名早发型儿童和 28 名晚发型儿童。早发组 15/17 人超重，晚发组 26/28 人超重。在 BMI 为> 40 的极度肥胖儿童中，BMI 与正侧位畸形的相关性更强。Scott 等人发现，婴儿胫骨内翻（Blount disease）与 BMI ≥ 22 之间的关系存在统计学意义 [174]。在他们的研究中，49 人有生理弓状畸形，20 名患有 Blount 病（胫骨内翻）。两组之间的体重、BMI 百分比和身高体重百分比有显著的统计学差异（Blount 患者重得多）。在患者 BMI、胫骨近端干骺端 – 骨干角和胫 – 股角之间存在显著差异。Bowen 等人评估了 41 名 Blount 病患儿，发现平均 BMI 为 40.81[175]。

三、Blount 对疾病的描述

Blount 详细描述了这种胫骨近端内侧骨骺的病变，并称之为胫骨内翻 [176]。他描述了 13 个病例，并详细提到了 15 个文献中有相同特征的病例。这种疾病很快被认为是一种单独的疾病 [177,178]。Erlacher（1922）

第一个详细记录了该疾病，报告了胫骨近端骨骺内侧半部分的畸形。

Langenskiold[180] 和 Nilsonne[181] 也在 1929 年描述了个别病例。Blount 在描述中认识到，这种疾病并不局限于生长板，而是一种生长异常，也涉及骺软骨、骨骺次级骨化中心和邻近的骺端。13 例患者中 10 例为婴儿型，3 例为青少年型。他详细总结了这 13 例病例和文献资料中的病例。“在婴儿型中，每个病例 1~2 岁时都正常发育，通常有些超重。然后，生理弓形腿加剧，而非逐渐发展为正常的膝外翻，变得内翻更加明显”。许多患者双侧受累。当时没有明显的病因，但 Blount 指出，X 线片是如此“统一的外观，表明存在共同的原因”。他很快辨认出胫骨近端骨骺下方陡峭的内翻角，内侧延伸、不规则的骨骺线，内侧楔形次级骨化中心，以及突出的喙状反曲内侧骺端。在干骺端喙内有软骨岛，透明软骨经常覆盖内侧干骺骨突出，生长持续，内侧不断变大。Blount 还发现了一个单独的青少年组，发病年龄在 6~12 岁之间。

在无明显诱因且无佝偻病症状的情况下，随着弯曲程度的增加，病变日益明显。畸形常为双侧，尤其是在婴儿病例中，并常伴随随后一侧弯曲自行消退。青少年组通常为单侧受累。单侧病例常有跛行，而在双侧病例中鸭步更为突出。他注意到干骺端的锐利成角，顶点位于膝关节下方外侧。除膝内翻外，其他畸形还包括膝关节反屈（过伸）、胫骨相对股骨内旋、腿短以及在内外侧应力下的膝关节异常活动。影像学特点包括：内侧骨骺锐利成角，骺端呈喙状；胫骨近端骨骺内侧轮廓不规则，与干骺端在外侧顶点呈锐角；近端胫骨骺下方干骺端内侧拉丝样扩增，喙状成角；胫骨近端显著弯曲，骨干内侧皮质增厚；骺生长板狭窄、致密，内侧过早闭合；次级骨化中心不足，内侧骨骺区倾斜且发育不良。

他最初的描述包括 X 线片、病例研究以及在两张 X 线片上确定胫骨内翻的范围。49 个 X 线片很好地证明了其潜在的发病机制。在他早期的病理总结中，他认为婴儿期的变化主要包括骨骺软骨的生长缺陷和胫骨近端骨骺内侧部分的骨化延迟。作为骨骺下方的支撑，继发形成了干骺骨的喙状突出物。Blount 认识到，可能会出现自发矫正。他认为支具或其他类型的支持虽然可以使机械性症状缓解，但并不能提高自发性修复的概率。他对治疗的最初想法主要为非介入性的。他认为，“保守措施应该在几年的观察期间持续进行。”当畸形保持不变时，应进行截骨术——在青春期出于美观的原因，在成人中当功能受到严重干扰时。他建议在进行手术治疗前先行等待——在青春期，只有当骨骺闭合后再进行手术治疗。他觉得婴儿型在 3~4 年后似乎仍保持不变。早期截骨术可以持续矫正畸形，但晚期截骨术常导致畸形复发。多名患者在截骨术后复发。内侧 / 外侧张力下膝关节异常活动应作为手术时机和类型的考虑因素，因这种异常活动常导致多达一半的膝关节内翻。他强调，手术时，应稍微过度矫形，而非残留部分畸形。

四、Langenskiold 的临床 – 影像学分级方案：Ⅰ ~ Ⅵ期

Langenskiold[182]、Langenskiold 和 Riska[183] 对胫骨内翻的临床和影像学改变进行了很好的分类，将其分为Ⅰ ~ Ⅵ型。虽然不同临床医生之间存在一些观察者差异 [184]，但其仍然是评估和临床管理此种疾病最

佳的分类。它最初是基于 23 例案例。这一分类与另一种合并，造成观察者之间的差异，但仍已被证明是准确的临床 – 放射学分类。Langenskiold 指出，未经治疗的胫骨内翻患者，年龄之外的另一个共同特征是胫骨上端出现锐利的内侧成角。我们对Ⅰ～Ⅵ期的解释进行了改良，以包括对长期功能起主要作用的关节面形状（图 5.21a）。①第Ⅰ阶段：最早变化出现于 2~3 岁时，不规则干骺端骨化紧邻整个骨骺，干骺端最近端和最内侧部分，出现特征性的远端和内侧尖骨刺或骨喙，而非呈正常的曲线状，继发性骨化中心的内侧部分不如外侧部分发育良好。②第Ⅱ阶段：近端内侧部分干骺端进一步在远端内侧方向压低，近端干骺 – 骨骺光滑在紧邻骨刺的近端出现一个浅的压低，由于骨骺软骨的出现，较邻近骨质密度更低，次级骨化中心最内侧的高度低于正常高度，其上部内侧有一向下的倾斜。这些变化集中见于 2 岁半到 4 岁之间。③第Ⅲ阶段：骨性干骺端骨刺在内侧更为广泛，由于骨骺软骨的存在，干骺端骨内侧突然下陷更明显，次级骨化中心骨最内侧部分略呈点状，这一阶段往往发生在 4~6 岁之间。④第四阶段：干骺端骨刺、干骺端下陷更广泛，可见次级骨化中心内侧的大部分骨穿过远端骨骺线向干骺端凹陷，通常，这种骨会与主要的次级骨化中心分离，以骨化岛的形式出现，这一阶段通常发生于 5~10 岁。⑤第Ⅴ阶段：骺端骨刺和继发性骨化中心下陷更明显，次级骨化中心最内侧部分被压入远低于骨骺的干骺区，并有水平裂隙将其与次级中心主体分隔开，内侧次级骨化中心上部的斜度明显，相邻关节面变形和凹陷。此阶段通常为 9~11 岁。⑥第Ⅵ阶段：一个界限清楚的经骨骺骨桥将次级骨化中心的内侧部分与相邻干骺端相连。胫骨近端骨骺受压的内侧倾斜部分已经愈合，而分隔正常骨化中心和受压的内侧部分的水平透光带也被骨所消除。内侧次级骨化中心上部有明显的倾斜。图 5.21b（ⅰ～ⅳ）显示了不同阶段的 X 线照片。

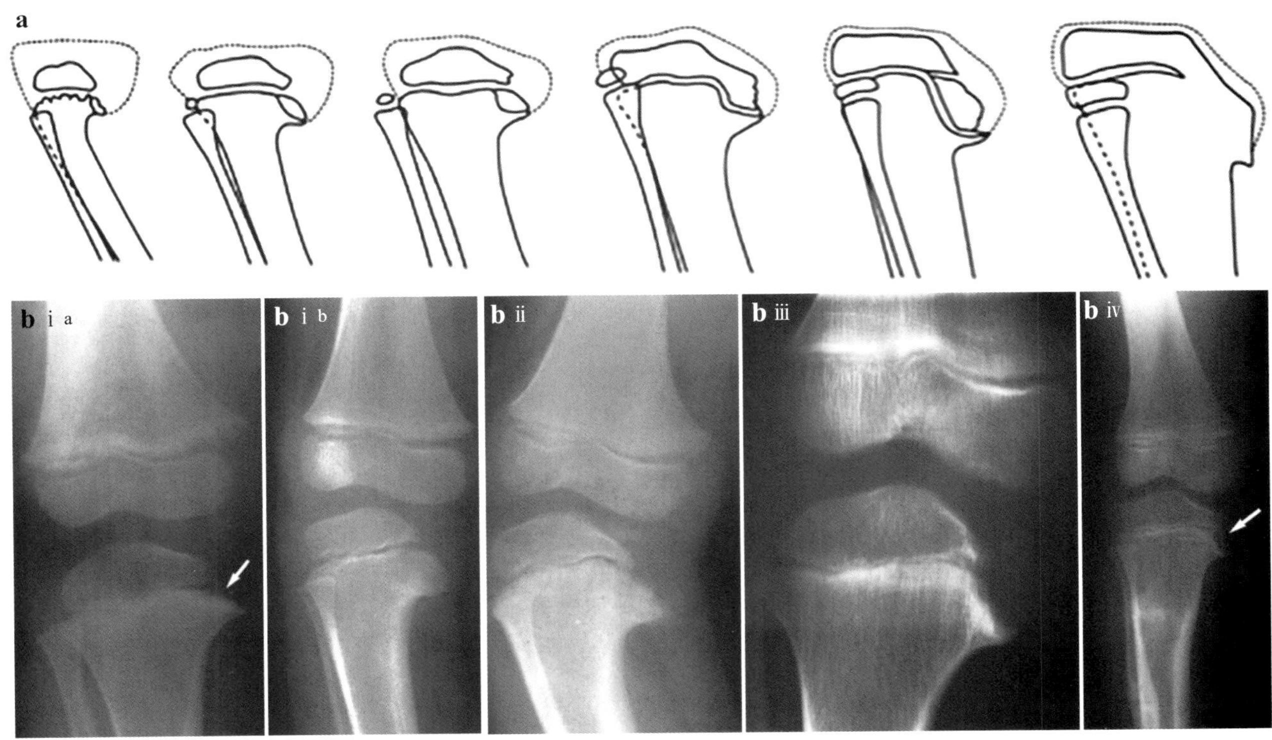

图 5.21 （a~b ⅳ）

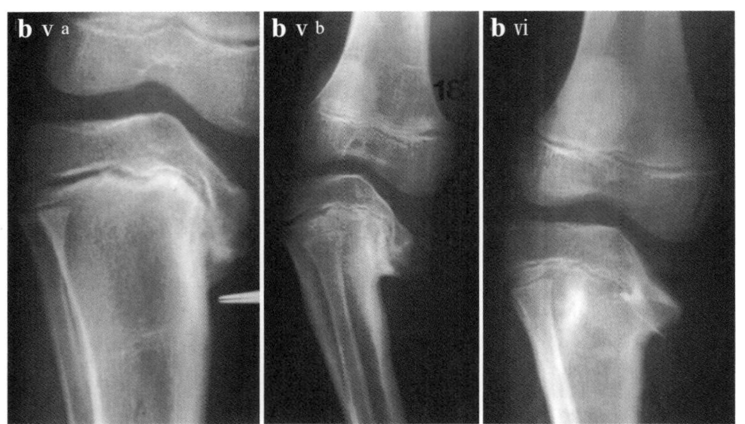

图 5.21　用于评估胫骨内翻的 Langenskiold 分类。它包括Ⅰ～Ⅵ型。我们绘制了每个亚型关节软骨表面的形状，以进一步表明潜在的畸形。（a）图示概述了 Langenskiold 胫骨内翻的分类，从Ⅰ型（最温和的亚型）到Ⅵ型。我们改进了对胫骨近端关节面和骨骺软骨形态的描述。这些在平片上无法表现出来，但对最终的临床结果起着决定性的重要作用。软骨形状目前可以通过关节造影或磁共振成像得到最好的说明。（b）Ⅰ～Ⅵ期胫骨内翻的影像学表现。每个病例均显示右胫骨近端。b ⅰ a：Ⅰ期 - 左，很难区分Ⅰ型病变与正常形态。在不到 2 岁的儿童中，难以根据临床和影像学标准对Ⅰ型胫骨内翻做出诊断。弯曲与内侧干骺端喙状骨或骨刺以及与邻近骨骺的内侧干骺端不规则表面（箭头）有关。b ⅰ b：Ⅰ期 - 右，干骺端喙突向内侧，胫骨内侧次级骨化中心发育不全，胫骨向内扭转（以胫腓骨重叠为代表）超出正常。b ⅱ：在Ⅱ期，干骺端近端内侧部分凹陷更深，并伴有更明显的内翻变形。内侧近端骺端 – 干骺端骨缘也有浅层凹陷。胫骨近端继发骨化中心内侧部分呈楔形。且比外侧发育更不均匀或更不成卵圆形。b ⅲ：在第Ⅲ阶段，第Ⅱ阶段出现的改变更为明显。胫骨内侧骨骺更不规则，次级中心上内侧缘倾斜，其最内侧部分有早期不规则分裂的趋势。内侧骨骺 – 干骺端骨连接处进一步凹陷，呈扇形。b ⅳ：在Ⅳ期，随着陷入干骺端的内侧骨骺部分开始骨形成（箭头），凹陷内的内骺部分形成，继发骨化中心的内侧骨进入到骨骺更外侧线下的凹陷处。b Ⅴ a 和Ⅴ b：（这些 X 线片是在外翻截骨愈合后拍摄的）在第Ⅴ阶段，骺端骨刺和继发性骨化中心向凹入骺端的区域更大，而继发性骨化中心的最内侧部分已远远超出了骺端进入骺端区域。次级骨化中心上部的斜度与通过 MR 或关节造影可见的关节表面一样大。左侧 b Ⅴ a 和中央 b Ⅴ b，图像显示了内侧干骺端骨和骨骺骨刺之间存在一些残余的透明。b ⅵ，在第Ⅵ阶段，跨骨骺骨桥已形成，连接骺端和干骺端骨块，并内侧骺端完全消失。注意胫骨内侧骨骺的极度倾斜和胫骨外侧半脱位

Catonné 等的放射学分类，即Ⅰ～Ⅵ期，Catonné 等人也根据逐渐进展的放射学改变对婴儿胫骨内翻进行了分类[185,186]（图 5.22）。它类似于 Langenskiold 分类法，也被其他一些研究人员用于患者评估[187]。Ⅰ期，2~3 岁，胫骨骨骺不对称，内侧骨骺突出；Ⅱ期，3~5 岁，骨骺倾斜（斜向、向下、向内），干骺端形态不均匀；Ⅲ期，5~8 岁，垂直的内侧骺端和干骺端，内侧钙化；Ⅳ期，8~11 岁，内侧骨桥较小；Ⅴ期，较大的内侧骨桥；Ⅵ期，骨骺成年期（畸形、融合）。

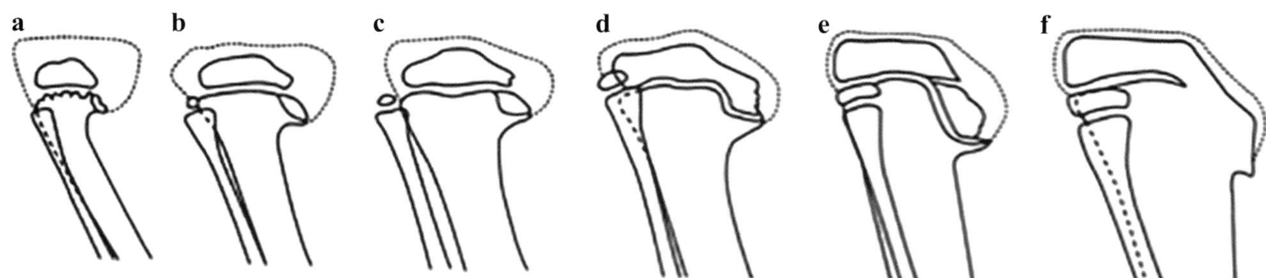

图 5.22　Catonné 对胫骨内翻的分型。插图（a）第Ⅰ期，（b）第Ⅱ期，（c）第Ⅲ期，（d）第Ⅳ期，（e）第Ⅴ期和（f）第Ⅵ期。（转载经 H. Ducou lePointe et al. 许可，Pediatr Radiol, 1995,25:12–14, Springer）

胫骨内翻的其他特征从Ⅲ期开始特别明显：股骨－胫骨骨干角向内翻方向增加；胫骨近端内侧表面的倾斜导致胫骨相对于股骨的进行性外侧半脱位；股骨对胫骨异常的多种反应包括内侧髁生长相对增多，在严重病例中远端干骺端区域出现外侧弧形，且由于相对于股骨，胫骨存在过伸和内旋的趋势，膝关节畸形更为恶化。图 5.23a~c 显示胫骨内翻不同阶段的其他平片。

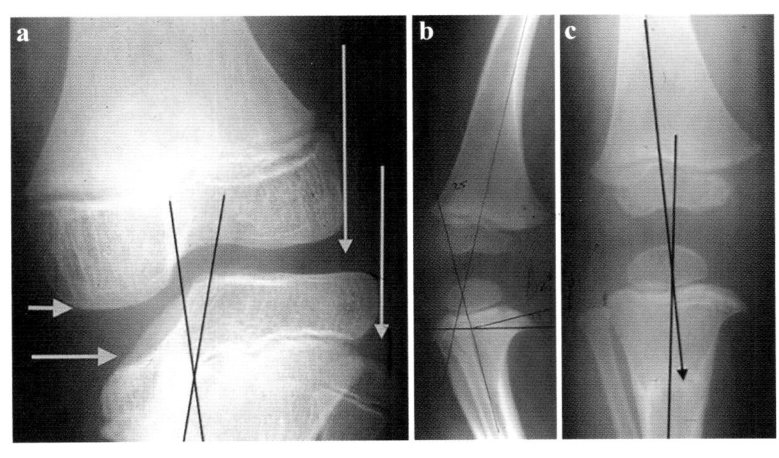

图 5.23 进一步显示胫骨内翻病例的 X 线照片。膝关节（a）正位 X 线片展示了典型的Ⅴ型 Langenskiold 病变，无明显的近端胫骨增长潜力的证据，股骨－胫骨骨骺角呈内翻 15° 畸形，胫骨相对于股骨远端关节面出现外侧半脱位，如图垂直灰色箭头所示的位移（通常会在同一平面对齐），股骨远端内侧髁相对过度生长（内侧上方水平灰色箭头），胫骨近端内侧关节面并显著向下倾斜（内侧下方水平灰色箭头）。（b）展示了一位早期胫骨内翻患者的正位片，股骨－胫骨骨干内翻成 25° 角，Levine 和 Drennan 定义的干骺端－骨干角为正 12°。（c）随后的胫骨近端内翻－外旋截骨术（以及腓骨截骨术）将畸形矫正为与胫骨近端水平生长板成正常的 5° 外翻。在向下箭头的尖端可以看到愈合的截骨术

五、内翻畸形的发病机制

由于胫骨近端内侧骨骺软骨的压力增加，造成骨骺损伤，并形成恶性循环，内侧生长减少，而近端胫骨外侧和腓骨生长正常，导致进一步内翻，又进一步增加了内侧骨骺的压力。生长迟缓应力最初影响的是放射透明的骨骺软骨，在平片上并不可见。因此，目前确定病理性胫骨内翻的初始 X 线平片指征是骺端邻近骨和继发性骨化中心的继发性改变。当看到这些改变时，已经发生了骨骺软骨的损伤。

疾病的根本原因尚不清楚，似乎是基于脆弱的早期生长阶段机械力的改变。在加勒比海地区，胫骨内翻的发病率很高被认为与过早下地行走有关 [188]，尽管一项针对南非黑人的研究发现，患患者群与正常人群的下地行走时间并无差异 [189]。该疾病局限于胫骨近端，未发现系统性软骨营养不良。在北美，肥胖和胫骨内翻之间有很高的相关性，但在其他人群中，情况并非总是如此。目前，Blount 病的表现为：一种生理性膝内翻到 2 岁时未能自行纠正，并因肥胖而恶化为病理状态。Bateson 对牙买加儿童的研究也表明，严重的弓形腿由未能自发矫正的生理性弓形腿发展而来的 [190]。过度压力对骨骺生长的负面影响已被证实。在膝关节内翻位置继续负重，就会造成过多的内侧骨骺应力。胫骨近端有限元分析表明，内翻 30° 时，内侧骨骺的应力压是正常的 7 倍，肥胖儿童的变化更明显 [191]。据计算，在 2 岁儿童中，20° 内翻导致的力足以阻碍骨骺生长，而 5 岁肥胖儿童中，只要 10° 内翻导致的力即超过了阻碍生长所需的力。组织学研究也表明，增加的应力在机械基础上损伤了内侧骨骺。

在许多情况下，畸形集中在胫骨近端后内侧部分。Golding 和 McNeil-Smith 对这一发现进行了描述 [188]，Siffert 和 Katz 在关节切开术中，对其进行了进一步研究 [192]。在接受截骨术的每 5 例膝关节中，就有 1

例在关节内检查时，发现胫骨内侧关节面后侧一半有明显的凹陷。随着膝关节轻度屈曲，股骨内侧髁滑入缺损处。内侧副韧带由此变得松弛，解释了为何内外侧变得更不稳定。

疾病进展后膝关节多发骨骼畸形，在胫骨内翻的早期，由于内侧骨骺生长减少，而外侧骨骺生长正常，造成了原发性的同平面内翻畸形。如果儿童在缺乏治疗或相对无效治疗的情况下继续生长，会出现其他畸形，其中许多最终可能需要手术治疗。这些畸形包括：胫骨内旋、胫骨内侧关节面向下倾斜（斜）、胫骨外侧半脱位、内外侧膝关节韧带/关节囊不稳定、内侧胫骨骨骺生长板过早闭合（骨桥）、下肢不等长（患肢更短）、远端股骨内翻畸形、股骨远端外侧髁过度生长、膝关节关节面倾斜。我们也认识到在畸形更严重的病例中有内侧半月板肥大。

六、病理解剖学

1. Blount

Blount 对胫骨内侧干骺端喙的活检组织切片进行了研究[176]。软骨连接处的骨小梁有明显的变形。骨骺软骨的变形与骨小梁的弯曲把骨膜向外推，在骨头和软骨上形成隆起。在软骨外侧面可见骨小梁，似乎与骨骺线的骨小梁无关。某些部位的软骨变得不规则，肉芽组织侵入其中某些区域。显微照片显示软骨肥大和分叶，十分异常。但在某些区域，骨骺软骨细胞仍呈平行排列，并通过软骨内成骨机制合成干骺骨。每例病例中，X 线片上都可见几个共同的特征，包括紧邻胫骨近端内侧骺端下方锐利成角、不规则扩张的骺线、楔形骨骺和突出的喙状弧形内侧骨骺。组织学切片可见喙内软骨岛。Blount 回顾了各种已知的弓状腿的原因，并指出他的患者中均未发现。从他的 13 例病例和文献中的 15 例病例中，他得出结论：“没有明显的病因”。他认为骨骺区是婴儿型畸形的原发部位。病理改变“主要表现为骨骺软骨生长缺陷和胫骨近端骨骺内侧部分骨化迟缓。作为骨骺下方的支柱，在干骺端继发形成喙状突出物”。X 线片上在干骺端喙部看到的稀疏区域被认为与组织学切片上看到的软骨岛相对应。

2. Langenskiold

Langenskiold 对 10 名患者进行了细针活检，对胫骨近端干骺端内侧喙区和邻近骨骺进行了评估[182,193]。所有组织学切片均从额状面进行，以与正位片相对应。在较低的 Langenskiold 级别，软骨柱和肥大细胞可被识别，尽管它们往往与骨干轴线成直角。随着软骨畸形的增加，软骨切片中柱状区逐渐变得界限不清，其间穿插着纤维血管区。常可见接近无细胞的纤维软骨区。郎氏软骨周围骨化沟很不规则，通常无法辨认。骨组织未见明显病理改变。在最重的病例中，以前的骨骺区只能看见纤维软骨。未见可辨别的软骨细胞柱。在这个有问题的区域，几乎没有骨骼增长的细胞活动迹象。在其他严重受累的病例中，组织学切片上未见真正的骺板痕迹。Langenskiold 总结了年龄从 2 岁半到 11 岁不等的婴儿型胫骨内翻患者的组织学发现。最典型的组织学发现位于胫骨上端内侧病变区域残余软骨区的变化：①密集细胞岛肥大程度大于其对应的地形位置；②几乎无细胞的纤维软骨岛；③异常大群的毛细血管网。病变组织通常分散在外观正常的静息软骨内。病变的所有阶段都出现了改变。在年龄更大的最严重病例中，内侧板软骨增生的迹象“几乎没有”。覆盖在骨骺内侧上方的软骨层，连接关节软骨和骨骺板，异常增厚，但表现为典型的静息软骨。软骨层与骨组织的边界不规则。Langenskiold 认为，组织学发现表明骺软骨的生长、成熟和骨化受到干扰，其变化与异常压力影响后的变化类似。

Langenskiold 详述了组织学发现，反映了疾病从最年轻患者的软骨轻度异常，到最年长患者的内侧纤维软骨和骨桥形成的恶化过程。在 2 岁 3 个月的病例 1 中，切片主要由正常的静息软骨及其上覆的软骨膜组成。在被正常软骨包围的约 2 mm × 3 mm 范围内，可见约 50 个毛细血管横截面。血管之间，可见软骨细胞肥大。该区域比周围软骨和散在的纤维基质的细胞密度大。毛细血管的存在可以被解释为一种异常现象，最终可导致纤维化或新骨形成，或两者兼备。与毛细血管相关的软骨细胞肥大改变的事实也与过早、异位新骨形成替代正常的软骨内序列的改变相一致。病例 2 为 3 岁 3 个月，近端干骺端喙区显示“纤维软骨区”。“虽然该区域远离骺板”，软骨细胞柱与骨干轴线成直角排列。此软骨显然是残余的骨骺软骨。静息骨骺软骨区细胞分布稍不规则。软骨细胞柱外观正常。这似乎是为了适应骺端内侧部分的异常位置，但事实上，即使与长轴成直角，它也在生长。正常外观的软骨细胞柱区和干骺端骨也在持续生长。病例 4 在 2 岁半时，从喙尖处获取了骨骺软骨和邻近干骺端骨组织。骨化区和软骨细胞柱区显示“相当正常的状态，除了部分软骨柱向干骺端延伸了几毫米”。低倍显微照片可见覆盖软骨，其周围有明显的纤维血管浸润。在周边，血管穿透骺软骨和干骺端，特别是在靠近无细胞纤维软骨的软骨细胞柱区域。无细胞和血管增生都是软骨变性和被非生长组织取代的标志。病例 8 在 3 岁半时，骨骺软骨极端边缘的组织细胞数量减少，即使毗邻软骨内骨和膜内骨，也没有显示软骨内成骨的证据。病例 9 在 4 岁时，周围骨化槽细胞数量正常，但部分切片可见不规则的毛细血管浸润增多。软骨细胞柱区有一定的不规则，但柱内细胞数基本正常。上方静息软骨显示为“高细胞组织岛和其他几乎无细胞的纤维软骨”。这些细胞岛散在分布于正常静息软骨区，其中可见成组的几十个血管横切面。骨化区不规则，与相邻软骨细胞柱区所见密切相关。除此之外，骨组织未见明显的病理改变。这些发现也表明正常功能的组织处于异常状态，逐渐开始失去其原有特性。甚至在内侧骨骺周围，在其最内侧和最下部，软骨组织仍然存在，可见一些柱状细胞组织与软骨内成骨早期表现一致。在 9 岁半的病例 14 中，出现了Ⅳ型畸形，从邻近倾斜的原有骨骺的喙的下方，从内侧获取了相当多的组织。包括骨骺板双内侧的远端和主要分支，骨骺板两分支之间的部分三角骨和三角骨内侧面上覆盖的部分静息软骨。骨骺周围几乎完全是纤维，没有真正的软骨柱。“在该区域，未见细胞活动提供骨骼长度增长的迹象”并可见许多骨质。10 岁 3 个月的 15 号病例，属于Ⅵ型分类，“切片包括整个喙干骺端、覆盖骨近端内侧侧面的静息软骨层以及一部分融入喙的骨干”。切片中未见真正的骨骺板的迹象。软骨部分由与关节软骨相同类型的正常透明软骨组成，但其中散在分布着许多含更多软骨细胞的细胞岛。未见真正的软骨细胞柱。切片可见骨组织中部分骨髓纤维化，但无明显病理改变。尽管软骨依然存在，却没有任何生长的迹象。应注意的是，切片来自喙的下方区域，也有骨骺的最外周部分。最后的 17 号病例，11 岁，介于Ⅵ型与Ⅴ型之间，骨骺最内侧、下方和周围部分的切片显示“骨骺板由纤维软骨组成，没有增生迹象”。

3. Sloane, Sloane 和 Gold/Jaffe

有文章描述了一名 7 岁女童因胫骨内翻而弯曲的内侧骨骺 – 干骺端喙区组织学切片 [194]。这篇文章比 Blount 的报道早 1 年发表，尽管文章标题为“软骨发育不全弓形腿”，但照片、放射片和临床描述都符合胫骨内翻的诊断。胫骨近端内侧骨骺板线向胫骨干的方向急剧向下倾斜。该区域的骺软骨染色十分苍白，特别是细胞核，细胞似乎已死亡或濒死。软骨甚至没有接近正常的骨骺结构。虽然在组排列（柱状排列）有非常微弱的尝试，但甚至没有迹象表明有正常骺板特有的明确的透明细胞（肥大细胞）区，尽管可见少量透明细胞。也未见溶解的软骨和生长的骨小梁互相对齐。在它的位置上，有一个非常薄的、界限不规则的钙化较差的软骨区，以极不均匀的方式渗透，骨小梁排列紊乱，形状不规则。许多（如果不是大多数的话）软骨细胞没有细胞核。骨髓腔可见大量纤维化。成骨细胞未见有序沉积。该疾病的特征是软骨细胞的生长和分化失败，甚至“休息”的软骨似乎也受到累及。显微摄影检查显示，喙内侧干骺骨是反应性膜内骨形成，而非如正常情况下那样从胫骨近端骨骺发出。

4. Lamy 和 Weissman

Lamy 和 Weissman 报道了 2 例胫骨内翻，并回顾了其他研究的病理解剖 [195]。他们的主要发现是骨骺软骨的退行性变，其特征是软骨内肥大细胞的发育和透明软骨的转化，被肉芽组织所取代。软骨基质内侧有大量血管和小骨化中心。这些发现在骨骺的干骺侧特别明显，而骨骺或软骨的上部区域则呈扁平状。在骨骺软骨实质内，有许多或多或少规则的裂隙或间隙，充满均匀的非细胞实质。在远离骨骺的骨小梁间也有异常的软骨岛。干骺端骨小梁较薄，失去平行排列，呈不规则倾斜。

5. Golding 和 McNeil-Smith

6 例胫骨内翻的活检标本没有发现缺血性坏死或感染的证据 [188]。靠近干骺端喙的内侧骨骺软骨“形态严重紊乱，软骨柱不规则，部分区域细胞肥大，其他区域几乎均为无细胞纤维软骨”。

七、胫骨内翻的影像学评估

胫骨内翻患者常规行膝关节正侧位片评估。Bateson 总结了生理性内翻腿和早期病理性（不严重）内翻腿几个共同的常见平片特征如下：膝关节股骨和胫骨内翻（骨骺角内翻）、内侧比外侧胫骨皮质厚、胫骨内旋、股骨远端和胫骨近端内侧干骺端喙 [190]。重要的是要认识到，虽然胫骨内翻是该疾病的主要组成部分，但它是一种多平面畸形，需要进行额状面和矢状面分析、旋转情况评估和膝关节韧带稳定性评估。以下技术和测量可提供额外信息。

1. 机械轴偏差

许多最近的文献将内翻畸形与机械轴术语联系起来，这一术语是基于站立位股骨 – 胫骨全长正位 X 线片测量。畸形指的是机械轴偏离标准，或相较正常情况移位以 mm 计。但 Gorman 等人通过指出移位的区域将该术语进一步明确，2、3 指的是向膝关节外侧位移，–2、–3 表示向内位移 [196]。此方法同样适用于表示股骨远端、胫骨近端和胫骨远端的畸形。股骨远端测量的为股骨远端外侧角（LDFA），胫骨近端测量的为胫骨近端内侧角（MPTA）（图 5.24a, b）。

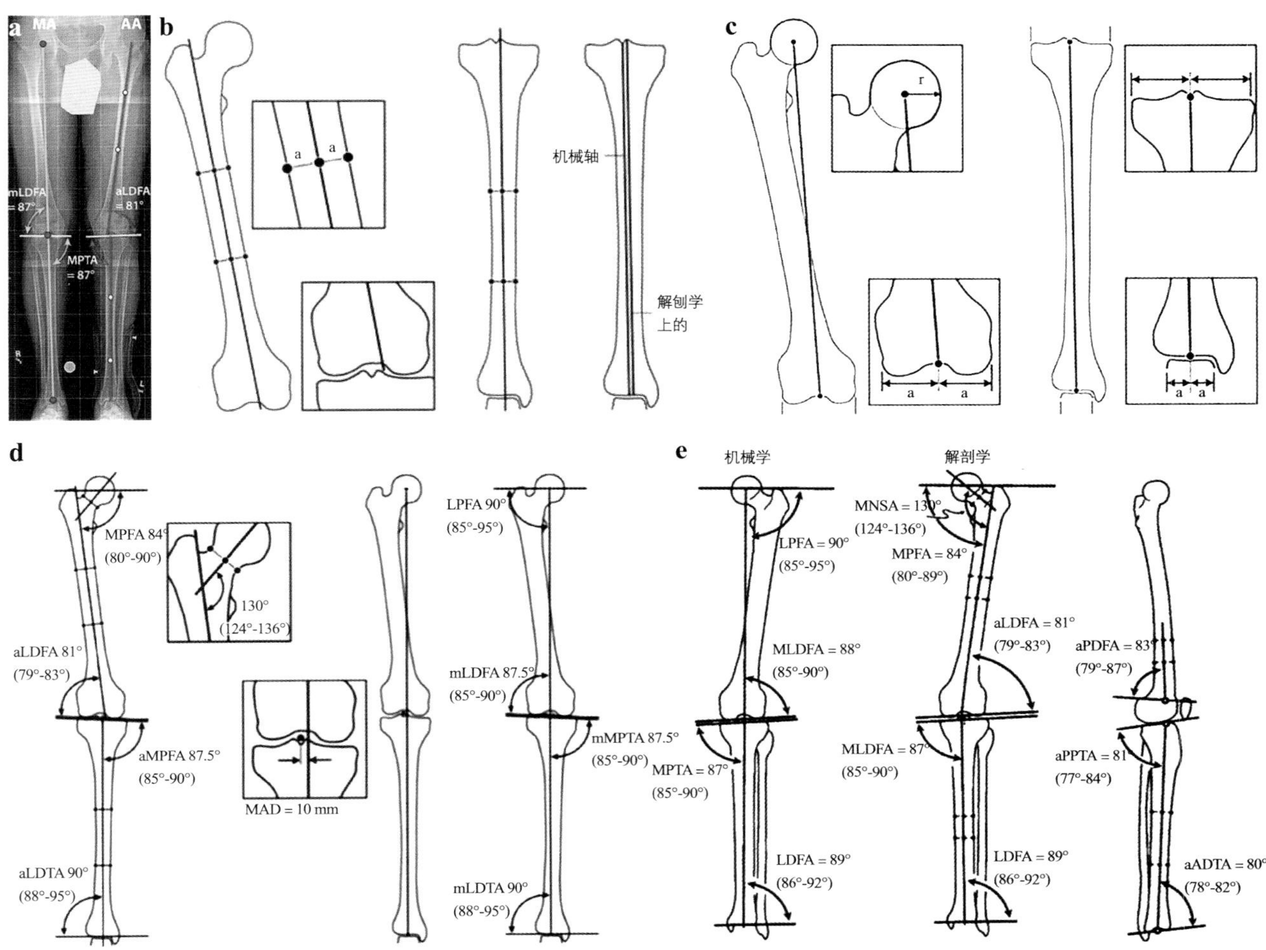

图 5.24　下肢力线主要采用 Paly 及其同事在过去 20 年中提出的概念和术语，在站立位全长 X 线片上进行量化。（a）两条轴线可用于力线分析。这些均在 X 线片上进行说明。在左侧，机械轴为从股骨头中心到踝关节中点（胫骨远端关节面）的一条直线。正常情况下，它会穿过膝关节中心。由于生物多样性，如果它在 +1 或 –1 节段内通过中线稍内或稍外的点，仍被认为属于正常范围。当线向外侧移动（向外翻）时，其区域位置标记为 +，向内侧移动（内翻）时标记为 –。右侧为解剖轴。这条轴线通过股骨和胫骨的骨干中轴线（经 Cherian 等人许可转载 , Curr Rev. musculoskeletal Med, 2014,7:89–95, Springer）。（b）此处为股骨和胫骨机械轴的构造。（c）解剖轴的构造。为了记录胫骨近端内翻变形的程度，已测量了几个其他角度。（d）在“右”下肢中显示了术语的正常角度。（图 5.24b~d 经 Fawdington 等允许重新印刷 ,Orthop Trauma, 2014,28:33–40, Elsevier）（e）该图显示了“左”下肢的机械轴和解剖轴，及相关角度。[与图（b~d 数字稍有不同，表示使用的不同时期的标准]（转载自 Paley and Pfeil,Orthopäde, 2000,29:18–38, Springer）

2. 股骨 – 胫骨骨干角

内翻的数量仍然难以量化。股骨 – 胫骨骨干角是尝试直接定义下肢内翻的常用指标。然而，骨干测量并不精确，因为胫骨内翻的年轻患者常伴有股骨远端、胫骨近端、胫骨远端干骺端及邻近骨骺的弯曲，这使得骨的长轴难以确定（如果不是不可能的话）。分别行股骨和胫骨站立位正位片。许多胫骨内翻患者都有膝关节韧带松弛，这加重了内翻畸形，必须在记录畸形角度、计划和实施手术矫正时加以考虑。图 5.25a 概述了此角度的测量。

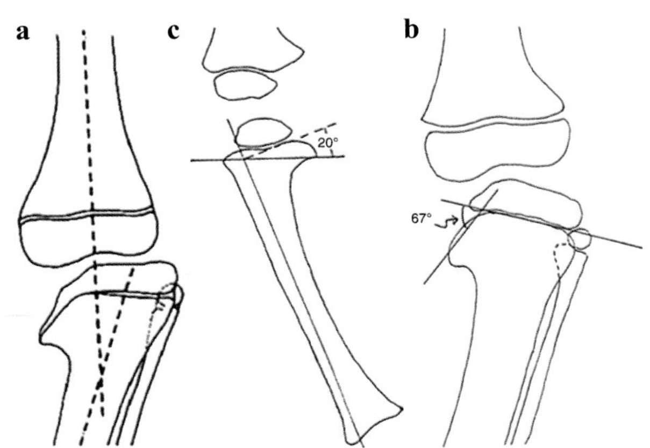

图 5.25 胫骨内翻（Blount 病）的几个胫骨测量指标。（a）几十年来，一直用股骨 – 胫骨骨干角记录内翻畸形的程度。股骨和胫骨的中央纵轴为参考点。与股骨远端干骺端成角和 / 或胫骨近端干骺端成角相关，使得难以精确确定每一骨干的纵轴（经 Hefny 和 Shalaby 允许转载，Strat 外伤肢体 Recon, 2010,5:79–85, Springer）。（b）测量胫骨近端干骺端 – 骨干角。必须注意精确确定内外侧近端干骺端骨最突出的喙点。（c）测量内侧骨骺的坡度。（源自 Kling 等，骨科学报 1990;14:634–635）

3. 胫骨近端干骺端 – 骨干角

由于测量股骨 – 胫骨骨干角存在固有的困难，Levine 和 Drennan 提出了胫骨干骺端 – 骨干角，专门用于胫骨近端畸形 [197]。在大多数情况下，此角度可帮助区分生理弯曲和真正的进展中的胫骨内翻。行一垂直于胫骨纵轴的直线。第二条线连接干骺端喙部内外侧最远端点（ = 一条穿过胫骨干骺端近端横截面的线）（见图 5.25b）。两线的夹角即为干骺端 – 骨干角。测量胫骨骨干纵轴的方法有 2 种。Levine 和 Drennan 使用的是胫骨皮质外侧缘，而许多人使用的是胫骨干中心。2 项比较研究表明，任何一种方法在角度大于 11° 时，干骺端 – 骨干指数与胫骨内翻之间都存在良好的相关性 [198,199]。一项研究表明，角度小于 11° 时（代表正常），2 种方法之间存在显著差异 [198]。另一项研究发现，对于 11° 或小于或大于 11° 的患者，2 种方法之间并无显著差异，而且采用任何一条线都显示了良好的观察者间和观察者内的可靠性 [199]。

在 30 例初始干骺端 – 骨干端角超过 11° 的肢体中，有 29 例后期出现了胫骨内翻的影像学改变 [197]。58 例角度为 11° 或以下的患者中，只有 3 例后期出现了真正的胫骨内翻。但随后的研究发现，这种测量方法并不像最初预测的那样，是发展中的胫骨内翻的可靠指标。Feldman 和 Schoenecker 在发现有 1 / 3 的生理弓形腿且股骨 – 胫骨内翻超过 10° 的儿童，其干骺端 – 骨干角也超过 11° 后 [200]，他们认为超过 16° 是判断胫骨内翻的更确切指标。Hagglund 等人还发现，Blount 病的诊断不能仅仅基于干骺端 – 骨干角 [201]。在 20 例未经治疗就痊愈的婴儿 Blount 病（随访至成年）中，只有 4 例角度小于 11°，14 例小于 16°，4 例大于 16°。虽然此角度测量的是婴儿胫骨内翻综合征的继发性骨变化，而不是直接评估骨骺软骨，但仍可提供发展变化的早期指示，并且在出现明确诊断的放射学改变之前，仍判断发展中的胫骨内翻的最佳早期指标。

4. 股骨远端干骺端 – 骨干角和股胫比

为了进一步明确婴儿胫骨内翻的早期影像学鉴别，McCarthy 等人还测定了远端股骨干骺端 – 骨干角，并编制了两个角的股骨/胫骨比值[202]。他们认为这种方法优于单独采用胫骨干骺端–骨干角的方法。他们注意到，当胫骨干骺端–骨干角大于13°时，假阴性错误率为23%，假阳性错误率为10%。配合股骨–胫骨比值小于1时，假阴性错误率降低至10%，假阳性率降低至7%。

5. 内侧骨骺坡度的测量

内翻畸形的另一个影像学指标是内侧骨骺的坡度[203]。这是平行于胫骨骨骺外侧半的直线与平行于内侧畸形骨骺的直线相交形成的角（图5.25c）。由于骨骺本身是放射不显影的，后一直线的测量需沿胫骨近端干骺端内侧斜坡的最近端边界进行。内侧骨骺坡度大于60°通常与内翻畸形相关。

6. 膝关节造影

关节造影能很好地勾画出胫骨近端和股骨远端股骨髁的软骨表面[204,205]以及内外侧半月板。由于次级骨化中心发育比年龄更大的患者更差，此方法在5岁以前的患者中更为有用，特别是在中重度胫骨内翻，内侧次级骨化中心发育延迟的患者中更是如此（图5.26）。Evensen和Steffensen在一份早期关节造影报告中发现，一名胫骨内翻的7岁女童胫骨近端关节面有相当大的倾斜。该研究在大多数情况下已被磁共振成像所取代，磁共振为非侵入性，且可提供额外信息。

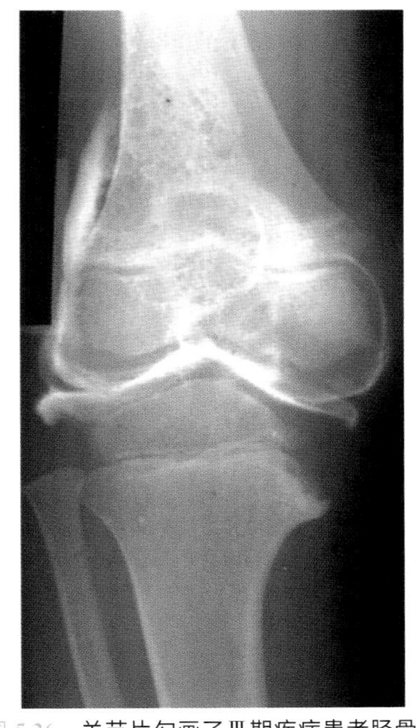

图5.26　关节片勾画了Ⅲ期疾病患者胫骨近端关节表面的轮廓。胫骨近端内侧关节面开始形成轻微向下倾斜，但软骨结构远比邻近的继发骨化中心和干骺端更接近正常

7. 磁共振成像

磁共振成像在评估胫骨内翻患者的结构方面起着重要作用。对于胫骨，它可清晰地评估近端内侧骨骺、骨骺软骨、次级骨化中心骨和关节面。它还可评估胫骨近端干骺端、任何累及的胫骨近端内侧经骨骺骨桥、股骨远端、内侧半月板（在晚期胫骨内翻中过度增生）和周围的内侧骨干–干骺端骨膜反应。平片仅能显示骨组织，反映骨骺损伤的生长后遗症，而MR能评估骺板、骨骺、关节软骨和半月板软组织。沿骨骺软骨的信号强度变化和经骨骺的血管交通怀疑发育畸形的指征。Ducou le Pointe等人通过MRI研究了12例胫骨内翻，特别注意到4例中有异常大的内侧半月板，2例有提示应力反应的异常信号[187]。Ho-Fung等评估了18例伴有婴儿胫骨内翻的膝关节MRI图像[206]。T2信号增强可见于16例膝的胫骨内侧干骺端（88.8%）和5例膝的胫骨外侧干骺端（27.8%）；15例膝关节可见内侧骨骺增宽、干骺端不规则、异常向下倾斜形态（83.3%）；2例膝胫骨近端骨骺内侧骨桥异常形成（11.1%）。15例膝关节（83.3%）内侧软骨膜变形，外侧软骨膜完好、正常。17例（94.4%）胫骨内侧软骨骨骺T2信号增强，8例（44.4%）骨骺/骨骺向下倾斜，垂直于相邻干骺端。所有病例均见内侧半月板增大，T2信号增强，未见分层撕裂。Sabharwal等人使用MRI也发现胫骨内翻膝关节内侧半月板（中冠状角、前角和后角）的高度和宽度较正常膝关节增加[207,208]。研究包含33例Blount病膝关节，和对照组20例。

虽然已从 MRI 研究中获得了很多信息，但仍未有专注于其与早期胫骨内翻相关性的研究，没有可确定干预时机的临床指征。胫骨内翻 MRI 表现见图 5.27a~c。

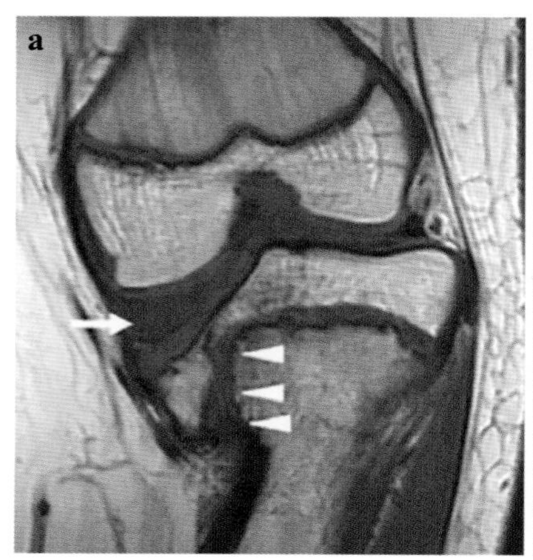

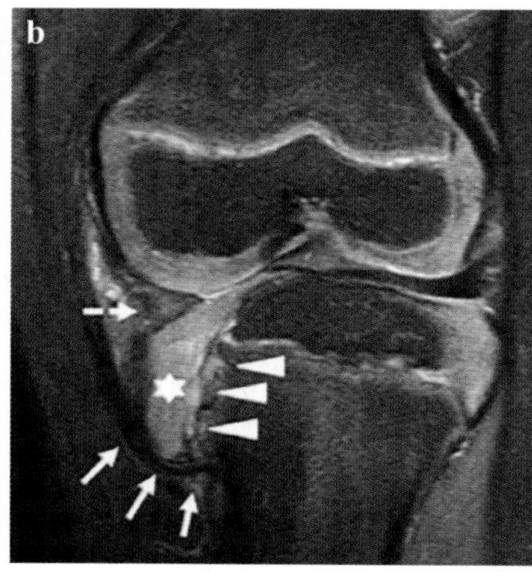

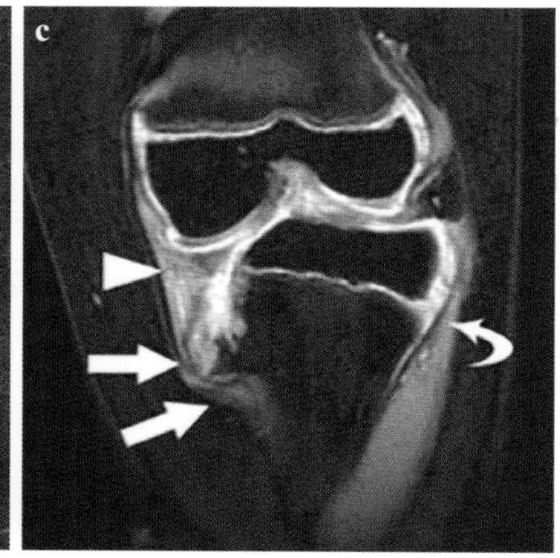

图 5.27　胫骨内翻胫骨近端畸形的磁共振成像提供了在平片上看不到的相关结构的广泛信息。（a）6 岁胫骨内翻患者的冠状旋转回波 T1 加权 MR 显示增大的内侧半月板（直箭头）和垂直的胫骨近端内侧生长板（箭头）。同样可见关节面倾斜，股骨内侧髁相对移位。（b）3 岁患者冠状位抑脂自旋回波质子密度加权 MR 显示半月板增大（箭头中断），胫骨近端内侧骨骺不规则（*），内侧软骨膜拉伸（直箭头），内侧垂直骺板（箭头）。（c）5 岁患者冠状位抑脂梯度回声 T2 加权像显示半月板增大（箭头），外侧软骨膜正常（弯曲箭头），内侧软骨膜拉伸增厚（直箭头）（转载经 Ho–Fung 等人许可，Pediatr Radiol, 2013,43:1316–1326, Springer）

8. 电子计算机断层扫描

三维重建 CT 扫描有助于需多平面矫正的严重畸形患者的术前计划，特别是较高 Langenskiold 分级的患者。此检查可很好地明确内侧平台的畸形。

八、综合治疗注意事项

表 5.3 简要概述了胫骨内翻的治疗注意事项。我们还无法确切地定义何时生理性膝内翻未能纠正，进而形成婴儿胫骨内翻的病理状况。但仍有一些合理的临床和放射学指南。生理性内翻应在 12~18 月龄时达到最大，之后开始减小，在 24 月龄时达到 0° 的平均值（见图 5.4）。图 5.28a~e 的一系列 X 线片说明了这种生理性自发改变和校正。在我们的研究中，我们无法确定 2 岁前婴儿胫骨内翻的明确平片标准 [209]。胫骨内翻发生的重要时间范围是 2~3 岁。2 岁以后，任何持续存在的内翻，特别是程度不变或加重的内翻，都应引起对婴儿胫骨内翻的警觉。2 岁以后，考虑治疗很重要。如果在 24 个月后仍存在内翻，即使没有 X 线平片上的改变，也有必要推定胫骨内翻的诊断。角度畸形的程度、临床检查中内翻 – 外翻不稳定的增加、胫骨内旋的增加，以及超重，都可加剧对胫骨内翻的担忧。测量干骺端 – 骨干角是重要的临床工具，如测量值大于 11°，则提示真实胫骨内翻可能，如 16° 或以上被认为具有诊断价值 [197–200]。Scott 等人结合体重指数（关于肥胖）和干骺端 – 骨干角的结果，提出用 BMI 等于或大于 22，角等于或大于 10° 来诊断胫骨内翻 [174]。建议每 3~4 个月，临床和影像学检查密切随访。磁共振成像开始用于评估发展中的胫骨近端内侧骨骺改变。可使用膝上矫形器或双瓣长腿夜间石膏模型来加速解决问题，无须手术干预。由

于有关他们疗效的记录极少，必须密切关注这一方法的使用情况和受累肢体的反应。但 Oyemade 指出，系列管型石膏结合楔子可以很好地矫正一些不同原因的胫骨近端成角畸形[210]。Loder 和 Johnston 认为早期Ⅰ期和Ⅱ期患者的支具治疗是有效的，但仅有一半病例有效[211]。一旦诊断为真正的婴儿胫骨内翻，应考虑胫骨近端外侧半骨骺固定术或胫骨近端外翻截骨术和相关腓骨截骨。外翻截骨可重建膝关节的机械负重轴，减少胫骨内侧骺板的压力。如骨骺损伤轻微，似乎可以逆转并消除复发。如果损伤较为广泛，即使适当外翻复位也无法完全逆转，可出现复发。

表 5.3　胫骨内翻的治疗（婴儿胫骨内翻，Blount 病）

年龄	治疗方式
2 岁以下	对下肢弯曲紧密随访，期待随生长自发矫正（=生理性弓形足）；当患者（ⅰ）每隔几个月进行一次评估，病情无改善（股胫内翻减小），以及（ⅱ）体重超重至肥胖范围（＞97 百分位），则对发展中的病理性疾病的担忧上升
	2 岁之前，临床或放射学上无法做出明确的胫骨内翻（Blount 病）诊断。病理性胫骨内翻是一种不能自行消退的生理性弓形腿畸形，通常是由于肥胖在内翻体位的影响
2 岁至 4 岁之间	半骨骺固定术治疗早期胫骨内翻（胫骨近端外侧骺板，如有股骨内翻的证据，还要加上外侧股骨远端半骨骺融合）
	如患者肥胖，即使在此年龄组，进行胫骨近端外翻截骨术也是安全的
	由于有证据表明即使在 4 岁时进行矫正也会复发，一些较低的初次手术年龄组在 2~3 岁之间
3~4 岁以后根据 Langenskiold 分级和肥胖程度确定手术方式	对于较低畸形等级（Langenskiold Ⅱ ± Ⅲ）和体重小于 50 百分位的患者，半骨骺固定术更可能成功；否则，胫骨近端外翻截骨术可以获得更有效的矫正，减少复发的可能
	Langenskiold Ⅲ级和Ⅳ级：胫骨近端外翻截骨，伴有胫骨外旋和轻度屈曲（任何相关的反屈）时行腓骨截骨术；有些人也对此类患者行半骨骺融合
	Langenskiold 等级Ⅴ和Ⅵ内侧已无有效生长。如果还有几年的整体生长，严重受损的骨骺面积小于整个骨骺的 25%，可在矫正截骨同时行骨桥切除术和脂肪间置。如桥式切除术效果不明显，可将骨融合扩展到整个骨骺，以防截骨后复发成角
	严重的Ⅴ/Ⅵ级胫骨平台内侧凹陷/倾斜，可考虑经骨骺抬高截骨术、干骺端外翻截骨术和全骨骺板融合，以抬高平台
骨骼接近成熟年龄	在单侧累及的严重患者：评估下肢长度差异；联用同侧肢体延长与矫正性的干骺端外翻截骨术；患侧胫骨近端全骨骺阻滞；考虑对侧胫骨近端骨骺阻滞以防止下肢不等长恶化
警告	相对较多的患者在看似良好的截骨术甚至半骨骺固定术后出现复发性畸形，这表明 Langenskiold 的Ⅰ、Ⅱ、Ⅲ级患者的骨骺损伤程度常被低估。这在体重超过 75 百分位，且还在增加的患者或身高/体重百分位分离（体重百分位＞身高百分位）的患者中尤其明显

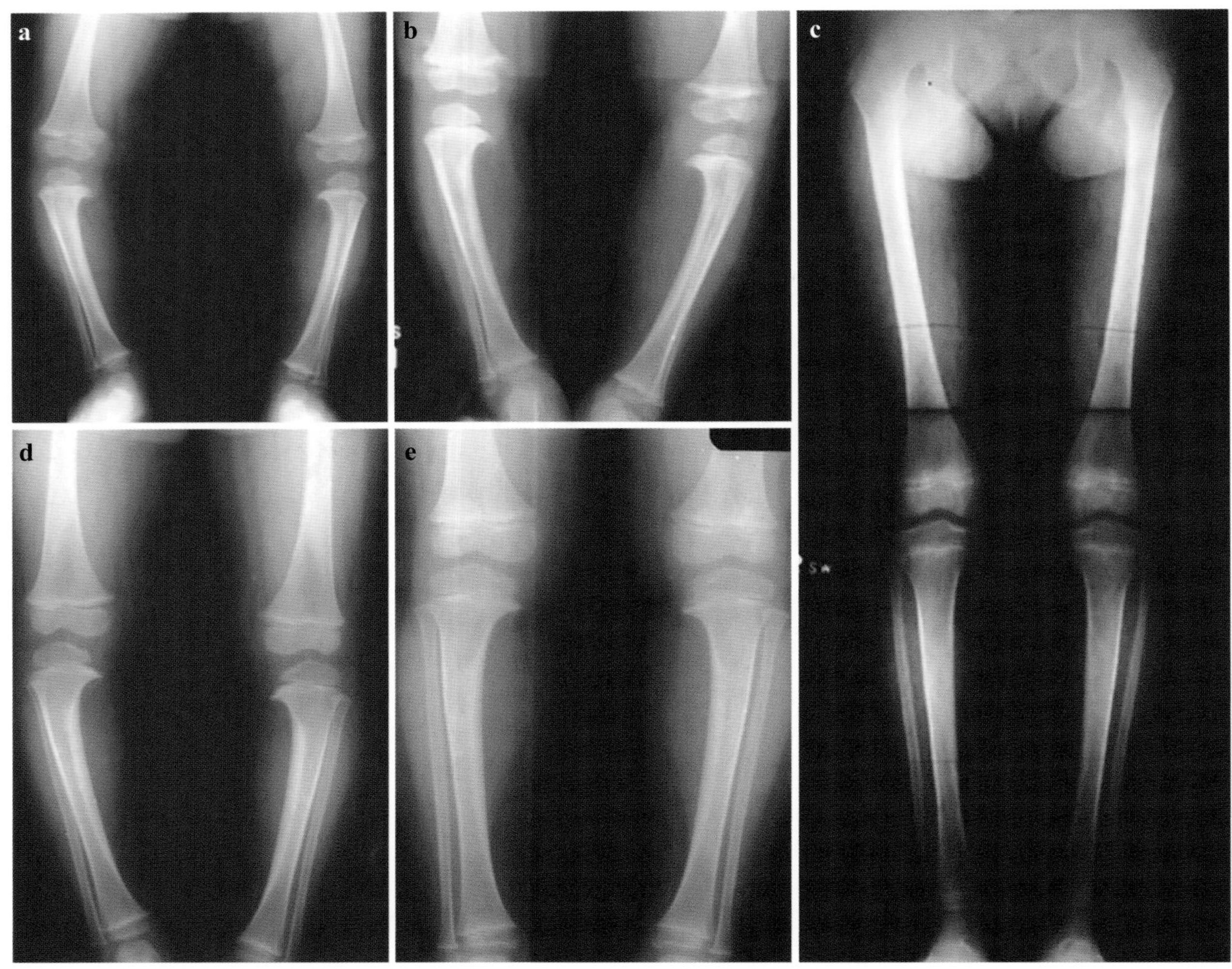

图 5.28　显示了严重生理性胫骨内翻的进行性自发矫正。（a~e）一系列站立位下肢正位 X 线片记录了自然消退的生理性膝内翻。未给予治疗。内翻随时间逐渐减小，但也有胫骨内侧皮质增厚、胫骨扭转、胫骨近端内侧干骺端形成喙突、胫骨近端内侧继发性骨化中心相对发育不全。年龄：（a）16 个月；（b）22 个月；（c）2 岁半；（d）3 岁；（e）5 岁半

由于我们对婴儿胫骨内翻发病机制的概念是一种未能解决的生理性膝内翻，对于肢体何时从生理性状态转为病理状态尚无明确的放射学界定。等到影像学上病理表现明显时（如Ⅲ级或更重的病变），骨骺损伤的程度已发展到截骨术后复发很可能已不可避免。在我们的研究中，Ⅰ级病变行截骨术后并无复发。即使是Ⅱ级病变，我们也注意到在 8 例手术中有 4 例复发。另一方面，对Ⅰ级病变进行手术的风险在于，某些患者可能已显示出畸形的自发消退，特别是Ⅰ级病变的放射学鉴定带有一定的主观性。只有在患者 2 岁以后，且保守治疗内翻加重或矫正失败，以及胫骨近端影像学表现加重至 Langenskiold Ⅱ级或以上时，才应决定是否进行手术治疗。事实上，在 2 岁之前几乎不可能对胫骨内翻做出明确诊断，因为 2 岁代表了从生理状态向病理状态转变的时间。如有过度肥胖和干骺端 – 骨干角 11°~16° 应加快进行截骨的决定。最近的治疗总结与上述方法基本一致 [186,207,209,212–218]。

九、截骨术后畸形复发

研究发现复发与体重、Langenskiold 分级和初次手术时年龄相关，干骺端－骨干角可与这些因素一起作为判断预后的特征。

1. 复发与体重的关系

过度肥胖预后明显更差。在我们的研究队列中，每个重度肥胖患者都是双侧受累，且在接受截骨术的 14 例肢体中有 12 例畸形复发 [209]。这种过度肥胖的现象将北美患者群体与欧洲（芬兰和瑞典）、非洲黑人（南非）和加勒比（牙买加和马提尼克）群体区分开来。

2. 复发与 Langenskiold 分级的关系

在 Ferriter 和 Shapiro 的研究中，9 例 Langenskiold Ⅰ级病变均无须再次截骨，而 9 例初始手术时Ⅴ级和Ⅵ级病变的肢体都需要再次截骨 [209]。截骨的有效性也从Ⅱ级到Ⅲ级，再到Ⅳ级逐渐下降。即使在大多数人认为是早期阶段的Ⅱ级中，4 例肢体不需要再次手术，但仍有 4 例需要。而Ⅳ、Ⅴ和Ⅵ级患者中，仅有 1 例胫骨保持笔直，而 13 例需要再次截骨。至少Ⅳ ~ Ⅵ级患者需要通过 CT 扫描或 MR 成像进行详细的术前放射学评估，以确定除干骺端截骨术外，其他的额外干预方法。随着 MRI 在胫骨内翻方面应用经验的增加，它被推荐用于胫骨内翻的全过程，因为在Ⅰ期晚期或Ⅱ期手术治疗可获得有意义的早期完全矫正而不会复发。Langenskiold Ⅳ ~ Ⅵ病变的手术可以使骨干关系变直，但不太可能使关节恢复正常。Eamsobhana 等人的研究进一步证实了早期手术的价值 [219]。他们研究了 65 条 Langenskiold Ⅱ期胫骨内翻畸形腿，行胫骨近端截骨术（穹顶截骨术），明确定位到胫骨内翻。仅 10/65（15.4%）复发。

3. 复发与年龄的关系

Ferriter 和 Shapiro 还指出，不同年龄的结果差异明显，4 岁半后行初次手术的肢体复发率为 76%，而在该年龄之前手术的复发率仅为 31%[209]。虽然年龄的增加和病变等级增加都与复发有关，但复发的原因与放射学分级直接相关，因为放射学分级最能反映实际的骨骺损伤。年龄可作为指导，仅仅是因为胫骨内翻的孩子年龄越大，其畸形程度越高。Eamsobhana 等人的研究不仅纳入了 65 例 Langenskiold Ⅱ期患者，且年龄范围非常小，平均为 2.3（±0.4）岁 [219]。在对文献中 158 例胫骨内翻截骨术和他自己的研究中 37 例的回顾中，Zayer 发现初始截骨术后畸形的复发率随着年龄的增加而增加 [184]。世界文献中，手术时 2~8 岁的 96 例患者，复发率为 21%，而手术时 8~14 岁的 51 例患者，复发率为 76%。在他自己的小组中，在 2~7 岁进行手术的患者，复发率为 29%，7~15 岁手术的复发率为 47%。从认识此疾病后的前 20 年研究中，总结出这样一种观点，即当患者年龄小于 8 岁时进行手术，通常会带来良好的结果，复发并不是问题。但其他最近的患者回顾表明，需要在 4~5 岁之前更早地干预，以减少长期后遗症。Medbo 在 1964 年得出结论，早期（3~4 岁）对内翻畸形进行手术矫正可能会获得更好的结果 [220]。初次截骨超过 4 岁时，年龄越大，需要再做 1 次或 2 次截骨手术的可能性越大。Schoenecker 等人指出，在 5 岁前进行了初次手术的 12 例患者中只有 1 例需要再次手术，而在 5 岁后进行了初次手术的 21 例患者中有 14 例

（67%）需要再次手术[217]。Roy 和 Chaise 报告 5 例患者在平均年龄为 3 岁 4 个月或 40 个月（22~52 个月）时进行了最终的矫正手术，而 3 例在 6 岁 9 个月或 81 个月（80~84 个月）时手术的患者则均出现了复发[221]。Loder 和 Johnston 指出，确诊时畸形等级越高，不良预后越多[211]。85% 的胫骨在 4 岁前单次截骨术可获得良好的效果。Chotigavanichaya 等人在一项对 74 例 Blount 病行胫骨截骨术的回顾性研究中也得出结论，4 岁或 4 岁以下手术和将角度矫为外翻更有可能防止内翻畸形的复发[203]。即使两组均采用相同的截骨和固定技术（交叉针），在一组 4 岁或以下的 26 例截骨术中，内翻复发率为 46%，而在另一组年龄大于 4 岁的 34 例患者中，复发率为 94%。第三组（14 例截骨）截骨时间也大于 4 岁，但采用外固定，复发率仍为 72%。复发与术前畸形角度或手术矫正程度无关。对于小于 4 岁的儿童，早期胫骨截骨术似乎是治疗选择，预期效果良好。

4. 有意过度矫正对胫骨近端截骨术后复发率的影响

Eamsobhana 等人也专门有意进行部分过度矫正，希望此方法可减少复发[219]。在他们的 65 例截骨术中，17 例被调整为外翻位，股胫干成角为外翻 7°~13°，48 例行额外的术后矫正，外翻调整为大于 13°。然而，并未发现过度矫正对预防复发有益。7°~13° 组复发 4/17（23.4%），＞ 13° 矫形过度组复发 6/48（12.5%），后者数值较小，但两者之间无统计学意义。过度矫正至超过外翻 15° 对预防复发无益。

十、自发矫正

有时婴儿胫骨内翻会自行矫正。Blount[176]、Langenskiold 和 Riska[183] 都描述了一些病例。在我们的研究队列中，我们注意到两个双侧受累的患者，其中一侧肢体自行改善，而另一侧肢体加重[209]。对支具的积极反应已有记录，但对非手术治疗的详细明确研究尚未出现。在我们的研究队列中，有 13 例随后接受了截骨手术的患者，使用了某种形式的支具或夜间石膏，但是治疗方案和依从性各不相同，以致无法得出非手术治疗价值的相关结论。

Shinohara 等人认为，所有 Langenskiold Ⅰ级畸形患者无须治疗即可自行痊愈[222]。他们纳入了股骨胫骨内翻和干骺端 – 骨干角（MDA）为 11° 的患者，并得出结论：所有 22 条肢体在不接受治疗的情况下畸形均得到了完全矫正。但所有患者记录到畸形持续改善的年龄仅为 1.5 或 2 岁。因此，我们认为无法在儿童小于 2 岁之前进行胫骨内翻的最终诊断，该项研究看起来更多的是评估生理弯曲而非Ⅰ级胫骨内翻，或者反过来说Ⅰ型胫骨内翻（仅靠放射片）是未愈合的生理性弓形腿。该研究更像是对 MDA 在这一年龄的准确性和有效性提出质疑。随着时间的推移，表现正常的膝关节（弯曲）的内翻和影像学改变逐步升级，一些Ⅰ型病变必然发展到Ⅱ型、Ⅲ型或更严重。他们的结论中，24 例Ⅱ型和Ⅲ型病变有 18 例（75%）自发缓解，无须治疗。这在北美的经验中似乎不太可能，但世界各地的疾病可能存在差异，因为北美、斯堪的纳维亚和加勒比的经验确实在某些方面有所不同。由于很难区分Ⅰ型胫骨内翻和正常膝关节，因此对Ⅰ型胫骨内翻，很难建议截骨。但等待发展至Ⅱ型和Ⅲ型病变再解决问题的危险是，可能会造成一些病变发展Ⅳ型病变，长期预后较差。即使在Ⅱ ~ Ⅲ型病变中，解释也可能过于倾向于自发缓解理论。随访时间平均仅为42个月，有几例患者随访3.5年至5年，内翻为0°~10°，被认为畸形已解决。他们建议在4岁以后内翻超过10°时截骨。他们认为支具并无价值，在文献中报道的病例，其支具反应可能是由于自动矫正。在我们看来，等到2岁以后影像学检查明确了Ⅱ型或Ⅲ型病变的问题是，并非所有的病变都能通过截骨术治愈，尤其是Ⅲ型病变。也有必要评估其他临床标准，而非仅仅依赖放射学参数。

Hagglund等人描述了20例胫骨内翻在未行任何治疗的情况下自行消退[201]。他们的结论是，干骺端－骨干角并非此疾病的可靠预测指标。患者随访至成年，平均年龄32岁，无关节炎的证据，股胫角平均为2°外翻（范围为6°外翻至7°内翻）。

十一、胫骨内翻的手术方法

1. 近端胫骨－腓骨截骨术

几十年来，胫骨内翻的主要手术治疗方法是胫骨近端－腓骨外翻截骨术。该手术旨在纠正内翻畸形，并减少胫骨近端内侧骨骺的应力，从而实现均匀生长。胫骨近端畸形行外翻矫形常需使胫腓骨外旋（抵消胫骨内扭转）和屈曲（抵消轻微过伸）。

（1）截骨的时机

理想的手术时机是在不可逆的部分或完全骨骺损伤发生之前进行手术，否则可能出现畸形复发 。目前，我们无法确定Ⅰ～Ⅳ级胫骨内翻骨骺功能的潜力，但术后研究结果表明，初次手术时的分级更高或年龄更大，复发率也逐渐升高。甚至有些Ⅱ期畸形看似矫正得很好，但随后又出现复发。但通过临床和X线平片很难将Ⅰ期畸形与可自行矫正的生理性膝内翻区分开来。大多数观察者很难在2岁前诊断出胫骨内翻障碍。对于生理弯曲向真正胫骨内翻进展有参考价值的一个放射学参数是Drennan和Levine的干骺端－骨干角。他们最初假设大于等于11°表明胫骨内翻在发展之中，但随后的研究将角度定为16°，大于此角度的确定性更大。如果内翻畸形持续并在2岁后恶化、影像学改变加重、患者肥胖且干骺端－骨干≥16°，需行早期外翻截骨干预的可能性也增加。等到某个确定的年龄，如8岁，或等到儿童晚期，以便仅需行一次手术的概念现在已很少见，因为骨骺、生长板和关节软骨畸形比最终的骨干力线更能决定关节关系。后者通常可以通过截骨矫正，但软骨和关节塑形缺陷则更难克服得多。

（2）截骨位置

胫骨截骨的平面在干骺端。必须低于胫骨结节，以防损伤造成膝反屈。越靠近骨骺截骨，矫形效果越好。必须为固定设备留出空间，不得进入生长板内。远端碎片应保持其与近端内侧皮质的关系；如其位于皮质的内侧，外翻重建的负重力线效果会变小。内翻畸形应矫正至轻微外翻位置，但超过15°的矫正效果并不确定。胫骨内翻截骨的示例见图5.29a,b和5.30a~e。

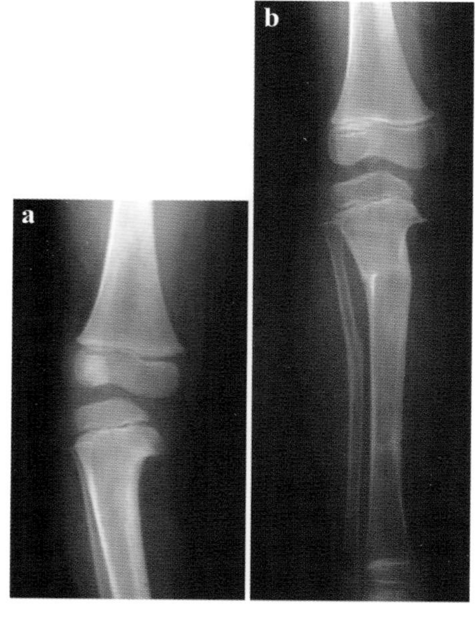

图 5.29　低级别 Langenskiold 胫骨内翻对早期胫骨 – 腓骨近端外翻旋转截骨术有反应。矫形维持了整个剩余的生长阶段。（a）术前 X 线片；（b）术后 X 线片

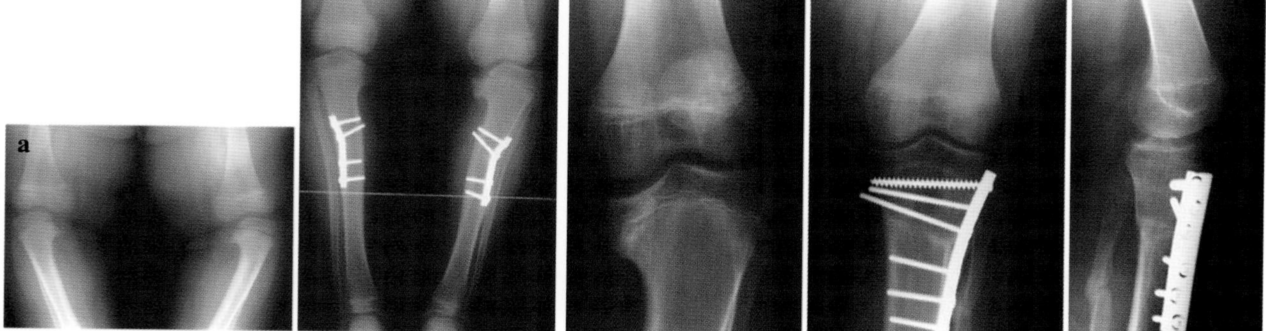

图 5.30　5 张系列 X 线片显示，早期且必要时重复进行胫骨近端截骨，即使在过度肥胖的情况下，也可在骨骼成熟时获得良好的关节结构。（a, b）患者 3 岁，体重 100 磅（45.36 kg），双侧弓形腿和胫骨近端内翻已完全形成。胫骨和腓骨近端外翻截骨使双下肢变直。患者 12 岁最近一次随访时，右腿矫正持续了整个生长期。左腿畸形在 6 岁时复发，当时患者体重为 150 磅。再次截骨。（c）12 岁时左侧再次复发。（d 和 e）13 岁时最终截骨，患者体重 250 磅（113.4 kg）。即使临床上持续存在过度肥胖，早期和重复截骨仍获得了良好的关节力线和股骨 – 胫骨力线

（3）截骨固定装置

许多技术被用于维持外翻，外旋，和伸展位直到愈合。这些方法被称为截骨并急性决定性矫正，通常指在完全矫正位置行钢板固定，或截骨后使用外固定系统如 Ilizarov 或 Taylor 外架逐步矫正。我们倾向于采用 AO 直板、Y 型或 T 型钢板和长腿石膏，但交叉克氏针、钉和其他内固定与长腿石膏联用，效果很好。Price 等人报道了单侧外固定器（如 Orthofix 器械）在固定矫正中的有效性（图 5.31）[223]。它们比 AO 直板可允许更多的近端截骨。圆形外固定器也可用于矫正胫骨内翻，特别是需要多平面矫正的晚期畸形 [224,225]。持续存在局灶穹窿截骨后使用克氏针和长腿石膏固定获得优异结果的报道 [226]。

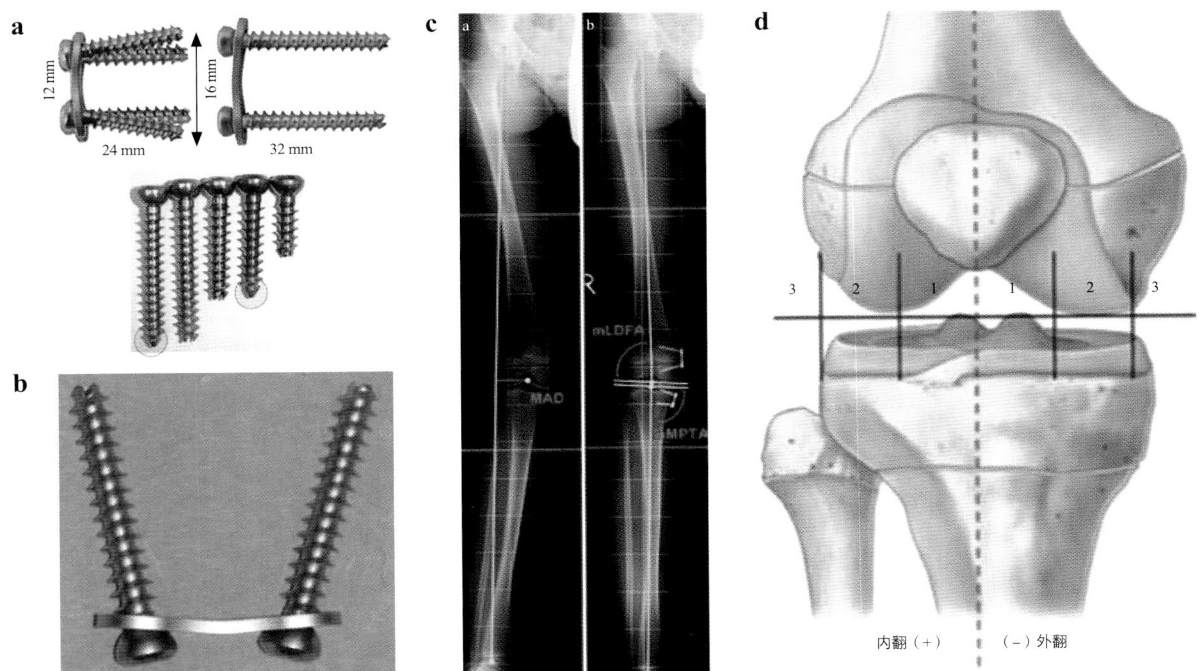

图 5.31　在正在生长的骨的一侧使用张力带钢板（TBP），在生长板的一边使用一枚螺钉，可使对侧骨继续生长并矫正成角畸形。使用八字钢板，将半骨骺融合的原理，或众所周知的“引导生长”，应用于早期或相对轻微的胫骨内翻（Blount 病），获得了良好疗效。一旦出现轻微的过度修正，即移除钢板，患肢在大多数情况下会保持正常增长。（a）将一块 12 mm 或 16 mm 的钢板（从中心孔到中心孔）跨骨骺置于骨膜外，由 1 枚螺钉固定在骨骺继发骨化中心，另 1 枚螺钉固定在干骺端。螺钉没有被牢固锁定在钢板内，可以随生长旋转约 30°。（随着生长，螺钉的尖端逐渐分离，并相互偏离角度。）螺钉通常平行于生长板植入，由于仅抑制生长而非永久破坏，在生长过程中逐渐分开。空心螺钉长度有 16 mm、24 mm 和 32 mm，实心螺钉有 24 mm 和 36 mm（经 Stevens 许可转载，Operative Tech Orthop, 2011,21:197–202, Springer.）。（b）图片显示了螺钉 / 钢板结构所允许的偏差。器械可限制，但不会永久损害骺板纵向生长。（经允许转载自 Burghardt et al.,J Child Orthop, 2008,2:187–197, Springer）。（c）机械轴是指从股骨头中心到踝关节中心的呈直线的一条纵向承重轴。在正常人中，它通过膝关节的中心。机械轴偏移（MAD）是从股骨头与踝关节中间连线到膝关节中点的距离。图示下肢外翻畸形（非胫骨内翻），机械轴向外移位。相反可见胫骨内翻时，机械轴向内侧移位。膝关节股骨远端内侧骺板和胫骨近端内侧骺板行半骨骺融合可将机械轴矫正到正常的中立位。畸形分析不仅包含机械轴偏移，还包括确定股骨远端外侧（正常的股骨远端外侧角 85°~90°）和胫骨近端内侧（正常的胫骨近端内侧角 85°~90°）的机械轴角度。由于股骨远端向内侧（股骨外翻）略显突出，胫骨近端向内侧（胫骨内翻）略显突出，膝关节关节线偏离冠状面水平线约 3°（经 Jelinek 等人许可转载，Int Orthop, 2012,36:599–605, Springer）。（d）为了描述机械轴偏移（MAD），膝关节被纵向分为几段。正常情况下，机械轴应沿中线或在膝关节任何一侧 1 区内走形。此轴偏离 1 区时，就会出现内翻（在中线内侧）或外翻（在中线外侧）畸形。正常的机械轴通过膝关节中心线（经 Stevens 允许转载，2011,21:197–202, Springer）

（4）截骨前的多平面分析

Sabharwal 和他的同事指出了多平面畸形分析的价值，特别是作为术前计划的一部分[207,227]。

2. 作为胫骨内翻初始矫正方法的

外侧半生长板融合，即半骨骺融合是一种无须截骨即可初步矫正一些成角长骨畸形的有效技术（图 5.32 和图 5.33）。仅在生长板的一侧使用订书针的方法，已使用数十年。但最近开始使用“八字板”（8 字板）张力带装置进行“引导生长”，其原则已被详述。胫骨内翻半骨骺固定术需使用 3 枚螺钉，1 枚直接置于外侧冠状面中部，另 1 枚置于前外侧，第 3 枚则在后外侧。早期报道显示张力带在 Blount 病（胫骨内翻）中的应用存在一些问题，但该方法的重要作用日益明确。该术式在胫骨内翻中失败的主要原因有 2 个。有文献指出，由于患者的大小和重量，18 例胫骨内翻植入中有 8 例（44%）植入物失败（胫骨外侧干骺端螺钉断裂）[228]。这可使用更坚固的钢板解决。在一项研究中，对比了钉书钉与 8 字板治疗各种原因造成的成角畸形患者，病理性骺板（Blount 病、骨骼发育不良）患者的并发症要比其他相对轻微的特发性畸形、骺板明显正常的患者高得多（27.8%~6.7%）[229]。第二个问题是（胫骨内翻）在外侧骺板阻滞减缓或停止了外侧生长的同时，需要胫骨近端内侧骨骺生长来纠正内翻畸形。但由于该疾病是由于内侧骨骺功能障碍造成的，在内侧骨骺功能不完善的同时使用该技术，使得难以确定能获得多大程度的矫正。使用 8 字板（或订书钉），最可能在早期 Langenskiold Ⅰ期和Ⅱ期内侧骨骺异常中获得疗效。由于不能立即矫正至外翻，即使在术后的矫正过程中，内侧骺板的压力仍在持续增加。此外，8 字板只能矫正外翻 – 内翻力线；因此对于存在旋转不良等其他畸形的病例，只能解决部分情况。在单平面胫骨内翻病变早期，仅有轻到中度内翻畸形，无过度超重的患者中，治疗效果最佳。Scott 在 18 例使用胫骨近端外侧张力带治疗胫骨内翻畸形中的成功率为 89%。一些具有股骨远端内翻畸形的患者也使用了股骨远端外侧张力带。去除张力带之后，有数名患者内翻畸形复发。在半骨骺融合术广泛应用的当前阶段，一些人认为对婴儿畸形进行早期外翻截骨，以实现决定性的一次性矫正仍然是有价值的。另一些人则几乎在所有情况下均使用引导生长的方法作为初次治疗方法。

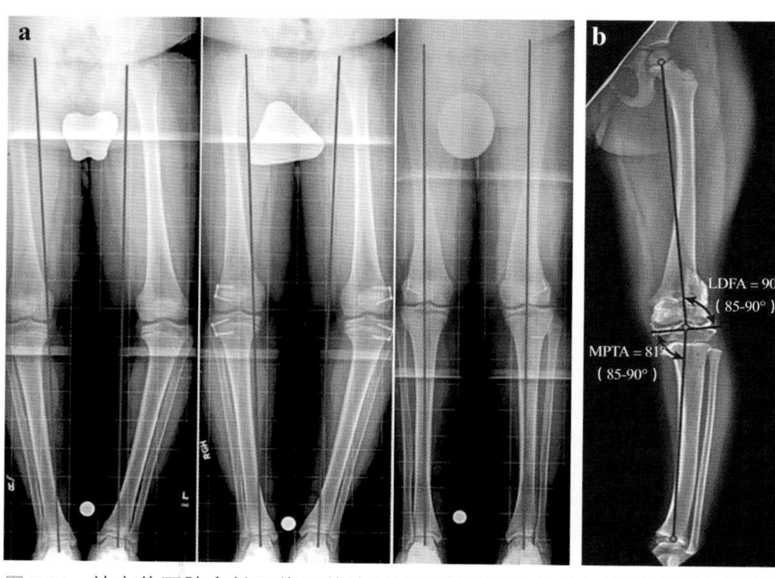

图 5.32 站立位下肢全长正位 X 线片显示了半骨骺融合术在纠正机械轴偏移方面的效果，可目视检查和测量关键参数（经 Kadhim 等人许可，J Child Orthop 2016,10:307–311, Springer）。（a）示例说明了使用 8 字板张力带技术，行胫骨近端外侧和股骨远端外侧半骨骺融合术，矫正 12 岁患者相对轻微的双侧胫骨内翻。机械轴从内侧偏移逐步改善为正常力线（红线）。（b）如图所示：使用 8 字板后，测量病例的股骨远端外侧机械角（mLDFA）和胫骨近端内侧机械角（mMPTA）。股骨角刚好在正常范围内，但相对减小的胫骨角证明存在内翻畸形

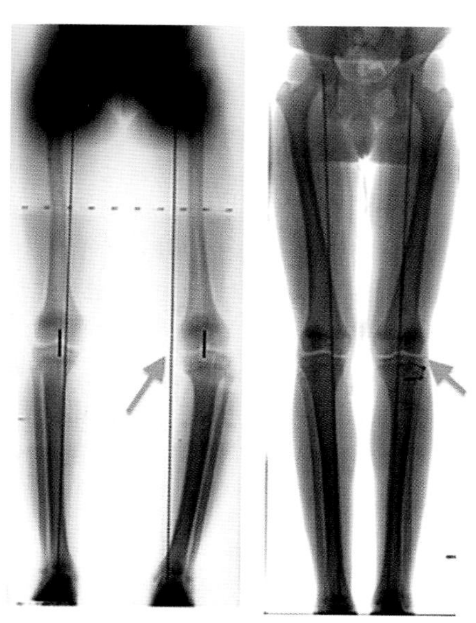

图 5.33 另一例外侧半骨骺融合矫正胫骨内翻的病例；胫骨内翻仅见于一侧。胫骨近端外侧半骨骺融合实现了完全矫正。机械轴从膝关节内侧转至膝关节中部正常位置（经 Stevens 允许转载，2011,21:197–202, Springer）

3. 完成胫骨近端骨骺阻滞

如剩余生长相对较少或骨桥过于广泛，建议在外翻截骨的同时完成胫骨近端生长板的侧位阻滞，以防止术后矫正的丢失。任何缩短都要好于加重胫骨表面倾斜，后者必然会出现内翻复发。

4. 局灶性骺板骨桥切除术

如还有几年生长期，且内间已经形成明确的局灶性骨桥，有报道认为，在晚期婴儿 Blount 病中，行骨桥切除并使用介入材料和外翻截骨术可取得良好的效果 [231,232]。Beck 等人报道了骨桥切除后，使用脂肪或颅骨假体替代获得了良好结果 [233]。Osorio 和 Costa 报道了 2 例使用甲基丙烯酸甲酯作为介入材料的良好结果。这有助于证实骨桥切除在 Blount 病中的价值，但这种介入材料目前已不再使用 [234]。Andrade 和 Johnston 报道了对 27 例 Langenskiold Ⅲ型或更高级别病变的患者，行胫骨近端内侧骨骺融合联合外翻截骨术 [235]。患者年龄 5~10 岁，剩余生长期较长。在 7 岁以下儿童中，该手术恢复生长和避免内翻复发的成功率为 80%，但在 7 岁以上或机械轴相对矫正不足的儿童中成功率较低。也可以尝试骨桥切除、经骨骺牵开技术和软骨分离术 [236]。

5. 胫骨内侧关节面凹陷的抬高

在那些Ⅳ，Ⅴ或Ⅵ级胫骨内翻的病例中，临床上存在显著的胫骨近端内侧关节面凹陷或倾斜。手术矫正这种畸形，将关节面恢复至接近正常水平的位置，是治疗中必不可少的一部分，但必须精准否则将加重损伤。Storen 首个报道了在骨生长即将结束的胫骨内翻患者中，行胫骨近端骨骺内截骨术 [237]。他报道了在骺板上方，行手术抬高胫骨内翻患者胫骨的内侧关节表面，术后 16 年效果良好。Siffert 报道了一项针对明显胫骨内翻的骨骺内截骨术，可抬高内侧关节平台而不损伤骨骺（图 5.34）[238]。它试图纠正残留的内侧骨骺和关节面倾斜，而非干涉干骺端畸形本身。Siffert 报道了一例 6 岁 7 个月女孩接受骨骺内截骨术，随访 13 年半的结果。16 岁时 X 线片显示关节面一致，无短缩迹象，远期效果良好。加行了干骺端外翻截骨术。截骨时需准确定位，否则可能会裂入负重关节面。Roy 和 Chaise [221]，Sasaki 等 [239]，Gregosiewicz 等 [240] 在骨骺下（或经骨桥）行内侧抬高截骨术，近端截骨时需小心引到切入髁间区（图 5.35a）。此术式仅适用于Ⅴ型和Ⅵ型病变（图 5.35b）。目前其已更常用于仍在生长的重度患者，而非等至骨骼成熟。Janoyer 等人报道了 9 例平均年龄为 7 岁 2 个月的重度胫骨内翻半平台抬高术。术后行外固定；手术包含其他矫正方法，如胫骨近端骺板完全阻滞 [241]。此种情况下，需行骨骺完全阻滞，且可能需行髂骨或其他骨移植以支撑内侧抬高节段。

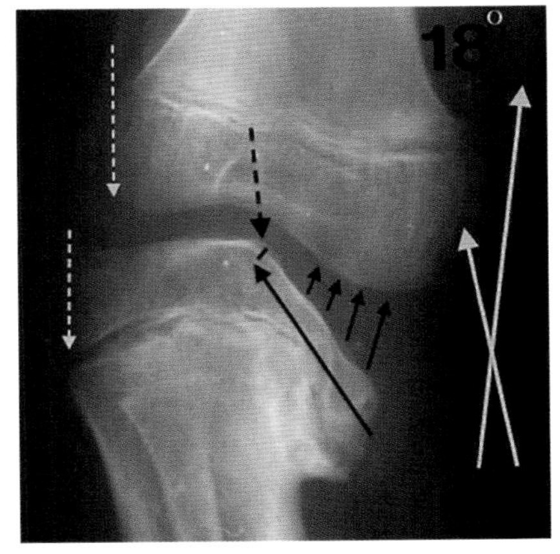

图 5.34　可行骨骺内截骨术矫正Ⅴ型和Ⅵ型畸形。此术式不会进一步损害骨骺，可用于Ⅳ级病变。测量股骨 – 胫骨骨干内翻角为 18°（右侧灰色实心箭头）。截骨平面位于胫骨近端内侧骨骺骨（实心黑色箭头），在上方关节软骨表面和胫骨近端内侧骨骺之间。必须注意不要损伤这两个软骨部位。小心抬高关节面和相邻的软骨下骨（多个黑色箭头）。截骨时保持胫骨近端非负重软骨和髁间隆起处的骨质完整，然后弯曲 / 撑开（黑色箭头中断）以进行矫正。三角形自体髂骨移植物插入张开部位以维持矫正。严重的胫骨近端关节面倾斜可导致股骨关节面在胫骨上向内移位，在左侧由灰色虚线细箭头标出

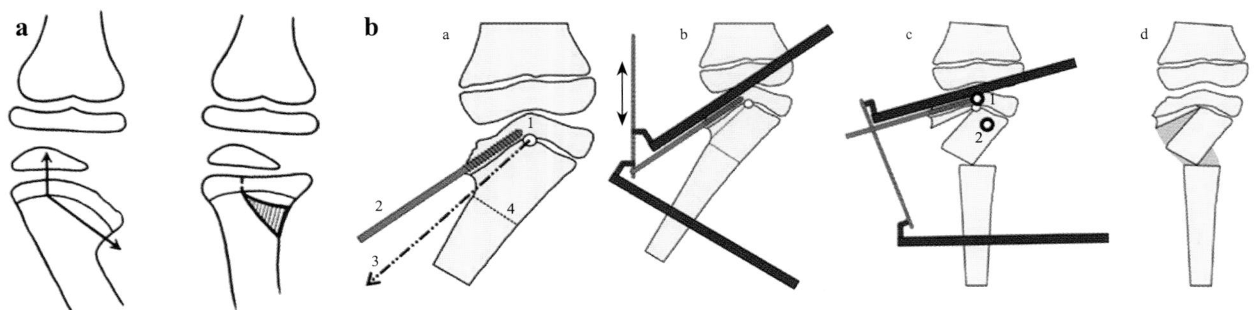

图 5.35 对于成长期儿童，长时间未纠正的Ⅴ型和Ⅵ型病变，可能需行更广泛的截骨。（a）对于内侧已有骨桥形成的严重Ⅴ型或Ⅵ型病变，可能需行干骺端－骨干截骨结合更远端干骺端截骨。在损伤的骺板下方行内侧弧形干骺端截骨抬高胫骨近端内侧关节面，再在中线穿过受损的骨骺，并在髁间隆起处穿过骨骺末端。将骨抬高后，将骨移植物插入截骨打开的干骺端缺损中（源自 Roy and Chaise,Rev. Chir Orthop, 1978,65:187–190）。（b）双干骺端截骨术可以纠正这些严重的病变。第一次截骨是在倾斜的胫骨内侧受损骺板下方，经过一小块骨骺区域进入中线，如图（a）所示。沿标记为“3”的轴线进行截骨。以抬高胫骨平台。第二次截骨（“4”），在第一次截骨的远端，使胫骨远端与整个下肢的长轴对齐。由于内侧骨骺已经融合，而外侧骨骺也需要融合，以防持续生长使畸形恶化，因此后续生长并不成为问题。采用 Ilizarov 外固定架进行固定（转载经 Hefny and Shalaby 许可，Strat Traum Limb Recon, 2010,5:79–85, Springer）

6. 多平面矫正

即使对于相对较低等级的 Langenskiold 畸形，也很少行单纯的单平面内翻到外翻矫形。为了更好的矫正畸形，常需行双平面或多平面矫正。矫正方法各不相同。Sabharwal 等人描述了一种 Blount 病多平面畸形分析的方法，包括常见于青春期患者的股骨远端内翻 [207,227]。Hosalkar 等人则提供了体现三维计算机断层重建在术前计划中价值的优秀病例 [242]：

（1）单部位行双平面或多平面矫正手术

可在单个部位行一次手术矫正双平面或多平面畸形，如胫骨近端（和腓骨）干骺端截骨及胫骨 AO 钢板稳定。外翻闭合楔形截骨术可增加胫骨远端外旋，较易实现双平面矫正。也可在相同部位屈曲（或伸展），实现在任何方向一定程度的平移。将去除的楔形骨倒置，从闭合楔形截骨变为开放楔形截骨，可一定程度延长肢体。也可用静态单侧外固定器固定。交叉或平行克氏针或斯坦曼针内固定如用于多平面矫正，在截骨最终愈合前存在位置丢失的风险。

Accadbled 等人 [243] 和 Janoyer 等人 [241] 讨论了这一具体问题，尽管大多数关于胫骨内翻－外翻截骨术以外的手术方法的报道提到了多次手术和 / 或多平面矫正，但并没有特别关注这些原则。

（2）两个或两个以上部位行手术矫正以解决多种问题

在高级别的 Langenskiold 畸形中，常需在同一手术过程中对不同部位进行干预。除需行干骺端截骨对胫骨畸形行外翻矫正外，还需在截骨中重建屈 / 伸力线；也可能需要行胫骨内侧骨骺内抬高截骨，以解决胫骨近端内侧关节面广泛凹陷（倾斜）的问题和胫骨近端外侧生长板骨骺融合，以防止畸形复发。有时需行股骨远端外翻截骨，以纠正股骨内翻，恢复膝关节线倾斜。

Van Huyssteen 等人回顾了 34 例晚期 Langenskiold Ⅳ ~ Ⅵ级病变膝关节，受累膝关节需广泛的手术矫正，包括胫骨近端内侧双抬高截骨术和伴随的胫骨近端外侧骨骺融合 [244]。平均手术年龄为 9.1 岁（范围 7~13.5 岁）。其中一种内侧抬高截骨为骨骺内截骨，以矫正内侧关节倾斜，另一种为干骺端截骨，以矫正成角内翻畸形。在矫形部位使用自体髂骨和腓骨维持矫形并增强愈合。术前胫骨平台凹陷平均为 49°（范围 40°~60°），改善至平均 26°（范围 20°~30°），29 例膝关节内翻从 30.6°（14°~66°）改善至 0°~5°，5 例改善为内翻 2°~5°（矫正不足）。早期病例的内翻复发，使他们常规联合进行胫骨近端外侧骨骺融合术。

Hefny 等人采用“双抬高”截骨术对 7 例 Langenskiold Ⅴ期和Ⅵ期严重婴儿胫骨内翻病例进行了矫正[245]（图 5.35b）。平均手术年龄为 11.6 岁（8~15 岁）。使用 Ilizarov 外架将胫骨平台内侧凹陷处抬高并逐渐矫正内翻。股骨 – 胫骨骨干角从平均 36° 修正至 4°，内侧平台凹陷成角从 53° 改善为 10°。

（3）使用外固定架矫正重度多平面胫骨内翻畸形

圆形 Ilizarov 外架和 Taylor 外架，这些外架已被用于同时或分阶段矫正多平面畸形，获得了良好疗效，并且对软组织剥离有限[224,225,246,247]（图 5.36 b）。一项在 7 例膝关节中使用 Ilizarov 技术的研究队列中，患者平均年龄 10.5 个月。先使用外架进行半平台抬高，以获得稳定和愈合，在第二阶段，进行额外的截骨术和外侧半骨骺融合术，以矫正成角、旋转和下肢不等长，从而解决所有方面的畸形。Taylor 外架用于多平面矫形的 6 名婴儿和 13 名青少年患者（22 例膝关节），22 例中有 21 例改善至正常膝关节 3° 范围内[225]。

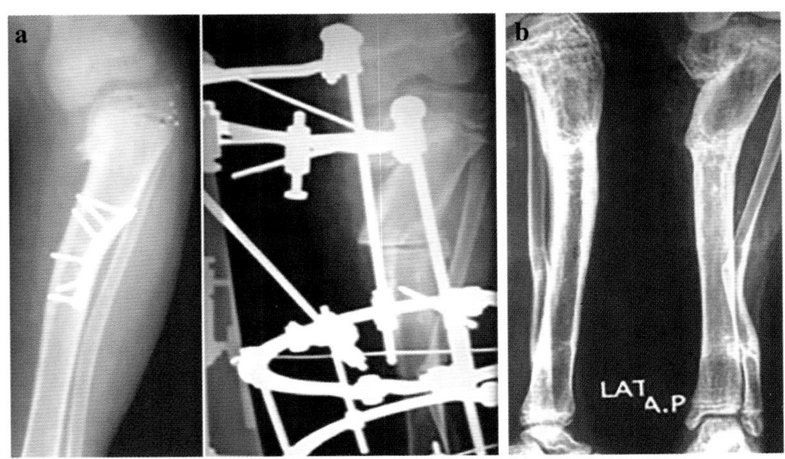

图 5.36　使用 Ilizarov 外固定架矫正严重胫骨内翻。（a）X 线投影显示术前（正位）（左）、早期截骨术后复发内翻畸形后和术后（正位）（右）位置。（b）术后 4 年正侧位片（转载经 Hefny and Shalaby 许可，Strat Traum Limb Recon, 2010,5:79–85, Springer）

（4）单侧外固定系统

多轴矫形单侧外固定系统联合胫骨 – 腓骨近端截骨术对 17 例多平面 Blount 畸形进行矫正，获得了良好疗效。未发生严重并发症是神经损伤、筋膜室综合征、骨不连或下肢不等长。主要畸形角度均有明显降低，但末次随访的绝对值未完全达到正常：MAD 20.5 mm ± 12.7 mm 内侧和股胫内翻角 8.0° ± 4.1°[248]。Clarke 等人比较了 58 例胫骨内翻矫形的广泛经验，发现圆形 Ilizarov 矫形和单侧 MAC 外固定架矫形在治疗后效果类似，随访并发症发生率也类似[249]。

（5）复杂畸形的渐进性与急性术中矫正

环状或单侧外固定架均可逐步矫正畸形。倾向循序渐进的人认为其在最小化截骨术的负面后遗症方面（如神经病变和筋膜间室综合征）以及实现更准确的畸形矫正方面比急性矫正更有价值。采用渐进技术时，矫正率在每天 1 mm 和 1° 的范围内。

一项研究显示，与同一机构对急性术中矫正病例的回顾相比，使用 Taylor 外架逐步矫正的效果更佳 [250]。然而，对包括上述研究在内的 18 项涉及急性和渐进矫正的研究进行系统回顾发现，其他 17 项病例系列均“没有证据表明两种治疗方式都有优势”（急性和渐进矫正）[251]。一项针对 Blount 病的比较研究显示，使用单侧和圆形外固定架逐步矫正严重畸形的结果类似 [249]。上文表 5.3 概述了胫骨内翻的治疗方案。

7. 胫骨内翻下肢不等长

除非一侧比另一侧严重，否则在双侧胫骨内翻中，这并不成问题。但在单侧内翻病例中，需对下肢不等长进行明确评估。行外翻截骨的早期病变患者，临床效果良好常不会发生显著的下肢不等长。但对于 Langenskiold Ⅲ ~ Ⅵ病变，则需要治疗。可能需对相对年轻的患者行骨桥切除术，已有一些结果良好的报道。对于更严重的多平面病变，尤其是在为了防止畸形校正后复发，行外侧胫骨骨骺融合的患者中，需通过以下 3 种办法之一进行治疗：在矫正患侧畸形同时行对侧胫骨近端阻滞；或者根据生长图表，行经典的同侧延长与外部固定器的多平面 correc，或经典的对侧较长肢体胫骨或股骨 – 胫骨骨骺阻滞。仅极少数情况下才需行单独的同侧延长或对侧骨干短缩。

十二、儿童胫骨内翻的成人期后遗症

关于儿童胫骨内翻长期影响的详细研究相对较少。如在早期通过胫骨及腓骨外翻截骨术纠正该疾病，且无畸形复发，则可以预期获得长期优秀或良好预后。在整个生长期中 Langenskiold 分级逐渐加重的患者，胫骨近端内侧骨骺塑形包括关节面形状的异常都逐渐加重。胫骨外侧半脱位、股骨内侧髁过度生长以及负重不对称都可导致关节软骨和半月板软骨的磨损增加。因此，长期结果更多取决于关节关系，而非股骨 – 胫骨骨干力线（图 5.37a~c）。

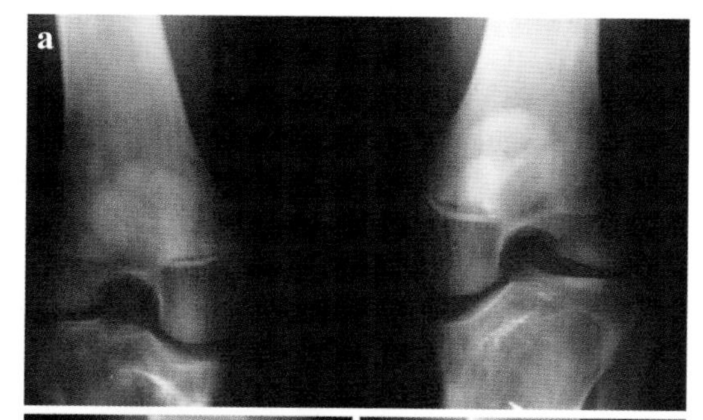

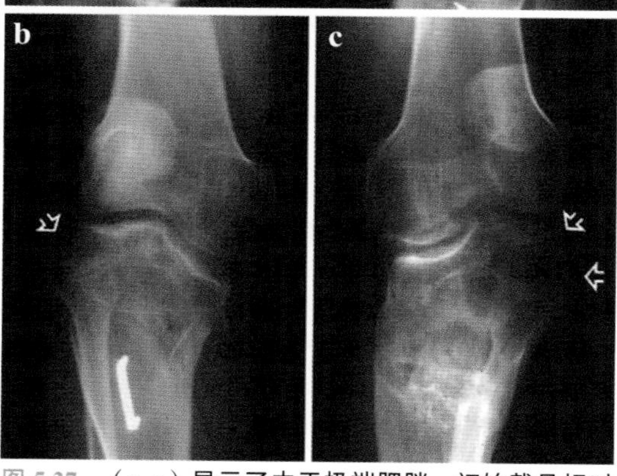

图 5.37 （a~c）显示了由于极端肥胖、初始截骨相对较晚、胫骨近端内侧关节面倾斜和持续的外侧骨骺生长而导致胫骨内翻的严重畸形的例子。虽然即使在骨骼成熟时，股骨 – 胫骨骨干对齐也可以很容易地解决，但是关节面倾斜和胫骨半脱位，以及较小程度的髌骨半脱位和胫骨内扭转导致成人骨关节炎。每个例子都显示了骨骼成熟时的严重畸形。这些患者大多是在几十年前接受治疗的，当时很少或没有注意到胫骨关节面内侧近端倾斜或Ⅳ型至Ⅵ型病变中骨骺生长明显减少。除了内侧胫骨近端关节在上面对倾斜，有相对的远端股骨内侧髁的过度生长，横向半脱位股骨远端、胫骨的和严重的坚持内部胫骨扭转的腓骨近端胫骨之间的关系

在对骨骼成熟后的评估中，Medbo 记录了 2 例优秀，5 例良好，3 例一般的结果。30 例患膝共行胫骨近端外翻截骨术 50 次。Zayer 注意到 133 例 30 岁以下胫骨内翻患者膝关节无退行性变，但在 27 例 30 岁以上的受累膝关节中有 11 例出现退行性变 [252]。退变与内翻程度无绝对关系。

Hofmann 等人在他们的小队列研究中发现超过一半的膝关节，出现了早期退行性关节炎 [253]。12 例患者（19 例膝关节）接受胫骨内翻截骨治疗，在骨成熟时，平均随访

22.4 年。初次截骨的平均年龄为 7.5 年（4~11 年）。19 例膝关节中 12 例已有症状，8 例经关节切开术或关节镜检查显示有早期退行性变。这些研究证明了胫骨内翻早期截骨术的价值，即在 2~3 岁确诊后立即截骨，特别是当患者存在肥胖且 Langenskiold 分级为Ⅱ级或以上时。

第五节 迟发性胫骨内翻（青少年胫骨内翻）

一、术语

迟发性胫骨内翻是指 6~8 岁后，由于胫骨近端内侧骨骺生长减弱而导致的下肢弯曲。Blount[176] 在他的第一篇论文中和 Langenskiold[182] 都认识到了这种病变。这种变异的原始术语是青少年胫骨内翻。术语迟发性胫骨内翻现在被用来定义此疾病; Thompson 和 Carter 根据发病年龄将其细分为少年(4~10 岁）和青年(11 岁或更大)2 个亚群[254]。婴儿型、少年型和青年型的胫骨近端内侧骨骺问题似乎是连续的问题，是更严重类型的早期表现。

研究表明该病变与创伤无关，在美国的研究中黑人患者占多数，男性居多，过度肥胖患者发病率较高[255-258]。在青少年发育高峰期，畸形明显加重。患者通常不仅表现为畸形，且还可表现为跛行、不适和下肢不等长。此疾病代表的是过早的不对称的骨骺生长阻滞，而非发育不良。

二、临床特征

其临床特征越来越清楚、合理、一致。对 45 名膝关节受累的青少年胫骨内翻患者 64 例膝的研究显示，双侧至单侧受累的比例为 19%~26%，但在两项最大的队列（各 15 例）中，双侧和单侧的受累数总体上是相等的。在 4 项美国研究中，每项研究均为男性多发，男女比例约 3.2∶1，且黑人患者的发病率均非常高，为 41/45（91%）。发病年龄及诊断年龄均主要在青少年范围内。儿童发病高峰在 10~11 岁之间，而第一次截骨手术通常在 12~14 岁之间进行。几乎所有患者均有肥胖，且常为过度肥胖。38 例患者中有 37 例出现肥胖，其体重要么超过了第二个标准差，要么超过了体重表上年龄对应体重的第 95 百分位。患者常为过度肥胖，不仅超出了正常范围，而且超出了相当大的范围。过度肥胖的真实情况如下：在某队列中，每一患者的体重都大于第 95 百分位，且大多数患者的体重超过该值 30~50 kg[255]。所有患者身高均在正常范围。Thompson 等人的报告中，每一病例的体重都超过了第 95 百分位，每个儿童的体重平均超过了第 95 百分位 20 kg（范围 10~61 kg）[257]。4 项研究中，初次手术时内翻畸形的平均值类似，在 13°~22° 之间。从外翻 0°~3° 的平均值来看，最终外翻矫正良好。每一队列均有一些矫正不足的病例，使患者残留一定内翻。复发并不常见，通常见于还有几年生长期的年轻大龄患者。尽管进行了手术矫正，但结果很少被定义为良好，实际上只有 56% 的结果被认为良好。大部分长期问题似乎均由过度肥胖和骨的特殊力线引起。总体上看下肢不等长的问题并不广泛，主要是由于许多患者均为双侧受累。此外，该畸形往往见于剩余生长期相对较少的患者。患者年龄较小，且单侧受累，可使其在骨骼成熟时出现下肢不等长，但仅有个别差异大于 2 cm 的报道。

三、关于迟发性胫骨内翻是否为叠加在已有内翻畸形上的不同意见

Beskin 等人指出，在他们的患者中，只有不到一半的患者明确存在儿童早期的内翻病史[255]。但 Wenger 等人指出，7 名患者中有 6 名在儿童早期存在明显的生理性内翻，虽自发改善，但未完全恢复[258]。到了青春期，畸形再次恶化。Loder 等人注意到只有 1 例患者有持续性的儿童膝内翻病史[256]，而其他组在儿童早期并无明显的生理性弓形腿的证据[254,257]。Henderson 和 Greene 记录了 2 例迟发性胫骨内翻患者，他们的股骨和胫骨机械轴力线清楚记录为中立位，但随后在 19 个月内发生了胫骨内翻[259]。他们的结论是，已有的内翻排列并非是迟发性胫骨内翻发展的先决条件。大多数患者在短时间内（通常为 6~12 个月）出现进行性弯曲，这与青少年生长突增有关。

四、骨骺高度和股骨远端内翻倾斜问题

Beskin 等人注意到，与同侧的股骨内侧骨骺或对侧的正常外侧骨骺相比，患者股骨外侧骨骺持续变宽[255]。他们认为，由于力的不平衡和外侧较小的应力，造成了外侧生长过快。在疾病早期阶段，胫骨内侧骨骺也变宽，但呈碎片状，随后发展为局部生长减弱并变窄。在股骨远端，内侧似乎出现生长抑制，外侧则出现过度生长，股骨外侧髁相对过度生长使得股骨远端关节面出现内翻倾斜。Thompson 和 Carter 也注意到 8 例膝关节出现胫骨近端外侧骨骺高度增加，4 例膝关节内侧骨骺高度增加，但股骨髁的力线正常[254]。膝关节畸形是由于胫骨关节面近端和骨干之间的成角。胫骨后内侧关节面常有轻度凹陷。大多数研究中青少年患者仅有非常小的或没有胫骨近端内侧干骺端喙，也很少出现胫骨扭转。复发相对罕见，往往见于 10 岁前发病及手术的患者。Currarino 和 Kirks 注意到一位 11 岁发病的肥胖的 12 岁黑人男孩，股骨远端和胫骨近端均出现了外侧增宽，且有内翻畸形[260]。

Henderson 等人对高危组中迟发性胫骨内翻的患病率进行了研究[261]。他们对体重至少 210 磅（95.25 kg）的白人和黑人青少年进行了评估，筛查膝关节内翻。图表显示，患者的体重不仅大于第 95 百分位，且大多数患者的体重平均超过第 95 百分位 50 磅（22.68 kg）。检查阳性的 7 名男孩的 X 线片显示有 2 人有迟发性胫骨内翻。在该研究中，80 名体重至少 210 磅（95.25 kg）的青少年黑人男性患有迟发性胫骨内翻的患病率为 2.5%。60 名肥胖的青春期白人男性以相同的方式进行了筛查，未发现胫骨内翻病例。他们发现在相对较短的时间内，迟发性胫骨内翻的患病率显著增加，并将其归因于美国青少年病态肥胖人口的增加。从 1985 年到 1993 年，他们诊断的青少年胫骨内翻病例与婴儿胫骨内翻病例数量相同，这与几十年前的研究相比有了显著变化，当时青少年胫骨内翻病例相对罕见。

五、迟发性 Blount 病中股骨内翻与胫骨内翻的关系

Kline 等人记录了在迟发性胫骨内翻患者中，股骨远端内翻是相当常见的伴发畸形[262]。他们评估了6名发病年龄大于6岁的患者。其中5名是肥胖的黑人。股骨远端内翻畸形平均为10°，超过1/2（范围56%~76%）迟发型患者的膝关节内翻畸形是由股骨内翻引起的。股骨这一结构并非干骺端，而是由于股骨远端内侧髁相对生长不足，股骨外侧髁相对生长过度，形成的骨骺外侧增宽。Gordon 等人也发现了大量迟发型患者具有股骨远端内翻畸形[263]。在一项对73名患者109例受累肢体的平衡研究中，婴儿组有患者37名（56例肢体），迟发组有36名（53例肢体）。基于标准的站立位X线片，婴儿组患者中，几乎没有股骨远端内翻畸形，股骨力线正常或仅轻度内翻，但迟发组中股骨远端内翻较为频繁，平均约占膝内翻畸形患者的30%（6°~20°）。在青少年期行重建力线的截骨术时，必须考虑这些发现。股骨远端内翻导致关节轴倾斜，理想的力线是在站立时关节轴平行于地面。有时，股骨远端外翻矫正被认为是彻底治疗青少年胫骨内翻的一部分。由于股骨远端和胫骨近端内翻都可能与青少年胫骨内翻相关，因此必须在站立位X线片上评估股骨远端、股骨远端和胫骨近端关节面，以及胫骨近端的力线情况，以确定手术矫形的平面。

六、影像学评估

由于大部分骨骺在迟发性胫骨内翻发生时已发育，因此其影像学变化不如婴儿型明显。

1. 迟发性胫骨内翻的影像学表现

由于骨骺内侧部分有轻度到中度变平，胫骨近端内侧骨骺内的骨质呈楔形。Langenskiold[232] 和 Thompson 等人[257] 都注意到在大多数病例中，其骨骺内侧中间部分较窄。胫骨内侧关节面和骨干之间可有内翻，但干骺区的内侧喙突并非主要特征。骺板本身在X线平片上有不同的表现。在疾病的发展阶段，骨骺内侧在一定程度上会变宽，虽然邻近干骺侧的骨呈不规则状而非线型，常被描述为外观粗糙。外侧骺板可为正常高度，有时可由于应力减小而有所增宽。有时这与股骨远端外侧髁轻微过度生长有关。随着时间推移，内侧骨骺开始变窄。Beskin 等人还注意到，同一膝关节的股骨外侧骺板与内侧骺板相比，始终更宽[255]。他们认为患者的外侧胫骨骺板未受明显影响。胫骨内侧骨骺也表现出不规则的特征性增宽。他们还发现股骨外侧髁相对过度生长，经髁轴倾斜角从正常90°变为胫骨内翻96.3°。

2. 与婴儿胫骨内翻的放射学差异

（1）局部骨桥不突出

虽然可在晚期形成骨桥，但并不像重度婴儿型病变中那样成为特征性改变。相对于婴儿型内翻，骨桥的形成往往局限于相对较小的内侧周围骨骺区，在青少年胫骨内翻中，经骺板骨形成往往更广泛地穿过内侧骨骺。

（2）股骨远端内翻发生率高

克莱恩等人观察到，迟发病例中有相当一部分膝关节内翻畸形是由于股骨远端弯曲以及胫骨近端弯曲 [262]。Gordon 等人 [263] 和其他一些人随后也记录了股骨远端内翻较为常见，尽管并非总是存在；Thompson 等人指出，在他们的研究中，所有膝关节股骨髁的力线都是正常的，患者的内翻畸形完全是由于胫骨近端关节面与骨干之间的成角所致 [257]。

（3）胫骨内侧关节面凹陷伴广泛倾斜并不突出

胫骨内侧关节面凹陷在重度婴儿型病变（Langenskiold Ⅳ ~ Ⅵ）中较为突出，但未见于迟发型中。胫骨关节表面可能有轻度后内侧凹陷。

（4）干骺端内侧喙突并非迟发性胫骨内翻的主要特征

七、青少年胫骨内翻的病理解剖学

青少年胫骨内翻的组织病理学记录比婴儿胫骨内翻更为广泛 [254,258,264]。由于是在骨骼生长末期进行手术治疗，常在截骨的同时行胫骨近端骨骺完全融合，以防畸形复发，所以活检样本更易获得。活检样本显示，与外侧相比，近端内侧生长板明显更窄。骺板在逐渐增加的压力下表现出的变化特征，与生理性骺板闭合相似。在生发区和增殖区，软骨细胞的细胞周期停止，柱状细胞区比正常更短。骺板外观紊乱。肥大软骨细胞稀疏。血管从骨骺侧进入静止区或生发区，从干骺端侧通过肥厚区进入柱状区。这一外观与假定的不对称的内侧生长板过早闭合的病理生理相一致，过早闭合原因在于肥胖造成应力增加，并与原有的轻度内翻相叠加。

Thompson 等人描述了一名 12 岁男性胫骨内翻患者的内侧生长板区域的组织学切片 [257]。在骺板内，有零星的活跃但不规则的骨化岛，主要但不局限在干骺端一侧。软骨内成骨区可见不规则的编织骨小梁，周围有成骨细胞和残留的软骨。在一些切片中，有少量坏死软骨被增生的软骨细胞所包围，而在其他切片中，可见经骺板骨桥。许多软骨区细胞增多，部分细胞坏死。正常的软骨内成骨机制在结构上呈不规则状，干骺端骨为编织骨和板层骨，更像膜内修复成骨而非软骨内成骨。未见炎症或骨缺血性坏死的证据。大多数研究结果与软骨坏死后生长失败，纤维血管侵犯和晚期经骺板骨桥形成的发现一致。骨骺软骨受到的异常压力可能是导致其变性和坏死的主要原因。

Wenger 等 [258] 描述了 2 例青少年胫骨内翻患者的内侧骨骺组织。组织病理学检查显示，增生区有大量裂隙和裂纹，结构明显紊乱。软骨区延伸至干骺端深处。干骺端可见骨小梁不规则排列，并有大量纤维血管修复组织。正常有序的软骨柱丢失。软骨细胞不规则聚集，在软骨 – 骨交界处有广泛的细胞间基质。干骺端骨本身也表现异常，许多内侧骨小梁横向排列而非纵向排列。存在大量的纤维血管修复组织，以及在干骺端处有纤维软骨岛，提示损伤和修复反应。Wenger 及其同事将组织学改变归因于生长板的机械破坏，软骨的不规则及破裂，以及骺端和干骺端交界处的修复组织即为证据。虽然可见软骨细胞聚集区，但软骨细胞数量仍然较少。

Pitzen 和 marart 描述了一项青少年胫骨内翻近端胫骨内侧的组织学研究，他们发现生长板存在严格局灶性的退变[265]。

八、治疗

1. 概述

表 5.4 概括了青春期胫骨内翻的治疗要点。迟发性胫骨内翻最初发展缓慢且相对无痛，但当疼痛和畸形加重确诊时，几乎总是已对胫骨近端骺板造成明确损伤。因此，预防或保守治疗十分困难。有时内翻很轻微，无须治疗，特别是当患者骨骼接近成熟或发病后不久就确诊时。如果这 2 种情况下症状比较轻微，可在股骨远端外侧和胫骨近端外侧行半侧骨骺融合术，以防止畸形加重，如果内侧仍有一些生长，可能会矫正部分畸形。任何实际畸形的矫正都依赖于胫骨近端内侧或股骨骺板的持续作用。对于中重度膝关节内翻畸形的患者来说，在骨骼成熟之前，最好的方法是，对胫骨近端和远端股骺板以确定的方式行完全阻滞，再行胫骨近端和腓骨近端外翻截骨术，必要时加行股骨远端外翻截骨。必须注意迟发性病变的股骨远端可能存在内翻畸形，可能需在胫骨截骨之外行额外的截骨矫正。行局灶性骨桥切除术维持生长的作用在青少年型病变中相对较小，这种手术是婴儿型病变的一个特殊手术，但很少用于局部发病的迟发型病变中。

表 5.4　青少年胫骨内翻

类型	表现
i	此年龄组的半骨骺融合失败率很高（患者年龄越大，体重越大时更是如此；此手术的矫正依赖于被疾病进程严重破坏的胫骨近端内侧骨骺的生长功能）
ii	胫骨近端外翻（+外旋）截骨术最受青睐；也包含腓骨近端截骨术
iii	在矫正截骨时，可考虑完全融合胫骨近端生长板（从内到外，全生长板），以防止畸形复发
iv	可能需联合行股骨远端外翻截骨术，以完全重建水平的膝关节关节面以及正常的机械轴
v	如为单侧受累，需纠正下肢不等长

2. 综合治疗

Gordon 等人提出了一种很好的综合治疗迟发性胫骨内翻的方法[266]。采用胫骨 / 腓骨近端截骨术治疗胫骨近端内翻，再使用 Ilizarov 外固定架逐步矫正。如患者的股骨远端骨骺未闭合，则行外侧半骨骺加压钉；如已闭合（或没有明显生长），行外翻截骨矫正股骨远端内翻，并用钢板固定。作为对胫骨近端严重内翻的反应，一些患者出现了胫骨远端外翻畸形。如需治疗，且胫骨远端生长板尚未闭合，则可采用内侧加压钉进行半骺融合；或行胫骨远端内翻截骨。所有方法应同时进行。他们报告了采用该方案治疗的 15 名患者中的 19 例关节。手术时平均年龄为 14.9 岁（10.6~18.1 岁）。肥胖特点突出，93% 的患者（14/15）体重高于第 95 百分位。使用 Paley 内侧轴偏移术语表示数值。结果非常好 / 极好，尽管外固定架治疗常需要额外的小手术。

3. 半骨骺融合术

半骨骺固定术被广泛用于控制和矫正青少年胫骨内翻畸形，但 3 项大队列研究的结果各不相同。Westberry 等人对平均手术年龄为 11.8 岁（7~17.3 岁）的 33 例膝关节进行了回顾。83% 的患者体重大于第 95 百分位。术前机械轴值中位数为 18° 内翻（范围 5°~31°），修正至 7° 内翻（范围 –12°~46°）[267]。尽管 88% 的患者畸形得到了改善或保持稳定，但大多数患者仍存在内翻畸形，而治疗的首选目标是使长轴力线达到中立位或轻度外翻。在一项 67 例膝关节的研究中，需要时分别行股骨和胫骨外侧半骨骺融合术 [268]。胫骨平均矫形 9°，但矫正范围较宽，从矫正 33° 到加重 6°。股骨平均矫形 8°（范围 0°~19°）。最终，67 例肢体中有 19 例后续进行了截骨，10 例在骨骼成熟时内翻大于 10°，而 14 例过度矫正为过度外翻或有此倾向者，进行了内侧半骨骺融合。作者的结论是，即使使用术前评估，如年龄、体重和畸形程度，反应的不确定性也使得疗效难以预测。Park 等人还发现，对迟发性胫骨内翻行半骨骺加压钉手术时，存在相当程度的矫正不足 [269]。他们进行了 33 例胫骨近端半骨骺加压钉手术治疗胫骨内翻，另外还进行了 14 例股骨远端半骨骺加压钉手术治疗股骨内翻畸形。手术时平均年龄为 11.8 岁。行站立位 X 线片评估机械轴偏移、胫骨近端内侧角、股骨远端外侧角和机械轴通过的区域。平均机械轴偏移从术前 58 mm（27~157）改善为 22 mm（–33~117），胫骨近端角从 77°（50°~85°）改善为 85°（48°~95°）。股骨远端角由 96° 改善为 86°。在末次评估中，有 7 例肢体为中度内翻，4 例肢体为轻度内翻，20 例肢体为正常排列，2 例肢体为外翻。4 例严重内翻患者中，仅有 1 例被矫正为正常，其他 3 例为中度内翻。McIntosh 等人对 49 名患者 64 例受累肢体进行的研究结果显示，以最终随访时需截骨或机械轴偏移超过 40 mm（中度或重度内翻）来判断，失败的发生率很高 [270]。手术平均年龄为 13.4 岁。66% 的患者外侧半骨骺融合不成功。手术时大于 14 岁、体重指数＞ 45 kg/m²、胫骨近端内侧角较小（大内翻）的患者，失败风险更高。使用更特异性的标准如磁共振成像，来评估对内侧骨骺的损伤和测定剩余生长期，可稍微改善结果。半骨骺融合也仅限用于同平面矫正。它有助于稳定和最小化畸形进展，偶尔可实现完全矫正。即使最终仍需截骨，部分控制也是有益的。Shabtai 和 Herzenberg 对生长调节手术（引导生长、吻合器、半骨骺融合、张力带板）在所有疾病的有效性进行了回顾 [271]。他们评估了 284 名患者的 440 例膝关节；57% 的手术是针对特发性膝关节畸形，但在 38 例（8.6%）病理性畸形中，Blount 病最为常见。他们还指出，总的来说，与特发性疾病相比，病理性疾病的并发症更高——Blount 病矫正失败率相对更高，为 14/38（37%）。他们建议对肥胖的迟发性胫骨内翻患者行半骨骺固定术时要谨慎，特别是 BMI 大于 35 kg/ m² 的患者。

胫骨近端外翻截骨对齐胫骨，如果需要，股骨远端外翻截骨可在行骨骺消融最终矫正时获得明确效果。

Miller 等人证明了外固定配合弧形胫骨干骺端截骨术在青少年畸形患者三平面矫形中的价值 [272]。更广泛的外固定辅助多平面矫正手术也已应用于此类畸形，获得了良好疗效 [225,273]。

第六节 Osgood-Schlatter 病（胫骨结节慢性外伤性骨骺炎）

一、术语和描述

Osgood-Schlatter 病的特点是青春期胫骨结节区肿胀和疼痛；由于软组织肿胀和骨与软骨的反应性增生，常出现胫骨前表面髌腱附着处和正下方突出，伴多种不适。这是由于在髌腱 / 伸膝装置和结节骨 / 软骨交界处施加的外力导致结节前部撕裂所致。1903 年，Osgood[274] 和 Schlater[275] 都将胫骨结节骨骺炎定义为一种单独的疾病。临床上复杂的特殊症状，以及胫骨近端侧位片上特征性 X 线改变的早期表现，形成了此疾病的特点。Osgood 和 Schlater 在他们各自的论文中，对此疾病与先前已知的急性完全外伤性胫骨结节撕脱症进行了区分。对该疾病认识的发展经历过 2 个阶段。

1. 放射影像之前的理解

放射影像之前（早期）及放射影像之后（后期）对胫骨结节突起的理解。早在 1827 年 [Key] 就认识并正式描述了由暴力损伤引起的胫骨结节移位性完全骨折[276]。Gaudier 和 Bouret 报道了 1 例胫骨前结节急性撕脱的病例，并在 1905 年的一篇文章中详细回顾了 23 例撕脱，明确指出了这种疾病的急性创伤性质[277]。到 19 世纪中期，对膝关节胫骨近端亚急性和慢性进展的坚硬骨性突出伴不同程度疼痛的临床认识越来越多。基于当时流行的疾病，一些人认为它们是感染性疾病（化脓性骨髓炎），包括结核性骨炎。Dunlop 在 1912 年的文章[278]中对此作了很好的回顾。青少年胫骨结节前方被认为是该病的发病部位，并对其独特的发育特征进行了研究。其良性病变的性质和与骨骼生长的特点逐渐得到重视。Gosselin（1858；1878）[279,280]描述了几种类型的骨炎，主要集中于化脓性骨髓炎，并指出生长中的儿童和成人的骨髓炎是不同的。但他发现了“一种亚急性（骨炎），不发热，伴有中度疼痛，不会化脓，但会造成骨质增生……”他认为这种情况确实存在，但很少见。Gosselin 评论道，在描述或定义任何儿童和青春期的骨骼疾病时，均需考虑“腿在生长时，加剧骨骺与骨干结合部营养进程的来源，同时还需表明这种加剧出现时所处的生长期”。因此，我使用并继续使用“青年急性骨骺性骨炎”的表达方式[279]。但他似乎没有具体讨论这与胫骨结节或其骨化模式的关系。

lanelongue[281] 和 Archambault[282] 将观察的重点放在了胫骨结节坚硬的骨肿块、局部疼痛、早期软组织肿胀和炎症、无急性创伤、良性预后，但常有长达数年的不适病程。

lanelongue 清楚地描述了骨突起从完全的软骨状态到软骨和骨的混合物，再到完全为骨组织的发展[281]。正是在中间过渡阶段时，易于发生病变，特别是由附着于骨突起部位的肌肉收缩引起的创伤性病变。他描述了 1 例持续性膝关节不适伴关节以下胫骨前方肿胀和压痛点，活动和屈膝时加重，休息后缓解。男童 14 岁半，有疼痛症状超过 1 年。他认识到股四头肌腱通过肌腱纤维与软骨细胞肿胀的骨突结节相连。该疾病是由于“机械原因”，即其他生理活动的“多次”异常兴奋导致的病理状态。骨骼发育过度导致局部骨组织过度沉积。他还描述了与骨突相似的其他疾病。他认识到，正是在骨突开始骨化的阶段，易于发生“炎症”。“虽然可能有多方面的原因，但活动增加的局部影响可使附着于特定软骨－骨区域的肌肉产生不习惯的动作。”随后引起了隆起处骨质增生。这些疾病的危害较真正的骨骺化脓性疾病更小。此病后来在一些国家被称为 Lannelongue-Osgood-Schlatter 综合征。Archambault 在 1879 年报道了几例骨炎伴胫骨结节前部肥大的病例，且无感染证据[282]。

到 19 世纪末，在早于 Osgood 和 Schlate 从临床和放射学上描述此疾病几年前，对其认识已经相当深入。Pollosson 在 1887 年对 1 例 14 岁男孩患者进行了清晰描述，该男孩双侧受累，膝关节下方出现肿胀和疼痛[283]。他确定此病为胫骨前结节的非化脓性骨突炎。其要点如下：局部自发性疼痛，间歇性发作，无特定诱因。在手压、某些姿势使膝关节受压或行走时出现疼痛。胫骨前结节部位的肿胀和疼痛导致患者就医。通过减少活动和加压夹板的治疗在数周内减轻了疼痛；肿胀也获得减轻，但最终以骨性前部肿块的形式始终存在。肿胀发生于髌腱附着点，膝关节下方约 4 cm 胫骨前结节处，肉眼可见，也可触及。肿块为骨性、呈圆形，直径 4~5 cm，软组织正常。治疗的目标是消除疼痛，即使仍然存在肥大的骨水肿。一旦了解了这种疾病的存在，诊断则“毫无困难”。仔细询问患者是否以下要点均为阴性：无膝关节撞击史，患处无疼痛，未暴露于寒冷或潮湿，无共患的风湿病、肺结核或其他疾病。临床表现为胫骨结节前方的骨质增生、非化脓性骨突炎。该疾病的发生与 12~17 岁之间的骨生长相关。骨骺和骨突的解剖学差异已被学者所描述（本病为一种骨突疾病），胫骨结节发育的具体特征包括 13 岁时开始骨化，17~18 岁时最终融合。因此，该疾病（骨炎）与胫骨结节骨化的生理进化发生在同一时期，是一种生理行为的轻度放大。常有人认为创伤、撞击、跌倒和疲劳会造成此疾病。Pollosson 同意 lanelongue 的观察，认为此疾病是由于股四头肌（股三头肌）反复牵拉胫骨前结节，放大了骨骼发育的生理行为，突破某一程度后使其成为病理状态。此外，潜在的风湿病、某种形式的创伤，甚至是化脓性疾病的患者，也可能易于患上此病。然而，常见的低级别病变明显为非化脓性伴骨质增生的炎性肿胀。接下来的问题是，是否仅累及（胫骨结节）隆起的骨核，还是邻近的骨干也有受累。Pollosson 认为，胫骨骨干近端（干骺端）的骨突近端均为病变范围，触诊肿胀和疼痛存在于受力过度的胫骨结节以外的更广泛范围内。大部分炎症发生在周围组织，更适合此疾病的名称是骨突近端骨炎。总之，髌腱止点处出现圆形骨性肿胀，取代了结节性的隆起。肿胀为自发出现，呈间歇性疼痛。加压时疼痛明显，屈膝困难或不可能。运动和行走都很痛苦。邻近的软组织和膝关节本身都未受伤。经治疗后，疼痛和功能障碍消失，肿胀减轻，但仍存在无症状的骨质增生。鉴别诊断包括骨髓炎（化脓性骨炎），骨结核性病变，肿瘤如骨肉瘤或外生骨疣。

2. 放射影像时代的定义

随着放射学发展为临床工具，胫骨结节的特征很快被识别出来。1903 年，Osgood[274] 在美国和 Schlatter[275] 在德国分别独立地对其临床影像学进行了描述，并将其命名为 Osgood-Schlatter 病。在欧洲的部分地区，此疾病几十年来一直被称为“lanelongue-osgood-schlatter”。Osgood 描述了 10 例病例，均为男孩，其中 8 例 14 岁和 15 岁，另外 2 例为 13 岁和 16 岁。所有人都被描述为“活跃，爱运动，以及肌肉发达”。Osgood 认为这种疾病是由损伤引起的（通常为特异性损伤），主要表现为“结节部分分离”，且正常功能的干扰“如此轻微，以至于通常无法识别，被诊断为滑囊炎或骨膜炎”。但 X 线证据是“无可争议的”。其与骨骼生长有关：“病变发生于男孩青春期或青春期后不久，此时骨骺生长最快，骨骺和胫骨干之间有一层软骨。”患者表现为持续性疼痛，剧烈运动时膝关节无力，局部肿胀和压痛。当“股四头肌剧烈收缩或突然牵拉，导致上骨骺舌状延长区或单独的骨化中心的软骨连接部分破裂”时，即可诱发此病。治疗方法为休息及限制膝关节活动，通常使用半石膏夹板 4 周或更长时间。一经放射学明确，此病就被广为了解，并在后续几年的几篇文章中得到描述。1905 年，Makins 在《柳叶刀》杂志上详细报道了 3 例基于 X 线使用的病例，但他清楚地回忆了在 X 线出现前门诊中许多“胫骨结节增大”的案例 [284]。他强调了膝关节用力伸展时“打软腿”的感觉。其他表现为疼痛、触诊或屈膝时局部压痛，以及假炎症征，如结节上覆和周围的软组织局部肿胀、发热和压痛，以及下方的干骺骨稀疏。他对一名 22 岁、症状持续 4 年的患者进行了手术。X 线片显示髌韧带（肌腱）内有 2 个未与胫骨相连的骨化结节。通过髌腱的小垂直切口探查，骨的部分是可活动的，基本上位于韧带和胫骨之间的滑膜间隙。由于认为简单的钉扎可能无法确保固定，骨软骨结节被从肌腱上取出，随后不改变肌腱末端附着的情况下缝合固定到胫骨。结果良好。

Kirchner 在 1908 年发表了一篇优秀而详细的文章，回顾了人类胫骨结节的发育，列举了当时被广泛认可的 Osgood-Schlatter 病变的例子 [285]。

二、病理生理学

此病变的特点是在骨骼生长的最后几年中，股四头肌经由股四头肌腱、髌骨和髌腱对胫骨结节施加重复的拉力。胫骨结节最初形成于软骨中，该软骨是胫骨近端骨骺软骨在前端和远端的相连续的突起。在骨骼生长的最后几年中，重复的应力可导致软骨结节的损伤（部分撕裂）和不规则骨化模式，其特征是与正常高级骨化前沿不同的独立骨化区域。

重复性创伤仍被广泛认为是 Osgood-Schlatter 疾病的病因 [15,281,283,286–291]。股四头肌是人体最大的肌肉，经髌韧带和髌腱附着于相对较小的胫骨结节。结节的发育及其与此疾病的关系已有详细描述。Ehrenborg 及其同事对该疾病的广泛研究也得出结论，该疾病代表了髌腱部分从胫骨结节上撕脱 [15,287,288,292–294]。

与 Osgood-Schlatter 病相关的影像学表现是，Osgood-Schlatter 病变与髌骨角小于正常呈正相关。Sen 等测量了髌后关节面与下关节软骨末端至下髌骨尖连线之间的髌骨角 [295]。这 2 条线形成的角度在 68 例该疾病患者中平均为 33°，在 71 名年龄匹配者和 198 名成人对照组中平均为 47°。作者推断 Osgood-Schlatter 患者髌骨角度更小，需要更大力量的股四头肌收缩来完成相同动作，因此增大了牵拉性骨突炎的可能。

Blackburne 和 Peel 髌骨指数（从膝关节屈曲超过 30° 的侧位 X 线片上测量）测量为 a/b，其中 a 为髌骨关节面下端到胫骨平台线的垂直高度；b 为髌骨关节面长度（图 5.38a）。在正常膝关节中，a 与 b

的比值（髌骨指数）为 0.80，当比值大于 1.0 时代表髌骨高位[296]。在另一项研究中，Osgood-Schlatter 患者的髌骨位置相对于正常对照组呈髌骨高位。Jakob 等人使用 Blackburne 和 Peel 法评估髌骨位置，发现 73 例正常膝关节侧位片上的指数为 0.80；在 125 名 Osgood-Schlatter 病患者 185 例膝中，男孩的平均髌骨指数为 1.01（高位髌骨），女孩为 0.91（正常偏高）[297]。胫骨结节内有游离体的男孩的 X 线片上比值增加到 1.06。指数越高，髌腱胫骨结节的受力越大。这一发现表明，股四头肌的强大拉力可能是与 Osgood-Schlatter 病相关的最重要的病因。Inall-Salvati 索引也常被用于评估髌骨高度（图 5.38b）。Aparicio 等人也注意到 Osgood-Schlatter 病与髌骨高位之间存在强相关性[298]。髌骨高度的增加使得完全伸膝时所需的股四头肌力量增大。生物力学研究表明，髌骨高位会增加髌韧带附着点的张力[299]。

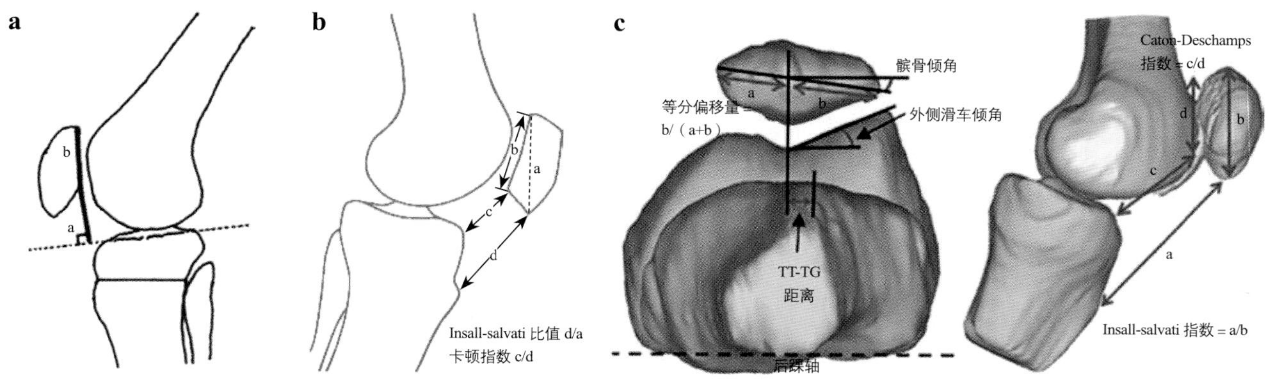

图 5.38 显示了记录髌骨高度、倾斜度和位置的常用指标。高度测量的比值是髌腱长度 / 髌骨或髌骨关节面长度的比值。随着髌骨高度（高位髌骨）的增加，髌腱逐渐变长，其比值逐渐增大，超出正常范围。（a）Blackburn-Peel 指数（BPI）用于评估髌骨高度。BPI 是通过髌关节面远端下端到胫骨关节面切线的距离除以髌关节面长度（在膝关节侧位片上）来确定的。该指数正常小于 0.8，大于 1.0 为异常（= 高位髌骨）（经 Kesmezacar 等人许可再版，Knee Surg Sports Traumatol Arthrosc, 2005,13:539–544, Springer.）。（b）Insall-Salvati 指数（*d/a*）用于评估髌骨高度。它是髌骨关节面基底部至胫骨结节处髌腱止点的髌腱长度，除以关节面从上到下最长连线的比值。Caton-Deschamps 指数（*c/b*）是通过髌骨下端到胫骨关节面最前点的长度除以髌骨关节面长度来记录髌腱长度。（c）右图还显示了 Insall-Salvati 和 Caton-Deschamps 高度测量参数。左侧图像显示髌骨倾斜和外侧滑车（股）角度测量以及胫骨结节 – 滑车沟（TT-TG）距离测定。在 TT-TG 测量中，将胫骨（胫骨结节前方最凸点）和股骨远端（滑车沟最深水平）的轴位 CT（或 MR）图像与如图所测线之间的距离叠加在一起（参见文本）（转载经 Biyani 等人许可，Knee Surg Sports Traumatol Arthrosc, 2014,22:2334–2341, Springer）

26 例 Osgood-Schlatter 病患者的骨骼年龄，除 1 例以外，均在正常范围，这使 Yashar 等人得出结论认为，该疾病通常与骺板发育异常无关[300]。

三、胫骨粗隆发育

胫骨近端骨骺在出生时由软骨组织组成。在此之前，有一类软骨段或粗隆，从骨骺主体的前方和远端突出，到达干骺端前面。一个或多个骨化中心将向远端此突出尖部发育，并与胫骨近端骨骺继发性骨化中心主体形成的骨相融合。

1. Hulting

Hulting 将胫骨粗隆的发育分为 3 个阶段：软骨阶段、骨突阶段和骨性阶段[301]。软骨阶段在女孩中平均持续到 11 岁，在男孩中持续到 13 岁。女孩的胫骨结节骨化比男孩早 2 年左右。女孩的骨突发育阶段发生在 8~12 岁之间，男孩的骨突发育阶段发生在 9~14 岁之间。因此，胫骨粗隆的骨化存在较大差异。骨性阶段是指胫骨结节骨化中心与胫骨近端骨骺中心合并成一块骨块后的发育阶段。女孩第三个阶段发生在 10 岁以上，男孩在 11~12 岁之间。胫骨结节与底层干骺端和骨干的最终融合发生在 18 岁左右。

2. Ehrenborg 和 Engfeldt

Ehrenborg 和 Engfeldt 描述了胫骨结节发育的 4 个阶段（图 5.3a 和图 5.39）[287,292,293]。粗隆形成于胫骨上端骺软骨的舌部，并向远端越过胫骨干骺前部。

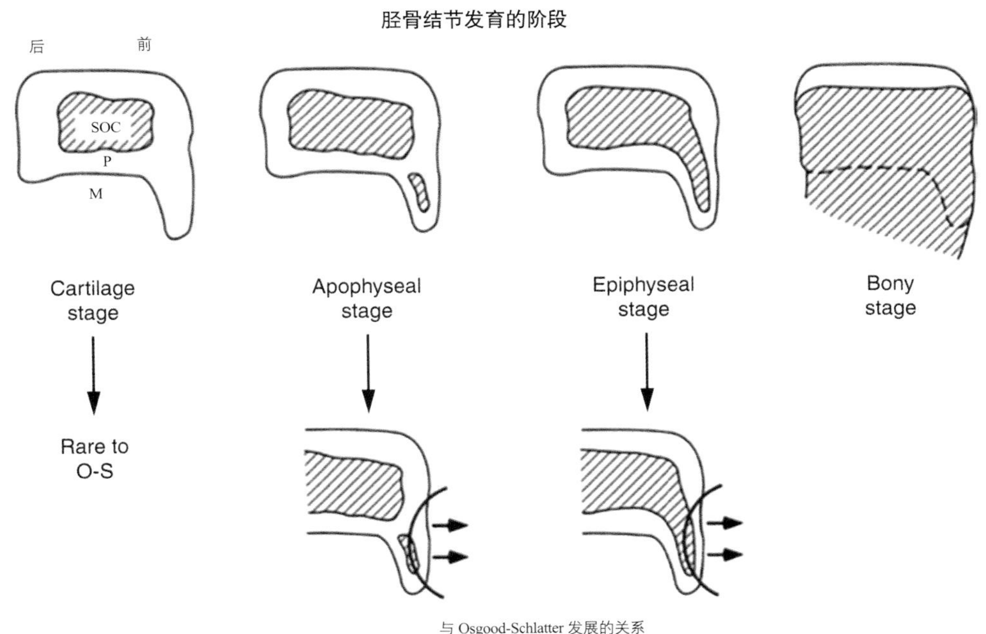

图 5.39 展示了胫骨结节发育的 4 个阶段及其与 Osgood-Schlatter 病的关系。Ehrenborg 和 Engfeldt 定义了这些发展阶段。图的下部显示了 Osgood-Schlatter 病变的形成机制几乎完全出现在骨突和骨骺阶段

软骨舌部常形成单独的一个骨化中心，但偶尔也可有多个中心。胫骨结节的形成可以分为 4 个阶段：软骨阶段、骨突阶段（在舌状软骨内远端出现骨化中心）、骨骺阶段（骨化中心结合形成骨块，并与胫骨近端骨骺相连续）和骨性阶段，骨骺生长板关闭。一般情况下，软骨期为 11 岁半，骺期为 11 岁 8 个月，骨骺期为 13 岁，女性骨联合期为 15 岁，男性骨联合期为 17 岁。胫骨结节初始的骨由骨突阶段独立的骨化中心形成（独立于胫骨近端骨骺的次级骨化中心成骨）。骨核位于软骨结节的前下 1/4 处。在骨骺期，胫骨结节的骨核向近端延伸，并开始与胫骨上端骨骺的次级中心建立骨连接。症状常出现骨突或骨骺阶段的胫骨结节。在这些阶段中，髌韧带的大部分纤维都附着于软骨的前部。

3. Ogden, Hempton 和 Southwick

从产前算起，到骨骼发育成熟，粗隆的演化可分为 7 个阶段（表 5.5）[14,289]。在软骨阶段，胫骨结节生长板区域最初是纤维软骨伴有柱状骨骺样区域，仅见于与胫骨近端生长板相连和相邻的区域。随

着结节经过骨突和骨骺阶段逐渐成熟，最重要的细胞变化是生长板从纤维软骨逐渐转变为真正的细胞柱。一旦骨化中心完全形成（骨骺期），在生命的第二个十年的早期，柱状生长板几乎可延伸到粗隆的末端[14]。

表 5.5　胫骨粗隆的发育

发育阶段	各阶段表现
产前阶段	第一阶段：无胫骨结节。胫骨近端生长板呈横向
	第二阶段：胫骨软骨骨骺向前生长伴纤维血管向内生长及软骨骨骺血管形成
	第三阶段：胫骨近端结节通过纵向生长实现相对远端移位，并通过持续的纤维－间充质－血管长入实现与胫骨近端生长板的解剖分离
产后阶段	第四阶段：发育出与胫骨粗隆相关的独立生长板，随后与主要的胫骨近端生长板合并
	第五阶段：结节远端出现继发性骨化中心
	第六阶段：结节骨化中心与胫骨近端骨骺的融合
	第七阶段：胫骨近端和结节相邻的生长板闭合

注：源自 Ogden 和 Southwick, Clin Orthop Rel Res, 1976,116(129):180–189.

在胎儿晚期，胫骨近端骨骺透明软骨开始位于胫骨干骺端前部的远端相邻处。出生 4~6 个月后，胫骨粗隆下形成生长板。胫骨粗隆的生长板有 3 个不同的区域：软骨内成骨区、经过纤维软骨的膜内成骨区和经过纤维组织的膜内成骨区[289]。Ogden 和 Southwick 的研究包括了 40~360 mm 冠臀长度的胎儿和死产组织、从 1 周到 12 岁的儿童，以及一些年轻成人。在 85 mm 发育阶段结节无明确轮廓。在 120 mm 处，结节开始形成，是软骨骨骺透明软骨的产物，其下方是纤维母细胞－间充质－血管（FMV）组织，开始生入软骨骨骺。髌腱纤维开始进入发育中的粗隆。150 mm 时，结节位于更靠远端，在结构上通过 FMV 区与软骨骨骺残余部分分离。即使长到 180 mm，粗隆内也无生长板。但它与胫骨近端生长板肥大区处于同一水平。生长板的前缘逐渐进入 FMV 区，胫骨结节软骨也是如此。通过软骨膜环，仍然易于将生长板与 FMV 区和结节区分开来。结节的透明软骨与 FMV 区纤维组织之间界限分明。在即将出生前，前方骨骺软骨与结节软骨之间仍有软骨连续性。但胫骨近端生长板在到达发育中的结节后缘之前突然中断。在此连接处，血管穿过干骺端进入骨骺，有效地将胫骨近端骨骺与粗隆分开。仍无证据表明在粗隆和干骺端之间存在生长板。此区域被包含骨皮在内的 Ranvier 沟和结节后方邻近的 FMV 区所分隔。在靠近 FMV 区域的结节后表面并无生长板的迹象。

到 7 个月大时，胫骨结节最近端发育出早期的生长板，并与胫骨近端生长板相连续，但仍未显示出精细有序的软骨内序列。紧靠其远端的是粗隆生长板的纤维软骨区，很快转为骨质，中间未见肥厚软骨区。在粗隆最下部，粗隆软骨和干骺端皮质骨之间仍有一个纤维带。因此，从近端向远端是未分化的透明软骨到纤维组织再到骨的过渡。15 个月时，仍有血管和纤维区将胫骨近端生长板与胫骨结节生长板分开。髌腱主要附着于结节远端区域。其附着区域广泛，从纤维软骨区水平一直到结节远端。

上述 3 个区域在 24 个月时仍很明显。从近端到远端，软骨内组织、纤维软骨组织和纤维组织仍呈阶梯状梯度（见图 5.3b）。即使在 12 岁时，仍存在相同的排序。

11 岁时，胫骨粗隆的远端开始骨化。同时，胫骨近端骨化中心开始通过软骨内成骨向远端延伸至结节软骨。到 13 岁时，胫骨近端骨骺和胫骨结节骨骺之间形成了一个连续的骨化中心。结节生长板开始改变其结构，在大量的结节骨化中心下方出现柱状骨化区，但柱状骨化板仍相当细长。纤维软骨区位于结节的最远端。髌腱通过纤维软骨区附着于骨化中心，对其前部透明软骨的干扰最小化。

四、成熟的胫骨粗隆的结构

粗隆分为光滑的近端部分和粗糙的远端部分（图 5.40）。成熟时，胫骨结节是胫骨近端前表面一个相当突出的骨隆起区域[302,303]。在它的上表面有一个凹槽将其与上方骨质分开。沟槽勾勒出结节的上缘和外侧缘，并始于结节的近端内侧角，在此常扩张成浅沟。在此处，它开始弧形向外向下走行。在大约 75% 的胫骨中，凹槽近端有一光滑的局部区域。结节本身被大致分为 2 个相等的区域，近端光滑部分和远端粗糙部分。分界线为斜形走行，稍低于外侧。髌骨韧带最强的止点位于区分结节近端和外侧的沟内。附着于近端内侧角该沟槽开始处的部分沿着结节内侧延伸数毫米。在此附着点远端，一些纤维附着于光滑区域，但易于从骨上剥离。在其下方，肌腱纤维牢固地附着在结节粗糙区的上缘和下角。骨骺线斜形跨过结节，将其分为光滑和粗糙 2 个区域。在内侧和外侧，它都急剧向上，并在成直角转向后方之前快速下降。在中部，其上升到沟槽区，但在外侧上升不到此高度。髌腱从近端插入骨骺延长区，然后继续向远端延续，与覆盖骨干的粗隆区骨膜融合（图 5.40）。沿胫骨前缘的骨膜在骨骺喙的顶端分为 2 部分；一部分仍位于喙前与髌腱融合，另一部分在后面上行，直至喙基底部。使得骨骺延伸，前方和后方均被纤维组织覆盖。综上所述，髌韧带止点的最强部分位于胫骨前表面，胫骨结节近端的沟槽内。此外，肌腱纤维在沟槽下方微弱地附着于结节上部光滑区，在更远端更牢固地附着于粗糙区域的上缘和下角[303]。人体最大的肌肉股四头肌，经股四头肌腱，通过纤维大多附着于髌骨。部分纤维延伸到髌骨前方，并在顶点与髌韧带的其他纤维会合，继续延伸至胫骨粗隆。

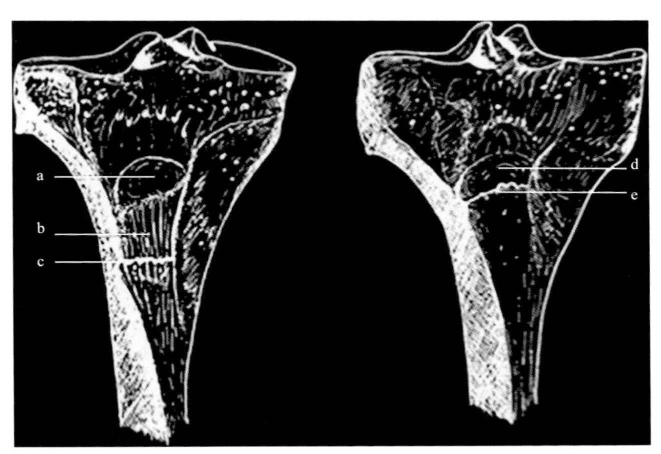

图 5.40　显示了成年人胫骨结节与髌腱止点的关系。Lewis 定义了这 2 种模式。左侧髌骨韧带附着于骨骺和骨干端，其中 a 为胫骨结节的光滑骨骺部分，b 为下方脊状和粗糙的骨干部分，止于 c 山峰或山脊下方。右图中，髌韧带在骨骺的附着点几乎完全位于 d 被顶部限制于下方的胫骨结节光滑的骨骺突出区 e

五、Osgood- Schlatter 病的病理解剖学改变

1. 一般概念

有许多关于病理解剖学的报道。大多数的研究，包括 Ehrenborg 和 Engfeldt 的研究，并没有证明沿着结节生长板的分离；相反，分离发生于结节的前表面和中部之间[293]（图 5.39）。胫骨粗隆骨过早闭合导致的罕见的膝反屈，也证明并无特异性的生长板撕裂。Ogden 和 Southwick 的研究“似乎支持从早期骨化中心撕脱的概念，或者由于其是从软骨转变为骨，或者一旦骨形成，正常的结节生长板似乎可特殊适应牵拉应力，将可能的损伤降至最低程度”[289]。Ogden 和 Southwick 觉得“Osgood-Schlatter 病是一部分发育中的骨化中心及上覆透明软骨被撕脱造成……纤维软骨生长板似乎是一种结构性安排，以防止撕脱的胫骨粗隆离开胫骨干骺端前方。因此，该疾病是由于结节的继发骨化中心无法承受拉力，导致骨化中心的部分撕裂，最终在碎片之间形成额外的小骨。一旦明确理解了正常结构，所注意到的变化就相对一致，且十分直接了。几乎所有研究均来自切除的手术标本，而非原位评估。

2. Lazerte 和 Rapp

Lazerte 和 Rapp 未发现存在胫骨结节炎症或无菌性坏死的证据[304]。他们觉得该疾病是由创伤引起的，撕脱的骨碎片出现部分坏死，但主要是新骨形成。9 例患者均为男性，年龄从 13 岁到 17 岁不等。下面是部分病例的简要描述。

（1）病例 1

胫骨粗隆前表面不规则，几毫米外可见游离的骨片。组织学上在结节前皮质层有一缺损，充满了富集细胞和血管的肉芽组织。肌腱中单独的小骨似与此缺陷相匹配。结节碎骨块仍有活性，上覆厚的类骨质层，内衬成骨细胞。虽然骨髓仍有活性，但独立小骨的骨质多已坏死。坏死骨针周围有活跃的新骨形成和破骨吸收。

（2）病例 2

骨骼已发育成熟，结节处有一游离小骨，与主骨分离。胫骨结节的所有骨质均有活性。骨缺损由中度血管化的纤维结缔组织填充。缺损边缘有结痂和新骨形成，结节和游离小骨之间有纤维和纤维软骨组织。小骨朝向下方骨质的表面被骨痂覆盖。

（3）病例 3

该标本包括整个胫骨结节下端、骨骺板和下方的薄层干骺端。在结节远端附近，骨骺板与腱性组织结合处，软骨基质有一定程度的变性，但未见坏死。结节本身无坏死迹象。

（4）病例 4

X 线片显示胫骨粗隆前表面不规则，肌腱中有不规则游离体。骨骺线未闭合，排列整齐，生长板软骨保存良好。干骺端正常。结节前表面不规则，有明显的成骨细胞活动和类骨沉积。可见纤维软骨性骨痂。部分游离骨针出现坏死，但被修复组织包围。

（5）病例 5

软骨骺板保存良好。但粗隆部有一大块缺损，边缘有骨痂，骨骺已闭合，可见游离小骨。肌腱内小骨相对成熟，但最接近结节的边缘有新骨形成和软骨增生的迹象，并直接转化成骨。小骨与骨下方组织由致密的软骨组织和纤维软骨构成。

（6）病例 6

X 线片显示生长板未闭合，结节前表面不规则，肌腱内散在小高密度影。组织学上，干骺端及骺板均正常。骺板旁的结节骨骺部分仍正常且完整。结节前表面不规则。皮质骨前方有充满细胞、血管化结缔组织和骨痂的小缺损。骨碎片被类骨细胞和成骨细胞（占多数）覆盖。小骨部分区域坏死。

作者的结论为，所有病例均发现胫骨结节前皮质骨缺损。缺损处被增生结缔组织填充并包围。组织学切片可见排列不规则的类骨组织，偶见软骨。骨针显示成骨细胞增生和新骨形成。结节骨骺和骺板均无坏死迹象。无感染迹象。肌腱内的游离小骨由骨及其周围骨痂组成，部分病例中可见坏死区。在某些病例中，结节与小骨之间或相邻小骨之间的纤维软骨组织中可见类似假关节的缝隙。在这些病例中，骺板似乎并未主要受累。软骨未见坏死和裂隙。偏振光显示缺损由散乱的纤维组织填充。他们得出结论："Osgood-Schlatter 病肌腱内的小骨最初来源于胫骨粗隆撕脱的碎片。"小骨因其周围的骨痂增生而增大，胫骨粗隆前皮层的缺损逐渐被瘢痕和骨痂组织填充。撕脱的碎片偶有坏死，但很快被新骨取代。他们得出结论："发病原因的最佳解释是，股四头肌收缩的力量集中在一小部分未完全发育的骨头上，导致了撕脱骨折。"碎片的分离线不是通过软骨板，而是通过胫骨结节骨化中心本身（图 5.39）。

3. Uhry

Uhry 指出，胫骨结节骨化中心出现在 11 岁左右[290]。几个月后，胫骨结节骨中心开始与进化中的胫骨近端骨骺中心的骨连接。结节与胫骨干的融合滞后于上部骨骺复合体其余部分的融合，通常到 18 岁左右才会发生。大体解剖显示，髌骨外侧和内侧支持带的中央部分附着于髌骨，随后进入髌韧带。有两个更细、更少的轴向分支，沿着斜脊远离中线，在内、外侧副韧带附着处附着于胫骨。髌韧带以微斜的方式附着在胫骨嵴上部的胫骨结节上，外侧较长。此韧带与内外侧支持带相连续。即使移除了附着于胫骨结节上的髌韧带中间部分，髌骨复合体的侧方附着仍能保留大部分伸膝力量。

Uhry 描述了 23 例 Osgood-Schlatter 病标本的病理改变。他的解释是："Osgood-Schlatter 病的基本病理改变是包含胫骨结节复合体在内的两个或多个结构分离，并在它们之间穿插着疤痕组织。"在分离之前，似乎并无局部病变。瘢痕和骨痂形成多见于髌韧带与胫骨结节前表面隆起之间。在 23 例标本中有 13 例出现此情况。在 3 例中，缺损位于骨突软骨板的后表面；其他 4 例标本中，位于增生软骨柱与新形成的软骨内骨之间的接合处。在其他病例中，可见于不同区域。Uhry 认为，在疾病演化的早期就已出血。但在检查时，它可能已消失或者排列很好。可见成骨细胞和破骨细胞。在松动的骨块前方偶见坏死骨，且正在被爬行替代物取代。

Uhry 还对文献中描述的病理改变进行了详细的评估，这些改变与对创伤修复反应的解释一致。由于第二个十年早期的特定解剖发育和强大的股四头肌对其施加的巨大力量，该区域易于受损。大多数分离发生于隆突的前表面，而非生长板本身。他总结道："疾病的发展是建立在由胫骨结节和髌骨韧带组成的复合体中结构的微小分离的基础上的，特征性的病理改变为分离部位的瘢痕 – 骨痂修复。"分离可能是边界清晰的分离，也可能包括撕裂后游离的较软的部分骨头碎片……主要的分离发生在韧带 – 隆突面，前隆突表面。Uhry 还列出了 14 篇 1927 年至 1937 年间的组织病理学文献。

4. Ehrenborg 和 Engfeldt

作为他们大型研究的一部分，Ehrenborg 和 Engfeldt 记录了与临床和影像学特征相关的组织学变化[293]。Osgood 和 Schlatter 在 1903 年的最初论文中均指出，损伤是由直接或间接暴力引起的，并造成了经胫骨粗隆的骨折。几位后来的作者认为此疾病是一种骨软骨炎，但尚无足够证据证明此观点。在所有 170 位患者中，接受手术的 17 例患者的手术材料均可获得，手术干预的发生率为 10%。他们注意到，在胫骨结节的正常发育过程中，骨化中心出现在远端，随后向更近端生长或扩大，直至与胫骨近端继发骨化中心融合。这一发育阶段见于 8~12 岁女孩和 9~14 岁男孩。他们的组织学观察表明，这些变化主要局限于实际肌腱附着区域，"与胫骨的骨骺连接处或胫骨结节松质骨内没有病变"。未见被视为主要病因的退化性改变，也未见任何潜在病理过程的提示性变化。他们得出结论："所有观察到的变化似乎都可解释为髌韧带与胫骨粗隆附着处的撕裂伤。"他们认为，这种复杂的变化很难归因于单一损伤，而是由一系列重复性的轻度创伤造成的。在一些早期病例中，韧带和前方胫骨结节之间有撕裂。他们认为撕裂发生在前方软骨内。在一项基于 X 线片的 53 例患者的比对研究中，积累了许多有趣的信息。41 例患者在胫骨结节骨化中心前方有新骨形成，6 例在骨化中心最终出现的地方。

5. 其他组织病理学研究和解释

其他一些组织学研究概述了相关的病理解剖。虽然对因果关系的解释各不相同，但其观察范围相同，与上述章节描述相似。Asada 和 Kato[305] 研究了几个具有良好影像和组织学评估的病例。他们的研究发现与髌腱介导的重复性创伤与引起胫骨结节组织牵拉损伤有关相一致。Cole[286] 在描述类似的放射学和组织学发现时，认为其原因是青春期的快速生长导致股四头肌处于巨大的生理性张力下，导致髌骨肌腱发生改变。这些肌腱内的变化往往会改变血液供应，Cole 认为胫骨结节的 X 线表现是基于髌腱及其附着物内循环的改变。髌腱内的慢性重复创伤导致髌腱内出现纤维软骨，随后这些区域钙化和骨化。Von Lutterotti 提出了体质倾向或遗传原因的假设[306]。Jentzer 和 Perrot[307] 重点研究了肌腱 – 结节交界处内的循环障碍。他们还解释了组织病理学，认为胫骨粗隆无法完全抵抗髌腱传导的微创伤性损伤，由此造成部分松动或改变。他们提出了胫骨前结节骨突溶解这一概念。他们认为结节病理性骨折在髌骨韧带反复牵拉的影响下出现营养不良而出现改变。他们回顾了胫骨粗隆的结构和发育，认为它是一个可耐受腱性牵拉的区域。他们指出，由于绝大多数青少年并未患上 Osgood-Schlatter 病，所以除了机械力之外，一定还有其他致病因素。另一病因涉及血液循环的异常。他们认为，从组织坏死到骨骼和软骨修复的所有组织病理学发现都可以归因于疾病不同阶段循环异常的变化。通过骨突溶解，作者定义了一种临床状态，在这种状态下，从组织退行性变到组织修复等不同的放射和病理学发现都是由循环、功能、创伤和可能的体液因素造成的。他们还指出，有时此疾病在青春期结束时仍未完全缓解，直至成年后，胫骨结节处仍有不适。

六、Osgood-Schlatter 病的临床和放射学特征

1. Ehrenborg 和 Engfeldt

他们的研究共纳入 170 名患者，女孩 68 名和男孩 102 名[287]。48 名（28%）患者为双侧病变。发病时平均年龄：女孩 10 岁 7 个月，男孩 12 岁 7 个月。初次就诊年龄：女孩 11 岁 6 个月，男孩 13 岁 3 个月。他们根据胫骨结节的影像学发育表现将该疾病的临床评估分为几个阶段：①骨化中心出现之前的软骨阶段；②骨突阶段，在软骨舌部出现独立的骨化中心；③骨骺阶段，骨中心结合形成舌状骨，进而与胫骨主要次级骨化中心相融合；④骨阶段，骺线已闭合。活跃的 Osgood-Schlate 病变发生在 A~C 发育阶段，D 阶段仅有残留畸形（见图 5.39）。在初次影像学检查时，1/3 的病例处于 B 期，2/3 处于 C 期，低于 1% 的病例处于 A 期或 D 期。最终的影像学结果分为 4 组：第一组，胫骨结节区影像正常；第二组（最常见），碎片已愈合，遗留下胫骨结节轻度畸形，前部轻微骨突起；第三组，骨折愈合以胫骨粗隆增生的形式出现，在某些病例中十分显著；第四组，移位的碎片并未与胫骨粗隆牢固结合，而是形成大小不一的游离小骨，在相当长时间内易有症状。大约 25% 的患者，218 例受累膝关节中的 57 例进行了最终拍片。

发病年龄相对较窄，女孩未见于 8 岁前，男孩未见于 10 岁前。新出现的 Osgood-Schlatter 病未见发生于超过 14 岁的患者。如上所述，该疾病病因是髌韧带与胫骨结节前部软骨的附着区部分撕裂，部分软骨与肌腱纤维一起撕脱。整体表现可描述为“软骨碎片脱位”。约见于 1/4 病例中的常见发现是游离小骨，其出现最好的解释是假关节机制。

2. Uhry

Uhry 在一项 79 例病例的研究中，获得了相似的临床数据[290]。出现症状年龄（发现时）集中于 11~13 岁，而治疗的年龄大多数位于 11~15 岁之间。女性最常见发病年龄为 10~11 岁，男性为 12~13 岁。X 线片异常见图 5.41a~d。

3. 磁共振成像

Osgood-Schlatter 病的诊断和治疗主要基于临床和 X 线平片评估。在更先进的成像技术中，MRI 似乎最有益[308]，尽管其临床作用仍然有限。研究表明

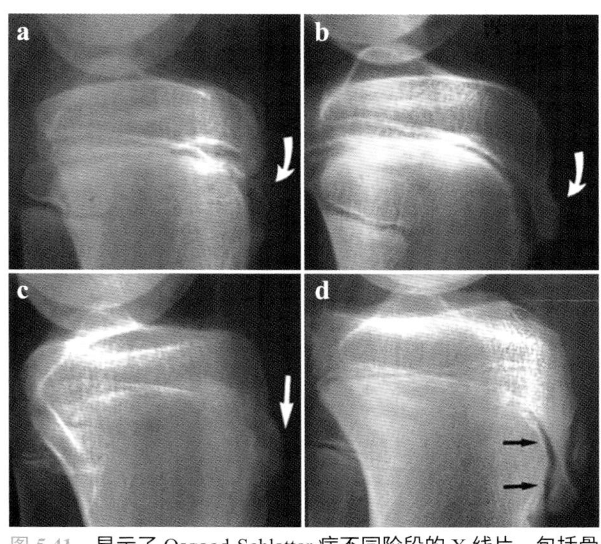

图 5.41　显示了 Osgood-Schlatter 病不同阶段的 X 线片。包括骨突期（a）、骨骺期（b）、骨成熟时的骨突起（c）和完整的生长板（黑色箭头），结节内生长板前方可见放射透明缺损和游离碎片（d）

它对发现早期和进展性病变最敏感。可很好显示软组织肿胀。在治疗效果或愈合不佳时，有助于确定是否需要手术干预，及其时机。

七、临床症状

Osgood 指出，结节小部分撕裂和部分游离十分常见。这不会导致完全丧失功能，但如果不治疗，则是“长期持续的严重烦恼”[274]。其表现几乎仅限于胫骨结节区肿胀或活动时伴局部疼痛或两者兼有。肿胀最初发生于软组织，但后来主要是坚硬的骨和软骨沉积。屈膝、直接按压和对抗阻力主动伸膝时疼痛是临床评估中常见的诊断体征。此病无全身反应。

八、治疗

常规治疗方法分 3 步：①最初治疗方法包括减少体力活动，让受伤区域自我修复，随后可用物理疗法，加强在身体不适和功能减退期间几乎都会变弱的股四头肌，许多 Osgood-Schlatter 病患者都有发育良好甚至肥大的股四头肌，但其延展性下降，且有髌骨高位。此时，物理治疗还包括股四头肌拉伸练习（在充分屈曲膝关节的同时伸展髋关节），通过拉伸肌肉来减轻对病变胫骨结节的持续或过度拉力[297]。②如症状持续或患者过于活跃，常需制动，在病情较轻时，可使用膝关节支具，可在洗澡或小范围屈伸锻炼时摘除，如病变更严重或患者依从性差，则需要佩戴 3~4 周的圆柱形石膏，在绝大多数病例中，减少活动，必要时制动，可获得修复且不复发，修复的定义是完全恢复正常活动且无疼痛，虽然胫骨结节处的软组织肿胀可消退，但由于过度软骨或骨沉积造成的肿胀即使成年后仍将持续存在。如患者无症状，即使 X 线片上可能存在游离小骨，也不是问题。③低于 10% 的患者会出现不愈合，症状持续存在或每次尝试解除制动后复发；膝关节（胫骨近端）侧位 X 线片可见游离小骨未与胫骨结节结合。如患者骨骼成熟已超过 1 年或更长时间，且症状持续存在，建议手术切除小骨，用咬钳修整胫骨结节邻近的骨性反应部位，并缝合肌腱内缝隙进行修复（图 5.42）。

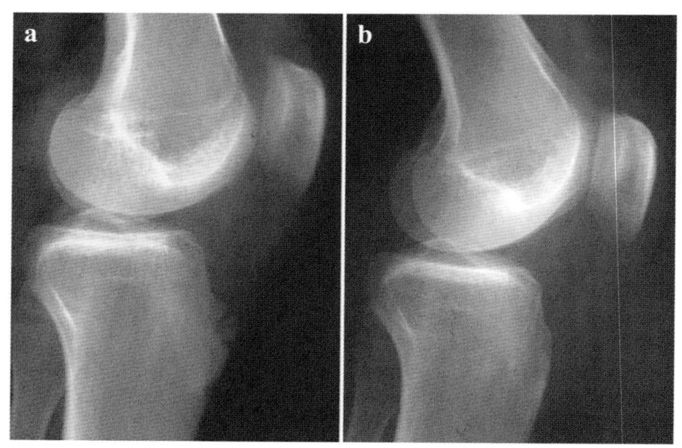

图 5.42　骨骼成熟期 Osgood-Schlatter 病患者的游离小骨。此患者有症状，在切除突出的骨边缘时予以清除。左图显示术前片（a），右图显示术后结果（b）

1. 外科术式

治疗 Osgood-Schlatter 病的手术虽然不常用，但也已相当广泛，且多年来也发生了变化。目前，只有在骨骼成熟后，由于被称为小骨的骨碎片未愈合而导致症状持续时，才考虑手术；症状一致表现为活动时不适感，主要为屈膝时疼痛。最初手术目的是使游离小骨与胫骨结节和胫骨近端愈合。手术范围相当广泛，固定时间也较长，出现了许多手术失败的情况。Bosworth 描述了几种用象牙、金属和木质螺钉固定自体骨移植，增强稳定性和减少疼痛的手术 [309]。Thompson 报道了几种手术，包括胫骨结节钻孔、自体骨钉、切除结节和完全切除结节及邻近骨膜 [310]。在骨骼成熟后切除游离小骨作为初次治疗术式，已经被越来越多的人所接受，可在最短的固定时间内获得良好效果（见图 5.23）。正如 Makins 在 1905 年所描述的那样，这种方法实际上是治疗 Osgood-Schlatter 病持续性疼痛的最初手术方法 [284]。Ferciot 在 1955 年 [311] 和 Thompson 在 1956 年 [310] 为处理结节突出和腱内疼痛游离物，切除了肿大的胫骨结节，并从肌腱中移除了骨软骨组织。Ferciot 在髌腱远端中部行一纵切口，向两侧拉开，切除肿大的胫骨结节前方的骨突出部分，逐层闭合。他报告了所有 11 例患者均获得满意结果，愈合迅速，无并发症。Mital 等人切除了小骨和相关滑膜囊 [312]。Glynn 和 Regan 对他们包含 44 名患者的研究结果进行了讨论，患者被平分为两组，较早干预的一组行胫骨结节钻孔，未切除突出的胫骨结节，较晚干预的另一组则在没有切除胫骨结节或行胫骨钻孔的情况下，切除了软骨或骨性游离小骨 [313]。他们得出的结论是，后者获得优秀或良好结果的发生率要高得多，并建议采用更简单的手术，以缩短制动时间，尽快完全恢复活动。这些作者指出，大约 70% 的该疾病患者可通过简单的治疗措施得到改善，无须手术。

在今天的大多数医疗中心，手术治疗的患者比例要小得多。一般的感觉是，在 A、B 或 C 阶段没有手术指征，只有在 D 阶段，即自发性修复的可能显著降低时才进行手术。大约 10% 的患者进入成年早期后，需要进行手术。许多未融合的小骨并无症状，无须干预。Binazzi 等人 [314] 也强烈支持切除疼痛的腱内小骨时，切或不切除邻近的胫骨结节的骨突出部分，其效果要优于尝试使未融合骨碎片进行骨融合。Flowers 和 Bhadreshwar 切除了患者增大的胫骨结节的突出部分和肌腱中的骨软骨物（小骨）；在随访的 35 人中，88% 的患者疼痛完全缓解，7% 部分缓解，53% 骨突彻底清除，33% 部分缓解 [315]。只有 5% 的患者疼痛未缓解，10% 的患者骨突更为明显。Orava 等人研究了平均年龄为 19.6 岁的 70 例手术（男性 54 例，女性 16 例），其中 62 例进行了小骨切除，8 例进行了胫骨结节切除和 / 或钻孔，21 例进行了附加手术（刮除不均匀的胫骨前结节表面，切除发炎的滑膜囊）[316]。最终结果为优异或良好的 56 例，中等 9 例，较差 3 例，未知 2 例。Weiss 等人通过纵行切开髌腱对 16 例膝关节进行了小骨切除及胫骨结节成形术，其中 12 例（80%）患者完全恢复了活跃的术前活动和运动，2 例（13%）部分恢复，1 例（7%）未恢复 [317]。他们建议在骨骼成熟后切除有症状的小骨。El-Husseini 和 Abdelgawad 报告了 34 例从成人膝关节髌腱后方切除胫骨结节前方游离小骨，其中 24 例同时切除了突出的胫骨结节骨（胫骨成形术），术前疼痛完全缓解（手术时平均年龄 22.5 岁，范围 18~39 岁）[318]。Nierenberg 等人报道了在 23 例膝关节中切除可移动骨碎片，并在其中 4 例膝关节中修整了胫骨结节残余骨隆起的优异结果（均为良好），患者平均年龄为 18 岁 [319]。22 例手术中的 18 例是在门诊使用局部麻醉完成的。

2. 小骨切除技术：切除突出骨

在大多数报道中，行一 2.5~5 cm，跨游离小骨的正中短切口，然后在髌腱正中切开，再用手术刀切除小骨。用咬骨钳或截骨器在骨膜下修剪突出的胫骨结节骨，逐层闭合。部分入路避免行髌腱正中切口，而是从后方切入肌腱，切除小骨，尽可能减少对肌腱的损伤，主要是为了进一步减少术后屈膝时的压力。

九、Osgood-Schlatter 病的并发症

Osgood-Schlatter 病的严重长期并发症相对较少。尽管病变发生于主要生长区域附近，但其长期后遗症较少的事实，与病理解剖学发现相符，其病理改变主要见于胫骨结节前部的骨与软骨病理，而非骨骺生长板本身。缺乏并发症也与观察结果一致，胫骨结节 / 胫骨连接处只在其后部的上 1/3 才有真正的生长板，在其下方为纤维软骨样或纤维组织，胫骨结节最终通过膜内成骨机制而非真正的软骨内成骨机制，与前方干骺端和骨干融合。主要的长期生长问题是膝关节反张，虽然很少见。Stirling 最早对这种并发症进行了描述，他报道了生长中的骨骺前部过早融合，后部分持续生长导致膝反张 [320]。在两份 11 岁发病的正式病例报告中，Jeffreys[321]、Zimbler 和 Merkow[322] 观察到 2 例膝关节反张患者最终都需要采用胫骨近端屈曲截骨术进行矫正。Lynch 和 Walsh 也报道了 2 例 Osgood-Schlatter 病伴膝关节反张的病例 [323]。

十、青少年 Osgood-Schlatter 病后年轻成人的研究结果

1. Woolfrey 和 Chandler

一项对连续 272 名主诉疼痛的男性膝关节 X 线检查的综述显示，大约 10% 的患者胫骨结节有改变 [324]。异常结节被认为是由青少年 Osgood-Schlatter 病引起的。胫骨近端侧位 X 线片显示 3 种类型的改变：胫骨结节突出、表面不规则；胫骨结节突出、表面不规则，在结节前上方有一游离小骨；以及胫骨结节较光滑，在其前上方有一游离小骨。有时，保守治疗后仍有不适，并对手术切除游离骨碎片有反应。碎片嵌于髌腱后侧面。

2. Pihlajamaki 等人

1983 年至 1995 年，Pihlajamaki 等人对 178 名青少年 Osgood-Schlatter 病残留症状的芬兰新兵进行了外科治疗 [325]。随访到了 117 个膝关节。手术的中位年龄为 20 岁（18~29 岁）。仅在保守治疗失败后才进行手术，且有明确的临床和影像学证据表明 Osgood-Schlatter 病未得到解决。症状为干扰军事训练的持续疼痛，特别是跪和下蹲时明显。术前 93% 的膝关节有髌腱小骨。手术治疗包括切除小骨和切除突出的胫骨结节。结果十分好，评估十分详尽。在平均 10 年（6~19 年）的随访中，总体评分为优异 51%，良好 34%，差 15%。值得注意的是，大约 1/3 的患者小骨愈合，但很少造成问题。

十一、对急性期未特殊治疗患者的随访

Krause 等人报道了 50 例急性期未行特殊治疗的 69 个膝关节。在诊断后平均 9 年进行了重新评估 [326]。38 名（76%）患者除屈膝困难外活动不受限。膝前痛，通常直接位于突出的胫骨结节前方，是问题所在。在 69 例受累膝关节中，28 例有游离小骨，20 例胫骨结节形态异常，21 例胫骨轮廓光滑。那些最初没

有骨性改变，只有软组织肿胀的患者，在成年时胫骨 X 线片均显示正常，且无症状，而那些出现突出骨碎片的患者在复查时均显示为异常胫骨结节，其中许多患者有症状。无过早骨骺闭合病例。

Schwarz 对 Osgood-Schlatter 病进行了一次极为详尽的回顾，广泛引用了 1860 年代到 1940 年代的参考文献，包含 X 线出现前对该疾病不断提高的认识，以及 X 线出现后更明确的诊断、病理和治疗[327]。Gholve 等人很好地更新了当前的治疗方法[328]。

第七节　先天性膝关节脱位

一、术语

先天性膝关节脱位（CDK）是指出生时膝关节张力过高，不能通过推拿使其完全屈曲。虽然这是今天用于该病的常见术语，但 1 个多世纪以来，人们已经认识到该术语指的是一系列先天性膝关节过伸畸形。Prince 在 1917 年将这一疾病称为先天性膝关节反张，这个术语更准确，也更好的阐明了畸形的范围。Prince 通过回溯至 1830 年代的广泛而详细的文献回顾，以及自己的患者研究认识到，“临床表现为腿部过伸的先天性畸形，可以出现的解剖情况包括从单纯的张力过度、无脱位，到确实的胫骨相对股骨前脱臼（脱位）”[329]。

二、历史认识

Chatelain 在 1822 年最早对一名腿弯曲到大腿前部的新生儿进行了临床报道[330]。孩子头先出现，没有肿胀、炎症或外伤的证据来解释缺陷。通过手法复位，较易实现无痛复位，但解除手压后，立刻通过大腿伸肌收缩，造成畸形复发。使用夹板将膝关节固定在屈曲位置 15 d，在 23 d 获得完全矫正，治疗成功。Chatelain 推断此疾病早在出生前在子宫里已出现，不是出生时的损伤，而是由于大腿屈肌惰性或功能障碍及其拮抗肌的强力作用所致。Potel（1897）详细回顾了先天性膝关节畸形，并在其包含 78 例[331]患者的回顾中阐明了先天性膝关节半脱位和脱位的变异（图 5.43），Drehmann（1900）详细报道了 127 例病例[332]。随着 Phocas[333]、Muskat[334]、Drehmann[332,335]、Magnus[336]、Perthes[337]、Mayer[338]、Prince[329] 和 Kopits[339] 的其他优秀报告，此疾病在 19 世纪末和 20 世纪初得到了很好的理解和描述。Prince 写于 1917 年的文章，将会在接下来的讨论中经常被提及，因为它的大部分内容至今仍与撰写时一样与疾病相关。

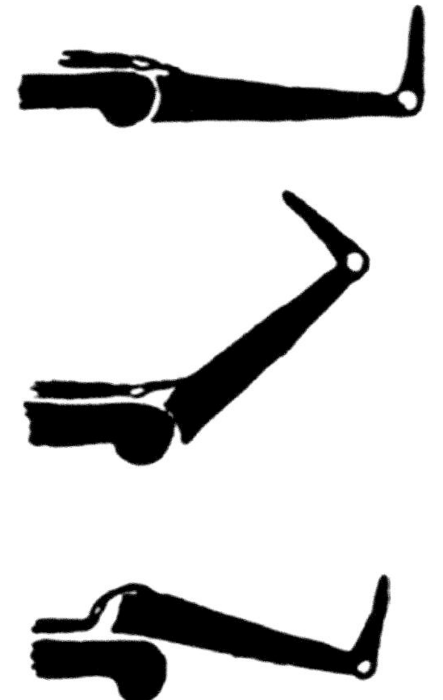

图 5.43　Potel 描绘了先天性膝关节脱位的范围，从正常伸展到膝反屈再到完全前脱位（转载自 Potel, Étude sur les malformations congénitale du genou, 1897, L Danel, Lille, France）

三、临床资料

该畸形在出生时临床表现很明显，受累膝关节过伸 10°~20° 或更多，并可进一步过伸，脚趾有时可紧贴胸部。被动屈曲通常仅限于完全伸直或更少的位置；如果达到了超出中立的屈曲数度，一旦放松被动牵拉，畸形立即复发。儿童的肌肉活动实际上可能会加重过伸，特别是在完全脱位或严重的半脱位时，膝关节屈肌（股二头肌，偶尔也包括内侧腘绳肌）发生前移，从而起到伸肌作用。膝关节前侧皮肤可松弛形成皱襞。髌骨通常无法触及，如果可及，多向股骨远端前上方移位。后方皮肤紧绷，股骨髁突出（因为胫骨向前移位）。常伴发髋关节屈曲挛缩。

与先天性或发育性髋关节脱位相比，先天性膝关节脱位较为罕见。Bensahel 等人估计髋关节脱位发病率约为其 40~80 倍 [340]。Curtis 和 Fisher 在 25 年的时间里记录了 CDK/CDH 比率为 1：40[341]。Kopits 指出，每发生 100 例先天性髋关节脱位，才发生 1 例先天性膝关节脱位 [339]。Jacobsen 和 Vopalecky 还计算出斯堪的纳维亚人的 CDK/CDH 比率为 1：100[342]。

女性发病率更高，约为 2：1。美国一家医院回顾了 155 例（20 世纪 20 年代至 60 年代）病例，女 - 男比例为 99/56 或 1.8：1[343]。从 1960 年到 1989 年的 7 个研究系列中，女性一直占据主导地位；女 - 男比例为 98/44 或 2.2：1。同时评估所有研究序列时，女 - 男比例为 197/100 或 1.97：1。双侧病例比单侧病例更常见，有 60%~70% 为双侧。单侧受累时，与双侧受累影响相同。臀位出生人群比正常人群更高发，发病率从 10%~41% 不等。

四、病因

与绝大多数 DDH 发生于正常儿童不同，单独的先天性膝关节脱位相对罕见。绝大多数患者还伴有其他结缔组织疾病，最常见的 2 种是先天性髋关节脱位（50%）和马蹄内翻足（33%）。Katz 等人的报告中相关畸形的发生率为 82%[343]。相对较多患者伴有诸如 Larsen 病（多关节脱位）、Ehlers-Danlos 病或关节挛缩（定义为出生时多关节挛缩或神经源性疾病，主要是脊髓脊膜膨出）。在许多研究系列中，每个患者都伴有相关疾病，当进行大病历量比较时，通常感觉 80%~90% 的患者有额外的、通常是严重的肌肉骨骼异常 [341,343–346]。畸形在子宫内发展缓慢，因为腘血管和神经总是保持完整。总是可见胎位不正胎儿发育时，髋关节屈曲，腿 / 膝关节完全或过度伸展。脚靠在前胸壁，甚至头颈部。上述发现导致大多数人将该疾病归因于（ⅰ）潜在的间质 / 结缔组织缺陷和 / 或（ⅱ）胎儿宫内发育，下肢长时间过伸。

五、分类

Leveuf 和 Pais 分类已获得广泛认可（图 5.44）[347]。如图所示，沿着股骨和胫骨长轴划线，有助于确定新生儿患者分类。Ⅰ 型包括严重的膝反张或出生时膝关节过伸，股骨相对于胫骨的关节面无移位，且两者长轴在关节线上交叉；Ⅱ型表现为半脱位，胫骨骨骺相对于股骨远端关节面部分向前移位（但仍保持这一关系）；在Ⅲ型中，胫骨骨骺完全前脱位，位于股骨远端股骨髁的前方，导致明显的过伸畸形。较早的作者描述了先天性反张、先天性膝关节前半脱位和先天性膝关节前脱位的概念。Drehmann[332] 和 Prince[329] 对此进行了讨论和说明。病情较轻时，膝关节前方软组织收缩导致过伸，严重程度不断加重，出现半脱位，极少出现脱位（股骨和胫骨的关节面完全脱位）。Mayer 认为先天性膝关节前半脱位最能描述该病变的病理。

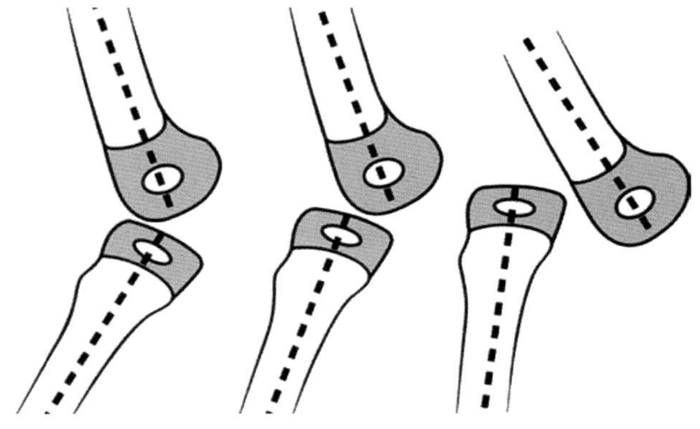

图 5.44　经过多次修改后的 Leveuf 和 Pais 分类。疾病范围从膝反屈（左）（股骨和胫骨长轴仍在关节中心区相遇）到前方半脱位（股骨远端和胫骨近端关节面部分相连，但长轴错位），再到完全脱位

六、病理解剖学

1. 概述

该病常伴有特征性的软组织异常。膝关节前部有横向折痕，后部皮肤被拉伸，较平滑。软组织异常差异较大，Ⅰ型最轻，Ⅲ型最重。畸形越重，股骨后髁在腘窝处越突出。在膝关节内，前后交叉韧带绷紧或（很少）先天性缺失。半月板存在，且相对正常。前关节囊紧绷，比正常更短，并附着于髌骨上方的股骨处。由于阔筋膜增厚并附着于股外侧肌腱膜上，其紧绷挛缩可造成腿的外旋及偶尔的外侧半脱位。伸膝装置始终为纤维性、萎缩且挛缩的，似乎是维持畸形的主要原因。在膝关节外，存在膝关节股四头伸肌、阔筋膜和前关节囊的纤维性挛缩。Potel[331] 和 Middleton[348] 都将过伸畸形归因于子宫内发育后期的股四头肌挛缩。Middleton 展示了四头肌的组织学切片，脂肪和纤维组织替代包绕貌似正常的肌肉群。瘢痕多见于下方和外侧，而股内侧肌相对完好。通常纤维连接将股四头肌和髌骨牢固地固定在股骨远端。包括髌骨在内的伸肌机制经常向外侧移位。腘绳肌腱，特别是股二头肌，常发生前移，进一步加重过伸。Katz 等人将该畸形归因于交叉韧带发育失败 [343]。他们的 5 例手术病例中有 4 例叉韧带缺失，第 5 例发育不全。所有病例均在 3 岁后手术，这使得叉韧带的改变是原发病因还是继发改变，变得并不确定。

髌骨偶尔会缺失，通常为发育不全，且比正常时更靠近端。往往位于股骨远端骨干前表面。如在出生后不久检查，骨骺和关节面几乎没有畸形。骨骺的改变似乎是继发于异常体位的加重，且与压力异常相关。因此在新生儿时期的评估，倾向于显示相对正常的股骨远端外观和胫骨近端骨骺区。没有证据表明在子宫内发生过股骨远端骨骺骨折分离。关节软骨正常。在半脱位或脱位时，随着生长的持续，骨外形改变会随着时间而恶化。股骨变化似乎大于胫骨。在移位部位生长时，股骨髁趋于扁平或方形，髁间区发育不全。胫骨平台发育不全，出现胫骨棘扁平化及后关节面后倾。

2. Shattock

Shattock 描述了足月胎儿膝反屈的病理，并回顾了整个病例[349]。足月出生的婴儿双膝均有过伸畸形，其余方面正常，死于呼吸问题。左膝不能完全伸展，而右膝只能屈曲几度。解剖表明，“对抗结构（屈曲）是前关节囊……；张力极大。即便切除了关节囊，由于下一个障碍——交叉韧带的阻挡，仍然很难实现膝关节屈曲。前交叉韧带的前纤维特别紧绷。股骨末端有部分畸形，被描述为明显外形异常，但胫骨关节面相对正常。股骨的下表面更短，且前方更平坦。最紧的结构是外侧副韧带前方的关节囊。他描述了他解剖过的其他异常病例。样本中所有肌肉都被游离后，仍然无法屈曲膝关节，“只有游离外侧副韧带前的整个关节囊后，关节才能屈曲。”且股骨的关节表面已经发生了外形改变，以适应关节固定于过伸的体位。他认为这一发现与子宫内长期位置不正的情况相符。Shattock 指出，许多病例为双侧病变的，但有些是单侧发病。有些病例似乎可以通过手法治愈，而另一些病例太过僵硬，要么需要手术干预，要么如果患者能活下来，可能需要手术干预。众所周知的是，这种畸形常伴有其他畸形，最常见的是髋关节脱位和内翻足。但在某些情况下，也可能是唯一的畸形。

3. Mayer

Mayer 对某病例的病理解剖进行了详细的研究，并回顾了 20 例先前发表的病理解剖学研究以及截至当时报告的大量临床研究[338]。其回顾结果如下：

（1）膝关节囊

前关节囊紧绷，后关节囊松弛。前关节囊挛缩恢复完全屈曲位的主要障碍。只有当后关节囊松弛时，才会发生过伸。

（2）韧带

内侧和外侧韧带几乎水平向前并略向下延伸。作为修复手术的一部分，常需要将其与股四头肌扩张部分开，以便能恢复膝关节完全屈曲。交叉韧带常被拉长，且常变为细股。特别是前十字韧带可被其移位的胫骨附着点牵拉跨过股骨髁间区域，并在该部位留下沟槽。大多数观察认为它们不会干扰复位，偶尔的一些阻力可由前十字韧带引起。

（3）半月板

半月板通常不受影响。

（4）肌肉和筋膜

最持久和最显著的变化是股四头肌的挛缩。股四头肌十分强壮、发达。某些情况下，髂胫束紧绷明显，必须对其进行松解，以实现膝关节复位和曲膝。中度至重度过伸（和胫骨外侧移位）时，股二头肌相对于髁向前移位（前），充当膝关节额外的伸肌。膝关节复位后，其再次成为屈肌。内侧腘绳肌通常向外侧移位至髁间切迹。腓肠肌的两个头均发生了移位，因此不能对股后髁提供支撑。肌肉或者在股骨髁下方通过，或者内侧头移位至髁间切迹，外侧头移位至外侧髁外。腓肠肌因此也丧失了限制膝关节伸展的功能。

（5）股骨

由于胫骨关节面位置异常，股骨髁的前表面和上表面逐渐变平。有时对应胫骨表面会形成独特的关节面。有时在前表面和现在无关节的后髁之间会形成软骨脊。髌骨的凹槽逐渐变得不明显。后髁间切迹变深。由于股骨远端前方骨骺受到压力阻碍了生长，导致后半部分相对于前半部分过度生长，股骨远端可能出现后方成角。

（6）髌骨

髌骨向前向近端逐渐移位，失去了与股骨髁关节表面的相对关系。它往往比正常更小，甚至可能明显形成和骨化延迟。通常位于股骨前方的纤维脂肪垫上，但若不能复位，可通过密集的纤维粘连与股骨结合。

（7）胫骨

胫骨是受影响最小的骨骼，但其关节表面畸形随着膝关节未复位时间的延长而逐渐加重。

4. Ooishi 等

先天性膝关节脱位的基本病理特征包括：股四头肌腱短缩，前关节囊紧绷，髌上囊发育不良，以及（在一半患者中）膝关节外翻畸形[350]。该研究包括 26 例通过关节造影和在手术时进行评估的病例。关节造影对鉴别髌上囊发育不全、髌股关节前方关节囊粘连，以及在股四头肌腱在关节囊处与股骨粘连有很大帮助。

七、诊断注意事项

临床检查和 X 线平片有助于早期诊断（图 5.45）。膝关节呈过伸 10° 或 10° 以上，大多数病例过伸 20°~90° 之间，尽管部分病例中小腿反曲靠在大腿前方。膝关节屈曲受限，在治疗前多位于 −10°~90° 范围。膝关节前表面皮肤松弛皱褶，而腘窝后方皮肤紧绷，易触及股骨后髁。查体还可见膝关节外侧不稳定伴外翻畸形，尤其是在中重度过伸患者中。该畸形在宫内期发展缓慢，即使有严重畸形，也无膝关节以外血管或神经损伤的报告。

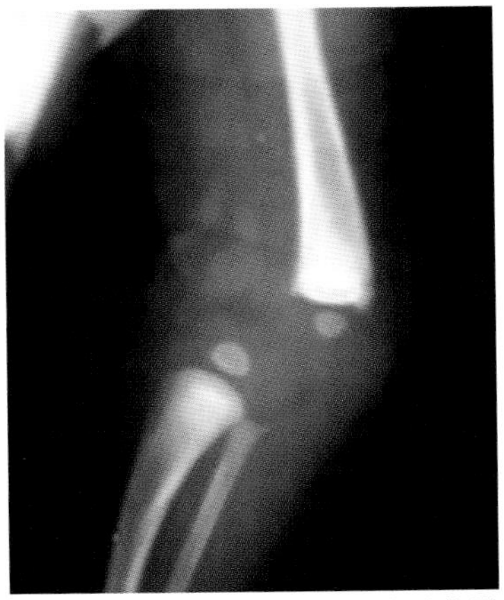

股骨远端和胫骨近端继发性骨化中心通常在出生时就存在，它们进一步有助于在X线平片上确定膝关节的关系。但在移位较严重的病例中，可能尚未形成次生骨化中心。超声检查在 CDK 早期评估中具有重要作用（见图 5.26）；在 Parsch 和 Schulz 的一项研究中，很好地揭示了股骨远端和胫骨近端软骨模型的定位，Leveuf 和 Paris 的分类的准确性也得到了证实[351]。在 10 例先天性过伸膝关节中，他们发现 3 例为真脱位，5 例为半脱位，2 例为单纯过伸。现在通过超声获取的信息以前是由关节造影获得，但关节造影需要某种形式的麻醉，且需注射造影剂。超声检查的另一个价值是在保守治疗过程中能够在早期重复评估，以确保真实复位，而非错误或不完全矫正。Parsch 和 Schulz 认为超声使他们得以

图 5.45　1 例完全性先天性膝关节脱位。X 线片显示胫骨近端相对于股骨远端发生移位，两个继发骨化中心相互错位。在围产期，次级骨化中心尚未发育完成时，超声有助于观察关节面移位

控制保守治疗的进展，并更精确地确定保守治疗不再有价值的时间，以便进行早期手术干预。

八、治疗

表 5.6 综述了治疗注意事项。1 个多世纪以来，人们一直认为早期非手术治疗效果最好。Mager 在 1913 年回顾了先前报道的 68 例病例，发现在出生时或出生后 2 个半月内（通过手法和夹板）治疗的病例中，81% 获得治愈，而在 2 个半月后（通过手法或手术）治疗的病例中，仅有 33% 获得治愈。只治愈了 33%[338]。他还指出，期望自发矫正的预期并不可靠。

表 5.6　先天性膝关节脱位

相关因素	处理措施
检查	①仔细的肌肉骨骼检查，以确定畸形是孤立的还是与其他畸形（髋关节脱位，内翻足等）相关；②利用平片、超声和 MRI 评估畸形程度（反屈 / 过伸、半脱位、脱位）
新生儿	立即开始治疗，温和的被动膝关节屈曲，并保持长腿石膏或夹板逐步矫正，使肌肉和软组织适应新的拉伸 / 拉长的位置；每隔几天重复轻柔手法治疗；通过 X 线平片和膝关节超声检查，确认膝关节状态的改变，以确保股骨远端和胫骨近端之间的关系正常
刚出生的几个月	每隔几天更换一次手法 / 石膏，直到完全屈曲
6~12 个月	如果畸形在几个月后没有明显改善，可能需要手术干预
	3 个主要的纠正程序是：①前股四头肌成形术（解放和延长股四头肌和肌腱，V-Y 成形术）；②膝关节前囊松解（横向，广泛从内侧到外侧）；③阔筋膜张肌（髂胫束）横向松解
	有时还需要额外的程序：①将腘绳肌向后重新定位（起到膝关节屈肌的作用）；②前交叉韧带部分松解；③软组织髌骨重建
矫正后	继续进行活动范围的练习以保持矫正并防止复发

1. 最初的治疗

最初的治疗包括反复轻柔的膝关节手法推拿和活动范围训练，以增加膝关节屈曲，同时使用石膏或石膏夹板固定。手法可逐渐拉伸紧绷的股四头肌和膝关节前关节囊，而固定则可维持所达到的拉伸和长度。可以 24 h 持续使用夹板。只有在保守治疗失败的情况下才需要手术干预。

2. 非手术治疗

绝大多数确诊为 I 型或膝反屈的病例可采取保守治疗，但可能需要几个月的时间来完成前方肌肉和关节囊的拉伸，实现膝关节完全范围的主动或被动活动。在未麻醉的情况下，进行推拿和长腿石膏 / 夹板固定，并持续几天或几周。膝关节过伸时，轻轻纵向牵拉下肢在股骨远端髁施加后部压力屈曲膝关节。在治疗过程中获得的最大屈曲位置需通过长腿石膏维持，以使紧绷的前方结构得到拉伸。超声被越来越多地用于确认股骨 – 胫骨关节完全复位。影像学上，胫骨近端和股骨远端继发性骨化中心常有骨化延迟，在治疗初期和治疗过程中都应仔细评估。对于半脱位的 II 型膝关节，保守手法和石膏或夹板治疗也相当有效。Ko 等人建议在治疗髋关节脱位前先复位脱位的膝关节，并使用系列石膏进行治疗 [352]。一旦开始治疗膝关节，可使用 Pavlik 吊带同时治疗髋关节脱位和膝关节脱位。

对于完全脱位的Ⅲ型膝关节，大多数患者最终需要开放手术进行松解。然而，即使是Ⅱ型和Ⅲ型患者，一旦确诊，也需要进行温和的手法治疗和夹板固定。当进行手法治疗时，特别是在Ⅱ型半脱位组，应通过放射学或超声检查仔细评估患者以确保未出现错误复位。治疗手法必须温和，以防股骨远端或胫骨近端骨骺生长板骨折分离或干骺端压缩弯曲性骨折。骨折是手法治疗中一个真正值得关注的问题，特别是在行麻醉下手法复位时更是如此。Jacobsen 和 Vopalecky 报告了 19 例患者中有 6 例经手法治疗后发生了穿过干骺端骨甚至股骨和胫骨骨干骨折[342]。此外，4 例膝关节有靠近骨骺线的小骨折的影像学证据，提示无移位的生长板骨折分离。

3. 手术治疗

外科干预旨在解除伸肌装置、前关节囊以及外侧髂胫束的紧绷。其具体实施取决于探查中发现的异常情况。在大多数病例中，手术治疗包括：①阔筋膜张肌横向松解；②从股骨前方内侧肌间隔的异常附着处，游离股四头肌和肌腱（特别是股外侧肌）；③通过任意一种 V-Y 入路进行股四头肌成形术，延长伸肌装置；④从内侧向外侧横向松解前关节囊；⑤如腘绳肌腱向前发生半脱位或脱位，则将其移至后方位置；⑥髌骨常向侧方和近端移位，需将其重新置于中线。Roy 和 Crawford 提出了一种新生儿经皮股四头肌后移技术[353]。

几乎所有病例的复位障碍都在于前关节囊紧绷和股四头肌挛缩。Curtis 和 Fisher 提供了一份优秀的历史回顾图解，回顾了 9 种不同的股四头肌延长手术方法[341]。由于大多数骨科畸形是由软组织挛缩或松动引起，手术年龄越早，效果越好。Laurence 报告了早在 2 周时就进行手术的患者的良好结果[345]。在他的系列研究中，15 例 8 周以内的婴儿保守治疗后完全缓解，而那些效果不好的婴儿在出生后 1 年内对手术干预反应良好。CDK 的治疗常因需要治疗邻近关节，特别是髋关节和足部，以及经常出现的系统性疾病，如关节挛缩、脊柱裂或骨骼发育不良（如拉森氏病）而变得复杂。Johnson 等人还指出，单侧病例以及在 2 岁前进行手术的患者结果更好[344]。必要时，可切断内收肌、外侧副韧带和交叉韧带。如有必要，Ferris 和 Aichroth 也倾向于早期手术，他们对平均 6 个月大（1~15 个月）的患者中进行了手术[354]。尽管很大程度上取决于引起 CDK 的疾病的性质以及受累的邻近关节，但其长期结果通常是好或极好的。Ko 等人通过重建膝关节内侧结构和延长支具治疗因膝关节整体不稳定和非对称骨骺生长而导致的残留膝外翻畸形[352]。总之，对复位的主要障碍和可能导致畸形复发的因素可考虑手术矫正。

（1）复位的主要障碍及其治疗

①紧绷的伸膝装置。股四头肌及肌腱、髌骨、髌腱，在大多数病理解剖学和手术报告中，原发性畸形是伸肌装置短缩，手术治疗直接针对此点，但可从几个层面进行。目前在髌骨近端股四头肌腱行倒 V 形切口，已被广泛使用，这包括松解内外侧的肌腱筋膜附着点，有些病例与近端舌融合，呈矩形，可在舌尖处切开，以便延伸得更多和修复面积更大，早期入路涉及髌骨肌腱的 Z 形延长，重要的是不要干扰正在成长的儿童的胫骨结节的位置。②膝关节前关节囊挛缩，在大多数研究中，前关节囊十分紧绷（挛

缩），需要手术松解，包括外侧支持带的延伸部和髂胫束。③十字韧带。前交叉韧带可能十分紧绷，足以限制屈曲，因此需要切断。

（2）易引起复发的因素

①如果未得到纠正，股骨髁前部发育不良持续存在，会导致膝关节滑回过伸状态，通过对股骨远端进行髁上屈曲截骨术，使远端髁向远端和后侧倾斜，可以补偿的方式解决这一问题。②肌肉位置，严重过伸时，内外侧的腘绳肌可向髁突前方滑动，从而进一步增强伸展和屈曲无力的倾向，当膝关节屈曲时，这种姿势通常可以矫正，但相邻的紧绷纤维可能需要松解。

4. 治疗结果报告

① Bensahel 等人（1989）。Bensahel 等人在欧洲儿科骨科学会的多中心研究中评估了 56 例 CDK[340]，Ⅲ型患者（完全脱位）最多，但所有类型均可见，治疗始于出生时的手法和夹板，有 24 例患者仅采用了这些保守的非手术治疗，其他患者需要额外的手术治疗，从软组织松解到正式股四头肌肌腱延长（图 5.46），所有患者均能获得膝关节屈曲大于 120°，只有 2 例由于膝关节不稳，结果不佳。② Jacobsen 和 Vopalecky（1985）。Jacobsen 和 Vopalecky 治疗了 19 例受累的膝关节[342]，8 例仅通过手法成功治疗，11 例需要手术干预。所有Ⅲ型膝关节最终都进行了手术，以上提到的骨折，均顺利愈合。③ Bell 等（1987）。Bell 等人描述了 9 例对保守治疗无效的 CDK 患者的早期手术治疗[355]，9 例均行早期手术治疗，效果良好。保守治疗失败后，平均手术年龄为 9 个月（范围 2~17 个月），主要的异常是股四头肌较短，伴半脱位的腘绳肌位于关节前方，在出生时，无论如何都不可能使膝关节屈曲，在手术中将股四头肌由股骨近端向远端从下方骨质上游离起来。股四头肌腱手术涉及 V-Y 成形术。术前的活动范围（从最大伸展）通常从 0° 到 45°，大多数过伸从 −25° 到 −30°，修复后膝关节可屈曲至 40°，随后石膏固定膝关节 3 周，再屈曲 60°~70° 石膏固定 3 周。所有患者术后行走时股四头肌肌力 4~5/5，9 例膝关节中有 8 例达到了屈曲 75° 或以上，常有持续存在的 30° 伸肌延迟。④ Shah 等人（2009）。Shah 等人报道了一种对 CDK 的微创治疗，他们认为这种治疗可以避免有时伴随开放性四

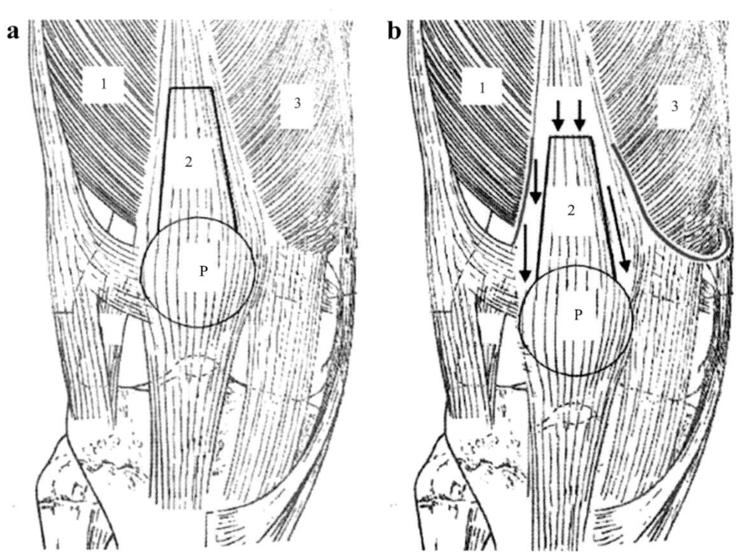

图 5.46 采用保守手法 / 石膏治疗完全复位失败后，常需要手术干预以延长股四头肌装置。通常需要采用“V-Y”（倒“V”）、Z 字成形术或舌状四头肌腱滑移延长术作为修复的主要部分。舌状滑移松解如图（a）和（b）所示。（a）P，髌骨；1—股外侧肌；3—股内侧肌；2—将通过手术松解，并在膝关节屈曲到 90°~110° 范围时向远端滑移的部分股四头肌腱（用黑色标出）。肌腱远端仍与髌骨相连。（b）进行了广泛的膝关节松解（伴随着股四头肌腱的滑移 / 延长），包括蓝色标记的区域，以松解股外侧肌和内侧肌、纤维支持带，以及必要时的关节囊。箭头显示髌骨和附着的四头肌肌腱向远端滑动。随后在延长姿势下行缝合修复

头肌成形术的广泛瘢痕和僵硬 [356]，保守治疗无效的 10 例膝关节接受了小切口股四头肌肌腱切开术，其中 3 例需要切开前关节囊，2 例膝关节最终需要额外的手术，3 例膝关节仅使用系列石膏固定有效，16 例患者中，优 11 例（69%），良 3 例（19%），一般 2 例（12%）。⑤ Oetgen 等（2010）。Oetgen 等人回顾了他们治疗 9 例 CDK 膝关节的 2 种手术方法，股四头肌成形术和股骨短缩术 [357]，在 12.5 年的随访中，所有患者的平均膝关节屈曲度为 112°，仅有 1 位膝关节屈曲度小于 90°，有一些临床不稳定，但均未影响临床功能。通过一系列的临床和步态评估，所有患者都做得很好，2 种治疗方法的结果差异不大。⑥ Abdelaziz 和 Samir（2011）。Abdelaziz 和 Samir 提出了一种基于膝关节屈曲程度治疗 CDK 的治疗方案 [358]，他们报告了 21 例膝关节，在 1 级和 2 级畸形的新生儿期至 1 个月开始进行系列石膏治疗。每周最多进行 4 次手法治疗，如果达到了屈曲＞ 90°，则继续手法治疗，如屈曲仍然小于 90°，则行经皮股四头肌萎缩（PQR）术治疗，对于大于 1 个月的婴儿，直接行 PQR 治疗。在 3 级或复发病例中，行 V-Y 股四头肌成形术（VYQ）。他们使用系列石膏治疗了 5 例膝关节，12 例行 PQR，4 例行 VYQ。随访 41 个月，12 例结果优秀，7 例良好，2 例一般。

第八节　盘状半月板

一、术语

膝关节盘状半月板是指外侧半月板形态异常，呈椭圆形或圆形，而非正常的 C 形或半月形，易造成膝关节不稳定。此前已有罕见的内侧盘状半月板的报道，但实际上盘状半月板几乎只涉及外侧半月板。

二、临床概述

在美国，有 3%~5% 的人有盘状半月板，其中 15%~20% 为双侧。在日本人中盘状半月板尤其常见，发病率约为 15% [359]。Jordan 指出发病率的测算之所以差异较大，部分原因在于其评估方法，盘状半月板可见于开放性关节切开手术，也可见于关节镜检查时（很可能会发现无症状性病变），或解剖 / 尸检研究中（这也是最早发现盘状半月板的方式）[360]。有些盘状半月板稳定且无症状，但开始出现症状时，往往表现为不同形式的不稳定，包括屈伸时有响亮的“噼啪”和“咔嗒”声，感觉不适、不稳定、失稳。在一项对 52 名儿童 63 例盘状半月板进行手术的研究中，Aichroth 等人记录的术前症状包括：疼痛（55 例膝关节）、咔嗒声或撞击声（36），肿胀（30），膝关节交锁（17），失稳（12），其查体结果包括膝关节交锁（7），关节线压痛（22），积液（12），撞击声（24），髌骨体征（4）以及查体正常（12）[361]。

尽管关节造影常无法确认撕裂，但关节造影可以使诊断更准确。关节镜检查大大提高了诊断准确性，包括对无症状、无临床表现的患者。各种形式的不稳定在发生撕裂之前大多无症状。尽管膝关节平片可提示外侧关节间隙扩大及胫骨外侧平台硬化，但其在盘状半月板诊断中并无价值。与成年人相比，MRI

在骨骼发育不成熟患者的半月板撕裂诊断中有明显的局限性。正常青少年半月板的血管密度较高，可导致信号改变，易与半月板撕裂混淆，在 12 岁以下的儿童中更是如此。

10 岁及 10 岁以下儿童的创伤性半月板撕裂几乎都是由盘状半月板引起的。外侧半月板天生就不如内侧半月板稳定。外侧半月板关节囊韧带只附着在外侧滑膜上，腘肌区并无半月板附着。2 条半月板股骨副韧带均附着于外侧半月板后角上，但并非所有人都存在；它们在后角处，附着于后交叉韧带前方（Humphrey 韧带）或后方（Wrisberg 韧带）。在多项研究中，几乎所有人（93%~100%）至少有 1 条半月板股骨韧带，50% 的人有 2 条。Wrisberg 韧带比 Humphrey 韧带更常见；在只有 1 条韧带时，30%~45% 的人是 Wrisberg 韧带，只有 17%~23% 的人是 Humphrey 韧带。直到 20 世纪二三十年代，经过多年研究，盘状半月板才被确认为是引发临床问题的原因。症状往往开始于儿童时期，在接近 10 岁时更常见。某次损伤，常程度较轻，似乎突然加重或症状恶化，但在许多情况下并没有明确的创伤。后角半月板股骨韧带的牵拉被认为是盘状半月板 / 后外侧角活动增多的原因，易引发撕裂，不过大部分外侧盘状半月板的不稳定也是由于半月板胫骨冠状韧带缺失造成的。

三、盘状半月板在病理和临床上的早期认识

盘状半月板最初是 RB Young 在膝关节结构解剖中发现的，1899 年 RB Young 首次描述“外侧半月形软骨呈完整的盘状”[362]。Higgins（1895）详细列举了 2 个标本，描述道：“外侧半月软骨几乎完全是关节内纤维软骨，紧邻外侧脊有小的卵形缺陷。”[363] 盘状半月板占外侧胫骨平台的比例比正常更高，看上去比正常半月板更均匀增厚或呈块状。1910 年，Kroiss 进行了首例手术治疗盘状半月板，同时也发明了“弹响膝”这一术语，作为鉴别盘状半月板的临床方法[364,365]。AG Timbrell Fisher 在手术前诊断出了 1 例盘状半月板，这也促使他在 1933 年出版的《膝关节内部紊乱》一书中将此畸形定义为临床疾病。Fisher 描述了早期的手术报告（开放性关节切开术和半月板切除术），这些报告都将外侧（外部）盘状半月板形容为跨越膝关节外半部分的圆盘。Finder（1934）报告了他的 3 例病例，第一例来自美国，并回顾了文献中的其他病例（总数 = 25），以进一步提供更清晰的盘状半月板疾病和病理解剖蓝图。Finder 指出这些软骨“可能呈双凹形的圆盘，椭圆形或圆的四边形”。他认为在完全伸膝的最后 15°~20° 时撞击声感最明显。Karlen 在讨论他的 3 例病例时追溯了疾病的早期历史，并展示了关节造影在评估关节内病变中的作用[368]。Fairbank 将膝关节屈曲时发出的“咔嗒”声作为主要的诊断依据，并且简要描述了 8 例病例中的不同发现[369]。很明显，出现内侧半月板损伤的更多是成年人，儿童有症状的外侧半月板比内侧半月板更多，且儿童年纪越小，病因越有可能是外侧半月板，也更有可能是盘状半月板所致。大多数情况下，软骨呈盘状，而非新月或半月形，圆盘位于关节的外半部分。与周围附着处有所不同，且常有撕裂。

四、盘状半月板的病理解剖和发病理论

1. 先天性盘状半月板的 Smillie 学说

Smillie 和他的团队在 1941 年到 1948 年之间进行了 1300 例半月板切除手术，29 例只占了其中的 2.2%。Smillie 描述了这 29 例先天性盘状半月板，并大致分类如下，原始型（大体异常）、中间型、幼儿型（接近正常）[370]：

（1）原始型

此类型没有任何迹象表明它会形成一个半月形的半月板（图 5.47a~c）。正常半月板中，没有组织的中间区，在原始型半月板中被纤维软骨填充，完全隔开了遍及整个外侧间室的两个相对的关节面。股骨和胫骨外侧没有任何直接接触，因为中间的纤维软骨盘中心厚度可达 6 mm。中央的游离缘较厚。测量显示“原始圆盘厚度的相对增加主要见于中心未被吸收的部分，特别是游离缘，外周并未增厚”。

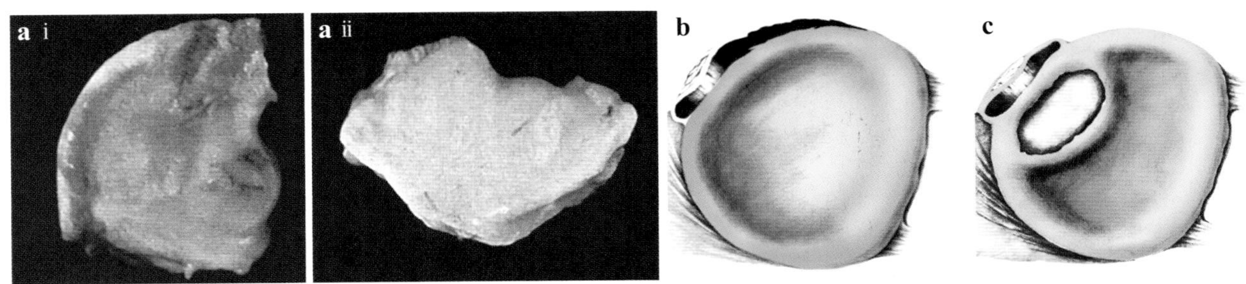

图 5.47　几个外侧盘状半月板的样本。（a）为两个切除后的完整的盘状半月板。它们与正常的 C 形外侧半月板结构没有相似之处（经 Cave 和 Staples 授权转载，Am J Surg, 1941,54:371–374, Elsevier）。（b）膝关节关节镜下显示的完整的外侧盘状半月板。（c）另一个盘状半月板，仅有一小段可使股骨和胫骨形成关节关系

（2）中间型

这种变型在结构上更接近上述的原始型而非畸形最小的类型。此类型的盘状半月板更小，更不完整，中心区和内侧游离缘更薄一些。内侧边缘甚至可能又薄又透明。可见周边撕裂和周围前后部附着。

（3）婴儿型

此类型结构上最接近正常的半月板，但中间段的宽度仍有大幅增加。在内侧缘中间区域可见不完整的斜形撕裂。

中央缺损的异常结构和异常活动（由于两个以相反方向移动的表面研磨）容易导致盘状半月板水平撕裂以及横向和纵向的撕裂。“持续的屈伸运动，在旋转运动的帮助下，可造成两个表面之间水平线性撕裂”。半月板易被拉伸。外周附着处撕裂，半月板呈过度活动，但由于缺乏外周稳定性而无法平滑地滑动。最终持续的创伤以及磨损，造成了盘状半月板中心穿孔。插在股骨和胫骨髁之间的异常圆盘的中央异常增厚区，易于受到直接压力以及前后方的旋转应力。

每种类型都可能与囊性变性有关，因为 Smillie 认为创伤是造成异常半月板脆弱性增加的原因。同

时他还认为在胎儿发育早期，半月板以软骨圆盘的形式存在，到了胎儿发育晚期，偶尔会有最初完整的软骨圆盘中心部分吸收失败的情况出现，形成了先天性盘状半月板。

2. 先天性盘状半月板的观察（Kaplan）

Kaplan 研究了人类和几种动物的半月板发育胚胎学[6,371]。他证实了外侧半月板从形成最初起就呈半月形，从来都不是盘状。人类胎儿胚胎学研究表明，在胎儿发育的任何阶段，外侧或内侧半月板都从未呈现盘状形态[371]。他还进行了几种动物的膝关节解剖研究，发现没有一种动物有类似于圆盘状的内侧或外侧半月板。这些观察研究否定了此前提出的理论，人们认识到盘状半月板既不是胚胎发育失败，也不是逆向的物种变异造成的。

Kaplan 还明确了其病理解剖学发现，即外侧半月板的后角或后段边缘未经冠状韧带附着于胫骨后外侧表面，而是保持游离，它们只附着于后交叉韧带后方的 Wrisberg 半月板股骨韧带上。这条韧带十分短，在特定的活动范围内可从胫骨上抬高游离的后角，从而使异常的半月板卡在股骨与胫骨关节表面之间。反复的此类活动造成的创伤使其畸形加重。

Kaplan 指出在手术中没有一例盘状半月板后部附着于胫骨，而通过半月板股骨韧带附着于股骨（内侧髁外侧面）的情况很常见。外侧半月板由半月板股骨韧带固定，后者太短，无法适应正常的膝关节运动。这会妨碍正常的半月板活动，导致半月板卡在股骨和胫骨之间，随着膝关节活动移位，形成了一种内外侧方向的异常活动，造成咔嗒的感觉。随着发育期儿童过度活动的半月板的内外侧运动和卡嵌，出生时结构正常的外侧半月板转变成不规则的厚纤维软骨团块。导致此病理状态的解剖变异被认为是外侧半月板后角未附着于胫骨平台的原因。这使其外形改变进一步加重，且出现实质性撕裂。Kaplan 认为原始畸形是外侧半月板后角和胫骨之间的连接缺失。出生后外侧半月板反复的不正常活动造成了增生、变形和撕裂，进而使半月板形成了盘状。

3. 盘状半月板的组织病理

手术切除盘状半月板的组织学检查中常可见水平撕裂。也常见黏液状纤维变性。Washington 等人注意到 29 个切除样本中，每个都有纤维软骨的退行性变[372]。10 例出现黏液性变性，6 例出现软骨化生。内 – 外侧的运动以及活动过度的半月板进一步损伤了此前已不正常的结构。Papadopoulos 等人对来自 10 名患者的完整的完全型外侧盘状半月板进行了研究，并将它们与膝关节置换术中切除的完整的正常外侧半月板进行了对比[373]。他们发现与对照组相比，盘状半月板的圆形胶原蛋白网络出现了组织紊乱。

4. 灵长类动物膝关节外侧半月板的比较形态学：与人类盘状半月板的关系

Le Minor 于 1990 年详细报告了灵长类动物膝关节外侧半月板的比较形态学研究[374]。他研究了 43 大类 316 种非人灵长类动物。他评估了外侧半月板的形状，将外侧半月板的背侧矫正到股骨内侧髁外表面的后半月板股骨韧带，后方半月板胫骨附着处，以及半月板内小骨。

一些灵长类动物的外侧半月板呈月牙形，但另一些灵长类动物的外侧半月板则呈有中心孔的圆盘形。人类的正常半月板也呈月牙形，且有前后角，但形状异常的半月板则代表盘状半月板。Le Minor 对

Smillie 学说和 Kaplan 研究中涉及人类盘状半月板病因的部分进行了回顾，但发现二者都不准确。对人类胎儿的多个胚胎学研究显示从未出现过初始盘状阶段，外侧半月板从一开始就呈现月牙形。盘状半月板的起源不能被认为是早期发育结构的吸收失败。Kaplan 的观察被认为是准确的（胎儿没有盘状半月板，缺乏半月板胫骨附着物，发育良好的半月板股骨（Wrisberg）韧带），但依然不充分，因为预期的盘状半月板中间体形式并没有被观察到，而在很多非人灵长类动物身上看到的盘状外侧半月板例子也没有被 Kaplan 采用。Le Minor 总结道："比较数据倾向于盘状半月板是人类系统发育的说法。确实，在人类身上可观察到所有类型的盘状半月板……与在非人灵长类动物身上发现的形态学类型相对应。"他认为系统发育理论被许多人否定是因为对比较解剖缺乏足够的重视。甚至人类盘状半月板出现的后半月板胫骨附着缺失在一些灵长类动物中是恒定的正常特征，因此这并非盘状半月板特有的异常现象。

Le Minor 使用"系统起源"一词，指的并不是单个个体发育的结构变化，而是指生物群体由于基因进化而发生的结构变化。非人灵长类动物身上存在的一些结构特征在一部分人类身上持续存在，由此造成了半月板盘状现象。正如 Kaplan 所述，这些结构改变当然很容易造成继发性的创伤性盘状半月板改变。

五、盘状半月板目前的分类

1. Watanabe 分类

Watanabe[375] 将盘状半月板分为 3 型。尽管上述 Smillie 和 Kaplan 的著作中提及了此分类的原型，其仍然是一种被广泛使用的分类法：①Ⅰ型：完全型盘状半月板，半月板增厚，内侧缘明显（块状），周围附着良好，稳定（不会在关节中心进进出出）；②Ⅱ型：不完全型块状变异，稍小，未填充外侧间室，稳定；③Ⅲ型：Wrisberg 韧带型，外侧半月板后角未附着于胫骨，仅靠 Wrisberg 半月板股骨韧带稳定。此类型最容易出现弹响的临床现象。Watanabe 在他最初的描述中指出，此类半月板的外观正常或接近正常，但其附着（或缺乏附着）易造成外侧半月板不稳定以及频繁撕裂。3 型分类详见图 5.48a。Neuschwander 等人（JBJS Am, 1992,74:1186–1190）描述的后冠状韧带缺失见图 5.48b。Jordan 进一步定义了Ⅲ型的两个亚型；两者的特征都是后冠状（半月板胫骨）韧带缺失，但其中一类半月板形状正常，另一类则可见盘状（图 5.48c,d）。

Dickhaut 和 DeLee[376] 在关节镜检查下识别出两种常见的 Watanabe 变异。他们确认了 12 例韧带附着完好的完全型盘状半月板，其中 10 例无临床症状，也未见半月板撕裂或松弛。有 6 例 Wrisberg 韧带型盘状半月板，都出现了半月板活动异常，有临床症状，同时均出现了弹响膝。图 5.49a~c 对 Wrisberg 韧带、Humphrey 韧带与外侧半月板 / 外侧盘状半月板之间的关系进行了总结。

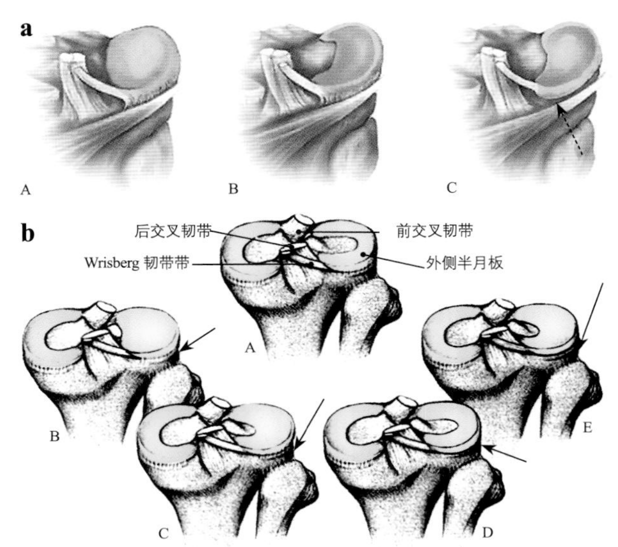

图 5.48 盘状半月板的分类。由 Watanabe 根据关节镜发现将其分为 3 型，Jordan 对其进行了进一步阐明和延伸。（a）Watanabe 根据其早期丰富的关节镜经验对盘状半月板进行的最初分型。共分 3 型，即完全型、部分型，以及通常表现为后角仅附着于 Wrisberg 韧带的类型，Ⅲ型或 Wrisberg 型的主要病理被认为是外侧半月板胫骨韧带（冠状韧带）的缺失。半月板胫骨韧带在“A”和“B”中存在，在“C”中不存在（箭头）。（b）正常外侧半月板图（A），（B~E）为改良后的先天性盘状半月板 Watanabe 分类。完整的盘状半月板（B），部分盘状半月板（C）和两种 Wrisberg 变型（D 和 E）。半月板胫骨（冠状）韧带在完整和部分类型中是完整的（直箭头），但在 Wrisberg 变型中是缺失的（中断箭头）。在 Watanabe 定义的 Wrisberg 变型中，外侧半月板的形状接近正常（D）；在 Jordan 补充的变型中，第二个 Wrisberg 型（E）为不正常的部分盘状

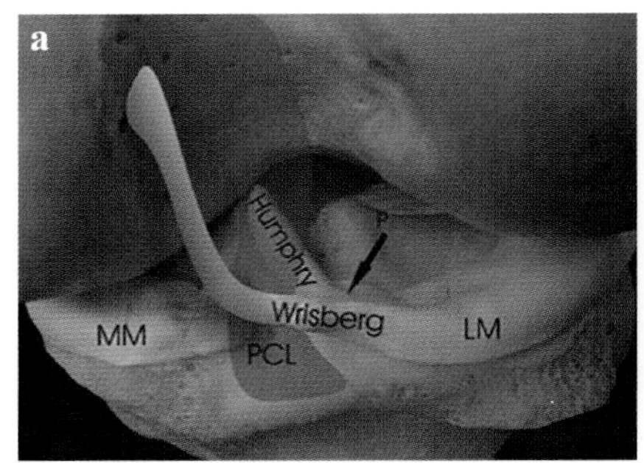

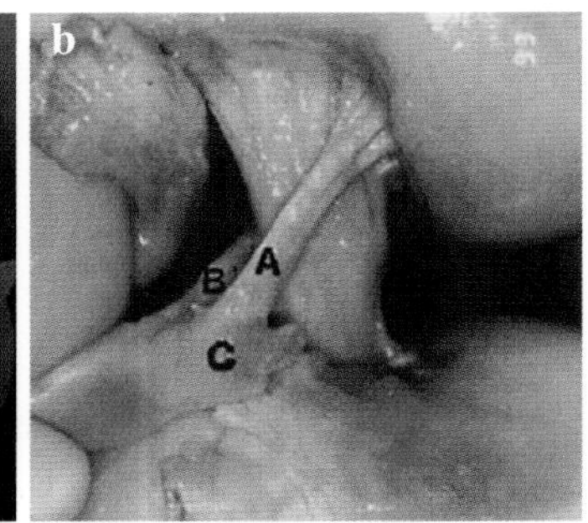

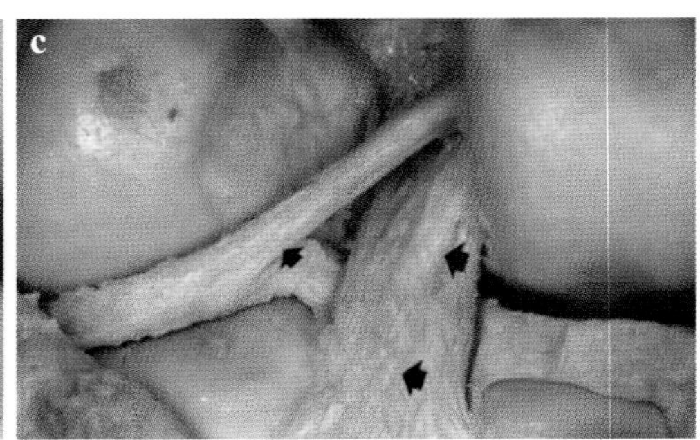

图 5.49 半月板股骨韧带解剖图。（a）膝关节后视图，可见 Humphrey 半月板股骨韧带在后交叉韧带前方，Wrisberg 半月板股骨韧带位于后交叉韧带后方。左外侧半月板（经 Abreu 等人许可转载，Skeletal Radiol, 2007,36:729–735, Springer）。（b）股骨远端半脱位的膝关节前视图显示 Humphrey 的前半月板股骨韧带（A），Wrisberg 半月板股骨韧带后部（B），以及外侧半月板后角附件（C）（Cho 等人授权转载，Skeletal Radiol,1999,28:189–195, Springer）。（C）另一个膝关节的解剖后视图，显示了 Humphrey 韧带前部的肥厚后交叉韧带，以及 Wrisberg 韧带后部；左侧有两条半月板股骨韧带附着在外侧半月板的前角上（小箭头）（授权转载自 Kusayama 等 ,Knee Surg Sports Traumatol Arthrosc, 1994,2:234–237, Springer）

2. 关节镜 / 临床分类的演变

Klingele 等人回顾了 1993~2001 年间诊治的 87 例盘状半月板病例的关节镜评估与治疗，重点在于确定外周缘的不稳定性 [377]。其中完全型盘状半月板占 62%，不完全型占 38%。有 70% 的患者存在半月板撕裂，所有的膝关节中有 28% 出现外周缘不稳定。不稳定部位的分布，50% 中为前 1/3，10% 为中 1/3，40% 为后 1/3。基于关节镜检查的结果，他们认为经典的 Wrisberg 型盘状半月板更可能单纯是一种边缘附着脱离，而非真正的先天性病变。目前建议的分型涉及了以下观察指标：①分型，完全型或不完全型；②外周缘稳定，稳定或不稳定；③半月板撕裂，有或无。外周缘不稳定更常见于完全型盘状半月板（38.9% *vs.* 18.2%），在年幼患者中也更常见（8.2 岁 *vs.* 10.7 岁）。

Good 等人对 1998~2002 年间的 30 例伴盘状半月板的膝关节进行了评估 [378]。所有患者均进行了关节镜治疗。他们还基于盘状半月板的以下情况提出了另一种分型，即：分型，完全型或不完全型；稳定

性，稳定或不稳定；不稳定部位，前部或后部。

Kramer 和 Micheli[359] 指出目前将 Watanabe 分类与稳定性评估相结合，可以提供更完整的诊断蓝图、关节镜形态（完全呈盘状或不完全呈盘状），以及稳定性（稳定或不稳定）的信息。Ⅰ型和Ⅱ型盘状半月板通常外周缘附着正常，且探查稳定；Ⅲ型则不稳定，缺乏包括半月板胫骨（冠状）韧带在内的后方半月板附着；并Ⅲ型普遍伴有弹响膝。

六、临床治疗概述

一旦出现症状并诊断明确，从长远看非手术治疗并无优势。无症状的盘状半月板可观察随访。大多数手术的平均年龄在 10 岁左右，在此之前已有 2~3 年的症状。开放性关节切开术曾用于半月板完全切除，但随着关节镜技术的提高，开放性关节切开术在切除或修复盘状半月板中的使用明显减少。目前，所有病例均使用关节镜治疗，关节切开术仅用于那些无法行关节镜治疗的患者。自从盘状半月板被认为是一种病理改变以来，使用过 4 种外科术式进行治疗：①开放性关节切开术行外侧半月板完全切除，在广泛使用关节镜之前，对半月板的直接检查只能通过关节切开术来完成，治疗方法是完全切除盘状半月板，这个方法从 20 世纪 40 年代开始广泛实施，并持续了几十年。完全切除盘状半月板通常可以缓解症状，但术后跟踪研究表明，在 5 到 10 年间会出现早期退行性病变。目前，除了别无选择的情况外，很少进行半月板完全切除术。②开放性关节切开术或关节镜下的部分外侧半月板切除，后一时期的治疗方法是切除部分半月板，移除松弛、撕裂，和 / 或退化的部分，同时留下 8~10 mm 宽的外围边缘，这个外围边缘可以作为股骨和胫骨关节面之间的缓冲区，同时也可以作为一个修复源，因为半月板周围 20%~30% 存在血供。③关节镜下半月板成形术，半月板成形术指的是切除盘状半月板中心的特定部分，重塑半月板，使其接近正常的解剖结构，并留下一个半月形的 6~10 mm 的半月板边缘（图 5.50a,b），Jordan 用示图说明了关节镜修复成形手术的种类和手术固定 Wrisberg 型盘状半月板的方法，后者是通过手术对后角及邻近关节囊进行修补，以弥补后冠状韧带（半月板胫骨韧带）的缺失（图 5.50c）。④修复残余的半月板组织内侧缘，修复包含两方面，一方面是将半月板外围重新附着到胫骨水平的关节囊上（如有必要，以增强稳定性），另一方面是缝合残留的内侧缘（血管化的）所有的撕裂。

此外，磁共振成像（MRI）的使用有助于清晰地观察盘状半月板。关节镜在诊断和治疗中的广泛应用，使得骨科医生较少应用 MRI，但高质量的 MRI 图像对术前和术后评估很有帮助。图 5.51a,b 即为盘状半月形。

七、半月板成形术和半月板修复的关节镜技术

Kramer 和 Micheli 描述了他们的关节镜修复技术[359]。当后方残留半月板存在水平层状撕裂时，需切除不稳定小叶。半月板成形术后病理性不稳定需将半月板缝至关节囊进行治疗。对于年龄较大的儿童，可安全进行全内半月板修复。对于年轻患者（膝关节较小），由于神经血管结构紧靠后关节囊，需使用

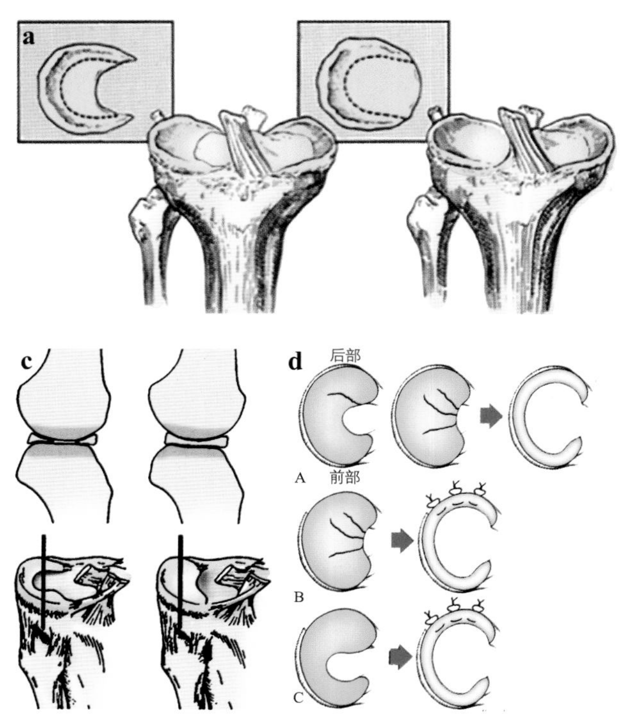

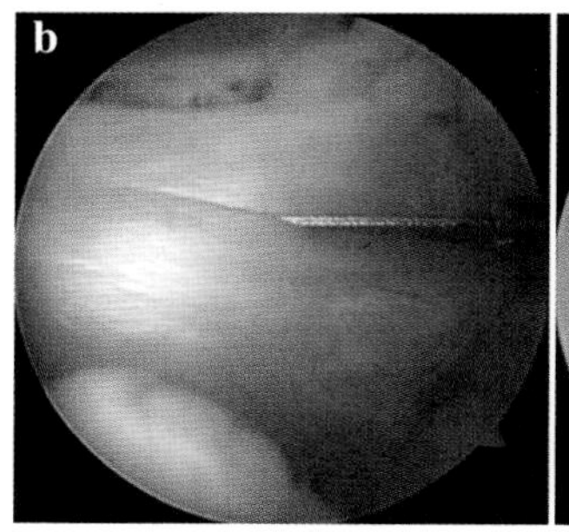

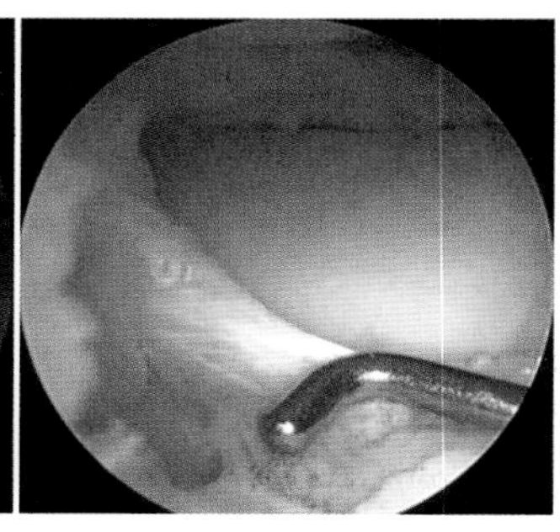

图 5.50 半月板成形术治疗症状性盘状半月板。指通过外科手术（现在通常为关节镜手术）去除异常的内部半月板组织，保留半月板外侧边缘，模拟正常的 C 形半月板。如果外侧边缘脱落，则进行手术修复以保持其位置和活动范围。（a）左图为正常膝关节的左侧 C 形外侧半月板。右图为从异常半月板中心部位切除下来的几乎完整的先天性盘状半月板，保留接近正常结构和功能的 C 形残余部分。这种“半月板成形”手术已广泛取代半月板完全切除术，作为症状性盘状半月板的治疗手术，试图延长良好的膝关节功能。（b）左图为开始进行中央部分（叶片）切除时完整的盘状半月板；右图为经半月板成形术切除中央部位组织块后，保留的半月板外周缘（经 Lee 等人许可转载，Knee Surg Rel Res,2013,25:30–35,Korean Knee Society）。（c）沿着股骨胫骨外侧关节中间的纵轴，左侧为正常半月板，右侧为盘状半月板。以上显示了股骨和胫骨髁与半月板的关系。（d）对撕裂并出现症状的先天性盘状半月板进行的半月板成形手术。对中央部分，通常还有撕裂部分和不正常的半月板组织进行手术切除，形成 C 形半月板。在必要的半月板外周边缘部分进行手术固定

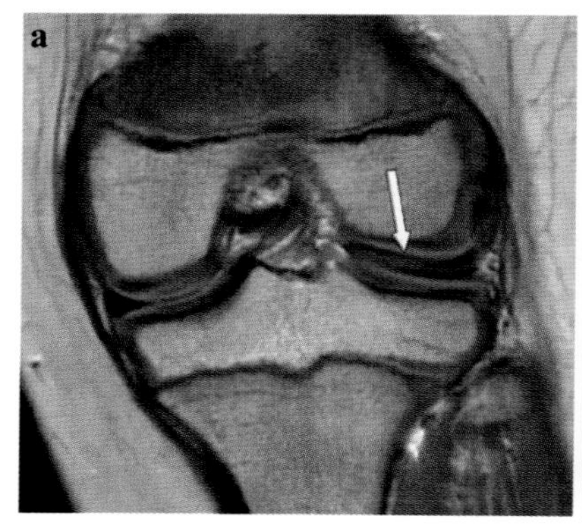

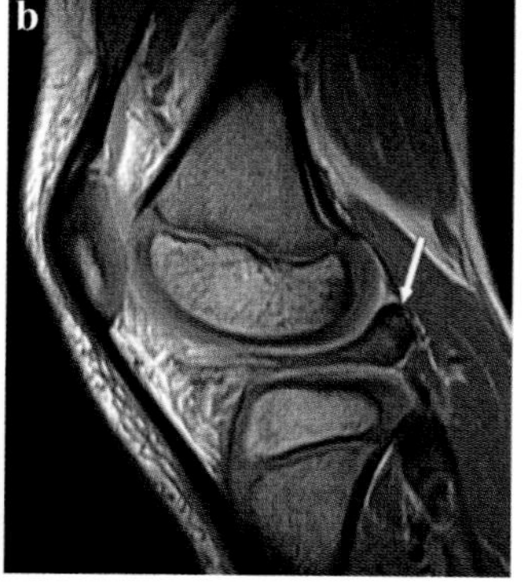

图 5.51 磁共振成像在评估先天性盘状半月板方面起着重要作用。（a）MRI 冠状位片显示外侧盘状半月板变性（白色箭头），无移位。正常的内侧半月板在切面上呈三角形，与穿过股骨胫骨关节外侧的扁平板状半月板形成鲜明对比。（b）MRI 矢状面显示一个突起的盘状半月板（白色箭头）移位至膝关节后中部。（经 Ahn 等人许可转载，Arthrosc,2008,24:888–898, Elsevier）

套管穿过多个垂直的不可吸收的缝线，进行由内向外的半月板修复，缝合线随后可通过开放性关节切口退出，并将其系在外侧关节囊上。前角不稳定则可通过由外向内的技术进行修复。

八、临床 / 关节镜治疗方法和结果

盘状半月板的治疗效果不定，指导原则依然不明确。相对较小的队列，不断变化的治疗模式，较短的随访时间，描述不精确的术语，都是无法确定最佳治疗方法的原因。病变（完全型，部分型，Wrisberg 型）

的多样性和稳定性变化（稳定，不稳定）也使得解释治疗结果很有难度。以下研究有助于确定其治疗方法和临床/放射学反应。

1. 半月板完全切除的不良反应

采用半月板完全切除术治疗有症状的儿童和青少年盘状半月板至少从20世纪40年代就开始了，并持续了数十年。最初的手术结果是积极的，可缓解疼痛和失稳，但术后10~20年的长期评估显示，有很大比例的患者膝关节出现了退行性关节炎病变。20世纪90年代，3项关于儿童半月板全切手术的研究帮助人们将注意力转向了其他方法。Abdon等人评估了89名接受了单纯半月板切除手术的儿童病例，术后平均随访时长为16.8年[379]。外侧半月板切除（大部分为盘状半月板）手术的结果明显较差，运动范围明显减少，膝关节不稳定性明显增加。经过手术治疗的膝关节中，39%有一级骨关节炎，9%有二级骨关节炎。不考虑受伤因素（内侧或外侧），膝关节X线片都显示关节间隙明显变窄。Wroble等人对39名16岁以前接收半月板切除手术的儿童和青少年患者进行了研究，切除部位为内侧或外侧半月板，术后平均随访21年[380]。内侧和外侧切除的结果基本相同。90%的X线片呈异常，症状包括71%出现疼痛，64%僵硬，54%肿胀，41%打软腿（失稳）。Raber等人评估了17例因盘状半月板接受了外侧半月板完全切除手术的膝关节，平均随访时长为19.6年（12.5~26年）。手术患者的平均年龄为9岁。17例膝关节中有10例出现骨关节炎症状。11例单侧半月板切除术后的对比（左/右）X线片显示有10例出现了骨关节炎病变（包括2个膝关节的外侧股骨髁有剥脱性骨软骨炎）。完全切除撕裂的盘状半月板的手术仍在进行，但从评估中我们得到了进一步的指导方针。Habata等人发现手术年龄小于20岁的患者亚组表现要明显好于大龄患者[382]。在10年以上的随访中，91%的患者术后效果依然良好，普通X线片中未见中度至重度的膝关节外侧间隙变窄。在一项类似的研究中，Okazaki等人对一小群接受了关节镜外侧半月板切除术的患者进行了超过10年的跟踪随访，研究发现那些25岁前接受手术的患者术后表现优于手术年龄偏大的患者[383]。25岁以下的手术患者可获得10年以上的好的临床结果。

2. 半月板部分切除术更佳的效果

随着人们越来越多地意识到半月板完全切除会导致中期效果恶化，半月板部分切除术的应用也越来越多。半月板部分切除这一术语包括保留完整的半月板外围边缘，但在其他方面并不精确，总体来说是指切除半月板内部或者中心区域妨碍股骨胫骨平滑运动的撕裂部分或囊性区域。1981年报道的Fujikawa等人，也是最早进行儿童膝关节盘状半月板部分切除手术的团队之一[384]。七名儿童接受了半月板部分切除术，效果均非常良好。这些患者都经过精心挑选。入选标准包括没有半月板变性或撕裂为最小限度，半月板无异常增厚，非Wrisberg型，半月板无过度活动，残留半月板未见异常。他们在开放性关节切开术中对盘状半月板的游离边缘进行了部分切除，将其修改成了正常的半月形。半月板的前后附着处均保持完整。切除掉的部分半月板接近圆形。许多中心越来越多地在半月板部分切除的基础上增加对外围撕裂和/或外围不稳定的修复。他们进行部分切除的原因是：为了使残留半月板能够保持正常半月板功能；最小化半月板完全切除带来的不稳定性；最小化手术范围，缩短康复时间。Kim等人对

125 位接受了部分或完全半月板切除手术的盘状半月板患者进行了临床和影像学结果的对比[385]。术后第 5 年，部分切除组的影像学结果更佳，有证据表明半月板切除体积越大，结果越差。Pellacc 等人和 Lee 等人的研究也表明半月板部分切除手术效果要好于半月板完全切除。Jordan 概括了盘状半月板变型的部分切除 / 成形修复，也强调了 Wrisberg（Ⅲ和Ⅳ）亚型的后角与关节囊缝合，以弥补因后冠状（半月板胫骨）韧带缺失而造成的不稳定的价值[388]。Adachi 等人推荐将半月板中心部分切除与外围撕裂的缝合修复相结合，认为这是解决盘状半月板撕裂的理想方法[389]。

3. 成形与修复的现有方法

上述图 5.50a~c 展示了半月板成形术的一些范例。半月板成形手术的早期效果是可喜的，但较长的随访开始显示临床评分在下降。Vandermeer 和 Cunningham 在 1989 年报告了 25 例使用半月板成形技术进行关节镜外侧半月板部分切除手术的膝关节，平均随访时间为 54 个月，术后恢复正常活动的比例为 64%[390]。在一项对 89 例症状性盘状半月板患者的大型研究中，Ahn 等人也支持通过关节镜下半月板部分切除来修复外围撕裂[391]。他们根据 1998 年至 2005 年进行的手术于 2008 年发表了最初报告。他们的方法与成形术 / 修复大体一致。接受手术患者平均年龄为 9 岁，平均随访时间为 50.9 个月。该方法的一项长期评估（发表于 2015 年）对平均手术年龄为 9.9 岁的 48 例膝关节进行了研究，评估的平均随访时间为 10.1 年（8~14 年）[392]。尽管有“40% 的患者出现了进行性退行性变化”，但该方法在“平均 10.1 年后依然有令人满意的临床效果”。Good 等人报告了 30 例进行了关节镜下半月板成形术的症状性盘状半月板膝关节，其中 28 例是成功的，不过平均随访时长只有 37 个月[378]。患者平均年龄为 10.1 岁。2 例膝关节因损伤严重进行了必要的半月板切除。同一小组的随访（Green 等人[393]）包括 21 名参与者，在平均随访 13.7 年时显示有 20.6% 的患者同一膝关节接受了额外的手术。随着时间推移，临床评分有所下降，最初的手术评分显示 45.4% 为优秀，18.2% 为良好，27.3% 为一般，9.1% 为较差。Wasser 等人对关节镜下半月板成形术进行了很好的概述。他们回顾了 20 例盘状半月板手术，对所使用的方法进行了很好的定义。所有患者首先接受了关节镜下半月板成形术，随后再进行的手术取决于残留的半月板状态：如果没有损伤、无须缝合，或可修复病变的重新植入，则无须额外手术，如损伤不可修复，则进行部分半月板切除。有 5 例因无损伤只接受了半月板成形手术。有损伤的 15 例中，4 例通过半月板成形术去除了损伤部分，8 例进行了修复，3 例进行了必要的额外的半月板部分切除手术。他们报告称通过半月板成形术进行半月板修复的患者比进行半月板部分切除手术患者表现要好。他们强烈支持必要的半月板成形与外周边缘修复。

九、同种异体半月板移植

同种异体半月板移植正处于积极的学术研究中，并且对恢复外侧半月板生物力学功能方面有很高的价值。Yoon 等人报告了 39 名接受了同种异体外侧半月板移植手术的患者，平均随访时长 32 个月，术后效果良好[395]。

十、内侧盘状半月板

内侧盘状半月板很少见，但已有多种描述。Marchetti 等人回顾并列出了 1941~2007 年之间的所有病例 [396]。Dwyer、Taylor[397] 和 Smillie[370] 的早期报告都展示了同样的与外侧形态一起出现的完整或原始的盘状半月板形态。对有症状的内侧盘状半月板的治疗与外侧盘状半月板的治疗类似 [397,398]。

第九节　交叉韧带的发育异常

先天性前交叉韧带缺失是一种已知的发育畸形。它可以在其他肢体都正常的情况下单独发生，但通常会伴随相关的膝关节和下肢的发育异常，比如先天性膝关节脱位，盘状半月板，先天性短股骨，骨骼发育不良，以及 TAR（血小板减少伴桡骨缺失）综合征这样的综合征性疾病。前交叉韧带缺失不仅可伴有盘状半月板，还可伴有后交叉韧带缺失及可变的内侧和外侧半月板异常，包括半月板缺失和髌骨缺失或髌骨发育不全。抽屉试验阳性是特征性临床检查。膝关节的 MR 成像可以全面评估发育状态。X 线显示发育不全的胫骨棘前交叉韧带先天性缺失。Thomas 等人回顾了对该疾病的认识发展，并增加了 12 例他们自己的病例 [399]。他们还认识到前交叉韧带缺失通常被认为是与其他的先天性膝关节或股骨远端异常的治疗有关。治疗方法取决于症状，且通常针对更明显的相关问题。在很多情况下，交叉韧带缺失本身似乎并不是重要的问题。

第十节　儿童胫骨近端干骺端骨折后的外翻成角

一、描述和临床概况

胫骨近端干骺端无移位或轻微移位的骨折，是 10 岁以前儿童需要治疗的最令人不安的骨折之一。很大比例的患者在骨折后 1 年或 2 年里会发展成骨折远端外翻成角。这一病症在 1953 年被 Cozen[400] 首先定义，此后很多论文也一再重申了此情况的出现 [401–406]。这一畸形的病因有很多。值得注意的是，即使骨折本身和愈合过程都没有移位，或者骨折愈合后也没有明显移位的情况下，依然会发生这种外翻畸形。

过去几年已经有了关于这种畸形的大致轮廓。即使治疗医生已有充分的认识，同时也采取了预防措施，依然有 1/3 到近一半的骨折会发展成这种临床上明显的畸形。3~10 岁的儿童受伤时特别容易发生外翻成角，尤其是在年龄小于 5~6 岁期间。骨折虽然没有错位愈合，但在接下来的 1~2 年里成角畸形逐渐增加，且在伤后 2 年内畸形保持不变。部分情况下，随着发育生长，有些畸形会得到解决。外翻成角，表现为股骨 – 胫骨骨干成角，一般成角 8°~15°。根据 Nenopoulos 等人的一项详细研究表明，如果将 1° 角也认为是外翻的话（与相对的正常情况相比），发展成外翻的比例为 28/31（90%）[407]。39 例骨折出现的平均年龄为 7.1 岁（2.5~14 年）。伤后 5.3 个月，外翻会变得明显，伤后 16.5 个月，外翻会达到最大畸形角度。在非移位骨折中，9/11 的患者（82%）外翻角会平均增加 3.3°（1°~9°），而在所有 13 名骨折只涉及内侧皮质的患者中平均外翻畸形为 7.2（4°~12°）。5/6 的完全骨折患者会有平均角度为 6.2°（4°~7°）的较小程度的外翻。对 11 名外翻成角为 5° 及更大角度的患者，在愈合后平均 7.4 年再评估显示，有 6/11（55%）的患者出现了部分重塑，有 3/11（27%）的患者出现了全方位重塑。Kakel 提醒称那些蹦床诱发的胫骨近端干骺端骨折往往不会发展为外翻成角，这是因为当体重较轻和较重的孩子摔成一团时（并不是直接摔到地上），他们受到的是低强度的损伤 [408]。7 名蹦床造成线性骨折但没有移位的 4 岁儿童中，没有 1 例出现外翻成角。

二、外翻成角的病因学考量

外翻畸形最令人信服的原因，似乎是因胫骨近端内侧骨骺过度生长造成了渐进性的外翻成角。看起来过度生长与内侧骨骺周围区域的供血比外侧区域更丰富有关。Zionts 等人对一名已发展为胫骨外翻的 6 岁骨折儿童进行了骨扫描，骨折后 5 个月的扫描显示胫骨近端生长板内侧的放射性核素摄取增加 [406]。Aronson 等人建立了一个 8 周大兔子的胫骨实验模型，以展示不对称胫骨近端骨骺刺激的影响 [409]。有 11 只兔子的左侧胫骨近端干骺端的内侧骨膜被去除，并在骨骺远端 5 mm 处做了内侧干骺端部分截骨。11 只兔子都出现了平均角度 12.2° 的外翻畸形。其中有 10 只兔子在外侧也进行了类似的实验操作，并且也出现了平均角度 9.8° 的内翻畸形。

有很多理论被提出，但都是解释创伤后胫骨外翻的；这些理论可参见 Zionts 等人 [406]，JordanZionts 等人 [403]，RobertZionts 等人 [405]，GreenZionts 等人 [410]，以及 Balthzar 和 Pappas[401]，还有 OgdenZionts 等人 [404] 的综述。现有的大多数证据支持继发于局部血管反应增加的胫骨近端内侧不对称生长刺激。因此，这种看起来是一种过度生长现象的疾病不仅会导致成角畸形，还会造成相关胫骨长度的轻微增长。不太可能所有问题都出自一种病因。重点在于理解现在所提出的这些理论，因为其中一些病例有很好的文件记录并且能被治好，同时医生对此有所意识也可减少某些后遗症发生的可能性或严重程度。

1. 复位不良

在胫骨近端干骺端出现青枝骨折的病例中，有些患者可在内侧骨折的同时仍保持胫骨外侧近端皮层的连续性。治疗此类骨折的最好办法，是在闭合复位之后打长腿石膏，使远端碎片保持在内翻位置，并保持膝关节最大限度伸直，因为屈曲会削弱对相对较短的近端碎片的控制。虽然有很多记录良好的病例记载了胫腓骨完全骨折患者在解剖部位完全愈合后 1~2 年内出现了胫骨外翻，但大多数青枝骨折的病例并未见复位不良。

2. 早期负重

损伤常看起来较为轻微，因此很难维持制动到有确切的放射学证据证实完全愈合。与早期负重相关的石膏松动，可能会造成渐进性畸形。

3. 内侧生长板骨膜限制丢失

内侧骨膜破裂易在一定程度上减少经生长板的力量，使骨膜的力学控制特性降到最低。Houghton 和 Rooker 证实在兔子实验中，干骺端区域的内侧骨膜切割会导致外翻畸形[411]。也有其他人假设骨膜损伤后修复阶段的血液供应增加是刺激所致，而非跨越骺板区域的纤维弹性膜效应。

4. 软组织嵌入

有证据发现骨膜可嵌入内侧骨折间隙，从而妨碍了完全复位。常规检查伤口的其他人并没有发现一定会出现软组织嵌入。即使是在那些嵌入被随后移除的患者中，也可在愈合后出现胫骨外翻。

5. 被完整腓骨拴住

此理论往往被频繁出现的胫骨外翻患者腓骨生长增加的证据所推翻。

6. 外侧骺板 Salter-Harris Ⅴ型骨折

有关证据更支持是如骨扫描所示的内侧血管增多，而非外侧生长受限。事实上，受累骨往往比健侧骨更长，这也降低了胫骨外侧近端骨骺生长异常理论的可信度。

7. 内侧骨骺不生长对称

目前大多数作者支持这一理论，其有力证据主要基于越来越多的内侧骨扫描，以及表明内侧生长大于外侧生长的胫骨生长阻滞线的出现。过度生长主要归因于不对称骨折诱发的局部血管增多。

三、治疗指南

其治疗指南正变得日益清晰。对胫骨近端干骺端骨折的精准复位十分重要，通过闭合复位，同时予以固定，直至确切的放射学意义上的愈合为止。建议使用长腿石膏固定，使膝关节完全伸直，并在骨折部位施加内翻力。有人建议使胫骨完全骨折，并同时制造或不制造腓骨近端骨折，但目前大多数作者并不赞成此方法。部分手术目的是去除内侧嵌入的骨膜，但另一些手术则不是。即便是未移位骨折或那些完美复位的骨折，仍可能发生过度生长造成的外翻成角。很清楚的是，近端胫骨 – 腓骨内翻截骨术干预也存在风险。虽然生长发育并不能完全自我矫正外翻，但很大一部分畸形在 2 年后并没有进一步恶化，并且大多数畸形会随着生长而部分好转。这种畸形可能有碍美观，但很少在功能意义上有不良影响。在骨折后几年，仍处于生长期时进行截骨，存在很高的复发风险；最好能推迟到骨骼发育成熟后再进行截骨。对那些希望能稍早进行治疗，且不那么激进的患者，可在接近骨骼发育成熟时施行不对称的胫骨近端内侧骨骺阻滞术。外翻成角对外观上的负面影响受肢体肌量增长的限制，也是一种对胫骨远端外侧生长的刺激，可使外翻畸形降到最低。

第十一节　发育性（先天性）髌骨脱位

一、髌骨概述

髌骨位于上方股四头肌腱和下方髌腱的延续肌腱内，将大腿强大的股四头肌与胫骨的胫骨结节连接起来。它是膝关节的组成部分，也是身体最强壮肌肉的支点，承受着巨大的应力和潜在的错位风险，其原发性或继发性的异常都会导致严重的疼痛和膝关节或下肢功能障碍。髌骨在结构、大小、形状和位置方面都可能出现异常。通常会有 2 个或 2 个以上方面出现异常。髌骨异常的症状有疼痛或膝关节不稳定，或二者兼有。正常情况下，髌骨的位置在股骨远端髁间窝附近的中线上，随着伸展向近端移动，随着弯曲向远端移动。当膝关节弯曲 30° 时，侧位 X 线片显示髌骨通常在后方角和顶点之间，被上方股骨远端生长板（或骨骼成熟时此处的不透亮硬化骨“疤痕”）和下方远端股骨髁上方髁间窝的顶部的不透亮线（Blumensaat 线）所标定 。此关系由 Blumensaat 所定义，常被称为评估髌骨位置的 Blumensaat 标准。虽然其已被证实定位并不完善，但依然可作为一个良好的初步评估办法，尤其是在推荐的屈膝 30° 侧位 X 线片上。

二、术语：先天性髌骨脱位

先天性髌骨脱位有 2 种亚型。此类异常自 19 世纪中期以来就已被发现，尽管到目前为止代指它们的术语一直在变。在这类疾病中，髌骨总是向外侧脱位。但尚不清楚这些到底是不同的疾病还是同一疾病的不同严重程度。这 2 种变型背后的病理很类似，但并不相同，都与膝关节伸膝装置外侧的位置和轨迹有关。我们在术语方面做了如下区分：较严重的是先天性髌骨脱位，很罕见，出生就有；而另一种是习惯性髌骨脱位，较轻微也更常见，在儿童早期即很明显。一些在出生后数月内出现的髌骨脱位是医源性的，是由于儿童期反复行股四头肌外侧注射，诱发股外侧肌肌内纤维化而造成的。

1. 先天性髌骨脱位

先天性髌骨脱位是指表现为髌骨永久性外侧脱位的发育障碍，无法手动复位，同时伴有不同幅度的膝关节活动异常情况。这种疾病在子宫内开始发展，出生时就有（即先天性）。如果疾病进展充分，新生儿常在出生时呈膝关节屈曲挛缩（通常高达 45°），膝外翻，胫骨轻度外旋。有时挛缩很小（5°~10°），但难以主动伸展。四头肌很小并向侧方移位，即使膝关节主动屈伸，髌骨依然在致密的纤维组织包裹下保持脱位状态。髌骨脱位常常与全身异常相关，比如关节挛缩症，唐氏综合征，或者与骨骼发育不良有关，如 Larsen 发育不良，扭曲性骨发育不全，甲髌综合征，Rubinstein-Taybi 发育异常，Ellis-van Creveld 综合征。

2. 髌骨习惯性脱位

习惯性髌骨脱位指的是每次屈伸膝关节时髌骨总是出现外侧脱位，并且至少在一开始时，随着完全伸膝而复位的发育障碍。一些人称之为“强制脱位”，通常与发育不良和髌骨位置更靠近端，或髌股关节滑车区的远端股骨髁发育不良有关。这种疾病在童年时期开始变得明显，在出生和幼儿时期可无疼痛。髌骨力线和髌股关节脱位的概况见表 5.7a 和 5.7b。

表 5.7a　髌骨力线——髌股关节脱位

相关因素	相关内容
时间框架（从新生儿期到成年早期这一宽广的时间框架内，该病均可发生、确诊出现症状）	新生儿：固定性髌骨脱位，如局部或全身性关节挛缩或关节挛缩样综合征
	2~3 岁：随着膝关节运动出现反复 / 习惯性脱位 / 复位，但因初期无疼痛常不被察觉，X 线片上未骨化的髌骨不显影
	10 岁左右和青春期：出现不适和步态或体育活动方面的问题
	成年早期：活动中反复出现 / 持续恶化的临床问题
易造成髌骨不稳定的解剖因素	主要因素：滑车发育不良、髌骨高位、胫骨结节 – 股骨滑车沟（TT-TG）距离增加（＞ 20 mm）
	其他因素：Q 角增大（男性＞ 15°，女性＞ 20°），股骨过度外旋（使股骨外侧髁远离保护性支撑髌骨的位置）；胫骨外旋过大（胫骨结节外移，使 Q 角增大）；膝外翻（胫骨结节外移，Q 角增大）；膝反屈（相对于股骨髁间沟，髌腱附着点明显前移，降低了沟槽的支撑作用）；髌骨过度外翻
治疗概述	固定性髌骨脱位（均为外侧）：几乎均需切开复位、广泛的软组织松解、股四头肌成形术以及可能的股骨远端旋转截骨来解决髁间 / 滑车发育不良 [滑车成形术只能在骨骼成熟后进行]
	复发 / 习惯性外侧脱位：一般来说，骨骼仍在生长，根据临床表现，可能需要从单一手术到多个手术的一系列分级干预；对骨进行的任何手术都不能损害胫骨结节和远端股骨骨骺的骨骼生长
手术方法	外侧髌周韧带松解 ± 关节囊松解常作为单一手术或联合治疗的一部分（但很少仅单独进行松解）
	内侧髌周韧带松解 / 关节囊短缩（重叠 / 收缩修复）
	股内侧肌远端转位直接附着于髌骨上外侧缘
	髌腱外侧半向内侧转位（穿过仍在原位的内侧部分）；防止股四头肌内侧牵拉对胫骨结节的损伤，是髌骨力线重建的初始 Goldthwait 组件
骨骼发育完成	可采取相同的分级干预措施，但不用再担心骨骼生长停滞问题
	除上述方法外，骨骼发育成熟后的额外手术方法还包括：①将胫骨结节骨及髌腱附着点，向内侧移位，改善股四头肌装置的力线（骨对骨的有助于原位愈合；需注意不要将骨转至远侧，以免股四头肌 / 髌骨 / 髌腱紧张，增加屈曲时髌股关节压力；唯一的例外是通过合理地将其轻微置于远端以纠正高位髌骨）；②远端股骨髁间滑车成形术；对于明显的滑车不良（发育不全），滑车截骨术很有帮助，手术可加深凹槽，使髌骨获得更好的对位和轨迹；常与其他软组织手术相结合；参见 Masse[432]、Debord H 等 [433,434] 和 Debord D 等 [435,436]
可以帮助稳定髌骨的间接手术（不取决于年龄）	股骨远端内旋截骨术，增加外侧滑车高度和髌骨支撑，此手术仅在有明显股骨外旋畸形时进行
	股骨远端 ± 胫骨近端内翻截骨术，目的是矫正明显膝外翻（通过降低 Q 角改善髌骨稳定性）

注：系统回顾了 38 项（1182 个膝关节）关于髌骨半脱位远端重建手术的研究结果，包括 Hauser, Maquet, Roux-Goldthwait, Elmslie-Trillat, Fulkerson 和其他技术；Longo U G 等人，Archroscopy,2016,32（5）:929–943。Iliadis 等人撰写的关于髌骨力线不正手术治疗的优秀综述（大量参考文献），Open Orthop J,2012,6（增刊 2:M11）: 327–339 [439]。

表 5.7b 髌骨力线——评估股四头肌装置和髌骨力线的测量方法

测量分类	测量方法
Q 角（股四头肌角）	从髂前上棘至髌骨中心的连线与从髌骨中心沿髌腱长轴至胫骨结节中点连线之间形成的夹角
	仰卧或站立（股四头肌放松）位，膝关节完全伸直时测量
	Q 角增加超出正常范围，会增加髌骨外翻移位或髌骨侧方作用力，导致膝关节伸肌装置功能障碍（包括髌骨半脱位和脱位）；向外侧牵拉髌骨脱出滑车中央凹槽，造成髌骨错位
	女性的 Q 角始终大于男性，通常均值约为 4°（得至青春期后期 / 成年早期的一系列评估）
	多个系列评估中的 Q 角值（标准偏差）包括男性 9°（4.1）和女性 13°（4.5）[站立位]（1），男性 9.3°（4.2）和女性 13.5°（5.1）[站立位]（2），男性 11.6°（5.2）和女性 14.4°（5.2）[站立位]（2），男性 11.2°（4.1）和女性 16.4°（2.3）[站立位]
	对同一个人的站立位和仰卧位进行评估时，仰卧位的平均值一般小于 1°
	在多篇文献报道中认为男性 Q 角值＞ 15°、女性＞ 20° 为偏高，属于非生理范围，易发生髌骨外侧半脱位 / 脱位的说法是武断的
胫骨结节 – 股骨滑车沟（TT-TG）距离	由于髌骨通常在股骨远端滑车沟中心活动，且髌腱附着于胫骨结节，这两个解剖区域的关系引导着膝关节运动时髌骨的轨迹
	通过 CT 扫描或 MR 图像评估这两个骨骼标志。该研究是在患者仰卧，膝关节完全伸直的情况下进行的。胫骨结节水平的胫骨近端横截面与股骨远端髁间凹槽（滑车沟）最底部的视图叠加
	画一条连接股骨内侧和外侧股骨髁后表面的横线。画一条从此横线到滑车沟最底部的垂线；再垂直于横线再画一条通过胫骨结节最前点的线，平行于第一条垂线
	后两条线之间的距离即为胫骨结节（TT）– 股骨滑车沟（TG）的距离，测量单位为 mm。此方法主要评估股骨远端滑车沟中心与胫骨结节最前面点之间的距离
	由于存在相当大的生物变异性，对成像平面必须进行严格的标准化。但如果数值超出正常范围，则说明胫骨结节有明显偏移；这会对伸肌装置造成高度应力，增加髌骨维持在其功能解剖位置（滑车沟中心）的难度
	数值范围：Song 等人最近建立了韩国成年人群 TT-TG 距离的正常值，平均值为 10.24 mm ± 0.8 mm（1）。Dejour 等人在一项早期研究中建立的正常 TT-TG 距离为 12.7 mm ± 3.4 mm；在不稳定髌骨中，这一数值会增加到 19.8 mm ± 1.6 mm，他们因此把值＞ 20 mm 定义为病理阈值（2）。此范围值被证明是准确的；Song 等人对几项研究的回顾显示，平均正常值在 9.4 mm ± 0.6 mm 至 13.6 mm ± 8.8 mm 之间
	正常范围被广泛认为在 10~15 mm 之间，＞ 20 mm 则为病理范围。TT-TG 值超出 15 mm 越多，髌骨因膝关节运动而被侧方牵拉导致半脱位 / 脱位的可能性越高
高位髌骨	高位髌骨也易造成髌骨不稳定；它使髌骨比正常情况下更接近股骨远端髁间沟，无法提供正常的外侧滑车支撑，使髌骨更容易侧向滑脱。图 5.38（a~c））回顾了 Blackburne 和 Peel（高位髌骨 ＞ 1.0）、Insall 和 Salvati（高位髌骨 ＞ 1.2）和 Caton-Deschamps（高位髌骨 ＞ 1.2）描述的高位髌骨检测方法

注：Q 角（股四头肌角）的参考文献：① J Orthop Sports Phys Ther,2007,37:389–398; ② Clin J Sport Med,2009,19:201–206; ③ clinical Biomech, 2004,19:1070–1073; ④ clinical Biomech,2011,26:392–396; ⑤ Am J Sports Med,1992,20:208–211。（见图 5.52a）

胫骨结节 - 股骨滑车沟（TT-TG）距离的参考文献：① Song 等 ,Clin Orthop Surg,2016,8:45–48; ② Debord H 等 ,Knee Surg Sports Traumatol Arthrosc,1994,2:19–26。（见图 5.52b）

高位髌骨的参考文献：Blackburne 和 Peel, J Bone Joint Surg Br,1977,59B: 241-242;Insall 和 Salvati, Radiology,1971,101:101–104;Caton, Deschamps et al., Rev Chir Orthop,1982,68:317–325。（参见图 5.38a~c）

3. 复发性髌骨脱位

上述的“先天性脱位”和“习惯性脱位”都和复发性髌骨脱位不同，后者是原本正常的膝关节发生多次创伤性髌骨脱位后发展形成的。然而，有证据证实股骨远端滑车发育不良导致髌骨与髁异常似乎也容易造成复发性半脱位和脱位。异常的 Q 角也会导致外侧半脱位 / 脱位。

三、髌骨移位的病理解剖

根据不同类型 / 严重程度，髌骨或永久性脱位，或是在每次膝关节屈伸时发生脱位 / 复位。先天性髌骨外侧脱位与膝关节和伸膝装置的一系列结构改变有关。股骨远端发育不良往往伴有股骨髁发育不良（浅沟，外侧髁低平），并且股骨远端经常会呈外旋畸形 / 位。常存在膝外翻、胫骨外旋、膝关节屈曲挛缩，内侧四头肌发育不良，以及外侧股四头肌髌周韧带纤维化。相关的骨骼发育不良也应引起对先天性膝关节畸形的警惕。几乎总是存在膝关节伸直乏力或无法完全伸直。髌骨常变得更小，位置更靠近端，无正常的关节面。在持续脱位的情况下，各膝关节组成部分发育不良（髌骨，股骨远端和胫骨近端）会随生长加重。在髌骨习惯性脱位（强制脱位）中，膝关节屈曲时髌骨脱位，膝关节伸直时则复位。髌骨周围的纤维变性要低于先天性脱位，因为髌骨在每个膝关节运动周期都会复位，但大腿中、下股四头肌纤维变性的发生率很高，尤其是在股外侧肌和中间肌群。部分病例，但不是全部，在新生儿期行多次大腿肌内注射后会发生习惯性脱位。在 Bergman 和 Williams 研究的所有病例（“屈曲时髌骨习惯性脱位”）中，每个膝关节都有明确的股四头肌束或肌肉挛缩。股外侧肌和股直肌中最常见，股内肌中很少见。股骨沟往往又平又浅，股骨外侧髁发育不良，髌腱附着部位比正常时更靠外。此外，髌骨通常小于正常，关节面也会变得扁平。复发性髌骨脱位很常见，可能要到 20 岁上下才会出现，通常与重复性运动创伤引起的初始移位有关。

诊断潜在髌骨问题的临床测量，Q 角对任何膝前痛和可能的髌骨问题的临床检查的一个重要部分，就是测量 Q（股四头肌）角。它测量的是股四头肌的力线。Q 角的定义是由从髂前上棘（ASIS）到髌骨中心连线与髌骨中心沿髌骨肌腱中轴到胫骨结节中心连线的夹角（图 5.52a）。年轻的成年男性平均值范围约 9.5°~11.5°（通常标准偏差 3.5 左右），女性平均值范围一般是 13°~15°，比男性大约 4°（标准偏差 4 左右）。所有的研究都证实女性的 Q 角更大。当男性 Q 角大于 15°，女性 Q 角大于 20° 时，会有明显的症状。关于 Q 角和髌骨脱位的评估概述见表 5.7a 和表 5.7b。

四、髌骨疾病的影像学检查

髌骨通常要到 3 岁才会骨化，而这些疾病可能会进一步延迟骨化。由于可无疼痛和关节不稳定，且 X 线片也可能未见骨化，常导致诊断延误。一旦髌骨骨化，X 线片的价值即会增加。膝关节天际线位平片可发现股骨远端较浅的髁间沟，有助于提高诊断效率。从新生儿时期开始，超声检查就可显示髌骨位置，十分有用。磁共振成像可以将精细的解剖细节可视化 [415]。许多放射学方面的发现和指数都有助于记录髌骨与股骨远端髁相关的潜在异常。其中最有意义的是高位髌骨，胫骨结节 – 股骨滑车沟（TT-TG）距离和大于 145° 的股骨髁角。高位髌骨髁通过放射学上的各种指标来评估（图 5.38a,b）。TT-TG 距离通过 CT 或者 MRI 来评估（图 5.52b）。关于髌骨力线的评估回顾见表 5.7b。

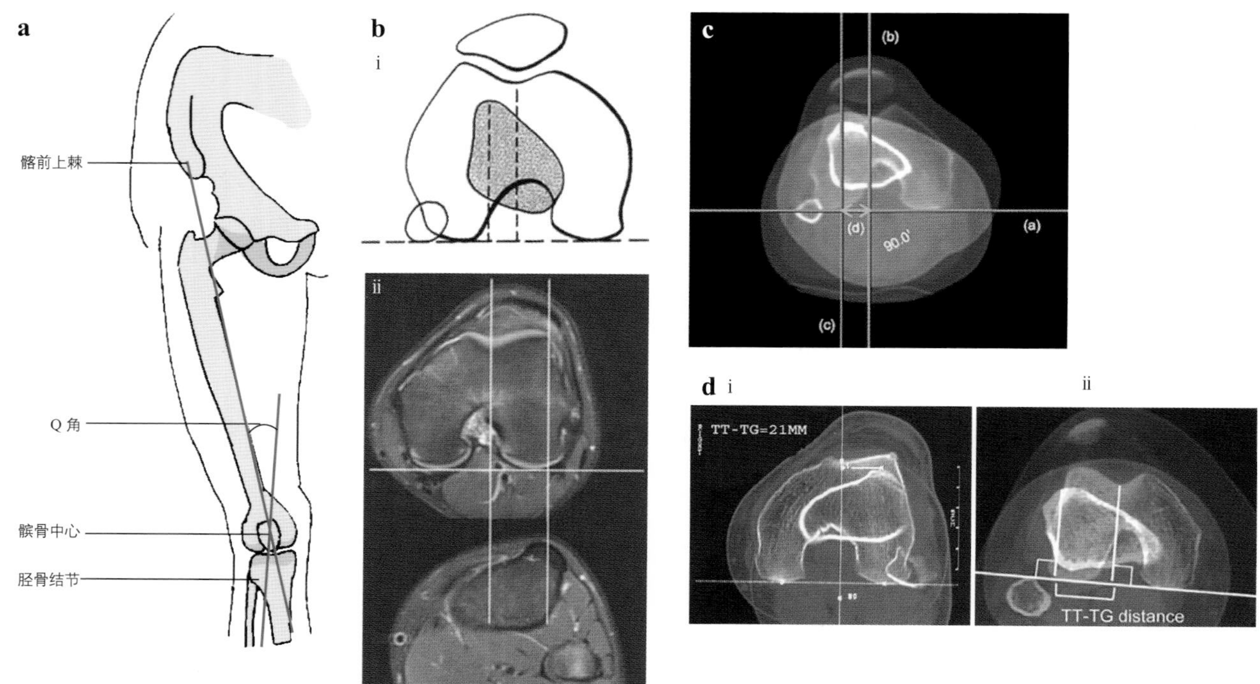

图 5.52 确定和量化髌骨半脱位 / 脱位畸形的评估。（a）临床测量 Q 角是髌骨力线不良症状初步评估的一部分（经 Woodland 和 Francis 授权转载，Am J Sports Med,1992,20:208–211,Sage 出版物）。（b ⅰ）胫骨结节 – 股骨滑车沟（TT-TG）距离是测量股骨远端和胫骨近端相互叠加的 CT（或核磁）横断面上两条线之间的距离。画一条穿过两个股骨髁后边缘的横线；与这条线成直角的两条线穿过（ⅰ）滑车沟最底部（清晰区域，股骨远端扫描）和（ⅱ）胫骨结节最前端（阴影区域，胫骨近端扫描）。这两条线之间以 mm 为单位的距离就是 TT-TG 距离。扫描是在膝关节完全伸直的情况下进行的（转载经 Dejour H 等人许可，Knee Surg Sports Traumatol Arthrosc, 1994,2:19–26, Springer）。（b ⅱ）真实 CT 图像上说明 TT-TG 的测量方法（经 Nelitz 等人许可转载,Knee Surg Sports trauma Arthrosc, 2012,20:822–828, Springer）。（c）正常膝关节 CT 测量 TT-TG。滑车沟很深。胫骨结节最前端是第二条垂直线穿过的点（经 Song 等人许可转载，Clin Orthop Surg, 2016,8:45–48,Korean Orthopaedic Association.）。（d ⅰ）发育不良膝关节 CT 测量 TT-TG。正常范围为 10~15 mm，但该患者测量的距离增加到了 21 mm（转载经 Dejour 和 Le Coultre 的许可，Sports Med Arthrosc, 2007,15:39–46, Elsevier）。（d ⅱ）另一例 TT-TG 距离增加的病例。注意髌骨的外侧移位和倾斜增加（经 Matsushita 等人许可转载，Knee Surg Sports Traumatol Arthrosc, 2014,22:2438–2444, Springer）

五、治疗方法

不管髌骨是否会在膝关节活动的某个角度复位，都存在一个完全无痛或近乎无痛的活动范围。大多数情况下，疼痛和活动受限会随着时间推移而出现，此时需考虑或进行手术修复，尽管许多患者仅 10 余岁，且症状未严重到患者有干预的愿望。一旦膝关节出现不适和 / 或者不稳定，即需进行修复。100 多年前的外科处理原则今天依然适用。1888 年，César Roux 报告了他通过手术成功矫正了复发性髌骨脱位。他定义了复发性髌骨脱位手术的“三重目标”，概述了至今仍然有用的相关原则。内容是“通过缝合撕裂腱膜复位髌骨 [= 内侧支持带紧缩]；暂时排除股外侧肌的干扰 [= 外侧支持带松解]；通过重建髌骨内侧韧带确保达到手术预期效果"[417]（图 5.53a）。早在 1899 年，Goldthwait 就认识到并通过手术治疗了先天性髌骨脱位。他详细描述了 1899 年的 1 例手术和 1904 年的 11 例手术。他的技术有所改良，但即使是在他最初的病例报告里，也通过外侧松解、内侧关节囊紧缩（"关节内侧松解的关节囊随后通过绗缝缝合缩短"）、髌骨内侧肌腱重建（"为了能附着到合适的位置，肌腱被切断并缝合到骨膜和胫骨内表面和前表面的缝匠肌延长腱上"）矫正了畸形。在同一篇文章中他描述了另一侧膝关节的手术，术中他游离了"整个胫骨结节"并将其转移到了内侧[418]。随着治疗其他患者过程中技术的提高，他随后将髌腱纵向平均劈开，在附着处松解了外侧部分，并向内侧转移（在内侧下方）并将其固定在内侧的缝匠肌和骨膜上。（这是一种特定的髌腱转位，以他的名字命名，至今仍在广泛使用。）他越来越觉得主要的畸形是"股四头肌伸肌装置的牵拉方向不直"，而肌腱手术是必要的纠正手术。他认为一旦恢复了力线，关节囊就会自动收紧。他认识到治疗的主要原则是"拉直大腿前部的牵拉方向"（图 5.53b）。由于 Roux 单独描述了类似的治疗方法，这一系列治疗髌骨脱位的手术后来被称 Roux-Goldthwait 手术，尽管根据患者和医生的不同，个别病例也有所不同。

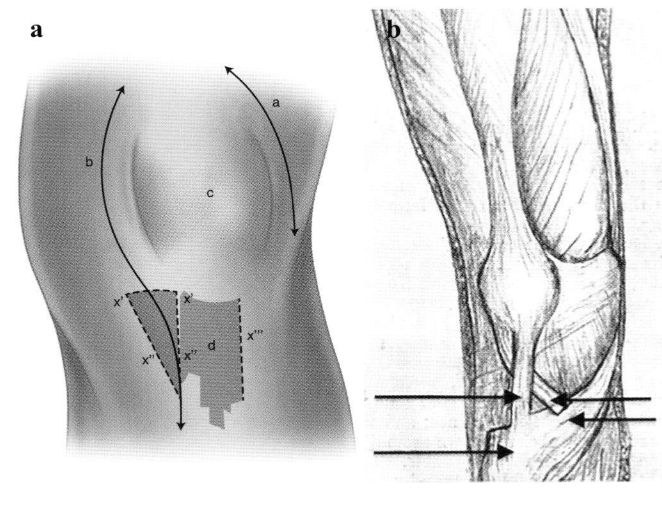

图 5.53　图示了有症状的复发性髌骨外侧脱位手术治疗的早期描述。这些手术经过修改后到目前仍然有效，并广为使用。（a）Roux 在 1888 年描述了他采用膝关节手术治疗复发性髌骨外侧脱位[417]。他描述道："我们手术方案的三重目标"如下："通过缝合撕裂的腱膜（内侧紧缩）将髌骨固定（图中的"c"）到正常位置，暂时排除股外侧肌的干扰作用（外侧松解），重置内侧髌骨韧带附着点以确保效果良好。"髌周外侧（图中的"a"）和内侧（图中的"b"）切口分别用于外侧松解和内侧紧缩手术。他从外侧穿透股外侧肌和邻近关节囊。将胫骨结节骨向内侧移位至新附着处以完成髌腱移位。在胫骨结节旁游离外侧髌腱（图中的"d"），抬高胫骨内侧骨膜，将肌腱向内侧转位至胫骨的阴影三角形区域，然后用两枚金属钉固定。髌腱最远端保持附着（转载自 Roux,Rev. Chir,1888,8:682–689.）。（b）Goldthwait 阐述了他为治疗复发性髌骨外侧脱位而发起的髌腱外侧半部的内侧移位。该术式可在不损伤胫骨结节生长潜能，并保持适当张力的情况下转位股四头肌装置（转载自 Goldthwait,Am J Orthop Surg,1904,293–308）

与大多数骨科畸形一样，如果能在相关的继发性疾病发生之前尽早进行矫正，矫正过程会更容易，效果也会更好。尽管手术的基本步骤在 1 个世纪以来都没有变化，但仍然很难获得有效的髌骨和股四头肌力线重建，且过度紧缩伸肌实际上会使症状加剧。如有必要，需先调整股骨胫骨力线的内外翻角，还可能需要通过股骨胫骨旋转截骨来重建矢状位的机械轴力线，抬高股骨外侧骨髁。手术矫正还包括较长的髌骨外侧松解，以便髌骨内移；内侧软组织（关节囊）堆叠，以维持髌骨中置位；将内侧股四头肌末端向远侧髌骨内上区域转位，加强髌骨内侧牵拉；髌腱内移，克服相对靠外的肌腱附着。髌骨远端肌腱重建手术取决于患者的年龄；如果患者还处于发育期，禁止行胫骨结节移位手术，因此手术会损害生长并造成其他畸形。

Roux-Goldthwait 手术将髌腱的外侧半部分在完整的内侧半下方转至更内侧，固定于胫骨前内侧，使得在未对胫骨结节本身进行手术干预的情况下实现了力线重建。如果患者骨骼已发育成熟，可行 Elmsile-Trillat 术或者 Hauser 术，或者此 2 种手术变体，移动胫骨结节。若结节转位过于靠远端，髌骨在屈曲时可能有与股骨远端关节面摩擦的风险，所以主要是单纯向内侧移动胫骨结节。根据两人各自在通信中的描述，髌骨移位手术，连同其他必要的软组织力线重建，被称为 Roux-Goldthwait 手术[416-418]（图 5.54）。Dejour 对与髌骨疾病相关的滑车畸形（滑车发育不良的）的分类方法被广泛应用（图 5.55）。同时还需要注意髌骨上方大腿股四头肌的灵活性（图 5.56）。如果有广泛的纤维化，特别是习惯性脱位，股四头肌，尤其是股外侧肌，通常需要进行包含股直肌延长的股四头肌成形术。

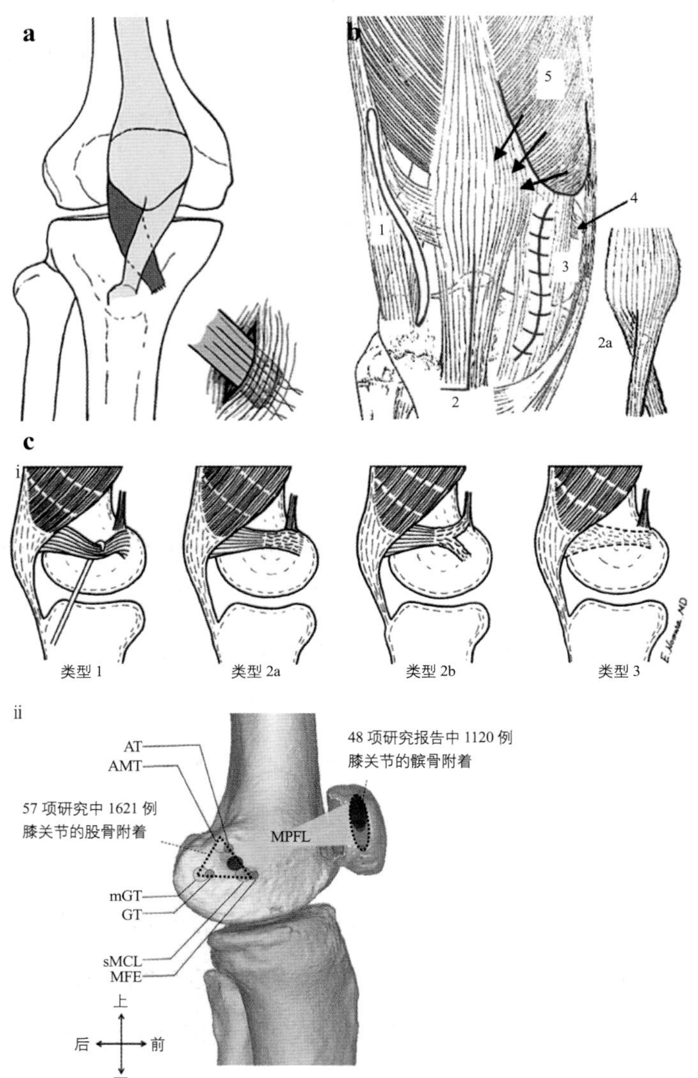

图 5.54 Roux 于 1888 年，Goldthwait 于 1899 年以及 1904 年所描述的手术都对手术原理进行了概述，这些手术至今仍用于稳定复发性髌骨脱位。（a）此图展示的是将髌腱外侧半段转移至内侧半段下方的新位置，是目前被称为 Roux-Goldthwait 手术的主要组成部分，该手术旨在矫正复发性髌骨外侧脱位。[Goldthwait 最初在 1904 年描述了这种肌腱移植方法。] 这有助于减小 Q 角，维持髌骨在股骨远端滑车沟内的活动范围（经 Arendt 和 Dejour 的许可转载 ,Knee Surg Sports Traumatol Arthrosc,2013,21:279–293, Springer.）。（b）被许多人使用的全系列矫正，至今仍被称为 Roux-Goldthwait 手术或改良 R-G 手术，包含有 4 或 5 个组成部分：（ⅰ）股四头肌的远端和外侧移位，并将最下端固定在覆盖于髌骨内上区的组织上 [= 更强的肌肉向内牵拉髌骨]；（ⅱ）髌周内侧支持带和关节囊（“3”）紧缩 [= 绷紧髌周内侧区域增强髌骨内侧稳定性]；（ⅲ）内侧髌股韧带的特定修复（MPFL）（“4”）[通过特定的解剖结构达到更好的内侧稳定]；（ⅳ）髌腱外侧半段向内侧转移（“2,2a”）[= 降低 Q 角，保持股骨远端髌骨髁间沟内的髌骨力线]；（ⅴ）外侧髌周支持带 / 关节囊松解（“1”）[= 消除髌骨外侧牵拉变形]。目前，骨科医师经常根据临床发现只应用以上手术中的某一部分。最常见的初始手术方法是外侧松解。有的医师会结合外侧松解和内侧紧缩。有的医师如果认为 Q 角力线矫正已经足够，则会仅行髌腱半段转位。（c）在复发性髌骨脱位中，髌骨内侧韧带被越来越多地认为存在撕裂或过度拉伸，常需在髌骨复位手术中进行特定修复。（ⅰ）MPFL 损伤的多种形式（Nomura 授权转载，Int Orthop,1999,23:260–263, Springer）。（ⅱ）一份详细研究中，MPFL 的特定解剖（经 Aframian 等人许可转载，Knee Surg Sports Traumatol Arthrosc,2017,25:3755–3772, Springer）

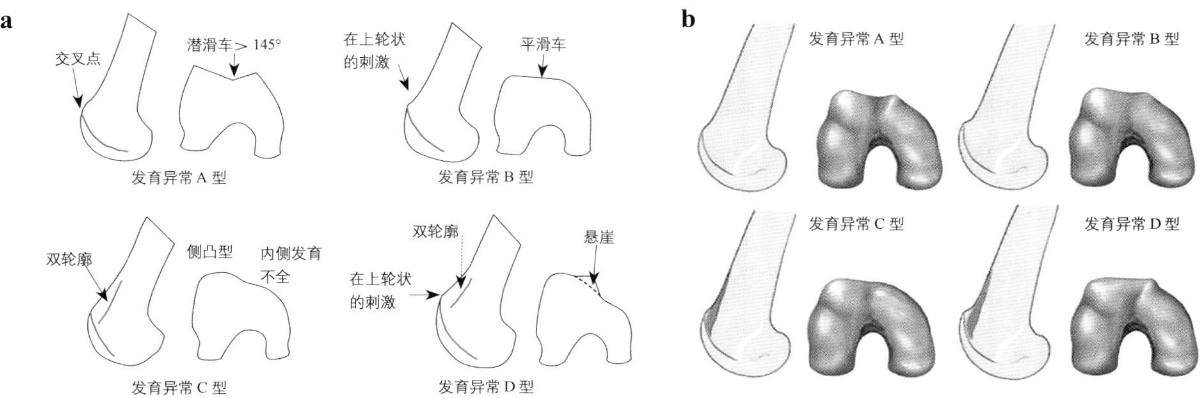

图 5.55　股骨远端髁滑车异常的 Dejour 分类。（a）示意图突出了滑车异常的范围，并定义了其在侧位片上的结果（允许转载来自 Dejour and Saggin, Int Orthop,2010,34:311–316）。（b）这是一种解剖上更精确的方式的分类方式

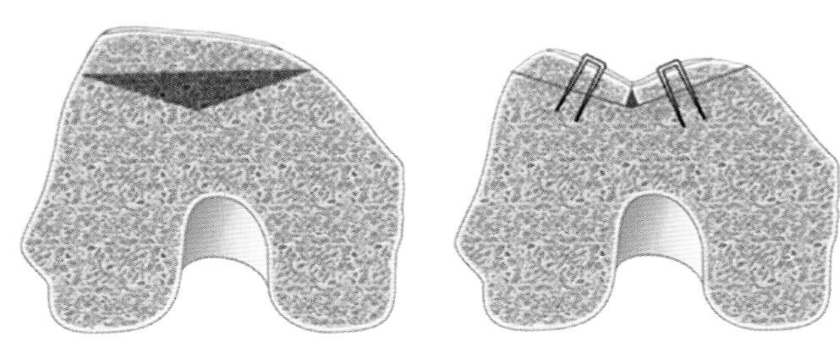

图 5.56　通过加深凹槽使髌骨在膝关节运动时保持在位的手术，已被用于多例严重的股骨远端髁间窝发育不全的病例。该手术只适用于骨骼发育成熟的患者。手术旨在将Ⅲ型和Ⅳ型畸形伴症状患者的凹槽角度减小到 145° 以下。原理图展示了根据 Masse 的原始描述而改进的技术原理。该手术常与其他伸肌装置的软组织手术同时进行，比如外侧关节囊 / 支持带松解（经 Dejour 和 Saggin 许可转载 , Int Orthop,2010; 34:311–316, Springer）

先天性与习惯性髌骨脱位的治疗方法不同，对于这 2 种情况，手术描述基本上是相同的，具体的步骤和过程取决于手术时的检查结果和实际的矫正效果。不精确的术语和研究结果描述使得在这一领域的研究一定程度上并不清晰。

1. 完全的髌骨外侧脱位，无法手动复位的病例

一些报告将必要的手术矫正与基础病理解剖学联系起来，简要总结如下：① Storen（1965），手术矫正膝关节屈曲挛缩，首先延长所有的大腿屈肌腱，切开膝关节后囊（第一步），再转移伸肌结构（第二步）松解股直肌、股外侧肌和髂胫束；内侧关节囊紧缩；胫骨结节内侧移位 [419]；③ Green 和 Waugh（1968），先切断腿后肌群和切开后关节囊，松解屈曲挛缩，随后进行外侧释放，缝合内侧关节囊，将髌腱外侧半部分向内侧转位，改变髌骨运动轨迹 [420]；③ Stanisavljevic 等人（1976），对 6 名进行了广泛松解的患者进行了回顾 [421]；④ Jones 等人（1976）外侧松解，关节囊内侧折叠，股内侧肌前移，髌腱内侧转位 [422]；⑤ Langenskiold 和 Ritsila（1992），患者手术年龄为 3~19 岁；手术包括髌腱内侧转位 [423]；⑥ Gordon 和 Schoenecker（1999），诊断时患者平均年龄为 7.9 岁（2 月龄至 15 岁）；手术 = 外侧松解，股内侧肌前移，整个髌骨肌腱内侧移位（骨骼发育未成熟），或者胫骨结节内侧移位（骨骼发育成熟）[424]；⑦ Ghanem 等人（2000），诊断时患者年龄为 4 天至 6 岁；手术 = 广泛的股四头肌松解，V-Y 股四头肌延长，外侧软组织松解，内侧韧带和关节囊紧缩 [425]；⑧ Wade 等人（2008），手术患者平均年龄 2.1 岁（0.6~3.9 岁），手术 = 外侧松解，内侧关节囊折叠，V-Y 股四头肌成形术（延长），髌骨肌腱外侧部分向内侧移

位，后方松解（膝关节）[426]。

2. 屈曲时习惯性脱位的病例（伸直时复位）

Bergman 和 Williams（1988）对 43 例手术矫正膝关节习惯性脱位的病例进行了专门回顾。松解髌骨外侧纤维束；松解股外侧肌纤维束（72%），股直肌（42%），股中间肌（16%），但仅有 1 例进行了股内肌紧绷；延长了股直肌；其他地方根据需要进行了手术（内侧紧缩，股内侧附着部分向内侧 / 远端推进，髌骨肌腱外侧一半向内侧转位）。有 12 例（28%）出现了髌骨再脱位，需要进行其他手术修复 [414]。

3. 兼有 2 种类型疾病的研究系列

Gao 等人（1990）将 12 名先天性髌骨脱位患者和 23 名习惯性髌骨脱位患者；手术 = 外侧广泛松解，内侧关节囊 / 支持带皱缩，髌骨肌腱外侧半转位；股直肌腱延长（若干例）[427]。

Colvin 和 West 对髌骨不稳定的综述主要涉及创伤性髌骨脱位及其慢性脱位，但文章概括的修复概念也适用于先天性髌骨脱位。此外，尽管主要与成年患者相关，但 Iliadis 等人详细回顾了伸肌装置障碍，解释了所需进行修复的复杂性和多样性，这些均适用于所有年龄段的矫正 [429]。Granmmont 的改良技术也得到了一定程度的认可，他通过所谓的“动态定位”对骨骼发育不成熟患者的股四头肌远端力线进行了重建，从胫骨结节上松解开髌腱，但复位是基于松解后被动屈曲膝关节，髌腱可自发地向内侧滑动，沿股骨滑车沟轨迹运动 [430]（图 5.57a,b）。Longo 等人对有关髌骨脱位远端力线重建手术的文献进行了很好的系统回顾，并最终评估了 38 例符合他们严格标准的手术研究。对 1182 膝的评估显示了 7% 的低复发率，他们的结论是可取得良好的临床效果。所有的研究均发表于 1996 年之后，绝大多数是在 2000 年之后（表 5.7a 和表 5.7b）。

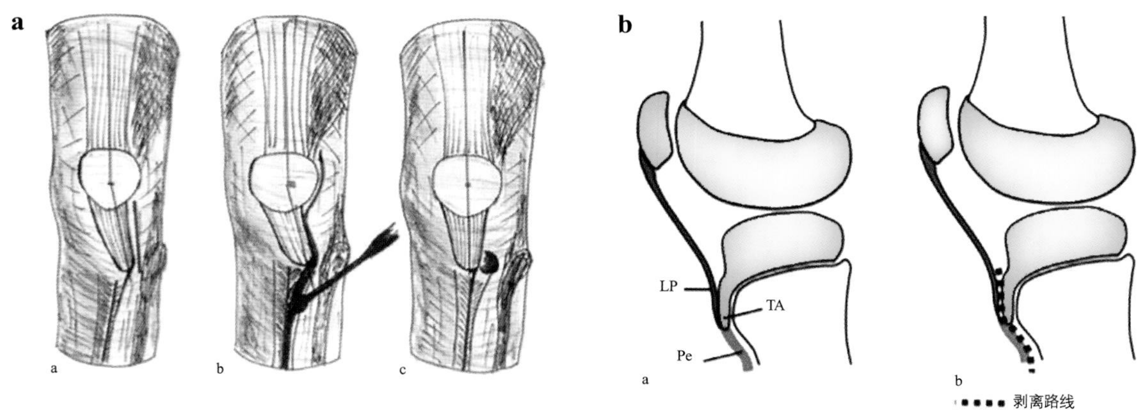

图 5.57 Grammont 等人设计的手术适用于因担心生长停滞而无法行胫骨结节转位的骨骼发育不成熟患者。（a）展示了前方手术入路，切口使伸肌组织更松弛，使其在手术室屈曲松解后的膝关节时能自行伸展和重新定位。（b）侧位图，勾勒了部分松解髌腱胫骨结节附着点的切口位置。浅表切口可避免伤及结节骨骺

六、所有类型髌骨脱位中，维持矫正效果的困难

不管什么类型的髌骨脱位，在维持矫正效果方面，主要与髌骨下表面的结构发育异常和股骨远端关节表面沟变浅，外侧髁短平有关。通过软组织手术可以将髌骨置于股骨远端正确的位置，但在不完美的骨骼 / 软骨解剖结构下如何维持成了另一个问题。出于这些原因，尽管许多人都注意到部分病例术后一段时间会复发脱位，但每篇文章依然趋向于认为患者取得了良好的术后矫正效果。先天性髌骨脱位或发育性髌骨脱位的治疗困难与身体的其他部分相似，比如，髋关节，由于骨骼在非正常解剖关系中生长使畸形加重，造成诊治不及时均可使预后变差。虽然此疾病相对罕见，但在新生儿时期通过临床和超声检查可以及早诊断识别，通过手术复位也可更好的重建稳定和生长以接近正常发育。维持髌骨在正常位置所需的骨骼手术包括解决膝外翻问题的股骨近端反旋截骨术，股骨远端和 / 或胫骨近端截骨术。这些手术可以在任何年龄段进行。可能也需行远端股骨髁滑车成形术，但此手术仅可在骨骼发育成熟后进行 [432–436]。

第十二节　其他儿童髌骨疾病

一、双髌骨

双髌骨指的是髌骨上外侧的骨不连续，有一将髌骨上外侧段与髌骨主体分离的射线可透区。这是最常见的髌骨结构异常。Gruber 在 1883 年首次对其进行了描述 [437]。放射可透区是连接这两部分的一种坚硬纤维或纤维软骨。它可在体瘦患者身上表现为一突出肿块；也可无症状，在因其他原因行膝关节检查时被 X 线片发现；或是轻微创伤后的一个疼痛区域。

1. 患者资料

据估计，有 2%~3% 的人患有双髌骨，其中有 1%~2% 伴有症状。症状和确诊常见于 10~20 岁之间，但也可在成年后的任何时候出现活跃症状。多达 50% 的患者的双髌骨为双侧发病，其中男性占比约为 3∶1[438]。

2. 分类

19 世纪 20 年代，E.Saupe 将双髌骨分为 4 个类型 [439]（图 5.58）。其中Ⅲ型上侧缺陷是迄今最常见的类型，占比超过 80%。第二常见的是Ⅱ型，即髌骨整个外侧边缘有一个垂直裂缝，占 10%~15%。第Ⅳ型被称为三方缺陷，在上外侧区域可以发现 2 个与主髌骨相关的骨碎片，第Ⅰ型则是在髌骨下尖的邻近区域有 1 个横向射线可透的缺陷。Siemens 在一项早期研究中对各种放射学表现进行了很好的概述。随着时间推移和经验积累，目前有一种倾向认为 Sinding-Larsen-Johansson 病即为第Ⅰ型。Oohashi 等人在更广泛的经验基础上提出了一种更新的分类方法 [441]（图 5.59），分为上外侧二分型（83%），外侧二分型（12%），上外侧及外侧三分型（4%），上外侧三分型（1%）。上外侧二分型依然是迄今最常

见的病变。上外侧三分型的病变部位偶尔会有三个骨组件形成四部分的情况。二分段在内侧、上内侧或根尖区域很少见。

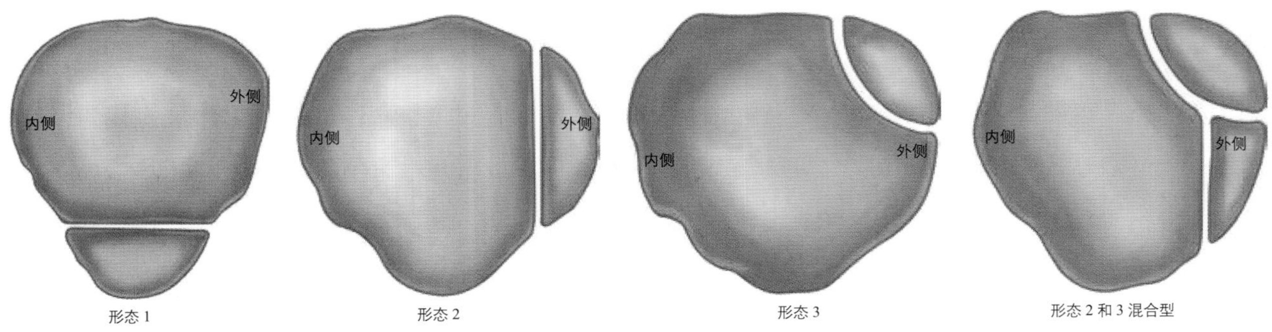

图 5.58 展示的是髌骨发育性病变的 Saupe 分类。紧靠下极近端横线缺陷的 I 型（左上）双髌骨，现在被认为是 Sinding-Larsen Johannsson 疾病。Ⅱ型（右上）在整个外侧髌骨附近出现垂直缺陷；Ⅲ型（左下）是目前为止最常见的变型，累及上外侧髌骨；Ⅳ型（右下）是一种三方变体，其中一部分在上外侧，一部分在外侧。此图列出的是被沿用了几十年分类法，由 E. Saupe 在 1921 年提出

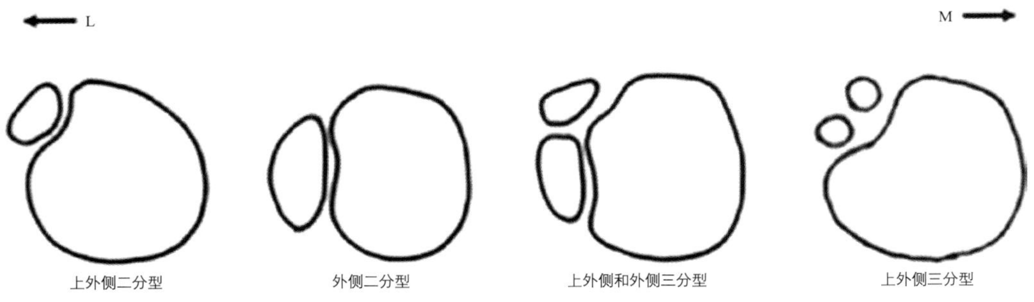

图 5.59 目前使用的 Oohashi 分类是基于病变位置（上外侧或外侧）和碎片数量（2 部分 /2 或 3 部分 /3）（授权转载自 Oohashi 等人 ,Knee Surg Sprots Traumatol Arthrosc,2010,18:1465–1469, Springer）

病理解剖学发展：这些分离的碎片被认为是髌骨骨化发育不规则的表现，副骨化区域无法与中心骨化区域相融合。Ogden 指出髌骨骨化时间较晚，且骨化时长也各有不同，女性为 20~40 个月，男性为 32~76 个月[442]。但可见完整的组织连续性，跨越射线可透区域。对术中提取的标本进行组织学评估后显示，通常在髌骨上外侧碎片和髌骨主体之间有一个连续的纤维、纤维软骨和软骨组织[442–444]（图 5.60a,b）。在检查新近切除的有症状的标本时，会发现里边有坏死的骨碎片、不规则的血管组织，以及破骨细胞吸收区域[443]。在无症状或症状轻微的病例中，髌骨的关节面完整，甚至可能没有骨不连续的表现。急性创伤可能会造成已有的纤维软骨带撕裂并引发疼痛，但损伤并不是由此前正常的骨骼发生了急性骨折。重复性创伤可能会导致损伤并发展出症状。支持这一观点的人认为髌骨上外侧（或整个外侧）的外侧韧带和股外侧肌的反复牵拉是发病因素[445]。

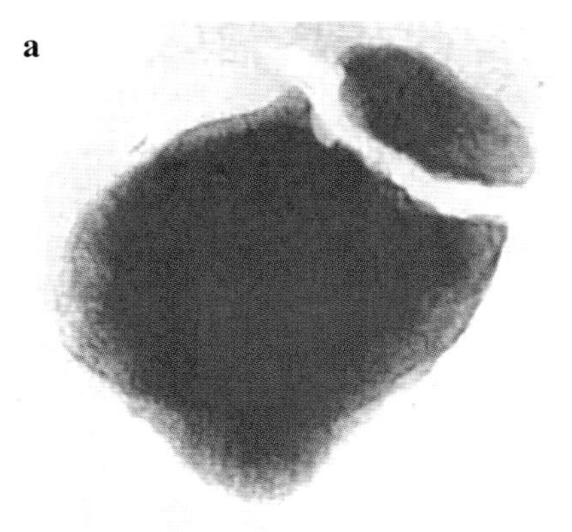

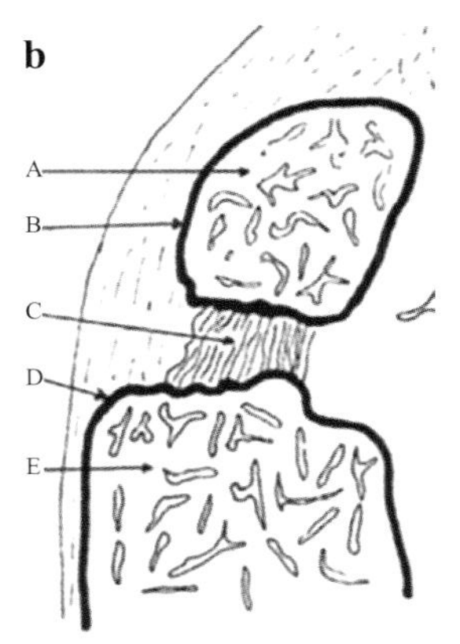

图 5.60 图为最常见的上外侧双髌骨病变标本的正位 X 线片（a）和组织切片示意图。（b）软组织 + 可透区（箭头）C 由分隔两个骨区域的纤维软骨或纤维组织组成，骨区域由健康活性骨组织构成，A 和 E 指向每个碎片的松质骨，B 和 D 指向皮质骨

3. 治疗方法

如果无临床症状，无须治疗。受伤或过度体力活动都可能导致疼痛，但经过几个星期的适当休息通常症状会消失，尽管碎片之间的纤维组织依然存在。如疼痛持续，可手术切除碎片，修复外侧韧带附近和股外侧肌至髌骨骨膜的软组织，帮助维持股骨髌的相对位置。自 20 世纪初以来，切除碎片一直显示有良好的预后和缓解症状效果[438,444–446]（图 5.61a）。但由于担心切除较大的碎片从长期看会破坏髌股力学，因此也采取了很多不同的治疗方法。外科医生越来越多地对附着在上外侧碎片的外侧韧带进行局部松解（图 5.61b），或是游离髌骨外上侧碎片的股外侧肌附着点（图 5.61c），保留二分碎片在原位，并保持肌腱 – 骨膜复合体与髌骨主体的连接。这 2 种手术也显示出良好的效果，因为对髌骨上外侧骨碎片的牵拉会造成纤维接结处在活动时出现不适，而手术可以消除此种牵拉。话虽如此，但最近的单纯切除术出现了极少数严重的长期问题[446]。

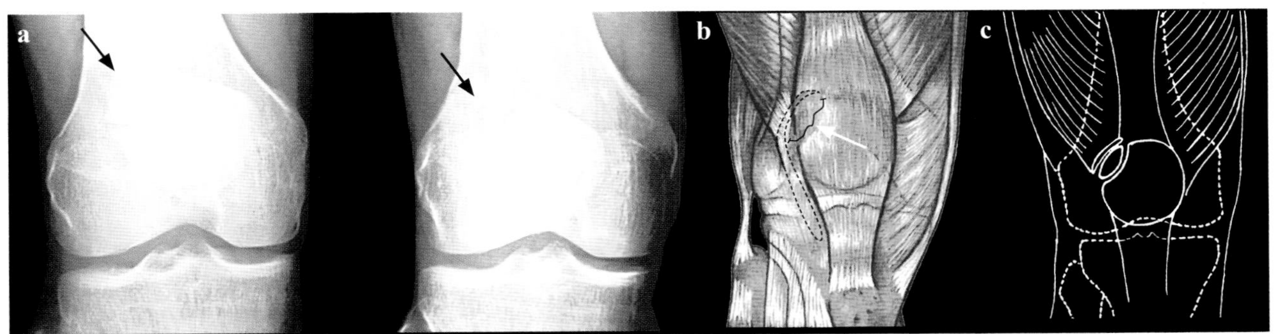

图 5.61 此前使用的治疗症状性双髌骨的 3 种手术入路。（a）最常见的手术是切除上外侧碎片，打磨剩下的髌骨边缘，再将邻近软组织缝合于髌骨。（b）改良后的外侧支持带松解术。切除一条 0.5~1.0 cm 宽、6~8 cm 长的支持带，但保留二分的骨碎片完整。切口向二分骨片的近端附着点延伸，通过支持带松解去除牵拉病变部位、引发疼痛的特定张力点。（c）有些人会行更广泛的软组织手术，松解股外侧肌在上外侧骨片的附着点以及外侧支持带，进一步减少肌肉对骨片的拉力。股外侧肌附着点的松解是在骨膜下进行，但仍保留二分骨片与髌骨的附着以及肌腱 - 骨膜复合体

二、Sinding-Larsen-Johansson 病

由于重复创伤或过度使用，运动活跃的成长期儿童可能会感到髌骨下极和髌韧带近端之间的髌骨远端部位存在不适。尤其常见于 11~13 岁男孩。肌腱反复牵拉髌骨骨膜，可导致骨膜脱离髌骨，并引发

髌腱内钙化。随着活动持续，此处开始出现疼痛。Sinding-Larsen[447] 和 Johansson[448] 分别于 1921 年和 1922 年对此疾病进行了描述，现在通常被称为 Sinding-Larsen-Johansson 病。X 线片显示腱鞘周围和髌骨下方存在钙化。通常休息即可康复，无须手术干预[449]。由于膝关节屈曲的蹲伏步态造成伸肌过度活跃，在患痉挛性脑瘫的儿童中可以看到髌骨下极碎裂的病例[450]。

三、异常髌骨的位置和尺寸

1. 高位髌骨

高位髌骨是指髌骨处于一个较正常更靠近端的位置。在完全伸展时股骨髁不能保护髌骨或是保护不力，易发生外侧半脱位。

2. 低位髌骨

髌骨处于比正常水平更靠远端的位置，被称为低位髌骨。此时，在膝关节屈曲活动时髌骨对股骨髁的压力升高。

3. 髌骨发育不全

存在先天性髌骨缺失的病例，但极其罕见。如果单独存在，通常没有或几乎没有功能障碍，因为伸肌装置的连续性从胚胎时期就已开始发育了。

4. 髌骨发育不良

髌骨小于正常尺寸通常是骨骼发育不良综合征的一个特征。它很少孤立存在。发育不良综合征包括甲 - 髌综合征（遗传性甲骨发育不良）、小髌骨、8 三体综合征、Coffin-Siris 综合征和 Kuskokwim 综合征。甲 - 髌综合征的特征是髌骨缺失或髌骨过小，指甲发育异常，髌骨脱位或者桡骨发育异常，以及髂嵴角畸形（骨性突出物）。

5. 髌骨过大

髌骨过大是一种罕见的先天性疾病，但有时候也继发于反复性炎症或创伤。

第十三节　腓骨近端骨骺疾病

一、先天性胫腓骨骨性融合

先天性胫腓骨骨性融合的确存在，胫骨和腓骨的近端继发骨化中心呈骨性结合，但股骨 – 胫骨关节不受影响。由于这两根骨头之间几乎没有有意义的运动，所以它们的单一融合没有临床意义。

二、腓骨近端延长

与腓骨近端相对的胫骨近端骨骺过度生长是一些骨骼发育不良疾病的特征。常见疾病有软骨发育不全，软骨发育不良，肢中骨发育不良，干骺端软骨发育异常和脊椎干骺端发育不良。临床上常常有腓骨拉长的现象，但很少引发功能方面的问题。检查时应检查腓骨神经功能，不过腓骨神经很少受到影响。有时可出现膝内翻，有人认为成因之一在于腓骨的相对过度生长迫使膝关节出现了内翻错位。但由于骨的大小不同，把原因归咎于胫骨发育不全显然更合理一些。有时，支持前一种病因的人会建议切除突出的腓骨畸形部分来控制弓形腿。目前没有相关的手术结果报告。如果实施这一手术，在手术过程中必须非常小心，以免损伤腓骨神经。

三、腓骨发育不良

偶可出现与胫骨近端相对的腓骨近端发育不良。这也是一种没有临床意义的影像学表现。应该对腓总神经功能进行临床评估，以确认其功能是否完好。发育不良最常见的是相对罕见的骨骼发育不良，躯干发育异常，软骨外胚层发育不良（综合征），罕见的染色体异常综合征和 de la Chapelle 发育不良。

四、遗传性多发外生骨疣

在遗传性多发外生骨疣中可以看到腓骨近端干骺端的突出外生骨疣。随着生长拉伸，它们会对腓骨神经造成损伤。小心切除外生骨疣部分，解除神经压迫，相关功能即可恢复。腓骨近端的外生骨疣可表现为膝内翻或膝外翻，这与胫骨近端的外生骨疣有关。如果进行胫骨和腓骨的近端截骨手术，检测腓骨神经功能尤为重要，因为手术可能会导致神经功能进一步恶化，尤其是在内翻截骨术中更是如此。在有腓骨外生骨疣的情况下，内翻截骨术会增加神经牵拉的风险。

五、继发于胫骨近端骺板损伤的腓骨近端过度生长

如果腓骨近端骨骺持续生长，而胫骨近端骨骺出现了生长缺陷，胫腓骨之间的关系就会产生变化。若腓骨近端过度生长，出现了功能或者外观上的问题，应行腓骨近端骨骺阻滞手术。对大多数 10 岁或 11 岁前进行胫骨近端骨骺阻滞手术的患者，建议行相关的腓骨近端阻滞手术。超出这个年龄阶段，通常可不行腓骨手术。由于腓骨近端骨骺和腓神经非常接近，腓骨近端骨骺阻滞术会有腓骨神经麻痹的风险，因此手术只应在有临床指征时才进行。

第十四节 骨骼发育不良导致的膝关节疾病

膝关节疾病是许多骨骼发育不良的共同特征，关于这些问题在第三章里已经有详细论述，也可参见图 5.62。

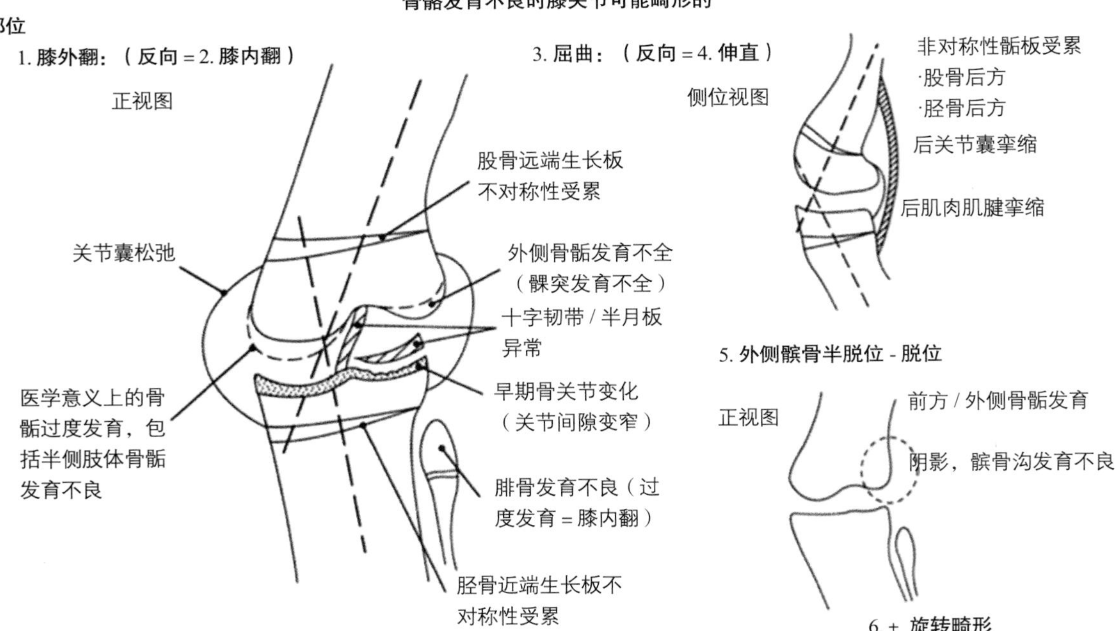

图 5.62 示意图概述了在骨骼发育不良疾病中，膝关节区域的各种结构骨和软组织异常

6

第六章　下肢扭转、成角和缺陷性疾病

这一章描述了包括描述性术语内八字足与外八字足，下肢旋转和扭转畸形通常随生长自身矫正以及主要变形部位发生在干骺端和骨干的股骨和胫骨成角畸形和肢体缺陷障碍，这是相对少见的，这些情况是最难治疗的小儿骨科疾病。

第一节　内八字足与外八字足

一、概述

儿童时期下肢这些位置的变化，是引起家长关注并转诊小儿骨科医生的常见原因。有时在出生时就注意到了，如果在开始走路后仍持续这种情况，则成为家人较关心的问题。虽然绝大多数会随生长自发矫正，但其中一些是因结构畸形造成，不能随时间的推移而矫正，仔细的临床评估和治疗是必要的。排除基础骨骼或神经肌肉障碍很重要。一旦这样做了，就需要确定发生内八字足与外八字足的部位（在髋关节、膝盖、脚踝或足部）以及受累骨（髋臼、股骨、胫骨 / 腓骨或足部）。

二、用于描述内八字足与外八字足的临床和影像学评估

内八字足与外八字足是通过关节的旋转测量和单个骨内或涉及肢体的不同区域的两个纵轴的角度测量来确定的。理解内八字足和外八字足的含义很重要，因为这些术语可能会使人混淆和理解不精确。一开始足本身几乎都是正常的；它们的位置异常是由于更近端一系列改变，包括股骨、胫骨和腓骨，或髋关节、膝关节和踝关节或相关各种复合改变。尽管骨骼或软组织的基础解剖结构使位置改变，但许多描述性测量仅根据临床或体格检查进行。虽然 X 线片和 CT 扫描影像已用于量化骨骼结构，但根据临床表现，仍需根据临床表现对患者进行诊断和随访。准确理解这些术语用于临床评估或影像评估，很有必要。虽然不同类型评估的测定结果相似，但它们不能完全互换，例如，内八字足，在临床 / 身体检查中发现的髋关节内旋程度增加，与用平片或计算机轴向断层扫描（CT 扫描）测量股骨前倾，并不完全相关。内八字足儿童的身体检查发现髋关节内旋增加取决于：检查时髋关节的位置、股骨前倾（股骨头 – 颈相对于骨干和远端髁）和韧带松弛影响髋关节以及股骨头相关的髋臼结构。解释身体检查和影像测量与脚趾之间的关系时，必须考虑这些变化因素。虽然在儿童走路时，观察到的内八字足与在临床 / 身体检查

中发现的髋关节内旋增加有关，也与影像学显示的股骨前倾结构有关，但临床检查和基础骨骼结构之间并没有确切的相关性。同样地，当提到胫骨扭转时，是临床测定的胫骨远端（内踝）和腓骨远端（外踝）经踝轴，最能反映小腿和足变成内八字方向的基础内旋位置；所采用的测量方法并不是单纯用放射学方法测量胫骨扭转的方法。经踝轴是一个合适的参考点，因为包括内踝和外踝的远端胫腓骨测定踝关节的距骨位置，然后测定足的位置。

三、描述性术语

以下给出我们将在本章上下文中使用的内八字足与外八字足术语的定义。当读到这一领域的文章时，需要注意的是，不同的学者以不同的方式使用这些术语。

1. 旋转

旋转是一个临床术语，指测定关节活动范围，是体格检查的一部分，例如，髋关节内旋和外旋。该术语不用于指代骨骼的某一部分与其另一部分的解剖关系。

2. 扭转

扭转是指由弯曲引起的变形。结构的一端是固定的，而另一端在其纵轴上扭转（弯曲）。它用作一种描述术语，指股骨下髁端保持稳定，而上端弯曲。（因此，扭转是描述股骨近端被扭曲的术语；实际上，形状会因细胞和基质沉积模式的改变而改变。）髁间轴远端额（冠）状面与股骨颈近端轴面之间测量的角度是扭转度。

沿长轴观察髁间远端末和股骨颈近端长轴的斜平面，可在股骨上看到该角度。扭转角由两个髁的后缘线作为横轴，与股骨颈中轴线的交点确定。如果股骨颈轴面指向额（髁间）状面前端，则认为该角度是阳性（+），用前缀“ante”修改描述为前扭转或前倾；如果股骨颈轴平面指向额状面后端，则认为该角度为阴性（−），用前缀“retro”修改描述为后扭转或后倾（图 6.1a~e）。

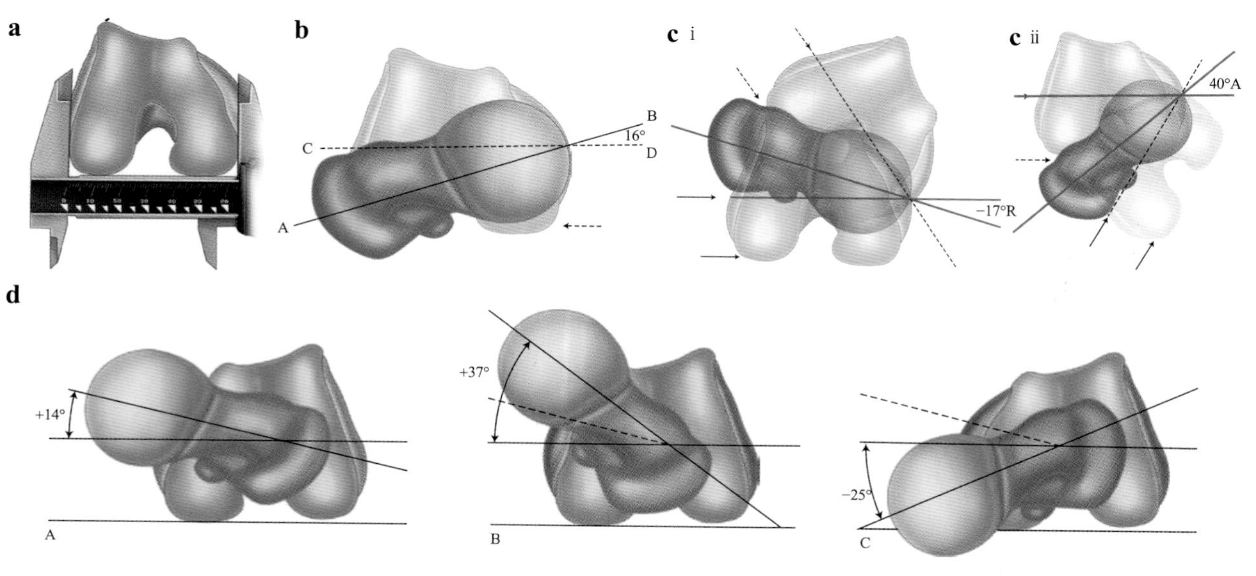

图 6.1 （a~d）

e

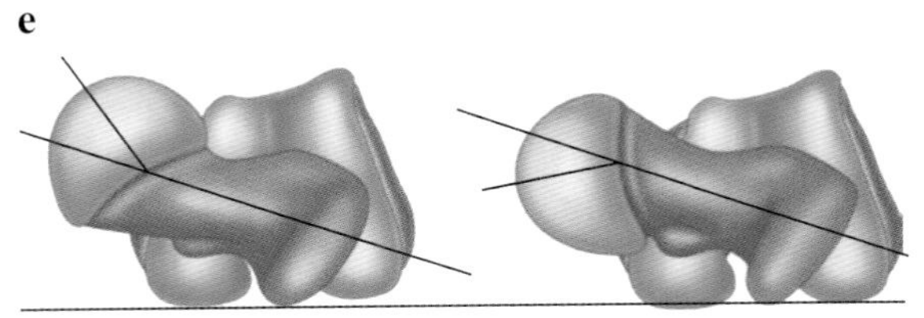

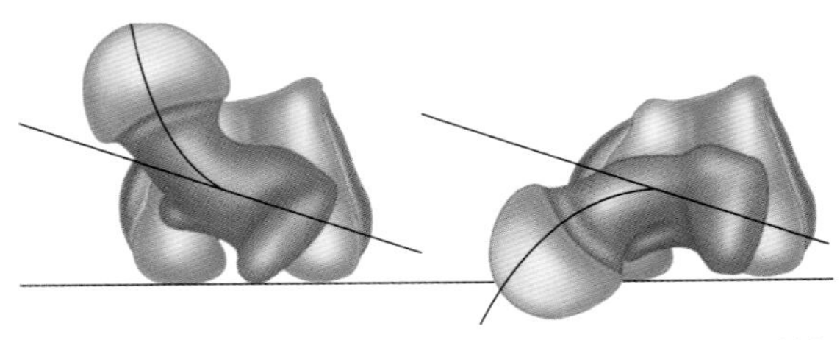

图 6.1　说明了如何测定股骨前倾角。前倾角是指股骨头颈中轴线与两个股骨远端髁的后部在同一平面上的连线的夹角。前倾角可通过观察从头颈部沿股骨干向下至股骨远端髁来测定（可视）；当两个区域重叠时，前倾角是测量两个轴的角度。前倾角最初是测量单个股骨，但现在用磁共振成像（MRI）或计算机轴向断层扫描（CAT）获取头颈和股骨远端髁的叠加图像，评估患者的前倾情况。（a）图显示如何将单个股骨放入特制的测量支架中，在股骨远端后侧髁间标记标准化的横轴基准线。（b）显示正常股骨近端前倾角的测定。股骨近端为实线，远端为虚线。这两个区域是重叠的。股骨近端头－颈轴线（AB）从左侧大转子沿中颈穿过股骨头中部。便于测量，用虚线绘制股骨远端基线（CD）平行于两个髁后缘（箭头），穿过股骨远端中部。勾勒出的两条线交点的角度为 16°，是股骨近端正常前倾的角度。（c）均显示前倾增加异常和后倾异常。Parsons 制这些图像是为了说明人类股骨发育的巨大的扭转（弯曲）范围，从后倾 −17° 到前倾 +40°；他评论道：“最让我震惊的是股骨扭转的变化范围相当大。”每幅图像（ⅰ和ⅱ）中的两个股骨远端显示 57° 的范围。通过观察（c ⅰ）中股骨近端和股骨下远端影像，显示后倾 −17°；通过观察（c ⅱ）中的股骨近端和股骨远端图像，显示前倾 +40°。在两条红线间测量每幅图像的转向度；一条线代表股骨近端轴，从大转子尖端穿过股骨头颈中心，另一条线代表平行于连接股骨远端髁后部的横切面。（d）插图显示正常前倾 14°，前倾增加 37°，后倾 −25°。主要在欧洲的许多人将这些位置称为前扭转和后扭转，但术语前倾 / 后倾在英国文献中更受欢迎。在颈中部的中轴线穿过股骨头中部与中轴线相连（经 Tönnis D. 许可转载，第 1 章 关于儿童和成人先天性髋关节发育不良的解剖学研究，Springer-Verlag,Berlin,Heidelberg,1987）。（e）Tönnis 阐明了另外两个可导致股骨近端“前倾 / 后倾”的畸形部位。顶部：在头颈交界处发生的畸形为前倾或后倾。这是由于骨骺滑脱或缺血性坏死后股骨头生长畸形的病理畸形。底部：第二种病理分型导致颈部弯曲，使头－颈错位，如发生成骨不全性骨软化或长期佝偻病；称这种类型为前屈或后屈（经 Tönnis D. 许可转载，第 1 章 关于儿童和成人先天性髋关节发育不良的解剖学研究，Springer-Verlag,Berlin,Heidelberg,1987）

3. 转向

转向这一术语并不常用于描述骨骼（也很少有定义），但可认为（在本文中）扭转一词与之类似且可互换含义，但是它的变形是由倾斜引起的，与扭曲不同。[再次注意，扭转和转向都是描绘股骨形状的描述性术语；使变形的真实机制不是身体扭曲或倾斜，而是细胞和基质沉积改变了。] 似乎没有什么理由继续区分两者的区别，有人认为，转向是在正常范围内定位，而扭转是在正常范围外定位。

四、髋关节（关于前倾）和股部及小腿、踝关节和足（关于胫骨扭转）的临床评估

1. 早期重点评估髌骨 / 膝关节位置

开始评估内八字足与外八字足时，要特别检查膝关节 / 髌骨的位置。如果它们（髌骨 / 膝关节）定位向内，则很可能出现股骨近端前倾。行走最稳定和舒适的姿势是股内旋使股骨头更深入髋臼。在此过程中，股骨远端、髌骨 / 膝关节和腿－踝－足也处于内旋状态，呈内八字足（图 6.2a）。如果髌骨 / 膝关节指向朝前，则股骨和大腿正常，因腿－踝－足轴的位置出现内八字足或外八字足。如果髌骨 / 膝盖指向朝外，这种情况并不常见，则需要关注股骨近端后倾，因为外旋会使股骨头更深入髋臼，股骨远端、髌骨 / 膝关节、腿－踝－足也处于外旋位置，呈外八字足。髋关节内旋明显的儿童，摆出典型的“W”或“蛙腿”姿势，舒适地坐在地板上：股内旋，膝关节在地板上相互接触或靠近，双腿和双足向外，坐姿稳定（图 6.2b）。

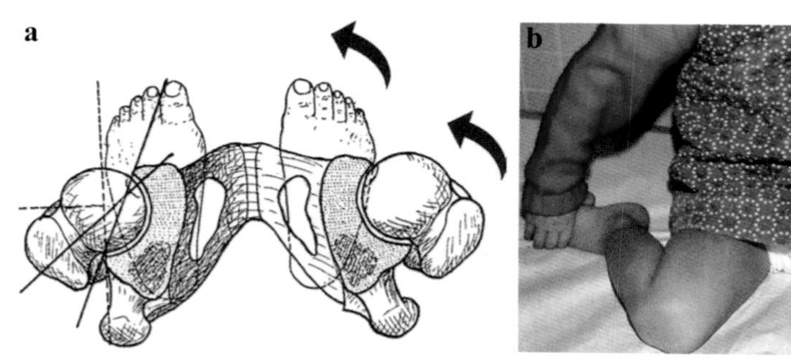

图 6.2 在股骨前倾的儿童中，内八字足很常见，尤其在早期行走时。（a）图示股骨前倾的儿童中内八字足的常见机制。行走时，前倾增加的患儿使股骨近端内旋，以此更好的将股骨头放置在髋臼中（下箭头）。这也使整个下肢旋转，并且足（上箭头）内旋到内八位置。（b）图像显示，患儿因明显的股骨前倾，呈典型的“W”或“蛙腿”坐姿

2. 足行进角

一种常见的临床评估是测定足行进的角度，包括儿童内八字足或外八字足的步态评价。大腿（股骨）和腿（胫骨 / 腓骨）的累积位置导致了足的位置（图 6.3）。足行进角测量的是足长轴（从脚后跟中部到第二跖骨头或第二脚趾中心）与步态行进线所成的夹角。步态评估方法包括角度测量，例如，6 个脚印（平均每肢 3 个）与步态中线，脚印是在脚底涂上粉笔或水溶性墨水，在纸上留下足迹，行走特定的距离，如 6 m [1-3]。检测到的正常值范围很广，而且各个研究之间也存在差异。但是，所有研究都倾向将轻度外八字足当作是正常的，随着年龄增长而增加。正号（+）表示外八字足的角度，负号（−）表示内八字足的角度 [1]。如果脚指向正前方，则没有足行进角度，标记为零（0°）。Staheli 等描述了 +10° 的正常平均值，正常范围为 −3° 至 +20°，儿童和成人生活变化不大 [1]。Losel 等人记录了 400 名 4 岁到 5 岁正常儿童的数值，他们的平均外八字足为 2.8°（记作 +2.8°），16 岁时，足行进角增加到外八字足 7.3°（+7.3°）[4]。数值的总体范围很广，从内八字 −8° 到外八字 +16°。在 Seber 等人的研究中，对 50 名 20 岁至 35 岁的健康成年男性进行测试，右侧 FPA 均值为 +13.7°，左侧为 +13.0°（范围 +6° 至 +21°）[3]。Davids 等将 +8°（外侧）称为正常平均值 [5]。

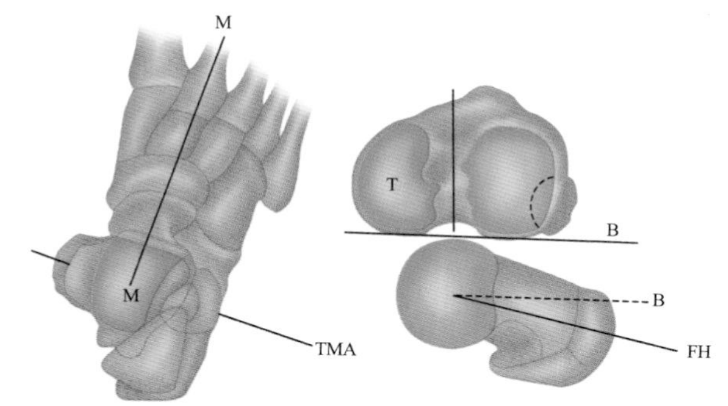

图 6.3 从双下肢正常位置绘制一条与股骨头 – 颈前倾轴（底部）重合的线，胫骨髁近端中位（中间）以及轻度外翻足（上方）。FH——股骨头（实线为股骨头 – 颈轴）；B——横轴平行于胫骨髁后表面或双股骨后髁的一条线；T——胫骨近端关节面；M——胫骨远端关节面中心至第二跖骨长轴的线；TMA——经踝轴（转载自 Strasser H. Lehrbuch der Muskelund Gelenkmechanik, Springer–Verlag, Berlin, Heidelberg, 1908）

3. 髋关节检查

在检查台上进行前屈 / 前扭转评估。检查髋关节有 2 种常见的方法：患儿取仰卧，屈髋或取俯位卧，髋关节伸展。①患儿平卧评估髋关节屈曲活动范围，对于婴幼儿，应同时检查双髋，以确保骨盆稳定，

髋关节和膝关节弯曲成直角松解肌肉，当双腿向外旋转时（双腿彼此远离）髋关节内旋，双腿向内旋转超过中线时髋关节外旋，在正常活动范围内，幼儿的内旋和外旋相似，在 45°~60° 的范围；②患儿平躺取俯卧位，在完全伸展的情况下评估髋关节（这是走路时的姿态），双膝弯曲成直角，当双腿向外旋转时，髋关节内旋，并且双腿向内方旋转超过中线，髋关节外旋，正常的范围应在任意一个方向上相同（对侧几度范围内）。

4. 腿、踝关节和足的检查

检查腿 – 踝 – 足有 3 种常见的方法：患儿取俯卧位，膝关节屈曲（股足角）；患儿膝关节屈曲坐着，踝关节处于中位；患儿取仰卧位，膝关节伸展，踝关节处于中位。已利用这些体位评估内八字足的胫骨内扭转。

（1）股足角

测定股足角以评估腿 – 踝 – 足的位置范围，更准确地说是胫骨扭转的范围。患儿取俯卧位，髋关节伸展，膝关节和踝关节处于直角位置。股足角是静态无负重的，测量股足的相对位置。它主要反映胫骨内、外扭转的程度。通过俯卧位，髋关节完全伸展，膝盖弯曲呈直角，足置于踝关节直角处，进行测量。从上述来看，可直视或通过测角仪测量股足角，即大腿后侧中线纵轴与足底中线轴之间的夹角。如果两条线平行，则认为是中位（0°）。足部向外 / 外侧位置超过中位（0°）为正（+），向内 / 内侧为负（–）[1,6,7]。Engel 和 Staheli 在他们的早期研究中认为，婴儿期正常的股足角平均值为 +11°，14 岁时平均值增加到 +18°，之后略微下降，但数值范围较大 [7]。

（2）经踝轴（膝关节屈曲检查）

测定股轴线纵 / 足底中线的夹角，通过内踝和外踝触诊，评估经踝轴面，进而解释胫腓骨远端关系 [8]。检查腿 – 踝 – 足位置时，患儿坐直，膝盖在桌子末端弯曲并指向前方，踝关节保持中位（直角）。可触诊内踝和外踝。正常情况下，足轻微外旋，腓侧踝位于胫侧踝后侧。然后，患儿坐在检查台，双足和腿靠在垂直板上，测定经踝轴与横轴所成的夹角（该平面作为胫骨近端横冠状面轴）。一些人反对膝关节屈曲，屈曲时胫骨内旋，因而改变了扭转的影响。另一种方法虽然因其可变性很少使用，但它可评估足长轴（沿着第二或第三条射线）至腿（胫骨）中线，沿胫骨结节至踝关节中线。

（3）经踝轴（双膝伸展检查）

检查时，患儿取仰卧位，膝关节完全伸直（患儿走路时体位）。触诊髌骨，单手将髌骨稳定在股骨髁间切迹的横平面上，另一只手触诊两个踝部以评估经踝轴。髌骨伸展，位于股骨髁间切迹中心，是膝关节横平面的标记，而经踝轴表示胫腓骨旋转距离这个平面的范围（角度）。胫骨扭转的病例及其评估方法见图 6.4b。

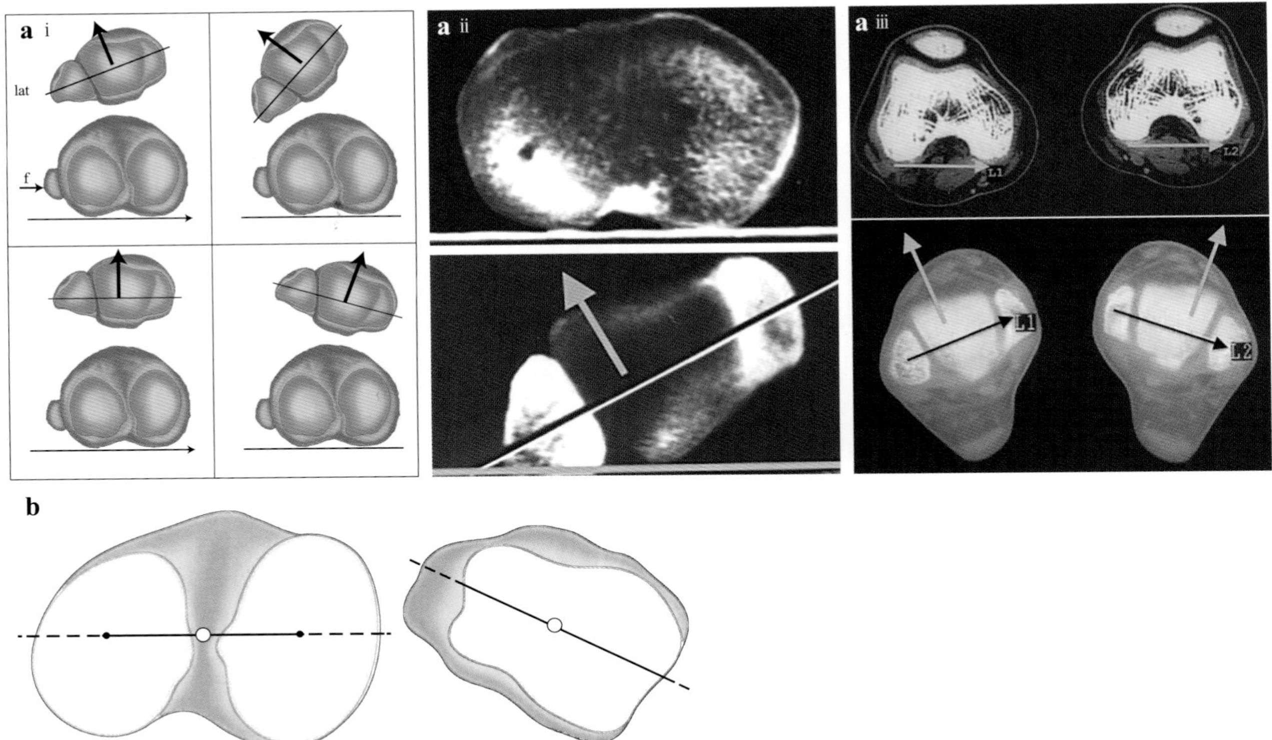

图 6.4 显示了测量胫骨扭转方法的示例。（a ⅰ）4 幅图像中，胫骨上关节面在底部，胫骨远端关节面在顶部，外踝（腓骨）和内踝（胫骨）在顶部。在下面的图像中，一条线连接了胫骨髁的后缘；在上面的图像中，在远端胫骨关节面上的一条线连接外踝和内踝的中部。每张图像为左腿，以胫骨近端关节面外侧的腓骨头（"f"）（窄箭头）以及腓骨远端外踝（"lat"）定向。每个图像中粗体黑色箭头，与踝关节的经踝轴成直角，表示足的指向方向。测量胫骨扭转时，胫骨髁关节面近端（中点）横轴与胫 – 腓远端经踝轴相关，由内踝 / 外踝中点连线测定；两轴之间的夹角决定胫骨的转向（前倾或后倾）。外旋（外八）为"+"，内旋（内八）为"–"。左上，胫骨远端外旋 +20° = 略微外八字足，青少年和成年期视为正常；右上，增加 +50° 的外旋 = 外八字足；左下，无扭转（平行轴线）= 足指向前方，晚期胎儿及新生儿位置正常；右下，内旋增加，超过中位 −15° = 内八字足。（a ⅱ）在横轴上标记胫骨髁近端（上）和胫骨 / 腓骨踝远端（下）的 MR 图像。两者之间的夹角表示正常的胫骨外扭转为 +28°。图像展示的是左腿。在胫骨 / 腓骨远端图像上，左下为外踝，右上为内踝。箭头表示足指向的方向（经 Takai 等人的许可和修改转载。Int Orthop,1985,9:209–216, Springer.）。（a ⅲ）股骨远端后髁（左）和在横平面（右）的胫骨 / 腓骨远端踝的 MR 图像已标记足指向的方向。股骨髁远端平面作为近端标记，扭转测量包括膝关节，基本上是"腿"扭转的标记，使用胫骨髁近端作为近端标记，专门测量胫骨扭转。[如果两者都用于同一研究中，则通过两个近端横轴之间的角度差来测量膝关节内旋]（经 Kristiansen 等人许可修改转载 , Skeletal Radiol,2001,30:519–522, Springer）。（b）左图为胫骨近端髁关节面横轴，右侧为胫骨远端关节面轴。图示正常的青少年后期和成人胫骨外扭转。Le Damany 测量的是胫骨本身的扭转，而不是像现在通常那样，将胫骨近端与胫腓经踝轴比较

以上所列的 3 个定位均用于评估内八字足的胫骨内扭转。每个均在评估腿、踝关节和足与股的关系方面具有价值，但很明显，与测量髋关节相比，即使做了 X 线片或 CT 测量，临床评估腿 / 踝关节 / 足的关系或"胫骨"扭转是不精确的，观察结果也是如此。虽然仅在胫骨内旋会随着发育而改变，但足部位置也通过膝关节上方旋转测定，尤其是经踝臼远端胫腓骨关系测定。检查时膝关节伸展，将其稳定在行走位，而膝关节屈曲时使胫骨在膝关节处轻微内旋。

五、旋转 / 扭转值的范围

1. 概述：强调认识由临床或影像学测量的重要性

在过去的几十年里，已经进行许多研究以确立髋关节股骨和胫骨内旋转和扭转（在纵轴上弯曲）的正常范围，特别是与发育年龄和生长有关的变化。认识到这些描述性术语还没有标准化很重要，因此在阅读本章时需注意。但是，大多数研究已界定他们使用的术语。

已通过真实骨骼测量、标准化视图的X线片、计算机轴向断层扫描（CAT扫描，CT）进行扭转的研究。临床上一般不采用影像学检查来测定内八字足或外八字足患儿的骨扭转或前倾，体格检查仍是主要的诊断方法。但许多医生会在手术干预前进行X线片或CT测量，以制定术中矫正程度的具体方案。经证明，标准化是很困难的，因为正常值范围相对较广，随着生长，他们在儿童期和青少年的几年里发生了变化，并难以测定在复杂几何形状的结构（股骨和胫骨）上放置线性标记以测量角度的位置。Dunlap，Shands和Hollister的著作[9]；Crane[10]；Fabry、MacEwen和Shands[11]提供了股骨的平片测量。无论是通过临床还是影像学方法评估胫骨，明确评估的是胫骨本身很重要（如早期解剖研究病例），或评估的是否是经踝轴，包括胫骨远端和远端腓骨（如现在进行的）。经踝轴更好的界定了足的位置，因为距骨与踝关节的两个髁有关。尽管胫骨内扭转的临床诊断仍在使用，但有必要认识到，目前还没有对胫骨的单独评估；以腓骨远端外踝为参考点，腓骨对该实体有作用。腓骨本身可能随胫骨一起扭转，或者它可能只是相对于胫骨改变位置。评估扭转是腿和踝关节的整个解剖部位。

2. 体格检查的临床评估

（1）Staheli 等人

Staheli等人评估了500名正常儿童和成人（1000例肢），年龄从1岁以下至70岁，分为22个年龄组[1]。他们关注16岁以下的人群（大约占测量人数的67%），评估1岁以下的年龄组，然后每年评估1次1~15岁的年龄组，接着每10年评估1次20~70岁的年龄组。该研究评估了：髋关节旋转[内旋，外旋，前倾]；足行进角；股足角；经踝角。Engel和Staheli观察到婴儿早期髋关节外旋为90°，到3岁直线下降，3岁之后保持稳定，内旋总略微大于外旋[7]。比起男性，女性髋关节内旋也略大，平均差异约7°[1]。2岁前髋关节活动总范围平均为120°+，最终整个儿童期平均为103°，趋于稳定（范围95°~110°）。男性和女性的髋关节侧旋相似，婴儿期最高，儿童期略有下降，平均约45°，正常范围从25°到65°。平均临床经踝轴从出生时的0°增加到青少年的平均20°（范围0°~45°）。

（2）Svenningsen 等人

Svenningsen等人评估了761名正常受试者的1522例髋，从4岁到成年，将男性和女性按照内八字足和髋关节旋转进行分组[12]。临床检查取俯卧位，髋关节伸展，屈膝至90°，内、外髋关节旋转，用测角仪测量。他们分别在4岁、6岁、8岁、11岁和15岁时进行了评估，成年时进行了1次。在所有的研究对象中，可见受试者有内八字足的为16%，4岁时为30%，在成人中仅为4%。髋关节内旋从 4 岁到 15 岁缓慢下降，一直保持到成年。女性从 4 岁到成年，平均内旋为 60°、58°、57°、50°、48° 和 52°，男性平均内旋为 51°、51°、51°、46°、41° 和 38°。女性平均外旋为 44°、44°、43°、42°、42° 和 41°，男性平均外旋为 48°、47°、42°、42°、43° 和 43°。女性 4 岁时的总旋转角为 104°，男性的为 99°，成人时分别降低到 93° 和 81°。有内八字足的内旋在统计学上明显增加；内旋的内八字值 / 正常值分别为 66°/51°、64°/51°、65°/51°、60°/41°、60°/43°，以及（成人）为 63°/44°。内八字足与髋关节内旋增加和外旋减少密切相关。

3. 使用解剖标本评估

（1）Kingsley 和 Olmsted

1948 年发表了一项详细的、良好的对照研究，对 784 例股骨进行研究，其中 720 块为成人股骨，研究显示成人股骨前倾角测量平均值为 8.02°[13]。婴儿股骨的平均值为 24.4°（范围为 −10°~+64°）；2~15 岁的儿童为 17.2°（范围为 14.5°~+38°）；成年股骨平均为 8.02°（范围为 −20°~+38°）。

（2）其他研究

从 1878 年到 1941 年的研究，多来源和国家的平均值表明，股骨扭转值分别为 11.6°、14.3°、15.5°、11.9°、14° 和 15.3°[9]。当结合 5 项最大的研究时，包括 Kingsley 和 Olmsted 的研究，总计 1524 例股骨，平均扭转值为 11.2°。

4. X 线平片评估

（1）Dunlap 等人（1953）

Dunlap 等人在一篇详细的文章中发表了他们的方法，后来称为 Dunlap-hands 方法[9]。他们评估了 215 名 3 个月至 16 岁的正常儿童（430 髋）。在 3~8 个月大时，前倾为 31°，下降幅度最大的是在 2 岁（开始行走的几个月里），从 31° 下降到 23.7°，到 4 岁时，又从 23.7° 骤降至 20°。成人在 20 岁时，平均前倾为 8.7°。

（2）Crane（1959）

Crane 研究了 174 名 6 个月至 9 岁的正常儿童（348 例髋），他采用标准化的 X 线片方法记录股骨扭转[10]。6 个月的儿童平均值为 42°，9 岁时平均值逐渐下降至 21°。他引用了从 6 项研究中得出的成人正常值范围为 8°~15°。

（3）Fabry 等人（1973）

Fabry 等人发表了使用 Dunlap-Shands 方法通过射线照相记录角度的股骨近端前倾控制良好的评估[11]。他们研究了 432 名正常儿童的 864 例髋。1 岁时的平均前倾 32° 降至 16 岁时的 16°。8 岁以后，变化速度明显减慢。对 175 例内八字足患者的 316 髋进行评估，内八字的儿童平均前倾为 42.7°，正常组平均前倾 24.1°。

5. 计算机轴向断层影像研究

Seber 等人在 2000 年进行了相关研究，通过 CT 研究了同一名成年患者的髋臼、股骨和胫骨扭

转 / 前倾，并找出与临床足行进角的关系 [3]。他们评估了 50 名 20~35 岁的正常成年男性受试者。右侧髋臼平均前倾 15.6°，左侧 15.8°（范围 3°~30°）；右侧股骨平均扭转（前倾） 6.5°，左侧 5.8°（范围 14°~28°）；右侧胫腓骨平均扭转 30.9°，左侧 29.1°（范围 16°~50°）；在右侧足行进角（外八字）13.7°，左侧 13°（范围 6°~21°）。

六、基于年龄组的旋转畸形概述

1. 比较内八字足与外八字足的发病率

虽然普遍认为，内八字比外八字要常见得多，但极少有关于这方面的数字性报告。但是，有关股骨近端扭转 / 转向的信息是可用的。来自澳大利亚的 McSweeney 报告了 1320 名儿童的情况，他亲自检查了他们在行走时的内八字足和外八字足 [14]。通过儿童俯卧位和髋关节完全伸展时，测量的髋关节活动范围的显著变化，确认 180 例（13.6%）由于股骨近端扭转异常引起步态表现，其中 174 例（96.7%）为内八字足，只有 6 例（3.3%）为外八字足。2 份来自法国的报告也表明，与内八字相比，外八字出现的频率不高，这是由股骨后倾的个别病例测定的（髋关节外旋明显增加，内旋明显减少）；Ligier 报告称，所有下肢扭转异常中只有 1.1% 的外八字足 [15]，Cahuzac 报告中外八字足占 2%[16]。

2. 内八字足

婴儿早期的内八字足通常是由于跖骨内收，自发恢复或通过简单的矫形治疗，如运动、石膏塑形和矫正鞋。2 岁后，持续跖骨内收是内八字足少见的主要原因。在 2 岁到 6 岁，主要引起内八字足的原因是胫骨内扭转。6 岁至 10 岁大龄儿童中，内八字足通常是由持续的股骨前倾造成的，青少年中扭转排列不齐的最常见原因也是股骨前倾增加 [5]。这些不同的定位通常是双侧且可以共存，但通常有一侧占主导地位。

3. 外八字足

外八字足比内八字足要少见得多。外八字足在婴儿早期很常见，因为髋关节的软组织外旋软组织紧张，在几个月后松弛，到 18 个月时得到完全恢复。低龄儿童的胫骨外旋和大龄儿童及青少年的股骨后倾引起外八字（行走时）。由于下肢旋转的正常进化是向外旋转，因此这 2 种外八字畸形往往不能随生长矫正。在跑步和运动方面，外旋的功能性限制也远大于内旋；事实上，认为轻度下肢内旋有利于提高跑步能力。

七、内八字足的具体治疗注意事项

1. 治疗原因；可能存在的长期问题

评估内八字足需要系统检查髋关节、股、膝关节（包括髌骨位置）、腿和足。虽然在儿童中期（6~8 岁）内八字足可以自我矫正，但因某些原因使重度持续性内八字足成为临床问题，有时需进行矫正股骨截骨术。需进行截骨手术，最常见的原因包括在跑步或竞技运动中绊倒；因相关的髌骨轴线异常，前膝疼痛；以及出于美观矫正步态不稳。有些人认为不矫正前倾，诱发中年骨关节炎；也因为这个原因，他们推荐截骨矫正术作为预防措施。

（1）研究试图明确股骨近端前倾与后期髋关节骨关节炎的联系

几十年来，一些人主张并进行矫形股骨截骨术作为中年骨关节炎的预防措施，但前倾的成因佐证有限且相互矛盾。1988 年和 1989 年发表的 3 项研究，针对这一具体问题进行了调查，研究表明，没有证据表明股骨前倾使下肢关节过早发生骨关节炎 [17–19]。这些研究总结如下：① Hubbard 等人（1988）。Hubbard 等人研究了 44 例成人髋关节炎和 98 例正常髋关节，以找出股骨内（内侧）扭转和骨关节炎之间的联系 [17]，骨关节炎是特发性的，因为根据 X 线片和病例，这项研究没有包括那些明显在儿童时期就有髋关节疾病的成年人。髋关节骨关节炎的平均前倾值为 22°，正常髋关节的平均前倾值为 19°，但这些数据无统计学意义，无法支撑未矫正的前倾和骨关节炎的联系。他们的结论是，所做的任何矫正手术均应出于功能性或美观的目的，而不是为了预防骨关节炎；② Wedge 等人（1989）。Wedge 等人对医学院尸体的股骨进行了研究，以此评估髋关节骨关节炎与股骨前倾程度的关系 [18]。在 48 例髋关节中发现了骨关节炎，并将其与 20 例正常髋关节的表现进行了比较。正常髋关节平均前倾为 12°，轻度、中度、重度骨关节炎平均前倾分别为 7.6°、12.9° 和 14°。他们发现前倾值和骨关节炎之间无统计学上的显著关系，并得出结论，无法保证通过截骨术矫正股骨前倾可预防后期骨关节炎。③ Kitaoka 等人（1989）。Kitaoka 等人对 16 例骨关节炎患者和 18 例正常对照组进行了 CAT 扫描研究，同样发现骨关节炎与正常对照组之间的前倾值无统计学差异 [19]，患者平均年龄为 68 岁，他们还得出结论，未表明用股骨截骨术矫正前倾可以预防骨关节炎。

最近一项对美国俄亥俄州克利夫兰凯斯西储大学（Case Western Reserve University）的骨骼收藏中保存的 1158 块股骨和胫骨进行的详细的研究，同样“未发现胫骨扭转或股骨前倾与髋关节和膝关节骨性关节炎之间存在任何关联”。

（2）股骨前倾减少（和后倾）与髋关节骨关节炎的联系

虽然未发现明显的股骨前倾和骨关节炎的联系，Tönnis 及 Heinecke 在另一方面报告了它们之间的关系，即股骨前倾减少与从 12 岁到 30 岁髋关节开始疼痛增加有关，在许多病例中发展为早期骨关节炎 [21,22]。X 线片显示患者的平均前倾值为 8.5°（他们的研究发现 25° 为正常），而通过 CT 显示仅为 1°，髋关节内旋明显减少，外旋相应增加（偏于外八字姿态）。71% 的患者内旋＜ 20°，75% 的患者外旋＜ 45°。许多情况下，在 0° 时出现了中位（无）扭转，而在其他的实际后倾，即横头 – 颈轴后倾至负（–）度范围。通过内旋截骨术治疗，使内旋范围略大于外旋范围。随后，他们概述了髋关节前倾和后倾与邻近髋臼前倾和后倾之间更复杂的关系，从而扩大了他们的发现。目前还不清楚髋关节两个组成扭转的相互关系以及手术治疗的倾向性。但很明显，股骨前倾降低至 0° 或进入后倾状态，对髋关节寿命有负面影响，因此早期骨关节炎的疼痛和影像学改变，似乎都可以通过旋转截骨术获益。

2. 股骨近端内旋增加（髋关节）；骨骼潜在股骨前倾（前扭转）

临床检查的一个常见表现是，髋关节屈曲和伸展时，内旋增加。因为行走时髋关节是伸展的，因此伸展检查是必要的。临床上内八字足的明显病例，内旋在 70°~90° 的范围，有时甚至大于 90°（如到

110°），而外旋相应减少到 0°~25° 的有限范围内。外旋甚至达不到中立位（0°），旋转完全停留在内旋范围（该范围无法区别测量外旋和内旋，例如从 15° 到 110°）。个别股骨前倾引起内八字足，检查时，患者取仰卧位，平躺在检查台上，双膝完全伸展，可看到股、膝关节（髌骨的位置最能说明问题）、腿和足均内翻。重度变形中，内（内侧）踝关节和足可以平置于桌面上。在髋关节外旋大于 30°~35° 的内八字足患儿，该患儿通常以安全的方式随着生长进行矫正，最终没有显示出临床上的内八字足。由于髋旋转导致的内八字足通常是因为持续的股骨前倾，行走时股骨内旋增加，使股骨头更深入髋臼，这是步态稳定的理想位置。股骨前倾指股骨近端的解剖骨性结构（头 – 颈角与骨干和股骨远端髁间冠状面），并且是正常的发育特征，新生儿时高达 60°，然后骨骼成熟时下降到 10°~15° 的范围。出生后最初几年，股骨前倾随着生长自发矫正，内八字足相应减少。通过测量头 / 颈轴与股骨远端髁间轴的横线，在纵平面上重合的夹角，来证实前倾；前倾是髁间横平面上的角度前扭转或倾斜。（相应地，后倾是指头颈轴在髁间横平面下的角度后扭曲或倾斜）。综上所述，我们回顾了人体的正常值范围。在不考虑其他髋关节疾病的情况下，通常通过临床检查评估内八字足，随后进行无须任何影像学的临床检查。

3. 治疗策略

（1）预期随生长而自发矫正的观察

因股骨前倾引起的内八字足在大多数情况下生理发育是正常的，在成长初期，可随生长而自发矫正。正常儿童很少需要特殊治疗，但需要继续进行评估直到自发矫正。不采用下肢内旋呈“W”坐姿（避免引起下肢内旋的“W”坐姿），让儿童盘腿而坐是有帮助的，并且针对髋关节的温和轻柔外旋锻炼，可以放松病理状态下紧绷的髋关节囊。尽管如此，没有明确研究表明，这些措施有助于加快矫正或使矫正发生。矫形器如“矫正鞋”“扭绳”、Denis-Browne 支具等已被广泛使用，但现在几乎普遍认为这些措施在引起或加快解决下肢复位方面没有效果[2,6,23]。Staheli 及其同事等人的报告指出，这类疾病很少需要手术干预，因为认为它们多半是肌肉骨骼发育的正常生理阶段[6]。Weseley 等人基于 5000 多个病例的经验，在 1981 年撰写了一篇经典的有关内八字足 / 外八字足的概述，内容有深度，仍然值得研究[23]。他们发现，“如果出现这些问题，极少进行手术”。他们指出，作者从未对前倾综合征进行过股骨截骨术，也从未对胫腓骨内扭转进行过手术。虽然这种治疗策略看起来太极端，因为有明确的案例需要进行手术矫正，它确实表明需要仔细的检查并采取谨慎的治疗策略干预。

（2）自发矫正的时间范围

6 岁至 8 岁后，股骨前倾不会得到进一步的自发矫正。

（3）随生长矫正的可能性很小

但是，有一组患者的股骨近端前倾和内八字足可能持续且成为临床问题，需要考虑进行股骨截骨术进行矫正。这些相对少数患者需要更密切的评估，早期确定；体格检查表现的关键界定并不是内旋的严重程度，而是完全没有外旋。如果伸展时外旋受到明显限制，例如，只到中立位（0°）或髋关节活动范围完全保持在内旋范围内，即使是健康的儿童，外翻畸形的可能性也很小。通过临床检查，在出生第二年，有时甚至更早的时候可以检测到这一发现。因为到 6~8 岁时无法矫正外旋超过 25°/30°，导致持续性内八字足，以及在上文所述中出现的各种问题，所以，0°~25° 的外旋范围也需要进行密切评估。

（4）股骨前倾增加进行手术矫正的原因

进行手术矫正的主要原因包括跑步时经常绊倒和跌倒、步态笨拙不稳、美观。有人担心，重度前扭转会导致中年骨性关节炎，而手术矫正到正常范围将看作为这方面的预防性手术。但是，一些研究未发现前倾与髋关节骨关节炎的联系[17–20]，目前认为预防骨关节炎不是手术的原因。

（5）去旋转截骨术进行手术矫正

对于随着生长不太可能再进行矫正的 6 ~8 岁在其他方面正常的儿童，可以考虑手术治疗。需要进行股骨去旋转截骨术治疗，使远端骨端去旋转的幅度与髋关节内外旋转的范围相等。如果术前髋关节内旋（完全伸展）为 0°~90°，外旋为 0°~20°，髋关节旋转范围为 110°。截骨术时，远端截骨远端在愈合后外旋 35°，从而使内旋从 0° 至 55°，外旋从 0° 至 55°。

去旋转截骨术已在多个层面进行，且每个层面的效果都很好，没有任何迹象表明某一特定层面更可取。如果髋关节在其他方面正常，许多人喜欢使用股骨近端接骨板固定，在股骨转子间水平进行去旋转截骨术。近端转子下区域或远端髁上区域的骨干 – 干骺端连接处也行截骨术，用塑型钢板固定或在骨干中段用髓内锁定棒固定。有报告称，并发症率高达 10%~15%，进行手术的原因需要医生向家人阐明[2,6]。在股骨转子间水平，手术不能出现股骨头颈内翻或外翻的并发症，因为这些畸形从长期来看，比单纯的旋转结构更成问题。只矫正远端旋转，也需要注意相似的问题，不出现任何偏离正常的内翻、外翻、屈曲或伸展。截骨术后，患者仍处于麻醉状态，仰卧且无骨盆倾斜，膝盖应垂直向上或沿腿、踝关节和足轻微外旋。已报告术前和术后的活动范围和手术技术：① Staheli 等人（1980）。Staheli 等人报告了 156 例股骨前倾增加的截骨术，78 例患儿均为双侧，同时双侧矫正[24]，接受手术的平均年龄为 6 岁（范围 4~14 岁），大多数患者截骨水平为转子下，以单钢板和螺钉固定，辅以髋关节人字形石膏，术前髋关节活动平均范围为内旋 84°/ 外旋 16°，矫正为内旋 41°/ 外旋 51°，将前倾从 54° 矫正到 14°，截骨水平为转子下 140 例，髁上 16 例。② Svenningsen 等人（1989；1990）。Svenningsen 等人的 2 项大型研究回顾了股骨前倾截骨术[25,26]，对 95 名儿童 188 例手术进行评估，显示出手术平均年龄为 7 岁（4~18 岁），术前内旋 / 外旋为 81°/9°，矫正为 42°/48°，术前前倾平均为 48°，术后平均为 4°。手术水平为股骨转子下，并用钢板和螺钉固定。并发症的发生率为 14%，因此建议该组将手术推迟到 12 岁，在一项随访研究中，95 例患者中有 52 例随访至骨骼成熟，结果显示扭转通过手术矫正得以维持，平均仅减少 6° 的矫正（每年 0.7°）。③ Payne 和 DeLuca（1994）。Payne 和 DeLuca 回顾了 51 例持续性股骨前倾的股骨转子间和髁上截骨术[27]，平均手术年龄为 12.5 岁（7~30 岁），综合 2 组数据，术前平均髋关节内旋 / 外旋为 82°/14°，术后矫正为 49°/52°，术前前倾为 52°，术后矫正为 23°，足行进角术前平均为 −23°，术后矫正为 +2°。他们认为用硬性接骨板固定近端是最佳方法。④ Gordon 等人（2005）。Gordon 等人报告了他们使用骨中横截骨术治疗股骨前倾的入路，旋转后，用置入大转子外侧的小口径弯曲的儿童髓内锁定棒

（在这个年龄组中，内侧插入更多以防止股骨头缺血性坏死）[28]。他们报告了 21 例病例，均愈合良好。平均手术年龄为 10.7 岁（8.3~14.7 岁）。术前髋关节内 / 外旋 77°/15°，术后矫正为 40°/57°。

八、胫骨内扭转（ITT）

由于内八字足常称为胫骨内扭转（ITT），我们已经指出，使用经踝轴作为远端参考线，实际评估腿 – 踝关节 – 足内扭转（图 6.4a）。检查时，患者取俯卧位，在检查台上屈膝成直角，结果显示，踝关节和足相对于膝关节横轴（股足角）向内。评估经踝平面有助于测量。还可以通过以下方式评估 ITT：患儿坐在检查台边缘上方屈膝 90°，小腿和足后跟垂直放在检查台上，注意踝关节和足与膝关节和胫骨结节的内旋位置，指向前或指向胫骨近端横轴。儿童检查也可取仰卧位，膝盖完全伸展，屈膝时消除胫骨内旋，并评估横平面（髌骨表面）和经踝平面的关系。更令人担忧的位置（关于内扭转）是，内旋为负（–）超出中位，外踝中点位于内踝中点前。

1. 胫骨内扭转的测量

（1）Le Damany

基于对大量的人体胫骨解剖研究，使用旋转计以标准方式仔细测量，Le Damany 发现胎儿和出生时的胫骨没有内旋或外旋（0°），表明近端和远端横轴平行，“出生后头几个月开始扭转”[29]。当外踝在横向平面上位于内踝后侧，在行走力和行走时下肢肌肉的作用下，扭转发展成外旋。他评估了儿童期的 34 例胫骨，从 1 个月大时开始，他发现扭转发展很快，在 5~6 岁左右达到成人水平。尽管，他也注意到扭转值从 0° 到 45° 的范围很广，100 例成人胫骨平均扭转 23.6°（右 25°；左 22°）。他还评估了来自法国早期解剖标本收集中的数十个胫骨，记录的数值相似。Le Damany 评估解剖标本时，只测量了胫骨，尽管他认识到形成的外旋是为了将腓骨外踝在横平面上置于内踝后方（见图 6.4b）。

（2）Badelon 等人

Badelon 等人使用 Staheli-Engel 测量法、X 线片、腿上、下端横截面的解剖学研究，评估了从胎儿到出生（3~9 个月）的 50 例胎儿（100 条腿）的胫腓骨扭转 [30]。平均扭转值从胎儿 5 个月的 5° 明显侧扭转逐渐增加到妊娠末期的 20°。

（3）Staheli 和 Engel

Staheli 和 Engel 对胫骨扭转进行了详细的临床研究，使用远端经踝轴和胫骨近端横轴，屈膝时进行评估 [8]。他们研究了 160 名儿童和 20 名成人的 360 例下肢。他们注意到，1 岁时外旋平均值为 5°，儿童中期外旋平均值为 10°，大龄儿童和成人的外旋平均值为 14°。他们注意到，其他大多数研究将成人值设为 20°，他们认为这是因为检查在膝关节伸展时进行，而他们在屈膝呈直角时检查，此时胫骨是内旋的。

（4）Hutchins 等人

Hutchins 等人测量了 352 名正常受试者，年龄从 5~25 岁按性别平均分组 [31]。从 5 岁到骨骼发育成熟，外旋值缓慢增加，男性平均外扭转为 17.4°，女性为 13.9°。

（5）现状

大多数近期研究并不是单独评估胫骨，而是评估胫腓骨远端经踝轴，实际上是评估包含踝关节的功能性距胫腓单位。两种检查方法中发现外旋具有随年龄增加的趋势，但是取值范围无显著差异。仍称该实体为胫骨内扭转，但不像股骨前倾意义明确。胫骨扭转的常见临床测试确定沿着踝关节内（胫骨）踝和外（腓）踝（经踝轴）中部的线相对于膝关节横轴所形成的角度。正常的儿童，外踝沿这个横平面位于内踝后约 15°。胫骨内扭转（ITT）使外踝与内踝水平或在内踝前端。严格意义上说，这并不能真正界定 ITT，因为腓骨相对于正常胫骨，可能错位，但它确实评估了距胫腓功能单位，调整踝关节和足的步态。此轴（还有单纯的胫骨测量） 相对于胫骨近端轻微外旋，测量时没有明确的标志。解剖研究和 CT 成像可以仅在胫骨远端确定结构旋转，但在这个位置，也很难测量胫骨近端真正的横轴。临床研究评估，正常胫骨外扭转在生长结束时，平均值为 18°。大多数病例的个别胫骨内扭转患者，在独立行走后在第二年，开始表现出明显的自发性生长矫正；这与胎儿和新生儿胫骨随生长而逐渐外扭转的调查结果一致。

2. 胫骨内扭转相关的儿童疾病

（1）跖内收和马蹄内翻足

胫骨内扭转通常与跖内收或遗留畸形足有关。主要针对原发性足畸形进行治疗，而不是进行胫 – 腓远端截骨术，该方法实际上是在相反方向上造成另一个畸形来解决内八字足。在治疗相关疾病时，尤其如果使用长腿石膏而不单独使用短腿石膏，也会改善胫骨内扭转的构成部分，对于这 2 种情况，屈膝时，石膏应延伸到大腿，腿外旋配合治疗 ITT。在制作矫形短腿石膏后，屈膝约 30°，腿略微外旋超过中立位，而短腿石膏转变为长腿石膏。采用功能 / 生理方法中以手法和夹板（石膏）为主的 Ponseti 法治疗马蹄内翻足患者时，遗留内翻常伴有胫骨内扭转。常用的胫前肌腱转位术不仅可以矫正内翻，还可以矫正 ITT 构成部位。一旦没有计划对足畸形进行其他治疗，偶尔会在 10 岁左右行去旋转截骨术。

（2）生理 O 形腿

随着时间推移，如果与生理 O 形腿相关，内八字也会自发矫正。

（3）神经肌肉疾病

由于神经肌肉疾病的下肢动态肌肉失衡，步行时可以看到内八字伴有胫骨内扭转。神经肌肉异常的患儿内旋明显增加，也有随生长而减少的矫正趋势。常见的例子包括痉挛性双瘫和偏瘫，但其他神经肌肉疾病，通常伴有肌病或周围神经病变，也可能对内八字足的自发矫正产生不利影响。用软组织手术治疗这些疾病，例如 Vulpius 后跟腱延长，胫后肌腱延长或胫前肌腱转位术，也可以矫正 ITT。但是，在第一个十年后，可能需要增加胫骨和腓骨去旋截骨术。

然而，在某些神经肌肉障碍的步态中，患者可能由于髋屈肌无力而使整个下肢内旋，髋关节前展肌用作髋关节屈肌，起代偿作用。这可以在脑瘫、肌病和轻度肌营养不良的患者中看到，患者仍然可以走动。在评估是否要对神经性疾病的内八字足进行手术治疗时，必须格外小心，因为内八字足可能会产生必要的代偿反应以维持行走。

3. 胫骨远端截骨术矫正

其他方面正常的儿童在7~8岁后持续ITT产生明显的步态问题，最好的治疗方法是胫骨和腓骨去旋截骨术。Staheli认为，“胫骨旋转截骨术很少需要矫正胫骨扭转”，如果这样做了，应推迟到10岁以后，以确定随着生长的改善是无效的[6]。手术完成后，股足角超过 −10° 时，扭转较为严重。如果同时存在胫骨近端内翻，截骨术可对干骺端近端进行，以矫正这两种畸形，但其他大部分手术都在远端踝上水平进行。这包括胫骨远端横向截骨术，在骨干 – 干骺端连接处用金属板 / 螺钉固定的，以及腓骨远端横向截骨术，并在稍高的水平上进行，使踝穴便于旋转。腓骨不需要进一步固定。有些人进行胫骨去旋，使腓骨保留完整，保留腓骨截骨术，仅用于需要胫骨旋转大于35°的明显矫形[32]。其他人在同一水平进行胫骨和腓骨手术[33]。使用长腿石膏直到愈合良好，然后使用短腿行走石膏。报告显示，使用2枚交叉克氏针和石膏来固定，已取得了良好的效果[33]，但现在大多数外科医生喜欢钢板固定。

九、外八字足

外八字足可能是由于单独或联合的股骨近端后倾，胫骨外扭转，或明显的足外翻。

1. 股骨近端后倾

如果髋关节外旋明显大于内旋，即使腿与膝关节股骨远端关系正常，脚与踝关节处的腿的关系正常，整个下肢也会外旋。无论年龄大小，股骨后倾畸形都不可能随着年龄的增长而矫正，这表明髋关节内旋在伸展时明显受限，例如，外旋从仅0°到10°增加到75°~90°或范围更大。虽然更常见的内八字足的股骨近端前倾，伴随着生长很有可能完全矫正到正常范围，但后倾随着生长而矫正很少见（特别是中度或重度变异），部分不可能矫正。外八字足的股骨后倾的临床后果也比内八字大得多。步态极其笨拙，包括跑步，尤其是参与竞技运动，都明显受到损伤。Tonnis和Heinecke还认识到，在出生第20年和第30年髋关节疼痛的发病率很高，通常会发展为早期骨关节炎[21,22]。

在3~4岁时，一旦步态和跑步受限出现问题，或在第二个十年出现复发性疼痛，就需要进行手术矫正。此发现有2类扭转减少或转向表现：第一种是股骨前倾减少，范围低于正常范围至中位或无转向 / 扭转；第二种更严重，是股骨颈 / 头轴在横平面以下后倾的实际后移位。Tonnis和Heinecke最初将这种疾病定义为“股前扭转减弱综合征”[21]。[这强调了认识正常范围的必要性，因为从正常到异常的过程中，一些扭转畸形的变异对于更好的认识症状和手术干预的需要性，提供了信号。] 如果考虑进行手术干预，有必要通过计算机断层扫描精准测量股骨近端后倾的程度。行股骨内旋截骨术进行矫正，矫正下肢外八字足，远端腿和足与股骨对齐正常。截骨术可在转子间、转子下、骨干 - 干骺端近端连接处、中骨干或远端髁上水平处进行，与前倾的去旋转截骨术入路类似。与股骨前倾的手术治疗一样，如果进行去旋转截骨术，去旋必须非常小心，使近端或远端无其他继发畸形。

2. 胫骨外扭转

即使股骨旋转正常，胫骨远端也可能旋转不良。胫骨外扭转使踝关节向外，引起外翻、内翻扁平足。胫骨外扭转往往不能随着生长而矫正，但并不急于进行截骨术。根据整体功能的考虑和相关的继发性足畸形，一般在 10 岁左右决定是否手术。如上文针对胫骨内部扭转所述，通过胫和腓骨远端踝上内旋截骨术进行矫正。可能还需要足矫正。

十、由于明显的外翻，内翻扁平足引起的外八字足

有时，外八字足可能仅由于重度内翻扁平足所致。足部矫形器是有用的。如果需要进行手术矫正，且髋关节、膝关节和踝关节对齐良好，则只需要解决足部问题。Dwyer 型的跟骨截骨术可能有助于将明显外翻的足跟向内倾斜和移位到偏中位的位置。如果前足外展较广，跟骨远端延长截骨术通过相对内收中足和前足，以此矫正扁平足。

十一、联合旋转畸形（股骨和胫骨的反向）：扭转对线不良综合征

在某些情况下，足和踝关节站立时位置正常，但步态笨拙，膝关节为中心的相反方向的长骨旋转不良，股骨在膝关节上方旋转不良，胫骨和腓骨在膝关节下方相反的方向旋转不良。一些患者有膝内翻，但相对较轻。由于髌骨外侧半脱位，导致髌骨在滑车槽内运动轨迹不良，膝关节前侧疼痛通常与这种特殊的畸形组合发生。髋关节明显的内旋畸形（股骨前倾）处，膝关节 / 髌骨指向内，通过髋关节和大腿外旋，矫正股骨 / 股位置（经体格检查），使膝关节指向前方，但使腿、踝关节和足的外扭转位置进一步恶化。手术矫正后，股骨外旋截骨术可使髋关节和膝关节对齐，但由于这种双向畸形，需要对胫骨和腓骨行反向内旋截骨术以完全对齐髋关节、膝关节和踝关节。

这种畸形的组合被称为“重度扭转对线不良综合征”[34]。在法国文献中，它也被称为 Judet 的三重变形（“la triple déformation”），包括股骨前倾、胫骨外扭转和膝内翻 [15,16]。它使步态笨拙和临床上外观不规则，并由于改变的髌股关系，可引发膝髌后前端疼痛。如果该疾病不能在 6~8 岁之前得到治疗，特别是如果出现疼痛症状，则必须进行手术矫正。

1. Delgado 等人

Delgado 等人描述了 13 例接受手术治疗的受累肢体，通过股骨远端外旋截骨术和胫骨、腓骨内旋截骨术，完成复位 [34]。一旦完成这些截骨术，髌骨与股骨远端之间的轨迹良好，不需要其他软组织手术。所有截骨术均应在同一台手术进行，以确保正确对齐。每个病例的症状都消退了。在这 3 个部位行横向截骨术：用侧压板弯曲，股骨远端使用外侧加压钢板固定并塑形以适应股骨干骺端，以免造成任何内翻或外翻复位，胫骨截骨术也是在远端进行，并使用加压钢板固定，腓骨远端截骨平面在胫骨截骨平面近端 1~2 cm 处进行，一旦骨膜关闭则不需要内固定。胫骨截骨术也可以在近端进行，特别是在需要矫正膝内翻的情况下，然后最好用小钢板固定。使用长腿石膏固定直到痊愈。[根据外科医生的偏好，已

经成功使用多种固定方式。]

2. Bruce 和 Stevens

Bruce 和 Stevens 在 14 例患者（27 个肢体）中描述了相同的综合征，并报告了所有（向外）股骨外旋截骨术和（向内）胫骨和腓骨内旋截骨术的良好效果[32]。非手术治疗失败和膝关节前缘持续疼痛后决定手术。根据截骨水平不同，采用不同形式的内固定，包括股骨近端钢板、髓内锁定钉、用于股骨和胫骨的钢板和螺钉。腓骨截骨术在胫骨截骨术水平的近端进行，不使用固定。作者采用股骨近端转子间（6）、骨干中部（8）或远端髁上截骨术（13），用于股骨、干骺端 – 骨干近端（7）或踝上远端（20）胫骨截骨术。22 例行腓骨截骨术，5 例未行腓骨截骨术（需要胫骨旋转小于 35°）。然而，那些患者只通过胫骨截骨术治疗，效果良好。一些患者在手术结束时进行了膝外侧支持带松解，进而帮助髌骨复位。每个股骨手术矫正平均为 29°（20°~40°），每个胫骨平均为 27°（20°~35°）。

虽然内八字足和外八字足很少进行手术干预，当有些情况需要手术时，如去旋转截骨术，是必要的且非常有益的。已在表 6.1 进行概述。

表 6.1 矫正下肢旋转对线不良的手术干预

手术适应证	内容
手术绝对适应证：尽管它们极为不常见，有 3 种情况需要慎重考虑手术干预（且通常会进行）	股骨近端前倾增加，髋关节无外旋：[无外旋，内旋范围从 0° 至 90° 或大于这个范围。经常摔倒表示内八字足。外旋的范围甚至无法达到中位（0°），而内旋可以测量，例如，范围从 15° 到 120°。早在 1 岁时通过体格检查可检测到完全没有外旋，很少随生长而改善。如果证明没有明显改善，干预不需要等 6~8 年]
	股骨近端后倾，髋关节内旋无或非常受限：（体格检查示内旋无或非常受限，全部或几乎全部活动范围在外旋内。儿童行走时外八字足非常明显，这种姿态严重限制了儿童的奔跑能力和参与任何运动的有效性。在 1~2 岁时可探测出这种情况，并不会随着生长而改善。如果没有明显改善，干预不需要等 6~8 年，一般在 4~6 年进行干预）
	扭转对线不良综合征（髋关节重度内旋，胫骨 / 腓骨重度外旋）：（这种在相反方向的畸形组合使膝关节受到异常的应力，并明显限制了体育活动。通常表现为股骨内 / 胫骨外定位。需要进行两级截骨术，股骨外旋矫正内八字，胫 / 腓骨内旋矫正胫 / 腓骨外八字；这些是要在同一时间完成的，以确保平衡。畸形的反向组合也可能发生）
手术相对适应证：无法自行矫正旋转对齐到正常范围，以及持续存在重大临床问题（频繁跌倒，关节和肌肉疼痛，以及美观问题），可能考虑进行手术，尽管极少数需要在 6~8 岁前行股骨水平截骨和 10~12 岁前行胫腓骨水平截骨手术。	持续性股骨前倾，外旋一般小于 20°
	持续性胫 – 腓内扭转或外扭转，但是，对于许多畸形来说，胫 – 腓扭转的髋关节代偿性旋转消除了干预的必要性
	手术技术：行旋转截骨术矫正对线。有许多关于股骨近端或远端手术的报告，有一些在骨干中段水平进行，选择髓内棒固定；大多数胫骨手术是远端踝上，行或不进行腓骨截骨术，但如果其他畸形需要矫正，则选择近端。已成功采用多种方法，但目前所有的截骨术都包括某种形式的外固定或内固定

注：在开始行走时检测到的大多数下肢旋转对线不良，或会随着生长自发纠正，或因发育不好需要手术干预任何矫正，通常会在 6~8 岁的年龄范围内完成，在此之后，通常会做出进一步的治疗方案，进行干预。

十二、诊断类别

1. Ligier

Ligier 概述了内八字足 / 外八字足本质，并对 174 名出现扭转异常的儿童进行了前瞻性研究[15]。他将许多不同的表现与儿童玩耍时（常见的“W”坐姿）和睡觉时（偏好外旋位）的惯常姿态联系起来。变异按照依次递减顺序列出，病例中 78% 的是：单独的胫骨内扭转，占 30%；单独的股骨前倾，占 24%；股骨前倾伴胫骨外扭转，占 14%；单独的胫骨外扭转，占 10%（大多数行截骨术，但仍不常见）。那些有组合扭转轻度变形的患者，出现轻微股前扭转或后扭转伴有胫骨外扭转占 10%（预后良好），轻度股前扭转和胫骨内扭转占 10.4%（也可自行矫正）。

个别股骨后倾很罕见，仅为 1.1%，而不同类型的扭转偶见于对侧肢体，为 0.5%。

2. Cahuzac

Cahuzac 也针对这一专题进行概述，包括他界定的 6 种最常见的变形，并评估其发生率，如下所示：股骨前倾增加 25%；胫骨外扭转增加 25%；股骨前倾、胫骨外扭转和膝内翻（la triple déformation 三重畸形）25%；胫骨内扭转（称为胫骨外扭转不足） 10%；股骨后倾 2%；还有一个可变的不对称组，每个肢体均有不同的定位，13%[16]。

第二节　在髋关节、膝关节和踝关节正常对齐的股骨和 / 或胫骨的骨干 / 干骺端明显弯曲

这些畸形最常见的情况是，儿童在发育期间仍能行走时发生骨骼系统性软化。常见于患有成骨不全和维生素 D 抵抗性佝偻病的儿童中。弓状在股骨中最常见，但在胫骨和腓骨也能看到。它的特征是股骨的外侧或前外侧弓状，在胫骨显示相当大的前弓。必须非常小心地评估上下关节的方向（在髋关节和膝关节的股骨曲率以及在膝关节和踝关节的胫骨曲率），因为这些区域通常要么方向正常，要么不像对应的骨干 / 干骺端畸形那样变形严重。如果考虑手术矫正弓形，这些评估就非常重要。如果膝关节和踝关节的关节面位置正常，则在拉直骨干的过程中必须保持正常对线；如果股骨近端显示头颈对线正常，则在该部位也应如此。在影响股骨的各种畸形中，有一个明显的趋势是，引发头颈轴髋内翻的近端弯曲和远端弯曲与膝关节内翻倾斜有关。然而对于畸形进展相对缓慢的成骨不全症或维生素 D 抵抗性佝偻病患者，通常允许关节按照其正常关节对线生长。上下关节正常对线可以降低成角畸形矫正的必要性，但如果进行了手术，由于必须维持关节对线，因此增加了矫正的复杂性。这些畸形，称它们骨干弯曲为佳，通常需要多次骨干截骨术，并进行髓内固定，以拉直长骨和保持关节对线。有时，单皮质螺钉的短侧钢板也可用于补充髓内棒，以确保接合和旋转对线。

第三节　先天性胫骨假关节

一、概述

先天性胫骨假关节是一种主要包含胫骨骨干的下肢异常。同侧腓骨常表现出类似或轻度受累。成角畸形的平面为前外侧。该畸形在出生时可见到，但疾病的过程是多变的；真正的假关节可能在出生时已存在，通常在出生后头几年因很小或没有创伤而出现初次骨折之后进展，然后使用通常的保守治疗方法骨折不愈合（图 6.5）。1891 年，Paget 描述了他在实践中观察到的“儿童骨折不连接”3 种病例，其中一个病例是，即使在手术切除异常骨和使用架线缝法缝合固定也未能连接[35]。胫骨的放射学表现随时间和生长而改变，但这种疾病被认为是一种明确的整体[36]。尽管皮肤异常或神经纤维瘤的受累节段可能不存在，约 50% 的病例常伴有神经纤维瘤（NF1）。所有患胫骨假关节疾病的患者，一旦在出生后第一个十年里骨折，通过手术干预尝试搭建连接和去角促使骨愈合和矫正成角畸形是必要的。虽然通常要考虑肢体短缩，但该疾病的自然长度差异模式很少用于评估。

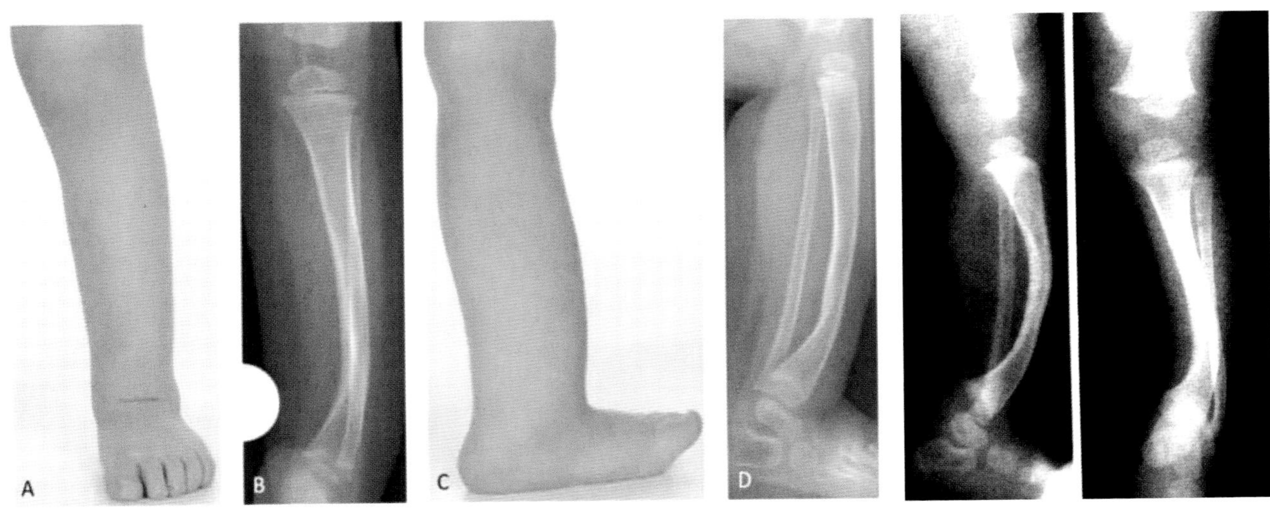

图 6.5　先天性胫骨假关节

二、临床和放射学描述

这种疾病非常罕见，男性和女性都有，在右侧或左侧，但几乎都是单侧[36]。胫骨受累的主要部位是中段（42%）或骨干远端（58%）区域，该疾病表现为小腿前外侧弓。病程中，胫骨近端比远端生长更多，使位置发生相对变化，但不是意味着病变的物理位移，改变大约为 30%。胫骨在异常部位可能是完整的（弓状）或是不连接的（骨折，假关节）。X 线片上的变化范围从一个胫骨远端凹侧的致密硬化皮质骨和骨髓腔狭窄的完整且弯曲的胫骨；到在弯曲部位增宽的透射囊性区域仍完整且弯曲的胫骨；再到由于横向透射，异常的骨干区域变宽或正常宽度但成角且不连续；再到发育不良的不连续区域，有骨干局部狭窄（“沙漏”形），放射致密 / 硬化，骨髓腔闭塞胫骨成角节段，以及斜线性 X 线透射区隔开的突出的或增宽的杯状骨末端[36–39]。大约 2/3 的病例中受累腓骨与胫骨相邻，胫骨骨端也可能完整或有不连续的假关节[40]。这一异常范围可作为该疾病的几种分类的基础[37–39]。虽然上面以粗斜体突出显示的术语用于各种分类，但它们是含糊的，当不同的作者使用时，它们通常表示不同的表现。但是，病变的可变性是明显的。

当胫骨受累但完整时，在儿童时期发生骨折的风险很高，通常创伤很小，甚至没有创伤，致使不连续分裂，最终发展为假关节。因骨折发生不连续时，即使在骨骼完整也不能自发重建（尽管已报告罕见的重建病例），也不能用简单的石膏固定使骨折愈合。出生时不存在骨折，通常发生在 1 岁到 5 岁之间。一般来说，3 岁以下儿童的手术效果不佳，但这主要是由于远骨折端难以固定。

三、疾病最初表征

Hefti 等人对 340 例病例的综述中发现，病例中有 25.8% 的胫骨最初是完整的（假关节病变）[36]。但几乎所有病例在出生时都有前外侧弓。在最初的评估中，几乎一半的患者（48.4%）在影像学上发现胫骨假关节，其中髓管闭塞 33.9%，骨萎缩，末端有尖 16.9%，假关节的实际移位为 22.6%。

四、病理学

组织病理学研究的主要异常是纤维组织致密和增厚，表现为在畸形尖端及邻近区域骨内的周围骨膜和假关节。由于在解剖或外科检测假关节病区域的骨膜，这种疾病在病理上可认为是骨膜发育不良，真正的假关节病形成时，成角畸形的部位非常厚，骨内纤维化连接。

从 1930 年代开始，许多人观察注意很多（但不是所有）病例中的神经纤维瘤病和胫骨假关节病之间的关系。早期，Ducroquet[41] 和 Barber[42] 对这种关系进行了明确定义。Green 和 Rudo（1943）描述了 1 例 6 岁女孩患有神经纤维瘤病与胫骨和腓骨假关节的病例[43]。从手臂软组织的神经纤维瘤组织活检证实，存在咖啡色斑点。随后胫骨骨折进行了 4 次手术干预，每次都从假关节处获得活检材料。他们认为骨内软组织与“复发性骨神经纤维瘤”相容，但 Aegerter 随后认为，他们观察到的是错构增殖改变，而不是真正的神经纤维瘤[44]。错构瘤是病理学家使用的术语，指的是非肿瘤性的异常局部组织聚集，但正常成熟细胞通常出现在该部位，而不以这种增加的、不成比例的和无序的方式出现。

病理学家 Aegerter 基于对 15 例假关节的评估，详细讨论了“神经纤维瘤病、先天性假关节和纤维性结构不良的可能关系”[44]。他总结道，这三者“由于细胞形态和模式的相似性，关系密切”。但是，虽然神经纤维瘤病包括真肿瘤（神经鞘瘤和“神经纤维瘤”）和错构增殖（束状“纤维”病变），而假关节组织仅以纤维组织的错构增殖为特征，而非真肿瘤（“神经纤维瘤”）。这些假关节的患骨中，即使在骨折前也不能合成正常的有机基质，骨折后也不能产生正常的骨痂，而引起了纤维组织错构增殖，经过化生形成不良和紊乱的骨骼。纤维结构性不良与错构增殖相似。他提出，这三者之间的联系改变患者骨神经通路。在 EPOS 研究的大量病例中，在一次对切除组织的评估中，45% 有非特异性组织学改变，

16% 患有类似纤维性结构不良，39% 符合神经纤维瘤病 [36]。

McElvenny 报告了 1 例详细的组织病理学，该病例显示假关节部位周围骨膜致密增厚，从病因学上讲，这与皮质骨受到强烈的力学压力有关，阻止了局部区域正常的组织血管分布和扩张，从而诱发骨折 [45]。仅在大量切除在假关节部位中心的骨膜后，最后进行修复；在早期的骨移植尝试中，骨膜被重新缝合移植，这使他的观察发现，骨膜是阻止完全愈合的病原。McElvenny 表明骨膜在局灶处明显增厚、硬化和纤维化，然后随着近端和远端的检查逐渐变薄至正常模式。因为它存在于假关节周围，所以它在力学上起约束作用。它也与患骨的假关节内组织连接。

在 Boyd 和 Sage 的研究中，描述周围骨膜增厚的特征表现是一种 “纤维组织收缩带” ；它经常显示小动脉周围的细胞压迫它们，致使无血管 [46]。该报告描述了 15 例病例，体现出手术切除组织的病理表现与临床 / 影像学之间的联系。增厚的纤维骨膜通常表现成骨成形受限。Boyd 认为这种疾病是“一种侵袭性溶骨性纤维瘤病 [39]。溶骨性纤维瘤病可以移除活骨或死骨移植，由于该病症复发，使这些患者无法治愈”。无须直接说明神经纤维瘤病组织，与神经纤维瘤病的联系可清楚地指出相似的因果关系，因为受累肢体可能在假关节部位可能有咖啡色斑点或真正的神经纤维瘤，病例患者中有 60% 未明确诊断为神经纤维瘤病。受累骨膜具有较差的成骨功能，还表现出骨质溶解的倾向，通常在组织学切片上可识别破骨细胞。

Blauth 等人通过光镜和电子显微镜研究了 10 例先天性胫骨假关节，并回顾了之前的所有研究，以提供一份出色的组织病理学概述 [47]。他们还注意到，硬化变形的组织学特征是“构成细胞结缔组织的明显的纤维瘤反应”。细胞和基质呈束状排列，且细胞数量众多，表明一种活跃的增殖性疾病。早期血管分布良好，没有证据表明引起该疾病的原因是血管分布减少。但在疾病的后期，纤维化超过了血管分布。也没有证据表明神经纤维瘤或其他神经相关组织存在于假关节或受累骨膜部位。总在纤维阵列前沿发现骨破坏和骨吸收。电子显微镜显示许多骨膜细胞是成肌纤维细胞，细胞表现出许多与组织收缩有关的纤维突起。在狭窄的假关节部位的骨膜及邻近假关节骨内膜均可见组织改变。侵袭性细胞结缔组织正在吸收骨膜和骨内膜两侧的骨。仅通过观察还不清楚假关节部位狭窄是由于力学上骨膜增厚（通过电子显微镜观察还含有成肌纤维细胞）和生理上皮质萎缩，还是由于纤维瘤病的侵袭性溶骨性细胞成分所致。一些组织学切片显示通过纤维组织的骨吸收与破骨细胞相关。

Ippolito 等人研究了 24 例患者的组织病理学特征，其中 22 例为胫骨假关节，2 例为腓骨假关节 [48]。有 19 例发育不良，1 例囊性，4 例混合变形。所有病例的特征表现为“高度细胞性纤维瘤样组织”。临床上有 17/24 例患者出现 NF1，但这两组在组织病理学上相比没有差异。在发育不良的患者中，组织质量与骨膜密切相关，在囊性组中，组织质量位于骨内膜 / 骨髓部位的骨内。在混合组中，这两个区域都涉及并且是连接的，异常质量也与皮质的破骨细胞吸收有关，骨形成与组织异常骨膜质量的联系很小；相反，它是纤维性的发展成纤维软骨，到透明软骨，偶尔发展为软骨内骨化。

切除后完全形成的假关节病变的病理表现，如图 6.6 所示。

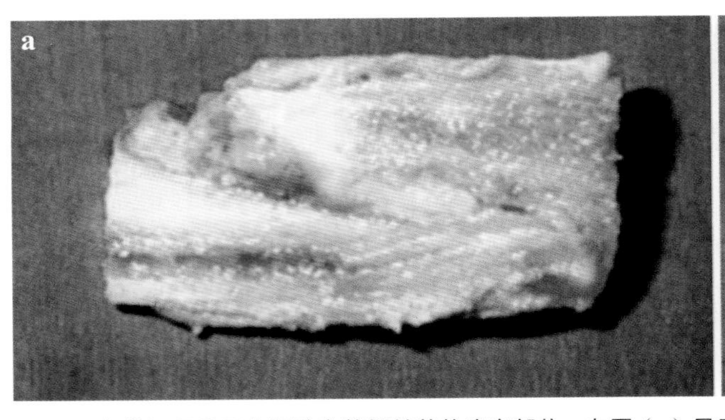

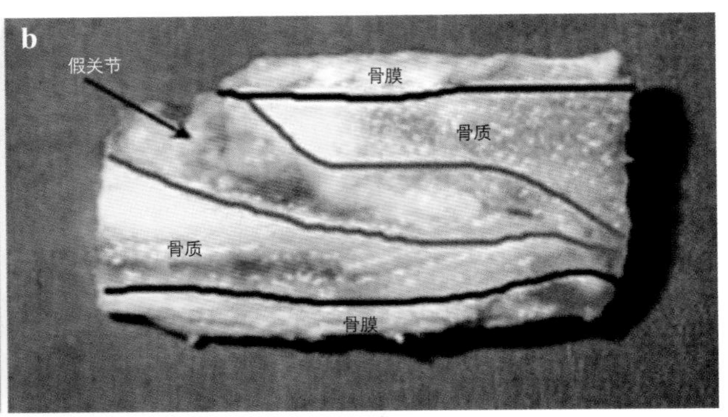

图 6.6　在纵切面显示从切除完整假关节的病变部位。左图（a）显示病变，右图（b）显示标记的各种病理解剖组织。包括增厚的骨膜、分离的相对皮质骨骨折端以及嵌入的假关节纤维软骨组织（经 Hermanns–Sachweh 等人许可转载，Pathol Res Prac,2005, 201:305–312, Elsevier）

五、分型

由于影像学表现随生长和肢体所承受的力学而改变，因此各种分型在该疾病的预后方面没有很大的临床价值。但是，根据治疗时间的等级，它们在明确治疗方面是有帮助的。确定受累胫骨是完整的还是不连接的，也很重要，如果不连接，确定假关节是灵活还是僵硬，因为这些注意事项具有治疗意义。Van Nes（1966）基于该疾病丰富的临床经验，描述了 3 种变形：真正的先天性假关节在出生时就存在，通过胫骨的囊性病变自发骨折后形成假关节，以及通过先天硬化和胫骨弯曲，发生骨折后形成假关节[49]。他将这种疾病定义为先天性胫骨节段性发育不良，由于骨质溶解（囊性）区域或成骨（硬化）区域使其弱化。最近经常使用的 3 种略有不同的分型分别是 Anderson[37]、Crawford[38] 和 Boyd[39]（见表 6.2）。在表 6.3 中列出了评估先天性假关节的一些注意事项，在图 6.7 和图 6.8 中进行了概述。

表 6.2　先天性胫骨假关节的分型

分型	表现
Boyd 分型[39]，其中Ⅱ型是最常见，其次是Ⅲ型。Ⅳ型、Ⅴ型、Ⅵ型相对较高	Ⅰ型：X 线片探测出生时胫骨前弯，结构完整
	Ⅱ型： 出生时前弯，胫骨沙漏状收缩，骨骼完整。通常 2 岁时可自发或极小外伤发生骨折，使骨端呈圆锥形、硬化不连接。常伴有神经纤维瘤病变
	Ⅲ型：初始特征是胫骨内囊肿病变，通常位于胫骨近端 2/3 和远端 1/3 的交界处。胫骨在初次骨折前或后前弯
	Ⅳ型：这种疾病发于髓腔部分或完全闭塞，髓腔硬化，无胫骨狭窄或骨折。低碰撞骨折发于胫骨皮质，并逐渐延伸至硬化骨直到完全骨折。骨折后不愈合；部位变宽，形成假关节
	Ⅴ型： 可伴有腓骨发育不良以及胫骨和 / 或腓骨假关节
	Ⅵ型：骨内神经纤维瘤可能导致假关节，此型较少见

（续表）

分型	表现
Crawford 分型[38]，Crawford 指出Ⅱ B 型和Ⅱ C 型表现出真正发育不良的假关节病变，是长时间愈合很难	Ⅰ型（非发育不良）：胫骨外前弯曲，髓腔骨密度增加，但结构完整（没有骨折）
	Ⅱ A 型（发育不良）：胫骨外前弯曲，髓腔增宽和管状缺损。会形成骨折
	Ⅱ B 型（发育不良）：胫骨外前弯曲，骨折后囊性病变。早期骨折
	Ⅱ C 型（发育不良）：胫骨外前弯曲伴骨折、囊性病变、部位挛缩或假关节。包括胫骨和腓骨
Andersen 分型[37]，Andersen 根据检测患者骨折发生前的 X 线片，以此进行分类	发育不良型：胫骨和腓骨下 1/3 处有节段成角和侧凸弯曲。在胫骨弯曲处有沙漏状收缩
	马蹄内翻足型：胫骨和腓骨近端前缘成角，但无骨压缩。2/3 的患者出现对侧畸形足，致使出现马蹄内翻足
	囊性型：胫骨外前极少弯曲，但囊性改变明显
	硬化型：首先在腓骨远端发生骨折，之后胫骨远端硬化，然后骨折
Apoila 分型	Ⅰ型：胫骨有萎缩假关节，骨端稀薄重叠，病变部位无髓腔。长期骨质流失。假关节远端通常小而萎缩，并伴有骺萎缩。腓骨有相同病变
	Ⅱ型：假关节肥厚。骨端宽且紧致相连，凹侧皮质增厚，髓腔消失。腓骨通常弯曲，形状异常

注：先天性胫骨假关节的分型明显不同于那些通常定义为不同病因的其他疾病。假关节的界定概述了在分型时疾病受累胫骨所处阶段。未列出是否有神经纤维瘤病；[a]Apoil A Rev Chir Orthop,1970,56 120–138。

表 6.3　先天性胫骨假关节的评估要点

评估要点	评估内容
完整或骨折	如果骨折，评估骨折是否会发展成假关节
腓骨外观	正常或伴有放射学异常（假关节）
异常 / 畸形的位置	远端 1/3 或中、远端 1/3 交界处（最常见），胫骨中段（少见），近端 1/3（极少见）
成角的方向 / 程度	总在外前侧，但可能是轻度、中度或是明显的
完整病灶部位的放射学特征	外前弯曲，完整胫骨干增宽，有囊性外观，胫骨干轻度狭窄，皮质增厚，髓腔狭窄
假关节	骨端间射线可透
	骨端硬化增宽，呈“球窝”状，或骨端锥形（通常较明显）部位缩短
	髓腔狭窄到缺失，骨质硬化过度
神经纤维瘤	伴有或无

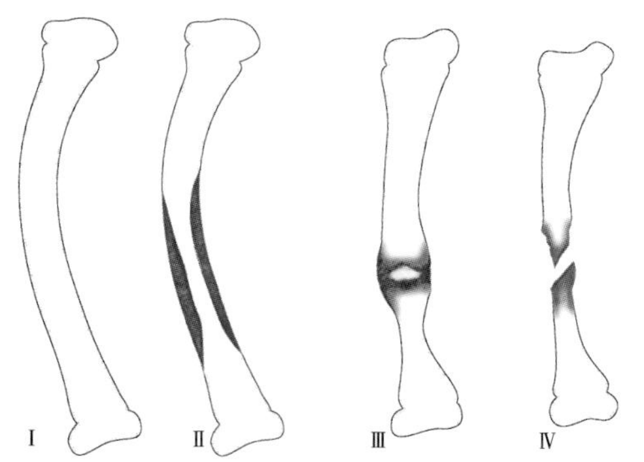

图 6.7　显示了先天性胫骨假关节的多种变化。从左到右，（Ⅰ）一个完整的弓形胫骨；（Ⅱ）完整的弓形胫骨，病变部位狭窄，皮质硬化和髓腔变薄；（Ⅲ）假关节不连接，骨端相对变宽且有囊性外观；（Ⅳ）假关节病变部位骨端呈锥形

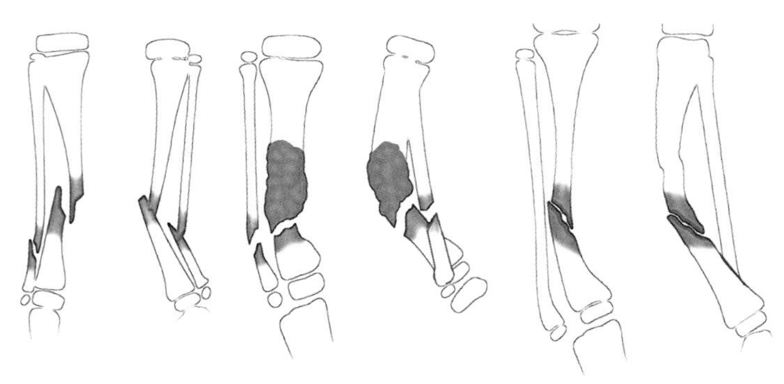

图 6.8　再次显示不同病变外观。绘制了 3 种类型的前后位图和侧位图。左侧为发育不良型，中间为囊性型，右侧为混合型。在许多病例中腓骨具有完整的假关节（与胫骨病变相似），但有时腓骨可能完整（如在混合型中），但弯曲且放射学异常

六、入路治疗的发展（治疗方法的进展）

在 2000 年发表的一项联合欧洲儿童骨科协会的联合研究中，Grill 等人评估了 340 例患者，并总结了 1910 年至 1997 年间发表的论文中的 893 例患者的治疗方法 [50]。

1. 保守和早期手术治疗无效

在过去的 1 个世纪里，已经采用内固定和植骨等多种形式的外科手术方法来治疗假关节。在 20 世纪初期，取得良好效果很难，回顾 20 世纪中叶以来的案例报告仍显示，成功率非常低。早在 1958 年，Boyd 和 Sage 回顾自己的经验进行了报告，他们已使用了 23 种治疗方法，其中许多患者以前曾在其他地方接受过治疗，并且列出了 30 多种手术方法，其中大部分是关于骨移植和金属固定技术 [46]。尽管如此，长期愈合率远低于 50%，有时低至 10%[46]。1972 年，一家美国机构发表了一系列报道称，40 例中有 14 例（35%）最终截肢，另外 8 例在手术后出现持续性不连接或连接不良；40 例中，只有 9 例评为良好，9 例评为一般 [51]。为使骨愈合进行了 162 次骨移植，平均每个患者 4 次以上。如 Farmer[52] 所述，患者进行对侧肢体皮肤和带蒂骨瓣复合移植的效果最好，尽管这些患者的治愈率仍仅在 50% 范围内。1972 年的另一份报告（Hardinge）评估了来自英格兰和苏格兰多个中心的 100 名患者，29/100 例（29%）的患者进行截肢，短缩均大于 9 cm [53]。保守石膏治疗从未成功，试图增强骨连接的传统植骨方法有效率仅 6/384 例（1.6%）。年龄低于 33 个月的患者实施手术从未实现骨愈合。截骨并行骨延长手术总是再次出现假关节 [53]。但是，使用更高强度的治疗方法带来一些希望：22 例患者中，有 50% 的患者应用 McFarland 旁路移植方法骨愈合（无截肢），9/19 例患者采用 Boyd 双侧胫骨皮质移植愈合（47%），7/24 例采用 Charnley 髓内棒（29%）（骨愈合）。McFarland 在 1952 年 [54]、Boyd 在 1941 年 [55]、Charnley 在 1956 年 [56] 最早描述了这些技术。

2. 认识生物学和早期改善的开端

1966 年，Van Nes 对获得良好效果的更高强度的治疗方法已有充分的了解 [49]。他强调，在应对真正假

关节时，需要“大量切除纤维组织的挛缩带”。对于骨骼仍然完整的幼儿，需要使用石膏和支具进行全天保护，强化其行走能力，同时尽量防止骨折。他极力反对通过手术把骨头截断再拉直。当儿童 / 骨骼变大时，他最终使用了双胫骨皮质支柱移植，用螺钉固定，髂嵴松质骨进一步填充缺损部位，髓内棒 / 针从胫骨进入跗骨进而固定该部位，使其更好的愈合。他认为，胫骨远端骺发育迟缓是局部发育不良的一部分，而不是髓内针穿过跗骨造成的骺板损伤。愈合后，支架（支具）保护至骨骼成熟，是有必要且有价值的。

3. 旁路移植术

胫骨完整患者，偶尔进行手术干预，使用健康腓骨或皮质骨板的旁路移植（对侧胫骨），连接假关节上方和下方的健康胫骨，将负重转移到旁路节段[54]。该方法最初用于帮助已形成的假关节愈合，之后逐渐用作骨折前的全面预防手术。在少数系列报告中效果良好，而其他报告效果不太好，目前大多数中心都没有进行该手术。Strong 和 Wong-Chung 报告了接受手术的 9 名患者中有 6 人没有再骨折，但 3 人形成再骨折后仍发展为假关节[57]。所有的患者均使用支具长期保护，可能是因为每次手术干预或是支具本身减少问题出现。最近，Ofluoglu 等人在一个中心报告了用相同的手术方法治疗 10 名患者，得出了不错的效果[58]。骨折前进行手术，使用同种异体腓骨，用支具保护肢体。胫骨未发生骨折，也未形成假关节。一些踝外翻的患者还需要进行其他手术。移植本身偶尔会骨折，但最终全部愈合良好。该小组表明通过关注细节，尽管该组病例表明通过关注细节可以获得不错的效果，但 10 年后，很少有中心广泛采用这种治疗方法。

4. 支具保护

手术方法之外的另一个选择是，骨折和假关节发生前，用短腿支具保护肢体，使儿童行走时能够负重，同时预防骨折。这是在孩子发育期赢得时间的有效方法，但没有证据表明在骨骼成熟之前可预防骨折。

5. 新型生物 / 力学方法来增强愈合

源于治疗方法的疗效难以肯定，出现更多改进的治疗方法以试图促进假关节愈合。在一较短的时间段内，一些中心的治疗也包括电磁直流电，但这种方式现在很少使用[59]。多中心研究发现显示出疾病的严重程度并指出有前景的治疗方法方面很重要。2000 年，Grill 等人对 13 个国家 / 地区的 340 例病例进行了评估，共进行了 1287 次手术，结果发现 Ilizarov 技术效果最佳，假关节融合率为 75.5%，矫正其他畸形成功率最高[50]。2005 年，Ohnishi 等人报告了来自日本的 73 名患者，用 Ilizarov 技术和带血管腓骨移植技术效果最佳[60]。采用早期保护和强化修复的治疗，可逐步提高愈合率，高达 70%~80%。Hefti 等人[36]和 Pannier[61]已经很好地总结了成功治疗先天性胫骨假关节所需的生物学和力学原理；这些包括切除病变部位的异常骨骼和纤维组织，接合和固定健康的骨骼断端（如果可能，最好在内部），以增强融合，矫正成角畸形（通过对齐胫骨节段）和下肢长度差异。已逐渐实现愈合率的增加。Pannier（2011）[61]，Shah 等人（2012）[62]，Khan 和 Joseph（2013）[63]对先天性胫骨假关节进行了综述。很多人认为 3 岁前不应该做手术，但一些人认为应早点进行治疗，有些人认为应晚点进行治疗。Elefteriou 等人更新了神经纤维瘤病与治疗对骨骼的影响，并就胫骨假关节进行了讨论，现在很多人认为它是神经纤维瘤病中不可或缺的一部分[64]。然而，他们注意到，只有 3%~4% 的 NF-1 患者出现胫骨假关节。他们的骨科医生专家组建议在5~8岁年龄段开始手术，并且认为预防性手术没有必要。

6. 当前最有前景的治疗方法

治疗方法总结：当前的4种基本方法，在治疗先天性胫骨假关节方面的接受度很广，一些外科医生对这4种入路应用自如，随后可以采用另外4种技术/生物学方法，对于大多数外科医生，采用Ilizarov、带血管腓骨移植物，或髓内棒方法中的任意一种作为他们的主要方案，然后应用分子材料增强植骨作为补充。4项基本方法包括：

（1）肢体出现假关节前的早期保护

一旦患儿出生时胫骨/腿外前弯曲，通过X线片诊断先天性胫骨假关节；如果骨骼完整，一般情况下是完整的，则立即使用石膏或支具对其进行全时保护。在一些中心，幼时前假关节考虑行旁路手术。

（2）软组织骨膜/骨髓内切除

现在已普遍认识到，需要在病变部位切除周围纤维瘤（错构增殖）组织以及足够的骨硬化/囊性组织，使在横平面上直接并植至少外观适度正常的骨骼，或以板钉样排列紧密贴合。

（3）腓骨缩短及相关腓骨假关节的治疗

现在大多数人认识到，75%的腓骨周围有假关节，也应治疗。腓骨缩短和拉直改善胫骨附着和愈合的力学机会。

（4）需要自体骨移植

可以是皮质自体移植、松质髂骨或带血管腓骨移植物。

（5）4种技术/生物学方法

有效提高愈合率的另外4种技术/生物学方法包括如下：①髓内棒内固定和改善对线；② Ilizarov环形固定器固定骨端以加压促进骨愈合、矫正力线、稳定骨，有时可以同时延长胫骨近端；③带血管腓骨移植（VFT）；④局部分子（分子材料）的应用，如骨形成蛋白（BMPs）。

（6）另外4项技术/生物学的扩展方法

①髓内棒固定和复位，在2个病例中，Charnley行胫骨髓内钉实现融合，其原理是仅将胫骨远端假关节部位暴露于纵向压力下[56]，他强调，需要用髓内棒穿过胫骨远端生长板，进入前距骨，达到适当固定。Sofield之后将这种方法扩展到多次截骨术/髓内固定方法，使长骨对齐并且使从成骨不全到先天性胫骨假关节的患者愈合，Charnley的原理得到了验证[65]，他的手术包括碎裂（多段截骨术）（多次截骨术）、骨折节段逆转（截骨端翻转移位）、髓内固定。他还采用自体骨移植，来自美国Shriners医疗系统中的42例病例，19例已愈合，这使Sofield建议继续进行手术，努力实现愈合，他鼓励其他医生“不断尝试”，随后报告继续说明了这种固定法得到改进。Anderson等人对10例患者使用髓内固定，每一例均愈合[66]，他们的手术之前是在病变部位切除纤维组织，切除受累骨以确定近端和远端髓腔（使缩短1~3 cm），并行髂骨自体移植。同一机构的一项随访研究显示，21例患者中有16例成功愈合，但5例持续出现并发症而截肢[67]。Joseph等人也极力支持髓内钉在改善先天性胫骨假关节疗效方面的价值，他们采用假关节纤

维化和骨骼组织切除、双重骨片植骨（胫骨对侧的两个皮质骨）以及髓内钉（Rush 棒），14 例中有 12 例（86%）的骨不成熟患者实现了愈合[68]。Johnson 在 23 例病例中，均主要采用髓内棒（Charnley-Williams 法）和胫骨植骨治疗，均取得了良好的效果，但妨碍治疗腓骨的这 3 种变形，对最终效果的质量有明显影响。效果最好的是切除腓骨假关节，缩短腓骨，然后用髓内针固定；效果最差的是未治疗腓骨，使腓骨更长且不固定，从某种意义上说，没有为胫骨愈合提供最佳支撑[69]，中组接受腓骨治疗，但无稳定和中间效果。②带血管腓骨移植，与治疗主要采用钢板和植骨的病例相比，根据报告可知，带血管腓骨移植治疗先天性胫骨假关节的成功率有所提高。切除纤维组织和受累骨后，将自体移植物（来自对侧肢体）插入骨端上、下，并且血管附着于胫前动脉的一个分支上，另一种方法是在原处保留患者更多的受患胫骨，然后将移植物附着在胫骨侧面，桥接假关节部位，并用螺钉固定移植物。Weiland 等人[70]以及 Gilbert 和 Brockman[71]的早期报告显示，43 例患者的愈合率分别为 18/19（95%）和 90% 以上，接近或达到骨骼成熟。Weiland 等人采集了对侧腓骨，腓动脉及其伴随静脉和完整的骨膜套，平均长度为 8 cm（5~10 cm），将骨移植物的一端以榫钉的方式固定到已清除的髓腔中，然后用半管钢板或狭窄的加压钢板用螺钉固定到胫骨近端和远端节段[70]。大多数外科医生使用对侧腓骨，但也有少数使用同侧腓骨。Dormans 等报告了 12 例中有 11 例，采用带血管腓骨移植和自体骨移植，尽管有些病例需要重复移植才能完全治愈[72]，Sakamoto 等人报告了 8 例采用带血管腓骨移植的患者，均获得了良好效果[73]，手术平均年龄为 7 岁（1.9~11.5 岁）。术后平均恢复时间为 6.6 个月（4~10 个月），7 例在移植初期愈合，1 例需要进一步手术。初期治疗时采用带血管腓骨移植，整体效果更好。③骨转移 Ilizarov 环形外固定 ± 近端延长，Ilizarov 系统已用于固定骨折端，包括或未包括切除病理性假关节组织，骨骼重新对线，并达到节段末端之间的接触和施压（横切并清除异常纤维和骨性组织），在某些情况下，胫骨近端干骺端通过正常骨骼同时延长。Paley 等人描述了这些可变方法[74]，该系列包括来自多个中心的病例，一些病例切除骨膜纤维组织，而另一些完整保留。Paley 等人对固定假关节和弯曲情况进行了区分，前者具有结实的组织一致性，他们认为使用 Ilizarov 外固定器，更容易转化为骨骼，而弯曲的病例基本上是典型的假关节，可以从切除中获益。Grill 详细介绍了他的治疗方法，现今已广泛采用[75]，这包括大量切除假关节部位和周围骨膜，完全接合清除骨表面，已达到愈合，在愈合处使用 Ilizarov 外固定器进行压缩，同时延长胫骨近端干骺端。Guidera 等人也报告了 13 例患者行切除组织的 Ilizarov 方案，其中 11 例效果良好[76]，通过这种治疗方法效果非常好，效果良好范围在 75%~95% 之间。④骨修复增强分子，使用人重组骨形成蛋白 rhBMP-2 或 rhBMP-7，辅以其他外科手术[77–79]，在假关节组织的一些组织学切片中发现破骨细胞与骨骼明显消失，伴有最终骨折，使得在修复部位添加二膦酸盐（唑来膦酸）来限制骨修复的吸收，也使用 BMPs[80]，要确定这些分子增强修复治疗的程度是不可能的，因为它们总是与上述 2 种或 2 种以上的手术治疗一起使用，其中许多在没有分子扩增的情况下实现完全愈合。已在表 6.4、图 6.9 至图 6.14 中概述入路治疗。

表 6.4　先天性胫骨假关节的治疗指南

胫骨情况	治疗指南
胫骨完整	在任何时候都要保护腿 / 胫骨，通过带有踝关节的短腿矫形器，仍可以在完全负重的情况下行走
	永远不要用截骨术矫正完整变形的胫骨，因为这几乎不能愈合，从而引起手术本要预防的疾病
	考虑进行胫骨旁路移植，将长皮质骨放置在畸形凹处，与病变部位上、下方的健康胫骨进行融合 / 愈合。可使用自体胫骨对侧皮质骨或腓骨骨干。一些诊所仍进行这种手术[54]，将胫骨负重力转到骨干上，然后逐渐肥大
胫骨骨折但未移位	有些人会尝试用石膏固定治疗，但愈合的可能性很低。非手术治疗不应延长，但因移位会使预后恶化，并要求手术干预以愈合
胫骨移位骨折	无论骨折是刚刚发生还是已经发展为假关节，必须进行手术干预使骨折愈合
	治疗有 9 项原则，通常联合使用；选择取决于病变的放射学表现：①在骨折 / 假关节部位通过手术切除所有增厚 / 纤维化骨膜。②切除患骨（致密、硬化和少血供）以及整块切除侵犯的病变软组织。这提高了相对正常的骨端在血管分布、密度和髓腔宽度方面愈合的可能性。③切除后，将骨端紧密贴合并加压固定（外固定器）。④采用髓内棒、外固定器（Ilizarov，单固定器）或加压钢板（少见）等方法固定胫骨骨折端。⑤自体髂骨移植增强愈合。⑥采用胫骨近端横向截骨术治疗胫骨短缩，同时作为主要修复或计划以后进行，通过正常干骺端骨延长（牵张成骨）。⑦游离带血管腓骨移植到胫骨以增强愈合。⑧采用分子增强使骨修复增强（如骨形成蛋白，rhBMP）。⑨根据其外观治疗腓骨，从正常骨截骨，使其适应胫骨的长度；或者（如果是真正的假关节）通过联合切除治疗，髓内棒，自体骨移植

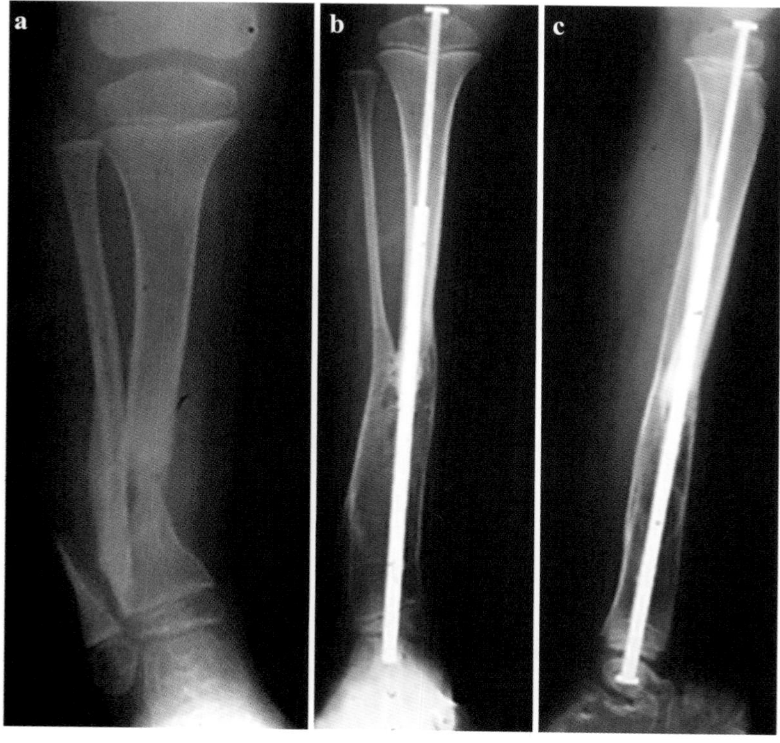

图 6.9　腓骨移植 / 胫骨融合，从胫骨近端骺向距骨插入髓内延长棒以固定，诱导愈合。（经 Pannier S. 许可转载，Orthop Traumatol Surg Res,2011,97:750–761, Elsevier Masson）

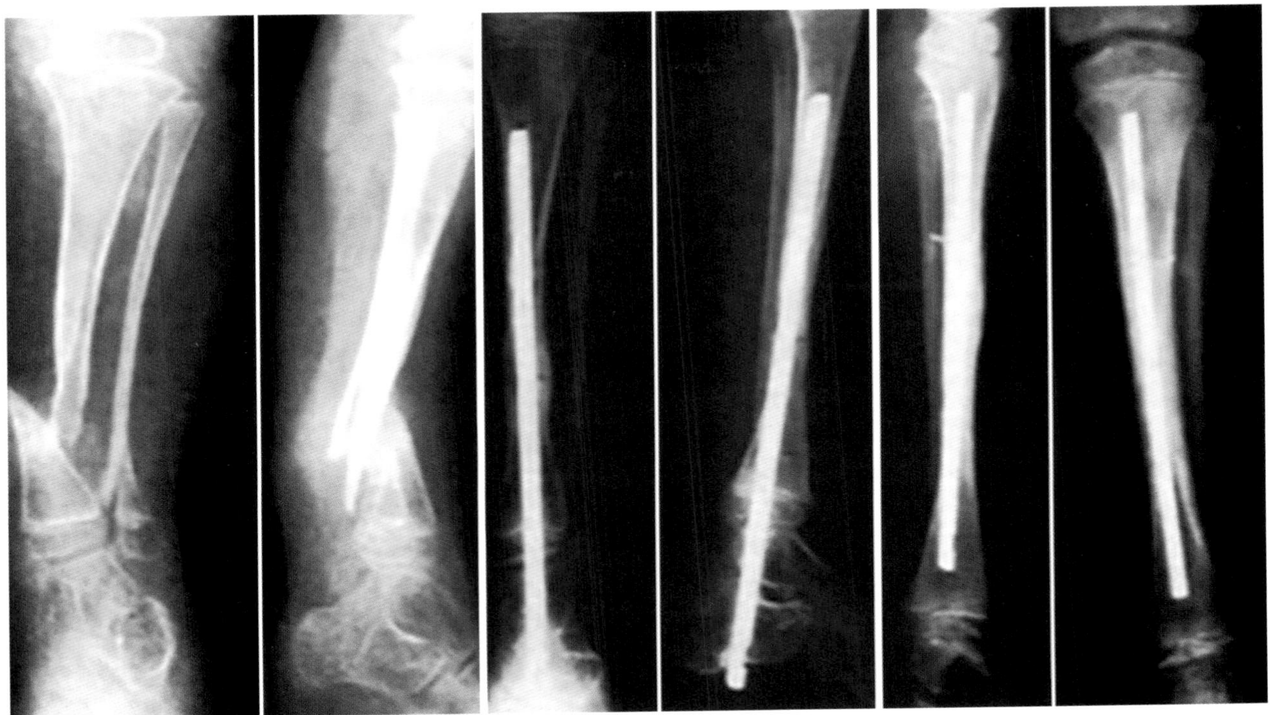

图 6.10　左侧为完全胫骨假关节。在最右端插入一根粗髓内棒有助于愈合（经 Ondrouch A 许可转载，Arch f Orthop Unfallchir, 1966,60:138–147, Springer）

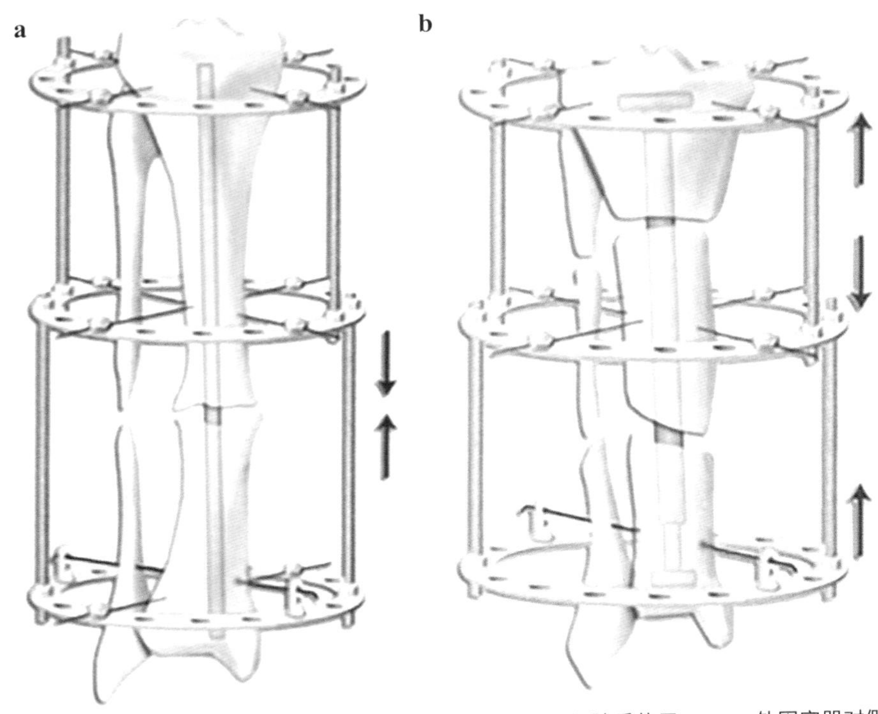

图 6.11　说明了先天性胫骨假关节的 2 种治疗策略。（a）切除后使用 Ilizarov 外固定器对假关节部位加压，使骨骼外观正常，同时用髓内棒进一步固定。（b）切除后，用 Ilizarov 固定器在病变部位加压，同时在胫骨近端延长，并使用髓内延长棒进行内固定（经 Mathieu 等许可转载，J Child Orthop,2008, 2:449–455, Springer）

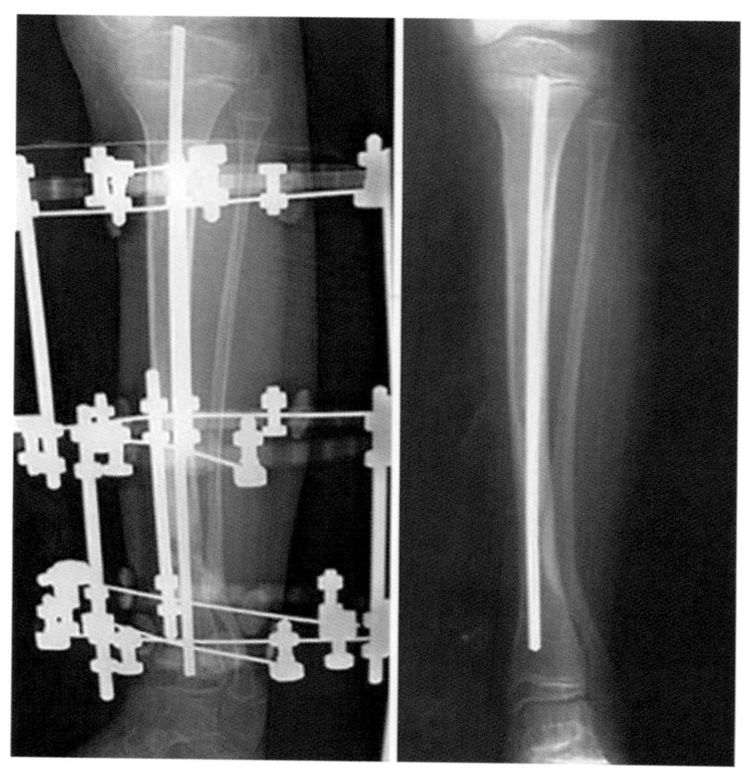

图 6.12　通过 Ilizarov 固定器（a）动态加压并插入宽直径髓内棒（b）使先天性胫骨假关节愈合（经 Mathieu 等许可转载，J Child Orthop, 2008,2:449–455, Springer）

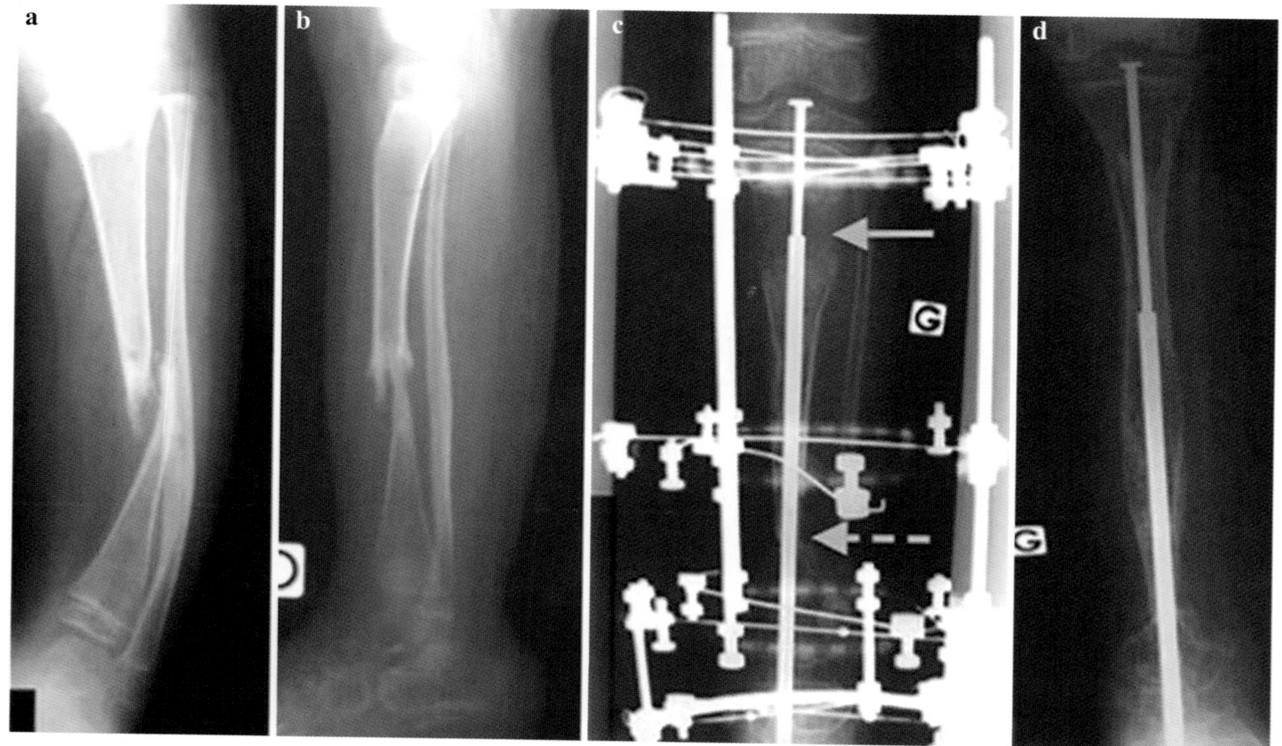

图 6.13　（a）前后位图可见胫骨假关节。（b）侧位图。腓骨略微弯曲，并具有一些假关节过程的影像学特征，但保持完整。治疗包括病变切除，插入髓内棒，使用 Ilizarov 固定器在前病变部位加压进行远端骨转移（灰色虚线箭头），以及通过在胫骨近端行成骨术修复原发骨（灰色实线箭头）。（c）骨修复取得的效果良好。但该部位略微变窄（d）。如果主动负重不出现骨肥大，则需要矫形器保护并可能需要进行其他移植（经 Mathieu 等许可转载，J Child Orthop, 2008,2:449–455, Springer）

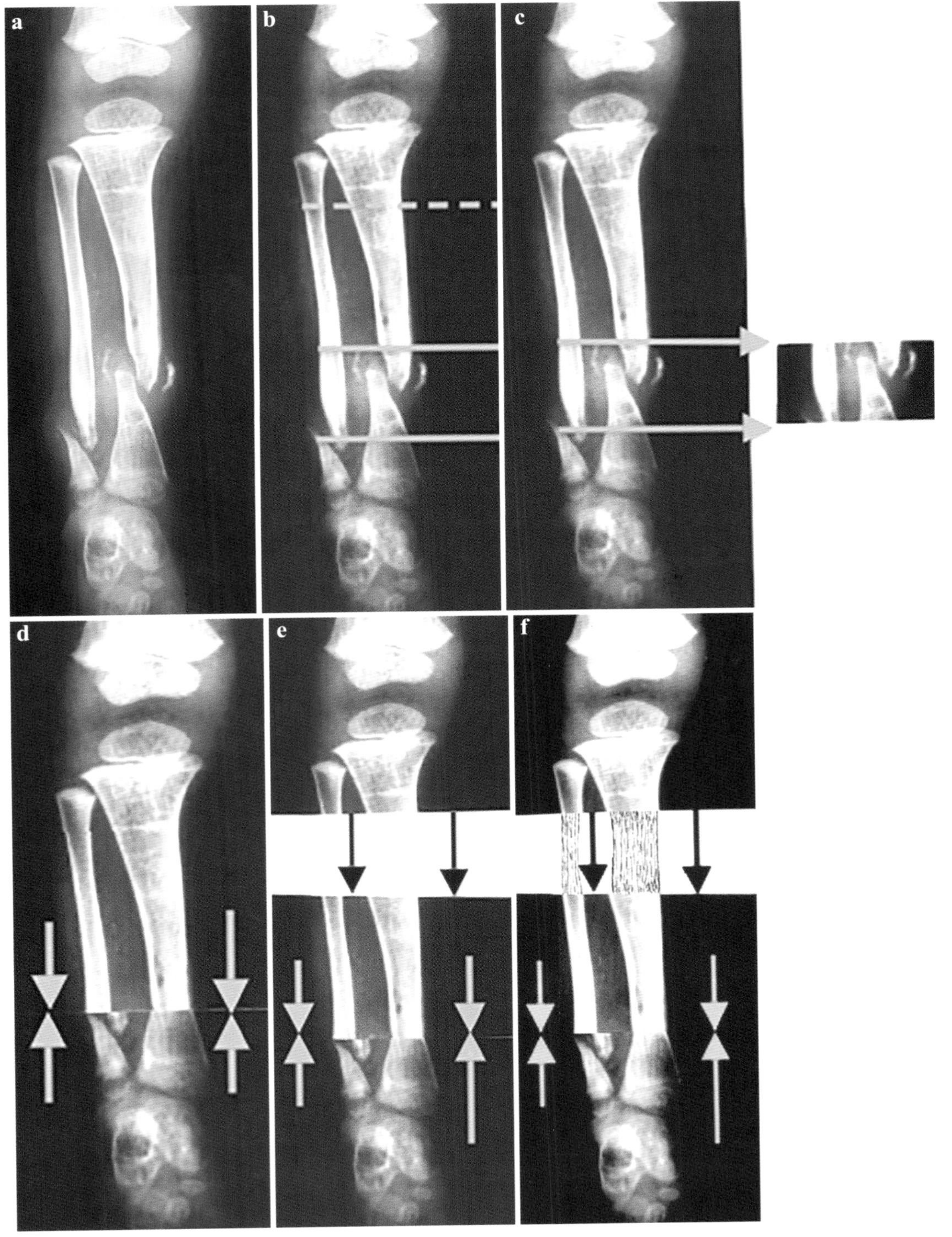

图 6.14　图像显示了治疗先天性胫骨假关节，为了实现愈合，在手术方法中经常使用的原理。使用外固定装置是手术（未说明）必不可少的一部分，如 Ilizarov、Taylor 空间支架，偶尔使用单侧延长器，将它们应用于骨搬移和加压成骨术中。（a）X 线平片显示典型的胫骨先天性假关节。腓骨有相似病变。（b） X 线片上的标记是需整块切除的胫骨假关节区域（实灰线之间），为了延长，在健康的未受患骨水平处行近端干骺端横向截骨术（灰色虚线）。（c）在灰色线之间勾勒出整块切除受患胫骨假关节区域。有的切除腓骨的一部分，或行腓骨斜截骨术使两个胫骨截骨端相互挤压，以增强融合。（d）切除间隙闭合，使正常骨端受压（灰色箭头）接触，以增强愈合。（e）通过在近端干骺端水平施加牵张力（黑色箭头），同时行骨延长术。间隙表示发生的延长量，黑色箭头表示牵引。远端继续加压（灰色箭头）。（f） 成骨术，可见在胫骨和腓骨中合成新骨（垂直线填充以前的间隙）。黑色箭头表示延长的方向及程度。灰色箭头表示切除远端部位继续受压，以促进愈合

7. 两项大型研究的方法和效果：欧洲儿科骨科协会（2000）和日本多中心研究（2005）

从许多中心的相对较多的患者群体中，治疗方法和效果的趋势已得到最佳论证。两项关于胫骨假关节的研究尤其有用，并在此进行回顾。

（1）欧洲儿科骨科协会（EPOS）研究

本项研究评估了 340 例患者[36]。男孩 200 人，58.8%；女孩 140 人，41.2%。右侧 165 人，48.5%；左侧 172 人，50.6%。双侧受累仅为 3 例，0.9%。54.6% 的患者伴有神经纤维瘤。通过分型（结合 Boyd，Andersen 和 Crawford 的 3 个最常见分型的主要特征），前五组中发育不良占 37.4%，硬化 / 晚期占 27.8%，囊性占 18.9% 以及腓骨假关节无胫骨不连占 8.2%，仅前弯曲占 5.9%。在出生第一年确诊的比例略高于 60%，第二年 18%，第三年 9%，第四年 4.5%，只有 7% 的患者在 5 岁以后确诊。Ilizarov 技术是假关节实现融合的最佳方法，融合率为 75.5%。

（2）日本

Ohnishi 等人的一项研究评估了从 1980 年到 2000 年在日本多个中心治疗的 73 例患者，并且根据手术年份（1980~1994 年和 1995~2000 年）将患者分为两组进行评估[60]。与其他研究一样，男孩（42,57.5%）和女孩（31，42.5%）、右侧（33，45.2%）和左侧（40，54.8%）。无双侧均累及的病例。根据 Andersen 的分型，有 45 例（61.6%）为发育不良 [= Boyd Ⅱ型]，8 例（11%）为囊性 [= Boyd Ⅲ型]，20 例（27.4%）为硬化 [= Boyd Ⅳ型]。对于最终效果来说，主要手术贡献为 Ilizarov 技术 26 例（36%），游离带血管腓骨移植 25 例（34%），Ilizarov / 带血管腓骨移植联合 7 例（10%），髓内钉结合游离骨移植 6 例（8%），游离骨移植联合钢板 5 例（7%），以及 4 例（5%）的其他技术。手术次数有 21 例患者 1 次手术，有 3 例患者 6 次手术；总共有 188 例手术，平均每位患者 2.6 例。假关节部位的处理方法中，92 例手术中有 63 例（68%）已切除，21 例（23%）已为刮除组织，但在后期（1995~2000 年），切除增加到 87%，刮除组织减少到 9%。到 1994 年，在 85% 的患者中行骨移植（游离血管移植，37%；非血管移植，48%；无骨移植，15%），与 1995 年的 13%、53%、34% 相对应，表明游离血管移植明显减少，而无移植增加。直到 1994 年，83% 的患者进行了切除缩短但无骨转移或骨延长，但从 1995 年，仅 24% 的患者只进行了缩短，随后 33% 的患者在骨干近端处进行缩短和延长，19% 的患者缩短后进行骨转移和延长。14% 的患者骨转移后延长，仅 10% 的患者骨转移。到 1994 年，骨愈合率只有 54%，但 1995 年后增加到 69%。当根据治疗类型评估效果时，研究观察得出：所有采用 Ilizarov 技术治疗的患者均有骨连接反应；25 例中有 22 例行带血管腓骨移植后愈合（剩下 3 例未愈合）；所有接受 Ilizarov/ 带血管腓骨移植技术的患者均痊愈；6 例使用髓内钉加植骨治疗，3 例痊愈，3 例未愈合；5 例采用钢板 / 游离植骨，2 例二次骨折，3 例愈合。在最后 5 年里，效果有了相当大的改善，其中大部分作者认为因大量切除（平均长度 5 cm）增加到 87% 的病例。作者还认为，“去除纤维性和糜烂性假关节部位以及骨膜增厚也有助于改善愈合率”。不断使用 Ilizarov 技术，特别是在转移和同时延长时，治疗效果不断提高。

七、手术治疗并发症

虽然上述提到的方法的疗效明显提高，但假关节部位愈合并不意味着这些患者最终成功治愈。骨骼成熟时可发生延迟性胫骨再骨折、肢体短缩、持续性或复发性成角畸形（尤其是踝关节外翻畸形）、踝关节僵硬和足畸形。至少到骨骼成熟时积极治疗，对于患有这种疾病的患者来说是必要的。骨骼成熟后，愈合节段再骨折的趋势明显减少。

八、下肢长度差异

从胫骨假关节达到下肢长度差异最大值中一些信息有用。事实上，几乎所有患者都会对受患胫骨进行多次手术干预，争取拉直并愈合。这种差异有时因成角畸形恶化，需要切除带瘢痕的骨干组织以及用髓内棒穿过胫骨远端骺，以增强固定。也可通过抑制对侧骺，矫正长度差异。

1. Van Nes

Van Nes 指出，在先天性胫骨假关节中的大量短缩，是因为胫骨远端骺发育异常，这不仅使发育减退，而且还引起早熟性融合[49]。胫骨远端次级骨化中心通常延迟，并且在整个生长过程中，生长板通常畸形且变薄。Van Nes 说道，胫骨远端骺生长迟缓表明，作为骺远端的一部分，相同节段发育不良最初引起假关节。假关节和生长迟缓都认为是胫骨远端同一发育缺陷的症状。假关节与骺区越近，骺受累越大，则生长相应减少。Van Nes 明确指出，这种疾病的自发性生长融合最早可能在 10~12 岁发生。他描述了 22 名患者的病例报告。已列出了 18 位患者的长度差异测量结果，几乎都是在 10 岁之后以及在骨骺生长停止前的长度差异。1 例患者无差异，其余的差异范围从 1.25 cm 至 11.0 cm。18 例患者的平均差异为 5.4 cm。这些差异是由多种因素造成的，包括成角畸形、多次手术、累及受累胫骨的切除使健康节段愈合、因累及部分发育不良使胫骨远端骺功能减退、胫骨远端骺早熟性融合。髓内钉穿过骨干，可能会造成损伤，虽然已经注意到很多情况，中部经骺板钉固定后继续生长。

2. Masserman 等人

Masserman 等人在一项长期研究中，回顾了 52 例病例[81]。其中 20 例（38%）已知诊断或临床表现为神经纤维瘤。52 例患者中记录了 32 例下肢长度差异；5 例未提及明确测量结果，但无意义。在所有的病例中，除了 1 例，所有受累腿更短。有 2 位患者的肢体相等，其中 8 位患者的差异在 0~2.54 cm 之间；5 位患者的差异在 2.54~5 cm 之间；3 位患者的差异在 5~7.6 cm 之间；4 位患者的差异在 7.6~10.2 cm 之间；1 位患者的差异在 10.2~7.6 cm 之间；还有 3 位患者，有 15.2 cm 的差异。1 例患者胫骨过度生长，过长 2.0 cm。

3. Morrissy 等人

Morrissy 等人分析了 40 例先天性胫骨假关节[51]。在这些患者中，有一半患有神经纤维瘤。正如 Masserman 等人的研究，相关神经纤维瘤的诊断与其未诊断相比，并不影响总体结果。先天性胫骨假关节短缩的数量与最终结果极为相关。这是骨异常广泛性的生物学反应，不仅影响骨干区域，甚至影响整个骨骼。获得效果良好的患者，缩短平均量为 1.4 cm（0~4.0 cm）；一般效果的缩短量为 3.4 cm，其中 1 例缩短 6.0 cm，另 1 例一度缩短 8.1 cm；效果较差的患者，平均缩短 5.5 cm（范围 2~8 cm），只有 1 例患者缩短至少 4.0 cm。骨稀薄愈合或不愈合患者的缩短量明显更大。大多数生长差异是继发于远端骨干发育异常，而近端继续正常发育。

第四节 胫骨后内侧和腓骨弯曲

一、术语及临床概述

胫骨后内侧弯曲常伴有相似的腓骨弯曲，也是出生时就存在，必须认为胫骨后内侧弯曲是一个明显不同于上述更严重的胫骨假关节（外前弯曲为特征）的实体类型。尽管缩短持续，后内侧弯曲在发育前几年有明显的矫正趋势。这种情况是单侧的。畸形仅在腿的远端 1/3 处，并且出生时伴有外翻足畸形。胫骨和腓骨骨干除了弯曲和在畸形的凹区上皮质厚度相对增加，都是完整的且宽度和皮质关系正常（图 6.15a,b）。足、腿畸形对保守治疗反响良好，这些治疗的特征是轻柔的足部按摩手法和反复应用石膏或夹板逐步使足复位矫正。有时，只有经过几年的保守治疗达到稳定后，才采取截骨术。然而，随着年龄增长，患肢短缩是渐进生长的，直至骨骼成熟才能进行。后续研究已经很好地证实了，在两个 X 线片投影中，胫骨和腓骨弯曲的自发性矫正，或者变得完全直，或者足够直，到骨骼发育成熟时，不再需要截骨术。最快矫直在年龄 6~18 个月期间。

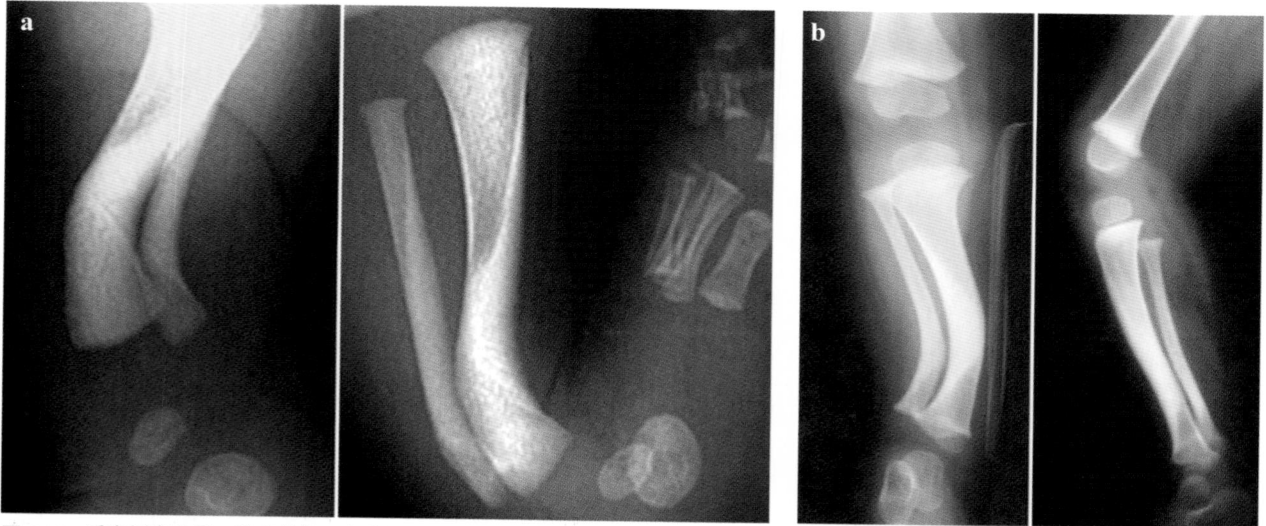

图 6.15 后内侧弯曲是一种良性的、自我矫正的畸形，出生时就存在，必须与严重的先天性胫骨假关节的外前弯曲明显区分。该畸形采用跟足骨夹板固定治疗，反响良好，而骨畸形可以在几个月到几年的时间内通过生长和自然重建来矫正。（a）左图前后位片显示远端 1/3 的胫骨和腓骨内侧弯曲。右图侧位片显示后弯曲和明显的跟足骨位置。弯曲顶点位于胫骨 / 腓骨下 1/3 处（经 Hefti F 许可转载，第六章 膝关节与小腿．实用小儿骨科学，第二版，2015, Springer–Verlag,Berlin,Heidelberg）。（b）左图，另一位患者的前后位片显示内侧弯曲；右图，一段时间后，侧位片显示到 4 岁时仅随生长的胫骨后弯曲得到完全矫正

二、患者研究

1. Pappas

Pappas 已指出，2 岁时弯曲减少约 50%，但在 3 岁之后，成角以更慢的速度继续减少 [82]。10 岁后基本不能进一步矫正。后弯曲几乎完全消失，内弯曲不太可能完全矫正。腓骨弯曲相等或略大于胫骨弯曲，矫正较慢，当胫骨后弯曲完全矫正，甚至在成熟时，一些后弯曲仍然存在。正常胫骨和弯曲胫骨的长度比例差异在整个童年时期保持明显稳定，表现出 I 型差异模式。

在 33 位患者的研究中，女性 / 男性的发病率为 20/13（1.5∶1），左 / 右受累为 19/13（1.5∶1）[81]。在出生 2 个月的时候，那些通过射线确定肢体长度的患者，最初平均差异为 1.25 cm。随后的研究表明，它随时间推移而增加。当所有患者在骨骼成熟均有差异时，通过骺抑制手术隐藏了旁路数值，胫骨缩短平均值为 4.1 cm，范围从 3.3 cm 到 6.9 cm。股骨长度不受影响，足长几乎没有受到影响。由于长度差异的程度，需进行肢体平衡手术或建议每位患者进行肢体平衡手术，但未报告效果。异常集中在胫骨和腓骨整个远端 1/2 处和腿部软组织。根据胫骨和腓骨近端和远端骺的放射学表现，生长差异仅在胫骨和腓骨远端。33 例患者中有 4 例进行了截骨术矫正残留弯曲；所有患者均愈合。

2. Hofmann 和 Wenger

Hofmann 和 Wenger 也注意到，随着肢体长度差异持续发展的后内侧弯曲有明显的自发矫正趋势 [83]。在研究的 13 例患者中，胫骨最初弯曲程度和后续差异的严重性有直接关系；早期稍大的差异在骨骼成熟时更大。诊断时平均后弯曲为 30°（范围 4°~60°），平均内侧弯曲为 27°（范围 10°~45°）。他们注意到，与几个月后跟骨外翻畸形的快速并完全矫正相比，后内侧成角在几年后的改善相对缓慢。13 例患者中均有肢体长度差异，且肢长差异是渐进的。平均差异为 3.1 cm（范围 1.9~5.4 cm），但没有 1 例随访至骨骼成熟，10 例患者的年龄仅在 1~7 岁之间。最年长的 3 例患者（10 岁 4 个月至 15 岁 5 个月）中，平均差异为 4.7 cm——该值与 Pappas 的 4.1 cm 的线片投影相似。股骨长度没有差异。

3. Carlioz 和 Langlais

Carlioz 和 Langlais 报告了后内侧成角效果的相似影像 [84]。他们记录了 18 例先天性胫骨和腓骨后内侧弯曲，这些也与缩短有关。在出生后的前几年，外翻（内弯曲）和后弯曲均得到矫正。外翻或内弯曲的最初范围为 10°~56°，后弯曲或反屈的范围为 10°~65°。虽然不是所有的患者都随访至骨骼成熟，但根据 5 名患者已有的证据显示，2 种畸形均随生长得到完全矫正。在 3~4 年内出现自发性矫正。后弯曲或反屈比内侧或外翻矫正更完全。对 3 名患者行截骨术，每名患者都愈合良好。长度差异始终可见且范围为正常胫骨长度的 10%~20%。在大多数情况下，差异随着时间稳定增长，但有时随着生长增加，受累侧的抑制率降低。进行 5 例胫骨延长手术，术前平均差异为 4.42 cm，3 例骺抑制手术，术前差异为 3.7 cm。作者预测，在骨骼成熟时，未治疗的差异将达到 1.5~7 cm，大多数在 3~5 cm 范围内。

4. Napiontek 和 Shadi

Napiontek 和 Shadi 报告称，胫骨后内侧弯曲的患者可以安全地进行截骨术 [85]。虽然认识到几乎所有患者随生长骨矫直，但他们关注的是那些为了加速这一进程而做了截骨术的患者，可能治疗长度差异时更容易。他们报告了一个多级（2 个或 3 个部位）的手术，而之前报告的截骨术则处于一级。所有患者均愈合。

第五节　先天性下肢肢体缺陷

一、术语

先天性肢体缺陷是长度差异、关节畸形以及重度骨干成角畸形的常见原因。在过去的几十年里，已做出了巨大的努力来扩展这些疾病的分型，但它们是可变的，所使用的术语并不准确，如何指代它们并未达成一致意见。

1. Frantz 和 O'Rahilly

Frantz 和 O'Rahilly 的分类包括范围很广，它将先天性肢体骨性缺陷分为末端缺陷和中段缺陷，末端缺陷即缺陷远侧的整段肢体或缺陷部分一侧的远侧部分肢体缺如，中段缺陷即肢体的中间部位发育缺陷，而缺陷部位远近侧的肢体均存在 [86]。这 2 种主要类型的每一种可能是横向的，即缺损跨越整个肢体横向延伸，或纵向的，即只有轴前或轴后部分缺失（因此是纵向缺陷）。在分类中使用的术语中，“amelia”指肢体缺如；“hemimelia” 半肢畸形为肢体大部分缺失；“phocomelia”指鳍状肢体，手或足连在躯干上；“Acheiria” 为手缺如；“apodia”为足缺如；“adactylia”为缺指，指缺失包括相关的掌骨或跖骨；“aphalangia”为一手指或多手指缺如。半肢畸形可能是完全的或部分的。旁轴半肢畸形指上肢远端前轴或后轴部分受累。解剖学术语前轴指拇指或大脚趾的肢体边缘，后轴指相对的边缘。前轴旁轴半肢畸形是桡骨或胫骨，轴后旁轴半肢畸形是尺侧或腓骨侧。旁轴半肢畸形的各种子类型以缺如部分命名；桡骨半肢指桡骨缺陷。先天性骨骼肢体缺陷的术语见图 6.4a 所示。

2. Henkel 和 Willert

Henkel 和 Willert 提出了一种不同的方法对先天性畸形进行分类，他们认为这种方法更准确地概括了畸形的顺序 [87]。术语发育不良用于指 / 肢体畸形，从轻度发育不全到四肢管状骨完全及部分发育不全，甚至到完全无形。他们根据异常的严重程度排序，形成一个由共同的形态模式连接的畸形顺序，可包含细微的变化，以呈现整个肢体的异常。该方法解决以下 3 个问题：①肢体的哪个部位和哪些骨骼元素受患？ ②它们如何受患——通过发育不良、部分发育不全还是完全发育不全？③受患骨骼元素是否也融合或骨性连接？发育不良的畸形顺序有 5 种主要类型：①远端缺肢畸形（缺肢畸形指受累桡骨或胫骨和它们在肱骨或股骨的周围射线）；② 轴向缺肢畸形；③近端缺肢畸形；④短肢畸形（肢带与手或足之间未发现长骨残余的异常）；⑤无肢（肢体完全缺如）。畸形分类来自对693例畸形肢体的调查（见图6.4b ⅰ～ⅳ）。由于涉及肢体发育的定义越来越多，因此这种方法似乎给出基因和分子异常的最佳相关性。

3. 先天性肢体缺陷分类的国际术语

国际假肢矫形学会（ISPO）成立了一个工作组，提出在国际上得到认可的关于肢体缺陷的术语[88]。为了达成一致，他们均采用Frantz和O'Rahilly系统和Henkel和Willert系统以及其他术语。

4. Freund；概述先天性股骨、胫骨和腓骨缺损

Freund的一篇长文回顾了该病症的病例、影像和放射学表现，以及一些详细的组织学表现，作为概论至今仍有价值[89]。他准确地观察到，先天性股骨、腓骨或胫骨的异常，很少是单个骨骼的单独异常，它们总是伴有同一肢体其他畸形。在他的26个病例中呈现了目前我们重视的大多数疾病。他注意到，婴儿时期的X线片显示部分缺失或整个骨骼缺失可能会产生误导，因为5岁或甚至更大时，许多区域是软骨质及骨化。这种情况常见于股骨近端，股骨头在髋臼中呈软骨结构，以及常见于两个骨节之间存在完整或不连接的软骨的转子下区域，在第一个十年中期或之后使骨愈合或形成明显的假关节。关于骨化迟缓的相同观察结果也适用于腓骨。其他观察结果包括：

（1）股骨

先天性股骨缩短，常伴有髋内翻畸形，受累的半骨盆可能发育不全，出现髋臼发育不良；股骨上端常内翻，骨干转子下区“缺失”，股骨上下骨部分紧密挨着，但“骨性不连”；5岁时股骨上端缺失（X线片），但9岁时可见股骨骨化核与股骨近端相连并形成髋内翻；转子/转子下畸形区的骨性缺损（缺如），临床检查显示股骨最近端是转子下畸形区，而非大转子；在大多数病例报告中，“股骨上半部分受累（缺如/畸形）”；在一些病例中，股骨下端畸形的有膝关节半脱位、股骨外侧髁发育不良和股骨下骺发育不全。

（2）腓骨

腓骨的生长缺陷远远大于股骨或胫骨；即使最广泛缺如在腓骨处，在同一肢体的股骨和胫骨中也伴有较小程度的发育不良；常见的变形是腓骨完全缺如，胫骨缩短且前弯曲，仅出现三个脚趾（和足射线），并且股骨大量缩短；另一种变形是腓骨完全缺如，胫骨前弯曲，四趾，马蹄足，和距骨缺如；腓骨缺陷分为完全缺如（尽管未发育节段通常在5岁以后骨化）或部分缺如（在上部或下部或骨干中部）。

（3）胫骨

有伴有原发性腓骨缺陷的畸形或有胫骨的缺陷是原发性肢体缺陷引起胫骨受患；当伴有腓骨缺陷时，胫骨缩短和增厚，骨干中段1/3处或中下2/3交界处出现前内弯曲，并在顶点皮肤缩回并显示酒窝；当出现原发性畸形时，上、下骺通常缺如或只退化和骨干中部畸形骨堆积。

（4）软组织异常

在骨缩短或骨缺失以及关节畸形的部位，纤维组织变厚、变紧，并在病理研究或手术中观察到，当手术时行跟腱或腓骨肌腱延长术，它作为一种附加变形力；在骨骼缺陷部位，发现“厚纤维带”，出现肌肉生长不对称与紧致的纤维和肌腱聚集的结合似乎对骨弯曲和成角起作用。

（5）受累肢体的关节变形

这很常见，其原因是骨干和关节区域的骨成角，骨结构缺如，如伴有腓骨缺损的远端外踝、常见的距骨和脚趾 / 跖骨的足骨缺失，以及不对称纤维肌收缩；先天性腓骨缺陷常引起马蹄外翻足畸形，这是由于踝关节踝穴缺乏外侧支撑，跟腱明显紧绷和纤维化，有时还有距骨缺如；先天性胫骨缺陷伴有僵硬的马蹄内翻足畸形。

（6）足畸形

由于跖骨线和脚趾缺失，使足狭窄，而且由于马蹄外翻足或马蹄内翻足畸形，使足负重位置不佳，对手术松解反应较差。

二、先天性股骨异常（肢体缺损）

先天性股骨异常包括一系列的疾病，从股骨完全缺如到股骨存在，结构正常，仅比对侧略小。这些可以分为 4 大类，包括先天性股骨近端缺损，先天性短股骨的髋内翻，先天性短股骨伴有骨干弯曲，以及股骨肢体不等，形态正常，但比对侧略小。因为长度差异总是随时间稳定成比例增长，长度差异可以在 1 岁或 2 岁时测定。因此，根据 Shapiro 分类 [90]，采用 Green-Anderson 或 Paley multiplier 图表预测长度，将他们评估为 I 类型差异，尽管在第一个十年末期 Ⅱ 型差异具有轻型（差异增长减缓）[90]。

1. 先天性股骨近端缺损

Aitken 将这些病变归类为先天性股骨缺陷的先天性股骨近端缺损（图 6.16）。在 A 型和 B 型的先天性股骨近端缺损中，即使有髋臼和股骨头，股骨近端本质上仍发育不良 [91]。在 A 型中，即使透射软骨介入转子下区域，股骨完整，头颈近端附着在骨干上。在 B 型中，头 / 颈部与骨干不连，已形成转子下假关节。在 C 型和 D 型中，近端结构异常更加明显，未见骨化头和软骨头，锥形骨干从近端移位至浅区，通常无法鉴别髋臼；与 C 型相比，D 型中的股骨远端更短。这类股骨发育异常的重度发育并发症是众所周知的，Amstutz 和 Wilson 也证实了这一点 [92]。1969 年，Aitken 定义了 “先天性股骨近端缺损” 一词，但 Amstutz 和 Wilson 于几年前，在他们的论文中描述了关于“股骨近端发育不良”的几个病例，他们将其归为“先天性短股骨伴髋内翻”范畴。在另一项针对 18 例患者的研究中，先天性股骨近端缺损使平均短缩为 27 cm，有些下肢差异多达 45 cm [90]。与正常侧相比，股骨平均短缩 60%（范围 40%~80%）。将患者按照 Aitken 的 A、B 或 C 型缺陷分型进行分类，平均短缩为 57%，在 D 型中平均短缩为 80%。与正常未患侧相比，伴有胫骨短缩平均为 7.6%（范围 0~37%），在所有类型中，腓骨平均短缩为 28%（范围 0~100%）。从一系列病例可看出这种情况引起的重度差异，并表现出极其困难的治疗问题。但是，存在这种情况的患者，早期精准预测最终差异是可能的，因为 I 型模式不变。

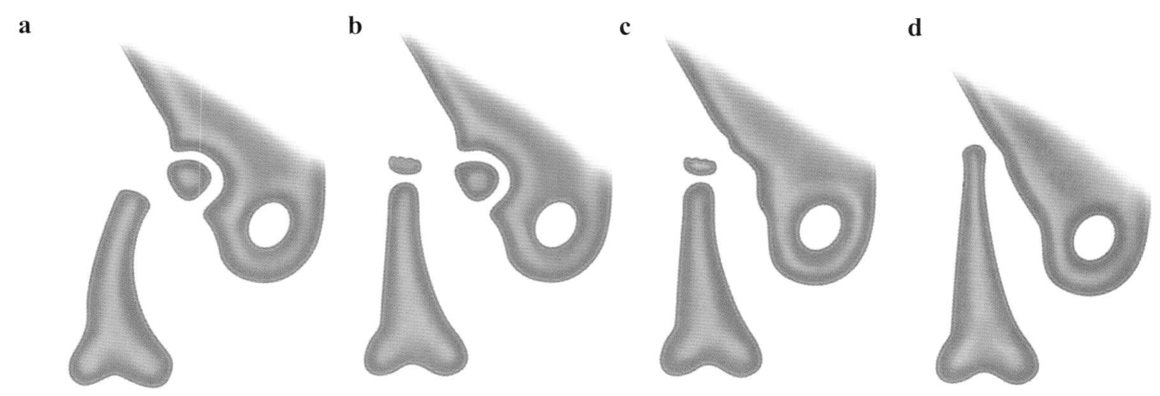

图 6.16 可见先天性股骨近端缺损的 Aitken 分类。（a）A 型；（b）B 型；（c）C 型；（d）D 型

2. 先天性短股骨包括先天性髋内翻

这组患者包括患有先天性髋内翻、先天性短股骨伴髋内翻、先天性短股骨伴侧弯曲和硬化但无髋内翻。许多这类患者还伴有骨盆、胫骨、腓骨和足的轻度或中度异常。这组排除患有先天性股骨近端缺损以及股骨形态正常，仅轻度缩短的患者，这些患者属于半萎缩（畸形） 范畴 [90]。本组患者术前平均肢体长度差为 5.92 cm（范围 2.2~15.6 cm）[90]。其中 37 例患者表现为Ⅱ型或Ⅲ型的发育模式 [90]。如果差异达 6 cm，则Ⅰ型持续存在。但是，差异更小的患者为Ⅱ型或Ⅲ型。Ring 指出，仅患有先天性短股骨的患者——伴有侧弯曲、皮质硬化、髋关节外旋增加以及内旋极少到无，但是无内翻——随时间变化差异稳定增长（Ⅰ型模式）[93]。

3. Vlachos 和 Carlioz

已发表关于先天性股骨异常的长度差异的研究，其中共同评估先天性股骨近端缺损和先天性短股骨伴有或不伴有髋内翻，将其作为发育变化的相同范围的一部分。Vlachos 和 Carlioz 研究了 40 例先天性股骨异常患者的骨骼生长情况 [94]。他们将患者分为 5 组，Ⅰ组为先天性短股骨，无髋内翻，但骨干短缩和弯曲；Ⅱ组为先天性短股骨和髋内翻；Ⅲ组为重度髋内翻，股骨近端间的髋内翻和骨干内营养不良或假关节连接；Ⅳ组为髋内翻伴有重度近端成角畸形，股骨骨干不连；Ⅴ组股骨近端几乎完全缺失，无髋关节连接。随访至骨骼成熟的患者相对较少，许多患者仅观察到 3~10 岁，因此无法测量最终形态的发展模式。他们认为，尽管这与我们的研究结果略有不同，不管所有患者的诊断范畴如何，都随着时间稳定增长。评估他们的图表也表现出一些患者的Ⅱ型模式。他们清楚地用厘米记录了每组短缩比和绝对短缩量。在最轻型的Ⅰ组中，平均短缩是正常侧的 10%，范围在 88%~97% 之间，13 岁时平均短缩量约为 2.8 cm。在Ⅱ组中，平均短缩是正常侧的 30%，正常长度范围在 64%~80% 之间，10 岁左右的平均短缩量已达 9 cm。在Ⅲ组患者中，短缩在正常侧的 45% 范围内，显示与对侧相比，长度范围为 55%，12 岁时的平均差异为 19 cm。在Ⅳ组中，虽然只随访这组患者到 2 岁多，总长度仅为正常侧的 24%~44%，表明在许多情况下短缩 75%，平均差异为 11 cm。在最严重的类型中，先天性股骨近端缺损，受累侧短缩 90%，正常长度仅约 10%，使 5 岁时的差异已经是 25 cm。

4. 先天性股骨缺损区域：近端、中段和远端

一些分型包括所有股骨缺损——近端、中段和远端。Pappas 评估了患者群体，将先天性股骨缺损更详细地分为 9 种[95]（图 6.17）。然后，Pappas 在每个分型中记录了股骨短缩比；详细描述了股骨和骨盆异常；评估胫骨、腓骨、髌骨和足的相关异常；并确定治疗目标。在这项研究里的大量患者表现出连续性异常。Ⅰ类是股骨完全缺如，骨盆髋臼区域发育不全。Ⅱ类是股骨近端 75% 缺失，邻近骨盆发育不全。Ⅲ类是股骨干和股骨头之间无骨性连接的股骨近端缺损，尽管在髋臼的股骨头延迟骨化。Ⅳ类是近端异常的股骨近端缺损，显示髋臼中的股骨头，但头部和骨干仅由无序的纤维软骨基质连接。[这 4 种疾病称为先天性股骨近端缺损。] 在Ⅴ类中，股骨中段缺损，近端和远端发育不全。在Ⅵ类中，股骨近端 2/3 正常，远端 1/3 处发育不良，股骨远端区域不规则，无明显远端骨骺。Ⅶ类是先天性髋内翻伴股骨缩短的发育不良，表现为硬化的骨干弯曲，也表现出股骨外侧髁缺陷（现在很多人将其简称为先天性短股骨）。Ⅷ类少见，但包括股骨近端髋外翻、股骨发育不良、股骨远端髁异常，外侧髁扁平。Ⅸ类是股骨本质上是正常的，可能其他人定义时，只将缩短称为半萎缩或对称肢体大小不等。Pappas 还证实了常见的股骨外侧髁发育不良诱发股骨畸形的膝关节外翻畸形以及髌骨外侧半脱位的倾向。已列出每个不同类别中所发现的股骨和胫骨差异的范围。在Ⅰ类中，股骨完全缺如。在Ⅱ类中，股骨短缩是正常相对侧的 70%~90%。胫骨也缩短了。在Ⅲ类中，股骨短缩是相对侧的 45%~80%，并且胫骨短缩的范围从无到 40%。在Ⅳ类中，股骨短缩是相对侧的 40%~67%，胫骨短缩的范围从无到 20%。Ⅴ类，股骨短缩 48%~85%；胫骨短缩 4%~27%。Ⅵ类，股骨短缩 30%~60%。Ⅶ类，股骨短缩 10%~50%；胫骨短缩最小至 24%。Ⅷ类，股骨短缩 10%~41%；胫骨短缩从无到 36%。Ⅸ类，股骨缩短 6%~20%；胫骨短缩从无到 15%。Ⅶ级，股骨短缩 10%~50%；胫骨短缩最小至 24%。Ⅷ级，股骨短缩 10%~41%；胫骨短缩至 36%。Ⅸ级，股骨短缩 6%~20%；胫骨缩短至 15%。

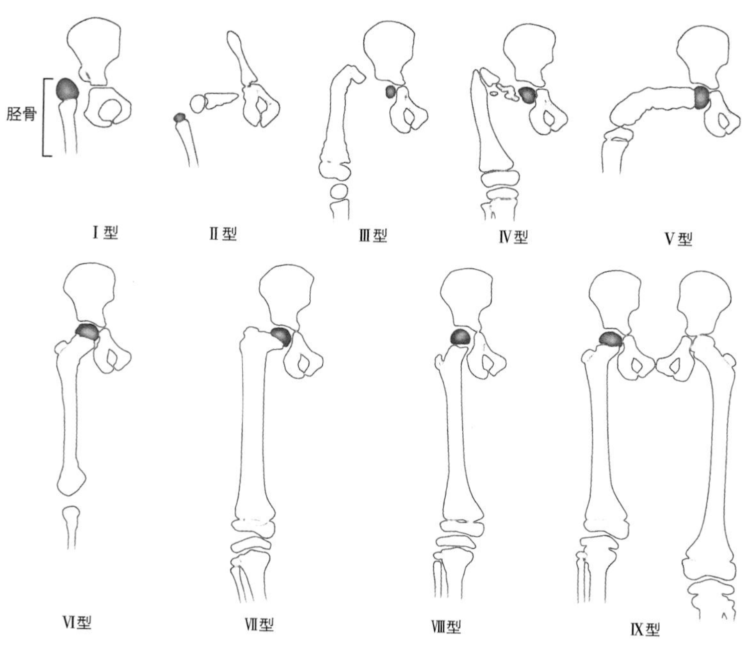

图 6.17　先天性股骨缺损的 Pappas 分类包括股骨近端异常，但 Aitken 分类将其扩展，还涵盖股骨远端异常

5. 关于先天性股骨畸形的 Paley 分类

Paley 已描述了一种包括股骨缺陷从近端到远端的全面分类，但将它们划分为一种差异化的模式中，旨在概述其治疗方法，同时对潜在的缺陷进行分类[96]（图 6.18）。由于已包括了全部缺陷，因此他将该实体称为先天性股骨缺陷（CFD），这个术语现已广泛使用。分类如下。① Ⅰ型。股骨完整、股骨近端骨化正常、颈部（颈型）或转子下（转子下型）区域的股骨近端延迟骨化，髋关节和膝关节活动。② Ⅱ型。股骨近端假关节活动及大转子突起、股骨头在髋臼内活动、股骨头在髋臼内部分融合、股骨头完全融合或缺如（膝关节活动）。③ Ⅲ型。股骨骨干缺陷及大转子突起缺如、存在远端骨骺及膝关节活动＞ 45°、存在远端骨骺及膝关节活动＜ 45°、股骨缺如或膝关节融合。④ Ⅳ型。股骨远端缺陷及近端正常。

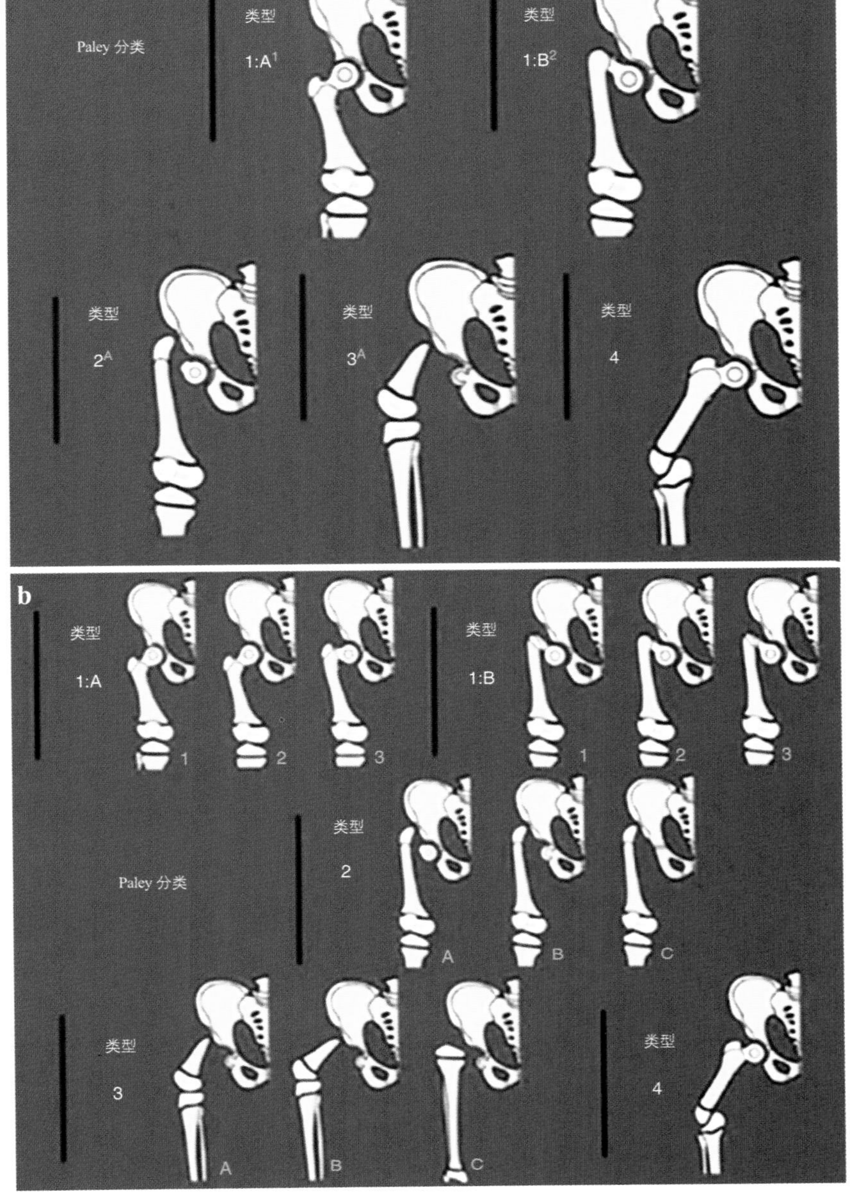

图 6.18　先天性股骨缺陷病变的 Paley 分类也概述了各种病变，按治疗方式进行归类。（a）基本组，（b）各类子组（经 Paley D,Chong DY,Prince DE 许可转载，第 22 章，先天性股骨缺陷重建和延长手术，第 361–425 页，《小儿下肢畸形》S Sabharwal, 2016, Springer 出版，Heidelberg）

6. 股骨近端病理解剖学概要

即使股骨头位于髋臼内，髋关节整个区域也呈结构异常。异常包括髋内翻；股骨近端屈曲畸形（骨内，顶点在颈底部或转子间区，常在 90° 范围内）；股骨近端后倾伴外旋畸形；外展挛缩（阔筋膜张肌挛缩和髋外展臀大肌 / 臀中肌 / 臀小肌插入到大转子上）；屈曲挛缩，伴有股直肌、髂腰肌、臀小肌和中肌的前纤维挛缩（因髋关节肌肉组织和囊引起）；后旋肌挛缩使加强外旋，如梨状肌；以及位于颈部、转子下区域，或均在两者中心的透射区，该区域是完整且由软骨组成（之后骨化，骨连接近端和远端节段），或不连，骨折端移位，并在它们之间形成真正的假关节。

7. 治疗情况

（1）初步评估

初始评估时，需要进行两个重要的测量：① MRI 现在是检查先天性股骨近端缺损和股骨远端 / 膝关节畸形的一个组成部分，还有平片成像。MRI 有助于确定髋关节和股骨近端透射区的结构，包括股骨头 / 髋臼的关系，它可以评估股骨头是否在髋臼内且未骨化，它还可以帮助确定股骨近端是否完整，骨节段之间是否有软骨组织插入（使之稳定），或邻近股骨颈 / 转子下透射区的近端骨折端之间是否有假关节（使折端间活动），在透视下使用推—拉和外展—内收这种以前的射线照相技术，来评估近端透射区域的稳定性或活动仍然是有用的。②骨骼成熟时预测肢体长度差异，对于帮助确定采用哪种治疗方案至关重要。

（2）可能采用治疗的方法

在出生后的前一两年里，决定要采用哪些治疗技术。这些大致被描述为：①全肢延长重建术，其目的在于完整功能和使肢体长度相等，最终不需要戴假肢 [94–96,98]。②肢体重建术，无延长，使假肢适配度最佳，对于 a 或 b 选项，最佳髋关节位置是可取的，可包括诸如，髋臼成形术用于股骨头封闭，截骨术拉直股骨近端，通过松解大量的软组织 / 肌肉，矫正髋关节屈曲 – 外展畸形——减少在透射区的骨形成或在假关节部位折端愈合、经膝关节融合或 Van Nes 旋转成形术 [94–98]。③截肢术，保留肢体最大长度，但矫正手术受限，上述已列出的矫正手术限于那些需要安装假肢和康复的人。当计划手术时，短肢的踝关节将在正常侧的膝关节水平处，使用 Van Nes 旋转成形术；如果受累侧踝关节背屈良好，患肢可旋转 180°（采用截骨术），使踝关节背屈功能作为假体的膝关节屈肌，使患者能够有主动控制 [97]。

（3）早期治疗方法

当遵循上述途径时，应考虑解决股骨近端和髋关节区域的病理解剖异常。正如 Paley 所强调的，这些畸形通常需要系统地矫正，以减少随着生长而复发的可能性，人们也越来越认识到这一点。他概述了以下 3 种方法： 松解软组织以矫正髋关节屈曲、外展和外旋挛缩；行股骨近端截骨术矫正内翻、屈曲或外旋畸形；以及行骨盆截骨术提供最佳股骨头覆盖。图 6.19a~e 和 6.20a，b 显示了他详细介绍的治疗和手术技术。这些手术重建在最终广泛延长或假肢适配之前，都是有价值的。

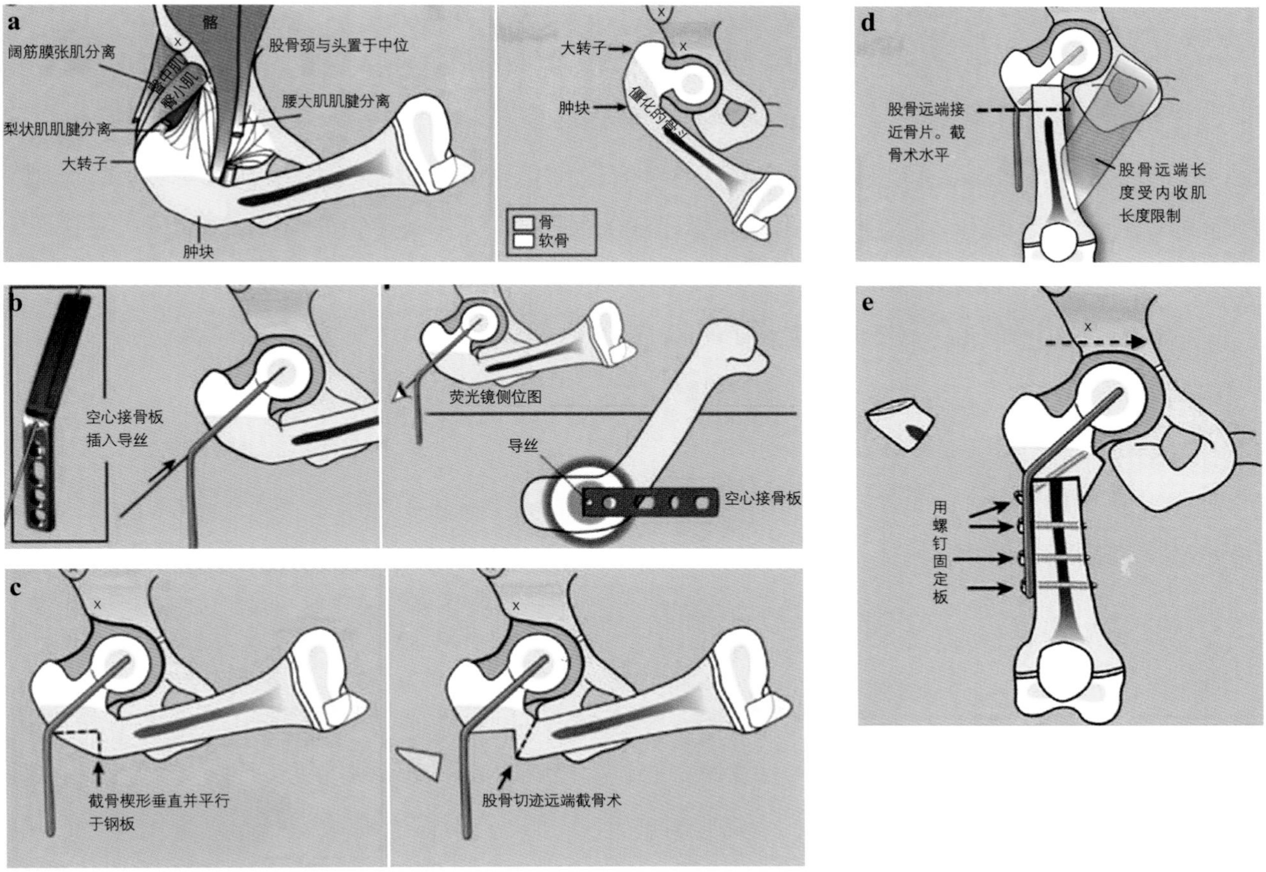

图 6.19 图片（a~e）显示了关于重度先天性股骨近端缺损病变的从 Paley 入路到手术矫正（经 Paley D、Chong DY 和 Prince DE 许可转载，第 22 章，先天性股骨缺陷重建和延长手术，第 361–425 页，小儿下肢畸形，ed. S Sabharwal, 2016, Springer 出版，Heidelberg）。（a）右图突出了股骨近端骨屈曲和骨内收畸形。左图，截骨术前放松挛缩的肌肉 / 肌腱，以最大限度地减少随生长而复发的畸形。（b）截骨后使用空心接骨板维持矫正。左图，前后位片显示导针和钢板近端刀刃插入股骨颈和股骨头。右图，截骨术后骨板的位置预示股骨干延伸，以矫正股骨本身明显的屈曲畸形。（c）截骨术矫正股骨近端屈曲和内收（以及外旋）畸形。（d）股骨截骨远端缩短，以适应内收肌群持续性肌肉收紧。这也是为了防止随生长畸形复发。（e）用螺钉固定骨干后，决定是否需要进行髋臼成形术以改善股骨头的覆盖率。虚线箭头显示 Dega 手术截骨水平。从远端骨端缩短中取出的骨头插入骨盆，以保持髋臼矫正

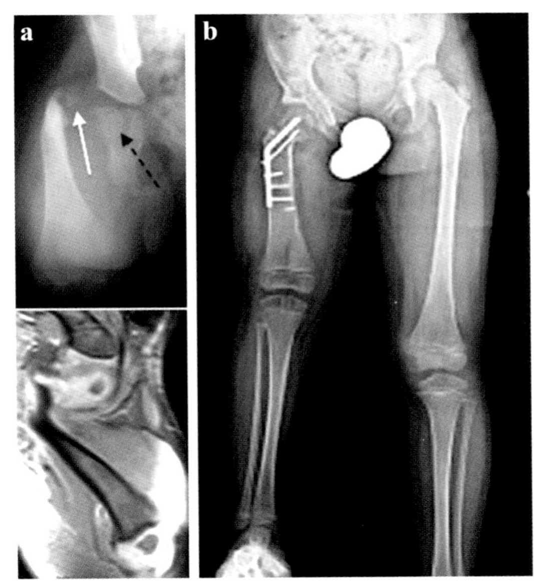

图 6.20 该图像显示了与图 6.19 所示病例相似（经 Paley D、Chong DY 和 Prince DE 许可转载，第 22 章，先天性股骨缺损重建和延长手术，小儿下肢畸形，第 361–425 页，S Sabharwal, 2016, Springer 出版，Heidelberg）。（a）上方 X 线片显示髋臼内骨化的股骨头（黑色虚线箭头）未骨化和畸形的颈部和近端（灰色箭头）。下方 MRI 清楚地明确了病理解剖。（b）术后 X 线片显示出股骨近端复位到适当对齐。一旦恢复，就可以安全有效地进行下肢延长以矫正短缩

（4）简要概述重建和延长的外科手术

Paley 分类中的Ⅰ型和Ⅱ型（或 Pappas 的Ⅶ型、Ⅷ型或Ⅸ型和 Aitken 的 A 型和 B 型）是最常选择的手术干预。Amstutz 和 Wilson[92]、Lange 等人 [98] 和 Pappas[95] 的著作很好地概述了几十年前的治疗方法，其中许多治疗方法现今仍在使用。Lange 等人在 1978 年概述了他们的治疗方法，他们利用先天性股骨近端缺损部位的稳定 / 活动状态，直接进行治疗。如 Paley[96] 所概述的当前的原理，包括在开始骨干延长之前，使股骨近端正常化；这既可以最大限度地减少随生长使畸形复发的可能性，又可以防止因延长压力出现关节脱位。必要时，需要使用 Dega 型髋臼成形术使股骨头髋臼关系正常化，通过截骨术使股骨近端对线矫正，松解髋关节区域的肌腱 / 肌肉挛缩，并使股骨远端和髌骨重建。重建手术后可使用骨形成蛋白 BMP 加速股骨近端骨化。但是，一旦矫直对线，以及在重建过程中治疗假关节，完整的颈 / 转子下的病变极有可能骨化。只有矫正髋关节结构后，一般在 4 岁左右，股骨干开始延长。通过 Ilizarov 技术进行有效的治疗 [96]。

三、先天性腓侧发育异常（肢体缺陷）：腓侧半肢畸形

先天性腓侧畸形是最常见的先天性下肢缺陷。Coventry 和 Johnson 指出，最常见的是先天性腓骨缺如，然后依次为胫骨、尺骨、桡骨和股骨的先天性缺如 [99]。Farmer 和 Laurin 回顾了长骨先天性缺如或严重发育不良的病例，并发现 32 例肢体为先天性腓侧缺如，还发现同时完全或部分缺如的有股骨 16 例，桡骨 13 例，胫骨 5 例和尺骨 2 例 [100]。

1. 术语

腓骨异常通常指腓侧半肢畸形，但有时也称为外侧（外部）半肢畸形，先天性腓骨纵向缺陷，或先天性短胫骨（因为腓侧半肢畸形接受延长治疗的主要是胫骨，而不是腓骨）。常用的 Achterman-Kalamchi 分类如图 6.21 所示。

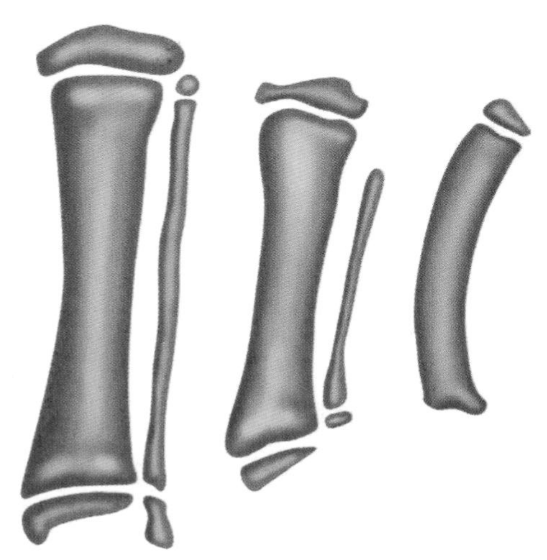

图 6.21 显示腓侧半肢畸形的 Achterman 和 Kalamchi 分类。左边是Ⅰ A 型，中间是Ⅰ B 型，右边是Ⅱ型

2. 腓侧半肢畸形作为下肢发育不良

腓骨半肢畸形常伴有胫骨短缩和同侧股骨短缩，长度差异治疗涉及的正是这种胫骨和股骨短缩。因此，腓侧半肢畸形是一种下肢发育不良，这项涉及的异常在确定整体畸形及其具体治疗方面起着至关重要的作用，因此需评估整个下肢。实体包括：①腓骨，部分缺如 / 缩短或完全缺如，或有少量残存；②股骨缩短，通常为先天性短股骨，伴有股骨外侧髁发育不全，偶有先天性股骨近端发育不良或髋内翻；③膝关节受累，伴有外翻畸形、不稳定和前交叉韧带缺失；④胫骨缩短，前内侧弯曲；⑤球窝踝关节；⑥踝关节不稳伴外翻半脱位；⑦跗骨融合；⑧ 1~4 条足侧线缺失。图 6.22a,b 示腓骨半肢畸形的 X 线片。

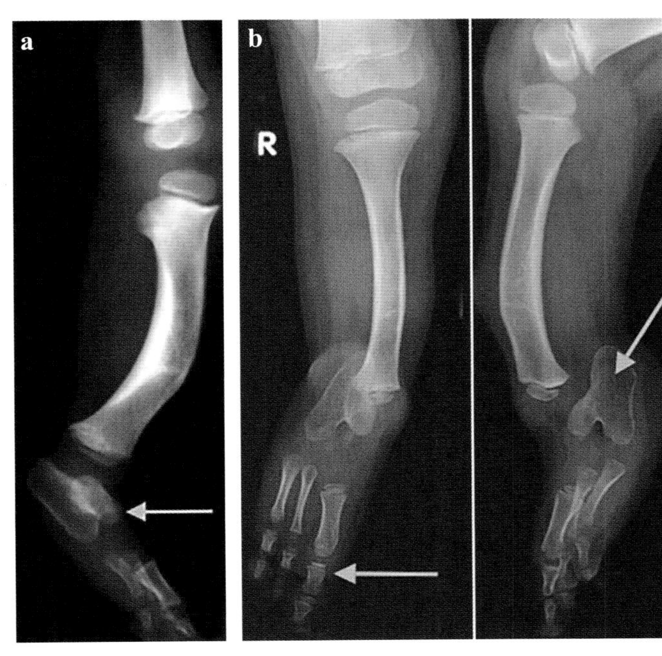

图 6.22 显示腓骨半肢畸形的病例。（a）胫骨外侧 X 线片显示 Achterman- Kalamchi Ⅱ型腓骨半肢畸形，腓骨缺如。箭头指向距跟骨（跗骨）联合。（b）左侧腓骨半肢前后位片也显示三条足射线（箭头）和马蹄足外翻畸形；右侧 X 线片清晰显示了跗骨联合（距跟骨）（箭头）（经 Hefti F 允许转载，《实用小儿骨科学》，第 6 章，膝关节与下肢，2015 年第 2 版，Springer–Verlag,Berlin,Heidelberg）

3. 治疗注意事项

确定临床治疗的 3 个主要因素是肢体短缩的程度（对侧肢体长度百分比）、踝关节的功能状态和足的临床状态。决定治疗方法包括，是否手术延长并矫直缩短肢体，使足跖行走，或决定是否行 Syme 或 Boyd 手术尽早截肢并安装假肢（因为获得功能性无痛跖行、可负重的足已在过去证明，极其困难）。

那些患有腓侧半肢畸形的患者，要解决的主要畸形是肢体长度差异，包括胫骨，股骨，胫骨远端 1/3 的前内侧弯曲，膝关节外翻畸形，膝关节屈曲挛缩，马蹄外翻踝关节挛缩（偶有马蹄内翻），跗骨先天骨桥，外侧踝关节半脱位，以及足外侧一条或多条足线缺如 [101–103]。关于该畸形，有大量的文献概述了分型和早期治疗方法。最近，通过使用更有效的软组织重建（松解、转移），胫骨远端截骨以对齐踝关节并缩短肢体，距下畸形的矫正通常表现为距跟骨骨桥，和肢体延长技术，主要是 Ilizarov 和 Taylor 固定架，它不仅解决短缩，还解决骨畸形和关节挛缩，已确定各种部位的临床意义，治疗方法也被改变。

4. 分型

（1）Coventry 和 Johnson

Coventry 和 Johnson 建立了一种分型，界定为 3 种 [99]。在Ⅰ型中，患者部分单侧腓骨缺如，胫骨极少或无弯曲。几乎没有足畸形。肢体总是短缩，但短缩极小，通常通过骨骺抑制生长。在Ⅱ型中，腓骨完全或几乎完全缺如，并单侧受累。胫骨前弯曲，皮肤凹陷，马蹄外翻足，以及足侧线和跗骨缺如或畸形。肢体也明显短缩，这组经常需要截肢。他们还界定了Ⅲ型，即Ⅰ型或Ⅱ型畸形与其他先天性畸形有关，这些先天性畸形通常是同侧股骨严重畸形，或对侧畸形。

（2）不同的三部分分型

一些人喜欢略微不同的三部分分类。Ⅰ型的特征是腓骨轻度至中度短缩，胫骨短缩比例较小，股骨短缩缺失至最小。Catagni 等人报告，生长结束时胫骨短缩 3~5 cm，几乎没有成角畸形 [104]。有时，受累足外第四或第五线也异常，但很少有临床意义。Ⅱ型腓骨短缩严重，特别是远端 1/2 到 1/3 处发育不全或不发育。外踝通常缺如，踝关节不稳定，足移动至外翻畸形的位置。胫骨比Ⅰ型的胫骨短，易出现外翻畸形和远端轻微反屈。Ⅲ型是最严重的类型，其特征是腓骨缺如，此外还表现出胫骨严重畸形和短缩，畸形足在马蹄外翻的位置，经常伴有踝关节脱位或严重半脱位。由于肢体极度短缩，远端胫骨成角和足畸形需要更多的骨科矫形治疗，一般包括 Syme 或 Boyd 截肢术安装假肢。

（3）Pappas 等人

Pappas 等人描述的一系列研究显示，291 例先天性肢体单侧短缩的患者中，有 129 例患者（44%）腓骨短缩大于 10%[105]。腓骨短缩的程度（与对侧正常肢体相比）为 10%~30%（占 58%），从 31% 至 50%（占 9%），而超过 50% 的占 33%。尽管未显示长度差异绝对值，但受累胫骨短缩经常在 10% 或以上的范围，腓骨短缩大于 30%。腓骨短缩与足畸形之间存在明显的相关性。在患肢畸形中，有膝外翻和不稳定性，第四和第五条足射线缺失，胫骨前内侧短缩和弯曲，包括距舟关节或距跟关节的跗骨先天骨桥，以及一个圆顶状距骨（球窝踝关节）（见图 6.22a,b）。腓骨通常在其近端 1/3 处缺如。

（4）Achterman 和 Kalamchi

Achterman 和 Kalamchi 研究了 97 例先天性腓侧缺陷的肢体，并概述了稍加改进的分类，界定Ⅰ型畸形为腓骨发育不良，Ⅱ型畸形为腓骨完全缺如 [106]（见图 6.21）。对于许多研究来说，这种分类已得到广泛认可且有参考性。他们注意到，76% 的Ⅰ型缺损的患者出现先天性股骨异常，而 59% 的Ⅱ型缺损的患者出现先天性股骨异常。股骨畸形均是股骨发育不全，使肢体长度差异恶化。66 例股骨异常的肢体中，有 46 例肢体先天性股骨短缩。大约 20% 的患者双侧受累。先天性股骨近端缺损的患者难以进行测量，评估肢体长度不等的数据在 51 例中可用。在腓骨完全缺如的患者中（Ⅲ型分类）（见图 6.22a），患肢胫骨短缩量为正常的 25%，股骨短缩量为正常的 13%。这些案例中均有腓骨发育不良，Ⅰ型畸形组显示，腓骨比正常短缩 7%、胫骨比正常短缩 6%、股骨比正常短缩 12%，在Ⅱ型畸形组中有腓骨短缩，特别是踝关节发育不全，腓骨比正常短缩 38%，胫骨比正常短缩 17%，股骨比正常短缩（虽然在少数患者中）23%。虽然未提供详细的生长数据，但他们认为，随着腓骨缺损变得更加明显，异常肢体的生长与正常肢体的生长和胫骨短缩程度成比例。根据临床情况，治疗长度差异可采用骨骺抑制生长或胫骨延长。测定一位男性患者时，他的身高为男性骨骼成熟时身高的 50%，将缩短百分比换算为长度，6% 胫骨短缩为 2.2 cm，17% 胫骨短缩为 6.3 cm，25% 胫骨短缩为 9.3 cm。

（5）Birch 等人

Birch 等人指出，近 85% 的腓侧半肢畸形患者进行胫骨延长手术，也有临床意义上的股骨短缩，包括需肢体延长量 [107]。他们还从经验中发现，需要考虑足的临床状态，因为能够足跖行、稳定且无痛，对达到最终满意的效果至关重要。因此，他们研发了一种分类，帮助及早确定对儿童是否进行延长手术/重建入路，或是否推荐早期截肢和安装假肢，以避免儿童进行多次手术，使家人认为手术可能要失败。

他们评估了 104 例患者，126 例患肢，其中 22 例为双侧。分类依据的是肢体长度，对侧正常肢的百分比表示股骨和胫骨联合缩短度，以及足射线数量判断足部的临床状态。Ⅰ型腓骨缺陷是肢上至少有 3 条足线，为行走提供稳定的负重基础；根据缩短的程度，将它们细分为Ⅰ A 型、Ⅰ B 型、Ⅰ C 型和Ⅰ D 型。[Ⅰ A，＜ 6% 不等，无治疗 / 矫形术，骺骨干固定术；Ⅰ B，6%~10% 不等，骺骨干固定术或延长；Ⅰ C，11%~30% 不等，1 或 2 延长，骺骨干固定术；Ⅰ D，＞ 30% 不等，＞ 2 延长或截肢]。Ⅱ型腓骨缺陷是一种不适合挽救的足，不管肢体缩短的程度，这种足指那些有两个或更少的足列；然后将其细分为具有功能性上肢的Ⅱ A 型和无功能性上肢的Ⅱ B 型（这对下肢治疗有一定影响）。[Ⅱ A 早期截肢；Ⅱ B 考虑挽救下肢]。

（6）Paley

Paley 分类明确了 4 种类型 [108]（表 6.5）。它与之前类型有很大的不同，因为它首先解决踝关节和足的位置，然后是胫骨短缩，以便明确概述矫正这些问题的手术干预，使足跖行走和延长的胫骨实现负重功能。正如 Paley 指出的，“最好的预后因素是足畸形本身”。

表 6.5　腓侧半肢畸形的 Paley 分类

类型	表现
Ⅰ型：踝关节稳定	踝关节稳定且无明显畸形，无畸形足。腓骨可能仅显示近端短缩，不具有临床意义，或腓骨可能完全萎缩。胫骨短缩，但无其他畸形
Ⅱ型：动态外翻足	动态外翻足畸形通常可以被动矫正。常有球窝形踝关节畸形。可能有限制性踝关节背屈，但无固定马蹄畸形。腓骨在踝关节远端短缩，易诱发外翻
Ⅲ型：固定马蹄外翻足畸形	固定马蹄外翻足畸形伴有胫骨远端外翻 / 内翻畸形和 / 或距下（距跟骨）先天骨桥不全
	（Ⅲ A）子型 踝关节型：距骨远端外翻错向，伴长距骨
	（Ⅲ B）子型 距下型：畸形特征是距下先天骨桥不全
	（Ⅲ C）子型 踝关节和距下复合型
Ⅳ型：固定马蹄内翻足畸形	畸形在距下联合中部，但内翻错位。胫骨远端仍有外翻

注：该分类是基于踝关节和足部的位置，将其作为矫正手术的引导，获得功能性足跖行而不是早期截肢、安装假肢

畸形的 4 种类型，都有不同数量的胫骨缩短，包括：①Ⅰ型。踝关节稳定，踝关节稳定且无明显畸形，无足畸形，腓骨可能仅显示近端短缩，不具有临床意义，或腓骨可能完全萎缩，胫骨短缩，但无其他畸形。②Ⅱ型。动态外翻足，动态外翻足畸形通常可以被动矫正，常有球窝形踝关节畸形，可能有限制性踝关节背屈，但无固定马蹄畸形。在踝关节腓骨远端短缩，易诱发步态外翻。③Ⅲ型。固定马蹄外翻足畸形，可能存在固定马蹄外翻足畸形伴有胫骨远端外翻 / 内翻畸形和 / 或距下（距跟骨）先天骨桥不全，Ⅲ型又可分为Ⅲ A 子型（踝关节型、特征是距骨远端外翻错向和伴长距骨）、Ⅲ B 子型距下型（畸形的特征是距下先天骨桥不全）、Ⅲ C 子型（踝关节和距下复合型）。④Ⅳ型。固定马蹄内翻足畸形，畸形集中在距下先天骨桥，但伴有内翻错位，胫骨远端仍有外翻。

该分类是基于踝关节和足部的位置，将其作为矫正手术的引导，获得功能性足跖行而不是早期截肢、安装假肢。

Paley 强烈呼吁认识这些足畸形形式，以便进行手术治疗和胫骨延长，从而最大限度地减少或消除截肢的需要。虽然一定程度上需要进行软组织手术，但联合胫骨远端截骨术与缩短（骨切除术）可以使踝关节对齐，不会矫正大量软组织（如足跟腱延长）和长期复发性软组织问题。胫骨远端踝上截骨术去除适当的骨楔以矫正外翻和拇外翻（前成角），切除胫骨以松解邻近的软组织（肌肉 / 肌腱），限制延长它们的需要；距下截骨术促进矫正足外翻或内翻畸形；肢体延长能够缩短整个胫骨。在任何特定情况下，Paley 都根据分型归纳了 2 个术语来描述所使用的 2 种基本矫正手术。SHORDT 截骨术指胫骨远端缩短重建截骨术。SUPERankle 手术指踝关节进行肢体重建系统的实用手术（其余在髋关节和膝关节处描述）。踝关节手术包括胫骨远端缩短矫正楔形截骨术，基本矫正胫骨远端 / 踝关节外翻，必要时松解软组织，以及治疗骨桥错位 ± 距下关节截骨。

简要概述各分型中使用的手术：①Ⅰ型畸形只需胫骨延长（无须足部手术）；Ⅱ型采用 SHORDT 术，其中胫骨远端截骨包括短缩、矫正外翻畸形的内翻倾斜，以及微伸展以矫正外翻畸形（用弯曲的手术钢板固定），在第二阶段行胫骨延长（Ilizarov）或与 SHORDT 术同时进行；②Ⅲ型和Ⅳ型需要 SUPERankle 方案，包括胫骨远端短缩—内翻—伸展截骨、距下矫正（距下距跟截骨 / 融合），这要取决于畸形的方向，可出现内翻或外翻畸形和马蹄足以及胫骨延长，Paley 建议在 18~24 个月时进行初次 SUPERankle 对齐术，如果当时没有延长，则延长手术一般从 4 岁开始，根据差异程度，可能需要在 8 岁和 12 岁时重复进行。

5. 从 1960 年到 1990 年的临床研究

（1）Farmer 和 Laurin

Farmer 和 Laurin 建议，成熟时，当长度差异投影超过 3 英寸（7.62 cm），尤其出现严重足畸形时，进行早期 Syme 截肢术 [100]。

（2）Westin 等人

Westin 等人对 37 例腓骨缺陷的 32 位患者进行回顾中，提出了类似的建议 [109]。他们的许多患者都接受了 Syme 截肢术；2 个适应证是：①重度足畸形，任何针对使足跖行和具有功能性的手术都可能失败；②在骨骼成熟时，没有任何治疗的情况下，下肢长度差异为 7.5 cm 或更多。37 例中有 29 例进行了截肢。他们认为 Syme 截肢术的效果都很好。抑制生长随时间而变化。治疗未截肢的患者中，胫骨抑制生长范围为 7%~12%，股骨抑制生长范围为 0~14%。截肢组中，胫骨的抑制范围为 22%~42%，股骨的抑制范围为 0~22%。列出 9 名接受单侧 Syme 截肢术的患者随访至骨骼成熟，他们有骨骼成熟度的生长数据，最终股骨和胫骨的差异范围在 7.8~24.1 cm 之间，平均值为 14.4 cm，胫骨差异本身范围从 6.7 cm 到 14.8 cm，平均值为 11.0 cm。

（3）**Hootnick 等人**

Hootnik 等人研究了 43 例腓骨部分或完全缺如和 1 例先天性胫骨短小的患者[110]。他们测量后发现，双侧肢体生长的相对差异保持不变，因此符合长度差异发展的 Shapiro Ⅰ型模式。经研究，患者有单侧变异，所有治疗通过 X 线扫描或线片影像测定，在同一 X 线片上显示年龄最小儿童的双胫骨。14 例患者通过 X 线片连续测量腿长度，平均观察期为 9.3 年。该线片显示较严重的是，11 例腓骨缺如，3 例腓骨存在但异常。随着射线（跖骨）数量减少，肢体短缩量更大。根据跖骨数量和下肢短缩量，对 36 例患者进行了评估。5 个跖骨的 12 例患者，平均短缩为 8.7 cm（范围为 3.6~12.7 cm）；4 个跖骨的 11 例患者，平均短缩大于 9.5 cm（范围为 3.8~13.5 cm）；3 个跖骨的 11 例患者，平均短缩为 11.8 cm（范围为 4.8~16.5 cm）；仅 2 个跖骨的 2 例患者，平均短缩 14.6 cm（范围为 11.9~17.3 cm）。前三组患者的平均年龄为 11 岁，最后一组为 9.5 岁。这些患者的股骨受患极小。在 14 例患者的影像学随访中，从最早的证据到骨骼成熟表明，相较于正常肢体，患肢生长抑制比保持不变。与正常侧相比，骨骼成熟时股骨受累较小，长度范围为 86%~96%，而胫骨受累较大，长度为正常侧的 73%~82%。在随访多年的患者中，虽然没到骨骼成熟，但所有患者的股骨短缩模式都是相同的，除了 1 例患者的股骨短缩仅为正常的 92%~99%，伴有胫骨短缩为正常侧的 61%~90%。准确预测最终差异具有重要的临床价值。他们认为，如果短缩预测小于 8.7 cm，则需要保证肢体平衡，而如果预测差异在 8.7~15.0 cm 之间，则需要采用改良的 Syme 截骨术进行早期截肢。那些差异预计大于 15.0 cm 的，足保留，确保行旋转 Van Ness 术使其适应假体。

（4）**Choi 等人**

Choi 等人评估了生长差异的程度以及治疗注意事项[111]。他们评估了 43 名患者的 48 例肢体，在他们的系列研究中，患者的疾病偏向较严重类型。Ⅰ A 型腓骨 7 例，Ⅰ B 型 2 例，Ⅱ B 型 39 例（根据 Achterman 和 Kalamchi 分型，腓骨完全缺如或仅存远端残留骨段）。接受截肢的患者、手术延长的患者和重建的患者，他们的治疗方法各不相同。他们根据下肢的不等数量对患者进行细分。在Ⅰ组中，对侧正常肢体远端 1/3 处的短肢足短缩百分比为 15% 或更少；在Ⅱ组中，对侧正常肢体中间 1/3 处的短肢足短缩为 16%~25%；Ⅲ组，对侧正常肢近端 1/3 处的短肢足短缩大于 26%。他们的结论是，延长术最适合用于髋关节、膝关节和踝关节稳定且有跖行足的Ⅰ组患者，而Ⅱ组和Ⅲ组患者的最佳治疗方法是足切除并安装假体。无论使用 Syme 还是 Boyd 截肢术，后者更受青睐。提供的数据表明，这些疾病中短缩的广泛性。由于这些畸形中存在几乎不变的 Shapiro Ⅰ型，该小组预测成熟时的肢长差异在临床上是准确的。在Ⅰ组的 15 例患者中，预测到骨骼成熟的平均差异为 8.85 cm，范围为从 5.0 cm 至 12.07 cm。Ⅱ组，20 例受累肢体的平均预估差异为 16.29 cm，范围在 12.5~22.5 cm 之间。Ⅲ组患者的畸形程度和骨骼畸形甚至更严重，但未提供数据。

6. 延长术和重建术的早期截肢与保肢的治疗

几乎回顾治疗中度和重度肢体长度差异和腓侧半肢畸形的每篇文章中，都讨论以下问题：是否早期截肢和假体安装、一系列外科重建手术、肢体延长、对侧肢体骨骺固定术是推荐使用的首选方法。改善下肢肢体延长和畸形治疗，使用 Ilizarov 和 Taylor 环形固定架矫正重度变形，效果得到改善。每位患者需要进行几次手术以及并发症发生率随着延长量的增加而增加，进而引发了关于选择治疗方法的争论。McCarthy 等人比较了 15 例早期截肢患者和 10 例胫骨延长患者的手术结果 [112]。所有的手术都是由 2 位资深外科医生完成。在截肢组中，所有的术前临床参数实际上更严重。截肢组的平均年龄为 1.2 岁，首次延长为 9.7 岁。在随访研究中，“表明，比起接受延长手术的儿童，接受早期截肢的儿童更活跃、疼痛更轻、更满意、并发症更少，接受的手术更少、花费更少”。在其他报告中也描述了类似的看法，其中许多报告主要基于包括足列缺失、其他畸形、骨骼成熟时预测肢体差异的足功能预估，试图明确参数，以决定采用哪种手术有保障，如上所述，与前几十年相比，此时的 Ilizarov（和 Taylor）技术，在骨骼和软组织方面矫正更多。Patel 等人在一次详尽的讨论中，概述了进行延长、重建和保肢的原因 [113]，在下一章节的大型研究中，讨论手术方法应用于日益严重的Ⅱ型患者。

7. 更多最近的临床研究，2010 年以后

分类和相关异常分布，在 Rodriguez-Ramirez 等一项对 45 例患者的研究中，Ⅰ A 型（Atcherman-Kalamchi）患者 29 例（64.4%），Ⅰ B 型患者 3 例（6.7%），Ⅱ型患者 13 例（28.9%）[114]。股骨外侧髁发育不良 42 例（93%），跗骨先天骨桥 23 例（51%），先天性短股骨 22 例（49%），球窝状踝关节 21 例（47%），前足线缺失 20 例（44%）。9 例患者 3 条足线，11 例患者 4 条足线，25 例患者 5 条足线。Ⅰ A 型患者趋于最小差异（一般＜ 8 cm），Ⅱ型患者的差异最大（20~30 cm），这是一个明显的趋势，但不是绝对的。

Birch 等人对 126 例受累肢体进行了评估，发现单侧患者伴有股骨短缩的为 70/82（82.5%）[107]。残肢且有 5 条足线的可以保足部 38/39（97.4%），有 4 条足线的为 30/37（81.1%），有 3 条足线的为 20/41（48.8%），少于 3 条足线的仅为 1/9（11%）。65 例中除 2 例外，其余腓骨长度超过同侧胫骨长度的 50%，均保足。但是，41.5% 的病例腓骨缺如或退化仍保足。

Oberc 和 Sulko 研究了 31 例腓侧半肢畸形患者 [115]。有 4 例因 2 条或 3 条足线重度受累以及预测长度差异超过 50%，他们出生后第一年接受了早期 Syme 截肢术。其余有的患者未治疗（轻微差异），或接受延长和骨骺生长抑制的联合治疗。大多数的延长术是用 Ilizarov 技术完成的。跗骨先天骨桥一般包括距跟关节以及舟骨和骰骨。

El-Sayed 等人回顾了他们在 1986 年至 2009 年期间，连续治疗 157 例（180 例肢体节段）重度Ⅱ型半肢畸形患者的丰富经验 [116]。他们试图在每个病例中行延长术并保肢，157 例患者均未截肢。只有 12.1% 的患者未达到治疗长度目标。Ilizarov 技术用于延长，包括一些软组织挛缩，尽管需要进行手术，但他们认为总体效果“良好”。157 例患者中，23 例为双侧（14.6%）。在 180 例的受累胫 – 腓节段中，166 例（92%）有踝关节不稳，117 例（65%）伴有跗骨先天骨桥，57 例（31.7%）前交叉韧带缺失。180 例足中，无 1 例有 5 条足线，3 例（1.7%）有 4 条足线，81 例（45%）有 3 条足线，85 例（47.2%）有 2 条足线，

11 例（6.1%）有 1 条足线。在所有单侧病例中，在骨骼成熟时，预测长度差异超过 12 cm。在患者出生第一年末（患者发病足够早）的治疗包括大量的手术，使下肢与胫骨下足的中部对齐。手术包括（必要时）后外侧足 / 踝关节松解、肌腱松解和延长、跟腱延长、腓骨原基切除、楔形截骨术矫正胫骨成角，以及一旦矫正手术恢复后，用经跟骨 – 胫骨克氏针将胫骨下足部居中，再加支具固定。骨延长术集中在学龄前（大约 5 岁）进行和第二次在 14 岁左右。由于膝关节不稳定，Ilizarov 固定架通常延伸至膝关节上方，以防止因延长发生挛缩，有时也同时行股骨延长。平均延长总计 13.6 cm（9.9~20.1 cm）。并发症虽时常发生但可控。所有病例均能独立行走，141/180 例（78.3%）足跖行，39 例（21.6%）为轻度马蹄足或外翻足，最终未见胫骨不愈合。残肢短缩或畸形用矫形器矫正。作者强调了保肢的价值，并指出了挛缩 / 成角的软组织和骨矫正的重要性，并预期一般在 5 岁和 14 岁这两个年龄阶段进行延长。

Catagni 等人也回顾了他们最近治疗重度半肢畸形的经验，他们通过多种手术试图延长、重建和保肢，而非选择早期截肢 [117]。根据腓骨完全缺如、重度胫骨畸形、缩短以及马蹄外翻足的分类（Achterman-Kalamchi 分类中的Ⅱ型患者），他们评估了 32 例已达到骨骼成熟并伴有Ⅲ型畸形的患者。治疗计划包括尽早初次手术矫正畸形足，然后在学龄时进行肢体延长，并在骨骼生长结束时进行最后一组骨延长和矫正。通过软组织松解、延长腓骨和跟腱、插入一根经跟骨 – 胫骨克氏针矫正畸形足。Ilizarov 技术可根据需要，使用胫骨足延长，如需要伸展膝关节，控制挛缩（图 6.23）。平均延长达 13 cm（8~17 cm）。并发症时有发生，但可控。2 例患者（6%）最终需要行 Syme 截肢手术。认为踝关节外翻成角是不良效果的前兆。让他们满意的是，预期差异为 20~30 cm 且仅有 1 条或 2 条足线的明显足畸形的儿童，通过大量的手术和保留性早期截肢，许多重度患肢可以保留。

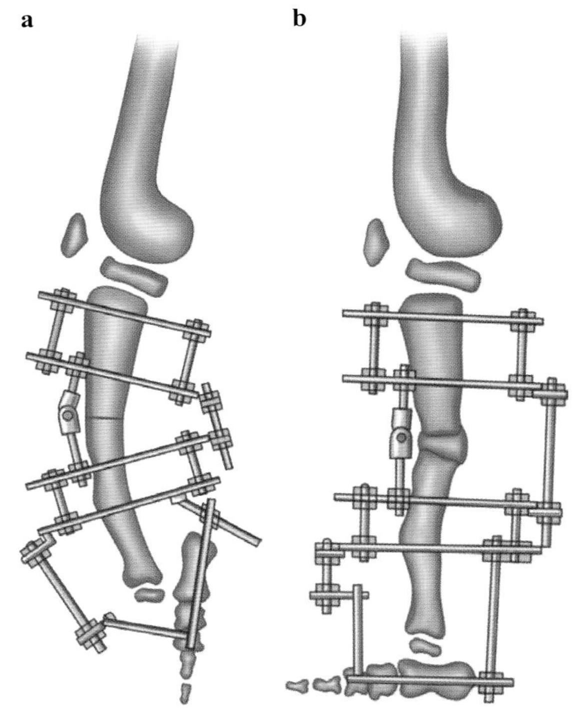

图 6.23　Ilizarov 技术矫正腓侧半肢畸形。截骨术矫正骨干中段的成角畸形（a），并可通过牵张成骨机制（b）进行延长愈合。使用 Ilizarov 技术进行足伸展之前，行跟腱延长术、腓骨肌腱延长（如必要）以及软组织松解矫正畸形足（经 Catagni 等人许可转载，Clin Orthop Rel Res,2011,469:1175–1180, Springer）

Changulani 等人报告了 Taylor 或 Ilizarov 技术成功治疗的 8 例肢体，但根据更广泛使用的选择标准，他们的确选择性地使用了早期 Syme 截肢 [118]。患者足部只有 1 条或 2 条足线，则认为该患者的足是无功能的，并在 2 岁以下进行 Syme 截肢术。患者有 4 条或 5 条足线的则认为是该足具有功能性，并进行了肢体重建，而那些有 3 条足线的患者需用 2 种方法进行详细评估。在骨延长术前，已进行软组织手术对齐足和腿，这类手术如腓骨原基切除、后外侧软组织松解和足居中。他们证明了环形支架对于轻度腓侧半肢畸形儿童的肢体重建具有价值。表 6.6 概述了腓侧半肢畸形的治疗注意事项。

表 6.6 腓侧半肢畸形的治疗注意事项

事项	内容
胫骨畸形	可包括胫骨关节面倾斜的远端外翻和骨中 procurvatum（前顶点矢状面成角）
胫骨缩短	—
踝关节不稳	由于腓骨远端缺如和胫骨关节面倾斜的缩短 / 近端移位
马蹄外翻或马蹄内翻足畸形	由于跟腱和外侧跟腱或内侧肌腱的跟腱短缩和挛缩，以及距下 / 距跟骨桥与两骨处于变形位置
受累足线数	—
受累侧股骨短缩程度	胫骨畸形需要矫正，以提供一个横向或水平的胫骨远端关节面，以获最佳的负重。远端截骨术去除楔形骨，矫正外翻变形（内翻截骨术）和持续矢状面 procurvatum，并通过短缩减少或消除肌腱延长的需要。截骨术采用斜侧钢板内固定。 骨干中段成角一般用截骨术矫正，通过外固定物对齐固定
	在踝关节对齐矫正后，通过牵张延长来矫正胫骨短缩。延长过程可能需要重复一次或多次，直到骨骼成熟。使用开放生长板进行牵张成骨术时，胫骨延长也会导致生长放缓，这必须考虑长度预测和手术时机的因素
	踝关节不稳是由几个因素引起的，需要通过手术治疗来解决。（腓骨的）外踝可能完全缺如，位置比正常更近，或仅表现为一个坚固的纤维软骨栓系和抵抗胫骨远端骨骺生长板。每项表现都有限的踝关节外侧支持和偏好外侧倾斜以及踝关节和足移位。胫骨远端截骨术使关节面水平，从而增加踝关节的稳定性。 减少或矫正这种畸形的其他措施包括松解胫腓远端韧带附着物，甚至如果远端前胫韧带仍然构成变形力，则移除远端前胫韧带
	马蹄外翻足畸形是腓骨侧半肢畸形最常见的足畸形。跟腱延长术可以克服马蹄足位置，从胫骨远端截骨术中取出足够的骨以松解跟腱，从而免去延长跟腱的需要。截除骨也可以消除外侧（腓骨）或内侧（胫骨后肌和胫骨前肌）肌腱延长术的需要。重度马蹄足的跗骨与距骨先天骨桥，跟骨移位到外侧，进而向外翻倾斜，同样距下截骨术矫正，使这些跗骨长轴沿中线对齐。有时骨桥易诱发马蹄内翻畸形，同样行距下截骨术矫正。然而，即使足本身倾斜内翻，胫骨远端关节面仍向外翻倾斜
	足射线数量影响是否取得长期良好效果。外侧两条射线的缺失，想要获得一个可接受的效果更加困难，而那些有 4 条或 5 条射线的患者对干预反应良好。一些组根据多于或少于 3 条射线来判断预后（只有 3 条射线的患者中约有一半对干预反应良好）

注：虽然称这种疾病为腓侧半肢畸形，但治疗注意事项主要与腓骨无关；必须考虑受累侧股骨短缩的程度，因为几乎所有腓侧半肢畸形的患者也伴有一定程度的股骨缩短；儿童时期可能需要多次手术，使足跖行、平衡、负重，并使受累下肢的长度与对侧下肢相等。最佳的治疗基于改进的外科技术与对于畸形的病理解剖的全面认识；更精细的手术技术和对病理解剖学更好的理解有助于实现使足具有功能性，跖行、无痛、能够负重，并使下肢长度差异降低至最小或无差异；许多中心仍然支持对在开始行走时就是重度畸形的患者，初步计划进行早期截肢和安装假肢，但许多外科医生和家人极力保肢，许多国家强烈反对截肢。

参考文献：1. Paley D. J Child Orthop, 2016,10;557–583.
2. McCarthy et al. J Bone Joint Surg Am, 2000,82:1732–1735.
3. Patel et al. J Bone Joint Surg Am, 2002,84:317–319.
4. Catagni et al. Clin Orthop Relat Res, 2011,469;1175–1180.
5. Shapiro F. J Bone Joint Surg Am, 1987,69:684–690Birch et al, J Bone Joint Surg Am, 2011,93:1144–1151.

四、先天性胫骨发育异常（肢体缺陷）；胫侧半肢畸形

1. Jones 等人的分类

胫骨部分或完全缺如称为胫侧半肢畸形。这些疾病很少见，且明显比腓骨异常更少发生。受累腿明显缩短和弯曲、膝盖屈曲挛缩、足内翻僵硬。根据 Jones 等人的界定，确定并分类了 4 种基本模式[119]（图 6.24）。在Ⅰ A 型中，胫骨完全缺如，股骨下骺明显发育不良。在Ⅰ B 型中，胫骨也完全缺如，但股骨下骺正常。这种区别很重要，因为正常的股骨远端意味着可能有胫骨近端骨骺，由于它是软骨并伴有延迟骨化，所以在新生儿和 1 岁时不明显。鉴别非常重要，因为存在胫骨近端可以保留膝关节，这对于安装假肢非常有帮助。这也指出了早期 MR 成像在识别软骨方面的当前价值。在这两种情况下（Ⅰ A 型和Ⅰ B 型），腓骨相对于其正常位置向外侧突起，使胫骨近端出现。在Ⅱ型中，胫骨近端上部骨骺存在，本来就是干骺端的一小部分，但其余胫骨远端部分未形成。膝关节保留很重要。在Ⅰ型和Ⅱ型中，在内翻足趋于僵硬，即使反复进行手术也很难矫正。在Ⅲ型中，胫骨近端缺如，但远端 1/3 存在。这意味着保留了踝关节及其功能。在Ⅳ型中，胫骨和腓骨之间明显分离，距骨向上移位进入间隙，胫骨远端 1/3 缺失。胫骨最远端段趋于内弯。在Ⅳ型畸形中，膝盖结构良好，但距骨近端在已分离的胫骨和腓骨之间半脱位。

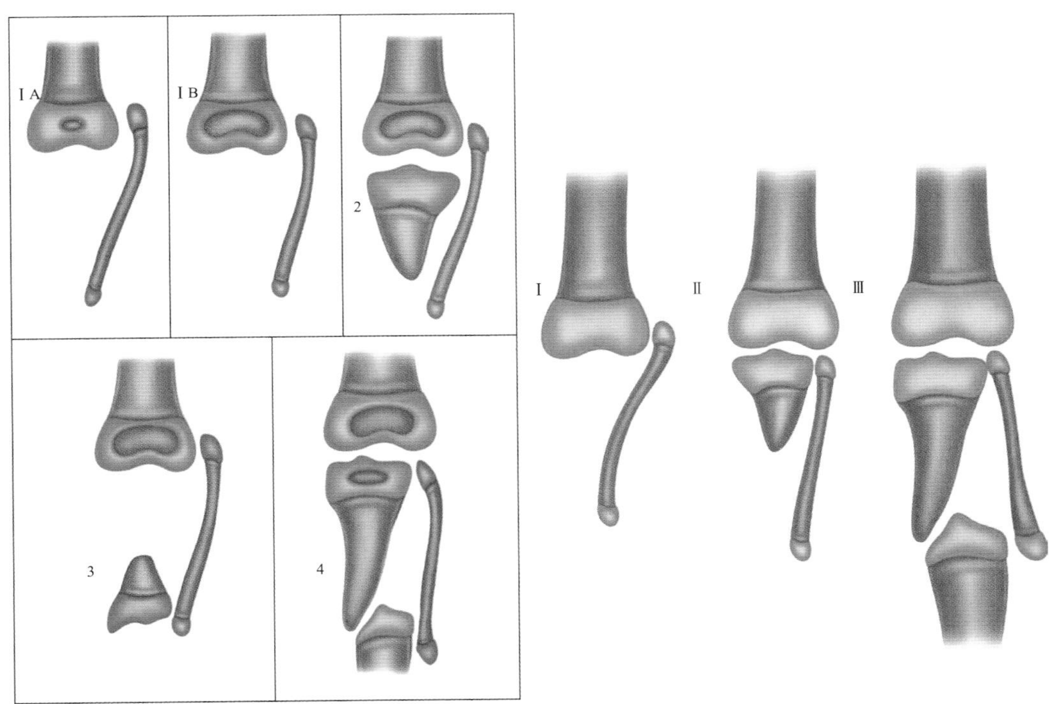

图 6.24　Jones 等人和 Kalamchi-Dawe 分类基本概述了胫侧半肢畸形的范围。尽管最近 Weber 和 Paley 已经提出了更详细的分类，但以前的分类仍需了解，因为大约在 2005 年描述较新的分类之前，治疗干预和效果评估使用了这两组分类。（a）Jones 等人对胫侧半肢畸形的分类（左）有 4 种类型。左上，Ⅰ型胫骨完全缺如，股骨远端骨骺发育不全，称为 Jones Ⅰ A 型以及远端股骨发育良好，称为 Jones Ⅰ B 型。右上，胫骨部分存在，指近端部分，称为 Jones Ⅱ型。左下，胫骨部分也存在，但远端节段存在，称为 Jones Ⅲ型。右下，胫骨和腓骨远端分离（脱离），胫骨远端发育不全，距骨近端在胫骨和腓骨下端之间脱位。（b）Kalamchi 和 Dawe 的分类如右图所示。Ⅰ型（左）胫骨完全缺如，腓骨近端 / 外侧脱位，Ⅱ型（中）胫骨近端长度不同，远端发育不全，腓骨接近其正常位置，Ⅲ型（右）有在联合（分离）处胫骨和腓骨远端分离的胫骨远端发育不良，距骨近端位置在远端之间

Ⅰ型病变通过早期膝关节离断术和安装假体肢进行治疗。如果可以保留膝关节功能良好，人体修复术是有帮助且更有效的。在保留膝关节的情况下，胫腓融合术有助于增加有效单骨量。对于Ⅳ型畸形，腓骨跟骨融合术可能有助于挽救踝关节。尽力挽救足部，但即使频繁进行手术，也难以矫正内翻畸形，并且在一些异常中缺少踝关节，可导致进行 Syme 截肢术安装稳定的假肢。Syme 和 Boyd 截肢术使远端肢体装进负重假肢中。

2. Schoenecker 等人回顾 71 例肢体

Schoenecker 等人使用 Jones 等人的分类方法，研究了 57 例先天性胫侧半肢畸形患者的 71 例肢体 [120]。有 33 例Ⅰ A 型肢体，有 6 例Ⅰ B 型肢体，有 15 例Ⅱ型肢体，有 7 例Ⅲ型肢体，有 10 例Ⅳ型肢体。在Ⅰ型或Ⅱ型缺陷的 54 例患者中，有 22 例行膝关节离断术，25 例行 Syme 截肢术，1 例行 Chopart 截肢；在这 2 种异常中，只有 6 例足保留。在 17 例Ⅲ或Ⅳ型缺陷患者中，有 9 例行 Syme 截肢术，4 例行 Chopart 截肢术；在这 2 种变形中，有 4 例都保留足。他们报道了，57 例患者中有 56 例可以独立行走。就短缩程度而言，即使努力尝试重建重度胫侧半肢畸形，也非常困难，胫骨近端或远端不足，无法进行有意义的膝关节或踝关节重建，腿骨（胫骨）大部分或全部缺如，只留下狭窄的腓骨可供修复，以及僵硬的内翻足畸形。

3. Kalamchi 和 Dawe 分类

Kalamchi 和 Dawe 简化了分类，界定了 3 种类型 [121]。Ⅰ型，胫骨完全缺如；Ⅱ型，胫骨远端缺如；Ⅲ型，胫腓分离远端缺如。腓骨一直存在，但在Ⅰ型中，股骨近端和外侧到远端半脱位，Ⅱ型中有时也出现类似的位置。在Ⅰ型中，这种疾病也总是与明显的膝关节屈曲挛缩、腿部可变旋转以及明显的足内翻和足内收畸形相关。远端股骨通常发育不全，伴有远端骨骺的骨化中心明显迟缓。在计划手术矫直或消融时，需注意四头肌的功能状态，膝关节屈曲挛缩的严重程度，以及足部的位置和功能。Jones 等人强调在这三者中，尽管腓骨常位于（Ⅰ型和Ⅱ型）膝关节正常位置的近端，腓骨的形态和发育相对正常 [121]。胫骨节段比它在出生时的节段大，因为它作为软骨表现出延迟骨化。仔细的临床检查和其他形式的影像学检查对清楚界定新生儿的解剖结构很重要。

他们评估了 24 例肢体的治疗情况：10 例Ⅰ型肢体，11 例Ⅱ型肢体，3 例Ⅲ型肢体。他们最终的治疗方案包括Ⅰ型肢体的早期膝关节离断术；Ⅱ型肢体的胫腓骨性连接，为了改善功能保膝，保足或 Boyd 截肢术，将跟骨与远端腓骨融合；对于Ⅲ型肢体，跟骨腓骨融合术是达到足稳定，如果有必要，进行远端胫骨 – 距骨 – 腓骨分离融合术，之后根据Ⅲ型肢体需要，进行 Boyd 截肢术。每一种方法的设计都是为了使肢体适应假肢，优化假肢和使其独立行走。

4. Weber 分类

Weber 通过强调所见病例的广泛差异性，对胫侧半肢畸形进行了广泛的分类，以便帮助手术干预 [122]（图 6.25）。该分类基于 63 例患者的 95 例肢体。他定义了 7 种类型的胫骨疾病，Ⅲ到Ⅶ型各有 2 个子组（共 12 个组）。以前的分类是基于影像学表现，同时强调包括超声和 MR 成像研究的必要性，以确定软骨原基、胫骨、腓骨成分缺如或存在。详细的分类不仅对评估病理解剖学很重要，而且对手术治疗具有指导意义。他将完整但未充分发育的胫骨定义为 hypoplasia，将胫骨的骨性（骨质）部分缺如定义为 aplasia，胫骨完全缺如定义为 agenesia（agenesis）。评估包括测定胫骨的软骨原基是否存在；这代表子组 a = 软骨原基存在，b = 软骨原基缺如。

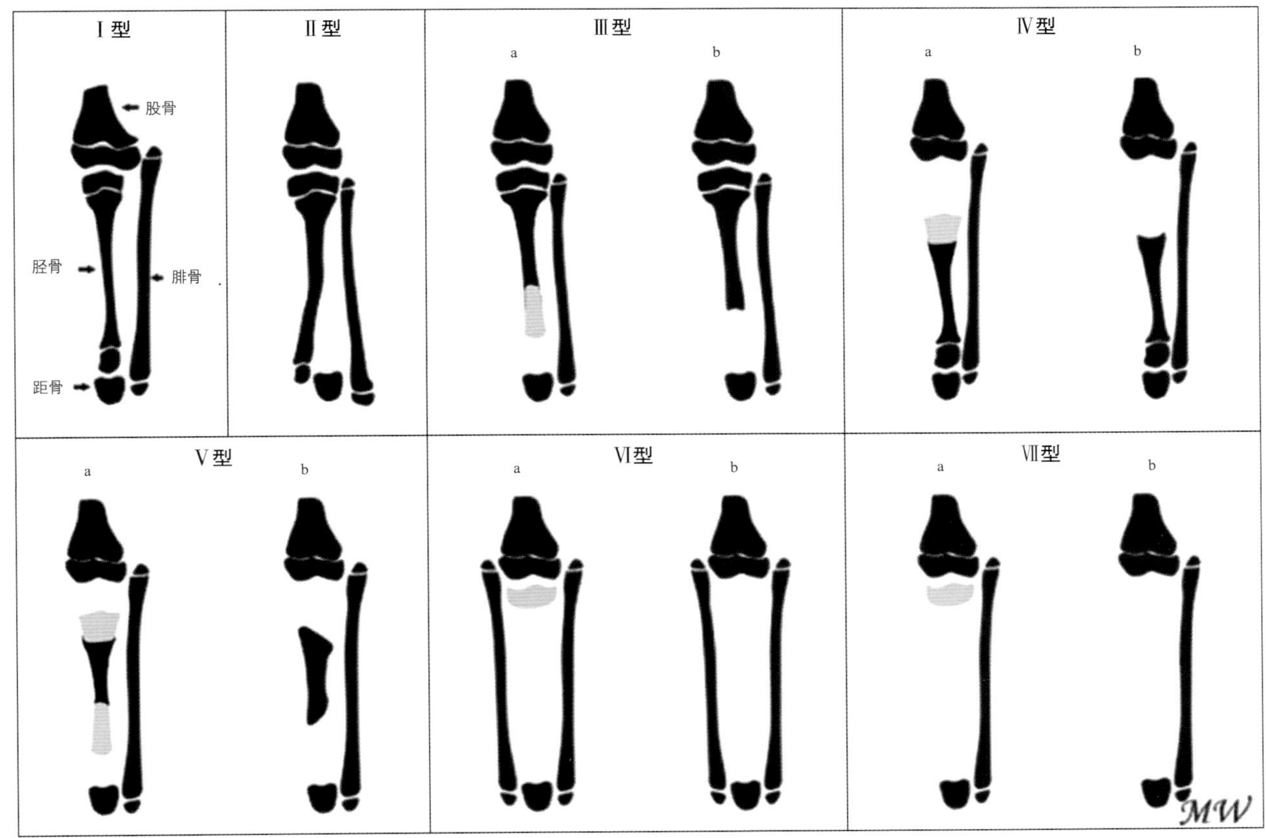

图 6.25　示关于胫侧半肢畸形 Weber 分类。旨在提供比以往更详细的分类，针对受累肢的矫正手术给予指导手术矫正（经 Weber M. 许可转载，J Child Orthop,2008,2:169–175, Springer）

分类如下：Ⅰ型，胫骨发育不全；Ⅱ型，分离（胫骨和腓骨远端），距骨相对近端移位至踝关节间隙；Ⅲ型，远端发育不全，踝关节区远端胫骨部分缺失（a = 软骨原基存在，b = 软骨原基缺如）；Ⅳ型，近端发育不全，膝关节区胫骨部分缺如（a/b）；Ⅴ型，双局灶发育不全，胫骨远端和近端部分缺如（a/b）；Ⅵ型，双腓骨发育不全（a/b）；Ⅶ型，单侧腓骨发育不全（a/b）。

Weber 记录了他所研究小组的类型诊断，Ⅶ型，61%；Ⅲ型，15%；Ⅰ型，6%；Ⅴ型，6%；Ⅱ型，5%；Ⅳ型，3%；Ⅳ型，3%。前两个最常见的组占所有患者的 76%。

Weber 还提出了一个更广泛的分类，包括髋关节、股骨、髌骨、腓骨、足部、胫骨。腓骨分级为正常、发育不全、发育不良。足分级为Ⅰ，5 条所有足线均正常；Ⅱ，存在 3 条和 4 条足线；Ⅲ，只有 1 条和 2 条足线存在。

5. Courvoisier 等人，Ilizarov 治疗

Courvoisier 等人回顾了采用 Ilizarov 技术治疗的 9 例先天性胫骨纵向缺陷（Ⅰ型或Ⅱ型，Jones）的病例[123]。评估患者的平均随访时间为 18 年（4~32 年）。Ⅰ型缺陷的平均最大膝关节屈曲度为 35°（0°~90°），Ⅱ型缺陷的最大膝关节屈曲度为 118°（90°~140°）。只有 1 例患者接受了截肢手术，而 1 例进行了膝关节融合术。Ilizarov 技术逐步矫正良好。胫侧半肢畸形的病例如图 6.26 所示。为了接近正常肢体长度和增强负重能力，将较小的胫骨近端骨与肥大腓骨进行融合也具有价值（图 6.27）。表 6.7 详细概述了胫侧半肢畸形。

a

胫侧半肢畸形不同分类的比较

Kalamchi 和 Dawe 分类。类型Ⅰ：胫骨完全缺失；类型Ⅱ：胫骨近端呈骨化碎片或软骨原基，但胫骨远端发育不全；类型Ⅲ：胫骨远端发育不良伴胫腓骨韧带联合分离（分散）。

Jones 等的分类。Ⅰa 型：足月时 X 线片未见胫骨，无软骨原基；Ⅰb 型：足月时 X 线片未见胫骨，但存在胫骨近端软骨原基；Ⅱ型：出生时胫骨近端骨化可见，但胫骨远端未见；Ⅲ型：出生时胫骨远端骨化可见，但胫骨近端缺失；Ⅳ型：胫腓骨远端分叉伴距骨近端移位。

Weber 分类。Ⅶb 型：无软骨原基的胫骨近端发育不全，但具有单腓骨；Ⅶa 型：有软骨原基的胫骨近端发育不全，但有单腓骨；Ⅲa、Ⅲb 型：有 / 无软骨原基的胫骨远端发育不全；Ⅳa、Ⅳb 型：有 / 无软骨原基的胫骨近端发育不全；Ⅱ型：远端踝关节分离；Ⅰ型：胫骨发育不全；Ⅴ型：有 / 无近端软骨原基的胫骨两端发育不全；Ⅵ型：有 / 无近端软骨原基的胫骨发育不全和具有双腓骨。

Paley 分类。Ⅴa 型：胫骨完全缺失，但髌骨存在；Ⅴb 型：胫骨、髌骨及自动集中的腓骨均完全缺失；Ⅴc 型：胫骨完全缺失，无髌骨，且腓骨脱位；Ⅳb 型：胫骨远端发育不良和伴近端骨骺骨化延迟的骨骺缺失；Ⅱc 型：胫骨部分或完全延迟骨化（软骨原基），且胫骨远端骨骺缺失；Ⅳa 型：膝关节和胫骨近端存在，胫骨远端从骨干水平完全缺失，尖骨末端经常被皮囊覆盖；Ⅲa 型：膝关节和胫骨近端存在，胫骨平台缺失，内外踝均存在；Ⅲb 型：膝关节和胫骨近端存在，胫骨平台缺失，内外踝存在，皮肤裂隙将胫骨远端和腓骨分离；Ⅰ型：无缺陷的胫骨发育不良，胫骨近端外翻（膝外翻），胫骨平台存在且正常；Ⅱa 型：发育良好的胫骨远端骨骺与胫骨近端骨骺分离，胫骨平台存在但发育不良；Ⅱb 型：三角形胫骨，近端和远端生长板通过骨骺支架相连，踝关节和膝关节定向不良，且踝关节发育不良。

* Kalamchi 和 Dawe 以及 Jones 等的分类是从胫骨完全缺失开始，以胫腓骨远端分离结束。为了进行比较，我们也列出了从胫骨完全缺失开始的 Weber 和 Paley 分类，尽管作者使用了非常不同的畸形顺序和数字分类。

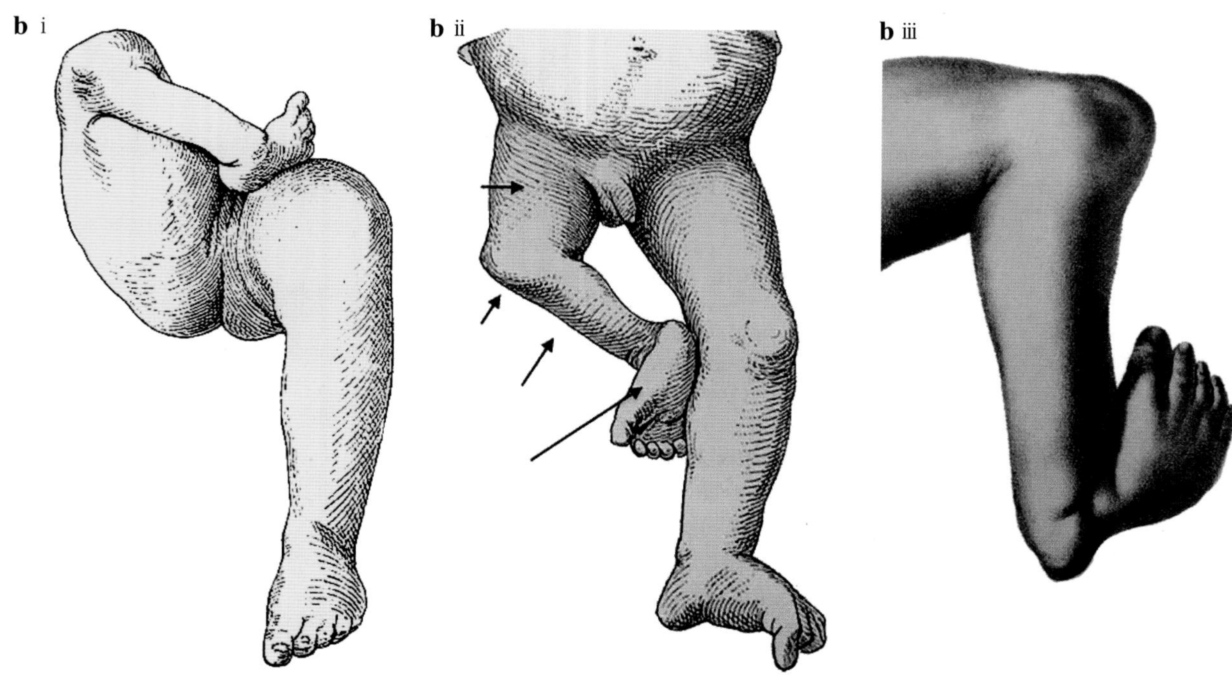

图 6.26 （a,b）

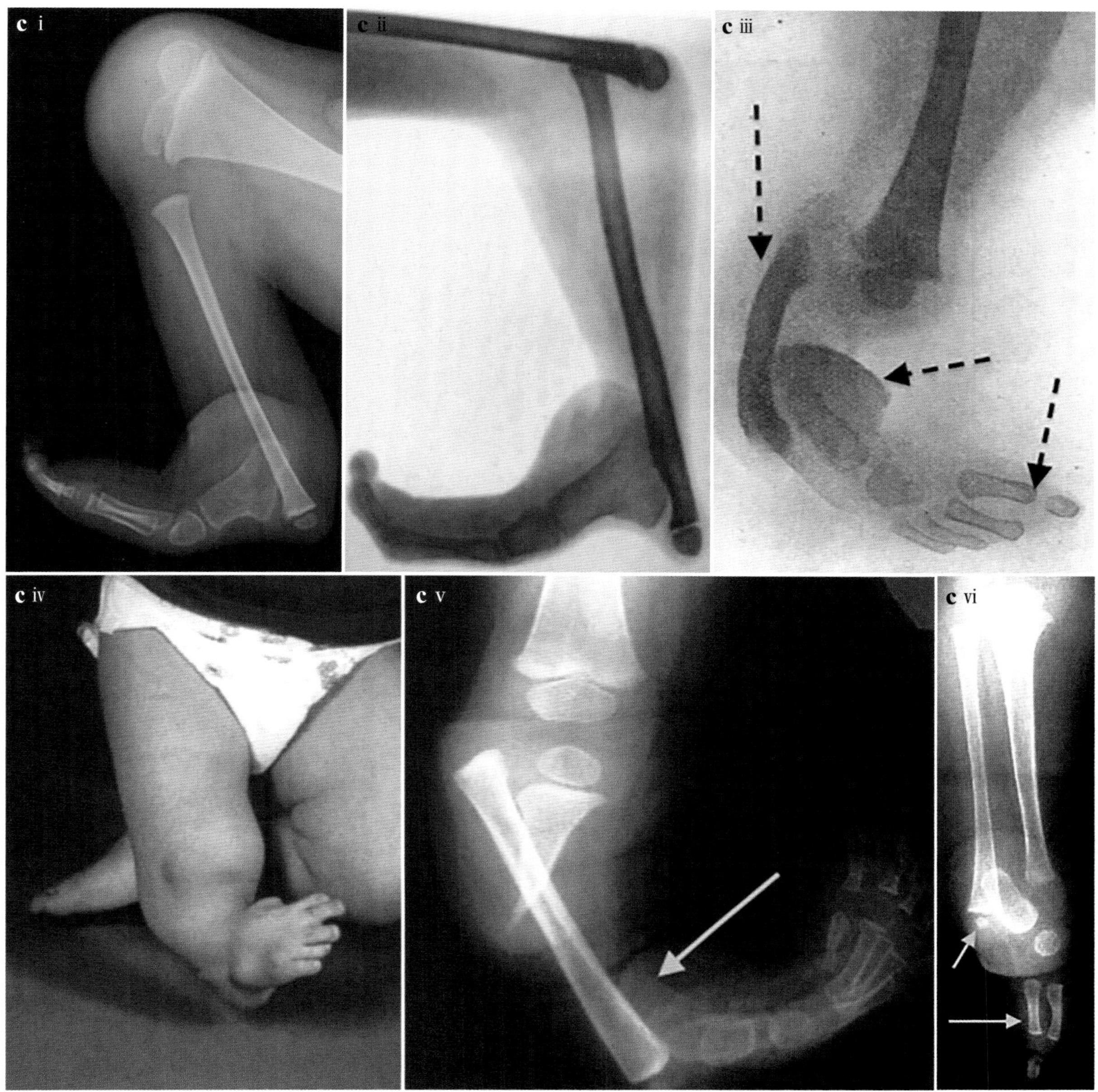

图 6.26　图示胫侧半肢畸形的形式范围。（a）比较了常提及的关于胫骨半肢畸形的四种分类。2000 年之前的研究使用 Jones 等人和 Kalamchi-Dawe 分类来评估治疗与效果。随着不断强调某些变形的矫正手术，为了更好的界定变化的范围，形成了 Weber 和 Paley 的分类（经 Kaplan-List K 等人许可转载。Pediatr Radiol,2017,47:473–483, Springer）。（b）胫骨缺如（胫侧半肢畸形）的早期报告的图片突出了缩短和相关畸形的严重性。（b ⅰ）说明①膝关节屈曲 – 内收畸形，②腿节段短缩，③明显的足内翻畸形（b ⅱ）说明①短腿；②足内翻畸形；③膝关节屈曲 – 内收畸形；④大腿短缩。（b ⅲ）显示膝关节屈曲畸形、短腿、外踝突出和足内翻畸形（转载自 Billroth Th,Arch Klin Chir,1861,1:251–258）。（c）X 线片突出胫侧半肢畸形在不同类型中的表现。在这些 X 线片中，严重的膝关节和足部挛缩和畸形以及不同的 X 线投影形成了极为"非解剖学"的关系。（c ⅰ）显示无胫骨直腓骨的下肢和重度足内翻畸形（经 Paley D 许可转载，J Child Orthop, 2016,10:529–555）。（c ⅱ）显示胫骨缺如，胫骨近端前后移位，两端骨骺正常的直腓骨，重度足内翻畸形，距跟骨骨桥。足畸形严重的，足背会靠在地板上（经 Schwarzweller F 许可转载，Arch Orthop Unfall-Chir,1939,39:40–419, Springer）。（c ⅲ）显示胫骨缺如伴（虚线箭头）腓骨弯曲、足内翻畸形、距跟骨骨桥和前足异常。（c ⅳ）右侧为临床表现；左侧仅存在较小的胫骨近端，腓骨直移位至外侧股骨髁的外侧。而股骨远端和胫骨近端骨骺发育良好。（c ⅴ）显示胫骨和腓骨远端分离。腓骨远端骨骺发育良好，但胫骨远端发育不全。距骨在两个长骨端之间向近端移位（经 Spiegel DA 等人许可转载，Int Orthop 2003;27:38–342, Springer）

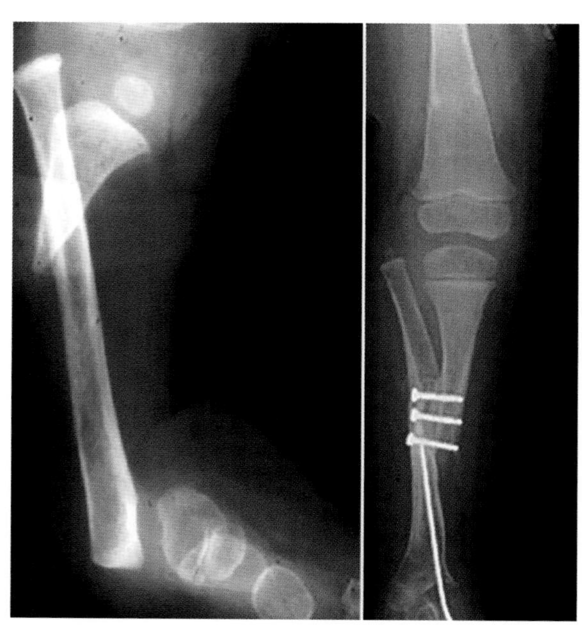

图 6.27 股骨近端极短的胫侧半肢畸形的常见手术治疗通常包括胫骨近端骨段与腓骨肥大融合（经 Courvoisier 等人许可转载，Orthop Traumatol Surg Res,2009,95:431–46, Elsevier Masson）

表 6.7 胫侧半肢畸形概述

概述	具体表现
背景信息	下肢大量缩短，包括一些股骨缩短；膝关节屈曲和内收畸形；足内向（内翻）
	疾病往往是一种遗传综合征的一部分，如 Langer-Giedion 综合征，约 60% 的病例与先天性异常有关
	常为双侧，相对侧严重程度不同，常伴有上肢受累（手裂），常伴同侧股骨缩短，多见右侧受患，男性和女性受累
	足部可能跖骨很少（缺陷），但更常见的是骨过多（重复，多余），如大于五个跖骨以及和大于五个脚趾；常见骨性结合
	胫侧半肢畸形较腓侧半肢畸形更少见（最常见的是长骨缺陷），但出现时则更加严重
病理解剖学	骨：①腓骨——始终存在，从近端到远端结构完整；两端的骨骺，通常近端移位，膝关节外侧和后侧胫骨完全缺如；当胫骨近端存在时，移位通常较少；可能弯曲，凸面指向侧面或可能是直的，通常在开始行走前会比正常情况下更宽，然后在行走时肥大；②胫骨——可能完全缺如，由附着于骨端软骨的腓骨对侧致密纤维带取代，或完全没有明显的组织，当部分缺如时，近端通常存在且很小，远端发育不全；有时胫骨中段或远端仅部分存在（短骨 / 软骨段），胫骨近端软骨原基可能到出生数年后才会骨化；③足——由于胫骨远端、内踝缺失使踝关节内翻，马蹄内翻足与肌腱紧绷相关，内弯曲，外侧凸，膝关节、足畸形缩短，可使足内靠近股内侧；通常有过多的跖骨，多脚趾（多手指，重复），较少出现射线 / 趾骨缺如（缺陷），足内侧射线缺如；跗骨内可能缺如（舟骨，楔形骨），常见跗骨骨桥（距跟骨、距跟骨 – 舟骨），常见局限性趾骨骨性连接；④髌骨——可能存在或缺如；如果存在，它可能错位和 / 或畸形；⑤股骨——受累侧轻度 / 中度短缩；远端髁可能发育不全，伴有小的次级骨化中心（远端发育不全）
	关节：膝关节——屈曲 – 内收挛缩；胫骨部分缺如，髌骨和股四头肌的伸肌机制可能完整；髌骨缺如通常表明伸肌机制缺陷；腓骨近端向外侧 / 近端和后端移位，胫骨完全缺如，但可形成带囊的股骨 – 腓骨关节；这个关节可能位于股骨外侧髁下方或外侧壁；大部分半月板和交叉韧带缺如；3 踝关节——足内翻；马蹄内翻足畸形（畸形足）；腓骨远端在距骨外侧形成真正的关节囊，或缺如，则与上外侧跟骨形成关节囊；胫腓骨远端增宽完全硬化（分离）和两长骨之间距骨近端半脱位

（续表）

概述	具体表现
	软组织：①胫骨完全缺如——可能无任何组织，也可能被骨端软骨的邻近腓骨的硬化纤维带所取代，并通过“骨间”膜持续附着在腓骨上；②胫骨部分缺如——几乎近端一直存在（大小不一）和远端发育不全，近端节段可能是骨性（在适当的时候骨化），但以非骨化软骨保留数年；在部分病例中，很少出现胫骨中部或远端；③肌肉群——（ⅰ）缺如，（ⅱ）存在和正常外观（由于骨性结构改变，插入受限），和（ⅲ）少数种类中可见肌异常；④膝关节以上或从腓骨上正常的肌肉可能在骨性改变的区域插入邻近肌腱、薄膜或骨；肌肉通常来自骨骼缺失，而肌肉本身也缺失
	血管和神经：正常；“动脉排列比较正常”；可识别的主要血管 / 神经仅受周围骨骼和肌肉的限制或改变；一些运动机能；感觉完好
	下肢长度差异：骨骼成熟时最大程度可达到接近 18~20 cm；主要原因是胫骨，但也有一些股骨短缩
胫侧半肢畸形的治疗方案	分型：认识 4 个基本分类（Kalamchi-Dawe, Jones, Weber, Paley）；老式（KW, Jones）更简单，但用于回顾性评估；新式（Weber, Paley）复杂但包括多种变化，旨在指导更积极的手术干预
	计划治疗时要需考虑：髌骨——存在或缺如；膝关节——四头肌机制存在或缺如，评估活动范围、挛缩；胫骨——表现为骨骼或软骨原基（超声或 MRI 评估），短缩的程度；腓骨——就股骨的关系，位于膝关节，位于踝关节；踝关节——评估活动范围，距骨位置；足——内翻畸形（内翻），马蹄内翻足与畸形足位置相似，评估硬化程度；下肢长度差异——包括股骨长度评估，测量整个下肢当前差异以及骨骼成熟时差异预测 [将根据Ⅰ型（Shapiro）发育模式]
	①根据上文已列的注意事项，并结合各种分类进行治疗，如可能，在出生第一年决定的初步治疗入路包括在早期截肢和成长期间，在手术干预阶段最大限度地提高肢体可用性；②早期截肢，通常行膝关节关节离断术，安装假肢；相关的股骨短缩仍然在对侧膝关节水平保留所需假体关节；③目前可用结构的手术最大化，手术包括股骨下腓骨集中（股骨－腓骨置换术），以作为主要负重结构 [Brown procedure, 1965; described also by Myers in 1905, 1910, and Simmons et al.in 1996]；④胫腓骨融合术转变单腿骨、牵张成骨术延长腓骨（或胫骨 / 腓骨）、横向牵张成骨术使腓骨横向增宽、胫腓远端分离或并入踝关节融合矫正、通过软组织松解 / 延长或应用外固定架矫正克服挛缩及以改善膝关节和或踝关节位置（Ilizarov）、马蹄内翻足（“畸形足”）矫正采用软组织松解 / 延长或外固定架矫正（Ilizarov）、通过切除额外脚趾（消除肿胀）确保足跖行及具备穿鞋的能力；⑤腿部结构最大化后行足截肢术：以上已列手术可使腿部结构最大化，但踝关节 / 足的问题可能无法完全矫正，行踝关节离断术 Syme（或 Boyd/ 改良 Boyd）截肢术；Syme，去除双踝的踝关节离断术

7

第七章　足踝发育障碍

第一节　足踝发育：胚胎期、胎儿期及出生后

一、早期发育

胚胎在子宫内第5周时足部的分化显著。到第5周结束时，间叶组织融合，导致了跗骨原基的形成（即最早的发育模式）。紧接着组织分化为前软骨和后软骨，足部除小趾远节趾骨外，所有骨骼要素在7周时开始软骨化。到了第二个月底，所有的骨轮廓渐次清晰[1-3]。在胚胎期结束时（8周），均匀的间区发育在踝关节和所有跗骨、跗骨–跖骨、跖骨–指骨以及趾间关节之间，三层间区最早发育在踝关节和跖–趾关节处。9~11周时（胎儿早期），足部大多数关节可见带血管蒂滑膜组织的空腔形成，一个由近及远的发育过程开始了。在胚胎期结束时（8周），足部在大多数细节上已与成人相似。胚胎期第7周时，（除小趾远节趾骨外）足部所有最终将变成骨头的要素已经开始软骨化。骨骼要素畸形（比如跗骨融合）在早期即已形成。在8周龄左右，间区吸收阶段开始前，踝关节和足部其他关节的关节面就已经达到高度分化。Hesser注意到，甚至在关节空腔形成前，踝关节的关节表面就已经达到了高度分化[4]。距舟关节和跟骰关节也在非常早期时就接近于终形态。Straus也表示，足部关节在子宫内第9周时初步成形[5]。间区空化形成滑膜关节的过程，从脚踝开始，向远端发展，最终在趾间关节形成。O'Rahilly等进一步分析了足部的骨骼发育[6]。Gardner等已经充分研究和描述了人类足部的出生前发育，他们分析了大量与发育相关的文献，同时评估了184例人类胚胎和胎儿。

二、足骨血运重建及骨化

软骨管首先出现在距骨和跟骨，然后再出现在其他跗骨。一些观察者注意到，距骨首先有软骨管，起源于跗骨窦。跟骨是第一个骨化的跗骨。在6月龄后的所有标本中，均可见由软骨内化骨形成的跟骨骨化中心。跟骨下侧的骨膜骨形成经常是第一骨位，但是通常中心软骨内化骨最先形成。跟骨后隆突形成于6~10岁，到17岁时融合。通过软骨内机制作用，男性在7个月时开始出现距骨的宫内骨化，这比起跟骨则要晚4个月。骨化中心位于跟骨的几何中心形成，被称为“中央骨化中心”。女性的骨化中心比男性要早出现几周。在大部分标本中，软骨内中心与跗骨管顶部的骨膜层相连。

骰骨是下一个骨化的跗骨，在女性出生前和男性出生后都是从单个细胞核开始的，尽管它实际上是

第一块软骨化的跗骨。其他出生后的跗骨骨化：第一年外侧楔骨（第三楔骨），第三年内侧楔骨（第一楔骨），第四年中间楔骨（第二楔骨）及足舟骨。跖骨：骨轴中心出现在第 8~10 周（产前），第一和第二跖骨首先骨化，接着是第四和第五跖骨，最后是第一跖骨。3~5 岁的时候，跖骨骨骺就会骨化。趾骨：骨轴中心出现在胎儿期 – 首先是远节趾骨（第 2 个月月底），接着是近节趾骨（第 3~4 个月），然后是中节趾骨（第 4 个月）。

骨骺中心在第 3~5 岁时出现。跖骨是两端由软骨形成的长骨，但只有一端有骨骺和次级骨化中心。第一跖骨的骨骺在近端，而第二至第五跖骨的骨骺在远端。趾骨也有一个骨骺和次级骨化中心，但都在近端。

三、足踝胚胎和胎儿期发育的其他观察

关节　随着胚胎发育的进行，均匀的间区变成三层，中间层出现空腔，滑膜组织随后排列在空腔内。较大足踝关节的空腔形成通常在 6~7 周龄开始，但是较小关节直到胎儿早期时才出现空腔。

籽骨　第一跖趾关节跖面的籽骨在胎儿期开始不久后就开始软骨化。籽骨很少见于其他跖趾关节。

软骨管　软骨管于胎儿期在足部所有的骨骼要素出现。软骨管的出现，既不表示马上就会出现骨化，也不表示接下来会出现软骨化或骨化。

异常融合　一般情况下，足骨间异常融合最先出现的是软骨结合。在北美和欧洲的一些人群中，小趾（第 5 趾）的中、远节趾骨融合率高达 30%~45%。伴有软骨雏形连续性的距骨和跟舟骨融合（称为“联合”）形成于胚胎早期。它们不太常见，但一旦呈现，往往具有出生后临床意义，导致僵硬并伴有不适的扁平足。

四、足部描述性分区

部位　为了便于描述，足部被分为 3 个部位。这对于描述畸形部位和治疗方法具有临床价值。后足部包括距骨和跟骨，中足部包括舟骨、骰骨和 3 块楔骨，前足部包括跖骨和趾骨。后足部沿着横面与中足部分开，该横面为跗横关节又称“Chopart 关节 / 肖帕尔氏关节”，包含距跟舟关节和跟骰关节。中足部沿着横面与前足部分开，该横面为跖跗关节又称“Lisfranc 关节 / 利斯弗朗氏关节”，包含楔骨 – 跖骨（第 1 至第 3 块）和骰骨 – 跖骨（第四至第 5 个）两组关节（图 7.1.a,b）。就像上面列出的横面分离一样，有些人认为纵面分离也具有临床意义。沿着纵面，将足部的第三和第四跖骨、第三楔骨和骰骨、距骨和骰骨与同两个骨面相关的跟骨分开（图 7.1c）。内侧纵弓（或弓形结构）部分由第一至第三跖骨组成：全部 3 块楔骨、舟骨、距骨及跟骨，而外侧纵弓（或弓形结构）包含第四和第五跖骨、骰骨及跟骨（图 7.1d）。高足弓和足内翻畸形可被视为顶部或最凸出部分与一个或其他几个弓形结构的偏离。从内侧和外侧观察足踝骨的情况如图 7.1e 所示。

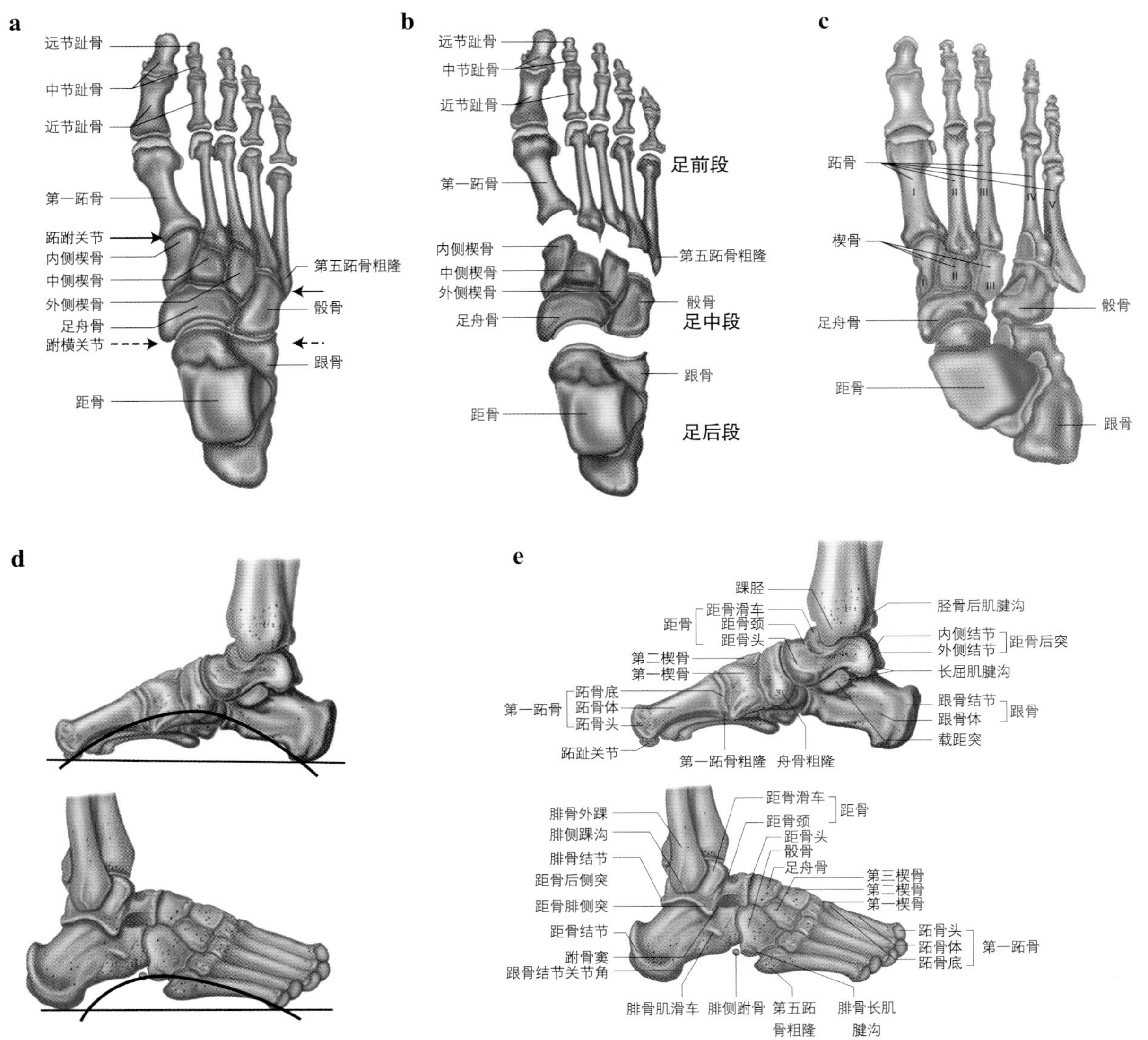

图 7.1 为了便于描述以及指示特定畸形的具体位置，可将足部划分为不同部位。(a) 足部前后观突出前足部（跖骨和趾骨）、中足部（足舟骨、3 块楔骨和骰骨）以及后足部（距骨和跟骨）。两个箭头代表各部位间的跖跗关节和跗横关节（经许可转载和修改自 Praktische Anatomie、von Lanz、 Wachsmuth, 柏林 , Springer–Verlag 出版社 ,1938）。(b) 此图中足部各个部位分离：H 表示足后段；M 表示足中段；F 表示足前段。其中，足前段可在跖趾关节处（a 图箭头）进一步分为近节和远节（经许可转载和修改自 Praktische Anatomie、von Lanz、Wachsmuth, 柏林 , Springer–Verlag 出版社 ,1938）。(c) 足部前后观突出内侧纵弓（第一至第三跖骨、3 块楔骨、足舟骨、距骨和跟骨）以及外侧纵弓（第四至第五跖骨、骰骨和跟骨）。跟骨被认为既属于内侧足弓又属于外侧足弓。解剖学上和功能学上认为足弓是经跖骨头到跟骨底的部位，因此不包括趾骨（转载自 Rauber 的《人体解剖学》第 2 卷，莱比锡 ,Verlag von Georg Thieme 出版社 ,1906）。(d) 足部内侧面观（上）及外侧面观（下）描绘足纵弓经跟骨底部至第一跖骨头（内测）及第五跖骨头（外侧）的部位（经许可转载和修改自 Praktische Anatomie、von Lanz、Wachsmuth, 柏林 , Springer–Verlag 出版社 ,1938）。(e) 足踝骨自内侧（上）和外侧（下）面显示（经许可转载和修改自 Praktische Anatomie、von Lanz、Wachsmuth, 柏林 , Springer–Verlag 出版社 ,1938）

关节活动度 在一项关于足踝部位的力学研究中，Hick 已经详细说明了足踝的关节活动度[7]。踝关节轴穿过距骨刚好在距跟骨关节上方，该运动是屈（跖屈）和伸（背屈）的一个动作，其范围是：屈 27°，伸 13°。背屈时有轻微左右滑动、旋转、内收或外展。距骨穹窿关节面的形状指示两条轴线。当关节背屈时（2/3 的范围）坡面向下向内，跖屈时则向上向内。其他的联合关节是距跟舟关节、由距跟舟关节和跟骰关节联合构成的跗横关节（肖帕尔氏关节）以及前侧跗跖关节。据 Hicks 所说“足部的所有活动和形状改变都是围绕轴线旋转的”。绕水平轴旋转为屈 – 伸，绕垂直轴为收 – 展，绕前后轴为旋前 – 旋后。当活动部位为小腿时，出现旋内旋外。绕斜轴旋转有复合名称，比如，旋前 – 外展 – 屈、旋后 – 内收 – 伸。

踝关节轴　背屈轴是关节在其活动范围内的延伸部分发生旋转时的轴，而跖屈轴则是其弯曲部分发生旋转时的轴。

跗骨间轴　两条跗骨间轴可同时使用，具体包括距跟 – 足舟轴、距舟轴和跟骰轴。中足部轴线经过由距骨头构成的球面中心附近。跗骨间轴对于足部左右运动至关重要，包括旋前、旋后、外展和内收。

跗骨 – 跖骨轴　前轴包含 5 条轴线，被定义为“中足前部的一个足趾单元”，比如，楔骨 + 内侧第三块跖骨，或者楔骨 + 外侧第二块跖骨。所有轴线均包含一个屈 – 伸组件。

Hicks 研究了位于每个轴线处的运动组合，初步评定了各关节的活动范围，即踝关节轴（背屈跖屈）50°，跟距 – 足舟关节轴 24°，跗骨间斜轴 22°、前后轴 8°，第 1 条轴线 22°，以及第 5 条轴线 10°（介值在第 1 和第 5 之间）。

所有足关节都被认为是屈戍关节（又称“滑车关节”），每个关节的运动平面都是由其内部结构决定。不同的肌腱，即使是斜向运动，也总是只产生以下两种运动的其中一种：即顺时针或逆时针绕轴旋转。像髋关节这样的球窝关节，其运动平面是由作用于它们的力的方向决定的。需强调下距舟关节独特的骨骼结构与功能。虽然距舟关节呈独立球窝形状，实际上它是两个不同关节的组合，在每个关节处都保留了简单的屈伸运动。它同时参与距跟 – 足舟联合关节与跟骰关节、跗骨间联合关节之间的运动。因此，足舟骨在跟骨上的旋转有 3 条不同的轴：距跟 – 足舟轴、其中的一条跗骨间轴以及斜轴和前后轴。

五、距骨跟骨夹角放射学测量

距跟角　在一些研究中，已经采用正位和侧位轴线测量了位于距骨和跟骨的纵轴之间的正常距跟角，但是不同研究甚至是同一研究中不同足部的差异性研究是非常了不起的。数值范围广泛。足跟前后位正常定位 X 射线显示距骨纵轴与第一跖骨相连，跟骨纵轴与第五跖骨相连。若距跟角在前后位轴线中显示较小，我们推断存在后跟内翻畸形，跟骨在距骨下倾翻。

马蹄足畸形在侧位轴线中也显示为距骨和跟骨纵轴之间的夹角变小，原因是跟骨前端倾斜向下。也可以说，距跟角是随旋后减小，随旋前增大。

距跟角在不同的研究中极其多变，甚至在正常足和畸形足中也多变。因此，很多人认为除了改变个别患者后续治疗和成长之外，它总体上没有多大帮助。即使考虑到生物多样性，也有几个原因导致测量范围广泛。侧位轴线测量是非常标准化的，包含了跟骨趾面与距骨中央纵轴之间的夹角（轴线通常居正位或背屈至中位拍摄）。但是，不同的观察者对于前后位片采用不同的参照物，观察方法类似，却并不完全一样。大部分人测量跟骨中央长轴和距骨之间的夹角，但是有一些则利用距骨内侧缘和跟骨外侧缘的夹角，两者均无须与中央长轴垂直或平行。从前后观上看多变足部和射线测量，幼儿不完全的骨化，马蹄内翻足畸形等不对称的距跟骨发育和定位，以及不同的测量基准等，都是造成困境的原因。最常见用于距跟内外侧夹角的测量轴如图 7.2a,b 所示。胫骨 – 跟骨角测量也常用于儿科年龄相关疾病判断（图 7.2c）。

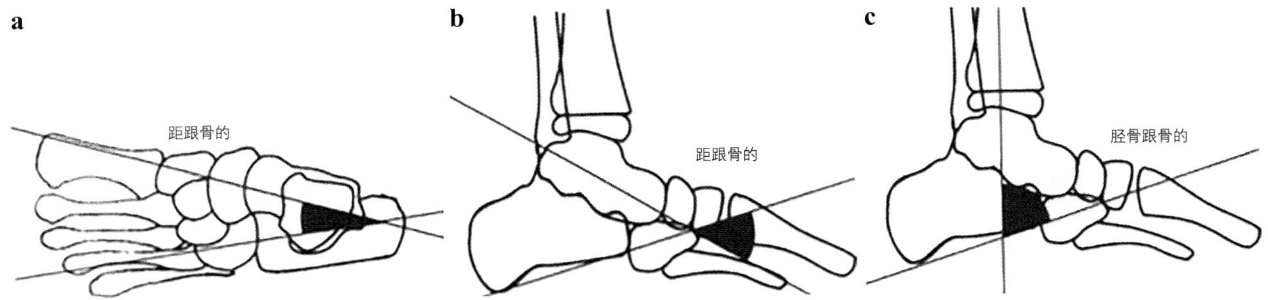

图 7.2　已经有许多方法可从轴线平片角度（含前后位和侧位）对足部定位进行测量。距跟角前后位和侧位摄影测量有助于评定正常足、畸形足、跖骨内旋以及先天性垂直距骨定位。由于某些研究在测量这些夹角时，对每一条轴采用的基准不同，故在比较各种研究数据时必须谨慎（见正文）。（a）示测量距跟角的前后位摄影。（b）示测量距跟角的侧位摄影。（c）胫骨 – 跟骨角的使用频率也很高。[图 a~c 经许可转载自 Petterson 和 Ringertz 的《足部 / 年龄夹角测量（放射学）》第 80 至 82 页“小儿放射学测量”, Springer 出版社 , 伦敦 ,1991]

畸形足或先天性垂直距骨的患儿，尤其是在 3~4 岁的时候，足部很难统一保持稳定和平衡。多变的畸形以及畸形骨头中不对称的骨骼沉积，所有这些都导致清晰解释困难。

最好的结果从正常儿童的标准轴线中获得，或者通过比较儿童的正常双足与单侧畸形足或垂直距骨获得。婴儿期的研究应尽可能标准化，研究应贯穿整个童年时期直到骨骼成熟，同时记录随时间的正常变化，以评估对畸形足治疗的反应。

在前后位摄影和侧位摄影下，Joseph 等研究了 75 只正常足、145 只畸形足和 15 个胎儿肢体 [8]。在畸形足中，距跟角低于正常足，但是这两组有相当多的重叠。伴随着儿童的成长，由于成熟距骨骨化核形状和相对位置的改变，正常距跟角最多可减少 10°。

Vanderwilde 等研究了 74 例 6 月龄至 127 月龄的正常婴儿和儿童（148 只足），确定了以下这些夹角的测量概况：距跟前端、跟骨 – 第五楔骨与距骨 – 第一楔骨夹角，距跟外侧、胫跟、胫距、距骨 – 第一楔骨与踝部水平夹角，以及在侧位最大背屈摄影下距跟与胫跟夹角 [9]。他们还严格审查了其他几篇论文的结果。他们的数据显示，自 6 月龄始前后位距跟角从 42° 左右（27°~56°）逐渐减少至 25°（13°~37°），而至 10 岁时外侧夹角在 40° 范围内（25°~55°）相对保持不变。前后平面随时间的推移减少，以上结论被其他研究证实了。Ippolito 等证明了骨骼成熟期正常前后位距跟角的平均值是 23° ± 4°[10]。Gentili 等指出，骨骼成熟期前后位距跟角的范围在 17°~21° 之间 [11]。外侧夹角范围在 35°~50° 之间。Garceau 和 Palmer 表示前位距跟角为 22.6°[12]。距跟角有时也叫“Kite 角”，虽然 Kite 从未提及其测量。Cooper 和 Dietz 测得骨骼成熟期正常前后位距跟角为 23° ± 8°，外侧距跟角为 44° ± 9°[13]，而 Dobbs 等测得骨骼成熟期正常前位角为 14° ± 2°，外侧为 42° ± 2°[14]。Ippolito 等推断，放射线测量前后位距跟角误导了 75% 接受治疗的先天性畸形足后足部矫正程度的评估 [10]。CT 扫描被认为更准确，尽管在常规临床实践中通常没有必要。

距骨头 – 颈偏离：正常胎儿距骨头颈部位较成年人更倾斜偏离。已经证明胎儿期正常偏离角度为 35°[15,16]，新生儿期为 30°[17]，成年期为 10°~12°[2,16]、15°（35 例样本）[18]、19°（100 例样本，范围：18°~25°）[17]。

六、距跟关节解剖

掌握距下关节（距跟）的特性对于识别和理解足部病理解剖及其治疗至关重要。距跟联合关节由 3 个单独的关节构成，即后跟距下关节、中跟距下关节和前跟距下关节[19]（图 7.3a~d）。最大的是后跟距下关节。中跟距下关节位于最内侧，略小于后跟关节。距骨的中跟关节面突呈椭圆形，稍凸出，位于跟骨上内侧面的凹面中间。跟骨中跟关节面由跟骨内侧的有力突起支撑，称为“载距突”。前关节面最小，

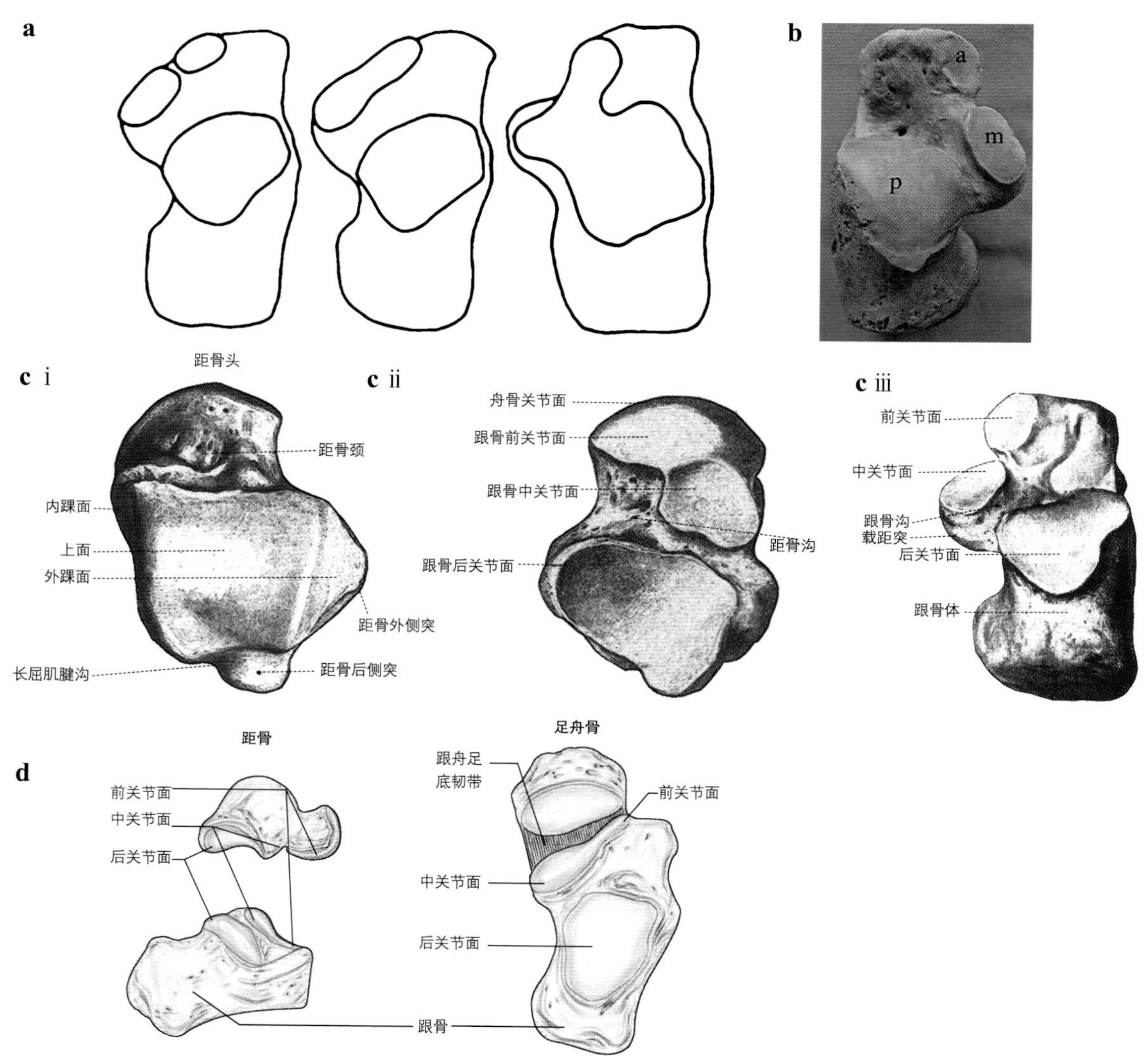

图 7.3　距跟关节具有独一无二的结构。通常由三个单独的关节（关节面）构成，即前关节面、中关节面和后关节面，其中后关节面面积最大。在一些跟骨中，两个关节（通常是前关节和中关节）连在一块。偶尔也有三个关节连在一起的情况。（a）示距下跟骨上关节面的分类。（b）示跟骨上面与距骨连接的三个关节面。a 表示前关节面；m 表示中关节面；p 表示后关节面［经许可转载自 Uygur 等《骨科和创伤外科档案》（Arch Orthop Trauma Surg）2009, 第 129 期 : 第 909–914 页 , Springer 出版社］。（c）（ⅰ，ⅱ，ⅲ）解剖图（ⅰ）示右侧距骨上面观（左），（ⅱ）示右侧距骨下面观（右），（ⅲ）示左侧跟骨上面观（下图像）（d）图示阐明距下关节解剖。左图距骨和跟骨侧面观，示 3 个距跟关节（关节面）。右图移除距骨，为跟骨上面观，示其 3 个关节面（后面、中面和前面）。舟骨关节面（连距骨头）和跟舟韧带可见

在中跟关节面前侧和略外侧，但仍然位于距骨头下面的前内侧。因标本不同，前跟骨关节面与中跟关节面可能相连，也可能不相连。Bunning 和 Barnet 描绘了 3 种不同的距跟关节面：A 型是三个单独的关节面；B 型由前关节面和中跟关节面组成，中间是单独的后关节面；C 型由前跟、中跟和后关节面组成 [20]（图 7.3a）。Shereff 和 Johnson 鉴定了距骨和跟骨的关节外骨骼标志。

距骨上有内侧和外侧（后）结节和体部的内侧和外侧关节面（更靠前的位置），它们分别与胫骨内踝和腓骨外踝相连。跟骨上有跟骨后下结节、跟骨腓外侧韧带止点，在它下面有腓滑车，中间是载距突和跟骨前结节。最近，Martus 等描绘了一个在 34%（27/79）的小儿骨骼标本中（平均年龄 13.4 岁）呈现的副前外侧距骨关节面 [21]。这个关节面之前也被 Sewell [22] 和 Sarrafian [23] 鉴定过。该关节面呈现于外侧跟骨的下角，由跟骨后关节面和背外侧跟骨颈形成。（他们讨论了其导致成人扁平足痛的可能性。）

七、胫腓骨扭转

胫骨扭转，或者更准确地说是胫腓骨扭转，在判断足部定位时至关重要，原因是其确定距骨（距骨穹窿）的方位，而距骨几乎只在背屈 / 跖屈平面运动。LeDamany 单独对胫骨进行的早期研究显示，胎儿的胫骨扭转位于内侧，出生时居于中位，在出生后的第一年转向外侧，到 5 岁时达到稳定，平均值为 20°[24]。如今公认的是，胫骨近端横轴与胫腓经踝远端轴之间的夹角对于扭转测量更加重要。这可能不同于单独的胫骨测量。Badelon 等研究了 50 例无畸形胎儿的 100 个肢体，发现其中的 83 个发生了侧位扭转，11 个发生了中位扭转，只有 6 个发生了内侧扭转 [25]。从胎龄 5 个月起，平均值随着明显的侧位扭转而逐渐增加，到结束妊娠时达到 20°。Hutchins 等测量了 5 岁至 25 岁不同人群的出生后胫腓扭转情况 [26]。在 352 位正常的受试者中，从 5 岁时 10° 的侧位扭转开始逐渐增加，到 25 岁时达到男性 17°、女性 14°。在成年畸形足患者中，扭转的角度值要稍微小一些。在 252 例 14 岁以上得到治疗的畸形足患者中，男性扭转 16°，女性 10°。在一小组足尖内指的患者中也存在侧位扭转，但是只有 6.7°。无论使用哪一种方法进行评估（临床、解剖或者多种成像模式），各项研究中扭转的角度各不相同，因为评估胫骨近端横轴和经踝轴有困难。图 7.4 示胫骨扭转测量，已在第六章详细讨论过。

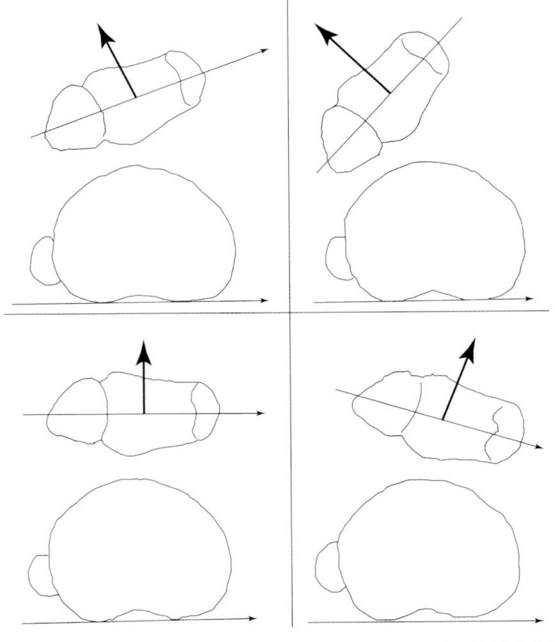

图 7.4　示采用磁共振或者 CT 图像测量左下肢胫骨扭转的实例。粗箭头表示从每组图像顶部开始的胫骨扭转和足部方向（经踝轴；外踝、胫骨远端关节面、内踝），与下图中的胫骨近端及腓骨相关联（后侧胫踝轴；胫骨后轴、小圆骨 = 腓骨）。左上角为正常状态；右上角胫骨向外扭转增加 = 足尖外旋；左下角中位扭转；右下角向内扭转略小于中立位 = 足尖内指。胫骨扭转测量的其他图像已经在第六章的图 6.4a（ⅰ ~ ⅲ），b 中描述过

第二节　足踝关节畸形术语

一、足畸形

①跖骨内收，中足和前足畸形，其特征是相对于正常后足位置的横向平面内收；②跖骨内翻，中足和前足倾斜内翻，使足底向内；③跖内收内翻畸形，中足和前足在横平面内收，并倾斜内翻；④内收内翻跖，一种相对严重的畸形，有时成为“S”形足，伴有严重的中足和前足内收以及过多的后足固定外翻。

二、足踝畸形

大部分足畸形也涉及踝，因为它们与促使踝关节从腿部运动至足部的肌腱单元功能过度或者功能不足密切相关。这些畸形的术语由 Little 在 19 世纪中期用英语进行定义，具体是在他关于畸形足和其他实体的著作中[27,28]。他使用了来源于“talus”和“pes（foot）”的术语“talipes”作为通用表达，他把足畸形分成了 4 个主要类别。他描述了畸形的 4 种基本方向，即马蹄足、内翻足、外翻足和空凹足，并注意到双平面畸形是常见的。Adams 也在其关于畸形足的著作中描述了多种类型的足畸形[29]。最常见的畸形是马蹄内翻足或者足畸形。

单平面畸形被定义为马蹄足（脚后跟升高，足部跖屈）、内翻足（足部内翻）、外翻足（足部外翻）、空凹足（脚后跟凹陷，足部背屈）。还有 4 种复合形式，包括马蹄－内翻足（TEV）（足部倾斜内翻，同时跖屈，这是马蹄内翻足畸形）；马蹄－外翻足（部外翻，同时跖屈）；空凹－内翻足（足部内翻，脚后跟凹陷）；空凹－外翻足（足部外翻，脚后跟凹陷）。其他畸形包括高弓足（中足弓相对于后足和前足均升高）、弓形内翻足（中足弓升高，前足倒置）、仰趾弓形足（脚后跟凹陷，中足弓升高）。

第三节　跖骨内收

一、术语与畸形

跖骨内收是一种足畸形，相对于中足和后足，前足向内偏移至内收。跖骨和足尖可能仅在横向平面内收，但内收也可能与可变的前足反向和内翻有关。未发生马蹄足畸形，而且足跟实际上轻微外翻。足内缘凹，足外缘凸，第五跖骨底部突出。可能出现某些内部胫骨扭转。

虽然这种疾病是先天性的，但可能在出生后几个月不会被家人发现，直到开始走路时才偶然间意识到。“跖骨内翻”这个术语也可用于描述这种畸形。某些指的是更严重的畸形种类，比如“内收内翻跖”或“蛇形足”，以及“跖内收内翻畸形”和“内收足”这样的术语，也可以使用。McCormick 和 Blount 用“内收内翻跖”这个术语来描述所有畸形，包括跖骨内收、跖骨内翻、跖内收内翻畸形，甚至是跖骨内收空凹内翻[30]。1863 年，Henke 将这种疾病视为独立的个体，并同时描述了前足内收和足跟外翻[31]，但是直到 20 世纪头二三十年才首先在德国的文献中被更明确地定义和更广泛地认识。Duncker（1912）[32]、Kauffmann（1929）[33]与 Madier 和 Massart（1923）[34]一道用法语详细描述了这种疾病 . 随后在美国和英国，Peabody 和 Munro（1930）[35]、McCormick 和 Blount（1949）[30]的讨论使人们对这种疾病有了详细的认识。“倾斜（skew）”这个术语的意思是斜的或者歪的。Kite 从 2818 只足中鉴定出了 12 例对治疗有抵抗作用的前足内收畸形，并将它们归为蛇形跖骨内收[36]。Kite 评估了他的延伸组，结果提示男女分布平均，分别是 45% 单侧和 55% 双侧。

前足在内收横向平面或者内收反向平面的位置最初表现为一种动态变化，即肌肉拉伤或负重是否倾向于其中一个或另一个平面（图 7.5a）。横向内收位置通常是负重的，而反向平面则是无负重的。当未矫正的跖骨内收足出现某些僵硬时，则侧重于其中一个平面或另一个平面。

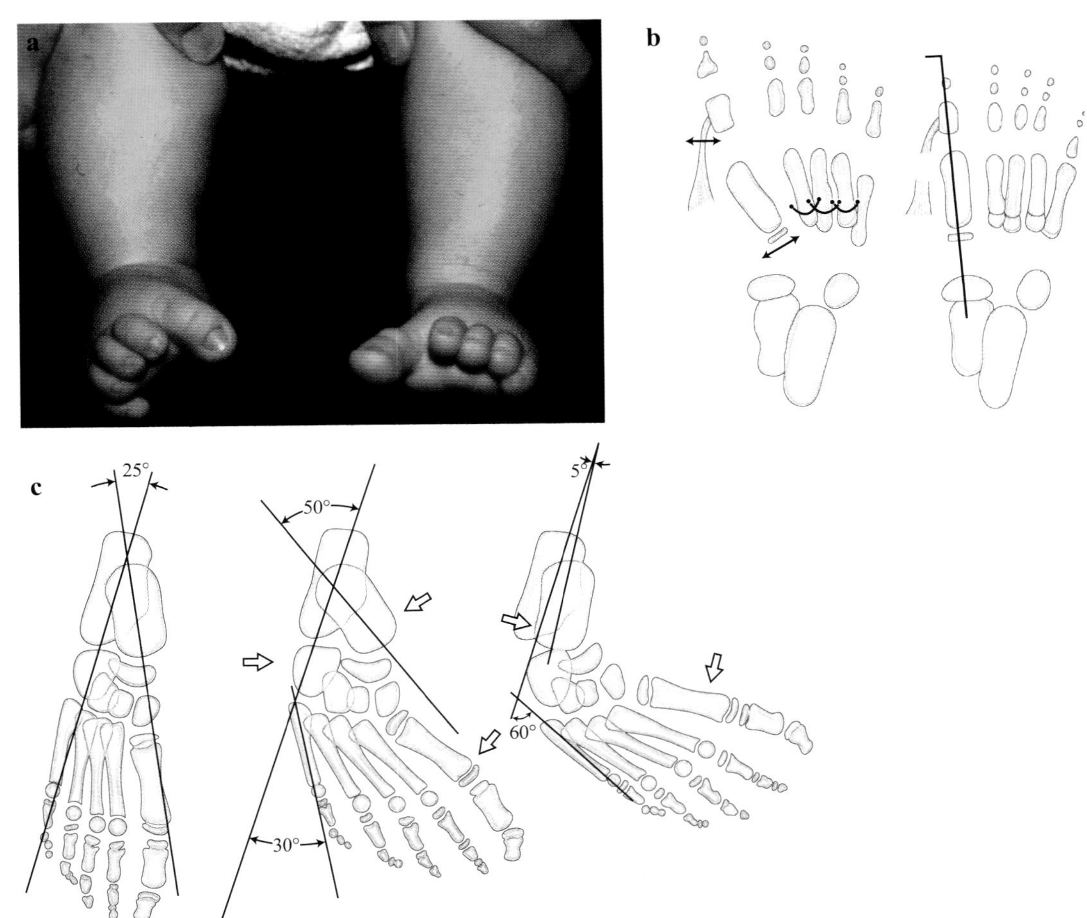

图 7.5 示跖骨内收相位。(a)图片右边前足横向平面内收；左边前足移动至内收位置，主要是反向倾斜。(b)跖骨内收很少需要手术矫正。在石膏无法矫形的案例中，释放外展拇趾，释放第一楔跖关节中间、上部和下部的韧带和关节囊（外侧部保持不变），对第二、三、四跖骨实施截骨术等也有帮助。示例表明第一轴线用克氏针（K-wire）固定，具体是从大拇趾尖通过趾骨、第一跖骨、足舟骨进入距骨。（c）图示前后位影像为正常足（左）、跖内收足（中）、畸形足（右）。距骨和跟骨长轴正常夹角是 30°。趾骨内收时，由于跖骨内收的跟骨实际上是外翻的，该夹角增加到 50°（此案例中）。由于跟骨在距骨下方反向，畸形足的距跟角减少（在此案例中增加了 5°）[箭头用来指示矫形石膏模型的压力点。趾骨内收矫形实际上是努力使得足跟反向，但是压力不再作用于外侧跟骨和骰骨。畸形足矫形现在被认为是防止跟骨和骰骨移动到前足的矫正位置。]

跖骨内收的足跟外翻，跟腱不紧。足部站立位或主动反向可能会加重中足内收部分，同时拇趾外展过度活动也会有倾向性地增加大拇趾和二趾之间的空间，可见胫内扭转。畸形最初是灵活的，孩子可以主动纠正足部外翻，或者体检医生可以很容易地伸直，甚至可以通过温和的操作过度纠正内收足的位置。随着时间的推移，通常超过 9~12 月龄，连续性畸形就会变得坚硬，内收跖骨和跗跖关节的骨骼生长可能会越来越符合畸形的位置。

最初是跖骨的内收定位，此时其长轴是直的。但是，更严重的病例若多年未治疗或发现则可能会发展成跖骨轴弯曲。Peabody 和 Muro 认为，那些更严重的畸形对矫正发生抵抗作用，是因为胫骨前肌腱在第一跖骨底部的远端嵌入过多[35]。后足外翻正位片可见距跟角增加至 35° 以上。早期文献将内收简单地描述为跗骨上的跖骨内收偏移，“内翻足”这个术语则用于更严重的畸形，其中楔骨沿内翻方向旋转几乎彼此重叠，并沿同一平面搭载着跖骨。前足扭转迫使患者依靠足部外缘着地内指行走。更常见的仅内收畸形则症状较轻，所有跖骨都能承受重量，无内翻倾斜，其特征是内侧楔骨顶端呈相当尖锐的内侧角[30,35]。

二、畸形发展模式

这种畸形在新生儿中很常见，广泛归因于胎儿在子宫内的位置异常。许多病例在出生后的几周内自动矫正，一些观察者指出多达 85%~90% 的病例在没有干预的情况下就痊愈了。在 Ponseti 和 Becker 的系统里面，有 90% 的自发矫正了[37]。在需要连续打石膏的患者中，开始治疗的平均年龄为 6 个月，每英尺（1 英尺＝ 30.48 cm）用于矫正的石膏数量平均为 4 个。Rushforth 发现 83 名儿童 130 个受影响的足部有 86% 在没有治疗的情况下发展为正常或轻度畸形，并且所有的足部都完全可以活动，10% 仍然是中度畸形但无症状，只有 4% 仍然畸形和僵硬[38]。顽固病例只有在 3 岁后才变得明显。仅建议对患儿进行密切的随访。

三、非手术治疗

如果疾病在 4~6 月龄时还没有治愈，或者在 4~6 月龄时还没有开始治疗，许多人认为治疗是非常有必要的。一些医生会更早开始治疗。应用外力矫正轻度足跟内翻可通过以下方法保持：①专为稳定后足和外展前足而设计的矫形支撑；②连续的短 / 长腿石膏。过去使用反向或者笔直的矫形鞋，但由于该方法不符合人体工学且无法控制足跟的位置，所以现在不推荐使用了。短腿矫正石膏应用于稳定足跟以及内翻足和某些反向（旋后），当前足外展但没有过度外翻和旋内时，可通过作用于骰骨和第五跖骨底部外侧的反压力来进行矫正。外展压力作用于跖骨内侧而非趾骨。石膏在不需要麻醉的门诊环境下即可完成。足踝居中位，由于跟腱不紧，所以没有背屈或跖屈。短腿石膏变硬后，可转为膝盖弯曲 30°~45° 左右的长腿石膏，腿外侧旋转，通过进一步稳定踝关节来促进矫形。在更换之前每个石膏都要佩戴 2 周。一旦完成矫形，每日进行 1 次或者 2 次的主动外翻练习，保持矫形姿势有助于前足的进一步重塑。最好是根据行走的年龄进行矫正。开始行走后，患者偶尔可见连续性的跖骨内收。如果以前没有使用过，可以尝试以上列出的适用于非固定年龄组的矫形方法，但是连续石膏矫形对这个年龄组是有利的。

四、手术治疗

如果一个能走路的孩子仍有畸形，那么一小部分患者可能需要手术矫正。有几种方法已经被证明是有效的。

释放 / 延长拇展肌腱　1~2 岁时可肌内延长拇外展肌，或分离肌腱使之从其关节囊附件释放，在足部的矫正位置石膏持续 3~4 周[39]。短缩拇展肌 / 肌腱是矫形的主要因素，尤其是遇到内收与一定程度旋后相结合的顽固病例[36,40]。针对严重的情况，已经增加内侧关节囊截骨术（跖趾关节）有效延长拇展肌[41]。

跗跖关节囊截骨术　2 岁时，如畸形相当坚硬或软骨和骨骼模型成角生长，则需要更深入的手术干预。在 2~5 岁之间，可以像 Heyman 等人描述的那样进行跗跖骨释放（关节囊截骨术）[42]。随后的一则报告详细描述了跗跖骨释放的长期效果[43]：在 80 只跖内收足中，有 92% 获得了良好或极好的效果；在 14 只前足顽固内收的畸形足中，有 88% 获得了良好或极好的效果。需进行最小的剥离，避免损伤关节面，仅分离跖间韧带和跗跖韧带，保留第五跖骰关节的外侧囊。所有背侧囊沿着足底囊内侧 2/3 处释放。手术时间严格限定在 3~8 岁之间。手术的平均年龄是 5 岁半。经过几个月的石膏固定后，需使用矫正夹板，以便跖骨沿着正常平面继续生长。

一些人对手术可能带来的早期退行性关节炎表示担忧，原因是重新定位的跖骨在解剖学上不适应跗骨部位，尤其是在第二跖骨近端，它嵌入到了相邻的跗骨上，且和相邻的第一和第三跖骨近端不在一个平面上。在 Stark 等人的一项研究中，对 48 例先天性跖骨内收和残余畸形足内收均实施了跗跖关节囊截骨术，失败率高达 41%，其中 63% 的患者正常穿鞋都有困难[44]。

跖骨近端截骨术　跖骨近端截骨术的五块骨头切开都是为了规避这种担忧。中足畸形矫正是通过前足截骨并小心外展来实现的，同时确保在此过程中跖骨外侧未发生平移。内收矫正完成后，须使用克氏针或钢丝来固定，防止愈合过程中跖骨外侧平移，特别是稳定第五跖骨。接着，在愈合过程中，足部就被适当塑形的短腿石膏固定在正确的位置了。Berman 和 Gartland[45] 以及 Steytler 和 van der Walt[46] 均报道了使用这种方法获得的良好效果。

肌腱嵌入释放 / 移位（胫骨前 / 后肌）　Tönnis 提到了胫骨前肌腱嵌入有时需进行近端移位，移至第一楔骨背面，原因是在第一跖骨底部发现了比正常情况下更远的嵌入点（跖骨内收中）[47]。他提供了一个极佳的疾病概述，包括所有管理变量。最终，Browne 和 Paton 通过手术方式对顽固病例进行了研究，15 例里面有 14 例可见胫骨后肌异常嵌入，具体是嵌入穿过内侧足舟骨插入内侧楔骨，还可能插入邻近的跖骨。通过将肌腱嵌入移位至足舟骨进行修复[48]。Ghali 等人报道了背侧、内侧和足底软组织沿着舟楔关节和第一跖楔关节囊释放，韧带沿着这些关节附近胫骨前肌腱附件的凹槽释放，接着实施外展手术，术后进行石膏矫形[49]。Tennis 也描述了胫骨后肌腱的非典型嵌入点以及通过将部分肌腱转移至足舟骨的治疗手段[47]，类似于 Browne 和 Paton 的方式[48]。

复合软组织释放及第二、三、四跖骨截骨术（Cahuzac 手术） Cahuzac 等人报道了一种联合手术，即切除部分第一跖楔关节，切开拇短展肌，并对第二、三、四跖骨近端干骺端进行球形截骨[50]（图 7.5b）。有时也会增加胫骨前肌腱嵌入点的释放。该手术在 31 例病例中使用，其中 27 例取得良好效果。Knorr 等人改进了手术过程，他们使用微创经皮入路，辅以术中关节镜检查，接着通过 2 个 2 mm 的创口，使用 2 mm 外科针实施跖骨截骨术，切开跖楔关节囊和远端胫骨前肌嵌入，术后用克氏针固定。石膏矫形 6 周[51]。34 例跖骨内收（大部分是畸形足未矫正的部位）术前分级均为严重，矫正后所有影像学参数均正常化。表 7.1 概述了跖骨内收的管理概述。图 7.5c 显示了正常足、跖内收足和畸形足前后位片的影像学差异。

表 7.1 跖骨内收管理方法概述

年龄	管理方法
刚出生至 6~8 个月时 1 岁末至行走前	约 90% 的跖骨内收病例会自行消退
	如果改善缓慢，可采取保守治疗，如手指刺激外脚底诱导主动足外翻（每天 2~3 次，每次几分钟）；将前足被动地拉伸为外展，同时稳定足跟（每天 2~3 次，每次几分钟）；以及使用夜间外展软鞋 / 靴矫正跖内收
开始走路几个月后	持续保守治疗
8 个月至 2 岁半	如果仍存在跖骨内收，则须连续短腿 / 长腿石膏矫形
3 岁多	根据疾病的严重程度和僵硬程度进行分级的手术干预，以及术后短腿 / 长腿石膏矫形
	释放拇展肌 / 肌腱（如足部仍被动矫形）
	增加第一跖骨 – 第一楔骨关节囊释放（背侧、内侧、足底）
	增加第二、三、四跖骨近端截骨术辅助矫形
4 岁至 5 岁多，尤其是跖骨弯曲	第一跖楔关节囊加上第二至第五跖骨近端截骨术，使用克氏针稳定，防止随后重新定位时发生横向位移，特别是稳定第五跖骨截骨部位。可小心对所有 5 块跖骨进行近端截骨手术，注意不要损伤在近端的第一跖骨生长面

注：第一至第三跖楔关节囊截骨术以及第四、五跖骰关节囊截骨术可获得良好矫形，但是在几年后发现不适问题，原因是释放后的关节不适合结构学，特别是嵌入的第二跖楔关节处。该手术应该限制在很小的时候进行，大概 3 岁左右，以便有时间随着生长进行重塑；胫骨前肌腱或胫骨后肌腱嵌入的近端移位，如果以上情况被发现是造成相当多第一跖骨嵌入的关键因素，胫骨近端肌腱嵌入可移位至第一楔骨前胫肌和足舟骨后胫肌；本讨论指的是单独的跖骨内收，而不是部分已矫正畸形足的残留前足内收。然而，许多这样的手术，特别是跖骨截骨术，已经被成功地用于纠正残留畸形足。

第四节 畸形足

一、术语

先天性畸形足是一种出生时出现的僵硬畸形，其特征是足踝马蹄形、足跟歪斜内翻以及中足和前足内收并内翻歪斜。通常情况下，中足也见马蹄畸形的现象被一些人称为“高弓足”，和小腿肌肉组织发育不良有关。即使前足畸形完全矫正且功能齐全，小腿肌肉发育不良也通常持续到成年。这表明它是病理进程的一部分，而不是二次失用性现象。畸形足通常被称为“马蹄内翻足”（TEV）。在新生儿期不可能对畸形足进行被动矫形。新生儿畸形足临床案例见图 7.6a~e。

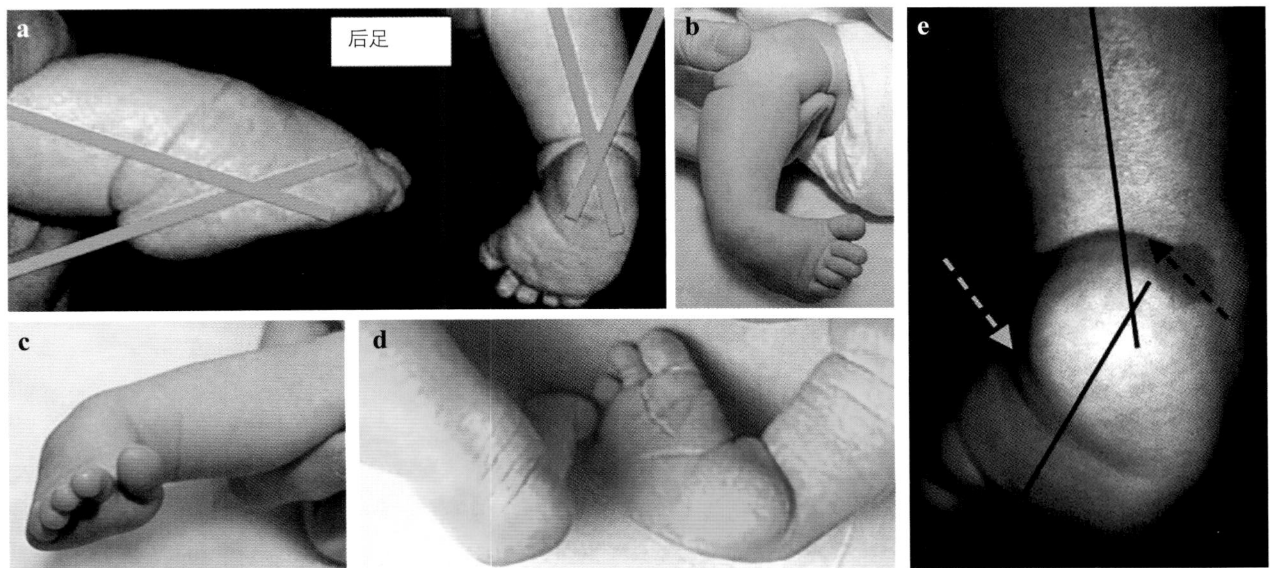

图 7.6　畸形足示例。（a）新生儿畸形足的 4 种主要畸形：马蹄足（左）、马蹄足、内翻足和内收足（右）（经许可转载和修订自 Goriainov 等《儿童矫形外科杂志》（J Child Orthop）2010; 第四期：第 439–444 页，Springer 出版社）。（b）内收足。（c）内翻足。（d）马蹄足和内收足后观面，左侧正常。（e）马蹄足后观面，黑线指示内翻足 / 内收足成角，箭头指示足跟褶皱（黑色）、前足 / 中足内侧褶皱（灰色）

二、发病率

畸形足比较常见。发病率为每千名婴儿中 0.5~1.25 不等。最近的一项研究表明，从 1996 年到 2006 年美国每年马蹄内翻足的平均发病率为 0.53 ‰ [52]。许多研究认为每 1000 个活下来的婴儿中就有 1~1.25 例畸形足 [53,54]。在相对孤立的群体中进行的较早研究则显示出了更大的发病频率 [55,56]。畸形足可与其他畸形一同发生。在澳大利亚的一项研究中，单独的先天性 TEV 发病率为 1.25 ‰，伴有其他出生缺陷 TEV 发病率为 0.9 ‰ [56]。男性畸形足的发病率居多，大多数在 2∶1 范围内。大约 50% 的病例是双侧畸形 [52]。

三、病因学

1. 病因总体概述

遗传因素在病因中可见；一级直系亲属中有畸形的，其发病率比正常人群高出 20~30 倍，正常人群的发病率是 0.1%~2.8% [53]。然而，这种疾病并不遵循典型的隐性或显性模式。造成这种畸形的具体原因尚未明确。“特发性”这个术语指的是未见其他先天性异常的畸形足。

绝大多数患者为特发性或孤立性畸形足。该畸形被认为继发于跗骨发育异常或停滞 [57,58]、亚临床型神经肌肉异常伴肌肉失衡 [59,60] 以及肌腱异位 [61] 或外部机械压力 [62,63]。一些人认为畸形足是一种涉及足部所有组织的复合畸形 [64,65]。畸形足可能是多种因素共同作用的最终结果，包括异常环境因素和遗传因素，多种因素联合作用或单一因素导致，起始因素各不相同[53,66]。所有的畸形足病例不太可能都由相同的单一原因造成。

理论上，病因学对治疗方法的选择和疗效有相当大的影响。如果发生软骨原基畸形，不论是先天性的还是后天性的，都应当进行石膏矫形，可伴随或不伴跟腱切断术，以及实施足踝－跟舟联合关节切开复位术，都将舟骨复位到异常距骨上。虽然这对改善情况有很大帮助，但它可能会导致一个不完美的结果：足舟骨仍然与形状不完美的距骨有关，随着进一步的生长，可能会复发畸形。这一观察结果是矫正后需要继续使用夹板固定数月至 2~3 年的原因之一，这些设备包括 Denis Browne 夹板、夜间石膏或矫形器，以使距舟关节有时间进行骨骼和软骨重塑。

足舟骨和足部其余部位被嵌入内收、内翻和马蹄畸形，不是由脱位造成，而是出于足舟骨与畸形和错位的距骨头相连的需要。如果某些畸形足的异常是由外部原因引起的，并且已经发生了真正的原发性脱位（半脱位似乎是一个更合适的词），那么通过闭合或手术方式对足踝－跟舟关节后进行重塑和重新定位的可能性更大。有一种观点认为，特发性畸形足是距骨早期宫内发育异常以及距骨模型在前 7 周不完全形成所致。所有随后的改变都可以看作是继发的。另一种观点认为软组织韧带挛缩和 / 或相对肌肉失衡是原发性的，而半脱位和距骨畸形则是继发的。

2. 更详细的病因评估

发育迟缓（胎儿发育停滞） 此概念最早由 Walther 在 1833 年提出，随后获得了 Bohm 的支持，但目前还没有被接受，原因是在畸形足中，距骨头颈偏离距骨体长轴的夹角要比正常胎儿大得多。如果是正常胎儿，这个夹角会随着时间的推移逐渐减小。同时，在正常的子宫内发育过程中，足舟骨不会像畸形足那样发生内侧移位。

子宫内压 内压阻碍了足部的发育。畸形发生得太早，不能将其归因于宫内压。该理论依然可在那些还未见距骨头颈畸形已迅速矫正的案例。Browne 是以上案例的坚强支持者[66]。

神经或肌肉（神经肌肉）畸形 神经肌肉畸形改变肌腱位置以及跗骨间的作用力。这些发生在中枢神经系统或外周神经肌肉系统的异常情况则未被重视。该理论早在 19 世纪 30 年代英国的 Little[27,28] 和法国的 Guérin[67] 的著作中就已经很突出了[67]。神经肌肉活动过度（痉挛）或减弱（瘫痪或麻痹）都有可能触发。这在宫内发育的关键阶段也可以被认为是暂时的，或者是产后无法观察到亚临床状态。这种因果关系的观点是以下这个公认事实的延伸，即有明显的中枢大脑、周围神经病变或肌病异常的患者新生儿或出生后发生马蹄内翻足（畸形足）的发病率相对较高。

肌腱异常嵌入 肌腱嵌入在解剖的标本中是正常的，所以这种可能性在今天被普遍忽略了。

子宫内环境因素 已注意到畸形足与母亲吸烟有很强的正相关关系。轻度吸烟者在怀孕期间患畸形足的风险增加了 1.5 倍，重度吸烟者增加了 3.9 倍[68]。另一项研究显示，如果母亲在妊娠前 3 个月吸烟，且家庭成员中有近亲患有马蹄内翻足，与孩子发生马蹄内翻足的交互相关性很高[69]。

畸形足遗传度 几十年来，来自多个国家的多项研究支持以下观点，即马蹄内翻足的遗传倾向是多方面的，有强有力的证据表明，遗传和环境因素都与之有关。

来自在线人类孟德尔遗传数据库（OMIM # 119800）许多关于畸形足的观点都显示了相似的结论，包括“外显不全的常染色体显性疾病”，“复发风险约为10%，可能的显性遗传约40%为外显”，“在白种人中，如果有一个孩子受到影响，那么后面出生孩子发生的风险在3%~8%之间；如果有一个孩子和父母中的一方受到影响，那么后面出生孩子发生的风险则在10%左右”，“如果第一个显性患者是女性，那么后面出生孩子受影响的概率为4%”，以及“马蹄内翻足的最佳遗传模型是一个单显性基因，其外显率为33%”[70]。Idelberger（1939）在一项大型双胞胎研究中揭示了基因和环境因素[71]。Engell等人（2014）评估了46 418名于1931年至1982年出生在丹麦的双胞胎的畸形足，可以将他们的数据与遗传和环境影响的模型相匹配[72]。

Wynne-Davies（1965）发现，如果患者的父母和其父母的兄弟姐妹有畸形足，那么他们患畸形足的总发病率是12/560（2.14%），也就是约为正常人群发病率（0.124%）的17倍，基于此他报告了多因素、遗传和环境影响对畸形足的影响[53]。

基因和分子异常 基因和分子研究开始定义与畸形足相关的异常[73]。Gurnett等人鉴定了一个位于PITX1 bicoid基因同源域转录因子上的单独错义突变，发现该突变在一个有多例畸形足和下肢畸形家族成员的后肢发育过程中至关重要。接着，Alvarado等人培育了Pitx1基因敲除小鼠模型，观察到在一些新生小鼠中有类似畸形足的现象[74]。

四、畸形足类型

由于缺乏对病因、跗骨软骨模型实际畸形及其三维关系的了解，畸形足的明确理解和规范治疗受到了损害。因为足部临床表现是相同的，往往倾向于忽略病因和病理解剖学方面的问题。然而，对畸形足的分类至少定义为4大类。

1. 先天性畸形足

患儿有单独的单侧或双侧畸形，但其他方面正常。没有临床或病理生理学证据表明其有潜在的神经肌肉疾病，也没有任何随着时间发展或成为显性的迹象。

2. 新生儿神经肌肉畸形足

一些新生儿畸形足的病例明显与子宫内潜在的神经肌肉病因有关，如脊髓脊膜突出或先天性肌肉病变。

3. 关节挛缩畸形足

关节挛缩是指出生时出现的多种关节挛缩。许多病例的特征是检查时显示潜在的神经肌肉紊乱，但详细的活检却没有发现这种情况的存在。诊断为关节挛缩应至少有一个其他的关节受挛缩影响，尽管有些指的是单独的僵硬畸形足，早期治疗对“局部”关节挛缩无反应。

4. 综合征畸形足

先天性畸形足在遗传性疾病中相当常见，其特征是多发性结缔组织异常，如畸形性发育不良。

5. 出生后神经肌肉畸形足

新生儿期后出现的畸形足几乎都是由潜在的神经源性或肌病引起。畸形是由于跖屈肌群（腓肠肌）和内翻肌（胫骨前肌和胫骨后肌）强于背屈肌（拇长伸肌和趾长伸肌）和外翻肌（腓骨长肌和腓骨短肌）的肌肉不平衡现象造成的。它最常见于脑性瘫痪或中到重度周围神经病变（CMT 或 HMSN Ⅰ型）的痉挛性疾病，但也发生于肌肉病变、脊髓纵裂和脊髓栓系综合征。

五、治疗反应及与病因的可能关系概述

大多数先天性畸形足病例被认为是特发性的单独畸形，致病原因不明。在临床上，很少对造成个别病例畸形或畸形足特定结构异常的原因进行进一步调查。但是进行治疗后，出现了复发的情况。实际上在过去 1 个半世纪所有的治疗评估中，一些新生儿足部对骨复位和某种形式的固定反应很快，大概 2/3 其他患者在不同的治疗方法下都表现良好，约有 15%~20% 的患者对各种治疗均无效，要么没有反应，要么在显著矫正后很快复发。有些畸形足病例反应良好，有些则没有反应，可考虑是其不同的致病因素造成的。然而，人们则倾向于认为某些治疗优于 / 低于其他，或以正确 / 不正确的方式进行治疗。相对较少的畸形足病例在短短几周内对骨复位和连续石膏矫形反应良好。可从报告中估算这一比例，约为 20%。大约有 60% 或更多的患者对手术干预延长石膏矫形反应良好，该手术仅限于足跟释放，不同于经皮 Z 形跟腱切断延长术，带或不带胫距和距跟关节后囊切开术。大约有 20%（或 10%~25%）的患者出现延迟矫正、部分矫正或复发，需要反复石膏矫形，甚至相当大的手术。

正是在后一种情况下，患者的管理质量存在着相当大的不确定性。一些人认为封闭或复位 / 石膏矫形治疗进行得不够巧妙或恰当，另一些人则认为手术干预延迟太久或实施得不完美。

在近 200 年来关于畸形足治疗的文献记载中，一直缺少这样一种可能性：与治疗良好的病例相比，治疗效果差的病例可能有不同的病因和 / 或更严重的潜在结构异常。与反应良好的病例相比，反应差的病例可能有不同的病因和 / 或更严重的潜在结构异常。除非人们能逐个分析病例以更好的了解畸形足的原因，否则这种非此即彼的观点似乎不太可能改变。

在确定先天性畸形足的病因学方面进展甚微，特别就某一个具体的个案而言。然而许多患有神经肌肉疾病如脑瘫、脊髓脊膜突出和周围神经病变的患者在生命早期就会出现畸形足，大多数新生儿畸形足患者被认为在其他方面是正常的。即使小腿持续萎缩，畸形表现和感知完整，受累足的运动力量仍然很大。

畸形足似乎有不同的病因或不同的宫内发生时间（或者两者均不相同）。以上论断基于 2 方面的发现，一个是临床上的，另一个是病理解剖学上的。在临床上，一些在出生时就出现的足部典型案例，在几周到几个月的时间内骨复位法 / 石膏矫形治疗有反应，而且效果极好，可以持续一段时间。这些病例有助于解释为什么不同类型的非手术治疗在最初时会显示出许多良好的效果。而得出这样的结论似乎也是合理的：那些早期反应不佳的足部有一种更具抵抗力的疾病变体，值得进行更详细的研究。

第五节 先天性畸形足的发病机制与病理解剖

一、Scarpa

意大利解剖学家和外科医生 Scarpa（1752—1832 年）于 1803 年首次详细描述了先天性畸形足的病理解剖和治疗方法[75]。他认为距骨和其他跗骨的形状是正常的，并将婴儿畸形足的矫正归因于这一事实。他确定了其关键的病理为距跟舟关节脱位。Scarpa 观察到即使是严重的畸形足，其中的距骨“很少或几乎没有向内侧或向内踝倾斜，它的前结节或者说关节头，嵌入足舟骨，其自然方向和位置则与胫骨和足踝非常接近”。Scarpa 对畸形足的评估包括组织解剖和临床治疗观察。在他的病例中，他没有鉴别距骨头颈部的内侧和足底成角（可能是因为它们并不是在所有病例中都存在）。距骨体和踝关节近端关节面与胫骨和腓骨的关系不大。他清楚地认识到足舟骨、骰骨和跟骨相对于距骨头位置的显著变化。“在解剖这些不幸儿童的足部时，我们发现，跗骨并没有脱位，准确地说只是部分脱离了接触，并在其较小的轴上扭转。这种绕小轴的移位和扭转在足舟骨、骰骨和跟骨中更为明显，而在距骨中较少见，但是这两根骨头都没有完全脱离它们所在的腔体或髋臼”。足舟骨“椭圆深腔嵌入平滑的距骨关节头，绕更小轴扭转，使其顶端或内部粗隆……斜向上转向胫骨内踝”。“同样地，可见骰骨绕小轴沿足上部外侧方向扭转。在骰骨与跟骨前粗隆相接触的地方，它使之形成了一个外钝内尖的角……因此，它在足外缘跟骨前粗隆关节面的位置未暴露，骰骨在健康状态下是完全连续的”。此外，“三块楔骨、跖骨和脚趾骨必须绕着病变的足舟骨、骰骨和骨跟轴扭转；因此，由于力学上的需要，先天性畸形足的足趾不是水平地，而是以一条几乎垂直的线置于地面上”。

Scarpa 接着用跖屈的姿势描述跟骨距下畸形、后侧腓骨倾斜以及其体部在足底扭转。跟骨畸形也是由于其绕小轴扭转。距骨是踝关节跗骨中畸形和错位最不常见的部位，甚至在远端也有“很少或几乎没有向内侧或内踝倾斜……”“足背突起的原因并不是距骨关节头错位，而是足舟骨绕小轴病态扭转”。因此，矫正不是由于距骨关节头的重新定位，而是“因为足舟骨被带回来覆盖了距骨关节头……”（随后的研究表明，一些畸形足，但不是全部，在病理解剖学研究中可见距骨头颈部内侧偏移。）Scarpa 被 Little 认为是第一个尝试“科学调试器械以适应畸形足骨解剖条件”的人[76]。他还开发了一种矫正鞋，在欧洲一些地区一直使用到了 20 世纪。

二、Little

Little 同意 Scarpa 的观点，认为足踝和跗骨畸形不是导致畸形足的原因。他检查了 30 多个病理标本，证实了“在几块足骨中，距骨移位最少”的观点。他在检查过的解剖学案例中观察到，无论畸形足多么严重，“距骨滑车每个关节面上与三个关节面接触的部分比例都相等，表现为踝关节的胫骨和腓骨内翻，其主要特征为足舟骨向内拖拽，在拇长屈肌帮助下胫骨前肌和后肌收缩，促使其他跗骨远离距骨和跟骨”。此外，“跟骨上拉，距骨的胫骨关节面与其圆形头部暴露于足背；但是足舟骨、骰骨、楔骨和跖骨不仅被拉向足底，而且还向内向上偏移，结果是舟骨的最内侧接触到内踝”。胫骨前肌腱向内偏转且活动进一步加重了畸形。

Little 认为先天性畸形与非先天性获得性神经系统畸形非常相似，其病因也基本相似[77]。痉挛（肌肉活动过多）和瘫痪（肌肉活动有限）的现象破坏了对立肌肉组的力量平衡，导致它们所作用的部位变形。至于畸形足，他认为其根源是“神经系统的病变”[78]。他认为畸形足的严重程度取决于“畸形出现在子宫内发育期的早期程度”；胎儿受影响的时间越晚，畸形就越轻。这种观点仍然不能被完全否定，虽然有人可能需要考虑暂时的神经事件没有任何明显的结构问题。最终导致了他的论断：“肌肉是主要涉及的部位，而骨骼的移位则完全是次要的。”

三、Guérin

巴黎的 Guérin 认为畸形足是“肌肉拮抗力不平等和某些肌肉永久收缩”的结果[67]。Guérin 是使用肌腱切断术来纠正儿童畸形的早期支持者，而且非常明显地，他对这种观点过度积极。然而，他概述了他在畸形足和整个身体方面的畸形发展理论，提出了一些很好理解的观点。他阐述了许多人的信念，即躯干和四肢的先天畸形是神经中枢（大脑）或其分支受到影响而引起肌肉收缩的结果。他把由于肌肉痉挛性动作而产生的最初感觉称为“收缩”。它的持续性使畸形成为永久性的，当它被称为“收缩”，部分或全部肌肉已经转变为纤维组织了。正如 Bigelow 进一步解释的那样[79]，“简单收缩状态的持续时间是不确定的；在此期间，软组织可以通过适当的方法被拉长。但纤维变化伴随着僵硬，而不屈则与蜕变的程度成正比”。大多数畸形足的病例可以追溯到胎儿时期，也可以追溯到生命早期的痉挛影响。它们最显著的特点是某些肌腱紧绷，当试图纠正偏离时，这种紧绷在皮下尤其明显。它们僵硬显著，并明显妨碍肢体的正常位置。收缩后的肌肉无力、萎缩，并部分转化为纤维组织。根据 Guérin 的观点，永久性收缩影响肌肉的方式有两种：肌肉变短，并在嵌入点之间形成一条直线；肌肉转化为脂肪的（如果任其自由发展）或纤维的（当其受到过分牵引时）。而且，“简单的收缩可以使我们有希望通过适当的方法——如延伸、揉捏（按摩）、摩擦等——使肌肉立即得到伸展。而真正的收缩或纤维变性缩短意味着肌肉不可能恢复到正常长度或足够的机械伸长度，因此需要借助切割工具”。

四、Adams

Adams 不仅是一名专攻儿童疾病的整形外科医生，也是一名对整形畸形的病理解剖学特别感兴趣的病理学家。自 Adams 的研究以来，针对出生后未治疗的畸形足解剖显示，足舟骨相对于距骨头内侧的位置不变。图 7.7a~i 示畸形足疾病中距骨和邻近足骨位置的病理解剖学改变。Adams 在不同博物馆和藏品中观察了许多胎儿解剖，并对几名在他的医院接受畸形治疗时死于婴儿疾病的儿童进行了尸检。Adams 解剖了包括新生儿在内的几例畸形足，观察了所有病例的距骨异常。他比较了婴儿的距骨与未矫正的成年畸形足，发现了相同的畸形。他对婴儿足内翻的病理解剖学描述如下[29]：①距骨。出生时即发现其位置和形状有相当大的偏差。它向前和向下倾斜，最大的改变是头颈部向内侧和跖骨偏移，头部关节面与移位的内侧足舟骨相连。甚至踝关节处的距骨体在上关节面也有轻微改变，斜置于马蹄足内，前部从关节移到足背，后部为楔形。②跟骨。在位置上变化程度非常大，但在形状上改变很小，被绷紧的腓肠肌－比目鱼肌斜成垂直的位置。③足舟骨。足舟骨在位置上发生了极端的改变，但在形状上没有重大变化，它直接由胫骨后肌、胫骨前肌和拇长伸肌向内向上定位，“以便将其内缘或粗隆立即置于内踝（内侧）之下并与内踝（内侧）接触”（图 7.7g），足舟骨长轴与腿平行，而不是成直角，其位置是由于它与明显偏移的距骨头颈部持续相互作用的关系。④骰骨。新生儿骰骨的位置和形状都没有实质性的改变，但在接下来的几年中会发生变化。⑤楔骨和跖骨。这些骨头之间或与足舟骨和骰骨之间的关系没有改变，它们的位置偏移是由于足舟骨、距骨和跟骨位置的改变。⑥内踝。在婴儿时大小、位置和形状都是正常的，但在成人期由于继发性的改变而发生偏移。

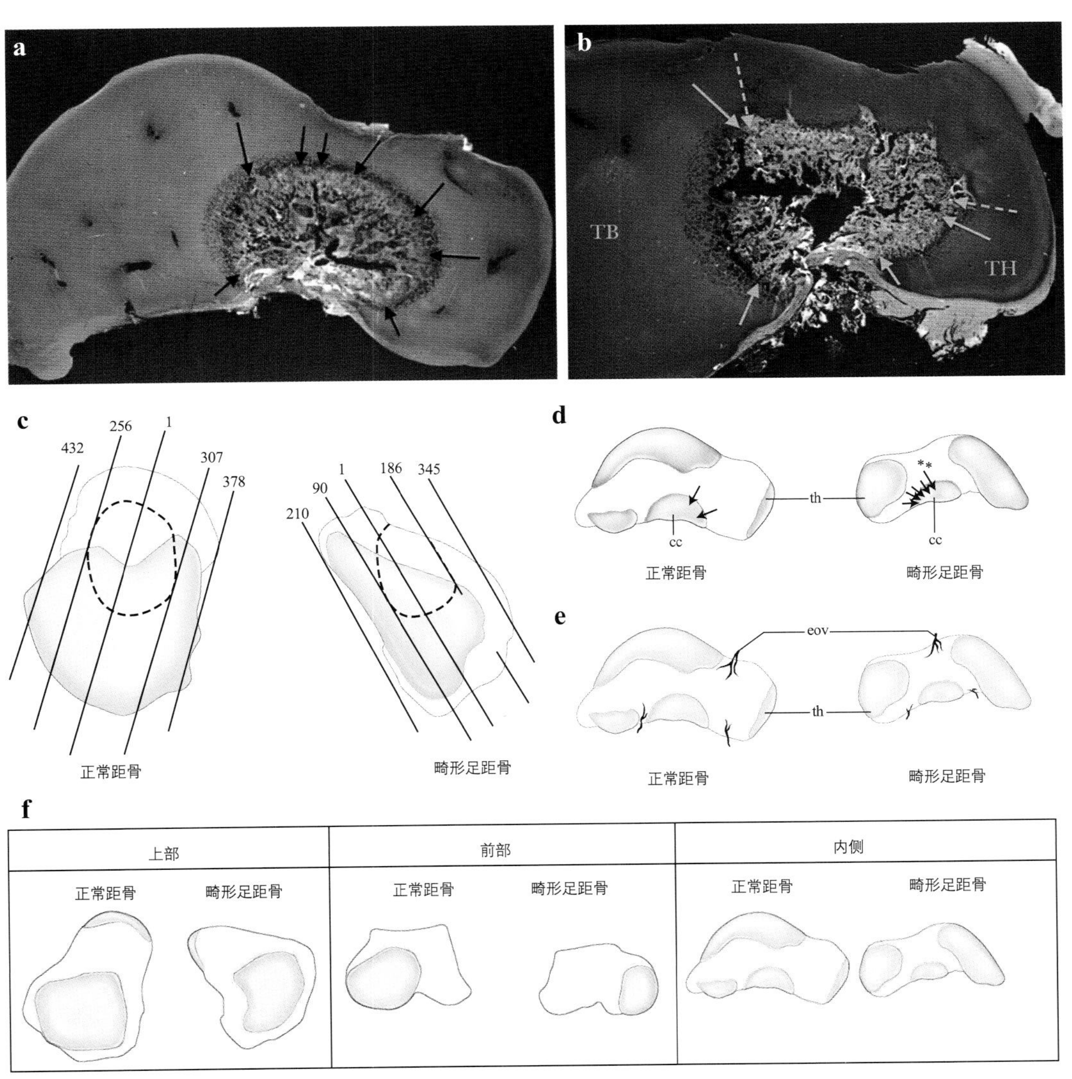

图 7.7（a~f）

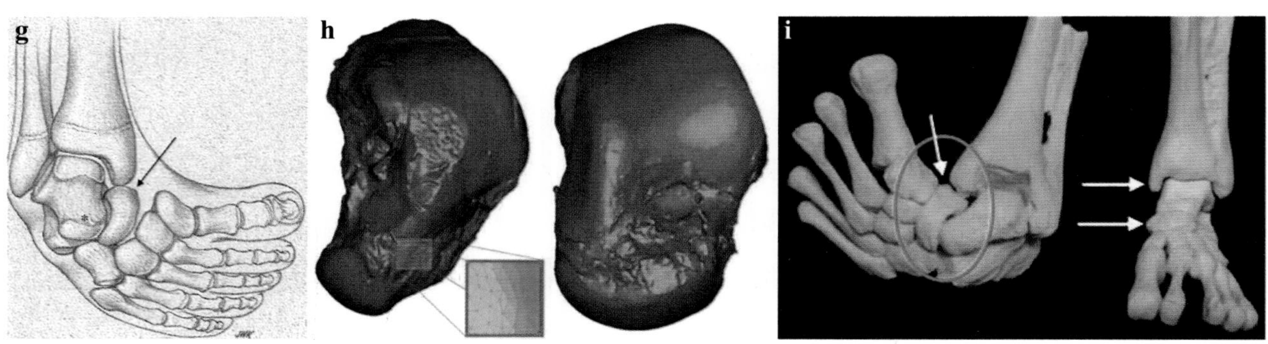

图 7.7　a~f 示 9 岁单足畸形、死于多种先天性畸形患儿的正常距骨和畸形距骨（经许可转载自 Shapiro 和 Glimcher《美国骨与关节外科杂志》J Bone Joint Surg Am 1979; 第 61 期 : 第 522–530 页 , 威科医疗健康有限公司 Wolters Kluwer Health Inc.）。（a）正常距骨模式显示均匀的骨骼生长并在正中矢状面形成距骨骨化中心。箭头指示形成均匀，未见血管破坏生长。（b）正中矢状面显示畸形足距骨异常的骨化模式。骨化中心后部通常形成于左侧和右下方（灰色实线箭头之间），而骨化中心上部和前部则形成于上方和右上方（灰色虚线箭头之间），形状不规则，经常被血管破坏。TB 表示跖骨体，TH 表示跖骨头。（c）在正常距骨中，距骨骨化中心位于中央、呈椭圆形；而在异常畸形足中，则呈偏离中心（非中央）、呈不规则形状。骨化中心用虚线勾画；这些直线代表了进行连续组织学切片的区域。（d）正常足和畸形足距骨的骨外血供（箭头）均正常。eov 表示骨外血管；th 表示距骨头关节面。（e）骨化中心的生长破坏（OC）很少发生在正常距骨（*），但在异常畸形足距骨上（**）很常见。th 表示距骨头关节面。（f）从上、前、内侧视图比较正常距骨和异常的畸形足距骨。（g）畸形足骨结构图显示距骨头颈（*），足舟骨明显移位（距舟骨半脱位），移位的足舟骨与内踝相连（箭头），从而将中足和前足的其余部位内翻和内收 [在许多畸形足病例中，距骨头颈部变形更严重，内侧和足底明显偏移]（经许可转载自 Carroll,Oper Tech Orthop 1993; 第 3 期 : 第 115–120 页 , Elsevier 出版社）。（h）微型 CT 研究显示正常距骨（右）和异常距骨（左）背侧面；两个标本都显示了左脚的距骨。患内翻足的距骨头（关节面）和颈部随更小的面积内侧偏移明显。（ｉ）重建 CT 模型显示左侧畸形足，右侧正常足。在畸形足这一侧，距骨头颈内侧偏离，足舟骨明显移位，但仍与距骨头关节面保持关系。红色圆圈指示距骨、足舟骨和内踝的异常位置。足舟骨引导中足和前足错位，紧邻内踝（箭头）。正常足对比显示；两个箭头指向内踝和足舟骨内侧的正常分离位置 [经许可转载自 Windisch 等《解剖学杂志（伦敦）》J Anat（London）2007; 第 210 期 : 第 761–766 页 , 约翰威利父子有限公司 / 解剖学会]

就病因而言，Adams 认为新生儿距骨畸形是所有跗骨中最明显的，但几乎没有理由将该畸形归因于距骨本身的原发性发育异常。

他认为“距骨的畸形是由与之相连的两根骨头，即足舟骨和跟骨的错位所决定的；它的形状改变显然是为了适应这些骨头位置的改变”。因此，外形的改变是畸形的结果，而非原因。

先天性畸形足软组织畸形。出生时畸形足僵硬不仅是异常的定向肌肉拉扯导致，也是由韧带的自适应缩短造成的。对罹患脊柱裂和畸形足的胎儿进行解剖，结果显示，最短的韧带是内侧三角肌（前部），它将足舟骨与内踝相连，将踝骨与畸形足相连。脚底韧带（连跖腱膜）也被缩短。对侧韧带延长。在许多病例中，即使有严重畸形，韧带也没有明显收紧，因此韧带受累似乎是二次适应性的发生。肌肉功能、大体外观和组织学外观在单独畸形足病例中并不显著。最终成功的治疗也支持正常的肌肉组织。有些病例明显起源于神经肌肉。肌腱总是为了适应足骨位置的改变而移位。受影响最严重的是跟腱、胫骨后肌和胫骨前肌。胫骨后肌腱可能在前半位。跟腱倾向于向腓骨的侧面偏移。

Adams 强调了与距骨原发畸形相关畸形的复杂性，以及足舟骨与之关系的显著改变。畸形和所有与之相关的适应也涉及韧带、肌腱和肌肉。必须认识到，任何单一平面的畸形必然会改变所有与之相邻的骨骼、肌腱和韧带的关系。先天性畸形足的主要异常是距骨头颈部畸形，以及其相对于距骨体的内侧偏离和跖屈。足舟骨保持着它与距骨头关节面的关系，但必须自身向内侧和跖骨偏移，这样才能带动足部其他部位。中足和前足也向内侧和跖骨方向偏移。跟骨不仅跖屈成马蹄足，而且几乎在距骨头的正下方嵌入内翻。前部内收，但后部向外侧移动，结果是外侧上表面到达外踝。跟骨位于这个位置后，由紧绷的跟腱和距跟关节囊支撑，后侧则由腓骨支持带和跟腓韧带挛缩支撑。跟骨畸形内翻，它的前部呈内侧倾斜并旋转。足后部、内侧以及足底韧带和关节囊则缩短和增厚。这些观察结果对治疗有重要意义。如果骨骼的正常相对位置在“早期”修复了，那么“距骨”在随后的生长和骨化过程中就会逐渐呈现出自然的形态。其恢复正常功能的难度将与允许其在变形位置上发生骨化的程度成正比。Adams 从他的观察中得出的治疗意义是值得直接引用的。“为了使距骨在婴儿早期活跃生长和骨化时期获得最好的机会以确保其自然形态，其导致畸形的因素，即足舟骨和跟骨的异常位置，应尽早切除。鉴于这一目标，建议在允许的情况下，在出生后第一个月立即实施手术，特别考虑到儿童和母亲的健康状况。实际上，我认为最适合做手术的时间是孩子 2 个月大的时候”。这里他指的是跟腱切断术。

五、Evans（跗间关节畸形）

Evans 也主张畸形足的主要病变是足舟骨在距骨上的先天性脱位。足舟骨带有骰骨和跟骨，骨骼和软组织的形状变化是继发性和适应性的，而手法复位的基本要素是必须更换距骨末端的足舟骨，以修复足内侧柱 [80]。根据病理解剖，治疗的目的是复位距舟关节半脱位以及矫正抵制矫形的次级适应性变化。在复发的畸形足中，这些继发性改变均为紧密的内侧 / 后部结构，还有侧柱骨骼的相对过度生长以及跟骨 – 骰骨关节畸形，呈圆锥形，方向稍微朝向中间而不是向前。

他认为这种病理解剖学的观点与 Scarpa[75]、Adams[29]、Elmslie[81] 和 Brockman[82] 的观察相一致，即马蹄内翻足主要是在有其他畸形因素的跗间关节处，包括继发性和适应性的足跟内翻。Scarpa 将其定义为距骨上的跗骨脱位，而与足部其他骨骼相比，距骨本身并没有那么不正常 [75]。Adams 还认为，距骨并非生来就有缺陷 [29]。Elmslie 明确了足舟骨和骰骨在跗间关节处向内移位，并伴有跟骨旋转，使其前端向下和向内 [81]。骰骨在跟骨处向内半脱位，与之相连的关节面位于跟骨前端内侧，而跟骨前端则变成圆锥形。

六、Irani 与 Sherman

Irani 和 Sherman 解剖了 11 例畸形足患者的四肢，并将它们与 14 个正常足进行了比较 [83]。所有样本均来自死胎（22~36 周）或死亡的新生儿。即使从畸形足移除所有肌肉，足部的位置仍然是变形的，无法进行手工矫正。一旦把足舟骨与距骨、足舟骨与跟骨以及距跟后关节囊之间的韧带分开，畸形就可以完全矫正了。胫前肌腱（至第一楔骨和第一跖骨底部）和跟腱（至跟骨内侧）嵌入均正常。距下前关节最不正常，原因是距骨内侧位置远离未暴露的跟骨前面。他们还发现，“最明显和唯一不变的畸形见于距骨前部”。颈部总是很短。距骨头 – 颈间角相对于体间角总是明显减小。正常角度为 150°~155°，内翻足角度为 115°~135°。跟骨仅轻微扭转，足舟骨形态正常但稍小，其他跗骨完全正常。跟骨的改变被认为是继发性的。血管、神经、肌肉或肌腱未见解剖或组织学改变。

七、Settle

Settle 对胎儿后期的 16 例畸形足标本进行了解剖，发现距骨头颈部均有畸形 [65]。一个回顾了 20 世纪相关研究的文献显示，在 52 例详细的病理解剖中，其中 44 例有严重的距骨头颈部畸形。研究的 16 例畸形足与主要软组织异常无关，比如肌肉缺失或肌腱嵌入畸形。4/16 的胫骨基本正常，仅有程度较轻的胫骨内扭转。所有距骨在形状和方向上都严重扭曲。距骨异常时，距骨体及其与踝关节的关系接近正常。受累距骨缩小至约正常距骨的 75%。颈部明显向内侧和足底偏移。距骨关节面移位加剧了足部畸形，原因是足舟骨仍然在偏移颈部的更内侧并朝向足底。足舟骨靠在了内踝前部。并且由于马蹄足和旋转，跟骨后外侧靠在了外踝后侧。距下关节面也发生偏移。跟骨的改变较轻，但为了与距骨相连，它变成了马蹄足、内翻足和内旋。距舟关节和跟骨 – 骰骨关节在彼此的下方，而不是并排着。肌肉、神经或者脊髓腰骶部的组织学切片未见畸形。未见异常的肌腱嵌入。

这两项详细的研究都证实了距骨头颈部畸形的发病率很高，其他跗骨的结构变化要轻得多，而且涉及四肢在血管、神经、肌肉或肌腱附件没有可再生的畸形。Irani 和 Sherman 认为所有软组织变化都是继发性的，遵循足部骨骼的位置 [83]。肌肉、神经或脊髓腰骶部活检未发现畸形。

八、畸形足距骨大体及组织学畸形

对畸形足的距骨畸形，尤其是头颈部，人们的认识是相当一致的。在一段较长的时间内，这些畸形情况被频繁地记录了下来 [16,58,64,65,83–91]。在所有种类的畸形足中都发现了距骨畸形，于是就提出了它们是原发性还是继发性的问题。即使在那些持原发性距骨畸形这一观点的人们中间，也存在意见分歧。有些人认为形成骨骼的软骨原基存在缺陷。另一些人认为，在胚胎发育的第二个月，足部通常处于所谓的马蹄足、旋后和内收的生理学畸形足位置，最终的足畸形则代表了早期位置持续，继而出现发育停滞。畸形足的病理解剖结果并不是一成不变的，对治疗的反应也不是一成不变的。在一些解剖的标本中，距骨被描述为正常 [59–61,90]。在临床上，有些足部无法进行手法治疗和石膏矫形，但是有些则效果良好。一种工作分类将距骨畸形或顽固性畸形足分为结构性的或畸形性的，并将正常距骨或足部对石膏治疗的响应分为体位性的或非畸形性的。已经报道了一名男婴畸形足距骨的大体和组织学畸形，该名男婴死亡时仅 9 日龄 [92]。他的一只足是正常的，另一只是未治疗的畸形足。可见多发性畸形，包括先天性脊柱侧弯、肺发育不良、短肋骨、泌尿生殖系统畸形（肾发育不良伴肾积水和输尿管积水）以及先天性心脏病（动脉导管未闭和双主动脉弓）。未见骨髓发育不良或脊髓纵裂。在解剖时的大体和组织学评估中，神经肌肉临床检查正常，中枢神经系统和脊髓检查正常。距骨（正常足与畸形足）的对比结果如图 7.7a~f 所示。畸形足距骨的变化在其他研究中已得到证实（图 7.7h）。这些包括大小和形状：①正常距骨长 15 mm，宽 13mm（最宽部分），距骨体高 10 mm；②畸形足距骨较小，13 mm × 12 mm × 7 mm。正常距骨有光滑、弯曲的头部和关节面，而畸形足距骨的头部和关节面则畸形、发育不良，并随颈部向内侧偏移；③在正常足中，距骨颈相对于距骨体长轴的间角为 25°（155°）；④在畸形足中，该间角为 50°，没有正常距骨那么高，其上关节面扁平，转角变圆，后面倾斜。大小和形状的比较差异如图 7.7f 所示。

1. 组织学

①正常距骨。头、颈、体轮廓正常，骨化中心发育于颈部中下区，并延伸至头部后区和身体前区。骨发育延伸到骨皮质形成的下表面，骨化中心接近于骨骼的几何中心。肥大软骨细胞的软骨内序列从下表面向外呈扇形排列，形成几乎不间断的半球形拱桥（图 7.7a），骨骼中心未延伸到颈部上表面，头和体的软骨中有许多血管通道。明显的血液供应从颈部背侧上表面进入，软骨模型的软骨细胞、软骨内成骨序列、吸收和骨髓发育、成骨细胞、骨细胞、破骨细胞和破软骨细胞在组织学上均显示正常，番红 -O 染色显示糖胺聚糖沉积正常。偶尔半球形软骨内序列被位于前部或上部的血管长入破坏；后区（邻近体）则从未中断。②畸形足距骨。距骨较小，形状较正常不规则，骨化中心较小，由于头颈区短而发育不良，可见于颈部下表面，但位置更靠前（图 7.7b），体是距骨中最正常的部分。头和体可见血管通路，显著的血液供应通过颈部背侧表面进入，骨发育延伸至下表面，并存在皮质骨。软骨细胞、成骨细胞、骨细胞、破骨细胞和破软骨细胞的外观正常，番红 -O 染色提示糖胺聚糖合成正常。软骨内骨化发生，但与正常距骨相比明显畸形，肥大细胞的半球模式在正常距骨中仅偶被打断，但在畸形足距骨中经常被血管通道广泛破坏，许多血管通路位于膜内骨中。

2. 血管通路

血管通路是指一根血管从发育中的距骨软骨区通过肥大的软骨细胞区到达骨化中心。这种中断占据了相当大的空间，明显干扰了软骨向软骨内骨的平滑有序发展。在一个部位可以看到多达五个主要的中断，并且在每个连续的部位上都出现了中断。血管 – 骨侵蚀多发生在前部和上部；后部从未有间断（图 7.7e）。

3. 定量形态学：骨化中心大小

①正常距骨。正常距骨由 810 块切片组成。软骨内骨化（从肥大细胞开始考虑）占总面积的 70%，并且接近于骨骼的几何中心，正常骨化中心的前部、上部、后部、内侧和外侧均被软骨包围。②畸形足距骨。畸形足距骨包含了 555 块切片，其中骨化中心占总面积的 50%。当畸形足的骨化程度与正常距骨的骨化程度相当时，畸形足距骨的骨化中心为正常骨的 34%。骨化区在畸形足距骨中绝对和相对缩小。畸形足距骨大约是正常距骨大小的 2/3。

骨化中心冠状面位置：在畸形足距骨颈的前外侧区域，几个切片显示骨化中心的骨骼紧邻纤维组织，没有软骨介入。矢状面：在正常距骨中，距骨体的 70% 正在进行骨化，30% 仍然是软骨。骨化中心更靠近内侧。在畸形足距骨中，骨化中心位于较外侧（图 7.7c）。

4. 距骨血管穿透模式

①距骨血管穿透。在正常距骨中，主要血供从颈部背侧进入，并向后、下、前方向分散（图 7.7d），大部分血管进入体颈区，但偶有血管进入头颈区，血管不通过头、体或距跟关节面进入，但偶尔从体后

部下表面、邻近颈部的头部下表面和体下部进入，血管穿透由内侧向外侧扩散。沿足背动脉分支经颈部上表面进入的血管有 58 个（62%），经体后下表面进入的血管有 7 个（7%），经颈下部进入的血管有 9 个（9%），经体下部进入的血管有 21 个（22%）（跗骨管动脉，自胫后动脉），畸形足距骨的血管穿透模式与正常距骨相同，大部分血管（26，56%）经颈背侧与体相邻处进入，血管从未穿过距骨的关节面（胫骨距骨、距舟骨和距跟骨），体后下表面（3，6%）、颈部下表面（8，17%）和体部下表面（10，21%）均有血管存在，在颈背侧和下表面近头部处偶尔有血管进入。②距骨内部血管穿透。在正常距骨软骨模型中，血管分布于体、颈和头，体上部血管相对较少。畸形足距骨的血管形态与正常距骨没有明显的不同（图 7.7d），在软骨模型中没有出现异常的血管分布模式或明显改变的血管数量。

畸形足距骨畸形研究总结：对先天性畸形足的详细研究证实了畸形距骨具有明显的组织学异常。单足畸形使得可对同一患者的正常距骨和畸形距骨进行比较。先前所描述的大体距骨异常非常一致，所研究的畸形足距骨也遵循这种模式。距骨前部的头和颈缩短，内侧偏曲，有缺陷，比距骨体更不正常。畸形足距骨比正常距骨小。其骨化中心绝对和相对较小，位置偏前偏侧，部分紧邻致密纤维组织，无软骨介入。证实骨化中心软骨内区域的前部和上部有明显畸形。

畸形足距骨 50° 头 – 颈 / 体间角，以及先前报道的关于畸形足距骨的类似大偏移 [16,63,86,90]，不支持骨骼发育停滞的观点，因为畸形足内侧偏移远远大于正常足。对其他哺乳动物进行了距骨颈间角的研究也显示，许多哺乳动物的内侧偏移比人类的还大。没有动物存在像人类先天畸形足那样大的正常偏移。在另一项研究中，40 种动物的距骨颈间角未有大于 30° 的情况。通过软骨化骨机制作用，距骨骨化开始于子宫内发育期的第 24~26 周。骨化中心通常在距骨的几何中心附近形成，称为中央骨化中心 [93]。在本研究中，正常距骨骨化中心位于中央，除下方外均被软骨包围，而畸形足距骨骨化中心的偏心位置则明显异常。

骨外供血在研究中都是正常的，并与前面描述的模式相一致。主要供给经足背动脉分支进入颈背面，经胫骨后动脉的分支跗骨管动脉进入下面 [94,95]。正常和畸形足距骨的骨内血供分布和范围相似。一个以前没有发现的明显血管畸形，极大提高了血管穿透畸形足距骨上的骨化中心软骨序列的敏感性。与正常距骨一样，这种穿透只发生在距骨前部和上部，但明显过度和过早。穿透中断了增殖软骨细胞区域，并与头颈部明显的生长迟缓有关。目前还不能评估这是造成了生长迟缓还是由生长迟缓引起的，但骨骼生长和软骨内骨化的正常顺序明显受到了过早侵袭的干扰。畸形足距骨畸形可能是软骨模型的一种原发性发育缺陷，但也可能是继发于长期的外部机械性压力。

从组织学上看，发育停滞似乎不太可能。骨化中心位置偏移明显异常，软骨内序列不规则的改变更具有早熟的特点，而非发育迟缓。生理学上正常距骨发育迟滞或受阻的特点是骨化中心较小，但是正常，位置适当，显示规则的血管模式，血管穿透最少。图示为单足畸形患儿正常和畸形距骨的血管模式（图 7.7）。

九、畸形足研究中的肌肉、神经及结缔组织畸形

1. 肌肉、神经

Gray 和 Katz 研究了来自 62 例特发性畸形足患者的 193 个肌肉活检 [96]，并与 13 条正常腿的活检结果进行了比较。结果显示，6 个月以下儿童的正常腿和畸形腿在肌纤维的直径方面没有显著差异。畸形足小腿肌肉组织变薄，是由于纤维数量的减少，而不是因为其大小。肌肉结构正常，排除了失神经支配和神经再支配作为病因特征。在受影响的比目鱼肌中，只有 61% 的 I 型纤维异常，44.3% 属于正常（在其他腿部肌肉中也有发现），这导致了关于肢体发育“神经影响缺陷”的推测。Isaacs 等人也根据他们的组织病理学研究提出了潜在神经源性来源的观点 [97]。Bill 和 Versfeld 则无法检测到肌电图检查的变化 [98]。主要针对组织学的其他一些研究，也未能在正常患者中找到特发性畸形足的确切神经肌肉原因，这些患者的神经肌肉在临床上都检查正常。同侧腓肠肌萎缩，但肌肉强度正常。此外，一旦特发性畸形足得到了矫正，就不会出现随着时间加重的后续神经肌肉无力。Ippolito 和 Ponseti 也回顾了文献中关于畸形足可能起源于神经源性的观点，同时发现大多数都没有找到证据 [99]。

2. 结缔组织

一些人认为，结缔组织畸形伴骨骼继发性改变是导致畸形足的主要原因。人们的注意力集中在足内侧凹部和软组织紧密的主要区域。

（1）组织学

Fried 研究了 56 例畸形足患者，发现胫骨后肌腱的止点总是在一个又厚又硬的纤维块处 [100]。Zimny 等人发现邻近的足底筋膜收缩，他们的研究确定，肌成纤维细胞样细胞可能是其致病原因 [101]。Fukuhara 等人研究了 16 个畸形足和 27 个正常足，这些标本来源于 14.5~22.5 周龄的自然流产胎儿 [102]。组织学研究未发现距骨畸形是原发病变。他们认为，“畸形足踝关节内侧韧带的细胞和胶原纤维，似乎是其失去空间定位并收缩的最早的部位”。他们还认为，肌成纤维细胞样细胞似乎造成了类似韧带纤维瘤的疾病。排除有明显畸形异常的胎儿。内侧韧带复合体的研究包括三角肌韧带、弹簧韧带以及胫骨后肌腱的止点。

足舟骨结节、距骨颈和载距突通过增厚的韧带牢固地结合在一起。足舟骨总是在距舟关节内侧半脱位。韧带组织学显示畸形足内的圆核和破碎的胶原纤维束。另见一些成纤维细胞样的细胞。严重畸形中的改变更明显。他们认为距骨的改变是继发性的。Ippolito 和 Ponseti 研究了妊娠 16~20 周流产胎儿的 5 个畸形足 [99]。与 3 只正常的足相比，发现纤维化是正常足 / 腿的主要特征。小腿后部内侧远端第三肌的纤维大小和数量减少；这些肌肉、其腱鞘和邻近筋膜的纤维结缔组织增多；以及小腿三头肌缩短。他们注意到跟腱远端和胫骨后肌腱增厚。他们认为后内侧韧带将足拉入变形的位置，并注意到胫骨关节韧带和足底跟骨 – 踝韧带明显缩短。他们提出韧带挛缩纤维化是导致畸形足的主要原因。一项使用光镜和透射电镜观察从矫正术中获得的结缔组织的形态组织学研究，未能从 9 个畸形足的囊膜、筋膜、腱鞘或韧带组织标本中识别出任何肌成纤维细胞或肌成纤维细胞样细胞 [103]。光镜检查 50 例标本，电镜检查 26

例标本，观察内侧和外侧关节囊和筋膜、弹簧韧带以及紧绷跟腱和胫骨后肌等的多个腱鞘。这项研究是专门用来评估将缩回性纤维化或肌成纤维细胞活动作为发病机制的理论。畸形足结缔组织结构中缺乏肌成纤维细胞样细胞或典型成纤维细胞，这并不支持异常成纤维细胞导致特发性畸形足挛缩的理论。

（2）畸形足腿部肌肉的磁共振成像研究

人们已经认识到，畸形足一侧的小腿和整个腿部肌肉组织比正常足一侧的更薄。磁共振成像研究从肌肉组织的体积、组成（肌肉、脂肪、组织的关系）以及随时间的变化来评估畸形足与正常对侧腿的肌肉组织。Ippolito 等人证明，在畸形足发育的胎儿阶段和开始治疗前的新生儿期，腿肌肉萎缩是畸形足疾病的一部分[104]。

在膝盖和足踝之间进行横断面磁共振成像扫描，对比三组共 8 人的正常侧足与畸形侧足：未经治疗的 10 d 至 2 周龄新生儿，经 Ponseti 方法治疗的 2~4 岁儿童，以及出生 2~3 个月时经治疗的 19~23 岁成年人，包括有限的后部松解。测量了腿部横截面的总体积、总肌肉组织体积以及脂肪组织体积。值得注意的是，在胎儿和未治疗的新生儿中，发现了畸形足侧有明显的腿部肌肉萎缩（或发育不全）。随着脂肪组织的相对增加，腿部肌肉萎缩程度随生长而增加。因此，腿部肌肉萎缩是先天性畸形足患者的病理学组成部分。Ippolito 等人的另一项 MRI 研究评估了平均年龄为 4.8 个月、11.1 个月和 4.7 岁的三组共 7 人的正常侧腿和畸形足侧腿。所有患者都接受了 Ponseti 方法治疗，还包括经皮跟腱切断术。这项研究证实了涉及畸形足侧的肌肉更薄更短。这在三个腔室（前侧、外侧和后内侧）均可见，并伴有相对较长的远端肌腱组分（胫骨前肌、腓骨长肌和跟腱）[105]。

Moon 等人对治疗反应性和治疗抵抗性畸形足的腿部进行了磁共振成像，并与正常侧进行了比较。测量指标为肌肉面积、皮下脂肪、腔室间脂肪和总面积。磁共振成像显示，顽固性畸形足比治疗响应性畸形足的腿部变化更明显。顽固性畸形足有过量的肌内脂肪替代和独特的肌肉发育不全模式。在抗治疗腿中，肌肉面积减少为 −47.8%，治疗响应侧为 −26.6%；而腔室内脂肪在抗治疗组中为 402.6%，在治疗响应组中仅为 9%。以上数值表明，在治疗反应较差的腿部，腔室内肌肉中脂肪组织较多，肌肉较少。脂肪伴有纤维组织，纤维组织对手法的反应不如正常肌肉[106]。

十、畸形足旋转畸形

足舟骨与距骨头内侧移位以及距骨头颈部内侧向足底偏移几乎是公认的。大多数人也认识到，骰骨相对于跟骨前端向跟骰关节内侧移位，距骨下跟骨内翻，同时其后部向腓骨外侧移位。一些研究人员指出了其他跗骨的轻微畸形。McKay 认为距骨在踝关节中处于中立位对齐，但跟骨在骨间韧带周围水平旋转，也属于马蹄内翻足。这导致跟骨越来越向腓骨外侧倾斜[107]。Carroll 等人识别出距舟半脱位，但也描述了距骨体长轴在踝关节处外旋以及跟骨内旋[108,109]。Swann 等人[110]指出，在畸形足中，踝关节和后足的旋转畸形在很大程度上被低估了，也未被正确理解。虽然许多作者提到了内翻足的胫骨扭转，但他们注意到踝关节和后足是外侧旋转，未发现胫骨内翻。这使得外踝在外踝平面上比在正常平面上更向外侧偏移。后足和胫骨上的踝关节发生旋外，而前足则保持相对于后足的旋内。未矫正畸形足伴膝盖向前的侧位足 / 踝关节 X 线片显示，跟骨侧移，但踝关节处于前 – 后位投影。距骨呈“平顶”状态。实际上，他们指出这些发现是由于横向旋转；如果使用同样的投影扫描 30°~45° 旋转的腿内侧（内部），后足看起来正常，两个足踝重叠和距骨穹窿呈圆形。

十一、畸形足跟骨结构性畸形

一些观察者已经详细研究了跟骨并发现了相当多的畸形，尽管很难理解这些变化最初是如何导致畸形足产生的。Windisch 等人详细研究了 25~37 周龄胎儿的 7 个内翻足跗骨 [111]。在多个平面上观察和测量了特征性的距骨以及跟骨改变。此前，Gilbert 等人对几个畸形足的跟骨进行了组织学研究，发现改变与以下假设相一致，即固有的原发性生长障碍导致了发育不良小骨和小足的形成 [112]。

十二、畸形足最初临床评估

畸形足是通过出生时的临床评估以及开始石膏固定或夹板治疗进行诊断的。如果畸形与明显的系统性神经肌肉或结缔组织障碍有关，这一事实需要注意；但治疗也应在早期以类似的方式开始，一般情况下，该种疾病非手术治疗的效果不如单独或特发性的先天性畸形足。在刚刚过去的一段时间，除个别病例外，很少有人努力寻找病因，他们甚至用半定量的方式记录畸形，或进行除了平片以外的其他影像学检查。由于标准化和解读有困难，一些检查中心甚至停止了平片拍摄。最近已经有一些更详细的方法来更好的对这种疾病进行定义和分类。表 7.2 列出了几种用于治疗和评估畸形足的分类方法。

表 7.2　畸形足（马蹄内翻足）分类

作者 / 时间	分类
Brodhurst /1856	定义了从轻度到严重的 4 种程度的畸形
	第一级：在畸形较轻的畸形足：足的前部被胫骨前肌收缩向内拉。没有其他畸形再增加。这个描述提示我们现在所说的“跖骨内收畸形”
	第二级：足部内侧边缘抬高，足趾内翻，足跟抬高。一条线沿着腿长轴在踝关节前部延伸，将沿着小趾轴下降
	第三级：一种常见普通形式的畸形足：足部内翻，内侧边缘抬高，使足底表面成直角（以负重的姿势与地面成直角），足跟抬高，足底缩短，呈凹形，形状不规则。足部的伸肌和内收肌比前两个级别收缩得更厉害
	第四级：前面第三级的一种夸张形式：足趾向上向内，足背向下向外，足部内缘严重内翻以至于接近腿内侧，足跟向上向内拉。足趾屈肌收缩僵硬，足底表面呈严重内凹，足部长度减少。跟腱不在中线，但已被拉向内侧，毗邻腿后内侧上的胫后血管
Bigelow/1900	Bigelow 分别描述了马蹄足畸形和内翻足畸形，但清楚地认识到先天性畸形足是马蹄内翻畸形的组合。每个畸形的组成部分被定义为 3 个级别的严重程度。描述涵盖了早期的几个月，包括行走期间未矫正的畸形

（续表）

作者 / 时间	分类				
	马蹄足——①第一级：足跟直接从地板抬高（腓肠肌作用），患者用过度伸展成直角的足趾行走；②第二级：跟骨受累更严重，有时会碰到胫骨，距骨向前脱位，足底表面呈拱形（将足跟和足趾拉得更近），随着步态，拇趾背屈，外侧四个足趾跖屈；③第三级：进一步跖屈（马蹄足）使足趾向后，直到足 / 足趾背面承重，起到足底的作用，跖骨向后弯曲，腓肠肌、足趾屈肌和足底腱膜都最大程度收缩				
	内翻足——①第一级：足部内边缘从地面升起；②第二级：患者用足底外侧行走；③第三级：足底向上，足背作为负重面，胫前肌和胫后肌导致并加重内翻 / 内收畸形				
	在 19 世纪晚期和 20 世纪早期，如上所示，对畸形的描述经常用半定量的术语进行分类，每个分类 3~5 个级别不等，以表示从最轻微到最严重的各种畸形				
Harrold 和 Walker/1983	Harrold 和 Walker 将出生时的畸形足分为 3 个严重等级				
	一级（轻度）：足部可保持在或超过中立位				
	第二级（中度）：足部无法手工复位到中位，但固定的马蹄足或内翻足角度≤ 20°				
	第三级（重度）：固定畸形超过 20° 的马蹄足或内翻足				
Ponseti 和 Smoley/1963	评估踝关节背屈、足跟内翻、前足内收和胫骨扭转（均以角度 [°] 表示），结果分别为良好、可接受或较差				
	关节背屈	足跟内翻	前足内收	胫骨扭转	结果
	＞ 10°	0°	0°~10°	0°	良好
	0°~10°	0°~10°	10°~20°	中度	可接受
	0° 或＜	＞ 10°	＞ 20°	重度	较差
Catterall/1991	评估后足相对于外踝位置、马蹄足和可见折痕，前足相对于外侧缘（直或弯）、活动能力、高弓畸形和旋后程度				
	后足	治疗模式	肌腱挛缩	关节挛缩	错误矫形
	外踝	可活动	后侧	后侧	后侧
	马蹄足	否	是	是	是
	内侧折痕	否	否	是	否
	后折痕	否	是	是	是
	前折痕	是	否	否	是
	前足外侧缘	垂直	垂直	弯曲	垂直
	可活动	是	是	否	是
	高弓足	±	±	±	否
	旋后	否	否	是	否
Carroll 等 /1978; Carroll / 2012	根据不同病因学定义了 4 种基本类型的畸形足				
	姿势性的：良性的，可通过拉伸和石膏矫形解决				
	先天性的：严重程度不一的先天性畸形足				
	神经性的：实际上是神经肌肉性的，与潜在的神经或肌肉疾病有关				
	综合征性的：发生于许多骨骼发育不良和结缔组织疾病，往往非常僵硬				

（续表）

作者 / 时间	分类			
Dimeglio 等 /1995	通过 4 个变形平面的角度测量来确定畸形足严重程度分类			
	第Ⅰ～Ⅳ级（从良性到极度严重）：由评分系统来确定，评分系统包括马蹄足矢状面评估、内翻足矢状面评估、旋转水平面评估以及前足相对于后足的水平面评估。对于每个评估的平面，根据测量的畸形角度给出 1~4 分（从正常到严重畸形）。附加评分（0 分或 1 分）包括后折痕、内侧折痕、高弓足畸形以及肌肉状况。畸形评分最高为 20 分			
	①矢状面，马蹄足：1 分（正常），0°~20°（这意味着背屈高于中位）；2 分，0°~20°（轻度马蹄足）；3 分，20°~45°（中度马蹄足）；4 分，45°~90°（重度马蹄足）；②矢状面，内翻足：1 分（正常），0°~20°（＝外翻足）；2 分，0°~20°（轻度内翻足）；3 分，20°~45°（中度内翻足）；4 分，45°~90°（重度内翻足）；③水平面，旋转：1 分，（正常）0°~20；2 分，0°~20°（轻度）；3 分，20°~45°（中度）；4 分，45°~90°（重度）；④水平面，前足相对于后足：1 分，（正常）0°~20°（＝外展）；2 分，0°~20°（轻度内收）；3 分，20°~45°（中度内收）；4 分，45°~90°（重度内收）			
	附加评分包括 0 分或 1 分用于评估后折痕、内侧折痕、高弓足畸形和肌肉状况			
Dimeglio 等总结	等级	类型	评分	复原能力概述
	Ⅰ	良性	＜5	＞90% 可治愈
	Ⅱ	中度	5~9	＞50% 可复原，有一些抵抗治疗
	Ⅲ	严重	10~14	＜50% 部分可复原
	Ⅳ	非常严重	＞15	＜10% 僵硬，抵抗治疗
Pirani 等 /1999	这是一个 6 分的分类系统，基于畸形的表现（主要是挛缩）			
	与中足相关的 3 个表征：外侧缘弯曲、内侧折痕严重程度、距骨头外侧位置			
	每个指标评分：0＝无畸形；0.5＝中度畸形；1.0＝重度畸形			
	每只足得分在 0~6 之间			

注：Dimeglio 等人和 Pirani 等人列出的后两种分类，目前被活跃地用于结果的管理和评估；而以前的分类，在定义畸形足病理解剖学和临床表现方面仍然有价值。Brodhurst [113]、Bigelow [79]、Harrod 和 Walker [91]、Ponseti 和 Smoley [114]、Catterall [115]、Carroll 等 [108] 以及 Carroll NC。20 世纪的畸形足。《小儿骨科杂志 -B 辑》J Pediatr Orthop B, 2012, 第 21 期：第 1–6 页 ,Dimeglio 等 [116]，Pirani 等 [117]。

1. 严重程度临床指标——早期临床分级系统

在 19 世纪，对畸形足和其他先天性和非先天性足畸形的临床描述非常详细。畸形的分级是公认的。

（1）Brodhurst，1856

Brodhurst 在讨论先天性畸形足时（距骨和足部），提到了 4 种主要的类型，即内翻足或足内翻、外翻足或足外翻、马蹄足、足跟抬高、跟骨和足跟凹陷。在这几个种类中，包含许多不同的程度：还有扭曲的复合种类，由其中 2 种上述形式的畸形足组成，例如马蹄内翻足 [113]。单纯马蹄足是非常罕见的先天性形式：①第一级。他描述了 4 度的内翻足，也被称为 clubfoot（英语）、klumpfuss（德语）和 piped-bot（法语），通过胫骨前肌收缩，使得足前部向内拉，这本质上是内翻足，并不是最常见的内翻形式，在这个程度上，足内曲没有再增加其他扭曲，“但是在其他程度上，足部翻转，足跟抬高”这可能代表我们所说的“跖骨内收”（或“跖骨内翻”）。②第二级。足部内侧缘抬高，足趾翻转，足跟抬高，畸形是这样的，一条线沿着腿长轴延伸，穿过踝关节前部，将沿着小趾轴下降，腓肠肌和胫骨前、后肌收缩。③第三级。先天性内翻的普通形式，足部翻转，内缘抬高，使足底表面成为直角，足背向外，足跟抬高，足底缩短，呈不自然凹形，可见不规则表面，拇趾的第一节趾骨是由拇长伸肌延伸的——而足伸肌和内收肌的收缩程度比第二级更大。④第四级。这是第三级的一种夸张的形式，足趾向上向内，足背向外向下，足内侧缘可能与足内侧接触，足跟向上向内拉，足趾屈肌收缩僵硬。足底表面异常凹陷，足的长度减少，跟腱并不在腿的中线，而是位于腿后表面内侧胫骨后血管的正上方（Brodhurst 继续描述跗骨移位）。

（2）Bigelow，1900

Bigelow 还提到了 4 种不同类型的足部畸形，即马蹄足、内翻足、外翻足和跟骨畸形（他使用的术语是“距骨”），后者代表了一种罕见的畸形变异[79]。目前我们只把马蹄足和内翻足称为畸形足。这些描述不仅涉及新生儿，也涉及未矫正且因行走而恶化的畸形。到目前为止，最常见的 2 种是马蹄足和内翻足。根据扭曲严重程度的不同，一些医生将其分为 5 种类型，而其他人则针对每种定位畸形描述了 3 种或 4 种亚型，以上事实已经有很好的认识和分类。Bigelow 分别描述了马蹄足和内翻足这 2 种形式，但他也清楚地认识到先天性畸形足是马蹄内翻足的组合。

马蹄足可分为 3 级：①第一级。由于腓肠肌的作用，足跟从地板直接抬高，患者用过度伸展成直角的足趾行走；②第二级。跟骨的累及情况更严重，有时接触胫骨，距骨轻微向前脱位，足趾延伸，将身体重量传送至跖骨关节末端，足底表面呈拱形，拉近足跟和足趾，拇趾背屈，同时其他足趾跖屈；③第三级。随着收缩的增加，足部末端越过与足趾向后垂直的方向，直到背侧表面起到足底的作用，能够有效承重，骨在异常位置上发育，跖骨向后弯曲。腓肠肌、屈肌、伸趾肌和足底腱膜最大限度收缩，屈伸活动受限，拱起的足背显示纤维挛缩，足趾可以交叉，小腿变小，甚至可能出现膝盖屈曲挛缩，单独先天性马蹄足的例子相对较少，畸形也常与内翻足有关。

内翻足指的是足部向内转动：①第一级。足内侧缘从地面向上抬起。②第二级。患者用足外边缘行走。③第三级。足底向上，背侧充当足底表面。单独的内翻足也很罕见（在 Guérin 的一项研究中，发病率是 7/400），几乎总是与马蹄足有关。这导致了内翻足、内翻马蹄足或马蹄内翻足的亚分类，具体取决于哪一种畸形占主导地位。在这些常见的变体中，骨骼畸形有 2 个原理，即内收和外伸（跖屈）。距骨形成跟骨和足舟骨的运动中心。骰骨在跟骨上运动，楔骨在足舟骨上运动，足趾沿楔骨向内运动。跟骨显示其下表面相对于足部（翻转），但其与距骨的关系仍然很少改变。足舟骨经历了更大的移位甚至部分脱位，穿过距骨头部并下降到倾斜位置。距骨头的外部和上部明显突起于皮下背侧。外伸（跖屈）时，胫距关节处距骨（滑车）的关节面在踝关节前方突出。足舟骨与内踝（内侧）接触。跟骨在后侧与胫骨接触。步态异常逐渐加重，足背皮肤张力也随新的负重状态而改变。主要力学因素是腓肠肌进入跖屈以及胫前肌和胫后肌引起内收，紧绷的趾屈肌加重了马蹄畸形。

2. 严重程度临床指标——较新的分类系统

（1）Harrold 和 Walker, 1983

Harrod 和 Walker 将出生时畸形的严重程度分为 3 个等级 [91]：一级，轻度，足可以保持或超过中位；二级，中度，足不能手法复位到中位，但固定的马蹄足或内翻角≤ 20°；三级，严重，固定畸形的马蹄足或内翻足超过 20°。在出生时评估的 129 个畸形足中，3 个等级的分布大致相等：49 例一级，32 例二级，48 例三级。

（2）其他系统

其他系统被称为分类系统，但通常是用于术前或术后长期随访评估畸形足的标准列表。这些对于内翻足的临床特征是有指导意义的，但并没有真正上升到预测分类的水平，事实上也不是这样表述的。这些研究包括 Ponseti 和 Smoley（1963）[114] 评估踝关节背屈、足跟内翻、前足内收和胫骨扭转（均为程度），以及 Catterall（1991）[115] 评估后足外踝位置（尤其是后侧）、马蹄、可见折痕和前足外侧缘（笔直或弯曲）、活动能力、高弓足畸形和旋后程度。

3. 目前的临床分级系统

（1）Dimeglio 等

当前分级系统的价值在于，它们可以用于评估出生时针对畸形足的预先处理，并以合理的定量方式进行分级。Dimeglio 和他的同事 [116] 开发了一个实用的半定量系统评估畸形，通过测定相对大量的马蹄足、内翻足倾斜、前足内收、距下关节和距跟－足舟关节翻转，以及评估后折痕、内侧折痕、高足弓畸形和肌肉条件（图 7.8 b）。马蹄足的评估在矢状面，内翻足在冠状面，足跟外旋在水平面，而前足相对于后足的评估也在水平面。

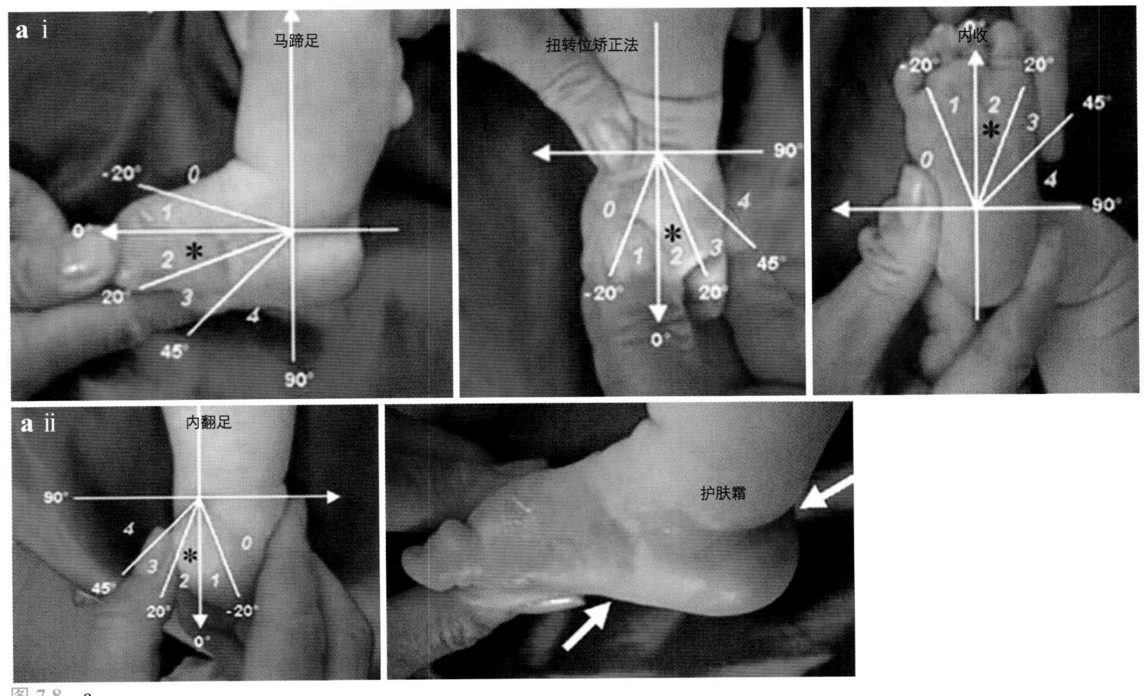

图 7.8　a

b

ⅰ **Dimeglio 畸形足分类描述**

在施加温和的矫正力后评估了 4 个参数
马蹄足矢状面偏移（0~4 分）
内翻足冠状面偏移（0~4 分）
跟骨 - 前足区域反旋（0~4 分）
前足水平面内收（0~4 分）

ⅱ **Dimeglio 畸形足分类级别**

级别	类型	评分	可复原性
Ⅰ	良性	＜5	＞90° 轻微到轻微，可复原
Ⅱ	中度	5~10	＞50° 轻微到僵硬，可复原，部分僵硬
Ⅲ	重度	10~15	＞50° 僵硬到轻微，僵硬，部分僵硬
Ⅳ	重度	15~20	＜10° 僵硬到僵硬，僵硬

ⅲ **Dimeglio 畸形足分类下复发和恶化因素评分**

变量	评分
可复原性	
45°~90°	4
20°~45°	3
0°~20°	2
-20°~0°	1
＞ -20°	0
恶化因素	
后侧折痕	1
内侧折痕	1
高足弓	1
纤维肌肉组织	1
可能总分	0~20

c

Pirani 畸形足分类

变量	评分
后足评分	**0~3**
后侧折痕	0, 0.5, 1
足跟空洞	0, 0.5, 1
马蹄足僵硬	0, 0.5, 1
中足评分	**0~3**
外侧缘弯曲度	0, 0.5, 1
内侧折痕	0, 0.5, 1
距骨头可复原性	0, 0.5, 1
总分	0~6

图 7.8　a~c 显示 2 种广泛用于记录畸形足畸形分类的方法细节。（a）显示了 Dimeglio 等人对畸形足的分类。（a ⅰ）马蹄足在矢状面运动，在冠状面反旋，在水平面内收。（a ⅱ）内翻足在横向平面运动。也记录了皮肤折痕（箭头）。在这些插图中，足部位置最接近Ⅱ级畸形，每个位置用星号表示。最大畸形程度为 20°（经许可转载和修改自 Charles 等人《整形外科医生杂志》Orthopäde,2006, 第 35 期 : 第 665–674 页，Springer 出版社）。（b ⅰ）描述 Dimeglio 等人的评分系统；图（b ⅱ）显示从轻微（Ⅰ级）到非常严重（Ⅳ级）的分级系统；图（b ⅲ）概述了可复原性性和孤立性元素的要点。（c）概述了 Pirani 等人的分级系统

内翻足有 4 类，总的评分范围从 0 分（正常）到 20 分（严重内翻足），具体分为良性（Ⅰ级）、中度（Ⅱ级）、重度（Ⅲ级）和极重度（Ⅳ级）（图 7.8b）。临床分型关注畸形的所有组成部分，优点在于为医生提供了一个对治疗反应的量化描述。图 7.8a 在临床上概述了分型。这种分类不考虑病因，仅提供畸形程度的半定量指标，以帮助明确治疗进展。

（2）Pirani 等

Pirani 等 [117] 描述了一种 6 分的临床分类系统，其本质上是基于挛缩（图 7.8c）。得分是基于 3 个与中足有关的表现（外侧缘弯曲度、内侧折痕严重性、跟骨头横向位置）以及 3 个与后足相关的表现（后侧折痕严重性、足跟空洞、马蹄足僵硬度）。各参数评分原则为 0 分无畸形，0.5 分中度畸形，1.0 分严重畸形。每只足的总分在 0~6 分之间（图 7.8c）。

（3）现有系统的独立验证

一些研究发现，更新的分级系统在预测矫正所需的石膏数量以及是否需要肌腱切断术的可能性方面是有价值的。Dyer 和 Davis 发现，Pirani 系统在预测石膏数量和跟腱切开术方面很有用 [118]。根据 Ponseti 治疗方法和 Pirani 评分系统，4 分以上的 70 只畸形足可能需要至少 4 块石膏固定矫形，1 只低于 4 分的畸形足只需 3 块以下的石膏，1 只后足评分为 2.5 分或 3 分的有 72% 的可能性需要进行肌腱切断术。后足评分能更准确地预测是否需肌腱切断术。Scher 等人还发现，85% 的足部评分高于 5 分的患者

需要进行肌腱切断术[119]。Wainwright 等[54]概述并比较了 4 种畸形足的分类系统：Dimeglio 等的[116]、Ponseti 和 Smoley 的[114]、Harrod 和 Walker 的[91]以及 Catterall 的[115]。Dimeglio 等人的结果最可靠，但所有的都有帮助。Aydin 等人研究了接受 Ponseti 方法治疗的 108 例畸形足，发现开始时的 Pirani 评分以及治疗期间评分变化的百分比，可预测需要进行跟腱切断术的可能性[120]。评分越高，需要进行肌腱切断术的可能性越大。Goldstein 等人还发现 Dimeglio/Bensahel 评分越高，需要手术干预的可能性越高[121]。一项针对 80 例畸形足的研究发现，经 Ponseti 法治疗后，Pirani 分级与随后的复发情况有良好的相关性，其中 17 例复发了（21%）[122]。未复发者中位总评分为 3.5 分，复发者中位总评分为 5.0 分。换句话说，畸形开始时越僵硬，复发的可能性就越高。

虽然大多数报告认为目前的分类系统有很好的价值，但也有一些报告显示相关性不大，并指出需要继续寻找更早期的预后指标。在开始治疗时更好的了解病因和病理解剖学可以改善预后。根据初始评分，Chu 等人发现 Dimeglio/Bensahel 以及 Catteral/Pirani 评分，与 Ponseti 入路所需石膏的数量相关性较低，与是否需要肌腱切断术的相关性较低或不相关[123]。他们的结论是，仍然需要一个更好的分类系统。但是，5 年后来自同一机构的一份报告发现一些价值，该报告采用 Dimeglio/Bensahel 评分系统[121]（表现为“需要外科干预的风险增加”），并且 Goriainov 等人的报告[122]还发现 Pirani 方法与随后的复发有良好的相关性。这些发现指出，畸形足评分系统最多是半定量的，有相当大的主观评分输入。Gao 等人总结，Dimeglio 和 Pirani 评分的预后价值“在早期治疗阶段仍存在问题……”，表现为与石膏的数量相关性较低（Dimeglio）或不相关（Pirani）[124]。

表 7.2 总结了诸多分类系统中的几个，显示了对畸形不同程度（范围）以及僵硬程度进行综合评估的主要作用。

十三、畸形足影像学检查

1. 平片影像学指标

正位和侧位平片投影是最常用来评估畸形程度和畸形矫正的方法。婴儿期，其前后位距骨跟骨轴（定义为一条线通过每个骨头的长轴）应在 35°~50° 范围内，到 2 岁时逐渐在正位平面降至 17°~25°，侧位平面降至 35°~50°[9]。Ippolito 等人记录的正位平面为 23° ± 4°[10]。Joseph 等人对 75 只正常足和 145 只畸形足的这个角度进行了详细的研究，评估了它们的正位图以及侧位的应力背屈和应力跖屈视图[8]。跗骨其他的骨骼中心出现较晚，但跖骨在出生之前都骨化了骨干。畸形的多维度性、相对僵硬以及握住扭动新生儿足部任何部位形成一个类似标准平面的难度，这些因素制约了影像学信息的价值。由此可见，对客观标准的需求仍然很大。Zimmerman 等人进行了一项对照标准化的研究，采用各种方法在侧位片上记录了后足位置在肌腱切断术前后的变化[125]。他们集中研究了距跟骨外侧、胫跟骨和背屈角（足跖面和胫骨长轴），并拍摄了所有强迫背屈足的 X 线片。他们在关于跟腱切断术的研究中概述了标准化的技术。每一种测量都被发现是有价值的，并且各观察者的数据在统计学上是可靠的。腱切断术前后的平均差异为：背屈角增加 17°（从 9° 增加到 26°），胫跟角增加 19°（从 1° 增加到 20°），距跟角增加 9°（从 30° 增加到 39°）。

2. 超声评估

（1）产前评估

通过产前检查，超声波可以检测到高达 80% 的畸形足。最早的发现时间是 12 周。在一项研究中，有 60% 的病例发现了畸形足 [126]。45% 在 12~17 周诊断为妊娠早期事件，45% 在 18~24 周发现的为晚期事件，10% 在 25~32 周发现的则为非常晚期事件。有 86% 的病例在 12~23 周内通过超声诊断出畸形足。产前诊断与足部僵硬程度没有关系。另一项大型研究指出，一些畸形足病例与其他生长畸形有关，如染色体异常，髋关节或其他肢体异常，以及其他器官异常 [127]。他们建议根据畸形足的发现情况进行染色体或其他研究。

（2）产后研究

20 世纪 90 年代中期的研究表明，超声可以评估畸形足中的软骨模型骨关系。Suda 等人提供了超声分级 [128]。他们用测量的角度比较了两组超声检查结果，其中一组是 24 例新生患儿的 32 只畸形足，另一组是 13 个健康新生儿的 22 只正常足。两组的角度差异显示，在 95% 置信区间内，所有内翻足的角度均较高。他们将患者的超声结果分类为四类：Ⅱ a（轻度畸形足）、Ⅱ b（中度畸形足）、Ⅱ c（重度畸形足）、Ⅱ d（极重度畸形足）。Aurell 等人认为超声可以纳入临床治疗，显示超声在确定足舟骨相对于距骨头和内踝的位置方面有价值，在研究的 30 例未治疗的畸形足中均可见这种关系 [129]。内踝到足舟骨的平均距离在畸形足中明显短于正常足。Kuhns 等人通过展示 Ponseti 方法中距骨足舟骨关系，揭示了足舟骨超声的潜在价值 [130]。Gigante 等人比较了 42 例先天性畸形足与 42 例正常足的超声图像 [131]。最有价值的投影是矢状面后侧位，可以评估背屈的渐进性增加，冠状面位外侧超声可以测量跟骨和骰骨之间的关系。由于重叠或移位，足舟骨与距骨头的关系在矢状面前视图的任何一个横截面上都没有很好地表现出来。Shiels 等人使用静态和动态超声对 0~24 周龄的 13 只畸形足和 335 只正常足的软骨结构进行了评估 [132]。检查包括内踝 – 足舟骨（MMN）间距与足跟 – 骰骨关系在冠状斜面上的评估，距舟关系在矢状面上的评估，以及足舟骨半脱位和变形在横截面上的评估。动态方面是基于外展 / 内收应力动作的变化。在两组中发现了有价值的比较差异。来自同一中心的 Coley 等人将超声检查的研究范围扩展到出生第一年的 127 只足 [133]。与正常足相比，畸形足中 MMN 关系的主要差异一开始就减少了，该参数在评估治疗反应方面具有价值。Cash 等发现对新生儿畸形足而言，三维超声的价值是具有较高的分辨率 [134]，实际应用中的一个缺点是需要孩子完全静止。这些前沿研究是在入睡患儿身上进行的，其精确度也达到了 0.5 mm。骨化了的结构不能用任何超声技术来评估。然而，在新生儿正常足中使用的方法清楚地描绘了足舟骨相对于内踝和距骨头前端的位置。

（3）超声检查

评估经皮跟腱切断术后肌腱愈合情况。两项研究显示了超声评估腱鞘切断术后愈合的可行性。在研究结束后，Barker 和 Lavy 在第 6 周时显示肌腱的连续性[135]。Mangat 等人研究了经皮 Ponseti 方法松解畸形足后的 27 根跟腱的情况[136]。分别在松解后的第 3、6 和 12 周进行评估。正常结构的改变通常在第 12 周时出现，但在 6 周时尚未出现，尽管此时已经可以看到组织的连续性。完全愈合被认为是由于均匀的肌腱纤维连接了间隙区，并消除了明显的切断肌腱末端。修复组织并不比正常肌腱狭窄，但在修复部位有一些突起。

3. 计算机断层摄影技术（CT）

计算机断层扫描（CT）就畸形足三维相位提供准确的量化信息。Johnston 等人提出了 CT 的早期综述[137]。由于软骨模型不能明确定义，CT 在骨骼发育中越来越有价值。CT 对足舟骨 – 距骨头关系的评估尤其有价值。Farsetti 等人的一项研究明确了残留畸形足患者中拇趾持续内翻的位置。虽然很多人认为这是由于胫骨内扭转，但 CT 研究显示，与正常腿相比，畸形足胫骨和腓骨实际上是向外旋转的。在一项 90 例畸形足的研究中，以正常侧为参照，三组畸形足患者的外侧胫腓骨扭转的角度分别为 32.2°（后内侧松解）、23.9°（改良 Ponseti 治疗）以及 21.1°（Ponseti 治疗），而正常侧扭转的角度为 21.4°[138]。胫腓骨扭转角似乎与治疗方法有关。该研究得出结论：“在经治疗的先天性畸形足中，足趾持续内翻与胫骨扭转的角度无关，而是与跟骨内翻和前足内收残留的矫正程度有关。”

4. 磁共振成像技术（MRI）

磁共振成像技术（MRI）对异常软骨和骨结构的成像尤其有效。Pirani 等人设计了一种针对未治疗的畸形足新生儿软骨骨质畸形的方法，接着研究了接受 Ponseti 治疗的患者[139]。预处理图像显示了在早期病理解剖学研究中所描述的预期结果，所有主要病理学都可以在体内可视化。经过治疗，所有畸形都得到了显著改善或完全矫正。位置关系得到矫正，此外应用矫正机械力进入解剖平面，个别跗骨的畸形外观也得到矫正。Cahuzac 等研究了 12 例术前 15 d 麻醉状态下单侧畸形足患者的 MRI，平均年龄为 11 个月（9~16 个月）[140]。畸形足的结构体积比正常足小约 20%。距骨骨化中心的体积减少 40%，跟骨体积减少 20%。与正常足相比，跟骨软骨模型相对于双踝轴明显向内侧旋转（15° 相对 3°）。这显然意味着，如果选择了大切开复位，则需要进行跟骨外旋手术。Kamegaya 等人关注距骨颈角和距舟骨关系[141]。他们通过 MRI 评估了平均年龄 9 个月（4~12 个月）的 36 只畸形足。畸形足距骨颈角的平均值（44° ± 8°）远高于正常足（31° ± 6°）。他们也能评估足舟骨相对于错位距骨头的位置。在最终需要手术的患者中，18 例的足舟骨见内侧移位，未见外侧移位。所有 9 只正常足的足舟骨都轻微侧移。MRI 也被用于长期评估。在封闭或手术治疗后，得益于该技术的高分辨率，不出所料，通过 MRI 可见跗骨间关系低于正常水平，但 MRI 发现的临床意义仍不清楚[141,143]。Moritani 等人通过 MRI 评估了 14 例畸形足的距舟关节关系。他们发现采用后内侧松解术的患者与仅采用后侧松解术或打石膏的患者在距舟骨角上有显著差异。测量了距骨长轴与足舟骨短轴形成的角度。Roche 等人研究了 7 名平均年龄为 13 岁的青少年受试者，他们在几年前曾通过连续石膏矫形和后外侧松解手术治疗单侧畸形足[144]。

与正常侧进行了比较。对胫骨远端、距骨、跟骨、足舟骨以及骰骨的大小、形状和关节面形态进行三维重建磁共振成像。我们测量了多个参数，但这些信息在临床上的有用性只能随着时间的推移而确定。评估的具体形态学参数为跗骨体积、跗骨表面面积、关节表面面积、关节表面长度、关节错位、距骨扁平程度以及足舟骨扁平程度。这些参数与专注于角度测量的放射学评估形成对比。即便是成功治疗后的畸形足后遗症也能清楚地显示出来，包括扁平的距骨穹窿，楔形的距骨头，变形的后侧足舟关节面，扭曲的距骨下关节，尤其是变形的前跟骨关节面。

十四、治疗历史概述

从古到今：手法治疗（Kite，法国的功能治疗，Ponseti）、全套外科手术程序、当前治疗方法。

1. 18 世纪后期之前

因临床特征明显，畸形足自古以来就吸引了相当多的关注和治疗。伦敦的 Brodhurst 在他 1856 年出版的《关于畸形足的本质和治疗》一书中对此有详细描述 [113]。

希波克拉底（Hippocrates）对这种疾病的描述非常清楚："大多数先天性足畸形病例是可以治愈的，除非倾斜非常严重，或者在青年时期产生影响。因此，最好的办法就是尽早治疗这种病，在足骨还没有严重缺陷、腿上的肉也还没有严重萎缩之前。"他评论了使用绷带、矫正鞋和夹板作为治疗工具的方法，认为"在这种情况下，接受治疗的时间比人们想象的要早" [113]。尽管在接下来的 2000 年时间里没有什么额外的成果，但这类畸形及治疗方法的讨论也可见于一些重要医学著作中：Abroise Paré（1641）、Severinus（1643）和 Arcaeus（1658）说明了用来治疗畸形的夹板和靴子；Andry（1741）和 duVerney（1751）把肌肉收缩称为其原因，主张"这些扭曲完全取决于肌肉和韧带张力的不均等；而那些极度紧绷的肌肉则会把其他部位拉向自己，同时它们的拮抗肌则松弛下来"。到 18 世纪晚期，手术治疗紧绷的跟腱在单独畸形足的病例上试验，机械性手法治疗的价值也得到了深入理解和详细描述。

2. Sheldrake

Sheldrake 在 1798 年出版了一本关于畸形足的著作，其中的疾病描述和治疗原则即使在今天也是正确的 [145]。Sheldrake 是一名支具制造商，他当时也在为畸形足和其他下肢畸形进行重复性的手法治疗和绷带固定。这本著作中详细叙述了几十个案例，并概述了下列观察结果和原则：①畸形足可通过持续数周的每周 1~2 次绷带包扎来矫正；②主要担忧是直到孩子能走路前都有复发的风险，所以必须持续包扎，直至矫正完成；③受累的足和腿总是比未受累的一侧小；④即使畸形被拉直，肌肉也需要通过锻炼来加强；⑤"虽然这种畸形可以在短时间内治愈，但在婴儿早期，经常需要小心地将双足保持在自然位置，直到患者能够独立行走"；⑥畸形足可被扭曲，但一开始也很僵硬；⑦婴儿期手法治疗和绷带包扎可以在 3~6 周内纠正畸形；⑧不应该使用更硬的工具来尝试矫正；"……在这种情况下，使用那些通常被称为'脚镣'的东西是毫无用处的，除了为了取悦父母，似乎做了一些事情……"；⑨"……当一个小孩的足部这样扭曲了，在他能走路之前，不应任其足部自由活动；因为足部肌肉活动的不平等总是很容易使扭曲的形状恢复，除非用适当的绷带加以防止，直到孩子能走路时才可以说是不会复发。"

虽然 Sheldrake 不是医生，但他大量引用了解剖学家 John Bell 的著作，评估了四肢所有组织（骨骼、肌肉、韧带）畸形的原因和影响。他普遍参考了每块骨骼软骨模型骨化的过程，这即使在当时也是一个众所周知的过程，旨在试图确定什么时候手法 / 夹板疗法将不再被期望起作用。Sheldrake 还描述并说明了具体的骨骼畸形，注意到“足舟骨（距骨）以一个非常尖锐的角度向下向内旋转”。1 岁后治愈是可能的，但只能用夹板进行更长时间的固定治疗。然而，即使是在后来，“当所有骨骼都完全僵化……当患者已经行走，早期的畸形和扭曲就增加了，我们不再有理由说所有这些病例都可以治愈”。他还评论说，随着跗骨的生长，对外软骨模型施加的不同压力既可加重未矫正状态下的变形，又可以通过保持夹板和渐进矫正改善变形。

畸形也与关节囊和韧带收缩有关。这些是缓慢的伸展，但不应该被快速有力的手法治疗撕裂（“扭伤”）。换句话说，治疗过程一定不要有痛苦。最佳治疗时间是在刚出生的 2~3 个月。在那之后，治愈需要的时间逐渐变长。也要考虑到肌肉（反转肌和跖屈肌）比它们的拮抗肌更有力。这两个阶段的治疗主要是为了伸展收缩的肌肉，接着继续稳定足部，直到每个方向的肌肉功能都相对均等，以达到维持矫正的目的。

根据孩子的年龄，Sheldrake 概述了治疗的预期结果：①这种畸形足经常出现在儿童出生时，如果在孩子开始走路之前就接受治疗，是可以完全治愈的；②如果是在患者走路以后才采取行动，许多病例也不是不可能完全治愈的，不过，这要视具体情况而定，无法预见，因此不能作为普遍事实加以推进；③如果在骨骼完全骨化之前不尝试治疗，就不能奏效；在许多情况下，畸形无法减轻。

第一组年龄在 1 岁以下，第二组年龄在 2 岁左右，第三组年龄更大（尽管有些人在 10 岁、11 岁或 12 岁时就可以治愈）。“治疗这种畸形需要进行 3 种不同的手术（非外科手术）：第一，如果患者的年龄导致了畸形的发生，将骨骼降至自然的位置和形态；第二，伸展所有已经收缩的或者看起来导致足部不活动的肌肉；第三，保持脚部的自然状态，直到那些在疾病中已经萎缩及不活动的肌肉完全恢复它们的张力和力量，一直到完全治愈。”在 Sheldrake 于 1816 年出版的著作中，阐明了获得良好矫形结果的案例。图 7.9 显示了其中一个案例。

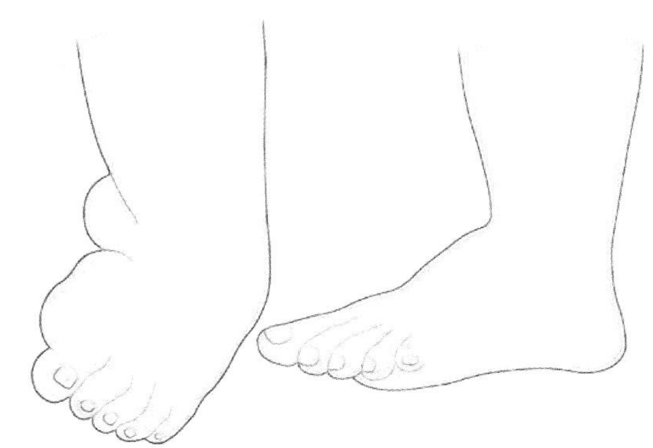

图 7.9　在 Sheldrake 最初出版于 1798 年的著作中，显示了一个通过手法治疗和绷带捆绑实现畸形足矫正的例子（转载自 Sheldrake 的一篇关于畸形足的文章《关于儿童腿足扭曲的一篇实用文章》A Practical Essay on Distortion of the Legs and Feet of Children, 伦敦 ,1816 年）

3. 跟腱切断术

早在 1784 年，德国法兰克福的 Thilenius 就进行了跟腱切断术，以矫正马蹄内翻足。手术在一个 17 岁的女孩身上进行，她“从童年开始就饱受各种绷带、靴子、药膏的折磨，却证明毫无效果”，因此，“足部严重向前弯曲，跟腱缩短，她走路几乎完全依靠足背……”在手术中（Lorenz 先生做的），“跟腱被分离了。足跟立刻下降了 2 英寸（5.08 cm），足部可以平放在地面上”。她的足部包扎了绷带，“愈合过程非常顺利，（7 周后）大伤口完全愈合，没有任何不良症状”，这导致了“现在女孩可以像其他人一样正常行走”的观察结果。

1806 年 Sartorius 在一个 13 岁患者身上以及 1809 年 Michaelis 在一个 16 岁患者身上进行了其他案例的手术，但直到 1816 年，法国蒙彼利埃的 Delpech 提出的干预方法才进一步推进了外科手术。他切开了一个 9 岁男孩的跟腱。虽然感染持续了很长一段时间，但男孩最终恢复了，能够“行走和奔跑，除了轻微向外倾斜之外，足部没有其他偏移”。肌腱的长度增加了 2 英寸（5.08 cm）。

Brodhurst 提供了 Delpech 对该案例讨论的详细翻译，包括其关于该方法的生理推断[113]。该手术是重大进步，因为它是一项皮下手术（指的是没有完全暴露整个肌腱）。他认为 Delpech 是皮下肌腱切断术的真正创始人，尽管他没有再对其他病例进行该项手术，根据的是 Delpech 所写的病例描述以及由他制定的肌腱皮下分割的规则（写在他的著作 *Del'orthomphie* 中，1828 年）。

案例分析。这个男孩 9 岁，生来就有足部畸形。“当脚放在地面上时，足趾和跖骨头部与地面接触；但在走路时，足部向内倾斜，使得第四和第五跖骨成为支撑的基础。肌腱跟腱相当紧绷。”Delpech 认为，如果松解肌腱，肌腱就会愈合，但最好在松解后保持足部伸展（足部放松伸直）位置数周，让“中间物质”部分愈合，然后再将足部背屈到中立位，进行最终愈合。通过分离肌腱，肌肉本身不会受到影响。手术包括在紧绷的肌腱两侧各开 2 个 1 英寸（2.54 cm）的切口。然后将肌腱“从前向后横向分开，而不对覆盖的皮肤造成损伤。我自己比较满意的是这只足的左边现在已经可以弯曲了，然后我就把它固定在器械里，和它在手术前的角度一样”。尽管有一些局部感染，28 d 后“愈合似乎足够完整了，可以进行伸展（背屈），而没有破坏新物质的风险”。中间物质长度增加了 1.5 英寸（3.81 cm）。再过几天，足部就与腿成了直角，再继续保持这个姿势 1 个月，直到完全愈合（是正常厚度的一半），结果是延长了 2 英寸（5.08 cm）。接着，Delpech 以非常清晰和详细的方式，概述了其皮下肌腱切开术的规则[146]：①将要分开的肌腱不能外露，应该从手术刀穿过皮肤的切入点分开一段距离；②肌腱分离后，切断的两端应该接触，用合适的器械使之保持，直到早期愈合完成；③通过中间纤维物质进行愈合，应逐步小心地伸展（背屈）使缩短的肌肉获得所需的长度，直到固定最终形成；⑤在完成伸展后，新物质获得完全固定之前，肢体都应该保持在这个位置。

在 15 年后的 1831 年，通过经皮入路方式（避免化脓以及肌腱坏死），德国汉诺威的 Stromeyer 切开了一个 19 岁（后天性）畸形足患者的跟腱，切口只有刀片那么宽。Stromeyer 遵循了 Delpech 的原则，最初保持足跖屈，之后每隔几天逐渐背屈几度，最终在 8 周时达到直角。然后穿上步行靴。“2 个月后，足成直角，其外缘水平。6 个月后，膝关节位置完全恢复；1 年之后，他的患者可以放下矫正鞋和支具，穿上普通的靴子，这样他就可以不用拐杖稳定地行走了”。随后，Stromeyer 在越来越年轻的患者身上进行了更多手术，并将过程传授给其他外科医生，其中包括来自英格兰的 Little 。该手术很快被采用，到了 1835~1840 年，经皮肌腱切开术在欧洲被广泛应用，用于矫正畸形足以及其他马蹄足和马蹄内翻足畸形。

4. William Little 及其畸形足治疗方法

通过经皮跟腱延长治疗畸形足，有效地开启了小儿骨科的手术部分。1831 年，德国的 Stromeyer 首次记录了这种手术的重复和有效使用。英国骨科医生 William Little 在 4 岁时因小儿麻痹症患上马蹄内翻足畸形，他拜访了 Stromeyer，并在自己的腿上进行了手术，效果改善显著。在随后的 1837 年，他开始在英国使用跟腱切断术治疗畸形足。Guérin 则在法国推广了该技术，并将肌腱切断术的应用扩展到了全身畸形[67]。从那时起，在畸形足的手术和非手术治疗方法之间出现了一些合理的争论。这些模式非常相似。相对较多的患者对一种明确的治疗反应良好，但一些足显示部分矫正或畸形复发以及治疗方法的改变。

1839 年，Little 出版了《关于足畸形和类似畸形的专著》（*Treatise on Club-Foot and Analogous Distortions*）。几年来，他治疗畸形足和其他骨科疾病，继续写作，并且改进和研究他的技术。1843~1844 年，他在《柳叶刀》杂志上发表了 18 篇的系列讲座，其中很多都是关于畸形足的，并在 1853 年以《关于人体畸形的演讲》（*Lectures on Deformities of the Human Frame*）一书的形式出版。

他 1857 年发表在《柳叶刀》上的 4 篇题为“*On Unnecessary Orthopaedic Operations*”的文章中，回顾了婴儿先天性内翻足（普通畸形足）的治疗方法[147]。前 3 篇文章几乎全部讨论了他对畸形足的治疗方法，积累了 20 年皮下肌腱切断术的经验后，他总结了治疗先天性畸形足的观点。他担忧这种手术的使用频率过高，不仅用于畸形足，而且还用于全身畸形。虽然这一手术在适当情况下相当有价值，但他担心该手术会因使用不当而变得声名狼藉。他强调，外科手术（肌腱切断术）只是治疗的一部分，在肌腱切断术前后都必须采取生理学上的、机械性的以及手法治疗等相关措施。在 1843~1844 年的演讲中，他建议腱切断术只应在非手术治疗试验后使用。然而，他将治疗的核心明确为对跟腱（腓肠肌）和胫骨前、后肌肉进行切断术，然后进行机械性治疗。他评论说：“对于每一个先天性足畸形的病例来说，手术既不是必需的，也不是可取的。”他说，那个时候（1857 年）在伦敦进行的手术，总是伴随着许多因非手术治疗而带来的非常令人沮丧的效果。然而，Little 指出，尽管肌腱切断术能迅速切除畸形，但相关的器械、手法和生理学治疗“在任何情况下都是不可或缺的”。

“如果内收轻微，非手术方式也能治愈，且腓肠肌高度发育，那么不必切断肌腱，只要在其协助下即可获得更加匀称的肢体。另一方面，在严重的病例中，只要解剖、病理以及治疗的条件不同，就会获得截然相反的结果。在这种情况下，通过手术治疗将获得更快速、更有效的松解，最终形成更完善的肢体。”

Little 认为，肌腱切断术对畸形足的治疗非常有帮助，因为它解决了畸形的主要病因。他对畸形足起源的看法是：“肌肉是主要涉及的部位，而骨骼移位则完全是次要的”[77]。令人烦恼的拮抗力来自内收肌（胫前肌和胫后肌，尤其是后者）以及腓肠肌。治疗方法为机械伸展（夹板固定）或肌腱切断术。

Little 描述了三组畸形足患者[148]。“第三组不是数量最多的，但绝对是需要手术”来纠正畸形的，“虽然第 1 级的大部分、第 2 级的一部分可通过非手术治疗治愈，要是机械性治疗以及手法治疗和手术一样认真仔细的话。”切除畸形并不是唯一目标，“……那些未经手术治愈的患者更接近解剖生理学的标准……”在那些接受手术的患者中，“切开的肌肉和肌腱的状态没有未进行手术时那么令人满意，切开的肌腱（很容易在小腿上感知到）往往保持着不相称的长度，肌肉不发达，接着诱发过度依靠足跟行走的倾向（畸形足跟骨）”。从出生后一两天开始用夹板固定进行手法治疗。当需要对新生儿进行手术时，一般是在出生后第 2 个月或第 3 个月，而最早通常在 6 周大的时候。

非手术治疗通常由父母、护士或护理人员进行。手法治疗后每周再用夹板固定和绷带包扎几次。皮肤护理和无痛是最基本的要求。Little 清楚地描述了在矫正内翻足前，需先背屈足部以矫正马蹄足。“在尝试弯曲足部之前，足趾弯曲的程度越明显，就越有必要将注意力集中在将内翻足复位到马蹄足上（足趾突出）”。对收缩部位进行拉伸和手法治疗，使关节免于僵硬，最大限度地减少肌肉萎缩，防止挛缩的肌肉被拉长。稳定用具“几乎不是用来迫使脱位的部分进入一个好的或更好的位置，而是用来防止其在使用了手法治疗后重新回到一个不好的位置”。

“在治疗未经手术的婴儿内翻足时，在它的帮助下，我再重复一遍，在尝试下降足跟之前，简言之就是将内翻足矫正为马蹄足，首先要找到足部的外翻点。”温和的手法治疗和夹板固定使用时朝向中位背屈。如果遇到持续阻力，就得进行肌腱切断术。

Little 强调早期治疗分 2 个阶段。首先，内翻足被矫正到仅为马蹄足的位置。如有必要，切除胫骨后肌腱，有时切除胫骨前肌腱，以完全矫正内翻足畸形。只有到那时马蹄足才被解决。

畸形的复发可由不同的原因引起。Little 报告：“绝大多数病例（在他的书中）保持‘治愈的’。”但他讨论了那些复发的病例。许多病例的复发是由于后续治疗不能继续，包括持续的手法治疗、自主活动范围的练习以及使用“持续性支具”。这样的病例可通过重复手术或勤奋地重复“器械、手法治疗和生理学治疗”来矫正。复发性畸形的原因是：由于切开的肌腱数量不足而无法进行完全的初始矫正；非手术的紧密结构矫正不足，通过夹板固定或者手法治疗；病后护理和治疗的 3 个方面过早停止。在病理学意义上，非收缩区域的组织往往比手术收缩的组织生长得更快。他强调，“只要还有一丝收缩的迹象”，就不能认为一个病例已经治愈。

5. 19 世纪晚期至 20 世纪早期

在 19 世纪的后期，使用了许多手术和非手术的方法。广泛使用那些被称为“机械”的扳直工具连同支具，对畸形足进行强制矫正。一些医疗中心病者麻醉，为了更换石膏，进行强制性足部手法治疗。手术常采用肌腱切断术来保持足部平衡，行中足和后足截骨术，跗骨部分或全部切除术。

从 19 世纪 40 年代到 20 世纪初：当手法治疗和夹板固定 / 石膏矫形失败时，肌腱切断术就成了畸形足的主要治疗选择。1900 年，Bigelow 总结了畸形足的治疗方法 [79]，跟腱切断术改善马蹄，胫骨前肌切断改善足内翻，胫骨后肌切断改善足内收，第三腓骨肌和足部所有伸肌切断纠正外翻，腓骨长、短肌切断纠正内侧缘曲率并平衡趾伸屈肌力量以纠正足趾畸形。足底腱膜可能也需要松解。

Bigelow 指出，Guérin 在法国时已经通过肌腱切断术治疗畸形，具体如下：针对马蹄足跟腱，切开趾长屈肌（±）；针对马蹄内翻足跟腱、胫骨前肌和胫骨后肌、趾长伸肌和拇趾内收肌，切开腓骨长肌

（±）；还有针对外翻足，切开第三腓骨肌、腓骨长肌和短肌。

Bigelow将机械定义为“由一系列部件组成，每个部件适用于骨骼相应的分离部位，通过代表那些关节的关节运动连接在一起”。钢钉或其他机械装置将对相应部位进行强制性复位，使之回到正常位置。这些方法常用于手术前的手法治疗阶段，通过伸展诱导矫形。采用了多种方法联合的治疗方式。有时使用一种器械（例如，为了矫正内翻），同时进行跟腱切断术；在其他情况下，肌腱切断术后立即使用器械，或在早期愈合的几天后开始使用。

更激进的方法包括筋膜切开术、肌腱松解术、肌腱转移术、跗骨中心摘除术、楔形切除术以及截骨术。这些手术通常会使双脚伸直，但是持续的僵硬伴随着不适，则成为一个越来越严重的问题。

纽约的Phelps发明了一种治疗畸形足的开放式手术方法，并在19世纪晚期至20世纪早期广泛流行[149]。该方法对当时的治疗学具有指导意义。他关于该手术最早的描述出现在1881年，但他在1890年的一篇文章中详细报道了最早的161个案例。他指出：“软组织扭曲与骨骼畸形完全不成比例。”手法治疗和非手术治疗是必要的，通常在出生后的第一年有效。他的手术是为了治疗持续性或复发性的畸形。他基本上详细描述了治疗畸形足的第一个开放性外科手术，主要是关于软组织松解。手术是在麻醉状态下进行的。他指出，人们应该“切断收缩部位，因为它们首先产生抵抗，切断的顺序应从畸形产生时最先收缩的部位开始”。在此之前，要进行强有力的手法复位。跟腱被切开。然后从内踝1/4处切开，穿过足内侧，到达足舟骨内侧水平面，直至足底。然后在胫骨后肌腱止点处进行肌腱切断术，接着松解拇展肌/肌腱、足底筋膜、长趾屈肌以及内踝和邻近跗骨处整个三角韧带。这种手术即使在今天也可以理解，但随后的强力手法治疗现在被认为是过度了。同时使用强力手法复位和施力的机械装置。Phelps文章中的一个案例表明，“每次组织切开后都需要使用强力”。他强调说：“任何程度的力量都可以作用到足跟和足背……使用所需的力量，拧上钢钉。”实际上，在足部完全矫正之前，操作人员不应该停止操作。这种力量足以使“他发现很难或不可能切开断裂的韧带”。如果软组织松解和分阶段的手法治疗对彻底矫正无效，那么他将进行如下的骨手术：距骨颈直线截骨术和跟骨楔形切除术（与距骨截骨术相结合）。接着使用巴黎石膏矫形。总结得非常激进：外科医生“按照正确的顺序一步一步地前进，不需要停止或后退，直到战胜畸形，从手法治疗开始，必要时以截骨术终结”。Phelps表示，他已经完成了161例手术，并列出了另外的181例，其中大部分来自欧洲，报告使用他的技术进行手术的患者总共有342例。他回顾了所有的93名患者（161例手术），并逐一进行了连贯总结。接受手术患者的平均年龄为6.5岁，到第4个月时，所有患者都恢复正常。在所有报告的病例中，其中的171例需要进行截骨术。

在那个时代，有些人更热衷于使用骨外科手术。1905年，加拿大多伦多的M'Kenzie回顾了其他人提出的许多骨手术，包括截骨术（足舟骨，踝关节上方的胫骨）、单骨摘除术（骰骨、距骨伴跟骨前端楔形移除）、多骨摘除术（距骨和骰骨、距骨/骰骨/足舟骨、足舟骨/骰骨），甚至切除术（距骨头、距骨颈外半侧楔形部分、距骨正中和距跟关节的两个楔形部分或中足经贯穿跗骨的大部分）[150]。M'Kenzie

本人喜欢皮下切开肌腱、韧带和筋膜，同时使用手法治疗和夹板固定。他认为“骨切除是禁忌和有害的”。开放性切口被认为会“妨碍足部的正常发育”。1889 年和 1912 年，Bradford[151] 和 Hoke[152] 分别进一步概述了那个时代内翻足的治疗原则，稍晚些，在 1920 年和 1927 年 Elmslie[81] 和 Ombredanne[153] 则分别对各种各样的治疗方法进行了概述。

Elmslie[81] 对病理解剖学有良好的理解，并强调任何手术都需要“基于已知的畸形病理解剖学”。明确认识到，距骨头颈向下向内会增加倾斜度。这导致足舟骨内侧和足底移位，也在跗骨间关节处将骰骨向内侧牵拉。跟骨位于马蹄内，且前端向下向内倾斜，后端向上向外倾斜（朝向外踝），整个跟骨也扭曲（内翻），外表面则位于下部。主要畸形是距舟骨半脱位，关节囊“转化为致密的纤维软骨肿块，与踝骨和载距突非常紧密地结合在足舟骨结节上”。他觉得“这个肿块比胫骨后肌腱更能抵抗被翻到矫正的位置”。矫正的阻力主要由距舟关节囊、足底筋膜和跟腱形成。

手法治疗在不到 1 岁时进行，最早可在 1 个月时进行，但需要在麻醉状态下。“对不到 1 岁的儿童，在麻醉状态下通过简单的手法治疗矫正或过度矫正畸形是非常容易的，必要时可重复进行 2 次、3 次或 4 次，在 2 次手法治疗之间用巴黎石膏固定足部”。使用麻醉当然意味着需用一定程度的力量来诱导拉伸。而且，在有抵抗力的情况下（处于麻醉状态下），“足部被放在它的外侧，向下的压力施加在足跟和足底前部”。

最初的手法治疗是旨在通过拉伸距舟关节囊、内侧纤维软骨块和内侧足底筋膜使足舟骨和骰骨回到其正常位置，以达到矫正前足内收的目的。只有在矫正了这一点后，才能努力通过手法治疗进入背屈状态来矫正马蹄足。跟腱切断术只在手法治疗无法进入背屈时进行，因为担心会使跟腱变弱。他还试图向外旋转足部（重新定位跟骨），这需要在弯曲成直角的膝盖上固定长腿石膏。

即使是以现在那些使用切开复位术的人为标准，当时对复发的反应也是相对激进的。但需要记得的是，许多复发是在 1~5 岁时治疗的。作为各类治疗方法的一个示例，Elmslie 列举了几种方法。这些包括：①使用巴黎石膏固定，同时强制矫正 1 次或 2 次；②使用巴黎石膏固定，同时每隔几天重复几次手法治疗；③使用 Thomas 夹板或其他机械性支具强制矫形；④皮下切开抵抗性结构，立即复位畸形，并进行石膏固定，包括肌腱切断术或胫前和胫后肌腱、跟腱、足底筋膜和距舟关节囊的松解术；⑤皮下切开上述第 4 项所列的结构，未立即进行矫形和石膏固定，一旦皮肤愈合，使用矫正鞋 / 夹板以及肌肉训练来促进缓慢的渐进式矫形，同时（可能）限制僵硬；⑥切开“足底和足内侧所有结构，使之进入跗骨间关节”，在这一过程中很容易损伤血管和神经；⑦骨科手术包括骰骨去除、足外侧楔形结构去除、距骨去除、跗骨横切、跟骨横切，甚至距骨颈截骨术来矫正斜前畸形；⑧胫骨前肌腱外移。

从我们现在的观点来看，即使在当时，大多数手术方法都是针对畸形的大体矫正，而不是实现无痛以及灵活的功能恢复。在慢慢学习畸形足治疗的过程中，不再考虑第 1、3 和 6 种方法，手法治疗（如第 2 种方法）不再在麻醉状态下进行，也不再使用任何强力的手法治疗，比如将足部弯过楔形结构。在没有粘连、跨关节融合或关节面严重塌陷畸形的情况下，最大限度减少瘢痕形成以及保持关节功能是必要的。在第 4 和第 5 种方法中，肌腱切除术是有选择性的；而在第 8 种方法中，肌腱转移仍然是有价值的手段。像在第 7 种方法中，5 岁或 6 岁以后偶尔需要进行骨科手术。除去跗骨进行畸形足矫正（严重的关节挛缩除外），对于任何足部功能看起来正常的患者都是禁忌的。跟骨截骨术则是安全的，不影响骨骼生长中心。选择性的跗骨间楔形截骨术偶尔也是需要的，但不进行距骨颈截骨术，因为它几乎总是导致缺血性坏死。

Ombredanne[153] 认识到，彻底的手法矫形可在出生后的第一年实现。他强调通过手法将足部过度矫正到旋前位置，以便获得良好的长期效果。“在生命的早期获得彻底的还原，几乎总是有可能的”。他还强调，一旦实现了矫形，就必须保持。通过“调动”（主动和被动拉伸）“每天 4 次”，并在一个轻支具或夹板的协助下获得过度矫正。在矫正后 3 个月内，这种夹板需保持日夜固定，接着直到 1 岁仅保持夜间固定，1 岁以后每月夹板固定 15 d。

如果在骨骼变形前存在不完全矫正或复发畸形，则需采取软组织肌腱 / 韧带手术。内翻足 – 内收畸形可通过松解足底内侧（切断肌肉和韧带）以及胫跗骨关节内韧带来矫正。一旦内翻足得到矫正，跟腱切断术会有帮助。这种方法在 1~4 岁的孩子中有效。

4 岁以后，骨骼畸形发展到一定程度，再进行软组织手术被认为是无效的。他谴责使用像楔子、杠杆或 Thomas 畸形足夹板这样的机械进行强制性手法治疗，认为这太过伤害人了。他将以上措施称为“跗骨挤压”，破坏了正常的骨骼和软骨发育。

它明显引起了骨骼变形，软骨关节表面破坏伴纤维化，以及生长阻滞。他还建议不要进行中间跗骨摘除手术，以方便手法矫正。

任何矫正都是起因于软骨模型以及软骨表面关节塌陷伴生长阻滞和随后的退行性关节炎。当下，骨外科手术的最终建议是使用楔形切除术，这需要通过中足 – 后足截骨来矫正畸形，使足部变得相当直，尽管该手术如果是在 10 岁之前进行就会影响骨骼生长。他不建议采用距骨切除术。

6. 回到手法治疗和石膏矫形

（1）Kite

当时流行的是相对强有力的手法治疗和过度的手术，包括在许多儿童身上进行骨骼干预，针对以上治疗情况，从 20 世纪 20 年代晚期开始，美国亚特兰大的 Hiram Kite 大力提倡采用持续性的石膏矫形。从 1930 年 [154–158] 开始直到 1970 年 [159] 为止的一系列论文中，Kite 概述了被他称为“先天性足畸形非手术治疗”的原则和方法。在第一篇重要的文章中，他概况和说明了涉及的治疗方法，并回顾了于 1930 年发表的前 100 个病例的情况 [154]。非手术方法是指在麻醉状态下不进行外科手术和手法治疗。在他刚成为医生的前几年，用手术方式治疗了 176 例畸形足，乙醚麻醉下用手法治疗了 15 例，紧接着就是他前 100 例的非手术治疗病例。非手术治疗在婴儿中效果最好，但年龄较大些的儿童也受益；采用这种非手术方法治疗畸形足病例的成功率为 90%。在谴责强制性手法治疗时，他强调：“由于灵活性和解剖学上的矫正一样重要，最重要的是足部的治疗方法不能伤害关节面。”

第一阶段是矫正内翻足畸形。这不仅包括手法治疗和石膏矫形，还包括进行 2~3 次的楔形石膏进一步矫正位置，之后使用新的石膏并继续使用楔形矫正。用一只手稳定后足，使内翻足跟（跟骨）向后侧外翻，稳定外前侧跟骰骨区域，并将前足（跖骨）相对于后足外展。

当足趾和跖骨在另一只手的拇指和食指之间变平时，“与此同时，足部稍微外翻，以便拇趾向下弯，使足底更接近于与地面平行”。最后的矫形是在石膏完成时进行。然后将石膏转换为长腿石膏，并使膝盖弯曲成直角。这样做是为了防止滑移，并在楔入后保持稳定。

Kite 强调内翻和内收的矫正是对马蹄足的前足相对于后足和踝关节进行的，踝关节也保持在其原始的马蹄位置。如果试图在矫正内翻畸形之前向背侧弯曲踝关节，足部将在跗横关节屈曲，而不是在踝关节，从而产生“弧形底部”，这是非常不理想的。通过保持前足在马蹄内，当外展时，足舟骨从距骨的内侧被带回到它的正前方。内翻足畸形永远无法矫正，除非足舟骨能被带到距骨头前面。使这两块骨头之间对齐正常，被认为是纠正足部任何畸形的必要条件。如果一只畸形足在外展时背部弯曲，足舟骨就会来到距骨头的内侧，永远不会在它的前面了。

石膏固定楔形矫正。每隔几天进行一次石膏固定楔形矫正，改善前足外展的程度以便进一步矫正。打了两三次楔形固定，石膏就换了。外侧外展楔形固定从跟骨前端沿着水平向外侧切开，足舟骨向内侧切开，第二切口从骺骨至内侧顶点。一旦楔形固定被移除，前足外展，在新的位置用 8 字形石膏固定。外展在数周内增加，最终前足外展到超过中线 30°~40°。一旦内翻足跟矫正到胫骨下的中位，它就被固定了以防止外翻。

第二阶段是接着矫正马蹄足畸形。进行手法治疗和石膏固定矫形，并使塑形石膏至背屈，也进行了 2~3 次，之后更换石膏并继续这个过程。使用类似的石膏，“前足外展，同时在跟骰关节下方施加向上向内的压力”。在随后的石膏矫形中，前足被移回到中线。

背屈时楔入。足踝水平近端环切，足背远端背侧楔入。随着之后的楔入，整只足逐渐进入背屈，使用石膏固定。随着腓肠肌的伸展，距骨体向后倾斜到踝关节处。探索背屈居于中位至正常范围之间。

第三阶段涉及长腿石膏在过度矫正位置的保持。足部保持极度背屈 8~12 周。

第四阶段涉及治疗后的维持措施。Kite 强调了第四阶段的两个方面。其中之一是，“如果结构上的畸形已经得到了矫正，就永远不需要支具。”另一个是注意鞋子的类型。他的方法要求（在大多数情况下），好几年都穿直楦高帮鞋。前足仍有内收，但“正常的鞋子几年都不应该穿”的时候，使用的是倒楦鞋。在 6 个月的时间里，这些鞋每天穿 24 h，并且每天进行 1 次背屈拉伸。复发（通常是内翻）需要重新进行石膏固定。平均的治疗时间是 25 周（6 个月）。针对复发的矫正也需要 6 个月（平均）。85 例取得良好或极好的结果，其中有 12 例复发了。

重要的是要认识到，在 Kite 最初描述他的技术几十年后，那些仍然试图通过手法治疗和石膏固定矫正畸形足的人，经常放弃治疗的楔入部分（至少在北美），而仅仅依赖于多次石膏固定的变化。

1939 年，在对 400 多名畸形足患者进行了接受个性化治疗的基础上，Kite 呼吁“对先天性畸形足进行保守治疗”，提醒注意涉及的某些机械性的和病理学上的原则[157]。他总结道：“大多数畸形足都可以通过一系列石膏固定和楔入术成功矫正，而不需要使用麻醉剂、强力手法治疗或手术，而且效果要好得多。”他称这种方法为“畸形足的非手术治疗”。他认为，有时在麻醉状态下进行了强制性手法治疗后所报告的最终僵硬，大部分是由于跗骨关节强直，并伴有纤维甚至骨性粘连，穿过一块软骨到另一块骨头。还描述了强力足部手法治疗造成远端胫骨端骨桥反式生长的案例。他的治疗方法以早期使用石膏矫形为基础，在刚出生的几天内就开始。在没有麻醉或强力手法治疗的情况下使用长腿石膏。Kite 发现足畸形分为 3 部分：前足内收、足跟内翻以及马蹄足。前足相对于后足也是内收的。跟骨在距骨下方向内旋转，使得整只足处于内翻的位置。马蹄足畸形存在于 2 个部位。前足相对于后足（前足马蹄足）跖屈，整只足在踝关节（踝马蹄足）跖屈。“要解开这只足，必须首先矫正前足内收，然后才能矫正足跟的内翻。这 2 种畸形必须完全矫正，然后才能使足背屈。”Kite 指出，“这 3 种畸形都必须完全矫正，并按上述顺序进行。”

①内收畸形矫正。前足内收矫正，马蹄足和内翻依然保持，Kite 表明，这种手法的目的是将内移的足舟骨向外侧移动到距骨前方的正常位置，通过这种手法，骰骨也向外侧滑动，使其与跟骨的关系恢复正常，“足前侧必须外展，直到骰骨在跟骨前面，足舟骨在距骨前面；然后，足部必须再外展一点，直到它处于轻度的扁平足状态”。为了完成真正的前足矫正，石膏固定时“足部塑形必须使前足向外侧推，足部前侧缘向跟骰关节内侧推”。他警告：“如果在足舟骨处于正确位置之前尝试将足部背屈，后者将被迫置于距骨头部内侧上”。他提醒说，前足内收如果没有完全矫正，就会复发。他还警告，扁平足姿势属于矫枉过正了。②内翻畸形矫正。在正位 X 线片上，跟骨前端位于距骨头下，即可识别内翻畸形，正常情况下，跟骨外翻，与距骨头和距骨颈形成第一条和第二条直线，与跟骨长轴形成第四和第五条直线。内翻的矫正，通过手法治疗跟骨同时石膏将其固定在外翻位置，或者通过外侧楔环切口将石膏楔入并用石膏外翻定位，一旦跟骨和距骨的前端分离，是时候开始纠正马蹄足了，如果在矫正内收和内翻之前就开始了背屈，那么就可能造成“弧形底部”的中足畸形。足部的正位 X 线片有助于确认前 2 种畸形是否已经矫正。③马蹄足畸形矫正。一旦另外 2 种畸形得到完全矫正，可通过逐渐使足背屈来治疗马蹄足，当进行性背屈发生时，距骨体就在踝关节胫骨下被带入了正常关系，“必须先使足部成为轻度的扁平足姿势，然后再抬起来，以这种扁平足姿势背伸一两个星期。之后，足部必须在中线处保持背屈，以拉伸跟腱。”“如果在跟骨没有从其内翻位置完全矫正时就进行了背屈，它就不能相对于距骨滑动，就会出现弧形底部 / 假矫正，而距跟关节就会变得更加僵硬。”Kite 的一篇论文回顾了他前 200 名的患者，概述了患者的年龄、性别分布和石膏固定的时间[155]。

Kite 的论文甚至缺乏半定量的结果总结。在 1939 年一篇关于他治疗过的“400 多名”患者的论文中，他指出，90% 的患者通过石膏固定和楔入治疗得以矫正，而剩下的 10%（主要是老年患者或以前接受过手术治疗的患者）则需要进行 Hoke 手术以稳定畸形足。1963 年，他继续支持他的方法，但再次没有提出按年龄、所需治疗时间等分解的病例。那时，已经超过 1500 名患者在他的诊所接受治疗，这种方法也已经在其他地方被广泛采用了。大多数延长的治疗或需要额外操作的治疗，是由于未能矫正内收，特别是在跟骨内翻之前就试图进行了背屈。

他的论文没有提供关于治疗各个阶段时间的准确信息，但他确实指出治疗的前 4 周是最重要的。过度的外翻矫形并不可取。他警告不要用除跖屈外的任何姿势来矫正内收畸形。持续外展，直到前足略超过中线。在他的论文中，他反复评论说："在开始背曲之前，一定要彻底矫正内收和内翻畸形。"

当足部完全矫正后，保持足背完全弯曲约 8 周，每 2 周更换 1 次石膏。足部矫正后，石膏也不再使用，走路时就不用穿特殊的鞋或使用支具了。如果仍然有残留的畸形需要穿特殊的鞋子，那么说明"畸形还没有得到满意的矫正。"Kite 特别指出："矫正足部是骨科医生的责任，而不是鞋匠或支具制造者的。"

Sell 所做的一份报告支持该方法，内容是 Kite 早期的保守治疗方案[160]。在接受治疗的 70 例 1 岁以下畸形足病例中，复发率为 11%。患者开始治疗时的平均年龄为 4.4 个月，平均治疗时间为 6 个月，每 2 周就彻底更换石膏 1 次。Sell 还强烈鄙视"在麻醉或开放式手术下进行强行手法"的治疗。他强调，恢复正常或接近正常的足部，对齐是重要的，但"恢复和保持足部功能"对良好的结果而言也是必不可少的。强行手法治疗和手术往往会导致僵硬，没有弹性和足痛，即使在结构上它们是直的。使用带皮肤黏合剂（苯偶姻）的短腿石膏。首先矫正内收和内翻。内收被认为是最难矫正的部分。前移楔形物，闭合，并用石膏固定，矫正背部屈曲。一旦矫正，石膏固定保持的周期更长。"畸形足矫形鞋不能、也不会矫正畸形，更不能防止其复发"。

（2）Ponseti

随后，美国爱荷华州的 Ponseti 强烈主张早期石膏固定，并在必要时只进行最小的手术来矫正畸形。他的研究导致了对畸形的理解，强调内侧柱跖屈产生早期高弓足畸形，需要通过旋后和外展来矫正前足。他首先将足旋后，使它和跟骨与足舟骨对齐。通过外展并越过中间平面来改善距舟位置，从而保持这种旋后。（正是 Ponseti 认识到足内侧柱的跖屈，并且在手法治疗的初始阶段需要将整个足翻转以使所有跖骨在同一平面上，这使得他的手法治疗与 Kite 的不同。）然而，一旦内收和内翻得到矫正，如果马蹄足对连续的背屈手法治疗没有快速反应，就可以进行经皮跟腱切断术来矫正马蹄足，而不是像 Kite 技术中使用的重复石膏固定和楔入法那样进行更长时间的拉伸。足部矫正后，着重强调 3 个月内使用全天候支具以及 2~4 年使用夜间支具来维持矫正。

Ponseti 在 1948 年开始发展他治疗足部畸形的方法。从 1963 年[114]最初的详细报告到 1980 年[161]和 1992 年[162]的报告，该方案都一直非常稳定。尽管报告的结果很好，直到 20 世纪 90 年代，该方法才在北美和其他地区被广泛接受和实践，当然，很多群体继续使用 Kite 的手法治疗，虽然他们经常不太热情，关注那些不太完美的细节，直到选择更深度的手术。

Ponseti 和 Kite 一样，也强调强有力的手法治疗；内、后、外侧软组织松解术；"成功率有限的"截骨术和关节融合术伴复发、过度矫形，特别是有"相当大的僵硬"。手术通常是为了获得畸形足的解剖学矫正，但上面列出的后遗症比较麻烦。1980 年，在使用该技术积累了 30 年的经验以后，Laaveg 和

Ponseti 评论道：“我们的目标是在最短的时间内改善功能结果，使得足部可以自由行走 [161]。一旦我们不再试图获得一个完美的解剖学结果，我们就很少进行软组织松解了。”

1963 年在第一次综述时，评估了 1948 年至 1956 年接受治疗的 67 名患者，共 94 只畸形足，并进行了 5~12 年的随访。剔除了严重一侧合并其他畸形的复杂病例以及使用 1~3 块石膏固定进行简单手法治疗即可矫正的轻度病例。接受评估的畸形被定义为“严重的，尽管足部僵硬程度存在许多变化的”。

使用足部温和手法治疗，不使用麻醉。每 4~7 d 进行 1 次塑形良好的长腿石膏固定。短腿石膏首先从足趾到膝盖下方，然后再转换为长腿石膏到大腿上部，使膝关节屈曲至合适的位置如 90°，并保持小腿向外旋转以矫正胫骨扭转。该手法的应用是基于 Ponseti 对多平面畸形的理解。“高弓足畸形必须用第一种石膏来矫正。由于高弓足畸形与足前段相对于后段的内旋有关，可通过将足前段旋后置于与后段对齐的适当位置来矫正” [114]。因此，前足首先旋后，然后向外侧移动，转为外展。为了矫正内翻，拇趾置在距骨头外侧作为支点，并向侧面方向（向外）施加压力，然后放在第一跖骨和第一楔骨上。当足舟骨和骰骨向外侧移位时，跟骨前部向外向上移位，以矫正足跟内翻。注意不要将足部旋前或直接压在跟骨上。4~5 次石膏更换通常可以矫正内收和内翻部位。矫正马蹄足畸形的方法是将足背屈，足跟处于中位或轻微外翻。如果在 2~3 次石膏固定后仍进展缓慢，则可进行经皮跟腱切断术。Ponseti 最初在肌腱切断术中使用全身麻醉，但后来描述了在临床中使用局部麻醉。然后用长腿石膏固定 3 周，使足达到最大背屈。戴 5~10 个周期石膏，平均持续 9.5 周的时间，即可完全矫正。经皮肌腱切开术治疗了 74 例（79%）。全天候使用 Denis Browne 夹板固定 3 个月，夜间使用平均 21 个月。

复发见于 53 只足（56%），通常出现在治疗后的平均 2 年半时。这归因于家人过早停用 Denis Browne 夹板以及发现了更严重的初始介入。一些患者最终需要将胫骨前肌腱转移到第三楔骨，因为旋后比马蹄足畸形复发的问题更大。在平均 3 岁时，有 18% 的患者再次复发。10% 的患者出现第三次复发。

评估包括足部正位 X 线测量距跟骨长轴角（认为 30° 正常）。在足部侧位 X 线片上，内翻是通过跟骨长轴与第一跖骨长轴之间的角度测量的。足跟内翻、跖骨内收、高弓足畸形、马蹄足和胫骨扭转几乎都能矫正。长腿石膏与膝盖屈曲到直角对于矫正胫骨扭转是必不可少的。根本不需要骨外科手术。除经皮跟腱切断术和胫骨前腱转移术外，其他不常需要的手术包括开放性跟腱延长术、内侧松解手术和中足 Lisfranc 关节囊（跖跗关节）切开术。结果 71% 为良好，28% 为轻微畸形残留，1% 为不良。

1980 年第二次综述：对一组 1950~1967 年间接受治疗的马蹄内翻足患者进行了长期评估，其中 189 例马蹄内翻足发生时患者还不到 6 个月，首次对其中 104 例（70 例）进行了长期分析 [161]。随访的平均年龄为 18.8 岁。在出生后，手法治疗就开始了。再次强调距骨远端外展需要通过前足翻转（旋后）来消除内旋。石膏每周更换 1 次。外展时，足前部从未外翻（旋前）。经皮跟腱切断术（局部麻醉下）是最终的矫正方法，然后在踝关节完全背屈的情况下，持续石膏固定 3~4 周。使用 Denis Browne 夹板固定，保持鞋 / 足部 70° 外旋转 3 个月，仅夜间保持 2~6 年。复发者采用手法治疗，每 2 周更换 2~4 个长腿石膏，并偶有跟腱延长术。胫骨前肌腱转移术是在 2.5 岁时进行的，原因是持续的内翻畸形。

在 104 例畸形足中，13 例进行了手法治疗和石膏固定，42 例进行了石膏固定和经皮跟腱延长术，48 例胫骨前肌腱转移到第三楔骨（将其滑动到屈肌韧带下），1 例胫骨后肌腱通过骨间膜转移到足背。其中 17 例还接受了软组织手术。开始治疗的平均年龄为 6.9 周，初始治疗的平均石膏数为 7 个，平均治疗时间为 8.6 周，平均使用 Denis Browne 夹板的时间为 50 个月。

复发情况，无复发 55 例（53%），1 次复发 49 例（47%，平均年龄 39 个月），2 次复发 25 例（53 个月），3 次复发 10 例（63 个月），4 次复发 3 例（77 个月）。所有患者的平均功能评分为 87.5，其中仅进行石膏固定的患者评分为 93.1，石膏加跟腱切断术的评分为 92.4，胫骨前肌腱转移术的评分为 80.5。54%（90~100 分）效果为优，20%（80~89 分）为良好，14%（70~79 分）为一般，12%（＜ 70 分）为较差。经过仔细评估，大多数患者的足部和踝关节活动轻微受限，足部正位和侧位 X 线片显示，距跟角未完全矫正。患者对外观和功能的满意度为 90%。胫骨前腱转移术则防止了进一步复发。

1992 年第三次综述（综述文章）结果为，在一篇关于畸形足的详细综述中，Ponseti 再次澄清了他的观点 [162]。复杂的畸形有 4 个组成部分：马蹄足、内翻足、内收和高足弓。后足验证变形，包括马蹄足跟骨、内翻、内旋和马蹄足距骨。足舟骨内侧移位。足后侧、内侧和足底的韧带和关节囊短而厚。腓肠肌、胫骨后肌和长趾屈肌的肌肉和肌腱缩短。最好的结果是在刚出生头几天时开始用手法治疗。他强调，在他的诊所中 89% 的患者认为“功能结果令人满意”，通过手法治疗、连续石膏应用以及有限的手术干预，主要是在出生最初几周时进行经皮跟腱切断术，在 2 岁或晚些时候偶有进行胫骨前肌腱转移术的。他回顾了其他机构使用手法入路的负面结果，包括高弓足畸形增加、弧形底部畸形、纵向破裂、距骨穹窿变平、踝关节外侧旋转以及关节僵硬。手术干预的并发症包括：伤口感染和皮肤坏死、严重瘢痕形成、关节僵直、矫形过度和矫形不足、距骨头扁平化呈喙状、距骨坏死和跖屈肌无力。解决方案是更好的理解和实践手法治疗 / 石膏固定技术。

为期 30 年的跟踪随访：Cooper 和 Dietz[13] 研究了 45 例平均年龄为 34 岁（25~42 岁）的 71 名内翻足患者，其中许多人在 1980 年发表的爱荷华研究组的早期研究中被纳入 [161]。以疼痛和功能限度作为结果标准，他们指出，其中的 35/45（78%）获得了良好或极好的结果。他们还评估了一组由 97 名年龄一致患者构成的组别，这些人不是先天性的足部畸形，并标注了 85% 的优秀或良好的评分。虽然做了足部 X 线片，他们发现结果不能从 X 线片的结果预测。12 年前发表的研究结果并没有恶化。X 线片显示，与正常足相比，畸形足的前后距跟角平均减少 6°，外侧距跟角平均减少 14°。在临床检查中，马蹄内翻足组的背屈存在主动和被动下降，平均中位为 –4°，平均值为 0。其他运动参数（跖屈、内翻和外翻）在马蹄内翻足组仅略有下降。

Ponseti 技术描述原理：多年来，Ponseti 的论文中一直采用相同的技术 [114,161–163]（图 7.10a~f）：①第一和第二跖骨过度跖屈（不是整个前足）导致高弓足畸形，由于高弓足畸形，足的前半部相对于后半部实际上是内翻的，因此这种畸形是由于第一跖骨比第五跖骨的跖屈程度更大，Ponseti 认为，除非先解决高弓足畸形，否则手法治疗将失败，高弓足畸形必须用第一种石膏固定来矫正，通过“将前足旋后与后足对齐”来矫正。许多人所犯的错误是试图通过强迫足部前端内转（外翻）来纠正足部内翻，然后在石膏固定中保持该位置；他认为这种方法实际上使得高弓足部位更严重。②纠正足跟内翻畸形和足舟骨内侧严重移位需要更长的时间，也更有难度，矫正的机制是将足舟骨、骰骨和跟骨前端一起向外侧移位，一旦矫正了高弓足，跖骨、楔骨和足舟骨就在同一平面上，形成了侧移的活动臂，距骨头外侧的拇指则是支点，通过外展和外旋手法进行外侧移位，可以拉伸足内侧的关节囊和韧带，用这个手法时，足部绝对不能外旋，在这一阶段治疗开始时，跖骨头旋后，通过连续的石膏固定逐渐使其处于中立位置，但“跖骨头的平面决不能变为旋前”，许多人所犯的错误是将整只足强行旋前，形成外翻角，这是失败的，因为跟骨不能从距骨下从内翻到外翻形成倾斜，除非进行外侧旋转。③由于在许多情况下，距骨头颈变形，向内侧和跖骨方向倾斜，不能立即实现足舟骨在结构上的彻底复位，足舟骨可以部分降到距骨头上，这样足的前段与后足就处于适当的对齐位置，骰骨向跟骨方向缩小，跟骨前向外侧移位并旋转，以矫正足跟内翻畸形，针对严重外展和外旋先用石膏固定数周，随后长时间使用 Denis Browne 夹板固定，以便通过距骨颈内侧角的生长和足跟内翻畸形进行矫正，维持后足内翻的矫正方法是，在长腿石膏中，将足部向距骨远端明显外旋，伴膝盖弯曲 90°。④胫骨内侧扭转可在长腿石膏中矫正（连同脚跟内翻和足内收），通过在膝盖石膏下进行外侧扭转，同时附加大腿部长腿石膏，伴膝盖弯曲 90°。⑤通过足背屈，伴足跟外翻和足内收矫形来矫正马蹄足，足背屈是在足中部受压的情况下完成的，跖骨下的背屈压力可导致足跟仍处于马蹄足内的弧形底部畸形。⑥如果 2~4 次石膏固定后马蹄足仍不矫正，则使用局部麻醉（或在某些情况下全身麻醉）进行跟腱皮下切断术，以上方法在 70% 的患者身上进行，其背屈 15°，且未使用石膏固定。每次手法治疗后戴 6~8 个周期石膏模型，为期 1 周，然后再加几周，就可以完全矫正了，肌腱切断术后，用长腿石膏固定足部，外旋 50°~60°，背屈 15°，持续 3 周。⑦维持矫形，这对于防止复发是必不可少的，大约到 7 岁时可出现复发的情况，矫正完成后，2~3 个月内足部全天佩戴 Denis Browne 夹板（或类似的），同时保持足部 60°~70° 外旋和背屈。随后 2~4 年仅在夜间使用，大约 50% 的患者可以预防复发，复发通常发生在 10 个月至 7 岁之间，平均年龄为 2.5 岁。复发通常是足跟马蹄足和内翻。⑧重新矫形，手法治疗和重复石膏固定可以使许多畸形足获得良好的效果，跟腱切断术可能需要进行或重复进行，胫骨前肌腱转移术可能需要进行，以使足不在中位背屈而不旋后。高弓足和内收畸形在良好的手法和石膏固定治疗后很少复发，关于 Ponseti 方法的案例如图 7.10a~f 所示。

Ponseti 指出，距骨的结构异常不能彻底矫正，“不应该期望回到完全正常的足部。”足部运动良好、无疼痛、功能正常被认为是治疗的成功结果。85%~90% 的畸形足已经通过下面这种方法成功治疗，从出生第一周开始使用石膏固定、跟腱切断术、术后夜间夹板固定，以及在 2.5 岁或晚些时候进行胫骨前肌腱转移术。

2004 年的最新综述：到 20 世纪 90 年代中期，Ponseti 方法被广泛采用。Ponseti 团队进行的一项综述，评估了从 1991 年到 2001 年 12 月接受治疗的 157 例患者中的 256 例畸形足 [163]。结果甚至比 Ponseti 之前的报告更好。除 3 例外（98%），其余均获得畸形足矫正。90% 的患者只需要 5 个周期以下的石膏固定，

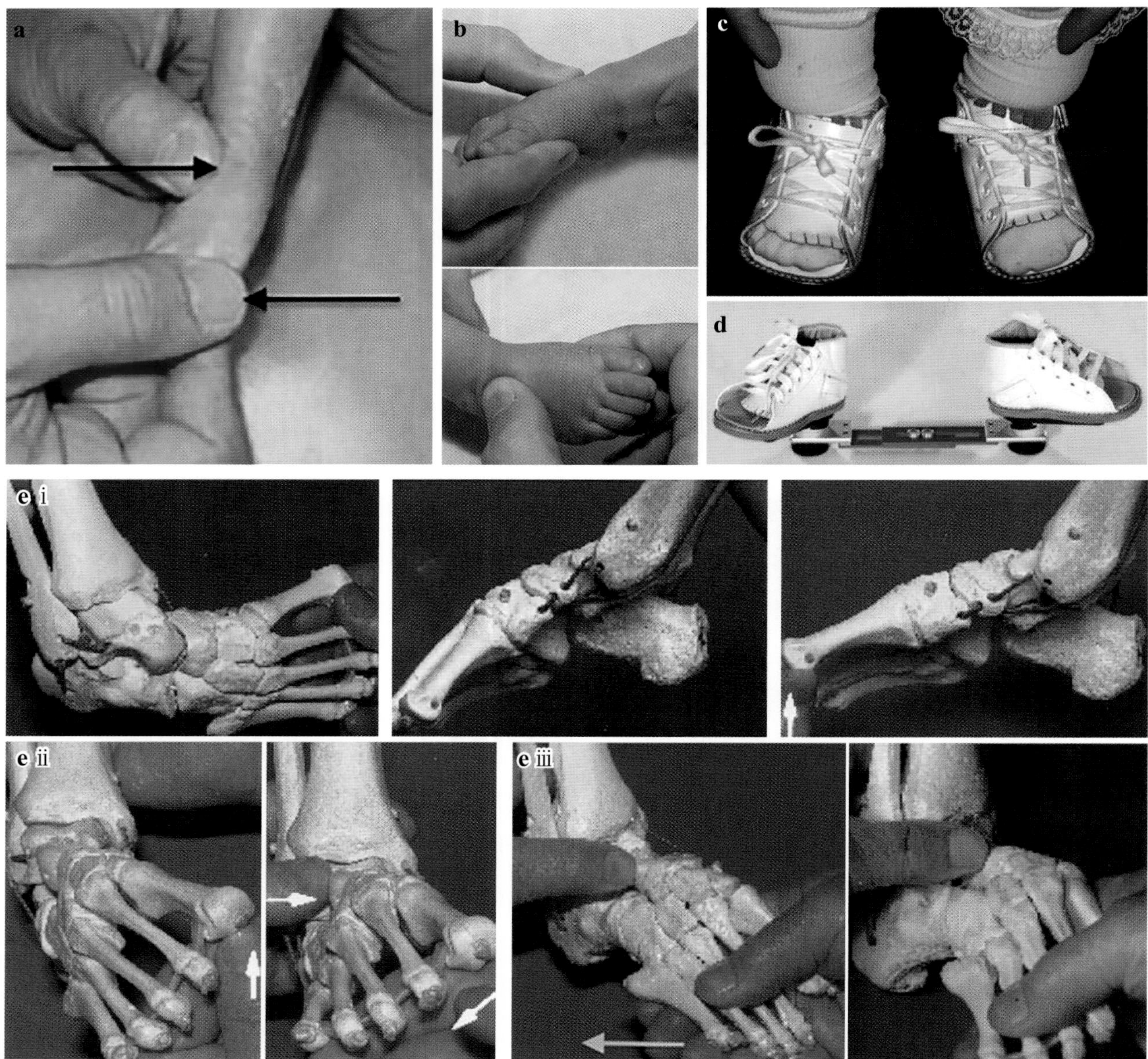

图 7.10（a~e） 使用 Ponseti 方法进行重要干预措施矫正畸形足的过程在这一系列图片中进行说明。（a）起初温和的手法治疗显示前足保持旋后（内翻），然后外展（右箭头）。该方法的主要特征是外展足部，同时保持它在旋后（从不旋前），随后对距骨外侧进行反向牵引（左箭头）（与跟骨和骰骨未曾接触）。在 Ponseti 复位法中，前足从不外翻（经许可转载自 Goriainov 等人《儿童矫形学杂志》2010 年；第 4 期：第 439–444 页，Springer 出版社）。（b）另一个案例是内收 / 内翻 / 高弓足的初步矫正。足旋后，向上按压第一跖骨头以矫正高弓足。然后，足外展旋后，对距骨头产生反压力。从内（上）和前外侧（下）视角显示该手法。（c）石膏矫正后，在接下来的 2~3 年里，深度保护畸形足是至关重要的，以继续引导生长和防止复发。直楦露趾鞋可以在白天用来进行矫正。（d）夜间在每只鞋上安装旋转杆，正常足外旋约 45°，内翻足外旋 70°[经许可转载自 Eastwood《畸形足：先天性马蹄内翻足》The Clubfoot: congenital talipes equinovarus,Benson 等人（编著），第 31 章，第 541–558 页，《儿童骨科和骨折杂志》Children' s Orthopaedics and Fractures, Springer 出版社，伦敦 ,2010 年]。（e）Ponseti 使用木质模型来说明他的还原方法。箭头表示施加矫正力的方向。（e ⅰ）（上图）跟骨和距骨明显弯曲。跟骨、足舟骨和骰骨内收和外翻。跖骨内收。（中图）第一跖骨相对马蹄足，导致高弓足畸形。向上按压第一跖骨头部以及旋后手法有助于将足第一条线与其他跖骨和中足跗骨对齐。（右图）这张图显示了趾骨头向上压力（箭头）所得到的矫正。（e ⅱ）在左侧，外旋时用拇指按压距骨外侧头。跟骨和骰骨永远不会接触，使得中足滑动到正确的位置。在右侧，矫形正在进行。（e ⅲ）需要相当温和但稳固的压力来拉伸绷紧的内侧韧带。随着足舟骨在距骨上的复位，跟骨被移到距骨外侧以提供后足矫正（经许可转载自 Ponseti《国际骨科杂志》Int Orthop,1997 年，第 21 期：第 137–141 页，Springer 出版社）。

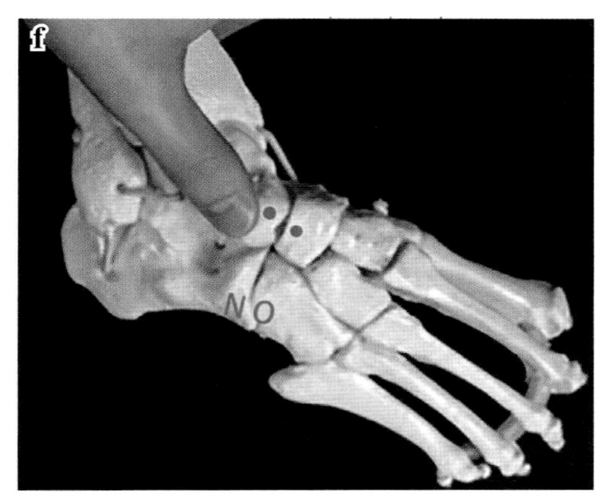

图 7.10　（f）足模型插图显示了畸形足矫治手法的两个关键特征。当旋后 / 外展手法开始矫正时，对距骨头外侧施加反压力。两个红点表明，足舟骨相对于距骨头向外侧滑动时中足的矫正水平。跟骨骰骨部位上的“NO”字样表明了基本的要求，即没有人为的压力使骰骨与跟骨对齐，同时伴有中足 / 前足其他部位的运动

只有 4 个患者（2.5%）需要进行深度的矫正手术。复发率下降到 11%，只有 2.5% 接受了胫骨前腱转移术。最初治疗成功后又复发的原因是不服从足部的外展支具。如果把 2 岁以下这些年龄更大的患者也包括在内，这些结果就更令人印象深刻了，其中有一些患者之前在其他地方接受过治疗。比他们较早期的综述取得了更好的效果，原因是在最后一期石膏中使用过外展型支具，以及长期使用足外展支具（内翻足外旋 70°，正常足 40°）。肌腱切断术后的踝关节背伸也更受重视，同时踝关节背伸平均 +20°（范围 0°~35°）。

强调了以前概述的基本原则。对新生儿足部进行手法治疗以及 7 d 的长腿石膏固定，然后在逐步改善的位置重复手法，再固定一个新的石膏。中足和前足内收完全矫正后，马蹄足畸形就得到矫正。关于高弓足畸形，前两个跖骨比外侧跖骨更接近于马蹄足。这一观察结果导致了 Ponseti 石膏矫形方法相比较于 Kite 和其他方法的差异性。最初在进行石膏固定时，整个足部需要旋后，同时前足外展，以矫正距舟骨之间的对齐。在原发性畸形中，前足内旋，后足外旋（倒转）。在手法治疗中，跖骨头平面绝不能变成内旋。一旦矫正了高弓足，跖骨、楔骨和足舟骨就在同一平面上，形成了侧移所需的活动臂。如果相对于后足持续内翻，矫形导致了前足旋前，那么通过以上方法可以防止纵向高位臀形。在大多数情况下，需要 5~6 次石膏固定。在那之后，如果马蹄足依然持续，再加用石膏固定几周，进行经皮跟腱切断术。一旦足部直了，就用 Denis Browne 夹板全天候固定 3 个月，然后再用夜间夹板固定 2~3 年，以减少复发的机会。在使用 Ponseti 方法治疗的患者中，约 70% 会进行经皮跟腱切断术，具体是在进行了 2 次或 3 次石膏固定伴背屈手法治疗后，中位之上背屈 10°~15° 不出现时。不需要进行后踝关节囊切开术。在少数患者中，下一阶段的手术涉及胫骨前肌腱转移。后内侧松解术虽然不常采用，但也提及了。Ponseti 回顾了他的经验：“85%~90% 的畸形足已经通过适当的手法和石膏固定、跟腱切断术和胫骨前腱转移术成功治疗。”

足跟内翻的矫正通过足部完全外展、不与足跟接触完成。这是与 Kite 早期方法的另一个主要区别，在这种方法中，足跟内翻被手动拉动或倾斜为外翻，作为矫正动作的一部分。Ponseti 及其同事们强调，通过手法治疗，在跟骰关节上施加反压力是一个错误，因为它阻止了足部在距舟骨、跟骰骨和跟骨前

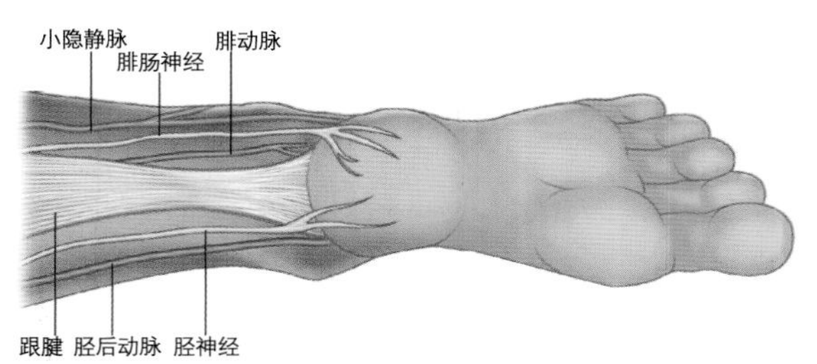

图 7.11 经皮腱切开术可损伤跟腱附近的结构。出于这个原因，为了更好的可视化，有些人现在选择 1~2 cm 的小切口。（经许可转载自 MacNeille 等人《小儿骨科杂志》J Child Orthop, 2016 年，第 10 期：第 19–23 页，Springer 出版社）

端（距骨下）区域的横向滑动。应在距骨头外侧正确应用反压力。经皮跟腱切断术占 86%。虽然这是一种非常安全和有限的手术干预，但如果不采取适当的护理，邻近的神经血管结构也可能受到损害（图 7.11）。

onseti 方法治疗先天性畸形足的常见错误：Ponseti 特别列出了手法 / 石膏固定治疗内翻足的 8 种常见错误 [164]。这些是：①早期手法治疗下足部旋前或外翻（通过增加高弓足和锁死距骨下内收的跟骨使畸形加重）；②当跟骨内翻时，外旋足部以矫正外展（通过在踝穴中外旋距骨，使侧踝移位——此为医疗引起的畸形）；③在跗骨中关节处外展前足，拇趾于外侧按压跟骰关节（实际阻止了跟骨外展，妨碍了足跟内翻的矫正），这一点代表了 Ponseti 对 Kite 方法的主要批评，Kite 是在物理上翻转跟骨来矫正足跟内翻，但是 Ponseti 并没有触碰到足跟，跟骨看起来是继发性 / 被动外翻，致使其位置从内翻状态改变，只有让它外展以及横向旋转了；④经常进行手法治疗但随后不固定（每次手法治疗后，需最大限度地收缩软组织来固定足部）；⑤对膝盖以下而不是足趾进行穹棱形石膏固定（需要长腿石膏以防止足踝 / 距骨旋转）；⑥在未矫正足跟内翻和足旋后之前试图矫正马蹄内翻足（这会导致弧形底部畸形）；⑦在治疗外旋时，没有使用鞋附着夹板全天候固定 3 个月以及夜间固定 2~4 年（这些抵消软组织挛缩导致畸形复发的趋势）；⑧试图获得一个完美的解剖学矫正效果（这指的是很少有舟距骨复位欠佳的放射学证据，但这并不是问题，因为更多的是远端关节通过过度矫正直到与前足形成正常对齐来进行补偿）。图 7.12a~h 概述石膏固定的应用技术。

其他中心关于 Ponseti 方法的经验：其他中心使用 Ponseti 方法时获得的经验也是有利的，但其复发率一般比最近爱荷华州报告的要稍微高些。Dobbs 等人发现，未矫正后继续使用 2~4 年矫正支具以及父母的教育程度（高中及以下）是复发的重要风险因素 [165]。Maripuri 等人对接受畸形足治疗的儿童进行了一项随机的研究，他们使用 Ponseti 方法评估了短腿和长腿石膏的影响。那些腿上固定了长石膏的患者效果明显更好，而使用膝下石膏则导致高失败率和明显更长的治疗时间。Ponseti 曾强烈表示需要打长腿石膏 [166]。Chagulani 等人治疗了 100 例畸形足，包括在患者全身麻醉的状态下进行的跟腱切断术 [167]。平均的随访时间为 18 个月（范围 6~30 个月）。对 100 只畸形足的其中 85 只进行了肌腱切断术。其中有 4 例对最初的方案没有反应，然后进行了大范围的软组织松解。在 96 例对初始方案有反应的患者中，31 例（32%）复发了，其中 16 例通过重复石膏固定和 / 或肌腱切断术和 / 或胫骨前肌腱转移术成功治疗。其余 15 例则需要进行大范围的软组织松解术。

对外展矫正器械（Denis Browne 夹板）的服从性较差是许多矫正畸形足复发的原因。Dyer 和 Davis 评估了用 Ponseti 方法成功治疗的 70 例特发性畸形足，并用 Pirani 系统进行分级。得分≥ 4 的足可能至少需要进行 4 次的石膏固定，而低于 4 分的则可能只需要石膏固定 3 次或更少。后足得分为 2.5 或 3 的足，

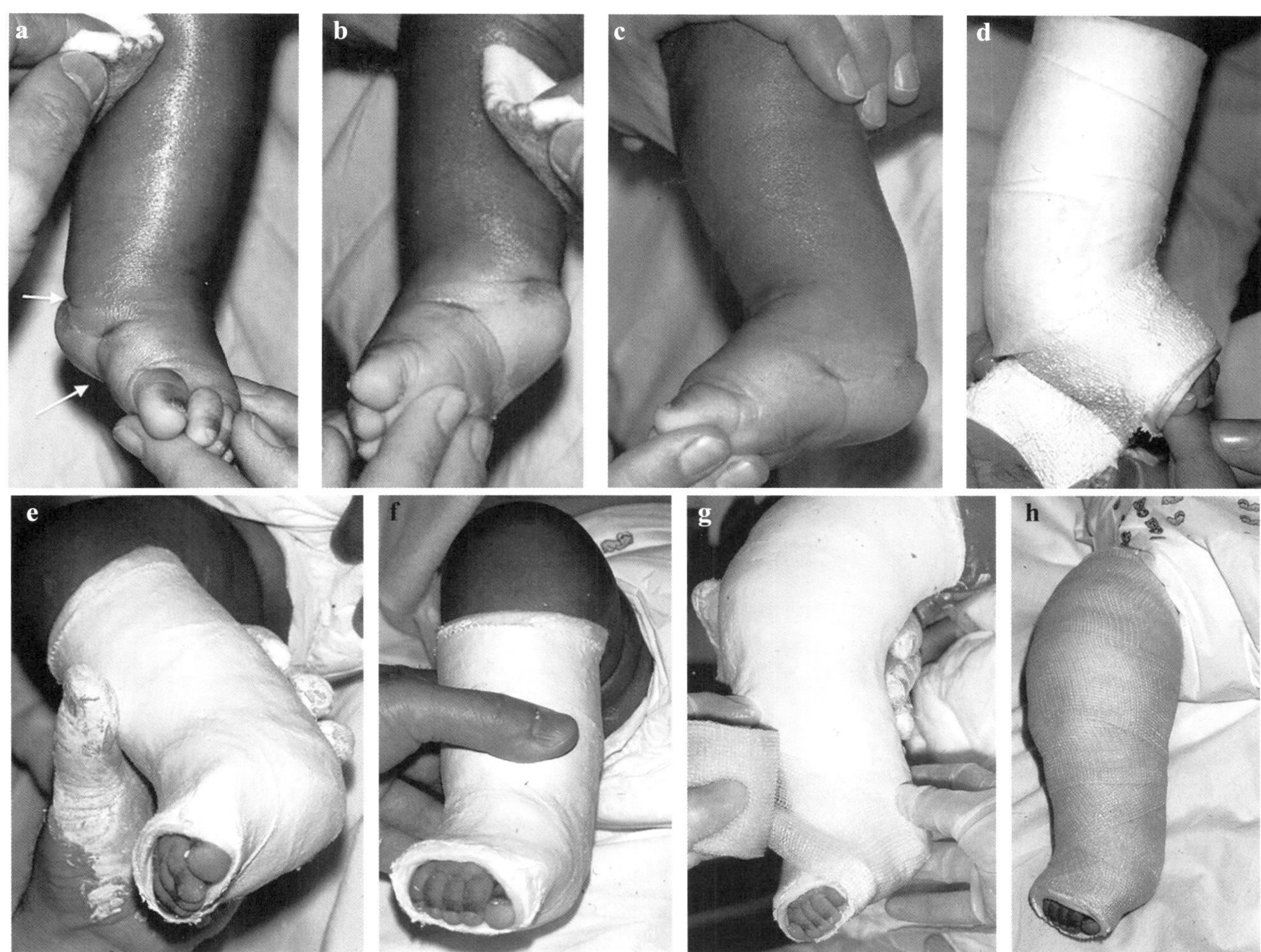

图 7.12 畸形足石膏固定。图（a）到图（h）显示了手法治疗后畸形足石膏固定的几个步骤。虽然不同诊所使用的方法和材料有所不同，但示例是常用的。（a）使用手法进行矫正，但后侧和内侧折痕仍表明马蹄足和前足内收。苯偶姻协助，将填料用在适当的位置。足部保持旋后和外展，以维持目前所获得的矫正。在这个早期阶段没有试图去纠正马蹄足。（b）马蹄足畸形在此图中更为明显。（c）内翻、内收和高弓足部位完全矫正后，进行背屈拉伸以矫正马蹄足。折痕现在不那么明显了。（d）首先应用石膏的短腿组件。辅助人员扶住足，以免失去任何已得到的矫正效果。一旦完成填料，使用巴黎石膏或玻璃纤维石膏材料。（e）温和地进行石膏塑形，足部保持轻微旋后外展，矫正马蹄足（由于前足和中足已矫正）。（f）短腿石膏应始终用 Ponseti 方法转换为长腿石膏。当膝盖弯曲到 90° 时，将苯偶姻涂在大腿上，腿部外侧旋转超过中位。（g）应用于大腿上部和长腿石膏的填料用巴黎石膏完成。并用玻璃纤维保护层。（h）已完成的石膏如图所示。在 4~5 次手法治疗和石膏固定后，如果马蹄足没有完全矫正，特别是背屈仍然低于 90°，建议采用跟腱切断术来获得彻底矫形。这可以是经皮或 1.5~2 cm 的开放性小切口

有 72% 的可能需要进行肌腱切断术；而后足得分低于 2.5 的，进行肌腱切断术的可能性为 24%。

实际上，这种手法自古以来就被用于治疗畸形足，并且也是 1800 年左右英国 Sheldrake 方法的基础 [145]。用胶布沿圆周方向拉动足部，然后将足部先从内收位拉至外展位，再从跖屈位拉至背屈位。Haft 等人对在新西兰用 Ponseti 方法治疗的 73 例畸形足进行了至少 2 年的随访 [168]。轻度复发需要进行跟腱延长术或胫前肌腱转移术，严重复发则需要进行后侧或后内侧松解术来实现足部跖行。复发率为 41%（21 例，其中 12 例严重，9 例轻度），而未服从支具是最大的风险因素。Goriainov 等 [122] 发现，Ponseti 方法治疗病例的复发率为 21%（17/80）。初始 Pirani 评分较高（5.0 *vs.* 3.5）以及后足的

Pirani 评分（3.0 *vs.* 2.0），是有统计学意义的复发预测因子。Zionts 和 Dietz 回顾了几个系列的病例（包括上面提到的一些），再次强调矫正后服从支具在预防复发中的重要作用[169]。他们注意到复发率为 14%~41%。他们认为需要 15°~25° 背曲才能正确使用支具。这可能是一个问题，因为有些人认为肌腱切断术后的背屈程度代表了过度矫正，容易导致腓肠肌无力。使用支具需将足部外旋 70°（正常一侧为 40°）。使用时间为每天 23 h，持续 3 个月。3 个月后，仅在夜间和午睡时使用支具即可。建议是持续 2~4 年，但大多数研究表明，2 年之后就很少有患者继续使用了。复发通常先重复石膏固定 – 肌腱切断术这一过程，然后进行胫骨前肌腱转移术和更大的手术来治疗。他们回顾了目前可用的矫正后矫形器的类型。Shabtai 等人证明，足外展支具治疗时间的长短对功能性结果和手术率有很大影响。当进行石膏矫正后，支具使用 2 年，23/82 的患者（28%）进行了额外的手术；支具使用 2~3.5 年，12/87 的患者（13.7%）接受手术；使用支具超过 3.5 年的患者，只有 1/48（2%）接受手术。石膏矫形完成后，他们的支具方案如下：直到 9 个月时每天使用 23 h，9~11 个月时每天使用 21 h，11~14 个月时每天使用 18 h，14~24 个月时仅在夜间和午睡时使用（12 h + 2 h/d），24 个月、36 个月和 48 个月时仅在夜间使用[170]。Ponseti 方法也被证明是一种可接受的用于畸形足远端关节挛缩[171]和脊髓脊膜膨出[172]的初始治疗方案。在这些更复杂的疾病中，可能会出现复发和不完全矫正，但也已经看到了一些良好的效果。

Halanski 等人所做的关于 Ponseti 方法与手术治疗畸形足的直接比较表明，Ponseti 方法需要改进的地方较少[173]。40 例采用 Ponseti 方法治疗，46 例采用短腿石膏固定和手术治疗（单独后侧松解或后内侧松解）。Ponseti 方法组中，有 38/40 的患者接受了跟腱切断术。在“非 Ponseti”方法石膏固定 / 手术组中，43/46 的患者进行了手术，而有 3 名已矫正的患者只进行了连续石膏固定。在 Ponseti 组中，实际上需要额外干预的复发率更高（38% 对手术组的 30%），但比较大范围的后内侧松解和中足或跟骨切除术的手术组来说，创伤要小很多。在接受 Ponseti 方法治疗的患者中，有 60%~85% 进行了跟腱切断术，这显然是一种外科手术，无论在全身或局部麻醉下进行，尽管是一种相对安全且有限的干预。手术次数的减少是 Ponseti 方法被广泛接受的一个标志，这在某种意义上是可以理解的，因为在刚出生的第一年，该方法除了肌腱切断术外不进行其他任何手术。

20 世纪中叶，作为畸形足治疗的初始和主要手段，虽然 Kite 方法在许多医疗中心很流行，但是却没有人以任何一种接近现在的评估方式对其结果进行评估（甚至由 Kite 自己）。此外，在如何应用石膏，是否做楔形固定（如 Kite 概述），特别是使用短腿或长腿石膏方面，似乎有相当大的差异。正如 Ponseti 本人所指出的那样，可以认为弯曲膝盖的长腿石膏可以提供更好的稳定性和矫正力，但 2 种方法都有使用。当后内侧松解术变得越来越流行时，说明该技术的有效性变得更加困难了。在 20 世纪 60、70 和 80 年代，许多学术中心得出结论，他们认为几乎所有病例都需要通过大范围的开放性手术来进行解剖学上的复位。在这种心态盛行的情况下，石膏被越来越多地视为在最好情况下的局部矫正措施，而最坏的情况则是孩子长大后的一种手法控制。当关于 Ponseti 方法的早期综述完成时，Kite 方法可能被过度负面地描述了（关于如何详细或谨慎地应用该方法的解说很少）。在 2002 年的一篇论文中，

Herzenberg 等人指出，34 例使用 Ponseti 方法治疗的病例，只有 1 例（3%）需要在出生后第一年进行后内侧松解术；然而使用“Kite”治疗法的，需要进行后内侧松解术的就有 32 例或 34 例（94%）[174]。

在实际比较以及一些随机的研究中，继续得出以下结论，即 Ponseti 方法优于 Kite 方法，尽管不是压倒性的程度。Sud 等人（印度）比较了 36 例 Ponseti 方法治疗的畸形足以及 31 例 Kite 方法治疗的畸形足，显示前者矫正了 33 例（91.7%），后者矫正了 21 例（67.7%）[175]。Sanghvi 和 Mittal 随机地将患者分为 Kite 法和 Ponseti 法 2 种。他们评估了采用 Kite 法治疗的 34 例畸形足，其成功率为 79%；采用 Ponseti 法的 30 例畸形足，其成功率为 87%[176]。同一位外科医生对所有患者进行了治疗和随访，使结果更加可信。Rijal 等人证实，在 30 例 Ponseti 方法治疗的畸形足以及 30 例 Kite 方法治疗的畸形足中，Ponseti 方法能更早更快地降低 Pirani 得分（更好），尽管 Kite 方法缓慢、条理清楚和谨慎 [177]。Selmani 还得出结论，认为 Ponseti 方法在具体的前瞻性随机试验中效果更好。Ponseti 方法使得 76 例中的 73 例（96%）得到了矫正，3 例需要手术，10 例复发（均为保守矫正）；Kite 方法使得 55/74 的患者（74.3%）得到矫正，19 例需要手术治疗，10 例复发（5 例保守治疗，5 例需要进行手术矫正）[178]。基于可获得的有限监测，Cochrane 对石膏固定效果数据库进行了回顾，并得出结论，“与 Kite 方法相比，Ponseti 方法可能产生更好的短期效果”[179]。

关于造成 Kite 系统效果不佳的原因，大家的一般感觉是，将骰骨作为前足和中足外展的支点，以及在尝试将足跟倾斜到外翻时，它依然非常稳定，这实际上是阻止了跟骨的矫正；最初的 Ponseti 矫正方法是前足旋后和外展，手从不接触足跟，以便足跟倾斜到正确的位置上。

（3）功能性（物理治疗 / 矫形 / 法国）方法

一种治疗新生儿畸形足的手法，现在被称为功能疗法、物理疗法、矫形疗法或法国方法，于 20 世纪 70 年代早期在法国的几个医疗中心得到改进（图 7.13a~f）。该方法也是基于对手术结果的关注而设计发明的。Chotel 等人对这种治疗方法进行了研究 [180]。患儿每日由理疗师被动地对畸形足进行 30 min 的手法治疗，随后刺激足部肌肉，特别是腓骨肌，然后用胶布固定所获得的外展姿势。重点是对患儿的治疗要温和，让他放松 [181]。

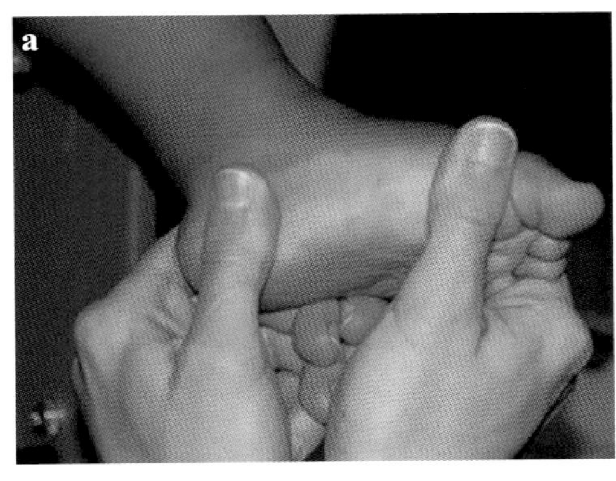
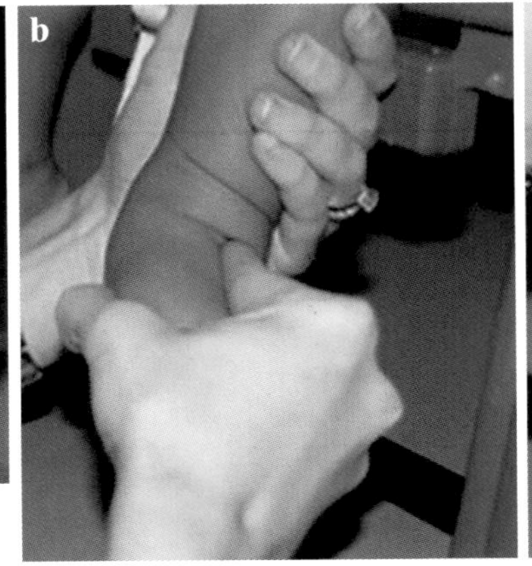
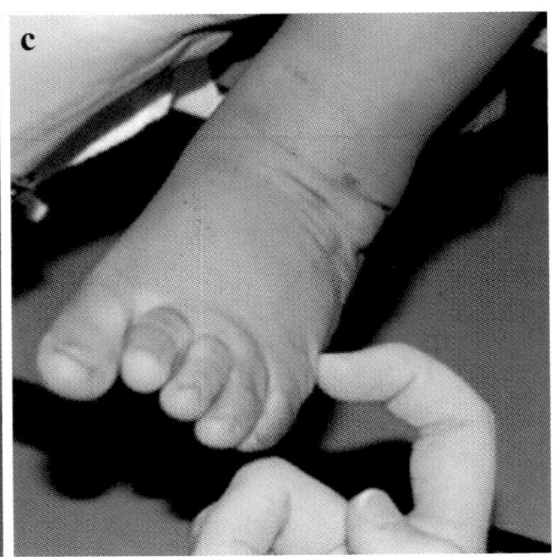

图 7.13（a~c）

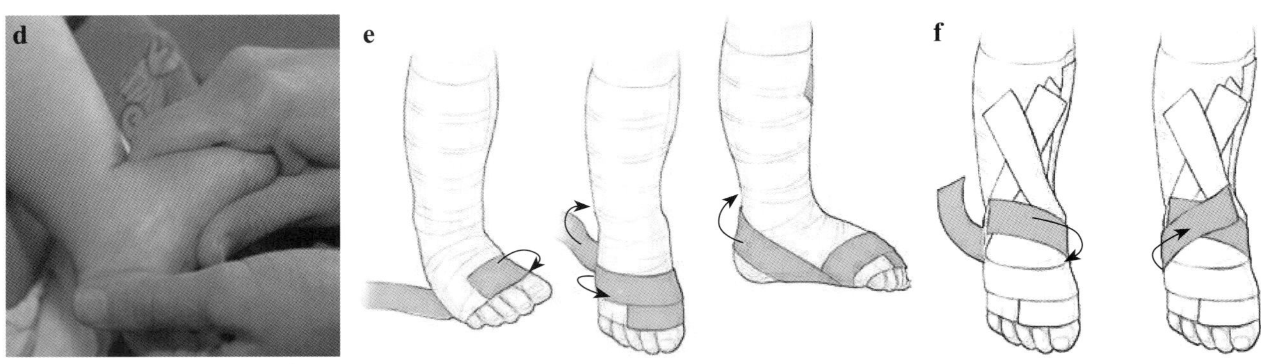

图 7.13　法国功能性方法采用日常理疗手法按摩和放松紧绷的跟腱，同时拉伸紧绷的中足部。这个方法是循序渐进的。每次练习后，足部都要小心地用一系列的胶带进行固定。就像所有其他闭合性的手法一样，马蹄足不通过拉伸来治疗，直到中足和前足内收 / 内翻 / 高弓足被矫正。一旦马蹄足挛缩改善减慢，经皮肌腱切断术或 Vulpius 型足跟腱延长术也可以进行。图（a）至（f）显示了治疗的重要部分。（a）对畸形足进行按摩和伸展，使足部反旋，帮助矫正内翻 / 内收位置。（b）然后在向外侧距骨施加反压力的情况下，将足部外展。（c）挠足部外表面，使患儿主动将足部外翻，这一动作逐渐导致进一步矫正的发生。（d）矫正内收内翻后，屈背压力有助于纠正马蹄足。（e）每次矫正后，用绷带固定，将矫正效果保持过夜。备皮使用后，用泡沫薄膜保护腿部。然后用四根绷带把足部拉到正确的位置。为此，使用了 1 英寸（2.5 cm）的松紧带。如图 7.13e 所示，用第一根绷带是为了促进反旋以及将前足拉向外展。（f）第二根绷带用于支撑足弓，第三根保持背屈，第四根支撑足弓（如图所示）。矫正完成后，制作一个轻量级的踝足矫形器，每天佩戴 22 h，直到行走 [开始行走后，停用绷带，每晚佩戴矫形器直到 2 岁]

没有使用物理性的或强力的拉伸。内翻内收部位矫正后，治疗转向足和踝关节背屈。每日治疗持续 2 个月，随后每周 3 次，共持续 6 个月。持续用绷带包扎直到孩子可以走动，然后在夜间用夹板固定。不同的治疗中心使用的方法略有不同，包括由父母或儿童的看护进行手法治疗。功能性方法的基本组成部分在后文描述。

Bensahel 等报道了 77% 良好 / 正常结果 [182]。1994 年 [183]、2004 年 [184] 和 2007 年 [185] 发表了进一步的观察结果。到 2004 年，他们对 350 个案例的回顾显示，方法的改进将良好的结果提高到了 77%。50% 的患者获得了良好的结果，其余患者一般只需进行后侧松解术（跟腱和后侧踝关节囊切开术）。Dimeglio 等人对该方法进行了改进，通过使用足部运动器械，每天增加 CPM（continuous passive motion，持续被动运动）6~8 h[186]。被动运动的器械只在患儿睡觉时使用。这将其中一组病例的成功率提高到 68%，另一组提高到 88%。

通过对 Ponseti 方法和功能性方法治疗结果的比较，在两组病例中显示了相似的结果。Ponseti 方法的初始矫正率为 94.4%，法国功能性方法的初始矫正率为 95%[187]。37% 接受 Ponseti 方法治疗的畸形足复发了，其中 2/3 的患者需要进行手术干预。另外，29% 法国功能性组的病例复发了，所有这些患者都需要手术干预。在平均 4 年的随访期间，治疗结果为良好 / 一般 / 较差的百分比都非常相似：Ponseti 方法为 73%/12%/16%，法国方法为 67%/17%/16%。Steinman 等人已经很好地阐明了这两种技术 [188]。Dimeglio 和 Canavese 综述了功能性物理学的治疗方法，强调了其自 20 世纪 70 年代以来的演变方式及其与 Ponseti 方法的关系 [189]。现在，跟腱延长术在功能性治疗方法中更常用，主要采用 Vulpius 型肌腱延长术（局部延长术），同时保持主肌腱完整，以减少瘢痕形成。Seringe 和 Aita 也是保守疗法的早期支持者，在他们报告的269例畸形足中，有48%的患者取得了良好的结果，但其中70%的患者需要进行非常大的手术（后侧或后内侧松解术）。Seringe 在一篇关于畸形足的综述中详细介绍了功能性方法的现状[191]，Rampal 等人回顾了功能性方法的长期结果[192]。

（4）绑扎方法

使用胶带（或绷带）是另一种保守非手术治疗马蹄内翻足的方法。该方法的原理源自19世纪90年代英国 Robert Jones 的经验，实际上是一种功能性方法，在很大程度上由法国的几个研究组定义。伦敦的 Cheselden 早在1740年，以及 Sheldrake 在1798年和1816年[145]，相继开发了用于实现矫正的黏度强化绷带。Fripp 和 Shaw 在一本相对简短的书[193]（全书共122页）和几篇文章中总结了他们治疗畸形足的经验。他们回顾了强制手法和夹板（Denis Browne）、巴黎石膏以及反复轻柔拉伸和绑带固定（Robert Jones）的初步治疗结果[194,195]。畸形足疾病被定义为“先天性足踝－距舟关节脱位”。这种捆扎（绑绷带）方法在不需要手法操作的情况下，在96例患者中取得了71%的优良结果。20世纪50~60年代，这些方法就在英国伦敦的儿童医院使用。绷带绑扎法，是“通过轻柔的手法治疗或拉伸来矫正畸形，并通过绷带/胶带绑扎来保持矫正；是 Robert Jones 使用的方法”。由外科医生或理疗师每周进行3次拉伸；在每次喂奶或换尿布的时候，指导母亲伸展患儿足部。每周都要更换绷带以保持矫正[194]。在用这种方法治疗的96例足中，68例（71%）成功治疗，14例（14%）进行了手术（跟腱延长术，有时还伴有后侧关节囊松解术），14例（14%）没有采用这种方法矫正，但尚未进行手术。Shaw 再次强调“反复轻柔拉伸和用绷带固定的突出优点”。他还强调，这种方法的主要原理是通过轻柔的手法治疗或伸展来矫正畸形，“捆扎只是在伸展后将足部保持在正确位置上的一种方法……”通过在弯曲的膝盖绑上绷带来提供稳定性。1930年，Brockman 使用重复手法和绑扎法，在报道的73例患者中，50.6%的只需要手法和绑扎即可治愈，另有20.5%采用跟腱切断术联合夹板治疗（= 71.1%），而24.6%的患者2种方法都不能治愈，需要进行某种形式的开放性手术。Shaw 更详细地描述了拉伸和绑扎法[195]。

Singh 等人将绑扎作为特发性畸形足的主要治疗方法，并报道了在17年的治疗期内，402例年龄小于3个月的患者。所有患者都采用了基于 Ponseti 方法的门诊动态绑扎方案，改良 Jones 绑扎方法，并进行家庭练习。他们的方法被定义为“真正保守”，因为不包括足跟腱切断术。在第1周进行隔日固定，第2周进行2次，第3周进行1次，然后继续固定2周[196]。在前5周后，直到1岁都使用夹板固定，然后穿“畸形足鞋”步行/夜间夹板固定直到2岁。在385例可查到的病例中，取得的效果都非常好。足部马蹄足残留的6例或6个月内复发的83例，都进行了1~3次绷带绑扎（89/385，23%）。在3年的时间里，仅用绷带就矫正了357例（92.7%良好）。晚期复发或失败需要有限的后松解的20例（5.2%正常），需要后内侧完全松解的8例（2.1%差）。

手法治疗中使用的跟腱切断术：超过85%的 Ponseti 治疗患者采用了跟腱切断术，现在也越来越多地推荐功能性治疗方法（法国方法）[191]。Ponseti 推荐经皮肌腱切断术，通常在局部麻醉的情况下在诊所中进行。这种技术不允许直接可视化，因此偶尔会出现一些问题。这些包括腓骨动脉、胫骨后动脉或小隐静脉损伤引起的出血，腓肠神经或胫骨神经切割损伤以及肌腱切面不全 [197]（见图 7.11）。其他经皮肌腱切断术的方法有 Dimeglio 等人使用的 Vulpius 型肌腱延长术 [189] 以及 MacNeille 等人描述的“小切口”肌腱切断术 [197]。小切口手术是在全身麻醉的情况下在手术室进行的，沿着跟腱内侧缘在跟骨上方 1 cm 处开一个 10 mm 的切口。清除覆盖在肌腱上的组织，观察，从内侧到外侧放入一个小止血钳，并在张力下切断肌腱。Siapkara 和 Duncan 在一篇概述当前畸形足治疗的综述中，描述了手法治疗以及手术 / 保守治疗的问题 [198]。

7. 手术矫形兴趣反复

纵观 20 世纪 30 年代中期，许多外科手术再次被用于治疗畸形的各个方面。不同年龄的患者采用不同的手术矫正。人们认识到，随着时间的推移，未完全矫正的畸形足会变得更加僵硬，骨骼变形会随着足部在异常位置生长而持续发展，从而导致人们意识到需要进行更大范围的软组织和骨骼矫正。本小节介绍所采用的手术入路概况。

（1）早期手术松解

Hutchins 等人报道了采用混合方法进行治疗的长期效果，该方法在许多医疗中心获得了相当大的支持 [199]。该报告指出，几十年前在许多国家，当手法治疗 / 石膏固定或绑扎法未能产生可接受的效果时，人们通常采取一系列的治疗方法。他们的方法包括早期夹板固定（长腿石膏），若畸形未完全矫正，则在 6~8 周时进行手术治疗，包括 Z 形跟腱延长术、踝后关节囊切开术（包括距下关节）以及距腓韧带、跟腓韧带和三角韧带深层松解术。20 年来，他们一直使用这种方法，并对澳大利亚阿德莱德 170 名患者的 252 例畸形足进行了随访，随访时间平均为 16 年零 4 个月。长腿石膏在出生后 24 h 内使用，采用最小程度的手法治疗，并且没有进行麻醉。每 3~4 d 更换 1 次石膏，在矫正前足内收和足跟内翻之前，不尝试进行足背屈。在许多情况下，马蹄足对 Denis Browne“跛行夹板”绑扎有反应。如果 8 周后仍有马蹄足，则进行后侧松解术。踝关节背屈，高于中位几度时，进行跟腱修复。足部和踝关节以这种姿势固定 4 周，膝关节屈曲 90°。然后在夜间佩戴短腿夹板，直到足部发育成熟，并建议每天进行伸展运动。所有患者均在 6 周后接受手术，随着各治疗方法的不断进步（1960~1975 年），进行手术的时间也逐渐提前。1965 年，接受手术的平均年龄为 26 周，但到 1975 年已下调至 10 周。65 名患者（26.6%）需要进行 84 次额外的手术。其中最常见的是 23 例重复的后侧松解术，14 例胫骨（反旋）截骨术，13 例跟骨截骨术，以及 4 例内侧松解术。

使用 Laaveg 和 Ponseti 评分系统的临床和影像学评估显示，17.4% 为优秀，39.9% 为良好，23.7% 为一般，19% 为较差。81% 的畸形足出现了令人满意的结果。这种疗法导致足底向下屈曲到中位，很少限制物理性的活动。作者认为内在的骨骼解剖学，在出生时就已经预先确定了，只能进行有限的解剖结构和功能完善。这些包括距骨穹窿顶部扁平、距骨头颈内侧 / 足底偏移。

（2）后内侧松解术（Turco）

1971 年，Turco 详细介绍了使用后内单侧大范围的松解术伴内固定矫正顽固性畸形足的方法 [200,201]。

该方法涉及 Z 形后跟腱延长，踝后关节囊切开术松解胫距和距跟关节，胫骨后肌、趾屈肌和拇长屈肌腱 Z 形延长，内踝下内侧 Henry 结松解，以及距舟关节背侧、内侧和掌侧关节囊松解，以便切开足舟骨，将其复位至距骨头，并克氏针固定，进而保持稳定（图 7.14a~d）。推荐术后几个月使用长腿石膏固定，以便完全愈合，并沿着矫正平面生长重塑。Turco 表示，他的手术需在 1 岁或稍大些的时候进行。

1971 年，Turco 概述了他对重度顽固特发性畸形进行的一期后内侧松解伴内固定，包含适应证、方法和早期结果，他指出这种类型的畸形足非手术治疗很少有反应[200]。他最初描述的是 58 例手术，所采用的方法已经发展了 8 年多。该方法是基于他的经验，包括 50% 以上从出生起就以非手术方式治疗“不完全矫正和复发性畸形”的病例，以及 1930~1966 年间有关手术干预的大量文献。许多外科矫形的病例需要器械，另外，当时的技术也不确定是否能取得良好效果，正是基于以上现实，他开展了自己的治疗方法。

病理解剖学，即畸形足的畸形部位集中在距跟舟关节（TCN）复合体，这些累及的畸形部位必须完全矫正和保持，以期手术治疗成功。正常的复合体包括距舟关节、距跟关节前侧和中部以及跟舟韧带（弹簧韧带）。它是一种具有常见滑膜腔的球窝关节，但不包括后侧距跟骨关节。距骨头在骨窝中，足舟骨前侧，其背内侧是三角韧带、距舟关节囊和胫骨后肌腱，外侧为分叉的 Y 形韧带，下面（支撑距骨头）是跟骨前侧和中部距下关节面以及弹簧韧带。跟骨和足舟骨彼此不相连，但由于它们的韧带附件而作为一个整体进行移动。

背屈时，足内翻，跟骨外翻。跟骨前端与足舟向外侧运动。跖屈时，足旋后，跟骨内翻，其前端在距骨下方向下和向内侧移动，足舟骨向内侧滑动。大多数内翻和外翻发生在 TCN 复合体，同时跟骰关节和后距下关节几乎没有运动。

在畸形足里面，有一种夸张的固有马蹄内翻足，被称为先天性距跟舟关节半脱位，这种畸形早在 Scarpa（1803）[75] 和 Adams（1866）[29] 的著作中就有记录。在顽固性畸形足中，软组织的病理性挛缩阻止了足舟骨向距骨头的复位。Turco 指出，马蹄足、内翻和内收是同时发生的，并不代表单独的运动。

松解足部后侧、内侧以及距下关节处挛缩的软组织，是以外科手术方式从病理解剖学角度矫正畸形足的关键。这涉及治疗后侧挛缩、踝关节和距下关节后侧囊、跟腱、距腓和跟腓后韧带、内侧挛缩、三角韧带和弹簧韧带、距舟关节囊、胫骨后肌、指长屈肌和拇长屈肌腱、距下挛缩、前距下骨间韧带和分叉韧带（Y 形韧带）。由于没有肌肉附着，距骨被跖屈的跟骨强迫带入马蹄足，并进一步被胫距关节囊挛缩和距腓后韧带所控制。

关于 TCN 关节复合体半脱位，足舟骨相对于距骨头发生内侧脱位，可能与内踝相连；跟骨前端在距骨头下方发生向内和向下脱位；跟骨后端发生向上和向外脱位。手术可见内侧挛缩，同时，足舟骨和载距突相对于内踝发生脱位，并由收缩的胫骨后肌腱、三角韧带和弹簧韧带以及距舟关节囊控制。

术中松解所有紧张的软组织，并在直视下小心切除，以上保护关节表面免受损害。足舟骨在距骨头上复位，距舟关节用克氏针固定。内侧皮肤垂直斜切，从第一跖骨底部远端开始，向上延伸至内踝尖下

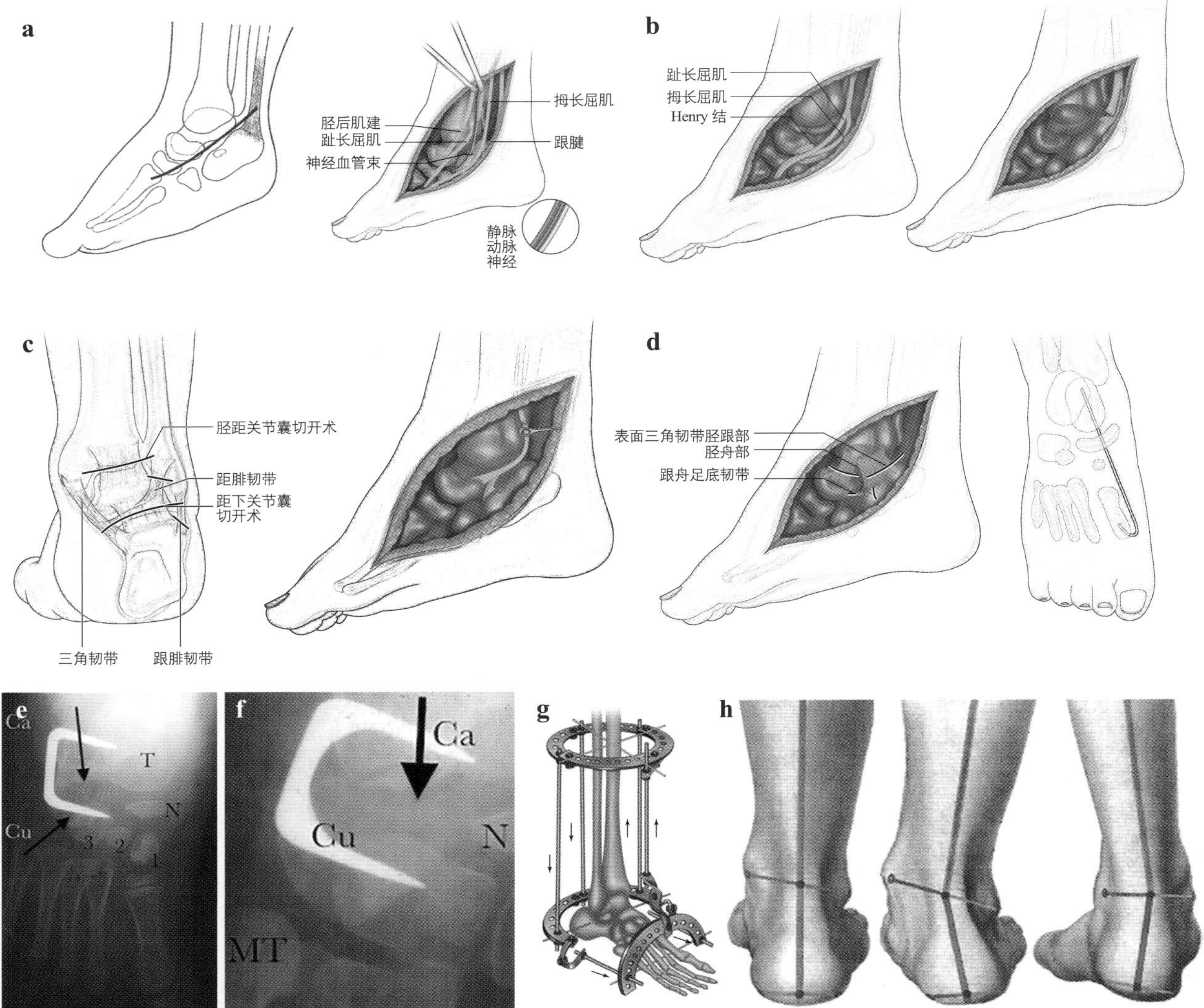

图 7.14 （a~d）所示为一些用于畸形足矫正的手术步骤，在 Ponseti 方法被广泛接受之前，这些都是非常普遍的操作，并在某些情况下仍然有必要保留。用于畸形足矫形的后内侧松解术的几个步骤如图（a）至（d）所示，该步骤由 Turco 描述。在手术矫形时，由于顽固性畸形足而绷紧的足部内下侧解剖结构需要延长或松解。在大外科手术矫形提倡者的描述中，识别 Henry 结处的软组织，并进行松解。（a）Turco 使用的手术切口如图所示。该手术也可以使用 Cincinnati 切口。右边显示了需要识别的结构。应首先识别内踝后方和下方的神经血管束，这样在松解过程中既能得到保护又能忠实反映。胫骨后肌腱被暴露至其足舟骨止点，跟腱到跟骨止点。识别趾长屈肌（FDL）和拇长屈肌（FHL）的肌腱并追踪至远端。（b）识别 Henry 结（左）并松解。这是 FDL 和 FHL 肌腱交叉的部位。跟腱经过正式的 Z 形延长术（右）。（c）在左侧，通过后囊切开术对胫距关节、距跟关节和距腓关节进行松解。在右侧，切开胫骨后肌腱。大多数人进行正式的 Z 形延长术。（d）在左侧，进一步地松解表面三角韧带（胫舟部和胫跟部）及弹簧韧带（跟舟韧带）。在右侧，松解应使得足舟骨沿着正常的对齐方向复位至距骨头。用克氏针固定，通常从足舟骨插入直至距骨的中间纵轴。术后使用填充好的后侧石膏夹板。（e, f）跟骰融合 Dillwyn Evans 方法治疗顽固性内翻足如图 7.14e, f 所示。跟骰融合是在后内侧松解后进行的。通过这种局部融合使足外侧区域稳定，内侧生长可以继续，而融合区域不再生长。融合区用 U 形钢钉固定。Ca 表示跟骨；Cu 表示骰骨；T 表示距骨；N 表示足舟骨；Mt 表示跖骨；1、2、3 分别表示第 1、2、3 楔骨。（g）Ilizarov 器械和方法可用于矫正既往外科手术干预后的畸形残留和大量瘢痕。（h）左侧为右后腿、踝关节和足部的正常解剖学位置。这条直线勾勒出了小腿中央、跟腱和足跟。实例中间为足跟外翻，右边为足跟内翻。这些位置可通过站立位后侧 X 线片记录（经许可转载自 Praktische Anatomie,von Lanz 和 Wachsmuth, 柏林 , Springer-Verlag 出版社 ,1938. 注：内翻矫正如下图 7.30a~d 所示）

方，终止于跟腱后方，但不沿其垂直方向向上延伸。依次暴露如下结构：胫后肌腱、趾长屈肌腱、胫后神经血管束、拇长屈肌腱、跟腱。这些结构的鞘被松解，部分被移除，原因是它们也是挛缩组织。

胫骨后肌腱位于内侧足舟骨的止点。趾长屈肌腱位于胫后肌腱深处一个单独的鞘内。用 Penrose 引流管将神经血管束松解并缩回，使所有内侧紧绷软组织在直视下可见松解。拇长屈肌腱位于载距突。然后暴露跟腱远端 2~3 cm。趾长屈肌腱和拇长屈肌腱鞘在足舟骨下的 Henry 纤维软骨结处松弛。在识别和松解这些结构后，后侧、内侧和距下关节松解之后，依次进行以下操作：后侧 Z 形跟腱延长，并在跟骨内侧远端横切（也部分纠正内翻力），胫距后囊切开。必要时通过外侧囊切开距腓后韧带，后距跟（距下）关节囊切开，有时候也需要切开跟腓韧带，并松解跟骨上三角韧带的后部。后侧距下关节通过关节囊切口识别。

内侧松解术，即足舟骨相对距骨头总是向内侧移位。胫骨后肌腱要么在内踝上方横切，要么进行 Z 形延长。牵引下握住远端肌腱以识别距舟关节。然后切除足舟骨和距舟关节囊上的三角肌止点，在背侧、内侧和足底表面松解关节囊，并松解胫骨后附于载距突和弹簧韧带的附件。足舟骨向侧面活动。通过足部外翻，暴露距下关节前端，使与跟骨相连的表面三角韧带得到松解，注意保留三角韧带深层处与距骨连接的部分。

距下关节松解术，即距跟骨间韧带松解。从跟骨到足舟骨外侧缘的分叉 Y 韧带松解。胫骨后肌腱远端止点从足舟骨附件处（Turco）松解或延长以及通过 Z 字成形术进行修复。当足舟骨被复原到距骨头上时，其他跗骨也随之移动。跟骨前端向外侧移动，骨骼外翻。因为跟骨也是向后松解的，所以它向下移动。接着用克氏针将足舟骨固定在距骨头上。然后使踝关节背屈至中位（直角）修复跟腱。使用长腿石膏固定，膝盖微微弯曲。第 3 周和第 6 周更换石膏，长腿石膏固定持续 4 个月。Denis Browne 夜间夹板持续 1 年，以及穿直楦步行鞋 2 年。图 7.14a~d 指示了 Turco 概述的操作原则。

内侧松解术的适应证，Turco 明确指出，大范围后内侧松解术的 2 个指征是：在充分的非手术治疗后未能获得完全矫正；复发性畸形未能维持持久性的矫正。他还强调：“一期松解术的主要适应证是用于治疗 1~2 岁儿童的顽固性先天性畸形足。”年龄上限为 6 岁。

在他最初的报告中，这些被分为优秀、良好、一般和失败 [200]。侧位背屈 X 线提供了最准确的矫正评估。根据临床和影像学标准，他展示了 15 例优秀，12 例良好，3 例一般，以及 1 例失败。相关的问题包括伤口开裂、由于克氏针放置不当而导致早期矫正失败、后足（跟骨）持续马蹄畸形、前足持续内收和矫形过度。

在他的第二次报告中，对 149 例畸形足患者 2~15 年的随访进行了评估，他报告的优良率为 84%，一般 11%，失败率为 5%[201]。1~2 岁儿童的手术效果最好，并发症也最少。他认为手术的年龄上限可以延长到 8 岁。他评论说：“手术治疗不会使足部变得完全正常，因为所有顽固性畸形足都表现出了与正常足的一些差异。”即使在有良好结果的病例中，这些变化也包括小腿萎缩、足部尺寸不对称（更小）、距下关节活动受限、扁平足、跖骨内收、足趾内缩以及放射学上轻微的距骨异常。过度矫正是导致结果一般的主要问题。

Turco 强烈支持一期后内侧松解术以及采用克氏针稳定距舟关节。在同一手术中，彻底矫正马蹄足、内翻和内收畸形。作为手法 – 石膏固定治疗的主要支持者，他认识到，不纠正内翻和内收不可能纠正足跟马蹄畸形。跟骨和足舟骨的两端都需要活动。由于失败的手术通常以足舟骨内侧移位为特征，他认为用克氏针固定，使距舟关节重新复位是成功的关键部分。他强调，手术后复发的畸形，要么是由于所有部位未能完全矫正，要么是由于跗骨重塑稳定关节面时未能保持矫形。

Turco 明确地表达了他对详细的后内侧松解术价值的看法，并警告说："零星的手术经常失败（除了轻微畸形），因为几乎不可能在未纠正内翻成角的情况下，完全纠正马蹄畸形，反之亦然。"在内翻和马蹄畸形中，跟骨锁定在距骨下方；因此，跟骨远端和近端必须在同一手术中被移动。同时，必须移动足舟骨以达到完全矫正马蹄和跟骨内翻畸形的目的。

他评论，一些儿童的足前段屈曲挛缩导致高弓足部位，X 线片显示第一跖骨跖屈。他指出，趾屈肌腱和长屈肌腱没有得到延长。他认为术后矫形失败是由于过早取出克氏针内固定。

在北美的许多医疗中心，人们开始广泛接受后内侧松解术，就手法治疗或连续石膏固定进行的许多较早期培训也被忽视或者不再充分地执行，后内侧松解手术逐渐在更早的时候进行。虽然报道了许多良好的结果，但是矫形过度、矫形不足和足部僵硬的问题屡见不鲜。这并不奇怪，因为 Turco 的手术是基于 1 岁时未矫正的病例，这些病例中顽固性结构和继发性畸形生长并发症非常突出。在一些医疗中心，实际上抛弃了石膏固定矫形，而只用作手术前的固定机制，因为所有的畸形足病例早在 3~4 个月时就被认为需要进行手术治疗了。

（3）距下完全松解术（McKay）

一旦 Turco 后内侧方法得到广泛应用，结果不完美的案例也开始出现。一种倾向是放弃大范围的手术干预，另一种相反的反应是使用更彻底的手术松解术。后一种方法在美国的 McKay[107,202,203] 和 Simons[204,205] 各自的报告中得到了最好的证实，他们在后内侧松解的基础上增加了距下彻底松解，以矫正跟骨旋转，使其在下方旋转并远离距骨。McKay 认为，持续的内旋和矫正失败是由于距下复合体处未被识别的水平旋转所致。他的手术方法强调"……外科医生在治疗畸形足时可能面临的最大危险之一，就是试图通过一系列小手术来纠正畸形。为了达到最好的效果，足部应该经过一次手术就完全矫正……"McKay 报告了他首次对 102 例畸形足进行手术的结果，患者的年龄在 2 个月到 8.5 岁之间，平均为 1 岁零 4 个月 [203]。在没有预先手术的情况下，他对 55 例畸形足进行了大量分析。其治疗的观点是，通过将跟骰关节向足踝前方外侧推动，同时将跟骨向踝关节后内侧和跖骨方向推动，来矫正距下关节的水平旋转。

病理解剖学简述如下，距跟、距舟、跟骰关节未脱位，它们保持着极端的足部马蹄和倒转位置 [107]。这 3 个关节形成距下复合体。内翻的主要畸形是足部在距骨上向内旋转，多发于距骨、距舟、跟骰关节处，并伴有距骨颈内侧和足底成角。该畸形具有继发性，被周围的畸形定位包围着。其病理解剖学特征是 3 个关节距下复合体畸形。

距跟关节，即跟骨通过矢状、冠状和水平 3 个平面的异常旋转与距骨畸形相连，后者指的是跟骨围绕骨间（距跟）韧带旋转。由于跟骨在水平面上旋转，随后在骨间韧带上旋转，它在踝关节前通过距骨头颈部，而跟骨后粗隆向踝关节后外侧移动。跟骨也在冠状面上旋转，致使足跟内翻。与此同时，跟腓骨韧带变短变厚。邻近的后外侧韧带和肌腱鞘也更短更紧。

跟舟关节，即球（距骨头）窝（足舟骨）关节完整，但被异常形状的距骨头和颈部向下和内侧指向。变形结构为胫后肌腱、（内侧）三角韧带、跟舟弹簧韧带和距舟关节囊。

跟骰关节，即上述两个关节畸形，骰骨在跟骨内侧移位。

在他的 3 篇论文中，McKay 定义了所有凹侧韧带，涉及明确的关节。它们被进行了命名，被认为是收缩的，并被视为是导致进一步变形的原因。当拍摄侧位 X 线片时，腓骨（外踝）位于后侧，距骨穹窿变平，距跟骨角明显缩小。

马蹄畸形矫形，即距下旋转异常是了解畸形足的关键，而畸形的逆转则是成功的关键 [202]。非手术矫正和手术矫正的原理是一样的：即向相反的方向施加压力。跟骨前部和骰骨从内侧向外推，跟骨后部则向内踝方向推转。

如果在 6 周内纠正畸形足失败，或通过石膏固定 3 次纠正畸形（看似），复发 3 次，则表明需要手术治疗。手术矫正的特点包括：患者俯卧的辛辛那提切口，在冠状面上延长跟腱（至少 2.5 cm），使远端部位与跟骨相连，松解后外侧结构，使跟骨旋转。在手术后，McKay 将足部固定 7~10 d，然后改用铰链石膏固定以开始早期踝关节活动。这包括靴形石膏、踝关节上方的圆柱形石膏（膝盖弯曲 60°~90°），以及在踝关节的两个石膏段之间连接 14~16 根钢丝使其活动。

广泛的距骨周围松解可能引起距骨缺血性坏死，是该手术的其中一个缺陷。Cummings 等人回顾了经过 McKay 软组织松解术后的 96 例特发性畸形足，观察了它们连续的术后 X 线片，未发现距骨缺血性坏死病例 [206]。

（4）完全松解术（Simons）

Simons 扩展了 Turco 概述的后内侧松解术，建议更彻底的松解 [20,205]。他在患者俯卧时使用辛辛那提入路。3 岁及以上患者可采用常规的后内侧和斜后外侧 2 种切口。

手术分 4 个阶段进行。第一阶段：足内侧浅层切开分离。这包括神经血管束的暴露和保护。第二阶段：足踝后部的松解。跟腱 Z 字成形术，松解趾屈肌腱鞘，松解 Henry 结，Z 字成形术延长胫骨后肌腱，暴露拇长屈肌腱，从腓肌腱鞘外侧至胫骨后肌腱鞘内侧边缘均行踝关节囊后侧切开。然后确定距下关节，并从拇长屈肌腱内侧到腓骨鞘外侧切开关节囊。第三阶段：外侧暴露松解。腓骨肌腱鞘在距下外侧关节水平面沿圆周方向松解。完全松解距下关节线的跟骨腓韧带，以实现跟骨的旋转。外侧距舟关节囊松解。打开距下关节外侧，松解距跟骨间韧带。第四阶段：足内侧深层切开松解。表面三角韧带从距下关节向外切开。拇长屈肌鞘一直延伸到 Henry 结松解。肌腱从鞘中取出，以进入距下关节。胫骨后肌腱与距舟关节相连，打开距舟关节。距舟关节在背侧和掌侧（弹簧韧带）表面完全松解。距下关节前内侧松解。一旦足舟骨松开，“足中部围绕距骨的活动应该是完全自由的”。

根据对结果的后续评估，通常还需要另外两个步骤。一步是松解跟骰关节（小于 3 岁）或楔形切除跟骨前外侧（保留跟骰关节）。当跟骨关节处于正常对齐时，骰骨骨化中心的中心点位于跟骨的中间纵轴上[207]。有明显畸形的骰骨中心点位于跟骨内侧切线或内侧。跟骰节完全松解（距舟关节连同距下关节完全松解），以获得重新定位。另一步是足底筋膜松解。

一旦达到结构上的复位，克氏针固定是必要的。在距舟骨、距跟骨和跟骰骨放置克氏针。Z 字成形术延长其他紧绷的肌腱，并修复先前松解的肌腱。

术后将足部置于长腿石膏中，膝盖弯曲 90°。第 10 d 在全身麻醉下更换石膏，第 3 周取克氏针时再次更换石膏。6 周时取下最后一个石膏。即使有了这个手术方案，还需在夜间使用矫形器，在白天穿着直楦鞋。术后 2 年的时间里，每天在家中进行 2 次足跖屈、足背屈、足跟内翻和足跟外翻的练习。

Simons 指出，他的方法与 McKay 非常相似，但在复位方式、术中 X 线片使用和术后护理方面有所不同。推荐手术的手术适应证包括：足长至少 8 cm，年龄小于 4 岁，患距舟骨半脱位或内翻的顽固性畸形。前踝关节挛缩是绝对禁忌证，弧形底部畸形是相对禁忌证。手术年龄从 4 个月到 5 岁不等，平均 17.2 个月。在评估结果时，Simons 在很大程度上依赖于放射学表现和角度测量。

（5）后内侧松解使用切口

① Turco 从第一跖骨底部开始，使用一个 8~9 cm 长的后内侧垂直切口，从后侧穿过跟腱，在内踝下略弯曲，实际上，他警告说：“沿着跟腱垂直延伸切口是不必要的，而且是禁忌的。”② Cincinnati 切口。通过 Cincinnati 切口可以进行同样矫正，许多报道称使用该方法疤痕外观更好，伤口愈合问题也更少[208]，从内侧楔舟关节开始横切，延伸至踝关节后部胫骨距关节水平，并继续向外侧和前方延伸至跗骨下的骰骨末端。在一项研究中，234 例的 2 级或 3 级畸形足采用 Cincinnati 切口入路，进行外侧和后内侧距骨周围松解治疗，平均随访 10 年（范围 5~19 年），发现 84% 的患者获得极好或良好的结果[209]，还有一些研究发现，在 2 岁以下儿童中，通过最大限度缩小切口范围，仅使用 Cincinnati 切口内侧半部分来进行手术，没有出现伤口或入路问题[210]，有报道称距骨周围入路（Simons）具有很好的价值，矫正了前足外展以及恢复了跟骨外翻，Centel 等人比较了 10 个月及以下手术患者不同的软组织松解术、后路松解（跟腱延长和后囊切开术）、Turco 后内侧松解和 Simons（距下完全松解术）[211]。通过对 77 例患者的研究，他们认为，Simons 方法是最有效的。Macnicol 等人对 234 例 2 级或 3 级患者进行了距骨周围外侧 – 后内侧松解术，84% 的患者取得了良好的结果[209]。③使用两个切口（Carroll）。Carroll 认为，手术时，所有的畸形部分都需要矫正。对于严重的畸形足，需要同时进行内侧和后部松解术，他使用了两个切口，一个内侧，一个后外侧。这样做是为了减少对内踝后面肌腱鞘的损伤。

Carroll 前内侧方法是由 Carroll 在 1993 年描述的他治疗畸形足的后内侧松解术[212]。其对马蹄内翻足潜在异常病理畸形的回顾见图 7.7g。两个切口用于大范围的矫正。矫形始于足底和 Henry 结松解。将足底长、短韧带分开，暴露跟骰关节。胫骨后腱 Z 字成形术后，随即进行跟腱 Z 字成形术。小心地进行后囊切开术以松解后跟腓韧带和后距腓韧带。通过距骨体后部放置克氏针进行距舟关节切开复位，不仅保持距舟关节复位，而且矫正距骨前侧挤压和外旋。矫正前足内收和外旋，然后用克氏针固定跗间关节。肌腱修复，同时足部保持在跖行的位置。

（6）范围较小的后内侧松解术

选择性或“零点”手术方法。对于那些保守治疗未能完全矫正（畸形残留或复发），但使用 Turco、McKay 和 Simons 全面松解术似乎太过侵入性的病例，中间入路至后侧或后内侧的手术更能引起一些医生的兴趣。

Bensahel 等人描述了一种一期后内侧松解术，他们称之为“零点”松解术，仅在必要时矫正那些紧绷的结构[213]。他们报告了 142 例采用这种方法进行手术治疗的畸形足病例，所有患者的 73% 以及特发性马蹄内翻足患者的 87%，均有良好的长期效果。

Park 等人对一组较小的 19 例患者采用了同样的选择性手术方法，但使用 Ponseti 方法的未能实现矫正（19/48，40%）。10 例通过一次手术得到了满意的矫正，而另外 9 例需要进一步的手术。初次手术的平均年龄为 2.3 岁（1.3~4 岁）。

最初的选择性手术包括拇外展肌筋膜松解术（用于前足内收，全部 19 例）、跟腱延长术（16 例，15 例 Vulpius，1 例腱切断术）、小腿胫后腱膜延长术（17 例）、内侧囊切开术（3 例）、足底筋膜切开术（2 例）和胫骨前腱膜延长术（1 例）。需要重复手术时，包括胫骨转位截骨术（5 例）、胫前肌腱劈开转移术（4 例）和胫后肌腱劈开转移术（2 例）[214]。推荐使用这种选择性的“零点”方法，而不是更“公式化”的程序。

基本的后松解术包括跟腱延长术，它本身可以是通过经皮或开放的横腱切开术、Z 形延长术或 Vulpius 型肌腱延长术。如果之前已经做过经皮肌腱切断术，则更倾向于正规的近端延长术。当手术仍然残留一些马蹄畸形时，可以通过踝关节后囊切开术（在直视下）松解胫距关节（从内踝后部到腓骨内侧缘）和距跟关节来进一步矫正。（范围更大的松解涉及从三角韧带后部到内踝以及外侧距腓韧带和跟腓韧带。）前足内收畸形通过拇展肌的筋膜延长来矫正。如果内收仍然存在，可能还需要先对跖舟关节囊进行切开术。

如果选择改良的但涉及范围更大的内侧松解，也可以涉及内踝后面胫骨后肌腱的 Z 形延长术。如果某些畸形持续存在，有些会延长小腿肌腱连接处的胫骨后肌，如果该部位已被打开以进行其他手术。除此之外，还可以增加趾长屈肌腱延长，进行距舟关节囊切开术（背侧、内侧、足底），偶尔切除 Henry 结处的纤维堆积，但这些手术是在后内侧完全松解的情况下实施的。

（7）极早手术干预（经皮跟腱切断术除外）

在石膏治疗失败的年代，手术干预越来越受欢迎，偶尔有早期手术的报道（不包括经皮跟腱切断术）。Sompii 和 Sulamma 报道，1959 年至 1965 年，87 例中度或重度畸形足在 2 周内接受了手术[215]。

实施的松解术不仅早而且范围广：胫骨后肌在远端止点处完全松解，足舟骨从其背侧、近端和足底附件处大范围的解脱出来以打开距舟关节，三角肌韧带切除，距跟骨关节内侧打开，跟腱切断术以及石膏固定至过度矫正的位置。但总体结果令人失望。在 75 例特发性畸形足中，结果良好 38.7%（29/75），一般 41.3%（31/75），较差 20%（15/75）。这种方法没有被采用，当 Turco 重新推广后内侧松解术时，他强烈建议该方法在 1 岁时使用。

8. 治疗并发症

（1）非手术治疗

手法和非手术治疗后出现的问题包括: 弧形底部畸形（足中部出现背屈，距骨和跟骨仍在马蹄内翻）、跟腱过度拉伸（导致弱化甚至足跟步态）、距骨近端表面变扁（距骨平顶）、足中高弓足畸形、踝关节旋外、足部和踝关节僵硬程度增加以及罕见的胫骨远端骨桥或干骺端骨折，类似于虐待造成的典型干骺端损伤。

（2）手术治疗

畸形足手术治疗的问题比非手术治疗多，而且往往更严重。术后问题包括：伤口感染、皮肤坏死、关节僵硬、畸形矫形过度或不足、足舟关节持续脱位、距舟关节不协调、踝关节处距骨体关节面扁平化、距骨坏死和肌肉功能失衡。

9. 手术干预

在接下来的章节中，我们将概述用于畸形足矫正的手术方法。为了严格遵守 Ponseti 方法，几乎总是进行经皮跟腱切断术。1 岁后采用后侧松解术，2.5 岁后采用胫骨前肌腱转移术，Ponseti 方法后期最需要的就是后侧松解和胫骨前肌腱转移。一旦内翻 / 内收畸形得到矫正，在功能性物理疗法中，也越来越多地采用跟腱延长术。在前面章节中我们讨论了被认为是范围最小的跟腱手术联合手法 / 夹板固定的方法（Ponseti 方法、功能性物理治疗），我们也讨论了在过去畸形残留（通常是非手术 / 微创手术入路）或复发畸形的情况下，仍然需要或使用范围更大的外科手术。

（1）最小范围的跟腱手术

当手法和夹板固定治疗达到矫正平台期，连续 2~3 次石膏更换后无明显变化，且踝关节处背屈超过中立位或（对于某些人）超过中位 +10° 而不能进行时，就需要考虑手术干预，可采取的手术：①跟腱切断术。最小的干预是跟腱切断术（有效延长跟腱），使踝关节位于或略高于中立位，且没有过度压力，Ponseti 重新推广了经皮跟腱切断术，这实际上是 19 世纪中期整个欧洲治疗畸形足的最早手术方法，这是一种手术方法，因为皮肤被切开，肌腱被切断，但许多人继续在门诊环境局部麻醉下进行该手术。其他人在无菌手术室环境全身麻醉下进行肌腱切断术，应用石膏固定和足 / 踝关节定位，然后在放射学控制下进行评估，矫正后治疗通常包括全天候使用 Denis Browne 支具或其现代变体支具 3 个月，然后部分时间（通常是夜间）使用精心塑造的踝足矫形器、双壳短腿石膏或 Denis Browne 支具进行固定 [169]，夹板固定时间最长可达 2 年，但 Ponseti 方法建议为 2~4 年。延长保护的目的是沿着有效治疗阶段建立的正常引导生长，减少或消除后期复发，Herzenberg 等人采用 Ponseti 方法，并报告了 34 例接受该方法治疗的畸形足患者。连续石膏固定在出生后 3 个月内开始，其中 31 例（91%）在 2~3 个月时行经皮跟腱切断术。平均石膏固定时间为 2 个月，只有 1 位患者需要行后内侧松解术。在由 34 例既往接受过治疗患者构成的对照组中，出生的第一年内，需对其中 32 例（94%）经过石膏固定治疗的患者实施后内侧松解[174]。②开放性跟腱延长术。对于年龄超过 2~3 个月的患者，开放性跟腱 Z 字成形术可通过缝合跟腱至新的长度进行，同时膝盖完全伸展，踝关节背屈至中位。Dimeglio 等人喜欢使用两级肌腱松解（Vulpius 方法）来延长跟腱。直接的 Vulpius 延长术也很有效。有些人转而在直视下使用一个小的开放性切口来隔离和切割肌腱，以确保它完全被切断，且不会对邻近的血管或神经造成损伤[197]。

（2）残留或复发畸形足的手术治疗

对于非手术治疗没有完全反应的畸形足（残留畸形）或看似完全矫正后复发的畸形足，已经使用了大量范围更广的外科手术或联合手术。治疗的一般目的是在 1 岁开始走路时矫正足部并进行跖行活动。那些持续最有效的手术方法被列在第一位，而其他的方法也在一些医疗中心使用或在历史上还有些价值：①跟腱延长（Z 形）+/− 踝后关节囊切开术 [任何年龄]，通常情况下，中足和前足是直的，但保持马蹄畸形。随着跟腱的延长，这一平面的畸形有望得到相当大的改善。如果 Z 形松解术后马蹄足未得到完全矫正，则在同一次麻醉下对距胫骨和距下（距跟关节）进行踝后关节囊切开术，用这种方法，三角韧带后侧纤维和腓骨局部后韧带可能也需要松解，然后在膝关节完全伸展以及踝关节背屈至中位（90°）的情况下修复肌腱。②胫骨后肌腱延长术 +/− 距舟关节囊切开术 [任何年龄]，胫骨后肌腱 Z 形延长术（内踝后）可用于矫正持续性前足内收，Park 等人报道了在腓肠肌腱连接处（腱膜）进行胫骨后肌延长术，如果该部位打开，则可进行跟腱延长术[214]，也可进行背侧、内侧和掌侧距舟关节囊的松解，以确保和观察距舟关节的复位，这需要术后 6 周石膏固定进行修复，之后可以继续使用连续石膏或遵循白天 / 夜间夹板固定的方案。③胫骨前肌腱外侧转移术 [2.5 岁以上]。如果持续背屈，行胫骨前肌腱转移术是非常有效的，同时矫正内收畸形和旋后畸形。该方法是 Ponseti 及其支持者用于石膏固定和经皮跟腱切断术后复发的主要手术干预手段，特别是在 2 次单独治疗后复发的情况下。Garceau 于 1940 年首次将其描述为复发性马蹄内翻足[216]，此后一直被频繁使用和报道。肌腱向外侧移动，从其嵌入到第一楔骨和第一跖骨底部，通过在其新插入处骨头上的钻孔到第五跖骨近端。如果太短，它会被转移至骰骨。Garceau 报告，有 34 例接受治疗的患者获得了极好的结果（61%），18 例获得了良好的结果（32%），总体满意度为 93%。在 27 年后的报告中，Garceau 和 Palmer 继续关注到了非常好的结果[12]。许多人现在会转移整个肌腱，但将其沿第三列形成的轴嵌入足中部，以防止过度外翻。胫骨前肌腱转移，特别是转移到第四或第五跖骨长轴中线外侧时，会发生由于矫形过度而导致结果欠佳。Lamposi 等人在回顾了 38 例平均年龄为 4.8 年、平均随访 24.8 年的移植手术，之后他们得出的结论是，应沿着第三条直线的中轴嵌入。结果如下：4 例极好，16 例良好，5 例一般，2 例较差。大多数移位（28 例）是沿着第四跖骨基部或进入第三楔骨（最外侧），因此他们建议仅向中线进行外侧转移，以防止外翻、过度矫正和扁平足。因为足部和踝关节存在正常的肌力，这在特发性非神经类畸形足中尤其如此。Thompson 等人报道，在畸形足复发超过 20 年的 173 例患者身上行胫骨前肌腱转移术，其中 88% 的治疗效果良好，12% 的治疗效果正常，无 1 例治疗效果不佳 [218]。接受手术的平均年龄为 4.3 岁，理想年龄为 3~4 岁。转移到与第三跖骨轴一致的足背中段（通常进入第二或第三楔骨）。有些人更倾向于切开转移，使一半的肌腱附着在正常的止点处，以防止过度矫正造成外翻畸形，并减少第一跖趾关节背侧拇囊炎的可能性。Kuo 等人推荐采用前腱劈开转移术来防止过度外翻 [219]。2 种方法都有良好的结果报道，包括改善临床外观、背屈和外翻。

最近有几篇论文继续评估胫骨前肌转移的反应。该手术用于治疗 Ponseti 方法或法国功能性治疗后的畸形残留或复发。有证据表明，该方法能够很好地矫正畸形，并持续到青年时期（平均随访 23 年）[220]。更长时间的研究显示，结果可持续到中年（平均 47 岁）[221]。Ezra 等人回顾了 27 例足背胫骨前腱转移术，以矫正畸形足中残留的旋后（内翻）畸形，在足部的外观和功能方面取得了非常满意的结果。未发生矫形过度，步态中的畸形消失，肌肉功能活跃 [222]。Thompson 等人也在 137 例患者中发现了非常积极的反应 [218]。转移术在中足进行，嵌入第二或第三楔骨部分。转移时的平均年龄为 4.3 岁（1.4~10.7 岁）。评分显示 87% 的患者结果良好，13% 正常，没有较差的结果出现。

Gray 等人对 20 例复发畸形足的评估显示了良好的结果，发现胫骨前腱转移恢复了外翻 – 内翻强度的平衡，并使足底负荷正常 [223]。虽然很明显，胫骨前肌腱转移有很大的价值，但应该注意的是，这些报告中的一些病例也包括其他矫形手术。Knutsen 等研究了 3 种胫骨前腱转移的尸体模型，以评估其对前足定位的影响。所有变形均增加了前足旋前和后足外翻的运动，尽管很难将具体的建议转移到活体 [224]。

（3）选择性软组织手术

对于残留 / 复发性畸形，许多外科医生会通过一系列软组织手术来矫正看起来需要矫形的畸形，但这些手术仍不符合后侧内松解术或肌腱转移术的标准。几乎所有这些手术都是从跟腱延长 ± 后囊松解开始的。其他手术包括：松解拇长屈肌腱鞘和内踝后侧肌腱（胫骨后肌、指长屈肌），尽管通常没有必要拉长肌腱 [199]；部分松解距腓韧带、跟腓韧带和三角韧带深层部位 [199]；胫骨后肌腱切断术，大范围打开距舟关节囊，跟腱切断术，三角韧带松解术以及距跟关节内侧打开（通常早在 2 周时进行）[215]；通过所谓的“零点”方法进行一期内后侧软组织松解术 [213]；在“零点”步骤中依次进行的软组织手术，还包括跟腱切断术或 Vulpius 腓肠肌比目鱼肌术、胫骨后肌腱延长以及拇外展肌筋膜松解前足内收，在很少的情况下，需要进行胫骨前肌腱膜延长以及肌腱转移 [214]。Bensahel 等人最初提出了“零点”一词（法语：à la carte）来表示他们的一期内后侧松解术 [213]。后内侧松解术（1~4 岁），对于上述早期方法的失败，许多人的共同反应是采用 Turco 所描述的标准后内侧松解术。这种方法更多的操作是 Simons 提出的距下完全松解术或 McKay 提出的软组织松解术。

（4）胫骨前肌建延长术

一些研究组在后内侧松解的基础上增加了胫骨前肌腱延长术，并报告了较少的复发，他们认为这是由于跟腱相对减少不足所致 [225]。胫骨前肌延长的患者动态旋后减少，前足旋前和旋后平衡，内侧高弓足减少，再次矫正也减少。Mehrafshan 等人 [226] 和 Seringe[191] 对后内侧松解术的其他变型也进行了描述。Kuo 等人建议采用前腱分离移位术来防止过度矫治而导致的过度外翻 [219]。

（5）后内侧松解术

虽然后内侧松解术的经验越来越丰富，但是仍可发现不完美的矫形。有些人认为需要包括侧面松解，以解决距骨体的病理性外旋（由于距骨头颈部偏曲和 / 或内旋）。Hsu 等人回顾了一组通过大范围的后内侧 – 外侧松解术治疗的患者，包括在固定前使用克氏针临时使距骨脱位。

术后平均 21 年维持矫形的结果被描述为可接受和持久的；32 例（27%）的畸形足需要额外的治疗。单侧内翻足患者的活动范围、足长和小腿周长均显著减小，这在许多研究中都有发现 [227]。Hallaj-Moghadam 等人报道了他们的大手术经验，比较了 33 例采用后内侧 – 外侧松解（单个切口）的顽固性内翻足和 35 例采用后内侧 – 外侧松解（2 个切口）的顽固性内翻足。平均随访 43 个月，两组患者的评分均有显著改善，但后内侧外侧松解患者的矫正效果更好，并发症也更少 [228]。

（6）通过跗跖关节囊切开术矫正跖骨内收，第一至五列（1~4 岁）

如果前足内收是主要的持续性畸形，可以进行多个跗跖关节囊切开术。有些人不赞成这种手术，因为松解后的关节不是解剖性的，可能会导致中足僵硬。

（7）第一至第五跖骨近端截骨术用克氏针固定（4 岁以上）

现在普遍推荐采用近端跖骨截骨术，而不是采用多次跗跖关节囊切开术来矫正单独的前足内收 [42]。在进行这些截骨手术时，至少要在第五跖骨截骨术用克氏针固定。否则，在使用石膏稳定时，截骨后作用于前足的矫正性外展力可将所有远端跖骨节段外侧平移或移位，而不能有效纠正前足内收畸形。

（8）中足截骨术（楔骨内部和骰骨中间水平面）（4 岁以上）

已有报道称，通过中足截骨术治疗中度特发性前足内收畸形的结果良好。前足内收矫形已经通过中足截骨术完成，其中包括骰骨和 3 块楔骨。对于 4 岁以上的患者，该手术的一个变型是闭合的外侧骰骨楔骨合并开放的内侧楔形截骨术。其中的 39 例 [229]、13 例 [230]、27 例 [231] 和 35 例 [232] 处均报告了良好的效果。

（9）内侧松解术加跟骰骨融合、Dillwyn Evans 方法（4~8 岁）

Evans 方法是有效的，特别是在遵循了描述的严格标准下 [80]。基于对病理解剖学的理解，Evans 增加了跟骰关节内侧松解术和收缩软组织的后侧松解术（图 7.14e, f）。他指出，仅仅缩短足部侧柱是不够的。外侧跟骰融合限制了外侧柱的生长，并通过使内侧柱继续生长来加强矫正。内侧收缩的组织也必须复位，以便外侧移位和足舟骨重新定位到距骨的末端。他还指出，该手术导致足跟由内翻矫正成轻微外翻。利用内侧松解切口，Evans 描述了我们现在所说的后内侧入路。通过 Z 字成形术清除胫骨后肌腱，直至足舟骨止点，然后延长。通过“L”形的上（背部）、内和下（足底）囊切开术松解距舟关节，使足舟骨的外侧运动进入距骨。通过 Z 字成形术延长跟腱，并进行踝后关节囊切开术以松解马蹄足畸形。第二个切口沿腓骨短肌长轴暴露跟骰关节。通过截骨术除去软骨表面和少量邻近骨骼，以实现中足和前足的侧移，并矫正高弓（背部楔形）或弧形底部（足底楔形）畸形以及旋转畸形。2 根钢钉固定矫正后的跟骰关节，然后在复位的位置修复后内侧肌腱和软组织结构。石膏固定直到跟骨骰骨明显融合。Evans 报告了从良好到极好的结果，在 30 例中的 24 例保持了矫正状态，也回顾了技术失误导致的较差结果。

Abrams 发表了一份早期的有利报告 [233]。Addison 等人报道了在 45 例中使用 Dillwyn Evans 方法治疗严重复发性畸形足的“满意”结果 [234]。在平均 9 年零 9 个月的随访时间里，他们的足部很僵硬，但相对来说没有疼痛，能够穿上正常的鞋子。Graham 和 Dent 也对该手术给予好评 [235]。Chu 等人报道了 27 例接受 Dillwyn Evans 手术治疗的患者，平均年龄为 6.2 岁（4.1~9.2 岁）。平均随访 5.5 年，复查显示 22/27（81%）良好或极好 [具体结果：8 例（30%）极好，14 例（52%）良好，4 例（15%）一般，1 例（4%）差]。13 例平均随访 17.5 年（平均 24 岁），复查显示有效结果下降，5/13（38%）为良好或极好。当这 13 名患者的结果与他们早期的结果相比时，恶化的情况更加明显; 7 例最初结果是良好的患者，在后来的评分中发现 2 例一般，4 例较差，1 例升为极好。以上结果令我们对足部未来的功能表示担忧 [236]。

（10）中足截骨术（足舟关节和中间骰骨）（8 岁以上）

5 岁后的持续畸形几乎总是与骨骼畸形有关，通常需要截骨，并在经过一定程度的经关节融合矫正。中足截骨术治疗跗骨间水平面处的中度高弓足畸形和内收畸形。8 岁后，可能需要进行足舟骨切除术和融合术，以截除足够的骨骼来恢复笔直的足部。

（11）跟骨外侧闭合楔形截骨术伴远侧骨端外侧滑动（6 岁以上）

后足持续内翻变形是常见的，跟骨截骨术对矫正非常有效（图 7.14g）。通过远端 / 后端骨端的外侧平移和 / 或侧向倾斜以及骨骼底部侧向楔形移除来改善对齐。即使还需要生长几年，跟骨截骨术也可以安全地进行，因为它不影响跟骨的生长区域。该手术最初由 Dwyer 描述 [237]。虽然有可能从内侧进行楔形切开和移植嵌入，但目前几乎所有手术都是从外侧进行的。可能进行干预的手术部位如图 7.13 所示。

（12）Ilizarovj 框架松解术

那些有使用经验的人通过 Ilizarov 或 Taylor 空间框架松解术逐步矫正畸形足（图 7.14h）。在儿童 10 岁前或青少年时期，这些技术可以改善严重畸形足的总体定位。它们被用于治疗那些能走动儿童身上被忽视的畸形足，因此经常在儿童早期治疗不完善的国家使用。它们有力地拉伸软组织，所施加的力量必然会给关节和 / 或骨质减少的塌陷骨骼增加压力。该方法由 Grill 和 Franke 在 1987 年描述 [238]，并在 1990 年更新 [239]。

Freeman 等人的一篇综述指出，该技术对畸形足的适用性非常有限，总的结果是一般或较差 [240]。人们仍然高度关注的是，通过清除骨质减少的骨骼、不规则塌陷的关节面以及为未来的疼痛功能创造条件，至少可以获得部分矫正。该方法主要用于年龄较大儿童被忽视或未治疗的畸形足，当严重畸形伴骨骼固有变形使手法和微创手术治疗极不可能有效时。与其他方法相比，该技术做得较好是提供了一个合适的足底伸直，使患者可以穿普通鞋。Khanfour 描述了 Ilizarov 方法治疗僵硬 / 变形畸形内翻足的案例，治疗 25 例患者的平均年龄是 10.9 岁（范围 9~13 岁），Refai 等人治疗的 19 例的平均年龄是 8.2 岁（范围 4~15 岁）[242]。Hassan 和 Letts 使用 Taylor 空间框架（以及其他程序）治疗了平均 9.2 岁的 11 例患者[243]。

畸形足治疗后，足跟的位置可能是个问题。不完全矫正时出现内翻位置不正，过度矫正时出现外翻位置不正（见图 7.14）。

（13）三关节固定术

几十年来，对 10 岁后未完全治疗的中度和重度畸形足进行了三关节融合术，融合距舟关节、跟骰关节和距跟关节。骨骼和软骨的楔形移除可以矫正空凹内翻和内收畸形。然而，在其他方面正常的患者中，由三关节固定术引起的僵硬会损害患者跑步和主动参与运动的能力。目前，尤其是针对重度畸形，其维持功能的首选方法是肌腱松解 / 移位，如果有必要的话，再加上截骨术和融合术。中足截骨术使较灵活的距舟关节和跟骰关节保持完整，跟骨截骨术使距跟骨关节及其三个小关节保持完整。

（14）距骨截骨术

目前，对于任何年龄的特发性畸形足，都不建议采用这种根治性入路，而且此方法仅限于严重畸形，如在关节挛缩这种情况下已报道有良好的结果。重要的不是简单地切除距骨，而是在胫骨 – 腓骨关节连接处定位跟骨。在接受治疗的一系列患者中（21/24 有关节挛缩），其中的 33% 获得了良好的结果，无须进一步的手术，可穿正常鞋，行走无痛；25% 结果较差，患胫跟关节炎或者胫骨与跟骨自然融合[244]。另一项对 101 例关节挛缩患者（平均年龄 4.3 岁）行踝关节切除术的研究得出结论，短腿石膏固定 8 周是取得良好结果的关键[245]。绝大多数病例（85%）曾尝试过手术矫正。

（15）距骨颈截骨术

从理论上讲，矫正这个部位的畸形是很有吸引力的，因为在许多畸形病例中，主要的初始骨骼结构畸形是距骨颈内侧和足底成角，使头颈轴倾斜向内侧和足底偏移，然后是足舟骨、中足和前足变形。在 19 世纪晚期和 20 世纪早期，这种手术在畸形足手术矫正非常早期的阶段进行。然而，距骨的血液供应是通过颈部背侧表面进入的。一项针对 14 例患者的长期研究显示，在他们接受距骨颈截骨术近 30 年后，其中 7 例患者出现距骨穹窿突起、头部坏死和塌陷，表明该手术治疗或处理不当[246]。

10. 畸形足治疗的其他并发症

（1）弧形底部足畸形

非手术手法 / 夹板疗法治疗畸形足的主要严重并发症是产生弧形底部畸形。Koureas 等人在其 21 年的大规模（36/1120）特发性内翻足保守治疗中记录了 3.2% 的病例出现以上病症[247]。它几乎总是发生在严重的畸形，通常 3~6 个月大时被发现。它的特征是由于持续的后足（跟骨）马蹄足以及主要发生在跟骰关节和距舟关节处的中足背屈而导致中足单侧突起。它是在试图通过手法拉伸跟腱来矫正马蹄足畸形时产生的。最好的方法是预防，通过手法向下按压跟骨，而不是仅仅对跖骨头施加向上的压力，来确保整个足部背屈。现在，早期跟腱切断术是在 2~4 次石膏固定后进行的。当需要对弧形底部足畸形进行手术矫正时，需考虑跟骰关节和距舟关节背侧囊切开术，并结合胫骨前 ± 后肌腱延长术。

（2）扁平距骨

Keim 和 Ritchie 观察了 112 名扁平距骨畸形的患儿。扁平特指的是侧位踝关节 X 线片上距骨头上关节面（距骨穹窿）在胫距关节处的形状 [248]。他们认为这是一种医源性的畸形，由于在石膏治疗中施加在关节上的持续压力造成，具体是在此过程中，背屈试图克服跟腱紧绷，距骨表面受到挤压，形成“胡桃夹”效应，就成为前足和跟腱之间的支点（“坚果”）。据 Dunn 和 Samuelson 报道，在接受畸形足治疗后，有 20 例成年患者的踝关节均出现扁平距骨 [249]。扁平距骨的症状似乎不严重，但其发病机制一直被人们所关注。

Sullivan 和 Davidson 使用核磁共振来评估畸形足中扁平距骨穹窿的发育时间。所有患者年龄均为 3 个月，均进行了 2~3 个月的石膏固定伴温和手法治疗。在 11 例患者中，2 例的距骨体关节面在 1 mm 正圆范围内，9 例的距骨体为正圆 [250]。由于在文献中回顾的许多扁平病例在手术矫正前已经石膏固定超过 1 年，因此，他们推断该畸形是医源性的，在手术矫正前石膏固定超过 3 个月则可能导致畸形。这是一个普遍的观点，尽管有些人认为这也可能是射线成像的偏差。由于踝关节旋转畸形，图像显示其外踝位置比正常的更靠后，因此，常规马蹄足侧位像可能实际上倾斜。斜位图使得圆形的距骨关节面显现，而距骨本身的真实侧位投影可以解释这种情况。许多关于距骨穹窿形状的研究是在各种治疗后进行的。因此，不确定畸形区域是否在出生时就存在，或者是否仅是治疗导致了这些变化，原因是畸形足的正常生长受到限制，而随后在治疗过程中的外力使其恶化（无论手法多么谨慎）。Pinto 等人注意到，采用 McKay 后内侧 – 外侧松解术治疗的 14 例患者中，每例均出现了一定程度的距骨穹窿扁平，并且正如上面讨论的那样，他认识到确定其病因的难度 [251]。得出这样的结论似乎是合理的，即距骨穹窿因其在踝关节中的位置以及相对于紧绷跟腱、畸形中足和前足生长的必然性而易发生形状变化。即使是使用轻微的非手术治疗，将足部伸展到矫正的位置，也可能进一步压缩圆顶的生长。因此，错位必然是在畸形足本身易于不规则生长区域上的医源性叠加。似乎持续强力背屈（超过 3 个月）——特别是几个月甚至超过 1 年——会扩大畸形的范围。Main 和 Crider 证实需要进行真正的侧位距骨 X 线检查（有别于踝关节）。一些扁平距骨只是上面提到的倾斜胶片，而另一些持续存在并在真实的横视图上被识别。在 63 例畸形足中，70% 横向投影上有一些扁平，在交替视图下降至 32%[252]。

（3）畸形足足骨形态畸形

很显然地，在畸形足疾病中，许多足骨都是畸形的。很难确定这些畸形是原发性的还是仅仅是继发性的，因为至少从胎儿晚期起骨骼就开始在足部畸形生长。最不正常的形状是在距骨头颈部，如病理解剖学部分所述。距骨也是大多数致畸力集中的骨骼。已经进行了长期的研究，以评估在早期童年时治疗的畸形足的骨骼结构。无论足部主要采用了手法 / 石膏固定还是大范围的后内侧外科松解术进行治疗，正常的放射学足部结构也永远无法恢复了，即使足部有跖行和极好的功能。在畸形足治疗了 13~30 年后，Ponseti 等人将它们与正常足进行比较，可见距骨头小而扁平，距骨角减小，距骨下关节面畸形 / 尺寸过小以及足舟骨内侧移位 [253]。CT 研究的灵敏度和分辨率都有所提高，进一步显示出了两者之间的差异。Ippolito 等人比较了接受治疗的两组畸形足患者：47 例手法 / 石膏固定 / 后内侧松解术，49 例 Ponseti 手法 / 后侧有限松解术。随访时，两组中许多距下关节、距舟关节和跟骰关节的形状均发生了改变。结果包括：第一组中，胫骨外扭转角显著增加，75% 患者足舟骨内侧半脱位持续；第二组中，92% 患者足舟骨内侧半脱位持续；两组中，近 40% 患者距舟关节畸形。在畸形足一侧，跟骨几乎总是较小，距跟关节面畸形[254]。在一些诊所中，超声用于新生儿期以更好的评估距舟位置，包括足舟骨与内踝之间的关系（图 7.15）。

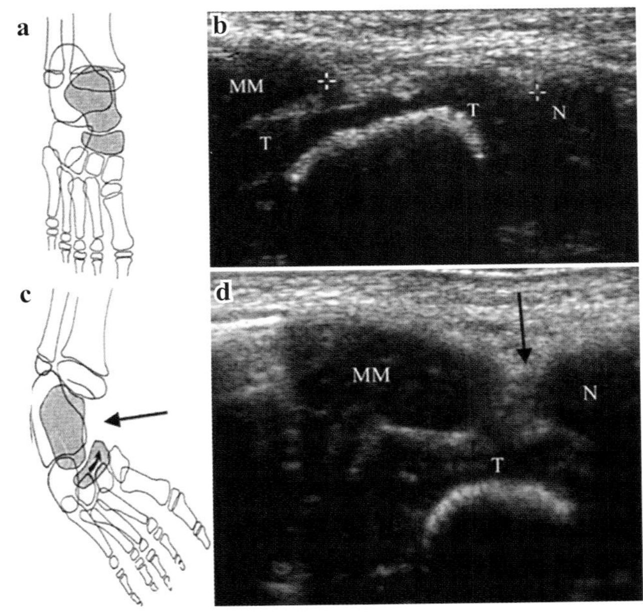

图 7.15　超声越来越多地用于评估新生儿畸形中足舟骨相对距骨的位置。（a, b）在正常足中，超声显示内踝（MM）、距骨（T）和足舟骨（N）。注意足舟骨和内踝之间有相当长的距离。（c, d）在畸形足中，足舟骨内侧半脱位，靠近并常常接触内踝（经许可转载字 Shiels Ⅱ 等人《儿科放射学》Pediatr Radiol, 2007, 第 37: 第 1118–1124 页，Springer 出版社）

（4）单侧畸形足下肢长度差异

许多单侧畸形足患儿会出现下肢长度差异，其中一些患者会达到临床意义，长度差异大于 1.5~2.0 cm。膝下受累侧有轻微差异，胫骨和足部变短。这可能伴随着小腿肌肉发育不良。在更严重的情况下，特别是在包含了截骨术和楔形切除的大范围足部手术后，长度差异相应地就更明显了。一种不常见但公认的原因是，在石膏矫正过程中，通过一系列手法使足踝相对于非常紧绷的跟腱背屈，而导致远端胫骨生长板受损。已经有报道称，这种病变与儿童虐待类似，即所谓的典型干骺端病变，切不可曲解[255]。这些可加剧长度差异问题，伴有过早停止生长的发生。

（5）环状面松解后胫骨远端生长障碍

Burghardt 等人记录了采用辛辛那提切口环状面松解进行手术矫正的畸形足患者出现远端胫骨生长障碍的情况[256]。其中，10 岁以上的 52 例畸形足影像学资料显示，25/52（48%）患者远端胫骨前倾，29/52（56%）外翻畸形。这可能伴随着其他治疗发生，由试图矫正时施加过度的压力导致，比如延长石膏固定。其中一些畸形可能发展成需要治疗的范围，因此建议在 10 岁左右进行评估。

（6）胫骨内外扭转对畸形足的影响

足内翻常常是畸形足治疗后的残留结果之一。许多人认为这是由于胫骨内侧（或内部）扭转。早在 20 世纪早期，LeDamany 就在他的研究中发现，胫骨远端外扭转是常规的解剖学表现，也存在于畸形足。他发现外扭转没有正常情况下那么明显，但仍然处于向外旋转的位置。然而，内扭转则感觉持续了几十年，已经实施了胫骨外扭转截骨术，以将整个踝足复合体移动到中位或轻微外翻的位置。

然而，基于 CT 成像的证据似乎已经解决了问题，支持畸形足胫骨外扭转；伴有内足位置，原因是距骨体在关节处相对于距骨头经内侧偏移以及前足跖骨内收。

（7）Ponseti 方法治疗后的大肌肉运动发展指标和步态评估

两项研究均表明，接受 Ponseti 方法治疗的畸形足儿童与正常儿童相比，在实现独立行走方面只延迟了大约 2 个月。Sala 等人研究了 36 名患儿，他们开始治疗的平均年龄为 15.2 d，独立行走发生在 13.9 个月时 [257]。Zionts 等人研究了 94 例畸形足患者，开始治疗时≤ 12 周龄，独立行走平均发生在 14.5 个月时 [258]。

11. 畸形足初期及后续治疗方法

（1）反复轻柔手法治疗和夹板固定

从新生儿病房或出生后的几天开始，目前使用的最初治疗方法是温和的手法，然后夹板 / 石膏固定累及的足踝。治疗最初每隔几天重复 1 次，然后每周间隔 1 次，使得以一种非强制的方式逐步矫正到正常。Ponseti 提出的方法已经被广泛接受，但通过手法和绑扎的功能性物理治疗方法（在一些医疗中心持续夜间被动运动）可产生有效的结果。有一种普遍的感觉，就是长腿夹板或石膏比短腿更好，因为主动的膝盖屈曲改变了在跟腱上的拉伸，这种拉伸起源于膝盖以上部位。各种形式的夹板都是有效的，从绑扎到有策略地放置石膏条（使足部处于相对外翻 – 背屈的位置），再到模塑的环向石膏或玻璃纤维石膏。使用 Pirani 或 Dimeglio 等人的评分系统，作为保守手法治疗效果的早期指标是有益的；在这两种系统下，均为初始评分越高，畸形越僵硬和严重，导致治疗时间更长，采取手术干预的可能性越高。

（2）畸形复位的两种常规模式

本文概述了两种减轻畸形的方法。事实上，很少有人进行调查性研究支持这种方法学。关于采用不同操作哪些骨骼会向哪个方向滑动（或不滑动），即使最后的结果是好的，提出强有力的以及大部分观点令人信服的理论，可能也不是因为争议的存在。包括 Ponseti 在内的大多数团队都主张支持以下操作，即在开始通过背屈拉伸跟腱来矫正马蹄足畸形之前，首先需要矫正内翻内收部位，同时将足部移至中线及以上，并减少足舟骨距骨错位。有些人，比如 Kite，则认为应首先矫正内收，然后是内翻和马蹄足。

对于所有执业医生来说，似乎很明显的是，只有在足跟内翻和前足内收得到矫正后，才能通过手法矫正马蹄足部位。当足部进入背屈来拉伸紧绷的后侧部位时，压力不是施加在跖骨头上，而是在中足，以防止弧形底部畸形的发生。如果矫形进展良好，很少有迹象表明需要停止，甚至开始矫形长达 6 个月后，尤其是如果患儿家庭继续依从。大约 6 周龄时，石膏可以延长到每 2 周更换 1 次。在 Ponseti 方法和功能性方法中，越来越早（1~3 个月）采用跟腱切断术来完成马蹄足矫形，连续 2 次或 3 次石膏固定不会导致位置的改变。

12. 手法 – 石膏 / 夹板固定方法总结

（1）概述

2012 年对北美儿科骨科协会会员的调查显示，有 96.7% 的患者使用 Ponseti 治疗方法 [259]。开始矫正的平均年龄为 7 周。有 81% 的患者行肌腱切断术。大约 22% 的患者复发，最终有 7% 需要大范围松解。每个不同治疗阶段的可变性得到了很好的概括。Dobbs 和 Gurnett 概述了 Ponseti 治疗目前的方法 [260]。

Dimeglio 和 Canavese 已经概述了当前的功能性物理治疗方法[189]。他们回顾了日常手法，即刺激足部周围肌肉，用弹性或非弹性胶布固定足部。逐步地在更早期采取跟腱延长术（Vulpius 入路）或经皮肌腱切断术。如果需要手术（除跟腱外），则按“零点”方式进行软组织手术[213]。一些文章[187–189,261]对治疗方法进行了很好的描述和说明。最近所做的一次大规模回顾，有 116 例畸形足接受了功能性物理疗法（FM），其中 17% 的患者行经皮跟腱切断术；还有 103 例接受了 Ponseti 方法（PM）。在平均 5.5 年的随访中，两组实施手术的概率相似（FM 组 21%，PM 组 16%），但 FM 组内侧完全松解术更常见（19%），PM 组需要的手术更有限。在 PM 组中，更严重的畸形获得了更好的结果。总体而言，极好 – 良好 – 一般 – 较差的评分结果分别是，FM 组：55%-20%-6%-19%，PM 组：79%-15%-4%-2%。他们的结论是，与功能性组相比，Ponseti 方法减少了需要大范围手术的数量，似乎对严重的畸形效果更好。

（2）1 岁以上 Ponseti 方法的使用

Ponseti 手法 / 石膏固定方法用于出生后最初几周 / 几个月。然而，此方法已经开始在较年长的年龄组使用。Verma 等报道了在 12~36 月龄（平均 24.8 个月）治疗的 55 例畸形足，结果良好。49 例（49/55，89%）达到无痛、柔软和跖行足的效果。10 例出现复发；某些患者对石膏矫形有反应，但其他患者需要重复进行肌腱切断术、开放性足跟延长术、后侧松解术（1）和胫骨前肌腱转移术（3）。在平均 14 周（10~15）的治疗时间里，获得矫正效果所需的平均石膏数量为 10 个（6~12）。Banskota 等人治疗了 5~10 岁的 55 例患者（平均 7.4 岁）[263]。平均石膏固定 9.5 次（6~11）。需要进行更多手术的情况如下：经皮肌腱切断术或开放性跟腱延长术，49%；后侧松解术，34.5%；后内侧松解术，14.5%；重复截骨术，2%。46 例达到足跖水平，尽管普遍存在矫正不足的情况，仍有 84% 患者无须进行大范围的软组织松解[263]。

13. 手术干预总结

一些正在接受畸形足治疗的患者仍然需要手术干预，尽管如果谨慎注意治疗细节和延长夜间夹板治疗的话，手术干预的程度比以前要小。在一定程度上，手法 / 石膏疗法的心态几乎排除了大手术的可能性，尤其是那些不需要期待完美结果的患者。对于 Ponseti 方法，绝大多数病例的手术仅限于早期（1~3 个月）经皮跟腱切断术，以及在 8~24 个月复发治疗时重复手术。2.5 岁后的主要干预是将胫骨前腱沿着第三条轴线转移到足背中段。

对于功能性物理治疗方法，马蹄足越来越多地在头几个月通过经皮跟腱切断术[180]或两级 Vulpius 型肌腱手术来治疗[189]。在欧洲，人们似乎更广泛地认识到了，通过分阶段的软组织松解 / 转移术（称为“零点”方法），已达到矫形的目的。我们概括了以上这些使用的干预措施，从最简单的手术到最复杂的干预（包括骨骼）。Cummings 等人[261]、Mehrafshan 等人[226]以及 Seringe[191]也提供了很好的概述。最近的综合性综述包括 Radler 所做的关于 Ponseti 方法的大量文献综述[264]以及 Graf 等人关于畸形足治疗功能预后评价的综述[265]。可以在线查阅 Wicart 和 Seringe 对畸形足实体的良好概述，包括病理解剖学和外科手术[266]。

比较研究仍在继续，尽管伴有回顾性研究的局限性，即比较明显不同的方法通常在几十年后进行。然而，这些发现是相当一致的，并可作为当前和未来治疗的基础。对大范围软组织松解手术的长期回顾继续显示，随着时间的推移，足部功能较差（特别是在步行之外更主动的移动能力），并逐渐恶化。Dobbs 等研究了平均 30 岁的 73 例畸形足患者，他们在儿童时期进行了大范围的软组织松解术，发现软组织手术的范围与功能损伤的程度之间存在相关性，例如，比较了后外侧松解与后内侧松解 [14]。Smith 等人还对 24 例手术治疗患者、18 例 Ponseti 法治疗患者和 48 例健康对照进行了为期 30 年的随访评估。两个治疗组的患者在成年早期功能都很好，但其疼痛、虚弱和活动范围减少的情况也被注意到。Ponseti 组优于手术组，具有更大的运动 / 力量和更少的关节炎 [267]。

Ippolito 等人对两组患者进行了长期研究：一组患者在 8~12 个月大时进行早期非 Ponseti 型手法和长腿石膏治疗，随后进行后内侧松解术（平均随访 25 年）； 第二组在 2~4 个月时采用 Ponseti 手法 / 石膏固定，然后进行更有限的后侧松解术和开放性跟腱延长术（平均随访 19 年）。在研究进行时，Ponseti 方法组的表现优于后内侧手术松解组：第一组（47 例）的结果是 2 例极好、18 例良好、11 例一般和 16 例较差；第二组（49 例）相应的结果是 18、20、6、5。范围更大的手术组（第一组）则表现不太好，出现复发性空凹内翻和前足内收的例子 [268]。Duffy 等人比较了 31 例手术治疗的畸形足和 42 例 Ponseti 方法治疗的畸形足，其中 Ponseti 组在活动范围和步态方面得分较高 [269]。

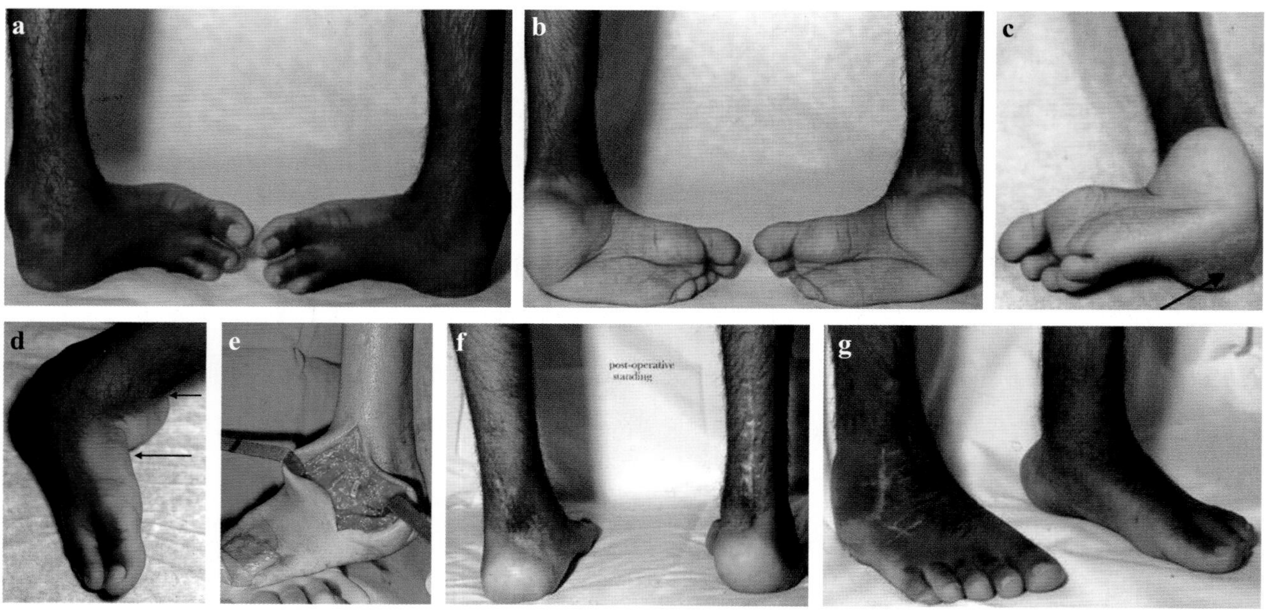

图 7.16　从（a）到（g）的一系列图像说明，即使是在很晚期严重的畸形足，也可以矫正为功能性无疼痛的跖行足。在这名 16 岁的男性患者中，双侧进行了大范围的后内侧松解术和三重关节融合术。（a）站立姿势照片显示严重畸形足，重量压在足背外侧。（b）从后面拍摄的站立照片显示，双足外侧边缘负重，足跟为明显马蹄状，完全无法参与负重。（c）患者俯卧，后观足。足跟呈明显马蹄状，足背外侧负重（箭头所示）。内翻、内收和高弓畸形明显。（d）内侧观足。箭头在足跟和足跟部位标记出持续的折痕。足跟为明显马蹄状，中足有额外马蹄状加上明显高弓畸形。（e）手术中，通过后内侧松解术和三关节融合术（用 2 颗钉固定），足部位置明显改善。（f）术后背部站立照片显示足跖负重。足跟位置现在正常。（g）术后正面站立照片显示足部跖屈，矫正极佳。术前严重的马蹄状、内收、内翻和高弓畸形已被消除

14. 青少年期未治疗畸形足的大范围手术干预

许多未经治疗的畸形足病例，今天仍然存在于世界上那些得不到外科医疗护理的地区。青少年和成年人用严重畸形的足部走路。通过大范围的后内侧松解术以及足跟和中足截骨术，这些畸形足患者仍然可以得到很好的矫正，达到跖行足并改善足部功能。其中的一个案例如图 7.16a~g 所示。

15. 附加预后指标：外转肌活动

足部的外转肌活动，可能是判断畸形足矫正术后复发的一个重要指标。在为期 2 年的随访中，研究人员对 67 例畸形足进行了评估，38 例先天性和 26/29（90%）非先天性的畸形足患者得到了矫正。随后发现，6 例先天性（15.8%）和 14 例非先天性（48.3%）畸形足出现复发。在两组患者中，内转肌活动较差与畸形足复发有着显著相关性。这很容易在临床上进行评估，而其存在和鉴定需要仔细的持续评估，进行主动和辅助主动的外翻运动，以及在治疗后对足部进行更长时间的保护。目前尚不清楚的可能是在先天性组发现的病因 [270]。

第六节　扁平足畸形

一、术语

在扁平足畸形中，足部内侧弓塌陷，站立姿势时足底内侧可以直接触地。可直接评估足部其他部位，比如扁平的中足内侧弓，来确定其病因和治疗方法。根据临床评估，可分为柔韧性扁平足和僵硬性扁平足。

一旦观察到扁平足，接下来要做的是确定足部是柔韧性的还是僵硬性的。在临床上，足踝中位（直角）下了解距下关节僵硬程度是鉴别二者的最好方法，无论中足和前足是否也有僵硬存在。无论是主动的还是被动的，只要足背无法越过中位即可判断为僵硬。不论足部是僵硬还是柔软，只要足跟外翻加剧，前足外翻、外展、内旋并越过中线，都提示功能障碍。

二、柔韧性扁平足

1. 综述

引起柔韧性扁平足或扁平足最常见的原因是韧带松弛。由于父母对扁平足的担忧，很多 2 岁以下的孩子都被观察到了。只要检查时显示出灵活性，随着时间的推移，大多数人会长出一个弓形。婴儿的足底通常有过多的脂肪，使得中足弓看不清。在开始行走之前，扁平足不需要治疗。如果在开始行走时畸形仍然存在，通常穿足弓支撑鞋或运动鞋就足够了。所提供的支持在稳定足踝、改善步态方面，比解决扁平足本身更有帮助。由于扁平足可能是一种更严重的潜在疾病的早期症状，因此必须尽力评估肌无力和肌张力减低。在肌肉疾病或肌营养不良中，紧绷的足跟可导致站立时足部外翻。当与足跟紧绷，阻止背屈超过 0°（中立位）时，患者通过足部外翻产生背屈的假象和平足来进行补偿。在临床检查中，当足踝倒转时，必须评估足跟的紧绷度，否则可能会出现畸形的不准确定位。胫骨外扭转和股骨外旋增加，使下肢向外旋，通过负重使中足弓内侧受力，导致扁平足畸形。如果其中 1 种或 2 种情况都存在，单纯治疗扁平足可能会失败，因为主要的畸形并没有得到解决。如果踝关节相对于正常的中位平面向外旋转，则足部内侧最早参与负重，并承受更多的压力，导致足弓塌陷，特别是在韧带松弛、肌肉无力或相对超重的儿童中。Kothari 等人通过磁共振成像揭示，距下关节前端缺失可预测柔韧性扁平足疾病的低足弓程度。柔韧性增加也与扁平足相关，但与体重指数无关[271]。

2. 保守治疗

2~3 岁后，如果扁平足持续，继续穿有内置足弓支撑的支持鞋会有帮助。决定是否实施进一步的治疗，置入足跟–鞋垫（也有抬高的足弓）或者塑料矫形垫是基于以下影响因素的存在：孩子抱怨运动增加了不适（或跛行）；换鞋频率太快太多；足跟处于中度至重度外翻状态，前足明显外展和外翻。在这些情况下，使用 UCB 矫形器或类似的矫形器。患有严重扁平足和肌张力减低伴有运动发育迟缓的儿童可以使用 SMOs（踝上矫形器）来增强稳定性和改善行走能力。

有症状的扁平足几乎总是可以用鞋垫或矫形器有效地进行管理。这些措施的目的是使患者舒适或稳定步态。Wenger 等人在一项为期 3 年的前瞻性研究中指出，即使是在生长过程中，长期使用矫正鞋、足跟垫或定制的塑料矫形器也不能从结构上矫正畸形[272]。

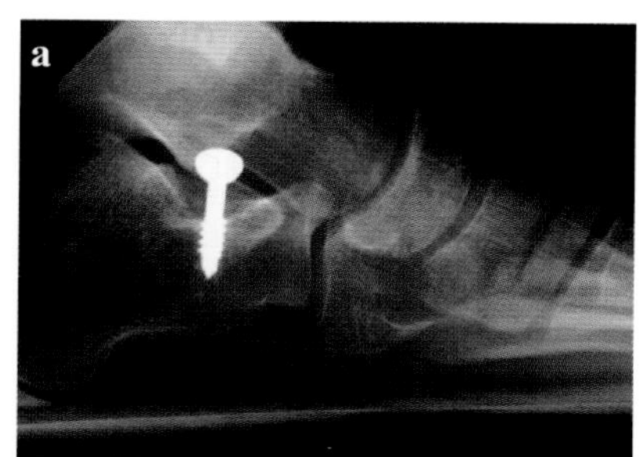

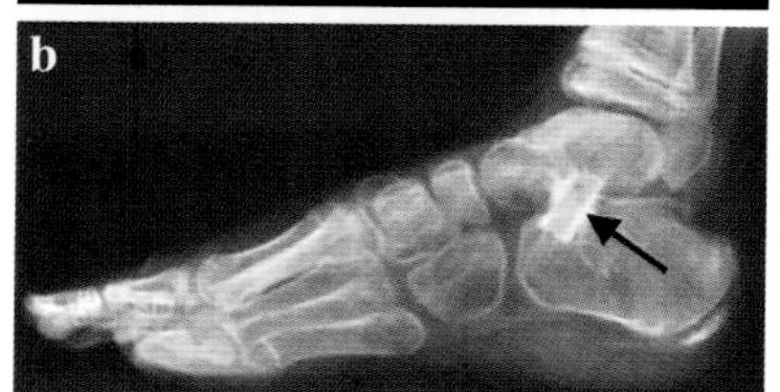

图 7.17　柔韧性扁平足有时会进行手术矫正。举例说明了所使用的其中两个手术。（a）显示柔韧性扁平足跟骨堵塞手术的外侧足 X 线片。将 1 枚松质骨螺钉置入跗骨窦。（b）Grice 描述了距跟骨融合术主要用于由各种神经肌肉疾病引起的严重扁平足。偶尔被用在其他正常儿童严重的扁平足，但目前不推荐这种使用方式。箭头表示置入（经许可转载自 Santavirta 等人,《足弓矫形术创伤外科》Arch Orthop Trauma Surgery,1993, 第 112 期：第 175–179 页，Springer 出版社）

3. 柔韧性扁平足手术治疗

关于手术矫正柔韧性扁平足的文献有很多。然而，对无症状扁平足，没有早期手术治疗的迹象。如果所有的保守措施在几年内都失败了，可以考虑手术治疗。手术干预柔韧性扁平足在许多欧洲国家比在北美更常见，后者有更多不情愿干预的情况。手术方法包括肌腱复位术，这是一种包含各种步骤的手术，被称之为“距下关节制动术”，试图不经过两骨融合来稳定和拉直跟骨距下位置（图 7.17a），以及不经过如 Grice 距跟关节稳定术这样的跨关节融合术（图 7.17b）和截骨术（主要涉及跟骨）来使骨块定位。已经实施的手术包括概述如下。

（1）Kidner 手术

Kidner 手术是胫骨后肌腱嵌入的一种提升[273]。为了形成足中弓，胫骨后肌腱的止点被松解，足部明显倒转（旋后），肌腱重新附着在足舟骨的跖下面和足底上表面的邻近韧带处。术后足部用短腿石膏固定 6 周。该方法通过被动肌腱固定术和更有效的动态胫骨后肌内翻术这 2 种方法来提升距舟部位。Kidner 曾报道通过副舟骨（副舟骨，前拇趾）治疗扁平足，但后来用于无副舟骨涉及的严重柔性扁平足。

（2）跟骨截骨术

过多的跟骨外翻可以通过跟骨截骨术来治疗，这种手术可以在任何年龄进行，没有负面的生长后遗症，并保留完整距下关节。从外侧进行手术，远端截骨块向内侧移动（平移），这对于矫正可能足够充分，如果需要进一步矫正，也可倾斜成内翻。相关的前足外展 / 外翻也可通过 Mosca 设计的跟骨延长截骨术缩减到最小或矫正，在文献 [274,275] 中有描述（具体将在下面关于僵硬性扁平足的章节中进行更详细的讨论，在僵硬性扁平足中，它经常被用于跗骨间融合的治疗）。

（3）距下关节外距跟融合术 / Grice 手术

重度足跟外翻可通过在距跟骨间隙处的跗骨窦骨中水平插入一块骨骼矫正到中位平面，而不伴有关节融合，从而保留剩余的生长 [276]（图 7.17b）。以上方法可改善足部外观，但限制了患者的正常跑步和运动。目前，不推荐将它用于其他方面正常儿童的柔韧性扁平足，而只用于脑瘫、骨髓发育不良和其他神经源性的严重畸形。它最初被描述为用于小儿麻痹症畸形。

（4）距下关节制动术

将合成物或金属置入跗骨窦以阻止距下关节过度旋前（图 7.17a）。Metcalfe 等人回顾了 76 项距下关节制动术治疗儿童柔韧性扁平足的研究 [277]。8/9 的影像学参数出现显著改善，反映出足弓静态高度和关节连贯性得到改善，后者表现为跟骨倾角变化最小。在 4.8%~18.6% 的病例中，出现了跗骨窦疼痛、器械性挤压和矫正不足等并发症，计划外的移除概率为 7.1%~19.3%。Usuelli 和 Montrasio 对跟骨关节制动术的发展进行了回顾，他们指出，这些手术最初是为儿童年龄组设计的 [278]。今天特别是在欧洲，最常用的手术是距下关节外螺钉制动术（SESA），更常被称之为“跟骨堵塞”手术。

跟骨堵塞手术。“跟骨堵塞”是将 1 枚松质骨螺钉或皮质骨螺钉通过跗骨窦垂直置入跟骨，起到对距下位置的内控制作用（图 7.17a）。如果效果良好，3 年后可考虑取出内植螺钉。在大多数情况下，即使是螺钉摘除后，仍可保持矫正位置。该手术的倡导者们认为螺钉同时具有生物力学和他们所说的“神经本体感觉”效应。

生物力学效应是螺钉头撞碰距骨外侧，机械地 / 被动地防止足部在距下关节进一步外翻，同时保持内翻。本体感觉效应是机械刺激感受器对足部位置的自动识别，通过内转肌的相对过度动作，激励肌肉主动地进行自我矫正。

Pavone 等人报道了采用跟骨堵塞术治疗的 410 例有症状的青少年扁平足。平均手术年龄为 11 岁（7~14 岁）。手术在全身麻醉和放射线透视控制下在手术室内进行。在跗骨窦外侧开一个 2 cm 的切口。距下外翻复位后，在跗骨窦对面从上向下垂直插入一根导丝，然后用 3.2 mm 钻头钻孔。然后，插入 4.5 mm 自攻皮质螺钉（8 mm 螺钉头），使螺钉头对冲距骨外侧，防止距下关节外翻。[包括 Usuelli 和 Montrasio 在内的许多组都使用了 6.5 mm 松质螺骨钉。] 然后，膝盖完全伸展，足部背屈。如果未达到至背屈少 5°~10° 以上，则行跟腱延长术。术后 3 年选择性地取出螺钉。并发症极少，螺钉无断裂，仅有 2 枚（0.83%）松动。10 例（4.13%）出现局部刺激性症状。81.7% 的患者结果为极好，15.1% 为良好，3.2% 为较差 [279]。De Pellegrin 等人也报道了 732 例接受跟骨堵塞关节外螺钉手术的良好反应。该螺钉具有机械性和本体感觉效应。机械效应明显，因为支持定位效应是即时的。另一种效应是动态的，他们解释说，这是由作用于关节的压缩和定向肌肉力量的本体感觉控制造成的。他们详细回顾了机械刺激感受器在踝关节韧带中的作用，因其在诱导动态效应中起着重要作用。虽然关节和韧带的机械刺激感受器的作用无疑是重要的，但几乎没有明确的实验证据表明它们会以这种方式发挥作用。不管怎样，这项技术似乎发挥了很好的作用。他们的手术技术与 Pavone 等人描述的相同，在距骨外侧突下的跗骨窦处插入骨螺钉。手术只应在 10 岁以后进行，在他们的研究中，接受手术患者的平均年龄为 11.5 岁 ±1.81 岁 [280]。

三、僵硬性畸形足：跗骨融合、先天性垂直距骨

僵硬性扁平足表示包含着更多的结构性畸形，并倾向于在 20 岁前后出现疼痛。自出生以来，结构性僵硬就普遍存在，认为不是由长期受跗关节异常应力影响的柔韧性扁平足的继发性发展而来。诊断导致僵硬性扁平足时，判断导致僵硬的根本原因是很重要的。其中，最常见的包括跗骨融合或先天性垂直距骨，但偶尔会有影响距下关节或副舟骨的类风湿性关节炎。在跗骨融合疾病中，腓骨肌外翻足显著且异常活跃。通常以上现象是非常突出，它导致了腓骨肌痉挛性扁平足这一术语，因此一些人认为腓骨肌痉挛是其主要的病因。

1. 跗骨融合

（1）术语

跗骨融合是一种发育畸形，其中两个跗骨通过骨骼（骨连接）、软骨（软骨结合）或（很少）纤维（韧带联合）连接起来。

（2）个体识别

法国博物学家 Buffon 和 Cruveilhier 分别在 1769 年 [281] 和 1829 年 [282] 对两块跗骨之间的融合或硬块识别进行过报道。Harris 和 Beath 说明了 John Hunter 在 18 世纪晚期制作的 2 例从载距突向后延伸的双侧距跟关节标本 [283]。维也纳的 Holl 在 1880 年报道了 2 例跟舟融合并伴有明显扁平足畸形的病例 [284]（图 7.18a, b）。他认为这种损伤是先天性的，在 1 名扁平足的死婴身上，他发现两块骨头通过一个连续的软骨块连接。Zuckerkandl 注意到，距骨和跟骨之间通过一块含有楔形骨段（第二跟骨）的坚硬纤维块相连 [285]。19 世纪晚期，基于数百个足部解剖的研究，人们发现了一种可能的因果关系理论，即在大约 1% 的小骨骼（直径小于 1 cm）中，特大的中央凹骨（跗骨）被作为软骨模型插入到跗骨之间。在跟舟部位，如果可见第二跟骨，它可在这两块骨头之间形成一个桥梁。根据 Pfitzner [286]，“如果现在按照多变的跗骨与不变的邻近骨骼融合的趋势，如同往常一样它可能显示为跟骨结节或足舟骨结节，或者，最终紧靠

跟骨和足舟骨，形成跟舟融合。”Pfitzner 是一位解剖学家，他认为解剖学上的发现与扁平足没有任何联系。他描述了 15 例扁平足，并发现了另外 38 例其他人报告的病例。现在，该疾病被认为是由胚胎阶段的局部关节形成缺失伴伸延性组织结合造成的。

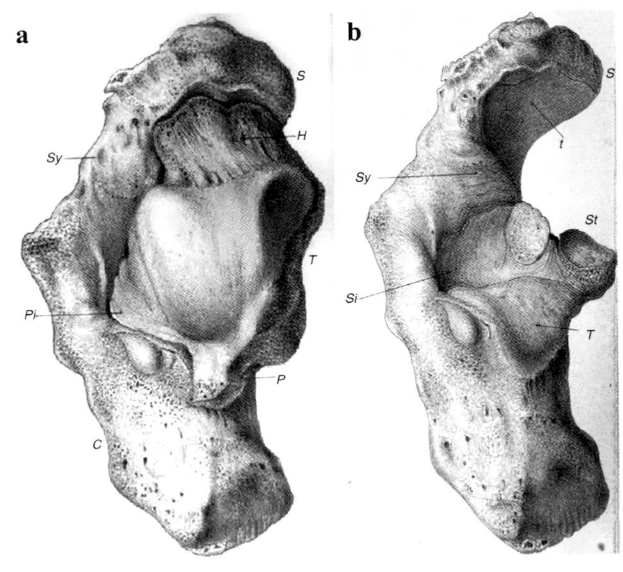

图 7.18　跗骨融合的早期描述和插图出现于 19 世纪后期。Holl 在 1888 年发表的一项研究中展示了舟跟融合的例子。左侧图像显示距骨（体）上关节面，下面是跟骨；右侧图像显示足舟骨和跟骨，距骨被切除。C 表示跟骨；S 表示足舟骨；T 表示距骨；H 表示距骨颈；Sy 表示舟跟骨性结合；Pl 表示距骨外侧突；P 表示距骨后伸（延续）异常；Si 表示跗骨窦；T 表示距骨关节面（转载自 Holl《Arch Klin Chir》1880; 第 25 期：第 211–223 页）

Wray 和 Herndon 报道了一个家族的三代，每一代都发现了跟舟融合 [287]。Leonard 进一步认识了该疾病的遗传特性，研究了 31 位跗骨融合患者的家庭，具体是 27 位跟舟融合以及 4 位距跟融合，发现在 98 位一级亲属中，有 39% 的人患有某种类型的跗骨融合（大多数无症状）[288]。14% 的患者有不同类型的融合。该疾病似乎是一种单因素常染色体显性疾病，几乎完全显性。

（3）临床表现

由于受累节段之间僵硬，该疾病表现为扁平足。在中度到严重的扁平足中，常常可见足跟外翻和中足 / 前足外翻和外展。这种疾病可能无症状，但不适可在 20 岁前后出现，因为病灶强直引起活动范围的改变，使周围的跗骨关节受到越来越大的压力。在稍多于 50% 的病例中是双侧的。这种不适通常与导致足部外翻的腓骨肌过度缩短和收缩有关，以适应长期持续的畸形。僵硬性扁平足（以前被称为腓骨痉挛性扁平足）和下面的跗骨融合之间存在明确的关系，这个观点由 Slomann 于 1921 年 [289]、Badgley 于 1927 年 [290]、Harris 和 Beath 于 1948 年 [291] 分别提出。Slomann 描述了 5 例跟舟融合的病例，并有影像学证据显示，所有患者均在 20 年后出现严重的僵硬性扁平足并伴有不适。他觉得，毋庸置疑地，融合与明显的扁平足畸形相关。Badgley 基于 5 例跟舟融合病例所进行的观察以及他对文献的理解，在今天看来仍然准确。在每个病例中，他都观察到了严重的足部残疾，伴有强直、疼痛和不适。他认为，切除骨桥是一种合理的治疗方法（尽管对他来说还无法解释其结果）。Badgley 回顾了他诊所中的那些僵硬性扁平足的顽固病例，这些患者未提高治疗的标准，使他证实“跟骨或足舟骨结构变形或畸形，无疑是该组僵硬足部发展的一个主要原因”。在这些病例中，其僵硬的足部不是由软组织原发性失效伴骨骼继发性改变造成的，而是由骨骼原发性生长畸形伴软组织继发性改变造成的。他认为，“肌肉痉挛极大地夸大了僵硬，主要是腓骨肌群痉挛”，并且腓骨肌痉挛出现在所有病例中。踝关节活动正常。他提供了 5 例跟舟融合的病例，融合从表明纤维骨或两块骨骼的连续性软骨开始，延续到两者之间的一个完整的骨桥。足部斜位片显示的跟舟病变比在正位或侧位片下要好得多。至于手术治疗，延长术对腓骨组无价值；融合切除术有时可实现足部的功能性移动；在晚期病例中，跟舟关节、距下关节和跟骰关节可能需要融合。Harris 和 Beath 特别指出，距跟融合是导致腓骨痉挛性扁平足的原因，跟舟融合也是一种偶然的原因。他们注意到了出生时扁平足的僵硬，描述了揭示畸形所需的 X 线投影，回顾了以前的解剖学描述，并清楚地概述了临床概况。他们阐明腓骨肌并不是真的在痉挛，明显的痉挛实际上是由于肌肉缩短以适应长期的畸形。他们进一步阐明，“肌肉痉挛极大地夸大了僵硬，主要是腓骨肌群痉挛”，并且腓骨肌痉挛在所有病例中都存在。踝关节活动正常。他们认识到，并不是所有结合都是完全的骨融合。在有距跟骨桥的僵硬外翻足中，许多病例出现纤维骨或纤维软骨成分与其他骨骼结合并表现出完全的骨融合。Harris 继续强调，这些问题与畸形（扁平足、足跟外翻以及经常出现的中足 / 前足外展）和距下运动缺失均有关联 [292]。偶尔僵硬性扁平足是由于跗骨关节风湿性关节炎（或其他炎症性）造成的。

Harris 回顾了扁平足的 2 个主要方面，即距下关节畸形和运动丧失 [292]。畸形包括足跟外翻倾斜、跗骨间关节外翻以及纵弓塌陷。然而，这也是可变的。由于固定在距下关节，即使在不负重的状态下，畸形也总是存在。距下关节总是失去运动。这最好通过临床检查来评估，即踝关节背屈至中位（直角），以消除踝关节处距骨倾斜。然后握住足跟，努力使其倾斜成倒转和外翻（有融合时是无法实现的）。腓骨肌腱因外翻持续缩短而紧绷，但不是真正的痉挛。不适感很少发生在 10 岁以前，可能直到成年的早期才会发生，但大多数患者会在青少年时期出现不适。

随后，Cowell 和 Elener 将症状发展的常见年龄从 8 岁推移到 16 岁 [293]。他们偏向于“僵硬性扁平足”这个术语。不适感通常发生在跗骨窦外侧或足背。疼痛可由相对较小的创伤或增加的活动引起。Mosier 和 Asher 回顾了跗骨联合，他们再次强调，事实上中间（内侧）距跟关节和跟舟关节均累及，前者的常见程度约为后者的 2 倍 [294]。它们有时出现在其他先天性综合征中，包括腕骨和足趾（趾关节粘连）、发育性肢体畸形（海豹肢畸形等）和 Nievergelt 综合征。50% 稍多一些是双侧的。施加在内踝下方中距跟关节面的直接压迫通常会引起疼痛。疼痛被认为是在融合完全转化为骨骼的时候发生的。距跟融合比跟舟融合产生更多的足跟外翻、强直和疼痛。

总之，疼痛开始时一般是轻微的，然后逐渐增加，尤其是在进行了运动相关的活动。偶尔出现急性症状，伴有轻微创伤或活动增加。它可以出现在跗骨窦、足背或距骨下面较深的部位。直接用手按压融合会产生更剧烈的疼痛。加重的踝关节扭伤可继发于跗骨融合。

（4）病理解剖学

最常见的 2 种跗骨融合是跟舟融合（从跟骨前端到足舟骨外侧突）和距跟融合，通常位于载距突内侧（距下中关节）。距下后关节很少累及。大约 60% 的融合是双侧的。大多数情况下，在患者 20 岁前后，完全性骨融合部位将两块骨头连接在一起。大多数融合将从软骨向骨连接发展。随着软骨向骨骼转变，疼痛的症状出现并加剧，僵硬度也随之增加。跟舟融合在 8~12 岁时趋于骨化，距跟融合则在 12~16 岁时趋于骨化。然而，在某些情况下，并没有发生完全的骨愈合，这种结合可能是软骨与骨质的（表现为假关节）、软骨间的或纤维与软骨的。距跟融合通常是完全性的融合，但也可能是不完全性的（同时伴有纤维软骨和骨骼插入）或者是从载距突至距骨头未发育的骨量或距下关节相对于跟骨的距骨元素 [292]。婴儿期的病例描述为在软骨连续融合处切开。有时候，其前提条件似乎是第二跟骨这样的“额外”圆小骨插入跟骨与足舟骨之间，或者是距跟间的支持骨头在距跟中关节面处插入载距突与距骨体之间。

B.J. Harris[295] 发现，胎儿的跗骨融合是两个受累骨之间原始间充质分化和分裂失败的结果。她在两个胚胎中看到了载距突和距骨体软骨前体的双侧融合，在另外两个胚胎中看到了单侧融合。Holl 病例中的一个婴儿死亡显示，跟骨和舟状骨通过连续的软骨块连接 [284,289]。这些软骨连接通常在 8~10 岁时完全骨化。在一些不同类型的结缔组织中，不连续的现象仍然存在。早在 1933 年，Seddon 在讨论跟舟（足舟骨）融合时就注意到，融合组织的形式至少有 8 种 [296]。它们是：①软骨融合，在生命早期将两根骨头连接起来；②在晚年持续存在的相同状况；③被薄层纤维组织中断的骨质融合；④完全性骨质融合；⑤跟骨正常前突夸大；⑥足舟骨外侧突延长；⑦单独小骨（第二跟骨）；⑧中间部分充满纤维组织的软骨融合（图 7.19）。

超过 98% 的跗骨融合是跟舟融合（~60%）或距跟融合（~40%）的变体。其他非常罕见的融合包括距舟和跟骰部位，而骰骨 - 足舟骨以及足舟骨 - 楔骨融合就更不常见了。描述了骨骼发育不良伴足部跗骨多种融合的情况。

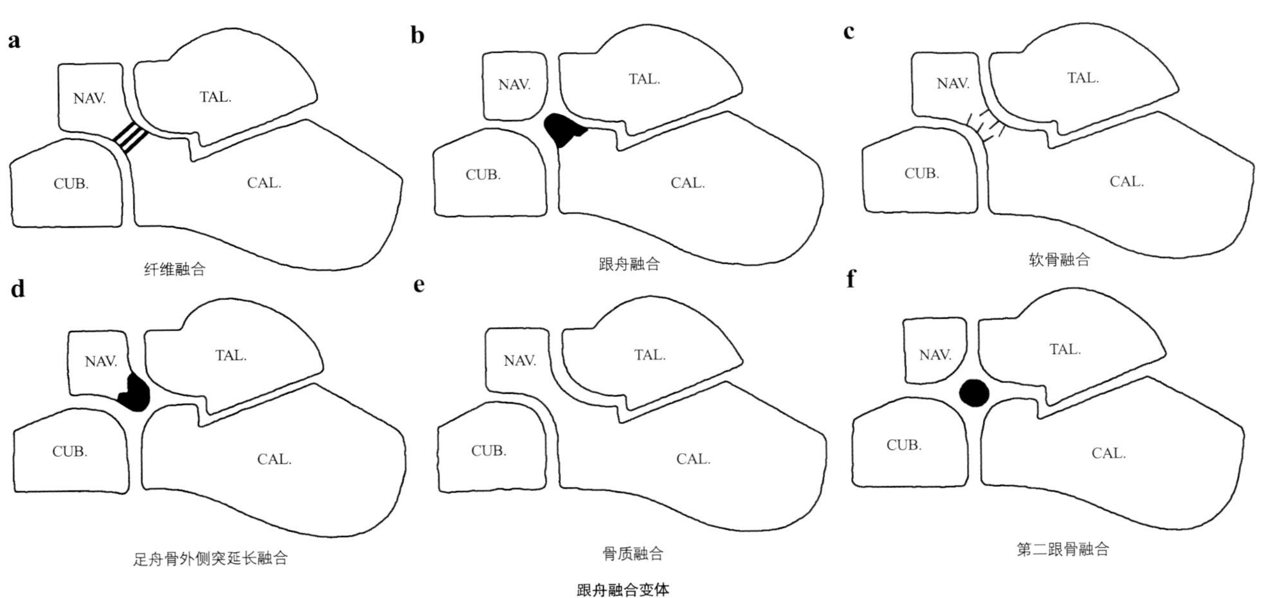

图 7.19　Seddon 和 O'Rahilly 展示了舟跟融合病例的发育图谱 [NAV. 足舟骨；TAL. 距骨；CUB. 骰骨；CAL. 跟骨]

（5）足部对融合的病理机理反应

正常足的相邻跗骨之间有相当大的运动，因为它在背屈 – 跖屈、内翻 – 外翻和内收 – 外展的不同平面运动。Hicks 强调距跟骨、距舟骨和跟舟骨部位有协调的运动 [7]。正常距下关节在行走时具有滑动和旋转运动 [294]。背屈时，跟骨在距骨上向前滑动，然后在跟骰和距舟关节上向上滑动。距下融合在荧光镜成像中显示，跗骨间关节的正常滑动变为铰链运动，完全背屈时，关节下变宽、上变窄。足舟骨近端背侧撞击距骨头前上部，抬高距舟韧带和邻近距骨骨膜，形成骨赘样骨折，这在足侧位片上最清晰。

症状往往发生在 20 岁，此时有一些屈曲的上覆跗骨软骨逐渐被更僵硬的骨骼取代。在那些完全骨性融合中，节段最为坚硬，运动转移到相邻关节上。中间距跟关节面融合对距下关节运动的限制似乎多于其他融合。由于某个部位缺乏运动，故再次尝试以进行弥补，继而导致了一系列的事件，最终进一步加重了问题。相邻关节的活动超过其设定的允许范围，导致了韧带扭伤和滑膜炎。韧带拉伸会导致松弛和较差的支撑。在伴有刺激和疼痛的情况下，腓骨外转机收紧缩短试图稳定跗骨。常见跗骨窦疼痛。

跟舟融合时，足舟骨无法与距骨头同步移动，从而对距舟关节造成压力 [296]。在融合水平面上不可能发生跗骨的横向伸展。距骨头部负重向内侧移动，但足舟骨和楔骨不能向内侧移动。病变前，所有关节灵活、有张力，之后将被融合弄得动弹不得。当融合是不完全骨性时，一些跨灶性运动可以起到保护相邻关节的作用。

（6）影像学

足部 45° 斜位 X 线平片最能清晰观察到跟舟融合 [290,294,296]。距跟融合在足跟轴向视图下观察最佳，X 射线束在站立位置从水平方向向下和向前投射 45°，通过弯曲膝盖使足跟在踝关节处背屈来避开腿部阴影 [291,292]。在足侧位片上，距骨远端背侧缘呈唇状，这是高度提示下面跗骨融合的次级放射学指标 [291–299,297]。距骨突出部位在距舟关节背侧发育。跟舟跗骨融合的 X 线结果如图 7.20a~c 所示。任何一种跗骨融合方法都可阻止距下和跗骨间关节的内翻 – 外翻运动，从而给距舟关节带来异常压力，造成关节表面的撞击和骨赘的形成。其他次要征象包括距骨外侧突变平、增宽以及距跟后关节面缩窄 [294]。Lateur 等人描述了足侧位 X 线片上的“C”形征象，提示距跟融合 [298]。“C”形由距骨穹窿的内侧轮廓和载距突的后下轮廓形成（图 7.21a~c）。他们发现，该征象在回顾性和前瞻性研究中都与 CT 和手术探查结果具有极好的相关性。Moraleda 等人证实了“C”征（完全性或中断性 A 型）的真正价值，表明距跟融合的存在，且与柔韧性扁平足畸形无关，尽管它仅存在于 41% 的病例中 [299]。中断的“C”征（B 型、C 型）可在柔韧性扁平足中看到，因此不能完全预测融合。在踝胫距关节正位片上也可以看到“球窝”结构的跗骨融合。距骨穹窿呈圆形凸面，胫骨远端表面呈圆形凹面，通常为短肢，伴有射线融合和缺失畸形 [300]。这种情况往往出现在更严重的大范围融合中，并可能导致踝关节内翻 / 外翻以及背屈 / 跖屈以补偿距下运动的缺失。临床上对非外伤性足痛合并距下僵直的认识不断提高，也有助于更好的解释在跗骨融合中更难以捉摸的平片结果。Crim 和 Kjeldsberg 研究了近 200 例有症状足部的 X 线片 [301]。他们只使用了正位片和侧位片，以及 CT 研究的相关病例。几乎所有的病例都能在平片上确诊。扁平足、距骨喙、

C 征和食蚁兽征（象鼻征）的确定征象都非常明显。（“食蚁兽”征是指在侧位 X 线片上可见的跟骨前突拉长变宽。这是不完全跟舟融合的特点，与正常的三角结构前突形成对比。）新发现包括：对于跟舟融合，他们看到，足舟骨形态改变和在正位片上显示的融合，足舟骨内侧比距骨头更宽，外侧相对内侧变细；对于距跟骨融合，他们注意到，载距突畸形，中距关节面不可见，距骨颈缩短。

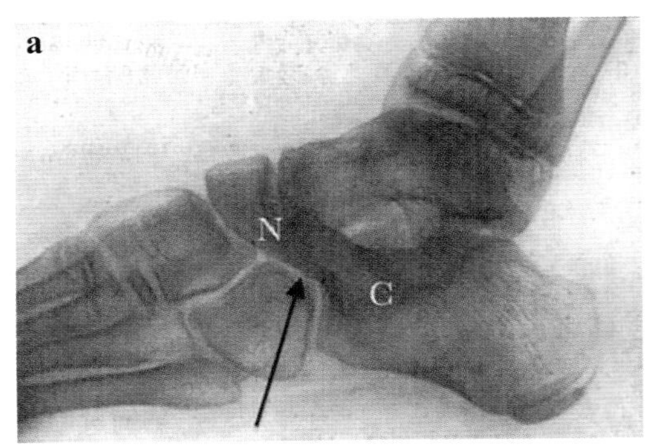

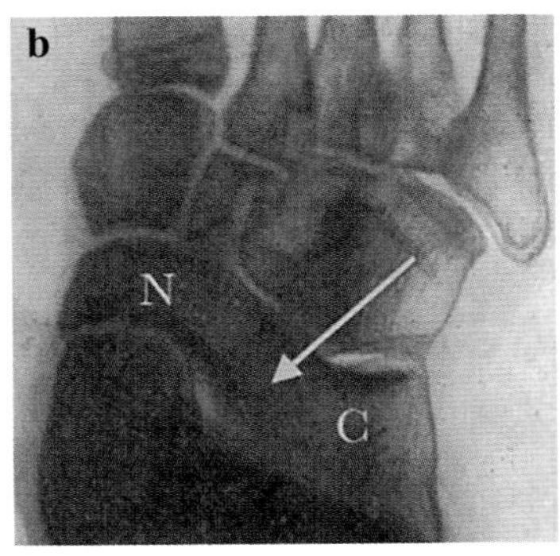

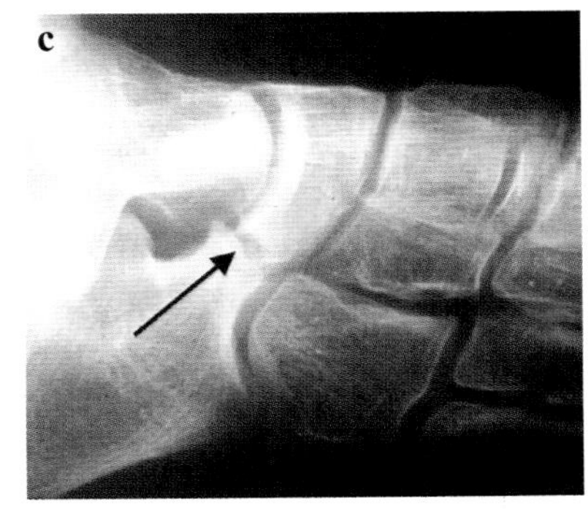

图 7.20 X 线片显示跟舟跗骨融合。足部倾斜投影在平片上最能突出畸形。箭头分示侧位（a）和正位（b）跟舟完全骨性融合（N 表示足舟骨；C 表示跟骨）（转载自 Slomann《骨外科杂志》J Orthop Surg,1921 年，第 3 期：第 586–602 页）。（c）侧斜视图示不完全跟舟融合

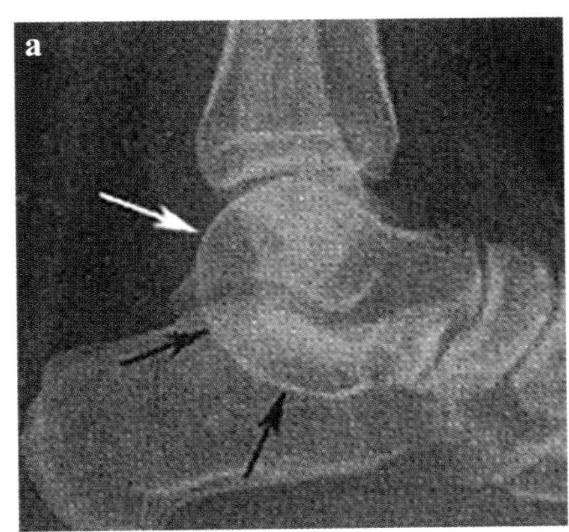

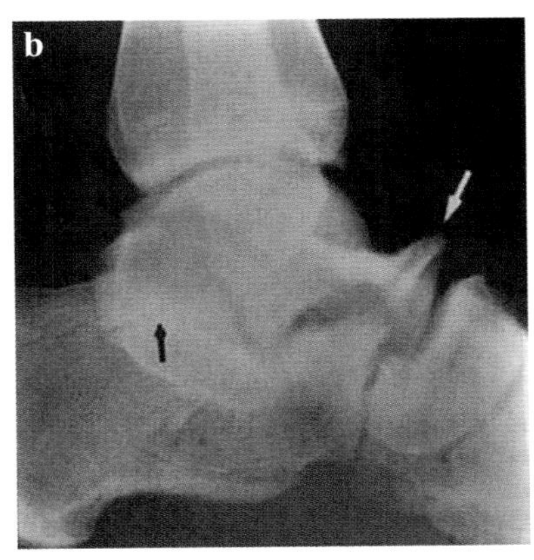

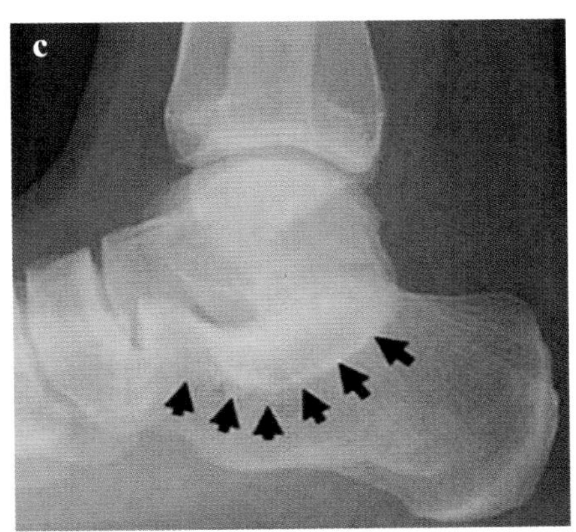

图 7.21 Lateur“C 形”影像常见于伴有跗骨融合的足侧位 X 线片。（a）C 征（箭头）在距骨下（距跟骨）融合的足侧投影上明显。C 征是由距骨穹窿的连续性和距跟关节的异常骨质增生形成的（经许可转载自 Varich and Bancroft《骨科》Orthopedics,2010 年，第 33 期：第 450–452 页；Slack Inc, 萨勒费尔，新泽西州）。（b）远端上表面有距骨喙（白色箭头），说明下面可能存在跗骨融合。这是关节运动改变的标志，本质上是一种骨赘反应。黑色箭头示距跟后关节变窄。C 征明显。（c）X 线侧位片上多个黑色箭头勾画出 C 征。距舟中关节受融合影响；关节不可见（经许可转载自 Linklater 等人《骨骼放射学》Skelet Radiol,2009 年，第 38 期：第 439–449 页，Springer 出版社）

从前断层摄影有助于明确平片结果，但已经被下面描述的更先进的成像技术所取代 [293,297]。任何跗骨融合的最佳可视化是 CT 扫描 [302]。人们很早就认识到，CT 扫描在确定跗骨融合，特别是距跟变体方面非常重要 [303–305]。进行病变分割，使用通常被称为二维（2D）CT 的技术已经成为标准的诊断工具。最近，三维（3D）多平面重构 CT 图像使评估得到改进 [304]。Varich 和 Bancroft 对诊断方法进行了很好的概述 [306]。

一项 5 mm 切片（每片）测量的术前 CT 研究显示：融合宽度、跟骨后关节面宽度以及融合横截面大小与跟骨后关节面和足跟外翻相关，距跟后关节变窄，撞击跟骨上距跟侧突 [307]。根据融合在每个冠

状切片上的最大宽度和显示融合的切片数量，计算出融合在水平面上的横截面大小。

基于计算机断层扫描 CT 三维重建，Rozansky 等人定义了 5 种距跟融合的类型 [302]（图 7.22a）。包括Ⅰ型：与距下关节平行的纤维软骨线性融合；Ⅱ型：纤维软骨融合，前呈线性，但弯曲成后钩向内侧突出，位于载距突上方和后方；Ⅲ型：距骨部位向下倾斜并越过足跟顶部的瓦状融合；Ⅳ型：中间关节完全骨性融合；Ⅴ型：外周后融合。在 54 例扁平足病例中，各类型的分布情况如下：22 例Ⅰ型（41%）； 9 例Ⅱ型（17%）；8 例Ⅲ型（15%）；6 例Ⅳ型（11%）；9 例Ⅴ型（17%）。男女比例为 14/21，平均年龄为 13.5 岁 ±2.9 岁（8.5~18.6 岁），其中有 35/54 例（63%）患者出现双侧病变。MR 成像可以很好地显示关节融合，并能进一步显示融合附近软骨下骨水肿样信号改变和周围肌腱腱鞘炎 [306]。研究表明 CT 和 MRI 具有相当的诊断能力 [308]，但通常选择 CT。图 7.22a~d 示跗骨融合 MR 和 CT 成像结果。

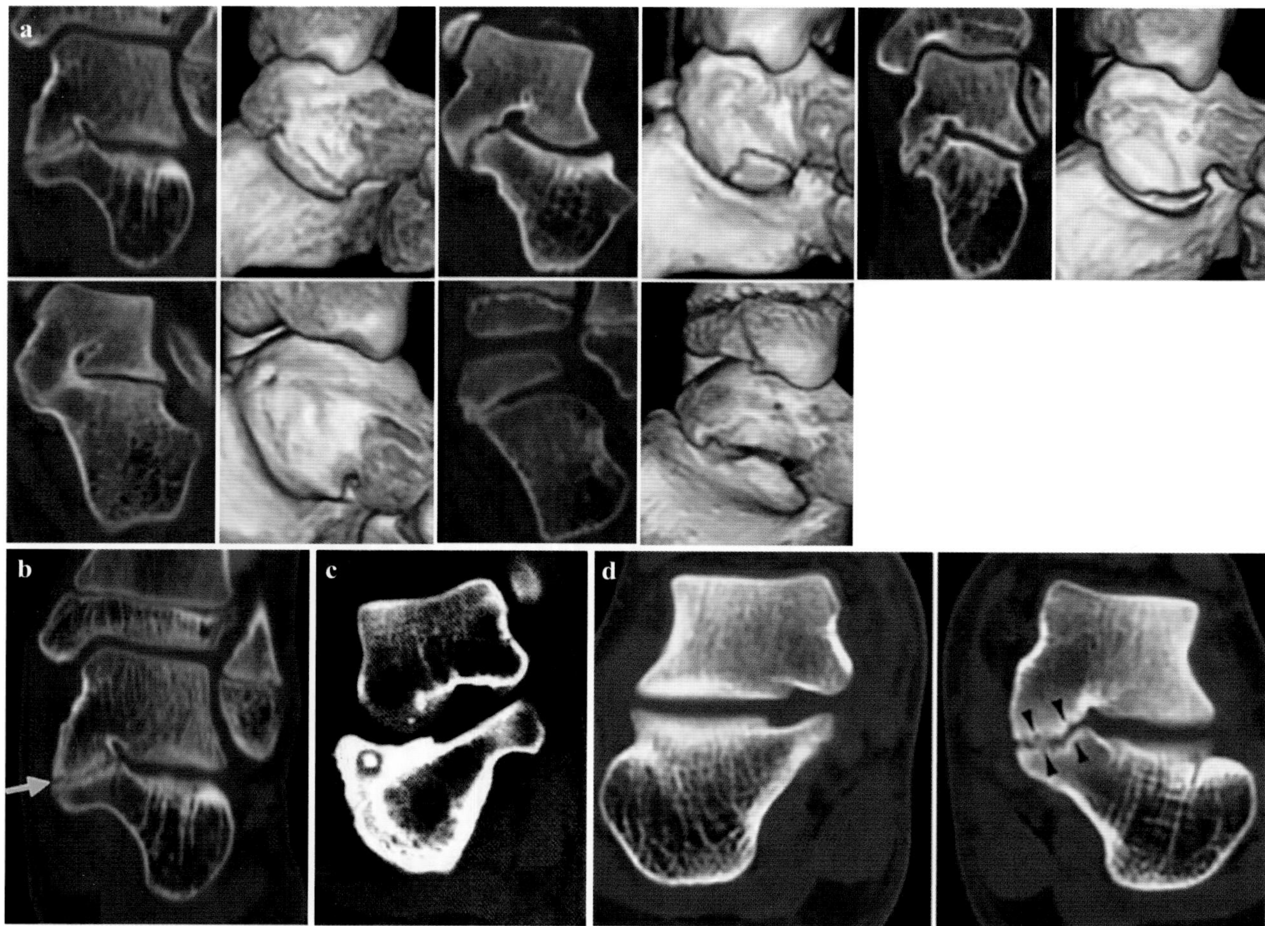

图 7.22　磁共振成像（MRI）和 CT 扫描可很好地显示跗骨融合。对大多数跗骨融合诊断，这些技术不是必需的，但对手术切除计划非常有帮助。（a）Rozansky 等人的分类显示，磁共振成像显示距跟骨融合有 5 种类型（经许可转载自 Rozansky 等人《儿童整形外科杂志》J Child Orthop,2010 年，第 4 期：第 129 –135 页，Springer 出版社）。（b）绿色箭头示去除跗骨融合的切除平面（许可转载自经 Rozansky 等人《儿童整形外科杂志》J Child Orthop, 2010 年，第 4 期：第 129–135 页，Springer 出版社）。（c）此处示距跟融合的另一种模式。（d）MR 示载距突处距跟融合（箭头）（经许可转载自 Emery 等人《儿科》Radiol,1998 年，第 28 期：第 612–616 页，Springer 出版社）

（7）治疗

足部无症状无须治疗：①非手术治疗。出现疼痛时，可能需要的是进行几周的石膏固定或器械矫形，如使用可缓解症状的足跟杯、鞋垫或UCB矫形器；②手术治疗。手术对于顽固性疼痛的病例通常有帮助。Gantsoudas等人回顾了93例距跟融合的治疗情况（其中49例随访至少12个月），这些患者有明显的症状，进行切除术和脂肪移植介入治疗。在平均42.6个月的时间里，他们分级系统的平均评分为90/100（评为优秀），只有1例复发（通过CT扫描评估）和1例不完全切除，尽管34%的患者仍需进行后续手术矫正足部对齐[309]。尽管仍不确定所有患者获得的柔韧性和缓解程度，但切除融合提供了一个进行长期缓解的好机会。大多数患者在10~15岁之间接受手术。在过去的几十年里，治疗变得更加具体。Harris和Beath在其早期关于跗骨融合引起僵硬性扁平足的描述中认为，严重的症状性畸形和疼痛只能通过大范围的手术融合来矫正[291]。他们对移除距跟融合或分开跟舟融合“不满意”，并建议进行距下关节和距舟关节融合。他们移除骨性融合，通过组织切除将足部拉直，如有必要延长腓骨肌腱，然后融合关节。将延长腓骨肌腱作为主要的手术治疗方法在缓解症状方面并不起效，因为腓骨紧绷（“痉挛”）只是一种继发现象，而不是病因。目前，常用的防止融合重建的介入材料是自体脂肪或趾短伸肌。

跟舟融合，以大范围切除跟舟融合，然后嵌入脂肪或趾短伸肌以减少重复融合的机会，这在许多病例中有效。20世纪20年代，Badgley进行融合切除术，其中1例在手术进行时恢复了良好的活动，未行跗骨融合术。术前CT是确定病变范围的最佳方法。Gonzalez和Kumar报道称，在75例跟舟融合病例中，77%的患者在切除融合以及嵌入趾短伸肌（EDB）后取得了极好或良好的结果[310]。手术年龄小于16岁的软骨融合的患者效果最好。有23%的患者出现部分复发，未发生1例完全融合重组。Mitchell和Gibson切除了融合，未嵌入脂肪或肌腹[311]。在术后平均6.5年的评估中，33%的患者完全复发，另有33%出现部分复发，但仍有68%的症状得到完全缓解。Inglis等人评估了同一组患者（融合切除但未嵌入组织），对其术后平均23年（16例）的情况进行随访，发现其中69%（11例）保持了良好至极好的结果[312]。手术年龄10~14岁。Mosier和Asher[294]以及Cowell和Elener[293]也分别报道了切除跟舟融合并嵌入组织取得良好效果的案例，他们使用趾短伸肌作为嵌入材料以防止融合复发。Cowell发展了肌肉嵌入技术[313]。在总的报道中，69%~88%的病例行切除加EDB肌肉嵌入，其结果为极好至良好，这种方法也成为北美地区的标准手术方法[314]。

Mubarak等人支持在融合切除后使用脂肪嵌入[314]。该方法的发展归功于Tachdjian在1980年代中期所做的贡献[312,313]。根据足部尸体研究，Mubarek等人发现，EDB肌肉嵌入平均能够填补64%的切除缺口[314]。他们回顾了96例扁平足案例，其中脂肪组织的嵌入显示疼痛明显减轻，87%的患者恢复了运动或过去的活动，74%距下运动得到改善，82%跖屈得到改善。他们发现固定治疗的价值不大。有15%的患者出现融合组织再生，但这种情况很少，没有临床意义。偶尔需要行再切除术。

距跟融合在后来被认为是僵硬性扁平足和腓骨肌紧绷的另一个主要原因[292]。他们的手术治疗最初是通过三关节融合术，或在某些情况下进行距下关节融合术。20世纪50年代至80年代，如果疼痛症状提示需要手术干预，大多数患者进行了三关节融合术[294,313]。随着断层影像和CT扫描技术的使用，更精确地定位和确定距跟融合范围，导致病变切除和脂肪组织嵌入的使用。

Scranton切除了14例距跟融合，13例效果良好，1例较满意[315]。他的切除标准是累及范围小于累及关节表面积的一半，距舟关节无退行性改变。非退行性距骨骨折（骨赘形成）无法阻止手术。大部分切除累及内侧关节面（10例），其余累及后侧（4）。随切除暴露的骨骼表面覆盖骨蜡并嵌入脂肪。Olney和Asher也报道了10例行距跟切除和游离脂肪移植嵌入的患者，他们平均42个月后取得了良好效果（5例极好，3例良好，1例一般，1例较差）[316]。Swiontkowski等人报道5例手术中有4例获得良好的结果[317]。Danielsson[318]、Takakura等人[319]以及Luhmann和Schoenecker[320]分别撰写了其他正面的报告。

Wilde等人与Scranton、Takakura等人、Olney和Asher等人共同得出结论，小范围融合可获得良好的结果，距跟后关节退行性狭窄则是手术禁忌[307]。回顾时，10例的结果为良好或极好，4例一般，6例较差。手术年龄与结果无关。手术年龄平均为13岁，范围为9~15岁。1例较不满意的结果发生在以下案例中：术前CT显示融合相对面积大于50%，跟骨外翻大于16°，距跟后关节狭窄，距骨外侧突撞击跟骨。Rozansky等在谈到距跟融合手术治疗时指出，Ⅰ型线性融合最容易切除[302]。Ⅱ型融合也相对容易切除，但他们警告说，后侧钩最好通过CT 3D重建技术显示，即使是2D CT也无法从后侧识别其结构。Ⅲ型的卵裂平面得益于距骨和载距突之间卵裂平面的三维识别。Ⅳ型是最难切除成功的，因为它范围较大。Ⅴ型也受益于3D重建。

如果有较大范围的足跟外翻（或很少出现内翻），应在融合切除术后6个月左右行跟骨截骨术来重新排列足跟。Cain和Hyman认为，单独截骨术可以通过转移负重减轻症状，但这是在证实距跟切除术成功以前的观点[321]。Cain和Hyman的方法既没有切除融合也没有进行融合术。他们进行了内侧闭合式楔形跟骨切开术，报告全部的14例减轻了疼痛，恢复了充分运动。足部保持扁平，但足跟通常改善到垂直的位置，并恢复到完全或部分内翻。

在青壮年中，有症状的足部可能需要范围更大的融合术来消除疼痛，如三关节融合术，尽管这种方法在其他方面正常的年轻人中不常见。三关节融合术的适应证是对保守治疗无反应，融合不可切除，或关节的晚期退行性改变。

跟舟融合切除术，是以病灶为中心的背外侧切口入路。手术借助术中透视。收缩趾短伸肌，以识别融合。通过截骨术切除跟骨前内侧和足舟骨外侧，其余边缘平滑。嵌入脂肪以防止骨骼表面重新接合。短腿石膏固定3周，然后在物理治疗的监督下，使用拐杖，几周内不承重，并限制活动范围。

跟距内融合切除术是在内踝下以载距突为中心做一个内侧弧形足切口。透视成像有助于术中定位。屈肌支持带被分开，神经血管束向下（向足底方向）收缩，趾长屈肌和胫骨后肌腱向上收缩。确定融合前后缘，并通过截骨术切除其之间的组织，直到可见距跟中关节面的关节软骨边缘，并可进行距下运动。椎板掀开器有助于暴露。保留载距突。冲洗后，将脂肪放置在缺损处，并通过关闭屈肌支持带保持原位。

短腿石膏固定 3 周，然后在无负重的情况下进行 3 周的足 / 踝关节主动运动。6 周后恢复走路。

关于扁平足畸形合并距跟融合矫形，有时，即使距跟融合完全切除或不能完全切除后，足痛仍然存在。Mosca 和 Bevan 指出，跟骨延长术在矫正常伴这种疾病的固定扁平足时有价值。如果跟骨延长后踝关节背屈不能超过中位，跟腱延长术也可同时进行。这些手术有助于缓解疼痛 [274]。跟骨延长手术由 Evans 在 1975 年描述 [322]。

跟骨延长术随后被 Mosca 修改，并积极地用于扁平足重建。跟骨延长手术技巧：在跟骨远端平行于跟骰关节、离其近端约 1 cm 处行直线截骨。截骨术后展开骨骼截骨端，以确保完全释放。从髂嵴处取出骨骼，并制成三角形块。然后将其与跟骨外侧底部（较长侧）一起嵌入截骨缺口。这有助于同时向外侧延长跟骨，并将前足远端部位从外翻倾斜到中位矫正平面 [275]。

2. 先天性垂直距骨（先天性凸底外翻足、摇椅畸形）

（1）术语

先天性垂直距骨是一种具有垂直距骨的僵硬结构性足畸形，在出生时即可诊断，其特征是足底凸出。这是导致僵硬性扁平足畸形的主要原因之一。它也被称为摇椅畸形或先天性凸底外翻足。先天性垂直距骨如图 7.23 至图 7.26 所示。

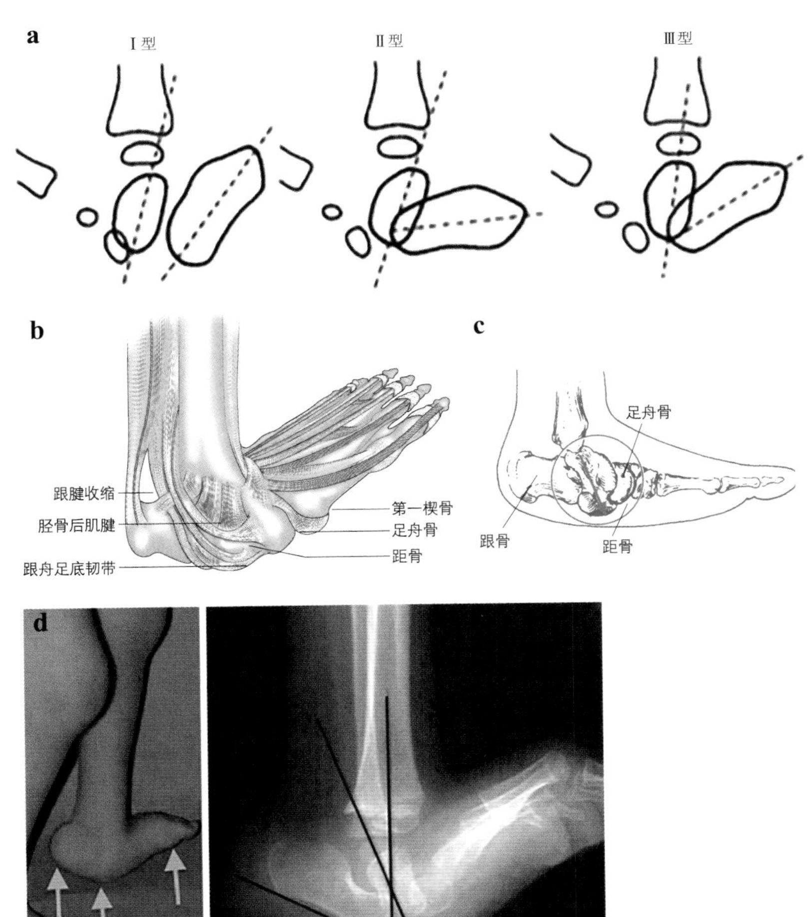

图 7.23 这些插图中总结垂直距骨的病理解剖。（a）示垂直距骨的多变外观（经许可转载自 Badelon 等人《国际骨科杂志》Int Orthop,1984 年，第 8 期：第 211–221 页，Springer 出版社）。（b）插图强调先天性垂直距骨的病理解剖。足舟骨移位到距骨颈部，使其保持垂直位置。挛缩后，使跟骨进入马蹄，并向前使中足和前足进入背屈。（c）骨骼插图突出足舟骨向距骨颈移位，使其保持变形的位置（红圈）。红色箭头表示距骨"垂直"纵轴位置异常。（d）左侧为典型的先天性垂直距骨伴摇椅足外观。箭头（左）指向马蹄足跟，（中）指向垂直距骨处的摇椅足畸形，（右）指向中足和前足背屈和外翻的位置。在右侧，相应的足外侧 X 线片突出了马蹄跟骨、垂直距骨以及中足和前足背屈（经允许转载自 Correll 和 Berger《整形外科医师》Orthopäde,2005 年，第 34 期：第 1061–1074 页，Springer 出版社）

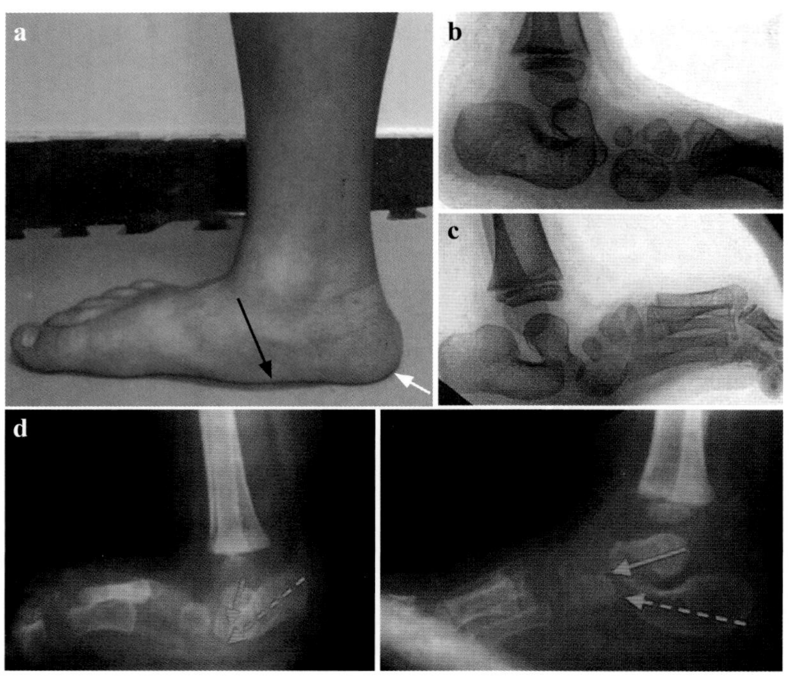

图 7.24 示先天性垂直距骨病例的临床和 X 线结果。（a）较轻的临床病例（相比上图所示的 7.23d）显示扁平足伴摇椅畸形（黑色箭头）以及足跟轻微抬高（为马蹄足，白色箭头处）。（b, c）附加侧位 X 线投影显示，足部有先天性垂直距骨（图 7.24a~b 来自同一患者（摘自 Deutschländer《德国时代》Deutsche Zeit f Chir,1928 年，第 213 期：第 91–113 页）。（d）侧足 X 线片示先天性垂直距骨治疗前（左）和治疗后（右）的距骨位置。实线红色箭头示距骨纵轴，虚线红色箭头示跟骨纵轴（经许可修改和转载自 Stricker 和 Rosen《国际足踝》Foot Ankle Int,1997 年，第 18 期：第 535–543 页 ,Sage Publishing 出版社）

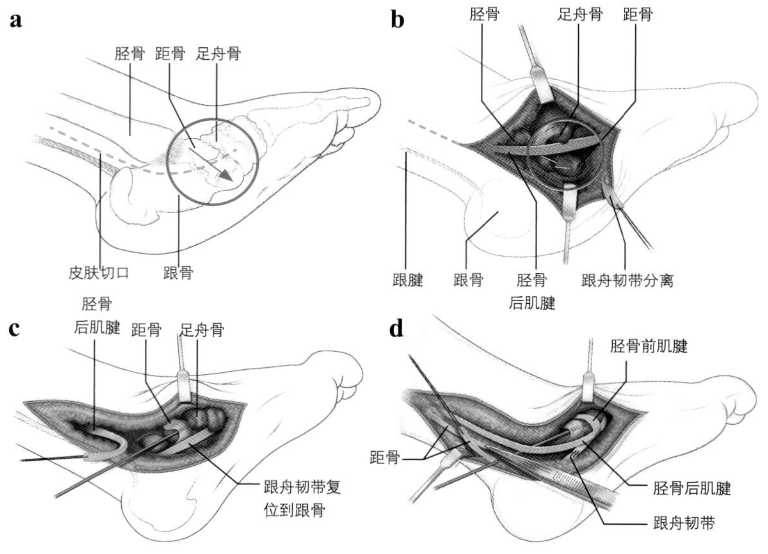

图 7.25 示先天性垂直距骨大范围切开复位的手术方法。打开介入的基本目的是从距骨头颈背侧松解足舟骨，向上倾斜距骨头颈至正常位置，并用克氏针固定复位的距骨关节。延长跟腱，松解胫距和距跟关节，胫骨前肌腱和后肌腱可能需要延长和重新定位。重要的矫形用红圈表示。图中红色箭头表示随矫形而改变的距骨方向（经许可和修改转载自 Oppenheim 等人《足踝》Foot Ankle,1985 年，第 5 期：第 198–204 页 ,Sage Publishing 出版社）。（a）图示足舟骨移位至距骨颈。（b）图示胫骨后肌腱相关移位进一步稳定了移位的距舟关节。（c）图示距舟关节囊松解和距骨向上（背屈）倾斜，以恢复正常的距骨头 – 足舟骨线性关系。克氏针保持复位的位置。（d）需软组织松解和修复以维持矫正。其中包括跟腱延长（左侧），跟舟韧带松解，以及胫骨前腱和胫骨后腱止点的重新定位

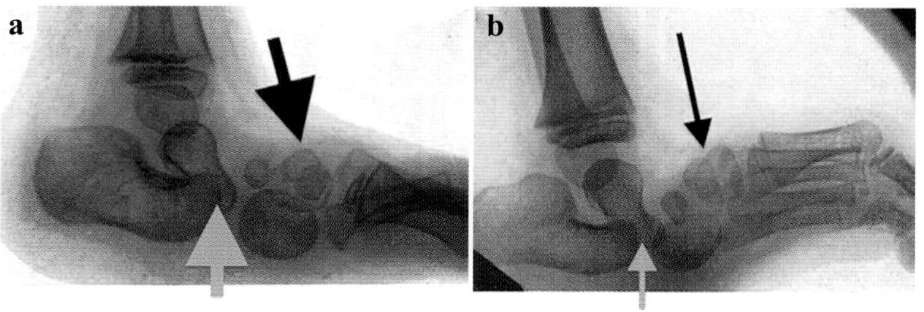

图 7.26 受累足侧位 X 线投影示 Dobbs 等手法治疗先天性垂直距骨的压力点。（a, b）足部拉伸进入跖屈和内翻（黑色箭头），并在距骨头内侧反压力向上（灰色箭头）[一旦足部成功复位，距舟关节稳定，用克氏针固定复位中的位置，通过跟腱切断术松解由于跟腱紧绷造成的后足马蹄状畸形]

（2）病理解剖学

距骨固定在马蹄内，并向内侧偏移，命名该疾病的垂直部分以及距骨前后结构也错位。先天性垂直距骨的病理解剖如表 7.3a 所示。在前面，足舟骨在距骨颈表面脱位，并在垂直位置将其锁定，骰骨相对于跟骨背屈。前足跖骨和趾骨背屈，前肌（拇长伸肌、趾长伸肌和胫骨前肌）缩短。腓侧肌充当外翻肌（相对来说不受控）。在后面，跟骨也处于马蹄位置，跟腱缩短紧绷。这种疾病不应与仰趾足混淆，它是一种较轻的畸形，其足跟不呈马蹄状。

表 7.3a　先天性垂直距骨（先天性凸底外翻足）

相关因素	内容
概述	大约 50% 的病例被认为是特发性的，很大一部分与神经或肌肉疾病、染色体或基因异常、骨骼发育不良或结缔组织畸形疾病相关
典型表现	伴有摇椅足畸形；通常归为僵硬性扁平足畸形
治疗策略	应在刚出生儿周时开始治疗
三种相关畸形的病理解剖学	距骨处于固定和僵硬性的垂直位置
	足舟骨背侧移位，位于距骨头颈表面，保持其垂直位置，以防止轻易复位
	改变了的距舟关节处前后肌腱缩短和紧绷（可能）导致并（肯定）维持了畸形
	后侧，跟腱紧绷使跟骨和距骨进入马蹄足；前侧，腓肌腱紧绷，常在外踝前侧移位，使前足背屈和外翻，指长伸肌、拇长伸肌和胫骨前肌腱紧绷，前足背伸和外翻（跖骨和趾骨）
	内踝前侧的胫骨后肌腱移位，使肌肉变成背屈肌
	跟骨在马蹄内，呈外翻，稍向外侧移位（指向外侧使足跟外翻，前侧关节面缺失，中间和后侧关节面畸形）
	距骨垂直，在马蹄内，头部内侧移位（突出的距骨头可在足底内侧触及）
	胫距、距跟后关节（维持马蹄足）和距舟关节（维持距舟关节脱位）背侧关节囊紧绷

Drennan 和 Sharrard 描述了 1 例脊髓脊膜膨出新生儿的病理解剖学[323]。他们认为根本原因是无力的胫骨后肌和足部外转肌之间的不平衡。足舟骨向近端移动，使胫骨前肌沿着一条直线到达其止点。跟骨外翻跖屈，并向外侧移位。距骨头颈发育不全，向下和内侧指向，未得到跟骨前端的支撑。腓骨前端半脱位，进一步扩大其外翻 / 背屈肌效应。活动的小腿三头肌（腓肠肌）使后足跖屈，但未发生正常的内翻，因为内转肌的活动减弱了。总之，他们认为，无力的胫骨后肌与有力的屈肌和外翻肌之间的不平衡，是造成这种畸形发展的根本原因。无力的胫骨后肌无法单独支撑距骨跖屈，而在足舟骨被活跃的胫骨前肌撑持在背屈的情况下，距骨被迫处于垂直位置。这种姿势一旦确立，持续的时间越长，软组织和软骨模型的继发性改变越大，畸形的僵硬度也越大。早期 X 线片显示距骨垂直位置、跟骨马蹄位置和第一跖骨明显背曲，有助于诊断。

Patterson 等人对 1 例双侧先天性凸底外翻足的婴儿进行了病理解剖学研究，该患者在 6 周龄时死于先天性心脏病[324]。其中的一条腿（包括足部）经解剖切开后进行了研究，另一条腿经脱钙后的多种组织学切片进行分析。其死亡前的临床检查显示：足跟外翻，前足外展，足跟马蹄状畸形，足底凸出，距骨内侧突出，足部僵硬无法被动矫正。足舟骨在其与距骨的背侧关节处半脱位，同时伴有一个缩短的背侧关节囊和关节内嵌入的一些异常的纤维组织。距骨和足舟骨表面均有软骨覆盖，但距骨头部略扁平。距下关节后、中关节面畸形，而前关节面缺失。跟骰关节正常。胫后肌腱和腓骨双肌腱的位置比正常足的位置更靠前。胫后肌腱在内踝处中间，而不在内踝后方。腓肌腱位于外踝的沟槽中，而不在足踝后面。跟腱绷紧（收缩）并使跟骨保持在马蹄足位置。胫骨前肌、拇长伸肌、趾长伸肌、腓骨肌腱均紧绷。距舟关节脱位无法矫正，直到这些肌腱（胫骨前肌、拇长伸肌、趾长伸肌和腓骨肌）被切断。距舟、跟骰和距下关节囊松解术也已完成。随着以上关节的松解，距舟关节也就很容易复位了。所有肌肉、血管和神经均正常，但未检查脊髓。跟舟（弹簧）韧带和足底筋膜正常。踝关节正常。

作者们的结论是，软组织肌腱部位紧绷导致了伴有继发性骨质改变的畸形。主要干扰为距舟关节和距下半脱位。跟骨被紧绷的跟腱拉成马蹄足。然后由于紧绷的关节囊附着，将距骨拉至垂直位置。紧绷的前肌牵拉或抬起足舟骨，使其相对距骨头处于背侧半脱位 / 脱位。因此，三联畸形是紧绷（收缩）的肌腱部位、随后距骨和跟骨的形态改变以及跗骨间的畸形关系。图 7.23a 概述距跟畸形的分类；图 7.23b, c 示摇椅足畸形的主要病理解剖学表现，即足舟骨移位至向下倾斜（垂直）的距骨头颈背侧；图 7.23 示摇椅足的临床外观与相应的放射学表现。

（3）临床识别

虽然作者未描述成垂直距骨，但是在 1900 年，Bigelow 所做的关于起源扁平足的外翻足畸形说明，介绍了垂直距骨畸形的发展阶段，包括他使用的术语“摇椅畸形”[79]。

外翻足是指在这种变体中，足底向外翻转。①第一级。扁平足姿势，足弓消失，足趾伸肌收缩，足部向外旋转。②第二级。足底从地面抬起，身体的重量置于足内侧，骰骨和足舟骨向外侧移位，腓骨和足趾伸肌突出，加重移位。③第三级。外翻肌进一步过度活动，导致跖骨和跗骨关系的改变。足舟骨被拉向外侧，暴露距骨内表面。腓骨肌、趾伸肌和小趾外展肌收缩加剧了畸形。如果跟腱收缩，患者在足跟和足趾抬起的情况下，用足底中部行走，就会出现摇椅畸形。最终，足部骨骼轮廓基于施加于它的永久肌肉力量呈现出相应的形状。

（4）Lamy 和 Weissman 综述

1939 年，Lamy 和 Weissman 对先天性垂直距骨进行了初步的详细综述，包括大量的文献综述[325]。1934 年，Lamy 描述了该疾病[326]。1914 年，他们在法国里昂的 Nove-Josserand 诊所了解到了 Henken 对该病的早期贡献[327]。其特征包括足底凸出，后足偏离外翻，前足外展（图 7.23d 和 7.24a）。X 线片显示距骨垂直（倾斜）位置（侧位图）（图 7.24b~d）。足弓出现真正的内翻，足背由于跟骨背面马蹄足和前足前方背屈而呈凹形。前足背屈并外翻。足后部处于极端外翻状态。背 / 伸肌腱紧绷的，跟腱紧绷。侧位片显示足舟骨和骰骨呈半脱位甚至背侧脱位状。足舟关节仅与距骨颈上部相连。骰骨与跟骨前关节面的关系异常。在正位 X 线片上，距骨向内侧偏移，足舟骨和骰骨向外侧半脱位。这种畸形是僵硬的，就像先天性的马蹄内翻足一样，在出生时无法被动地缩小。在更柔软的扁平足中，足弓（中足）可能消失，但永远不会凸出，且足舟关节与距骨头相连。

病理解剖学上主要为，距骨垂直，距舟状半脱位的背侧覆盖着趾短伸肌、短伸肌和腓肌腱的肌肉块。背侧移位的足舟骨成楔形。作者认识到，单独出现倾斜或垂直距骨相对比较常见（2%~3% 的新生儿），但先天性足舟骨和跟骨错位则相对罕见。

如何治疗在很大程度上取决于“畸形固定的多少”。所有人都认为早期治疗效果最好。手术延长跟腱是必要的。结合每隔几天更新人工手法治疗和石膏固定。在这一时期，特别是对于出生几年后的患者，如果要达到任何程度的跖行足，通常认为必要进行距骨切除术。大多数人切除了移位的距骨头和部分距骨颈，以重建足弓。有时进行完全性距骨切除术，同时进行肌腱延长和转移术。

随着 X 线片的发展，该疾病被明确界定为侧位片示距骨相对固定的垂直位置。跟骨（足跟）不仅在马蹄畸形内，而且在外翻，而前足同时背屈和外展。在较轻微的畸形中，距骨 X 线影像显示为垂直，但未见其他部位。图 7.24d 示距跟位置从治疗前畸形阶段到治疗后位置明显改善的良好结果。

（**5**）**病因学**

只有大约 25% 的病例被认为是特发性的，虽然也有些报告认为这个比例高达 50%。甚至在 20 世纪早期，神经源性病因也被考虑。Mau 推测，腓骨功能亢进导致足部向外翻偏移，可能是因为脊髓损伤 [328]。大多数病例与中枢神经系统或周围神经肌肉系统的潜在畸形有关，包括脊膜脊髓膨出、脑瘫、肌肉疾病或关节挛缩。Lloyd-Roberts 和 Spence 报道了 22 名儿童的 32 例扁平足，其中 10 例伴有关节挛缩，2 例脊柱裂（脊膜膨出），1 例神经纤维瘤病，以及其他方面正常的单独垂直距骨 9 例 [329]。他们论文的重点是扁平足的诊断与鉴别，以区分那些足弓扁平但不凸出、足舟骨通常与距骨头相连的其他形式扁平足。家族发病率在增加。男性比女性更常见，许多病例是双侧的。针对外翻肌相对活动过度及胫骨后肌明显无力，肌肉不平衡起着主要的作用。

（**6**）**治疗方法综述（按照时间顺序）**

早期方法为，在发现这种疾病后的最初几十年里，治疗无效。Osmond-Clarke 回顾了早期较差的结果，开始在距舟和距下关节处使用半脱位切开复位术，试图通过腓骨短肌腱远端移植术穿过距骨头，以阻止其重新回到马蹄位置 [330]。Eyre-Brook 分别在 8 个月、9 个月（2 例）和 11 个月的患者身上，从足舟骨背侧进行楔形切除术，通过缩短内侧柱的长度来松解复位 [331]。Duckworth 和 Smith 研究了通过手术矫正的 25 例扁平足。所有畸形患者均患有脊髓脊膜膨出。除胫骨前腱转移至距骨颈以及腓骨短肌转移至胫骨后肌外，其余均行切开复位术最有效。腓骨短肌穿过胫骨和腓骨后侧，深至神经血管束，并向下穿过胫骨后肌鞘，附着于足舟骨 [332]。Colton 报告有 7 例取得了良好的结果 [足舟骨切除，胫骨前肌腱插入距骨颈，克氏针保持距骨 – 楔骨关系 [333]]。

Clark 等人回顾了所采用的多种治疗方法，包括距骨切除术、伸肌腱延长、腓骨短肌或胫骨前肌腱转移至距骨颈（将其移至背屈位置）、Grice 距跟骨融合术以及某些后侧组织手术 [334]。然后他们描述了在胫骨后肌腱止点松解后完全切除足舟骨的方法。松解胫骨前腱所有附件，以及距骨前端所有附件，以便在前足相对于后足复位时将其抬高。需行跟腱延长术和后囊切开术来复位距骨和跟骨。克氏针逆行插入距骨，向前穿过中间或内侧楔骨进入第一或第二跖骨，保持矫正位置。然后，包括肌腱止点在内的软组织结构，在相对于重新排列的跗骨和跖骨处得到了修复。他们报告说，在治疗后的 2~15 年里面，有 15 例手术的结果是可以接受的，“所有患者无症状……完全活跃，步态正常。”临床和影像学表现为 3 例极好、7 例良好、4 例一般以及 1 例较差。作者认为内侧柱太长，以至于需切除足舟骨以获得正常的前后足对齐。他们认为在患儿 18 个月前进行手术可获得最佳结果。

保留所有结构的手术方法简述如下，Hark 对部分距骨切除术（头颈部）感到不满意，他试图解决 2 种主要的软组织畸形——跟骨马蹄状和跗骨间关节脱位 [335]。他延长跟腱，穿过胫距关节松解后囊，并用克氏针保持改善的跟骨位置。通过 2 个切口（背内侧和背外侧）松解背侧挛缩，并进行胫骨前肌、拇长伸肌、胫骨后肌（偶尔）和拇长屈肌肌腱的 Z 形延长术，同时切断趾长伸肌肌腱并将其重新对位。跨越距舟关节和跟骰关节的关节囊同样切开。在提肌的协助下，脱位减轻了。偶尔用克氏针固定距舟复位，但通常需在前足跖屈状态下连续进行石膏固定。手术在 2~12 岁之间进行，一些影像学结果提示结果良好。Herndon 和 Heyman 使用 Hark 入路进行切开复位术，术后用克氏针（2 枚）和石膏固定修复。距舟复位后 6 周行足跟延长术和后囊切开术作为第二阶段的治疗，同时延长前侧肌腱以及修复背侧囊。

早期干预，即手术入路改进的下一个阶段涉及早期干预。由于僵硬和固定变形的继发性改变较小，认为这种方法的结果更好。“早期”干预的年龄为 3~6 个月。Fitton 和 Nevelos 为 9 例 3~6 月龄的患者实施了手术，这些患者均建议接受手术治疗 [337]。行切开复位术和多个肌腱延长术，未切除足舟骨。术后 1~8 年，与跟骰关节的完全切断和肌腱的大范围延长使患者获得了极好的结果。Schulitz 等人进行了开放性复位术，但偶尔加入 Grice 距下稳定术 [338]。Wirth 等人认为，在该年龄进行初次手术干预，可通过切开复位距舟关节和延长跟腱来维持矫形，从而矫正 2 个主要的畸形 [339]。该方法是为了避免延长或转移其他肌腱。他们报告了非常满意的美容和功能结果，在平均 3.5 年 ±2.2 年的时间里，在接受治疗的 13 例患者中，5 例患神经障碍，3 例患关节挛缩，其余 5 例正常。甚至需在 3 周龄时行大范围的软组织松解，并采用克氏针固定，才能使足舟骨和距骨复位。跟腱延长伴踝关节后囊切开术。保留距舟关节囊，以便最终在复位关节上进行重新定位。有时，初始手术是将胫骨前肌腱止点转移到距骨颈，同时延长腓肌腱术后石膏固定持续 12 周（长腿和短腿石膏各 6 个），然后用夜间夹板保护足部直到步行年龄，之后再用鞋垫进行保护。

手法治疗是由 Becker-Anderson 和 Reiman 研究了一组特发性先天性垂直距骨患者的保守治疗情况（不包括脊膜脊髓膨出和关节挛缩）[340]。据他们报道，通过手法和连续夹板成功矫正了 7 例扁平足。直到 1968 年，他们诊所的所有病例才都采用手术治疗。治疗包括日常手法，随后用热塑性夹板。首先在婴儿俯卧姿势下治疗马蹄。然后将婴儿置于仰卧位，以完成其他手法。所有问题似乎都在每次治疗中得到了解决。早期手法矫正开始于出生后 4~8 d。矫正后，无 1 例因负重复发。有 1 名患者在 3.75 个月时的反应较差。作者认为，在后来的病例中，由于早在 6 周龄时发生的跗骨继发适应性改变而无反应。开始温和手法治疗的时间范围是“出生后的第一周”。这种方法，不包括由脊膜脊髓膨出或关节挛缩导致的病例，尚未有其他人报道过。表 7.3b 提供了先天性垂直距骨治疗的详细综述。目前的治疗方法是从闭合手法开始，然后通过经皮松解术来尽量减少大范围的手术干预。

表 7.3b　先天性垂直距骨治疗——闭合手法 / 经皮手术联合方法（Dobbs 方法）

相关因素	相关内容
治疗原则	概述：在 20 世纪下半叶，矫正先天性垂直距骨一直很困难；大多数医疗中心认为，为获得最佳效果，就需要进行距舟关节移位开放性复位术、肌腱延长术、肌腱转移术和多个关节囊切除术。基于 Ponseti 闭合手法和经皮跟腱切开术治疗先天性畸形足的成功经验，Dobbs 和同事们努力对该方法进行调整和修改，用来治疗先天性垂直距骨。来自几个医疗中心的报告显示了良好的结果，这是目前治疗这些畸形的常见方法
	为了获得最佳效果，治疗应该在出生后的最初几周就开始
	无论是特发性病例还是那些有潜在相关疾病的病例，都可以成功地用相关方法进行治疗
治疗方法	采用连续闭合手法和石膏固定减少距舟关节脱位，拉伸紧绷 / 缩短的前侧肌腱结构 [每周 1 次共 5~6 次，在门诊进行，无麻醉]
	一旦临床和影像学检查显示脱位复位良好，放射学指标显著改善，主要是将距骨 – 第一跖骨角复位到< 30°，全身麻醉，用经皮克氏针稳定距舟关节（通过距骨后侧插入），经皮切开跟腱，然后用长腿石膏固定足部 [全身麻醉状态在手术室中进行]
	术后护理对于保持矫正和预防复发非常重要。在开始行走之前，受累足部在短腿矫形器中一直保持轻微马蹄内翻的位置；开始走路时，使用夜间夹板固定 2 年 [矫正后保持 2 年]
	在许多病例中，足部矫正良好，不需要额外治疗
	在一些病例中，如果在 5 周或 6 周石膏固定后矫正效果不理想，手术干预的程度就会增加。必要时，可能涉及以下方面：距舟关节内侧开放性手术入路，将仍部分垂直的距骨向上扳，使距舟关节对齐，以达到克氏针稳定的有效位置和 / 或进行距舟关节背侧囊切开术，以便更容易复位
	选择性地在踝关节前方进行 Z 形肌腱延长术，以达到所需的肌腱长度
	将胫骨前肌止点转移至距骨颈处，自主地克服距骨倾斜，恢复垂直位置

较新的手术治疗主要是，广泛推荐在出生后不久诊断之后就开始治疗。连续手法石膏固定曾被尝试过，但没有被很多人采用。到 20 世纪 70 年代末，对于完全发育的僵硬畸形，人们普遍认为手术几乎是必要的。一种常见的方法是从出生开始就进行石膏治疗。最初的矫正是尝试跖屈和内翻，试图拉伸紧绷的背屈肌和外翻肌，减少距舟背侧脱位。那时侯总是使用外科手术。手术年龄 3~6 个月时报告良好的矫正效果。有效的方法需行 Z 形跟腱延长术、踝后关节囊切开术、距舟关节切开复位术伴克氏针固定，以及延长石膏固定时间。当手术是在 2 岁或更晚的时候，通常认为仍需切除部分距骨或足舟骨，而不是尝试解剖学上的矫正。Badelon 等人研究了 71 例先天性垂直距骨患者。已经明确识别了 2 种固定畸形：具有垂直距骨的后足马蹄状畸形以及由于足舟骨相对距骨头错位而导致的跗骨间关节脱位。前足通常外翻，虽然偶尔内翻。治疗考虑行切开复位术，6 周后再行跟腱延长术。距骨只在 3 种情况下切除。结果差异

非常大，然而，“平均分为良好、一般和较差”三个等级[341]。当治疗较晚时（如平均年龄为8.5个月），按照目前的标准，建议采用两阶段法。Walker等人认为手法治疗不太可能实现距舟复位[342]。他们第一阶段的方法是行开放性前外侧松解术以Z形延长收缩的长伸肌、腓侧肌和胫骨前肌腱，同时进行距舟和跟骰关节囊松解术，以实现中足复位。固定约8个月，使足部愈合和重塑，然后进行第二阶段后囊松解术和跟腱Z形延长术，以恢复正常的足部位置。他们认为，切除足舟骨是禁忌。他们更喜欢两阶段法，因为“在开始矫正后足畸形之前，跗骨间关节的稳定性至关重要”。

据Seimon报告，采用一次手术治疗的10例5~13月龄患者获得了良好的结果，他们的平均随访时间为5.2年[343]。他进行了肌腱前侧松解，通过肌腱切断术或正式延长，复位距舟关节，随后用克氏针固定，皮下延长跟腱。长腿石膏固定6周，短腿接着再固定6周。

区分完全僵直综合征和某种特定垂直距骨的影像学表现非常重要。此处“某种特定垂直距骨”指不伴有后足马蹄状畸形、足舟骨完全移位和前足背屈并前肌腱紧绷。后者只是轻微垂直距骨，不是真正的先天性垂直距骨，可能对手法治疗有反应。

基于2007年发表的大量文献综述，Bosker等人建立了治疗算法[344]。这证实了保守治疗的成功率几乎总是很低。2岁前首选手术治疗。在这个低龄组中，最好的结果出现在距舟关节行切开复位术用克氏针固定结合肌腱延长术和松解术的治疗中。初级治疗优先采用一阶段法，而非两阶段法。针对患有神经系统障碍和2岁以后的患者，行肌腱转移术以平衡足部运动越来越令人满意。常见的转移术包括，腓骨短肌穿过胫骨后侧与足舟骨相连（通过胫骨后肌鞘）或胫骨前肌腱与距骨颈相连。4岁后，越来越多地使用截骨手术（连同软组织切除手术），如足舟骨内楔形切除、足舟骨完全切除或距下关节融合术（Grice术）。2岁以下患者使用各种方法治疗的平均成功率仍然只有70%~75%，这表明常需持续随访和二次手术。手术干预的示意图见图7.25a~d。这些例子不仅强调了开放式手术方法，也很好地说明了需矫正的潜在病理解剖学（无论是开放式还是封闭式方法）改变。

在31例患者中，Ramanoudjane等人回顾了他们的手术入路，由跗骨间松解术和切开复位术组成。松解包括距舟关节和跟骰关节囊切开术以及延长胫骨前肌和趾长伸肌以实现跗骨间复位。23/31的患者（74%）需行跟腱延长术。结果：24例良好（77.4%），6例中等（19.3%），1例较差（3.3%）[345]。

近期联合治疗方法，最初早期手法治疗，随后最小限度手术介入。Dobbs方法。

20世纪60年代末和70年代初有报道称，从婴儿出生的头一两周开始，通过手法和石膏固定治疗先天性垂直距骨，以维持矫形。然而，这些成果并没有被全世界的小儿骨科团体广泛接受，他们认为这种疾病需要切开复位进行矫正。正如上文所述的Becker-Anderson和reiman[340]的报道一样，Storen[346]、harrod[347]以及Silk和Wainwright[348]（1967）均报道了通过闭合性复位手法和石膏固定矫正先天性垂直距骨的一些治疗成功或部分成功的案例。具体到每一则报告时，他们普遍认为，只有那些在出生后头几周内被识别和治疗的病例才有十足的把握以这种方式进行矫正。即使是特发性病例，患者在3~4个月大时就出现了相当迅速的僵硬，因此需要手术治疗。Storen在其长篇专著中回顾了整个疾病，并对他的每一个病例进行了完整的放射学影像或绘图。他详细地描述了闭合性复位的原理。他引用了 Hohman 在其著作 *Fuss und Bein*（Verlag IF Bergmann 出版社，慕尼黑，1934 年）中描述的对这种疾病的早期认识，这本书提倡尽早开始治疗，并指出保守的手法 / 石膏固定治疗取得了一些成功。Hohman 还认识到，许多病例伴有畸形学 / 关节挛缩性疾病；Gunz 对 1 例僵直新生儿的病理解剖学研究显示，解剖的畸形只能通过大范围的肌腱切开术、囊切开术和韧带松解术来矫正。Harrold 成功地治疗了 1 例从出生时就进行手法操作的病例 [347]。如果 3 个月后畸形仍未矫正，则需立即进行切开复位术。在另一篇报道中，在 3~4 月龄接受治疗的 10 例患者中，有 8 例（无关节挛缩）采用手法 / 石膏固定将前足矫正为马蹄状，并通过跟腱延长术和踝后关节囊切开术最终矫正。

Dobbs 方法，即 Dobbs 及其同事们已经证明的在经皮跟腱切开术（全部 19 例）、胫骨前肌腱（2 例）或腓短肌腱（1 例）部分延长术、复位后经皮针固定距舟关节（12 例）[349,350] 的辅助下，手法和石膏固定在矫正垂直距骨中起到了突出的作用。初始矫正平均需要 5 次石膏。该方法是有益的，因为它消除了“大范围的手术松解”。上面图 7.26a, b 示与放射学畸形相关的压力点和轻柔应力方向。

Alaee 等人对手法、连续石膏固定和微创手术方法进行了很好的研究 [351]。随后对同一中心的 25 例先天性垂直距骨并伴有神经肌肉和 / 或遗传综合征的患者进行了复查，结果显示所有病例均有初始矫正，平均使用了 5 期石膏 [352]。其中 5 例出现复发。外科手术伴一系列的手法和石膏固定，包括经皮跟腱切断术（所有足部）或者通过一个内侧小切口用钢针固定距舟关节以确保关节复位，用克氏针进行精准固定（5 例）或在距舟关节和距下关节前侧（20 例）行关节囊切除术（也有克氏针固定）。结果定义为效果极好的短期矫正。随后，他们在至少 5 年的随访中比较了微创（24 例）和大范围软组织松解（18 例）手术的结果 [353]。微创手术在疼痛和活动范围方面得分更高。Bhaskar 描述了一种类似的方法，尽管采用了 AFO，但早期结果也很好 [354]。只报道了 4 例，平均随访 8.5 个月。其足部被描述为柔软和跖行。

其他人现在也采用了这种方法，并取得了良好的效果。Aslani 等人在 15 例（1 个月至 9 岁）的患者中使用了连续石膏固定 / 有限手术方法 [355]。手术包括经皮跟腱切断术（有限手术），但也对距舟关节行开放性复位术。经过至少 2 年的随访，所有足部均可行走且灵活，影像学显示平均角度得到改善：距跟角由 70.5° 降至 31°，距骨轴 / 跖骨底夹角由 60° 降至 15°。结果在特发性和综合征性变异体中均可见。Wright 等人研究了 21 例畸形足，其中 9 例神经肌肉综合征，12 例特发性 [356]。所有患者均采用手法 / 石膏固定和经皮复位固定 / 跟腱切断术进行初步矫正。然而仍有 10 例复发。

Chan 等人评估了 18 例畸形足，其中 8 例特发性，10 例畸形学性。采用 Dobbs 入路后，反应良好，但仍有 6 例（33%）复发，具体是 2 例特发性、4 例畸形学性的。然而，仍然推荐该方法开始治疗，但也认识到其中相当的一部分需要继续治疗 [357]。

第七节　仰趾外翻足

一、术语

出生时，足部明显背屈和外翻，足跟在跟骨位置，中足和前足偏移外翻。

二、概述

出生时，足部常常倚靠在小腿上。畸形与子宫内极端的足部和腿部定位有关。这种疾病常伴有胫骨外扭转和髋关节外旋挛缩。仰趾外翻足畸形在出生时就存在，多数在几周内自愈，或对温和被动的夹板或石膏治疗反应良好。仰趾外翻足畸形通常在出生时被动矫正至中位，容易摆正。治疗范围从仅观察到涉及跖屈和内翻至中位的手法，如发展停滞，则随后进行连续夹板或石膏固定。在更严重的仰趾外翻足畸形里，有一种是关联的胫骨和腓骨后内侧弯曲。尽管其胫骨通常比对侧正常胫骨短，这种骨骼畸形也可以随着生长而自行矫正，但需要数年时间。

第八节　高弓足

一、术语

高弓足是指具有高位中足弓的足部，其主要畸形是前足相对于后足的跖屈 / 马蹄状畸形。畸形的顶端位于中足的距舟或舟楔部位。更确切的是，内侧足弓最初受到涉及第一跖骨的跖屈畸形影响。在更早的文献中，高弓足有时被称为“爪形足”。表 7.4 提供了评估和治疗高弓足畸形的详细概述。图 7.27 显示了侧位高弓内翻足影像学案例。“足跟视图”站位片可显示累及的后足内翻变形。

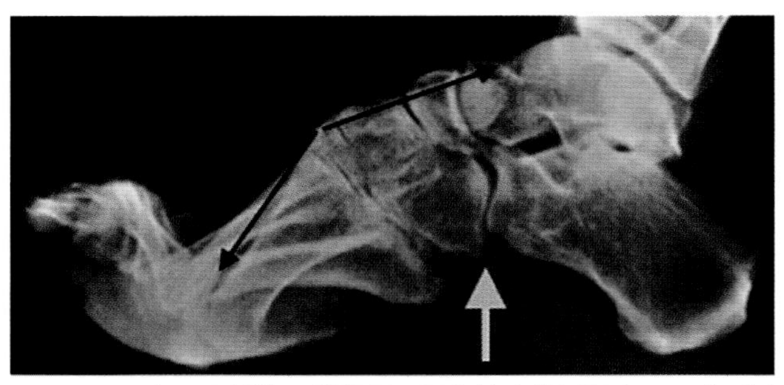

图 7.27　示高弓足侧位 X 线投影。黑色箭头线测量高弓足畸形侧位片上的 Meary 角。这条线在正常足上是直线（0°）；根据角度可明确高弓足畸形的程度。灰色箭头指向高弓足畸形顶端

表 7.4　高弓足或高弓内翻足畸形评估及治疗注意事项

评估因素	注意事项
美观	在儿童或青少年组，如有必要行手术干预以改善外观的情况很少；结果不确定，患者 / 家长的不满情绪往往很高
穿鞋	穿鞋不舒服或穿好几双鞋在任何年龄都是一个大问题，但儿童和青少年时期同样不鼓励手术，出于这一主要目的，通常首选鞋履改造 ± 矫正器

（续表）

评估因素	注意事项
功能	手术是改善功能最有效的方法。手术干预不应仅基于偏离正常足的放射学结构，而应基于明显影响功能的畸形
	确定累及足部是自发性的还是由于神经系统疾病；评估畸形部位，前足、中足、后足或这些部位的组合；确定畸形是柔韧性的还是僵硬性的；确定畸形顶端；
手术方法	软组织松解术：足底筋膜切开术——基本上足底筋膜在所有高弓足手术中都得到松解，一些患者仍行 Steindler 足底筋膜切开术，尤其是严重畸形患者，但大多数患者在中足跟骨前端行简单的足底筋膜切开术，通常切除 1~2 cm 筋膜条以限制复发性紧绷；关节囊切开术（尤其是前足）——这些松解术可以改善具有相当部分柔韧性的畸形，或联合额外的外科手术部分矫正畸形；偶尔进行相对简单的跟腱延长手术（Vulpius 方法）
	肌腱转移术：这些手术是为了矫正由于肌肉不平衡造成的柔韧性畸形，或帮助维持需骨修复手术获得的矫正姿态。肌腱转移术消除了变形力的同时增加了矫正力。常进行的肌腱转移术有：穿过骨间膜转移胫骨后肌腱以增强背曲活动；胫骨前肌腱转移至跗中段（沿第三条线轴），通过将胫骨前肌活动转化为一种单纯的背屈来矫正主动内翻畸形；腓骨长肌腱转移至腓骨短肌腱，以消减内侧纵弓拉力并转化为足外翻肌力；拇长伸肌腱转移至第一跖骨颈部（同时进行趾间融合）[Jones 手术]，将趾伸肌力调整为第一跖骨的背伸肌力；趾长伸肌腱转移至中足（第三楔骨），通过增强足（而非足趾）背屈来矫正高弓足畸形
	2 种骨骼矫正手术：截骨术（切开骨头以改变其形状和 / 或位置）；关节融合术（通过去除两个关节的表面，使相邻的骨端愈合成一个单一的骨块，从而融合穿过一个关节的两块骨头）。对于发育中的儿童，可使关节面和邻近生长区域保持完整的截骨术更可取，例如，跟骨截骨术可将内翻足跟移位至轻微外翻位置，而不损害任何关节面。非关节的骨手术和那些在改善足部位置的过程中移除或贯穿关节面的手术是有区别的
骨手术矫正高弓足（根据基础诊断和功能水平的关系）	特发性高弓足：一般情况下，骨手术在那些神经功能完整或接近正常的特发性高弓足患者身上做得并不好，具体是在获得跖行足的过程中行主要关节融合术。如果一个人跑步并热衷于运动，通过关节融合术获得的灵活性就会丧失，甚至会导致解剖学矫正在改善外观的同时可能使功能恶化。这并不包括所有跟骨关节保持完整的跟骨截骨术
	神经性高弓足：伴有周围神经病变的高弓足可通过包括骨关节融合术在内的结构复位获益。在中度到重度的疾病中，如果患者不能跑步或参加主动运动，无力和感觉缺陷会显著限制功能，而稳定的跖行和部分僵硬的足可以改善功能
骨科手术矫正高弓足（自 19 世纪晚期以来，人们一直在使用骨手术来矫正高弓足畸形的各种组成，并报道了几十种变体。一些目前比较常用的手术方法）	前足：趾间融合术可矫正槌状趾或爪形趾畸形。去除关节面和软骨下骨缩短了趾骨并加强了矫正。[在年轻患者或具有良好活动水平的患者中，许多人更倾向于屈肌腱转移而非伸肌腱转移来获得矫正，同时保持运动。] 远端跖骨延伸截骨术偶尔用于缓解来自一个或两个足趾的局部足底压力
	中足：轻度至中度的高弓足畸形，背侧顶端位于中足（通常如此），可通过中足背侧闭合楔形截骨术进行矫正 [Cole 方法]；近端截骨切口在足舟骨内，骰骨和远端截骨切口在第三楔骨和骰骨内。和中足高弓一样，切口的位置也可导致轻微的内翻或外翻矫正。取出的骨头位于骰骨内，两个关节面保持完整；距舟关节和第三楔骨跖骨关节保持完整，唯一被移除的是三个舟楔关节（具有最小相关的运动）。虽然它不能像三关节融合术那样获得那么多的矫正（见下文），但它保留了功能更重要的主要关节，即完整的距舟关节和距跟关节（以及跖跗关节远端）
	如需获得更多内翻 / 外翻矫正，可以采用 Japas 截骨术，但其 V 形切口涉及跨关节的路径，可加剧术后僵硬性。Dillwyn Evans 方法已被用于高弓足，以加强矫正并防止复发，这种方法是为了未完全矫正并伴有空凹内翻的畸形足而开发的，它包括内侧松解加外侧骰跟融合，旨在缩短外侧柱，防止其进一步生长，同时有利于内侧柱生长

（续表）

评估因素	注意事项
	中足 – 后足：三关节融合术是治疗严重高弓足的经典矫形方法。虽然可以进行极好的跖下矫形，但它会显著降低功能，目前只用于最严重的畸形和功能障碍（通常伴有神经系统疾病）。Ryerson 三关节融合术去除距舟关节、跟骰和距跟关节面和邻近软骨下骨，并小心从距下（距跟）关节三个组分处移除软骨界面；可根据每个关节处所需的矫正，对骨头行楔形切除术。在高弓畸形非常严重的情况下，需行 Lambrinudi 三关节融合术；下距骨的大部分被移除（从后下缘向上倾斜到距骨间前侧水平位置），从而使跟骨抬高 / 向上移动，继而消除高弓足畸形。由于跟距部位过度运动 / 不稳定，虽然没有进行广泛推荐，但是越来越多地使用了一些单独的距跟（距下）融合术（保留距舟关节功能）
	后足：跟骨截骨术（Dwyer 手术）可极好地矫正后足内翻或外翻的变形，而且由于其使跟骨关节面保持完整，可在任何年龄进行。外侧闭合楔形截骨术可矫正足跟内翻畸形；远侧骨端侧移也增强了足跟外翻的稳定性 [只要截骨切口从内侧缘向外侧缘倾斜]。（矫形可通过内侧或外侧切开或闭合截骨术来完成）。Mosca 描述的跟骨延长截骨术也使中足 / 前足倾斜，以矫正外翻
其他注意事项	这里列出的骨科手术表明根据畸形程度所做的考虑；针对不同的情况描述了几十种手术方法
	用于矫正高弓足畸形的外科手术通常有 2 种或 2 种以上；包括前足、中足和后足部位的手术，以及涉及软组织、肌腱转移和骨骼的手术
	长期畸形可能需要重建踝关节外侧韧带
高弓足手术原则总结	须松解足底筋膜
	需注意平衡足部肌肉；胫骨后肌和腓骨长肌是变形力的关键
	（几乎）总是需要胫骨后肌腱转移；常需将腓骨长肌腱转移到腓骨短肌腱
	畸形顶端进行骨科手术以矫正高弓足
	首选的骨科手术是中足截骨术（足舟骨和骰骨水平）以及跟骨截骨术

高弓足畸形渐进式变体，单纯性高弓足畸形：前足处于马蹄状，跖屈成角的顶点在中足水平，第一跖骨向下角度最大，其他跖骨角度较小；足趾在跖趾关节处过伸（背屈）导致槌状趾畸形；后足（跟骨）处于正常位置，无内翻或外翻成角，跟腱无紧绷。这也被 Japas[358] 和其他人称为前高弓足，是最常见和经典的变体。Japas 还定义了仅涉及第一足线的高弓足畸形（这是初始畸形）和涉及整个前足的整体形式。其他畸形可能是高弓足错位的一部分。后侧高弓足变异体：跟骨可能处于垂直位置（跟骨畸形），这是由于腓肠肌无力导致距骨向上倾斜，进一步增加中足弓。在许多变体中存在前足内翻 – 内收畸形和关联的足跟内翻。在跟腱和跟骨水平位置紧绷的足跟处可能存在轻微的马蹄状畸形，尽管不像中足那么严重。

二、发病机制

周围神经病变高弓足的发病机制已经得到了很好的证明，并且是治疗计划中的一个重要的考虑因素[358–362]。高弓内翻足的治疗方法取决于潜在疾病的类型和严重程度（神经性或非神经性），患者的年龄，前足、中足和后足畸形的进展和定位，畸形的僵硬性，以及疼痛和残疾的程度。出现高弓足时，需对其潜在的病因性神经疾病进行仔细的评估。最常见的相关疾病是周围神经病变，特别是Ⅰa型腓骨肌萎缩症（Charcot-Marie-Tooth，CMT）和Friedreich共济失调（Friedreich ataxia，FA）。椎管内疾病也可导致畸形，包括脊髓发育不良、脊髓纵裂、脊髓栓系或隐性脊柱裂。在以下情况中均可看到：腿部神经、肌肉或肌腱孤立损伤后，脊髓灰质炎，筋膜间隔综合征后，或残留畸形足。然而，大约1/3的病例在其他方面表现正常，没有发现神经异常，也没有检测到特定的大运动或感观改变[363]。Brewerton等人揭示，对高弓足患者的详细评估可描绘出先前未知的神经系统病变[363]。如临床上无可测得的无力或其他神经系统病变，介入治疗（尤其是手术治疗）就比神经肌肉性的高弓足要少得多，后者的功能限制是渐进式，并且更严重。

准确了解遗传性运动感觉神经病或其他神经肌肉病因的类型，可为预后提供有用的信息。患者的年龄很重要。采用不影响生长的软组织和骨性手术，即使是在10岁时，也可通过手术来帮助有症状的儿童。

前足畸形始于第一跖骨跖屈，随后依次是其他跖骨跖屈、顶端翘起或槌状趾以及跖骨内收－内翻错位。中足畸形涉及足舟骨、骰骨和楔骨错位，进入马蹄状畸形/跖屈，导致足弓增高，马蹄状畸形的顶端位于跗骨间关节或跗跖关节处。后足畸形轻微，且常不存在，但可涉及距骨和跟骨错位，跟骨倒向内翻位置。跟骨通常在矢状面保持正常位置，甚至在某些跟骨也正常。后足未见或轻微马蹄状畸形。由于周围神经病变最初影响远端肌肉，最轻的病例仅累及前足（第一跖马蹄状畸形，足趾顶端翘起），而中足和后足随着神经系统严重程度增加而逐渐受到影响。内转肌（胫骨前肌和胫骨后肌）往往强于外转肌（腓骨长肌和腓骨短肌），可发生内收和内翻变形。时而开始时反过来是正确的，外翻肌更强，导致足部外翻旋前。

高弓足畸形的发病机制已经讨论了100多年，其中两个主要流派支持病原学说。人们一致认为，某种形式的肌肉失衡导致了畸形的发生，即使在那些没有特定的神经肌肉性原因可以确定的情况下。有一种观点认为，足部固有肌肉畸形是起始因素；而另一种观点则主张，单独的非固有长伸肌无力或与腓骨肌相对过强相结合才是其病因[359,362]。认为不同的患者可能涉及两者或其中之一并非不合理。

足部固有肌肉无力，Sabir和Lyttle根据这一机制非常明确地解释了原因[359]。无力的固有足肌包括蚓状肌、骨间肌和足底短肌（小趾外展肌、趾短屈肌和拇外展肌），它们经历失神经支配、无力和最终纤维化。蚓状肌和骨间肌的周围神经病变萎缩导致跖趾关节背曲和趾间关节屈曲。长伸肌（拇长伸肌和趾长伸肌）的非对抗性活动在MP关节处伸展趾骨近端。通常情况下，蚓状肌充当屈肌来平衡固有的长伸肌，蚓状肌和骨间肌通过插入伸肌扩张部来伸展远端和中间趾骨。当趾长屈肌甚至趾短屈肌无力时，会产生过屈和槌状趾。当每个足趾背屈时，趾骨近端推动跖骨头（特别是在第一跖骨处）进入跖屈。在足底表面，短屈肌挛缩缩短了纵弓支柱间的距离，产生弓弦效应，特别是在内侧，并产生更高的足弓。随着时间的推移，足底短肌（也包括固有肌肉）经受失神经支配、萎缩、纤维化和缩短，进一步牵拉前、后（与跟骨相连）区域，共同抬升纵弓高度，并在后足上产生前足马蹄状畸形。随着畸形逐渐僵硬，发生足底筋膜挛缩。骨骼生长改变以适应收缩变形的位置，尤其是在跗骨间的足弓顶端。足趾背侧完全脱位，进一步将跖骨头跖骨向足底推进。足跟和足外侧出现内翻足畸形，伴旋后。

早在 1867 年，法国神经学家 Duchenne 就推断过足短肌和骨间肌无力是导致高弓足的原因[364]。MRI 显示肌肉脂肪浸润，主要累及早期高弓足患者的蚓状肌，这些病例同时患有Ⅰa 型腓骨肌萎缩症，此时 6 名患者的四个小腿骨筋膜室仍然保持，以上结果进一步支持固有肌肉畸形对该疾病的起始影响作用[365]。由此推断，足部的固有肌肉，特别是蚓状肌，其选择性失神经支配，而非小腿肌肉的不平衡，似乎是导致踝关节柔韧性降低以及前足高弓畸形的最初机制[366]。此前，Price 等人对 26 例 CMT 患者进行足部和腿部的 CT 扫描，发现足部肌肉伴有蚓状肌和骨间肌早期严重萎缩，显示最高级别的恶化，非固有肌肉则累及较少[367]。Tynan 等人使用 MRI 显示，在腿部肌肉系统中，腓骨筋膜室肌肉相对于前（伸肌）骨筋膜室较大[368]。

非固有肌肉无力。一些主要腿部肌肉无力的地方，插入足部，移动足踝。似乎累及的是趾长伸肌和胫骨前肌。其他人认为腓骨长肌活动相对过度。Todd 写了一篇关于高弓足的详细综述，（从他的许多个人案例中）在理论上阐明了“前足下降是高弓足的一个不变的和基本的特征”[362]。他提出了骨间肌和蚓状肌无力的理论，该理论即使在当时（1934 年）也很常见，但他认为，这些结构的肌肉无力在数百次开放式手术中从未见过。他认为骨间肌在爪状趾（槌状趾）畸形中所起的作用是被动的和继发性的。他认为“伸肌活动减弱和高弓足之间存在着某种因果关系”。Bentzon[369] 和 Hallgrimsson[370] 都认为，扁平足的成因是腓骨长肌过度活动，导致第一跖骨跖屈和最初旋前，随后前足屈曲。O’Connor 同意以上观点，认为这种非固有肌肉运动的轻微失衡，有助于腓骨长肌过度运动影响第一跖骨，为使第五跖骨着地，一种跗骨扭转的机制在足跟倾斜至内翻处发生了[371]。一些人认为这是合理的，因为腓骨长肌插入到第一跖骨和第一楔骨底部外侧。Dwyer 在他对高弓足的大量综述中，阐明了这一理论，但他最终推断，任何此类变化都不是主要的，而是次要的[361]。腓骨长肌活动过度的理论，不仅由 Bentzon 和 Hallgrimsson 表述过，而且也得到外科移植手术良好结果的支持，具体是松解腓骨长肌，将其插入腓骨短肌腱，以解除长肌在拇趾和中足的屈曲和旋前作用，转移旋前，拉向后足。

三、临床表现

足部的疾病是渐进式的，但恶化的速度极不相同。出生时未见高弓足，但通常在 3 岁后发病，进展非常缓慢，但在快到 10 岁时变得明显。高弓足或高弓内翻足最初是柔软的；当足部置于负重位置时，畸形消失。早期阶段手工检查足部，对跖骨头施加向上的压力可矫正槌状趾畸形。应检查患儿足部，使其自主地以非负重的姿势背屈足部，以显示早期中足高弓和槌状趾背屈位。当畸形变得僵硬时，无论是负重还是被动手法治疗都不能完全矫正足部。与发病机制相关的一个重要发现是第一跖骨跖屈，一旦跖屈变得僵硬，在负重过程中，足跟必须移动到内翻成角或旋后的位置。Coleman 和 Chestnut 站立侧位积木式试验非常有助于判断后足是否灵活，如矫正到负重的轻微外翻位置，抑或矫正不足时后足是否僵硬[372]。

四、影像学指标

站立正位片、侧位片和足跟视角片有助于治疗计划的制定。最有价值的是侧视图上的 Meary 角，其测量的是距骨长轴（距舟背面）与第一跖骨长轴之间的角度[373,374]（图 7.27）。正常角度为 0°~5°，在一系列 CMT 患者中，其平均畸形角度为 18°[374]。通过将测量的角度降到正常范围内来评估高弓足的矫正情况。跟骨的位置可以根据两张影片来评估（跟骨视角内翻；侧位看马蹄程度或跟骨轴线）。

五、治疗

治疗儿童高弓内翻足，是为了在骨骼发育不成熟时尽可能让足部变直而不损害其生长。这种方法使功能最大化，骨性畸形的发展最小化，并且可避免在以后进行范围更大的骨外科手术和关节固定术。矫形器很有帮助，特别是在轻症或病情进展缓慢的情况下。UCB 衬垫，踝上矫形器（SMO），甚至高帮运动鞋都可以使用。对于进行性畸形或有症状的足部，手术干预可能会有所帮助。然而，正如对发病机制和病因学的讨论所表明的那样，必须仔细考虑手术干预。

1. 一般考虑

通常因高弓足或高弓内翻足畸形来就诊的患者有三方面的考虑。首先是美观；由于中足弓增高，足趾翘起，前足变宽，前足内收，以足跟内翻，足部外观常常令人发愁。第二方面的考虑与第一方面密切相关，涉及穿鞋舒适 / 时尚的问题。第三方面是功能的问题，走路或跑步时，由于频繁内翻诱导踝关节侧位扭伤、慢性踝关节疼痛伴复发性扭伤愈合不完全、骨折（通常是第五跖骨底部）、突出及负重过度的跖骨头下有疼痛和老茧以及足趾背侧疼痛和老茧伴僵硬的槌状趾畸形。一般来说，矫形和手术治疗对于功能性问题最有效，相反地，对于外观 / 穿鞋问题的效果最差。

2. 治疗方法概述

治疗高弓足畸形的详细评论和方法也已进行了 100 多年。在 1917 年，Steindler 最早描述了足底松解术[375]。包括持续更深入地松解足底腱膜，剥离骨膜下附着于跟骨前表面的肌肉（图 7.28）。[今天，大多数外科医生在高弓足畸形顶端行完整的足底腱膜切开术（图 7.28）。] 当高弓足接受手术矫正时，现在某些形式的足底筋膜切开术几乎总是单独地或伴随其他方法使用。1920 年，Steindler 指出，在某些情况下，足底松解需同时切除跗骨以克服高弓足畸形。在其他病例中，在跖趾关节外松解拇趾伸肌腱，并将其更近地附着于第一跖骨头部，是治疗第一跖骨马蹄状畸形（下降）和

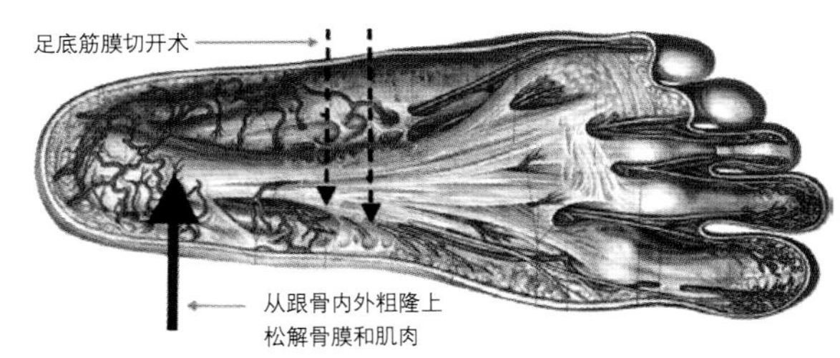

图 7.28　足底筋膜切开术（Pl Fasc）通常是在同一手术中为获得一些矫正效果而进行的初始操作。在左侧（实线箭头），在跟骨前结节水平面行 Steindler 足底松解术，切开覆盖的足底筋膜，将骨膜和附着的肌肉从邻近的足跟内外粗隆提离（P/M rel = 从跟骨内外粗隆上松解骨膜和肌肉）。在右侧中足，足底筋膜切开术松解筋膜，筋膜部分（虚线箭头之间）切去 1~2 cm，以防止复发。[足底筋膜腱膜位于皮下，必须小心松解，以免损伤邻近神经或血管]（经许可转载并修改自《实用解剖学》Praktische Anatomie,von Lanz 和 Wachsmuth，柏林，Springer-Verlag 出版社 ,1938 年）

第一跖趾关节背屈畸形的最佳方法[376]。

在 1934 年的一份关于高弓足治疗的综述中，Todd 列出了以前使用过的方法，包括系统手动拉伸、在 Scarpa 靴等夹板上拉伸、麻醉下强制手动拉伸和扳紧、伸肌腱切断术、足弓垫、足底筋膜切开跗骨楔形切除术、Phelps 手术（也用于畸形足）和 Steindler 手术[362]。Todd 明确指出，这些方法长期失败的原因是由于他们无法"矫正畸形的根本原因"。他阐明了两阶段治疗的必要性：首先，矫正现有畸形；其次，通过解决主要的机械性原因来防止复发。

3. 治疗高弓足的 3 种基本手术方法

在过去的几十年里，手术方法在软组织 / 肌肉松解术、肌腱转移术和截骨术或切除术的框架内是多种多样的。

（1）软组织松解术

主要包括足底和足内侧软组织松解，如足底筋膜切开术、Steindler 跟骨前端肌肉附件松解（也通过足底表面），以及跖趾和趾间关节囊 – 肌腱松解，以伸直足趾。对于年龄小于 10 岁且中足高弓伴有或不伴前足内收的患者，使用旨在矫正第一跖骨跖屈的大范围足底松解术可提供良好的矫正效果。如果后足僵硬导致某些固定的内翻成角，松解也包含内侧跗骨结构，并结合称为足底内侧松解的方法。这些松解术是在 20 世纪 20~30 年代开发的。Steindler 描述了一种软组织松解术，涉及跟骨前端足底表面附着的肌肉在骨膜下剥离[375]。该方法利用了这样一个事实，即足部小肌附件起源于跟骨内外粗隆之间的 3 个骨筋膜室：小趾外展肌、足趾短屈肌和拇展肌。通过松解覆盖的足底筋膜和骨膜下的肌肉，操作越小心谨慎，前侧血管和神经越可能免受损伤。在大多数高弓足的软组织松解术中，这一方法特征显著。大多数入路通过内侧切口，如 Steindler 方法，但也有一些走外侧入路。在接近跟骨起始处将足底筋膜表面覆盖的脂肪剥离后，横贯整个表面完全切断。从跟骨下面剥离筋膜起始部并离断跟骨与骰骨外侧的连接。

Todd 还描述了范围更大的足底内侧松解术[362]。切口从足跟前方穿过足内侧直到拇趾底部，足舟骨正下方的位置。拇外展肌的起点与趾长屈肌腱鞘、拇长屈肌腱鞘加上胫骨后肌所有小附件一起被松解，其在足舟骨处的主要止点除外。进一步松解涉及距舟关节、舟楔关节和楔跖关节中任何紧绷的关节囊。Steindler 松解也完成了。

Paulos 等人也重点强调软组织松解[360]。包括从内侧入路手术矫正第一跖骨跖屈，并涉及拇外展肌起点、足底固有肌肉、长 / 短足底韧带、足底跟舟韧带（弹簧韧带）、足底筋膜和紧绷皮下组织的完全松解。如弓弦持续，则需对长屈肌腱和胫骨后肌腱行 Z 形延长术。距舟关节囊可能也需要松解。10~14 d 愈合后，继续逐步矫正畸形，同时每周更换 1 次石膏，持续 6 周，使足弓变平，足跟进入外翻，前足进入旋后。（他们的一些高弓内翻足患者有马蹄内翻足后遗症，因此，额外手术各式各样，但根治性足底内侧松解术是治疗高弓足的基本方法。）

Sherman 和 Westin 报告了 191 例患者，对他们来说，使用足底松解术治疗各种高弓部位的疾病，也是矫形的一个重要部分[377]。他们采用了外侧入路，松解了趾外展肌、趾短屈肌和拇短展肌骨膜外的跟骨起点。松解前，立即进行足背屈，使短肌处于紧绷状态，这样足底筋膜也得到了松解。短步行石膏应用2周，但大部分矫正是在患者清醒状态下每2周进行1次连续石膏固定。他们用石膏伸展跗骨关节，而不是采用关节囊切开术。

Samilson和Dillin强调，需行足底筋膜切开术伴固有肌肉松解术和连续石膏固定，几乎是治疗高弓足畸形的通用部分[378]。对于有柔韧性畸形的患者，其主动内翻畸形与外转肌相对无力相关，胫骨前肌腱沿第三跖骨长轴水平转移至跗骨间有所帮助。以上操作的目的是在足底松解、足部变直后平衡肌肉力量。

另一种方法进一步确定了软组织手术的价值，这些患者足部变形但仍比较柔软，同时患有腓骨肌萎缩周围神经病变[379]。18例患者的手术包括跟腱延长、胫骨前腱转移到中足部位以及Steindler足底松解，必要时，爪状趾的屈肌腱向伸肌腱转移。只有1例患者需行跟骨截骨术以及将一个长趾伸肌转移到跖骨。平均手术年龄为14岁8个月（范围5~36岁），平均随访14年，显示所有患者都对结果感到满意，其中复发的2例均成功地接受了额外的软组织手术。

高弓内翻足跟骨位置正常或者稍微倾斜时，很少需行跟腱延长术，原因是马蹄状畸形通常发生在踝关节远端距舟关节以及中足跟骰关节，甚至在跗跖关节。但是在高弓足的文献中，相当频繁地提到了跟腱延长。在某些情况下，所回顾的病例并不是单纯性高弓足，而是高弓内翻足，甚至是后侧真正紧绷的马蹄内翻足。为了充分评估后足位置，需仔细检查足部的临床表现以及在站立和非负重状态下最大背屈拍摄的侧位片。即使足跟处于正常位置，小范围的Vulpius跟腱延长术可改善足背屈，几乎没有诱发肌无力的风险。但是，中足马蹄状畸形/足底畸形为主要或唯一表现时，不可行长Z形跟腱延长术进行治疗。

（2）肌腱转移和延长

旨在消除肌腱初始止点处的变形力，并根据新的止点提供主动或被动的矫正力。其中一个主要案例是长伸肌腱从足趾背表面（趾骨背屈将远端跖骨进一步推入马蹄状畸形）转移到跖骨头（此处主动引起跖骨头直接背屈）。

在高弓足的治疗中，肌腱转移和偶尔的肌腱延长可发挥重要作用。对于柔韧性的足部，它们可以帮助矫正畸形；而对于僵硬性的足部，通常在足底松解和某种形式的骨科手术（截骨、融合、切除）后，它们可以帮助保持矫正。

在明确的高弓足中，已经使用了一系列的肌腱转移术：①伸肌腱近端转移至跖骨颈部。对于第一跖骨跖屈，Jones手术在足趾背侧远节趾骨处松解拇长伸肌的止点，并将其近端转移至第一跖骨颈，充当作用在第一跖骨上的背屈力[380]。同时进行拇趾间关节融合术，以防止过屈畸形。如果整个前足跖屈，则常采用Hibbs手术（或对其进行修改）[381,382]。所有趾长伸肌腱和拇长伸肌腱从第2~5足趾背侧释放，集中成一束，插入中足（第三楔骨），使前足背屈，以克服马蹄状畸形。其他技术变体将脊屈肌转移到第一、第三和第五跖骨颈部（Todd）[362]。针对骨骼成熟的患者，其每个趾指间关节的融合通常是通过这些转移来矫正爪状（槌状）趾。②腓骨长肌腱转移至腓骨短肌腱。第一跖骨跖屈和旋前是由于腓骨长肌腱的过度活动，松解与第一跖骨远端相连的长肌，并将其插入足外侧缘的腓骨短肌，既有助于消除变形力，又能产生反向力。Bentzon 在 1933 年 [369] 首次描述了这种方法，接着 Hallgrimsson 在 1939 年 [370] 的一份报告中使用了这种方法，38 例患者取得了满意的结果，10 例有所好转，只有 3 例没有反应。该方法已经在其他中心使用 [383,384]，但是一些人认为它没有价值 [361]。③爪状趾屈肌向伸肌转移。针对骨骼尚未发育成熟的儿童，在他们柔韧的足趾中，趾长屈肌向伸肌转移可将变形性过屈力转化为矫正性伸展力。该方法适用于年轻人，特别是骨骼未成熟、足趾柔韧、未见僵硬（如融合）的患者。该方法通常被称为 Girdlestone-Taylor 转移术 [385]。在骨骼成熟后，大多数选择趾间融合术来伸直足趾。④胫骨前肌腱转移至足背中段是很常见的，对于高弓足畸形伴内翻的部位非常有帮助。⑤胫骨后肌腱转移。如果变形力为胫骨后肌，而胫骨前肌无力，则可通过骨间膜将胫骨后肌腱转移至中足背侧（外侧楔骨）[386]。这个手术已经有效地帮助矫正了腓骨肌萎缩周围神经病变中高弓内翻足的下垂部分。Dreher 等人对 23 例患者的评估表明，该转移术“在矫正（腓骨肌萎缩症）中高弓内翻足的下垂部分方面是有效的，……该转移显然是一种积极的替换”。⑥跟腱延长。在单纯性高弓足中，马蹄状畸形只涉及前足和足跟中立位。在这些情况下，没有必要进行跟腱延长。然而，在某些高弓内翻足中，可能有一些在马蹄状畸形的足跟处需行跟腱延长术。这是通过仔细的临床检查和足部最大背屈时的足踝侧平片确定的。如果跟骨处于水平状态或有轻微马蹄状畸形，则跟腱延长（通常是小范围的）可能是必要的。

（3）骨科手术

截骨术和切除术。有时候，高弓足畸形非常僵硬且累及范围较大，需行跗骨间截骨术使足中弓恢复到正常的对齐位置。在过去的几十年里，鉴于 Todd 的警告，大多数关于治疗的讨论都指出，需应用这些基本的手术方法来矫正畸形，如果可能的话，通过防止复发来维持矫形。进一步的考虑是，在骨骼发育成熟之前进行手术，不要损害生长潜力。当畸形僵硬时，需进行骨科手术以获得最佳的矫正效果。高弓足畸形的顶端在中足跗骨间，一般位于距舟或舟楔部位。从力学和临床意义上看，最好的矫正是在该区域进行背侧骨骼楔形切除术。在特定情况下，后足和前足手术也发挥作用。

矫正高弓足畸形的骨科手术包括截骨以矫正单块骨骼内的成角畸形（不影响生长潜能和关节功能的跟骨和跖骨截骨术）；用于矫正多跗骨区域内畸形的截骨术，在单块骨骼中行开放或闭合性楔形截骨术，及 / 或涉及相邻骨骼、贯穿较小关节并产生较小生长障碍的截骨术；关节融合术，包括行楔形切除术以矫正主要畸形，并通过切除主要关节（三关节融合术、趾间关节融合术、跗骨间截骨术和跗跖关节截骨术）防止复发；偶尔切除完整的骨骼，如足舟骨或近节趾骨。图 7.29a（中足截骨术）和图 7.29b（三关节融合术和 Lambrinudi 关节融合术）示骨科手术。图 7.30a 示内翻足跟的 X 线投影和跟骨截骨术的位置；图 7.30b、c 分示外侧闭合楔形截骨术和跟骨外侧滑动截骨术治疗内翻足畸形；图 7.30d 示 Dwyer 方法经外侧闭合楔形截骨术治疗高弓足。

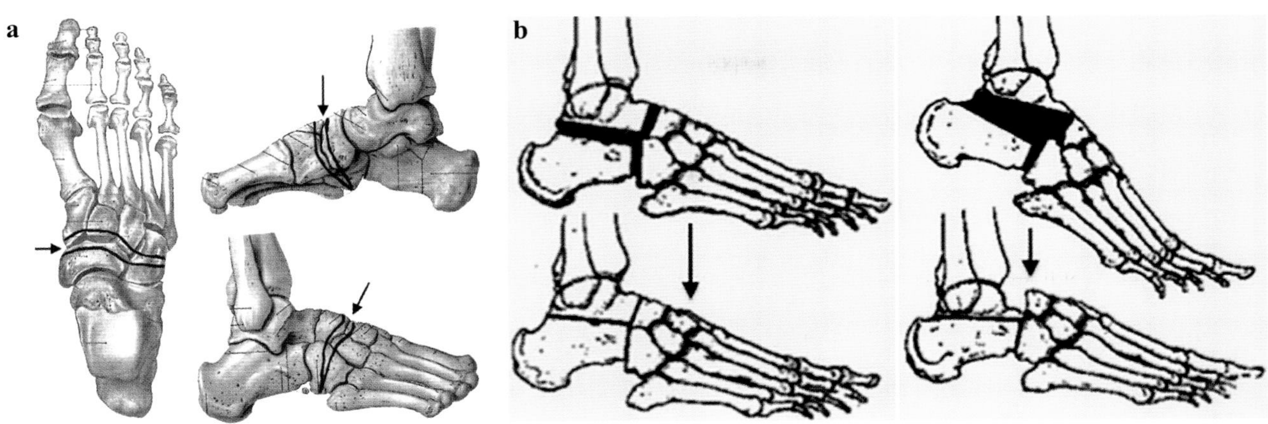

图 7.29　截骨术和关节融合术用于改善中度到重度高弓内翻足畸形的矫正效果。有几种不同术式。（a）通常行中足截骨术，尤其是中度畸形。背侧底部楔形移除（箭头）以矫正高弓足；楔形移除的外侧更大，以矫正该疾病的内翻 / 内收部位。移除骨从足舟骨远端、三块楔骨近端和中间骰骨中取出。近端保留距舟骨和跟骰关节，远端保留楔跖关节和骰跖关节。唯一被移除的关节面是舟楔关节，而舟楔关节只能提供最小幅度的跗骨间运动。（b）三关节融合术（左）和 Lambrinudi 关节融合术（右）用于治疗严重畸形，常常伴有神经系统病变。去除上图中黑色实线标出的骨骼和软骨节段。通过矫正中足，可以获得更好的矫形效果和稳定性，但中度畸形患者（其他情况正常）活动能力的过度丧失，随着时间的推移会出现问题（经许可转载自 Arabmotlagh 等人《整形外科医师》Orthopäde,2006 年，第 35 期：第 372–379 页，Springer 出版社）

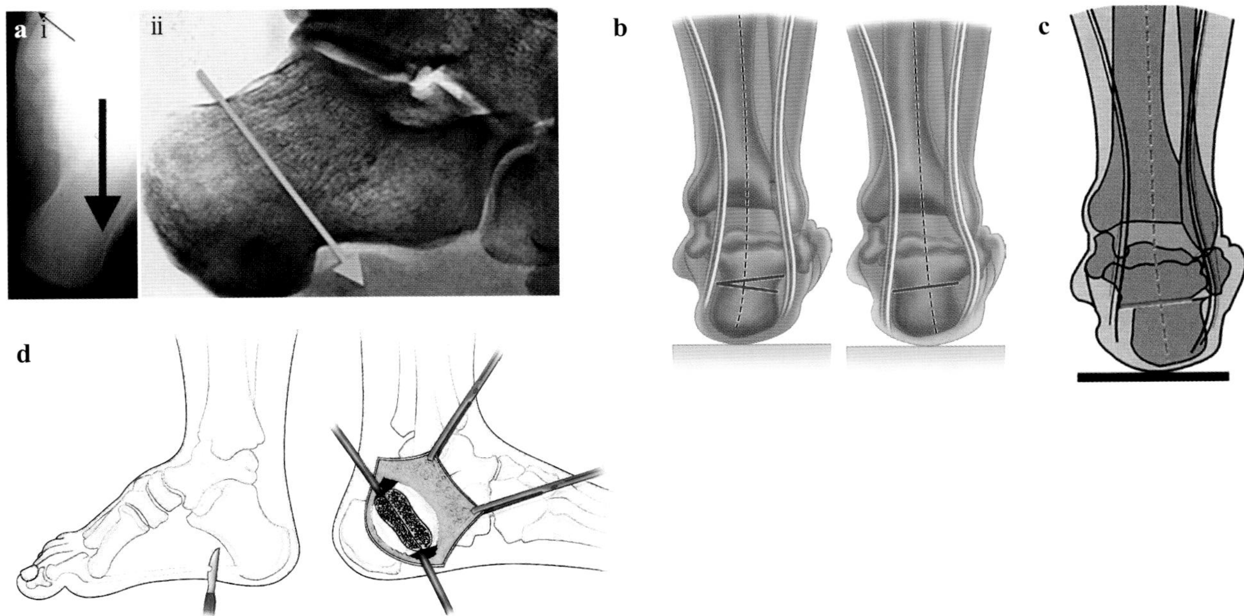

图 7.30　跟骨截骨术可矫正足跟内翻而不损害其生长潜力。（a（ⅰ））站立后侧位 X 线片显示右足跟内翻变形。粗箭头 = 站立时正常跟骨纵轴。细箭头指向内踝。（a（ⅱ））侧位片示跟骨，提示跟骨截骨线（经允许和修改转载自 Dierauer 等人《整形外科医师》Orthopäde,1999 年，第 28 期：第 117–124 页，Springer 出版社）。（b）对于这种内翻畸形，矫正方法是将骨骼底部侧面进行楔形移除，并将截骨远端倾斜至外翻，以闭合缺口。用 1~2 枚钉子固定截骨端（经许可转载自 Dierauer 等人《整形外科医师》Orthopäde,1999 年，第 28 期：第 117–124 页，Springer 出版社）。（c）对于这种内翻畸形，通过截骨远端的侧移（略微向上）进行矫正。可使用 1 枚斜钉或弯钉或加压螺钉固定。横向楔形闭合和横向移动可以一起使用，以获得更好的矫正（经许可转载自 Dierauer 等人《整形外科医师》Orthopäde,1999 年，第 28 期：第 117–124 页，Springer 出版社）。（d）Dwyer 推广跟骨截骨术治疗足跟畸形。外侧闭合楔形截骨术（移除骨）是矫正内翻变形最常用的方法。该手术可用于几种疾病（高弓足、残留马蹄内翻足）。外侧楔形打开并插入骨移植物可矫正过度外翻。楔形 / 闭合也可以在内侧进行，但外侧入路更容易、更安全。在这此图中，高弓足通过足底筋膜松解（左）和跟骨截骨术（右）治疗。一块楔形的骨头被移除；闭合可以矫正内翻

累及骨骼手术技术详情如下：① Jones 术：拇长伸肌腱转移至第一跖骨颈部[380]，这种手术通常用于治疗高弓足的早期原发性畸形，即第一跖骨跖屈。拇长伸肌腱从拇趾远端趾骨底部的远端插入处松解，并通过一个横向切口重新插入第一跖骨颈部，与足部和第一跖骨保持背曲，趾间关节完全伸展融合，同时进行足底松解，一般使用 6 周的“行走石膏”。② Jahss 术：跗跖关节楔形切除关节融合术[387]，Jahss 使用三个切口描述该手术，一个集中在第一楔骨—第一跖骨关节内侧，一个位于第二、三跖骨和中间、外侧楔骨之间，最后一个从第五跖骨底部内侧穿过第四、五跖骨和骰骨，他警告说，未移除背侧底部的三角楔形骨块，原因是以上操作会过度拉伸足底表面，而进行截短的楔形移除，同时略微缩短足底表面，背屈和短腿石膏关闭楔形切口，因此不需要内部固定，有些人用钢钉固定以确保保持矫正，每个部位楔形切除的大小是根据每个跖骨马蹄状畸形的具体情况而定的，作为粗略的指导方针，他建议从第二到第三跖跗关节处移除约 19 mm 骨块，在第一跖跗关节移除的略少些，到第二跖跗关节外侧逐渐减少；Jahss 提醒，过度切除容易导致摇椅畸形。他也承认 LeLievre 使用了这种方法[388]。该手术矫正的马蹄状畸形不在其中足顶端，而在稍远端处，并没有被广泛使用。（已经描述了 3 种不同的中足截骨术，每种都报道了相对较好的结果；以上方法使得跗跖骨远端和距舟骨近端更多地保留，同时跟骰关节完好无损。）③ Cole 术：中足前侧 / 背侧跗骨楔形截骨术，近端在足舟骨和骰骨内切开，远端在 3 块楔骨和骰骨内切开[382]。从背侧取出一个楔形骨块。然后，前足马蹄状畸形通过前足背曲关闭楔形切口得到矫正。短腿石膏使用 8 周，无金属植入物。对于轻度到中度高弓足畸形，这仍然是一个很好的手术。轻微的前足内翻也可以通过使外侧楔形切除略大于内侧来矫正。通常需要行软组织手术来加强矫正。④ Akron 术：中足穹窿截骨术。Weiner 及其同事在与 Cole 相同的部位进行了截骨手术，但通过适当地修整截骨切口和楔形轮廓，采用了穹窿状切除，以更好的矫正内翻、外翻、背屈、跖屈和旋转[389,390]。对于高弓足，如果其背侧楔形比足底大，穹窿形状通常可倾斜为外翻，以矫正任何形式的内翻足畸形。截骨术在畸形的顶端完成。2 枚交叉的克氏针通常与短腿石膏一起使用，以保持矫正。在 139 例的手术中，75% 的患者获得了满意的结果，8 岁以上的患者比 8 岁以下患者的反应略好。该手术不是为了矫正后足畸形或僵硬性足趾畸形而设计的。⑤ Japas 术：跗骨 V 形截骨术。这种中足手术在其提出之后流行了一段时间，但现在不那么常用了[358]。以近端不对称 V 形切口为基础，其内侧切口从高弓足最高点处的足舟骨背侧到第一楔骨下方，外侧切口从足舟骨背侧到骰骨远端外侧。切口继续延伸到骨头的足底表面。首先行 Steindler 足底筋膜切开术。截骨术后，“通过手法牵引结合弯刃骨膜剥离器施加的杠杆作用，将足部远节置入截骨术中作为滑动面……，使足部远端抬起，近端凹陷，以矫正高弓足。”前足内翻或外翻可以通过手法矫正，无须移除任何骨头。在愈合过程中使用克氏针固定和短腿石膏治疗。这种方法在某种程度上不受欢迎，因为它跨越了关节表面，而没有专门用来诱导融合。⑥ 3 块楔骨足底开放楔形截骨术 Wicart 和 Seringe 提出了一种对 3 块楔骨（POWOC）进行足底开放楔形截骨的原始手术，并取得了良好的效果[391]。该手术还包括 Steindler 足底筋膜松解术和 Dwyer 跟骨外侧闭合楔形截骨术。从跟骨取出的骨头使足底楔形打开。接受手术的平均年龄为 10.3 岁，推荐年龄范围为 8~12 岁。⑦循序渐进截骨术：Mubarak 和 Van Valin 提出了一种循序渐进的畸形矫正方法，从第一跖骨背侧闭合楔形截骨术开始，必要时，进行中间楔骨足底开放楔形切除、骰骨闭合楔形切除、第二和第三跖骨截骨术、跟骨截骨术、足底筋膜切开术以及腓骨长肌腱至腓骨短肌腱转移术[384]。⑧足舟骨切除术及骰骨闭合楔形截骨术：Mubarak 和 Dimeglio 提出用这种方法治疗严重的高弓内翻足畸形。在 20 世纪早期，人们就使用过整个骨头的切除术，但后来放弃了[392]。⑨ Dwyer 术：跟骨截骨术。对于几乎总是内翻的僵硬性后足畸形，这种方法的矫正价值依然是非常宝贵的[361,393]。针对中足或前足高弓以及前足底弓或前足马蹄状畸形，多种中足手术可矫正僵硬的前足畸形。然而，Dwyer 认为，早期注意后足可以扭转柔韧性的中足高弓。“首先矫正中足，不管是当下还是将来，它都是如此令人印象深刻，证明了人们坚定的信念，那就是无论患者的病因、年龄或畸形严重程度怎样，任何手术计划的第一步必须是对中足内翻足畸形进行矫正并切开足底筋膜”。

当前骨科手术方法总结：如需对僵硬性足跟内翻畸形进行骨科手术，那么对于尚在生长发育中的患者来说，行跟骨截骨术是非常有用的。跟骨截骨术并不妨碍骨骼生长，因为它不是通过软骨生长区域进行的。对于年龄小于 10 岁或有相对轻微畸形的患者，我们将跟骨远端和后端截骨端向外侧平移，而进行楔形骨块切除。为实现侧滑，截骨术必须稍微倾斜，从外侧面上部到内侧面的较下部位。远端截骨端差不多可平移至跟骨横径的 1/3 处，从而使负重从内翻位转换到中立位或轻微的外翻位。对于年龄大于 10 岁或受畸形影响更严重的患者，可采用跟骨外侧闭合楔形截骨术，并将远端和后端碎片向外侧平移。在这 2 种手术中，截骨都是通过钢钉、螺钉或克氏针来固定的。Dwyer 描述了这种截骨术，并坚决支持其对僵硬性后足内翻畸形的治疗价值[361,393]。几乎所有人都同意矫正中足高弓，无论采用哪种方法，都不能纠正僵硬的后足内翻。然而，并不是所有人都认为相反的情况正确，尤其是如果畸形有一定程度的柔韧性时，但大多数人会选择跟骨截骨术治疗中足内翻，以及矫正任何中足或前足高弓顶端的畸形。

跗骨间截骨术通过移除背侧和稍偏侧的楔形骨块来进行矫正，近端截骨术穿过足舟骨和骰骨，远端截骨穿过骰骨和 3 块楔骨[382]（见图 7.29a）。Cole 最先描述了手术过程，但最近很少有人提及它的使用。在北美，现在有一些人使用 Akron 中足穹窿截骨术[390]。轻度或中度畸形可通过这些手术矫正并取得令人满意的结果，尤其是当手术加强时，效果更佳，通常采用分阶段的方式进行，通过足底松解、跟骨截骨以及胫骨前肌腱转移到跗骨间部位。中足马蹄状畸形和前足内翻畸形可以通过适当的中足楔形切除手术来矫正。矫正跗骨间关节是最理想的，因为此处是高弓足畸形的顶端，使前足（从第一跖骨到所有跖骨）倾斜进入足底 / 马蹄足的特有畸形。现在人们普遍认为，距舟骨和跟骰关节应保持完整，以获得最佳功能，因此在足舟骨、3 块楔骨和骰骨内进行跗骨间截骨术（及其相关的骨切除术），正常活动受到很大限制。这确实略微限制了可实现的矫正量，但与三关节融合术相比，生长迟缓和活动受限是最小的。在罕见的情况下，如足侧位片所见，马蹄状畸形的顶端明显位于跗跖关节处，如 Jahss[387] 所述，轻度到中度矫正可通过跖骨截骨来实现，其结果是前足摆动成轻微的外翻成角和背屈，或通过跗跖骨关节切除和融合。近来，跗跖关节楔形切除术一般不常使用，原因是它通常位于畸形顶点的远端，可矫正相对较小的畸形成角，如过度伸展，则会产生痛苦的摇椅畸形。

最近在意大利进行的一项研究中，Faldini 等人对患有特殊 CMT 的 24 例高弓足患者进行了研究，他们在 14~25 岁接受了手术治疗。对足跟柔韧的患者行足底筋膜切开术、足背外侧楔形切开术（骰骨和足舟骨）、第一跖骨背屈截骨术和拇长伸肌转移术（Jones 术），必要时，矫正爪状趾。平均随访 6 年（2~13 年）评估显示：极好 12 例（50%），良好 10 例（42%），一般 2 例（8%）[394]。

三关节融合术治疗高弓足畸形的升级：对于骨骼发育成熟、畸形严重、神经系统受到严重影响、行走困难且无法奔跑的患者，可行三关节融合术。虽然足部外观尚可，但令人遗憾的是，那些能够很好地行走和奔跑的人往往对三关节融合术的结果不满意，因为这种手术限制了足部的功能。目前，我们避免使用上述的软组织和骨科手术进行三关节融合术，甚至在年轻人中也是如此。如果在骨骼发育成熟和成年初期仍存在严重畸形，并决定行三关节融合术时，则可采用 Ryerson 型三关节融合术来矫高弓内翻足畸形[395]。从距跟、距舟和跟骰关节中楔形切除适当大小的关节表面和软骨下骨，可以实现融合和稳定，并矫正后足内翻畸形（通过距跟骨关节外侧底部楔形移除）、前足内收畸形（通过跟骰关节和距舟关节外侧底部楔形移除）和中足高弓足畸形（通过距舟关节和跟骰关节背侧底部楔形移除）。对于中足和前足与后足位置相对良好的患者，可行 Lambrinudi 三关节融合术[396,397]。一旦进行关节融合术来伸直足部，行肌腱转移术来平衡肌肉力量是很重要的。

在 4 项针对三关节融合术治疗高弓内翻足的长期回顾中，发现了相当大的问题，随后普遍建议仅在僵硬性最严重以及神经受累及的畸形足中使用该手术[398–401]。一项针对 30 例 CMT 患者的研究显示整体治疗效果不佳，平均手术年龄为 15 岁，平均随访 21 年。只有 24% 的患者获得了满意的结果。很多患者存在严重的功能损害，需要矫形器，并伴有复发性畸形以及踝关节和中足的退行性改变[399]。另一项对 34 例畸形足患者的研究显示，只有 11 例（32%）的客观结果良好，评估标准下通常显示畸形残留、假关节、疼痛、老茧和退行性关节改变，这些患者的平均随访时间超过 12 年。30 例（88%）主观上功能良好或极好，患者对结果满意。注意到的问题有，34 例中有 15 例（44%）畸形矫正不足，5 例（15%）矫正过度，5 例（15%）距舟处形成假关节，8 例（24%）踝关节退行性改变，21 例（62%）中足关节退行性改变。平均随访 13 年时间里，在 80 例患者中也发现了类似的客观结果，并有许多诊断[398]。踝关节和中足关节的退行性改变、假关节、距骨坏死和畸形残留均可见。然而，作者注意到，大多数患者对干预非常满意。作者指出，跟腱延长伴三关节融合术的疗效要好得多。这提高了术后踝关节的活动范围，从而减少了对周围未行关节固定术的跗骨关节的压力。它还减少了马蹄内翻残留畸形需要切除的骨量。一项对患者术后 28 年（平均年龄 16 岁）进行的长期研究显示，同一组患者术后 49 年的早期评估显示 75% 良好以及 25% 一般，后期评估则显示了 28% 良好、69% 一般以及 3% 较差[401]。但在后期的评估中，这些人的平均年龄为 60 岁。很多疾患用三关节融合术进行治疗。问题包括假关节、疼痛、踝关节退行性关节炎、足舟关节和跗跖关节关节炎和关节改变，以及一些随着时间推移未继续恶化的畸形残留。

虽然这些结果可能有些令人失望，但有必要认识到，在高弓足手术中常用的其他手术并没有这么仔细地审查过，特别是在那么长的时间内。许多长期问题是由于疾病的严重程度及其随时间的发展而造成的。研究表明，良好的手术结果可以在几年内获得，但恶化可能会随着时间的推移发生。有时需要重复这些手术，但是通过肌腱转移术来平衡肌肉力量和使用矫形器来帮助矫正和稳定步态，可以将所有年龄段手术的必要性降到最低。

如果在骨骼成熟时，患者出现一个或多个足趾僵硬顶端翘起畸形，可通过近端和远端趾间关节固定术获得良好的矫正效果，楔形去除关节软骨和邻近骨头的背侧底部来矫正畸形，缩短足趾，并使骨表面附着用于关节融合术。矫正用螺纹克氏针固定。跖趾囊切开术和伸肌腱延长可能需要确保足趾伸直。在骨骼发育不成熟且有严重畸形的患者中，屈趾肌腱到伸趾肌腱的转移可以保持足部生长，因此受到一些人的青睐。拇长伸肌腱止点从近节趾骨转移至第一跖骨远端（Jones 术），充当跖骨头的背屈肌，可结合拇长伸肌腱的趾间关节融合术。

虽然已经描述了许多治疗高弓内翻足的方法，但目前看来，甚至是在10岁前的早期治疗是有帮助的，重点应放在软组织矫正上，包括肌腱转移。如需行骨科手术，则使用不牺牲足部生长的手术，如跟骨和第一跖骨切除术。当需对中足进行骨矫正时，大多数人倾向于使用跟骨和中足跗骨截骨术（舟楔关节和骰骨内），辅以足底松解术和肌腱转移术，以保持距足舟骨、跟骰关节和距跟关节的完整。三关节融合术应用于最难治的问题，只能在骨骼成熟时或之后进行。已经有许多关于高弓内翻足的优秀、全面的综述和治疗方法[374,378,402,403]。

第九节　足部籽骨和多骨症

籽骨出现在足部跖骨和趾骨区域，示意如图（图 7.31 和表 7.5）。所有人（100%）第一跖骨头的底面都有两个籽骨。单个籽骨在外侧四个跖骨头部的情况是非常少见的；在第二、三、四跖骨可见不到0.5%，在第五跖骨头可见约 4%~5%。足部多小骨是常见的，主要集中在跗骨，少数在跖骨近端区域。重要的是要认识它们，不要认为因为它们通常在受伤后的 X 线片上看到，就认为它们是急性骨折的常见表现。然而，一些籽骨和多生副骨可发生在有临床症状的部位。已经有超过 30 块副骨（也称为多生骨或小骨）被发现。Pfitzner[286]、O'Rahilly[404] 和 Kleinberg[405] 的研究，以及 Kohler/Zimmer 的经典著作《骨放射学：正常与早期病理表现的界定》[406] 提供了详细的目录和描述。这些骨骼也在表 7.5 中概括了。最常见的 4 种是：①距后三角骨，靠近距骨的后下缘（如侧位片所示）；②腓籽骨，在第五跖骨底部后侧和骰骨下侧；③外胫骨，现在通常被称为副舟骨；④第二跟骨，临近跟突后侧。

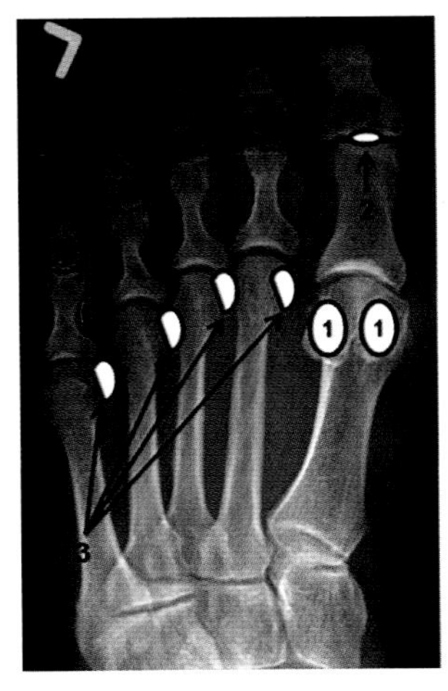

图 7.31　需识别邻近跖趾关节的足部籽骨。它们位于肌腱内的屈肌表面。100% 人体的第一跖骨头下方都有两个籽骨，这代表正常的解剖结构。第五跖骨头下出现单一籽骨的病例多达 10%，而在第二、三、四跖骨头出现籽骨的病例较少（少于 0.5%）。在大拇趾趾间关节上偶尔也有籽骨（经许可转载自 Nwawka 等人 Insights Imaging,2013, 第 4 期：第 581–593, Springer 出版社）

表 7.5　足部籽骨和多骨症

类型	骨骼	位置	频率[a]
籽骨	两个籽骨	跖骨头下跖面 屈肌第一跖骨 拇短肌	100%（正常足部结构）
	单个籽骨	第一跖面 趾骨间关节	2%~4%
	—	跖骨头下跖面 第五跖骨	1%
	—	跖骨头下跖面 第二、三、四跖骨	0.1%~0.4%
多骨症（小骨）	距后三角骨	距骨后下缘	10%~25%
	腓籽骨（腓附骨）	骰骨对面、跟骰关节腓骨长肌腱	5%~20%
	副舟骨（拇趾前端）	胫骨后肌腱嵌入足舟骨内侧近端	12%~20%
	第二跟骨	邻近跟骨前上突	1%~7%
	跖间骨	第一、二跖骨近端之间	＜ 5%
	韦萨留斯氏骨（由第五跖骨粗隆分离而成的籽骨）	邻近第五跖骨底	0.5%~1%
	足舟上骨	距舟关节背侧	1.8%~3.5%
	上距骨	距骨颈背侧	1%~2.4%
	附小骨	邻近载距突	0.5%~1%
	腓下骨	外踝尖下侧	1%~2%
	胫下骨	内踝尖下侧	0.9%

注：基于以下文章：Nwawka 等 Insight Imaging，2013，第 4 期：第 581–593；Coskum 等 Surg Radiol Anat，2009，第 31 期：第 19–24 页；Mellado 等，Eur Radiol，2003，第 13 期：L164–L177；von Lanz 和 Wachsmuth，Praktische Anatomie，第 1 卷，第四部分，Springer-Verlag 出版社，柏林 1938。

[a] 频率表示除了第一跖骨头下的两个籽骨，剩下的都作为正常足骨存在于所有人体中，其他籽骨和多生骨的频率在各种研究中各不相同，尽管其频率分布（最常见与最不常见）通常相同。

其他常见的多骨有以下这些：腓下骨，仅在外踝尖远端；胫下骨，仅在内踝下方；足舟上骨；上距骨；跖间骨（位于第一和第二跖骨底之间）；维萨留斯氏骨（由第五跖骨粗隆分离而成的籽骨），与第五跖骨底部下侧外缘密切接触，形状与主骨轮廓相似；楔间骨；拇长屈肌肌腱拇长屈肌腱中的第一籽骨骨裂。图 7.32a~c 示多骨症。

关于足副舟骨，目前认为足副舟骨不仅是最常见的一种，也是唯一一个经常有症状、需要保守或偶尔手术治疗的多骨。

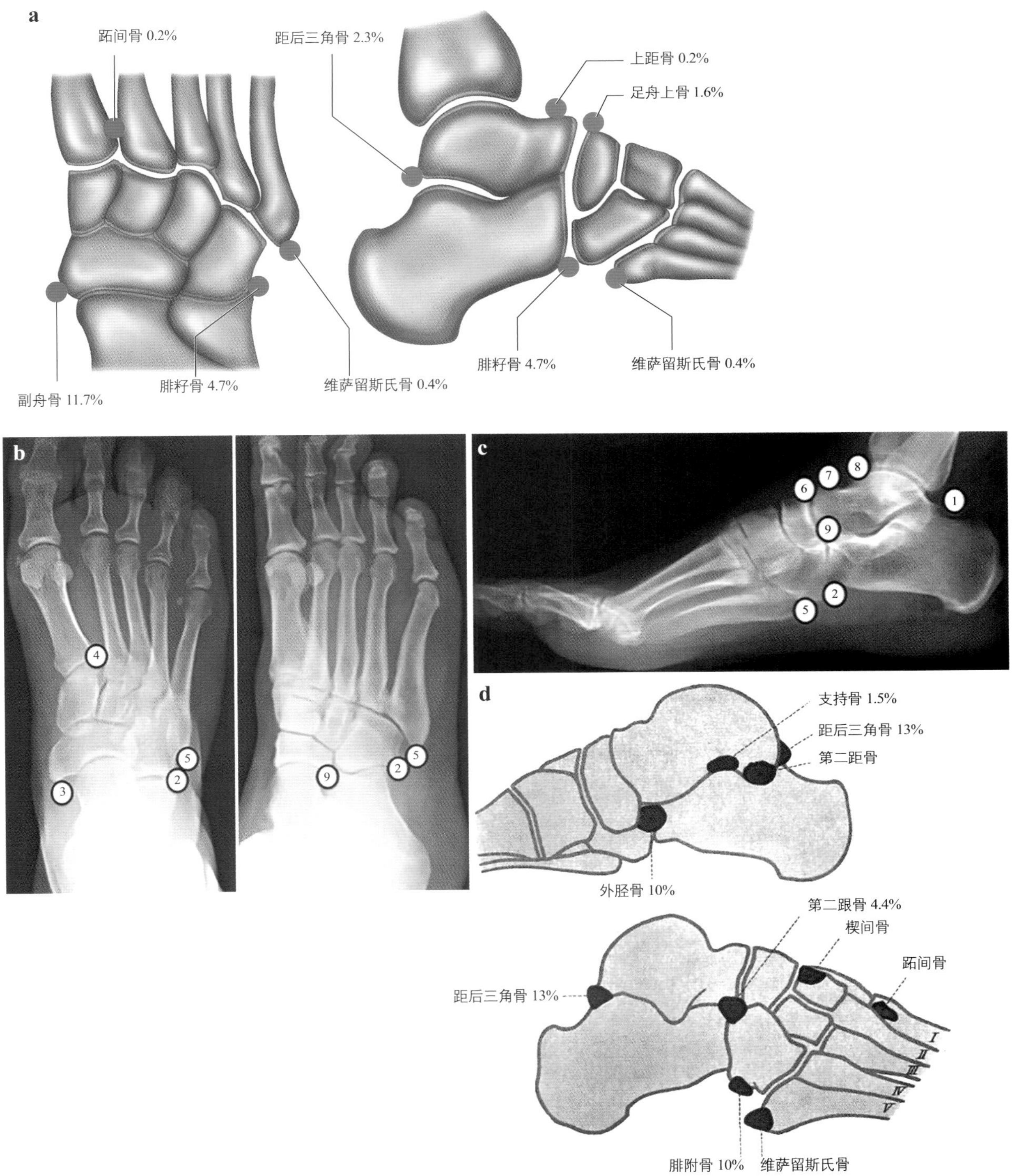

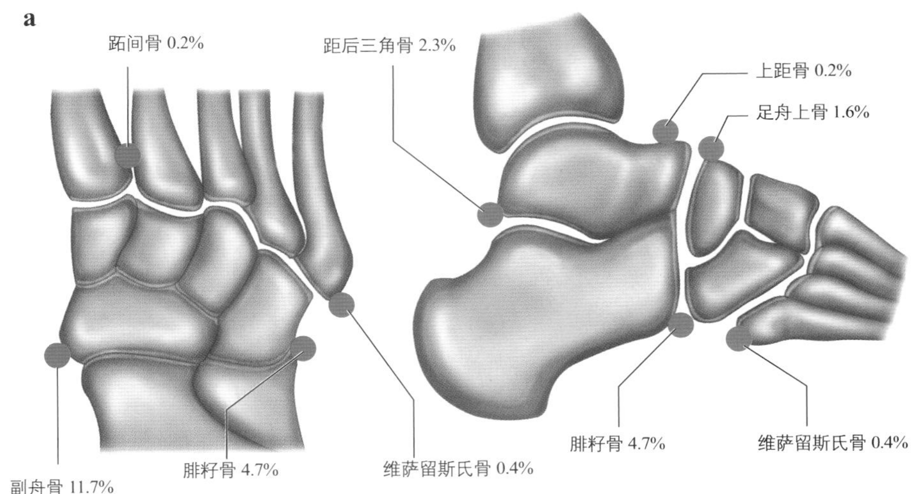

图 7.32　示常见的多骨症。距后三角骨位于距骨下后侧；副舟骨，也称为“前拇趾”“外胫侧籽骨”；跖间骨位于第一、二跖骨近端之间；在发表的大多数文献中多生第二跟骨是最常见的。（a）Coskun 等描绘的多骨症（经许可转载自 Coskun 等 ,Surg Radiol Anat,2009, 第 31 期 : 第 19–24 页 , Springer 出版社）。（b, c）Nwawka 等描绘的多骨症（2013）：1 距后三角骨、2 腓籽骨、3 副舟骨、4 距（间）骨、5 韦萨留斯氏骨、6 足舟上骨、7 上距骨、8 距胫骨、9 第二跟骨（经许可转载自 Nwawka 等 ,Insights Imaging,2013, 第 4 期 : 第 581–593 页 , Springer 出版社）。（d）von Lanz 和 Wachsmuth 描绘的多骨症，自内侧（上）向外侧（下）（经许可转载自 von Lanz 和 Wachsmuth, 柏林 , Springer-Verlag 出版社 ,1938）

足副舟骨在早期是一个坚硬的软骨隆突，随着进一步的发展，在足舟骨内侧缘胫骨后肌腱的嵌入处出现一个突起。图 7.33a~d 示其外观异常。这是一种先天性发育不良，已经在胎儿中被识别出来。它是最常见的副骨之一，其发病率高达 10%。更准确地说，足副舟骨与足舟骨（或足舟骨结节）内侧、近端、背侧（偶尔）相邻并几乎相连。儿童足正位片通常显示副骨如豌豆大小，并在副骨和足舟骨主体之间有一个透射区。它有时被错误地诊断为急性骨折。病症前期表现为无症状的硬肿，特别是双侧表征或双侧疾病的影像学表现，均有助于疾病的确诊。副舟骨可完全脱离位于胫骨后肌腱内的足舟骨，通过纤维软骨或纤维软骨桥与足舟骨相连，或者因骨突引起的症状而真正与足舟骨融合。Geist 研究了一些案例。通过对 2 个手术切除后的标本进行组织学检查，发现在副骨和足舟骨之间有一些带有关节软骨和滑膜的假关节形成 [407]。Kidner 证实了手术切除中的一系列异常情况，副舟骨从一块单独的骨骼到成为与足舟骨内侧融合的延续部分 [273]。人们广泛认为，足部不适是由骨块间的慢性撕脱应力导致胫骨后肌牵拉的微运动造成的。在以前的文献中，副舟骨被称为副跗骨舟骨、趾前骨或胫骨外骨 [273,286]。

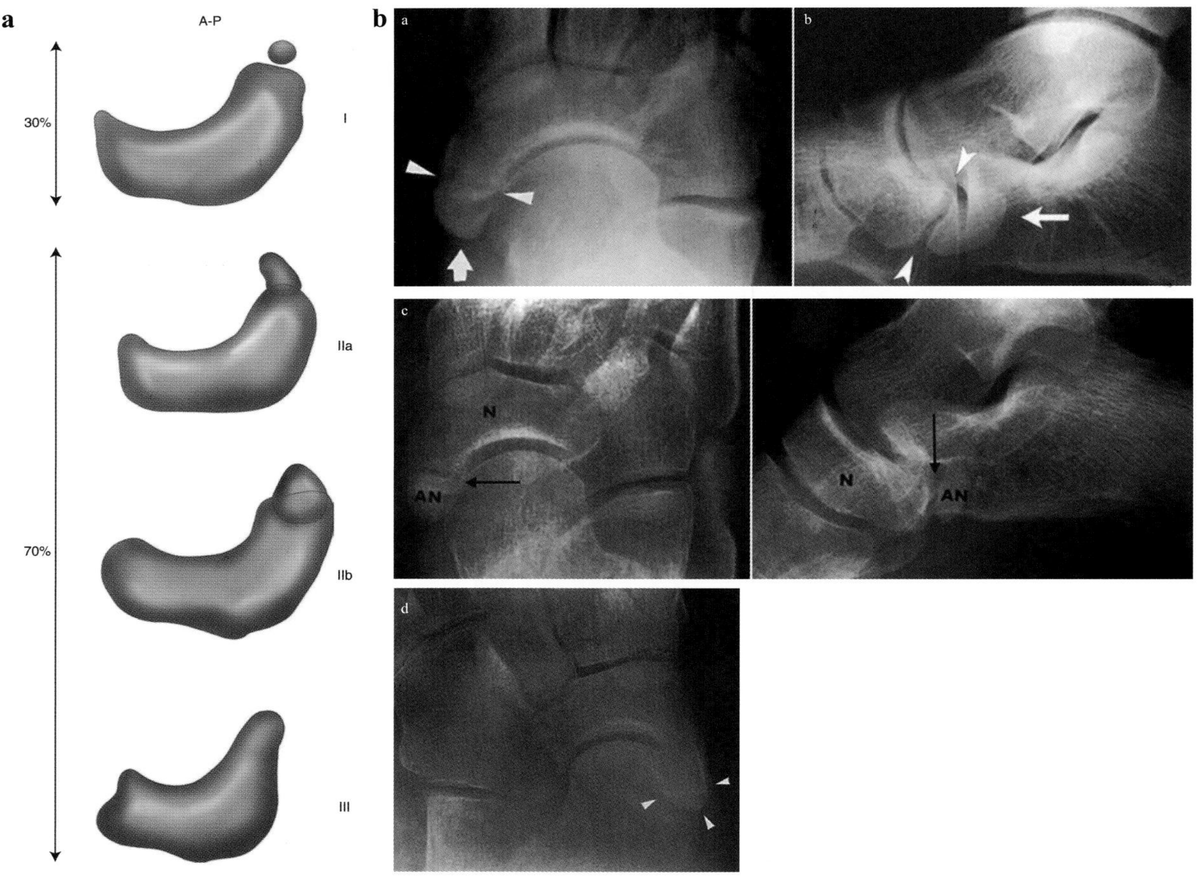

图 7.33 副舟骨是最常见的多骨症之一。它也是最常引起症状的多骨症，也是经常接受手术治疗的骨骼（包括胫骨后肌腱止点重建）。（a）Lawson 和 Sella 描绘了副舟骨常见的外观结构。Ⅱ a 型和Ⅱ b 型是易发生撕裂和撕脱的软骨结合，可引起疼痛，是最需要手术干预的一组（经许可转载自 Lawson 等 ,Skelet Radiol,1984, 第 12 期 : 第 250–262 页 , Springer 出版社）。（b）三个箭头分别描绘了相关的副舟骨（经许可转载自 Mellado 等 ,Eur Radiol,2003, 第 13 期 :L164–L177, Springer 出版社）。（c）以上图片显示了一个副舟骨。N 代表足舟骨，AN 代表副舟骨（经许可转载自 Lawson 等 ,Skelet Radiol,1984, 第 12 期 : 第 250–262 页 , Springer 出版社）。（d）以上图片显示了一个副舟骨。副舟骨由三个白色小箭头勾画出，显示为放大的足舟骨后内侧缘（经许可转载自 Lawson 等 ,Skelet Radiol,1984, 第 12 期 : 第 250–262 页 , Springer 出版社）

"拇前趾"一词指的是副舟骨，这个名称是基于下面这种印象，即它是从较低等脊椎动物的拇前趾或第六趾直接进化而来的。它不是一种籽骨。虽然该部位的疼痛不是由于真正的骨折，但损伤会破坏到主足舟骨坚固的软组织桥，导致足部不稳和疼痛，并使该疾病在临床上得到识别。副舟骨经常在十几岁出现症状。隆突部分本身会因为鞋子的压力而感到不适，常伴有局部皮肤发红和增厚。虽然副舟骨本身似乎与扁平足发病率的增加无关，但常伴有柔性扁平足。这种疾病可能是单侧的，也可能是双侧的。女性比男性更容易受到影响。主要症状是活动时疼痛，原因在突出的副骨骨块上有强大的胫骨后肌腱牵拉，导致副舟骨和主舟骨的纤维软骨连接处发生微运动。组织学切片常常显示两个骨块之间有纤维或纤维软骨组织[408]。胫后肌腱止点发生肌腱炎。症状可以通过直接用手压在骨突处或令患者主动将足翻转以抵抗手的阻力来重现，这个动作主要涉及胫骨后肌。对症治疗包括减少活动或使用短腿行走石膏或靴子数周，使相应部位愈合。固定后可恢复至舒适和无症状状态，但对有症状的副舟骨进行石膏治疗不能导致其在影像学上显示融合。有时需手术以获得症状的彻底缓解或消失。

关于足副舟骨手术治疗，Zadek 指出，胫骨后肌腱通常更多地附着在副舟骨上，而不是在正常的足舟骨止点[409]。有时候甚至在手术中，副骨与主骨的连接点似乎也很牢固，呈波状表面相互锁住，未见透明软骨。

Kidner 设计了一种治疗副舟骨（前拇趾）的手术方法，同时也矫正了常伴随的扁平足畸形[273]。手术时，暴露胫后肌腱远端、副舟骨和主舟骨内侧体。将副骨完全切除，将胫骨后肌腱远端牵拉并缝合于主舟骨内侧、足底和下表面，以保持胫骨后肌的张力和强度。在足舟骨修复之前，没有必要或建议完全释放胫骨后肌腱。在肌腱止点修复术后需将足部固定维持于内翻位置等待愈合，以增强其最终的张力和强度，短腿石膏固定并扶拐行走 6 周。Ray 和 Goldberg 在一篇综述中报道，采用 Kidner 手术治疗 29 例副舟骨患者，显示效果良好[410]。

第十节　足部不适伴骨软骨炎影像表现

我们可以发现，发育中儿童的足部不适与骨骼发育异常的影像学表现有关。早期骨骼发育异常的放射学影像资料显示，许多异常结果与 Perthes 病（股骨头骨骺炎）相类似，其特征是初始骨密度改变，接着骨吸收和断裂，导致最终的完全愈合。虽然 Perthes 病患者的腿骨通常会带着一些变形愈合，但包括足部在内的其他病变几乎总是在不变形的情况下进行骨骼重塑。这些发现被认为是非特异性的骨软骨病，虽然现在已经认识到大多数是没有临床或病理意义的发育异常，但是这种疾病还是被称之为"骨软骨炎"。其中的 3 种足部病变在今天有临床意义。

一、卡勒氏病——软骨骨炎（Kohler's Disease）

4~8 岁儿童的舟骨跗足舟骨自然而然地发生不适，无明显原因，X 线平片显示足舟骨沿横轴变平，密度增加[406]（图 7.34a）。骨骼软骨模型保持完整。这种疾病可发生于双侧，而男孩的发病率是女孩的 2 倍。治疗方法是使用短腿“行走石膏”，直到几周至几个月后症状消失。断裂影像表现骨骼的再次骨化是一个循序渐进的过程，而到最终完全修复则通常需要 2 年左右的时间（图 7.34b）。当恢复舒适时，即可停止固定，无须等到影像学上显示完全骨修复。未发现有长期负面后遗症的记录。不需要进行手术干预。

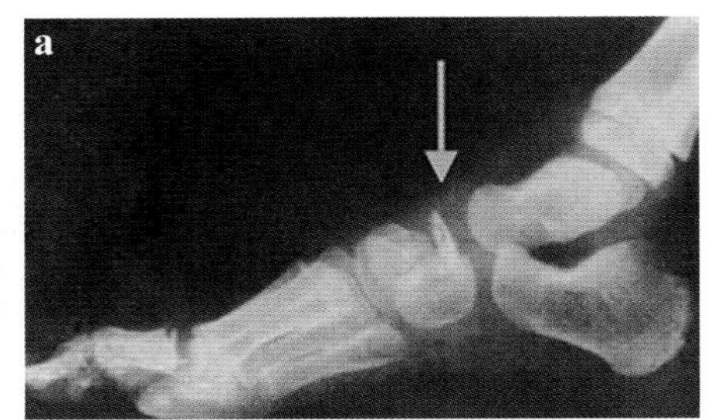

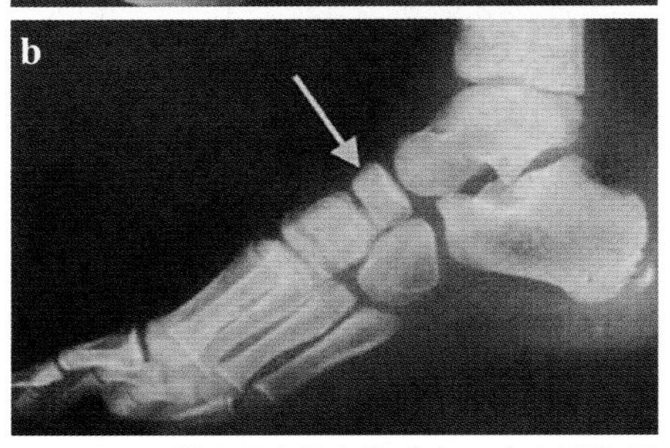

图 7.34 示跗骨足舟骨卡勒氏病。（a）跗骨足舟骨卡勒氏病影像学示例。足舟骨平整、不透 X 线（箭头），处于疾病早期症状。（b）在没有特殊治疗的情况下，预计在 3~4 年的时间内，可进行完整的骨骼影像重塑。箭头显示完全愈合时的骨骼

二、塞佛氏病，跟骨骺炎（Sever's Disease）

塞佛氏病发生在 8~12 岁年龄组，症状表现为跟腱止点处的前侧或下部的局部疼痛。Sever 将该疾病描述为骨骺炎的一种，但是几乎没有迹象表明这是一种炎症状态[411]。足侧位片可提示跟骨隆起的放射密度增加，呈均匀致密或碎片状，放射密度和放射透光度各不相同。这现在被认为是一个正常的放射学发现，而不是骨密度伴坏死的案例。Ogden 等人对 14 例足跟痛患儿进行了 3~9 个月的 MRI 研究，最终将这种疾病诊断为“塞佛氏病”，显示为跟骨后干骺骨与骨突软骨相邻处有水肿和出血（骨瘀伤）[412]。骨突软骨中未见特殊的信号变化。他们对 MR 图像的解读认为，该疾病是由于微创伤和过度使用导致与骨突相邻的后跟骨应力性重复冲击骨折所致。全部 14 例患者对 3~4 周短腿“步行石膏”或矫形踝足支架固定反应良好。这种病总是自然而然就痊愈了。治疗方法包括休息以及保护足跟，具体是使用垫高的运动鞋和鞋跟嵌入物（既垫高足跟，又通过向上推足跟使跟腱得到放松），固定“行走石膏”，或进行几周的矫形支撑。不需要手术干预。Wiegerinck 等人做了一项关于治疗的有趣研究[413]。他们评估了 101 例 8~15 岁的患者，他们因跟骨骨突炎至少有 4 周的跟骨疼痛。将患者分为 3 个治疗组：分别是务实的“观望”方案（即仅观察）、足跟抬高伴鞋跟镶嵌方案，以及理疗管理下 10 周的运动方案。治疗的最终结果是，所有患者的症状均消失。在随访中，每种治疗方式都显示相关指标得到了显著改善。他们得出的结论是，仅采用观察治疗（观望）、抬高脚跟或物理治疗，均可显著减轻跟骨突炎引起的足跟痛。

三、弗莱伯氏病——第二跖骨骨软骨炎（Freiberg 病）

弗莱伯氏病是指第二跖骨头的背侧半部分畸形，以渐进式不透放射线度、吸收、萎缩和游离体形成

为特性（图 7.35a）。它几乎总是影响第二跖骨头，偶尔累及第三跖骨头，其他跖骨很少累及。弗莱伯氏病在女性身上更容易发生。这种疾病通常开始于10多岁年纪。它最早是由Cincinnati的弗莱伯(Freiberg)在 1914 年描述的 [414]。

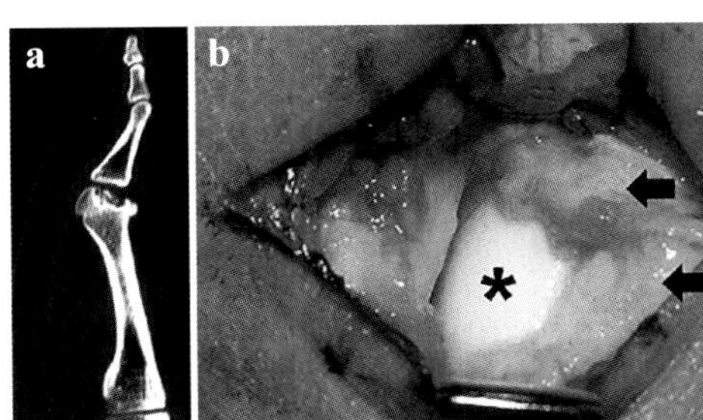

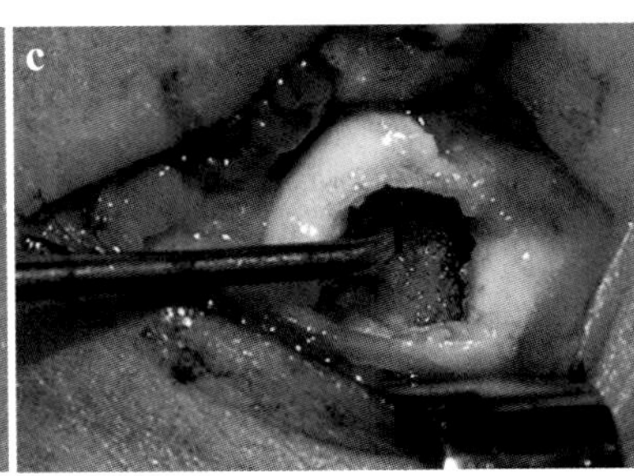

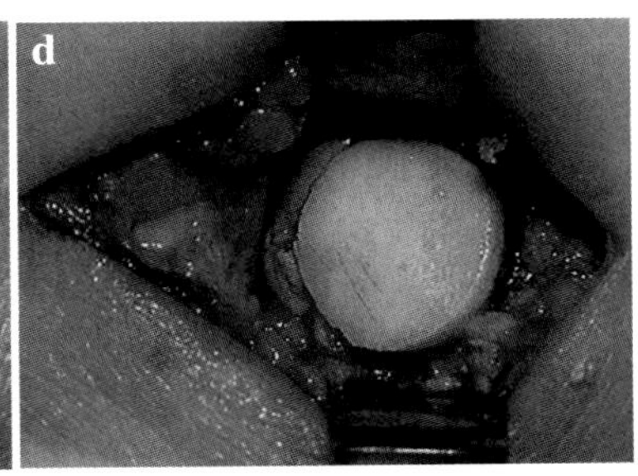

图 7.35　严重跖骨头弗莱伯氏病手术治疗，包含单次自体骨软骨移植（图 a~d 示初始疾病和自体移植治疗）。（a）矢状位 CT 重建Ⅳ期弗莱伯氏病跖骨头。（b）关节切开术左侧为异常关节面。（c）切除坏死软骨下骨和畸形关节面。（d）从膝关节外侧取出正常关节软骨和软骨下骨移植于缺损处

1. 发病机制

这种疾病被认为是由于重复应力影响第二跖骨头背侧的骨小梁而造成的，有时候第三跖骨头也受影响。负重时的过度压力会导致微骨折、软骨下骨的血液供应减少、骨塌陷、软骨表面变形和偶尔的关节内游离体形成 [415–417]。Smillie 将该疾病分成 5 期 [415,416]，分别是Ⅰ期：缺血性骨骺裂骨折；Ⅱ期：跖骨头中央凹陷；Ⅲ期：跖骨头进一步塌陷，两侧有残余突起；Ⅳ期：部分关节软骨分离，形成游离体；Ⅴ期：关节炎、畸形、跖骨头扁平。他认为这一过程类似于膝关节剥脱性骨软骨炎发生的过程。

2. 治疗

可以观察到无症状病例，但通常情况下是有症状的，因为是疼痛引起了临床评估和足部 X 线片。特别是针对Ⅰ期患者，可以尝试非手术治疗，包括减少活动，使用拐杖和短腿步行石膏或足 / 踝关节特制步行靴。然而，大多数情况是需要手术干预的，特别是如果有计划恢复到较高水平的活动。Freiberg 最初用关节切开术、游离体移除术和关节清创术治疗一些患者。这可能会使症状改善一段时间，但不被认为是一个有价值的长期方法，尤其是因为患者是青少年或年轻人。已经做了跖骨头切除术，但物理上还不健全，不能承受未来的重量。切除邻近近节趾骨底部可令症状短期缓解，但不能解决跖骨头畸形。Smillie 发明了第一个专门修复病变的手术，即将凹陷的跖骨头抬高，用松质骨移植填充空隙。这一手术在Ⅱ～Ⅳ阶段进行最佳，只要足底铰链是保持完整的。自 1979 年 Gauthier 和 Elbaz 对其进行描述以来，一种常见的手术是对远端跖骨干骺端进行背侧闭合楔形截骨术，将健康的跖骨头跖部与近端趾骨关节面连接起来 [338]。这个过程伴随着实施关节切开术来移除零散碎片和清除关节，包括局部滑膜切除术。该方法利用了这样一个事实，即无血管坏死以及跖骨头和关节面塌陷主要发生在背侧区域，而跖骨头的跖面相对来说就幸免于难了。下面的研究均取得了非常好的效果。首先，Kinnard 和 Lirette 报道称，在 15 例截骨手术中（13 例女性，2 例男性，平均年龄 29 岁），所有患者疼痛减轻并恢复运动 [418]。Chao 等

人报道的 13 例截骨手术中（男 10 例，女 3 例，平均年龄 26 岁），其中良好或极好的 11 例，一般的 1 例，较差的 1 例 [416]。Smith 等人报道称，仅缩短颈部远端跖骨约 4 mm 可显著缓解疼痛 [419]。所有 15 例患者均为女性，除 1 例外其他患者的疼痛均减轻，尽管关节僵硬仍然是一个问题。如果要截骨，背侧闭合楔形截骨术似乎更可取，因为它也能缩短约 2.5 mm。近来的一种方法是摘除损伤部位，包括坏死的骨头，并通过自体骨软骨移植，使用膝盖（同侧股骨滑车）部分的软骨移植到受损的跖骨头进行修复，在软骨表面形成一个圆柱形的塞子。日本的 3 个病例报道了良好的结果 [420–422]。如图 7.35b~d 示弗莱伯氏病的手术实例。

第十一节　大脚趾外翻畸形

一、拇趾外翻

拇趾外翻（拇趾滑囊炎）早在 8 岁时就可以明显表现出来。该疾病通常是双侧的，在女孩中更常见。英国 Helal 的一项深入研究发现，92% 的患者为女性，手术年龄在 9~19 岁之间，75% 双侧累及 [423]。在一篇回顾了 9 项同时期研究的综述中，共涉及 201 例截骨手术，患者的情况类似，女：男比例为 10：1，平均手术年龄为 14.5 岁（具体是 10.5~22 岁之间）[424]。畸形由两个主要部分组成——第一跖骨内收（仅第一跖骨头内侧呈轻微突起）、第一跖趾关节外翻角使拇趾（趾骨近端和远端）横向偏移 [425]（图 7.36a）趾间关节几乎没有畸形。这种疾病在儿童时期被称为“先天性跖骨内翻”，因其为第一跖骨内翻畸形，是一种原发倾向性畸形。在某些情况下中，跖骨内翻起源于倾斜的（内侧）楔跖关节，而非正常关节。患者对足部外观以及穿鞋困难表示担忧。疼痛在童年或青少年时期并不常见。

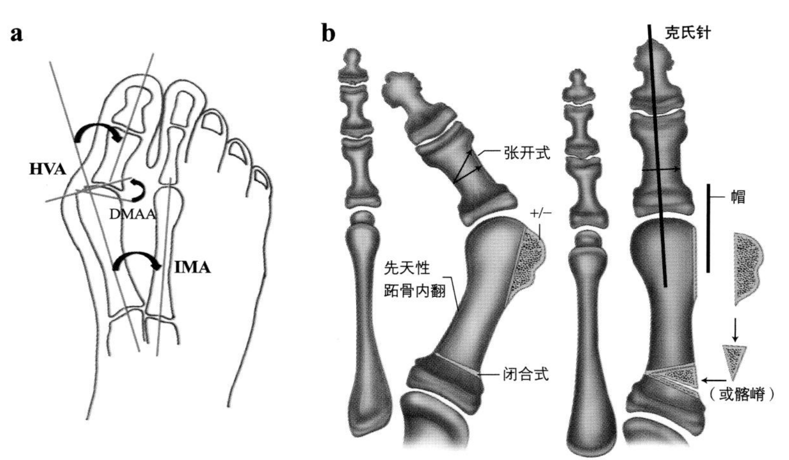

图 7.36　示青少年拇趾外翻。（a）概述主要测量指标。HVA，拇外翻角（正常范围 10°~15°）；IMA，第一、二跖骨间角（正常范围 7°~9°）；DMAA，远端跖骨关节角（正常范围＜ 8°）（经许可转载自 Harb 等 J Child Orthop,2015, 第 9 期：第 105–112 页，Springer 出版社）。（b）青少年拇趾外翻（图左）是一种原发性的骨畸形，主要畸形是第一跖骨的内翻，拇趾外翻是次要的。虽然内侧跖骨头突出，但起初并没有肥大。尽管黏液囊经常在其附近形成，但跖骨头并不是真正的拇趾滑囊炎（如成人所见），因为早期骨质增生很少。在一些患者中，第一跖骨内翻。而在另一些患者中，可见第一楔 - 跖骨关节倾斜度增加，迫使跖骨内翻。图右示畸形骨矫正步骤。第一跖骨近端楔形截骨术矫正内翻足；将骨头从内侧跖骨头“拇趾滑囊炎”处打开，或因其并不突出可进行髂嵴自体移植骨。大部分外翻趾矫正是通过近节趾骨内侧闭合式楔形截骨术实现的，并使用克氏针固定。内侧跖骨 - 跖骨关节囊缝合术（帽）有助于维持矫形。术后 4~6 周使用短腿石膏以及拇趾人字形绷带。在 1932 年，Trethowan 描述了跖骨近端张开式楔形截骨术；整体矫形的这一部分有时被称为 Trethowan 手术

1. 影像学指标

第一跖骨间角正常情况下≤ 9°（IMA，第一、二跖骨间角）。第一跖趾间角（拇外翻角，HVA）正常情况下应在 10° 至 15° 之间。在拇趾外翻的情况下，距骨间角的范围可从 10° 至 25° 以上，跖趾间角则从 16° 至 45° 不等（见图 7.35）。同时测量第一跖骨关节面远端倾角与第一跖骨长轴的关系（DMAA ＝远端跖骨关节角）。DMAA 正常情况下≤ 8°。这就定义了跖骨长轴与远端跖骨关节面之间的关系。更大角度倾斜也与第一跖趾关节处拇趾外翻有关。这些关系都是术前评估的部分。Harb 等人已经在其对青少年拇趾外翻的详细论述中明确了各种指标 [424]。

2. 手术治疗

在十几岁时进行手术矫正的复发率很高，要么是由于持续生长导致复发性畸形，要么是所有畸形部位都没有得到完全矫正。Thompson 报道，青少年拇趾外翻手术的复发率约为 20%[425]。因此，强烈建议在青少年早期进行保守治疗。

手术是针对进行性不适或严重的畸形，通常在或者接近骨骼成熟时进行。Helal 写了一篇关于青少年拇趾外翻手术的完整参考文献，描述多达 130 例的单独手术，并提供了其中 71 例的插图 [344]。

通过外翻足近端张开式楔形截骨术，可以恢复第一跖骨与其他跖骨的正常对齐，从而实现长期矫正，跖骨头内侧突起很少或没有切除，关节囊缝术收紧和缩短第一跖趾内侧关节囊，通常为近节趾骨内侧闭合式楔形内翻截骨术（见图 7.36b）。第一跖骨近端张开式楔形截骨术矫正拇趾外翻，有时也被称为 Trethowan 手术。

自然生长发生在第一跖骨近端和拇趾趾骨近端，而且这些部位不能因跖骨或趾骨截骨术而受损。自 Akin[426] 描述以来，趾骨近端截骨术（进一步使足趾脱出外翻）一直是矫正手术非常有用的辅助手段。在植入楔形同种异体骨后，跖骨截骨术通常是稳定的，但趾骨近端截骨术则需要克氏针固定。与成人不同，软组织矫正和很多拇趾滑囊炎骨骼（跖骨内侧“骨疣”）切除，不是修复的主要部分。术后护理对于青少年患者矫形成功与否至关重要，拇趾需使用人字形绷带和短腿石膏固定数周，同时用术后夜间夹板固定数月。青少年拇趾外翻本质上是一种原发性骨畸形，表现为第一跖骨在第一 / 内侧楔跖关节（斜突）偏离内翻，通过第一跖骨截骨术来矫正这种畸形是矫形的重要组成部分。一些外科医生也会从趾骨近节外侧嵌入处释放变形的内收肌。跖趾关节内侧关节囊内收可伴随外侧关节囊松解。

可以进行多种类型的跖骨截骨术。首选近端截骨术，注意不要损伤近端骨骼生长。此处更接近原发畸形的部位；近端截骨术比远端截骨术更可能减少第一个跖骨间角，同时使骨骼保持对齐。拇趾滑囊炎骨骼可以通过第一跖骨近端张开式楔形截骨术治疗，以保持矫形，但是，在青少年患者中，由于主要的畸形是第一跖骨的内翻，且采用了自体骨移植术，通常很少形成拇趾滑囊炎。小钢板固定的应用也越来越多。跖骨近端新月形或楔形截骨术在青少年组也有效果良好的报道 [427,428]。一些患者在第一楔骨内进行截骨术，以保护第一跖骨近端骨骼生长，并通过治疗第一跖骨 - 楔骨关节的异常斜度，实现跖骨内翻矫形。对轻度到中度畸形可以通过 Mitchell 远端截骨术进行矫正，但是这会使骨头变短，如果第一跖骨已经比第二跖骨短很多，就不应该这样做。在一篇包含 51 例远端截骨术 / 外侧平移 Mitchell 手术的报告中，Canale 等人注意到有 19 例效果为极好，16 例良好，6 例尚可，10 例较差 [429]。截骨术后位置丧失，初始矫正不充分，关节僵硬，足跖胼胝，有时伴有第二跖骨头下疼痛，导致一些不那么令人满意的结果。

另一个技术问题是需要防止远端跖骨背屈，因为该部位背屈会减少第一跖骨的承重功能，将多余的重量转嫁至第二跖骨以及更外侧的跖骨上。第一跖骨近端新月形截骨术在保留骨长度的同时，还可以很好地矫正跖间角 [427]。根据 Aly 等人的回顾和概述，拼接截骨术在成人中很流行 [430]，并在青少年中有越来越多的良好应用报道 [424,431]。Farrar 等人回顾了 39 例平均年龄为 14.1 岁（10~17 岁）的拼接截骨手术，其中 93% 的患者对结果感到满意或非常满意 [431]。拼接截骨术是在纵向水平面上（从内侧到外侧）一系列的“Z”形切口，涉及第一跖骨骨干和干骺端的大部分。它使得第一跖骨向第二跖骨横移 / 旋转（减小跖骨间角），同时，保留长度，防止不必要的足底或背屈，保持远端跖趾关节完整，并通过 2 枚螺钉提供额外的稳定性。该手术在 1926 年首次出现，1976 年又再次出现，直到 2000 年后才被广泛采用 [430]。拼接（scarf）是一个建筑术语，描述了将两件材料进行切割、重新定位和紧固的过程。9 项不同形式的青少年截骨术研究显示，术前和术后各间角变化如下：IMA 从 16.7° 降至 9.8°，HVA 从 30.1° 降至 15.6°，DMAA 从 17.3° 降至 11.0°[424]。在包括 Farrar 等人的 3 篇关于拼接截骨术的文章中，IMA 从 14.7° 降至 7.6°，HVA 从 32.1° 降至 18°，DMAA 从 19.3° 降至 11.2°[431]。

二、拇趾内翻

先天性拇趾内翻是一种罕见的先天性疾病，其特征是第一跖骨缩短、增厚、椭圆形至球状，跖趾关节处拇趾内翻畸形（图 7.37a~c）。它可能与内侧跖趾关节处副拇趾残余、并趾或跖骨发育不全有关。足部其他部位通常正常。在某些情况下，异常短的跖骨与纵向骨骺托架（LEB）有关，除非进行磁共振成像，否则可能无法识别。在其他情况下，LEB 与第一主跖骨（也缩短了）内侧的外侧第一跖骨相关，如图 7.37d 所示。在极少数情况下，它是进行性骨化性纤维发育不良导致的全身性疾病的第一个体征（或至少是非常早期的相关体征）。在大约一半的拇趾内翻病例中，只有足部受累，但也有一些出现发育迟缓和其他挛缩，尤其是手指 [432]。

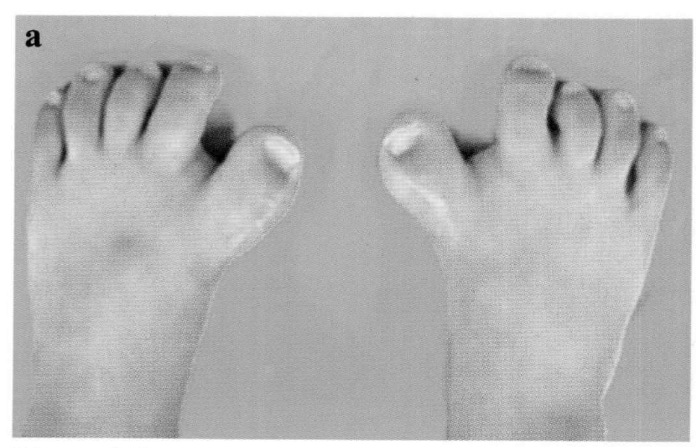

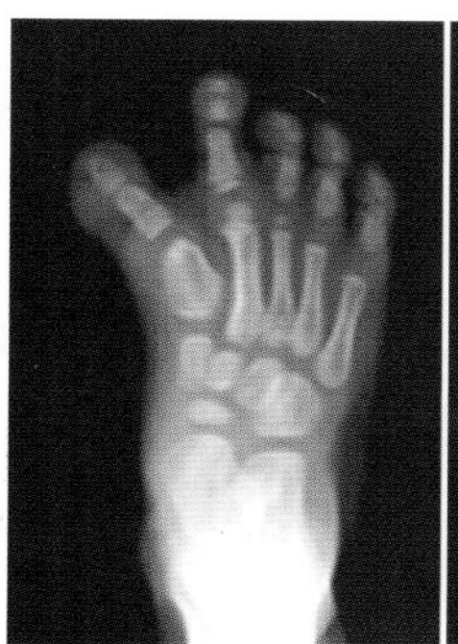
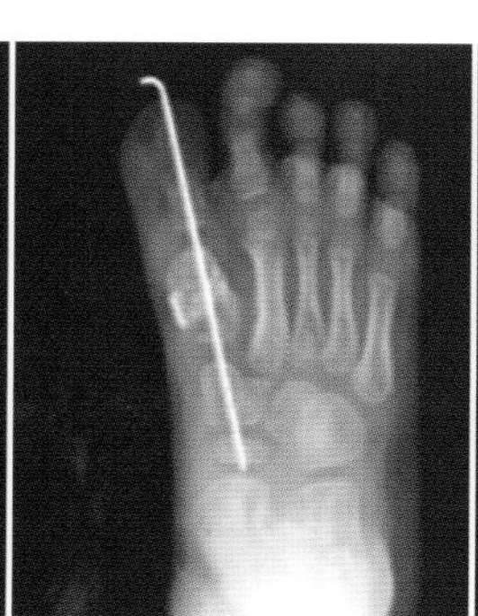
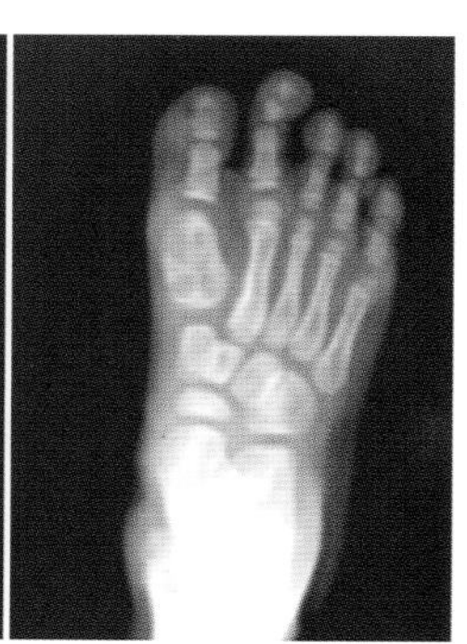

图 7.37（a）

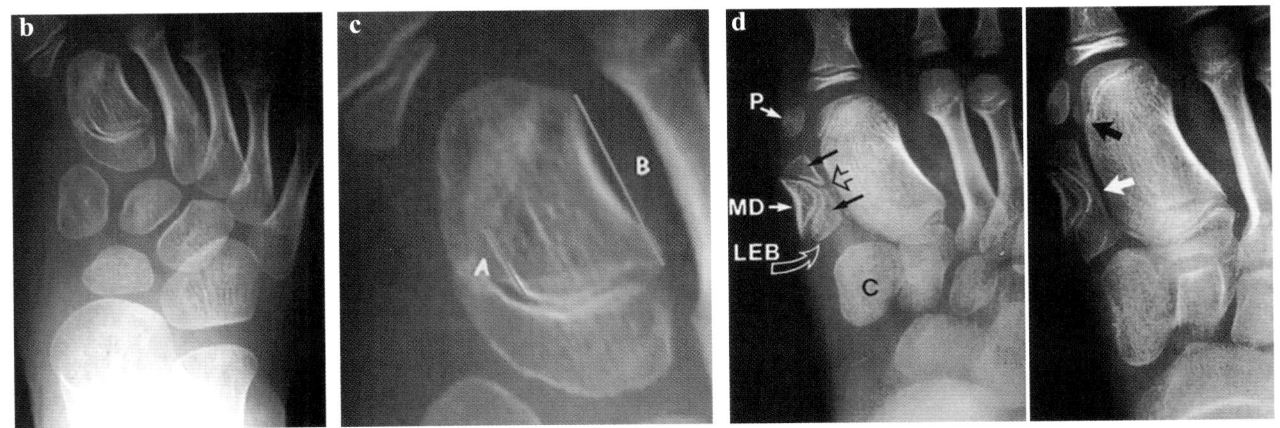

图 7.37　拇趾内翻示例。（a）左为拇趾内翻的临床病例，右为其影像学表现（从左到右为术前到术后）（经许可转载自 Shim 等，《临床整形外科》2014; 第 6 期 : 第 216–222 页，韩国整形外科协会）。（b）正位平片显示足部先天性拇趾内翻。第一跖骨短，呈椭圆形，朝向内侧。图示内侧纵向骨骺托架（LEB）。LEB 有在远端骨骼的近端骨骺处形成的趋势（经许可转载自 Lampropulos 等《足踝外科杂志》J Foot Ankle Surg, 2007, 第 46 期 : 第 297–301 页，Elsevier 出版社）。（c）拇趾内翻 X 线片，用红线标记第一跖骨骨干剩下直径，由纵向骨骺托架骨组成。托架限制了其纵向生长，同时导致变短和成角（经许可转载自 Lampropulos 等《足踝外科杂志》J Foot Ankle Surg, 2007, 第 46 期 : 第 297–301 页，Elsevier 出版社）。（d）拇趾内翻示例，其中第一跖骨多骨具有典型完全发育的纵向骨骺托架。左侧：拇趾内翻见于一位 10 岁男性儿童，主要表现为第一跖骨暴露近端和远端骨骺中心（箭头指示）。一条多余的射线在其内侧部分形成。P 表示单足多趾骨；C 表示内侧楔骨多骨；MD 表示楔骨纵向托架骨多骨的骨端 / 骨干部分；LEB 表示纵使骨骺托架。黑色箭头指向近端和远端次生骨化中心，而斜箭头指向未骨化的骨骺软骨。右侧：7 个月后，白色箭头显示近端和远端托架的次级中心已融合。骨桥已经在主跖骨远端形成（经许可转载自 Ogden 等《骨骼放射学杂志》Skelet Radiol,1981, 第 6 期 : 第 109–117 页，Springer 出版社）

它通常是累及双足的，在男性和女性中均有发生。需要手术矫正才能正常穿鞋。在一项对 12 例患者（足 22 只）的研究中，接受矫正手术的平均年龄为 2.8 岁（3 个月至 8 岁）[432]。

矫形的完成，主要通过由拇短伸肌肌腱增强的外侧关节囊远端皮瓣，来释放跖趾关节内侧囊，完成矫形。缩短的、呈椭圆形的第一跖骨截骨术可在中部进行，并用克氏针固定至愈合。在拇趾和第二趾之间造成并趾，以维持修复。切除副骨。根据需要矫正的程度，内侧覆盖部位可能需要旋转皮瓣[433]。从舒适度、穿鞋和功能方面考虑结果是否可接受，但由于跖骨明显缩短，拇趾的正常外观就没有了。

第十二节　其他足趾畸形

一、叠趾畸形

有时第二趾嵌入跖屈，背侧面被严重外翻的大拇趾覆盖。其他时候大拇趾正常，但第三趾重叠。早期很少需要手术矫正。如果畸形变得麻烦，可通过矫正拇指外翻或三趾进行治疗，接着通过紧缩背侧关节囊或者缩短趾长伸肌来矫正第二趾。第五趾重叠会影响正常穿鞋，由于其背侧突出且在相邻的第四趾上内收。通过软组织 Z 形皮肤修复术可对五趾进行重塑。

二、并趾

并趾是指两个相邻足趾互相融合。最常见的发生在第二和第三趾之间。就足趾之间的程度而言，这种融合或粘连可能是完全的，也可能是部分的。并趾通常只涉及软组织部位，两个累及的足趾都有正常骨骼结构，但也可能包含了骨融合。手术分离是一种整形手段，并没有所需的功能指征。

多趾并趾指的是第五趾多趾，第五趾与多趾间并趾，偶尔并趾也发生在第四趾和多趾之间。

在一项针对 46 个第五趾多趾的研究中，26% 是单独多趾，28% 发生多趾并趾，46% 存在多趾并趾且与第四趾融合[434]。最外侧多趾通常可在 1 岁左右切除。有时较内侧的足趾是不发育的，也可考虑切除。

有手术释放并趾和多趾并趾的报道。皮肤移植通常用于闭合，但需要进行相对较大的手术，整形方面也不完美。Lim 等曾报道使用五角形岛状皮瓣，可使原始皮肤闭合无须移植[435]。

Hikoska 等报告了一种开放治疗并趾的方法，即让自然上皮形成修复相应位置，而不是进行皮肤移植。他们在 16 个趾蹼上使用了以上方法，最终得出了以下结论：在不完全并趾伸向远端趾间关节的情况下采用该方法，其效果要优于植皮。

三、多趾

有时第六趾通常出现在正常的第五趾外侧。跖骨通常有五块，足趾组成部位的畸形状态各不相同，可能是趾骨只有一片、趾甲退化，也可能是趾骨与远侧第五跖骨的关节缺陷。多趾最常见的形式是额外多出一个第五趾，称为轴后畸形。在 Phelps 和 Grogan 的一项研究中，在 194 个多趾中有 79% 出现了这种情况[437]。其中，15% 的患者有前轴（大）趾并趾，只有 6% 的患者有第二、第三和第四趾中间出现并趾。多出的足趾要么与相应的跖骨相连，要么发育不健全，没有形成关节。注意到相邻的跖骨有可能是正常的，也有可能呈块状、Y 形、T 形以及正常但头部较宽，或者有时出现多趾，形成一条额外的线[438]。手术切除是必要的，通常在开始行走之前实施。

四、小趾畸形

目前人们正在努力使用爪形趾、槌状趾、卷曲趾和锤状趾这些术语来描述具体的小趾畸形，而不是简单地定义为可互换的术语。以下 3 项研究对这方面特别有帮助[438–440]：①爪形趾是指外侧部分或全部四趾畸形，其中跖趾关节有伸展畸形，近端和远端趾间关节有屈曲畸形，有必要确定畸形是柔韧性的还是僵硬性的。它常与周围神经病变有关，涉及不对称肌肉无力；②槌状足是指趾间关节近端屈曲畸形、远端关节伸展畸形；③卷曲足是指正常跖趾关节呈趾间关节屈曲、趾外侧旋转内翻，通常累及第五、第四和第三趾，这种情况也被称为足趾重叠；④锤状足是指远端趾间过度屈曲缺陷。

已经描述了许多矫形方法。在很小的时候进行手术可能会导致不良的结果和僵硬。伸展运动和矫形术也会有所帮助。在骨骼发育成熟之前，可以进行软组织手术。囊膜和韧带释放对刚性畸形非常有帮助。

在理论上，Girdlestone-Taylor 向指伸肌腱转移是可行的[385]，但许多手术通过更简单的干预获得了类似的结果。对趾短屈肌或趾长屈肌进行肌腱切断术（通常是开放的）可以减轻屈曲压力并帮助维持矫正。而对于刚性畸形，骨科手术要考虑到，比如切除一个跖骨关节面来放松足趾或实施真正的趾关节融合术。

五、巨趾症

1. 术语

足巨趾症指的是某个足趾局部增大，涉及所有叶间组织[441–447]。

2. 临床表现

有些病例仅累及趾骨，但也可累及跖骨区域。通常情况下累及一列，尽管相邻的列累及程度较轻，并趾有时也在两者之间出现。这种疾病在上肢更常见，比例约为 2.5∶1。男性和女性都会受到影响，但这种疾病不是遗传的[441,444]。显著畸形程度如图 7.38a~b 所示。

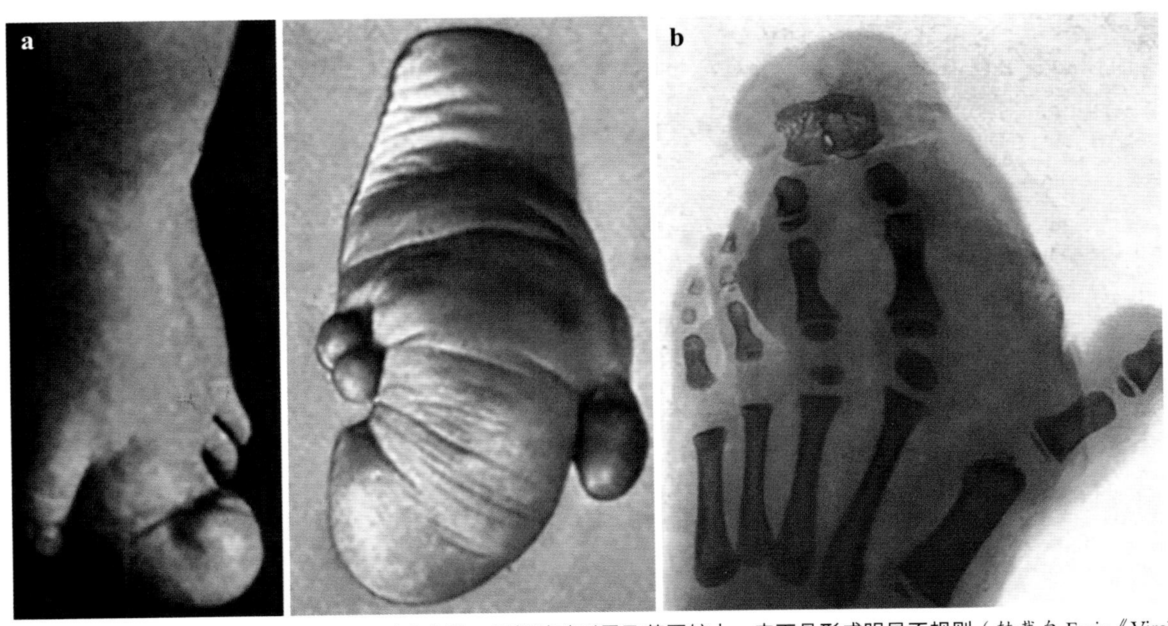

图 7.38　临床照片和相应 X 线平片显示足巨趾症案例。局部趾畸形累及范围较大，皮下骨形成明显不规则（转载自 Feriz《Virchow's Arch Path Anat Physiol》1925, 第 260 期：第 308–368 页）

3. 病理解剖学

这种肥大被称为静态肥大（其肥大与正常成长成比例）或渐进式肥大（其肥大速度超过正常成长速度）。这种疾病不是肿瘤性的，其异常生长被归为错构性一类的。根据其主要组织病理学特征，Feriz（1925）将足巨趾症定义为进行性营养异常性巨大发育，其特点是纤维间质中存在过多的脂肪或脂肪组织[442]。虽然该部位的所有间充质组织均已累及，但是足巨趾症的特征表现为纤维间质内脂肪组织的过度生长。直接的足巨趾症（如上定义）和由血管瘤、淋巴管瘤、内生软骨瘤或神经纤维瘤等单独疾病引起的局部肥大是有区别的[442,443]。巨趾症也会影响到手部，但有明确的区别。上肢病变几乎总是与指神经肥大和弯曲有关，而在足部，趾神经则很少受到影响。

4. 诊断学研究

由于磁共振成像能够评估软组织结构的变化，它在评估巨趾症畸形方面已经变得非常有价值了[443]。

5. 治疗

足巨趾症的手术治疗主要是为了能正常穿鞋。治疗包括减少受肥大影响的局部面积。如果可行的话，最佳的手术方法是肢芽切除术，已被证明可以减少跖间骨宽度和前足体积[445,446]。为了拉直并缩短畸形跖趾骨（通常是跖骨）也可进行其他手术，包括截骨术、骺骨干固定术、个别趾骨切除[447]、软组织减积以及足趾截趾。

第十三节　距骨剥脱性骨软骨炎

一、术语

距骨剥脱性骨软骨炎（OD）是踝关节软骨下的一种初始局部性疾病，以距骨坏死灶为特征，

由慢性/亚急性创伤或自发性特发性病因导致。有些病例为急性创伤，可立即进行临床识别，影像学表现清晰，被越来越多地与亚急性/慢性创伤以及看似特发性的病例一起考虑。距骨穹窿病变在参考文献中[448–460]被考虑。如图 7.39a~f 和图 7.40a~c 所示。

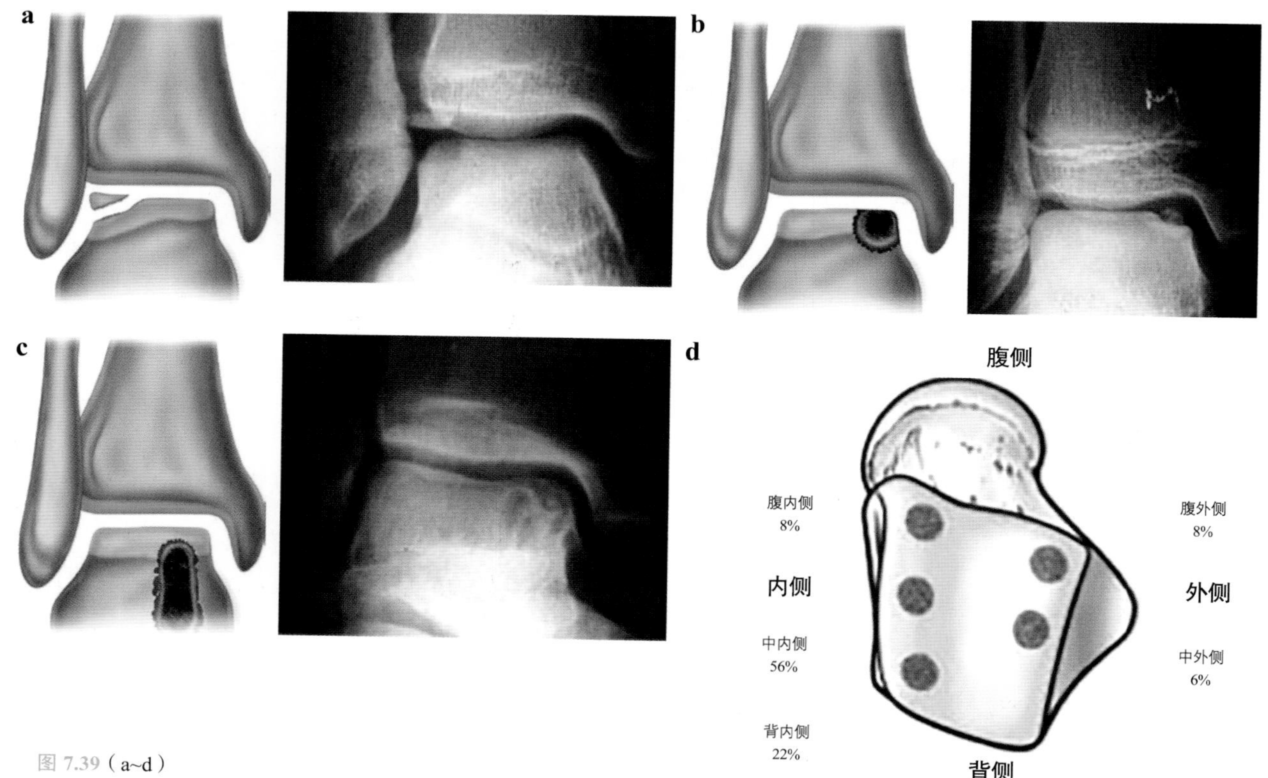

图 7.39（a~d）

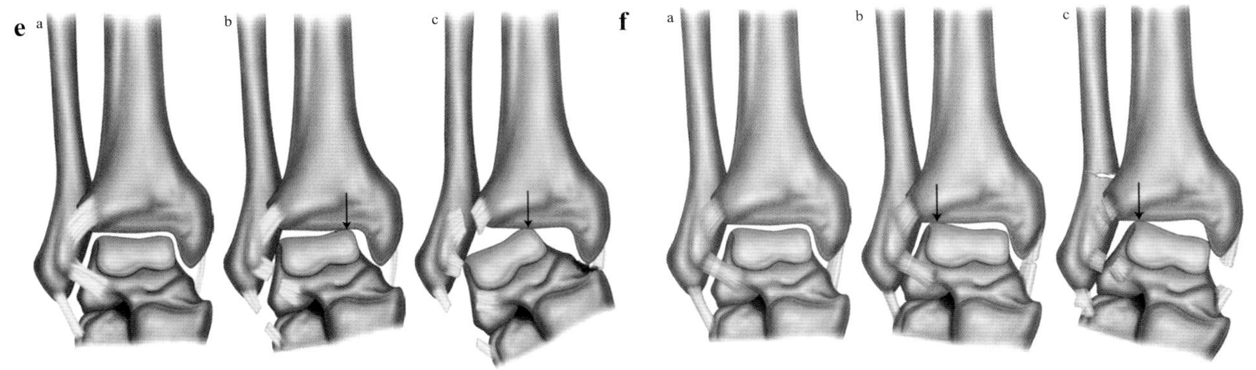

图 7.39　示距骨剥脱性骨软骨炎。（a~c）示由 Doré 和 Rosset 定义的 3 种距骨剥脱性骨软骨炎类型。图（a）骨折；图（b）典型剥脱性骨软骨炎；图（c）软骨下深层囊性病变 [经许可转载自 Frank,《整形外科医生》（Orthopäde）2001, 第 30 期 : 第 37–46 页，Springer 出版社]。（d）示各部位距骨剥脱性骨软骨炎的发生频率 [经许可转载自 Steinhagen 等 ,《整形外科医生》（Orthopäde）2001，第 30 期 , 第 20–27 页 ,Springer 出版社]。（e, f）示病变的发病机制。图（e）示踝关节反复内翻扭伤引起的内侧 OD。图（f）示外翻损伤的外侧骨折型 OD[经许可转载自 Steinhagen 等 ,《整形外科医生》（Orthopäde）2001, 第 30 期 : 第 20–27 页 , Springer 出版社]

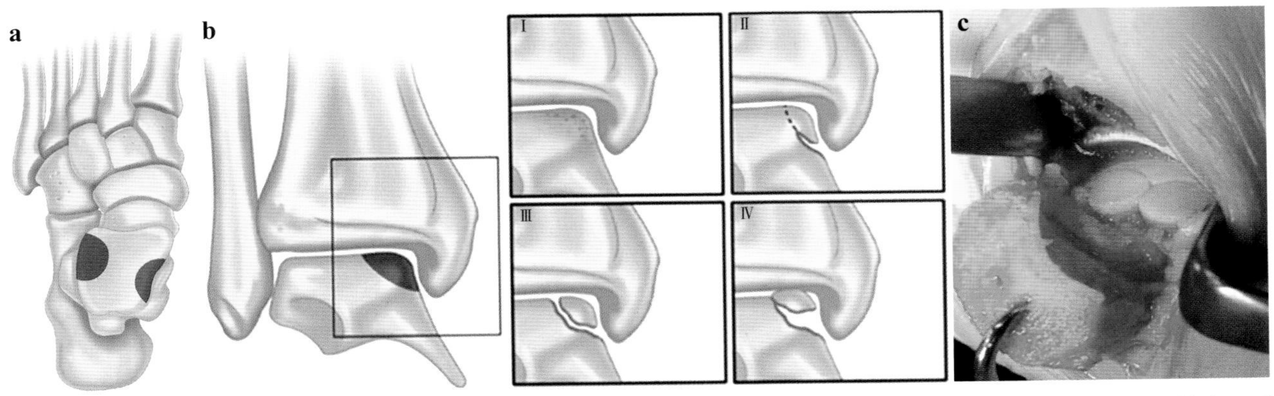

图 7.40　示距骨剥脱性骨软骨炎详解 [经许可转载自 Pap 等《踝关节骨软骨损伤的镶嵌成形术》（Mosaicplasty of osteochondral lesions of the ankle）第五章《踝关节软骨损伤急诊》, 第 37–52 页 ,Canata and van Dijk, Springer 出版社 , 海德堡 , 2015]。（a）示距骨穹窿内侧及外侧剥脱性骨软骨炎损伤。（b）Berndt 和 Hardy 描述距骨内侧穹窿 OD 的 4 个阶段，从最初的软骨下挫伤到软骨 / 软骨下骨碎片最终完全移位。（c）示对 1 例严重的距骨剥脱性骨软骨炎伴两个软骨栓采用 Hangody 镶嵌成形术的手术治疗

二、临床概况

该疾病由 Franz König 在 1888 年定义，最常发生在膝盖 [448]。第二常见的关节是踝关节，位于距骨内侧或外侧骨软骨边缘处（见图 7.40a 和图 7.39d）。虽然有些损伤可以平稳愈合，特别是在未成熟的骨骼中，许多从邻近的骨头开始松动，导致上面的关节软骨撕开，可分离成疏松的骨软骨体进入关节。内侧病变通常没有外伤，而大多数外侧病变报告为外伤性的，尽管这些位置不是一成不变的（图 7.39e~f）。保守治疗后持续疼痛的症状、关节锁死以及关节游离体形成，被广泛认为是进行手术干预的重要考虑因素。推荐使用正位、侧位和斜位 X 线来初步评估可能潜在的距骨 OD。磁共振成像是评估骨性病变周围松动、关节软骨部分脱离、关节内滑膜液通过软骨缺损进入 / 包围坏死病灶以及即将发生的位移状态的最好方法。根据长期研究，包括 Roden 等人在 1953 年对 55 例患者进行的主要评估 [449]，使人们认识到

未愈合的距骨 OD 导致足踝骨关节炎，“即使在轻度创伤的情况下也高得惊人”。

三、分类

基于 Berndt 和 Harty 定义修改的分类已应用于幼年型距骨 OD 变异体[450]：Ⅰ型：软骨下小面积受累（压迫 / 坏死），上面的关节软骨完整；Ⅱ型：软骨下病变较大，软骨部分分离 [一些人定义为（a）软骨下囊肿生长、（b）病变不完全分离]；Ⅲ型：骨软骨病变与周围组织完全分离，但未发生移位；Ⅳ型：病变脱离和移位（游离体）（图 7.40b）。一些研究组发现，并非所有损伤都符合 Berndt 和 Harty 的分类，于是他们采用了一种识别急性和亚急性创伤和明显非创伤病例的分类[451,453,454]。Dore 和 Rosset 对距骨穹窿病变进行了分类，具体分为骨折、骨坏死和软骨下囊肿[451,453]，在英语中称为 FOC 分类（图 7.39a~c）。表 7.6a 和图 7.39d 概述了距骨各种骨软骨损伤的类型和发生位置。

表 7.6a　距骨穹窿骨软骨病变

相关因素	相关表现
发病年龄	最常见的是二三十岁时
急性 / 慢性	大多数病变被认为是急性骨折或亚急性 / 慢性重复性创伤
预后	距骨穹窿骨软骨骨折几乎都是外侧的（尤其是前外侧），特别是经过手术治疗，预后非常好（90% 良好 / 极好）
	软骨下坏死伴分离（典型剥脱性骨软骨炎）几乎总是内侧的（尤其是后内侧），即使进行手术治疗，预后也稍差（60%~70% 良好 / 极好）
	软骨下坏死伴分离（典型剥脱性骨软骨炎）几乎总是内侧的（尤其是后内侧），即使进行手术治疗，预后也稍差（60%~70% 良好 / 极好）
	软骨下深度囊肿（最不常见的变异体）可能需要更大的手术修复，如松质骨移植、镶嵌成形术或单骨软骨移植
Berndt 和 Hardy 分级	大部分Ⅰ期和Ⅱ期病变采用保守治疗，Ⅲ期和Ⅳ期病变采用手术治疗

四、疾病进程

虽然人们普遍认为，骨骼成熟后的病变，即使是发生在年轻人身上也不会自愈，甚至经过长时间的保守固定治疗也不行，但最初认为未成熟的病变具有良好的愈合能力。随着研究越来越详细，人们发现骨骼发育不成熟的患者治愈这些病变的能力比以前认为的要少得多。Bruns 和 Rosenbach 比较了两组患者手术治疗后的愈合情况，一组是 16 岁以下的青少年，另一组是成人，每组 13 例[452]。青少年组的结果要好得多。与成人（数据在括号内）相比，青少年结果优秀为 8 例（2 例），良好 3 例（5 例），一般 1 例（5 例），较差 1 例（1 例）。作者观察到，当手术中距骨穹窿软骨完好时，两组的临床和放射学结果都更好。反之亦然，手术时可检测到的软骨损伤与较差的结果相关。

评估了 31 例使用了髌开放手术的患者，平均年龄 11.9 岁，进行了 6 个月的非手术治疗[456]。只有 5

例患者（16%）在临床和放射学上完全愈合，2例患者（6%）在石膏去除手术后出现严重疼痛，24例患者（77%）在放射学上有持续病变。后一组（24人）继续接受6个月的保守非手术治疗，其中42%必须接受手术，而其余患者无症状，但在X线片上显示持续病变。这项研究清楚地表明，骨骼发育不成熟的患者非手术失败的比率比以前认识到的要高。目前尚不清楚这种未愈合的病变是否会在整个成年期保持稳定和无症状。

五、治疗概况

距骨剥脱性骨软骨炎的治疗概况见表7.6b。Roden等人[449]以及Bruns和Rosenbach[452]都认为无症状的病例不应进行手术治疗，但无论患者年龄如何，有症状锁定、游离体和坏死病灶影像学证据的持续症状，早期手术显然是有必要的。Perumal等人的研究表明，骨未成熟患者即使延长石膏固定时间，也很少出现愈合，且症状持续存在，需要进行手术治疗[456]。治疗方法与Berndt-Hardy评分的相关性一般建议：Ⅰ型和Ⅱ型：非手术治疗；Ⅲ型：内侧病变初期无须手术，但一旦症状持续则须进行手术，外侧病变早期即须进行手术治疗；Ⅳ型：早期手术[457]。

表7.6b　距骨剥脱性骨软骨炎的治疗概况

病情	治疗概况
急性骨折	无位移——石膏治疗或原位固定 / 螺钉内固定
	有移位——小碎片切除 / 移除或大碎片复位和固定 / 螺钉内固定
骨坏死伴或不伴亚急性 / 慢性重复性损伤	无移位和无症状——短期固定直到疼痛消失，只有在无症状时才进行观察
	无移位但有症状——经软骨原位打孔
	部分移位（即部分附着）——皮瓣抬高，骨病灶清创，穿针内固定
	移位碎片成形——损伤骨床刮除和清创，将碎片复位到解剖部位，用螺钉固定
	移位碎片扩大或畸形——切除 / 移除碎片，病灶微骨折技术治疗（刮除纤维软骨，打孔）
	病灶部位明显损伤（相对较大、平整的关节面）——切除 / 移除碎片，然后进行软骨镶嵌成形术（偶尔单骨软骨移植或自体软骨细胞植入）以治疗病变，经切开内侧或外侧入路，切口 > 10 mm[a]
囊性软骨下病变	无症状且关节面完整：仅观察
	有症状或有关节面塌陷：原位打孔；刮除和自体松质骨移植；或镶嵌成形术或单骨软骨移植

注：距骨穹窿骨软骨损伤范围定义：急性骨折、亚急性和慢性重复性损伤导致的骨坏死、无明显损伤的软骨下骨坏死或囊肿。目前治疗通常采用关节镜手术，除了开放性关节切开的镶嵌成形术、单骨软骨移植或自体软骨细胞植入。

[a] 内侧病变的镶嵌成形术或单骨软骨移植通常需要内踝截骨术以获得最佳的视角，而大部分外侧病变则可通过踝关节前外侧切口暴露而不需要进行外踝截骨术。

Kramer等人最近发表的一项大型系列研究，评估了某机构10年时间内109例距骨OD手术踝关节。男女比例为3∶1，平均手术年龄14.3岁（7~18岁），距骨病变多见于内侧（共80例，占73%）。最常见的手术是经关节打孔，共59例，占54%；固定22例，占20%；微骨折技术27例，占26%。再次手术率较高，109例中有29例，占27%。临床分级结果良好53.5%，一般23.2%，差33.3%[458]。现在大多数病变都是通过关节镜治疗的[459]。对于较大的病变或经其他治疗方法无法治愈的病变，Hangody及其同事开发的镶嵌成形术已经被成功应用于治疗了[460]（图 7.40c）。内侧距骨病变通常需要联合内踝截骨术治疗，以便更好的观察病变部位，但外侧病变通常可以通过前外侧入路开放性关节切开术治疗，但必须在外踝完好无损的情况下进行。